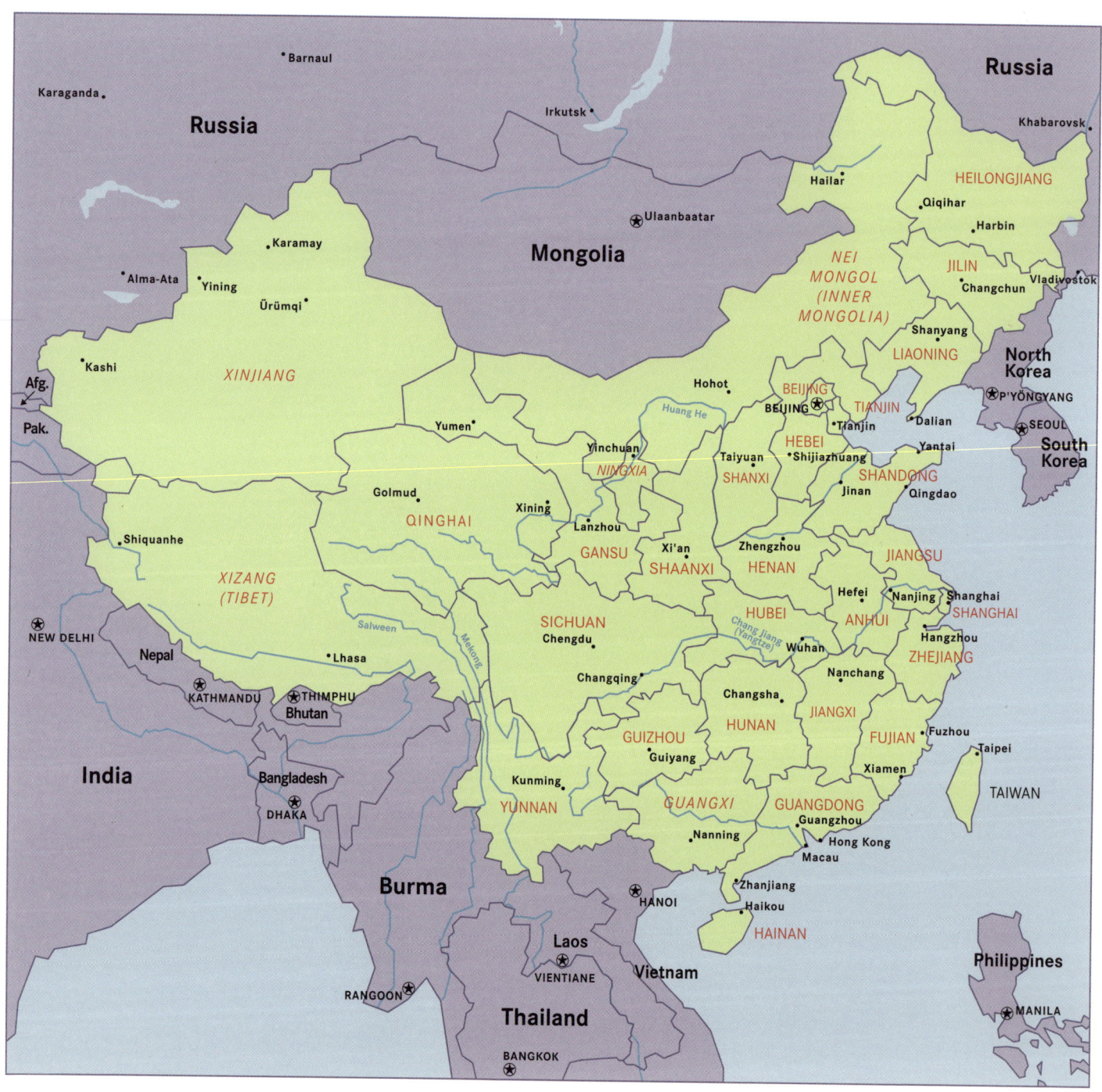

Körfers · Sun
Traditionelle Chinesische Medizin

Traditionelle Chinesische Medizin

Arzneidrogen und Therapie

Von Angela Körfers, Nettetal
und Yutian Sun, Willich

Mit 680 vierfarbigen Fotos und 70 Tabellen

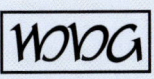 Wissenschaftliche Verlagsgesellschaft mbH Stuttgart

Autoren

Angela Körfers
Ingenhofenweg 14
41334 Nettetal

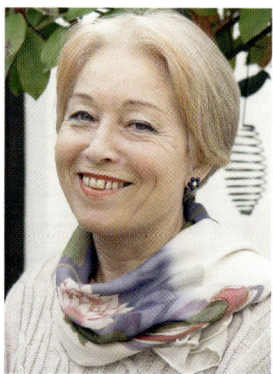

Fachhochschule für Medizintechnik in Zagreb, Kroatien. Seit 1986 als Heilpraktikerin in eigener Praxis für Traditionelle Chinesische Medizin (TCM) in Nettetal am Niederrhein tätig. Therapieschwerpunkte sind Akupunktur und hauptsächlich chinesische Kräuterheilkunde, wegen fehlender Bezugsquellen während der ersten zehn Jahre mit eigener Kräuterapotheke. Mehrere Aufenthalte in China zum Studium der Chinesischen Medizin, u.a. bei Professor Li Bo Nin in Chendu. Seit vielen Jahren in der Aus- und Weiterbildung von Apothekern, Ärzten und Heilpraktikern in chinesischer Pharmakologie tätig. Ihr besonderes Anliegen ist die Verbesserung der Kommunikation zwischen Apothekern und Therapeuten sowie die Vertiefung des Wissens über die Traditionelle Chinesische Medizin.

Autorin des 2001 erschienenen „TCM Patienten-Handbuch".

Yutian Sun
Siemensring 86
47877 Willich

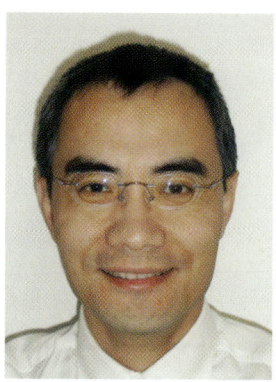

Von 1982 bis 1987 Pharmaziestudium am Shanghai Medical College der Fu Dan University. Anschließend Tätigkeit bei der Fa. MEHECO in Shanghai im Im- und Export von medizinischen Produkten. Seit 1990 in Deutschland, zunächst in einer Arztpraxis, später als Apotheker in einer süddeutschen TCM Klinik und in verschieden Apotheken tätig. 2003 in China Approbation als Traditioneller Chinesischer Apotheker. Derzeitiger Arbeitsschwerpunkt ist die Einfuhr hochwertiger chinesischer Arzneidrogen nach Deutschland und die Beratung von Apothekern beim Aufbau von TCM-Abteilungen. Seit 1994 Mitglied in einer Düsseldorfer Forschungsgruppe und dort Leitung der Abteilung für Qualitätssicherung von chinesischen Arzneimitteln.

Die Angaben in diesem Buch wurden sorgfältig geprüft. Dennoch können die Autoren keine Gewähr für deren Richtigkeit übernehmen.

Ein Markenzeichen kann warenzeichenrechtlich geschützt sein, auch wenn ein Hinweis auf etwa bestehende Schutzrechte fehlt.

Bibliografische Information der Deutschen Nationalbibliothek
Die Deutsche Nationalbibliothek verzeichnet diese Publikation in der Deutschen Nationalbibliografie; detaillierte bibliografische Daten sind im Internet unter http://dnb.ddb.de abrufbar.

Jede Verwertung des Werkes außerhalb der Grenzen des Urheberrechtsgesetzes ist unzulässig und strafbar. Das gilt insbesondere für Übersetzungen, Nachdrucke, Mikroverfilmungen oder vergleichbare Verfahren sowie für die Speicherung in Datenverarbeitungsanlagen.

ISBN 978-3-8047-2274-3

© 2009 Wissenschaftliche Verlagsgesellschaft mbH Stuttgart,
Birkenwaldstr. 44, 70191 Stuttgart
www.wissenschaftliche-verlagsgesellschaft.de
Printed in Germany
Satz: CMS Cross Media Solutions GmbH, Würzburg
Druck und Bindung: Stürtz GmbH, Würzburg
Umschlaggestaltung: Atelier Schäfer, Esslingen

Vorwort

Die chinesische Arzneimitteltherapie ist, wie Akupunktur, Tuina, Ernährungslehre und Qi Gong, ein Teil der Traditionellen Chinesischen Medizin. Sie beruht auf den Erfahrungen von vielen Generationen und stellt ein in sich geschlossenes medizinisches System dar. In ihrem Ursprungsland China behandelt man über 80% der Krankheiten mit den klassischen chinesischen Arzneidrogen. Die im Westen bekanntere Akupunktur steht dort als Behandlungsmethode nur an zweiter Stelle.

Die chincsische Arzneimittellehre beruht auf einer 2000 Jahre langen Erfahrung und Überprüfung durch Therapeuten. Von Millionen von Patienten wird Ihre Wirksamkeit bestätigt. Immer mehr wird sie auch in Deutschland angewendet. Derzeit spricht man von mehreren Tausend Verordnern.

Diese Arzneimittellehre ist sehr lebendig. Sie wird an chinesischen und internationalen Schulen und Universitäten unterrichtet und in Krankenhäusern und Praxen insbesondere in China, aber auch weltweit angewendet. Die chinesische Pharmakologie behandelt den Menschen als Ganzes, und nicht seine einzelnen Organe. Sie hat nicht nur heilende, sondern auch vorbeugende und Gesundheit erhaltende Wirkungen. Insbesondere diese Eigenschaften machen sie reizvoll auch für westliche Menschen, die normalerweise symptomorientiert nach naturwissenschaftlich-medizinischen Kriterien denken.

Die steigende Beliebtheit der Traditionellen Chinesischen Medizin macht es wünschenswert, auch deutsche Literatur zur Verfügung zu stellen, die Verschreibende und Pharmazeuten umfassend über die zur Verfügung stehenden Drogen, deren ordnungsgemäße Gewinnung und Vorbehandlung (Pao Zhi), ihre Qualitätsmerkmale und ihre richtige Anwendung informiert.

Wir haben uns daher bemüht, in diesen Buch das notwendige Wissen sowohl für den Apotheker, wie auch für den Therapeuten zusammenzufassen und es darüber hinaus für weniger Fortgeschrittene verständlich anzubieten.

Nettetal und Willich im Sommer 2008
Angela Körfers
Yutian Sun

Danksagung

Bei der Arbeit an diesem Buch haben uns viele Kolleginnen und Kollegen mit Rat und Tat unterstützt. Besonders gedankt sei Shenzhen Tsumura Medicine Co., Shen Zhen, China; Prof. Shun, Qing Sheng vom Shanghai Institute for Health Administration; Prof. Guo Ji Xian vom Dept. of Pharmacognosy, School of Pharmacy, Fu Dan University, Shanghai; Shen Bao An vom Wu Hu Institute for Drug Control; Fu Long Gen, Shanghai Institute for Drug Control; Sun Tao, Shanghai, School of Pharmacy, The Second Military Medical University, Shanghai, Complemedis AG, Schönenwerd, Schweiz; Prof. Ulrich Bomme, Bayerische Landesanstalt für Landwirtschaft, Institut für Pflanzenanbau und Pflanzenzüchtung, München; Marc Bartschat, Leiter der Qualitätskontrolle, Caesar & Loretz GmbH, Hilden und Dr. Owi Nanid, Phytax GmbH, Schlieren, Schweiz.

Ferner möchten wir uns bei der Ehefrau Zhou Ling, TCM-Ärztin, Shanghai Forschungsinstitut für Akupunktur und Meridiane für die häusliche und fachliche Unterstützung bedanken sowie bei Frau Marlies Schäfer und dem Ehemann Gerd Körfers, die uns bei der Durchsicht und Formulierung der Texte behilflich waren.

Schließlich möchten wir uns bei den Mitarbeitern des Verlages, die das Werk sofort angenommen und uns bis zuletzt beratend zur Seite standen, bedanken, insbesondere bei Herrn Dr. Klaus Brauer und Herrn Dr. Eberhard Scholz sowie bei Frau Luise Keller, Frau Dr. Gabriele Lauser und Frau Natascha Kurrle.

Inhaltsverzeichnis

Vorwort	V
Danksagung	VI
Grundlagen der Traditionellen Chinesischen Medizin	XI
Geschichte	XIII
Yin und Yang	XIV
Die fünf Wandlungsphasen (Wu Xing)	XV
Die Lebensenergie (Qi Chi)	XVII
Xue	XVIII
Körperflüssigkeiten (Jin/Je)	XVIII
Shen	XIX
Jing	XIX
Speicher- und Durchgangsorgan (Zang Fu)	XIX
Krankheitsursachen (Bing Yin)	XX
Syndromdiagnostik (Bian Zheng)	XXI
Krankheitsäußerung und Wesen der Erkrankung (Biao Ben)	XXI
Eigenschaften der Arzneimittel (Yao Xing)	XXI
Aufbau einer Rezeptur	XXV
Pao-Zhi–Verfahren	XXVI
Verabreichung der Drogen	XXIX
Qualitätskontrolle	XXXI
Teezubereitung (Dekokt)	XXXV
TCM-Drogen in den Schlagzeilen	XXXVI

Monographien der Arzneidrogen

1 Austreibende Drogen für noch in der Körperoberfläche befindliche Noxen – Jie Biao Yao – 解表药

1.1. Oberfläche öffnende, warme und scharfe Drogen – Xin Wen Jie Biao Yao – 辛温解表药   3

1.2 Drogen mit kühlenden Eigenschaften, die die Körperoberfläche von Noxen befreien – Xin Liang Jie Biao Yao – 辛凉解表药   31

2 Schleimlösende und hustenstillende Drogen – Zhi Ke Hua Tan Yao – 止咳化痰药

2.1 Kalten Schleim lösende Drogen mit erwärmenden Eigenschaften – Wen Hua Han Tang Yao – 温化寒痰药   59

2.2 Heißen Schleim lösende Drogen mit kühlenden Eigenschaften – Qing Hua Re Tang Yao – 清化热痰药   75

2.3 Husten und Keuchatmung stillende und besänftigende Drogen – Zhi Ke Yao – 止咳药   87

2.4 Asthma beseitigende Drogen – Ping Chuan Yao – 平喘药   105

2.5 Heißen Schleim lösende und Knoten zerstreuende Drogen – Ruan Jian San Jie Yao – 软坚散节药   117

3 Abführende Drogen – Xie Xia Yao – 泻下药

3.1 Stark abführende Drogen – Gong Xia Yao – 攻下药   131

3.2 Mild abführende und den Darm befeuchtende Drogen – Run Xia Yao – 润下药   139

3.3 Stark abführende und Wasser austreibende Drogen – Jun Xia Zhu Shui Yao – 峻下逐水药   145

Inhaltsverzeichnis

**4 Hitze kühlende Drogen –
Qing Re Yao – 清热药**

4.1 Feuer ableitende Drogen –
Qing Re Xie Huo Yao – 清热泻火药 ... 155

4.2 Nässe trocknende Drogen –
Qing Re Zao Shi Yao – 清热燥湿药 ... 167

4.3 Blut kühlende Drogen –
Qing Re Liang Xue Yao – 清热凉血药 ... 185

4.4 Entgiftende Drogen –
Qing Re Jie Du Yao – 清热解毒药 ... 199

4.5 Leere-Hitze kühlende Drogen –
Qing Xu Re Yao – 清虚热药 ... 229

4.6 Sommerhitze kühlende Drogen –
Qing Re Jie Shu Yao – 热解暑药 ... 237

**5 Leber-Yang und Leber-Wind beruhigende
Drogen – Ping Gan Xi Feng Yao – 平肝息风药**

5.1 Leber-Yang beruhigende Drogen –
Ping Gan Yang Yao – 平肝阳药 ... 245

5.2 Leber-Wind beruhigende Drogen –
Ping Gan Xi Feng Yao – 平肝息风药 ... 253

5.3 Leberfeuer kühlende Drogen –
Xie Gan Huo Yao – 泄肝火药 ... 267

6 Aromatika – Fang Xiang Yao – 芳香药

6.1 Durch ihr Aroma Nässe lösende Drogen –
Fang Xiang Hua Shi Yao – 芳香化湿药 ... 275

6.2 Durch ihr Aroma die Öffnungen und Meridiane
befreiende Drogen –
Fang Xiang Kai Qiao Yao – 芳香开窍药 ... 291

**7 Nässe ableitende Drogen –
Li Shui Shen Shi Yao – 利水渗湿药** ... 301

**8 Wind und Nässe austreibende Drogen –
Qu Feng Shi Yao – 祛风湿药**

8.1 Kälte, Nässe und Wind austreibende Drogen –
Qu Feng Shi San Han Yao – 祛风湿散寒药 ... 341

8.2 Wind austreibende und Hitze kühlende Drogen –
Qu Feng Qing Re Yao – 祛风湿清热药 ... 365

8.3 Wind und Nässe austreibende, Leber und Niere
tonisierende Drogen – Qu Feng Shi Qiang Jin
Gu Yao – 祛风湿强筋骨药 ... 381

**9 Das Innere erwärmende Drogen –
Wen Li Yao – 温里药** ... 391

10 Beruhigende Drogen – An Shen Yao – 安神药

10.1 Den Geist beruhigende und nach oben überschießendes Qi hinunterführende Drogen –
Zhong Zhen An Shen Yao – 重镇安神药 ... 411

10.2 Beruhigende und das Herz ernährende
Drogen – Yang Xin An Shen Yao – 养心安神药 ... 417

**11 Das Qi regulierende Drogen –
Li Qi Yao – 理气药** ... 433

**12 Blutbewegende und Stase lösende Drogen –
Huo Xue Hua Yu Yao – 活血化淤药** ... 455

**13 Blutungen stoppende Drogen –
Zhi Xue Yao – 止血药** ... 499

**14 Verdauungsfördernde Drogen –
Xiao Shi Yao – 消食药** ... 519

Inhaltsverzeichnis

15 Tonisierende Drogen – Bu Yi Yao – 补益药

15.1 Qi tonisierende Drogen – Bu Qi Yao – 补气药 … 535

15.2 Yang tonisierende Drogen – Bu Yang Yao – 补阳药 … 561

15.3 Blut tonisierende Drogen – Bu Xue Yao – 补血药 … 585

15.4 Yin tonisierende Drogen – Bu Yin Yao – 补阴药 … 603

16 Adstringierende Drogen – Shou Se Yao – 收涩药

16.1 Adstringierende und Jing aufrauende Drogen – Se Jing Yao – 涩精药 … 625

16.2 Darm aufrauende und Durchfall stoppende Drogen – Zhi Xie Yao – 止泻药 … 633

16.3 Übermäßigen Schweiß stoppende Drogen – Lian Han Yao – 敛汗药 … 639

17 Antiparasitär wirkende Drogen – Qu Chong Yao – 驱虫药 … 645

18 Äußerlich anzuwendende Drogen – Wai Yong Yao – 外用药 … 651

Verzeichnisse … 657

Verzeichnis der Arzneidrogen … 659

Verzeichnis der Rezepturen … 674

Pin-Yin-Ausspracheregeln … 686

Drogenbezeichnungen des Chinesischen Arzneibuchs 2005 … 688

Bildnachweis … 694

Literaturverzeichnis … 703

Pin-Yin-Register … 704

Sachregister … 710

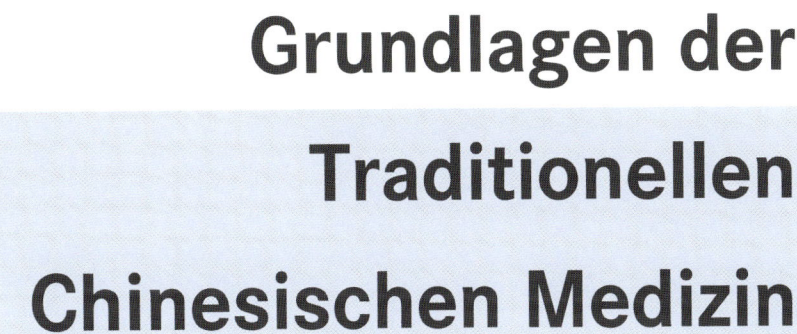

Grundlagen der Traditionellen Chinesischen Medizin

Geschichte

In China existierte bereits im zweiten Jahrhundert vor Christus eine differenzierte Heilkunde. Dies bestätigt die älteste Sammlung von Rezeptvorschriften mit dem Titel „Rezepturen für 52 Krankheiten" (Wu Shi Er Bing Fang), die man bei Ausgrabungen fand.

Schon vor zweieinhalbtausend Jahren (ca. 500 v. Chr.) beschrieb das Werk „Klassiker der Berge und der Flüsse" (Shan Hai Jing) 120 Drogen und unterteilte sie in Heilkräuter, tierische Produkte und Mineralien. Die Heilkräuter wurden darin noch nach ihrer Giftigkeit eingeteilt. Später ermittelte man die Haupt- und Nebenwirkungen der Drogen sowie ihre richtige Dosierung.

Das älteste Prinzip der Einteilung ist das der fünf Geschmacksrichtungen (Wu Wei), das bereits 770 bis 476 v. Chr. zur Grundlage der klassischen Schriften gehörte.

Im 3. Jahrhundert v. Chr. entstand das berühmte Standardwerk „Der gelbe Kaiser" (Huang Di Nei Jing). Seine Autoren kennt man bis heute nicht. Das Werk gliedert sich in zwei Teile mit insgesamt 18 Bänden. Die erste Hälfte wird „Reine Fragen" (Su Wen) und die zweite Hälfte „Klassiker der Akupunktur" (Zhen Jing) genannt. Schon in diesem Werk finden sich Theorien, die bis heute zu den Grundlagen der chinesischen Arzneitherapie gehören. Hier werden Drogen in Kategorien eingeteilt, und zwar in Herrscher, Minister, Assistent und Bote. Weiterhin wird hier erstmalig die Theorie der vier Temperaturverhalten (Si Qi) abgehandelt.

Das erste Werk zu Arzneimitteln, „Klassiker der Wurzeln und Heilkräuter des gestaltenden Landmanns" (Shen Nong Ben Cao Jing), wurde etwa im 2. Jahrhundert v. Chr. verfasst. Darin werden 365 Drogen beschrieben, die genauso wie die taoistische Gesellschaftsordnung in drei Kategorien, nämlich Herrscher, Minister und Gesandter eingeteilt werden. Der Herrscher hat die Aufgabe, für Harmonie im Lande zu sorgen. Herrscher-Drogen sind daher lebensverlängernde und harmonisierende Drogen. Minister-Drogen sind Heilmittel, die Herrscher-Drogen unterstützen und das innere Gleichgewicht stabilisieren sollen. Die Gesandten-Drogen bekämpfen direkt die pathogenen Faktoren im Körper. Viele der beschriebenen Drogen würde man heute allerdings als zu aggressiv und giftig bezeichnen.

Das Buch „Shang Han Za Bing Lun" oder „Abhandlung über fieberhafte und andere Erkrankungen" schrieb der Arzt Zhang Zhong Jing in der Zeit von 150 bis 219 n. Chr. Er fasst darin das Wissen seiner Zeit systematisch zusammen und führt über 300 bewährte Rezepturen auf, die bis heute – unverändert – zur täglichen Praxis gehören. Er war ferner derjenige, der die Drogen nach ihrer Wirkung einteilte und die acht therapeutischen Prinzipien (Ba Fa) ausgearbeitet hat. Sein Werk wurde zur Grundlage für die weitere Entwicklung der chinesischen Arzneitherapie.

400 Jahre später zur Tang-Zeit (618 bis 907 n. Chr.), einer blühenden Periode der chinesischen Geschichte, entwickelte sich die chinesische Arzneitherapie überdurchschnittlich. Im Jahre 652 veröffentlichte der berühmte Arzt Sun Si Miao (581 bis 682 n. Chr.) das Rezeptbuch „Rezepturen, die tausend Goldstücke wert sind" (Qian Jin Yao Fang). Dieses Werk ergänzte er kurz vor seinem Tod durch „Die Ergänzung zum Qian Jin Yao Fang". In beiden Werken werden über 800 Drogen besprochen. Im Jahr 659 n. Chr. wurde unter Federführung von Su Jing dieses wichtige Arzneimittelhandbuch überarbeitet: Es beschrieb nun 844 Drogen, die in neun Kategorien eingeteilt wurden, und trägt den Namen „Überarbeiteter Klassiker der Heilkräuter" (Xin Xiu Ben Cao). Bis heute wird dieses Buch als erste chinesische Pharmakopöe bezeichnet.

Im Jahr 1057 n. Chr. während der Song-Dynastie erschien das Buch „Ergänzungen und Bemerkungen zu Ben Cao" (Bu Zhu Ben Cao). In diesem Werk stieg die Anzahl der beschriebenen Drogen auf 1082. Im Jahr 1101 n. Chr. erschien ein illustriertes Ben Cao als die erste chinesische Pharmakopöe mit Abbildungen.

Die genannten Bücher standen nur als unvollständige Abschriften zur Verfügung. Das erste komplette Original war das Buch „Ben Cao nach akuten Krankheitsbildern" (Jing Shi Zheng Lei Bei Ji Ben Cao), das im Jahre 1108 n. Chr. erschien. In dieser Pharmakopöe war die Zahl der beschriebenen Drogen schon auf 1746 angewachsen.

Die Werke von Kou Zong Shi, Liu Wan Su und Zhan Yuan Su (12. Jh. n. Chr.) hatten großen Einfluss auf die Weiterentwicklung der Theorie der chinesischen Arzneitherapie. Li Gao (1180 bis 1252 n. Chr.) war ein Schüler von Zhang Yuan Su und der letzte bedeutende Theoretiker dieser Epoche. In seinem berühmten Werk „Abhandlung über die Funktionen der Milz und des Magens" (Pi Wei Lun) beschreibt Li Gao die Wirktendenzen der Drogen (steigen, fallen, schweben und sinken) im menschlichen Körper. Er ordnet auch jede einzelne Droge bestimmten inneren Organen oder Kreisläufen (Zang Fu) zu. In seinem Buch „Die Führungsmedikamente der zwölf Leitbahnen" (Shi Er Jing Yin Jing Yao) werden darüber hinaus die sogenannten „Meldearzneien" (Yin Jing Yao) beschrieben. Diese Drogen haben die Aufgabe, die Wirkung anderer Drogen in eine bestimmte Richtung und in einen bestimmten Teil des Körpers zu leiten.

Zur Ming- und Qing-Zeit (1368 bis 1911 n. Chr.) entstanden keine großen Werke der Arzneitherapie, vielmehr wurde viel über die damals gültigen Theorien diskutiert und gestritten. Doch gelang es keinem der Kritiker alternative Theorien oder weiterführende Konzepte der chinesischen Arzneimitteltherapie zu entwickeln. Eine Ausnahme bildet das Werk von Li Shi Zhen (1518 bis 1593 n. Chr.) „Klassifikation der Wurzeln und Kräuter" (Ben Cao Gang Mu), das er nach sorgfältiger Analyse der damals zugänglichen medizinischen Literatur im Verlauf von 30 Jahren verfasste. Es bestand aus 52 Kapiteln, in denen 1892 Drogen beschrieben und illustriert wurden. Im

Anhang ist eine Rezeptursammlung mit über 11 000 Rezepturen aufgeführt. Das Buch wurde erst im Jahr 1596 nach dem Tod des Verfassers im Auftrag des Staates veröffentlicht.

Den Endpunkt der Entwicklung der Chinesischen Materia Medica setzte in der Qing-Zeit (1644 bis 1911 n. Chr.) der Gelehrte Zhao Xue Min (1730 bis 1805 n. Chr.). Er gab im Jahr 1765 eine Ergänzung zum „Ben Cao Gang Mu" heraus mit dem Titel „Nachtrag zum Ben Cao Gang Mu" (Ben Cao Gang Mu Shi Yi). Darin werden noch weitere 716 Drogen beschrieben. Somit belief sich zu dieser Zeit die Zahl der beschriebenen Drogen auf 2608. Bis heute werden kontinuierlich neue Drogen entdeckt und beschrieben.

Yin und Yang

Aus dem Tao, das heißt der Ursprungsenergie, gingen Yin und Yang hervor. Yin und Yang sind die Gesamtheit zweier Kräfte, dabei ist Yin die passive und Yang die aktive Kraft. Sie befinden sich überall in der Natur und somit auch im Menschen.

Yin und Yang beeinflussen sich gegenseitig, sodass eine ständige Umwandlung von Yin nach Yang und umgekehrt stattfindet. Hierdurch entsteht die Lebensenergie Qi. Die Natur und der Mensch wandeln sich laufend. Dies zeigt sich beispielsweise im Wechsel der Jahreszeiten beziehungsweise im Prozess des Älterwerdens. Diese Wandlung bestimmt den Anteil von Yin und Yang und wird in den fünf Wandlungsphasen dargestellt.

Die Yin-Yang-Dualität ist eines der grundlegenden Prinzipien der altchinesischen Philosophie und somit auch der Traditionellen Chinesischen Medizin (TCM). Allgemein wird angenommen, dass die Yin-Yang-Einteilung schon zu sehr früher Zeit Eingang in die Chinesische Medizin fand. Diese Theorie wurde schon im Huang Di Nei Jing (3. Jh. v. Chr.) ausführlich beschrieben. Im Bereich des menschlichen Organismus finden sich viele zyklische Abläufe, die in Yin- und Yang-Phasen gegliedert sind (Herzrhythmus, Atemrhythmus) und voneinander abhängig sind. Yin und Yang ergänzen sich und halten alles zusammen. Die Auflösung von beiden bedeutet Tod, die ständige Verwandlung des Einen in das Andere zeigt uns, dass beide untrennbar verbunden sind und ohne einander nicht existieren können.

Stehen Yin und Yang im Gleichgewicht, ist alles von Dauer. Jeder Körperteil ist entweder mehr Yin oder mehr Yang. Yang-Organe sind Magen, Dickdarm, Dünndarm, Blase und Gallenblase (aktiv arbeitend). Sie nehmen die Nahrung auf, verarbeiten sie und scheiden wieder aus, was der Körper nicht mehr benötigt. Yin-Organe sind Leber, Milz, Bauchspeicheldrüse, Niere und Lunge (passiv bewahrend). Sie speichern und bewahren die Lebenssubstanzen (Qi, Blut, Säfte) und stellen sie wieder zur Verfügung, wann immer sie gebraucht werden.

Von größter Bedeutung für die TCM ist das Prinzip der gegenseitigen Umwandlung von Yin und Yang. Hiernach besteht die Möglichkeit, dass sich die beiden Extreme bis zu einem Punkt hin entwickeln, an dem sie sich jeweils in ihr Gegenteil umwandeln. Zum Beispiel kann sich eine Kälte- in eine Hitze-Erkrankung umwandeln.

Die fünf Wandlungsphasen (Wu Xing)

Die Natur ist im ständigen Wandel, dies äußert sich z. B. in den verschiedenen Jahreszeiten, Mondphasen, in Sonnenauf- und untergängen, in Tag und Nacht, Ebbe und Flut. Unser Körper ist eine genaue Nachbildung der perfekten Ordnung in der Natur: Kind sein, erwachsen werden und alt sein. Von der Geburt bis zum Tod befindet sich ständig alles im Wandel. Die Wandlung in unserem Körper vollzieht sich nach bestimmten Gesetzen und Rhythmen.

Zum Beispiel vollzieht sich das Leben bei Frauen in einem Sieben-Jahre-Rhythmus und bei Männern in einem Acht-Jahre-Rhythmus. Die Periode sollte demnach bei jungen Mädchen mit etwa 14 Jahren (2×7), und die Wechseljahre mit etwa 49 Jahren (7×7) beginnen.

Die Pubertät des Mannes sollte mit 16 Jahren (2×8) einsetzen, er sollte mit 32 Jahren (4×8) starke Knochen und Muskeln besitzen. Mit 40 Jahren (5×8) werden seine Haare lichter.

Auch Krankheiten wandeln sich. Während den Menschen früher die Infektionskrankheiten bedrohten, sind es heute vor allem Zivilisationskrankheiten wie zum Beispiel Diabetes, Herzkreislauferkrankungen oder Allergien. Die Wandlungen in der Natur und im menschlichen Körper erklärt die TCM mit dem Modell der fünf Wandlungsphasen. Als Symbole dienen Holz, Feuer, Erde, Metall und Wasser.

Zu jeder Wandlungsphase gehören immer zwei Organe. Von diesen Organen gehen Meridiane zur Körperoberfläche und von dort zu diesen Organen zurück. Alles ist mit allem verknüpft. Diese Verbindungen und die gegenseitige Abhängigkeit dienen als Hilfsmittel, die allumfassende Ordnung zu verstehen. Das System der Wandlungsphasen hat nur den Zweck, das freie Fließen und eine ausreichende Menge von Qi, der Lebensenergie, zu sichern. Andernfalls wird der Mensch krank.

Wandlungsphase Holz

Die erste Wandlungsphase ist Holz. In der Natur sind die Qualitäten des Holzes der Frühling, die alljährliche Erneuerung sowie das Wachstum der Bäume und anderer Pflanzen. Charakteristisch für diese Phase sind die Farbe grün, der Wind und der saure Geschmack von Nahrungsmitteln.

Die Wandlungsphase Holz stellt eine starke Kraft dar, die für alles Wachstum nötig ist. Damit steuert sie die Arbeit der vier weiteren Phasen mit ihrer Kraft. Im Falle eines sehr schwachen Frühlings mit viel Regen und wenig Sonne wird dieser Mangel an die anderen Wandlungsphasen weitergegeben.

Holz ist bei den Menschen die Phase des Heranwachsens, der „menschliche Frühling". Eine schwache, kränkliche Kindheit kann demzufolge eine Verzögerung der Entwicklung nach sich ziehen. Es fehlt die Kraft, sich in den folgenden Wandlungsphasen voll zu entfalten.

Im menschlichen Körper ist das Organpaar Leber und Gallenblase der Wandlungsphase Holz zugeordnet. Die Leber sorgt für den harmonischen Fluss des Qi, für die Blutverteilung und dient als Blutspeicher. Die Emotion, die von der Leber gesteuert wird, ist die Wut. Wutausbrüche zeigen, dass eine Verschiebung des Holz-Kreislaufes stattgefunden hat. Jeder Wutanfall schwächt die Leberenergie, also das Holz, und bereitet dadurch schwerere Erkrankungen vor. Viele Gallensteine, sind darauf zurückzuführen (Stauungen als Ursache einer Erkrankung).

Saurer Geschmack und die Funktion des Zusammenziehens oder Sammelns sind sehr wichtig für die Leber. Drogen, die einen sauren Geschmack haben, wie z. B. Paeoniae radix alba/Bái Sháo, finden wir deswegen oft in Rezepturen, die die Leber behandeln.

Auch die Sehnen und Muskeln sowie die Augen sind der Wandlungsphase Holz zugeordnet und von ihr abhängig. In der Traditionellen Chinesischen Medizin behandeln wir daher alle Augenerkrankungen über die Leber.

Holz braucht viel Ruhe. Es liebt Entspannung und Gelassenheit. Wenn es dem Menschen gelingt, sein Holz immer ruhig und geschmeidig zu halten, wird er keine Probleme im Holz-Funktionskreis haben.

Wandlungsphase Feuer

Der Funktionskreislauf Feuer gehört zur Jahreszeit Sommer. Die Qualität dieser Zeit ist Wachstum und Wärme. Es ist die Zeit, in der die Sonne am höchsten steht. Im menschlichen Leben ist dies die Zeit des Erwachsenseins und der Reife.

Im menschlichen Körper sind die Organe Herz und Dünndarm dem Feuer zugeordnet. Bei Patienten mit einer Herzerkrankung findet man oft gleichzeitig eine Erkrankung des Dünndarms. Nach der chinesischen Vorstellung speichert das Herz das Shen (siehe dort).

Das Sinnesorgan der Wandlungsphase Feuer ist die Zunge, ihr Geschmack ist bitter. Alle Zungenerkrankungen werden über diese Wandlungsphase behandelt. Eine bittere Droge, die in diesem Kreislauf wirkt, ist z. B. Coptitis rhizoma/Huáng Lián.

Die Emotion dieser Wandlungsphase ist die Freude, das Lachen. Menschen, bei denen der Energiefluss in dieser Wandlungsphase gestört ist, lachen unnatürlich laut, übertrieben oder selten.

Die Farbe rot ist typisch für das Feuer. Ein Mensch, der viel und gerne rot trägt, macht möglicherweise auf eine Störung in dieser Wandlungsphase aufmerksam.

Wandlungsphase Erde

Der Funktionskreislauf Erde entspricht der Jahreszeit, die wir als Spätsommer bezeichnen. Dies ist die Zeit der Ernte und der Reife. Der Sommer ist noch nicht zu Ende, aber die Nächte sind bereits kälter und feuchter.

Die Organe der Erde sind Milz und Magen. Die Energie dieser Phase ermöglicht beim Menschen die Umwandlung der Nahrung in die Grundsubstanzen wie (nachgeburtliches) Qi und Blut.

Das Sinnesorgan ist der Mund und das Gefühl ist die Sorge. Sorge im Übermaß kann den Funktionskreislauf Erde schädigen. Es kommt zu einer Behinderung oder Blockierung des Qi-Flusses, man sagt beispielsweise: „Das kann ich nicht schlucken/verdauen!" Die Blockierung des Qi führt zu einer Schleimbildung. Oft finden wir gerade im Spätsommer Erkrankungen mit einer gelblichen Färbung im Gesicht, die auf eine Feuchtigkeits- oder Schleimansammlung hindeuten. Die gelbe Farbe ist typisch für diese Wandlungsphase. Feuchtigkeit von außen, beispielsweise feuchte Wohnungen, schädigen die Mitte.

Eine Blockierung der Wandlungsphase Erde bezeichnet man als „verstopfte Mitte". Die Erde hat eine ausgleichende Wirkung auf alle anderen Phasen. Sie gewährleistet, dass unser nachgeburtliches Qi immer ausreichend vorhanden ist, füllt die anderen Phasen mit neuem Qi auf und versorgt uns mit der nötigen Energie um vital und leistungsstark zu sein. Sie ist der Zwischenspeicher für alles, was der Körper aufnimmt. Ob Essen und Trinken oder die täglichen Anforderungen, die an uns gestellt werden, alles wird hier filtriert.

Durch Atmung und Nahrungsaufnahme erneuern wir uns ständig. Dieser Kreislauf ist durch falsche Ernährung, überhöhte Anforderungen, schädigende Gedanken oder Emotionen, wie z.B. Sorgen und Grübeln, leicht aus dem Gleichgewicht zu bringen. Dann verschlackt die Mitte, und ihre Funktionen werden gestört. Die Umwandlung in Energie wird erschwert. Wir haben Schmerzen in der Mitte, Völlegefühl, eine gestörte Verdauung, Blähungen, Müdigkeit und sind nicht mehr belastbar. Durch die Verschlackung der Mitte können sich diese Schlacken auch in den Gelenken ansammeln und zu Schwellungen und Entzündungen führen. Oft scheiden wir diese Schlacken aus in Form von Schleim über Nase, Bronchien, Darm oder als Ausfluss. Als Folge kommt es auch oft zur Gewichtszunahme, obwohl nicht mehr gegessen wird als sonst.

Der Geschmack, der zur Wandlungsphase Erde gehört, ist süß. Etwas Süßes puffert oder unterstützt die Erde und versorgt sie schnell mit Energie. Zuviel Süßes erzeugt Feuchtigkeit und blockiert die Erde.

Die Erde braucht Harmonie, um richtig zu arbeiten. Übermäßiges Essen oder Hungerkuren bringen sie aus dem Gleichgewicht.

Wandlungsphase Metall

Der Funktionskreislauf Metall ist in der Natur die Phase des Herbstes, des Verfalls und der Trockenheit.

Die Organe Lunge und Dickdarm sind dem Metall zugeordnet. Die Lunge kontrolliert die Oberfläche des Körpers, die Porenöffnung und Porenschließung. Deshalb behandelt man die meisten Hauterkrankungen über den Lungenkreislauf. Wenn die Haut gesund erscheint, sagen wir, ist die Lungenenergie gut. Der scharfe Geschmack ist dem Metall zugeordnet.

Das Sinnesorgan ist die Nase. Alle Nasenerkrankungen und Nasennebenhöhlenerkrankungen sind Ausdruck einer gestörten Lungenenergie.

Das Gefühl der Wandlungsphase Metall ist die Trauer, ihre Farbe ist weiß. Zuviel Trauer schädigt die Lunge.

Metall braucht viel Bewegung in frischer Luft. Denn diese Phase reguliert das Abwehr-Qi (Wei Qi), das uns vor schädigenden äußeren Einflüssen schützt. Gymnastische Übungen und Atemübungen stärken diese Wandlungsphase.

Wandlungsphase Wasser

Der Funktionskreislauf Wasser entspricht in der Natur dem Winter, der Ruhephase. Unser Körper besteht zu ca. zwei Dritteln aus Wasser, und die Erde ist ebenfalls zu zwei Dritteln mit Wasser bedeckt. Ohne Wasser gibt es kein Leben, Wasser kann Energie aufnehmen oder abgeben. Es ist das Element des Anfangs und die Basis allen Lebens.

Im menschlichen Leben entspricht diese Phase der Zeit des hohen Alters, des Innehaltens. Sie ist die Grundlage für alle anderen Wandlungsphasen. Hier ist unsere angeborene Energie gespeichert. Wenn sie verbraucht ist, stirbt der Mensch. Man kann diese Energie durch eine ausgewogene Lebensweise, richtige Ernährung, Einnahme von sogenannten „Langlebigkeitskräutern" oder gymnastische Übungen wie Qi Gong bewahren. Durch den „Raubbau" an dieser Energie, hervorgerufen durch Stress, zu üppige Lebensweise, schwere Schicksalsschläge oder Hungersnöte kann das Leben verkürzt werden.

Das Organpaar der Wandlungsphase Wasser sind Niere und Blase. Bestimmende Gefühle sind Angst und innere Verletzung: wenn wir sagen „Das ist mir an die Nieren gegangen" meinen wir damit eine tiefer gehende Verletzung. Der Geschmack, der zur Wandlungsphase Wasser gehört, ist salzig.

Das Sinnesorgan sind die Ohren. Beim Nachlassen der Nierenkraft im Alter verringert sich auch die Gehörleistung. Alle Ohrenerkrankungen werden über diese Wandlungsphase therapiert. Die Farbe, die zur Wandlungsphase Wasser gehört, ist schwarz (Winter, d.h. Dunkelheit). Eine Erkrankung in der Wandlungsphase Wasser wird sich über kurz oder lang als eine Disharmonie oder als eine Verschiebung auch in allen anderen Phasen zeigen. Die klimatische Energie, die sie am meisten schädigt, ist die Kälte.

Die Lebensenergie (Qi Chi)

Nach chinesischer Vorstellung besteht das Universum aus einem Energiefeld. Die Chinesen nennen dieses Energiefeld das „kosmische Qi". Die Frage an einen in östlicher Philosophie denkenden Menschen: „Was ist das Qi?" ist gleichbedeutend mit der Frage: „Was ist das Leben?". Qi, würde er sagen, ist die allumfassende Lebensenergie und Ursprung allen Lebens. Der Mensch ist im Qi (im Kosmos), und das Qi ist im Menschen.

Das Qi ist die Antriebskraft, die alle Körperfunktionen aufrechterhält. Alle anderen Energien im Körper sind von diesem Qi abhängig. Bei Qi-Mangel müssen wir das verbrauchte Qi ersetzen. Wenn das Qi blockiert ist, muss es gelöst werden, denn das Qi muss immer in Bewegung sein (frei fließen).

Durch das Qi werden wir körperlich und geistig gesund erhalten. Es steuert alle Prozesse im Körper sowie in der Natur, z. B. die Atmung, Blutzirkulation, Flüssigkeitsverteilung und Verdauung. Was Qi hat, das lebt. Ohne Qi gibt es kein Leben.

Es gibt verschiedene Arten des Qi: Das Abwehr-Qi oder Wei-Qi bezeichnet die unsichtbare Energie, die uns vor äußeren Krankheiten schützt. Sie öffnet und schließt die Poren. Sie wärmt uns. Wenn diese Energie nicht genügend vorhanden ist, neigen wir zu ständigen Erkältungen. Wir reagieren empfindlich auf Kälte und Zug.

Das Yuan-Qi ist ein Teil des Nieren-Qi und wird u. a. bei der Verarbeitung der Nahrung und ihrer Umwandlung in Substanzen, die lebenswichtig für unseren Körper sind, gebraucht. Bei einem Mangel an Yuan-Qi kann der Körper Nährstoffe nicht richtig spalten, und es gehen ihm lebenswichtige Stoffe verloren.

Neben Wei-Qi und Yuan-Qi gibt es noch viele andere Arten von Qi. Jedes Organ hat entsprechend seiner Funktion seine eigene Qi-Qualität. Beispielsweise ist das Leber-Qi für den Antrieb aller Lebensenergien im Körper nötig.

Qi bewegt das Blut. Ohne Qi gibt es keine normale Versorgung mit den lebenswichtigen Substanzen, z. B. mit Blut. Jede Stockung oder Blockierung des Qi bedeutet letztlich Krankheit oder Schmerz. Der Mensch, der es versteht, sein Qi fließen zu lassen, bleibt gesund.

Mittels Akupunktur oder Arzneidrogen wird eine Qi-Störung reguliert und wieder zum normalen Fluss gebracht.

Auch europäische Denker haben die Lehre vom ständigen Fluss der Energien immer wieder aufgegriffen. Heraklit nannte dies „panta rhei" („Alles ist im Flusse"), jeder Zustand ist immer auch ein Werden.

Jeder Mensch hat grundsätzlich ein geerbtes Qi und ein mittels Atmung und Nahrungsaufnahme produziertes Qi. Das erste ist das vorgeburtliche, das zweite ist das nachgeburtliche Qi.

Das vorgeburtliche Qi haben wir von unseren Eltern geerbt. Es ist bis zu unserem Lebensende in der Niere gespeichert. Die Kraft des Qi verbrauchen wir „scheibchenweise", um alle Körperfunktionen ein Leben lang aufrechtzuerhalten, u. a. auch für die Funktion des nachgeburtlichen Qi. Dieser lebenslange Qi-Verbrauch ist vergleichbar mit einer langsam schmelzenden Kerze.

Für das nachgeburtliche Qi sind die Qualität der eingeatmeten Luft und der aufgenommenen Nahrungsmittel wichtig. Je besser die Lebensbedingungen sind, desto leichter fällt es dem Körper, dieses Qi zu produzieren. Daher ist es immer besser, z. B. beim Kauf von Lebensmitteln mehr auf Qualität zu achten als auf die Menge.

Das Qi oder die Kraft, die das Qi darstellt, können wir nicht sehen. Aber wir sehen ihre Auswirkungen überall. Man kann das Qi mit unseren Gefühlen vergleichen. Sie sind zwar unsichtbar, aber wer würde behaupten, wir hätten keine? Somit sind wir ständig umgeben von Unsichtbarem und angesprochen von Unsagbarem.

Das Qi wird erkennbar in der Umwandlung von Yin und Yang, beim Antreiben des Yang und beim Bestehen des Yin. Das Qi ist also die Mutter von Yin und Yang.

Von besonderer Bedeutung ist das Qi der Meridiane, d. h. derjenige Anteil des Qi, der klassischen Quellen zufolge nach einem bestimmten zeitlichen Schema durch die zwölf Meridiane fließt.

Die häufigsten Störungen des Qi sind Qi-Schwäche, Qi-Stagnation und rebellierendes Qi. Bei einer Qi-Schwäche arbeitet der betroffene Funktionskreis nicht optimal. Beim Funktionskreis Milz finden wir dann unverdaute Lebensmittel im Stuhl, häufige Durchfälle, keine vollständige Nahrungsaufnahme sowie Ansammlung von Schleim und Nässe.

Bei einer Wei-Qi-Schwäche sind die Symptome offene Poren, häufige und spontane Schweißbildung sowie häufige Erkältungen. Der Patient leidet an verminderte Abwehrkraft.

Bei einer Qi-Stagnation ist häufig der Leberkreislauf betroffen. Es kann zu Massenansammlungen, Tumoren sowie Schleim- und Nässeansammlung kommen. Auch substanzielle Ablagerungen wie Schleim, Ödeme, Blutergüsse und Lebensmittelstau können einen Qi-Stau verursachen. In der TCM ist jeder Schmerz Ausdruck einer Qi-Stagnation, die es zu beseitigen gilt. Dies ist auch Ziel der Akupunktur.

Bei einem rebellierenden Qi fließt der Qi-Fluss gegenläufig. Husten, Erbrechen und Aufstoßen sind die Folgen.

Xue

Xue ist der chinesische Ausdruck für Blut. Der westliche Begriff, der für Blut steht, ist mit dem Begriff Xue nicht identisch. Auch die Blutbildung erklären westliche und östliche Medizin unterschiedlich.

Das Xue entsteht aus der Essenz Jing. Diese Essenz entsteht wiederum bei der Verdauung von Speisen im Bereich des Organpaares Milz/Magen. Die Traditionelle Chinesische Medizin unterscheidet nicht zwischen Blutgefäßen und Meridianen. Als Speicher des Xue gelten Leber und Chong-Meridian. Zwischen Xue und Qi besteht eine enge Wechselbeziehung. Man spricht von Qi als dem Anführer des Xue und Xue als dem Ernährer des Qi.

Im Gegensatz zum Qi eines Organs, der den aktiven, energetischen Aspekt darstellt, stellt das Xue den materiellen Aspekt dar. Eine häufig auftretende Erkrankung ist der Xue-Mangel.

Körperflüssigkeiten (Jin/Ye)

Die Aufgabe aller Körperflüssigkeiten besteht darin, den Körper zu ernähren (z. B. Blut) und zu befeuchten. Zusammen mit dem Qi, vor allem mit dem Abwehr-Qi, werden die Flüssigkeiten durch den gesamten Körper transportiert. Die Bewegung dieser Körperflüssigkeiten wird von der Lunge kontrolliert. Man unterscheidet zwei Arten von Flüssigkeiten, die ganz dünnen befeuchten und ernähren die Haut, die Muskeln und das Haar. Festere, dichte Flüssigkeiten haben die Aufgabe, Gelenke geschmeidig zu halten und das Gehirn zu versorgen.

Das Qi hat eine entscheidende Bedeutung für die Herstellung und den Transport der Körperflüssigkeiten. Es hat auch die Aufgabe, diese Flüssigkeiten im Gleichgewicht zu halten. Ein Qi-Mangel zieht immer eine Störung oder Behinderung ihres Flusses nach sich. Es gibt zwei Grundtypen von Störungen der Körperflüssigkeiten.

Ein Mangel an diesen wichtigen Flüssigkeiten kann zu vielen Problemen führen, da die Aufgaben der Nährung und Feuchthaltung des Körpers nicht ausreichend erfüllt werden. Zum Beispiel kann eine fehlende Flüssigkeit im Dick- oder Dünndarm die Ursache einer Verstopfung sein; fehlende Flüssigkeit in den Augen führt zu sehr trockenen Augen (als ob man Sand in den Augen hätte). Auch trockene Haut, z. B. bei Neurodermitis, kann auf einen Mangel an Körperflüssigkeit und Blut hindeuten.

Eine Ansammlung von Flüssigkeiten führt zu Schleim. An der Körperstelle, an der sich Schleim ansammelt, wird die Lebensfunktion behindert. Denn Schleim ist dickflüssig und zäh. So kann der Körper an dieser Stelle nicht ausreichend versorgt werden. Ist beispielsweise das Milz-Qi durch zu viel Trinken belastet, wird sich Flüssigkeit pervertieren, d. h. verändern, und es entsteht Schleim, der wiederum die Funktion der Milz blockiert. Wie viel Flüssigkeit wir täglich zu uns nehmen, spielt für die Diagnosestellung eine zentrale Rolle. Ob der Patient viel oder wenig Durst hat, ist eine Frage, die der Therapeut jedem Patienten stellen muss.

Wie oft wir Wasser lassen, ist ein wichtiger Hinweis auf den Gesundheitszustand des Menschen (bei einer normalen Flüssigkeitszufuhr). Drei- bis höchstens fünfmal Wasserlassen gilt als normal.

Je heller die Farbe des Urins, desto stärker überwiegt der Yin-Einfluss (Kälte im Körper). Je dunkler die Farbe des Urins, desto mehr Hitze hat der Mensch in sich, Yang ist im Überschuss.

Shen

Der klare Blick, das Leuchten der Augen, die Ausstrahlung, die Schönheit, die von innen kommt, das, was eine Persönlichkeit ausmacht, umschreibt der Begriff Shen. Letztendlich sind das die Zeichen der nach außen sichtbaren Harmonie der Grundsubstanzen Qi, Blut und Körperflüssigkeiten.

Das Shen kann man am besten mit „Geist" oder „Bewusstsein" übersetzen, als Selbstbewusstsein und die Fähigkeit, über sich selbst zu reflektieren. Gedächtnis, Intelligenz, Logik und Urteilsfähigkeit sind ebenfalls Funktionen des Shen. Ein offenes Gesicht mit leuchtenden Augen und einem klaren Denken deutet auf ein gesundes Shen hin. Es wird im Herzen gespeichert.

Ein müder und kranker Körper hat wenig Shen, die Augen eines solchen Menschen leuchten nicht. Bei der Diagnoseerhebung ist das Anschauen des Patienten (Gesichtsfarbe, Augenausdruck) daher sehr wichtig. Ohnmachtsanfälle, Bewusstlosigkeit, Epilepsie, zeitliche und räumliche Orientierungsstörungen oder Probleme beim Rechnen können eine Erkrankung des Shen sein.

Jing

Diese ererbte Essenz ist eine Grundenergie für die menschliche Entwicklung. Jing ist das Guthaben, das wir von den früheren Generationen mitbekommen haben. Mit diesem Grundvermögen müssen wir gut haushalten und es pflegen, wenn wir uns eines langen Lebens erfreuen wollen. Nach traditioneller Vorstellung ist die ererbte Substanz nicht ersetzbar, sondern nur konservierbar. Das bedeutet, dass das vorgeburtlich erworbene Jing nur Bestand hat, wenn es fortlaufend durch das nachgeburtliche Jing ergänzt und ernährt wird. Es bestehen enge Verbindungen zwischen vorgeburtlichem und nachgeburtlichem Jing. Das nachgeburtliche Jing wird aus der Nahrung extrahiert. Die Sammelstellen dieses erworbenen Jing sind die Nieren. Aus diesem Speicher wird dem Körper das Jing bereitgestellt.

Eng verwandt mit dem Jing ist das Yuan-Qi (siehe unter Qi).

Wir erneuern unser Jing ständig durch hochwertige Nahrungsmittel, gesunde Getränke und reine Luft. Es steuert alle Zyklen eines Lebens, wie z. B. den Tag-Nacht-Zyklus, das Wachstum oder die Fortpflanzung.

Speicher und Durchgangsorgane (Zang Fu)

Die Organpaare der Wandlungsphasen unterteilen wir in fünf Speicherorgane (Zang), die alle lebenswichtigen Substanzen speichern und bei Bedarf wieder abgeben, sowie in fünf Durchgangsorgane (Fu), die ausscheiden, was vom Körper nicht gebraucht wird.

Das Meridiansystem verbindet die Zang Fu und sorgt für ein gesundes, energetisches Gleichgewicht. Die wichtigsten Speicherorgane der TCM sind: Leber, Herz, Milz, Lunge und Niere. Die dazugehörenden Durchgangsorgane sind: Gallenblase, Dünndarm, Magen, Dickdarm und Blase.

Die fünf Speicherorgane sind für die Gesunderhaltung des Körpers essenziell.

Die Leber ist zuständig für das freie Fließen von Qi im ganzen Körper. Sie speichert das Blut und reguliert die Blutmenge. Sie versorgt die Muskulatur und die Sehnen mit Blut. Man vergleicht sie mit einem General, der alle Aktionen in die Wege leitet.

Das Herz kontrolliert das Blut und die Blutgefäße und gewährleistet einen freien Fluss des Blutes (Xue) durch die Leitbahnen. Es speichert Bewusstsein (Shen), Gedächtnis und Gemüt. Es reguliert den Schlaf und gilt als Herrscher über alle anderen Organe.

Die Milz ist zuständig für die Verwertung und Umwandlung von Nahrung und ist das Hauptverdauungsorgan. Sie hat ferner die Aufgabe, die Blutgefäße abzudichten und ihnen Stabilität zu geben. Sie hält die inneren Organe an ihrem Platz.

Die Lunge produziert das Qi, öffnet und schließt die Poren und reguliert einen Teilaspekt der Atmung.

Die Niere speichert das angeborene oder vorgeburtliche Qi oder Jing. Sie steuert die Geburt, das Wachstum, die Fortpflanzung und die Entwicklung eines Menschen. Weiter reguliert sie die Körperflüssigkeiten und einen Teilaspekt der Atmung. Sie nährt das Gehirn und ist bei der Blutbildung im Knochenmark beteiligt. Yin und Yang im Menschen beginnen hier zu fließen (Geburt) und kommen hier wieder zum Stillstand (Tod).

Die Speicher- und Durchgangsorgane werden über 24 Stunden in einem Zwei-Stunden-Rhythmus besonders gut mit Qi versorgt. Diese „Organuhr" ist in der Diagnostik sehr wichtig, da die Therapie davon abhängig sein kann, zu welcher Tages- oder Nachtzeit die Beschwerden des Patienten am stärksten sind, und wann Erleichterung eintritt.

Krankheitsursachen (Bing Yin)

Erkrankungen sind eine Folge eines Ungleichgewichtes von Yin und Yang. Man unterscheidet drei Gruppen von Krankheitsursachen: äußere und innere Ursachen sowie eine falsche Lebensführung.

Die äußeren Ursachen werden in sechs klimatische Exzesse (Liu Yin) unterteilt:

Wind (Feng), Kälte (Han), Feuer oder Hitze (Huo/Re), Feuchtigkeit (Shi), Trockenheit (Zao) und Sommerhitze (Shu).

Die Traditionelle Chinesische Medizin legt besonderes Gewicht auf die Untersuchung der Klimaeinflüsse und deren Einfluss auf die verschiedenen Krankheiten. Schon seit Urzeiten wurden die Wechselbeziehungen von Klima, Jahreszeiten und Wetterstürzen mit dem gesundheitlichen Gleichgewicht beobachtet.

Die kosmischen Energien wie Wind, Hitze, Feuchtigkeit, Trockenheit und Kälte können die Funktionen des Körpers beeinträchtigen und den freien Fluss des Qi stören. Dies kann beispielsweise der Fall sein, wenn jahreszeituntypische Wetterlagen vorherrschen: Eine warme Witterung im Januar wirkt sich nachteilig auf die Körperfunktionen aus, wohingegen Wärme im Juni oder Juli als angenehm empfunden wird. Denn der Organismus stellt sich mit seiner Abwehr auf die Jahreszeiten ein.

Ob ein Mensch durch Wind, Kälte, Trockenheit, Feuchtigkeit oder Hitze erkrankt, hängt einerseits von der inneren Harmonie seiner Organfunktionen und damit seiner Widerstandskraft, d. h. Funktionalität seines Immunsystems ab, andererseits natürlich auch von der Stärke der belastenden äußeren Einflüsse. Man sagt sehr treffend: „Wo die Krankheit vorgedrungen ist, da war das Qi nicht ausreichend". Dies gilt natürlich nicht nur für die äußeren, sondern auch für inneren Ursachen einer Erkrankung.

Die inneren Ursachen unterteilt man in sieben Emotionen (Qi Qing):

Wut und Zorn (Nu), Freude (Xi), Grübeln (Si), Trauer (Bei), Angst (Kong), Sorgen (You) und Schreck (Jing).

In der Traditionellen Chinesischen Medizin sieht man Körper und Geist nicht als vollkommen voneinander getrennt: Emotionen können auch eine körperliche Erkrankung verursachen, wie umgekehrt körperliche Erkrankungen sich auf die Emotionen negativ auswirken können.

Übermäßiger Zorn und Wut lassen das Qi zum Kopf aufsteigen (Kopfschmerzen) und schädigen die Leber. Freude verlangsamt das Qi des Herzkreislaufs. Ein normales Maß an Freude erhält es gesund. Lang andauernde und tiefe Traurigkeit kann auch eine Ursache für innere Erkrankungen sein. Traurigkeit zersetzt die Lebensenergie, das Qi. Traurigkeit wird der Lunge zugeordnet.

Sorgen ballen das Qi zusammen. Zu viele Sorgen verursachen einen Stau in der Mitte, und die Milz kann ihre Aufgabe der Nahrungsumwandlung nicht mehr erfüllen. Schleim kann die Folge sein. Angst lässt das Qi absteigen und schädigt meistens die Niere. Durch das Absteigen kommt es oft auch zu Durchfällen. Auch ein Schreck kann das Qi schädigen, in dem er es zerstreut. Ein Schreck führt oft zu einer unsinnigen Handlung.

Als dritte Ursache betrachtet man eine falsche Lebensführung (Bu Nei Wai Yin). Hier sind unter anderem falsche Ernährung, Überarbeitung, Schicksalsschläge und Unfälle zu nennen.

Syndromdiagnostik (Bian Zheng)

Erkennen der klassischen Syndrome und Finden der passenden Behandlung ist das Hauptziel der traditionellen chinesischen Arzneitherapie. Die wichtigsten Methoden der chinesischen Syndromdiagnostik sind folgende:

Yin Yang Bian Zheng, Zang Fu Bian Zheng, Ba Gang Bian Zheng, Liu Jing Bian Zheng, Wei Qi Ying Xue Bian Zheng. Das älteste Einteilungsschema nach Syndromen ist dasjenige nach Yin und Yang.

Krankheitsäußerung und Wesen der Erkrankung (Biao Ben)

Die Differenzierung bei der Auswertung von Symptomen zielt auf die Symptome (Biao) und auf das Wesen der Erkrankungen (Ben). Grundprinzip ist, die Hauptsymptome (Ben) bei der Therapie vorrangig zu berücksichtigen. Welche Symptome dies sind, ergibt sich aus der Syndromdiagnostik. Der Lehrsatz besagt aber: „Bei einer akuten Erkrankung wird zuerst Biao behandelt", d. h. die akuten und nicht die Hauptsymptome werden zuerst therapiert. Also muss die Behandlung individuell und flexibel gestaltet werden. Auch bei einer akuten Erkrankung muss das Ben oder die Wurzel oft schon von Anfang an mit bedacht werden.

Eigenschaften der Arzneimittel (Yao Xing)

Die Traditionelle Chinesische Medizin teilt alle Arzneimittel entsprechend der folgenden fünf Eigenschaften ein:
- die fünf Geschmacksrichtungen (Wu Wei),
- die vier Temperaturverhalten (Si Qi),
- der Grad der Toxizität (Du Xing),
- die vier Wirkrichtungen der Droge (Sheng Jiang Fu Chen),
- der Meridianbezug.

Die fünf Geschmacksrichtungen (Wu Wei)

Die Geschmacksrichtungen sind Werkzeuge, mit deren Hilfe die TCM-Theorie die Wirkung einer Droge erklärt.

Es gibt fünf Geschmacksrichtungen, nämlich scharf, süß, sauer, bitter und salzig, allerdings ist in dem Klassiker „Nei Jing" noch die sechste Geschmacksrichtung neutral oder fad erwähnt. Die vorherrschende Geschmacksrichtung bestimmt die Grundtendenz einer Droge. Es gibt Drogen, die mehrere Geschmacksqualitäten aufweisen.

Der süße Geschmack wirkt ernährend, aufbauend und harmonisierend. Hierzu gehören Glykoside, Saccharide, Aminosäuren und Vitamine. Er entspannt und befeuchtet. Drogen mit diesem Geschmack erzeugen aber auch einen Völle-Zustand und Feuchtigkeit, wenn sie im Übermaß genommen werden. Dieser Geschmack wird oft eingesetzt, um die Arzneimittelwirkung anderer Drogen zu harmonisieren. Sein bevorzugter Wirkort ist die Mitte, also Milz und Magen.

Eine Droge mit scharfer Geschmacksrichtung wirkt zerstreuend, nach außen treibend und bewegend, d. h. Qi und Xue bewegend. Der scharfe Geschmack öffnet die Poren und zerstreut über die Oberfläche nach außen, d. h. er wirkt bevorzugt in der Lunge. Bei Qi-Schwäche und Yin-Schwäche ist dieser Geschmack kontraindiziert. Drogen mit diesem Geschmack enthalten empfindliche und flüchtige Substanzen wie ätherische Öle und Alkaloide. Dies ist bei der Lagerung und beim Kochen zu berücksichtigen.

Drogen mit saurer Geschmacksrichtung wirken zusammenziehend und sammelnd. Sie enthalten Gerbstoffe und organische Säuren. Sie sollen die Grundsubstanzen am richtigen Ort halten und sammeln, wie zum Beispiel das Xue in der Leber. Wenn eine pathologische Noxe vorhanden ist, muss diese zuerst behandelt werden, denn die sauren Drogen schließen die Noxe ein und erschweren die Therapie.

Bittere Drogen leiten Hitze und Feuer aus, senken das Qi ab und trocknen Nässe. Durch Ausleiten des Feuers kann das Yin geschützt werden. Bittere Drogen wirken vorwiegend im Herz- und Dünndarm-Meridian; sie können aber auch Körperflüssigkeiten verletzen, Magen- sowie Milzfunktion belasten und die Leberwerte erhöhen.

Die Drogen mit salzigem Geschmack wirken aufweichend und absenkend. Sie enthalten Jod und anorganische Säuren. Sie zerstreuen die Stauungen und erweichen die Knoten. Wirkort ist normalerweise Niere und Harnblase.

Eine Rezeptur beinhaltet selten nur eine Geschmacksqualität. Sie besteht meistens aus zwei Geschmacksrichtungen.

Die vier Temperaturverhalten

Das Einteilungsprinzip der Drogen nach dem Temperaturverhalten ist jünger als das nach der Geschmacksrichtung. Die Temperaturqualität hat Auswirkungen auf Puls, Atemfrequenz oder auf eine Manifestation von Hyperämien in bestimmten Körperregionen. Man unterscheidet vier Qualitäten: heiß, warm, kühl und kalt.

Drogen mit heißem und warmem Temperaturverhalten werden bei Erkrankungen, die durch Kälte verursacht wurden, eingesetzt. Sie zerstreuen die Kälte, stärken das Yang und vertreiben den Wind.

Drogen mit kühlem und kaltem Temperaturverhalten werden dagegen bei Erkrankungen, die durch Hitze entstanden sind, benutzt. Sie vertreiben die Hitze, leiten das Feuer ab, wirken entgiftend und beruhigend.

Drogen mit neutralem Temperaturverhalten wirken mild und ausgleichend. Das heißt aber auch, sie passen sich den Temperaturgegebenheiten an, die sie vorfinden.

Toxizität (Du)

Der Begriff „Giftigkeit" ist nicht identisch mit dem der westlichen oder naturwissenschaftlichen Medizin. Nach der TCM sind alle Drogen zu einem gewissen Grad giftig. Man nahm sogar an, dass Drogen, die nach der Einnahme keine Nebenwirkungen aufzeigten, auch keine therapeutische Wirksamkeit haben. Das heißt, dass der Begriff Giftigkeit in der TCM eine weit höhere Bedeutung hat, als in der westlichen Medizin. Man spricht auch vom Gift einer Droge, das auf Gift im Körper abzielt und dieses bekämpft. Den chinesischen Ärzten war die Giftigkeit vieler traditioneller Mittel schon immer bewusst, und sie wurde von ihnen gezielt eingesetzt. Alle Drogen, auch die westlichen Medikamente, sind aus der Sicht der TCM Gifte.

Es ist wichtig, die Toxizität zu kennen und gering zu halten oder zu neutralisieren.

Im Übrigen kann man unterscheiden zwischen Toxizität als immer vorhandener Eigenschaft einer Droge und Toxizität als Folge einer fehlerhaften Anwendung einer Droge oder anderer Gründe. Toxizität als Eigenschaft einer Droge bedeutet zunächst, dass die Droge für jedermann und insbesondere unabhängig von seinem Gesundheitszustand giftig ist. Nach modernen pharmakologischen Untersuchungen gibt es etwa 40 giftige Drogen dieser Art. Einige wichtige, die als stark toxisch gelten, sind:

Gefährliche Nervengifte, die zuerst das Nervensystem aktivieren und danach hemmen und bis zum Tod führen können, sind die beiden *Aconitum*-Drogen Aconiti radix lateralis/Fù Zǐ und Aconiti radix/Wu Tou. Diese beiden Drogen können Schäden am Herzmuskel, Herzrhythmusstörungen und Palpitationen verursachen. Als sehr toxisch gilt auch die Droge Strychni semen/Mǎ Qián Zǐ.

Apocyni veneti herba et folia/Luó Bù Má und Bufonis venenum/Chán Sū enthalten Glykoside, die das Herz stärken, aber auch toxische Wirkungen ähnlich Digitalis verursachen können.

Toxisch auf das Verdauungssystem wirken Cassiae semen/Jué Míng Zǐ und Sophorae flavescentis radix/Kǔ Shén. Sie verursachen Übelkeit.

Genkwae flos/Yúan Huā und Xanthii fructus/Cāng Ěr Zǐ können Bauchschmerzen und Durchfall hervorrufen und auf die Leber toxisch wirken.

Taxilli herba/Sāng Jì Shēng, Pinelliae rhizoma praep. cum Zingiberis/Jiāng Bàn Xià und Typhae pollen/Pǔ Huáng können Schmerzen im Leberbereich verursachen.

Guān Mù Tōng schädigt die Niere.

Ginkgo semen/Bái Guǒ, Armeniacae semen amarum/Kǔ Xìng Rén und Schisandrae chinensis fructus/Wǔ Wèi Zi können Atemnot nach sich ziehen.

In Kombination mit Codeinpräparaten kann Ginkgo semen/Bai Guo zum Atemstillstand führen.

Über 150 Drogen können allergische Reaktionen hervorrufen, wie z. B. Pheretima/Dì Lóng, Schisandrae chinensis fructus/Wǔ Wèi Zǐ.

Die Drogen Tripterygii herba/Léi Gōng Téng, Farfarae flos/Kuǎn Dōng Huā, Lithospermi radix/Zǐ Cǎo, Arecae semen/Bīng Láng und Acori tatarinowii rhizoma/Shí Chāng Pǔ können teratogen (zu Missbildungen führen) und mutagen wirken. Werden sie über längere Zeit hinweg an Tiere verfüttert, fördern sie das Entstehen von Tumoren.

Die Giftigkeit der Drogen bezieht sich zunächst auf die Rohdrogen. Diese Giftigkeit wird auf unterschiedliche Weise vermindert. Dies geschieht zum einem durch die Verarbeitung der Droge (Pao Zhi), zum anderen durch Hinzufügen von anderen Drogen, die die Giftigkeit neutralisieren (Pei Wu).

Folgende Aspekte zur Minderung der Toxizität giftiger Drogen sind zu beachten und zu beherrschen: Besonders vorsichtige Dosierung (Yong Liang), die Aufbereitung der Drogen (Zhi Ji), die Bearbeitung der Drogen (Pao Zhi) und das Korrigieren mit anderen Drogen (Pei Wu).

Im weitesten Sinne ist der Begriff „Toxizität" ein Synonym für die Wirkung der Droge. Bei richtiger Qualität, richtiger Dosierung, richtiger Verarbeitung und passendem Muster sind die Nebenwirkungen der Drogen in der chinesischen Arzneitherapie kontrollierbar. Der Therapeut und der Apotheker müssen die Eigenschaften und die Wirkungsweise der Droge kennen. Es gibt viel Erfahrung, wie man die Wirkung einer Droge zur Entfaltung bringen kann, aber gleichzeitig ihre Nebenwirkung gering hält. Insgesamt ist die Toxizität der Drogen der chinesischen Arzneitherapie im Vergleich zu den chemisch hergestellten Arzneimitteln gering.

Toxisch kann eine Droge nicht nur wegen ihrer Eigenschaften, sondern auch aus anderen Gründen wirken, wie fehlerhafte Anwendung oder mangelhafte Qualität. Die falsche Anwendung einer Droge kann im Übrigen ebenso schaden wie die Benutzung einer toxischen Droge.

Ein Beispiel: Ginseng radix et rhizoma/Rén Shēn ist eine wirksame Droge bei Funktionskreislaufschwäche ohne Qi-Stagnation und Nässe-Hitze. Dagegen ist Ginseng radix et rhizoma/Rén Shēn verboten bei Müdigkeit und Antriebslosigkeit, die durch eine Leber-Hitze (z. B. Hepatitis) entstanden sind. Im ersten Falle ist die Ginsengwurzel heilend, im zweiten Falle kann ihre Anwendung tödlich sein.

Hierzu gibt es ein bekanntes Sprichwort: „Rhabarberwurzel (Dà Huáng) kann den Menschen retten, Ginseng (Rén Shēn) kann den Menschen töten."

Die Yin-ernährenden Drogen, wie z. B. Rehmanniae rhizoma/Shēng Dì Huáng und Lycii fructus/Gǒu Qí Zǐ, dürfen niemals bei übermäßigem Schleim eingesetzt werden.

Ephedrae herba/Ma Huang treibt das Qi nach außen, wirkt dadurch am Anfang ausleitend auf den pathogenen Faktor, der durch Kälte entstanden ist. Bei längerer Anwendung oder bei einer Lungen-Qi Schwäche kann sie schädlich für den Körper sein.

Eine chinesische Arzneidroge darf niemals ohne eine vorher erstellte TCM-Diagnose verabreicht werden. Die meisten Behandlungsfehler und daraus entstehende toxische Reaktionen werden durch ungenaue Diagnosen, Dosierungsfehler, falsche Therapiestrategie und falsche Anwendungsdauer verursacht. Dies soll im Zusammenhang mit untenstehender Rezeptur verdeutlicht werden.

Lilii bulbus	9 g
Rehmanniae radix	9 g
Rehmanniae radix praeparata	12 g
Ophiopogonis radix	9 g
Paeoniae radix alba	9 g
Scrophulariae radix	9 g
Fritillariae thunbergii bulbus	6 g
Angelicae sinensis radix	6 g
Platycodonis radix	3 g
Glycyrrhizae radix et rhizoma	3 g
Crotonis fructus	6 g
Rhei radix et rhizoma praeparata (Jiǔ Dà Huáng)	3 g

Bis auf die letzten beiden Bestandteile entspricht sie der Rezeptur Bai He Gu Jin Tang, die bei Lungen-Yin-Mangel verabreicht wird. Zusätzlich sind noch zwei abführende Drogen rezeptiert. Es handelt sich wahrscheinlich um ein Krankheitsbild, das eine Trockenheit in der Lunge und im Dickdarm beinhaltet, möglicherweise mit Symptomen wie Husten und Obstipation. Diese zwei Symptome gleichzeitig zu behandeln, ist nach der TCM nicht klug. Es ist besser, zuerst den Stau (Obstipation) zu beseitigen und dann erst das Yin zu nähren. Man soll nicht gleichzeitig „aufbauen" und „abbauen"!

Crotonis fructus/Bā Dòu ist heiß im Temperaturverhalten. Jiǔ Dà Huáng ist mit Reiswein behandelte Rhabarberwurzel mit kaltem Temperaturverhalten. Es stellt sich die Frage, ob der Patient eine „kalte" oder eine „heiße" Stagnation hat. Aus dem Rezept geht auch nicht eindeutig hervor, ob es sich bei Fritillariae bulbus um Chuān Bèi Mǔ/Fritillariae cirrhosae oder um Zhè Bèi Mǔ/Fritillariae thunbergii bulbus handelt. Crotonis fructus darf nur mit 0,1 g täglich dosiert werden. Die Droge muss als entöltes Pulver verabreicht werden, da es sehr giftig ist und ein besonderes Pao-Zhi-Verfahren benötigt. Die Anwendungsdauer von acht Tagen für Crotonis fructus, wie die Rezeptur es vorsieht, ist zu lang.

Diese Rezeptur kann also nur zu Nebenwirkungen führen, da sie sowohl in der Bezeichnung, als auch in der Zusammensetzung und der Dosierung falsch ist.

Die vier Wirkrichtungen (Sheng Jiang Fu Chen)

Die vier Wirkrichtungen der chinesischen Drogen werden mit „Steigen", „Fallen", „Schweben" und „Sinken" umschrieben. Aufgrund der engen Beziehung zu den fünf Wandlungsphasen wurde noch eine Wirkrichtung hinzugefügt, die wir mit „Umwandeln" (Hua) beschreiben können. Sie entspricht der Wandlungsphase Erde.

„Steigen" bedeutet die nach oben gerichtete und „Fallen" die nach unten gerichtete Wirkung der Droge. Das „Schweben" hat neben der Wirkrichtung nach oben gleichzeitig noch eine Wirkrichtung nach außen. Das Gleiche gilt für die Wirkrichtung „Sinken", die neben der nach unten gerichteten, auch eine nach innen gerichtete Wirkung hat.

Dieses Schema der Wirkrichtungen wurde der Einteilung des menschlichen Körpers in der TCM (oben, unten, außen, innen) angepasst. Wenn wir uns die Funktionen der Wandlungsphasen noch einmal vergegenwärtigen, dann ordnen wir die Wirkrichtung Steigen der Wandlungsphase Holz, das Schweben der Wandlungsphase Feuer, das Sinken der Wandlungsphase Metall und das Fallen der Wandlungsphase Wasser zu.

Die Wirkrichtungen Steigen und Schweben gehören zu den Yang-Funktionen. Die meisten warmen, scharfen und süßen Drogen sind steigend. Das Fallen und Sinken gehört zu den Yin-Funktionen. Kalte, saure, bittere und salzigen Drogen wirken sinkend.

Drogen, die aus Blüten und Blättern gewonnen werden, haben meistens eine steigende oder schwebende Wirkrichtung, Samenkörner und Früchte dagegen eine fallende und sinkende Wirkrichtung.

Auch die Konsistenz einer Droge spielt eine Rolle. Schwere Drogen haben eine fallende oder sinkende, wohingegen leichte Drogen eine steigende oder schwebende Wirkrichtung haben.

Das Pao-Zhi-Verfahren kann die Wirkrichtung ebenfalls beeinflussen. Zum Beispiel verändert Alkohol die Wirkrichtung der Droge nach steigend. Das Gegenteil ist der Fall, wenn eine Droge mit Salzwasser verarbeitet wird. Die Salzlösung bewirkt eine „fallende" Tendenz der Droge.

Meridianbezug (Gui Jing)

Der Bezug zu den inneren Organen ist eine Lehre, die während der Song-, Jin- und Yuan-Perioden (960 bis 1368 n. Chr.) konzipiert wurde. Die Meridiane (Ging) stehen hier stellvertretend für die inneren Organe (Zang Fu), womit sie auch verbunden sind. Sehr früh wurden schon die sogenannten Melde-Arzneien (Yin Jing Yao) für die zwölf Meridiane angegeben.

Diese Melde-Arzneien können auch eine ganze Rezeptur zu bestimmten inneren Organen (Zang Fu) leiten.

Melde-Arzneien für die verschiedenen Funktionskreisläufe

Funktionskreisläufe	Melde-Arzneien
Herz	Coptitis rhizoma, Asari radix et rhizoma, Cinnamomi ramulus, Allii macrostemonis bulbus
Dünndarm	Ligustici rhizoma et radix, Phellodendri chinensis cortex
Milz	Cimicifugae rhizoma, Atractylodis rhizoma, Puerariae lobatae radix, Paeoniae radix alba
Magen	Cimicifugae rhizoma, Gypsum fibrosum, Puerariae lobatae radix
Lunge	Platycodonis radix, Mori cortex, Cimicifugae rhizoma
Dickdarm	Angelicae dahuricae radix, Cimicifugae rhizoma
Niere	Cinnamomi cortex, Asari radix et rhizoma, Angelicae pubescentis radix, Anemarrhenae rhizoma
Blase	Notopterygii rhizoma et radix
Leber	Bupleuri radix, Cyperi rhizoma, Chuanxiong rhizoma, Evodiae fructus
Gallenblase	Bupleuri radix, Aurantii fructus immaturus
Perikard	Bupleuri radix, Moutan cortex
Sanjiao	Bupleuri radix, Forsythiae fructus

Die Melde-Arznei muss das Temperaturverhalten aufweisen, die der therapeutischen Absicht entspricht.

Aufbau einer Rezeptur

In der Traditionellen Chinesischen Medizin setzt sich eine Rezeptur aus mehreren Drogen zusammen, die alle ein bestimmtes therapeutisches Ziel verfolgen:
- Die **Kaiser-Droge** oder Herrscher-Droge ist die Hauptarznei, die das Leitsymptom bekämpft.
- Die **Minister-Droge** unterstützt die Hauptarznei und verstärkt ihre Wirkung.
- Der **Assistent** ist eine Hilfsarznei, die zwei Aufgaben haben kann. Sie behandelt Nebensymptome, die von der Hauptarznei nicht behandelt werden, oder sie puffert und kompensiert eine unverwünschte Wirkung der Hauptdroge.
- Die **Melde-Droge** kann ebenfalls zwei Aufgaben haben. Einmal „meldet" sie die Rezeptur einem bestimmten Funktionskreis. Zum anderen harmonisiert sie die Drogen der Rezeptur untereinander.

Die Bestandteile einer Rezeptur sollen in der obigen Reihenfolge genannt werden.

Interaktion durch Kombination

Die chinesische Arzneitherapie gründet sich auf empirische Erkenntnisse. Es gibt Drogen, die sich als Einzelmittel bewährt haben, aber auch Drogen, die miteinander kombiniert werden müssen, um eine bestimmte Wirkung zu entfalten.

Die sieben Situationen oder Zustände (Qi Qing) beschreiben Einzelwirkungen von Drogen, Interaktionen von Drogen innerhalb einer Rezeptur und Bearbeitungsprinzipien von Rohdrogen. Diese sieben Zustände dürfen nicht mit den sieben Emotionen verwechselt werden.

Dan Xing: Dan = allein, Xing = gehen. Dan Xing heißt also einzeln gehend, z. B. besteht die Rezeptur Du Shen Tang nur aus Ginseng radix/Rén Shēn.

Xiang Xu: Xiang = Interaktion, Xu = Synergie, Xiang Xu bedeutet synergetische Interaktion. Die Drogen brauchen sich gegenseitig. Beispiel: Die Kombination Gypsum fibrosum/Shí Gāo und Anemarrhenae rhizoma/Zhī Mǔ in den Rezepturen Yü Nü Jian und Bai Hu Tang.

Xiang Shi: Shi = dienen, Gemeinsamkeiten haben. Eine Droge kann die Wirkung der anderen und die gemeinsame Wirkung verstärken. Beispiel: Astragali radix/Huáng Qí tonisiert Qi und leitet Wasser ab, die ebenfalls wasserableitende Poria/Fú Líng kann die wasserableitende Wirkung von Astragali radix/Huáng Qí verstärken. Hier ist Poria/Fú Líng Shi also Diener für Astragali radix/Huáng Qí.

Xiang Wei: Wei = Angst, unterdrücken, sich voreinander fürchten. Die Toxizität oder Wirkung einer Droge kann von der anderen Droge reduziert oder beseitigt werden. Beispiel: Die Toxizität von Pinelliae rhizoma/Bàn Xià wird durch Zingiberis rhizoma recens/Shēng Jiāng beseitigt. Die Wirkung von Ginseng radix et rhizoma/Rén Shēn wird von Trogopterori faeces/Wǔ Líng Zhī reduziert.

Xiang Sha: Sha = vernichten. Eine Droge kann die Toxizität einer anderen Droge verhindern. Beispiel: Zingiberis rhizoma recens/Shēng Jiang kann die Toxizität von Pinelliae rhizoma/Bàn Xià beseitigen.

Xiang Wu: Wu = hassen. Eine Droge kann die Wirkung anderer Droge reduzieren und sogar aufheben. Beispiel: Zingiberis rhizoma recens/Shēng Jiāng hebt die Wirkung von Scutellariae radix/Huáng Qín ganz auf. Ginseng radix et rhizoma/Rén Shēn „hasst" Raphani semen/Lái Fù Zǐ, weil sie seine Wirkung unterdrückt.

Xiang Fan: Fan = Kontraindikation. Durch die Kombination wird die Toxizität erzeugt oder verstärkt. Beispiel: Glycyrrhizae radix et rhizoma/Gān Cǎo verstärkt die Giftigkeit von Kansui radix/Gān Suí und Sargassi thallus/Hǎi Zǎo verstärkt die Giftigkeit von Genkwae flos/Yuán Huā.

Aconitum-Drogen sind kontraindiziert bei *Pinellia*-Drogen, Fritillariae thunbergii bulbus/Zhè Bèi Mǔ/ Zhè Bèi, Fritillariae cirrhosae bulbus/Chuān Bèi Mǔ und *Trichosanthis*-Drogen sind kontraindiziert bei Bletillae rhizoma/Bái Jí.

Xiang Xu und Xiang Shi sind erwünschte Interaktionen.

Xiang Wei und Xiang Sha mindern die Toxizität und sollen bei toxischen Drogen berücksichtigt werden.

Xiang Wu und Xiang Fan sollten vermieden werden.

Pao-Zhi-Verfahren

Viele Drogen müssen nach traditionellen Verfahren gemäß verschiedener Pao-Zhi-Techniken vom Lieferanten oder vom Apotheker vorbehandelt werden, bevor sie verwendet werden können. Es gibt viele Pao-Zhi-Methoden, wie z. B. Dünsten, Rösten, Backen, spezielles Waschen unter Verwendung von Honig, Wasser, Salz, Reiswein, Essig usw. Manche Drogen werden schon in China verarbeitet. Andere müssen, und zwar möglichst kurz vor der Abgabe, in der Apotheke vorbehandelt werden.

Die Angaben über das Pao-Zhi-Verfahren zeigen, wie die Droge verarbeitet worden ist. Dazu muss man wissen, dass sich nur wenige Mittel der chinesischen Arzneitherapie frisch oder ohne Vorbehandlung verwenden lassen. Die meisten Mittel sind ohne das Pao-Zhi-Verfahren keine Arzneimittel.

Das Pao-Zhi-Verfahren wurde schon im Buch Huang Di Nei Jing beschrieben. In der Song-Dynastie (420 bis 479 n. Chr.) hat Lei Hao alle Methoden der Verarbeitung zusammengetragen und veröffentlicht. Diese Sammlung hat auch heute noch Bedeutung.

Das Pao-Zhi-Verfahren beeinflusst stark die Wirkung und Nebenwirkung einer Droge. Die mit der Vorbehandlung verfolgte Absicht ist unterschiedlich. Das Verarbeitungsverfahren kann die naturgegebene Wirkung des Mittels verändern, die Toxizität schwächen oder beseitigen. Es kann ferner die Wirkrichtung der Droge verändern, Gerüche mindern und die Haltbarkeit verlängern. Man arbeitet mit Alkohol, wenn die Droge eine stärker belebende Wirkung bekommen soll, mit Essig, wenn die Droge adstringierend und im Leberkreislauf wirken soll. Mit Ingwer wird sie verarbeitet, wenn die Droge ihr Temperaturverhalten ins Warme verstärken soll, mit Salz, wenn sie im Nierenbereich wirken soll, mit Honig wenn sie tonisierend wirken soll usw. Ein gutes Beispiel ist Rhei radix et rhizoma/Dà Huáng: Nur getrocknet wirkt sie stark abführend. Mit Reiswein besprüht und auf mildem Feuer kurz geröstet, wirkt sie im Oberen Erwärmer Hitze kühlend, z. B. bei Zahnfleischentzündung und -blutung. Die gleiche Rhabarberwurzel im Wok über starkem Feuer geröstet, über einem Wasserbad gedünstet, bis sie innen und außen eine dunkle Farbe aufweist, wirkt blutstillend.

Sanguisorbae radix/Dì Yú wirkt getrocknet und geschnitten blutkühlend. Durch Verkohlung wird die blutkühlende Wirkung aufgehoben, und sie verwandelt sich in eine blutstillende Droge. Sie heißt dann auch Sanguisorbae radix praep./Dì Yú Tàn. Beide sind in der Therapie wichtig, aber bei zwei ganz verschiedenen Krankheitsbildern einzusetzen und nicht austauschbar.

Wenn eine Droge ein Pao-Zhi-Verfahren durchlaufen hat, trägt sie dieses meistens vor ihrem Namen, z. B. Tan Da Huang, Chao Huang Lian usw.

Die meisten Pao-Zhi-Verfahren haben wir im Rahmen der Monographien besprochen. Hier eine Übersicht.

Chao-Verfahren (Röstverfahren)

Zu diesen Verfahren zählt das ausschließliche Rösten der reinen Droge. Erfolgt der Röstvorgang ohne Zugabe von Hilfsstoffen, dann heißt das Verfahren „Qing chao". Bei allen Röstverfahren ist auf gleichmäßige Hitze und ein ständiges Wenden der Droge im Wok zu achten. Wichtig sind die Wahl von Temperatur und Zeit und die Kontrolle, ob die vorgegebenen Anforderungen an das Endprodukt erfüllt sind.

Qing-Chao-Methode: Die gereinigte Droge wird in den Wok gegeben und bei niedriger bis mittlerer Hitze solange geröstet, bis die vorgegebenen Anforderungen erfüllt sind. Dann wird sie entnommen und man lässt sie erkalten. Leicht brennbare Drogen, die bis zum Stadium der verkohlten Drogenoberfläche (Chao Jiao) zu rösten sind, werden mit einer geringen Menge Wasser besprenkelt und zuletzt entweder trocken geröstet oder an der Sonne getrocknet. Viele Samendrogen müssen vor der Abgabe so geröstet werden.

Fu-Chao-Methode: Weizenkleie wird in den bereits erhitzten Wok eingestreut und unter Rühren weiter erhitzt, bis sie raucht. Dann wird die gereinigte Droge hinzu gegeben und unter schnellem Umwenden so lange erhitzt, bis die Drogenoberfläche eine Gelbfärbung oder Farbvertiefung aufweist. Anschließend wird die Droge entnommen, durch Sieben von der Weizenkleie befreit, und man lässt sie erkalten. Wenn nichts anderes vorgegeben wurde, nimmt man auf 100 kg gereinigte Droge 10 kg Weizenkleie. Diese verstärkt die Milz tonisierende und Durchfall stoppende Wirkung z. B. bei Atractylodis macrocephalae rhizoma/Bái Zhū.

Tang-Verfahren (Rösten unter Zusatz von gereinigtem Sand, Muschelkalk oder Talcum)

Sand (Muschelkalk, Talcum) wird im Wok sehr stark erhitzt. Dann wird die Droge hinzugegeben und unter schnellem Umwenden so lange erhitzt, bis sie mürbe ist oder die vorgegebenen Anforderungen an die Beschaffenheit des Endproduktes erfüllt sind. Zuletzt wird die Droge durch Sieben vom jeweiligen Hilfsstoff befreit und erkalten gelassen. Drogen, die nach der Cucui-Methode mit Essig abgeschreckt werden müssen, werden noch in heißem Zustand mit Essig versetzt und im Essig zu Ende geröstet.

Duan-Verfahren (Brennen)

Bei diesem Verfahren ist darauf zu achten, dass die Droge vollkommen durchgebrannt wird, wodurch eine mürbe, spröde und leicht zerkleinerbare Konsistenz erzielt wird.

Min-Duan-Methode: Die gereinigte Droge wird in kleine Stücke zerstoßen und direkt über nicht rauchendem, offenem Feuer oder in geeigneten Gefäßen so lange gebrannt, bis sie durch und durch mürbe ist, oder die Droge wird bis zur Rotglut erhitzt. Dann wird sie entnommen und nach dem Erkalten zermahlen. Kristallwasser enthaltende, mineralische Drogen werden nicht bis zur Rotglut gebrannt. Hier genügt es abzuwarten, bis das gesamte Kristallwasser entwichen ist oder die Droge eine bienenwabenähnliche Struktur angenommen hat.

Duan-Cui-Methode: Die Droge wird wie vorstehend beschrieben bis zur Rotglut erhitzt und anschließend in eine vorbereitete Mischung aus flüssigen Hilfsstoffen gegeben. Durch das Abschrecken wird die gewünschte mürbe Konsistenz erreicht. Sollte ein einmaliges Abschrecken nicht ausreichen, kann der Vorgang mehrmals wiederholt werden; z. B. Testudinis carapax/Guī Bǎn muss vor Abgabe nach dieser Methode verarbeitet werden.

Zhi-Tan-Verfahren (Verkohlungsverfahren): Bei der Herstellung von verkohlter Droge muss die Wirkcharakteristik der Droge erhalten bleiben (Cun Xing) und eine Veraschung verhindert werden.

Chao-Tan-Methode: Die gereinigte Droge wird im Wok auf hoher Flamme so lange erhitzt, bis die Oberfläche schwarz verkohlt, und das Drogeninnere entweder gelblich verbrannt ist, oder die in der jeweiligen Monographie geforderte Färbung aufweist. Zu diesem Zeitpunkt wird die Droge mit einer geringen Menge Wasser besprenkelt, entnommen und an der Luft getrocknet.

Duan-Tan-Methode: Die gereinigte Droge wird in ein geeignetes Brenngefäß eingebracht und dicht verschlossen gebrannt. Nach dem Erkalten wird die Droge entnommen.

Shui-Zhi-Verfahren (Verarbeitung mit Wasser)

Zheng-Methode: Die gereinigte Droge wird mit vorgegebenen flüssigen Hilfsstoffen gleichmäßig vermischt (ausgenommen Qing Zheng-Methode, hier werden keine Hilfsstoffe zugesetzt) und in geeigneten Gefäßen mit heißem Wasserdampf gargedämpft oder so lange gedämpft, bis die vorgegebene Beschaffenheit des Endproduktes erreicht ist. Anschließend wird die Droge entnommen und getrocknet.

Zhu-Methode: Die gereinigte Droge wird in Wasser oder in einer Mischung aus flüssigen Hilfsstoffen gekocht, wobei die Zusammensetzung und Mengenverhältnisse der Hilfsstoffe aus der jeweiligen Monographie ersichtlich sind. Sie wird so lange gekocht, bis sie die gesamte Flüssigkeitsmenge aufgesaugt hat oder die Hilfsstoffe bis ins Innerste der Droge eingedrungen sind. Dann wird sie entnommen und getrocknet.

Dun-Methode: Die gereinigte Droge wird in einem geeigneten Gefäß mit den in der jeweiligen Monographie festgelegten Hilfsstoffen versetzt und dicht verschlossen in einem siedenden Wasserbad oder in heißem Wasserdampf erhitzt. Wenn die Droge entweder gargekocht ist oder die Hilfsstoffe vollständig aufgesaugt sind, wird sie entnommen und getrocknet.

Chan-Methode: Die Droge wird in kochendes Wasser gestreut, kurz unter ständigem Umrühren darin belassen und wieder herausgenommen. Verschiedene Samendrogen werden nach der Chan-Methode so lange behandelt, bis die vor der Behandlung runzelige Samenschale glatt und gespannt ist und sich leicht durch Reiben entfernen lässt. Dann wird die Droge entnommen und in kaltes Wasser eingelegt. Zuletzt wird die Samenschale abgelöst und die geschälte Droge getrocknet.

Jiu-Zhi-Verfahren (Verarbeitung mit Reiswein)

Diese Verfahren schließen die Jiu Zhi-, Jiu Dun- und Jiu Zheng-Methoden ein. Wenn in der Monographie nichts anderes genannt ist, wird als Hilfsstoff gelber Reiswein verwendet.

Jiu-Zhi-Methode: Die gereinigte Droge wird gleichmäßig mit Reiswein verrührt und so lange bedeckt stehengelassen, bis der Reiswein in die Droge eingedrungen ist. Dann wird die Droge im Wok bei niedriger Hitze so lange geröstet, bis die in der jeweiligen Monographie vorgegebenen Anforderungen an die Beschaffenheit des Endproduktes erfüllt sind. Zuletzt wird die Droge entnommen und erkalten gelassen. Wenn nicht anders festgelegt, nimmt man auf 100 kg Droge 10 kg Reiswein.

Jiu-Dun-Methode: Die gereinigte Droge wird mit Reiswein versetzt. Es wird weiter wie bei der Chan-Methode des Shui-Zhi-Verfahrens vorgegangen.

Jiu-Zheng-Methode: Die gereinigte Droge wird mit Reiswein versetzt. Es wird weiter wie bei der Zheng-Methode des Shui-Zhi-Verfahren vorgegangen.

Bei den Jiu-Dun- und Jiu-Zheng-Methoden kommen, sofern in der jeweiligen Monographie nichts Abweichendes festgelegt ist, auf je 100 kg Drogen bei Samendrogen 20 kg und bei Wurzeldrogen 30 kg Reiswein.

Cu-Zhi-Verfahren (Verarbeitung mit Essig)

Diese Verfahren schließen die Cu-Zhi-, Cu-Zhu- und Cu-Zheng-Methoden ein. Als Hilfsstoff für diese Methoden wird im Allgemeinen Reisessig oder Gärungsessig auf einer anderen Basis verwendet.

Cu-Zhi-Methode: Die gereinigte Droge wird gleichmäßig mit Essig verrührt und so lange bedeckt stehengelassen, bis der Essig in die Droge eingedrungen ist. Nun wird die Droge im Wok bei niedriger Hitze so lange geröstet, bis die in der jeweiligen Monographie vorgegebene Beschaffenheit vorliegt. Dann entnimmt man sie und lässt sie erkalten. Wenn nichts anderes festgelegt ist, nimmt man für 100 kg Droge 20 kg Essig.

Cu-Zhu-Methode: Die gereinigte Droge wird mit Essig versetzt. Man verfährt weiter wie bei der Zheng-Methode des Shui-Zhi-Verfahrens.

Cu-Zheng-Methode: Die gereinigte Droge wird mit Essig versetzt. Man verfährt weiter wie bei der Zheng-Methode der Shui-Zhi-Methode.
Bei den Cu-Zhu- und Cu-Zheng-Methoden nimmt man, wenn die jeweilige Monographie nichts anderes bestimmt, auf je 100 kg Droge 20 kg Essig. Falls erforderlich, kann zwecks Verdünnung Wasser zugesetzt werden.

Yan-Shui-Zhi-Verfahren (Verarbeitung mit Salzlösung)

Diese Verfahren schließen die Yan-Shui-Zhi- und Yan-Shui-Zheng-Methoden ein. Vor der Durchführung dieser Verfahren wird Speisesalz in einer ausreichenden Menge Wasser gelöst, filtriert und als Lösung vorrätig gehalten.

Yan-Shui-Zhi-Methode: Die gereinigte Droge wird gleichmäßig mit Salzlösung verrührt oder besprenkelt und so lange bedeckt stehengelassen, bis die Salzlösung in die Droge eingedrungen ist. Die Droge wird dann im Wok bei niedriger Hitze so lange geröstet, bis die in der jeweiligen Monographie vorgegebene Beschaffenheit erreicht ist. Dann entnimmt man die Droge und lässt sie erkalten. Wenn nichts anderes festgelegt ist, nimmt man auf 100 kg Droge 20 kg Salz.

Yan-Shui-Zheng-Methode: Die gereinigte Droge wird mit Salzlösung versetzt, anschließend verfährt man gemäß der Zheng-Methode des Shui-Zhi-Verfahrens. Die Mengenverhältnisse entsprechen denen der Yan-Shui-Zhi-Methode.

Jiang-Zhi-Verfahren (Verarbeitung mit Ingwer)

Frische Ingwerwurzel (Zingiberis rhizoma recens) wird zerstoßen, mit einer ausreichenden Menge Wasser versetzt und ausgepresst. Die ausgepresste Wurzel wird erneut mit einer ausreichenden Menge Wasser versetzt und der Pressvorgang wiederholt. Die ausgepresste Flüssigkeit stellt den als Hilfsstoff benötigten Ingwersaft dar.

Die gereinigte Droge wird gleichmäßig mit dem Ingwersaft verrührt. Dann wird sie im Wok bei niedriger Hitze so lange geröstet, bis sie den Ingwersaft ganz aufgesogen hat oder bis die in der jeweiligen Monographie vorgegebene Beschaffenheit vorliegt. Anschließend entnimmt man die Droge und lässt sie erkalten. Wenn nichts anderes festgelegt ist, nimmt man auf 100 kg Drogen 10 kg frische Ingwerwurzel oder 3 kg getrocknete Ingwerwurzel. Die getrocknete Ingwerwurzel ist vorher auszukochen.

Mi-Zhi-Verfahren (Verarbeitung mit Honig)

Raffinierter Honig wird in einer ausreichenden Menge heißen Wassers gelöst. Die gereinigte Droge wird dazugegeben, gleichmäßig durchgemengt und so lange bedeckt stehen gelassen, bis die Honiglösung in sie eingedrungen ist. Dann wird die Droge im Wok bei niedriger Hitze so lange geröstet, bis sie der in der jeweiligen Monographie vorgegebenen Beschaffenheit entspricht. Wenn nichts anderes festgelegt ist, nimmt man auf 100 kg Droge 25 kg raffinierten Honig.

Zhi-Shuang-Verfahren (entölen und zermahlen)

Shui-Fei (zermahlen): Die Droge (in der Regel Mineralien) wird unter Zugabe von Wasser fein zermahlen und gerührt. Das oben schwimmende Pulver wird gesammelt und getrocknet. So erhält man ein extrem feines Pulver ohne wasserlösliche Bestandteile.

Verarbeitung der Drogen

Die Verarbeitung der Rohdroge zur Schnittdroge verläuft in der Regel in folgenden Schritten: Auslese und Reinigung der Rohstoffe, Einweichen, Schneiden.

Die Rohdroge heißt im Handel „Ge Zi". Ge Zi ist bereits vorgereinigt und manchmal nach Handelsklassen vorsortiert. Ge Zi eignet sich gut zur Lagerung, deswegen ist dies die Handelsform zwischen Anbau, Händler und verarbeitendem Betrieb. An Ge Zi kann man sehr viele Einzelheiten der Drogen erkennen, so z.B. Qualitätskriterien wie Durchmesser, Länge und Gewicht.

Anhand der Droge Scutellariae radix (Huáng Qín) wird hier beispielhaft die fachgerechte Verarbeitung erklärt.

Auslese

Durch die Auslese sollen nicht verwendete Pflanzenteile, Verunreinigungen, verschimmelte Stücke, von Insekten befallene Drogenteile usw. aussortiert werden, damit die erforderliche Reinheit erreicht wird. Bei Scutellariae radix (Huáng Qín) (siehe Abb. 1 a–d und 2) müssen alte Wurzeln, die innen bräunlich, porös oder hohl sind, entfernt werden. Die alte Wurzel enthält kaum Wirkstoffe, dafür aber viel Schmutz. Die Droge darf außerdem auch nicht grünlich aussehen (siehe Kapitel 4.2.6).

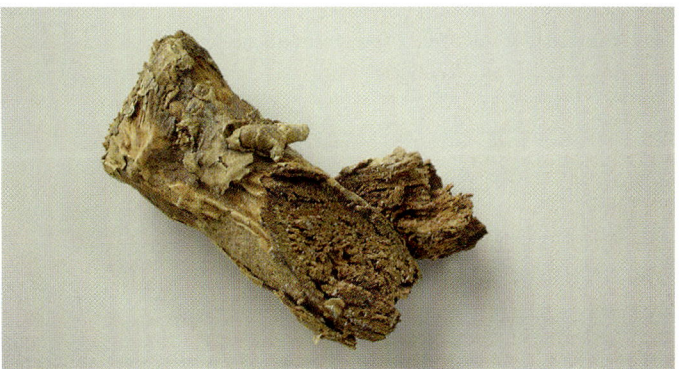

Abb. 1 c: Scutellariae radix (Huáng Qín), alter Wurzelkopf, Querschnitt innen bräunlich porös

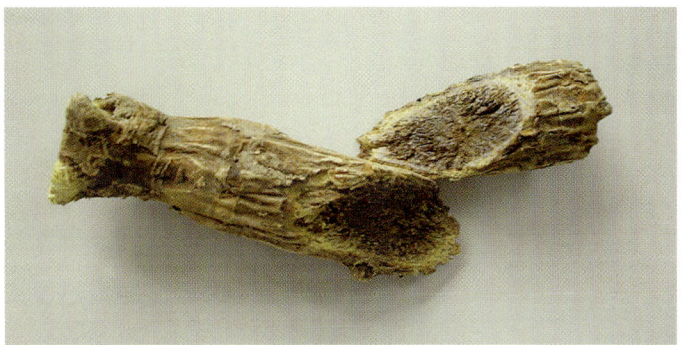

Abb. 1 d: Scutellariae radix (Huáng Qín) wurde bei der Vortrocknung zu stark erhitzt und ist deshalb innen schwarz verbrannt.

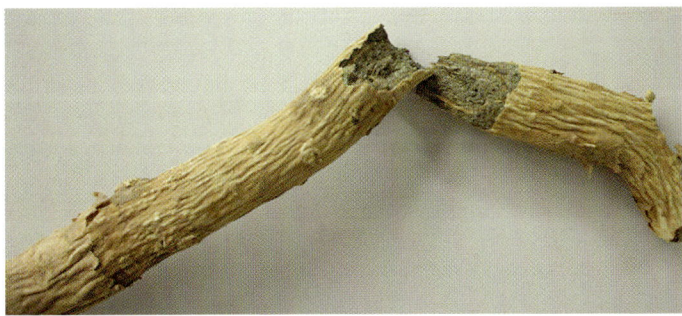

Abb. 1 a: Scutellariae radix (Huáng Qín). Weil sich die Wirkstoffe durch Hydrolysierung und Oxidation zersetzt haben ist die Droge innen grün.

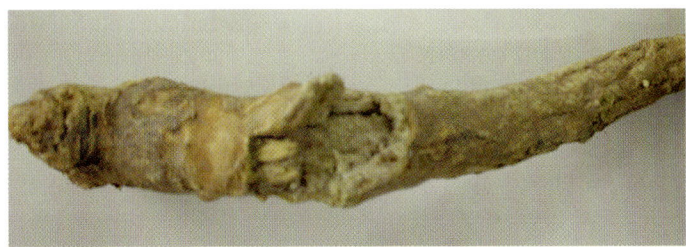

Abb. 1 b: Scutellariae radix (Huáng Qín), innen verschimmelt

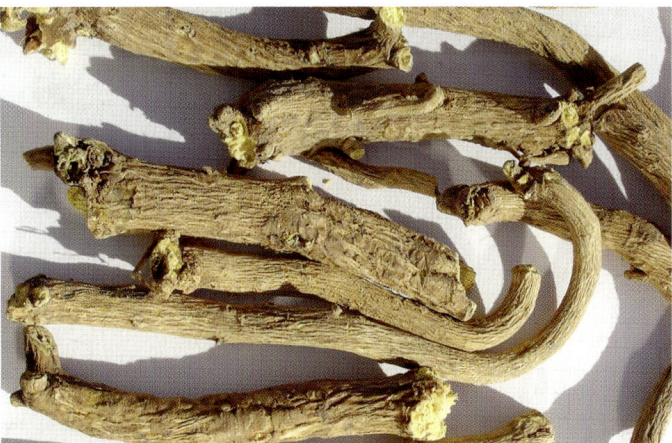

Abb. 2: Scutellariae radix (Huáng Qín). Nach der Auslese sollen nur noch die dicken, festen, gelblichen Stücke vorhanden sein, damit das fertige Produkt die gewünschte Haltbarkeit, Reinheit und den erforderlichen Gehalt erreicht.

Reinigung

Rohdrogen enthalten in der Regel Verunreinigungen wie Steine, Erde und Staub, manchmal auch Metall, Haare, Verpackungsfasern usw. Diese Verunreinigungen können durch Sieben oder Ausblasen oder mittels Wasser, Metalldetektoren, Handverlesen usw. entfernt werden, um die Inhaltsstoffe so wenig wie möglich negativ zu beeinflussen. Manche Handelswaren sind nicht optimal gereinigt. Scutellariae radix (Huáng Qín) z. B. darf nicht in kaltem Wasser gereinigt werden, stattdessen soll dies im kochenden Wasser für 10 min oder im Dampf für 30 min erfolgen.

Einweichen

Viele Drogen müssen vor dem Schneiden eingeweicht werden, manchmal wird dies mit der Reinigung kombiniert. Es gibt zahlreiche Methoden, so z. B.:

Ling Fa	Dabei wird Wasser auf die Droge gesprüht
Tao Xi Fa	Die Droge wird komplett in Wasser eingetaucht, gewaschen und abgespült
Pao Fa	Die Droge wird gerade in so viel Wasser eingelegt, wie sie aufnehmen kann
Run Fa	Die Droge wird in Wasser eingelegt, bis das Wasser zu ca. 70 % nach innen vorgedrungen ist, dann wird die Droge herausgeholt, leicht trocknen gelassen, mit einem Deckel abgedeckt, und durch weitere Zugabe von Wasser eingeweicht
Xi Shi Hui Run Fa	Die Droge wird über einer Bambusmatte auf den Boden gelegt, manche Drogen können so Feuchtigkeit aus der Luft aufnehmen
Re Qi Ruan Hua Fa	Die Droge wird mit Dampf befeuchtet
Zhen Kong Jia Re Ruan Hua Fa	Wie Re Qi Ruan Hua Fa, allerdings wird die Droge hier zuvor in einem dichten Gefäß unter Vakuum gesetzt, so dass der Vorgang schneller erledigt ist
Jian Ya Jun Run Ruan Hua Fa	Droge und Wasser werden in ein dichtes Gefäß gegeben, die Droge wird unter erhöhtem Druck eingeweicht

Es sollte jeweils nur so viel Wasser verwendet werden, wie die Droge aufnehmen kann, d.h. nach dem Einweichen darf kein Wasser übrig bleiben.

Zerkleinern/Schneiden

Die fertig geschnittene Droge heißt „Yin Pian". Es gibt verschiedene Schnittmethoden und Schnittformen:

Ding	Kubische Würfelchen
Pian	Scheiben

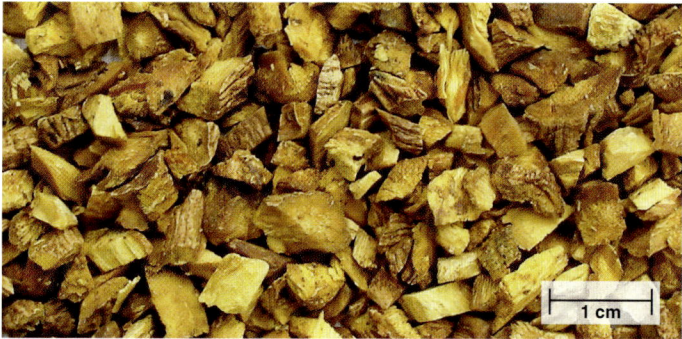

Abb. 3: Scutellariae radix (Huáng Qín) nach der Ke-Methode geschnitten

Yuan Pian	Quer geschnittene Scheiben
Xie Pian (Ma Ti Pian, Gua Zi Pian)	Schräg geschnittene Scheiben
Duan	Abschnitt
Kuai	Relativ große, flache, quadratische Stücke
Fu Zui (Ke Li)	Die Droge wird klein gestoßen und von Staub befreit. Fu Zui ist die älteste erwähnte Schnittform in der TCM. Diese Verarbeitungsmethode heißt jetzt „Ke" (siehe Abbildung 3).

Die Droge Scutellariae radix (Huáng Qín) ist sehr empfindlich, sie muss vor Feuchtigkeit, Sauerstoff und Licht geschützt werden. Deshalb wird sie vom Hersteller in Alubeuteln verpackt.

Viele minderwertig verarbeitete TCM-Drogen sind so grob geschnitten, dass die Inhaltsstoffe nur sehr schlecht ins Dekokt austreten können. Dies ist besonders problematisch bei ätherisches Öl enthaltenden Drogen, die nur kurz gekocht werden dürfen. Deswegen muss man darauf achten, dass nicht an der Schnittarbeit „gespart" wird. Die Korngröße beeinflusst die Menge der extrahierbaren Inhaltsstoffe und damit auch Dosierung, Kochzeit und Wirkungen.

Ke-Schnittmethode

Fu Zui ist eine in der alten Literatur erwähnte Form der Zerkleinerung. Die Drogen werden dabei im Mörser bis zur Größe einer Sojabohne zerstoßen. Das entstandene Pulver wird entfernt.

Heute weicht man die meisten Drogen zuerst ein und zerkleinert erst danach. Die Einweichzeit kann bis zu sieben Tagen dauern. Dieser Prozess führt in der Praxis häufig zu Schimmelbildung und Wirkstoffverlust.

„Ke" ist eine moderne maschinelle Methode zur Herstellung von Schnittdrogen. Die Droge wird gar nicht oder nur ganz kurz eingeweicht. Sie kann schnell weiterverarbeitet werden. Durch die maschinelle Verarbeitung erhält man nach dem Sieben gleichmäßig geschnittene Drogen, vergleichbar den gesiebten Concisum-Drogen der westlichen Arzneibücher.

Mit der Ke-Methode erreicht man eine deutliche Qualitätsverbesserung. Die Kochzeit der Drogen wird verringert. Besonders wichtig ist dies bei Drogen mit leicht hydrolysierbaren Inhaltsstoffen oder bei Drogen die ätherische Öle enthalten.

Qualitätskontrolle

Der TCM-Markt in China ist nicht unproblematisch. Es gibt Erzeuger, Händler und sogar TCM-Apotheken, die ohne ausreichende Fachkenntnis und Qualitätsbewusstsein auf verschiedenen Wegen Waren in den Umlauf bringen. Außerdem bestellen manche TCM-Verordner und -Apotheken aus Kosten- und anderen Gründen Arzneidrogen in Ländern, in denen TCM-Arzneimittel als Nahrungsergänzungsmittel gelten und die strenge Kontrolle sowie die Apothekepflicht entfällt. Darunter leidet die Qualität.

Wenn man den Wunsch hat, echte, wirksame Drogen mit nachweisbar ausreichendem Wirkstoffgehalt ohne übermäßige Pestizidrückstände, mikrobielle Verunreinigungen, Aflatoxin- oder Schwermetall-Kontamination abgeben zu wollen, muss man versuchen, die beste Ware zu bekommen. Selbst wenn das gelingt, hat man manchmal noch Schwierigkeiten, den Qualitätsanforderungen zu entsprechen.

Die chinesische Behörde hat vorgegeben, dass Arzneidrogen herstellende Firmen vom Januar 2008 an GMP-Richtlinien entsprechen müssen. Außerdem müssen alle Apotheken und Kräuterhändler mindestens einen geprüften TCM-Apotheker beschäftigen, der die Ware freigibt. Für eine optimale Entwicklung der TCM-Kräutertherapie ist es besser, wenn die Qualität unter strenger Kontrolle von Apotheken gehalten wird, weil diese die erforderliche Zuverlässigkeit, Einrichtung und Kenntnisse über Drogen, deren Inhaltsstoffe und Analyse, chemische und mikroskopische Identität usw. verfügen. Natürlich sollte auch eine westliche Apotheke bereit sein, sich die spezifischen Kenntnisse über TCM-Kräuter und TCM-Theorie in Ausbildung und Weiterbildung anzueignen um so ihre Aufgaben seriös ausführen zu können.

Identität

Um eine sichere Therapie durchzuführen, müssen die Drogen eindeutig identifiziert werden. Die Apotheke kann mit Hilfe des Chinesischen Arzneibuches und anderer Fachliteratur durch organoleptische Prüfung, mikroskopische Prüfung, Dünnschichtchromatographie und chemische Reaktionen die Identität prüfen. Zu einer definierten TCM-Droge gehören:

1. **Angabe der Stammpflanze:** Unter einem Namen wie zum Beispiel Atractylodis rhizoma, Bupleuri radix oder Magnoliae flos findet man Drogen aus verschiedenen Stammpflanzen mit unterschiedlicher Qualität. Zur Identifizierung der Stammpflanze ist oft die ganze Droge, manchmal die ganze Pflanze zur Blütezeit nötig, was einem Labor in Deutschland nicht zur Verfügung steht. Deshalb ist nachvollziehbar, dass sich selbst seriöse Labors weigern, die Stammpflanze der Droge auf das Zertifikat zu schreiben. Aber ein seriöser Händler gibt die Stammpflanze von vornherein an, sofern sein Anbau und sein Labor zuverlässig sind. Auch geschnittene Drogen haben zum Teil spezifische Merkmale, so deutet ein weißer Belag bei Atractylodis rhizoma (Cāng Zhú) z. B. auf die Stammpflanze *Atractylodes lancea* hin. Die Apotheke kann so die Angabe des Händlers überprüfen.

2. **Angabe der Herkunft:** Die Qualität der Waren aus verschiedenen Gebieten kann bedingt durch Klima und Anbau in Aussehen, Inhaltsstoffen und Wirkung differieren. Viele Drogen, die aus bestimmten Regionen und von bestimmten Stammpflanzen stammen und bestimmte Merkmale aufweisen, werden als Dao-Di-Droge gekennzeichnet. Dao-Di-Drogen haben sich infolge langer Therapietradition bewährt. Außerdem kann ihre Qualität meistens auch durch Analysen bestätigt werden. Dao-Di-Droge hat natürlich ihren Preis. Für Apotheken ist es wichtig zu wissen, welche Pflanze aus welchem Gebiet als Dao-Di-Droge bezeichnet wird, und natürlich auch deren Merkmale zu kennen. In China verschreibt der erfahrene Arzt die Dao-Di-Drogen, z. B. Zi Dan Shen statt Dan Shen, Fen Gan Cao statt Gan Cao, Huai Shan Yao statt Shan Yao, Min Dang Gui statt Dang Gui oder Gong Ju statt Ju Hua, damit die optimale Wirkung gewährleistet werden kann.

3. **Angabe der Pao-Zhi-Form:** Durch eine entsprechende Pao-Zhi-Behandlung kann sich die Wirkung einer Droge stark verändern.

Außerdem spielt auch eine Rolle, welcher Teil der Pflanze verwendet wird: Die Wurzel kann unter Umständen ganz andere Wirkstoffe enthalten als das Blatt oder die Blüte, der Gehalt an Aristolochiasäure in der Wurzel von Asari radix et rhizoma (Xì Xīn) ist z. B. entscheidend geringer als in den oberirdischen Teilen.

Reinheit

Alle Hersteller behaupten, dass ihre Produkte gut seien, dies wird auch mit Zertifikaten bescheinigt. Tatsächlich ist gute Qualität selten zu finden. Die Apotheke sollte trotz der Herstelleraussagen und der Zertifikate das Verarbeitungsniveau, d. h. die Qualität der Auslese, der Reinigung, des Einweichens und des Schnittes prüfen. Gut verarbeitete Drogen sind einheitlich klein geschnitten, optisch schön, die Farbe, das Aroma und der Geschmack sind erhalten. Die Apotheke muss auf diese Qualitätsmerkmale achten. Die wichtigste Eigenschaft der TCM-Droge ist das Temperaturverhalten und die Geschmacksrichtung. Diese kann allerdings nicht (z. B. mit einem Thermometer) gemessen werden. Ein erfahrener TCM-Arzt oder -Apotheker kann die Geschmacksrichtung und das Temperaturverhalten durch organoleptische Prüfung selber „fühlen“ und damit besser verstehen als jemand, der nur auf auswendig gelerntes Buchwissen zurückgreifen kann.

Die selbst durchgeführte Geschmacks- und Geruchsprobe der Arzneimittel ist für westliche Pharmazeuten ungewohnt, sie ist aber wichtig, um die TCM-Kräuter zu verstehen und ihre Anwendung zu beherrschen. Mund und Nase sind sehr empfindlich, deshalb ist die Prüfung z. B. mit der Zunge und durch Kauen aussagekräftiger als der Ascheanteil in den Zertifikaten, wenn Staub und Sand nicht sauber von einer Droge entfernt wurden. „Qi“ und „Wei“ der Droge müssen vorhanden sein, dies bezieht sich nicht auf die Energie der Droge, sondern auf Aroma und Geschmack. Aromaverlust oder -veränderung sind frühe Zeichen von Qualitätsminderung bis hin zu erhöhter mikrobieller Belastung. Durch eine Geschmacksprobe kann man auch Qualitätsunterschiede besser erkennen. So sollen z. B. tonisierende Drogen süß schmecken. Man kann tatsächlich durch Vergleichen des süßen Geschmacks von Angelicae sinensis radix (Dāng Guī), Glycyrrhizae radix et rhizoma (Gān Cǎo), Jujubae fructus (Dà Zǎo) usw. die Qualität vergleichen. Wenn man Mǐn Dāng Guī, Fěn Gān Cǎo usw. gekostet und mit anderen Handelswaren verglichen hat, wird man verstehen, warum diese als Dao-Di-Drogen geschätzt und viel teuerer gehandelt werden.

Pestizidrückstände

Wild vorkommende Drogen sind immer teurer und werden deshalb weniger verwendet. Die meiste Ware stammt aus Anbau. Dabei werden häufig Pestizide verwendet, um den Ertrag zu sichern. Je wertvoller die Arzneipflanzen, desto häufiger werden Pestizide eingesetzt. Es ist sehr schwierig, hochwertige Dao-Di-Drogen, wie z. B. Angelicae sinensis radix in der Handelsware Mǐn Dāng Guī, Lonicerae flos in der Handelsware Mi Yín Huā oder Chrysanthemi flos in der Handelsware Gòng Jú zu finden, deren Pestizidrückstände akzeptabel sind.

Es gibt auch Pestizidprüfzertifikate, die keine Aussagekraft haben, weil zum Beispiel nicht auf alle möglichen Pestizide geprüft wurde (siehe Abb. 4).

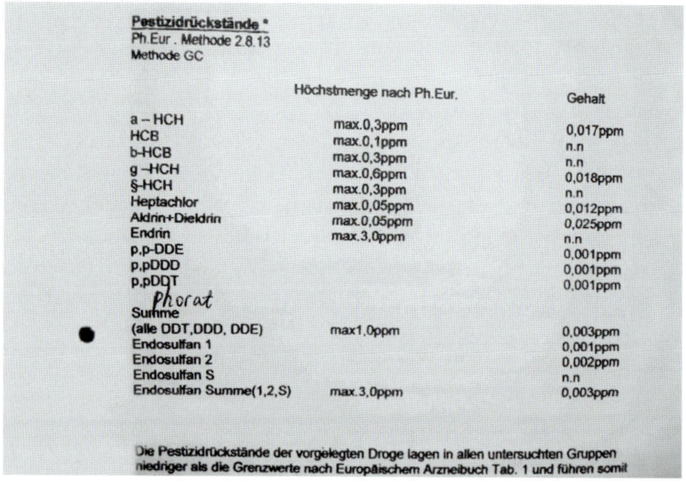

Pestizidrückstände *
Ph.Eur . Methode 2.8.13
Methode GC

	Höchstmenge nach Ph.Eur.	Gehalt
a – HCH	max.0,3ppm	0,017ppm
HCB	max.0,1ppm	n.n
b-HCB	max.0,3ppm	n.n
g –HCH	max.0,6ppm	0,018ppm
§-HCH	max.0,3ppm	n.n
Heptachlor	max.0,05ppm	0,012ppm
Aldrin+Dieldrin	max.0,05ppm	0,025ppm
Endrin	max.3,0ppm	n.n
p,p-DDE		0,001ppm
p,pDDD		0,001ppm
p,pDDT		0,001ppm
Phorat		
Summe (alle DDT,DDD, DDE)	max1,0ppm	0,003ppm
Endosulfan 1		0,001ppm
Endosulfan 2		0,002ppm
Endosulfan S		n.n
Endosulfan Summe(1,2,S)	max.3,0ppm	0,003ppm

Die Pestizidrückstände der vorgelegten Droge lagen in allen untersuchten Gruppen niedriger als die Grenzwerte nach Europäischem Arzneibuch Tab. 1 und führen somit

Abb. 4: Mangelhaftes Zertifikat: Beim Anbau von Angelicae sinensis radix (Dang Gui) werden Organophosphor-Pestizide wie Methylparathion und Phorat verwendet. Im hier gezeigten Zertifikat wurde aber nur auf einige Organochlor-Pestizide geprüft.

Schwermetalle

Wenn eine unerwünschte Wirkung auftritt, wie z. B. erhöhte Leberwerte oder Hautausschlag (vgl. auch Bericht von Greenpeace: http://www.greenpeace-magazin.de/magazin/reportage.php?repid=2074), werden oft Schwermetalle als Auslöser vermutet. Tatsächlich sind die Ursachen aber oft die Giftigkeit der Arzneidroge und Nebenwirkungen, welche durch eine falsche Therapiestrategie, verkehrte Droge oder mangelnde Qualität verursacht werden. Dies kann durch veränderte Behandlung korrigiert werden.

Erhöhte Schwermetallwerte, insbesondere von Quecksilber, sind Hinweise auf Kontaminationen. Bei den Wasserpflanzen Alismatis rhizoma (Zé Xiè) und Nelumbinis folium (Hé Yè) z. B. auf Kontaminationen der Gewässer. Manche Pflanzen reichern auch Cadmium aus der Erde an (Bedeutung evtl. für die gelben Blütenfarbstoffe). Diese Cadmiumwerte liegen meistens im Rahmen der BAH-Grenzwerte.

Verschiedene Grenzwerte für Schwermetalle

Richtlinien	Pb (ppm)	Cd (ppm)	Hg (ppm)	As (ppm)	Cu (ppm)
Entwurf von 1991: Bekanntmachung von Empfehlungen für Höchstmengen an Schwermetallen bei Arzneimitteln pflanzlicher und tierischer Herkunft (BMG 355-5135)	5	0,2	0,1	–	–
BAH (Bundesfachverband der Arzneimittelhersteller): Grenzwerte von Schwermetallen in pflanzlichen Drogen (2002)	10	1	0,1	5	–
Chin. Arzneibuch 2005: Schwermetall-Grenzwerte bei Lonicerae japonicae flos (Jīn Yín Huā), Salviae miltiorrhizae radix et rhizoma (Dān Shēn) usw.	5	0,3	0,2	2	20

In manchen beruhigenden Droge wie z. B. Pheretima (Dì Lóng), Fosillia ossis mastodi (Lóng Gǔ) ist das Quecksilber möglicherweise für die Wirkung mitverantwortlich. Auch der hohe Hg-Gehalt in Liu Shen Wan wird durch Zugabe von Cinnabaris (Zhū Shā/HgS) verursacht, weil dieses als „Gift gegen Gift" Geschwüre und Viren bekämpfen kann. Das richtig nach Pao Zhi verarbeitete HgS ist ungiftig.

Mikrobielle Belastung

Mikrobielle Verunreinigung wird verursacht durch Fehler bei der Reinigung, Kontamination während der Verarbeitung, falsche Wassergehaltskontrollen bei der Abpackung, falsche Verpackungsart oder falsche Lagerungsbedingungen. Die mikrobiologische Qualität wird in der Regel gemäß Kategorie 4A (Ph. Eur. 5.6/5.01.04.00) geprüft. Bei direkter Einnahme als Pulver oder Pillen muss gemäß Kategorie 3 geprüft werden.

Zur Zeit ist die mikrobiologische Prüfung wenig aussagekräftig, da viele Drogen (>90 %) radioaktiv bestrahlt werden. Damit bestehen sie zwar die mikrobiologische Prüfung, eine Toxinbelastung kann jedoch trotzdem vorliegen. Eine verschimmelte Droge ist nicht nur unwirksam, sondern sie kann auch viele Toxine enthalten. Wenn ein Patient nach der Einnahme eines Dekoktes sofort Bauchschmerzen, Übelkeit und Durchfall hat, liegt dies wahrscheinlich an verschimmelten Bestandteilen. Es gibt leider nur wenige Firmen, die ihre Arzneidrogen nicht mit radioaktiver Strahlung behandeln.

Mykotoxine

Wurzel und Wurzelstock sowie Samen und Früchte können mit Aflatoxinen und anderen Mykotoxinen belastet sein. Beispiele sind Ziziphi spinosae semen (Suān Zǎo Rén), Hordei fructus germinatus (Mài Yá), Platycladi semen (Bǎi Zǐ Rén), Glycyrrhizae radix et rhizoma (Gān Cǎo). Die Reinheit der Droge sowie Lagerungsbedingungen und Verpackung sind entscheidend für die Belastung durch Mykotoxine. Wenn z. B. bei Platycladi semen (Bǎi Zǐ Rén) das Datum des Zertifikates für die Aflatoxinbestimmung sechs Monate zurückliegt und die Ware in Plastikbeuteln verpackt ist, ist es sehr wahrscheinlich, dass der Aflatoxingehalt über dem Grenzwert liegt.

Insektenbefall

Manche Drogen wie z. B. Codonopsis radix (Dǎng Shēn), Jujubae fructus (Dà Zǎo), Typhae pollen (Pǔ Huáng) oder Isatidis radix (Bǎn Lán Gēn) ziehen Insekten an. Die von der Firma Caelo und anderen Firmen verwendete Hochdruck-CO_2-Entwesungsanlage arbeitet sowohl Umwelt schonend, als auch Inhaltsstoffe schonend. Diese Methode ist der chemischen Begasung oder der radioaktiven Bestrahlung vorzuziehen.

Inhaltsstoffe, Wirkstoffe, Leitsubstanzen

Traditionelle Qualitätsmerkmale, die organoleptisch geprüft werden können, liefern wertvolle Information über die Qualität, dies setzt aber großen Sachverstand und viel Erfahrung voraus. Diese Voraussetzungen sind oft nicht gegeben.

Die für eine Gehaltsanalyse erforderlichen Einrichtungen, Referenzsubstanzen und das Fachpersonal sind teuer. Viele Firmen scheuen diese Kosten. Manche Importeure in Deutschland behaupten, dass die im Chinesischen Arzneibuch festgelegten Grenzwerte für Inhaltsstoffe nicht beachtet werden müssen, da diese Stoffe keine Wirkstoffe seien. Da es in der TCM auf die Qi-Energie der Pflanzen ankomme, seien diese Gehaltsanalysen nicht nötig. Die im Chinesischen Arzneibuch mit Grenzwerten angegebenen Inhaltsstoffe sind sicherlich nicht alle als Wirkstoffe anzusehen. Das Chinesische Arzneibuch hat die Gehaltsanalyse allerdings nicht als Wirkstoffanalyse bezeichnet. In der Gehaltsanalyse wird der Gehalt einer bestimmten Leitsubstanz bestimmt, die teilweise relevant für die Wirkung und charakteristisch für eine bestimmte Pflanze ist. Gehaltsanalysen werden auch bei Anbau-Kontrollen, Rohstoffeingang, Chargenfreigabe in der GMP-Herstellung und im GAP-Anbau verlangt. Falls das Labor eines Importeurs die Prüfungen nicht durchführen kann, muss er diese von einem Arzneimittelprüfungsinstitut untersuchen lassen.

Durch Analysen wird oft festgestellt, dass Ware aus kultivierten Pflanzen im Vergleich zur wild vorkommenden Pflanze eine geringere Qualität haben. Beispiele sind Tian Ma, Mu Xiang, Huo Xiang und Wu Zhu Yu. Wenn bei diesen Drogen keine Gehaltsanalyse für die Inhaltsstoffe gemacht wird, ist die Qualität mit großer Wahrscheinlichkeit nicht in Ordnung.

Zertifikate

Zertifikat ist nicht gleich Zertifikat. Ein gültiges Zertifikat muss den Satz beinhalten: „Zertifikat gemäß § 6 und § 11 der Apothekenbetriebsordnung". Ein Labor, das solche Zertifikate erstellt, hat Fachpersonal, entsprechende Arbeitsgeräte und arbeitet zuverlässig. Zu beachten ist, dass die Labors auch Prüfaufträge von Großhändlern und Importeuren erhalten. Dadurch kann es passieren, dass kritische Parameter gar nicht erwähnt werden und so ein scheinbar gutes Zertifikat erhalten wird.

Rezeptprüfung

Die Apotheken müssen die Rezepte auf mögliche Kontraindikationen, korrekte Bezeichnung, Dosierung, Anwendungsdauer und geeignete Pao-Zhi-Form überprüfen. Etwa 10 % der TCM-Rezepturen in Deutschland sind als problematisch zu bewerten.

Pao-Zhi-Behandlung

TCM-Drogen können nach Pao Zhi in drei Kategorien unterteilt werden:

- **Kein Pao Zhi üblich:** Ca. 66 % der in diesem Buch aufgeführten Drogen können grundsätzlich in roher Form abgeben werden.
- **Grundsätzlich Pao Zhi:** Ca. 13 % der Drogen werden grundsätzlich in einer bestimmten Pao-Zhi-Form abgegeben, auch wenn dies nicht ausdrücklich im Rezept angegeben wird. So muss z. B. Eucommiae cortex grundsätzlich in der Yan-Zhi-Form, d. h. mit Salzlösung behandelt und geröstet, abgegeben werden. Ligustri lucidi fructus müssen grundsätzlich in Reiswein behandelt und gedünstet werden, Ziziphi spinosae semen müssen vor der Abgabe geröstet und zerstoßen werden.
- **Pao Zhi je nach Therapieziel:** Ca. 21 % der Drogen werden je nach Therapieziel in einer bestimmten Pao-Zhi-Verarbeitung abgegeben. Z. B. muss Ephedrae herba (Má Huáng) bei Beginn einer Erkältung, wo sie Kälte austreiben und Schweißbildung erzeugen soll, als Rohdroge gegeben werden. Bei Asthma und Bronchitis, wenn Ephedrae herba (Má Huáng) die glatte Muskulatur der Lunge entspannen soll, muss die in Honig geröstete Form Ephedrae herba praeparata (Mì Má Huáng) gegeben werden.

Die Kennzeichnung und Handhabung der jeweiligen Vorbehandlung kann durch Vereinbarung zwischen TCM-Ärzten und TCM-Apothekern einheitlich geregelt werden. Es gibt natürlich auch Qualitätskriterien in Pao-Zhi.

Arzneiformen

In der TCM werden viele verschiedene Arzneiformen (Arzneizubereitungen) verwendet:

Tang	Dekokt
Jian	Lang gekochtes Dekokt
Gao	Extrakt, oft mit Zugabe von raffiniertem Honig
San	Pulver
Tang Jiang	Sirup mit Kräuterextrakt
Ding	Tinktur
Jiu	Likör
Wan	Pille
Mi Wan	Aus fein pulverisierten Kräutern mit Honig als Bindemittel hergestellte Pille
Shui Wan	Aus fein pulverisierten Kräutern mit Wasser als Bindemittel hergestellte Pille
Jiao	Gelatine
Ruan Gao	Creme, Salbe
Gao Yao	Schmerzpflaster, die unter Zugabe von Hong Dan (Pb_3O_4) hergestellt werden, nachdem die Kräuter in Pflanzenöl (meist Sesamöl) in der Hitze extrahiert wurden
Xian Ji	Kräuterfaden (um bei Geschwüren die Medikamente einzuführen und Eiter auszuleiten)
Wei Ji	Rohes Eisenpulver mit Essig oder Wasser, das bei Oxidation Wärme freisetzt
Hu	Paste

In neuerer Zeit werden außerdem verwendet:

Nong Suo Wan	Aus Pflanzenextrakt und Hilfsstoffen hergestellte Pille
Jiao Nang	Kapsel
Pian	Tablette (modern)
Chong Ji (Ke Li Ji)	Granulat
Chuan Ji	Zäpfchen
Zhu She Ji	Injektion
Qi Wu Ji	Aerosol

Die jeweils gewählte Arzneiform kann die Therapie effektiv unterstützen. In Europa wird häufig Granulat abgegeben, weil die Anwendung einfach ist. Man muss aber bedenken, dass viele Granulate ohne Prüfung der Rohstoffe, durch ungeeignete Verfahren hergestellt, und ohne Prüfung der Inhaltsstoffe auf den Markt gebracht werden. Dies sind auch im TCM-Bereich Zeichen unseriöser Arbeit.

Teezubereitung

Das Dekokt (Abkochung) ist die wichtigste Arzneiform in der Traditionellen Chinesischen Medizin, es ermöglicht eine individuelle Zusammensetzung und Zubereitung der Rezepturen. Das Dekokt wird außerdem für die Herstellung von Granulaten, Extrakten oder Pillen verwendet.

Für die Dekoktherstellung sind Töpfe aus Ton, Emaille, Porzellan oder Edlestahl zu verwenden. Töpfe aus Eisen, Kupfer oder Aluminium sind nicht geeignet, da diese mit manchen Inhaltstoffen reagieren können.

- Die Drogenmischung wird für 15–60 min in kaltem Wasser eingeweicht.
- Anschließend wird sie zum Kochen erhitzt und 15–60 min lang (siehe Verzeichnis der Arzneidrogen) bei schwacher Hitze am Sieden gehalten.
- Die Flüssigkeit wird durch ein Sieb gegeben.
- Die Kräuter werden in den Topf zurückgegeben und ein zweites Mal mit frischem Wasser (etwa 2/3 der vorher verwendeten Menge) 15–60 min lang gekocht.
- Das zweite Dekokt wird ebenfalls durch ein Sieb gegeben und mit dem ersten Dekokt vereinigt.

Einweichzeit und Kochzeit

Wenn die Bestandteile der Arzneidrogenmischung gut verarbeitet sind, das heißt, dass sie in einer Schnittgröße von 2–5 mm vorliegen, genügt in der Regel eine Einweich- bzw. Kochzeit von je 15 min. Bei Handelswaren mit großen Stücken oder Scheiben (Hinweis auf schlechte Verarbeitung), kann die Kochzeit bis zu 3 × 30–60 min betragen. Dies ist besonders problematisch bei aromatischen Drogen, welche ätherische Öle enthalten.

Bei ungeschnittener Pinelliae rhizoma praeparata (Fǎ Bàn Xià) dauert die Einweichzeit bis zu zwei Tage. Die Schnittgröße stellt bei vielen TCM-Drogen oft ein Problem dar, denn bei ungeeigneten Schnittgrößen wird die korrekte Herstellung eines Dekoktes erheblich erschwert.

Manche Drogen wie z. B. Menthae herba dürfen wegen ihrer empfindlichen Inhaltstoffe nur kurz gekocht werden. Diese Drogen werden 2–3 min vor Ende des ersten Kochganges in den Sud gegeben. Bei den Drogen aus den Kapiteln 1, 3.1, 4.5 und 6 sollten lange Kochzeiten vermieden werden. Deshalb werden diese Drogen möglichst klein geschnitten, damit die Inhaltstoffe in kurzer Zeit gewonnen werden können, und sich nicht verflüchtigen.

Manche Mineralien wie z. B. Gypsum fibrosum oder Muscheln müssen länger gekocht werden (30–40 min). Man kann diese Drogen schon vorkochen, während die anderen Bestandteile noch im Wasser einweichen.

Lange zu kochende, meistens giftige Drogen wie z. B. Aconiti radix praeparata werden ca. 1 h gekocht. Dies dient als zusätzliche Sicherheit, falls das Pao-Zhi-Verfahren nicht korrekt durchgeführt wurde.

Manche Bestandteile müssen separat gekocht werden oder können in pulverisierter Form (z. B. Asini corii colla) direkt in das fertige Dekokt geben werden. Ginsengwurzel kann entweder separat gedünstet werden, dann wird die gewonnene Flüssigkeit ins fertige Dekokt gegeben oder sie kann als Pulver ins fertige Dekokt gegeben werden.

Die genauen Kochzeiten der einzelnen Rezepturbestandteile sind im „Verzeichnis der Arzneidrogen" aufgeführt.

Wassermenge

Die zu verwendende Wassermenge hängt von vielen Faktoren ab, wie z. B. Kochzeit, Korngröße, Wasseraufnahmefähigkeit der Droge, Indikation, usw. Ein Gramm Droge braucht pro Kochgang 6–30 g Wasser. Eine grobe Orientierung: In den meisten Fällen kann man im ersten Kochgang ca. das 10-fache des Kräutergewichts an Wasser verwenden, für leichtere und aufnahmefähige Blätter oder Kräuter bis zu dem 30-fachen des Kräutergewichts. Die Wassermenge im zweiten Kochgang kann auf 2/3 des ersten Kochgangs reduziert werden. Eine Ausnahme ist z. B. das Ephedra-Dekokt: Dabei werden 1–1,5 Liter Wasser für nur ca. 20–30 g Droge verwendet, da das heiße Wasser hier dazu beiträgt, die Kälte auszutreiben, Schweiß zu bilden und Fieber zu verhindern.

Dosierung

Die in diesem Buch genannten Dosierungen beziehen sich auf die Droge, die zur Herstellung eines Dekoktes verwendet wird, und sind als Tagesdosis angegeben. Die alten chinesischen Gewichteinheiten sind Liang, Qian und Fen. Die Dosierungen der meisten Drogen sind ursprünglich 1–3 Qian (3–9 g), ein Qian entspricht ca. 3 g.

Die alten chinesischen Gewichtseinheiten und deren Umrechnung:

1 Jin (斤)	= 16 Liang (两)	= ca. 500 g
1 Liang (两)	= 10 Qian (钱)	= ca. 31,25 g
1 Qian (钱)	= 10 Fen (分)	= 3,125 g
1 Fen (分)	= 10 Li (厘)	= 0,3125 g
1 Li (厘)		= 0,03125 g

Die richtige Dosierung ist abhängig von der Herkunft, Qualität, Reinheit und Schnittgröße der Droge, von den verwendeten Pflanzenteilen, dem Therapieziel und vom einzelnen Patienten.

Einnahmehinweise

In den meisten Fällen empfiehlt es sich, 2–3 mal am Tag eine Portion 30–60 min nach dem Essen lauwarm einnehmen, insbesondere bei tonisierenden Drogen, Milz-Magen tonisierenden Drogen, sowie bei Magen-Darm reizenden Drogen. Parasiten austreibende Droge und abführende Droge werden vor den Mahlzeiten eingenommen. Beruhigende Mittel (siehe Kapitel 10) werden vor dem Schlafengehen eingenommen.

Bei akuten Erkrankungen kann nach ärztlicher Anweisung alle 2–4 Stunden eine Portion eingenommen werden, dies gilt auch in der Nacht.

Meistens nimmt man das Dekokt lauwarm bis warm ein. Hitze kühlende Drogen (siehe Kapitel 4) sollten kalt eingenommen werden. Die Drogen aus Kapitel 1.1 sollen möglichst heiß eingenommen werden.

TCM-Drogen in den Schlagzeilen

Wenn TCM in ihrem Anwendungsbereich richtig eingesetzt wird, wirkt sie zuverlässig und es treten im Vergleich zu chemisch definierten Arzneimitteln nur sehr selten Nebenwirkungen auf. Die TCM ist jedoch nicht nebenwirkungsfrei, wie manchmal behauptet wird. Hinter den Medienskandalen wie „Gift in TCM-Arzneimitteln" oder „Gift aus chinesischen Kräutern, Nierenversagen" stecken jedoch oft auch falsche Handhabung oder sogar Missbrauch.

Der Begriff „Du Xing" in der TCM bedeutet Toxität oder Giftigkeit. Er ist nicht ganz identisch mit dem der naturwissenschaftlichen Medizin.

Der Begriff „Du" in der TCM ist manchmal Synonym für Arzneimittel. In der TCM herrscht die Meinung vor, dass alle Drogen mehr oder weniger giftig sind. Dieser Giftcharakter ist beim Gesunden unerwünscht. Erst beim Kranken tritt durch richtige Vorbehandlung, Dosierung und Anwendung die heilende Wirkung der Droge in den Vordergrund. Die Drogen aus Kapitel 1.1 zum Beispiel sind warm im Temperaturverhalten und scharf in der Geschmacksrichtung. Dadurch können sie zu Beginn einer Erkältung (wenn die Kälte von außen nach innen eindringt) verwendet werden. Das warme Temperaturverhalten mit der scharfen Geschmacksrichtung kann hierbei bewirken, dass die Kälte nach außen getrieben wird. Bei Erkältung mit hohem Fieber, Yin-Schwäche, Hitze und Entzündungen sind diese Drogen gefährlich. Die TCM-Heilkunst basiert auf der Beherrschung und dem richtigen Einsatz der Drogen, die jeweils mehr oder weniger Giftcharakter haben. Wenn sie richtig eingesetzt werden, können die stark wirksamen (sogar giftigen) Drogen Crotonis fructus (Bā Dòu), Rhei rhizoma et radix (Dà Huáng) Leben retten; wenn sie dagegen falsch eingesetzt werden, können selbst Drogen wie z. B. Ginsengwurzeln Menschen töten.

Die meisten TCM-Drogen fallen nicht unter den westlichen Giftbegriff. Es gibt allerdings auch Drogen, die aus westlicher Sicht als giftig betrachtet werden: *Aconitum*-Arten, Pinelliae rhizoma (Bàn Xià), Arisaematis rhizoma (Tiān Nán Xīng), Asari radix et rhizoma (Xì Xīn), Crotonis fructus (Bā Dòu), Genkwae flos (Yuán Huā), Kansui radix (Gān Suí) usw.

Die Giftigkeit der traditionellen Drogen bezieht sich zunächst auf die Rohdrogen. Diese Giftigkeit wird auf unterschiedliche Weise reguliert. Die TCM hat eine fundierte Theorie und Erfahrung, wie die Toxizität in Grenzen gehalten werden kann: Einmal durch die Vorbehandlung der Droge (Pao Zhi), außerdem durch die Kombination mit anderen Drogen (Pei Wu). Für Anfänger ist es ratsam die traditionell bewährten, klassischen Rezepturen zu verwenden, denn nicht alle Drogen sind beliebig kombinierbar.

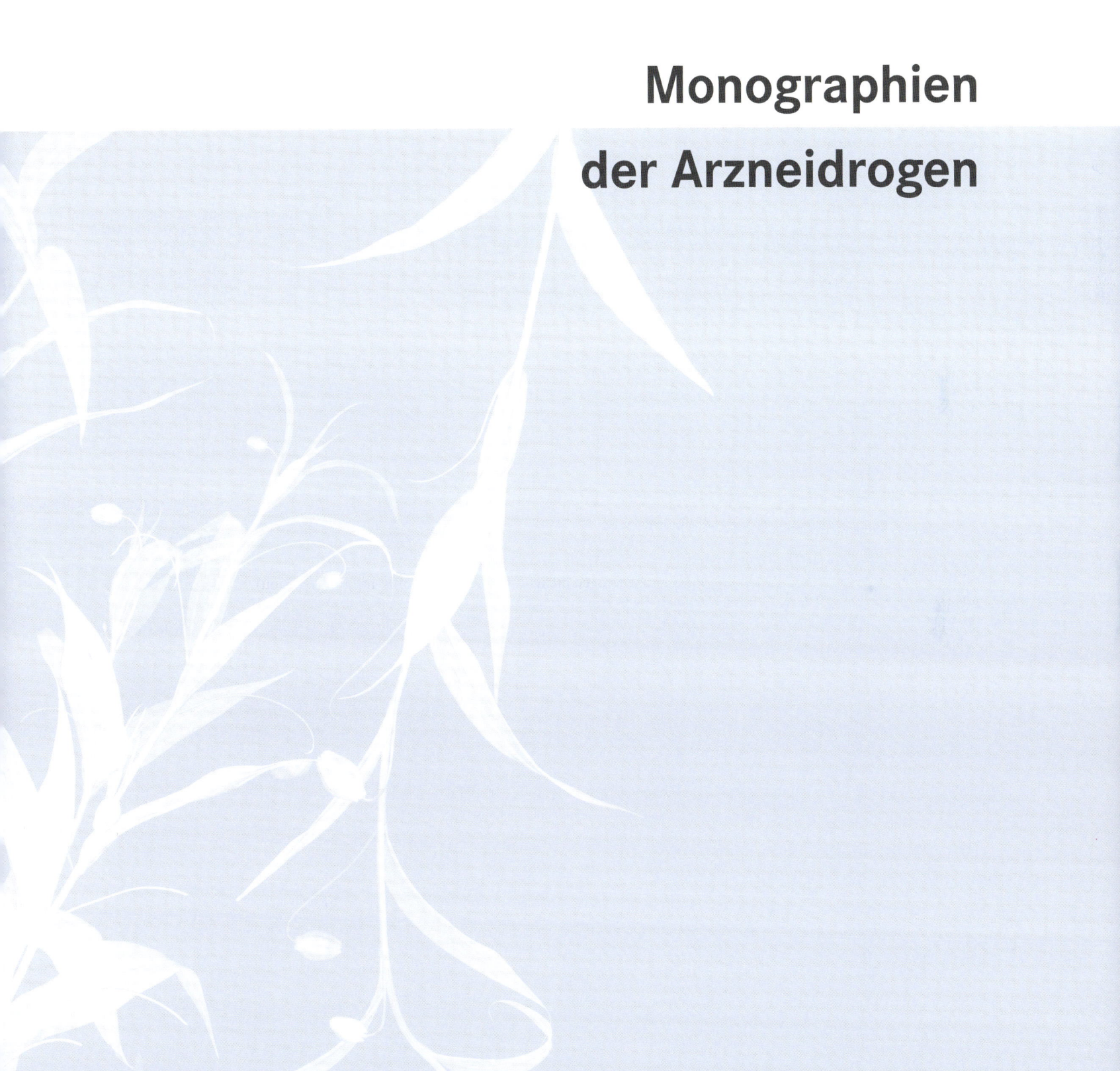

Monographien der Arzneidrogen

1 Austreibende Drogen für noch in der Körperoberfläche befindliche Noxen – Jie Biao Yao – 解表药

1.1 Oberfläche öffnende, warme und scharfe Drogen – Xin Wen Jie Biao Yao – 辛温解表药

1.2 Drogen mit kühlenden Eigenschaften, die die Körperoberfläche von Noxen befreien – Xin Liang Jie Biao Yao – 辛凉解表药

1.1 Oberfläche öffnende, warme und scharfe Drogen – Xin Wen Jie Biao Yao – 辛温解表药

Drogenübersicht für Oberfläche öffnende, warme und scharfe Drogen

Lat. Name	Dt. Name	Pin-Yin-Name	Chin. Name	Seite
Angelicae dahuricae radix	Sibirische Engelwurzwurzel	Bái Zhǐ	白芷	4
Asari radix et rhizoma	Chinesische Haselwurzwurzel	Xì Xīn	细辛	7
Cinnamomi ramulus	Cassia-Zimtzweige	Guì Zhī	桂枝	10
Ephedrae herba	Ephedrakraut	Má Huáng	麻黄	12
Ligustici rhizoma et radix	Chinesischer Liebstöckelwurzelstock	Gāo Běn	藁本	15
Magnoliae flos	Magnolienblüten	Xīn Yí	辛荑	17
Notopterygii rhizoma et radix	Notopterygium-Wurzelstock	Qiāng Huó	羌活	19
Perillae folium	Schwarznesselblätter	Zǐ Sū Yè	紫苏叶	21
Saposhnikoviae radix	Saposhnikovia-Wurzel	Fáng Fēng	防风	23
Schizonepetae spica	Schizonepeta-Blütenähren	Jīng Jiè Suì	荆芥穗	25
Xanthii fructus	Sibirische Spitzklettenfrüchte	Cāng Ěr Zǐ	苍耳子	27
Zingiberis rhizoma	Ingwerwurzelstock	Gān Jiāng	干姜	29

Gemeinsamkeiten

Symptome, die auf krank machende Umwelteinflüsse an der Körperoberfläche zurückgehen, nennt man Biao Zheng. Die pathogenen Faktoren Kälte und Wind durchbrechen die Abwehr und belagern die Körperoberfläche. Wenn die Abwehr geschwächt oder der pathogene Faktor sehr stark ist, ist das Eindringen in den Körper wahrscheinlicher.

Die meisten Drogen dieser Gruppe sind scharf im Geschmack und warm im Temperaturverhalten. Sie sind nicht zu einer langen Einnahme geeignet, da sie das Yin verletzen können. Durch unsachgemäße Ernte, schlechte Verarbeitung, falsche Lagerung und schlechte Qualität der Arzneipflanzen sinkt die Qualität ihrer ätherischen Öle (Verringerung des Ölgehaltes). Fragen Sie Ihren Apotheker oder Lieferanten nach dem ätherischen Ölgehalt und nach dem Gehalt der Leitsubstanzen der jeweiligen Droge.

Die Dosierung ist von der Jahreszeit und dem Klima abhängig. Im Winter wird höher dosiert als im Sommer. Im Norden mit kaltem Klima ist die Dosierung höher als im Süden. Die Drogen werden nur kurz gekocht, in der Regel 1 bis 10 Minuten. Das Dekokt wird meistens warm oder heiß getrunken.

1.1.1 Angelicae dahuricae radix – Sibirische Engelwurzwurzel – Bái Zhǐ, 白芷

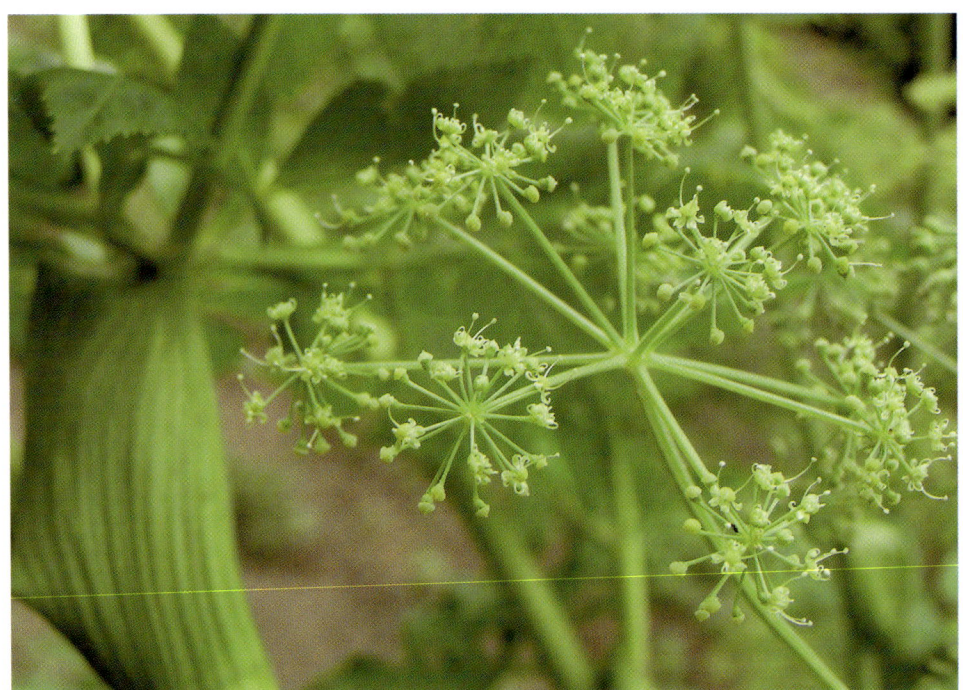

Abb. 1: Sibirische Engelwurz, *Angelica dahurica* (Fisch. ex Hoffm.) Benth. & Hook. f. var. *formosana* (Háng Bái Zhǐ), Blütenstand

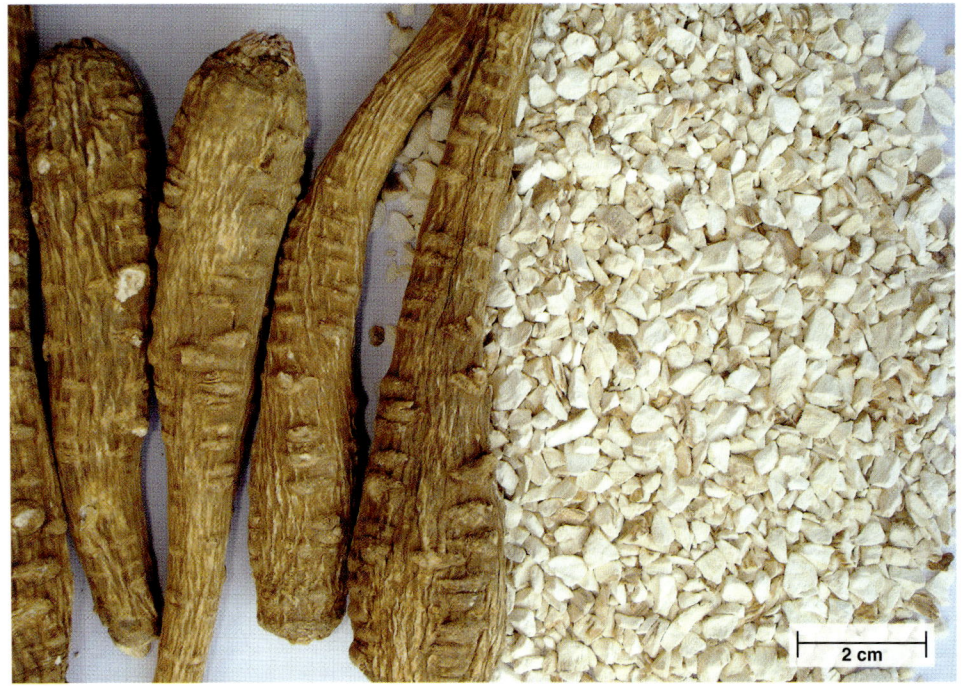

Abb. 2: Sibirische Engelwurzwurzel, Angelicae dahuricae radix (Bái Zhǐ). Abgebildet ist Háng-Bái-Zhǐ-Ware. Links: Ganzdroge. Wurzelkopf stumpf und annähernd quadratisch im Bruch, mit Längsrunzeln, Nebenwurzelnarben mit charakteristischen porenähnlichen, quergestellten Ausbuchtungen. Rechts: Schnittdroge nach „Ke"-Methode (siehe Seite XXX)

Synonyme
Angelica-dahurica-Wurzel

Herkunft
Die getrockneten Wurzeln von *Angelica dahurica* (Fisch. ex Hoffm.) Benth. & Hook. f. (Bai Zhi, Hui Bai Zhi, Qi Bai Zhi) oder *Angelica dahurica* (Fisch.) Benth. & Hook. var. *formosana* (Boiss) Shan et Yuan (Hang Bai Zhi, Chuan Bai Zhi), Apiaceae. Der Pflanzenname bezeichnet auch den Herkunftsort.

Ernte und Verarbeitung
Die Wurzel wird im Frühling oder Herbst ausgegraben, von den Nebenwurzeln und anhaftender Erde befreit sowie gewaschen und getrocknet. Anschließend wird die Außenrinde durch Stoßen entfernt und die Droge geschnitten. Hang Bai Zhi (aus Zhe Jiang) wird außerdem mit feinen Nadeln durchlöchert und eine Woche lang im Kalkfass gelagert. Chuan Bai Zhi (aus Si Chuan) und Hui Bai Zhi werden zusätzlich über verbranntem Schwefel geräuchert.

Pao Zhi
Kein Pao Zhi üblich

Qualität
Hang-Bai-Zhi-Ware aus der Provinz Zhe Jiang wird wegen ihres schönen weißlichen Bruchs, ihrer zahlreichen bräunlichen Pünktchen (Ölräume) im Phloem, ihrer mehligen, festen und schweren Konsistenz und ihres intensiven Duftes als Dao-Di-Droge bezeichnet. Der obere Wurzelteil ist stumpf und annähernd quadratisch. Entlang der Kanten befinden sich charakteristische porenähnliche, quergestellte Ausbuchtungen. Der Querschnitt des oberen Wurzelteils und der Kambiumring sind annähernd quadratisch. Das Xylem macht etwa die Hälfte des Wurzelquerschnitts aus.

Eigenschaften
Geschmacksrichtung:	scharf
Temperaturverhalten:	warm
Wirkungsort/Meridian:	Lunge, Magen, Dickdarm

Wirkung und Anwendung
Wind austreibend, Nässe trocknend, verstopfte Öffnungen befreiend, abschwellend, Eiter ausleitend.

Angelicae dahuricae radix/Bái Zhǐ hat scharfe und warme Eigenschaften. Sie wirkt entlang des Yang Ming-Meridians und treibt den dort eingedrungenen Wind aus. Die Droge eignet sich zur Behandlung eines Wind-Kälte-Befalls mit Stirn-Kopfschmerzen (Akupunkturpunkt Yin Tang) und verstopfter Nase. Angelicae dahuricae radix/Bái Zhǐ kann allein oder kombiniert mit Schizonepetae spica/Jīng Jiè, Saposhnikoviae radix/Fáng Fēng und Chuanxiong rhizoma/Chuān Xiōng verwendet werden (siehe Rezeptur Chuan Xiong Cha Tiao San).

Angelicae dahuricae radix/Bái Zhǐ wird auch bei einer durch Nässe-Kälte entstandenen Erkältung eingesetzt, und zwar kombiniert mit Saposhnikoviae radix/Fáng Fēng und Notopterygii rhizoma et radix/Qiāng Húo, wie in der Rezeptur Jiu Wei Qiang Huo Tang. Diese Rezeptur hat sich auch bei der Behandlung von Nässe-Bi (z. B. Rheuma) bewährt.

Bei einer durch Wind-Hitze verursachten Erkältung kann die Droge in Kombination mit Menthae herba/Bò Hè, Chrysanthemi flos/Jú Huā und Viticis fructus/Màn Jīn Zǐ angewendet werden.

Auch bei Zahnschmerzen, die durch Wind-Kälte entstanden sind, kann Angelicae dahuricae radix/Bái Zhǐ zusammen mit Asari radix et rhizoma/Xì Xīn verabreicht werden. Bei Zahnschmerzen, die durch Wind-Feuer entstanden sind, wird sie mit Gypsum fibrosum/Shí Gāo und Coptidis rhizoma/Huáng Lián kombiniert.

Bei Sinusitis wird Angelicae dahuricae radix/Bái Zhǐ mit Magnoliae flos/Xīn Yí, Menthae herba/Bò Hè und Xanthii fructus/Cāng Ěr Zǐ eingesetzt (siehe Rezeptur Cang Er Zi San).

Angelicae dahuricae radix/Bái Zhǐ wirkt bei übermäßigem, weißlichem, vaginalem Ausfluss trocknend und beseitigt die im unteren Erwärmer gelagerte Nässe-Kälte. Für diese Indikation wird sie mit Zingiberis rhizoma praep./Pào Jiāng, Dioscoreae rhizoma/Shān Yào, Atractylodis macrocephalae rhizoma/Bái Zhū und Fossilia ossis mastodi/Lóng Gǔ kombiniert. Wenn der Ausfluss eine gelbliche Farbe hat, riecht und von Juckreiz begleitet wird, handelt es sich um Nässe-Hitze. Hier kann Angelicae dahuricae radix/Bái Zhǐ ebenfalls verwendet werden, dann aber zusammen mit Plantaginis semen/Chē Qián Zǐ, Phellodendri chinensis cortex/Huáng Bó und Atractylodis rhizoma/Cāng Zhū.

Bei Geschwüren im Anfangsstadium, die mit Hitze, Schmerzen, Rötung und Eiterung einhergehen, wirkt Angelicae dahuricae radix/Bái Zhǐ durchbrechend, ausleitend und Gewebe bildend. Hierfür wird sie mit Lonicerae japonicae flos/Jīn Yín Huā, Angelicae sinensis radix extremitas/Dāng Guī Wěi und Manitis squama/Chuān Shān Jiǎ kombiniert (siehe Rezeptur Xian Fang Huo Ming Yin). Bei Geschwüren in der Brust wird Angelicae dahuricae radix/Bái Zhǐ mit Trichosanthis fructus/Guā Lǒu, Fritillariae thunbergii bulbus/Zhè Bèi Mǔ und Taraxaci herba/Pú Gōng Yīng verwendet. Diese Rezeptur wird bei Juckreiz oft auch äußerlich angewandt.

Dosierung
3 bis 9 g, bei äußerlicher Anwendung in ausreichender Menge

Inhaltsstoffe
Byakangelicin, Byakangelicol, Imperatorin, Isoimperatorin, Oxypeucedanin, Elemen. *Angelica dahurica* var. *formosana* (Hang Bai Zhi) enthält zusätzlich Bergapten. Laut Chin. Ph. soll der Gehalt an Imperatorin mindestens 0,08 % betragen.

Pharmakologie

Antipyretisch, antiinflammatorisch, analgetisch, regt das zentrale Nervensystem an und erhöht den Blutdruck

Unerwünschte Wirkungen und Gegenanzeigen

Kontraindiziert bei Blut-Mangel und innerem Feuer. Vorsicht bei schon stark eiternden Geschwüren

Vergleich der fünf Drogen zur Behandlung von Kopfschmerzen

Eigenschaften	Angelicae pubescentis radix/Dú Húo	Ligustici rhizoma et radix/Gāo Běn	Notopterygii rhizoma et radix/ Qiāng Huó	Chuanxiong rhizoma/Chuān Xiōng	Angelicae dahuricae radix/Bái Zhǐ
Temperaturverhalten	Warm	Warm	Warm	Warm	Warm
Geschmacksrichtung	Scharf	Scharf	Scharf, bitter	Scharf	Scharf
Meridian	Blase, Niere	Blase, Leber	Blase, Niere	Leber, Galle, Herz und Pericarpium	Lunge, Magen, Dickdarm
Wind-Kälte-Erkältung	Nein	Ja	Ja	Ja	Ja
Kopfschmerzen	Nein	Ja	Ja	Ja	Ja
Betroffene Kopfschmerzlokalisation	Nein	Taiyang-Meridian, (Dach)	Taiyang-Meridian (Hinterkopf, Nacken)	Shaoyang-, Jueyin-Meridian (Dach, Seite)	Yangmin-Meridian (Stirn)
Sinusitis	Nein	Selten	Selten	Selten	Ja
Wind-Nässe-Kälte-Bi	Ja, bevorzugt untere Glieder	Ja, bevorzugt obere Glieder	Ja, bevorzugt obere Glieder	Ja	Nein
Wirkungsweise	Nässe trocknend, wärmend, Kälte und Wind austreibend	Nässe trocknend, wärmend, Kälte und Wind austreibend	Nässe trocknend, wärmend, Kälte und Wind austreibend	Qi und blutbewegend	Nässe trocknend Wind austreibend

1.1.2 Asari radix et rhizoma – Chinesische Haselwurzwurzel – Xì Xīn, 细辛

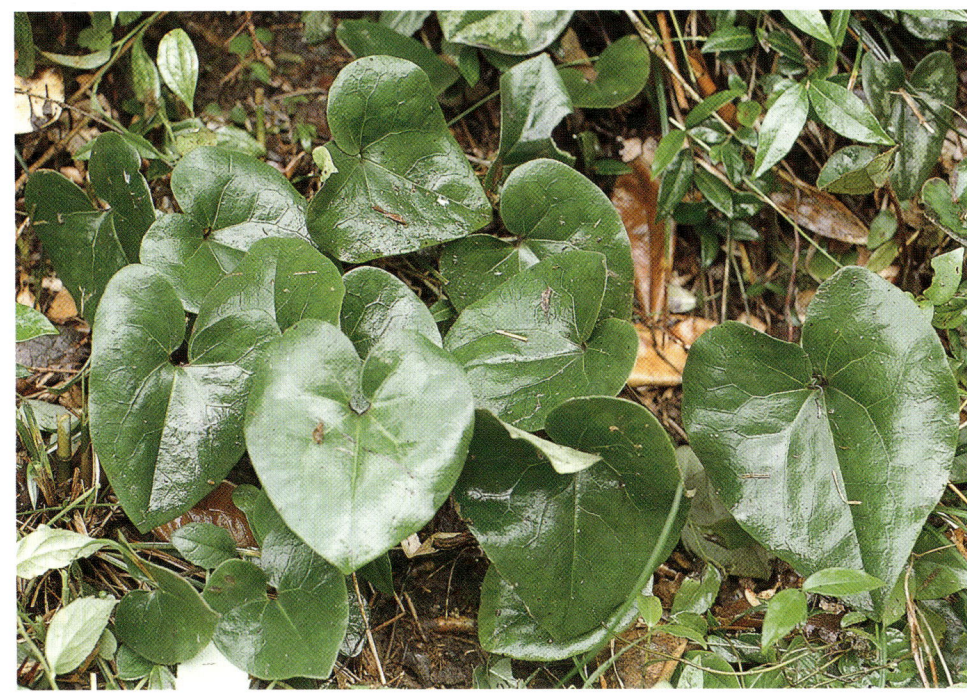

Abb. 1: Siebolds Haselwurz, *Asarum sieboldii* Miq. (Huá Xì Xīn)

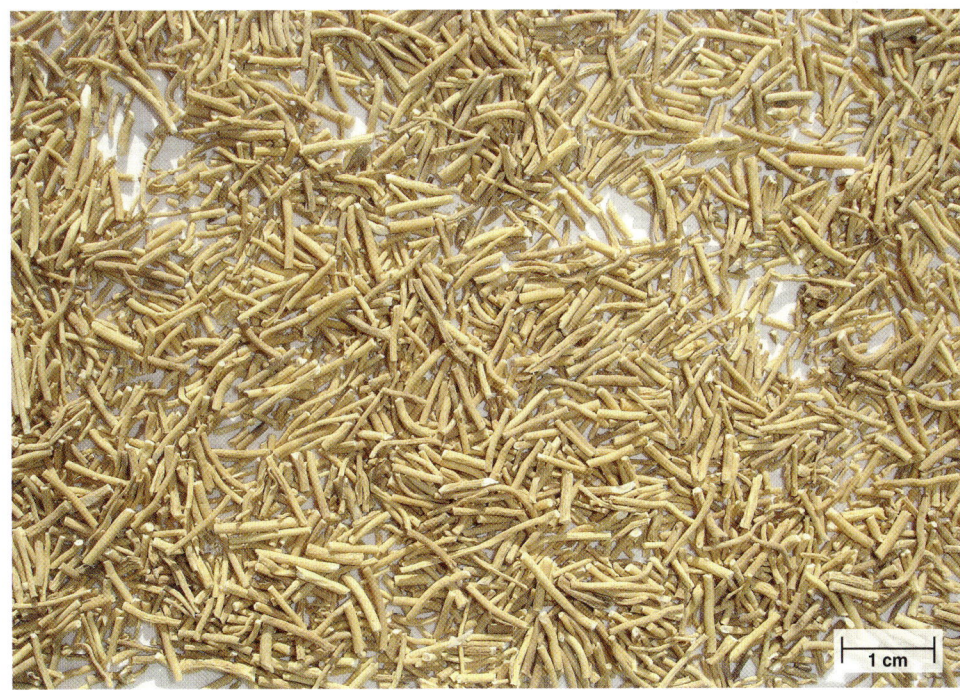

Abb. 2: Chinesische Haselwurzwurzel, Asari radix et rhizoma, Liáo-Xì-Xīn-Ware als Schnittdroge. Die feinen Wurzeln müssen vorsichtig gewaschen werden, um die Verluste an ätherischem Öl gering zu halten.

Herkunft

Die getrocknete ganze Pflanze von *Asarum heterotropoides* Fr. Schmidt var. *mandshuricum* (MAXIM.) KITAG. (Bei Xi Xin, Liao Xi Xin), *Asarum sieboldii* MIQ. var. *seoulense* NAKAI (Han Cheng Xi Xin, Liao Xi Xin) oder *Asarum sieboldii* MIQ. (Hua Xi Xin), Aristolochiaceae. Ursprünglich wurde in China nur die Wurzel ohne den Wurzelstock und oberirdische Teile verwendet. Denn der Wurzelstock und die oberirdischen Teile enthalten Aristolochiasäure, deren Gehalt in der reinen Wurzel sehr gering ist. Um die Ressourcen besser zu nutzen, wurde später die ganze Pflanze als Xi Xin verwendet. Ab Chin. Ph 2005 wird Xi Xin als Asari radix et rhizoma verwendet.

Ernte und Verarbeitung

Die Pflanze wird im Sommer (Juni/Juli) zusammen mit der ganzen Wurzel geerntet, von anhaftender Erde befreit (möglichst ohne Waschen mit Wasser) und im Schatten getrocknet.

Pao Zhi

Kein Pao Zhi üblich

Eigenschaften

Geschmacksrichtung:	scharf
Temperaturverhalten:	warm bis heiß, etwas giftig
Wirkungsort/Meridian:	Lunge, Nieren, Herz

Wirkung und Anwendung

Wind austreibend, Kälte zerstreuend, Oberfläche öffnend, Sinnesöffnungen (Qiao) durchgängig machend, Lunge erwärmend, Wassereinlagerungen abbauend.

Asari radix et rhizoma/Xì Xīn kann vom Körperinneren bis in das Äußere wirken sowie Wind austreiben, Kälte zerstreuen und die Oberfläche öffnen.

Die Droge wird bei einer Wind-Kälte-Erkältung, die durch eine Yang-Schwäche verursacht worden ist, eingesetzt. Sie wird dann mit Notopterygii rhizoma et radix/Qiāng Huó, Saposhnikoviae radix/Fang Feng und Angelicae dahuricae radix/Bai Zhi kombiniert (siehe Rezeptur Jiu Wei Qiang Huo Tang). Auch bei Husten, der durch die Erschöpfung des Wei Qi entstanden ist, wobei das Wei Qi keine Zeit zur Sammlung hatte (ständige Erkältungen), wird das Mittel zusammen mit Qi-Supplentia verabreicht, um den Qi-Verlust auszugleichen.

Wenn die Wind-Kälte nicht sofort ausgeleitet wird und nach innen eindringt, zeigen sich zusätzliche Symptome wie Schüttelfrost und Fieber ohne Schweiß. In diesem Fall ist die Rezeptur Ma Huang Fu Zi Xi Xin Tang angezeigt.

Bei Kopfschmerzen, Sinusitis, Zahnschmerzen und Bi-Sydromen sowie bei durch Wind verursachten Kopfschmerzen und Migräne wird die Droge kombiniert mit Chuanxiong rhizoma/Chuān Xiōng, Angelicae dahuricae radix/Bai Zhi und Notopterygii rhizoma et radix/Qiāng Huó, wie in der Rezeptur Chuan Xiong Cha Tiao San.

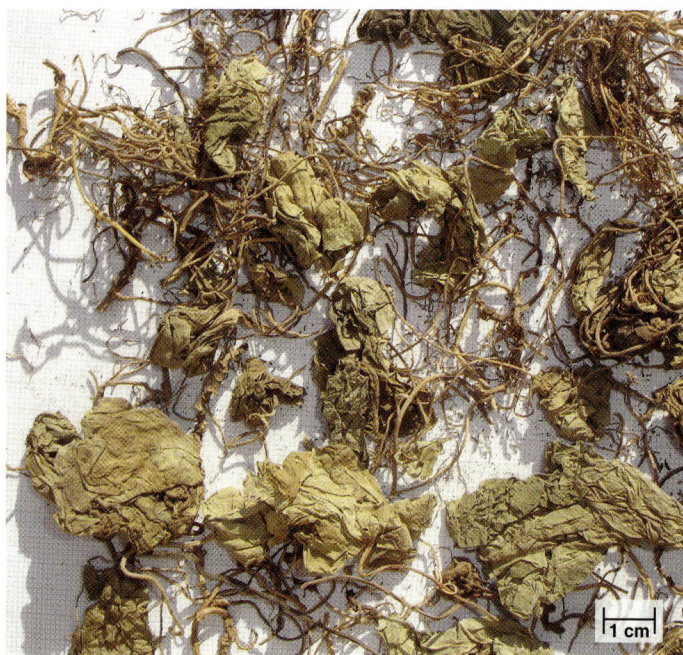

Abb. 3: Chinesisches Haselwurzkraut mit Wurzeln, Asari herba et radix von *Asarum heterotropoides* var. *mandshuricum* (MAXIM.) KITAG. (Liao Xi Xin), Ganzdroge. Nach Chin. Ph. 2005 darf Xi Xin keine oberirdischen Teile mehr enthalten.

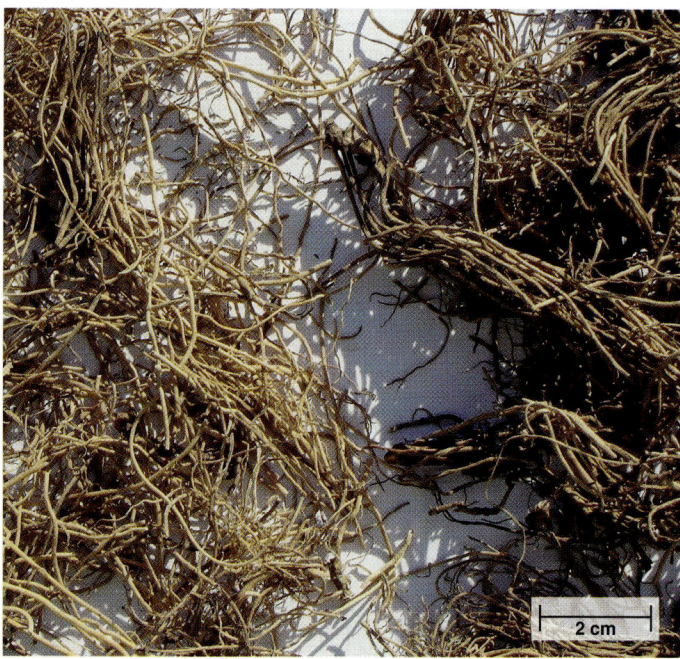

Abb. 4: Haselwurzwurzel, Asari radix et rhizoma von *Asarum heterotropoides* var. *mandshuricum* (MAXIM.) KITAG. (Liao Xi Xin), Ganzdroge. Links: Liáo-Xì-Xīn-Ware. Rechts: Koreanische Ware

Bei starken Wind-Kälte-Kopfschmerzen, die sich anfühlen, als wäre „etwas im Kopf gebrochen" und bei gespannten Pulsen wird Asari radix et rhizoma/Xì Xīn mit Chuanxiong rhizoma/Chuān Xiōng, Ephedrae herba/Má Huáng und Aconiti radix lateralis praep./Fù Zǐ, wie in der Rezeptur Xi Xin Tang kombiniert.

Bei Sinusitis, bei der Wind und Kälte schon in die Lunge eingedrungen sind und wenn übermäßiger durchsichtiger Schleim produziert wird, hat sich die Rezeptur Xin Yi San bewährt. Wenn zusätzlich Wassereinlagerungen, Husten und Atembeschwerden auftreten, wird die Rezeptur Xiao Qing Long Tang verwendet. Falls Wassereinlagerungen in der Lunge ohne einen pathogenen Faktor in der Oberfläche entstehen, wird Ephedrae herba/Má Huáng aus der Rezeptur herausgenommen und stattdessen Poria/Fú Líng, Zingiberis rhizoma/Gān Jiāng und Schisandrae chinensis fructus/Wǔ Wèi Zǐ hinzugefügt. Die Kombination Schisandrae chinensis fructus/Wǔ Wèi Zǐ und Asari radix et rhizoma/Xì Xīn hält das Nieren-Qi zusammen. Dabei wirkt der saure Geschmack der Schisandrae chinensis fructus/Wú Wèi Zǐ auf die trocknende und wärmende Eigenschaft der Asari radix et rhizoma/Xì Xīn befeuchtend.

Bei einem Bi-Syndrom aufgrund von Wind-Kälte-Nässe wird Asari radix et rhizoma/Xì Xīn oft mit Angelicae pubescentis radix/Dú Huó, Taxilli herba/Sāng Jì Shēng und Saposhnikoviae radix/Fáng Fēng kombiniert (siehe Rezeptur Du Huo Ji Sheng Tang).

Bei Zahnschmerzen durch Wind-Kälte wird Asari radix et rhizoma/Xì Xīn zusammen mit Angelicae dahuricae radix/Bái Zhǐ als Dekokt zur Mundspülung verwendet. Bei Zahnschmerzen, die durch Magenfeuer entstanden sind, wird Asari radix et rhizoma/Xì Xīn mit Coptidis rhizoma/Huáng Lián, Gypsum fibrosum/Shí Gāo und Cimicifugae rhizoma/Shēng Má kombiniert.

Asari radix et rhizoma/Xì Xīn ist aromatisch, zerstreuend und durchgängig machend. Bei Bewusstlosigkeit mit Fülle wird Asari radix et rhizoma/Xì Xīn zusammen mit Gleditsiae fructus/Zào Jiá/Zhū Yá Zào als Pulver in die Nase hinein gepustet.

Dosierung
1 bis 3 g, bei äußerlicher Anwendung in ausreichender Menge. Bei reiner Wurzel und guter Qualität ist die Dosis zu reduzieren und nicht mehr als 3 g täglich zu verabreichen.

Inhaltsstoffe
Ätherisches Öl mit Methyleugenol 40 bis 50 %, Asaricin (Asaron) 0,5 %, Elemicin 0,5 %, Safrol, α-Pinen, β-Pinen, l-Asarinin, l-Sesamin. Laut Chin. Ph. soll der Gehalt an ätherischem Öl mind. 2 % betragen.

Pharmakologie
Antipyretisch, lokal analgetisch, antiinflammatorisch, antibakteriell und durch Förderung des Auswurfs hustenstillend

Unerwünschte Wirkungen und Gegenanzeigen
Kontraindiziert bei Kopfschmerzen, die durch einen Yang-Überschuss entstanden sind, bei einer allgemeinen Yin-Schwäche und bei Trockenheit in der Lunge mit trockenem Husten. Nicht zusammen mit Veratri nigri radix et rhizoma (Li Lu) verwenden

1.1.3 Cinnamomi ramulus – Cassia-Zimtzweige – Guì Zhī, 桂枝

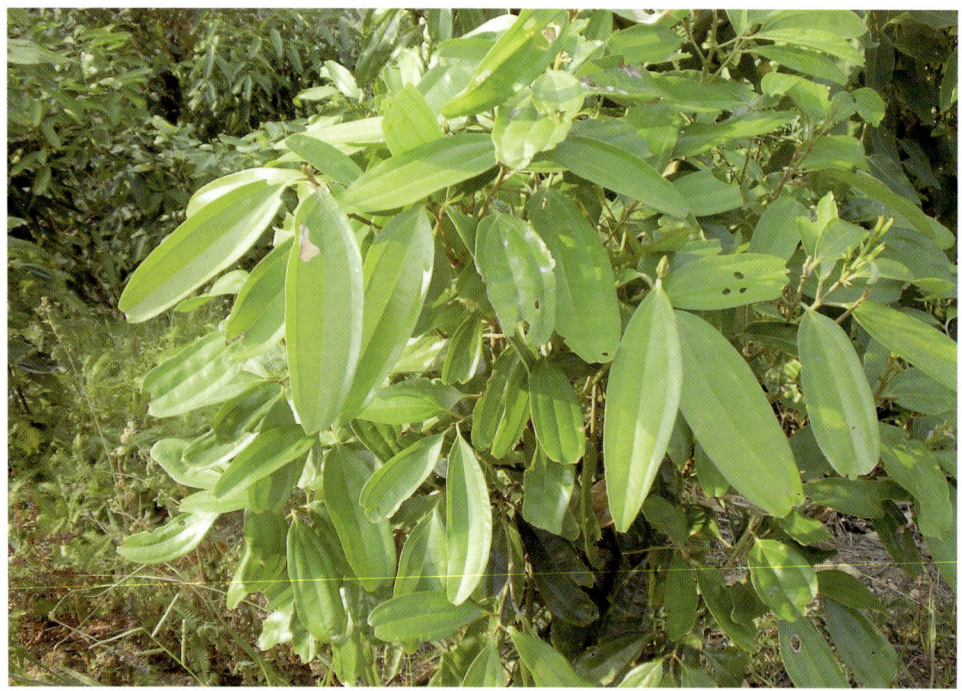

Abb. 1: Cassia-Zimt, *Cinnamomum cassia* Presl (Ròu Guì)

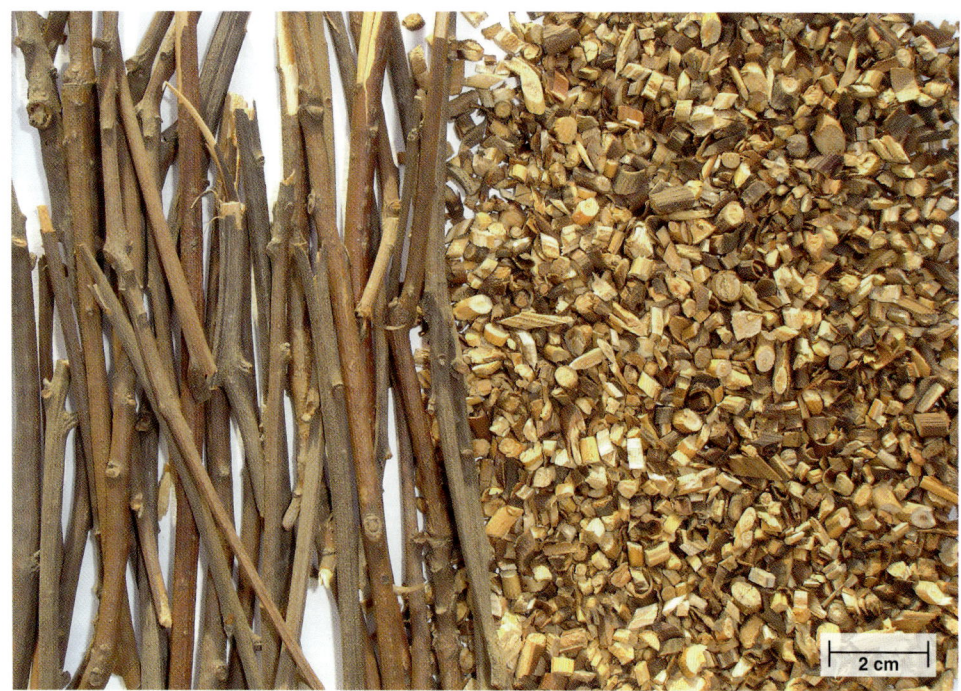

Abb. 2: Cassia-Zimtzweige, Cinnamomi ramulus (Guì Zhī). Links: Ganzdroge. Rechts: Schnittdroge

Synonyme
Cassiae ramulus

Herkunft
Die getrockneten jungen Zweige von *Cinnamomum cassia* PRESL (Rou Gui), Lauraceae

Ernte und Verarbeitung
Die jungen Zweige werden im Frühling oder Herbst abgeschnitten, von den Blättern befreit, klein geschnitten und getrocknet.

Pao Zhi
Kein Pao Zhi üblich

Eigenschaften
Geschmacksrichtung: scharf, süß
Temperaturverhalten: warm
Wirkungsort/Meridian: Herz, Lunge, Blase

Wirkung und Anwendung
Schweißtreibend, Leitbahnen erwärmend und macht sie durchgängig, Oberfläche öffnend, (Herz)-Yang unterstützend, Wassereinlagerungen umwandelnd.

Die Droge wird gebraucht in der Anfangsphase einer Wind-Kälte-Erkrankung mit Schweißlosigkeit. Cinnamomi ramulus/Guì Zhī ist ein starker Assistent für Ephedrae herba/Má Huáng zur Erzeugung von Schweiß (siehe Rezeptur Má Huáng Tang). Falls der Patient aber schwitzt und weder Ying Qi noch Wei Qi eine Schwäche aufweisen (Puls oberflächlich und schwach), sollte die Rezeptur Gui Zhi Tang verwendet werden.

Bei Kälte und Blutstase in den Meridianen und bei verschiedenen Herzerkrankungen kann die Blutstase z. B. einen Druck auf die Brust erzeugen. In diesem Fall wird Cinnamomi ramulus/Guì Zhī mit Aurantii fructus/Zhǐ Qiào und Allii macrostemonis bulbus/Xiè Bái kombiniert. Bei Leere-Kälte im Mittleren Erwärmer wird Cinnamomi ramulus/Guì Zhī mit Paeoniae radix alba/Bái Sháo und Saccharum granorum/Yí Táng verwendet, wie in der Rezeptur Xiao Jian Zhong Tang. Cinnamomi ramulus/Guì Zhī hat sich auch bei Wind-Kälte-Bi in den Schultern und Armen bewährt (siehe Rezeptur Gui Zhi Fu Zi Tang).

Bei Wassereinlagerungen ist die Rezeptur Wu Ling San indiziert. Bei Herzpalpitationen und Herzrhythmusstörungen verwendet man die Droge wie in der Rezeptur Zhi Gan Cao Tang.

Dosierung
3 bis 9 g

Inhaltsstoffe
Zimtöl, Zimtaldehyd, Gerbsäure, Harze

Pharmakologie
Antibakteriell, antiviral, diuretisch

Unerwünschte Wirkungen und Gegenanzeigen
Kontraindiziert bei einer Tendenz zu Blutungen und einer Blut- und Yin-Schwäche

1.1.4 Ephedrae herba – Ephedrakraut – Má Huáng, 麻黄

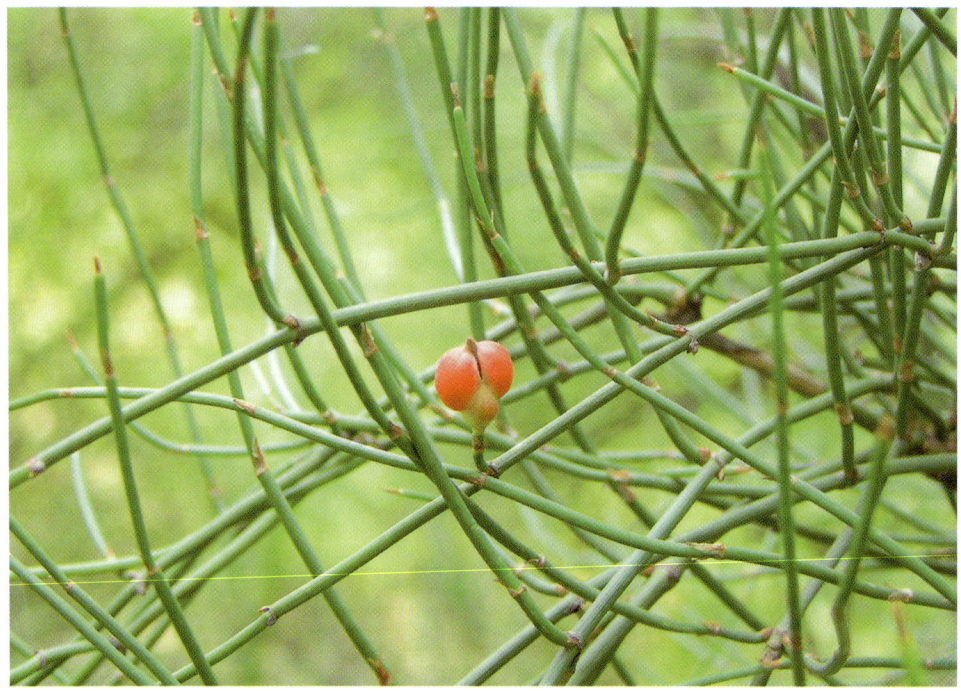

Abb. 1: Ephedra, *Ephedra sinica* Stapf (Cǎo Má Huáng)

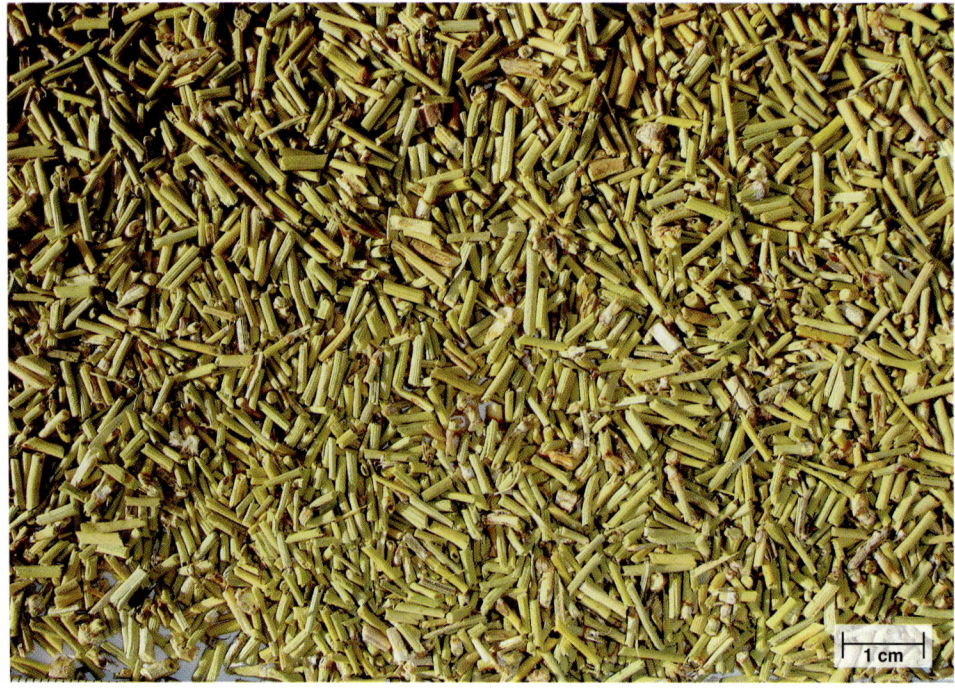

Abb. 2: Ephedrakraut, Ephedrae herba (Má Huáng). Schnittdroge

Herkunft
Die getrockneten Stängel von *Ephedra sinica* Stapf. (Cao Ma Huang), *Ephedra intermedia* Schrenk & C. A. Mey. (Zhong Ma Huang) oder *Ephedra equisetina* Bge. (Mu Zei Ma Huang), Ephedraceae

Ernte und Verarbeitung
Die grünen Stängel der Ephedra werden im Herbst geerntet und im Schatten getrocknet. Die getrocknete Droge wird von Wurzelresten sowie Verunreinigungen befreit und in Stücke geschnitten.

Pao Zhi
Mì Má Huáng (Ephedrae herba praep./Zhì Má Huáng): Die geschnittenen Má-Huáng-Stängelstücke werden mit raffiniertem Honig gesättigt und so lange auf kleiner Flamme unter ständigem Rühren geröstet, bis sich die Droge bei der Berührung nicht mehr klebrig anfühlt. Auf 100 kg Droge kommen 20 kg raffinierter Honig.

Die so bearbeitete Droge hat eine süße statt scharfe Geschmacksrichtung und ist auch leicht befeuchtend. Der Gesamt-Alkaloidgehalt wird durch das Pao-Zhi-Verfahren reduziert. So verarbeitet, wird sie zur Entspannung der glatten Muskulatur und zum Hustenstillen (Zhi Ke Ping Chuan) verwendet. Bei Asthma und Bronchitis sollte man immer Mi Ma Huang anwenden, da das Lungen-Qi nicht mehr ausreichend ist.

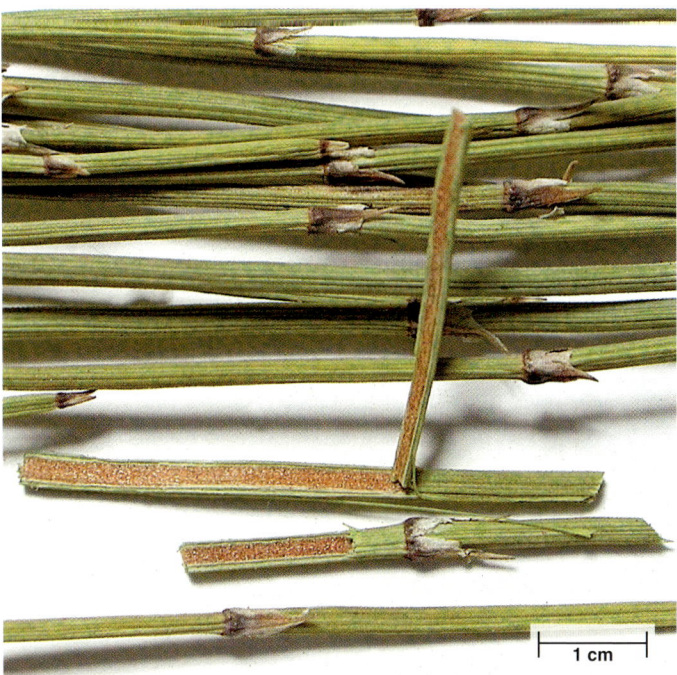

Abb. 3: Ephedrakraut, Ephedrae herba (Má Huáng). Achtung: Bei einer guten Drogenqualität sind die Stängel komplett mit braunem Mark gefüllt.

Eigenschaften
Geschmacksrichtung: scharf, schwach bitter
Temperaturverhalten: warm bis heiß
Wirkungsort/Meridian: Lunge, Blase

Wirkung und Anwendung
Schweißtreibend, Poren öffnend, Kälte zerstreuend, Lungen-Qi bewegend, Keuchatmung beruhigend, diuretisch und abschwellend.

Die Droge wird in der Anfangsphase einer Wind-Kälte-Erkrankung, wenn die Kälte sich noch in der Oberfläche befindet, eingesetzt. Die Symptome sind Schweißlosigkeit, Kopfschmerzen, Körperschmerzen, dünnflüssiges Nasensekret, Druck auf der Brust, möglicherweise noch kein Fieber. In diesem Stadium ist die richtige Rezeptur Ma Huang Tang (Ephedrae herba/Má Huáng, Armeniacae semen amarum/Xìn Rén/Kǔ Xíng Rén, Cinnamomi ramulus/Guì Zhī, Glycyrrhizae radix et rhizoma/Gān Cǎo) in 1000 ml Wasser aufkochen, 10 Min. köcheln lassen, durchsieben und jede Stunde 250 ml des Dekokts warm einnehmen. Der Patient sollte sich im Bett warm einpacken und abwarten, bis er anfängt zu schwitzen. Danach sollte er das Dekokt nicht weiter einnehmen, denn übermäßiges Schwitzen sollte er vermeiden. Wenn die Kälte weiter in die Lunge eingedrungen ist, versucht der Körper, sich zu wehren. Es entsteht Hitze (Fieber), möglicherweise mit gelbem Auswurf und trockener Nase, gelbem Zungenbelag sowie schnellem Puls. Für diesen Fall kann Má Huáng in Kombination mit Armeniacae semen amarum/Xìng Rén/Kǔ Xìng Rén, Gypsum fibrosum/Shí Gāo und Glycyrrhizae radix et

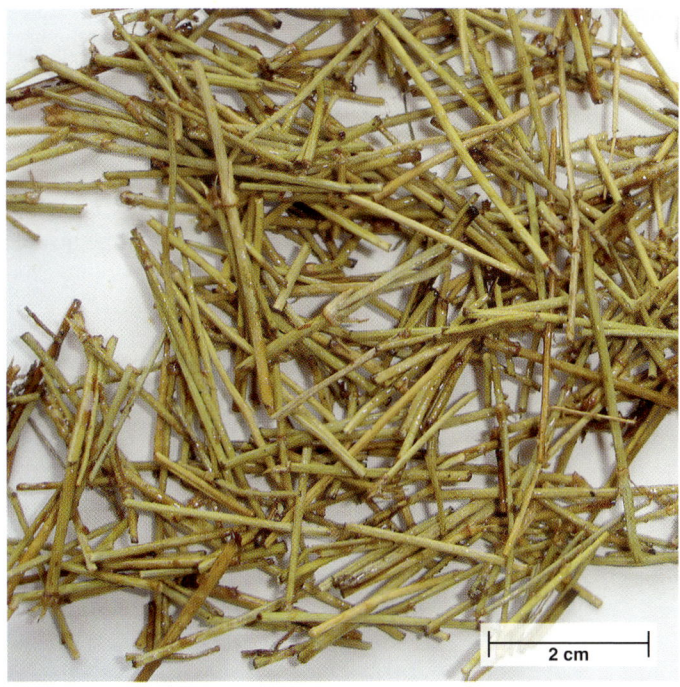

Abb. 4: Vorbehandeltes Ephedrakraut, Ephedrae herba praeparata (Mì Má Huáng). Die Droge wurde nach dem Pao-Zhi-Verfahren in Honig eingelegt und geröstet.

rhizoma/Gān Cǎo verwendet werden (siehe Rezeptur Ma Xin Xhi Gan Tang).

Bei Asthma und Bronchitis kann Ephedrae herba/Má Huáng die glatte Muskulatur der Lunge entspannen. In Kombination mit Armeniacae semen amarum/Xìng Rén/Kǔ Xìng Rén kann sie das Druckgefühl in der Lunge vermindern und Husten stillen. Ephedrae herba/Má Huáng in Kombination mit Asari radix et rhizoma/Xì Xīn, Zingiberis rhizoma/Gān Jiāng und Pinelliae rhizoma praep./Fǎ Bàn Xià beseitigt Kälte-Schleim-Ansammlungen in der Lunge (siehe Rezeptur Xiao Qing Long Tang).

Bei Flüssigkeitsretention und Aufgedunsenheit im Oberkörper und Gesicht kann Ephedrae herba/Má Huáng durch ihre schweißaustreibende und diuretische Wirkung diese beheben. Hierfür wird Ephedrae herba/Má Huáng oft mit Gypsum fibrosum/Shí Gāo, Atractylodis rhizoma/Cāng Zhū, Glycyrrhizae radix et rhizoma/Gān Cǎo, Zingiberis rhizoma recens/Shēng Jiāng und Jujubae fructus/Dà Zǎo kombiniert.

Ephedrae herba/Má Huáng kann auch bei eingefallenen Geschwüren (Yin-Typ-Geschwüre) in Kombination mit Angelicae sinensis radix extr./Dāng Guī Wěi, Sinapis semen (Erucae semen)/Jiè Zǐ, Rehmanniae radix praep./Shú Dì Huáng, Cervi cornu colla/Lù Jiǎo Jiāo (Rezeptur Yang He Tang) verwendet werden. Diese Kombination kann zusammen mit Manitis squama/Chuān Shān Jiǎ auch bei Entzündungen der peripheren Blutgefäße, bei Krämpfen und bei durch Schleim verstopften Meridianen Anwendung finden.

Bei Wind-Kälte-Nässe-Bi wird Ephedrae herba/Má Huáng in China als Granulat mit dem Namen „Wang Bi Chong Ji" benutzt.

Wenn Ephedrae herba/Má Huáng mit Rehmanniae radix praep./Shú Dì Huáng kombiniert wird, verliert sie die oberflächenöffnende Wirkung. Sie wirkt aber immer noch befreiend auf die Meridiane.

Dosierung
2 bis 9 g. Zur Behandlung von Ödemen 6 bis 15 g (Dosis schrittweise steigern). Gypsum fibrosum/Shí Gāo im Verhältnis 3:1 zu Ephedrae herba/Ma Huang kann die Schweiß austreibende Wirkung von Ephedrae herba dämpfen.

Inhaltsstoffe
Ephedrin, Pseudoephedrin, ätherisches Öl

Pharmakologie
Antiviral, antipyretisch, antibakteriell

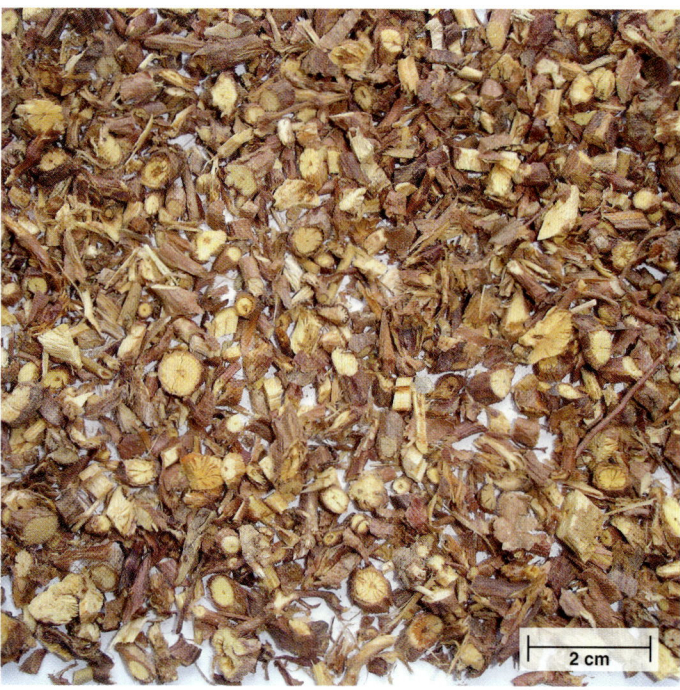

Abb. 5: Ephedrawurzel, Ephedrae radix et rhizoma (Má Huāng Gēn), Schnittdroge

Unerwünschte Wirkungen und Gegenanzeigen
Bei Lungen-Qi-Schwäche, Lungen-Yin-Schwäche, Yang-Geschwüren, hohem Blutdruck, Herzrhythmusstörungen und spontanem Schweiß (Biao Xu Zi Han) ist die Droge kontraindiziert. Ephedrae herba/Má Huáng darf nicht mit der ebenfalls beschriebenen Ephedrae radix/Má Huáng Gēn verwechselt werden.

Weitere Drogen
Ephedrae radix et rhizoma – Ephedrawurzel – Má Huáng Gēn, 麻黄根: In der TCM wird auch Ephedrae radix et rhizoma/Má Huáng Gēn eingesetzt.

Bei Ephedrae radix et rhizoma handelt es sich um den getrockneten Wurzelstock und die getrocknete Wurzel von *Ephedra sinica* STAPF. (Cao Ma Huang), *Ephedra intermedia* SCHRENK et C. A. MEY. (Zhong Ma Huang).

Die Droge wirkt in der Lunge und am Herz-Meridian. Sie kann die Oberfläche festigen und Schweiß binden.

1.1.5 Ligustici rhizoma et radix – Chinesischer Liebstöckelwurzelstock – Gāo Běn, 藁本

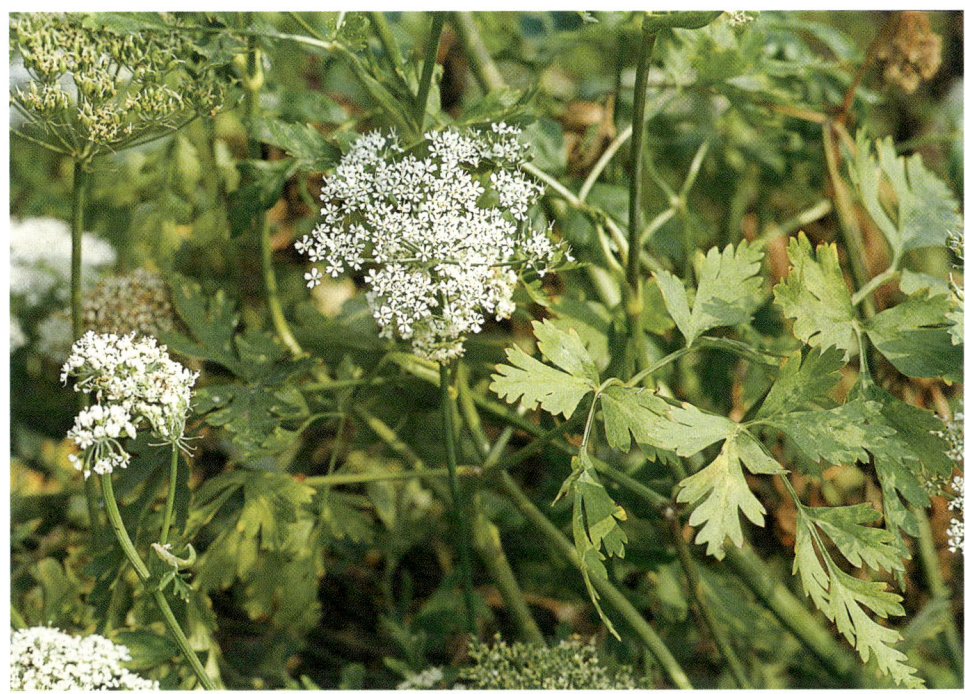

Abb. 1: Chinesisches Liebstöckel, *Ligusticum jeholense* Nakai & Kitag. (Liáo Gāo Běn)

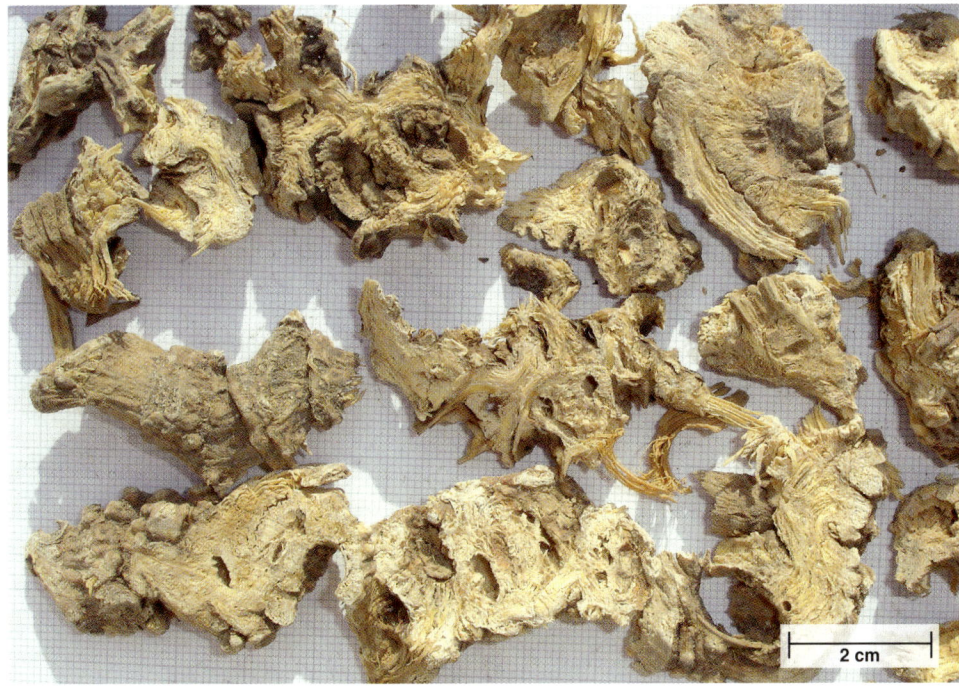

Abb. 2: Chinesischer Liebstöckelwurzelstock, Ligustici sinensis rhizoma (Gāo Běn), Schnittdroge

Herkunft
Der getrocknete Wurzelstock von *Ligusticum sinense* Oliv. (Gao Ben) oder *Ligusticum jeholense* Nakai et Kitag. (Liao Gao Ben), Apiaceae

Ernte und Verarbeitung
Der Wurzelstock wird im Spätherbst ausgegraben. Der unterirdische Teil wird von Haarwurzeln und anhaftender Erde befreit, gewaschen, geschnitten und an der Sonne oder auf kleinem Feuer getrocknet.

Pao Zhi
Kein Pao Zhi üblich

Eigenschaften
Geschmacksrichtung: scharf
Temperaturverhalten: warm
Wirkungsort/Meridian: Blase

Wirkung und Anwendung
Wind und Kälte austreibend, Oberfläche öffnend, Nässe trocknend, Wind beseitigend

Da diese Droge scharf und warm ist, also eine aufsteigende Tendenz hat, reicht ihre Wirkung bis zur Schädeldecke.

Die Droge wird bei Wind-Kälte-Befall mit Kopfschmerzen im Tai-Yang-Meridian gebraucht. Wenn Wind-Kälte entlang dem Tai-Yang-Meridian nach oben in den Kopf eindringt (begleitet von Kopfschmerzen an der Schädeldecke und verstopfter Nase), ist es ratsam, Ligustici rhizoma et radix/Gāo Běn mit Atractylodis rhizoma/Cāng Zhū, Chuanxiong rhizoma/Chuān Xiōng und Notopterygii rhizoma et radix/Qiāng Huó zusammen zu geben.

Sie wird weiter bei Wind-Nässe-Befall in der Körperoberfläche verabreicht, wenn der Körper z. B. Zugluft ausgesetzt worden war. Insbesondere, wenn der Patient sich länger in feuchter Umgebung aufgehalten hat, kann er unter Schüttelfrost, Fieber, Kopf-, Schulter-, Rücken- oder Körper-Schmerzen und Steifheit leiden. Die geeignete Rezeptur hierfür ist Qiang Huo Sheng Shi Tang.

Bei Nässe-Kälte-Bi kann Ligustici rhizoma et radix/Gāo Běn Nässe in Muskeln und in Gelenken beseitigen und wirkt somit schmerzlindernd und entzündungshemmend. Die Droge wird hierfür oft in Kombination mit Notopterygii rhizoma et radix/Qiāng Huó, Saposhnikoviae radix/Fáng Fēng, Clematidis radix et rhizoma/Wēi Líng Xiān und Atractylodis rhizoma/Cāng Zhū verwendet (siehe Rezepturen Qiang Huo Sheng Shi Tang und Juan Bi Tang).

Die folgende Kombination eignet sich für die Behandlung von Gelenk-, und Muskelschmerzen im Oberkörper: Ligustici rhizoma et radix/Gāo Běn, Notopterygii rhizoma et radix/Qiāng Huó und Curcumae longae rhizoma/Jiāng Huáng.

Dosierung
3 bis 9 g

Inhaltsstoffe
Ferulasäure, 3-Butylphthalid, Cnidilid, Methyleugenol, ätherisches Öl ca. 0,3 bis 0,65 %; laut Chin. Ph. muss der Gehalt an Ferulasäure mindestens 0,05 % betragen.

Pharmakologie
Antimykotisch, antispastisch, analgetisch

Unerwüschte Wirkungen und Gegenanzeigen
Kontraindiziert bei einer Yin-Schwäche sowie bei Kopfschmerzen aufgrund von Blutmangel.

In manchen alten Büchern wird als lateinische Bezeichnung von Chuān Xiōng rhizoma Ligustici wallichi oder Rhizoma Ligustici genannt und Gāo Běn als Rhizoma Ligustici oder Ligustici sinensis rhizoma bezeichnet. Dies führt in der Praxis oft zu Verwechselungen. Wenn Ligustici rhizoma in Büchern oder Rezepturen verordnet wird, ist anhand der Zusammensetzung der Rezeptur und des Therapieziels zu prüfen, welche Droge die Richtige ist.

1.1.6 Magnoliae flos – Magnolienblüten – Xīn Yí 辛荑

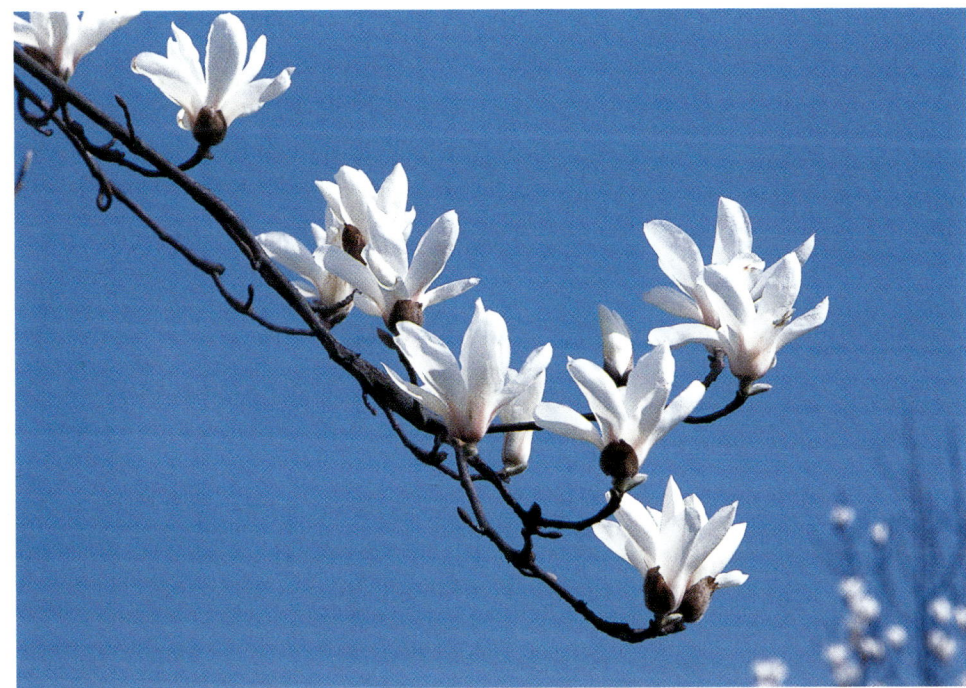

Abb. 1: Weiße Magnolie, *Magnolia biondii* Pamp. (Wàng Chūn Huā)

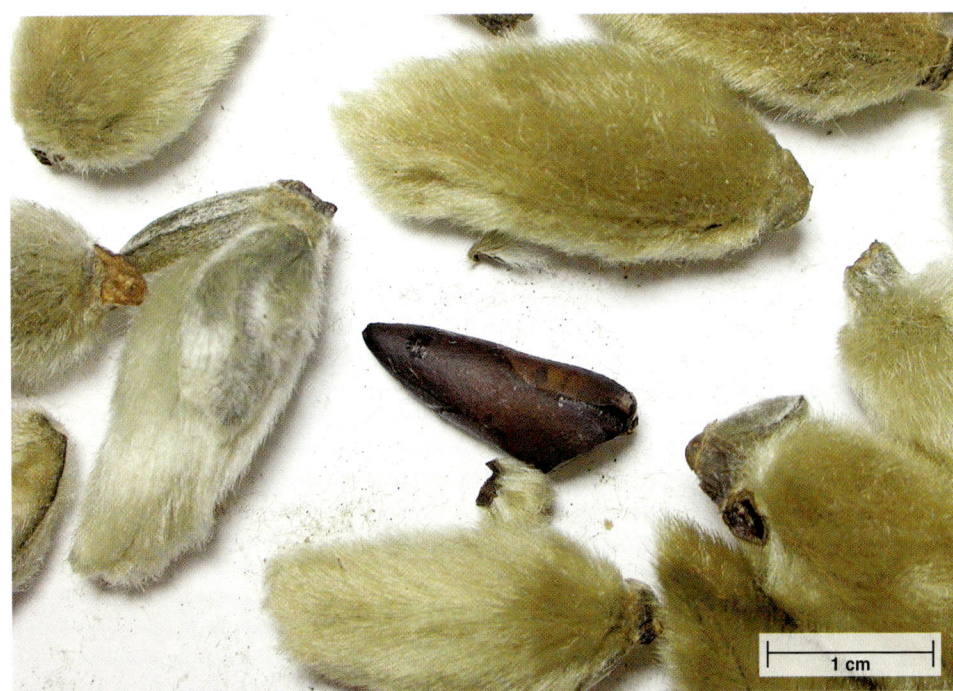

Abb. 2: Magnolienblüten, Magnoliae flos (Xīn Yí). Die Blütenknospen sollen erst vor der Abgabe zerstoßen werden. Die braune Knospe (Xīn Yí Rén) enthält das meiste ätherische Öl.

Herkunft
Xīn Yí Huā

Herkunft
Die getrockneten Blütenknospen von *Magnolia biondii* PAMP. (Wang Chun Hua), *Magnolia denudata* DESR. (Yü Lan) oder *Magnolia sprengeri* PAMP. (Wu Dang Yü Lan), Magnoliaceae

Ernte und Verarbeitung
Die noch nicht geöffneten Blütenknospen werden im späten Winter oder zu Beginn des Frühlings abgeschnitten, von Blütenstielen sowie den Knospenhüllen befreit und im Schatten getrocknet.

Pao Zhi
Kein Pao Zhi üblich

Qualität
Wang Chun Hua ist von kleiner und fester Konsistenz. Die Haare der Deckenblätter sind liegend und nicht schräg stehend. Der Stiel ist sauber entfernt. Die innere Schuppenblattknospe enthält das meiste ätherische Öl.

Für die Qualität gilt: Wang Chun Hua > Yü Lan > Wu Dang Yü Lan. Der Ölgehalt von Wang Chun Hua liegt bei 2 % oder mehr, von Yü Lan bei 1 bis 1,5 % und von Wu Dang Yü Lan bei 1 bis 1,2 %.

Eigenschaften
Geschmacksrichtung:	scharf
Temperaturverhalten:	warm
Wirkungsort/Meridian:	Lunge, Magen

Wirkung und Anwendung
Wind-Kälte austreibend, verstopfte Nase befreiend, Energiefluss der Lunge anregend.

Die Droge wird bei Wind-Kälte Erkältung mit Kopfschmerzen und verstopfter Nase eingesetzt. Oft wird sie mit Asari radix et rhizoma/Xì Xīn, Schizonepetae spica/Jīng Jiè Suì, Saphoshnikoviae radix/Fáng Fēng und Xanthii fructus/Cāng Ěr Zǐ kombiniert (siehe Rezeptur Xin Yi San). Diese Rezeptur kann auch bei chronischen Kopfschmerzen, zum Beispiel durch eine Blutgefäßverengung, bei allergischer Sinusitis und bei Migräne, die durch Wind-Kälte entstanden und chronisch geworden ist, angewandt werden.

Bei Sinusitis und verstopfter Nase mit zähflüssigem Nasensekret setzt man sie wie in der Rezeptur Cang Er Zi San ein: pulverisiert 2- bis 3-mal täglich 3 g in 250 ml heißen Tee oder heißes Wasser geben und lauwarm einnehmen. Falls das Sekret gelbbraun wie Eiter wird, sollten zusätzlich entgiftende und blutkühlende Mittel gegeben werden, wie zum Beispiel Lonicerae japonicae flos/Jīn Yīn Huā und Forsythiae fructus/Lián Qiào.

Bei Verlust des Geruchsinns wird die innere braune Schuppenknospe von Magnoliae flos/Xīn Yí zusammen mit Centipedae herba/É Bù Shí Cǎo, Xanthii fructus/Cāng Ěr Zǐ, Angelicae dahuricae radix/Bái Zhǐ, Menthae herba/Bò Hè sowie Borneolum/Bīng Piàn pulverisiert und direkt in die Nasenlöcher eingeführt.

Xanthii fructus/Cāng Ěr Zǐ und Magnoliae flos/Xīn Yí können beide bei Nasenbeschwerden eingesetzt werden. Xanthii fructus/Cāng Ěr Zǐ ist besonders gut zum Austreiben von Wind-Nässe im Kopfbereich. Nebenbei werden dadurch auch die durch Wind verursachten Kopfschmerzen behandelt.

Magnoliae flos/Xīn Yí eignet sich auch sehr gut zur Austreibung der Wind-Kälte im Oberen Erwärmer, in dem durch die Qi-Mobilisierung der Lunge das Ausgangsorgan Nase verstärkt versorgt wird. Angelicae dahuricae radix/Bái Zhǐ ist auch ein Nasenmittel und kann durch sein Aroma auch die Wind-Kälte im Kopfbereich austreiben und die verstopften Öffnungen befreien, insbesondere bei Stirnkopfschmerz und verstopfter Nase.

Dosierung
3–9 g, die Knospe soll bei der Abgabe zerstoßen werden.

Inhaltsstoffe
Magnolin, ätherisches Öl inklusive Cineol, Eugenol, α-Pinen, Methylchavicol, Alkaloide, laut Chin. Ph. soll der Gehalt an ätherischem Öl mindestens 1,0 % und der Gehalt an Magnolin mindestens 0,4 % betragen.

Pharmakologie
Antimykotisch, analgetisch, sedativ, erhöht Kontraktion der Blutgefäße in der Nase, antihistaminisch, antiinflammatorisch, blutdrucksenkend, Gebärmutterkontraktion verstärkend

Unerwünschte Wirkungen und Gegenanzeigen
Kontraindiziert bei Yin-Schwäche mit Feuer

1.1.7 Notopterygii rhizoma et radix – Notopterygium-Wurzelstock – Qiāng Huó, 羌活

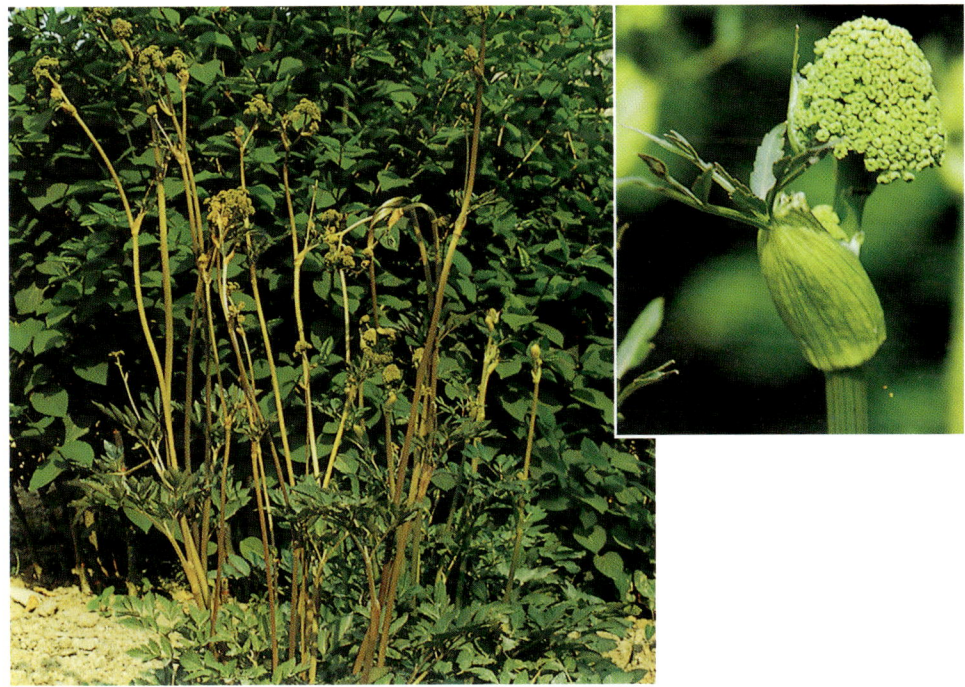

Abb. 1: Notopterygium, *Notopterygium incisum* Ting ex H.T. Chang, (Qiāng Huó). Quelle: The coloured Atlas of the Chinese Materia Medica specified in Chin. Ph.

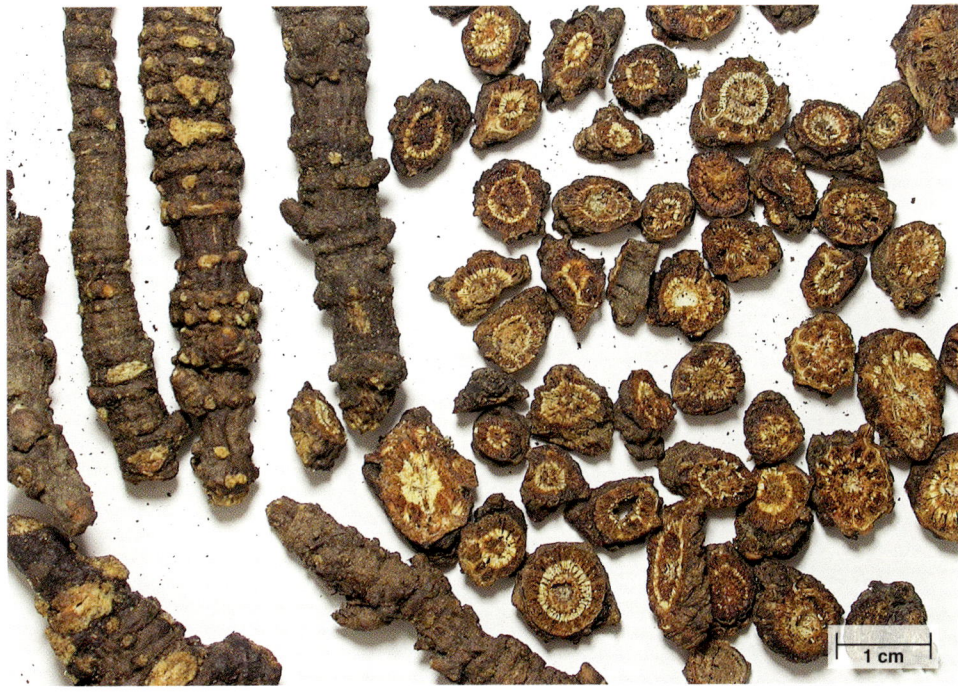

Abb. 2: Notopterygium-Wurzelstock. Im Handel erhältlich sind drei verschiedene Qualitäten von Notopterygii rhizoma et radix (Qiāng Huó). Die hier abgebildete Can-Qiang-Droge, eine an Seidenraupen erinnernde Qiāng Huó (links), ist die beste Qualität.

Herkunft
Der getrocknete Wurzelstock und die Wurzel von *Notopterygium incisum* Ting. ex H. T. Chang (Qiāng Huó) oder *Notopterygium forbesii* Boiss. (Kuang Ye Qiang Huo), Apiaceae

Ernte und Verarbeitung
Wurzel und Wurzelstock werden im Frühling oder im Herbst ausgegraben, von den feinen Nebenwurzeln und anhaftender Erde befreit, an der Sonne getrocknet und geschnitten.

Pao Zhi
Kein Pao Zhi üblich

Eigenschaften
Geschmacksrichtung: scharf, bitter
Temperaturverhalten: warm
Wirkungsort/Meridian: Blase, Nieren

Wirkung und Anwendung
Kälte zerstreuend, Wind austreibend, Nässe trocknend, schmerzstillend.

Die Droge wird bei Wind-Kälte-Erkrankungen mit Kopfschmerzen, Schüttelfrost, Fieber, Schweißlosigkeit, Nackenverspannung und Körperschmerzen eingesetzt. Dafür wird sie oft in Kombination mit Saphoshnikoviae radix/Fáng Fēng, Asari radix et rhizoma/Xì Xīn, Atractylodis rhizoma/Cāng Zhū und Chuanxiong rhizoma/Chuān Xiōng verwendet (siehe Rezeptur Jiu Wie Qiang Huo Tang). Bei sehr starker Kälte und Nässe kann sie mit Angelicae pubescentis radix/Dó Huó, Ligustici rhizoma et radix/Gāo Běn und Chuanxiong rhizoma/Chuān Xiōng ergänzt werden (siehe Rezeptur Qiang Huo Sheng Shi Tang).

Im Winter ist sie bei Erkältungen, die durch Wind-Kälte enstanden sind und die mit Gliederschmerzen einhergehen, ein wichtiges Mittel.

Weiter wird sie bei Nässe-Kälte-Bi mit Schulter und Nacken-Schmerzen benutzt. Notopterygii rhizoma et radix/Qiāng Huó kann durch ihren scharfen Geschmack Wind austreiben und durch ihren bitteren Geschmack Nässe trocknen. Die Droge wirkt besonders im Oberen Erwärmer. Angelicae pubescentis radix/Dú Huó wirkt dagegen mehr im Unteren Erwärmer. Für Wind-Kälte und Nässe-Bi in der oberen Körperhälfte wird Qiang Huo kombiniert mit Saphoshnikoviae radix/Fáng Fēng, Curcumae longae radix/Jiāng Huáng, wie in der Rezeptur Juan Bi Tang. Sie bildet ein sehr gutes Paar mit Clematidis radix/Wēi Líng Xiān, um die Zirkulation des Qi in allen 12 Meridianen zu regulieren und Schmerz zu beheben.

Die Droge allein ist in der Lage, das Qi des unteren Erwärmer bis zum Scheitel emporzuheben und es horizontal in die Arme hineinzubewegen.

Dosierung
3–9 g

Inhaltsstoffe
Ätherisches Öl, α-Pinen, β-Pinen, Limonen, Bornylacetat, Alkaloide, organische Säuren. Laut Chin. Ph. soll der Ölgehalt mindestens 2,8 % betragen.

Pharmakologie
Antimykotisch, antiseptisch, antiinflammtorisch, antithrombotisch, antiallergisch. Reguliert den Sauerstoffmangel in der Herzmuskulatur

Unerwünschte Wirkungen und Gegenanzeigen
Kontraindiziert bei Milz- und Magenschwäche, da sie wegen ihres starken Geruchs Übelkeit und Erbrechen verursachen kann. Bei Kopfschmerzen, die durch Yin-Mangel entstanden sind und bei Bi-Syndrom mit Blut-Mangel soll die Droge nicht verwendet werden.

1.1.8 Perillae folium – Schwarznesselblätter – Zǐ Sū Yè (Sū Yè), 紫苏叶

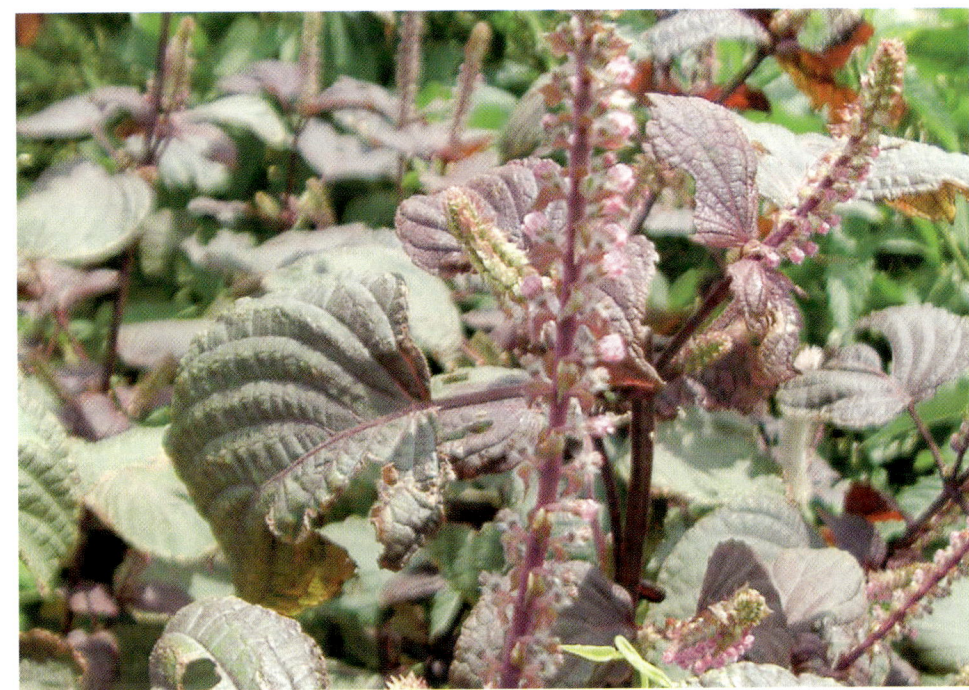

Abb. 1: Schwarznessel, *Perilla frutescens* (L.) Britt. (Zǐ Sū)

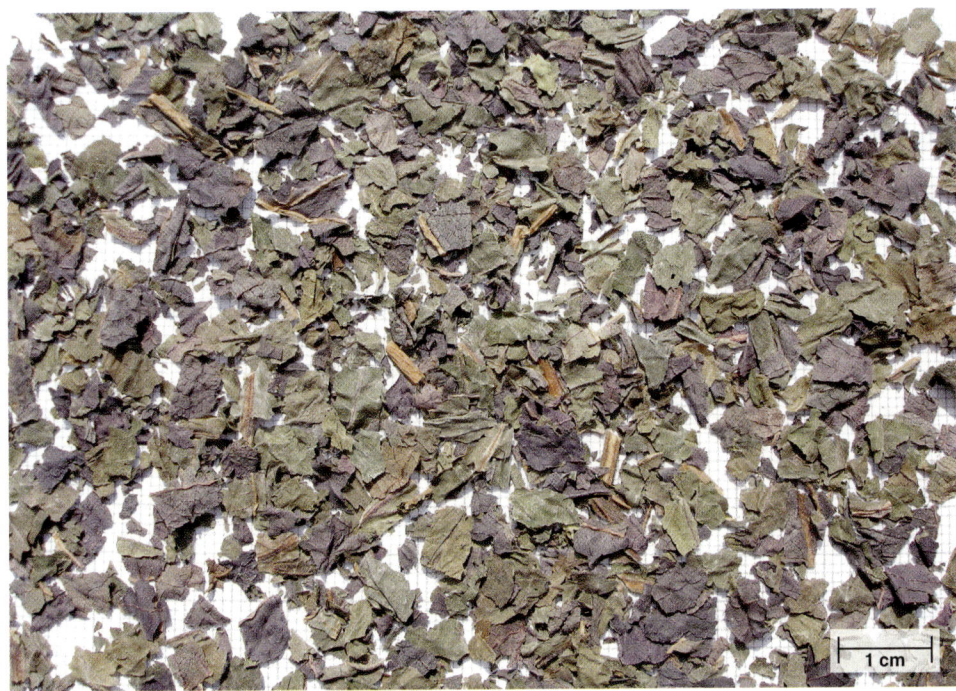

Abb. 2: Schwarznesselblätter, Perillae folium (Zǐ Sū Yè), Schnittdroge

Herkunft
Die getrockneten Blätter von *Perilla frutescens* (L.) Britt. (Zi Su), Lamiaceae

Ernte und Verarbeitung
Die Blätter werden im Sommer und Herbst geerntet und im Schatten getrocknet.

Pao Zhi
Kein Pao Zhi üblich

Eigenschaften
Geschmacksrichtung: scharf
Temperaturverhalten: warm
Wirkungsort/Meridian: Lunge, Milz

Wirkung und Anwendung
Schweißtreibend, Noxe austreibend, Qi bewegend, Stau der Mitte lösend.

Die Droge wird bei Wind-Kälte-Erkältung mit Husten und Schleimansammlung mit vermehrtem Auswurf eingesetzt. Zu diesem Zweck kombiniert man sie oft mit Notopterygii rhizoma et radix/Qiāng Huó und Saphoshnikoviae radix/Fáng Fēng. Bei Keuchatmung und Husten ist die Kombination mit Peucedani radix/Qián Hú und Armeniacae semen amarum/Kǔ Xìng Rén angezeigt (siehe Rezeptur „Xing Su San"). Bei Druckgefühl auf der Brust verwendet man sie zusammen mit Cyperi rhizoma/Xiāng Fù und Citri reticulatae pericarpium/Chén Pí (siehe Rezeptur „Xiang Su San"). Bei Erkältung mit einem Nässestau im Mittleren Erwärmer benutzt man die Droge oft zusammen mit Pogostemonis herba/Guǎng Huò Xiāng, Citri reticulatae pericarpium/Chén Pí und Pinelliae rhizoma praep./Fǎ Bàn Xià (siehe Rezeptur „Huo Xiang Zheng Qi San").

Perillae folium/Zǐ Sū Yè ist ein gutes Mittel, wenn die Milzfunktion geweckt werden soll, da sie das Qi im Mittleren Erwärmer bewegt und Übelkeit stillt. Sie ist auch bei einer Milz- und Magen-Qi-Stagnation mit Symptomen wie Druckgefühl im Brustkorb und Erbrechen geeignet.

In der Schwangerschaft festigt die Droge den Fötus und beseitigt Übelkeit. In diesem Fall wird sie mit Amomi fructus/Shā Rén und Citri reticulatae pericarpium/Chén Pí kombiniert.

Bei einem „Klosgefühl" im Hals, als ob ein Obstkern im Rachen stecken geblieben wäre (Mei He Qi), wird die Droge mit Pinelliae rhizoma praep./Fǎ Bàn Xià und Citri reticulatae pericarpium/Chén Pí kombiniert (siehe Rezeptur Ban Xia Hou Po Tang).

Bei Fisch- oder einer anderen Vergiftung durch Meeresfrüchte mit Symptomen wie Bauchschmerzen und Durchfall hat sich Perillae folium/Zi Su Ye alleine oder mit Zingiberis rhizoma recens/Shēng Jiāng, Citri reticulatae pericarpium/Chén Pí und Pogostemonis herba/Guǎng Huò Xiāng im Dekokt bewährt.

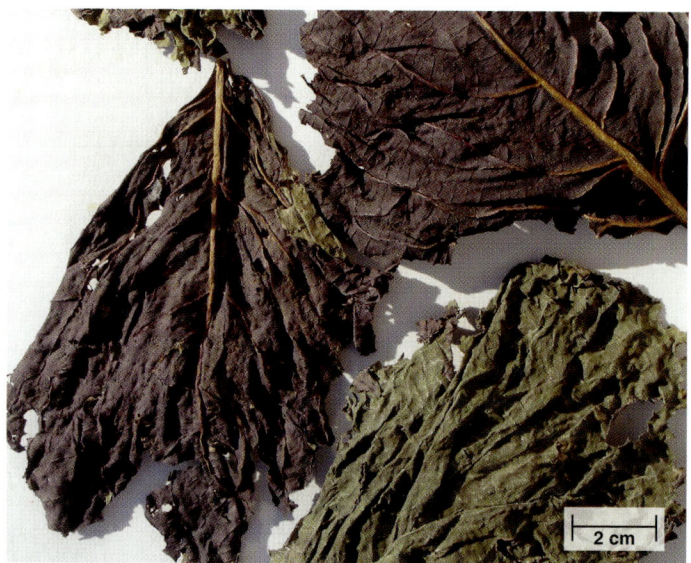

Abb. 3: Schwarznesselblätter, Perillae folium (Zǐ Sū Yè). Die chinesische Bezeichnung Zǐ deutet auf die violette Farbe der Blattunterseite.

Dosierung
5–9 g

Inhaltsstoffe
Ätherisches Öl, Perillaaldehyd, Perillaalkohol, Limonen, Linalool, Menthol, Caryophyllen, Elshottziaketon, Perillaketon, Eugenol.

Pharmakologie
Leicht antipyretisch, analgetisch, hustenstillend, antibakteriell, antiinflammtorisch, sowohl antikoagulierend als auch blutstillend. Weiter erhöht die Droge die Sekretion des Verdauungssaftes und beschleunigt die Magen-Darm-Peristaltik. Sie reduziert die Sekretion der Bronchien und mindert die Spastik.

Unerwünschte Wirkungen und Gegenanzeigen
Auf gute Qualität, Pestizidrückstände, mikrobielle Belastung und Bleigehalt achten

Weitere Drogen
Perillae caulis, Schwarznesselstängel, Zǐ Sū Gěng: Die Stängel von *Perilla frutescens* (L.) Britt. werden als Perillae caulis/Zǐ Sū Gēn (Abk. Su Geng)/Schwarznesselstängel bezeichnet. Sie werden eingesetzt, um die Qi-Stagnation im Mittleren Erwärmer zu beseitigen. Die Blätter der Pflanze dagegen eignen sich, um die Oberfläche zu befreien.
Perillae fructus, Schwarznesselfrüchte: Zǐ Sū Zǐ, (Abk. Sū Zǐ) siehe Kapitel 2.4, Ping Chuan Yao

1.1.9 Saposhnikoviae radix – Saposhnikovia-Wurzel – Fáng Fēng, 防风

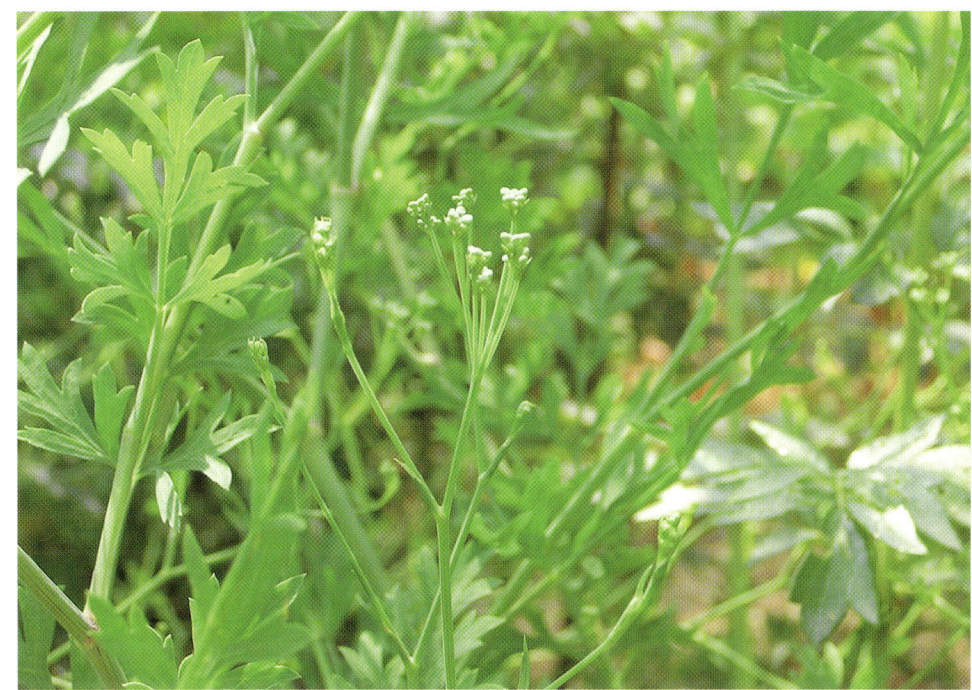

Abb. 1: Saposhnikovia, *Saposhnikovia divaricata* (Turcz.) Schischk. (Fáng Fēng)

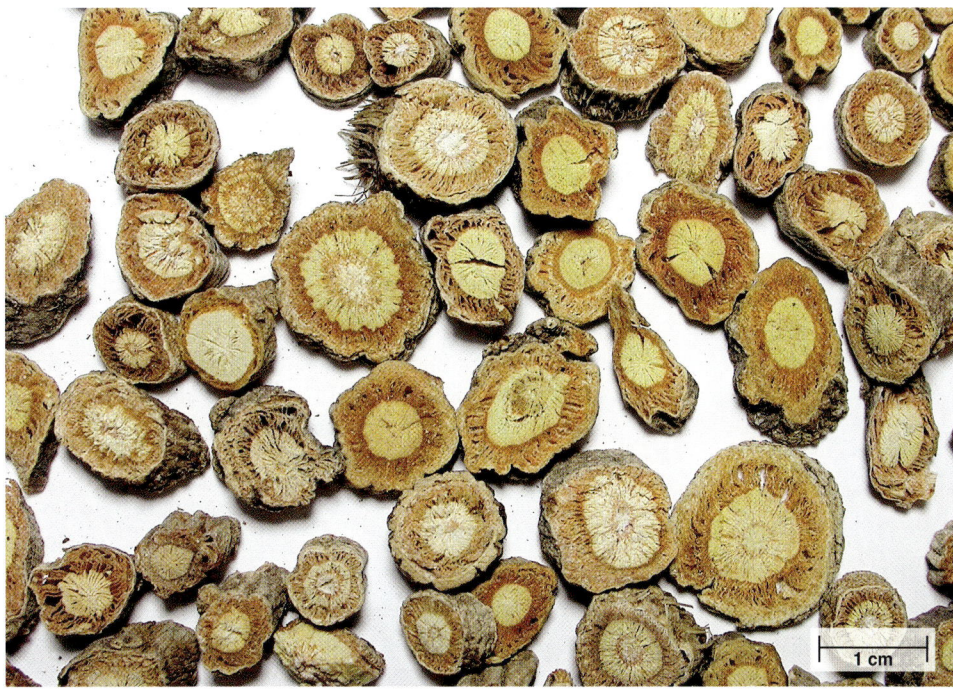

Abb. 2: Saposhnikovia-Wurzel, Saposhnikoviae radix (Fáng Fēng), Schnittdroge. Die inneren Holzteile sind gelblich und rissig. Man erkennt bei der Droge „Ju Hua Xin" ein wie Chrysanthemenblüten aussehendes Muster. Das Phloem ist bräunlich, mit öliger Konsistenz und intensivem Aroma. Der süße Geschmack deutet auf gute Qualität hin.

Synonyme
Ledebouriellae radix

Herkunft
Die getrocknete Wurzel von *Saposhnikovia divaricata* (Turcz.) Schischk. (syn. *Ledebouriella seseloides* Wolff), Apiaceae

Ernte und Verarbeitung
Die Wurzel wird im Frühjahr oder Herbst, wenn sie noch keimt und noch keine Blütenstände aufweist, ausgegraben. Sie wird vom Wurzelkopf (Stängelresten), den feinen Nebenwurzeln und Verunreinigungen befreit und an der Sonne getrocknet. Je dicker, länger und gerader die Wurzel ist, desto wertvoller ist sie. Der Wurzelkopf sollte auffällige Ringstrukturen („Regenwurmkopf") aufweisen. Der innere gelbe Bereich (Xylemschicht) des Querschnitts sollte wie eine kleine Chrysanthemenblüte aussehen. Die äußere Phloemschicht muss deutlich dunkler als das Xylem und wegen der darin enthaltenen Ölgänge möglichst breit sein.

Pao Zhi
Fáng Fēng Tàn: Die Droge wird im Wok geröstet, bis die Oberfläche schwarz verkohlt ist, aber das Innere noch eine bräunliche und knusprige Konsistenz aufweist. Fang Feng Tan hat keine die Oberfläche öffnende Wirkung mehr. Sie wird nur bei Durchfall mit Blut im Stuhl verwendet.

Eigenschaften
Geschmacksrichtung: scharf, süß
Temperaturverhalten: warm
Wirkungsort/Meridian: Lunge, Milz, Leber, Blase

Wirkung und Anwendung
Oberfläche öffnend, Wind austreibend, Nässe reduzierend, Krämpfe lösend, Durchfall stoppend.

Bei einer Wind-Kälte-Erkältung mit Kopfschmerzen wirken die scharfe und die warme Eigenschaft der Droge bis in die Oberfläche. Fang Feng treibt besonders den pathogenen Faktor Wind nach außen (siehe Rezeptur Chuan Xiong Cha Tiao San). Auch bei Wind-Nässe kann die Droge eingesetzt werden (siehe Rezeptur Qiang Huo Sheng Shi Tang), wenn die Symptome schwerer Kopf- und Körperschmerzen vorliegen. Bei einer Wind-Hitze-Erkältung muss Saponshnikoviae radix/Fáng Fēng mit kühlenden Kräutern, wie Menthae herba/Bò Hè, Cicadae periostracum/Chán Tuì und Forsythiae fructus/Lián Qiáo kombiniert werden.

Bei einer Wind-Nässe-Bi, die mit Bewegungseinschränkungen und Gelenkschmerzen einhergeht, wird die Droge mit Notopterygii rhizoma et radix/Qiāng Huó, Cinnamomi ramulus/Guì Zhī und Curcumae longae rhizoma/Jiāng Huáng kombiniert (siehe Rezepturen Juan Bi Tang und Jiu Wei Qiang Huo Tang).

Bei Röteln, Juckreiz und Neurodermitis, die sich wellenweise ausbreiten, wird die Droge gemäß der Rezeptur Xiao Feng San empfohlen. Hier handelt sich um Wind-Hitze und Feuchtigkeit mit einer bereits bestehenden feuchten Hitze.

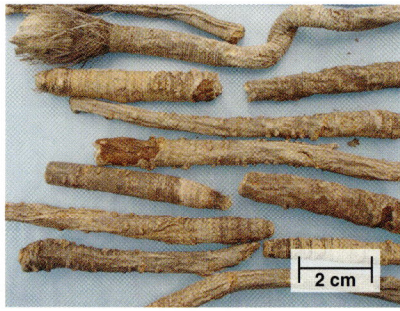

Abb. 3: Saposhnikovia-Wurzel, Saposhnikoviae radix (Fáng Fēng), Ganzdroge mit „Regenwurmköpfen", das sind Ringe am verdickten Ende.

Bei Muskelspasmen, Kiefersperre und Spasmen der Trachea sowie Tetanus wird Saposhnikoviae radix/Fáng Fēng mit Arisaematis rhizoma/Shēng Tiān Nán Xīng (kein Pao Zhi), Angelicae dahuricae radix/Bái Zhǐ, Gastrodiae rhizoma/Tiān Má und Typhonii rhizoma/Bái Fù Zǐ pulverisiert. Von diesem Pulver werden täglich 3 g mit warmen Schnaps eingenommen. Diese Rezeptur heißt Yu Zhen San und darf nicht länger als 3 Tage angewendet werden.

Bei einer Überwältigung der Milz durch die Leber, die mit Bauchschmerzen und Durchfall, der aber keine Erleichterung bringt, einhergeht, kombiniert man Saposhnikoviae radix/Fáng Fēng mit Citri reticulatae pericarpium/Chén Pí, Paeoniae radix alba/Bái Sháo und Atractylodis macrocephalae rhizoma/Bái Zhū (siehe Rezeptur Tong Xie Yao Fang). Wenn blutiger Durchfall auftritt, kann Saposhnikoviae radix/Fáng Fēng zusammen mit gerösteter Sophorae japonicae flos praep./Chǎo Huái Huā Mǐ und Sanguisorbae radix praep./Dì Yú Tàn verwendet werden.

Wenn Fang Feng zusammen mit Aconiti radix lateralis praep./Fù Zǐ verabreicht wird, reduziert dies die Toxizität von Fù Zǐ. Die Kombination Fáng Fēng mit Astragali radix/Huáng Qí, wie in der Rezeptur Yu Ping Feng San, verstärkt die Wirkung von Huáng Qí.

Dosierung
4,5–9 g

Inhaltsstoffe
Panaxynol, Cimicifugin, *O*-Glucosylcimifugin und 5-*O*-Methylvisamminosid, Psoralin, Imperatorin, Hamaudolglucoside, Saposhnikovan A, B, C, XC-1, XC-2. Laut Chin. Ph. soll die Summe von *O*-Glucosylcimifugin und 5-*O*-Methylvisamminosid mindestens 0,24 % betragen.

Pharmakologie
Antipyretisch, analgetisch, Immunsystem stärkend

Unerwünschte Wirkungen und Gegenanzeigen
Kontraindiziert bei Kopfschmerzen, die durch eine Yin-Schwäche entstanden sind

1.1.10 Schizonepetae spica – Schizonepeta-Blütenähren
Jīng Jiè Suì, 荆芥穗

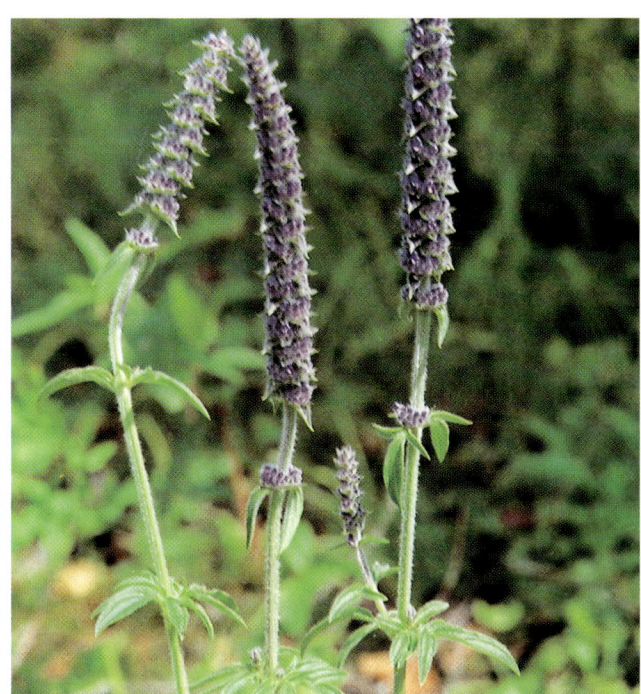

Abb. 1: Feinblättrige Katzenminze, *Schizonepeta tenuifolia* Briq. (Jīng Jiè), Blütenstand (Ähre). Quelle: The Coloured Atlas of the Chinese Materia Medica specified in Chin. Ph.

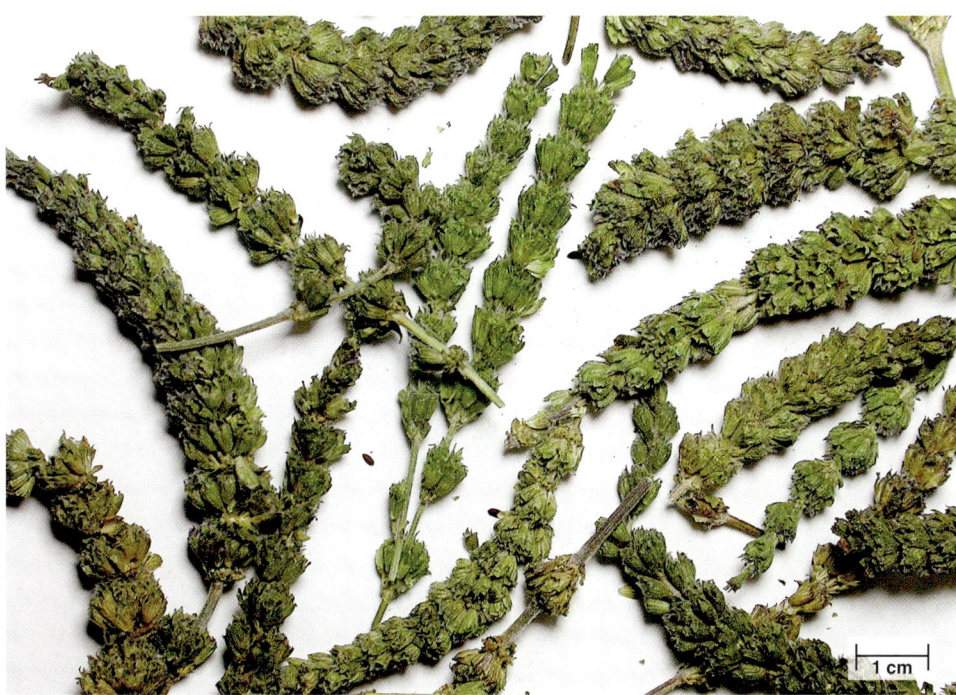

Abb. 2: Schizonepeta-Blütenähren, Schizonepetae spica (Jīng Jiè), Ganzdroge

Oberfläche öffnende, warme und scharfe Drogen

Synonyme
Feinblättrige Katzenminzenähren

Herkunft
Die getrocknete Blütenähre von *Schizonepeta tenuifolia* BRIQ. (Jing Jie), Lamiaceae

Ernte und Verarbeitung
Die Ähren werden vom Ende ihrer Blütezeit im Sommer bis in den Herbst hinein, wenn sie noch grün sind, geerntet und geschnitten. Da die handelsübliche Schizonepetae herba/Jīng Jiè oft verunreinigt ist und nicht den erforderlichen Gehalt an ätherischem Öl hat, ist es ratsam, die anspruchvollere Schizonepetae spica/Jīng Jiè Suì wie ab Chin. Ph. 2005 zu verwenden.

Pao Zhi
Jīng Jiè Tàn (Schizonepetae spica praep.): Jing Jie wird im Wok geröstet, bis die Oberfläche der Ähren eine schwarzbraune Farbe angenommen hat. Als Jīng Jiè Tàn wird sie zum Stillen von Blutungen verwendet.

Eigenschaften
Geschmacksrichtung: scharf
Temperaturverhalten: leicht warm
Wirkungsort/Meridian: Lunge, Leber

Wirkung und Anwendung
Oberfläche befreiend, Wind austreibend, Exantheme an die Oberfläche befördernd.

Die Droge wird bei einer Erkältung, wenn die Noxe sich noch in der Körperoberfläche befindet, eingesetzt. Bei Wind-Kälte-Erkältung wird sie zusammen mit Saposhnikoviae radix/Fáng Fēng, Notopterygii rhizoma et radix/Qiāng Huó und Angelicae pubescentis radix/Dú Huó verwendet (siehe Rezeptur Jing Fang Bai Du San).

Bei Wind-Hitze-Erkältung wird Jing Jie dagegen mit Lonicerae japonicae flos/Jīn Yín Huā, Forsythiae fructus/Lián Qiào und Menthae herba/Bò Hè kombiniert.

Bei Masern und Röteln, die nicht zum Ausbruch kommen, gibt man Schizonepetae spica/Jīng Jiè mit Cicadae periostracum/Chán Tuí, Menthae herba/Bò Hè und Arnebiae radix/Zǐ Cǎo, um den Ausbruch zu beschleunigen. Bei Röteln kann ein starker Juckreiz mit Sophorae flavescentis radix/Kǔ Shēn, Saphoshnikoviae radix/Fáng Fēng, Paeoniae radix rubra/Chì Sháo gelindert werden (siehe Rezeptur Xiao Feng San).

In der Anfangphase von Geschwüren, die durch Kälte entstanden sind, wird die Droge mit Notopterygii rhizoma et radix/Qiāng Huó, Chuanxiong rhizoma/Chuān Xiōng und Angelicae pubescentis radix/Dú Huó eingesetzt. Wenn Hitze die Geschwüre verursacht hat, werden Bupleuri radix/Chái Hú, Forsythiae fructus/Lián Qiáo und Lonicerae japonicae flos/Jīn Yín Huā verwendet (siehe Rezeptur Yin Qiao Bai Du San).

Bei Blutungen, die durch Blut-Hitze entstanden sind, z.B. bei Blutspucken und Regelblutungen, wird die Droge mit Rehmanniae radix/Shēng Dì Huáng, Imperatae rhizoma/Bái Máo Gēn und Platycladi cacumen/Cè Bǎi Yè kombiniert. Bei Blut im Stuhl wird sie zusammen mit Sanguisorbae radix/Dì Yú, Sophorae japonicae flos/Huái Huā Mǐ eingesetzt.

Die Droge hat die Besonderheit, Wind im Blut auszutreiben. Saposhnikoviae radix/Fáng Fēng treibt dagegen Wind in Knochen und Muskeln aus.

Dosierung
3–9 g, die Kochzeit beträgt 2–3 Minuten

Inhaltsstoffe
Ca. 1 bis 2 % ätherisches Öl, das überwiegend D-Menthon, Limonen und L-Pulegon enthält. Laut Chin. Ph. soll der Gehalt an äth. Öl mind. 0,6 % (ml/g) und an Pulegon 0,02 % betragen.

Pharmakologie
Antibakteriell, antispastisch, antipyretisch, blutstillend

Unerwünschte Wirkungen und Gegenanzeigen
Während der Einnahme der Droge dürfen keine Meeresfrüchte (weder Fisch noch Krabben) gegessen werden.

1.1.11 Xanthii fructus – Sibirische Spitzklettenfrüchte – Cāng Ěr Zǐ, 苍耳子

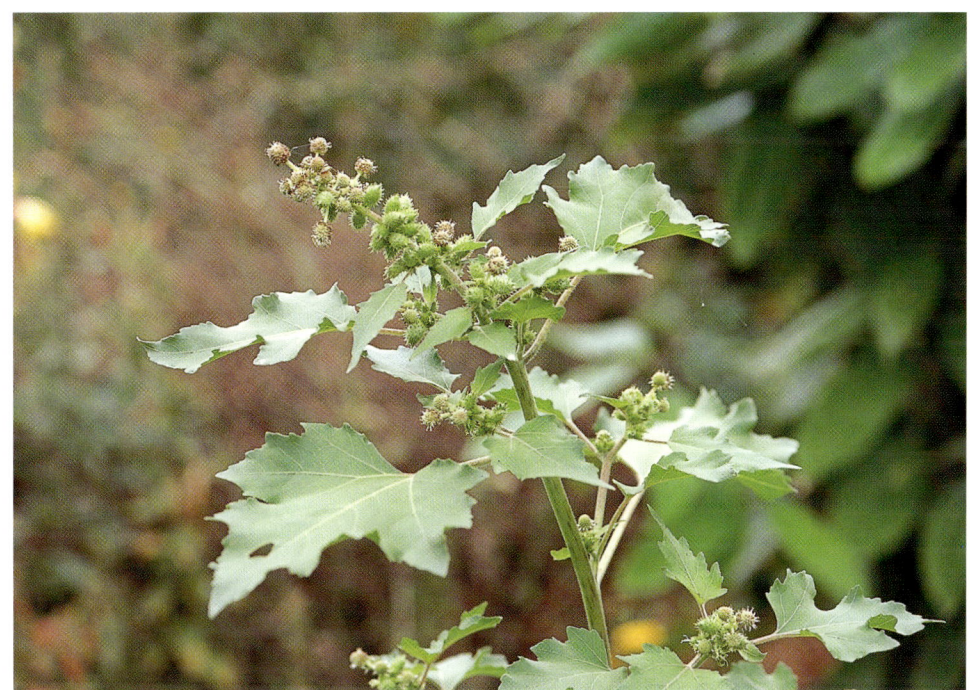

Abb. 1: Sibirische Spitzklette, *Xanthium sibiricum* Patr. (Cāng Ěr)

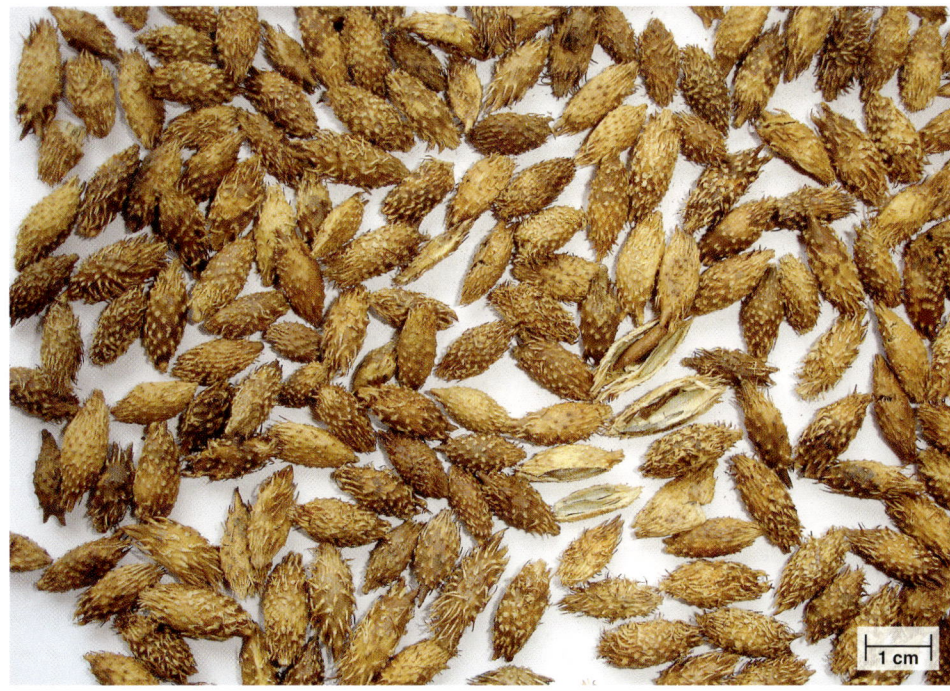

Abb. 2: Sibirische Spitzklettenfrüchte, Xanthii fructus (Cāng Ěr Zǐ), ungeröstet. Die abgebildete Ware wurde schon über längere Zeit gelagert, was an den eingeschrumpften Samen zu erkennen ist.

Oberfläche öffnende, warme und scharfe Drogen

Herkunft
Die getrockneten Früchte von *Xanthium sibiricum* PATR. (Cang Er), Asteraceae

Ernte und Verarbeitung
Die Früchte werden zur Reifezeit im Herbst geerntet, getrocknet und von den Fruchtstielen, Blättern und Verunreinigungen befreit.

Pao Zhi
Chǎo Cāng Ěr Zǐ: Die gereinigte Droge wird im Wok so lange geröstet, bis sie eine gelbbraune Farbe angenommen hat. Dann werden die Stacheln abgebrochen und durch Sieben entfernt. Dies alles sollte am besten kurz vor der Abgabe in der Apotheke geschehen (Standard-Abgabeform von Xanthii fructus/Cāng Ěr Zǐ).

Eigenschaften
Geschmacksrichtung: scharf
Temperaturverhalten: warm, leicht giftig
Wirkungsort/Meridian: Lunge

Wirkung und Anwendung
Wind zerstreuend, Nässe beseitigend, Nase durchgängig machend, schmerzstillend.

Durch ihr leicht wärmendes Temperaturverhalten sowie ihre scharfe und frei machende Geschmacksrichtung wirkt Cāng Ěr Zǐ bei Kopfschmerzen, Sinusitis, Wind-Kälte-Kopfschmerzen, Verlust des Geruchssinns und laufender Nase. Hierfür wird die Droge oft mit Magnoliae flos/Xīn Yí, Angelicae dahuricae radix/Bái Zhǐ und Menthae herba/Bò Hé kombiniert (siehe Rezeptur „Cang Er Zi San"). Bei Wind-Kälte-Erkältung ohne Schweiß, mit Kopfschmerzen und verstopfter Nase kann sie auch zusammen mit Saphoshnikoviae radix/Fáng Fēng, Angelicae dahuricae radix/Bái Zhǐ, Notopterygii rhizoma et radix/Qiāng Huó und Ligustici rhizoma et radix/Gāo Běn verwendet werden.

Die Droge wird alleine oder mit Gentianae macrophyllae radix/Qín Jiāo, Bombyx excretum/Cán Shā und Dioscoreae hypoglaucae rhizoma/Fěn Bī Xiè bei Wind-Nässe-Bi eingesetzt. Sie kann auch in Alkohol eingelegt und 3-mal täglich ein Schnapsglas davon eingenommen werden. In China ist dieser Auszug als Shi Guo Gong Liquor bekannt.

Mit Dictamni cortex/Bái Xiǎn Pí, Kochiae fructus/Dì Fū Zǐ und Tribuli fructus/Bài Jí Lí zusammen beseitigt die Droge Hautjucken.

Dosierung
3–9 g

Inhaltsstoffe
Xanthanol, Xanthostrumarin, Isoxanthanol, Xanthumin, Alkaloide

Pharmakologie
Blutzucker senkend, hustenstillend, antibakteriell und antimykotisch

Unerwünschte Wirkungen und Gegenanzeigen
Die Droge ist nur kurz haltbar und wird schnell ranzig. Wenn der innere Samen geschrumpft ist, ist die Ware zu alt. Kontraindiziert bei Kopfschmerzen, die durch Blut-Mangel entstanden sind.

Im Fett- und Eiweißanteil der Früchte findet sich Xanthostrumarin. Dieses gilt als leicht giftig. Eine lang andauernde Einnahme kann daher zur Leberzirrhose führen.

Xanthii fructus/Cāng Ěr Zǐ muss vor der Abgabe geröstet und gestoßen werden. Durch Rösten wird das Eiweiß denaturiert, wodurch Xanthostrumarin nicht mehr in das Dekokt gelangen kann.

Auf die Dosierung achten. Bei einer Dosierung von 100 g ungerösteter Droge kann es bereits zu Vergiftungserscheinungen kommen: mit Symptomen wie Schwindel, Schläfrigkeit, Bewusstlosigkeit, Krämpfe, Gelbsucht, Lebervergrößerung, Eiweiß im Urin und Atembeschwerden, bis hin zu Nierenversagen und Tod.

1.1.12 Zingiberis rhizoma – Ingwerwurzelstock – Gān Jiāng, 干姜

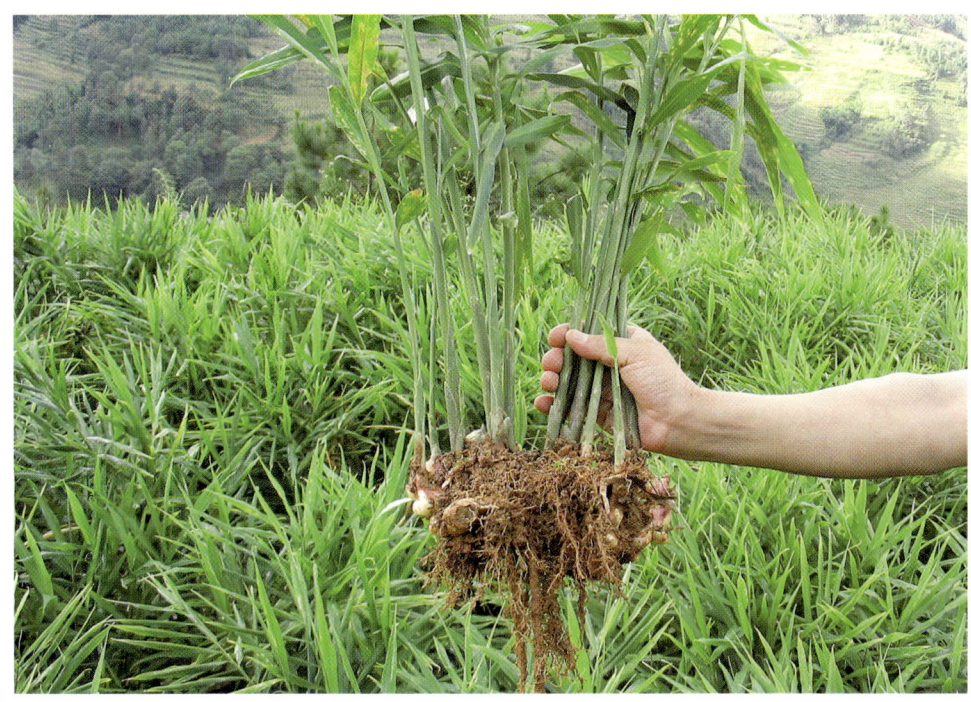

Abb. 1: Ingwer, *Zingiber officinale* (Willd.) Rosc. (Jiāng)

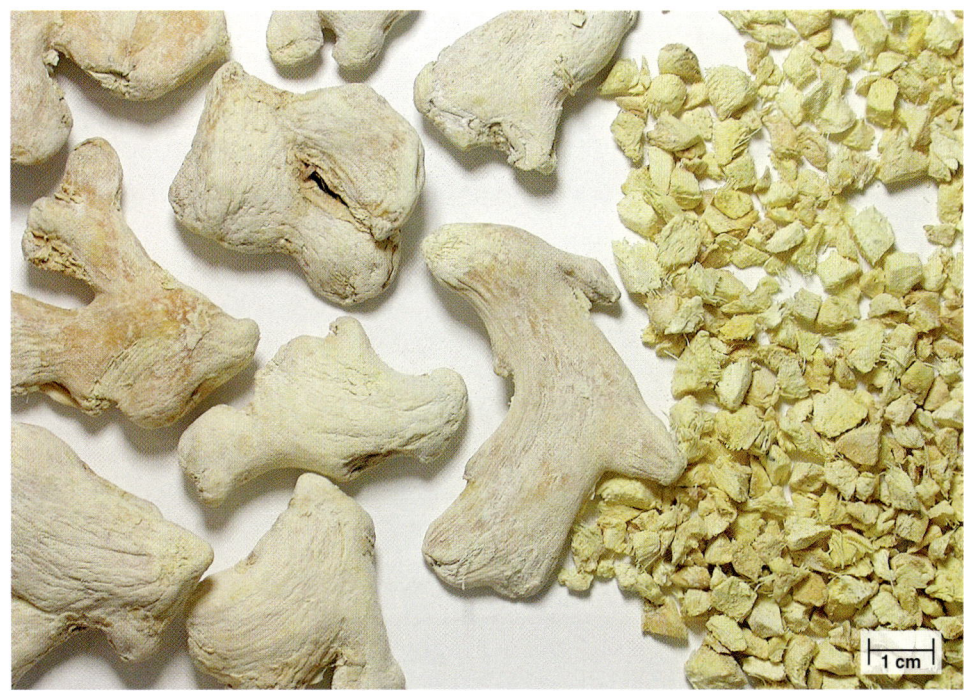

Abb. 2: Getrockneter Ingwer, Zingiberis rhizoma (Gān Jiāng). Links: Droge ohne Rinde, rechts: Schnittdroge

Oberfläche öffnende, warme und scharfe Drogen

Herkunft
Der getrocknete Wurzelstock von *Zingiber officinalis* (WILLD.) ROSC. (Jiang), Zingiberaceae

Ernte und Verarbeitung
Die Wurzel wird im Winter ausgegraben, von den feinen Nebenwurzeln und anhaftender Erde befreit und an der Sonne oder unter milder Wärmezufuhr getrocknet.

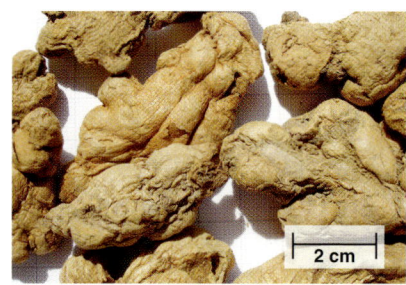

Abb. 3: In Sand gerösteter Ingwer, Zingiberis rhizoma praeparata (Pào Jiāng)

Pao Zhi
Gān Jiāng: Die Droge wird gesäubert, kurz in Wasser eingelegt, gewaschen, in Scheiben oder Stücke geschnitten und getrocknet.

Pào Jiāng: Der ganze oder geschnittene Ingwer wird nach der Tang-Methode in vorerhitztem Sand gegeben, und so lange geröstet, bis die Oberfläche bräunlich wird.

Pào Jiāng/ Jiāng Tàn: Die in Stücke geschnittene Droge wird nach der Chaotan-Methode so lange erhitzt, bis sie außen eine schwarze und im Inneren eine dunkelbraune Farbe angenommen hat.

Vergleich der Drogenformen von Zingiberis rhizoma

Pin Yin	Shēng Jiāng	Gān Jiāng	Pào Jiāng	Pào Jiāng Tàn
Lat. Bezeichnung	Zingiberis rhizoma recens	Zingiberis rhizoma	Zingiberis rhizoma praep.	Zingiberis rhizoma carbonisata
Zubereitung	Frischer Ingwer	Getrockneter Ingwer	Gerösteter Ingwer	Verkohlter Ingwer
Wirkung	Durch den scharfen Geschmack wird die Oberfläche von Kälte befreit und Feuchtigkeit getrocknet.	Scharfer Geschmack geschwächt. Die Mitte erwärmend, Kälte und Nässe zerstreuend	Kaum scharf. Die Mitte erwärmend, Kälte zerstreuend, Meridian erwärmend, Blutung stoppend	Bitter, kaum scharf, nur warm, Blutung stoppend

Für die Rezepturen „Er Chen Tang" und „Xiao Yao San" wird grundsätzlich Zingiberis rhizoma recens/Shēng Jiāng verwendet.

Eigenschaften
Geschmacksrichtung: scharf
Temperaturverhalten: heiß
Wirkungsort/Meridian: Herz, Lunge, Milz und Magen

Wirkung und Anwendung
Mitte erwärmend, Kälte austreibend, Nässe trocknend, in Kombination mit Aconiti radix lateralis/Fū Zǐ wirkt Yang rettend, Meridiane befreiend. Bei Wind-Kälte befreit Zingiberis recens rhizoma/Shēng Jiāng die Oberfläche.

Zingiberis rhizoma/Gān Jiāng ist bei Milz-Magen-Kälte mit Magenschmerzen, Erbrechen, Übelkeit und Durchfall angebracht. Bei Milz-Yang-Schwäche, falls diese durch äußere oder innere Kälte verursacht worden ist, kann Zingiberis rhizoma/Gān Jiāng eingesetzt werden. Bei Erbrechen und Übelkeit wird die Droge oft mit Pinelliae rhizoma praep./Fǎ Bàn Xià kombiniert. Bei Milz-Qi-Schwäche verwendet man trockenen Ingwer mit Ginseng radix et rhizoma/Rén Shēn und Atractylodis macrocephalae rhizoma/Bái Zhū (siehe Rezeptur Li Zhong Wan). Bei Yang-Verlust wirkt Zingiberis rhizoma/Gān Jiāng mit Aconiti radix lateralis/Fù Zǐ kombiniert Yang rettend (siehe Rezeptur Si Ni Tang).

Bei Nässe-Kälte in der Lunge mit Husten, Kurzatmigkeit, Kältegefühl im Rücken, Wasseransammlungen in der Lunge und vermehrtem dünnflüssigem Schleimauswurf sind Zingiberis rhizoma/Gān Jiāng, Ephedrae herba/Má Huáng, Asari radix et rhizoma/Xì Xīn, Schisandrae chinensis fructus/Wǔ Wèi Zǐ eine gute Kombination (siehe Rezeptur Xiao Qing Long Tang).

Zingiberis rhizoma recens/Shēng Jiāng kann die Giftigkeit von Fischen und Krebsen reduzieren, deren Geschmack verbessern und den Appetit fördern. In vielen Rezepturen wird sie als Bote eingesetzt.

Dosierung
3–9 g

Inhaltsstoffe
Ätherisches Öl (2 bis 3 %), Zingiberen, Phellandren, Camphen, Shogaol, β-Bisabolen, α-Curcumen, Linalool, Cineol, Zingiberol

Pharmakologie
Antipyretisch, analgetisch, antiinflammatorisch, beruhigend, antiemetisch, spasmolytisch, antioxidativ, antiviral, antibakteriell

Unerwünschte Wirkungen und Gegenanzeigen
Trockenen Ingwer in der Schwangerschaft mit Vorsicht rezeptieren. Eine kleine Menge frischer Ingwer ist dagegen kein Problem. Bei Erkältung kann das frische-Ingwer-Dekokt Heiserkeit verursachen.

1.2 Drogen mit kühlenden Eigenschaften, die die Körperoberfläche von Noxen befreien – Xin Liang Jie Biao Yao – 辛凉解表药

Drogenübersicht für Drogen mit kühlenden Eigenschaften, die die Körperoberfläche von Noxen befreien

Lat. Name	Dt. Name	Pin-Yin-Name	Chin. Name	Seite
Arctii fructus	Große Klettenfrüchte	Niú Bāng Zǐ	牛蒡子	32
Bupleuri radix	Chinesische Hasenohrwurzel	Chái Hú	柴胡	34
Chrysanthemi flos	Chinesische Chrysanthemenblüten	Jú Huā	菊花	38
Cicadae periostracum	Gehäutetes Zikaden-Exoskelett	Chán Tuì	蝉蜕	40
Cimicifugae rhizoma	Silberkerzenwurzelstock	Shēng Má	升麻	42
Equiseti hiemalis herba	Winterschachtelhalmkraut	Mú Zéi	木贼	44
Lophatheri herba	Grazile Bambusblätter	Dàn Zhú Yè	淡竹叶	46
Menthae herba	Chinesisches Ackerminzenkraut	Bò Hè	薄荷	48
Mori folium	Maulbeerblätter	Sāng Yè	桑叶	50
Puerariae lobatae radix	Kopoubohnenwurzel	Gě Gēn	葛根	52
Viticis fructus	Vitex-trifolia-Früchte	Màn Jīng Zǐ	蔓荆子	54

Gemeinsamkeiten

Die Geschmacksrichtung der Drogen dieser Gruppe ist meistens scharf und ihr Temperaturverhalten meistens kühl bis kalt. Sie haben daher eine weniger schweißtreibende Wirkung als die Drogen der Gruppe 1.1, können aber trotzdem die Hautporen öffnen.

Die Lunge kontrolliert das Öffnen und Schließen der Poren, und die Blase kontrolliert alle Flüssigkeiten. Daher ist der Wirkungsort/Meridian dieser Gruppe meistens auf die Lunge und Blase ausgerichtet. Ausnahmen sind die Drogen Bupleuri radix/Chái Hú und Puerariae radix/Gě Gēn.

Die Drogen werden überwiegend bei äußerem Wind-Hitze-Muster verwendet.

1.2.1 Arctii fructus – Große Klettenfrüchte – Niú Bāng Zǐ, 牛蒡子

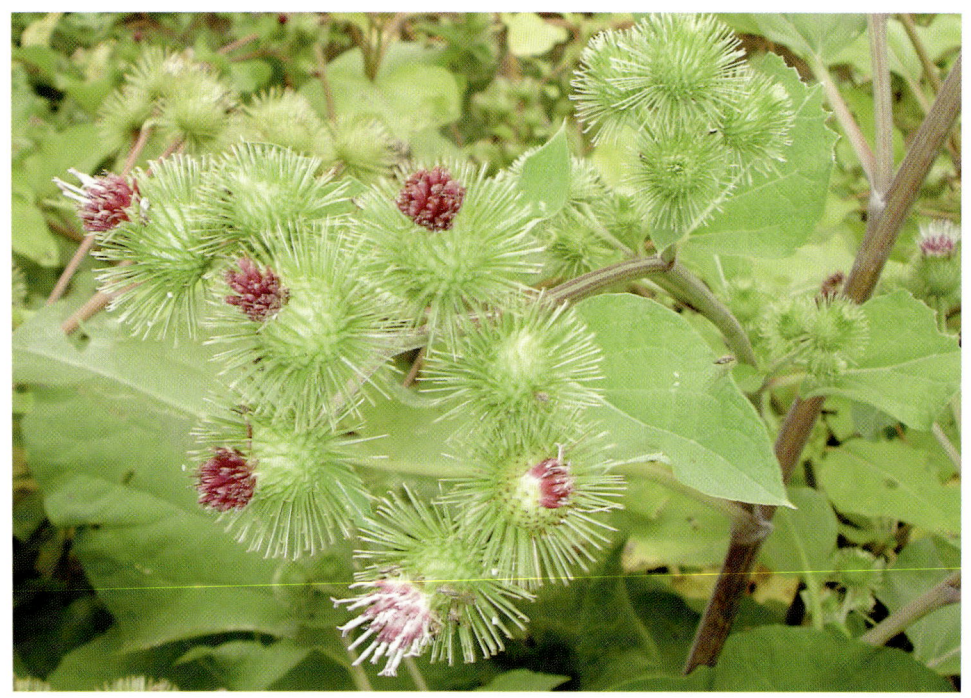

Abb. 1: Große Klette, *Arctium lappa* L. (Niú Bāng)

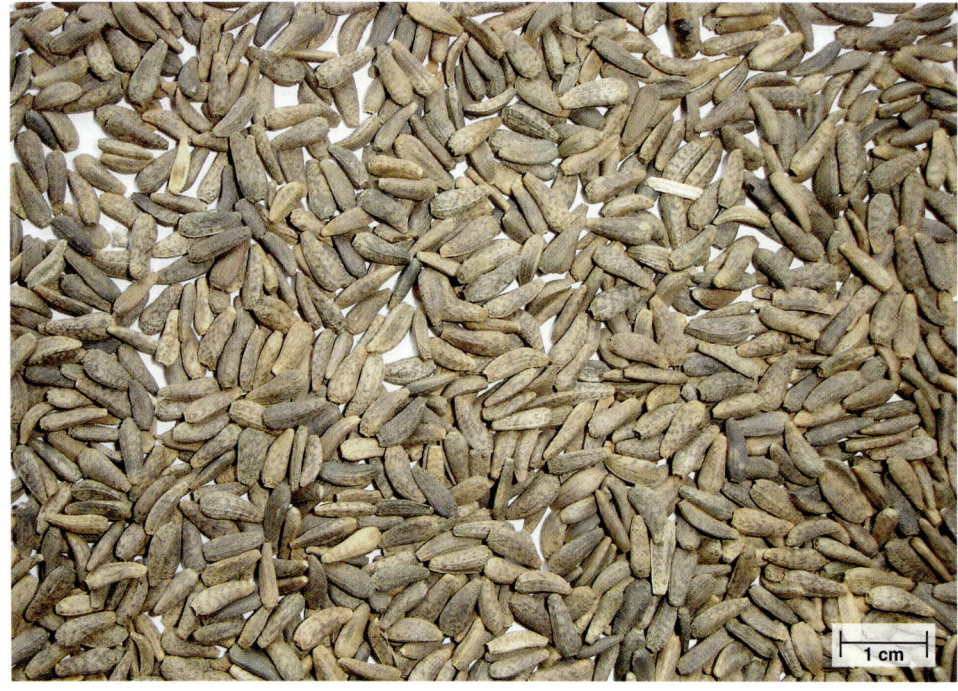

Abb. 2: Große Klettenfrüchte, Arctii fructus (Niú Bāng Zǐ), ungeröstet

Synonyme
Bardanae fructus

Herkunft
Die getrockneten, reifen Früchte von *Arctium lappa* L. (Niu Bang), Asteraceae

Ernte und Verarbeitung
Die Fruchtstände werden im Herbst gesammelt und getrocknet. Die Fruchtkapsel wird zerstoßen und die Samen werden entnommen. Sie werden von der Schale und Verunreinigungen befreit und getrocknet.

Pao Zhi
Arctii fructus/Niú Bāng Zǐ: Die Droge wird gewaschen und getrocknet. Erst kurz vor der Anwendung wird sie geschrotet.
Actii fructus praep./Chǎo Niú Bāng Zǐ: Die gereinigte Droge wird so lange geröstet, bis sie anschwillt, Geräusche (wie beim Platzen von Popcorn) zu hören sind und ein schwacher, aromatischer Geruch austritt. Erst vor dem Gebrauch wird die Droge zerstoßen. Durch das Rösten ist ihr kaltes Temperaturverhalten gemildert. Hierdurch wird das Milz-Qi geschont.

Qualität
Die Droge ist nur kurze Zeit haltbar, deshalb sollte ihr Alter geprüft werden. Ferner ist auf Aflatoxin und Verunreinigungen zu achten.

Eigenschaften
Geschmacksrichtung: scharf, bitter
Temperaturverhalten: kalt
Wirkungsort/Meridian: Lunge, Magen

Wirkung und Anwendung
Wind-Hitze kühlend, entgiftend, Masern und Röteln an die Körperoberfläche bringend, Rachenschmerzen beseitigend, Kehle freimachend.

Bei einer Wind-Hitze-Erkältung mit Fieber und Halsschmerzen wird Arctii fructus/Niú Bāng Zǐ oft in Kombination mit Lonicerae japonicae flos/Jīn Yín Huā, Forsythiae fructus/Lián Qiào, Schizonepetae spica/Jīng Jiè Suì und Platycodonis radix/Jié Gěng gegeben (siehe Rezeptur Lian Qiao San). Wenn vermehrter Schleim auftritt, wird sie mit Schizonepetae spica/Jīng Jiè Suì, Platycodonis radix/Jié Gěng, Glycyrrhizae radix et rhizoma/Gān Cǎo und Peucedani radix/Qián Hú kombiniert.

Bei häufigen Geschwüren oder Abszessen sowie Verstopfung wird Arctii fructus/Niú Bāng Zǐ mit Rhei radix et rhizoma/Shēng Dà Huáng, Natrii sulfas/Máng Xiāo, Gardeniae fructus/Zhī Zǐ, Forsythiae fructus/Lián Qiào und Menthae folium/Bò Hè verabreicht (siehe Rezeptur Pu Ji Xiao Du Yin).

In der Anfangsphase bei Exanthemen, bei Masern oder Röteln wird sie zusammen mit Cicadae periostracum/Chán Tuì, Schizonepetae spica/Jīng Jiè Suì und Menthae folium/Bò Hè eingesetzt, um die Noxe an die Oberfläche zu befördern.

Dosierung
6–12 g (nur geschrotet abgeben)

Inhaltsstoffe
Arctiin, das zu Arctigenin und Glucose hydrolysiert; Matairesinol, Trachelogenin, Sesquilignan

Pharmakologie
Antiseptisch, antiviral, Blutzucker senkend. Kürzlich wurde eine zytostatische Wirkung festgestellt (antimutagen).

Unerwünschte Wirkungen und Gegenanzeigen
Die Droge wirkt leicht abführend. Bei Qi-Schwäche und einer Neigung zum Durchfall ist Vorsicht bei der Dosierung geboten. Bei Fröschen, Mäusen und Kaninchen kann Arctiin tetanische Konvulsionen bis zu Paralyse verursachen.

1.2.2 Bupleuri radix – Chinesische Hasenohrwurzel – Chái Hú, 柴胡

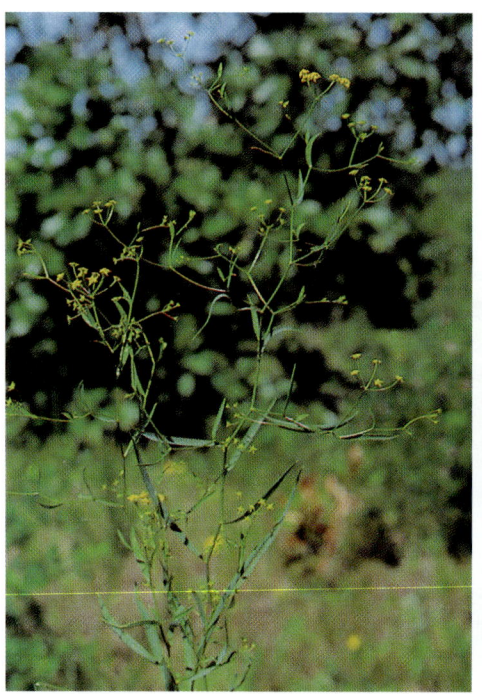

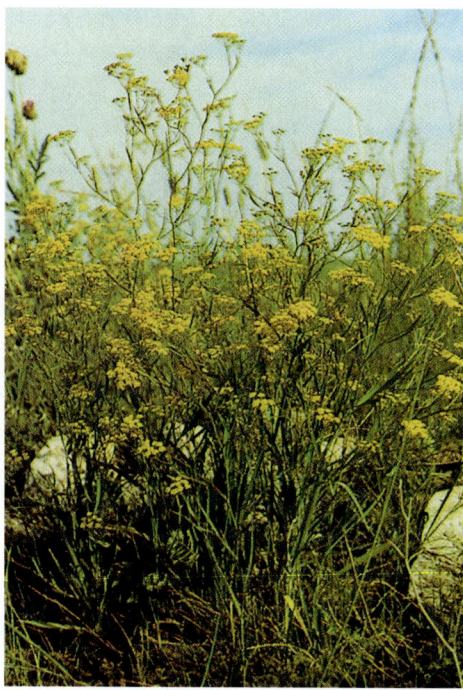

Abb. 1 links: Chinesisches Hasenohr, *Bupleurum chinense* DC. (Běi Chái Hú). Quelle: The coloured Atlas of the Chinese Materia Medica specified in Chin. Ph.

Abb. 1 rechts: Chinesisches Hasenohr, *Bupleurum scorzonerifolium* WILLD. (Nán Chái Hú). Quelle: The coloured Atlas of the Chinese Materia Medica specified in Chin. Ph.

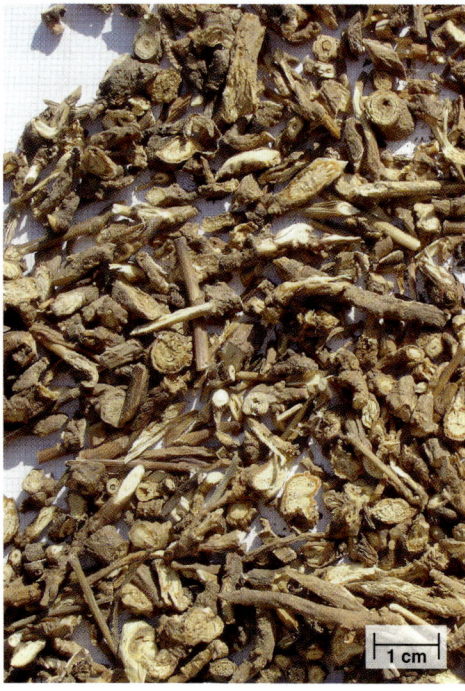

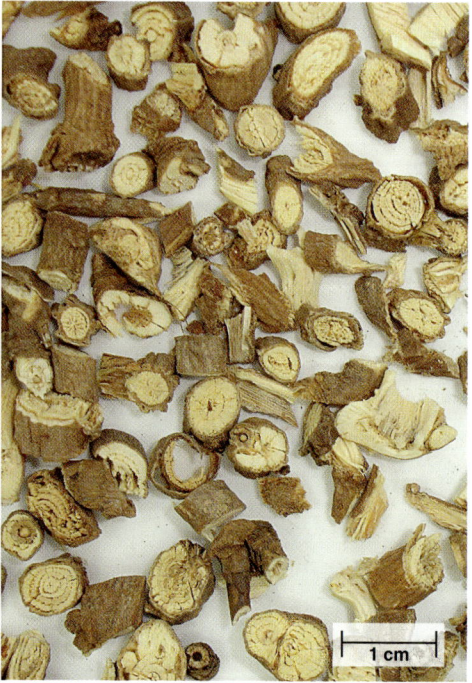

Abb. 2 links: Chinesische Hasenohrwurzel, Bupleuri radix (Chái Hú). Die Droge ist mit Erde, Beimengungen und oberirdischen Teilen verunreinigt und daher von minderwertiger Qualität.

Abb. 2 rechts: Chinesische Hasenohrwurzel, Bupleuri radix (Běi Chái Hú), Schnittdroge aus *Bupleurum chinense* DC in guter Verarbeitung

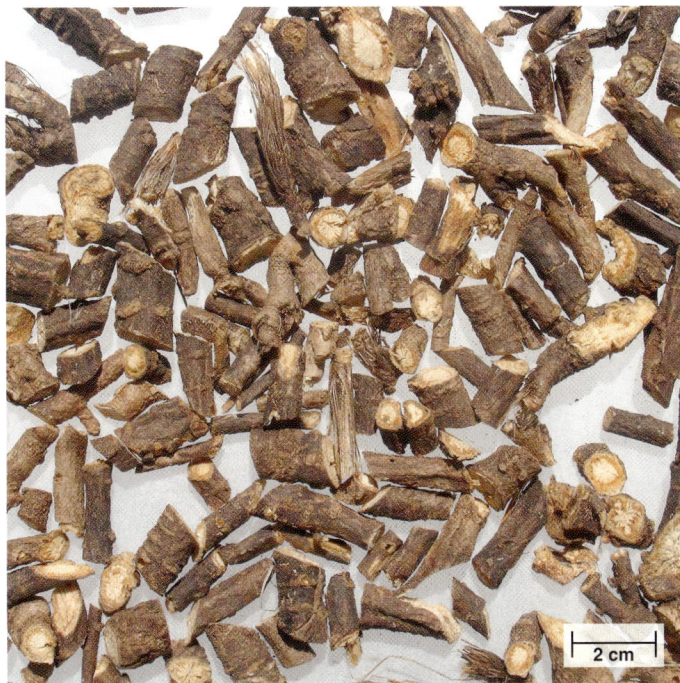

Abb. 3: Drogen von mehreren Bupleurum-Arten können als Fälschung von Bupleuri radix dienen. Die hier gezeigte Droge stammt von *Bupleurum longeradiatum* Turcz. Die Oberfläche ist gelbbraun bis dunkelbraun. Vom Wurzelstock stammende Teile weisen dicht angeordnete Ringe auf. Da es in China einen Todesfall nach Einnahme von Bupleurumwurzel gab, muss die Droge sorgfältig geprüft werden. Unterhalb von 10 % Beimengung kann eine Verfälschung kaum mehr identifiziert werden.

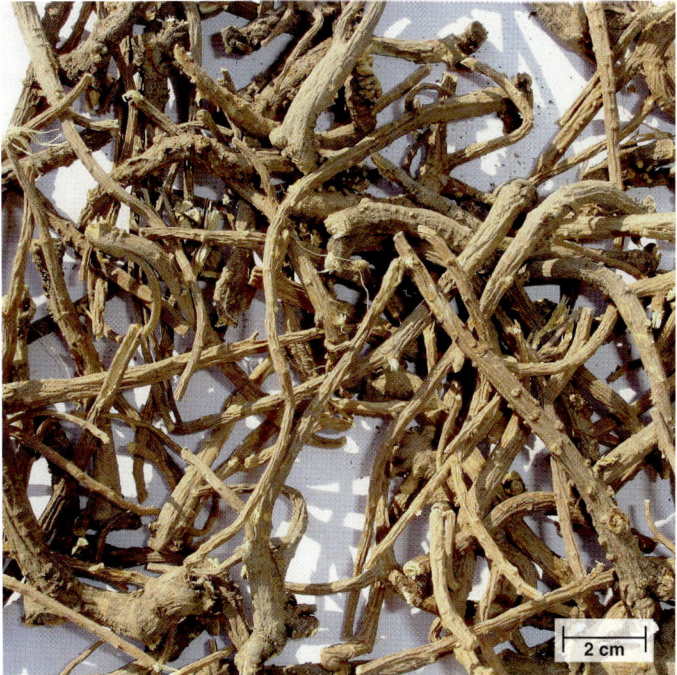

Abb. 4: Chinesische Hasenohrwurzel, Bupleuri radix (Běi Chái Hú), sauber verarbeitete Ganzdroge aus *Bupleurum chinense* DC.

Herkunft

Die getrockneten Wurzeln von *Bupleurum chinense* DC. (Bei Chai Hu) oder *Bupleurum scorzonerifolium* Willd. (Xia Ye Chai Hu/Nan Chai Hu), Apiaceae

Ernte und Verarbeitung

Die zwei bis drei Jahre lang kultivierte Wurzel wird im Herbst ausgegraben, von Erde und Stängeln befreit, gereinigt, getrocknet und gebündelt.

Pao Zhi

Bupleuri radix/Chái Hú: Die Droge wird durchfeuchtet, geschnitten und getrocknet (Standard-Abgabeform in der Apotheke).
Bupleuri radix praep./Cu Chái Hú: Die geschnittene Droge wird mit Reisessig gemischt, bis sie den Essig vollständig aufgesogen hat. Auf 1 kg Chai Hu kommt 0,1 kg Essig. Dann wird sie auf schwachem Feuer trockengeröstet. Durch diese Verarbeitung wird ihre Wirkung auf den Leber-Funktionskreis verstärkt.

Qualität

Da Bupleuri radix/Chái Hú, insbesondere die Ware aus Bei Chai Hu, *Bupleurum chinense* DC., eine teure Droge ist, wird sie oft mit ähnlichen Kräutern vermischt. Diese Beimischungen führen zu Qualitätsproblemen. Der Gehalt an Fremdbestandteilen einschließlich Stängeln und Blättern sollte kleiner als 1 % sein. Die meisten Handelswaren weisen zu viele oberirdische Pflanzenteile, die nicht sauber entfernt worden sind, und Staub auf.

Je dicker und länger die Hauptwurzel ist, desto besser ist ihre Qualität.

Běi Chái Hú (Nordchina): Je härter und elastischer ihre Konsistenz ist, je intensiver ihr Duft, desto höher die Qualität.

Nán Chái Hú (südliche Provinzen): Die Wurzel sollte unverzweigt sein sowie eine weiche Konsistenz und einen Duft wie ranziges Öl haben.

Bei Chai-Hu-Wurzel sind erheblich wertvoller als die Nan Chai Hu-Wurzeln und werden daher in China wesentlich teurer gehandelt.

Übersicht zur Unterscheidung der Drogenqualitäten Bupleuri radix durch organoleptische Merkmale

Drogenqualität	Běi Chái Hú (*Bupleurum chinense* DC.)	Nán Chái Hú (*Bupleurum scorzoneri* WILLD)
Form	6–12 cm lang, 4–8 mm Durchmesser im oberen Bereich, bei kultivierter Droge bis 12 mm	Lang konisch, 5–10 cm lang, 3–5 mm Durchmesser im oberen Bereich
Farbe	Graubräunlich, bei kultivierter Droge hell gelbbräunlich	Rötlich braun oder dunkelbraun
Oberfläche	Glatt, Poren selten	Mit längs verlaufenden Runzeln, oben am Wurzelkopf mit dichten/quer angeordneten Ausbuchtungen
Stängelreste	Stängelreste hohl oder unregelmäßig gespalten	Besenartige, dunkelbraune Stängelreste
Verzweigung	2- bis 4fach verzweigt	Meistens unverzweigt
Konsistenz	Harte, faserige Konsistenz, schwer brechbar	Weiche Konsistenz, leicht brechbar
Bruch	Faserig; dünne, gelbbräunliche Phloemschicht. Der überwiegende Teil besteht aus hell gelbweißlicher Xylemschicht.	Eben, hellbräunlich, nicht faserig
Geschmack	Leicht bitter und scharf	Leicht bitter und scharf

Schnelle chemische Identitätsprüfung: Ein dünnes Querschnittpräparat wird mit einem Tropfen der Mischung aus gleichen Teilen 99 %igem Ethanol und konzentrierter Schwefelsäure versetzt und unter dem Mikroskop betrachtet. Die Beobachtungsstelle ist die Schicht zwischen der Korkschicht und dem sekundären Phloem. Sie färbt sich gelbgrün bis grün. Nach 5 bis 10 Minuten färbt sie sich weiter blaugrün bis blau. Nach etwa einer Stunde färbt sie sich in ein schmutziges Blau. Danach verschwindet die Farbe (Saikosaponin). Diese Methode ist schnell, kostengünstig und in allen Apotheken durchführbar.

Eigenschaften

Geschmacksrichtung: scharf, bitter
Temperaturverhalten: leicht kühl
Wirkungsort/Meridian: Leber, Gallenblase

Wirkung und Anwendung

Leber-Qi-Stagnation abbauend, das Innere bis an die Oberfläche befreiend, Yang anhebend, fiebersenkend.

Shao-Yang-Erkrankung: Die äußere Kälte (pathogener Faktor) dringt nach innen ein und befindet sich zwischen der äußeren und inneren Schicht. Die Erkrankung hat folgende charakteristische Symptome: wechselndes Gefühl zwischen Kälte und Hitze (Fieber), bitterer Mundgeschmack, trockene Kehle, Völlegefühl im Oberbauch, verminderter Appetit, innere Unruhe, Schwindel und saitenförmiger Puls. Bupleuri radix/Chái Hú ist die wichtigste Droge zur Bekämpfung aller Shao-Yang-Erkrankungen. Bei der Anwendung wird sie oft mit Scutellariae radix/Huáng Qín und Pinelliae rhizoma praep./Fǎ Bàn Xià kombiniert (siehe Rezeptur Xiao Chai Hu Tang).

In der Anfangsphase einer fiebrigen Erkältung kann Bupleuri radix/Chái Hú durch ihre scharfe und kühle Eigenschaft die Wind-Hitze in der Oberfläche austreiben und kühlen. Bei einer fiebrigen Erkältung im Frühling und Sommer wird die Rezeptur Chai Ge Jie Ji Tang verwendet. Sie senkt das Fieber und entspannt die Muskeln. In China werden in der Anfangsphase des Fiebers Bupleuri radix/Chái Hú-Injektionen verabreicht.

Bei Leber-Qi-Stagnation mit Völlegefühl oder Schmerzen im Oberbauch, häufigem Seufzen und innerer Unruhe wird die Rezeptur Xiao Yao San angewendet. Bei Hitze-Zeichen ist die Rezeptur Jia Wei Xiao Yao San besser. Leber-Qi-Stagnation kann auch Schmerzen im Brustkorb, Oberbauch oder im Unteren Erwärmer, zum Beispiel bei Menstruationsschmerzen, verursachen. In diesem Fall hat sich die Rezeptur Chai Hu Shu Gan San bewährt. Diese Rezeptur sollte Bupleuri radix praep./Cù Chái Hú enthalten.

Ein sinkendes Qi kann die Ursache für Magenprolaps, Uterusprolaps oder Analprolaps sowie für chronischen Durchfall sein. Dann wird die Droge in der Rezeptur Bu Zhong Yi Qi Tang eingesetzt.

Bupleuri radix/Chái Hú wird auch bei modulierendem Malariafieber und bei Hepatitis zur Senkung der Glutamat-Pyruvat-Transaminase (GPT) angewandt.

Bupleuri radix/Chái Hú ist die Kaiserarznei in allen oben genannten Rezepturen. Sie ist die wichtigste Droge überhaupt für die Behandlung von Leber-Erkrankungen. Es gibt ein altes chinesisches Sprichwort, das sagt: „Derjenige, der Leber-Erkrankungen behandeln kann, kann die Hälfte aller Erkrankungen heilen".

Dosierung
3–9 g. Zur Yang-Anhebung sollte man mit einer niedrigeren Dosis beginnen und diese langsam steigern. Wenn Bupleuri radix/Chái Hú frisch, rein und von guter Qualität ist, reichen 3 g pro Tag aus, zum Beispiel für die Rezeptur Bu Zhong Yi Qi Tang.

Inhaltsstoffe
Saikosaponine (A, C, D), α-Spinasterol, Adonitol; *Bupleurum chinense* enthält noch 2 bis 3 % Adonitol sowie ätherisches Öl; *Bupleurum scorzonerifolium* außerdem Bupleurumol. Der Gesamtgehalt an Saponin sollte mindestens 2 % betragen.

Pharmakologie
ZNS-beruhigend, analgetisch, hustenstillend, antipyretisch (ätherisches Öl), entzündungshemmend, antiviral, antiseptisch sowie Immunsystem stärkend, Leber schützend und ALT-senkend, Cholesterin senkend (Saikosaponin)

Unerwünschte Wirkungen und Gegenanzeigen
Es heißt: „Bupleuri radix/Chái Hú raubt (durch Zerstreuung) das Leber-Yin". Also vorsichtig sein bei Yin-Schwäche, Leber-Yang-Überschuss, Hypertonie, Innerem Leber-Wind, Leber-Feuer und bei nach oben rebellierendem Qi. Es gibt auch einen Bericht, dass durch Bupleuri radix/Chái Hú altes Rheuma wieder entflammt werden könne. Die meisten der sogenannten Nebenwirkungen beruhen aber auf einer falschen Anwendung.

1.2.3 Chrysanthemi flos – Chinesische Chrysanthemenblüten – Jú Huā, 菊花

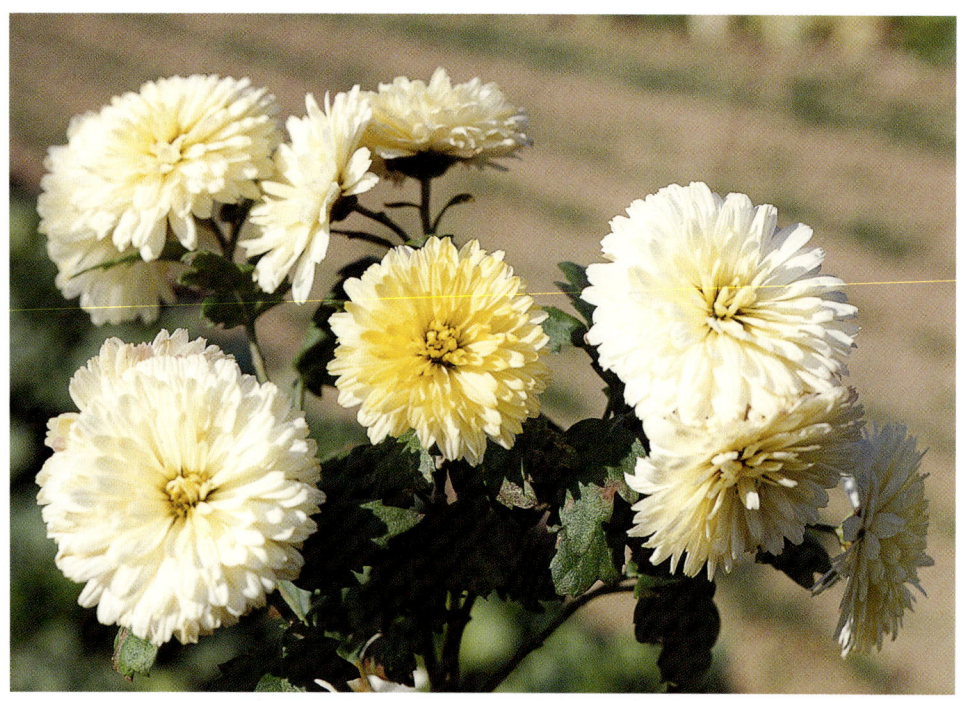

Abb. 1: Chinesische Chrysantheme, *Chrysanthemum morifolium* Ramat. (Bó Jú)

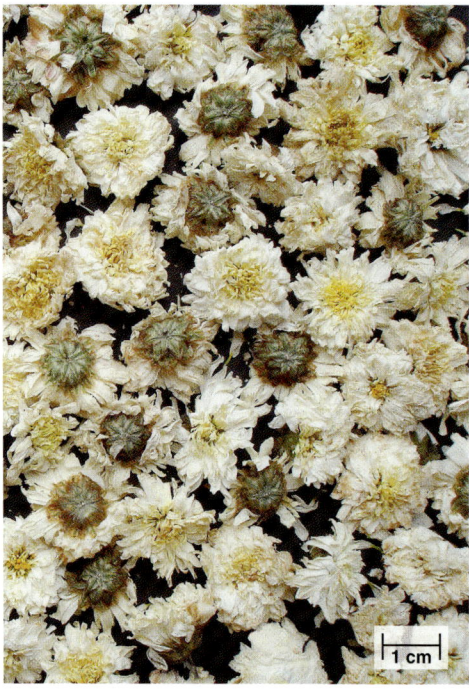

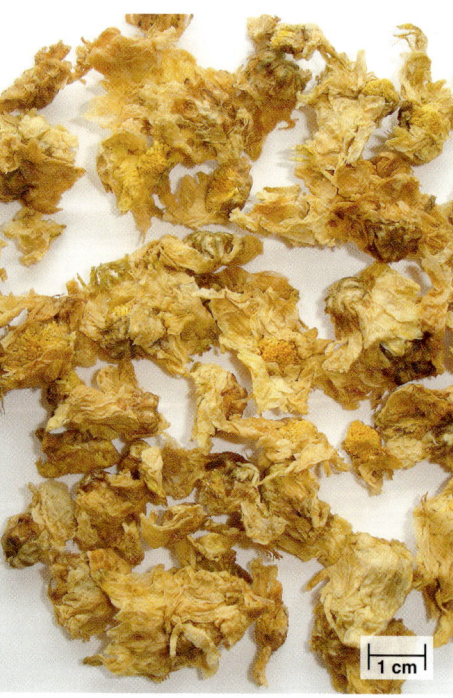

Abb. 2 links: Chinesische Chrysanthemenblüten, Chrysanthemi flos (Jú Huā). Handelsware Gòng Jù. Die Kelchblätter bleiben grün. Verwendung bei Augenbeschwerden z. B. Bindehautentzündung, Heuschnupfen

Abb. 2 rechts: Chinesische Chrysanthemenblüten, Chrysanthemi flos (Jú Huā). Gedünstete gelbe Háng-Jù-Ware, geeignet als Teegetränk, Wind-Hitze kühlend, aber kaum Leber beruhigende Wirkung

Herkunft

Die getrockneten Köpfchenblütenstände von *Chrysanthemum morifolium* Ramat., Asteraceae. Je nach Herkunft und Verarbeitungsweise werden in China über 10 Chrysanthemenarten, als Lebensmitteltees oder medizinisch genutzt. In der Chin. Ph. aus den Jahren 1985, 1990 und 2000 sind die vier bekanntesten Arten beschrieben: Bo Ju, Gong Ju, Chu Ju und Hang Ju.

Ernte und Verarbeitung

Bo Ju stammt aus Bo Zhou und Gong Ju stammt aus She Xian (beide Provinz An Hui). Ihre Blütenstände werden im Spätherbst, wenn sie voll erblüht sind, gepflückt und anschließend über schwachem Feuer in mehreren Stufen trockengeröstet.

Chu Ju stammt aus Chu Xian, Shi Xian, Quan Zhou und Hui Xian, die alle ebenfalls in der der Provinz An Hui liegen. Im Spätherbst werden die Blüten zusammen mit ihren Stängeln abgeschnitten und an der Luft halb getrocknet. Dann werden die Blüten von den Stängeln getrennt und über Schwefeldampf trockengeröstet.

Hang Ju stammt aus Tong Xiang, Hai Ning und Wu Xing (alle Provinz Zhe Jiang). Sie werden im November gepflückt, gedünstet und auf Bambusblättern luftgetrocknet. Von Hang Ju gibt es zwei Arten, eine mit weißlichen Blüten (Hang Bai Ju) und eine mit gelblichen Blüten (Hang Huang Ju).

Pao Zhi

Kein Pao Zhi üblich

Qualität

Yao Ju ist der Sammelname für alle in der TCM gebrauchten Chrysanthemenarten. Gong Ju (Gong bedeutet Tribut) hat die stärkste leberberuhigenden Wirkung. Sie war traditionell als Tribut für den Kaiserhof bestimmt. An ihrem immer grün bleibenden Kelchblätter ist sie gut zu erkennen. Für die Therapie sollte möglichst Yao Ju benutzt werden.

Hang-Ju-Chrysanthemi-flos aus Zhe Jiang finden wir in Europa oft in chinesischen Lebensmittelläden. Wegen des intensiveren Duftes und des kaum vorhandenen bitteren Geschmacks wird sie gerne als Genusstee verwendet. Für die Therapie sollte möglichst Yao Ju benutzt werden.

Viele Handelswaren haben kein richtiges Aroma. Bei Lagerung muss auf Insektenbefall und bei gedünsteter Ware auf Schimmelbefall geachtet werden. Bei mit Schwefel gerösteten Chrysanthemen ist außerdem auf Pestizid- und Arsenrückstände zu achten. Die edle Gong-Ju-Ware ist sehr oft mit Pestiziden belastet.

Eigenschaften

Geschmacksrichtung:	scharf, süß, bitter
Temperaturverhalten:	leicht kalt
Wirkungsort/Meridian:	Lunge, Leber

Wirkung und Anwendung

Wind-Hitze zerstreuend, Leber beruhigend, Kopf und Augen klärend, Hitze kühlend, entgiftend.

Bei Wind-Hitze Erkältung mit Kopfschmerzen, beginnendem Fieber mit oder ohne Schweiß, roten und schmerzhaften Augen wird die Droge oft in Kombination mit Mori folium/Sang Ye und Menthae folium/Bo He eingesetzt (siehe Rezeptur Sang Ju Yin).

Bei durch Leber Wind-Hitze verursachten Augenleiden, wie zum Beispiel bei roten und schmerzhaften Augen und Bindehautentzündung, kombiniert man Chrysanthemi flos/Jú Huā mit Mori folium/Sāng Yè und Prunellae spica/Xià Kū Caŏ. Bei schlechtem Sehen und Augenflimmern bei älterer Menschen, die durch Nieren-Leber-Yin-Schwäche entstanden sind, kann man die Kombination Chrysanthemi flos/Jú Huā, Lycii fructus/Gǒu Qí anwenden (siehe Rezeptur Qi Ju Di Huang Tang/Wan).

Bei einem überschießenden Leber-Yang kann Bluthochdruck mit Kopfschmerzen und Schwindel auftreten. In diesem Fall empfiehlt sich die Kombination Chrysanthemi flos/Jú Huā, Haliotidis concha/Shí Jué Míng, Paeoniae radix alba/Bái Sháo und Achyranthis bidentatae radix/Huái Niú Xī (siehe Rezeptur Ling Yang Gou Teng Yin). Bei innerem Wind mit Verkrampfungen, Sehstörungen, Drehschwindel, Kopfschmerzen, Schwerhörigkeit und Ohrensausen kann ebenfalls diese Rezeptur ebenfalls eingesetzt werden.

Chrysanthemi flos/Jú Huā kann man wegen ihre Hitze kühlenden und entgiftenden Wirkung in Kombination mit Lonicerae japonicae flos/Jīn Yín Hua auch bei Geschwüren angewendet werden.

Dosierung

4,5–9 g

Inhaltsstoffe

Ätherisches Öl ca. 0,13 % bestehend aus Chrysanthenon, Borneolum und Campher. Chrysanthemi flos/Ju Hua enthält außerdem Chrysanthemin, Chrysandiol, Adenin, Cholin, Stachydrin und Chlorogensäure. Nach Chin. Ph. soll der Gehalt an Chlorogensäure mindestens 0,20 % betragen.

Pharmakologie

Antipyretisch, entzündungshemmend, antiseptisch, hemmt Wachstum von Bakterien wie *Staphylococcus aureus* und *Escherichia coli*. Chrysanthemen-Präparate erhöhen ferner die koronare Durchblutung und senken die Permeabilität der Kapillaren.

Unerwünschte Wirkungen und Gegenanzeigen

Keine

1.2.4 Cicadae periostracum – Gehäutetes Zikaden-Exoskelett – Chán Tuí, 蝉蜕

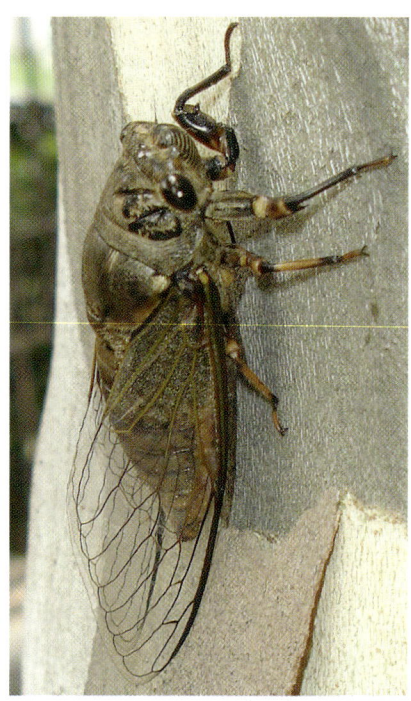

Abb. 1: Zikade, *Cryptotympana pustulata* Fabricius, (Chán). Das Tier hat sich gerade vom Exoskelett befreit, nach einigen Tagen wird es dunkelbraun gefärbt sein.

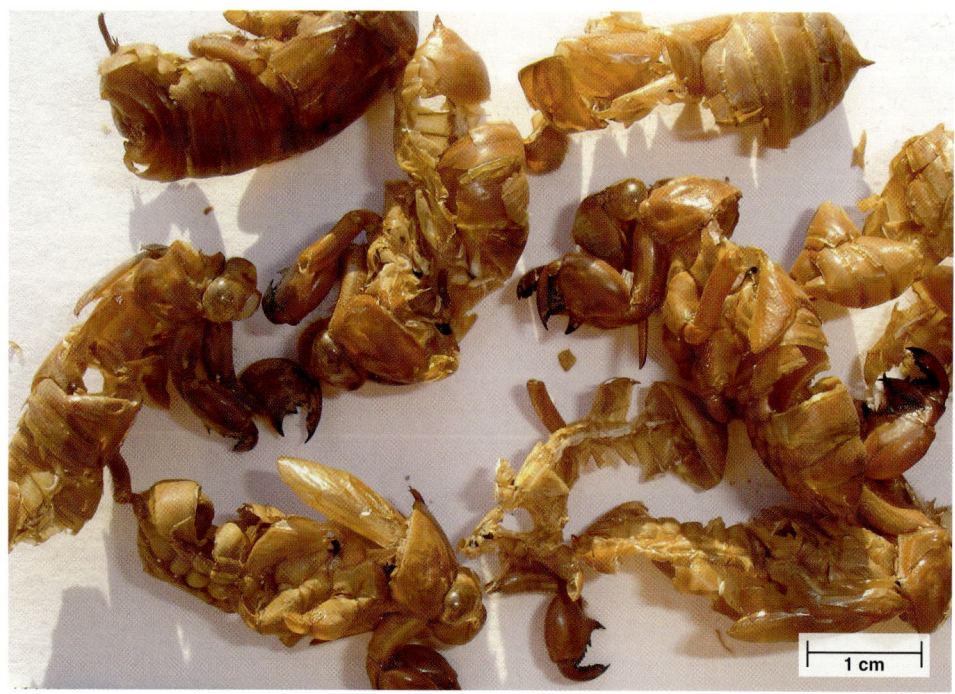

Abb. 2: Von der Larve abgestreifte Schale (Zikaden-Exoskelett), Cicadae periostracum (Chán Tuì). Hochwertige Ware ist goldglänzend und am Bauch frei von anhaftender Erde.

Synonyme
Zikadenkleid, Zikadenpanzer

Herkunft
Die nach dem Ausschlüpfen von der Larve hinterlassene, abgestreifte Schale (Exoskelett) von *Cryptotympana pustulata* FABRICIUS, Cicadidae

Gewinnung
Das hinterlassene Exoskelett wird im Sommer gesammelt (handverlesen), von anhaftender Erde befreit und getrocknet. Die beste Qualität hat eine goldglänzende Farbe. Der Handel bezeichnet die Droge als Jīn Chán Tuì.

Pao Zhi
Kein Pao Zhi üblich

Qualität
Es soll nur das glänzende Exoskelett verwendet werden. Erdrückstände an der ventralen Seite weisen auf nicht sorgfältige Handverlesung und nicht ordnungsgemäße Reinigung hin.

Eigenschaften
Geschmacksrichtung: süß
Temperaturverhalten: kalt
Wirkungsort/Meridian: Lunge, Leber

Wirkung und Anwendung
Wind-Hitze zerstreuend, Rachenschmerzen beseitigend, Masern und Röteln zum Ausbruch verhelfend, Augen-Schleier (Katarakt) beseitigend, Krämpfe lösend.

Bei Wind-Hitze-Erkältung mit Stimmverlust und Rachenentzündung kühlt die Droge sehr gut die Lungen-Hitze. Sie wird oft mit Chrysanthemi flos/Jú Huā, Menthae folium/Bò Hè und Forsythiae fructus/Lián Qiáo kombiniert eingesetzt (siehe Rezeptur Hai Chan San, bestehend aus Cicadae periostracum/Chán Tuì und Sterculiae lychnophorae semen/Pàn Dà Hǎi).

In der Anfangsphase von Masern und Röteln mit Juckreiz, wenn diese nicht die Oberfläche durchbrechen können, kann Chán Tuì in Kombination mit Menthae folium/Bò Hè, Schizonepetae spica/Jīng Jiè Suì, Arctii fructus/Níu Bāng Zǐ und Forsythiae fructus/Lián Qiào die Noxe an die Oberfläche befördern und den Juckreiz stillen. Cicadae periostracum/Chán Tuì ist auch ein Bestandteil der Rezeptur Xiao Feng San, die bei durch Wind-Hitze-Nässe verursachten Hautkrankheiten (z. B. bei Ekzemen, Juckreiz, Neurodermitis usw.) eingesetzt wird.

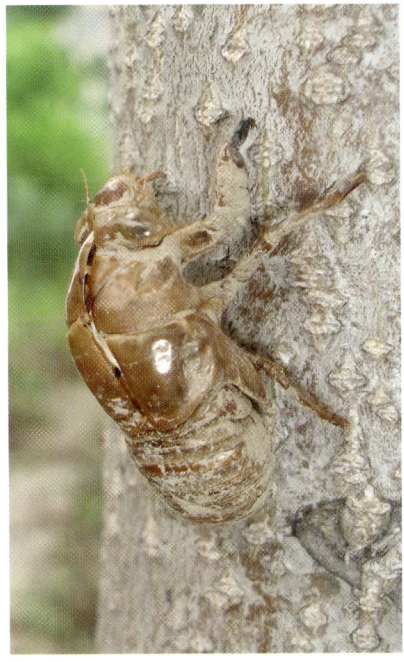

Abb. 3: Verlassenes Zikaden-Exoskelett, Cicadae periostracum (Chán Tuì) an einer Baumrinde

Bei Wind-Hitze im Leber-Meridian mit geröteten Augen und Hornhauttrübung wird Cicadae periostracum/Chán Tuì mit Chrysanthemi flos/Jú Huā, Tribuli fructus/Jí Lí und Cassiae semen/Jué Míng Zǐ angewendet.

Krämpfe, tetanische Krämpfe und Unruhe bei Kindern werden heute in Gegensatz zu früher nur noch selten mit dieser Droge behandelt.

Dosierung
3–6 g im Dekokt. Als Pulver 1 bis 2 g mit kochendem Wasser aufbrühen und lauwarm einnehmen. Um Krämpfe zu lösen, sollte die Dosis auf 6 g und höher gesteigert werden.

Inhaltsstoffe
Chitin, Polypeptide, Aminosäuren, Polysaccharide, organische Säuren

Pharmakologie
Antipyretisch, antispastisch, sedativ

Unerwünschte Wirkungen und Gegenanzeigen
Vorsicht in der Schwangerschaft

1.2.5 Cimicifugae rhizoma – Silberkerzenwurzelstock – Shēng Má, 升麻

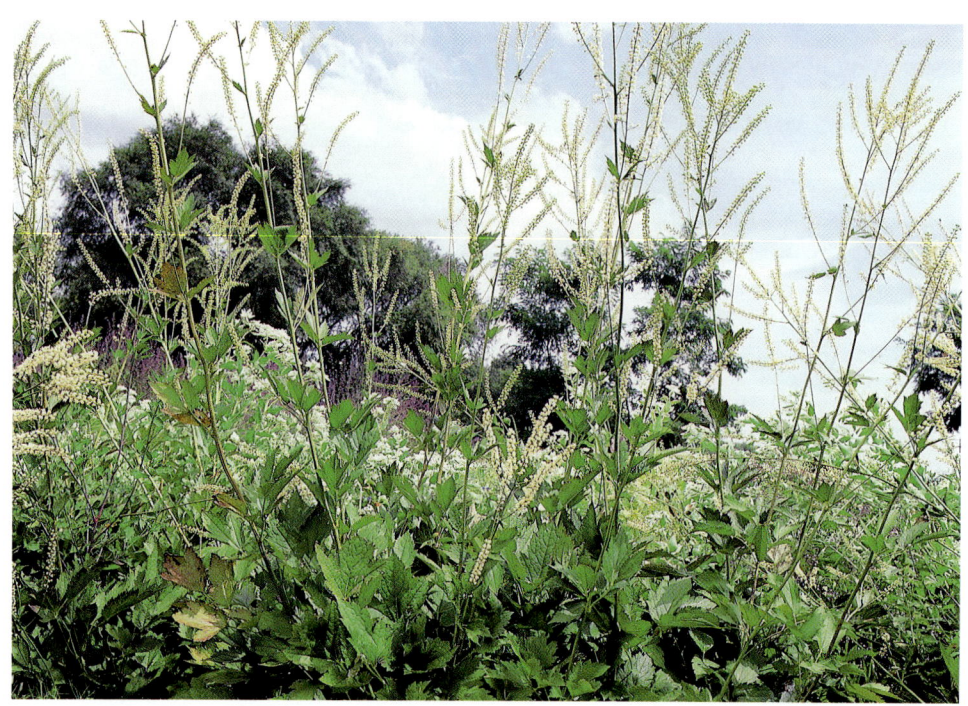

Abb. 1: Bärenklaublättrige Silberkerze, *Cimicifuga heracleifolia* Kom. (Dà Sān Yè Shēng Má)

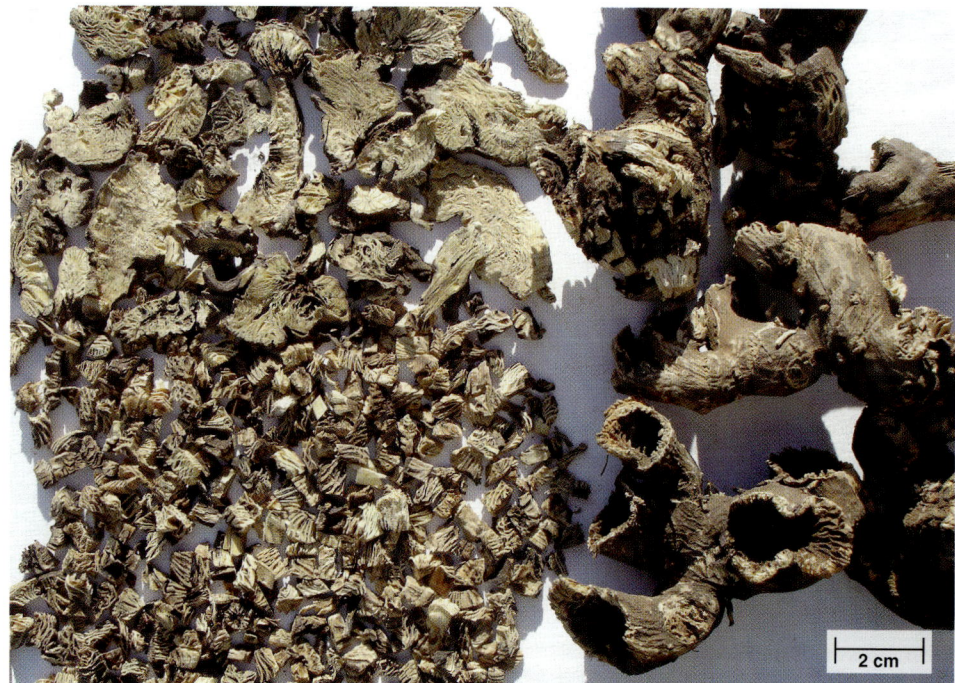

Abb. 2: Silberkerzenwurzelstock, Cimicifugae rhizoma (Shēng Má), links Schnittdroge, rechts Ganzdroge aus *Cimicifuga foetida* L. (Shēng Má). *Cimicifuga foetida* L. (Shēng Má) aus Si Chuan wird als Dao-Di-Droge geschätzt, im Bruch ist sie dunkelgrün. Bei der Schnittdroge aus He Nan ist die dunkelgrüne Farbe im Bruch kaum erkennbar.

Herkunft
Das getrocknete Rhizom von *Cimicifuga heracleifolia* Kom. (Da San Ye Sheng Ma), *Cimicifuga dahurica* (Turcz.) Maxim. (Xin An Sheng Ma, Bei Sheng Ma) oder *Cimicifuga foetida* L. (Sheng Ma), Ranunculaceae

Ernte und Verarbeitung
Der Wurzelstock wird im Herbst und im Frühling ausgegraben, gereinigt und so lange an der Sonne getrocknet, bis die feinen Nebenwurzeln trocken sind. Diese werden dann durch Feuer abgebrannt. Anschließend wird die Hauptwurzel weiter an der Sonne getrocknet.

Pao Zhi
Shēng Má/Cimicifugae rhizoma: Die Wurzel wird in Wasser eingeweicht und in Scheiben geschnitten. So verarbeitet wird sie zum Entgiften und Befreien von Oberflächen eingesetzt, ebenso dazu, Masern-Exantheme nach außen zu befördern.

Mì Shēng Má (Zhì Shēng Má)/Cimicifugae rhizoma praep.: Die geschnittene Droge wird mit Honig (auf 1 kg kommen 400 g raffinierter Honig) versetzt, bis sie den Honig aufgesogen hat. Dann wird sie über mildem Feuer unter ständigem Rühren geröstet, bis sich die Wurzel nicht mehr klebrig anfühlt. So präpariert wird sie zur Anhebung des Yang benutzt.

Qualität
Je größer die Wurzel und je fester ihre Konsistenz, desto besser ist ihre Qualität. Zeichen für gute Qualität sind ferner fehlende Nebenwurzeln und eine grünliche Farbe der Bruchfläche. Von sehr guter Qualität ist Xin An Sheng Ma (Handelsname Bei Sheng Ma).

Eigenschaften
Geschmacksrichtung: scharf, leicht süß
Temperaturverhalten: leicht kalt
Wirkungsort/Meridian: Lunge, Milz, Magen, Dickdarm

Wirkung und Anwendung
Oberfläche befreiend, Eruption der Masern fördernd, Hitze kühlend, entgiftend, Yang-Qi anhebend.

Wenn Masern nicht nach außen durchbrechen können, wird Cimicifugae rhizoma/Shēng Má mit Puerariae lobatae radix/Gě Gēn, Paeoniae radix alba/Bái Sháo und Glycyrrhizae radix et rhizoma/Gān Cǎo eingesetzt (siehe Rezeptur Sheng Ma Ge Gen Tang). Diese Rezeptur kann den Durchbruch beschleunigen und Komplikationen vermeiden.

Wenn Wind-Hitze in den Kopf eindringt, kann dies auch Yang-Ming-Kopfschmerzen verursachen. In diesem Fall wird Cimicifugae rhizoma/Shēng Má zusammen mit Gypsum fibrosum/Shí Gāo, Scutellariae radix/Huáng Qín und Angelicae dahuricae radix/Bái Zhǐ kombiniert.

Bei durch Wind-Hitze mit Nässe verursachten Kopfschmerzen (am Dach), ist Cimicifugae rhizoma/Shēng Má kombiniert mit Atractylodis rhizoma/Cāng Zhū, Menthae folium/Bò Hè und Schizonepetae spica/Jīng Jiè einzusetzen.

Cimicifugae rhizoma/Shēng Má kann bei entzündlichen Prozessen eingesetzt werden, zum Beispiel bei Mundgeschwüren, geröteten Augen und Zahnschmerzen, die durch Magenfeuer verursacht wurden (Yang-Ming). Dafür wird die Droge mit Coptidis rhizoma/Huáng Lián, Gypsum fibrosum/Shí Gāo, Scutellariae radix/Huáng Qín und Moutan cortex/Mǔ Dān Pí kombiniert (siehe Rezeptur Qing Wei San).

Bei Halsschmerzen und Herpesinfektionen kann die Droge ebenfalls verwendet werden, dann kombiniert mit Scutellariae radix/Huáng Qín, Coptidis rhizoma/Huáng Lián und Moutan cortex/Mǔ Dān Pí (siehe Rezeptur Pu Ji Xiao Du Yin).

Bei Wen-Bing-Erkrankungen mit roten Flecken auf der Haut wird Cimicifugae rhizoma/Shēng Má zusammen mit Gypsum fibrosum/Shí Gao, Isatidis folia/Dà Qīng Yè und Arnebiae radix/Zǐ Cǎo eingesetzt.

Cimicifugae rhizoma/Shēng Má hat eine aufhebende Wirkung. Bei chronischem Durchfall mit Prolaps des Afters, der Gebärmutter und des Magens, die durch eine Qi-Schwäche verursacht wurden, kombiniert man Cimicifugae rhizoma/Shēng Má mit Ginseng radix et rhizoma/Rén Shēn, Astragali radix/Huáng Qí und Bupleuri radix/Chái Hú (siehe Rezeptur Bu Zhong Yi Qi Tang).

Bei sehr starken Regelblutungen infolge von Milz-Qi-Schwäche kann Cimicifugae rhizoma/Shēng Má mit Ginseng radix et rhizoma/Rén Shēn, Astragali radix/Huáng Qí und Atractylodis macrocephalae rhizoma/Bái Zhū kombiniert werden (siehe Rezeptur Ju Yuan Jian).

Dosierung
3–9 g

Inhaltsstoffe
Isoferulasäure, Ferulasäure, Cimicifugin, Cimigenol. *Cimicifuga heracleifolia* kom./Da San Ye Sheng Ma enthält Cimigenol-Xyloside und Cimicifugoside. *Cimicifuga dahurica* (Turcz.) Maxim/Xin An Sheng Ma, Bei Sheng Ma enthält β-Sitosterol, Cimigenolxyloside, Cimicifugoside, Dahurinol, Isodahurinol, Visamminol sowie Visnagin. *Cimicifuga foetida* L./Sheng Ma enthält Cimicifugoside. Laut Chin. Ph. soll der Gehalt an Isoferulasäure mindestens 0,10 % betragen.

Pharmakologie
Antiseptisch, antipyretisch, antiinflammatorisch, analgetisch, sedativ, verlangsamt den Herzrhythmus, senkt den Blutdruck und verkürzt die Blutgerinnungszeit

Unerwünschte Wirkungen und Gegenanzeigen
Nicht anwenden bei: Masern, die schon ausgebrochen sind, Yin-Schwäche, Yang-Überschuss und zu hohem Leber-Yang, wenn sich also der Oberkörper im Völle-Zustand und die untere Körperhälfte im Leere-Zustand befinden.

1.2.6 Equiseti hiemalis herba – Winterschachtelhalmkraut – Mù Zéi, 木贼

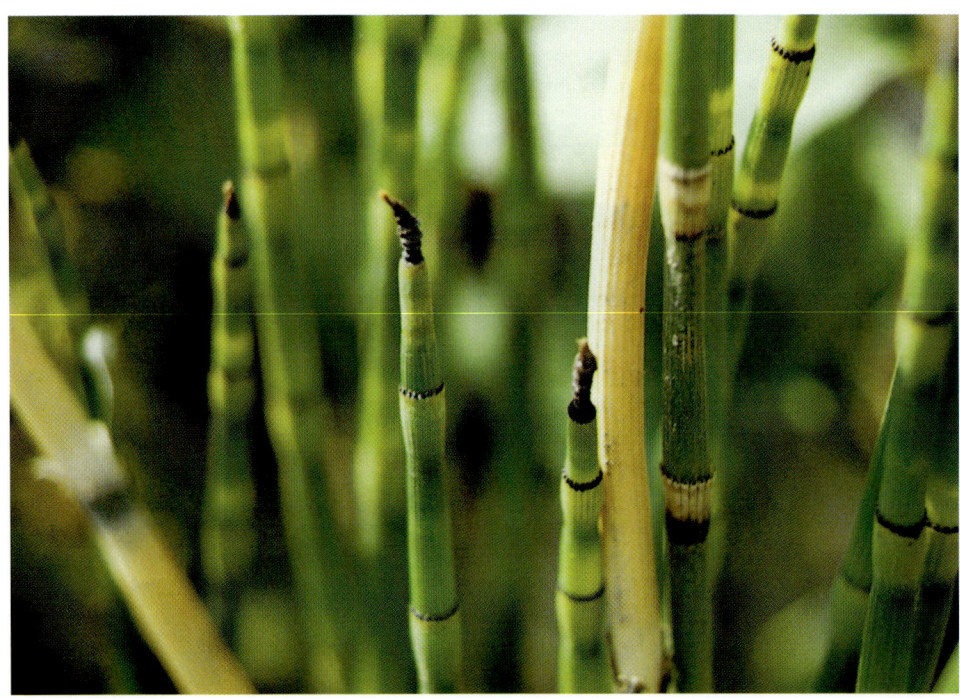

Abb. 1: Winterschachtelhalm, *Equisetum hiemale* L. (Mù Zéi). Quelle: The coloured Atlas of the Chinese Materia Medica specified in Chin. Ph.

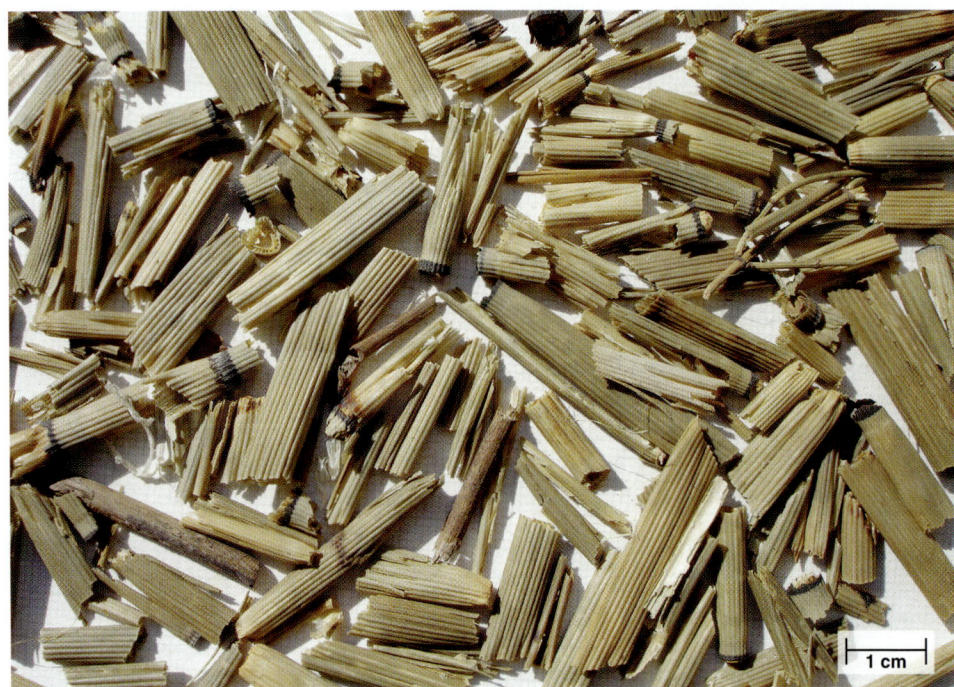

Abb. 2: Winterschachtelhalmkraut, Equiseti hiemalis herba (Mù Zéi), Schnittdroge. Die frische Ware ist grünlicher als hier gezeigt.

Herkunft
Die getrockneten oberirdischen Teile von *Equisetum hiemale* L. (Mù Zuí), Equisetaceae

Ernte und Verarbeitung
Die oberirdischen Teile werden im Sommer oder Anfang Herbst geschnitten, von Nebenwurzeln und Verunreinigungen befreit und an der Sonne oder im Schatten getrocknet. Abschließend werden die Stängel wieder leicht befeuchtet und in Segmente geschnitten.

Pao Zhi
Kein Pao Zhi üblich

Eigenschaften
Geschmacksrichtung: süßlich, bitter
Temperaturverhalten: neutral
Wirkungsort/Meridian: Lunge, Leber

Wirkung und Anwendung
Wind-Hitze zerstreuend, Augen klärend, Augenhornhauttrübungen zurückbildend.

Bei roten Augen und Hornhauttrübung, die durch Wind-Hitze entstanden sind, kann Equiseti hiemalis herba/Mù Zéi durch ihre schweißtreibende und die Oberfläche befreiende Wirkung die Noxe austreiben und die vorgenannten Symptome beseitigen. Hierfür wird sie oft zusammen mit Cicadae periostracum/Chán Tuì, Eriocauli herba/Gǔ Jīng Cǎo und Serpentis periostracum/Shé Tuì (gehäutete Schlangenhaut) benutzt. Bei Hornhauttrübung, die durch Leber-Schwäche entstanden ist, kann die Droge mit Eriocauli herba/Gǔ Jīng Cǎo, Haliotidis concha/Shí Jué Míng und Schweineleber zusammen gekocht und angewendet werden.

Bei Blut im Stuhl und blutenden Hämorrhoiden wirkt Equiseti hiemalis herba/Mù Zéi blutstillend. Hierfür wird sie oft mit Sophorae fructus/Huái Jiǎo, Sanguisorbae radix/Dì Yú und Scutellariae radix/Huáng Qín kombiniert.

Equiseti hiemalis herba/Mù Zéi kann auch bei Hepatitis, bei Steinen in den Harnwegen sowie äußerlich gegen Rötungen der Haut verwendet werden.

Dosierung
3–9 g

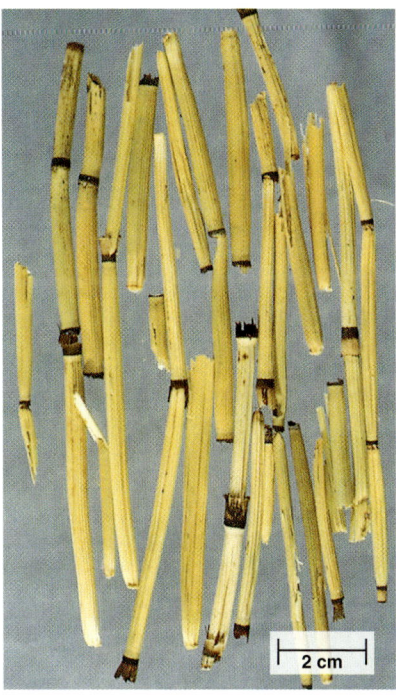

Abb. 3: Winterschachtelhalmkraut, Equiseti hiemalis herba (Mù Zéi), Ganzdroge. Quelle: The Coloured Atlas of Chinese Materia Medica specified in Chin. Ph.

Inhaltsstoffe
Palustrin, Dimethylsulfon, Thymin, Ferulasäure, Kaffeesäure, Kaempferol. Laut Chin. Ph. soll der Gehalt an Kaempferol mind. 0.2 % betragen.

Pharmakologie
Blutdrucksenkend, entzündungshemmend, diuretisch

Unerwünschte Wirkungen und Gegenanzeigen
Die Droge ist nur zur Behandlung des akuten Wind-Hitze-Befalles geeignet. Bei chronischer Hornhauttrübung, die durch eine Blutschwäche entstanden ist, ist sie ungeeignet. Ein langfristiger und falscher Einsatz kann zur Augenschwellung führen.

1.2.7 Lophatheri herba – Grazile Bambusblätter – Dàn Zhú Yè, 淡竹叶

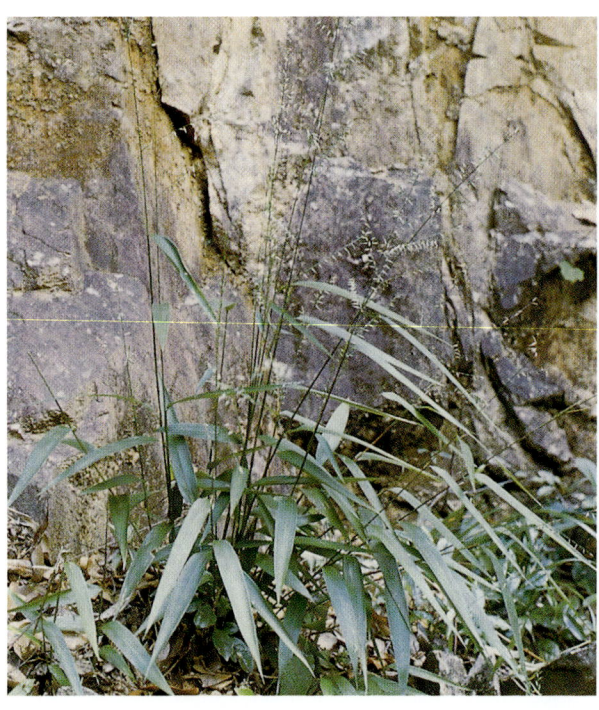

Abb. 1: Graziler Bambus, *Lophatherum gracile* BRONGN. (Dàn Zhú). Quelle: The coloured Atlas of the Chinese Materia Medica specified in Chin. Ph.

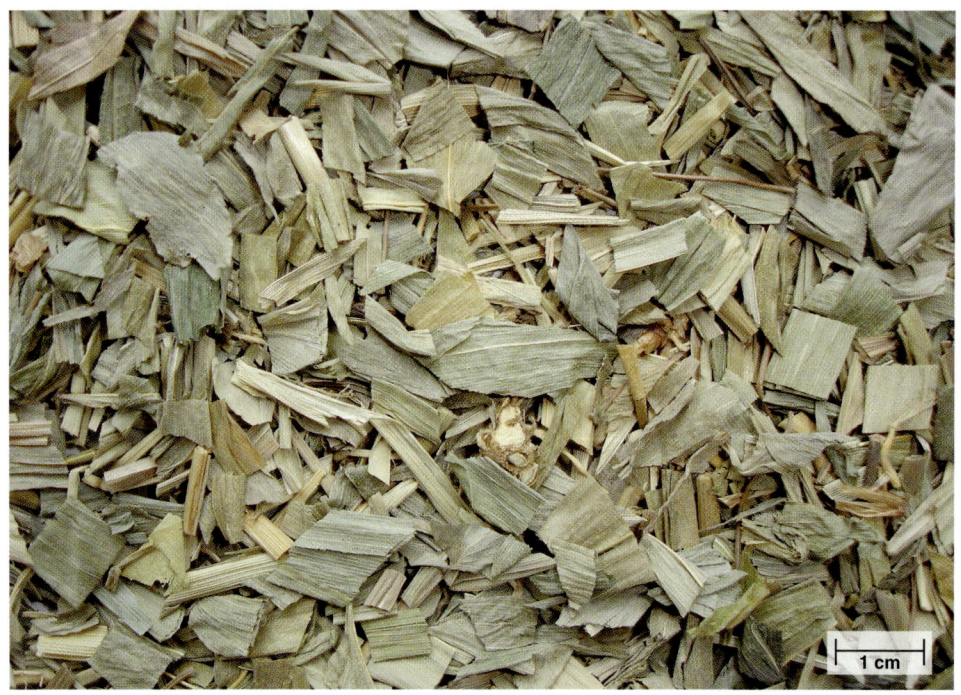

Abb. 2: Grazile Bambusblätter, Lophatheri herba (Dàn Zhú Yè), Schnittdroge

Herkunft
Die getrockneten Blätter von *Lophatherum gracile* BRONGN., Poaceae

Ernte und Verarbeitung
Die Blätter werden im Sommer abgeschnitten und an der Sonne getrocknet.

Pao Zhi
Kein Pao Zhi üblich

Eigenschaften
Geschmacksrichtung: süßlich, geschmacksarm
Temperaturverhalten: kalt
Wirkungsort/Meridian: Herz, Magen, Dünndarm

Wirkung und Anwendung
Hitze kühlend, Durst stillend, Unruhe beseitigend, Harnflussstau befreiend, diuretisch.

Dàn Zhú Yè wirkt im Herzmeridian. Sie zerstreut und kühlt Hitze. Somit ist sie für die Behandlung von Wind-Hitze im Oberen Erwärmer geeignet. Bei Hitze-Erkrankungen mit Durst und Unruhe wird die Droge oft mit Gypsum fibrosum/Shí Gāo und Phragmitis rhizoma/Lú Gēn kombiniert.

Bei Mund- und Zungengeschwüren durch ein zu starkes Herz-Feuer sowie bei Zahnfleischgeschwüren, dunklem Urin sowie spärlichen und schmerzlichen Miktionsstörungen wird die Droge oft mit Junci medulla/Dēng Xīn Cǎo, Talcum/Huá Shí, Imperatae rhizoma/Bái Máo Gēn oder mit Glycyrrhizae radix extremitas/Gān Cǎo Shāo (Nebenwurzel von Glycyrrhizae radix et rhizoma/Gān Cǎo), Clematidis armandii caulis/Chuān Mù Tōng und Rehmanniae radix/Shēng Dì Huáng verwendet (siehe Rezeptur Dao Chi San). Bei einer Wassereinlagerung mit Miktionsstörung kombiniert man sie mit Arctii fructus/Níu Bāng Zǐ, Alismatis rhizoma/Zé Xiè und Leonuri herba/Yì Mǔ Cǎo. Die Droge ist kalt, aber auch etwas befeuchtend. Somit eignet sie sich auch bei Restsymptomen, wie z. B. nach hohem Fieber oder nach einer Zystitis, bei denen andere kühlende Mittel zu stark trocknend wirken würden.

Lophatheri herba/Dàn Zhú Yè kann zusammen mit Artemisiae scopariae herba/Yīn Chén, Scutellariae radix/Huáng Qín und Gardeniae fructus/Zhī Zǐ zur Behandlung der Gelbsucht eingesetzt werden.

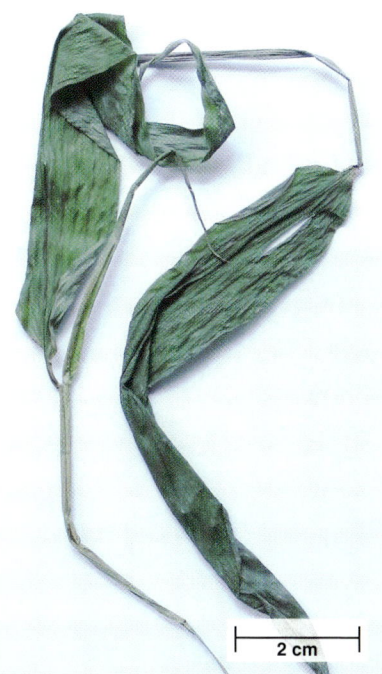

Abb. 3: Grazile Bambusblätter, Lophatheri herba (Dàn Zhú Yè), Ganzdroge.

Dosierung
6–9 g

Inhaltsstoffe
Arundoin, Cylindrin, Friedelin, β-Sitosterin, Stigmasterin, Taraxerol, Aminosäuren

Pharmakologie
Antipyretisch, schwach diuretisch, erhöht die Ausscheidung von Chlorverbindungen und erhöht den Blutzucker

Unerwünschte Wirkungen und Gegenanzeigen
Keine

1.2.8 Menthae herba – Chinesisches Ackerminzenkraut – Bò Hè, 薄荷

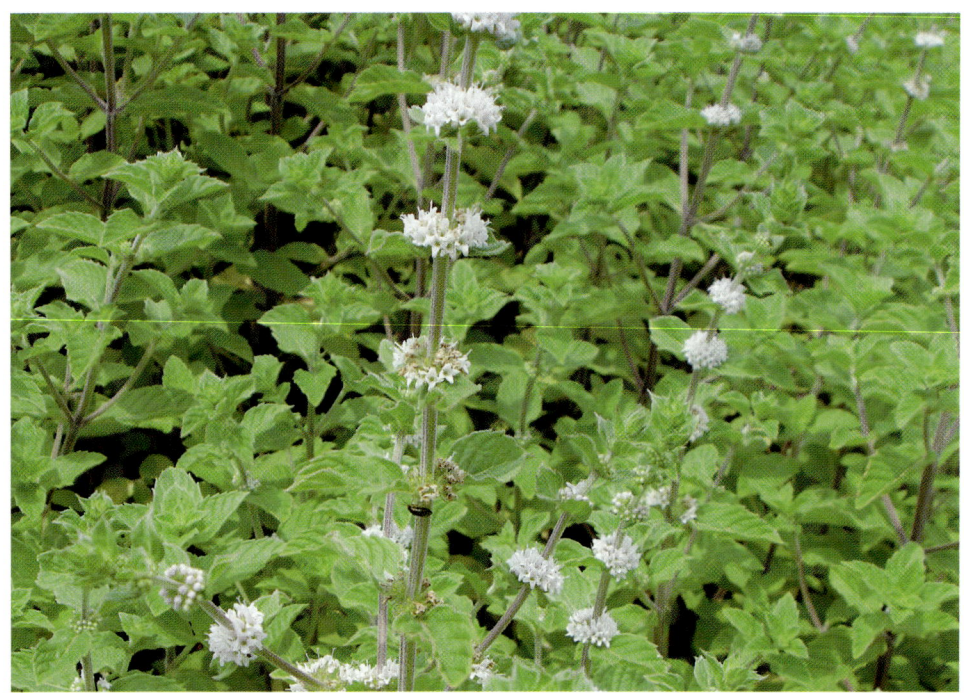

Abb. 1: Chinesische Ackerminze, *Mentha haplocalyx* BRIQ. (Bò Hè)

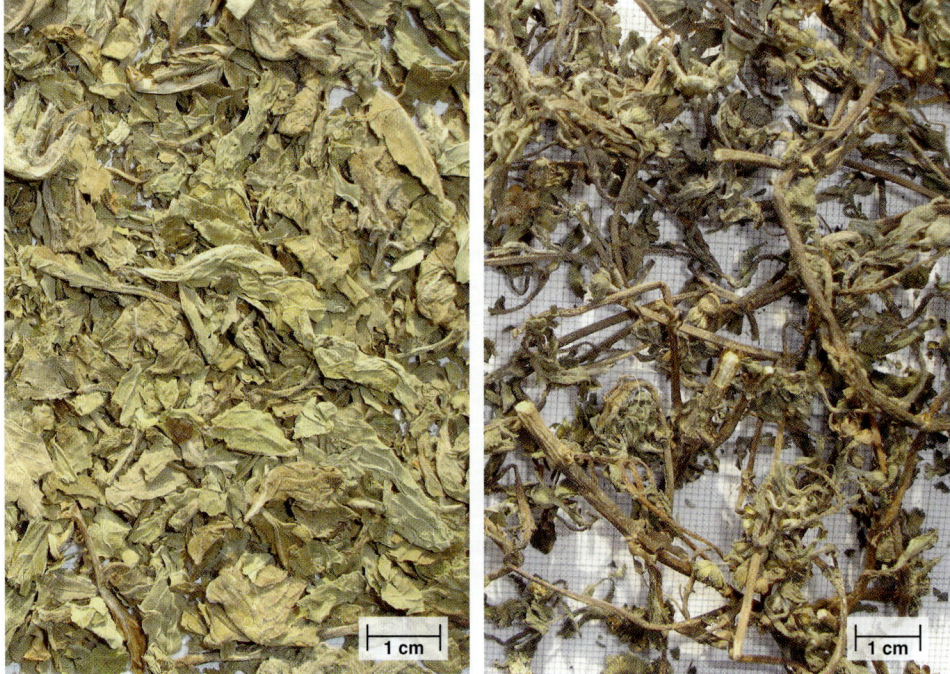

Abb. 2 links: Chinesische Ackerminzenblätter, Menthae folium (Bò Hè Yè), hochwertige Qualität

Abb. 2 rechts: Chinesisches Ackerminzenkraut, Menthae herba (Bò Hè), minderwertige Qualität

Herkunft
Die getrockneten oberirdischen Teile von *Mentha haplocalyx* Briq., Lamiaceae

Ernte und Verarbeitung
Die Droge wird im Sommer und Herbst 2- bis 3-mal geerntet und im Schatten getrocknet.

Pao Zhi
Kein Pao Zhi üblich

Qualität
Die handelsübliche Bò Hè ist meistens von minderwertiger Qualität. Daher sollte man möglichst Bò Hè aus Südchina, zum Beispiel aus Jiang Su, verwenden und die Droge von einem Lieferanten beziehen, der Qualität, ordnungsgemäße Ernte, sowie Verarbeitung zuverlässig kontrolliert. Die gesamte Ernte sollte binnen drei aufeinander folgender sonniger Tagen erfolgen. Während der Verarbeitung die Droge wenig schütteln und unbedingt im Schatten trocknen. Der Blattanteil darf nicht unter 35 % liegen, am besten nur die reinen Blätter (Menthae folium/Bò Hè Yè) verwenden. Bei optimalen Bedingungen kann der Anteil des ätherischen Öls über 3 % betragen. Die Blätter sind scharf im Geschmack und wirken dadurch öffnend sowie zerstreuend. Die Stängel regulieren dagegen das Qi.

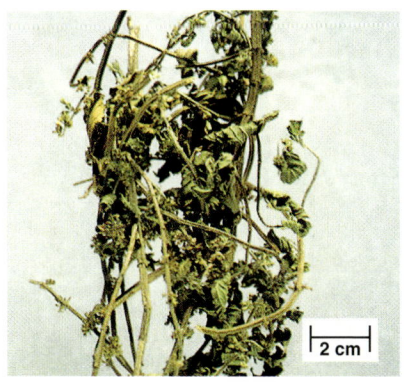

Abb. 3: Chinesisches Ackerminzenkraut, Menthae herba (Bò Hè). Ganzdroge. Quelle: The coloured Atlas of the Chinese Materia Medica specified in Chin. Ph.

Eigenschaften
Geschmacksrichtung: scharf
Temperaturverhalten: kühl
Wirkungsort/Meridian: Lunge, Leber

Wirkung und Anwendung
Wind-Hitze kühlend, Kopf und Augen klärend, Ausbruch von Masern und Röteln nach außen beschleunigend.

Die Droge wird bei Wind-Hitze und Leber-Feuer mit Kopf- oder Augenschmerzen benutzt. Hierfür kann Menthae folium/Bò Hè kombiniert mit Chrysanthemi flos/Jú Huā, Schizonepetae spica/Jīng Jiè Suì und Mori folium/Sāng Yè gegeben werden. Menthae folium/Bò Hè ist auch bei Föhn-Beschwerden einsetzbar. Bei Patienten, deren Erkältung immer mit Halsschmerzen beginnt, hat sich folgende Rezeptur bewährt: Menthae folium/Bò Hè 2 g zusammen mit Panacis quinquefolii radix/Xī Yáng Shēn als Pulver 2 g in 500 ml kochendem Wasser 15 Minuten ziehen lassen und in mehreren Portionen pro Tag warm trinken. Menthae folium/Bò Hè ist auch bei Aphthen im Mund wirksam. Zusammen mit Mori cortex/Sāng Bái Pí kühlt sie außerdem Lungen-Hitze.

In der Anfangsphase von Exanthemen, z. B. bei Masern, Röteln und Erysipel, wird Menthae folium/Bò Hè mit Cicadae periostracum/Chán Tuì, Schizonepetae spica/Jīng Jiè Suì, Arctii fructus/Niú Bāng Zǐ sowie Forsythiae fructus/Lián Qiào kombiniert. Diese Kombination wirkt auch Juckreiz stillend.

Die Droge löst eine Leber-Qi-Stagnation, beseitigt das Völlegefühl sowie den Druck in der Brust gemäß der Rezeptur Xiao Yao San eingesetzt.

Eine bewährte Rezeptur für Rhinitis ist: 9 g Menthae folium/Bò Hè, 3 g Borax/Péng Shā und 1 g Borneolum/Bīng Piàn pulverisieren und wie Schnupftabak in die Nase einziehen.

Wegen ihrer kühlenden Wirkung kann Menthae folium/Bò Hè auch bei „Wen Bing" (durch Hitze erzeuge Erkrankungen) eingesetzt werden. Der Anteil des Menthols in dem ätherischen Öl wirkt entzündungshemmend in der Anfangsphase einer Verbrennung sowie bei Insektenstichen und bei Muskelschmerzen. Menthol ist auch ein wichtiger Bestandteil vieler chinesischer Salben, z. B. von Tigerbalsam.

Dosierung
1–6 g. Die Droge am Ende des ersten Kochgangs in das Dekokt geben und drei bis fünf Minuten ziehen lassen.

Inhaltsstoffe
Ätherisches Öl 0,8 bis 3 %, davon 70–90 % Menthol, 10–20 % Menthon, α-Pinen, Camphen, Limonen, Pulegon. Die Chin. Ph. hat den Mindestgehalt an ätherischem Öl von 0,8 % auf 0,4 % gesenkt.

Pharmakologie
Die Droge erweitert die Blutgefäße in der Haut und erhöht die Schweißdrüsensekretion. Menthol hemmt die Kontraktion der glatten Muskulatur im Magen-Darm-Bereich, wirkt entkrampfend und hemmt das Wachstum von Bakterien und Viren. Menthol wirkt bei äußerlicher Anwendung kühlend, was eine Gegenreaktion in Form von Wärmeerzeugung und somit zu lokal erhöhter Durchblutung auslöst.

Unerwünschte Wirkungen und Gegenanzeigen
Die Droge nicht anwenden bei Masern, die schon die Körperoberfläche durchbrochen haben. Sie ferner nicht anwenden bei Yin-Schwäche, Yang-Überschuss und zu hohem Leber-Yang, wenn also der Oberkörper sich im Völle-Zustand und die untere Körperhälfte im Leere-Zustand befindet. Bei Qi-Schwäche mit kaltem übermäßigem weißem Schleim ist die Droge ebenfalls nicht anwendbar.

1.2.9 Mori folium – Maulbeerblätter – Sāng Yè, 桑叶

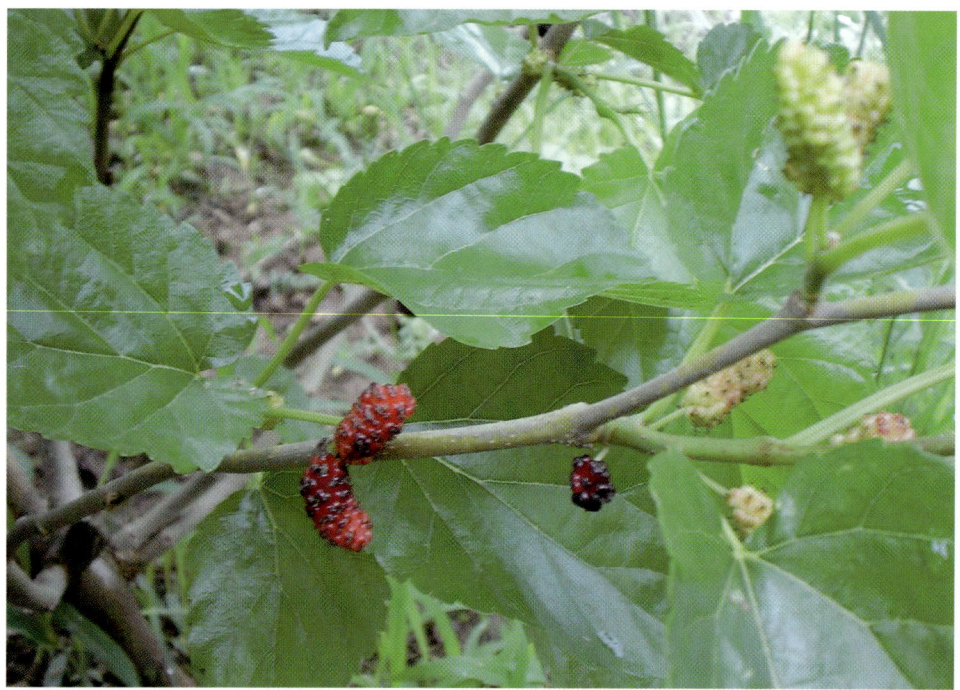

Abb. 1: Weißer Maulbeerbaum, *Morus alba* L. (Sāng), Blätter und unreife Früchte

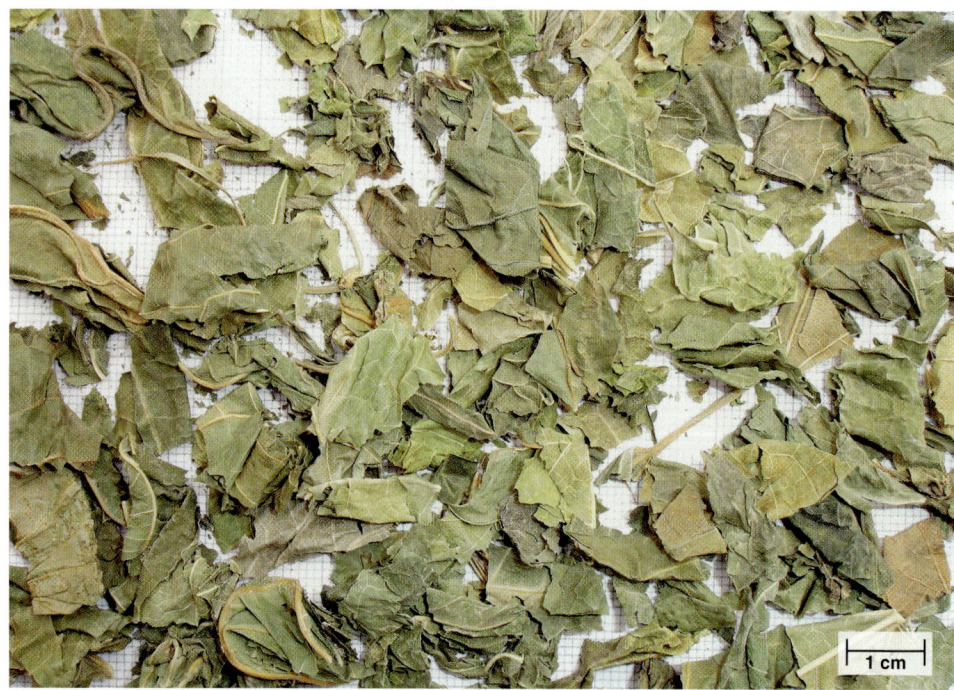

Abb. 2: Maulbeerblätter, Mori folium (Sāng Yè), Schnittdroge

Herkunft
Die getrockneten Blätter von *Morus alba* L., Moraceae

Ernte und Verarbeitung
Die Blätter werden nach Frost geerntet, von Verunreinigungen befreit und an der Sonne getrocknet. Durch den Frost enthalten sie das Metall-Qi.

Pao Zhi
Mori folium/Sāng Yè: Die Blätter werden gereinigt, zerkleinert und getrocknet.
Mori folium praep./Mì Sāng Yè (Zhì Sāng Yè): Die zerkleinerten Blätter werden mit Honig versetzt, bis sie den Honig aufgesogen haben. Danach werden sie auf schwachem Feuer geröstet, bis sie sich nicht mehr klebrig anfühlen. Die so verarbeitete Droge wirkt befeuchtend auf die Lunge.

Eigenschaften
Geschmacksrichtung: süß, bitter
Temperaturverhalten: kalt
Wirkungsort/Meridian: Lunge, Leber

Wirkung und Anwendung
Wind-Hitze kühlend, Lunge kühlend und befeuchtend, Leberkreislauf kühlend, Augen klärend.

Bei Beginn einer Wind-Hitze-Erkältung mit Husten und Kopfschmerzen wird die Droge mit Chrysanthemi flos/Jú Huā, Armeniacae semen amarum/Xìn Rén/Kǔ Xìng Rén und Forsythiae fructus/Lián Qiào kombiniert (siehe Rezeptur Sang Ju Yin).

Bei Lungen-Hitze mit trockenem Husten sowie wenig und schwer auszuwerfendem Schleim wird in akuten Fällen Mori folium/Sāng Yè mit Armeniacae semen amarum/Xìn Rén/Kǔ Xìng Rén, Glehniae radix/Běi Shā Shēn und Fritillariae thunbergii bulbus/Zhè Bèi Mǔ kombiniert. Die Rezeptur trägt den Namen San Xing Tang. Die Rezeptur Qing Zao Jiu Fei Tang ist bei Lungen-Hitze mit Trockenheit und schwerer Schädigung des Lungen-Yin mit Wind-Symptomen anzuwenden: Druckgefühl im Brustkorb, trockener Hals, trockener Husten ohne Schleim. Der Puls ist schwach oder leer. Die Zunge ist ohne oder mit spärlichem Belag. Mori folium/Sāng Yè ist ein wichtiger Bestandteil in vielen Sirups, die zur Lungenbefeuchtung dienen.

Die Droge wird auch bei aufsteigendem Leber-Yang mit Schwindel, Kopfschmerzen, roten Augen und Augenflimmern benutzt. Bei Schwindel und Kopfschmerzen wird Mori folium/Sāng Yè in Kombination mit Chrysanthemi flos/Jú Huā, Haliotidis concha/Shí Jué Míng und Paeoniae radix alba/Bái Sháo verabreicht. Um die Augen zu klären, wird die Droge mit Chrysanthemi flos/Jú Huā, Prunellae spica/Xià Kū Cǎo und Plantaginis semen/Chē Qián Zǐ kombiniert, da Mori folium/Sāng Yè sowohl die Außen-Hitze zerstreut, als auch die Leber-Hitze kühlt und das Yin ernährt.

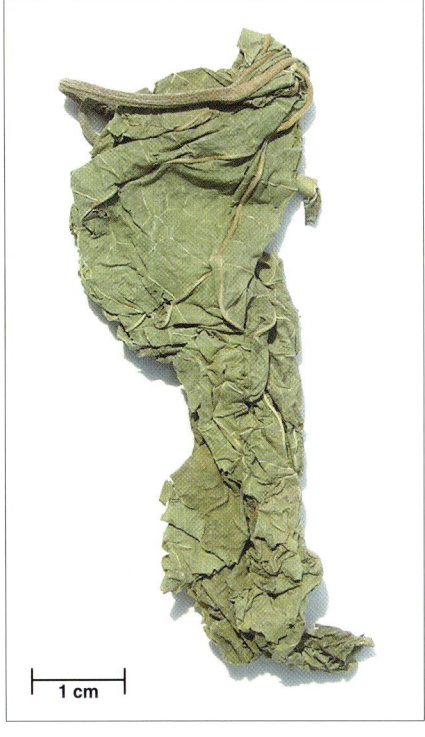

Abb. 3: Maulbeerblätter, Mori folium (Sāng Yè), Ganzdroge

Mori folium/Sāng Yè kann auch die Blut-Hitze kühlen, zum Beispiel bei Blutungen oder Blutspucken, die durch Blut-Hitze entstanden sind.

Bei Schweißen aller Art und einer dadurch hervorgerufenen Erschöpfung wird die Droge mit Astragali radix/Huáng Qí, Ophiopogonis radix/Mài Mén Dōng und Schisandrae chinensis fructus/Wǔ Wèi Zǐ benutzt. Diese Rezeptur nennt sich Lian Han Tang. Bei Nachtschweiß werden die getrockneten Blätter gemahlen, mit Reiswasser gemischt und nüchtern getrunken.

Dosierung
4,5–9 g. Bei Augenerkrankungen auch äußerlich als Waschung und Kompresse anwendbar

Inhaltsstoffe
Ecdyson, Rutin, Morin, Quercetin, Isoquercetin, Trigonellin, Carotin, Adenin, Cholin, Ergosterol, Vitamin B_1, Zucker, Gerbsäure

Pharmakologie
Antiseptisch, Blutzucker und Blutlipide senkend, Schweiß stoppend

Unerwünschte Wirkungen und Gegenanzeigen
Bei übermäßiger Kälte und viel Schleim ist die Droge kontraindiziert.

1.2.10 Puerariae lobatae radix – Kopoubohnenwurzel – Gě Gēn, 葛根

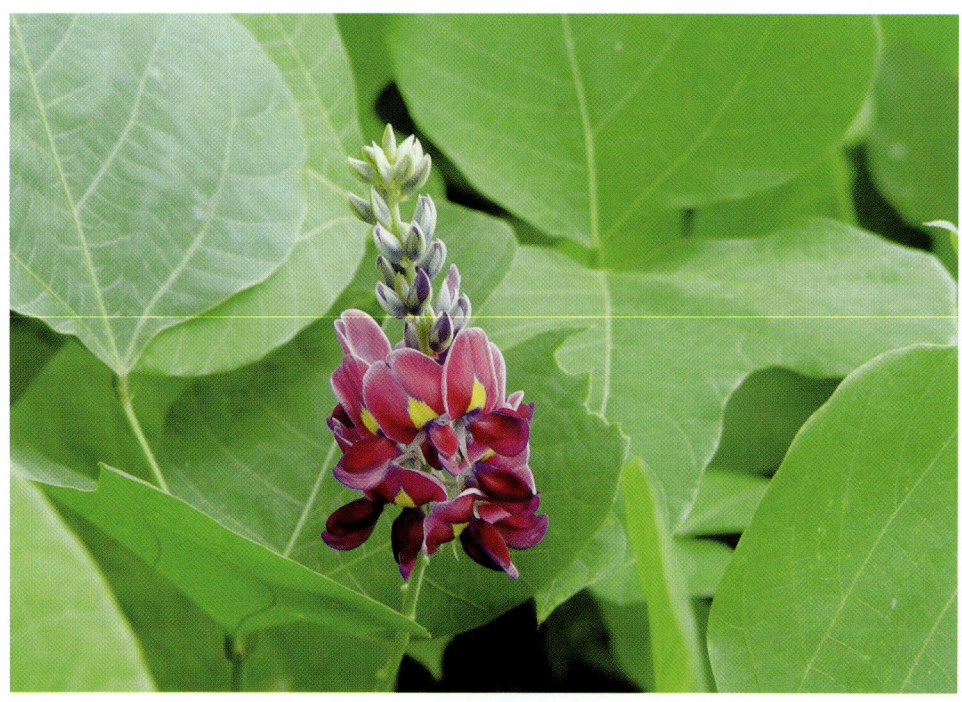

Abb. 1: Wilde Kopoubohne, *Pueraria lobata* (Willd.) Ohwi (Yě Gě)

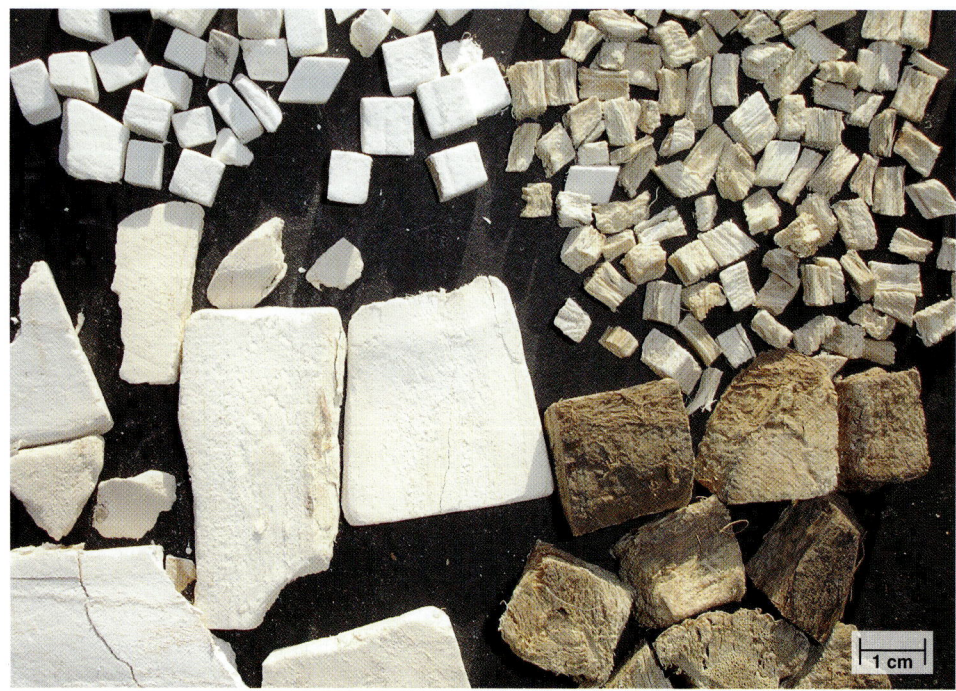

Abb. 2: Kopoubohnenwurzel, Puerariae radix (Gě Gēn), Schnittdroge. Links: Puerariae thomsonii radix/Fěn Gě, oft als Gě Gēn verkauft. Rechts: Echte Puerariae radix (Gě Gēn), die Droge unten ist grobfaserig, und teilweise verschmutzt. Die Verarbeitung der Droge links oben ist feiner. Sie ist weniger faserig und weist eine mehlige Konsistenz auf. Die Außenrinde ist entfernt, das Gewebe unverschmutzt, weswegen Qualität und Verarbeitung deutlich besser sind.

Synonyme
Puerariae radix

Herkunft
Die getrocknete Wurzel von *Pueraria lobata* (WILLD.) OHWI (Ye Ge), Fabaceae. Früher wurde die getrocknete Wurzel von *Pueraria thomsonii* BENTH. (Gan Ge/Fen Ge) auch als Gě Gēn verwendet. Seit der Chin. Ph. 2005 wird diese Droge als Puerariae thomsonii radix/ Fěn Gě geführt.

Ernte und Verarbeitung
Die Wurzel wird im Herbst oder Winter ausgegraben. Die Wurzel von *Pueraria lobata* (Ye Ge) wird in der Regel noch im frischen Zustand geschnitten und getrocknet. Nach der Trocknung ist sie nämlich aufgrund ihrer Größe nur noch sehr schwer zu schneiden.

Die Wurzel von *Pueraria thomsonii* (Fen Ge) wird geschält, in 0,5 cm dicke und 4 cm lange und breite Scheiben geschnitten und 5 bis 7 Tage in Wasser eingelegt. Während dieser Zeit wird alle 2 Tage das Wasser gewechselt, bis sich ihre geleeartige Substanz gelöst hat. Die Wurzelscheiben werden anschließend über verbranntem Schwefel so lange geräuchert, bis sie sich weich anfühlen. Danach werden sie getrocknet.

Pao Zhi
Chǎo Gě Gěn/Puerariae lobatae radix praep.: Die geschnittene Wurzel wird mit Weizenkleie so lange geröstet, bis ihre Oberfläche gelblich wird und teilweise braune Flecken aufweist. In dieser Form verwendet man sie bei Milz-Qi-Schwäche.

Qualität
Die feste, mehlige (wenig faserige) Konsistenz mit weißlicher Bruchfläche ist besser als die mehr faserige Konsistenz. Yě Gě ist faseriger als Fěn Gě. Fěn Gě wirkt besser zur Entspannung der Nackenmuskulatur.

Eigenschaften
Geschmacksrichtung:	süß, scharf
Temperaturverhalten:	kühl
Wirkungsort/Meridian:	Milz, Magen

Wirkung und Anwendung
Muskeln entspannend, fiebersenkend, Körperflüssigkeiten fördernd, Exantheme an die Oberfläche treibend, Yang anhebend und Durchfall stoppend.

Bei „Biao Zheng", wenn die Körperoberfläche von einem pathogenen Faktor befallen ist, und der Körper versucht, sich durch Fieber zu wehren, kann Puerariae lobatae radix/Gě Gēn das Fieber senken und die Verspannungen von Nacken- und Rückenmuskulatur lindern (siehe Rezeptur Ge Gen Tang).

Bei Hitze-Erkrankungen, die das Yin verletzen, haben die Patienten als Leitsymptom erhöhten Durst, wie z. B. bei Diabetes. Puerariae lobatae radix/Gě Gēn kann die Hitze kühlen, das Milz-Qi nach oben heben und den Durst stillen. Für diese Fälle wird Puerariae lobatae radix/Gě Gēn oft mit Phragmitis rhizoma/Lú Gēn, Trichosanthis radix/Tiān Huā Fěn und Anemarrhenae rhizoma/Zhī Mǔ kombiniert.

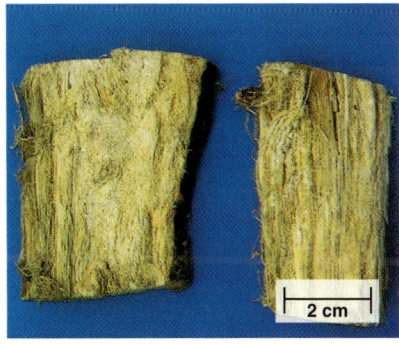

Abb. 3: Kopoubohnenwurzel, Puerariae radix (Gě Gēn). Ganzdroge. Quelle: The coloured Atlas of the Chinese Materia Medica specified in Chin. Ph.

In der Anfangsphase von Masern kann Puerariae lobatae radix/ Gě Gēn die Masern an die Oberfläche bringen. Dies verkürzt den Erkrankungsprozess.

Bei blutiger Dysenterie (mit starkem Geruch und Hitze-Gefühl) kann Puerariae lobatae radix/Gě Gēn mit Coptidis rhizoma/Huáng Lián und Glycyrrhizae radix et rhizoma/Gān Cǎo kombiniert werden. Bei Durchfall, der durch Milz-Qi-Schwäche verursacht wird, verwendet man Puerariae lobatae radix/Gě Gēn zusammen mit Ginseng radix et rhizoma/Rén Shēn, Poria/Fú Líng und Glycyrrhizae radix et rhizoma/Gān Cǎo.

Puerariae lobatae radix/Gě Gēn wird auch bei einer Nackenverspannung durch zu hohem Leber-Yang benutzt sowie bei einer möglichen Hypertonie, die die gleiche Ursache hat. Außer Hypertonie und Nackenstarre ist ihr Einsatz bei weiteren Symptomen wie Kopfschmerzen, Schwindel, Ohrensausen oder Taubheitsgefühl in den Gliedern angezeigt.

Dosierung
9–15 g. Für die Pillenverarbeitung sollte immer Chǎo Gě Gěn verwendet werden.

Inhaltsstoffe
Flavonoide, wie z. B. Daidzin, Daidzein, Xylopuerarin. Der Gehalt an Puerarin und Flavonen ist für die Qualität verantwortlich. Puerariae lobatae radix/Gě Gēn hat einen höheren Flavonoidgehalt als Puerariae thomsonii radix/Fěn Gě. Laut Chin. Ph. soll der Gehalt an Puerarin mindestens 2,4 % betragen.

Pharmakologie
Die Droge erweitert die koronaren Arterien und die peripheren Gefäße. Sie hemmt die Aggregation der Blutplättchen. Sie ist antipyretisch, blutzucker- und blutdrucksenkend und spasmolytisch.

1.2.11 Viticis fructus – Vitex-trifolia-Früchte – Màn Jīng Zǐ, 蔓荆子

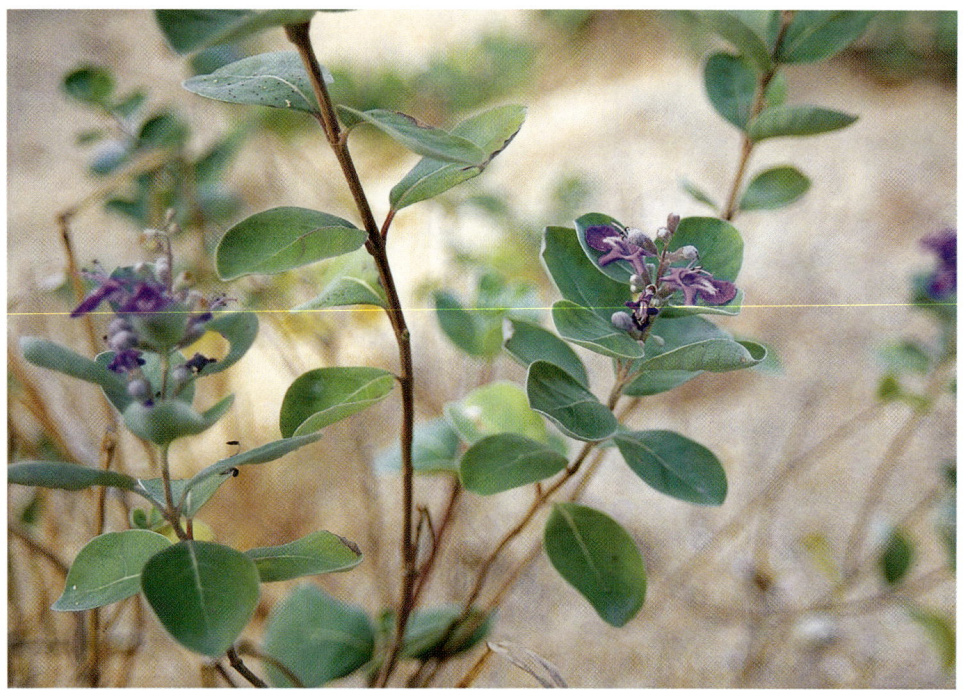

Abb. 1: Chinesischer Mönchspfeffer, *Vitex trifolia* L. var. *simplicifolia* (Dān Yè Màn Jīng), Zweige mit Blüten

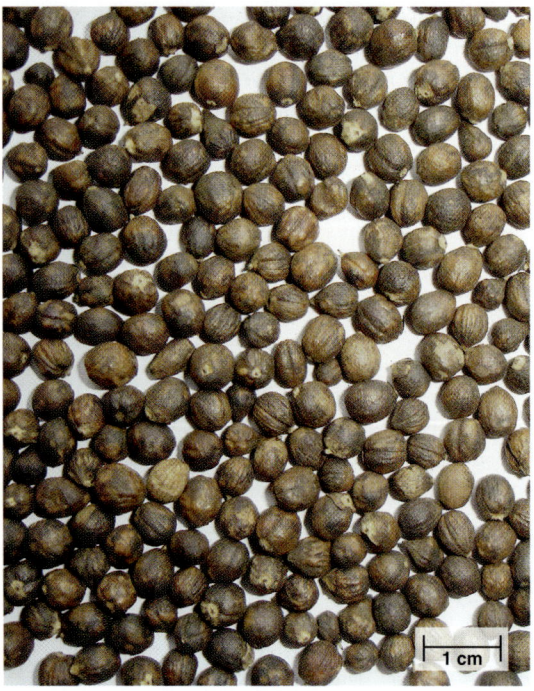

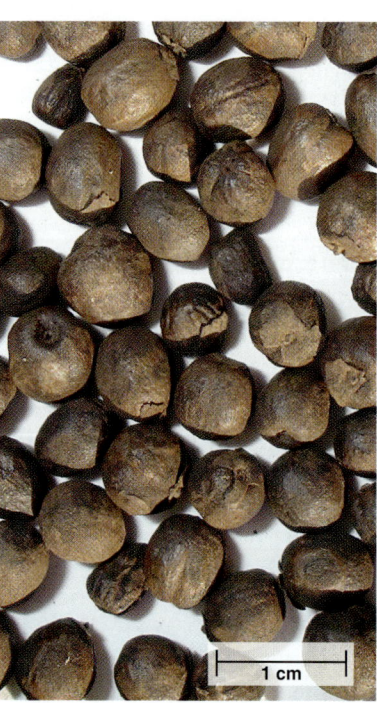

Abb. 2 links: Vitex-trifolia-Früchte, Viticis fructus (Màn Jīng Zǐ), ungeröstet

Abb. 2 rechts: Vitex-trifolia-Früchte geröstet, Viticis fructus praeparata, Chǎo Màn Jīng Zǐ, Standard-Abgabeform

Synonyme
Chinesische Mönchspfefferfrüchte

Herkunft
Die getrocknete reife Frucht von *Vitex trifolia* L. var. *simplicifolia* CHAM. (Dan Ye Man Jing) oder *Vitex trifolia* L. (Man Jing), Verbenaceae

Ernte und Verarbeitung
Die Frucht wird zur Reifezeit im Herbst gepflückt, gereinigt und an der Sonne getrocknet.

Pao Zhi
Viticis fructus praep./Chǎo Màn Jīng Zǐ: Die Früchte werden nach der Reinigung so lange geröstet, bis die verbliebenen Kelchblätter verbrannte Stellen aufweisen. Dann werden die Kelchblätter entfernt.

Viticis fructus praep./Chǎo Màn Jīng Zǐ ist die Standard-Abgabeform in der Apotheke, wenn die Rezeptur „Viticis fructus/Man Jing Zi" oder „Chao Man Jing Zi" vorgibt.

Eigenschaften
Geschmacksrichtung: bitter, scharf, süß
Temperaturverhalten: kühl
Wirkungsort/Meridian: Leber, Magen, Blase

Wirkung und Anwendung
Wind-Hitze austreibend, Augen und Kopf klärend.

Die Droge wird bei Kopfschmerzen, die durch Wind-Hitze verursacht wurden und mit einem schwerem Kopf und Fieber einhergehen, eingesetzt. Hierfür wird sie oft mit Chrysanthemi flos/Jú Huā und Menthae folium/Bò Hè kombiniert. Bei Kopfschmerzen ohne Erkältung wird Viticis fructus/Màn Jīng Zǐ häufig zusammen mit Tribuli fructus/Jí Lí, Chuanxiong rhizoma/Chuān Xiōng und Uncariae ramulus cum uncis/Gōu Téng gegeben.

Bei roten und tränenden Augen oder unklarer Sicht wird Viticis fructus/Màn Jīng Zǐ mit Chrysanthemi flos/Jú Huā, Cicadae periostracum/Chán Tuí und Gentianae radix rhizoma/Lóng Dǎn verabreicht. Bei gleichzeitigem Katarakt, Nachtblindheit, blutunterlaufenen Augen, Ohrensausen und Taubheit durch eine chronische Schwäche im Mittleren Erwärmer wird die Rezeptur Yi Qi Cong Ming Tang empfohlen.

Viticis fructus/Màn Jīng Zǐ ist eine wichtige Droge in der TCM-Augenheilkunde.

Auch bei Wind-Nässe-Bi (Arthritis) wird Viticis fructus/Màn Jīng Zǐ wegen ihrer analgetischen und krampflösenden Wirkung benutzt (siehe Rezeptur Qiang Huo Sheng Shi Tang).

In China wird die Droge neuerdings auch zur Behandlung von Brustkrebs empfohlen.

Kopfschmerzdifferenzierung mit therapeutischer Drogenzuordnung

	Ligustici rhizoma et radix/Gāo Běn	Angelicae dahuricae radix/Bái Zhǐ	Tribuli fructus/Jí Lí	Viticis fructus/Màn Jīng Zǐ
Hauptursache der Kopfschmerzen	Wind-Kälte	Wind-Nässe	Leber-Wind	Wind-Hitze
Hauptsymptome	Stechende Schmerzen, die durch Wärme gelindert werden, gespannter Puls	Anhaltende stumpfe Schmerzen, wie in ein Tuch eingewickelt, Zunge belegt, schlüpfriger Puls	Schwindel mit Kopfschmerzen und hohem Blutdruck, drahtiger und dünner Puls	Kopfschmerzen, schwerer Kopf, Benommenheit, rote Augen, oberflächlicher Puls
Bevorzugter Ort des Schmerzes	Kopfdach, Hinterkopf	Stirn	Seite und Kopfdach	Schläfen

Dosierung
5–9 g. Vor Gebrauch zerstoßen

Inhaltsstoffe
Ätherisches Öl mit Pinen, Camphen, Vitamin A, Vitexicarpin (= Casticin), Vitricin

Pharmakologie
Beruhigend, analgetisch, antipyretisch, antiseptisch, Auswurf fördernd. Der destillierte Extrakt erhöht die Durchblutung peripherer und innerer Organe.

Unerwünschte Wirkungen und Gegenanzeigen
Kontraindiziert bei Kopf- und Augenschmerzen, die durch einen Blut-Mangel verursacht werden

2 Schleimlösende und hustenstillende Drogen – Zhi Ke Hua Tan Yao – 止咳化痰药

- 2.1 Kalten Schleim lösende Drogen mit erwärmenden Eigenschaften – Wen Hua Han Tan Yao – 温化寒痰药
- 2.2 Heißen Schleim lösende Drogen mit kühlenden Eigenschaften – Qing Hua Re Tan Yao – 清化热痰药
- 2.3 Husten und Keuchatmung stillende und besänftigende Drogen – Zhi Ke Yao – 止咳药
- 2.4 Asthma beseitigende Drogen – Ping Chuan Yao – 平喘药
- 2.5 Heißen Schleim lösende und Knoten zerstreuende Drogen – Ruan Jian San Jie Yao – 软坚散节药

2.1 Kalten Schleim lösende Drogen mit erwärmenden Eigenschaften – Wen Hua Han Tang Yao – 温化寒痰药

Drogenübersicht für kalten Schleim lösende Drogen mit erwärmenden Eigenschaften

Lat. Name	Dt. Name	Pin-Yin-Name	Chin. Name	Seite
Arisaematis rhizoma praeparata	Vorbehandelte Feuerkolbenwurzelknollen	Zhì Tiān Nán Xīng	制天南星	60
Citri reticulatae pericarpium	Mandarinenschale	Chén Pí	陈皮	63
Inulae flos	Alantblüten	Xuān Fù Huā	旋覆花	65
Pinelliae rhizoma praeparata	Vorbehandelte Pinellia-Knollen	Fǎ Bàn Xià	法半夏	67
Platycodonis radix	Ballonblumenwurzel	Jié Gěng	桔梗	70
Sinapis semen	Weiße Senfsamen	Bái Jiè Zǐ	白芥子	73

Gemeinsamkeiten

Die Drogen werden nur bei kaltem Schleim verwendet. Bei heißem oder trockenem Schleim sind sie kontraindiziert, da sie in ihrem Temperaturverhalten warm bis heiß sind. Einige Drogen, wie Citri reticulatae pericarpium/Chén Pí, Pinelliae rhizoma praep./Fǎ Bàn Xià und Arisaematis rhizoma praep./Zhì Tiān Nán Xīng, sind von besonders guter Qualität, wenn sie älter sind und richtig gelagert wurden. Je älter, desto wirksamer sind sie also.

2.1.1 Arisaematis rhizoma praeparata – Vorbehandelte Feuerkolbenwurzelknollen – Zhì Tiān Nán Xīng, 制天南星

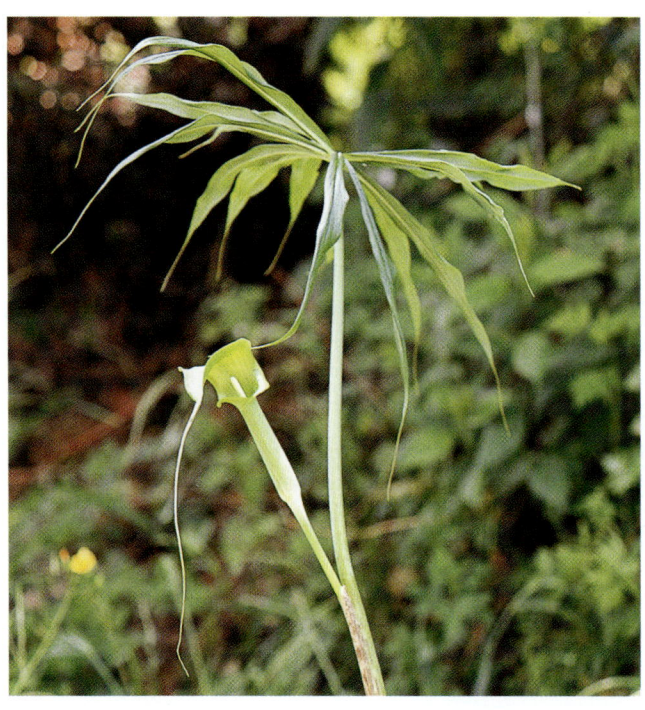

Abb. 1: Feuerkolben, *Arisaema erubescens* (Wall.) Schott, (Tiān Nán Xīng)

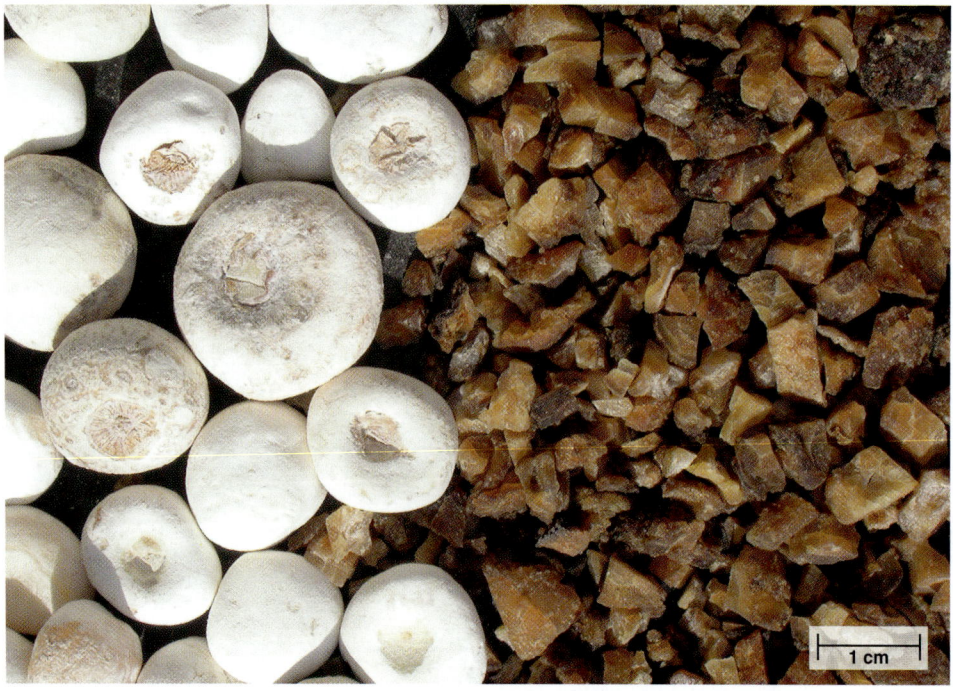

Abb. 2: Feuerkolbenwurzelknollen. Links: Arisaematis rhizoma (Tiān Nán Xīng), Rohdroge, giftig. Rechts: Die mit Ingwersaft vorbehandelte Droge Arisaematis rhizoma praeparata (Zhì Tiān Nán Xīng) ist im Temperaturverhalten warm.

Herkunft

Die getrocknete Wurzelknollen von *Arisaema erubescens* (WALL.) SCHOTT. (Tian Nan Xing), *Arisaema heterophyllum* BL. (Yi Ye Tian Nan Xing) und *Arisaema amurense* MAXIM. (Dong Bei Tian Nan Xing), Araceae

Ernte und Verarbeitung

Die Knolle wird im Herbst oder im Winter, wenn die Stängel und die Blätter verwelkt sind, ausgegraben. Sie wird dann von den feinen Nebenwurzeln und der Außenrinde befreit, gewaschen und getrocknet. Manche räuchern sie zusätzlich über verbranntem Schwefel.

Pao Zhi

Arisaematis rhizoma/Shēng Tiān Nán Xīng (Tiān Nán Xīng): Die Wurzelknolle wird von Verunreinigungen befreit, gewaschen und getrocknet. Diese Form wird nur äußerlich angewandt, da sie toxisch ist.

Arisaematis rhizoma praep./Zhì Tiān Nán Xīng: Die Wurzelknolle wird in Wasser eingelegt, bis das Innere durchfeuchtet ist. Das Wasser wird täglich 2- bis 3-mal gewechselt. Wenn sich weißer Schaum gebildet hat, wird nach dem Wasserwechsel Alaun zugesetzt (pro kg Droge nimmt man 0,02 kg Alaun). Das Alaunwasser wird nach einem Tag gewechselt. Der Vorgang wird so oft wiederholt, bis ein aus der Mitte der Droge herausgeschnittenes Stück nur noch schwach anästhesierend auf die Zunge wirkt. Dann wird die Droge herausgenommen und mit geschnittenem frischem Ingwer und Alaun in Wasser gekocht, bis die Lösung das Innere der Droge durchdrungen hat. Für 100 kg Droge nimmt man 12,5 kg Ingwer und 12,5 kg Alaun. Die Knolle wird dann an der Luft halb getrocknet. Anschließend wird sie in dünne Scheiben geschnitten und vollends durchgetrocknet.

Dǎn Nán Xīng/Arisaematis rhizoma praep. cum belle: Um Dǎn Nán Xīng herzustellen, wird Zhì Tiān Nán Xīng zuerst pulverisiert. Anschließend wird 1 kg des Pulvers mit 2,5 kg Gallensaft (Schwein, Rind, Schaf) gemischt und die Mischung im Dunstaufsatz gedünstet oder fermentiert. Danach wird sie in quadratische Stücke geschnitten und getrocknet. Die meisten Handelswaren haben nicht das richtige Verhältnis von Pulver und Gallensaft, so kann das kühlende Temperaturverhalten nicht gewährleistet werden.

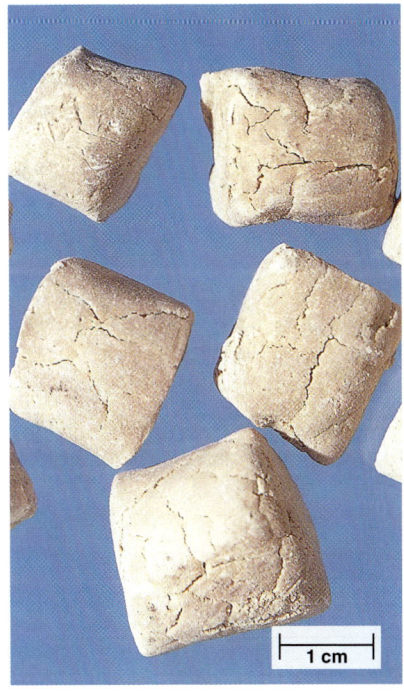

Abb. 3: Feuerkolbenwurzelknollen. Die mit Gallensaft vorbehandelte Droge Arisaematis rhizoma praeparata cum belle (Dǎn Nán Xīng) ist im Temperaturverhalten kalt.

In *Arisaema*-Rezepturen, die in Deutschland benutzt werden, sind die Namen der Drogen häufig falsch oder unvollständig. Ihre Unterscheidung ist jedoch sehr wichtig. Denn ihr unterschiedliches Temperaturverhalten (heiß, warm oder kalt) entscheidet über den Erfolg der Therapie. Da alle unter dem Namen „Tian Nan Xing" auf den Markt kommen, ist zur Unterscheidung unbedingt auf die Pao-Zhi-Verfahren zu achten.

Eigenschaften

Geschmacksrichtung:	bitter, scharf
Temperaturverhalten:	warm, giftig
Wirkungsort/Meridian:	Leber, Milz, Lunge

Vergleich der *Arisaema*-Drogenqualitäten

	Arisaematis rhizoma/ Shēng Tiān Nán Xīng	Arisaematis rhizoma praep./ Zhì Tiān Nán Xīng	Arisaematis rhizoma praep. cum belle/Dǎn Nán Xīng
Aussehen, Konsistenz	Weißliche Kugel, mehlige Konsistenz	Graue Scheiben, harte, verhornte Konsistenz	Gelbliche oder schwarze, flache, quadratische Stücke
Temperaturverhalten	Heiß	Warm	Kalt
Hauptanwendung	Giftig, nur zur äußerlichen Anwendung	Kalter Schleim	Heißer Schleim
Tagesdosis	–	3–9 g	3–6 g

Wirkung und Anwendung

Nässe trocknend, schleimlösend, Wind austreibend, Krämpfe lösend, Knoten und Geschwüre abschwellend.

Arisaematis rhizoma praep./Zhì Tiān Nān Xīng ist wärmer und hat eine stärkere schleimlösende Wirkung als Pinelliae rhizoma praep./Fǎ Bàn Xià. Bei hartnäckigem Schleim in der Lunge mit Husten und einem Druckgefühl in der Brust wird die Droge deswegen mit Pinelliae rhizoma praep./Fǎ Bàn Xià und Aurantii fructus immaturus/Zhī Shí kombiniert (siehe Rezeptur Dao Tan Tang). Bei heißem Schleim wird Arisaematis rhizoma praep./Zhì Tiān Nān Xīng durch Arisaematis rhizoma praep. cum belle/Dǎn Nán Xīng ersetzt und zusammen mit Scutellariae radix/Huáng Qín und Trichosanthis fructus/Guā Lóu verabreicht.

Wenn Wind und Schleim Schwindel verursachten, wird Arisaematis rhizoma praep./Zhì Tiān Nān Xīng mit Pinelliae rhizoma praep./Fǎ Bàn Xià und Gastrodiae rhizoma/Tiān Má kombiniert. Nach einem Schlaganfall und bei durch Wind-Schleim verstopften Meridianen mit Taubheitsgefühl, Bewegungseinschränkung sowie Lähmung der Mund- und Augenmuskulatur wird sie zusammen mit Pinelliae rhizoma praep./Fǎ Bàn Xià, Aconiti radix praep./Chuān Wū und Typhonii rhizoma/Bái Fù Zǐ gegeben. Das bekannte Fertigarzneimittel Xian Ning Pian besteht aus Arisaematis rhizoma praep./Zhì Tiān Nān Xīng, Bubali cornu/Shuǐ Niú Jiǎo, Borneolum/Bīng Piàn. Es wird bei Epilepsie eingesetzt. Bei Krampfanfällen wird Arisaematis rhizoma praep. cum belle/Dǎn Nán Xīng mit Pinelliae rhizoma praep./Fǎ Bàn Xià und Batryticatus bombyx/Jiāng Cán kombiniert. Bei Feuchtigkeitsansammlung mit Erbrechen und Übelkeit, die durch eine Magenkälte entstanden ist, wird die Rezeptur Xiao Ban Xia Tang angewendet.

Da Arisaematis rhizoma praep./Zhì Tiān Nān Xīng entzündungshemmend, analgetisch und abschwellend wirkt, wird sie auch bei Geschwüren benutzt. Sie wird als Pulver mit Essig gemischt und äußerlich aufgetragen. Bei giftigen Insekten- oder Schlangenbissen wird Arisaematis rhizoma/Shēng Tiān Nán Xīng zusammen mit Realgar/Realgar ebenfalls äußerlich benutzt. Arisaematis rhizoma/Shēng Tiān Nán Xīng wird heute auch bei Tumorerkrankungen innerlich und äußerlich verwendet.

Dosierung

Zhì Tiān Nán Xīng 3 bis 9 g. Dǎn Nán Xīng 3 bis 6 g. Shēng Tiān Nán Xīng in ausreichender Menge bei äußerlicher Anwendung. Je länger die Droge gelagert wird (keine Gefahr des Schimmelbefalls!), desto besser ist ihre Qualität.

Inhaltsstoffe

Triterpenoidsaponin, Benzoesäure, Aminosäuren, D-Mannitol

Pharmakologie

Sedativ, antispastisch, antiinflammatorisch, analgetisch, antineoplastisch

Unerwünschte Wirkungen und Gegenanzeigen

Kontraindiziert in der Schwangerschaft. Bei Yin-Schwäche nur mit Vorsicht zu verabreichen

2.1.2 Citri reticulatae pericarpium – Mandarinenschale – Chén Pí, 陈皮

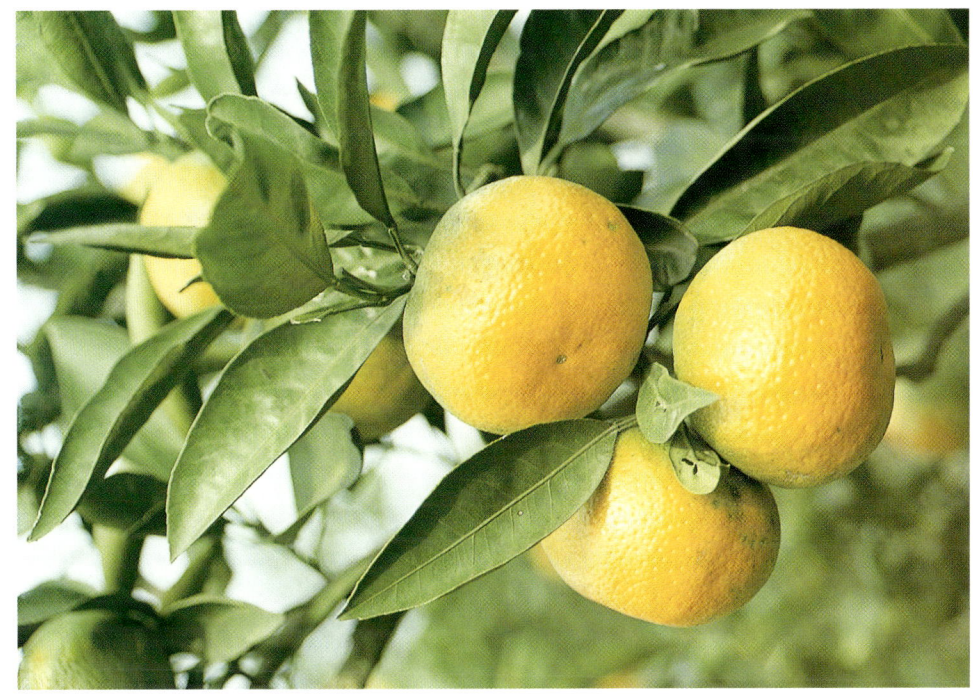

Abb. 1: Mandarine, *Citrus reticulata* Blanco (Jú)

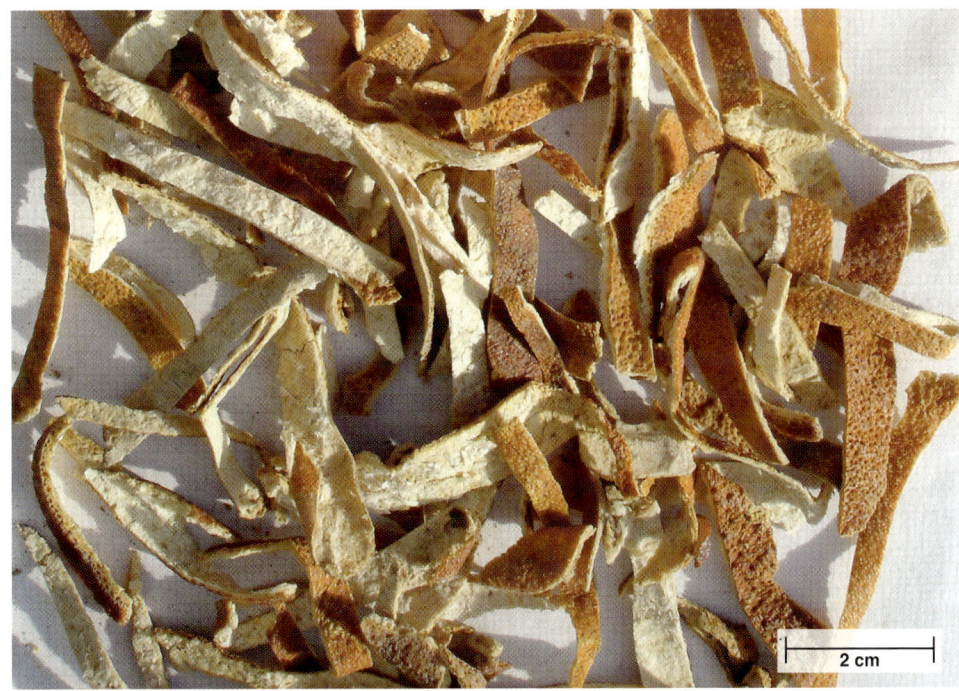

Abb. 2: Mandarinenschale, Citri reticulatae pericarpium (Chén Pí), Schnittdroge

Herkunft

Die getrocknete Schale (Perikarp) der reifen Früchte von *Citrus reticulata* Blanco oder verwandter, kultivierter Formen, Rutaceae

Ernte und Verarbeitung

Die reifen Früchte werden geerntet. Die Schale wird abgeschält und entweder an der Sonne oder unter milden Bedingungen getrocknet.

Qualität

Je größer die Frucht ist, je heller und leuchtender ihre Farbe und je stärker ihr Duft ist, desto besser ist ihre Qualität. Die Schale sollte eine weiche und ölige Konsistenz haben. Ihr Geschmack sollte zuerst leicht süßlich, dann scharf und bitter sein. Die Chén Pí aus Guangdong Xinghui (Handelsname Guangchenpi) mit orangeroter bis braunroter Oberfläche gilt als die beste Qualität; gegen das Licht gehalten, sind in ihrer Schale dicht angeordnete Ölräume sichtbar.

Mit Citri exocarpium rubrum/Jú Hóng ist die Außenschale (Exocarpium) gemeint.

Beim Anbau der Droge werden oft Pflanzenschutzmittel (u. a. Dicofol, Methyl-Parathion und Isobarbosphos) benutzt. Daher muss auf Pestizidrückstände und eine mikrobielle Belastung geachtet werden.

Pao Zhi

Kein Pao Zhi üblich

Eigenschaften

Geschmacksrichtung: bitter, scharf
Temperaturverhalten: warm
Wirkungsort/Meridian: Milz, Lunge

Wirkung und Anwendung

Qi regulierend, Milz tonisierend, schleimlösend.

Bei Milz- und Magen-Qi-Blockade, die durch Kälte-Nässe verursacht wurden und den Symptomen Völle- und Druck-Gefühl, Bauchschmerzen, Übelkeit und Durchfall mit unverdauten Nahrungsmittel wird Citri reticulatae pericarpium/Chén Pí kombiniert mit Codonopsis radix/Dǎng Shēn, Atractylodis macrocephalae rhizoma/Bái Zhū und Poria/Fú Líng (siehe Rezeptur Yi Gong San). Bei stärkeren Bauchschmerzen setzt man die Droge zusammen mit Aurantii fructus immaturus/Zhī Shí und Aucklandiae radix/Mù Xiāng ein. Weitere Rezepturen hierfür sind Shen Ling Bei Zhu San und Ping Wei San.

Bei kaltem Schleim und Husten kann Citri reticulatae pericarpium/Chén Pí durch Trocknen der Nässe den Schleim lösen. Die Droge wird hierfür oft in Kombination mit Pinelliae rhizoma praep./Fǎ Bàn Xià und Poria/Fú Líng gegeben (siehe Rezeptur Er Chen Tang). Wenn kalter Schleim den Einsatz weiterer wärmender Drogen benötigt, wird Citri reticulatae pericarpium/Chén Pí mit Asari radix et rhizoma/Xì Xīn und Zingiberis rhizoma/Gān Jiāng kombiniert.

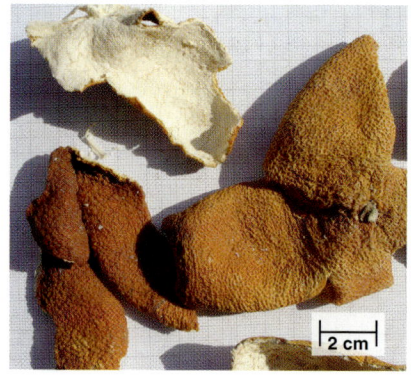

Abb. 3: Mandarinenschale, Citri reticulatae pericarpium (Chén Pí), Ganzdroge

Durch ihren scharfen Geschmack beseitigt Citri reticulatae pericarpium/Chén Pí den Schleim in der Lunge. Sie ist somit ein wichtiges Mittel bei der Behandlung von kaltem Schleim.

Durch ihre Qi-regulierende Wirkung in der Mitte ist Citri reticulatae pericarpium/Chén Pí auch Appetit anregend. Zur Appetitanregung wird die Droge mit Hordei fructus germinatus/Mài Yá, Oryzae fructus germinatus/Gǔ Yá, Massa fermentata/Shén Qū und Crataegi fructus/Shān Zhā kombiniert. Viele Tonika, wie Astragali radix et rhizoma/Huáng Qí, Codonopsis radix/Dǎng Shēn, Ginseng radix et rhizoma/Rén Shēn, Atractylodis macrocephalae rhizoma/Bái Zhū, Dioscoreae rhizoma/Shān Yào und Rehmanniae radix praep./Shú Dì Huáng verursachen als Nebenwirkungen Völle- und Druckgefühl im Bauch und vermindern den Appetit. Durch zusätzliche Gabe von Citri reticulatae pericarpium/Chén Pí können diese Nebenwirkungen reduziert werden. Gegen Mundgeruch kann Citri reticulatae pericarpium/Chén Pí als Tee eingenommen werden.

Dosierung

3 bis 9 g

Inhaltsstoffe

2 bis 4 % ätherisches Öl, darin sind enthalten: Limonen, α- und β-Pinen, α-Terpinen. Weiter enthält die Droge Hesperidin, Nobiletin, Inosit, Phellandren. Laut Chin. Ph. sollte der Gehalt an Hesperidin mindestens 3,5 % betragen.

Pharmakologie

Erhöht die Sekretion der Magensäfte, ist antiasthmatisch, senkt Cholesterin, wirkt antiinflammatorisch, antiseptisch und hustenstillend sowie Auswurf fördernd

Unerwünschte Wirkungen und Gegenanzeigen

Wegen der trocknenden Eigenschaft der Droge sollten eine Überdosierung oder lange Anwendung vermieden werden. Da sie auch eine Qi-zerstreuende Wirkung hat, sollte sie bei Patienten ohne eine Qi-Blockierung nicht benutzt werden.

2.1.3 Inulae flos – Alantblüten – Xuān Fù Huā, 旋覆花

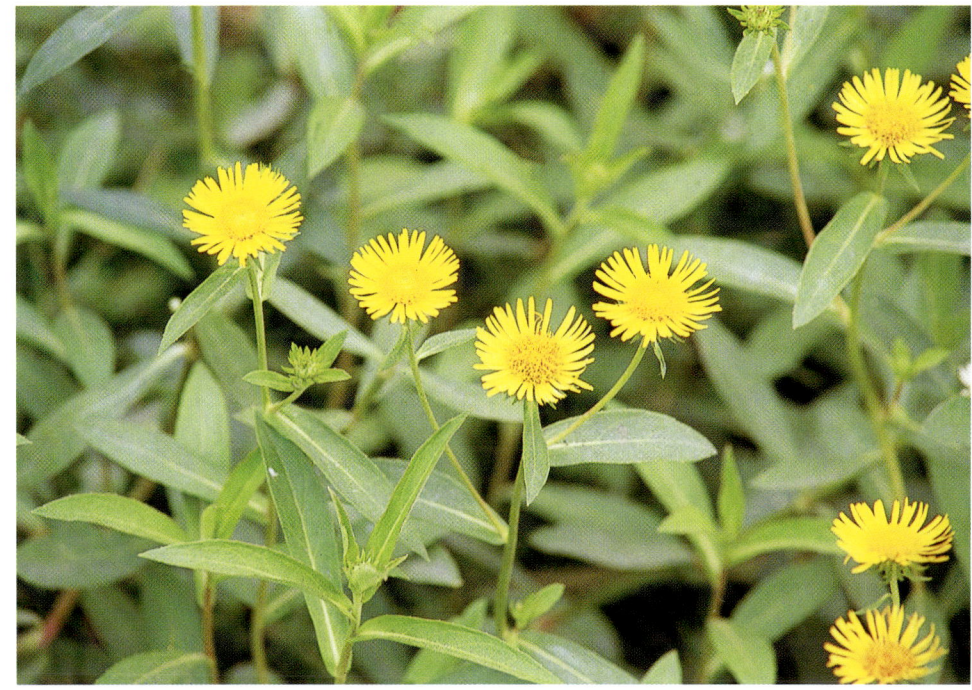

Abb. 1: Alant, *Inula japonica* Thunb., (Xuán Fù Huā)

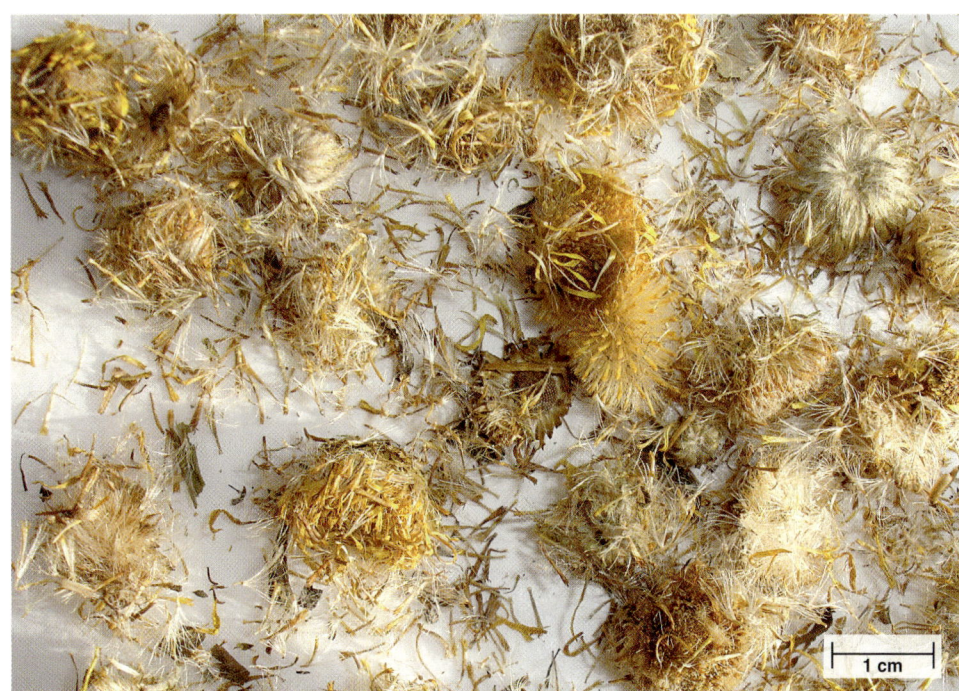

Abb. 2: Alantblüten, Inulae flos, (Xuān Fù Huā), Ganzdroge

Herkunft
Das getrocknete Anthodium (köpfchenförmiger Blütenstand) von *Inula japonica* THUNB. (Xuan Fu Hua) oder *Inula britannica* L. (Ou Ya Xuan Fu Hua), Asteraceae

Ernte und Verarbeitung
Die Blütenstände werden zur Blütezeit im Sommer oder im Herbst gepflückt, gereinigt und im Schatten oder an der Sonne getrocknet.

Pao Zhi
Inulae flos/Xuān Fù Huā: Stiele und Blätter der Droge sowie Verunreinigungen werden entfernt.
Inulae flos praep./Mì Xuān Fù Huā: Die Droge wird mit Honig versetzt und kurz stehengelassen. Für 100 kg Droge nimmt man 30 kg raffinierten Honig. Dann wird sie so lange über mildem Feuer geröstet, bis sich ihre Oberfläche nicht mehr klebrig anfühlt.

Zum Hustenstillen und Lungebefeuchten wird Inulae flos praep./Mì Xuān Fù Huā gegeben. Inulae flos/Xuān Fù Huā dagegen, um Schleim zu lösen und das Qi abzusenken.

Eigenschaften
Geschmacksrichtung:	bitter, scharf, salzig
Temperaturverhalten:	leicht warm
Wirkungsort/Meridian:	Lunge, Milz, Magen, Dickdarm

Wirkung und Anwendung
Qi absenkend, Erbrechen beseitigend, Schleim und Ansammlung von Flüssigkeit in der Lunge ableitend.

Diese Droge ist für die Behandlung von rebellierendem Magen-Qi mit Erbrechen, Aufstoßen und Übelkeit sehr wichtig.

Bei Schleimansammlungen in der Lunge mit vermehrtem Auswurf, Husten und Völlegefühl im Brustkorb kann Inulae flos/Xuān Fù Huā sowohl den Schleim lösen, als auch das Qi nach unten führen. Hierdurch fließt der Qi-Kreislauf wieder normal. Bei kaltem Schleim ist Inulae flos/Xuān Fù Huā mit Perillae fructus/Zǐ Sū Zǐ und Pinelliae rhizoma praep./Fǎ Bàn Xià zu kombinieren. Bei heißem Schleim wird sie zusammen mit Mori cortex/Sāng Bái Pí und Trichosanthis fructus/Guā Lǒu verwendet. Bei klumpigen, harten Schleimansammlungen, die Völle- und Druckgefühl verursachen, wird sie mit Cyclinae concha/Hǎi Hé Qiào zusammen verabreicht.

Bei Erbrechen, Aufstoßen und Übelkeit, die durch ein rebellierendes Magen-Qi entstanden sind, kann Inulae flos/Xuān Fù Huā auch das Magen-Qi wieder nach unten führen. Hierfür wird sie mit Haematitum/Zhě Shí, Pinelliae rhizoma praep. cum Zingiberis/Jiāng Bàn Xià und Zingiberis rhizoma recens/Shēng Jiāng kombiniert (siehe Rezeptur Xuan Fu Dai Zhe Tang). Die Droge kann auch bei Schmerzen und Völlegefühl in der Brust und im Hypochondrium verwendet werden, und zwar dann zusammen mit Cyperi rhizoma/Xiāng Fù.

Dosierung
3 bis 9 g. Die Droge sollte in einen Teebeutel gekocht werden, da sonst ihre Pappushaare den Hals reizen könnten.

Inhaltsstoffe
Quercitrin, Isoquercitrin, Taraxasterol, Inulicin, Chlorogensäure, Kaffeesäure

Pharmakologie
Schwach diuretisch. Bei histaminbedingtem Bronchospasmus im Tierversuch wirkten die Flavonoide spasmolytisch.

Unerwünschte Wirkungen und Gegenanzeigen
Kontraindizierte bei Yin-Schwäche der Lunge und bei Lungen-Qi-Schwäche mit chronischem Husten

2.1.4 Pinelliae rhizoma praeparata – Vorbehandelte Pinellia-Knollen – Fǎ Bàn Xià, 法半夏

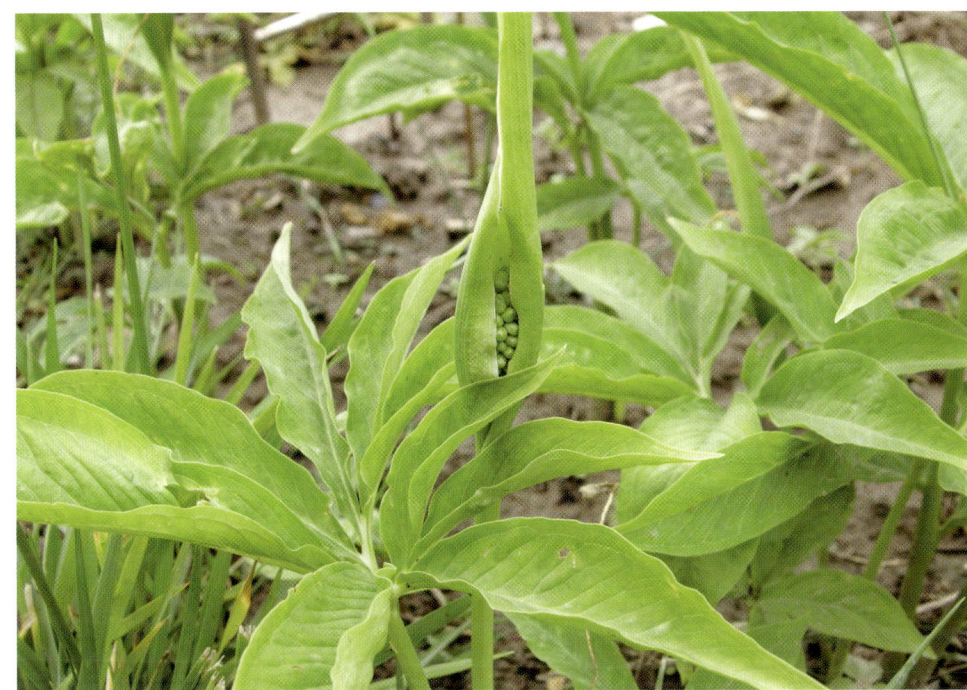

Abb. 1: Pinellia, *Pinellia ternata* (Zhǎng Yè Bàn Xià)

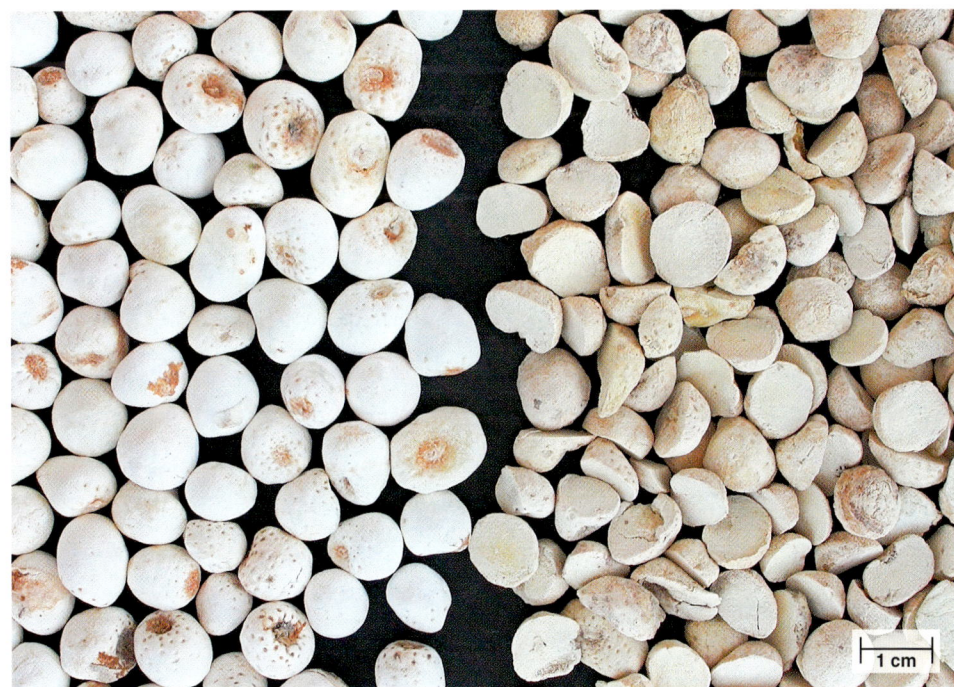

Abb. 2: Links: Pinellia-Knollen, Pinelliae rhizoma (Bàn Xià), Rohdroge, giftig. Rechts: Mit Süßholzwurzel-Dekokt und Kalk behandelte Droge, Pinelliae rhizoma praeparata (Fǎ Bàn Xià). Die Farbe sollte noch etwas gelblicher sein. Das Süßholzwurzel-Dekokt war vermutlich zu schwach.

Herkunft

Die Wurzelknolle von *Pinellia ternata* (THUNB.) BREIT., Araceae

Ernte und Verarbeitung

Pinelliae rhizoma/Bàn Xià (Shēng Bàn Xià): Die Wurzelknolle wird im Frühling und im Herbst ausgegraben und gewaschen. Die Haarwurzeln und die Außenrinde werden entfernt. Dann wird die Knolle über verbranntem Schwefel geräuchert und getrocknet. Ohne weitere Verarbeitung ist die Droge giftig und dann nur zur äußeren Anwendung bei Geschwüren und Schwellungen benutzt.

Pao Zhi

Pinelliae rhizoma praep./Fǎ Bàn Xià: Die gereinigte Droge wird nach Größen sortiert und eingeweicht. Während des Einweichens wird das Wasser 2- bis 3-mal täglich gewechselt. Je nach Größe bleiben die Knollen 5 bis 7 oder bis zu 10 Tagen im Wasser, bis ihr Inneres völlig durchfeuchtet ist. Dann werden die Knollen kurz getrocknet und in eine vorbereitete Lakritzwurzel-Dekokt-Ätzkalk-Lösung gegeben. Die Knollen bleiben 4 bis 5 Tage lang in der Lösung, bis auch ihr Inneres gelblich geworden ist. Währenddessen wird die Lösung täglich 1- bis 3-mal umgerührt. Falls der pH-Wert unter 12 absinkt, wird mehr Lakritzwurzel-Dekokt-Ätzkalk-Lösung hinzugefügt. Die Knollen werden mit sauberem Wasser gewaschen und im Schatten getrocknet. Vor Gebrauch werden sie gestoßen, damit beim Kochen auch das Innere weich wird.

Zubereitung der Lakritzwurzel-Dekokt-Ätzkalk-Lösung für 1 kg *Pinellia*-Knollen: 0,15 kg Süßholzwurzeln (Glycyrrhyzae radix et rhizoma) werden in 1000 ml Wasser 30 Minuten eingeweicht. Danach lässt man sie aufkochen und 30 Minuten lang köcheln. Anschließend werden sie abgesiebt. Die Kräuter werden dann erneut, aber nur mit 700 ml Wasser, 30 Minuten gekocht und wieder abgesiebt. Die beiden abgesiebten Flüssigkeiten werden gemischt. Schließlich werden 0,1 kg pulverisierter verbrannter Kalk in 300 ml Wasser gegeben. Nach dem Absenken des Kalkes wird die obere, klare Flüssigkeit mit dem Süßholzwurzel-Dekokt gemischt.

Pinelliae rhizoma praep. cum Alaun/Qīng Bàn Xià 1: Die Wurzelknolle wird wie oben beschrieben eingeweicht. Danach wird sie in eine 8%ige Alaun-Lösung eingelegt, bis ihr Zentrum durchfeuchtet ist. Auf die Zunge darf sie nur schwach anästhesierend wirken. Anschließend wird sie in Scheiben geschnitten.

Pinelliae rhizoma praep. cum Alaun/Qīng Bàn Xià 2: Die Wurzelknolle wird wie oben beschrieben eingeweicht. Sie wird dann mit Alaun-Dekokt aufgekocht und anschließend auf mildem Feuer geköchelt. Nach ca. 2 bis 3 Stunden, wenn ihr Inneres nicht mehr weiß ist, wird die Knolle herausgenommen. Sie wird halb getrocknet und in Scheiben geschnitten.

Für 1 kg Wurzelknollen nimmt man auf 2,5 Liter Wasser 0,2 kg Alaun. In der Praxis erspart man sich häufig das Einweichen.

Pinelliae rhizoma praep. cum Decoctum Zingiberis/Jiāng Bàn Xià: Die Wurzelknolle wird wie oben beschrieben eingeweicht, in ein vorbereitetes Ingwer-Dekokt gegeben und Alaun-Pulver hinzugefügt. Die Knolle wird darin geköchelt, bis ihr Inneres nicht mehr weiß ist. Dann wird sie in Scheiben geschnitten und getrocknet. Für 1 kg *Pinellia*-Knollen nimmt man 250 g geschnittenen frischen Ingwer und 125 g Alaun.

Es gibt noch weitere Pao-Zhi-Verfahren für Pinelliae rhizoma/Bàn Xià, z. B.: Bàn Xià Qū (fermentiert, verwendbar bei Nahrungsstagnation), Zhú Lì Bàn Xià (mit Bambussaft behandelt, kalt im Temperaturverhalten, verwendbar bei heißem Schleim).

In den Rezepturen, die in Deutschland ausgestellt werden, sind die oben genannten Verarbeitungsformen häufig falsch oder nicht genau genug angegeben. Unter der allgemeinen Bezeichnung Pinelliae rhizoma praep. vertreibt der Handel sowohl Qīng Bàn Xià als auch Jiāng Bàn Xià. Echte Fǎ Bàn Xià ist selten zu finden. Wenn nur „Pinelliae rhizoma praep." im Rezept steht, sollte nur die mit Lakritzwurzel-Dekokt-Ätzkalk-Lösung behandelte Ware abgegeben werden. Diese Verarbeitung ist allgemein verwendbar.

Eigenschaften

Geschmacksrichtung: scharf
Temperaturverhalten: warm
Wirkungsort/Meridian: Magen, Milz, Lunge

Verschiedene Drogenqualitäten von Pinelliae rhizoma

	Pinelliae rhizoma Bàn Xià/Shēng Bàn Xià	Pinelliae rhizoma praep./Fǎ Bàn Xià	Pinelliae rhizoma praep. cum Alaun/Qīng Bàn Xià 1	Pinelliae rhizoma praep. cum Alaun/Qīng Bàn Xià 2	Pinelliae rhizoma praep. cum Decoctum Zingiberis/Jiāng Bàn Xià
Aussehen, Konsistenz	Weißliche Kugel, mehlige Konsistenz	Gelbliche Kugel, mehlige Konsistenz	Wenig hornartige, mehr mehlige Konsistenz (weiß)	Durchsichtige, verhornte Konsistenz	Blassgelblich und trüb mit verhornter Konsistenz
Hauptanwendung	Giftig, nur zur äußerlichen Anwendung	Standard-Abgabeform (für alle TCM-Muster)	Wärmer im Temperaturverhalten, stärkere Schleim lösende Wirkung, Gefahr von Verlust an Körperflüssigkeiten		Übelkeit

Wirkung und Anwendung

Nässe trocknend, schleimlösend und umwandelnd, Qi nach unten absenkend, abschwellend, Knoten lösend, Übelkeit beseitigend.

Aufgrund ihres warmen Temperaturverhaltens und ihres scharfen Geschmacks ist Pinelliae rhizoma praep./Fǎ Bàn Xià eine der wichtigsten Drogen für die Behandlung von Kälte-Nässe-Schleim, besonders im Lungen- und Milz-Bereich. Sie wird oft mit Citri reticulatae pericarpium/Chén Pí (oder noch besser Citri exocarpium rubrum/Jú Hóng) kombiniert (siehe Rezeptur Er Chen Tang). Bei Schwindel, der durch Schleim entstanden ist, wird die Droge mit Gastrodiae rhizoma/Tiān Má und Atractylodis macrocephalae rhizoma/Bái Zhú kombiniert (siehe Rezeptur Ban Xia Bai Zhu Tian Ma Tang). Pinelliae rhizoma praep./Fǎ Bàn Xià hat sich, wenn sie passt, auch als Kaiserdroge für die Behandlung von Morbus Menière bewährt.

Bei rebellierendem Magen-Qi werden Pinelliae rhizoma praep./Fǎ Bàn Xià und Pinelliae rhizoma praep. cum Decoctum Zingiberis/Jiāng Bàn Xià häufig eingesetzt. Weiterhin werden sie bei Schleim und Flüssigkeits-Ansammlung sowie bei Erbrechen und Übelkeit, die durch Magen-Kälte entstanden sind, benutzt. Ein Beispiel ist die Rezeptur Xiao Ban Xia Tang.

Bei Übelkeit und Erbrechen in der Schwangerschaft ist Pinelliae rhizoma praep./Fǎ Bàn Xià normalerweise nicht geeignet. Gleichwohl gibt es einige den Fötus beruhigende Rezepturen, die Pinelliae rhizoma praep./Fǎ Bàn Xià enthalten.

Bei einem „Kloßgefühl" im Hals und Völlegefühl in der Brust, die durch eine Qi-Schleim-Stagnation hervorgerufen werden, benutzt man die Rezeptur Ban Xia Hou Po Tang. Wenn aber Nässe-Hitze zu behandeln ist, ist die Rezeptur Xiao Xian Xiong Tang besser. Diese Rezeptur ist in Kombination mit Laminariae thallus/ Kūn Bù (Hǎi Dài), Sargassum/Hǎi Zǎo, Fritillariae thunbergii bulbus/Zhè Bèi Mǔ/ Zhè Bèi und Scrophulariae radix/Xuán Shēn auch bei einer Schilddrüsenvergrößerung einsetzbar.

Bei Geschwüren auf dem Rücken und der Brust wird empfohlen, Eiweiß mit Pinelliae rhizoma/Shēng-Bàn-Xià-Pulver zu mischen und auf die betroffenen Stellen aufzutragen. Bei Schleim-Ansammlungen, zum Beispiel bei Lipomen, wird Pinelliae rhizoma/Shēng Bàn Xià, Arisaematis rhizoma/Shēng Tiān Nán Xīng und Polygalae radix/Yuǎn Zhì pulverisiert, mit Essig zu einer Paste verrührt und auf die betroffenen Stellen aufgetragen.

Auch bei Husten mit vermehrtem Schleim, Angstzuständen und Herzklopfen durch Schleim- und Säfte-Stau sollte an diese Droge gedacht werden. Pinelliae rhizoma praep./Fǎ Bàn Xià und Asari radix et rhizoma/Xì Xīn sind eine gute Kombination, wenn Schleim über Haut und Harn ausgeleitet werden soll.

Dosierung

3 bis 9 g. Für die äußerliche Anwendung von Pinelliae rhizoma/Shēng Bàn Xià ist eine ausreichende Menge zu nehmen. Je älter die Droge ist, desto besser ist ihre Qualität, falls sie richtig gelagert wurde und keinen Schimmelbefall aufweist.

Inhaltsstoffe

β-Sitosterol und ihre Glucoside, verschiedene Aminosäuren (u. a. Arginin, Alanin, Glycin, Leucin, Lysin, Serin, Tyrosin), β-Aminobuttersäure, ätherisches Öl, Saponin, Cholin, Ephedrin

Pharmakologie

Zentral sedativ, bronchospasmolytisch, antiemetisch, hustenstillend, reduziert Sekretion der Luftröhre

Unerwünschte Wirkungen und Gegenanzeigen

Die giftigen Bestandteile in Shēng Bàn Xià können zu Schleimhautreizung, Taubheitsgefühl, Schwellungen und Schwierigkeiten beim Mundöffnen führen. Die Giftigkeit kann nur durch Pao-Zhi-Verfahren aufgehoben werden. Pinelliae rhizoma praep./Fǎ Bàn Xià sollte nicht zusammen mit Aconitum-Drogen, wie zum Beispiel Aconiti radix praep./Chuān Wū, Aconiti kusnezoffii radix/ Cǎo Wū und Aconiti radix lateralis praep./Fū Zǐ, verwendet werden. Bei Trockenheit, Yin-Schwäche und Hitze-Schleim sollte eine Anwendung nur zusammen mit Drogen, die die vorgenannten Muster behandeln, erfolgen.

2.1.5 Platycodonis radix – Ballonblumenwurzel – Jié Gěng, 桔梗

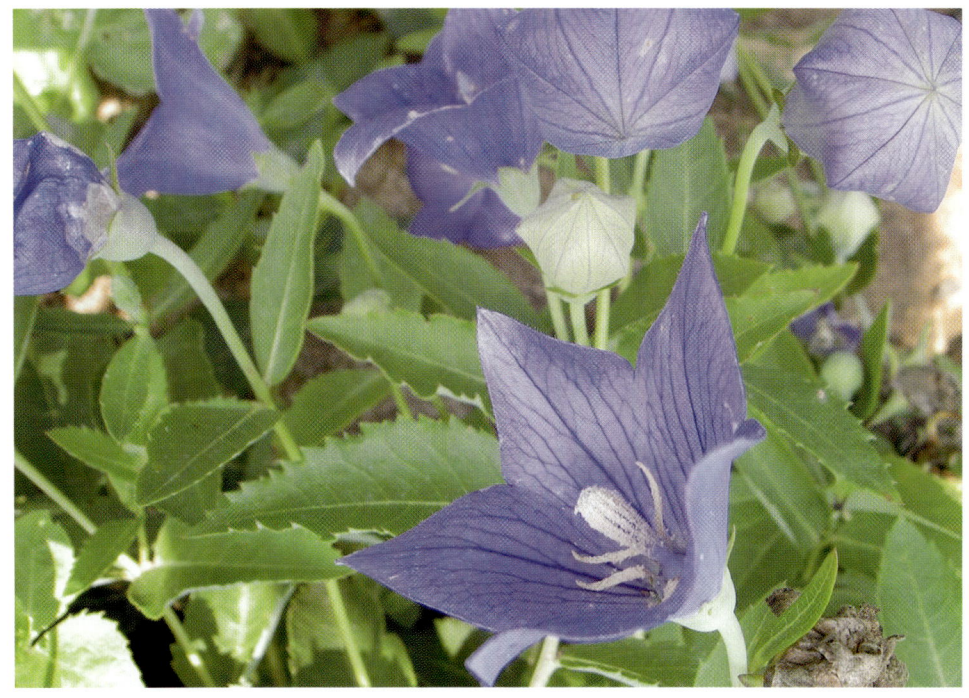

Abb. 1: Ballonblume, *Platycodon grandiflorum* (Jacq.) A. DC. (Jié Gěng)

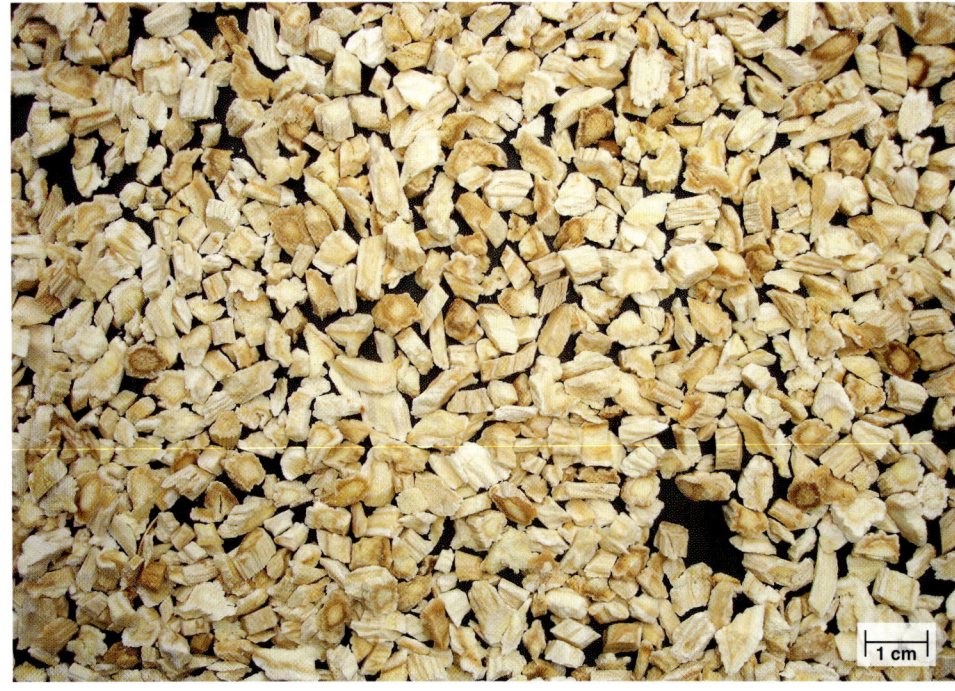

Abb. 2: Ballonblumenwurzel, Platycodonis radix (Jié Gěng), Schnittdroge

Herkunft

Die getrocknete Wurzel von *Platycodon grandiflorum* (Jacq.) A.DC. (Jié Gěng), Campanulaceae. Es gibt sowohl kultivierte als auch wildwachsende Jié Gěng. Die Bezeichnungen „Juegeng" oder „Jugeng" sind falsche Pin-Yin-Bezeichnungen für Jié Gěng.

Ernte und Verarbeitung

Die Wurzel wird im Frühjahr oder im Herbst ausgegraben, gewaschen, von den feinen Nebenwurzeln befreit, mit einem Bambus- oder Porzellanmesser geschält (kein Stahlmesser, um eine Farbveränderung zu vermeiden) und danach getrocknet.

Pao Zhi

Kein Pao Zhi üblich

Qualität

Je länger die Wurzel ist, je fester ihre Konsistenz, je heller ihre weißgelbliche Farbe, je auffälliger ihre „Chrysanthemen-Marke" und je bitterer und süßlicher ihr Geschmack sind, desto besser ist die Qualität. Die wildwachsende Jié Gěng hat aufgrund ihres bitteren Geschmackes eine stärkere auswurffördernde Wirkung. Daher wird die wildwachsende Jié Gěng höher geschätzt als die kultivierte. Die im Herbst geerntete Ware ist aufgrund ihrer festeren und schwereren Konsistenz besser als die im Frühjahr geerntete.

Eigenschaften

Geschmacksrichtung: bitter, scharf
Temperaturverhalten: neutral
Wirkungsort/Meridian: Lunge

Wirkung und Anwendung

Lungen-Qi bewegend (nach außen und anhebend), Schleim austreibend, Eiter ausscheidend, Hals- und Rachen-Feuer kühlend (d. h. Hals- und Rachen-Entzündung hemmend).

Die Droge wirkt Lungen-Qi-Stagnation befreiend. Wenn der pathogene Faktor (z. B. bei Wind-Kälte-Erkältung) die Körperoberfläche besetzt hat, kann dies das Lungen-Qi blockieren. Dieses Muster wird von starker Kälte-Empfindlichkeit, Fieber, Körper- und Kopfschmerzen, verstopfter Nase, Husten, Hals und Rachenschmerzen, Druckgefühl in der Brust und weißlichem Auswurf begleitet. Platycodonis radix/Jié Gěng wird hierfür mit Armeniacae semen amarum/Xìn Rén/Kǔ Xìng Rén, Perillae folium/Zǐ Sū Yè, Peucedani radix/Qián Hú, Citri reticulatae pericarpium/Chén Pí, Schizonepetae spica/Jīng Jiè und Saposhnikoviae radix/Fáng Fēng kombiniert. Diese Kombination kann den pathogenen Faktor nach außen treiben, Husten stillen, Schleim lösen und den Körper entspannen. Die geeigneten Rezepturen sind Shen Su Yin und Jing Fang Bai Du San. Durch einen langfristigen Lungen-Qi-Stau kann Hitze entstehen. Langfristige Hitze kann ferner zu einem Lungengeschwür mit Eiter führen. Platycodonis radix/Jié Gěng wird dann in Kombination mit

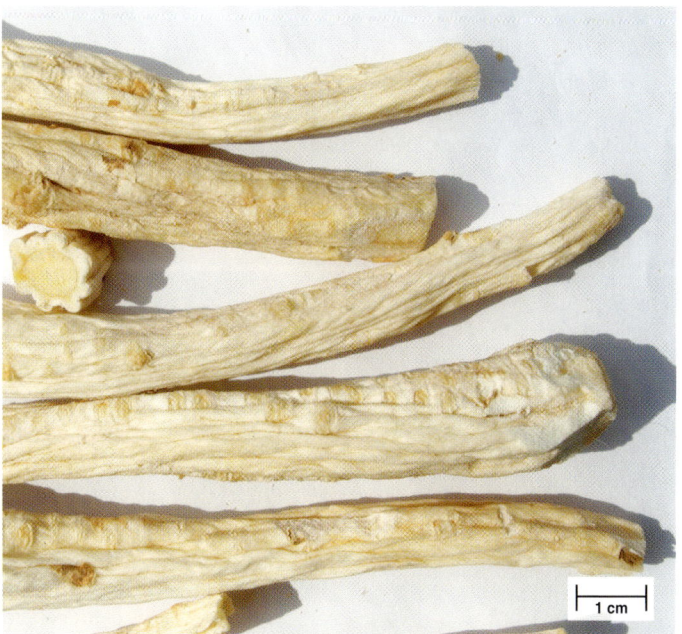

Abb. 3: Ballonblumenwurzel, Platycodi radix (Jié Gěng), Ganzdroge

Glycyrrhizae radix et rhizoma/Gān Cǎo, Coicis semen/Yì Yǐ Rén, Benincasae semen/Dōng Guā Zǐ und Phragmitis rhizoma/Lú Gēn den Eiter ausleiten und die Schmerzen lindern. Die passenden Rezepturen sind Gua Lou Bei Mu San und Zi Su San.

Wenn Wind-Hitze durch die Körperoberfläche in die Atemwege und den Körper eingedrungen ist (Symptome: stärkeres Fieber, wenig oder keine Kälteempfindlichkeit, Kopfschmerzen, Durst, gelblicher Auswurf), können Platycodonis radix/Jié Gěng mit Mori folium/Sāng Yè, Chrysanthemi flos/Jú Huā, Armeniacae semen amarum/Xìn Rén/Kǔ Xìng Rén, Arctii fructus/Niú Bàng Zǐ, Phragmitis rhizoma/Lú Gēn, Schizonepetae spica/Jīng Jiè und Menthae folium/Bò Hé zusammen gegeben werden. Bekannte Rezepturen hierfür sind Yin Qiao San und Sang Ju Yin.

Eine Leber-Qi-Stagnation kann auch den Lungen-Qi-Kreislauf stören. Symptome sind Druckgefühl im Brustkorb und Oberbauch, häufiges Seufzen und vermehrter Auswurf bei Ärger. In diesem Falle wird Platycodonis radix/Jié Gěng zusammen mit Magnoliae officinalis cortex/Hòu Pò, Armeniacae semen amarum/Xìn Rén/Kǔ Xìng Rén, Aurantii fructus/Zhǐ Qiào und Cyperi rhizoma/Xiāng Fú verwendet.

Hals- und Rachenschmerzen, die durch Wind-Kälte (und Wind-Hitze) entstanden sind, werden oft mit Platycodonis radix/Jié Gěng, Sophorae tonkinensis radix/Shān Dòu Gēn, Arctii fructus/Niú Bàng Zǐ und Belamcandae rhizoma/Shè Gàn therapiert. Bei Stimmverlust wird Platycodonis radix/Jié Gěng mit Ophiopogonis radix/Mài Mén Dōng, Glycyrrhizae radix et rhizoma/Gān Cǎo und Scrophulariae radix/Xuán Shēn kombiniert.

Platycodonis radix/Jié Gěng hebt das Qi in den oberen Erwärmer. Da die Lunge für den Wasserhaushalt mitverantwortlich ist, kann es bei Lungen-Qi-Stau zu Wassereinlagerungen oder Ödemen kommen sowie zu einer verminderten Urin Ausscheidung. Die Droge kann dann einer Wasser ableitenden Rezeptur hinzugefügt werden. Auch in der klassischen Rezeptur Bu Zhong Yi Qi Tang spielt Platycodonis radix/Jié Gěng als Assistent, die das Qi anhebende Rolle.

Dosierung
3 bis 9 g

Inhaltsstoffe
Platycodine (A bis D, hydrolisiert zu Platycodigenin), Platycodosid C, Polygalasäure, wenig Platycogensäuren (A bis C)

Pharmakologie
Expektorierend, antiinflammatorisch, hemmt die Magensaftsekretion, antiulzerativ, spasmolytisch, analgetisch, Blutzucker und Blutlipide senkend. Platycodin wirkt stark hämolytisch, wird bei oraler Einnahme (durch Magensäure) aber zerstört.

Unerwünschte Wirkungen und Gegenanzeigen
Platycodonis radix/Jié Gěng sollte nur bei vermehrtem Schleim eingesetzt werden. Falls kein Schleim vorhanden ist, sollte die Droge mit Vorsicht verordnet werden, da sie dann schnell zu Husten führen kann. Bei Lungen-Qi-Schwäche darf sie nicht angewendet werden, und sie ist ferner kontraindiziert bei Husten, der durch eine Lungen-Yin-Schwäche entstanden ist. Sie ist ebenfalls verboten bei Blutauswurf.

2.1.6 Sinapis semen – Weiße Senfsamen – Bái Jiè Zǐ, 白芥子

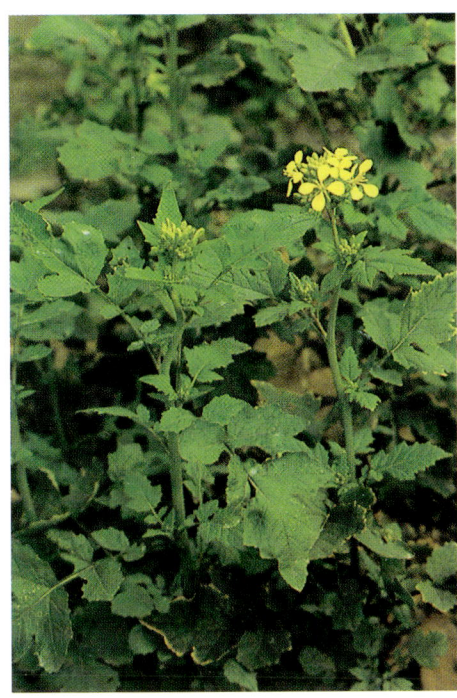

Abb. 1: Weißer Senf, *Sinapis alba* L. (Bái Jiè).
Quelle: The coloured Atlas of the Chinese Materia Medica specified in Chin. Ph.

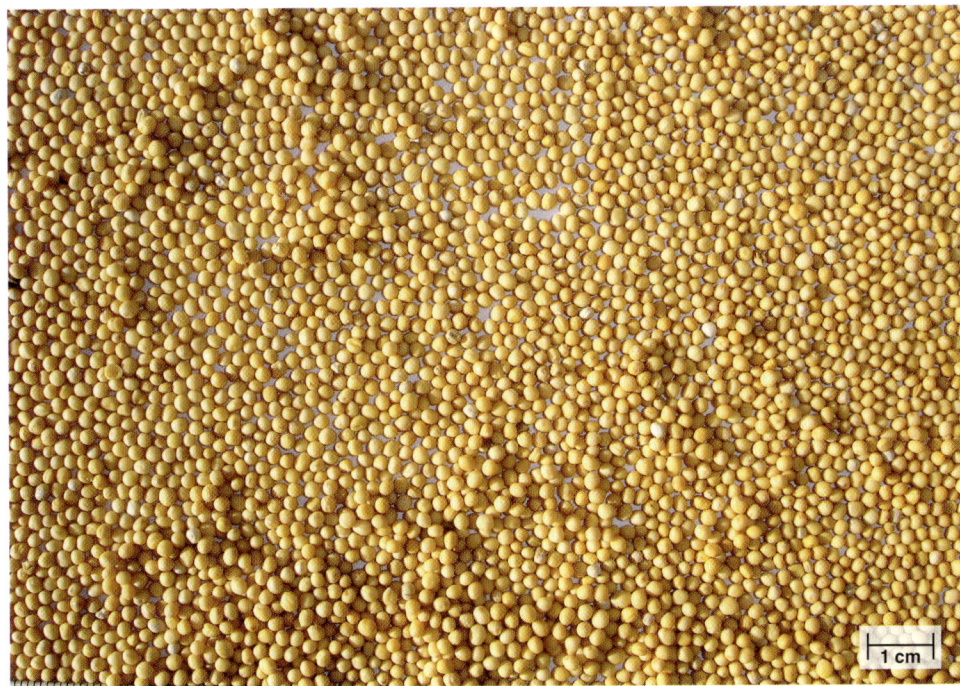

Abb. 2: Weiße Senfsamen, Sinapis semen (Bái Jiè Zǐ), ungeröstet

Synonyme
Erucae semen; Jiè Zǐ; 芥子

Herkunft
Der getrocknete reife Samen von *Sinapis alba* L. (Bai Jie) oder *Brassica junca* (L.) Czen. et Coss. (Jie), Brassicaceae

Ernte und Verarbeitung
Die Pflanzen werden vom Spätsommer bis in den Herbst hinein geschnitten und getrocknet. Der Samen wird anschließend von Verunreinigungen befreit.

Pao Zhi
Sinapis semen/Jiè Zǐ (Bái Jiè Zǐ): Der Samen wird gesäubert, getrocknet und vor der Abgabe zerstoßen.

Sinapis semen praep./Chǎo Jiè Zǐ (Chǎo Bái Jiè Zǐ): Der gereinigte Samen wird auf mildem Feuer geröstet, bis sich die Oberfläche von Gelb in Dunkelgelb (*Brassica junca*) oder von Grauweiß in Hellgelb verfärbt hat. Durch diese Verarbeitung wird die scharfe, trocknende Eigenschaft gemildert, sodass die Gefahr einer Yin-Verletzung reduziert wird. Ferner werden die Wirkstoffe schneller resorbiert. Außerdem wird das Enzym Myrosinase, das den Inhaltsstoff Sinigrin abbaut, durch die Hitze zerstört.

Eigenschaften
Geschmacksrichtung: scharf
Temperaturverhalten: warm bis heiß
Wirkungsort/Meridian: Lunge

Wirkung und Anwendung
Lunge erwärmend, Qi-Bewegung der Lunge und im Lungen-Meridian fördernd, schleimlösend, harte Klumpen und Knoten lösend, Schmerzen stillend.

Aufgrund des warmen Temperaturverhaltens und des scharfen Geschmacks ist Sinapis semen (Erucae semen)/Jiè Zǐ eine der wichtigsten Droge bei kaltem Schleim. Durch die Förderung der Qi-Bewegung können Nässe und Schleim behandelt und somit auch die Massen-Ansammlungen beseitigt werden.

Kalter Schleim belastet die Lunge und erzeugt ein Völle- und Druckgefühl in der Brust mit Husten und vermehrtem Auswurf. In diesem Fall wird Sinapis semen/Bái Jiè Zǐ mit Nelumbinis semen/Lián Zǐ und Raphani semen/Lái Fù Zǐ kombiniert (siehe Rezeptur San Zi Yang Qin Tang). Bei chronischem Asthma mit Kälte und Schleim kann Sinapis semen (Erucae semen)/Jiè Zǐ auch äußerlich angewendet werden. Am Shanghai Forschungsinstitut für Akupunktur und Meridiane wird Asthma mit einer Kräuterpaste behandelt, die unter anderem aus Sinapis semen (Erucae semen)/Jiè Zǐ, Asari radix et rhizoma/Xì Xīn, Chuanxiong rhizoma/Chuān Xiōng hergestellt wird. Diese Paste wird auf die Shu-Punkte am Rücken aufgetragen und mit Moxa vorsichtig erhitzt, bis sich eine Blase gebildet hat. Bis die Blase verheilt ist, bleibt diese Stelle als Reizquelle und wirkt wie eine Akupunktur. Zur Behandlung dieses Krankheitsbildes gibt es in China auch die Möglichkeit einer Injektion der Droge.

Bei Taubheitsgefühl, Glieder- und Gelenkschmerzen, die durch schleimverstopfte Meridiane entstanden sind, wird die Rezeptur Yang He Tang, ergänzt mit Strychni semen praep./Zhì Mǎ Qián Zǐ und Myrrha/Mò Yào verwendet.

Bei einem Yin-Geschwür mit Flüssigkeitsaustritt wird Sinapis semen/Bái Jiè Zǐ mit Cervi cornu colla/Lù Jiǎo Jiāo, Cinnamomi cortex/Roù Guì/Guì Pí und Rehmanniae radix praep./Shú Dì Huáng kombiniert.

Dosierung
3 bis 9 g. Zur äußerlichen Anwendung sollte grundsätzlich ungerösteter Samen benutzt werden; bei innerlicher Anwendung dagegen immer der geröstete Samen, auch wenn in der Rezeptur nur „Sinapis semen/Jie Zi" oder nur „Bai Jie Zi" angegeben ist.

Inhaltsstoffe
Sinalbin, Sinapin, Myrosin. Laut Chin. Ph. sollte der Gehalt an Sinapinthiocyanat mindestens 0,50 % betragen.

Pharmakologie
Emetisch, expektorierend, antimykotisch, lokal reizend, regt die Bildung von Magensaft an

Unerwünschte Wirkungen und Gegenanzeigen
Die Droge gilt als Qi zerstreuend und Yin verletzend. Sie ist daher bei einer vorhandenen Lungen-Yin-Schwäche und Lungen-Qi-Schwäche mit chronischem Husten nicht anzuwenden. Sie ist ferner kontraindiziert bei einem Ulkus im Verdauungstrakt und einer Tendenz zu Blutungen. Die Droge kann eine Allergie verursachen sowie zu Magen- und Darm-Problemen sowie zu Durchfall führen. Daher ist Vorsicht bei der Dosierung geboten.

2.2 Heißen Schleim lösende Drogen mit kühlenden Eigenschaften – Qing Hua Re Tang Yao – 清化热痰药

Drogenübersicht für heißen Schleim lösende Drogen mit kühlenden Eigenschaften

Lat. Name	Dt. Name	Pin-Yin-Name	Chin. Name	Seite
Bambusae caulis in taeniam	Bambusrohrstreifen	Zhú Rú	竹茹	76
Bambusae concretio silicea	Bambuskiesel	Tiān Zhū Huáng	天竺黄	78
Bambusae liquidum in taeniam	Frischer Bambussaft	Zhú Lì	竹沥	77
Peucedani radix	Haarstrangwurzeln	Qián Hú	前胡	80
Trichosanthis fructus	Schlangenkürbisfrüchte	Guā Lǒu	瓜蒌	82
Trichosanthis pericarpium	Schlangenkürbisschale	Guā Lǒu Pí	瓜蒌皮	84
Trichosanthis semen	Schlangenkürbissamen	Guā Lǒu Rén	瓜蒌仁	85

Gemeinsamkeiten

Zu dieser Drogengruppe gehört auch noch Arisaematis rhizoma praep. cum belle – mit Gallensaft vorbehandelte Feuerkolben-Wurzelknolle – Dǎn Nán Xīng, 胆南星, siehe Kap. 2.1 Arisaematis rhizoma praep./Zhì Tiān Nán Xíng.
Die hier besprochenen Drogen sind kühl bis kalt in ihrem Temperaturverhalten, und sie kühlen dadurch die Hitze. Ihr Wirkungsort ist meistens die Lunge.

Die Symptome Husten, Schleim und Dyspnoe treten häufig zusammen auf. Da sie sich gegenseitig verstärken können, werden Schleim lösende Drogen oft mit Husten stillenden Drogen kombiniert. Bei einem pathogenen Faktor, der sich noch in der Oberfläche (Biaozheng) befindet, sollten die Drogen mit die Oberfläche befreienden Drogen kombiniert werden. Bei innerer Kälte sollten zusammen mit das Innere erwärmenden Drogen gegeben werden. Bei Schwäche-Mustern sollten sie mit tonisierenden Drogen verabreicht werden.

2.2.1 Bambusae caulis in taeniam – Bambusrohrstreifen – Zhú Rú, 竹茹

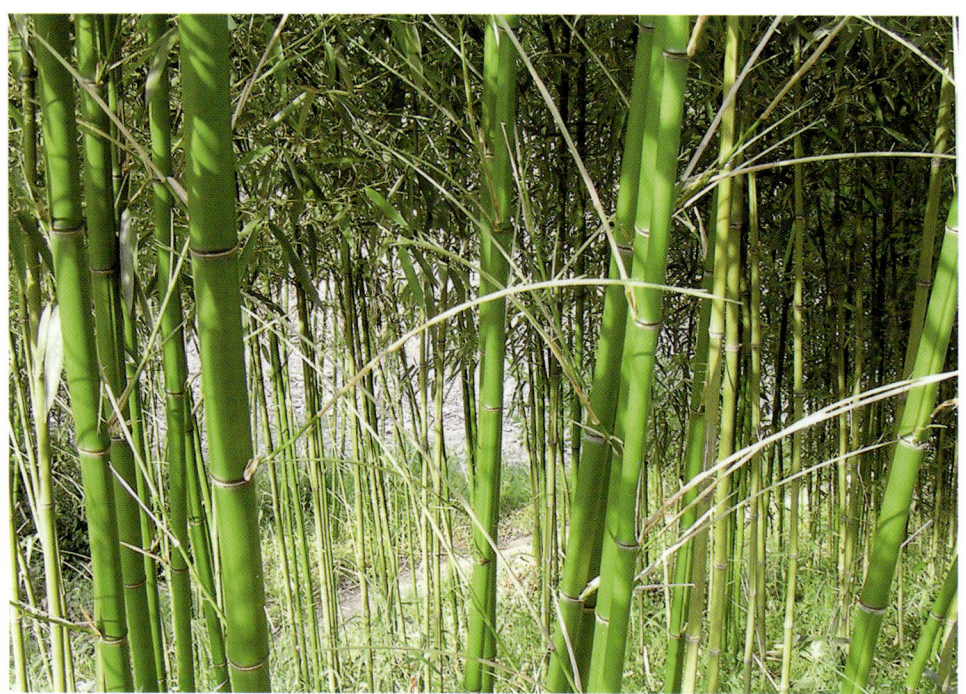

Abb. 1: Bambus, *Bambusa tuldoides* Munro (Qīng Gān Zhú)

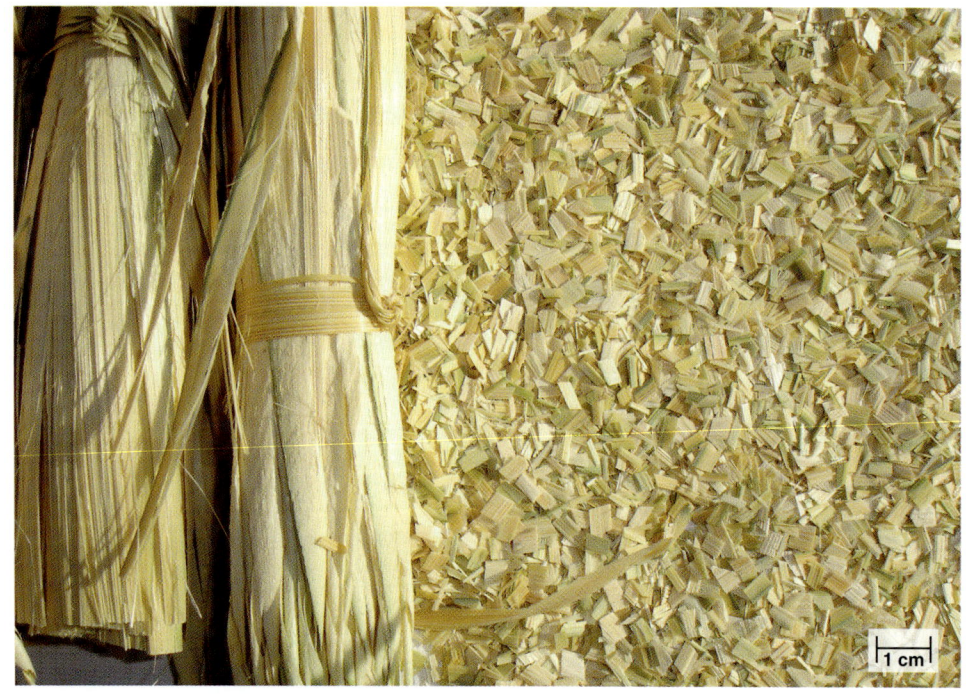

Abb. 2: Bambusrohrstreifen, Bambusae caulis in taeniam (Zhú Rú). Im Handel sind auch sehr dünn gehobelte Bambusstreifen, die eingerollt sind.

Synonyme
Inneres des Bambusrohrs

Herkunft
Der getrocknete innere Teil des Stängels von *Bambusa tuldoides* Munro (Qing Gan Zhu), *Sinocalamus beecheyanus* (Munro) McClure var. *pubescens* P. F. Li (Da Tou Dian Zhu) oder *Phyllostachys nigra* (Lodd.) Munro var. *henonis* Stapf ex Rendle (Dan Zhu), Poaceae

Ernte und Verarbeitung
Die frischen Stängel junger Pflanzen werden abgeschnitten. Der schwach grünliche innere Stängelteil wird entweder in dünne Längsstreifen geschnitten, oder er wird in flachen, dünnen Bahnen abgeschält und zu einem Knäuel gewickelt. Anschließend werden die Streifen oder Knäuel im Schatten getrocknet.

Pao Zhi
Bambusae caulis in taeniam praep./Jiāng Zhú Rú: Die in Streifen geschnittene oder in Knäuel gewickelte Droge wird mit Ingwersaft gemischt und über mildem Feuer geröstet, bis sich die Drogenoberfläche gelb färbt. Für 100 kg Droge nimmt man 10 kg frischen Ingwer. So verarbeitet wirkt sie dem Brechreiz entgegen. Die unbehandelte Droge wird bei Hitze-Schleim verwendet.

Eigenschaften
Geschmacksrichtung: süß
Temperaturverhalten: leicht kalt
Wirkungsort/Meridian: Magen, Lunge

Wirkung und Anwendung
Hitze kühlend, schleimlösend, Unruhe beseitigend, Brechreiz stillend.

Bei Lungen-Hitze mit Husten und dickem gelbem Schleim wird Bambusae caulis in taeniam/Zhú Rú oft mit Trichosanthis fructus/Guā Lóu und Mori cortex/Sāng Bái Pí kombiniert.

Bei Hitze-Schleim im Herzen, die auch Unruhe, Schlaflosigkeit oder Bewusstseinsstörung verursachen kann, wird Bambusae caulis in taeniam/Zhú Rú in Kombination mit Aurantii fructus immaturus/Zhī Shí, Pinelliae rhizoma praep./Fǎ Bàn Xià und Poria/Fú Líng eingesetzt (siehe Rezeptur Wen Dan Tang).

Bei Erbrechen aufgrund Magen-Hitze wird die Droge mit Coptidis rhizoma/Huáng Lián und Pinelliae rhizoma praep./Fǎ Bàn Xià kombiniert. Bei einer Leeren-Magen-Hitze sollte Bambusae caulis in taeniam/Zhú Rú dagegen mit Zingiberis rhizoma recens/Shēng Jiāng, Ginseng radix et rhizoma/Rén Shēn und Citri reticulatae pericarpium/Chén Pí verabreicht werden.

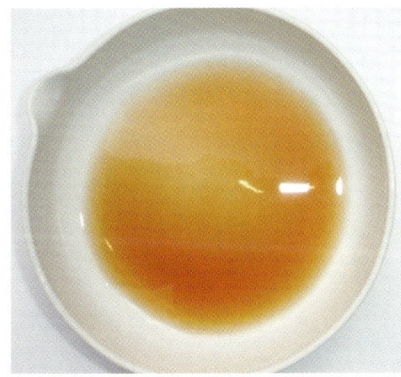

Abb. 3: Frischer Bambussaft, Bambusae liquidum in taeniam

Bei Erbrechen in der Schwangerschaft mit Fötushitze hat sich Bambusae caulis in taeniam/Zhú Rú 9 g mit Citri reticulatae pericarpium/Chén Pí 6 g, Atractylodis macrocephalae rhizoma/Bái Zhū 6 g, Poria/Fú Líng 6 g, Glycyrrhizae radix et rhizoma/Gān Cǎo 3 g bewährt.

Auch bei Bluthitze, Blutspucken und übermäßiger Regelblutung ist die Droge mit gutem Erfolg einsetzbar.

Dosierung
4,5 bis 9 g

Inhaltsstoffe
Lignan, Cellulose, Pentosane

Pharmakologie
Antiseptisch

Unerwünschte Wirkungen und Gegenanzeigen
Die mit Ingwersaft behandelte Jiāng Zhú Rú ist nur kurz haltbar. Deshalb sollte sie möglichst erst vor dem Gebrauch verarbeitet werden.

Weitere Drogen:
Bambusae liquidum in taeniam – Frischer Bambussaft – Zhú Lì, 竹沥: Die Stängel von *Bambusa tuldoides* Munro (Qing Gan Zhu), *Sinocalamus beecheyanus* (Munro) McClure var. *pubescens* P. F. Li (Da Tou Dian Zhu) oder *Phyllostachys nigra* (Lodd.) Munro var. *henonis* Stapf ex Rendle (Dan Zhu), Poaceae werden geschnitten und erhitzt. Der dabei austretende Saft wird aufgefangen.

Die Droge wirkt bei Lungen-Hitze mit Husten und dickem gelbem Schleim sowie Konvulsionen bei Kleinkindern (Fieber, Schock, Krämpfe). Sie kann aber auch nach einem Schlaganfall benutzt werden. Dosierung: 30 bis 50 g zum Einnehmen. Der Saft ist nur sehr kurz haltbar. Kontraindiziert bei kaltem Schleim und Durchfall

2.2.2 Bambusae concretio silicea – Bambuskiesel – Tiān Zhū Huáng, 天竺黄

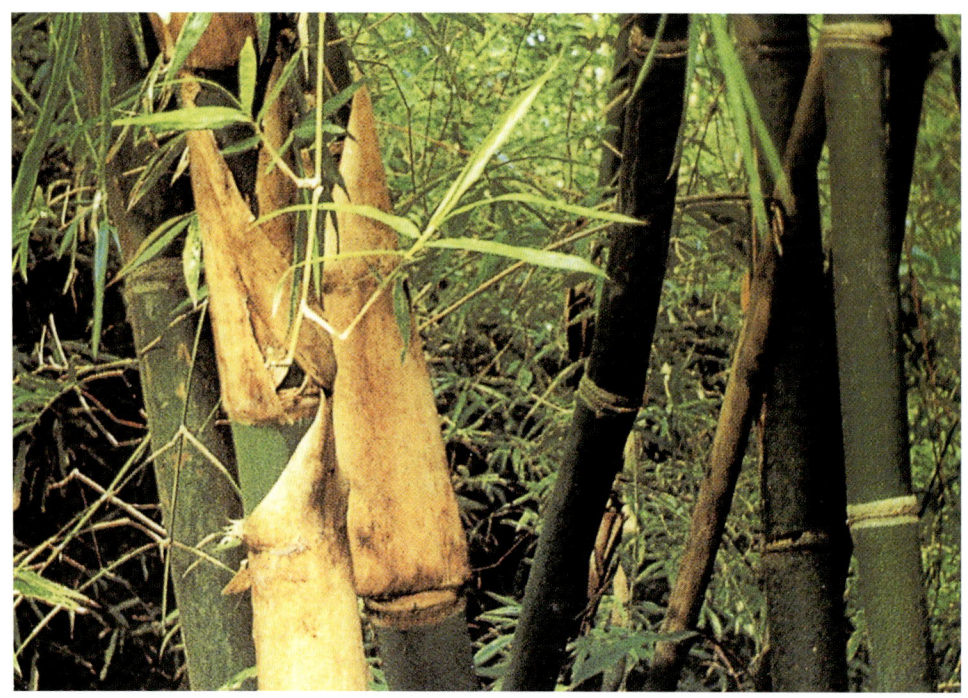

Abb. 1: Bambus, *Bambusa textiles* McClure (Qīn Pí Zhú)

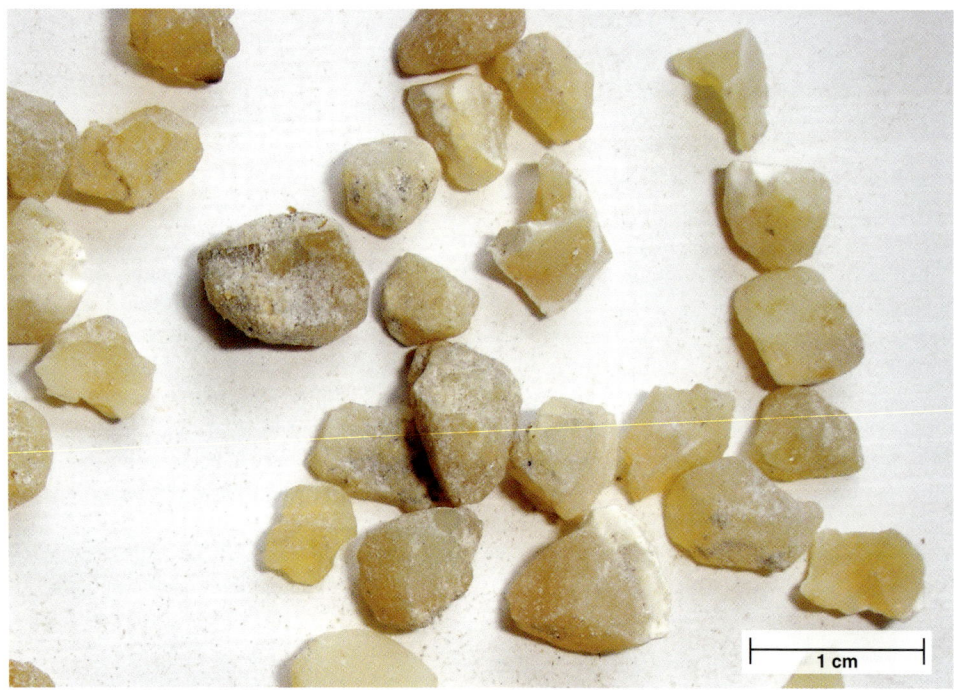

Abb. 2: Bambuskiesel, Bambusae concretio silicea (Tiān Zhū Huáng), gute Qualität

Synonyme
Bambussekretionsprodukte

Herkunft
Die nach dem Trocknen klumpigen Exkrete aus dem Stängelinneren von *Bambusa textiles* McClure (Qing Pi Zhu) oder *Schizostachyum chinense* Rendle (Hua Si Lao Zhu), Poaceae

Ernte und Verarbeitung
Die Stängel werden aufgeschnitten und das Exkret aufgefangen und getrocknet. Durch die Trocknung werden sie klumpig und steinig.

Pao Zhi
Kein Pao Zhi üblich

Eigenschaften
Geschmacksrichtung: süß
Temperaturverhalten: kalt
Wirkungsort/Meridian: Herz, Leber

Wirkung und Anwendung
Hitze kühlend, Schleim ableitend

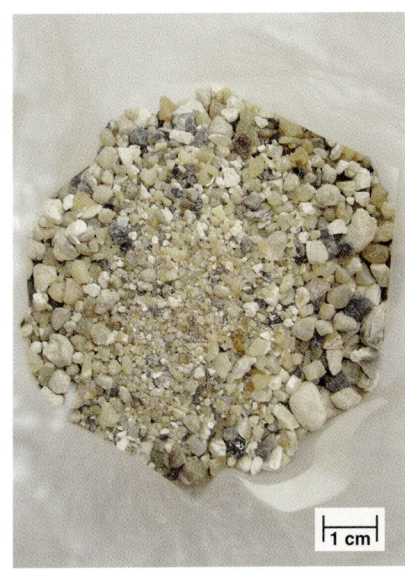

Abb. 3: Bambuskiesel, Bambusae concretio silicea (Tiān Zhū Huáng), stark verunreinigte und daher minderwertige Qualität

Dosierung
3 bis 9 g; als Pulver 0,6 bis 1 g bei direkter Einnahme

2.2.3 Peucedani radix – Haarstrangwurzel – Qián Hú, 前胡

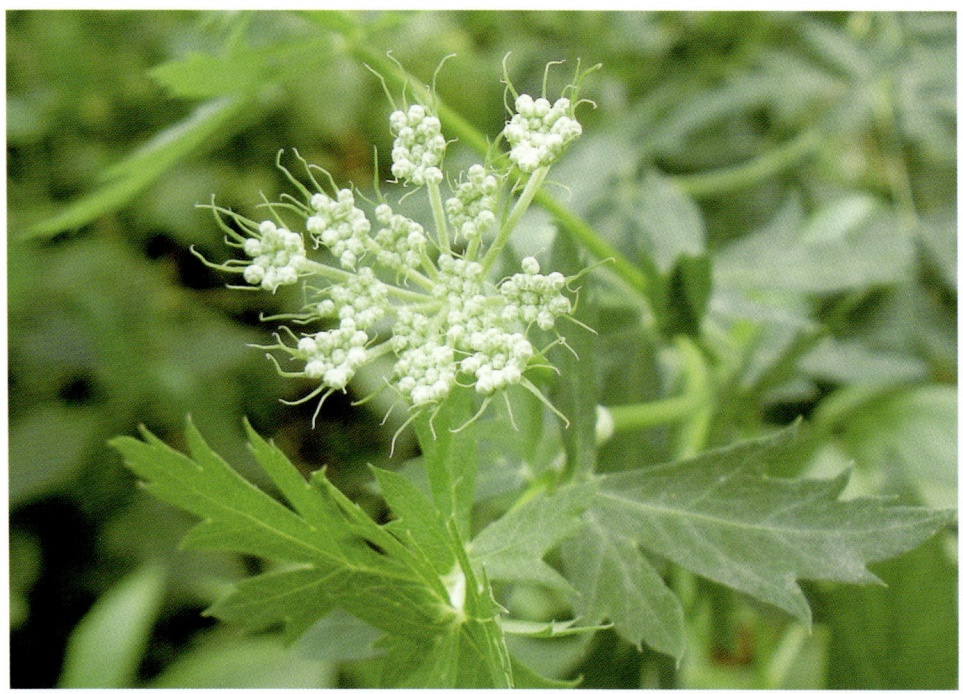

Abb. 1: Haarstrang, *Peucedanum praeruptorum* Dunn (Bái Huā Qián Hú)

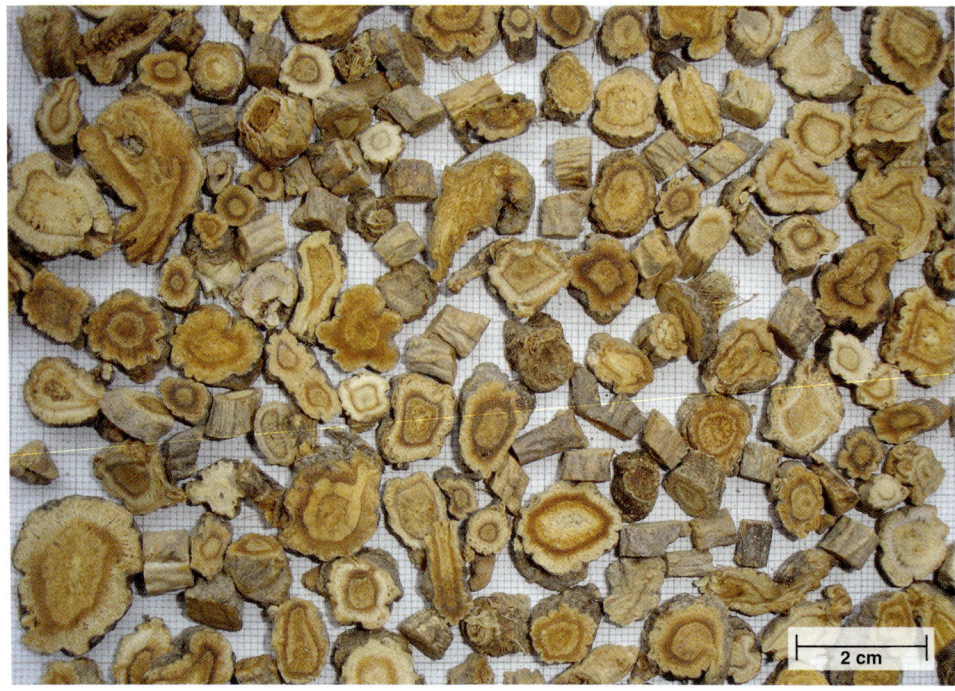

Abb. 2: Haarstrangwurzel, Peucedani radix (Qián Hú), Schnittdroge

Synonyme
Peucedanum-Wurzel

Herkunft
Die getrocknete Wurzel von *Peucedanum praeruptorum* Dunn (Bai Hua Qian Hu), Apiaceae; die Wurzel von *Peucedanum decursivum* Maxim. (Zi Hua Qian Hu) wird laut Chin. Ph 2005 nicht mehr als Qián Hú verwendet.

Ernte und Verarbeitung
Die Wurzel wird im Winter ausgegraben, wenn Stängel und Blätter verwelkt sind, oder im Frühjahr vor dem Austreiben. Anschließend wird sie von den feinen Nebenwurzeln befreit, gewaschen, geschnitten und getrocknet.

Pao Zhi
Peucedani radix praep./Mì Qián Hú: Die geschnittene Droge wird mit verdünntem, raffiniertem Honig gesättigt und über mildem Feuer geröstet, bis ihre Oberfläche nicht mehr klebrig ist. Für 100 kg Droge nimmt man 25 kg Honig. Die so behandelte Droge befeuchtet stärker die Lunge und stillt stärker den Husten als die unbehandelte Droge (Qián Hú). Sie kann auch bei Schwindsucht und Auszehrung (Fei Lao), bei blutigem Auswurf oder bei Trockenheit der Lunge verwendet werden.

Qián Hú ist die unbehandelte Droge. Sie wirkt stärker Qi-senkend und Schleim lösend, als die behandelte. Sie kann aber ein schon geschwächtes Lungen-Qi noch mehr zerstreuen und dadurch weiter schwächen. Deshalb sollte diese Form nur bei starker Qi-Stagnation mit vermehrtem Schleim angewandt werden.

Eigenschaften
Geschmacksrichtung: bitter, scharf
Temperaturverhalten: leicht kalt
Wirkungsort/Meridian: Lunge

Wirkung und Anwendung
Wind austreibend, Hitze kühlend, Lungen-Qi absenkend, Schleimlösend.

Bei Kontravektion des Lungen-Qi, wenn dadurch Flüssigkeit nicht mehr abgebaut werden konnte und dicker Schleim, der zu Keuchatmung führt, entstanden ist, wird Peucedani radix/Qián Hú oft in Kombination mit Armeniacae semen amarum/Xìn Rén/Kŭ Xìng Rén, Mori cortex/Sāng Bái Pí und Fritillariae thunbergii bulbus/Zhè Bèi Mŭ verordnet (siehe Rezeptur Qian Hu San). Bei vermehrtem kaltem Schleim kann Peucedani radix/Qián Hú wegen ihres leicht kalten Temperaturverhaltens zusammen mit Cynanchi stauntonii radix et rhizoma/Bái Qián verwendet werden.

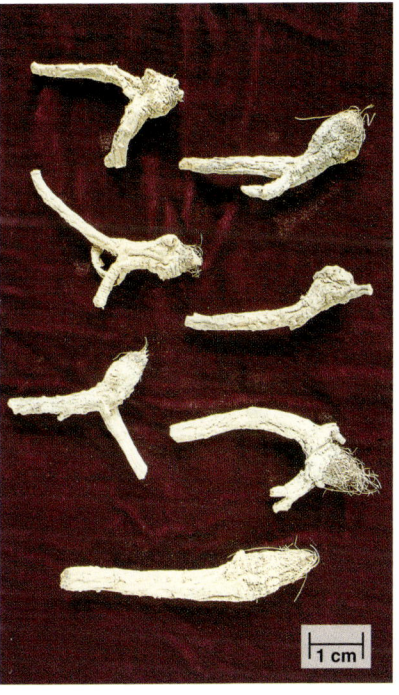

Abb. 3: Haarstrangwurzel, Peucedani radix (Qián Hú), Ganzdroge

Bei einer Wind-Hitze-Erkältung mit Husten und vermehrtem Schleim wird die Droge oft zusammen mit Mori folium/Sāng Yè, Arctii fructus/Niú Bāng Zĭ und Platycodonis radix/Jié Gĕng gegeben. Bei einer Wind-Kälte-Erkältung wird sie dagegen mit Schizonepetae spica/Jīng Jiè Suì und Asteris radix et rhizoma/Zĭ Wǎn kombiniert.

Dosierung
3 bis 9 g

Inhaltsstoffe
Ätherisches Öl, Praeruptorin A bis D. Laut Chin. Ph. soll der Gehalt an Praeruptorin A mindestens 0,90 % betragen.

Pharmakologie
Praeruptorin A antagonisiert Calcium-Ionen und entspannt die glatte Muskulatur. Praeruptorin C verbessert die koronare Durchblutung, ohne Herzfrequenz und Kontraktionskraft zu beeinflussen, und wirkt antiviral.

Unerwünschte Wirkungen und Gegenanzeigen
Keine

2.2.4 Trichosanthis fructus – Schlangenkürbisfrüchte – Guā Lǒu, 瓜蔞

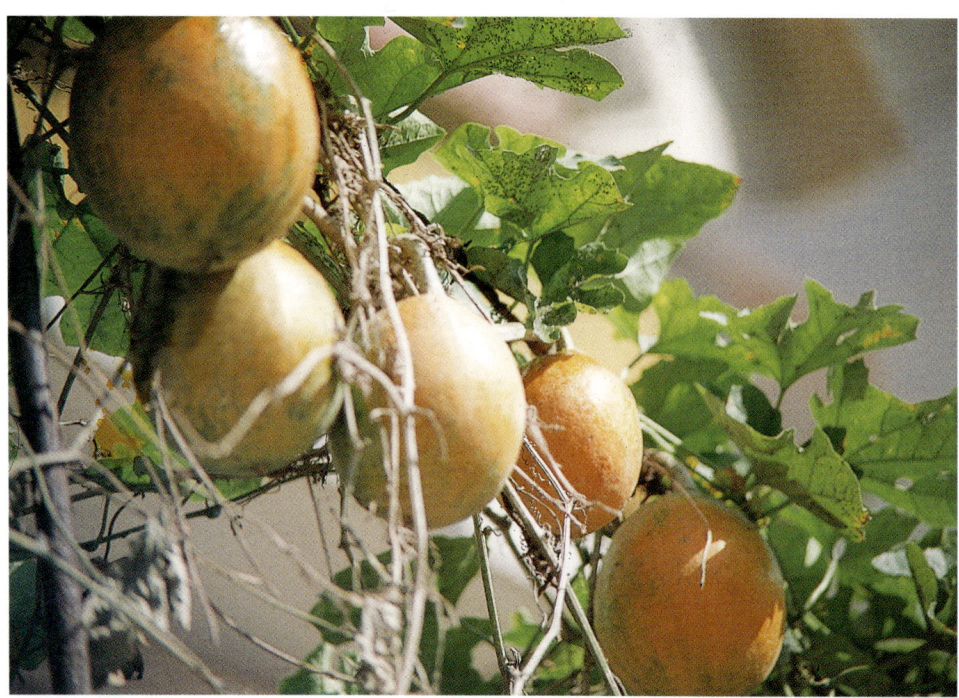

Abb. 1: Schlangenkürbis, *Trichosanthes kirilowii* Maxim

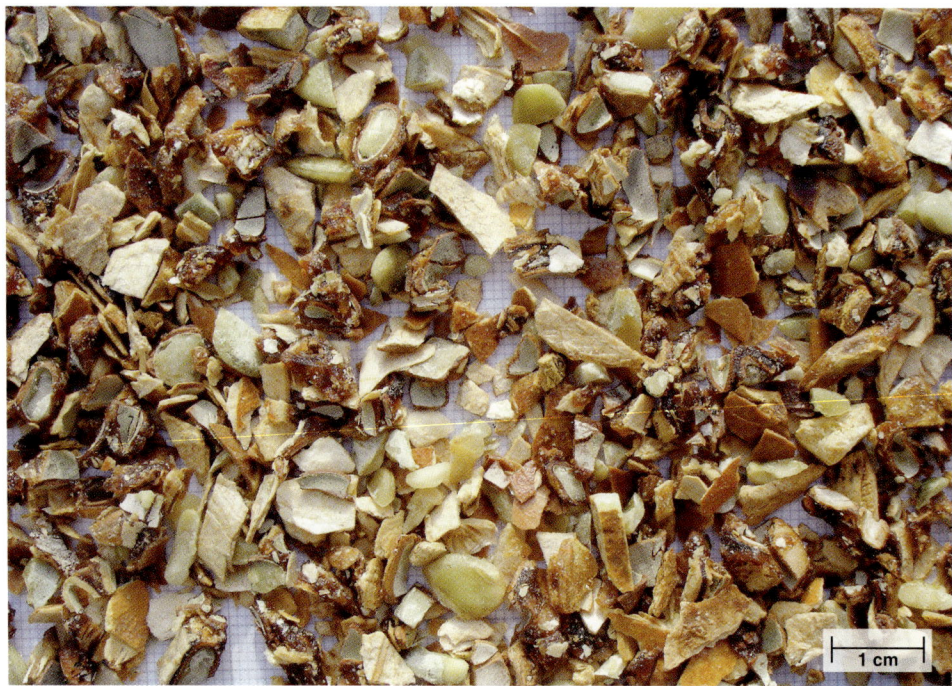

Abb. 2: Schlangenkürbisfrüchte, Trichosanthis fructus (Guā Lǒu), Schnittdroge, gute Qualität

Herkunft
Die getrockneten, reifen Früchte von *Trichosanthes kirilowii* Maxim. (Gua Lou) oder *Trichosanthes rosthornii* Harms (Shuang Bian Gua Lou), Cucurbitaceae

Ernte und Verarbeitung
Die Frucht wird im Herbst, wenn sie reif ist, geerntet. Sie wird flach gedrückt, in Streifen oder Stückchen geschnitten und an der Sonne getrocknet.

Pao Zhi
Kein Pao Zhi üblich

Eigenschaften
Geschmacksrichtung: süß, leicht bitter
Temperaturverhalten: kalt
Wirkungsort/Meridian: Magen, Lunge, Dickdarm

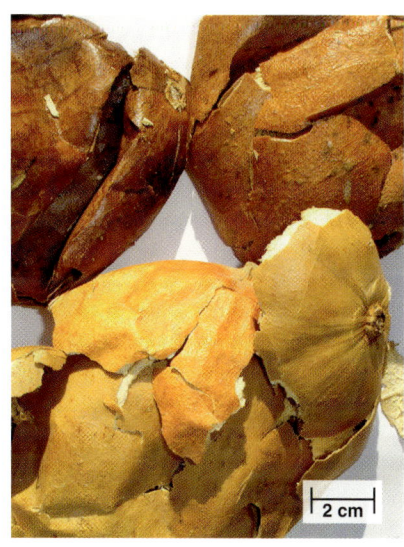

Abb. 3: Schlangenkürbisfrüchte, Trichosanthis fructus (Guā Lóu), ganze Früchte

Wirkung und Anwendung
Heißen schleimlösend, Knoten zerstreuend, Qi-Obstruktion mit Klumpengefühl im Brustkorb lösend, Darm und Lunge befeuchtend, abführend.

Bei Husten mit dickem gelbem Schleim und Druckgefühl im Thorax, der durch Lungen-Hitze verursacht wurden, wird Trichosanthis fructus/Guā Lǒu oft mit Anemarrhenae rhizoma/Zhī Mǔ und Fritillariae thunbergii bulbus/Zhè Bèi Mǔ/Zhè Bèi kombiniert. Wenn der Husten mit Völlegefühl und Übelkeit einhergeht, wird sie zusammen mit Scutellariae radix/Huáng Qín, Arisaematis rhizoma praep. cum belle/Dǎn Nán Xīng und Aurantii fructus immaturus/Zhī Shí eingesetzt (siehe Rezeptur Qing Qi Hua Tan Wan).

Bei Qi-Obstruktion in der Brust und im Magen (Xiong Bi oder Thorax-Bi) mit Akkumulation von Pathogenen in der Brust (Jie Xiong) wird die Droge gemäß den Rezepturen Gua Lou Xie Bai Bai Jiu Tang, Gua Lou Xie Bai Ban Xia Tang oder Xiao Xian Xiong Tang eingesetzt. Jie Xiong ist ein krankhafter Zustand, der durch Akkumulation von pathogener Hitze oder Kälte in Verbindung mit Stauung von Flüssigkeit, Schleim oder Blut in der Brust verursacht wird. Xiong Bi und Brust-Bi werden durch Stagnation von Feuchtigkeit und Schleim verursacht. Die Symptome sind stechende Schmerzen in der Brust, manchmal bis in den Rücken sowie Husten und Atemlosigkeit. Bei Qi-Obstruktion im Magen finden wir Symptome wie Brustschmerzen direkt nach dem Essen, Schluckbeschwerden und häufiges Erbrechen.

Bei koronaren Herzerkrankungen, bei denen die Qi-Stagnation überwiegt, mit Enge- und Druckgefühl in der Brust wird Trichosanthis fructus/Guā Lǒu in Kombination mit Aquilariae lignum resinatum/Chén Xiāng, Curcumae radix/Yù Jīn und Cyperi rhizoma/Xiāng Fù gegeben. Bei koronaren Herzerkrankungen, bei denen eine Blutstase vorhanden ist, mit Symptomen wie blaue Lippen und stechende Schmerzen in der Brust, wird die Droge in Kombination mit Salviae miltiorrhizae radix et rhizoma/Dān Shēn, Persicae semen/Táo Rén und Carthami flos/Hóng Huā eingesetzt.

Die Droge wird auch bei Karbunkeln in der weiblichen Brust, Lungengeschwüren und bei einer eitrigen Darmentzündung verwandt. Trichosanthis fructus/Guā Lóu kann die Knoten zerstreuen und abschwellen. Bei Brustgeschwüren wird sie mit Angelicae sinensis radix/Dāng Guī, Olibanum/Rǔ Xiāng und Myrrha/Mò Yào kombiniert (siehe Rezeptur Shen Xiao Gua Lou San). Sie kann für diese Indikation aber auch mit Taraxaci herba/Pǔ Gōng Yīng, Lonicerae japonicae flos/Jīn Yín Huā und Carthami flos/Hóng Huā kombiniert werden. Bei Lungengeschwüren wird sie mit Houttuyniae herba/Yú Xīng Cǎo sowie Phragmitis rhizoma/Lú Gēn und bei Darmgeschwüren mit Patrinae herba/Bài Jiàng und Sargentodoxae caulis/Dà Xuě Téng verabreicht. Bei Obstipation, die durch Trockenheit entstanden ist, kombiniert man Trichosanthis fructus/Guā Lóu mit Cannabis fructus/Huǒ Má Rén und Pruni semen/Yù Lǐ Rén.

Dosierung
9 bis 15 g

Inhaltsstoffe
Triterpenoidsaponin, organische Säuren und ihre Salze, Aminosäuren

Pharmakologie
Expektorierend, Koronargefäße erweiternd, Blutlipide senkend, antiseptisch

Unerwünschte Wirkungen und Gegenanzeigen
Nicht zusammen mit *Aconitum*-Drogen, bei Verdauungsschwäche mit Durchfällen sowie kaltem Schleim anwenden

2.2.5 Trichosanthis pericarpium – Schlangenkürbisschale – Guā Lǒu Pí, 瓜蒌皮

Herkunft
Die getrocknete Fruchtschale (Perikarp) von *Trichosanthes kirilowii* Maxim. (Gua Lou) oder *Trichosanthes rosthornii* Harms (Shuan Bian Hua Lou), Cucurbitaceae

Ernte und Verarbeitung
Die Frucht wird im Herbst, wenn sie reif ist, geerntet. Das Fruchtfleisch wird entfernt. Die Schale wird in Streifen geschnitten, flach gepresst und im Schatten getrocknet.

Pao Zhi
Kein Pao Zhi üblich

Eigenschaften
Geschmacksrichtung: süß, bitter
Temperaturverhalten: kalt
Wirkungsort/Meridian: Magen, Lunge, Dickdarm

Wirkung und Anwendung
Wirkt stärker bei Lungen-Hitze und Qi-Obstruktion als Trichosanthis fructus/Guā Lǒu.

Dosierung
6–9 g

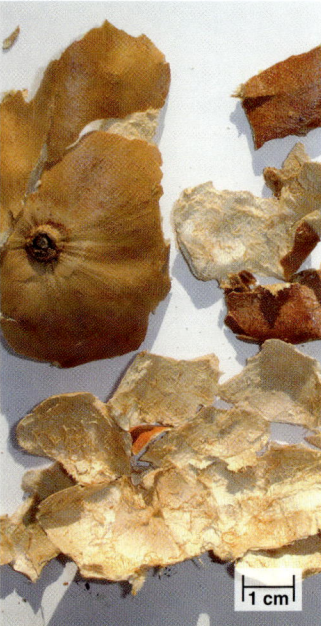

Abb. 1: Schlangenkürbisschale, Trichosanthis pericarpium (Guā Lǒu Pí), Ganzdroge

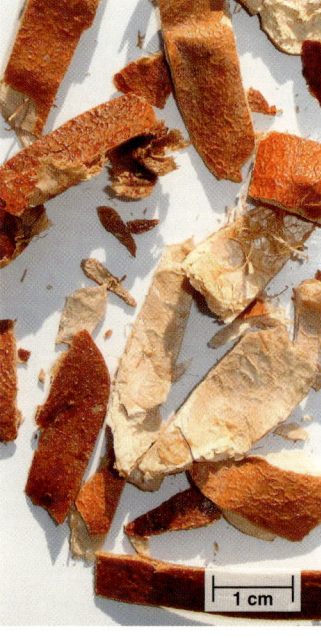

Abb. 2: Schlangenkürbisschale, Trichosanthis pericarpium (Guā Lǒu Pí), Schnittdroge

2.2.6 Trichosanthis semen – Schlangenkürbissamen – Guā Lǒu Rén, 瓜蔞仁

Herkunft
Die getrockneten Samen von *Trichosanthes kirilowii* Maxim. (Gua Lou) oder *Trichosanthes rosthornii* Harms (Shuan Bian Hua Lou), Cucurbitaceae

Ernte und Verarbeitung
Die Frucht wird im Herbst, wenn sie reif ist, geerntet. Ihr Samen wird entnommen und im Schatten getrocknet.

Eigenschaften
Geschmacksrichtung: süß
Temperaturverhalten: kalt
Wirkungsort/Meridian: Magen, Lunge, Dickdarm

Wirkung und Anwendung
Trichosanthis semen/Guā Lǒu Re Rén wirkt stärker bei der Befeuchtung der Trockenheit der Lunge und des Darms, als Trichosanthis fructus/Guā Lǒu. Somit wirkt sie auch gut bei Obstipation.

Dosierung
9 bis 15 g

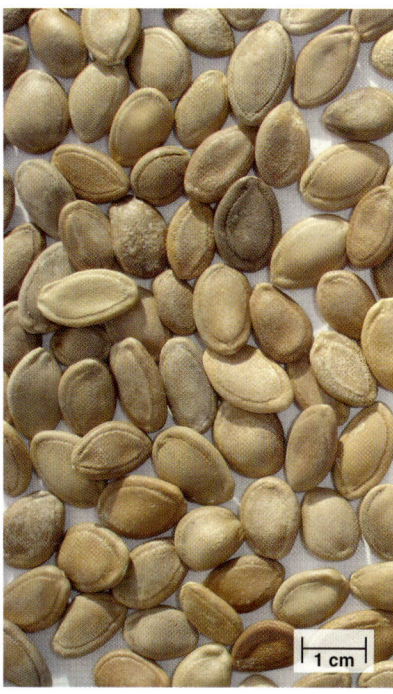

Abb. 1: Schlangenkürbissamen, Trichosanthis semen (Guā Lǒu Rén), ungeröstete Droge. Vor der Abgabe muss die Droge grundsätzlich geröstet und zerstoßen werden.

2.3 Husten und Keuchatmung stillende und besänftigende Drogen – Zhi Ke Yao – 止咳药

Drogenübersicht für Husten und Keuchatmung stillende und besänftigende Drogen

Lat. Name	Dt. Name	Pin-Yin-Name	Chin. Name	Seite
Armeniacae semen amarum	Bittere Aprikosensamen	Kǔ Xìng Rén	苦杏仁	88
Asteris radix et rhizoma	Asternwurzel	Zǐ Wǎn	紫菀	91
Eriobotryae folium	Wollmispelblätter	Pí Pá Yè	枇杷叶	93
Farfarae flos	Huflattichblüten	Kuǎn Dōng Huā	款冬花	95
Fritillariae cirrhosae bulbus	Sichuan-Schachblumenzwiebel	Chuān Bèi Mǔ	川贝母	97
Fritillariae thunbergii bulbus	Zhejiang-Fritillaria-Zwiebel	Zhè Bèi Mǔ	浙贝母	100
Stemonae radix	Stemona-Wurzel	Bǎi Bù	百部	102

Gemeinsamkeiten

Die in dieser Gruppe besprochenen Drogen wirken nicht nur schleimlösend, sondern auch hustenstillend. Die TCM betrachtet Husten als rebellierendes Qi. Die Drogen korrigieren die Fließrichtung des Lungen-Qi nach unten. Ihr Temperaturverhalten ist unterschiedlich.

2.3.1 Armeniacae semen amarum – Bittere Aprikosensamen – Kǔ Xìng Rén, 苦杏仁

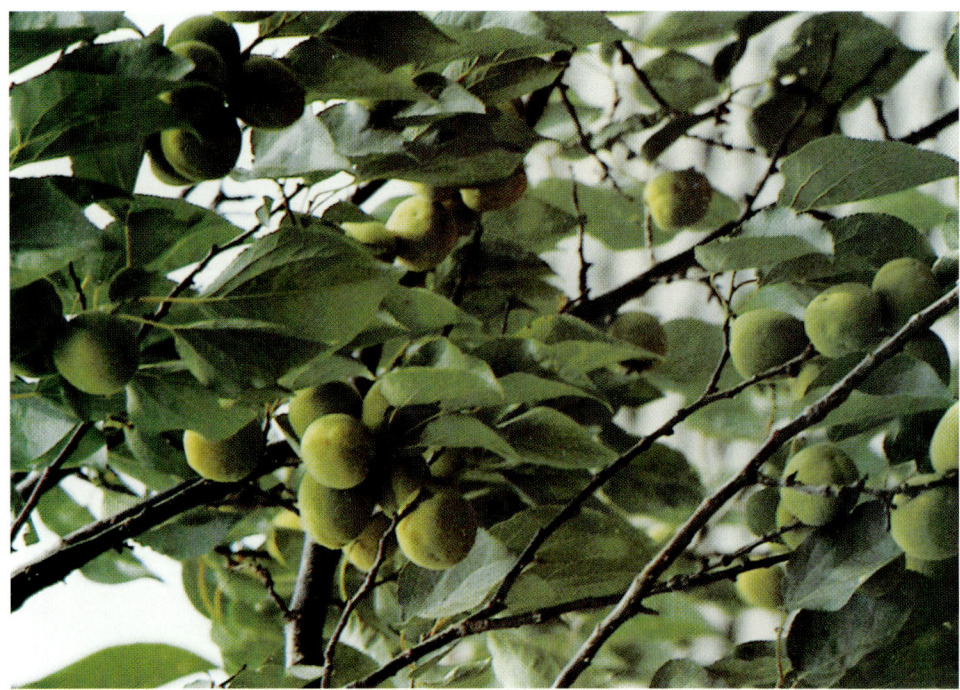

Abb. 1: Aprikose, *Prunus armeniaca* L. (Xìng). Quelle: The coloured Atlas of the Chinese Materia Medica specified in Chin. Ph.

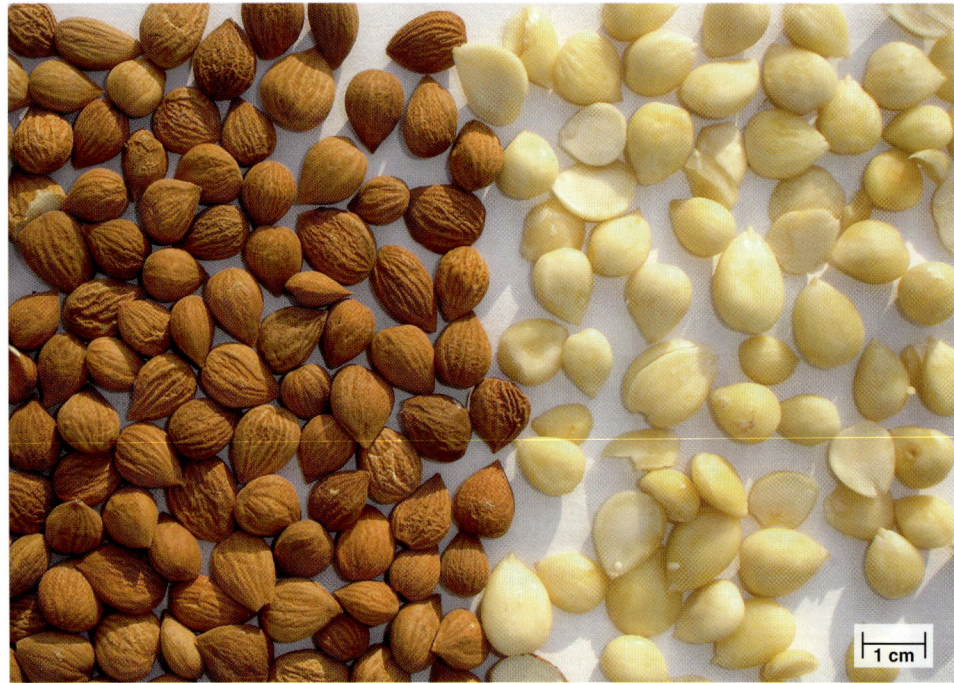

Abb. 2: Bittere Aprikosensamen, Armeniacae semen amarum (Kǔ Xìng Rén), Links: Ungeschälte Droge. Rechts: Geschälte Droge

Xìng Rén ist die Abkürzung für Kǔ Xìng Rén. Kǔ bedeutet bitter. Üblicherweise wird nur die bitter schmeckende Xìng Rén medizinisch verwendet. Süße Aprikosensamen werden nur in Ausnahmefällen verwendet, beispielsweise bei älteren Patienten oder nach langer Krankheit, wenn der Geschmack bitterer Aprikosensamen zu stark wirken würde. In der Literatur wird der Drogenname manchmal falsch als „bittere Mandel" übersetzt.

Herkunft
Der getrocknete, reife Samen von *Prunus armeniaca* L. var. *ansu* Maxim. (Shan Xing), *Prunus sibirica* L. (Xi Bo Li Ya Xing), *Prunus mandshurica* (Maxim.) Koehne (Dong Bei Xing) oder *Prunus armeniaca* L. (Xing), Rosaceae

Ernte und Verarbeitung
Die reifen Aprikosenfrüchte werden im Sommer gepflückt. Das Fruchtfleisch wird entfernt, die Schale des Kerns geknackt und der Samen entnommen. Dieser wird anschließend an der Sonne getrocknet.

Pao Zhi
Chán Kǔ Xìng Rén: Man lässt den getrockneten Samen kurz (2 bis 3 min) in kochendem Wasser ziehen, bis seine Schalen weich geworden sind. Danach wird die Droge kurz in kaltes Wasser gelegt, entnommen und die Schalen mit der Hand abgerieben. Altenativ gibt man die Samen in eine Tüte und reibt sie gegeneinander, bis sich die Schalen abgelöst haben. Man gibt den gesamten Tüteninhalt in Wasser, die gelösten Schalen schwimmen oben und werden entfernt. Nur weißer Samen wird im Schatten getrocknet, gelber Samen, der alt und damit nicht verwertbar ist, muss aussortiert werden.
Chǎo Kǔ Xìng Rén: Der geschälte und getrocknete Samen wird geröstet, bis seine Oberfläche sich gelblich gefärbt hat. Diese Form ist für extrem schwache Patienten geeignet.
Kǔ Xìng Rén Shuāng (entölte, pulverisierte Kǔ Xìng Rén): Der nach der Chán-Methode verarbeitete Samen wird grob pulverisiert, in spezielles ölabsorbierendes Papier eingewickelt und gepresst. Das Papier wird täglich gewechselt und zwar so lange, bis das Pulver trocken und locker geworden ist und durch ein 40-µm-Sieb (Siebdurchmesser ca. 0,45 mm) passt. Durch diese Verarbeitung verliert die Droge ihre abführende Wirkung.
Die Standard-Abgabeform in der Apotheke ist Chán Kǔ Xìng Rén (nur geschält, nicht geröstet). Diese Form hat den höchsten Wirkstoffgehalt im Dekokt. Wenn eine Rezeptur „Armeniacae semen amarum, Xìng Rén" oder „Kǔ Xìng Rén" vorgibt, sollte diese Standardform ausgegeben werden.

Qualität
Der Samen ist nur kurz, der geschälte Samen noch kürzer haltbar. Der Apotheker sollte ihn für den Kunden möglichst selbst frisch schälen. Bereits in China geschälte Samen sollten nicht verwendet werden, da diese meistens schon ranzig sind. Unbehandelter Kǔ Xìng Rén ist gefährlich. Es ist darauf zu achten, dass der Samen frisch, geschält, nicht gelblich und nicht ranzig ist.

Eigenschaften
Geschmacksrichtung: bitter, scharf
Temperaturverhalten: leicht warm, leicht giftig
Wirkungsort/Meridian: Lunge, Dickdarm

Wirkung und Anwendung
Lungen-Qi absenkend, hustenstillend, Keuchatmung lindernd, Darm befeuchtend und laxierend.

Armeniacae semen amarum/Kǔ Xìng Rén ist am besten bei einer Erkältung durch Wind-Kälte geeignet. Die Droge kann die Wind-Kälte austreiben, das Lungen-Qi absenken, sowie Schleim lösen und Husten stillen. Hierfür wird sie mit Platycodonis radix/Jié Gěng, Peucedani radix/Qián Hú, Perillae folium/Zǐ Sū Yè und Citri reticulatae pericarpium/Chén Pí kombiniert (siehe Rezeptur Xing Su San).

Bei Wind-Hitze Erkältung mit Fieber, Durst und Husten, aber ohne Schüttelfrost, soll Armeniacae semen amarum/Xīn Rén/Kǔ Xìng Rén mit kühlenden Kräutern kombiniert werden, beispielsweise mit Mori folium/Sāng Yè, Chrysanthemi flos/Jú Huā, Platycodonis radix/Jié Gěng, Menthae folium/Bò Hé und Arctii fructus/Niú Bāng Zǐ (siehe Rezeptur Sang Ju Yin).

Eine Kontravektion des Lungen-Qi kann Husten verursachen. In diesem Falle ist Armeniacae semen amarum/Kǔ Xìng Rén zusammen mit Inulae flos/Xuán Fù Huā, Perillae fructus/Zǐ Sū Zǐ, Cynanchi stauntonii radix et rhizoma/Bái Qián, Raphani semen/Lái Fú Zǐ und Eriobotryae folium/Pí Pá Yè zu verwenden.

Bei Husten, der durch Wind-Hitze und Wind-Kälte entstanden ist, wird Armeniacae semen amarum/Kǔ Xìng Rén (geschält) und Fritillariae cirrhosae bulbus/Chuān Bèi Mǔ (nur Fritillariae cirrhosae bulbus/Chuān Bèi Mǔ in der besten Handelsklasse Perle-Bèi Mǔ verwenden) pulverisiert und 1 zu 1 gemischt. Von der Mischung sollten täglich 1 bis 3 g eingenommen werden.

Armeniacae semen amarum/Kǔ Xìng Rén wird auch bei Obstipation mit hartem, festem Stuhl aufgrund von Trockenheit im Darm eingesetzt. Lunge und Dickdarm sind ein durch Meridiane gekoppeltes Paar. Ohne die senkende Funktion des Lungen-Qi kann ein trockener Darm entstehen und als weitere Folge Obstipation.

Zwei wichtige Rezepturen hierfür sind: Ma Ren Wan bestehend aus Armeniacae semen amarum/Kǔ Xìng Rén, Cannabis fructus/Huǒ Má Rén, Paeoniae radix alba/Bái Sháo, Aurantii fructus immaturus/Zhī Shí und Rhei radix et rhizoma/Shēng Dà Huáng sowie Wu Ren Wan bestehend aus Armeniacae semen amarum/Kǔ Xìng Rén, Persicae semen/Táo Rén, Platycladi semen/Bái Zǐ Rén, Pruni semen/Yù Lǐ Rén und Amomi fructus/Shā Rén.

Bei Keuchatmung kann Armeniacae semen amarum/Kǔ Xìng Rén das Lungen-Qi nach unten führen. Wenn die Droge mit Ephedrae herba/Má Huáng kombiniert wird, verstärkt dies ihre hustenstillende Wirkung. Die Kombination findet man in den Rezepturen Ma Xing Shi Gan Tang und Ding Chuan Tang.

Inhaltsstoffe

Amygdalin, Emulsin, Amygdalase, Prunase, Oxynitrilase. Laut Chin. Ph. muss der Gehalt an Amygdalin mindestens 3,0 % betragen.

Dosierung

4,5 bis 9 g. Die toxische Dosis beträgt 0,4 bis 1 g pro kg Körpergewicht. Bei Kindern können neun Stück Samen schon toxisch sein. Bei leichter Vergiftung nimmt man in China 50 bis 100 g Aprikosenbaumrinde im Dekokt als Antidot, die Kochzeit beträgt 3 bis 5 Minuten.

Unerwünschte Wirkungen und Gegenanzeigen

Bei lang andauerndem Husten mit Lungen-Qi-Schwäche darf die Droge nicht alleine angewandt werden. Bei Kindern ist auf die toxische Dosis zu achten.

2.3.2 Asteris radix et rhizoma – Asternwurzel – Zǐ Wǎn, 紫菀

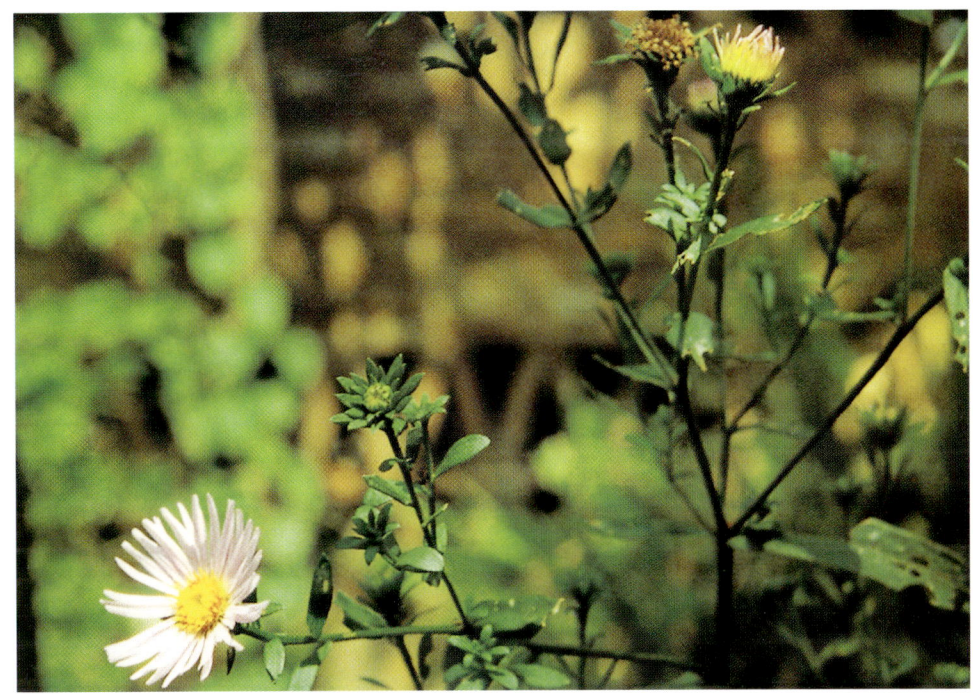

Abb. 1: Tatarenaster, *Aster tataricus* L. f. (Zǐ Wǎn). Blühende Pflanze.
Quelle: The coloured Atlas of the Chinese Materia Medica specified in Chin. Ph.

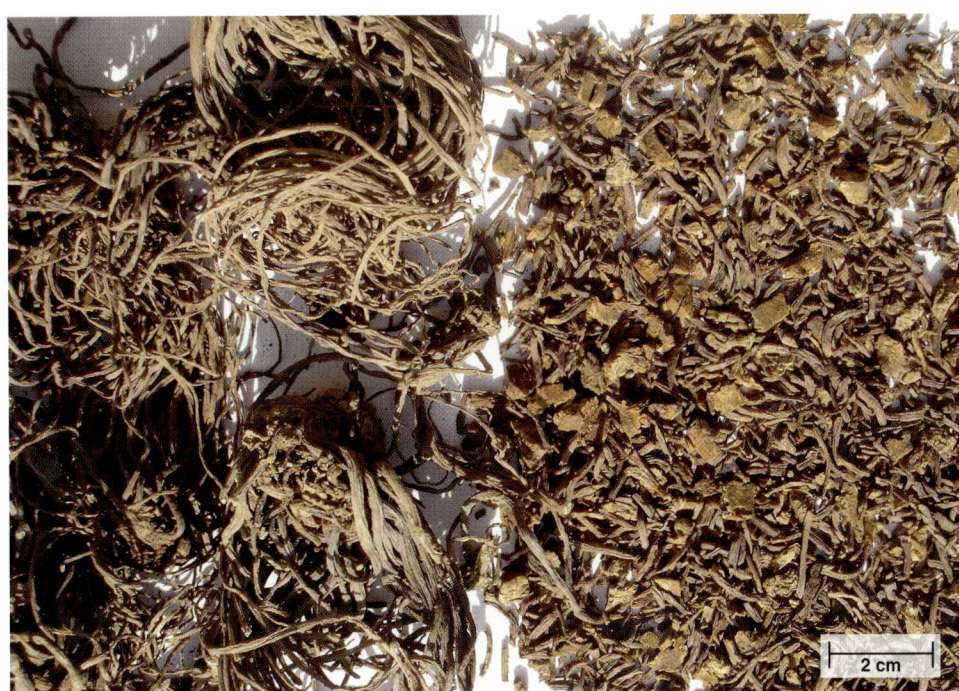

Abb. 2: Asternwurzel, Asteris radix et rhizoma (Zǐ Wǎn). Links: Ganzdroge. Rechts: Schnittdroge. Erde und Schmutz lassen sich nur schwer von den feinen Wurzeln trennen. Die Droge hat einen hohen Wassergehalt, weshalb sie leicht Schimmel ansetzt.

Synonyme
Tatarenasternwurzel

Herkunft
Die getrocknete Wurzel und Rhizom von *Aster tataricus* L., Asteraceae

Ernte und Verarbeitung
Die unterirdischen Wurzelteile werden im Frühjahr oder im Herbst ausgegraben. Das obere Rhizom mit den Nodien wird entfernt. Die Wurzel und die Nebenwurzeln werden gereinigt und an der Sonne getrocknet.

Pào Zhì
Asteris radix et rhizoma praep./Zhì Zǐ Wǎn/Mì Zǐ Wǎn: Die gereinigte Droge wird geschnitten, mit Honig gesättigt und so lange über schwachem Feuer geröstet, bis sich ihre Oberfläche nicht mehr klebrig anfühlt. Diese Verarbeitung verstärkt ihre befeuchtende Wirkung auf die Lunge. So verarbeitet ist sie für die Behandlung von chronischem Husten besonders geeignet.

Qualität
Die Sicherung einer guten Qualität von Asteris radix et rhizoma/Zǐ Wǎn ist für den Apotheker eine schwierige Aufgabe. Da sie sehr viele feine Wurzeln enthält, ist die Droge häufig stark mit Erde verunreinigt. Die Aschewerte sollen nach dem Chin. Ph. 2005 unter 15 % liegen. Die säureunlösliche Asche sollte unter 8 % betragen. Die Droge hat einen hohen Wassergehalt und wird daher schnell schimmelig. Auch sollte auf Pestizid- und Schwermetallrückstände sowie auf mikrobielle Belastungen geprüft werden. Die Ware sollte nicht in Plastikbeutel verpackt gelagert werden, sondern trocken und luftig.

Eigenschaften
Geschmacksrichtung: scharf, süß, bitter
Temperaturverhalten: warm
Wirkungsort/Meridian: Lunge

Wirkung und Anwendung
Lunge befeuchtend, schleimlösend, hustenstillend.

Asteris radix et rhizoma/Zǐ Wǎn ist süß und somit befeuchtend und Yin aufbauend sowie bitter und damit auch lösend und ableitend. Die Droge wirkt überwiegend im Lungen-Meridian, und sie ist ein wichtiges Hustenmittel. Wenn sich Schleim gebildet hat, wirkt sie schleimlösend, gleichgültig, ob der Schleim alt oder neu ist, ob er durch Kälte oder Hitze entstanden ist und ob ein Völle- oder Leere-Zustand vorherrscht.

Wenn eine Wind-Kälte in die Lunge eindringt und mit Husten und Juckreiz im Hals einhergeht, wird Asteris radix et rhizoma/Zǐ Wǎn mit Schizonepetae spica/Jīng Jiè Suì und Platycodonis radix/Jié Gěng kombiniert. Bei einer Erkältung mit einer Yin-Schwäche und chronischem Husten sowie Blutfäden im Auswurf wird Asteris radix et rhizoma praep./Zhì Zǐ Wǎn/Mì Zǐ Wǎn mit Asini corii colla/E Jiāo, Fritillariae cirrhosae bulbus/Chuān Bèi Mǔ verabreicht, um das Yin zu ernähren, die Lunge zu befeuchten, den Schleim zu lösen und den Husten zu stillen. Asteris radix et rhizoma/Zǐ Wǎn gilt als „heiliges Mittel", wenn Blut im Schleim (Auswurf) vorhanden ist.

Durch ihren scharfen Geschmack kann die Droge einen Lungen-Qi-Stau beseitigen. Therapeutisch wird diese Eigenschaft bei Lungengeschwüren und Lungenabszessen, eitrigem Auswurf und vermindertem Wasserlassen benutzt. Hierfür wählt man Asteris radix et rhizoma/Zǐ Wǎn.

Dosierung
5 bis 9 g

Inhaltsstoffe
Shionon, Quercetin, Friedelin, Epifriedelin, Astersaponin (hydrolysiert zu Hederagenin), ätherisches Öl. Laut Chin. Ph. soll der Gehalt an Shionon mindestens 0,10 % betragen.

Pharmakologie
Expektorierend, antiseptisch, diuretisch (Quercetin), zytostatisch (Epifriedelin)

Unerwünschte Wirkungen und Gegenanzeigen
Auch wenn die Droge mit radioaktiver Strahlung behandelt wurde und die mikrobiologische Prüfung in Ordnung ist, können in der Droge noch Mykotoxine enthalten sein, die Übelkeit, Durchfall und Bauchschmerzen verursachen.

2.3.3 Eriobotryae folium – Wollmispelblätter – Pí Pá Yè, 枇杷叶

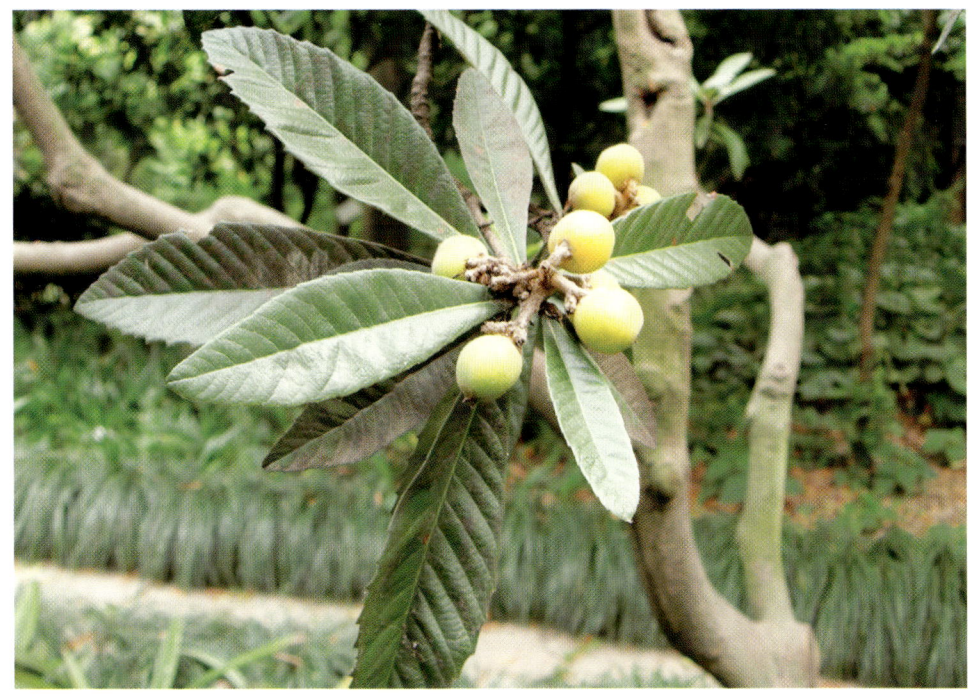

Abb. 1: Wollmispel, *Eriobotrya japonica* (Thunb.) Lindl. (Pí Pá)

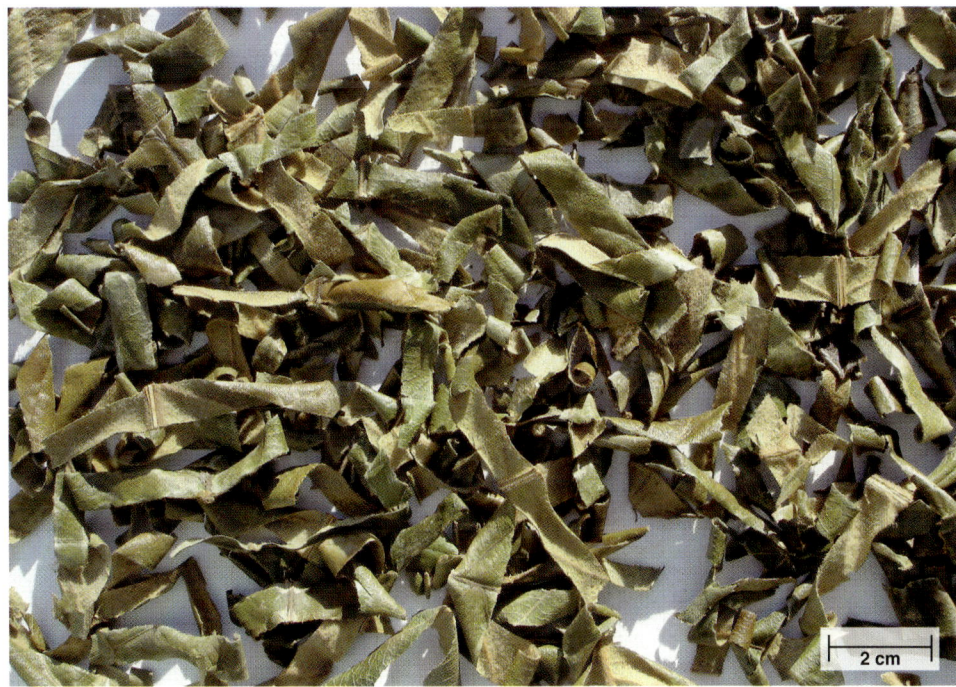

Abb. 2: Wollmispelblätter, Eriobotryae folium (Pí Pá Yè), Schnittdroge

Herkunft
Die getrockneten Blätter von *Eriobotrya japonica* (Thunb.) Lindl. (Pi Pa), Rosaceae

Ernte und Verarbeitung
Die Blätter werden das ganze Jahr über gepflückt und an der Sonne vorgetrocknet, anschließend werden die Haare an ihrer Unterseite mit der Bürste entfernt. Dann werden die Blätter zu Bündeln zusammengebunden und an der Sonne durchgetrocknet.

Pao Zhi
Eriobotryae folium praep./Mì Pí Pá Yè: Die in Streifen geschnittene Droge wird mit Honig versetzt und über mildem Feuer geröstet, bis sich die Drogenoberfläche nicht mehr klebrig anfühlt. Für 100 kg Droge nimmt man 20 kg raffinierten Honig.

Zum Hustenstillen sollte Eriobotryae folium praep./Mì Pí Pá Yè und zur Beseitigung von Übelkeit Eriobotryae folium/Pí Pá Yè verwendet werden.

Eigenschaften
Geschmacksrichtung: bitter
Temperaturverhalten: leicht kalt
Wirkungsort/Meridian: Lunge, Magen

Wirkung und Anwendung
Schleimlösend, hustenstillend, Magen harmonisierend, Qi absenkend.

Bei Husten mit vermehrtem gelblichem Schleim und gelblichem Zungenbelag wird Eriobotryae folium praep./Mì Pí Pá Yè mit Clematidis armandii caulis/Chuān Mù Tōng, Farfarae flos/Kuǎn Dōng Huā, Armeniacae semen amarum/Kǔ Xìng Rén und Mori cortex/Sāng Bái Pí kombiniert.

Bei Übelkeit und Erbrechen durch Magenhitze und aufsteigendem Magen-Qi wird Eriobotryae folium/Pí Pá Yè dagegen mit Bambusae caulis in taeniam/Zhú Rú, Pinelliae rhizoma praep./Fǎ Bàn Xià, Poria/Fú Líng und Zingiberis rhizoma recens/Shēng Jiāng verordnet. Bei Schwangerschaftserbrechen durch Fetushitze hat sich Eriobotryae folium/Pí Pá Yè zusammen mit Scutellariae radix/Huáng Qín bewährt.

Chuān Bèi Pí Pá Gao ist ein Extrakt aus Eriobotryae folium/Pí Pá Yè, Fritillariae cirrhosae bulbus/Chuān Bèi Mǔ und Citri reticulatae pericarpium/Chén Pí. und wird in China bei starker Verschleimung und Husten verwendet.

Eriobotryae folium/Pí Pá Yè kann auch bei allergischer Purpura eingesetzt werden.

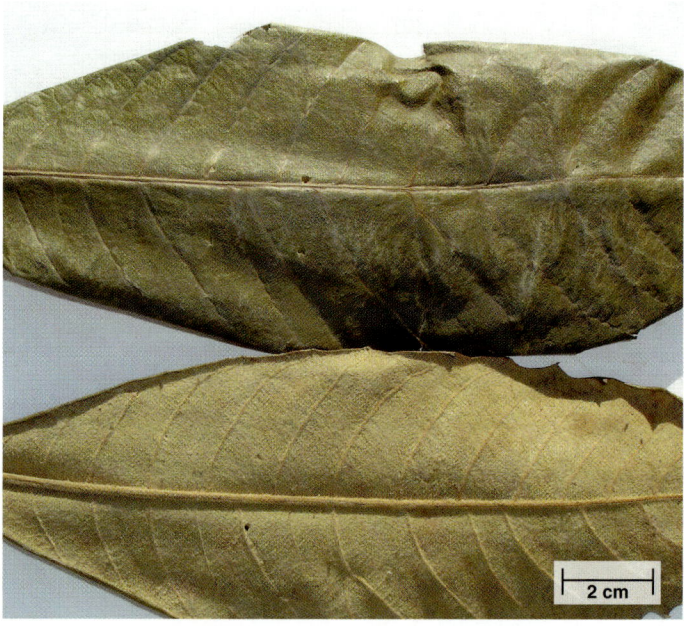

Abb. 3: Wollmispelblätter, Eriobotryae folium (Pí Pá Yè). Die Unterseite der Blätter ist dicht mit feinen Haaren bedeckt, die vor dem Schneiden mit einer Bürste entfernt werden müssen.

Dosierung
6 bis 9 g

Inhaltsstoffe
Ätherisches Öl (überwiegend Nerolidol und Farnesol), Ursolsäure, Oleanolsäure, Amygdalin, Gerbstoffe, Vitamine B und C sowie Sorbitol

Pharmakologie
Leicht expektorierend, hustenstillend, antiasthmatisch, antiseptisch, antiinflammatorisch (Ursolsäure)

Unerwünschte Wirkungen und Gegenanzeigen
Es gibt einen Bericht, dass ein Patient nach Einahme großer Menge frischen Pí Pá Yè Amyotaxie (Muskelschwäche) bekommen hat.

2.3.4 Farfarae flos – Huflattichblüten – Kuǎn Dōng Huā, 款冬花

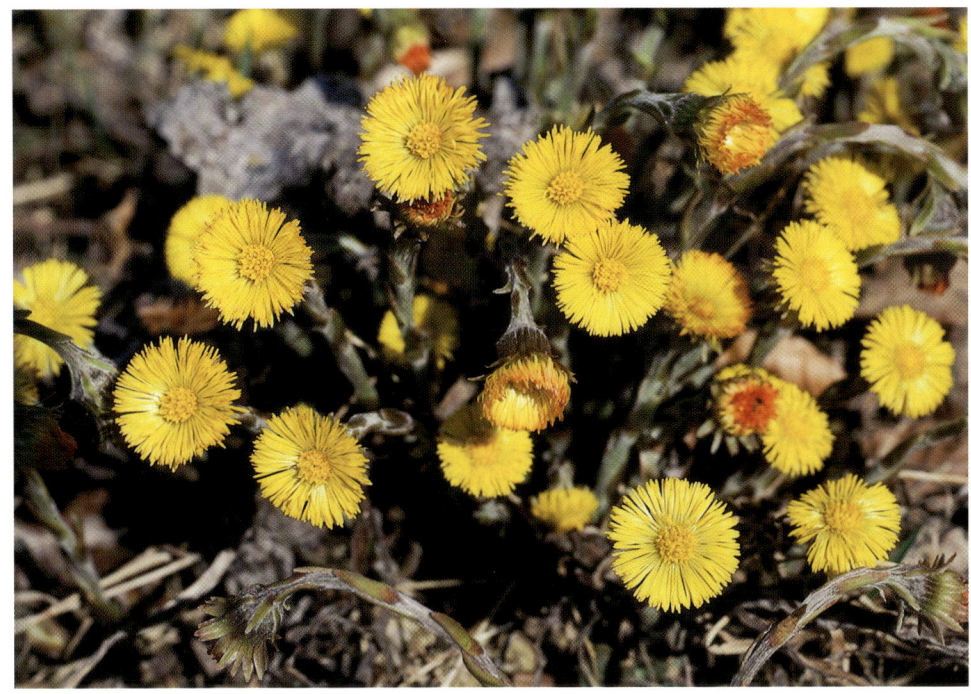

Abb. 1: Blühender Huflattich, *Tussilago farfara* L. (Kuǎn Dōng Huā)

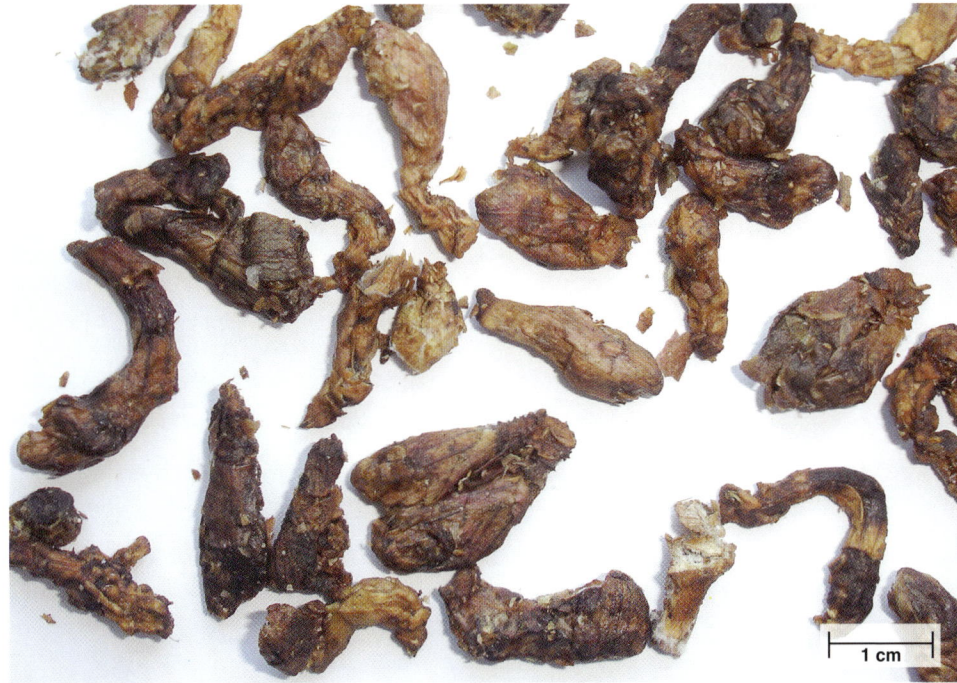

Abb. 2: Huflattichblüten, Farfarae flos praeparata (Mì Kuǎn Dōng Huā). Die Droge wurde mit Honig vorbehandelt.

Herkunft

Die getrockneten Blütenknospen von *Tussilago farfara* L. (Kuan Dong), Asteraceae

Ernte und Verarbeitung

Die Knospen werden im Winter (Dezember), bevor sie die Erdoberfläche durchbrechen, ausgegraben, von ihren Stielen und anhaftender Erde befreit und im Schatten getrocknet. Verholzte Knospen werden nicht verwendet.

Pao Zhi

Farfarae flos praep./Mì Kuǎn Dōng Huā: Die gereinigte Droge wird mit Honig gemischt und über mildem Feuer geröstet, bis sich ihre Oberfläche nicht mehr klebrig anfühlt. Hierdurch wird ihre die Lunge befeuchtende Wirkung verstärkt.

Eigenschaften

Geschmacksrichtung: scharf, leicht bitter
Temperaturverhalten: warm
Wirkungsort/Meridian: Lunge

Wirkung und Anwendung

Lungen-Qi absenkend, hustenstillend, Lunge befeuchtend, schleimlösend.

Bei Schleimhusten mit Röcheln im Hals („Shui Ji"), der durch Wind-Kälte-Erkältung entstanden ist, wird Farfarae flos/Kuǎn Dōng Huā zusammen mit Belamcandae rhizoma/Shè Gàn, Ephedrae herba/Má Huáng, Pinelliae rhizoma praep./Fǎ Bàn Xià, Asari radix et rhizoma/Xì Xīn und Glycyrrhizae radix et rhizoma/Gān Cǎo eingesetzt.

Bei chronischem Husten wird die Droge mit Fritillariae cirrhosae bulbus/Chuān Bèi Mǔ, Armeniacae semen amarum/Xìn Rén/Kǔ Xìng Rén, Ophiopogonis radix/Mài Mén Dōng und Glehniae radix/Běi Shā Shēn kombiniert. Falls im Auswurf Blut auftritt, fügt man noch Lilii bulbus/Bǎi Hé und Nelumbinis nodus rhizoma/Ǒu Jié hinzu. Bei Lungen-Hitze Muster hat sich Farfarae flos/Kuǎn Dōng Huā zusammen mit Mori cortex/Sāng Bái Pí, Anemarrhenae rhizoma/Zhī Mǔ und Scutellariae radix/Huáng Qín bewährt.

Zum Hustenstillen wird auch oft Asteris radix et rhizoma/Zǐ Wǎn verwendet. Sie befreit die Lunge und löst den Schleim. Farfarae flos/Kuǎn Dōng Huā erwärmt die Lunge aber mehr und löst ebenfalls den Schleim. Beide Drogen sind daher auch als Arzneipaar bekannt.

Dosierung

5 bis 9 g

Inhaltsstoffe

Faradiol, Arnidol, Rutin, Hyperin, ätherisches Öl, Tannine, Schleimstoffe

Pharmakologie

Hustenstillend. Der ethanolische Extrakt erhöht den Blutdruck, und der Ether-Extrakt kann den Spasmus der glatten Muskulatur von Magen und Darm entspannen.

Unerwünschte Wirkungen und Gegenanzeigen

Farfarae flos/Kuǎn Dōng Huā sollte bei Husten, der durch Hitze entstanden ist, nicht verwendet werden. Wenn sie trotzdem benutzt wird, dann unbedingt zusammen mit kühlenden Drogen.

2.3.5 Fritillariae cirrhosae bulbus – Sichuan-Schachblumenzwiebel – Chuān Bèi Mǔ, 川贝母

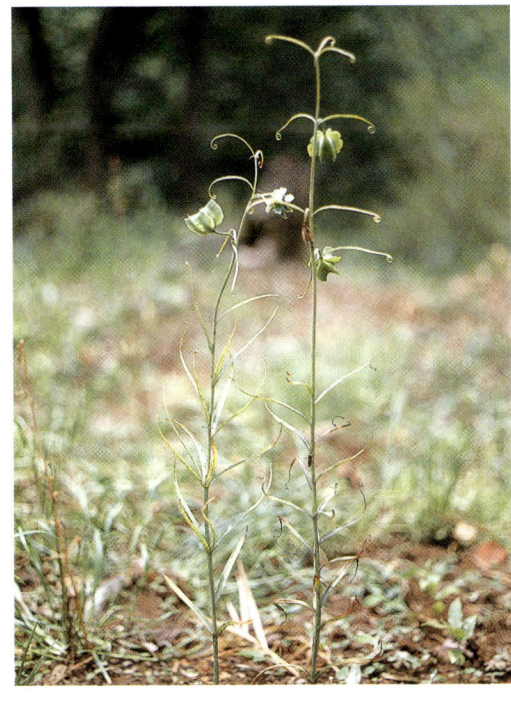

Abb. 1: Sichuan-Schachblume, *Fritillaria cirrhosa* D. Don (Chuān Bèi Mǔ)

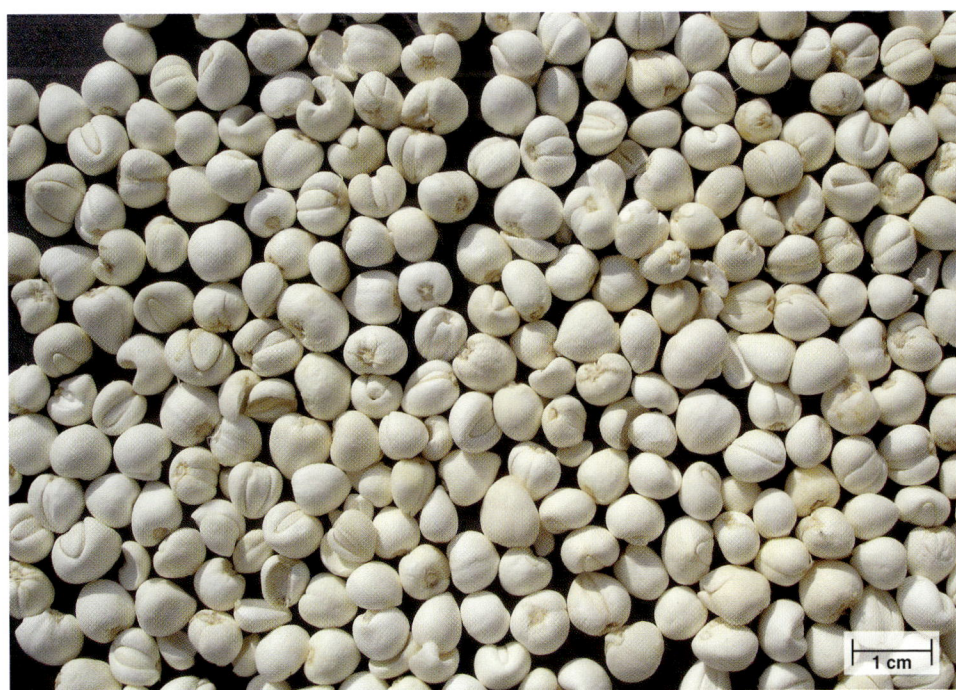

Abb. 2: Sichuan-Schachblumenzwiebel, Fritillariae cirrhosae bulbus (Chuān Bèi Mǔ). Abgebildet ist die Handelsware Sōng Bèi

Synonyme
Szechuan-Schachblumenzwiebel, Si-Chuan-Schachblumenzwiebel

Herkunft
Die getrocknete Zwiebel von *Fritillaria cirrhosa* D. Don. (Chuān Bèi Mǔ), *Fritillaria unibracteata* Hsiao et K. C. Hsia (Àn Zǐ Bèi Mǔ), *Fritillaria przewalskii* Maxim.(Gān Sù Bèi Mǔ) oder *Fritillaria delavayi* Franch. (Suō Shā Bèi Mǔ), Liliaceae

Die Drogen aus *Fritillaria cirrhosa* (Chuān Bèi Mǔ) und *Fritillaria unibracteata* (Àn Zǐ Bèi Mǔ) werden als Sōng Bèi bezeichnet. Die Drogen aus *Fritillaria przewalskii* (Gān Sù Bèi Mǔ) werden Qīng Bèi und aus *Fritillaria delavayi* (Suō Shā Bèi Mǔ) als Lu Bei bezeichnet (siehe auch unter „Qualität").

Ernte und Verarbeitung
Die Zwiebeln werden im Sommer oder Herbst geerntet, von Erde, den Wurzeln und der derben Schale befreit und an der Sonne getrocknet. Oft wird sie noch mit Schwefeldampf geräuchert, damit sie länger haltbar ist und eine weißliche Farbe annimmt.

Pao Zhi
Kein Pao Zhi üblich

Qualität
Die Droge gilt als „edle" Drogen in der TCM. Sie wird entsprechend ihrer Herkunft als Sōng Bèi, Qīng Bèi und Lú Bèi („Drogenqualitäten") bezeichnet und zu unterschiedlichen Preisen gehandelt (siehe auch unter „Herkunft"). Eine Lu-Bei-Zwiebel wiegt zehnmal mehr als eine Sōng-Bèi-Zwiebel. Die Sōng-Bèi-Zwiebel ist aber zehnmal teurer als Lú Bèi. Apotheker und Therapeut sollten die unterschiedlichen Drogenqualitäten und Handelsklassen unterscheiden können. Allgemein gilt, je kleiner und gleichmäßiger die Größe und je fester die Konsistenz, desto besser ist die Qualität.

Als Verunreinigungen findet man verhornte, rissige und gelbliche Stücke, und an der Wurzel haften oft noch Erde und Staub. Dadurch wird die Ware schwerer und somit teurer. Es sind immer wieder Fälschungen im Handel.

Die Droge wirkt Schleim lösend und Husten stillend. Ihr Temperaturverhalten ist neutral mit leicht kühlender Tendenz. Deshalb kann sie sowohl bei Hitze wie auch bei Kälte eingesetzt werden. Bei der Behandlung von Schleim verletzt sie nicht das Yin. Bei Trockenheitsmustern kann die Droge sowohl bei Kleinkindern wie auch bei alten Menschen eingesetzt werden.

Fritillariae cirrhosae bulbus/Chuān Bèi Mǔ und Fritillariae thunbergii bulbus/Zhè Bèi Mǔ werden in der Praxis oft verwechselt oder nicht genau genug gekennzeichnet. Auch in der Literatur heißt es manchmal in Rezepturen ungenau nur „Bèi Mǔ". Um derartige Fehler zu vermeiden, muss man die der Rezeptur zugrunde liegende therapeutische Absicht kennen.

Song Bei wird in der Regel als Pulver verabreicht. Ihre Qualität und Sauberkeit sollte hohen Ansprüchen genügen. Die Droge lässt sich sehr einfach in der Apotheke pulverisieren. In China schon ge-

Die Drogenqualitäten von Fritillariae cirrhosae bulbus/Chuān Bèi Mǔ

Drogenqualität	Sōng Bèi		Qīng Bèi	Lú Bèi
Stammpflanze	*Fritillaria cirrhosa* D.Don	*Fritillaria unibracteata* Hsiao et K.C.Hsia	*Fritillaria przewalskii* Maxim.	*Fritillaria delawayi* Franch.
Zwiebelform	Rundkegelförmig oder rundlich		Flach rundkegelförmig	Länglich rundkegelförmig
Farbe	Weißlich		Annähernd weißlich	Weißlich bis gelbbräunlich
Schuppenblätter	Zwei verschiedene Schuppenblätter, das äußere größere Schuppenblatt umschließt das kleinere. Das innere kleine Schuppenblatt lässt von außen nur eine schmale Mondsichel erkennen.		Zwei äußere, gleich große Schuppenblätter, die sich gegenseitig umschließen	Zwei äußere, ähnlich große Schuppenblätter, die sich gegenseitig am mittleren Rand umschließen
Spitze	Verschlossen		Offen	Offen, leicht zugespitzt
Basis	Flach		Flach	Leicht zugespitzt, leicht offen
Höhe	0,3–0,8 cm		0,4–1,4 cm	0,7–2,5 cm
Durchmesser	0,3–0,9 cm		0,4–1,6 cm	0,5–2,5 cm
Handelsklasse I	Je 50 g mehr als 240 Stück		Je 50 g mehr als 190 Stück	Weißliche Oberfläche
Handelsklasse II	Je 50 g bis 240 Stück		Je 50 g bis 190 Stück	Gelbweißliche Oberfläche
Handelsklasse III	Unselektiert		Je 50 g bis 100 Stück	

schnittene oder pulverisierte Ware sollte nicht verwendet werden. Ferner sollte darauf geachtet werden, dass die Ware von einem qualifizierten Labor auf Pestizide, Schwermetalle, mikrobielle Belastung und Extraktgehalt geprüft worden ist. Bei einer Schwermetallprüfung (Pb, Cd, Hg) muss auch auf Arsen (wie bei Angelicae sinensis radix und Ginseng radix) geprüft werden, da die Ware in der Regel über verbranntem Schwefel geräuchert worden ist. Die Räucherung ist für die Haltbarkeit und das Aussehen der Ware nötig. Billiger und unreiner Schwefel enthält aber oft einen hohen Arsenanteil. Die mikrobielle Prüfung muss gemäß Ph. Eur., 5.1.4 (Mikrobiologische Qualität pharmazeutischer Zubereitungen, Kategorien 2 bis 4, zur direkten Einnahme geeignet) durchgeführt werden.

Eigenschaften

Geschmacksrichtung: bitter, süß
Temperaturverhalten: leicht kalt
Wirkungsort/Meridian: Lunge, Herz

Wirkung und Anwendung

Heißen schleimlösend, Lunge befeuchtend, hustenstillend.

Die Droge wird bei Husten, der auch durch Lungenhitze entstanden sein kann, eingesetzt. Bei Hitzebefunden ist Fritillariae thunbergii bulbus/Zhè Bèi Mǔ/Zhè Bèi natürlich zu bevorzugen, da sie stärker kühlt. Fritillariae cirrhosae bulbus/Chuān Bèi Mǔ wird bei einem Hitzebefund oft mit Anemarrhenae rhizoma/Zhī Mǔ kombiniert.

Bei chronischem Husten, der durch Trockenheit in der Lunge verursacht worden ist, wird die Droge oft mit Glehniae radix/Běi Sha Shēn und Ophiopogonis radix/Mài Mén Dōng kombiniert. Auch bei Husten, der auf einer Erkältung beruht, wird sie verordnet.

Fritillariae cirrhosae bulbus/Chuān Bèi Mǔ wird wegen ihrer sicheren Wirkung und kaum vorhandenen Nebenwirkungen gerne zur Selbstmedikation verwendet.

Dosierung

Im Dekokt 3 bis 9 g, Song Bei als Pulver 1 bis 2 g

Inhaltsstoffe

Fritillaria cirrhosa (Chuan Bei Mu): Sonbeisin, Sonbeinin,
Fritillaria delavayi (Suo Sha Bei Mu): Delavin, Delavinon, Imerialin (Sipeimin), Chuanbeinon,
Fritillaria przewalskii (Gan Su Bei Mu): Minpeimin, Minpeiminin, Imerialin (Sipeimin),
Fritillaria unibracteata (An Zi Bei Mu): Fritimin, Sipeimin

Pharmakologie

Hustenstillend, expektorierend, spasmolytisch, blutdrucksenkend, glatte Muskulatur der Gebärmutter aktivierend, antiulzerativ. Die Droge hat sich in China auch in der Krebstherapie bewährt.

Unerwünschte Wirkungen und Gegenanzeigen

Die Droge darf nicht zusammen mit *Aconitum*-Präparaten verabreicht werden.

2.3.6 Fritillariae thunbergii bulbus – Zhejiang-Fritillaria-Zwiebel – Zhè Bèi Mǔ, 浙贝母

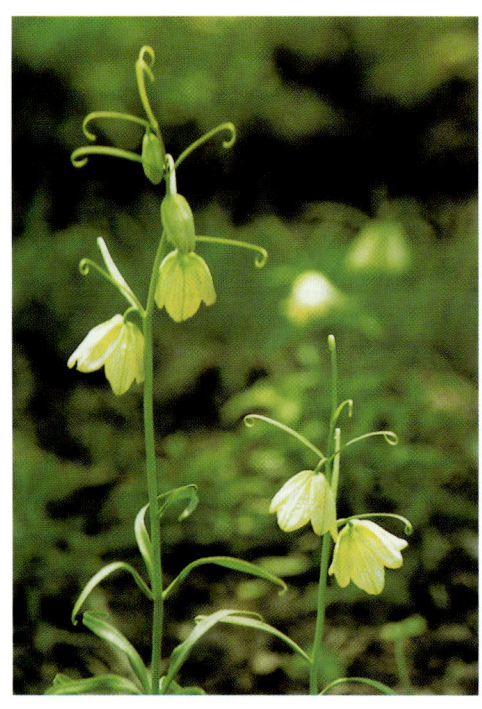

Abb. 1: Blühende Zhejiang-Fritillaria, *Fritillaria thunbergium* Miq. (Zhè Bèi). Quelle: The coloured Atlas of the Chinese Materia Medica specified in Chin. Ph.

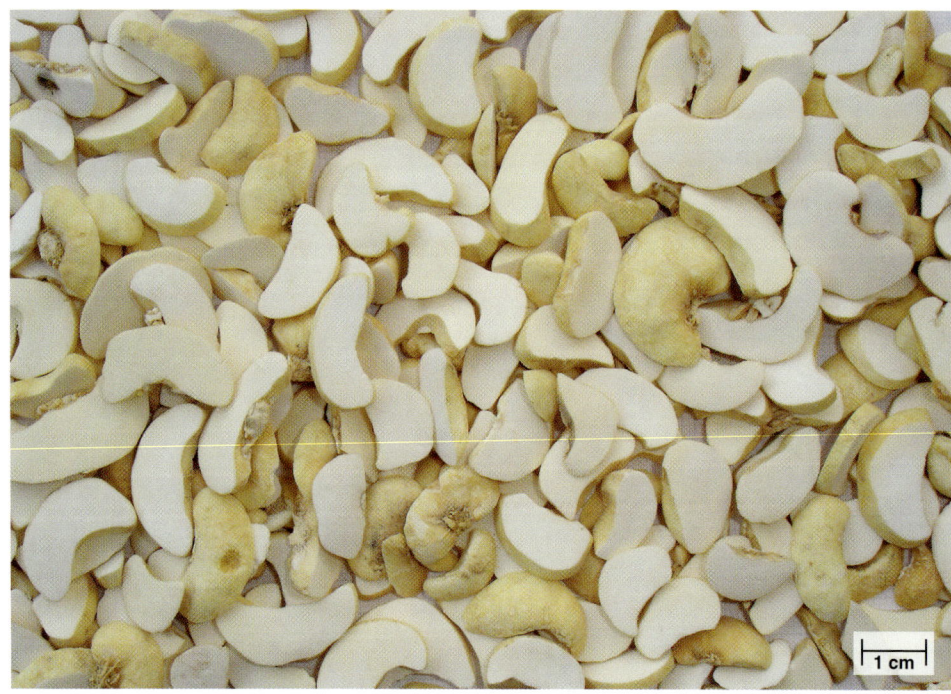

Abb. 2: Zhejiang-Fritillaria-Zwiebel, Fritillariae thunbergii bulbus (Zhè Bèi Mǔ/Zhè Bèi), Handelsware aus Xiàng Bèi, Schnittdroge

Synonyme
Zhekiang-Fritillaria-Zwiebel, Zhe-Jiang-Fritillaria-Zwiebel

Herkunft
Die getrocknete Zwiebel (Bulbus) von *Fritillaria thunbergii* Miq., Liliaceae

Ernte und Verarbeitung
Die Zwiebeln werden im Sommer, wenn die oberirdischen Teile der Pflanze verwelkt sind, ausgegraben, gewaschen und nach Größe sortiert. Zwiebeln mit einem Durchmesser von über 3,5 cm werden vom Blütenspross befreit. Die Zwiebel zerfällt dann in einzelne Blätter. Dieses Auseinanderfallen heißt im Chinesischen „Da Bei". Zwiebeln, die kleiner als 3,5 cm sind, nennt man „Zhu Bei". Sie werden zusammen mit ihrem Blütenspross weiterverarbeitet.

Die ganzen Zwiebeln (oder die Zwiebelblätter) werden in einen speziellen Holzeimer gegeben und kräftig geschüttelt, bis die Oberfläche mit Saft bedeckt ist. Der ausgetretene Pflanzensaft wird mit Pulver von gebranntem Muschelschalenkalk vermengt und getrocknet. Dieser Vorgang wird so oft wiederholt, bis kein Saft mehr austritt. Für 100 kg Zwiebeln nimmt man 3 bis 4 kg gebranntes Muschelkalkpulver.

Eine einfachere Verarbeitungmethode besteht darin, dass die nach Größe sortierten Zwiebeln nur gewaschen, vom Blütenspross befreit, in Scheiben geschnitten und getrocknet werden.

Je dicker und größer die Zwiebelblätter sind und je fester und mehliger ihre Konsistenz ist, desto besser ist die Qualität.

Pao Zhi
Kein Pao Zhi üblich

Eigenschaften
Geschmacksrichtung: bitter
Temperaturverhalten: kalt
Wirkungsort/Meridian: Lunge, Herz

Wirkung und Anwendung
Heißen Schleim lösend, Lunge befeuchtend, hustenstillend, Knoten lösend, entgiftend.

Bei Husten, der durch Hitze in der Lunge entstanden ist, wird Fritillariae thunbergii bulbus/Zhè Bèi Mǔ/Zhè Bèi eingesetzt. Sie wirkt stärker kühl und leitet besser die Hitze aus als Fritillariae cirrhosae bulbus/Chuān Bèi Mǔ. Fritillariae thunbergii bulbus/Zhè Bèi Mǔ wird dann oft mit Anemarrhenae rhizoma/Zhī Mǔ kombiniert. Fritillariae cirrhosae bulbus/Chuān Bèi Mǔ nährt und befeuchtet dagegen die Lunge stärker. Bei Trockenheit der Lunge und chronischem Husten ist sie mit Glehniae radix/Běi Shā Shēn und Ophiopogonis radix/Mài Mén Dōng besonders wirksam. Auch bei einem Husten während einer Erkältung ist Fritillariae thunbergii bulbus/Zhè Bèi Mǔ/Zhè Bèi anwendbar.

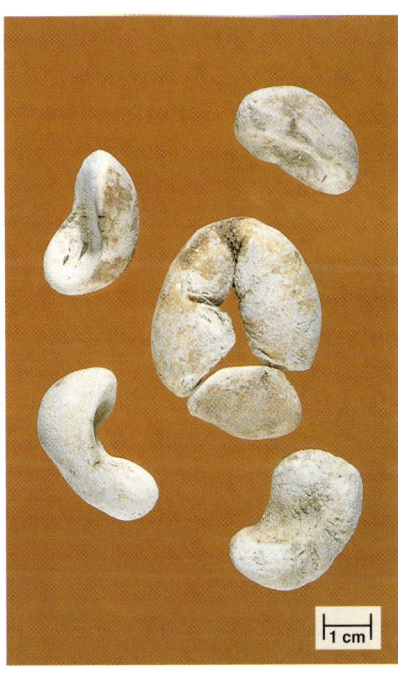

Abb. 3: Zhejiang-Fritillaria-Zwiebel, Fritillariae thunbergii bulbus (Zhè Bèi Mǔ/Zhè Bèi), Handelsware aus Xiàng Bèi, Ganzdroge

Bei Geschwüren in der Lunge verabreicht man die Droge zusammen mit Taraxaci herba/Pǔ Gōng Yīng und Houttuyniae herba/Yú Xīng Cǎo.

Bei einem Karbunkel der Mamma wird sie mit Taraxaci herba/Pǔ Gōng Yīng und Prunellae spica/Xià Kū Cǎo verordnet.

Bei Knoten am Hals und Halsschwellungen (Funktionsstörungen der Schilddrüse) sowie Beklemmung und Knotengefühl im Brustbereich (TCM-Diagnose Schleim-Feuer-Stagnation/Tan Re Huo Jie) wird sie mit Ostreae concha/Mǔ Lì und Scrophulariae radix/Xuán Shēn eingesetzt.

Dosierung
4,5 bis 9 g

Inhaltsstoffe
Verticin (Permin), Verticinon (Perminin), Pemisin, Peimiphin, Peimitidin, Peiminoside.

Laut Chin. Ph. sollte der Gesamtgehalt an Peimin und Peinin (Peiminin) mindestens 0,080 % betragen.

Pharmakologie
Hustenstillend, expektorierend, erweitert die glatte Muskulatur der Bronchien, blutdrucksenkend, beruhigend, analgetisch. Sie hat sich in China auch in der Krebstherapie bewährt.

Unerwünschte Wirkungen und Gegenanzeigen
Nicht zusammen mit *Aconitum*-Arten anwenden.

2.3.7 Stemonae radix – Stemona-Wurzel – Bǎi Bù, 百部

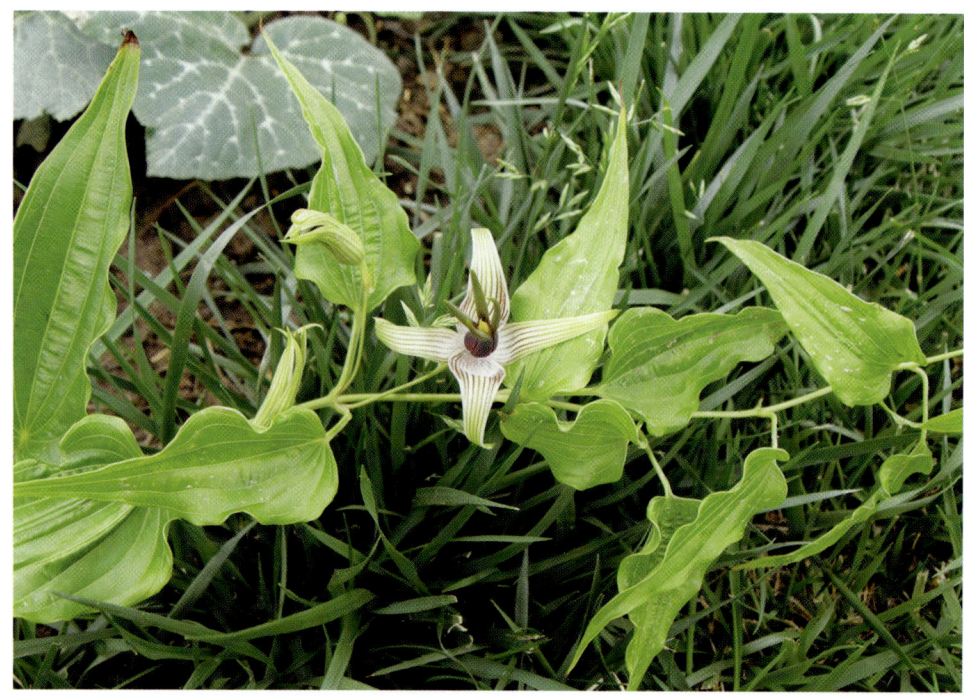

Abb. 1: Stemona, *Stemona tuberosa* Lour. (Dui Ye)

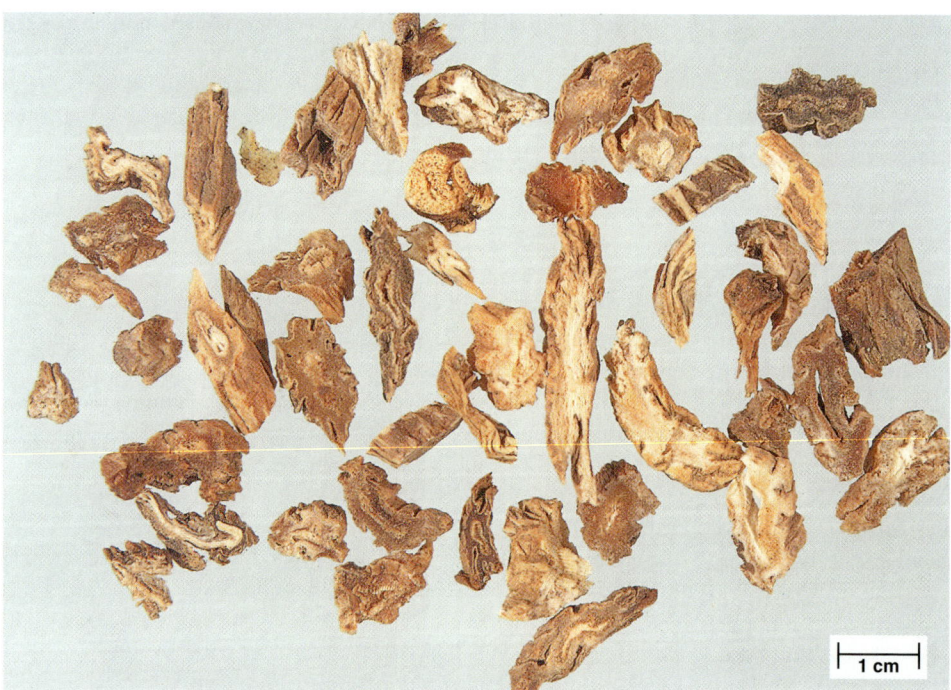

Abb. 2: Stemona-Wurzel, Stemonae radix (Bǎi Bù), Schnittdroge

Herkunft

Die getrocknete Wurzelknolle von *Stemona sessiliflora* (Miq.) Miq. (Zhi Li Bai Bu), *Stemona japonica* (Bl.) Miq. (Man Sheng Bai Bu) oder *Stemona tuberosa* Lour. (Dui Ye Bai Bu), Stemonaceae

Ernte und Verarbeitung

Die Knolle wird im Frühjahr oder im Herbst ausgegraben, von den feinen Nebenwurzeln befreit und gewaschen. Dann wird sie so lange in kochendes Wasser eingelegt oder mit heißem Dampf behandelt, bis im Inneren der Droge keine weißen Stellen mehr erkennbar sind. Anschließend wird sie an der Sonne getrocknet.

Pao Zhi

Stemonae radix praep./Mì Zhì Bǎi Bù: Die gereinigte, in Scheiben geschnittene Knolle wird mit Honig versetzt und über mildem Feuer geröstet, bis sich ihre Oberfläche nicht mehr klebrig anfühlt. Für 100 kg Droge nimmt man 12,5 kg raffinierten Honig. Diese Verarbeitung verstärkt ihre befeuchtende Wirkung auf die Lunge. Bei chronischem Husten soll diese Form gegeben werden.

Eigenschaften

Geschmacksrichtung:	süß, bitter
Temperaturverhalten:	leicht warm
Wirkungsort/Meridian:	Lunge

Wirkung und Anwendung

Lunge befeuchtend (Stemonae radix praep./Mì Zhì Bǎi Bù), nach oben rebellierendes Qi absenkend, hustenstillend, Parasiten tötend.

Bei akutem und chronischem Husten sowie Keuchhusten wird Stemonae radix/Bǎi Bù oft mit Glehniae radix/Běi Shā Shēn, Fritillariae cirrhosae bulbus/Chuān Bèi Mǔ, Anemarrhenae rhizoma/Zhī Mǔ, Ophiopogonis radix/Mài Mén Dōng, Lilii bulbus/Bǎi Hé, Asini corii colla/E Jiāo und Armeniacae semen amarum/Kǔ Xìng Rén kombiniert. Bei Hitzewallungen, Schweißausbrüchen, Nachmittagsfieber, sowie Hitze in Fuß- und Handflächen wird die Droge mit Trionycis carapax/Biē Jiǎ, Moutan cortex/Mǔ Dān Pí, Lycii cortex/Dì Gǔ Pí, Rehmanniae radix/Shēng Dì Huáng und Scrophulariae radix/Xuán Shēn zusammen eingesetzt. Bei Keuchhusten von Kleinkindern kann Stemonae radix/Bǎi Bù mit Asari radix et rhizoma/Xì Xīn, Zingiberis rhizoma recens/Shēng Jiāng, Schisandrae chinensis fructus/Wǔ Wèi Zǐ, Atractylodis macrocephalae rhizoma/Bái Zhū und Asteris radix et rhizoma/Zǐ Wǎn zu einem Sirup verarbeitet werden.

Bei Befall mit *Enterobius vermicularis* und Askariden hat sich die Droge allein oder in Kombination mit Equiseti hiemalis herba/Mù Zéi, Arecae semen/Bīng Láng, Aucklandiae radix/Mù Xiāng, Sophorae fructus/Huái Jiǎo und Quisqualis fructus/Shǐ Jūn Zǐ bewährt. Die Droge allein wird als Dekokt oder Tinktur zur äußerlichen Anwen-

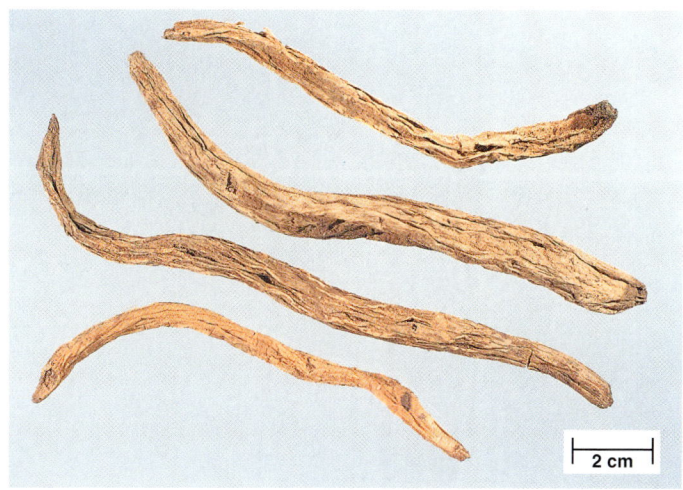

Abb. 3: Stemona-Wurzel, Stemonae radix (Bǎi Bù), Ganzdroge

dung bei der Bekämpfung von Kopf- und Körperläusen sowie bei Psoriasis benutzt.

Bei Juckreiz im Schambereich durch Pilzbefall wird Stemonae radix/Bǎi Bù zusammen mit Cnidii fructus/Shé Chuáng Zǐ, Kochiae fructus/Dì Fū Zǐ und Phellodendri chinensis cortex/Huáng Bó Bǎi gegeben.

Ein Dekokt von Stemonae radix/Bǎi Bù tötet auch den Holzwurm. Zur Parasitenbehandlung muss Stemonae radix/Bǎi Bù ohne Honigverarbeitung eingesetzt werden.

Dosierung

3 bis 9 g

Inhaltsstoffe

Stemona japonica (Man Sheng Bai Bu): Stemonin, Stemonamin, Protostemonin,
Stemona sessiliflora (Zhi Li Bai Bu): Alkaloide wie Sessilistemonin, Hordorin, Protostemonin,
Stemona tuberosa (Dui Ye Bai Bu): Tuberostemonin, Oxotuberostemonin, Hypotuberostemonin

Pharmakologie

Zentral hustenstillend (Stemonin), wirkt spasmolytisch auf die glatte Muskulatur der Bronchien bei Meerschweinchen (in vitro), antiparasitisch, antiseptisch, antimykotisch

Unerwünschte Wirkungen und Gegenanzeigen

Keine

2.4 Asthma beseitigende Drogen – Ping Chuan Yao – 平喘药

Drogenübersicht für Asthma beseitigende Drogen

Lat. Name	Dt. Name	Pin-Yin-Name	Chin. Name	Seite
Ginkgo folium	Ginkgoblätter	Yín Xìng Yé	银杏叶	106
Ginkgo semen	Ginkgosamen	Bái Guǒ/Yín Xìng Guǒ	白果	108
Lepidii semen/ Descurainiae semen	Lepidium-Samen/ Descurainium-Samen	Tíng Lì Zǐ	葶苈子	111
Mori cortex	Maulbeerwurzelrinde	Sāng Bái Pí	桑白皮	113
Perillae fructus	Schwarznesselfrüchte	Zǐ Sū Zǐ	紫苏子	115

Gemeinsamkeiten

Zu dieser Drogengruppe mit sehr unterschiedlichen Eigenschaften gehört auch noch Ephedrae herba praep. – mit Honig behandeltes Ephedrakraut – Zhì Má Huáng (Mì Má Huáng), 麻黄, s. Kap. 1.1.4 welches zum Beispiel den Lungen-Qi-Stau zerstreut und die glatte Muskulatur entspannt. Ginkgo semen/Bái Guǒ/Yín Xìng Guǒ hält das Lungen-Qi zusammen und verhindert dadurch Qi-Verlust. Lepidii semen/Descurainiae semen/Tíng Lì Zǐ, Mori cortex/Sāng Bái Pí und Perillae fructus/Zǐ Sū Zǐ führen das Lungen-Qi nach unten, wobei Lepidii semen/Descurainiae semen/Tíng Lì Zǐ und Mori cortex/Sāng Bái Pí zusätzlich Hitze kühlen und Wasseransammlung ableiten. Bei Anwendung der beiden vorgenannten Drogen sollte dies unbedingt berücksichtigt werden.

Die TCM bietet viele Möglichkeiten der Asthma-Behandlung. Zum Beispiel Qi-aufbauende Mittel, Qi-Verlust-stoppende Mittel, nierentonisierende Mittel, Schleim lösende Mittel usw. Diese müssen alle entsprechend den Mustern kombiniert werden.

2.4.1 Ginkgo folium – Ginkgoblätter – Yín Xìng Yè, 银杏叶

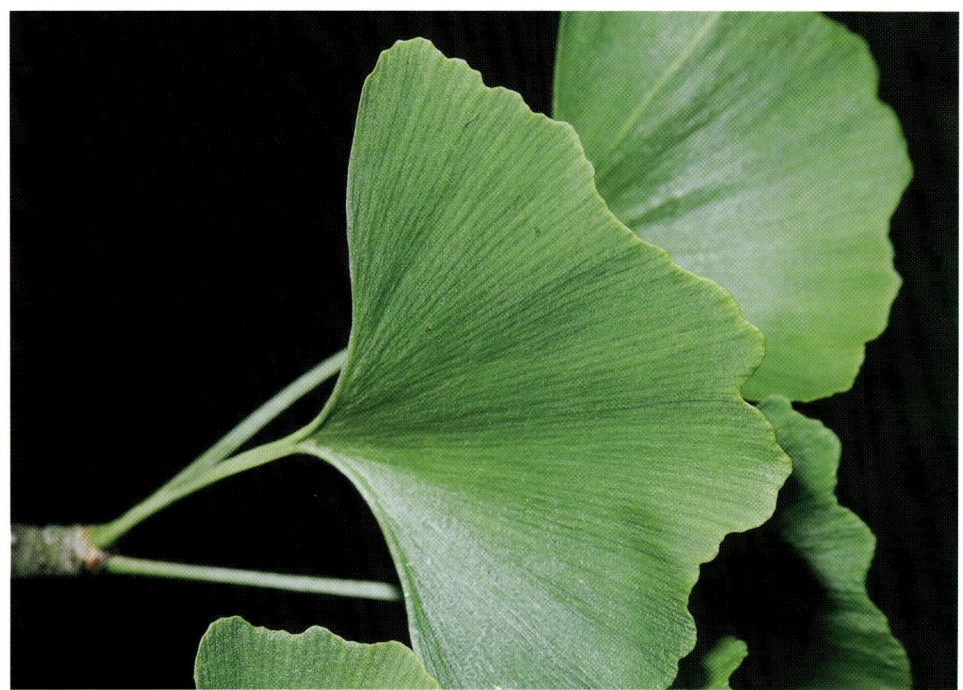

Abb. 1: Ginkgozweig mit Blättern, *Ginkgo biloba* L.

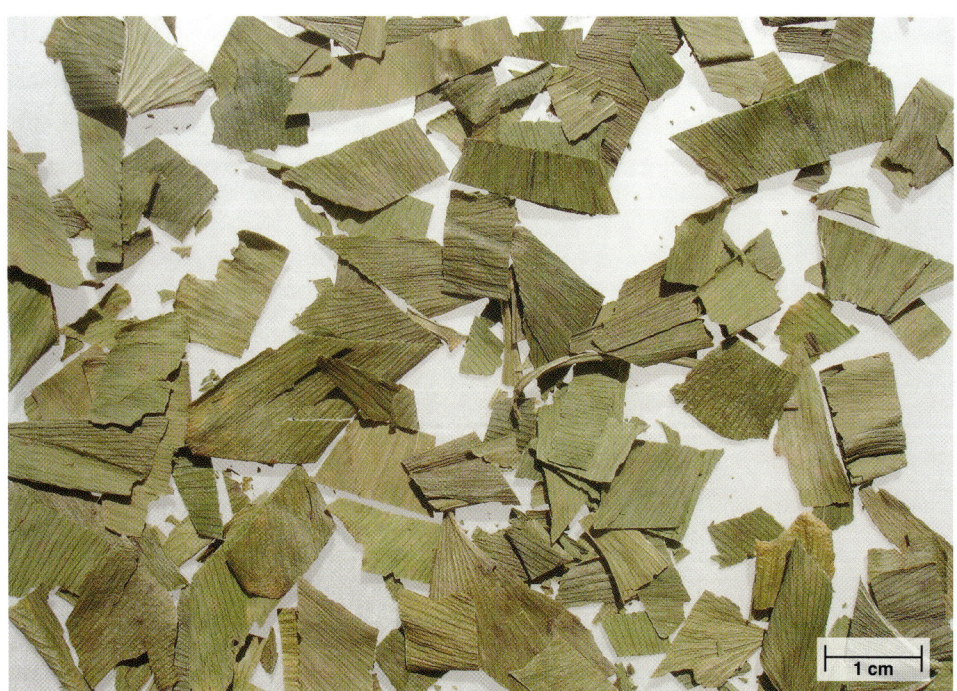

Abb. 2: Ginkgoblätter, Ginkgo folium (Yín Xìng Yè), Schnittdroge

Herkunft
Die getrockneten Blätter von *Ginkgo biloba* L., Ginkgoaceae

Ernte und Verarbeitung
Die Blätter werden gesammelt und getrocknet.

Pao Zhi
Kein Pao Zhi üblich

Eigenschaften
Geschmacksrichtung:　　süß, bitter, adstringierend
Temperaturverhalten:　　neutral
Wirkungsort/Meridian:　　Lunge, Herz

Wirkung und Anwendung
Lungen-Qi erhaltend, Keuchatmung lindernd, Durchblutung fördernd, schmerzstillend, Herz unterstützend

Dosierung
3 bis 6 g

Inhaltsstoffe
Flavonoide (u. a. Isorhamnetin, Kaempferol, Kaempferol-3-glucorhamnosid), Biflavone (u. a. Ginkgetin, Isoginkgetin), Terpenlactone (Ginkgolide) und Sesquiterpenlactone (hauptsächlich Bilobalid)

Pharmakologie
Blutdrucksenkend. Extrakte aus Ginkgoblättern werden in Europa anders als in China in vielen Fertigarzneimitteln der westlichen Medizin u. a. zur Förderung der Durchblutung des Gehirns verwendet.

Unerwünschte Wirkungen und Gegenanzeigen
Keine

2.4.2 Ginkgo semen – Ginkgosamen – Bái Guǒ, 白果

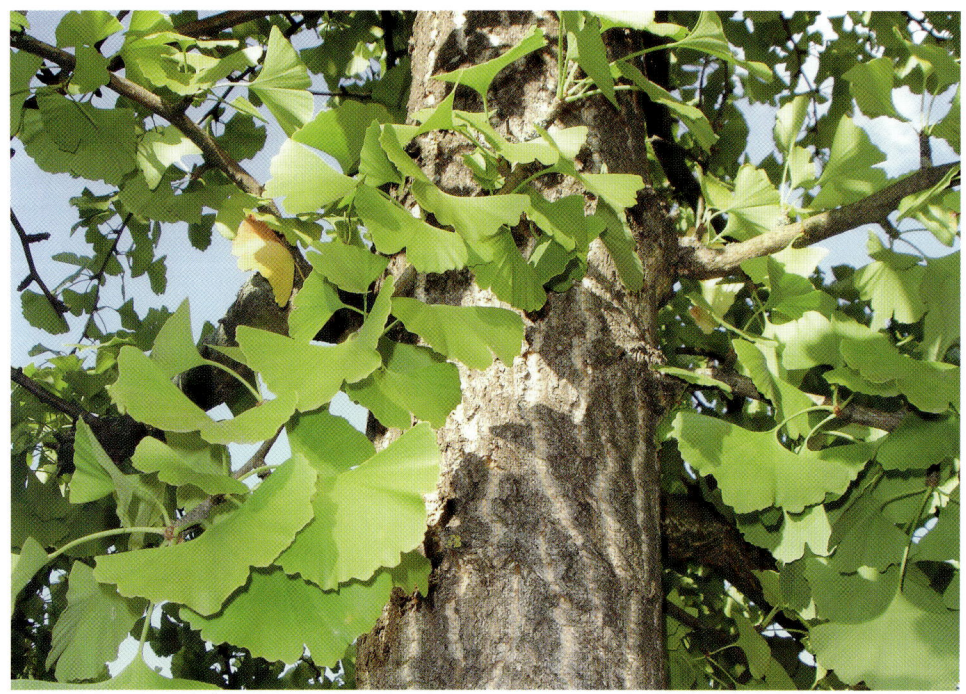

Abb. 1: Ginkgobaum, *Ginkgo biloba* L. (Yín Xìng)

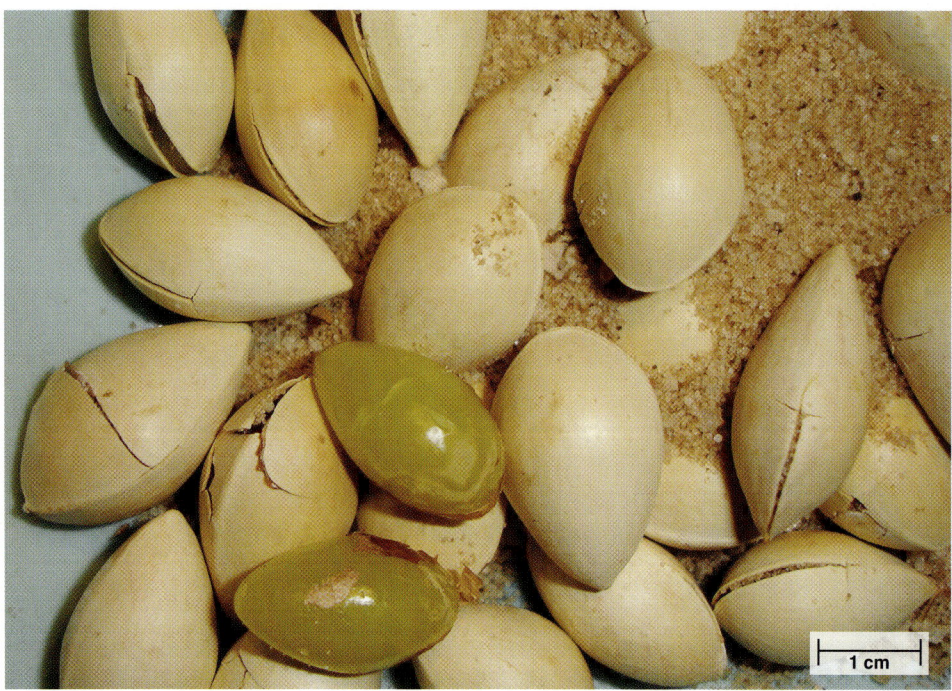

Abb. 2: Ginkgosamen, Ginkgo semen (Yín Xìng Guǒ), geröstete Droge. Durch das Rösten werden die giftigen Ginkgolsäuren abgebaut und die Droge ist essbar.

Synonyme
Yín Xìng Guǒ

Herkunft
Der getrocknete, reife Samen von *Ginkgo biloba* L., Ginkgoaceae

Ernte und Verarbeitung
Der Samen wird im Herbst, wenn die Frucht reif ist, geerntet und getrocknet.

Pao Zhi
Ginkgo semen/Bái Guǒ/Yín Xìng Guǒ: Die Samenschale wird entfernt. Der Samen ist giftig und nicht zum direkten Verzehr geeignet. Ginkgo semen praep./Chǎo Bái Guǒ/Chǎo Yín Xìng Guǒ: Der geschälte Samen wird kurz über schwachem Feuer im Wok geröstet, bis er halb durchsichtig geworden ist und einen charakteristischen Duft verströmt. Danach wird der Samen kühl, trocken und dunkel gelagert. Die Droge ist nur einige Monate haltbar.

Die Apotheke muss diese geröstete Form abgeben, auch wenn die Rezeptur nur „Ginkgo semen" nennt.

Qualität
Reifer, hochwertiger Ginkgosamen füllt die Schale voll aus, wenn man sie öffnet. Der Samen ist nur sehr kurz haltbar: er schimmelt leicht oder wird hart und entölt und wird somit unbrauchbar. Es gibt einige Methoden, um die Droge haltbarer zu machen, z. B. Baiguo (in feuchtem Sand lagern) oder tiefgefrieren. Der geröstete Samen ist halb durchsichtig und hat ein weiches Samenfleisch mit einem charakteristischen Aroma. Schon in China geschälter Samen ist nach langem Transport nach Europa nicht mehr verwendbar. Die Droge sollte erst in der Apotheke unmittelbar vor ihrem Gebrauch geschält werden.

Eigenschaften
Geschmacksrichtung: süß, bitter, adstringierend
Temperaturverhalten: neutral, giftig
Wirkungsort/Meridian: Lunge, Nieren

Wirkung und Anwendung
Lungen-Qi sammelnd, Keuchen beruhigend, hustenstillend, Miktion vermindernd, trüben Scheidenausfluss stillend.

Bei Asthma mit Keuchatmung hat die Droge sich aufgrund ihrer sammelnden Wirkung auf das Lungen-Qi bewährt. Wenn eine Nieren-Qi-Schwäche hinzukommt, wird Ginkgo semen/Bái Guǒ/Yín Xìng Guǒ in Kombination mit Schisandrae chinensis fructus/Wǔ Wèi Zǐ und Walnusskernen eingesetzt.

Bei Asthmaanfällen, die durch eine Wind-Kälte-Erkältung entstanden sind und die mit Husten und vermehrtem hellem Schleim einhergehen, werden Ginkgo semen/Bái Guǒ/Yín Xìng Guǒ und Ephedrae herba/Má Huáng als Kombination gegeben, um die Wind-Kälte auszutreiben. Dadurch wird das Lungen-Qi ohne großen

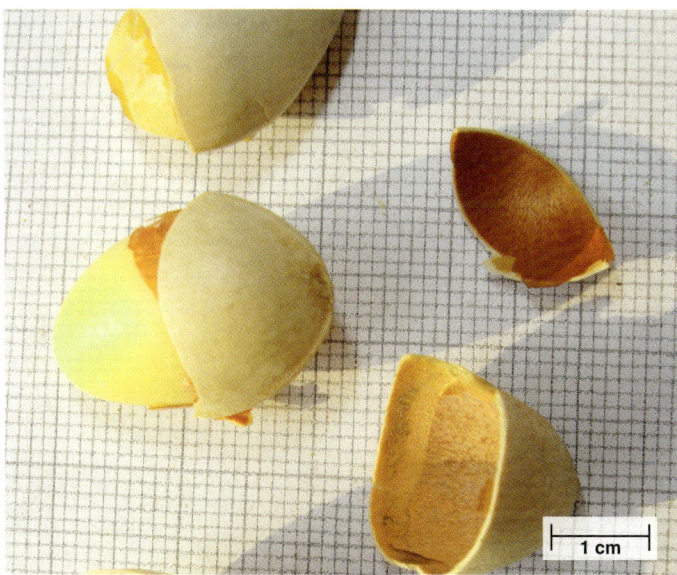

Abb. 3: Ginkgosamen, Ginkgo semen (Yín Xìng Guǒ), frische, ungeröstete Droge

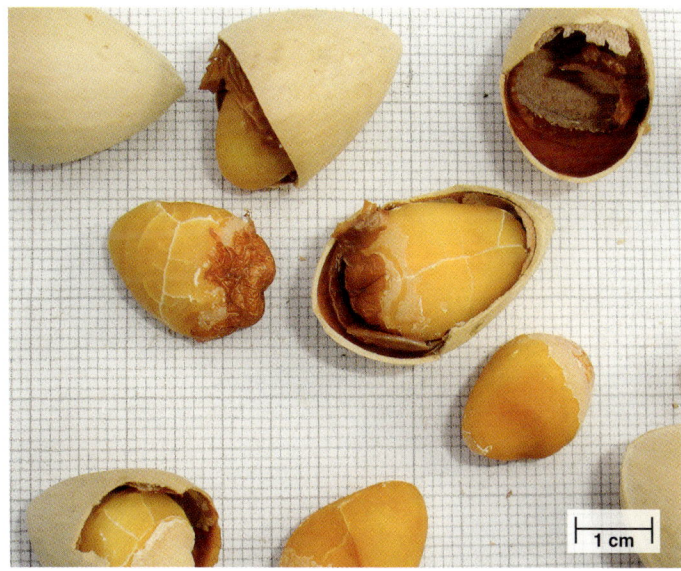

Abb. 4: Ginkgosamen, Ginkgo semen (Yín Xìng Guǒ), ungeröstete, sehr lange gelagerte und daher nicht mehr verwendbare Droge. Leider liegt ein Großteil der gehandelten Ware in diesem Zustand vor.

Qi-Verlust geöffnet. Bei Asthmaanfällen durch eine Wind-Kälte-Erkältung und Husten mit gelblichem Auswurf sowie Fieber wird Ginkgo semen/Bái Guǒ/Yín Xìng Guǒ mit Ephedrae herba/Má Huáng und Scutellariae radix/Huáng Qín verordnet (siehe Rezeptur Ding Chuan Tang). Bei chronischer Bronchitis (TCM-Diagnose Lungen-Hitze) gibt es einen neuen Therapieansatz: Es wird Ginkgo semen/Bái Guǒ/Yín Xìng Guǒ mit Pheretima/Dì Lóng und Scutellariae radix/Huáng Qín kombiniert.

Bei vermehrtem trübem Scheidenausfluss, und wenn Milz- und Nieren-Schwäche-Muster vorliegen, wird Ginkgo semen/Bái Guǒ/Yín Xìng Guǒ mit Dioscoreae rhizoma/Shān Yào und Nelumbinis semen/Lián Zǐ gegeben. Bei Nässe-Hitze-Ausfluss (gelblich mit starkem Geruch) ist Ginkgo semen/Bái Guǒ/Yín Xìng Guǒ mit Plantaginis semen/Chē Qián Zǐ, Phellodendri chinensis cortex/Huáng Bó und Atractylodis rhizoma/Cāng Zhū zu verordnen. Bei häufigem Wasserlassen hat sich eine Behandlung mit Ginkgo semen/Bái Guǒ/Yín Xìng Guǒ, Rehmanniae radix praep./Shú Dì Huáng, Corni fructus/Shān Zhū Yú und Rubi fructus/Fu Pen Zi bewährt.

Dosierung
4,5 bis 9 g

Inhaltsstoffe
Cyalykosid, Vitamin B_2, verschiedene Aminosäuren. Der Samenmantel enthält giftige Ginkgolsäuren, Hydroginkgolsäure, Ginkgol und Ginnol.

Pharmakologie
Ginkgolsäure wirkt bakteriostatisch, ist antimykotisch und antiseptisch.

Unerwünschte Wirkungen und Gegenanzeigen
Eine Überdosierung kann Fieber, Krämpfe, Durchfall, Bauchschmerzen, Atembeschwerden und Bewusstlosigkeit verursachen.

Bei Kleinkindern sind 5 bis 10 Stück ungerösteter Ginkgo semen/Bái Guǒ/Yín Xìng Guǒ tödlich. Auch von geröstetem Ginkgo semen praep./Chǎo Bái Guǒ/Chǎo Yín Xìng Guǒ darf nicht zu viel eingenommen werden. Die grüne Sprossenknospe ist besonders giftig. Die Droge darf nicht zusammen mit codeinhaltigem Hustensaft angewendet werden, da dies zur Atemlähmung führen kann.

2.4.3 Lepidii semen/Descurainiae semen – Lepidium-Samen/Descurainium-Samen – Tíng Lì Zǐ, 葶苈子

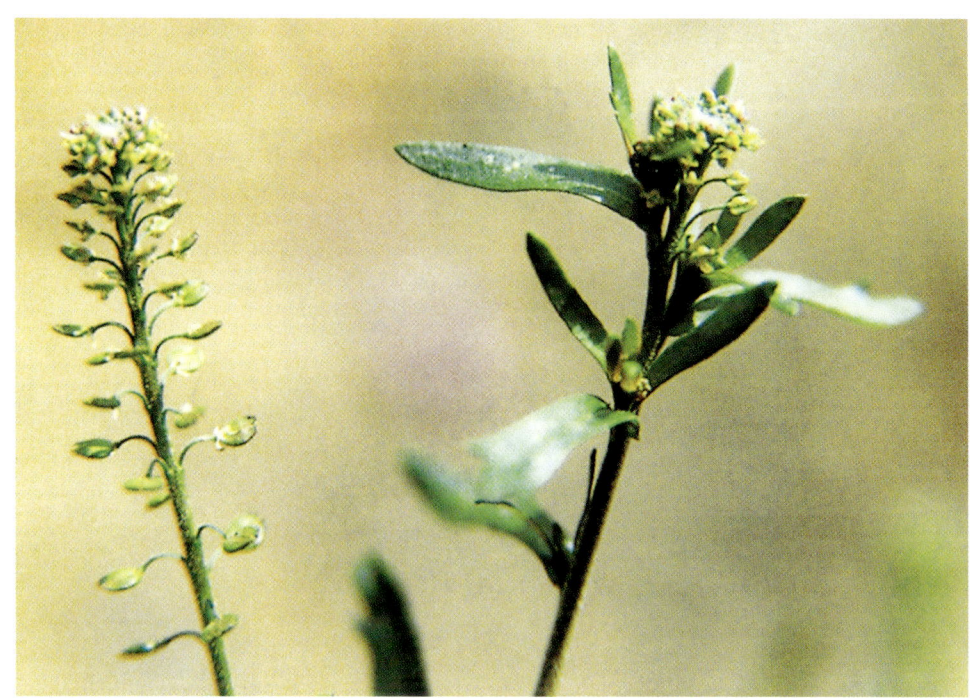

Abb. 1: Felsenblümchen, *Lepidium apetalum* Willd. (Tíng Lì Zǐ) Spross mit Blüten und Früchten.
Quelle: The coloured Atlas of the Chinese Materia Medica specified in Chin. Ph.

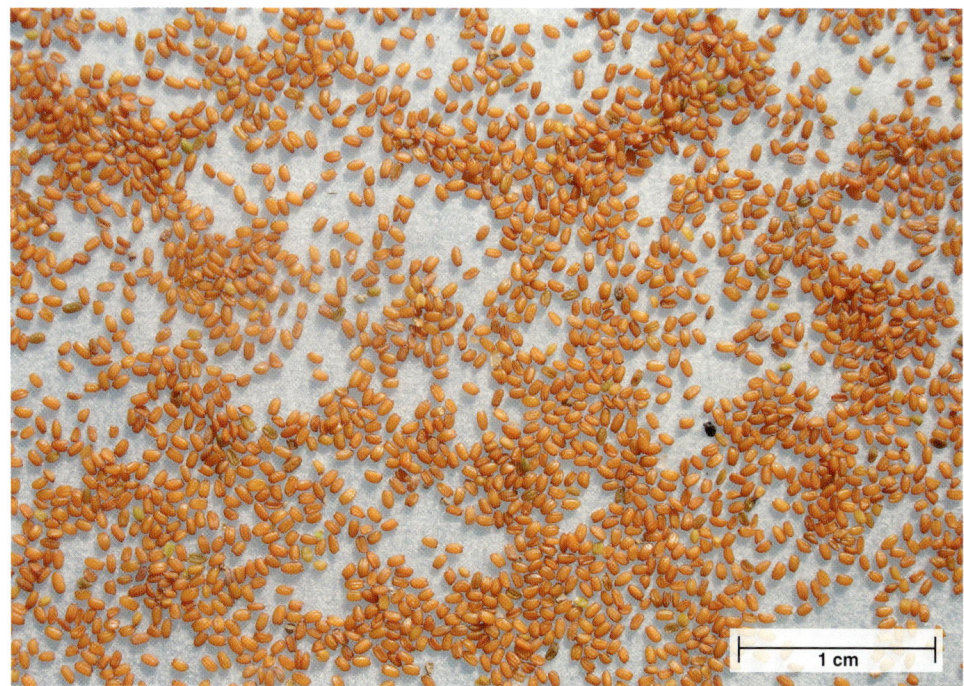

Abb. 2: Lepidium-Samen/Descurainium-Samen, Lepidii/Descurainiae semen (Tíng Lì Zǐ)

Herkunft
Der getrocknete Samen von *Lepidium apetalum* WILLD. (Pflanzenname Du Xing Cai, Drogenname Běi Tíng Lì Zǐ) oder *Descurainia sophia* (L.) WEBB ex PRANTL. (Pflanzenname Bo Niang Gao, Drogenname Nán Tíng Lì Zǐ), Brassicaceae

Ernte und Verarbeitung
Die Pflanzen werden im Sommer, wenn ihre Früchte reif sind, geschnitten und getrocknet. Durch Reiben werden die Samen von der Pflanze getrennt und dann gereinigt.

Pao Zhi
Lepidii semen praep./Descurainiae semen praep./Chǎo Tíng Lì Zǐ: Die gereinigten Samen werden geröstet, bis knackende Geräusche zu hören sind (wie bei der Herstellung von Popcorn). Dies ist die Standard-Abgabeform in der Apotheke, auch dann, wenn die Rezeptur nur „Lepidii semen" oder „Ting Li Zi" angibt.

Eigenschaften
Geschmacksrichtung:	bitter, scharf
Temperaturverhalten:	sehr kalt
Wirkungsort/Meridian:	Lunge, Dickdarm

Wirkung und Anwendung
Lungen-Hitze ausleitend, Wassereinlagerungen ableitend, abschwellend.

Die Droge wird bei Bronchitis, Asthma oder anderen Beschwerden, die einen Völle-Zustand anzeigen, der durch vermehrten Schleim oder Wassereinlagerung in der Lunge entstanden ist, eingesetzt. In diesen Fällen kann Lepidii semen/Descurainiae semen/Tíng Lì Zǐ die Wassereinlagerung ausleiten, den Schleim lösen und die Hitze kühlen. Dadurch werden Keuchatmung und Husten gelindert. Eine bekannte Rezeptur hierfür ist Ting Li Da Zao Xie Fei Tang. Lepidii Semen/Descurainiae semen/Tíng Lì Zǐ kann man auch mit Mori cortex/Sāng Bái Pí, Armeniacae semen amarum/Xìn Rén/Kǔ Xìng Rén und Perillae fructus/Zǐ Sū Zǐ kombinieren.

Man verwendet die Droge bei verschiedenen anderen Flüssigkeitsretentionen im Körper. Bei Pleuraerguss z.B. wird Lepidii semen/Descurainiae semen/Tíng Lì Zǐ mit Armeniacae semen amarum/Xìn Rén/Kǔ Xìng Rén, Rhei radix et rhizoma/Shēng Dà Huáng und Natrii sulfas/Máng Xiāo eingesetzt (siehe Rezeptur Da Xian Xiong Tang). Diese Rezeptur kann auch bei exsudativen Krankheiten, wie beispielsweise exsudativer Pleuritis, verwendet werden. Bei einer Retention von Wasser im Bauchraum, die durch Nässe-Hitze entstanden ist, wird die Droge mit Stephaniae tetrandrae radix/Fáng Jǐ, Xanthoxyli semen/Jiāo Mù und Rhei radix et rhizoma/Shēng Dà Huáng kombiniert.

Dosierung
3 bis 9 g. Die Droge sollte am besten in einem Beutel gekocht werden.

Inhaltsstoffe
Das ätherische Öl von Nán Tíng Zǐ enthält Benzylisothiocyanate, Allylisothiocyanate, Lipide, Helveticoside, Strophanthidin, Evomonoside, Evobioside und Erysimotoxin.

Pharmakologie
Die Droge wirkt diuretisch, erhöht die Kontraktionskraft des Herzmuskels und verlangsamt dessen Schlagfrequenz.

Unerwünschte Wirkungen und Gegenanzeigen
Der Samen ist in seinem Temperaturverhalten kalt. Wenn keine Hitze-Muster vorhanden sind, sollte die Droge daher nur zusammen mit wärmenden Drogen benutzt werden. Eine zu hohe Dosierung kann zu Herzrhythmusstörungen führen.

2.4.4 Mori cortex – Maulbeerwurzelrinde – Sāng Bái Pí, 桑白皮

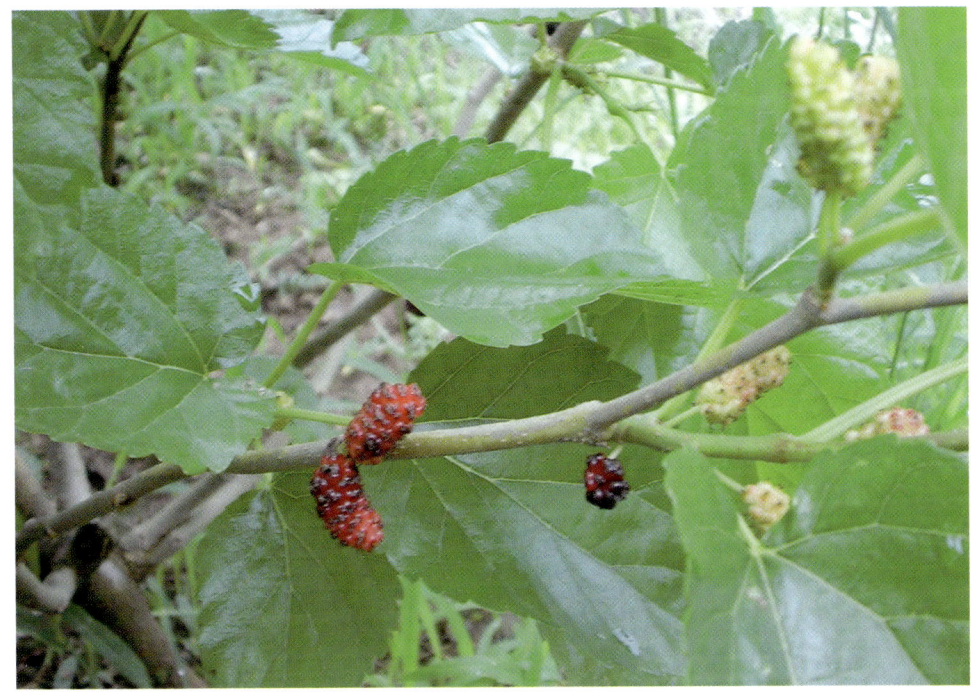

Abb. 1: Weißer Maulbeerbaum, *Morus alba* L. (Sāng), Zweig mit Früchten

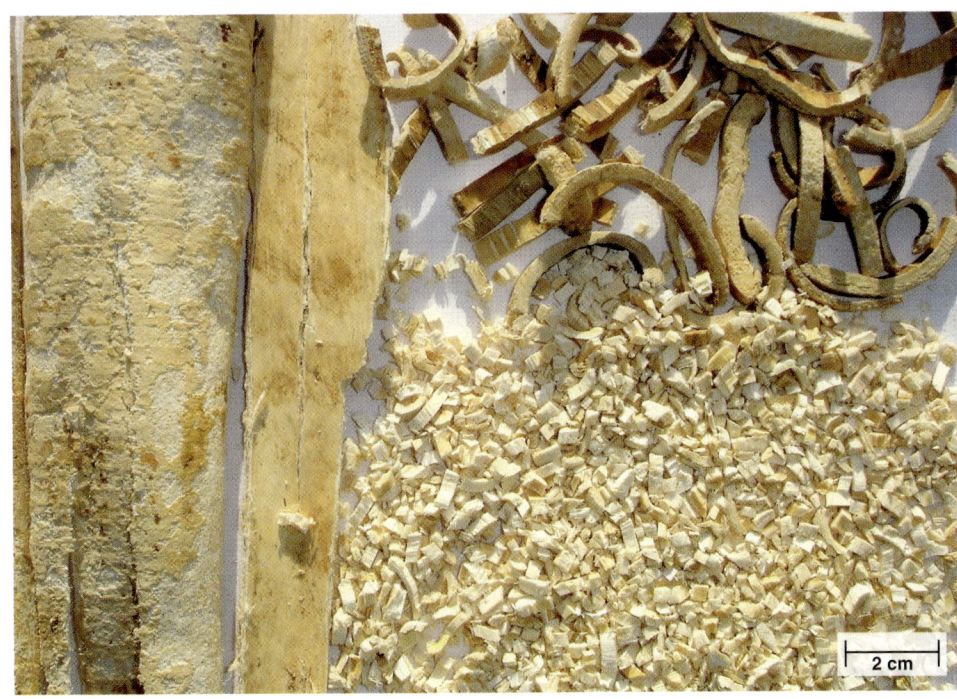

Abb. 2: Maulbeerwurzelrinde, Mori cortex (Sāng Bái Pí). Links: Ganzdroge. Rechts oben und unten: ungeröstete Schnittdroge

Synonyme
Maulbeerrinde

Herkunft
Die getrocknete Wurzelrinde von *Morus alba* L. (Sang), Moraceae.

Auch andere Teile des Maulbeerbaumes werden in der TCM genutzt: Mori folium/Sāng Yè, die getrockneten Blätter (siehe Kap. 1.2.9), Mori ramulus/Sāng Zhī, die getrockneten jungen Stängel (siehe Kap. 8.2.4).

Ernte und Verarbeitung
Die Wurzel wird in der Zeit zwischen dem Blattwurf im Spätherbst und dem Austreiben der neuen Triebe im darauffolgenden Frühjahr ausgegraben. Die derbe, gelbbraune äußere Rinde wird entfernt und die Wurzel in Längsrichtung geteilt, die verbliebene Wurzelrinde abgeschält und an der Sonne getrocknet.

Pao Zhi
Mori cortex praep./Mì Sāng Bái Pí: Die in Streifen geschnittene Droge wird mit Honig versetzt und über mildem Feuer geröstet, bis sich ihre Oberfläche nicht mehr klebrig anfühlt. Für 100 kg Droge nimmt man 20 kg raffinierten Honig. Diese Verarbeitung mildert die kühlende Wirkung der Droge, sodass sie längere Zeit verabreicht werden kann. Die Verarbeitung erhöht ferner ihre befeuchtende Wirkung. Zum Ausleiten von Flüssigkeit muss aber die unbehandelte Mori cortex/Sāng Bái Pí verwendet werden, da diese Hitze kühlend und Nässe ausleitend wirkt.

Eigenschaften
Geschmacksrichtung:	süß
Temperaturverhalten:	kalt
Wirkungsort/Meridian:	Lunge

Wirkung und Anwendung
Lungen-Hitze ableitend, Keuchatmung lindernd, Wassereinlagerungen ausleitend, abschwellend.

Bei Lungenhitze mit vermehrtem, gelblichem und klebrigem Schleim, Atemnot sowie Blut im Auswurf wird Mori cortex/Sāng Bái Pí mit Scutellariae radix/Huáng Qín, Gypsum fibrosum/Shí Gāo, Anemarrhenae rhizoma/Zhī Mǔ, Glycyrrhizae radix et rhizoma/Gān Cǎo, Fritillariae cirrhosae bulbus/Chuān Bèi Mǔ, Trichosanthis fructus/Guā Lóu und Phragmitis rhizoma/Lú Gēn kombiniert.

Wenn das Lungen-Qi sich nicht nach unten absenkt, wird der Wasserstoffwechsel gestört, und die Feuchtigkeit lagert sich im Gesicht und unter der Haut ab. Zur Ableitung wird Mori cortex/Sāng Bái Pí zusammen mit Arecae pericarpium/Dà Fù Pí, Poriae pericarpium/Fú Líng Pí, Benincasae exocarpium/Dōng Guā Pí, Haut des frischen Ingwers/Zingiberis radicis cortex recens/Shēng Jiāng Pí und Plantaginis semen/Chē Qián Zǐ eingesetzt.

Mori cortex/Sāng Bái Pí und Eriobotryae folium/Pí Pá Yè kühlen beide die Lungenhitze. Mori cortex/Sāng Bái Pí kann zusätzlich Wassereinlagerungen in der Lunge ableiten. Eriobotryae folium/Pí Pá Yè beseitigt Übelkeit und Erbrechen, die durch Magen-Kontravektion entstanden sind.

Dosierung
6 bis 12 g

Inhaltsstoffe
Flavonoide: Mulberrin, Mulberrochromen, Cyclomulberrin, Cyclomulberrochromen; Cumarine: Scopoletin, Umbelliferon, ferner Kuwanon A, B, und Sanggenon C, D, ätherisches Öl

Pharmakologie
Diuretisch, leicht blutdrucksenkend, sedativ, analgetisch, Körpertemperatur senkend

2.4.5 Perillae fructus – Schwarznesselfrüchte – Zǐ Sū Zǐ, 紫苏子

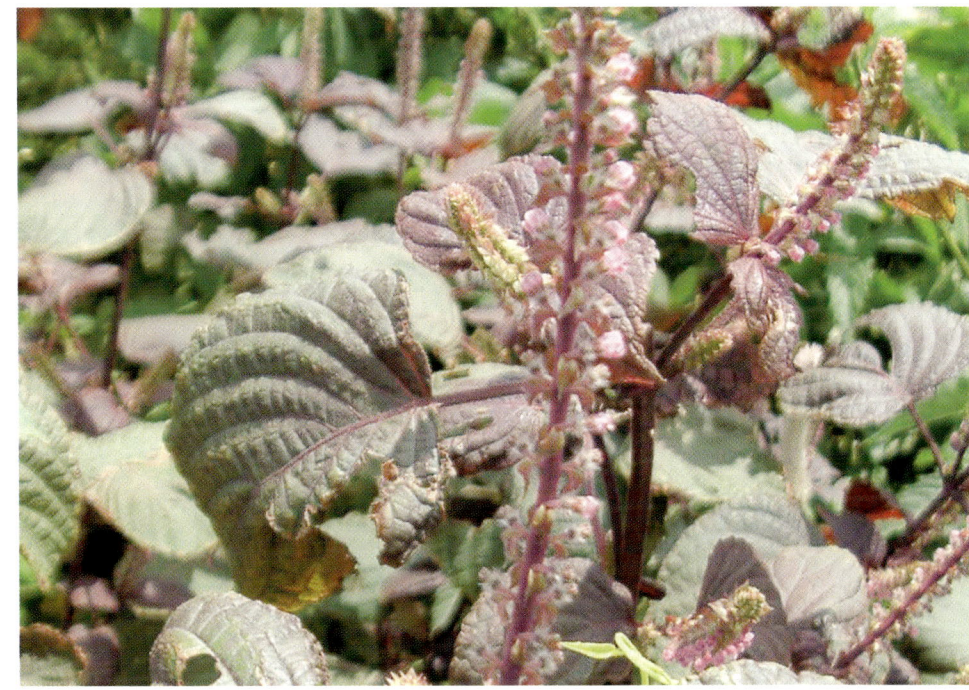

Abb. 1: Schwarznessel, *Perilla frutescens* (L.) Britt. (Zǐ Sū)

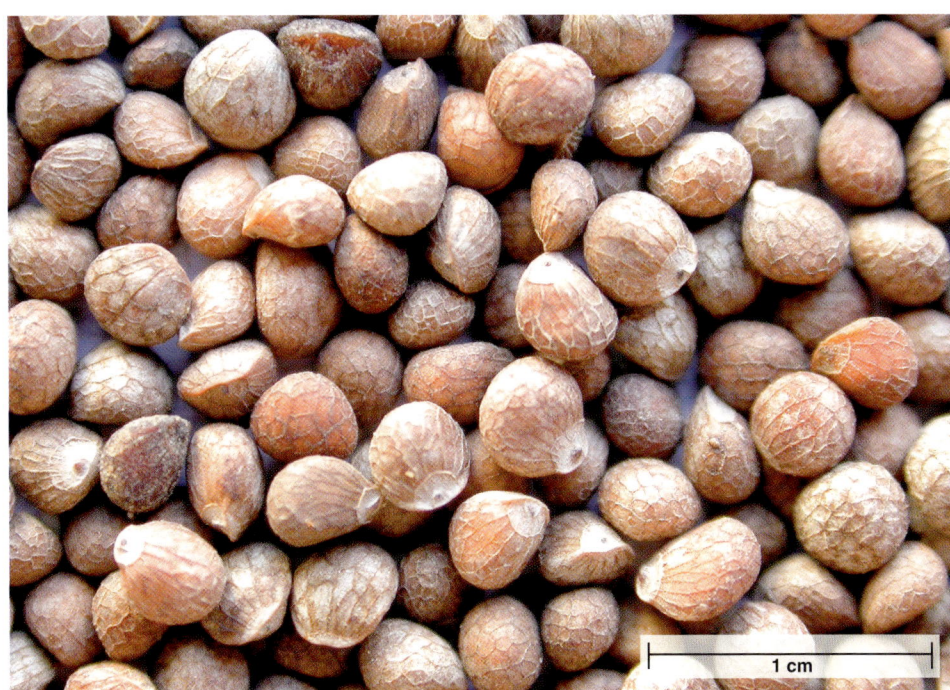

Abb. 2: Schwarznesselfrüchte, Perillae fructus (Zǐ Sū Zǐ), ungeröstete Droge

Asthma beseitigende Drogen

Synonyme
Sū Zǐ

Herkunft
Die getrocknete reife Frucht von *Perilla frutescens* (L.) Britt. (Zi Su), Lamiaceae

Ernte und Verarbeitung
Die Frucht wird zur Reifezeit im Herbst geerntet, von der Schale befreit und an der Sonne getrocknet.

Pao Zhi
Perillae fructus praep./Chǎo Zǐ Sū Zǐ: Die geschälten Früchte werden geröstet, bis die Droge mit einem piepsenden Ton aufzuplatzen beginnt. Vor dem Gebrauch wird die Droge zerstoßen.
Perillae fructus praep./Chǎo Zǐ Sū Zǐ ist die Standard-Abgabeform, auch wenn die Rezeptur nur „Perillae semen" oder „Zǐ Sū Zǐ" angibt.

Eigenschaften
Geschmacksrichtung: scharf
Temperaturverhalten: warm
Wirkungsort/Meridian: Lunge

Wirkung und Anwendung
Lungen-Qi absenkend, schleimlösend, Keuchatmung stillend, hustenstillend, abführend.

Bei einer Schleimansammlung in der Lunge mit vermehrtem Auswurf und Husten wird Perillae fructus/Zǐ Sū Zǐ oft in der Kombination mit Sinapis semen/Bái Jiè Zǐ und Raphani semen/Lái Fù Zǐ gegeben (siehe Rezeptur San Zi Yang Qin Tang). Bei chronischen asthmatischen Beschwerden mit Husten, die einen Völle-Zustand im oberen Jiao und einen Leere-Zustand im unteren Jiao darstellen, wird Perillae fructus/Zǐ Sū Zǐ mit Cinnamomi cortex/Roù Guì/Guì Pí, Angelicae sinensis radix/Dāng Guī und Magnoliae officinalis cortex/Hòu Pò verordnet (siehe Rezeptur Su Zi Jiang Qi Tang).

Bei einer Obstipation, die durch Trockenheit im Darm entstanden ist, befeuchtet Perillae fructus/Zǐ Sū Zǐ den Darm. Sie kann außerdem das Lungen-Qi in den Dickdarm absenken. Dadurch wird der Dickdarm ernährt und befeuchtet. Hierfür wird Perillae fructus/Zǐ Sū Zǐ auch mit Armeniacae semen amarum/Xìn Rén/Kǔ Xìng Rén, Cannabis fructus/Huǒ Má Rén und Trichosanthis semen/Guā Lǒu Rén kombiniert.

Dosierung
3 bis 9 g

Inhaltsstoffe
Lipide mit Linolsäure und Linolensäure; Aminosäuren, Vitamin B_1

Pharmakologie
Die Droge erhöht die Magen- und Darmperistaltik, wirkt antiseptisch.

Unerwünschte Wirkungen und Gegenanzeigen
Kontraindiziert bei einem Lungen-Yin-Mangel, sowie bei einer Milz-Qi-Schwäche mit chronischen Durchfällen

2.5 Heißen Schleim lösende und Knoten zerstreuende Drogen – Ruan Jian San Jie Yao – 软坚散节药

Drogenübersicht für heißen Schleim lösende und Knoten zerstreuende Drogen

Lat. Name	Dt. Name	Pin-Yin-Name	Chin. Name	Seite
Arcae concha	Archenmuschelschale	Wǎ Léng Zǐ	瓦棱子	118
Gleditsiae fructus abnormalis	Seifenbohnenfrüchte	Zhū Yá Zào	猪牙皂	120
Gleditsiae spina	Seifenbohnendornen	Zào Jiǎo Cì	皂角刺	122
Laminariae thallus	Seetang	Kūn Bù	昆布	123
Meretricis seu cyclinae concha	Venusmuschelschale	Gé Qiào	蛤壳	125
Sargassi thallus	Beerentang	Hǎi Zǎo	海藻	126

Gemeinsamkeiten

Die hier besprochenen Drogen sind alle salzig in ihrer Geschmacksrichtung und wirken dadurch Knoten erweichend. In der TCM werden Knoten aller Art – u. a. Schilddrüsenvergrößerung, Massenansammlungen, Eiteransammlungen und Geschwüre – als eine Form von Schleim betrachtet.

2.5.1 Arcae concha – Archenmuschelschale – Wǎ Léng Zǐ, 瓦棱子

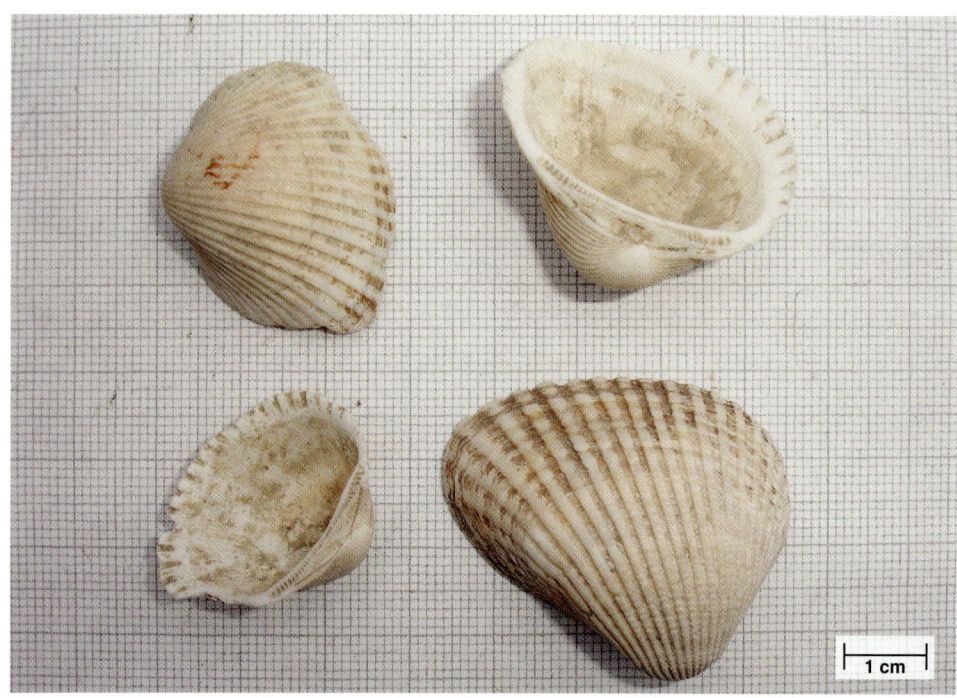

Abb. 1: Archenmuschel, Arcae concha (Wǎ Léng Zǐ), ganze Schalen

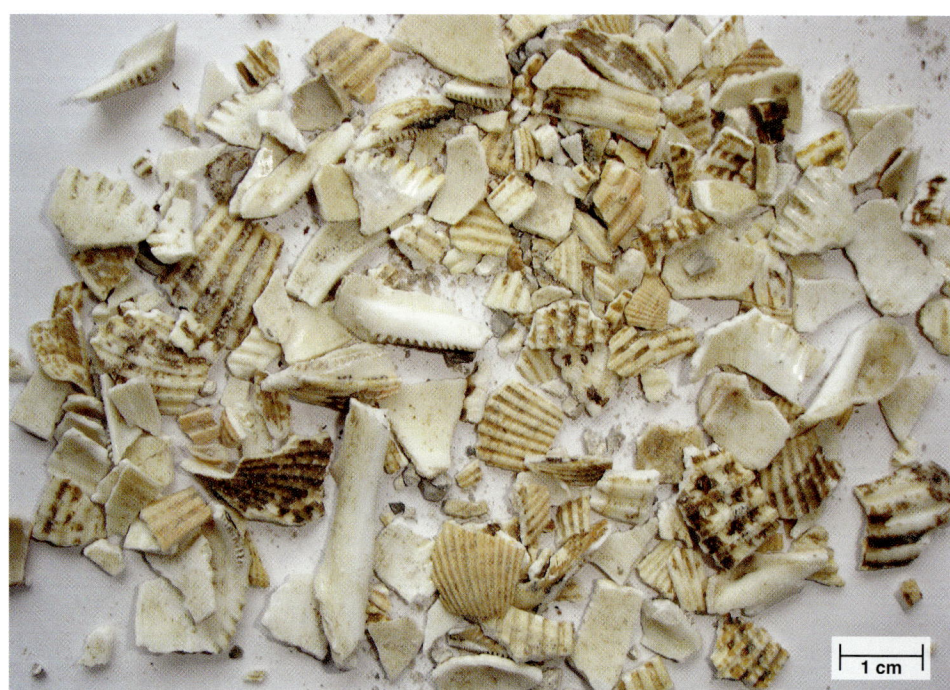

Abb. 2: Archenmuschelschale, Arcae concha (Wǎ Léng Zǐ), zerstoßene Droge

Herkunft
Die Muschelschale von *Arca subcrenata* Lischke (Mao Han), *Arca granosa* L. (Ni Han), *Arca inflata* Reeve (Kui Han), Arcidae

Gewinnung
Die Muscheln werden am Meeresstrand vom Herbst bis zum Frühling gesammelt, kurz gekocht und vom Fleisch befreit. Die Schalen werden gewaschen und an der Sonne getrocknet.

Pao Zhi
Arcae concha/Wǎ Léng Zǐ: Die Muschelschalen werden gewaschen und zerstoßen. Diese Form wird zum Schleimlösen und Knotenerweichen verwendet.

Arcae concha praep./Duàn Wǎ Léng Zǐ: Die Muschelschalen werden über starkem Feuer gebrannt, bis sie brüchig und spröde werden. Diese Form wird zum Binden der Magensäure verwendet.

Eigenschaften
Geschmacksrichtung: salzig
Temperaturverhalten: neutral
Wirkungsort/Meridian: Lunge, Magen, Leber

Wirkung und Anwendung
Schleimlösend, feste Massenansammlungen erweichend und auflösend; Duàn Wǎ Léng Zi wirkt magensäurebindend und schmerzstillend.

Bei Knötchenbildung im Bauchraum wirkt Arcae concha/Wǎ Léng Zǐ Knoten erweichend und auflösend. Je nach Eigenschaft der Knoten wird die Droge oft in Kombination mit Aurantii fructus/Zhī Shí, Ostreae concha/Mǔ Lì, Atractylodis macrocephalae rhizoma/Bái Zhū und Carthami flos/Hóng Huā verabreicht. Bei Schilddrüsenknoten wird Arcae concha/Wǎ Léng Zǐ mit Sargassi thallus/Hǎi Zǎo und Laminariae thallus/Kūn Bù kombiniert. Arcae concha/Wǎ Léng Zǐ wird auch zur Behandlung einer Leber- oder Milz-Vergrößerung sowie bei einem Tumor im Verdauungstrakt eingesetzt.

Bei Magenschmerzen und Sodbrennen wird Arcae concha praep./Duàn Wǎ Léng Zǐ mit Cyperi rhizoma/Xiāng Fù, Evodiae fructus/Wú Zhū Yú, Coptitis rhizoma/Húang Lián und Corydalis rhizoma/Yán Hú Suǒ kombiniert. Bei einem Magen- oder Zwölffingerdarm-Geschwür kann Arcae concha praep./Duàn Wǎ Léng Zǐ mit Glycyrrhizae radix et rhizoma/Gān Cǎo fein pulverisiert in der täglichen Dosis von 2 bis 6 g als Pulver eingenommen werden.

Dosierung
6 bis 15 g. Die Droge sollte zerkleinert abgegeben werden. Arcae concha praep./Duàn Wǎ Léng Zǐ sollte in einem Tuch eingewickelt gekocht werden, da sonst vermehrt Pulver und Schleim im Dekokt entstehen.

Inhaltsstoffe
Calciumcarbonat, wenig organische Substanzen, außerdem Magnesium-, Eisen-, Phosphorsalze.

Pharmakologie
Wirkt bei Übersäuerung des Magens, bei Magen- und Duodenal-Ulzera sowie Splenomegalie

Unerwünschte Wirkungen und Gegenanzeigen
Kontraindiziert bei Patienten die unter Obstipation leiden.

2.5.2 Gleditsiae fructus abnormalis – Seifenbohnenfrüchte – Zhū Yá Zào, 猪牙皂

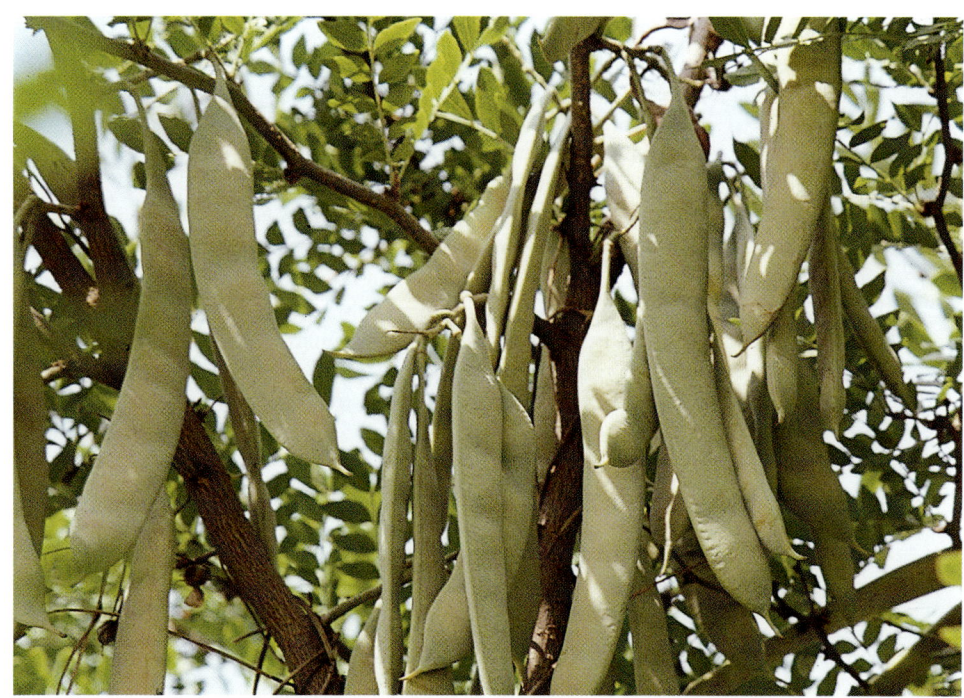

Abb. 1: Seifenbohnenbaum, Chinesische Gleditschie, *Gleditsia sinensis* Lam. (Zào Jiá), Zweig mit Früchten

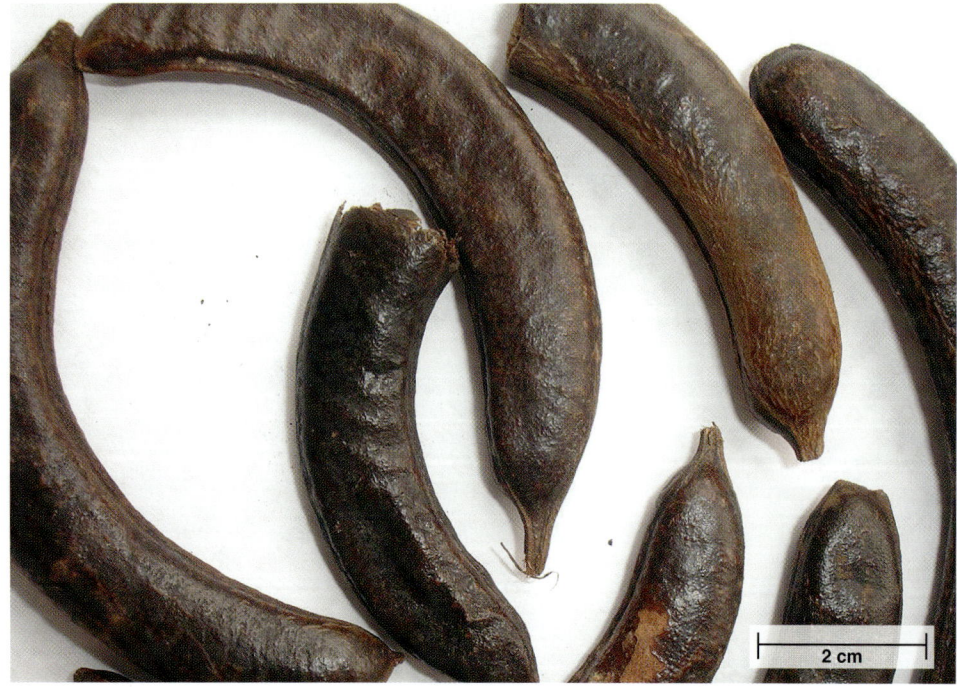

Abb. 2: Sterile Seifenbohnenfrüchte, Gleditsiae fructus abnormalis (Zhū Yá Zào)

Synonyme:
Zào Jiá, Xiǎo Zào, Xiǎo Yá Zào, Wū Xī

Herkunft
Die getrockneten, sterilen (keine oder nur unterentwickelte Samen bildende) Früchte von *Gleditsia sinensis* LAM., Fabaceae (Zào Jiá). Der Seifenbohnenbaum, der für medizinische Zwecke benutzt wird, bildet aufgrund seines Alters, wegen Verletzungen und unbefruchteter Blüten keine normalen Früchte.

Ernte und Verarbeitung
Die Bohnen werden im Herbst gesammelt, verlesen, von Verunreinigungen befreit und getrocknet.

Solche getrockneten Schoten werden in der Therapie unter dem Namen Zhū Yá Zào verwendet; sie sind gekrümmt, flachzylindrisch, 5 bis 11 cm lang, 0,5 bis 1,5 cm breit und 0,1 bis 1 cm dick. Ihre Oberfläche ist von weißem, wächsernem, feinpulvrigem Reif überzogen. Nach dem Entfernen dieser Schicht verbleibt eine glänzend dunkelviolettbraune Oberfläche mit kleinen warzenförmigen Erhebungen und linienartigen Rissen.

An der Spitze steht ein schnabelartiger Griffelrest. An der Basis ist die Abbruchstelle des Fruchtstiels sichtbar.

Typische Merkmale der Droge sind: Eine harte und spröde Konsistenz, leicht brechbar, Bruchaußenseite gelbbräunlich und Bruchinnenseite gelblich. Im Inneren sind nicht selten auch unterentwickelte Samen zu sehen, mit blass grünem oder blass braungelbem, fadenförmigem Inhalt. Die Droge besitzt einen schwachen und stechenden Geruch, der zum Niesen reizt. Der Geschmack ist zuerst süß und danach scharf.

Die voll ausgewachsenen Schoten sind in der Regel medizinisch minderwertig, sie sind 15 bis 20 cm lang, 2 bis 3,5 cm breit und 0,8 bis 1,4 cm dick. Bei Wind-Schleim-Muster muss unbedingt Zhū Yá Zào verwendet werden.

Auch wenn das Rezept nur „Gleditsiae fructus (Zào Jiá, Zào Jiāo)" angibt, sollte Gleditsiae fructus abnormalis abgegeben werden.

Pao Zhi
Kein Pao Zhi üblich

Qualität
Je kleiner und fester die Konsistenz, je dicker die Schote, je dunkler braun und glänzender die Oberfläche mit hellgrüner Füllung im Inneren, desto besser ist die Qualität.

Eigenschaften
Geschmacksrichtung:	scharf, salzig
Temperaturverhalten:	warm, giftig
Wirkungsort/Meridian:	Lunge, (Magen), Dickdarm

Wirkung und Anwendung
Schleimlösend, die verstopften Sinnesöffnungen freimachend, Stauungen lösend und abschwellend, Wind austreibend, Parasiten tötend.

Die Droge wird bei einer durch einen Schlaganfall verursachten Gesichtslähmung mit Symptomen wie Kiefersperre, verschobene Symmetrie im Gesicht, Bewusstlosigkeit und Blockade der Sinnesöffnungen durch vermehrten Schleim sowie bei Epilepsie verwendet. Beide Erkrankungen sind auf blockierte Meridiane zurückzuführen, die durch Wind-Schleim verursacht wurden.

Bei Schwellungen im Rachen mit ständigem Räuspern und Schnarchgeräusch mit schwer auszuhustendem Schleim sowie Keuchatmung und gereiztem und verändertem Rachengewebe (Nekrose) ist Gleditsiae fructus abnormalis/Zhū Yá Zào ein bewährtes Mittel.

Bei eitrigen Geschwüren leitet die Droge den Eiter aus. Hierzu wird sie auch als Pulver äußerlich auf das Geschwür (auch Akne) aufgebracht. Zu Beginn eines Geschwürs wird die Droge mit Lonicerae japonicae flos/Jīn Yín Huā kombiniert. Sie ist auch als Bestandteil in vielen kosmetischen Produkten zu finden, die die Haut klären oder in Zahnpasta zur Mundpflege.

Bei Bi-Syndrom, wenn der Schleim die Meridiane verstopft, wird die Droge mit Angelicae sinensis radix praep./Jiǔ Dāng Guī und Citri reticulatae pericarpium/Chén Pí verwendet.

Bei einer Stauung, die durch einen Parasitenbefall entstanden ist, wird Gleditsiae fructus abnormalis/Zhū Yá Zào mit Arecae semen/Bīn Láng und Aucklandiae radix/Mù Xāng kombiniert.

Bei Alkoholabusus kann die Droge die Wirkung des Alkohols im Körper neutralisieren und die Leber schützen.

Gleditsiae fructus abnormalis/Zhū Yá Zào kann eine Stagnation durch Schleim, der zu einem Fülle-Zustand geführt hat, beseitigen. Besonders bei hartnäckigem Schleim, wie zum Beispiel Knoten, Massenansammlungen oder Windschleimblockaden in den Meridianen, hat sich diese Droge bewährt. Sie wird auch als Zäpfchen bei Mobilitätsstörungen des Darms verordnet.

Dosierung
1 bis 1,5 g, meistens in Pillen, Pulver und Pasten.

Inhaltsstoffe
Gleditsia-Saponine (B bis G), Palmsäure, Stearinsäure, Ölsäure, Sitosterin, Nonacosane

Pharmakologie
Hemmt *Escherichia coli*, *Salmonella enterica*, *Trichophyton schoenleinii violaceum*, *Trichomonas vaginalis*; expektorierend und hämolytisch.

Unerwünschte Wirkungen und Gegenanzeigen

Da die Droge sehr scharf und giftig ist, ist sie in der Schwangerschaft kontraindiziert. Eine Überdosierung kann zu Lähmungserscheinungen führen. Sie darf nicht bei Patienten mit Blutungstendenz, Yin-Schwäche sowie bei Schwächezuständen benutzt werden.

Weitere Drogen

Gleditsiae spina – Seifenbohnendornen – Zào Jiǎo Cì, 皂角刺: Verwendet werden Dornen des Seifenbohnenbaums *Gleditsia sinensis* Lam. (Zào Jiá), Fabaceae. Die Droge hat eine scharfe Geschmacksrichtung und ein warmes Temperaturverhalten. Ihre Wirkungsorte/Meridiane sind Leber und Magen. Die Droge wird meistens zum Entgiften und Abschwellen bei beginnenden Geschwüren benutzt. Sie eignet sich auch zur Eiterausleitung im oder hinter dem Ohr. Dosierung: 5 bis 15 g. Die sehr scharfe und giftige Droge ist in der Schwangerschaft kontraindiziert.

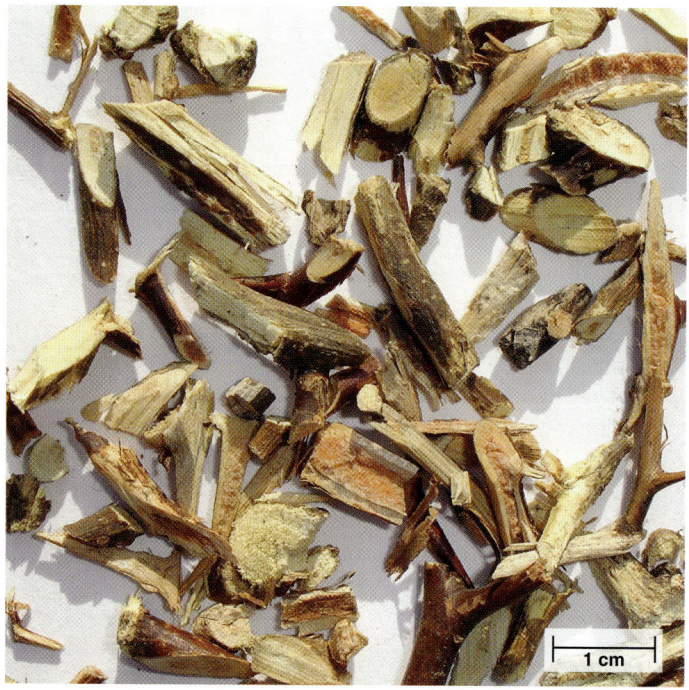

Abb. 3: Seifenbohnendornen, Gleditsiae spina (Zào Jiǎo Cì), Schnittdroge. Die Dornen sind mit brauner Substanz gefüllt. Diese Droge ist minderwertig, da sie viele Stängel enthält.

2.5.3 Laminariae thallus – Seetang – Kūn Bù, 昆布

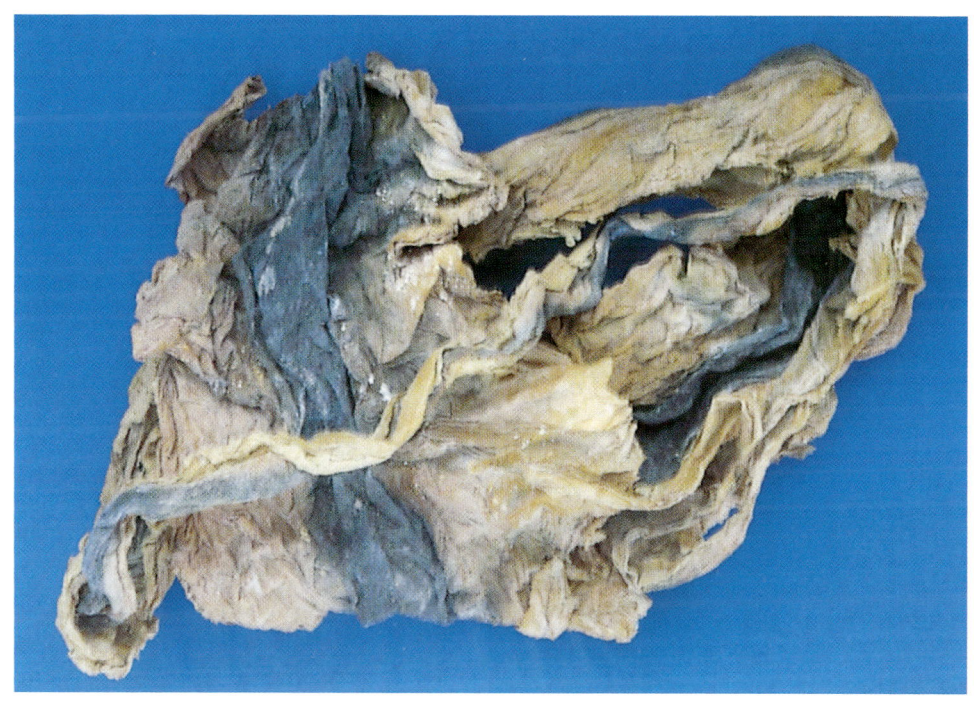

Abb. 1: Seetang, *Laminaria japonica* Aresch. (Kūn Bù), Ganzdroge.
Quelle: The coloured Atlas of the Chinese Materia Medica specified in Chin. Ph.

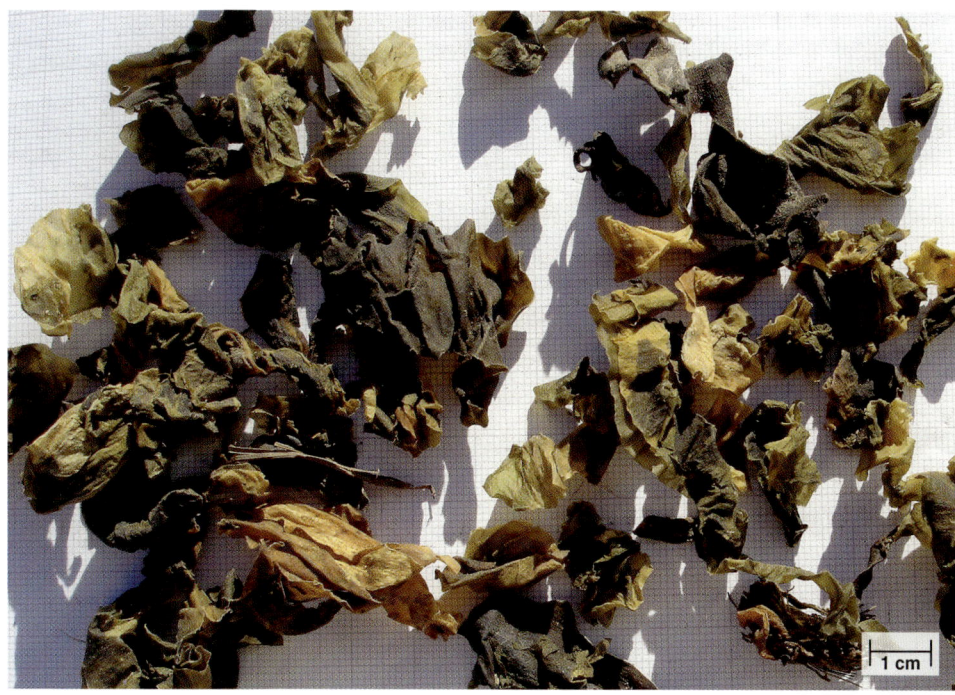

Abb. 2: Seetang, Laminariae thallus (Kūn Bù), zerkleinerte Droge

Heißen Schleim lösende und Knoten zerstreuende Drogen

Synonyme:
Hai Dai, 海带, Süßtang

Herkunft
Die getrockneten, blätterartigen Gewebe der Braunalge *Laminaria japonica* ARESCH. (Hai Dai), Phaeophyceae und von *Ecklonia kurome* OKAM. (Kun Bu), Phaeophyceae

Ernte und Verarbeitung
Die blätterartigen Gewebe werden im Sommer oder im Herbst im Meer geerntet, von Verunreinigungen befreit, gewaschen, in Streifen geschnitten und an der Sonne getrocknet.

Hăi Dài und Kūn Bù stammen von zwei verschiedenen Stammpflanzen aus zwei verschiedenen Gattungen. In den Übersetzungen wird dies oft nicht beachtet.

Pao Zhi
Kein Pao Zhi üblich

Eigenschaften
Geschmacksrichtung: salzig
Temperaturverhalten: kalt
Wirkungsort/Meridian: Leber, Magen, Nieren

Wirkung und Anwendung
Knoten und feste Massenansammlung erweichend und auflösend, schleimlösend, Wasser ableitend.

Laminariae thallus/Kŭn Bù ist sehr wirksam im Erweichen von Knoten und Massenansammlungen, die durch eine Schleim-Qi-Stagnation entstanden sind. Bei Halsknoten aufgrund einer Schilddrüsenfunktionsstörung wird sie oft in Kombination mit Sargassi thallus/Hăi Zăo und Fritillariae thunbergii bulbus/Zhè Béi Mŭ eingesetzt (siehe Rezeptur Hai Zao Yu Hu Tang). Beim Erweichen der Knoten sollten gleichzeitig Qi bewegende und Blutstase lösende Drogen dazugegeben werden.

Bei verschiedenen Wassereinlagerungen wirkt Laminariae thallus/Kun Bu diuretisch. Ihre Wirkung kann durch Zugabe von Alismatis rhizoma/Zé Xiè verstärkt werden.

Laminariae thallus/Kun Bu ist im Wirkungsspektrum Sargassi thallus/Hăi Zăo sehr ähnlich. Beide werden oft zusammen verordnet. Laminariae thallus wirkt jedoch stärker ableitend und abbauend. Daher wird sie heute auch zur Behandlung von Adipositas eingesetzt.

Bei Adipositaspatienten, Hyperlipidämie, arteriellen Verhärtungen und bei Menschen, die an Iodmangel leiden, kann Kŭn Bù als Lebensmittel regelmäßig eingenommen werden. Hierfür wird die Droge gekocht, in Salz eingelegt und als Salat verwendet.

Dosierung
6 bis 12 g

Inhaltsstoffe
Alginsäure, Laminarin, Laminin, Glutaminsäure und ihre Kaliumsalz, Asparaginsäure, Prolin, Kalium, Iod, Calcium, Vitamine (B_1, B_2, C), Phosphor, Carotin, u. a. m.

Pharmakologie
Hyperthyreoidismus, Blutlipide senkend

Unerwünschte Wirkungen und Gegenanzeigen
Sie wirkt leicht abführend, daher sollte sie nicht bei einer Schwäche der Milz und bei kaltem Schleim benutzt werden.

2.5.4 Meretricis seu cyclinae concha – Venusmuschelschale – Gé Qiào, 蛤壳

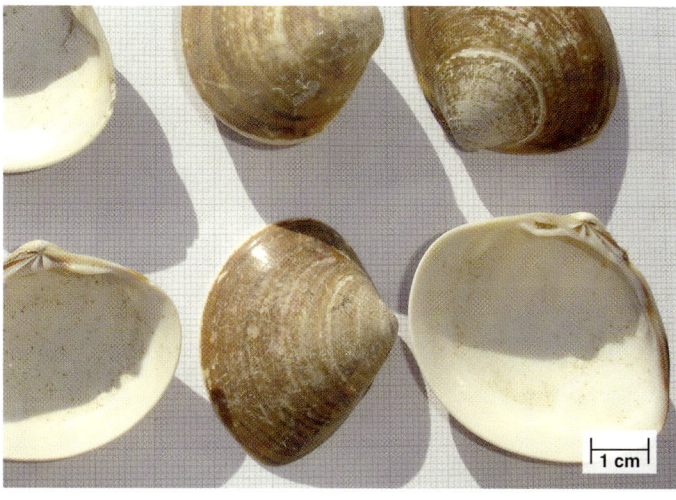

Abb. 1: Venusmuschelschale, Meretricis seu cyclinae concha (Gé Qiào)

Synonyme
Hai Ge Qiao, Hai Ge Ke, Ge Ke, Hai He Qiao, Concha cyclinae, Concha meretricis

Herkunft
Die Schale von *Meretrix meretrix* L. (Wen Ge) oder *Cyclina sinensis* GMELIN (Qing Ge), Veneridae

Gewinnung
Die Muscheln werden im Sommer oder im Herbst am Meeresstrand gesammelt, vom Fleisch befreit, die Schalen gewaschen und an der Sonne getrocknet.

Pao Zhi
Meretricis seu cyclinae concha praep./Duàn Gé Qiào: Die Muschelschalen werden über starkem Feuer gebrannt, bis sie brüchig wird.

Eigenschaften
Geschmacksrichtung: bitter, salzig
Temperaturverhalten: kalt
Wirkungsort/Meridian: Lunge, Magen, Nieren

Wirkung und Anwendung
Hitze kühlend, schleimlösend, Knoten und feste Massenansammlungen erweichend und auflösend, Magensäure bindend und schmerzstillend.

Bei Husten und Schwierigkeit beim Atmen aufgrund vermehrten heißen Schleims kann Meretricis seu cyclinae concha/Gé Qiào die Hitze kühlen und den Schleim lösen. Sie wird oft mit Mori cortex/Sāng Bái Pí und Pumice/Hǎi Fú Shí kombiniert. Bei Schmerzen in der Lunge mit blutigem Auswurf, wenn Schleim-Feuer zu „verbrannten Lungengefäßen" führt, wird die Rezeptur Qing Dai San verordnet.

Bei Kropf, subkutaner Knötchenbildung oder Skofulose mit einer Funktionsstörung der Schilddrüse ist diese Droge ein zuverlässiges Mittel. Sie wirkt erweichend und auflösend und wird oft mit Sargassi thallus/Hai Zao und Laminariae thallus/Kūn Bù kombiniert.

Bei Magenschmerzen oder Sodbrennen wird Meretricis seu cyclinae concha praep./Duàn Gé Qiào zusammen mit Sepiae endoconcha/Hǎi Piáo Xiāo fein pulverisiert und in einer Menge von je 2 bis 6 g täglich eingenommen.

Die Droge kann auch äußerlich zur Behandlung von nässenden Exanthemen und Verbrennungen eingesetzt werden.

Dosierung
6 bis 15 g. Die Droge sollte im Tuch eingewickelt mitgekocht werden, da sonst vermehrt Pulver und Schleim im Dekokt entsteht. Bei Einnahme als Pulver oder Pillen ist täglich 1 bis 3 g einzunehmen.

Inhaltsstoffe
Calciumcarbonat, Chitin

Pharmakologie
Magensäure regulierend, antiasthmatisch

Unerwünschte Wirkungen und Gegenanzeigen
Keine

2.5.5 Sargassi thallus – Beerentang – Hăi Zăo, 海藻

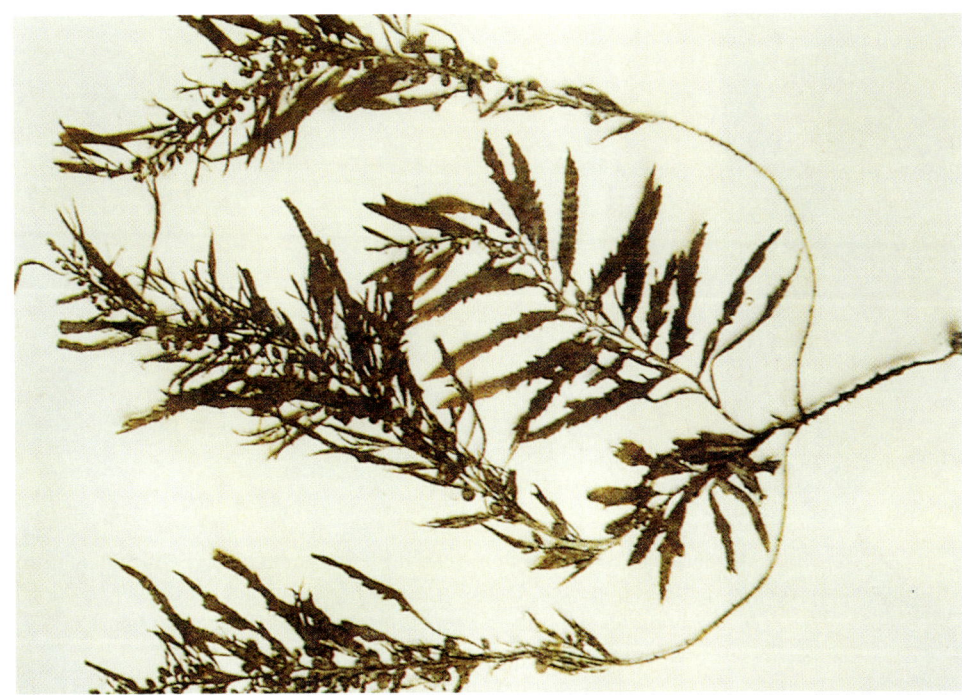

Abb. 1: Beerentang, *Sargassum pallidum* (Turn.) C. Ag. Ganzpflanze.
Quelle: The coloured Atlas of the Chinese Materia Medica specified in Chin. Ph.

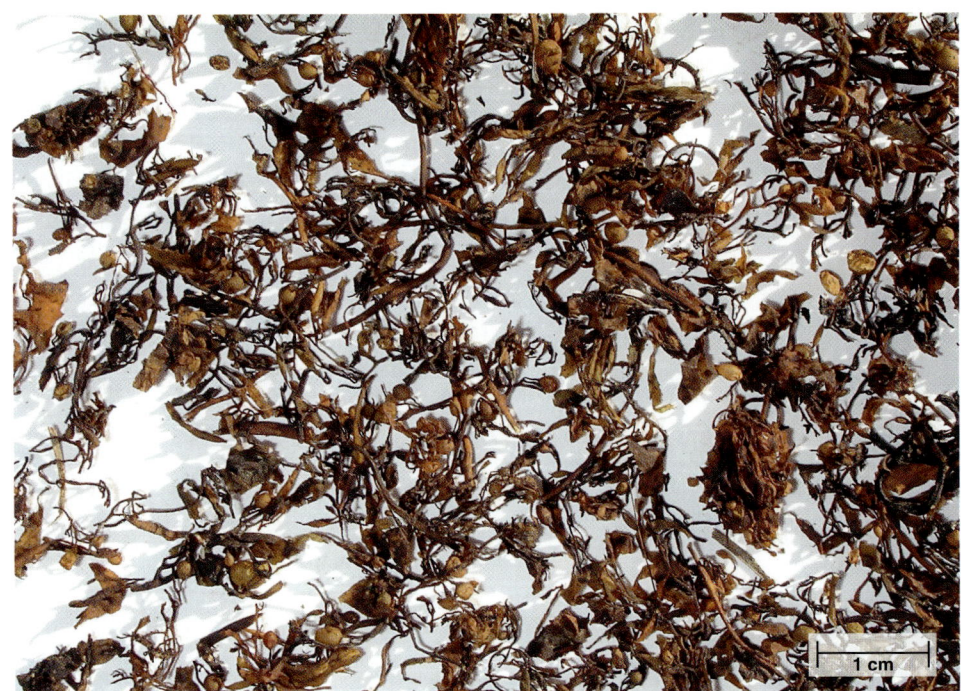

Abb. 2: Beerentang, Sargassi thallus, (Hăi Zăo), Ganzdroge

Herkunft
Sargassum, Meerlinsen

Herkunft
Die getrocknete Alge *Sargassum pallidum* (TURN.) C. AG. (Hai Hao Zi, Da Ye Hai Zao) oder *Sargassum fusiforme* (HARV.) SETCH. (Yang Xi Cai, Xiao Ye Hai Zao), Sargassaceae

Ernte und Verarbeitung
Die Alge wird im Sommer oder im Herbst im Meer geerntet, von Verunreinigungen befreit, gewaschen, geschnitten und an der Sonne getrocknet.

Pao Zhi
Keine Pao Zhi üblich

Eigenschaften
Geschmacksrichtung: salzig, bitter
Temperaturverhalten: kalt
Wirkungsort/Meridian: Leber, Magen, Nieren

Wirkung und Anwendung
Knoten und feste Massenansammlungen erweichend und auflösend, schleimlösend, Wasser ableitend.

Bei Knoten am Hals aufgrund einer Schilddrüsenfunktionsstörung wird Sargassi thallus/Hǎi Zǎo oft in Kombination mit Laminariae thallus/Kūn Bù und Fritillariae thunbergii bulbus/Zhè Bèi Mǔ verabreicht (siehe Rezeptur Hai Zao Yu Hu Tang). Bei Skrofulose wird sie mit Prunellae spica/Xià Kū Cǎo, Scrophulariae radix/Xuán Shēn und Forsythiae fructus/Lián Qiào kombiniert (siehe Rezeptur Nei Xiao Luo Li Wan).

Bei Hodenschmerzen, Hernien oder geschwollenem Hoden und einer Qi-Stagnation aufgrund von Kälte und Feuchtigkeit, wird Sargassi thallus/Hǎi Zǎo mit Citri reticulatae semen/Jú Hé, Laminariae thallus/Kūn Bù und Toosendan fructus/Chuān Liàn Zǐ verordnet (siehe Rezeptur Ju He Wan).

Bei Wassereinlagerung wirkt die Droge Wasser und Feuchtigkeit ableitend. Sie kann dafür zusammen mit Alismatis rhizoma/Zé Xiè verwendet werden.

Dosierung
6 bis 12 g

Inhaltsstoffe
Alginsäure, Mannitol, Kalium, Iod, u. a. m.

Pharmakologie
Wirkt bei Hyperthyreoidismus, weiterhin wirkt die Droge antiparasitär, blutdrucksenkend, blutgerinnungshemmend, antimykotisch und antibakteriell

Unerwünschte Wirkungen und Gegenanzeigen
Sargassi thallus/Hǎi Zǎo sollte nicht zusammen mit Glycyrrhizae radix et rhizoma/Gān Cǎo verordnet werden. Trotzdem wird sie in manchen klassischen Rezepturen so eingesetzt, siehe z. B. Hai Zao Yu Hu Tang.

3 Abführende Drogen – Xie Xia Yao – 泻下药

3.1 **Stark abführende Drogen –
Gong Xia Yao** – 攻下药

3.2 **Mild abführende und den Darm befeuchtende Drogen –
Run Xia Yao** – 润下药

3.3 **Stark abführende und Wasser austreibende Drogen –
Xie Xia Yao** – 峻下逐水药

Die Drogen dieser Gruppe sind meistens bitter in ihrer Geschmacksrichtung und kalt in ihrem Temperaturverhalten. Sie wirken vornehmlich im Dickdarm-Meridian.

Abführende Drogen dienen in der TCM nicht nur als Laxanzien. Sie werden in auch zur Kühlung der Völle-Hitze eingesetzt ebenso bei Stauung durch Lebensmittel, Blutstase und Wassereinlagerungen.

Bei Kopfschmerzen, roten Augen, Zahnschmerzen und Blutspucken, die durch Feuer-Hitze (nach oben) verursacht wurden, gleichgültig ob mit oder ohne Obstipation, können die Drogen mit ihrem bitteren Geschmack und ihrem kalten Temperaturverhalten die Hitze nach unten ableiten.

Je nach Stärke und Art der Wirkung werden die abgführenden Drogen (Xie Xia Yao) in drei Gruppen aufgeteilt.

3.1 Stark abführende Drogen – Gong Xia Yao – 攻下药

Drogenübersicht für stark abführende Drogen

Lat. Name	Dt. Name	Pin-Yin-Name	Chin. Name	Seite
Natrii sulfas	Glaubersalz	Máng Xiāo	芒硝	132
Rhei radix et rhizoma	Rhabarberwurzel	Shēng Dà Huáng	生大黄	133
Sennae folium	Sennesblätter	Fān Xiè Yè	番泻叶	137

Gemeinsamkeiten

Bei Stauungen, die durch unverdaute Lebensmittel verursacht wurden, verbunden mit Völlegefühl, Obstipation und trockenen Stuhl, sind Gong Xia Yao die Hauptdrogen. Sie werden oft zusammen mit Qi-bewegenden Drogen eingesetzt (siehe Rezeptur Da Cheng Qi Tang). Bei chronischer Obstipation muss die Droge jedoch mit Vorsicht gegeben werden.

3.1.1 Natrii sulfas – Glaubersalz – Máng Xiāo, 芒硝

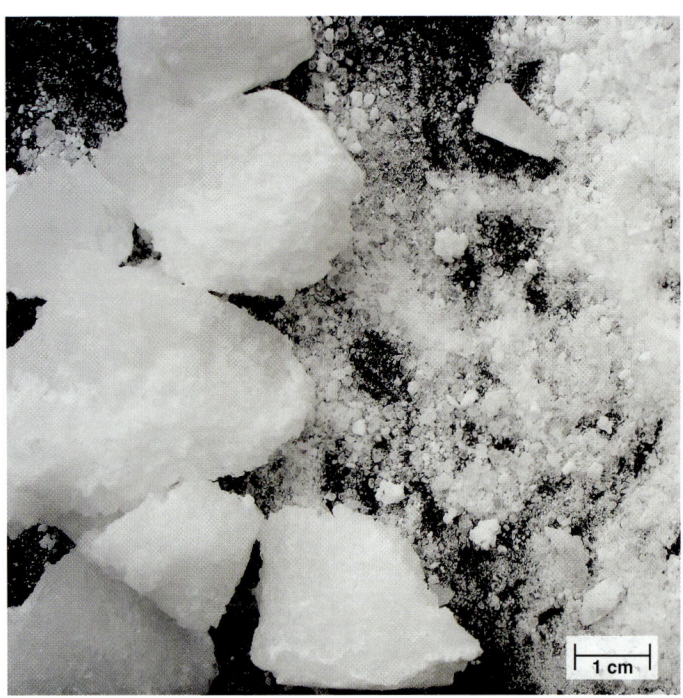

Abb. 1: Glaubersalz, *Natrii sulfas* (Máng Xiāo)

Synonyme
Mirabilitum, Natrium sulfuricum

Herkunft
Das natürliche Mineral $Na_2SO_4 \cdot 10\,H_2O$

Gewinnung
Das Rohmineral wird mit heißem Wasser gesättigt, aufgelöst und gekühlt; die dabei gebildeten Kristalle (Pi Xiao) werden gesammelt. Um ihre Giftigkeit herabzusetzen und sie rein darzustellen, werden die Kristalle zusammen mit geschnittenem Rettich (10 kg Rettich auf 100 kg Pi Xiao) in Wasser gekocht. Die klare, überstehende Flüssigkeit wird gesammelt und gekühlt. Das so gewonnene schneeweiße, kristalline Natriumsulfat wird als Natrii sulfas/Máng Xiāo bezeichnet.

Pao Zhi
Kein Pao Zhi üblich

Qualität
Auf Reinheit und Schwermetallgehalt achten. Bei schlechter Qualität sind erhöhte Schwermetallwerte eine besondere Gefahr.

Eigenschaften
Geschmacksrichtung: bitter, salzig
Temperaturverhalten: kalt
Wirkungsort/Meridian: Dickdarm, Magen

Wirkung und Anwendung
Abführend, Verhärtungen erweichend, befeuchtend, Trockenheit lindernd, Hitze kühlend, Stauungen ableitend.

Bei Obspitation mit hartem Stuhl und Hitze-Zeichen wird Natrii sulfas/Máng Xiāo oft mit Rhei radix et rhizoma/Shēng Dà Huáng kombiniert eingesetzt (siehe Rezeptur Da Cheng Qi Tang). Natrii sulfas/Máng Xiāo ist ein osmotisches Abführmittel, und es kann daher den Stuhl erweichen.

Natrii sulfas/Máng Xiāo ist Hitze kühlend und Feuer ableitend. Wenn man die Droge zusammen mit Borneolum/Bīng Piàn und Borax/Péng Shā verwendet, wie in der Rezeptur Bing Peng San, kann sie bei Halsschmerzen und Mundgeschwüren äußerlich zum Gurgeln benutzt werden. Bei Darm-Geschwüren wird die Droge mit Rhei radix et rhizoma/Shēng Dà Huáng und rohem Knoblauch kombiniert.

Bei Knoten in der Brust wirkt die Droge Knoten auflösend und auf die Milchbildung versiegend. Zu diesem Zweck wird sie als Dekokt zubereitet und als Auflage an den Brustwarzen befestigt.

Dosierung
6 bis 12 g. Die Droge wird in das fertige Dekokt untergerührt. Bei Geschwüren zur äußerlichen Anwendung eine ausreichende Menge auf die Mamma auftragen.

Inhaltsstoffe
Natriumsulfat ca. 99,0 %, Natriumchlorid, Magnesiumsulfat, Calciumsulfat u. a. m.

Pharmakologie
Diuretisch, purgativ

Unerwünschte Wirkungen und Gegenanzeigen
Die Droge muss unter 30° C gelagert werden. Sie ist in der Schwangerschaft kontraindiziert. Ferner darf sie nicht bei alten und schwachen Patienten eingesetzt werden. Sie darf nicht zusammen mit San Leng/Spargarnii rhizoma verwendet werden.

3.1.2 Rhei radix et rhizoma – Rhabarberwurzel – Shēng Dà Huáng 生大黄

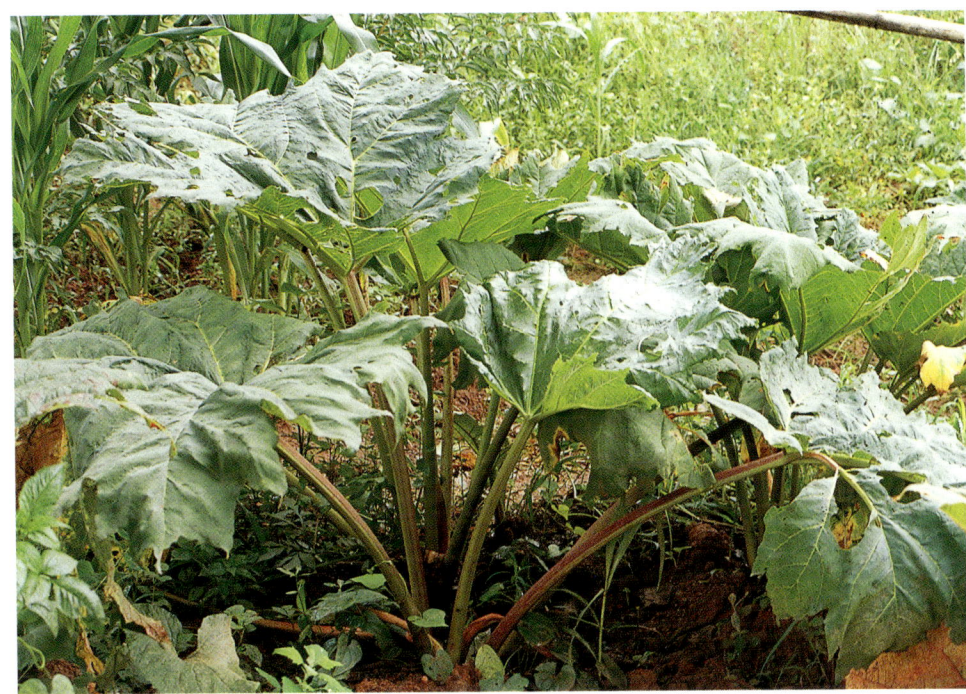

Abb. 1: Rhabarber, *Rheum officinale* BAILL. (Dà Huáng)

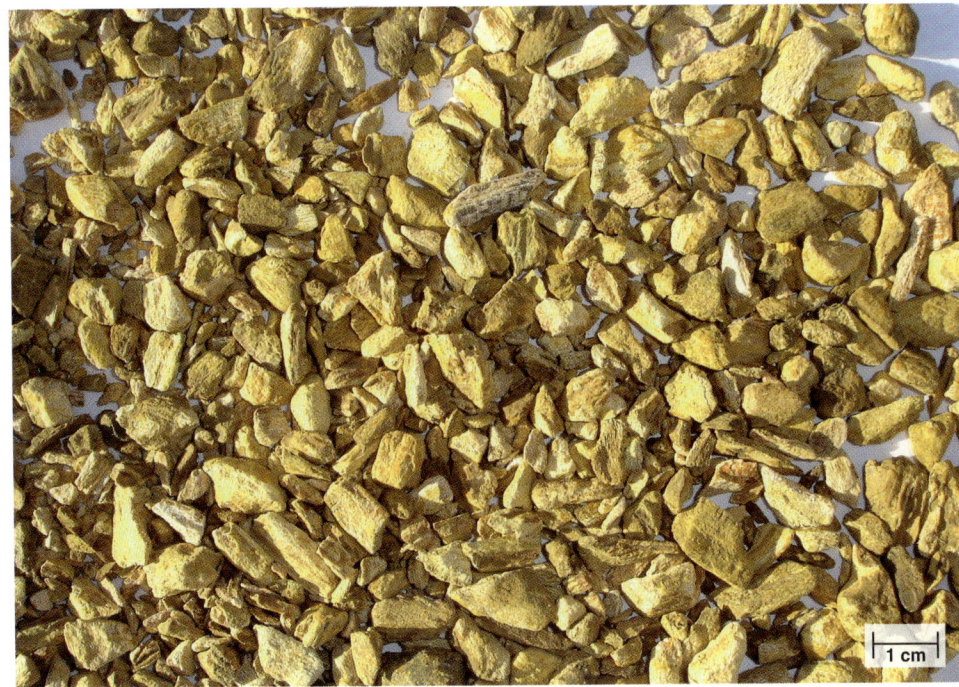

Abb. 2: Rhabarberwurzel, Rhei radix et rhizoma (Shēng Dà Huáng). *Rheum tanguticum* Maxim. & Balf., Schnittdroge, unbehandelt

Synonyme
Dà Huáng

Herkunft
Die getrocknete Wurzel und das getrocknete Rhizom von *Rheum palmatum* L. (Zhang Ye Da Huang), *Rheum tanguticum* Maxim. ex Balf. (Tang Gu Te Da Huang) und *Rheum officinale* Baill. (Yao Yong Da Huang), Polygonaceae

Die beiden erstgenannten Arten kommen in den Provinzen Qinghai und Gansu vor und werden auch als „Bei Da Huang" bezeichnet. Die Yao Yong Da Huang stammt aus der Provinz Sichuan. Sie wird auch „Nan Da Huang" genannt.

Ernte und Verarbeitung
Wurzeln und Wurzelstock werden im Herbst, wenn Stängel und Blätter verwelkt sind, oder im Frühjahr, bevor die Pflanze auszutreiben beginnt, ausgegraben, von den feinen Nebenwurzeln und der äußeren Rinde befreit, geschnitten und getrocknet.

Pao Zhi
Rhei radix et rhizoma/Shēng Dà Huáng: Die Droge wird nach Größe sortiert, in Wasser eingeweicht, in die gewünschte Größe geschnitten und getrocknet.

Rhei radix et rhizoma/Jǐu Dà Huáng: Die geschnittene Droge wird mit Reiswein (Huang Jiu) besprüht und in ein dichtes Gefäß gegeben, damit sie den Reiswein aufsaugt. Anschließend wird sie auf schwachem Feuer kurz geröstet, bis sich ihre Oberfläche dunkel gefärbt hat. Danach muss die Droge auskühlen. Für 100 kg Da Huang nimmt man 10 kg Reiswein.

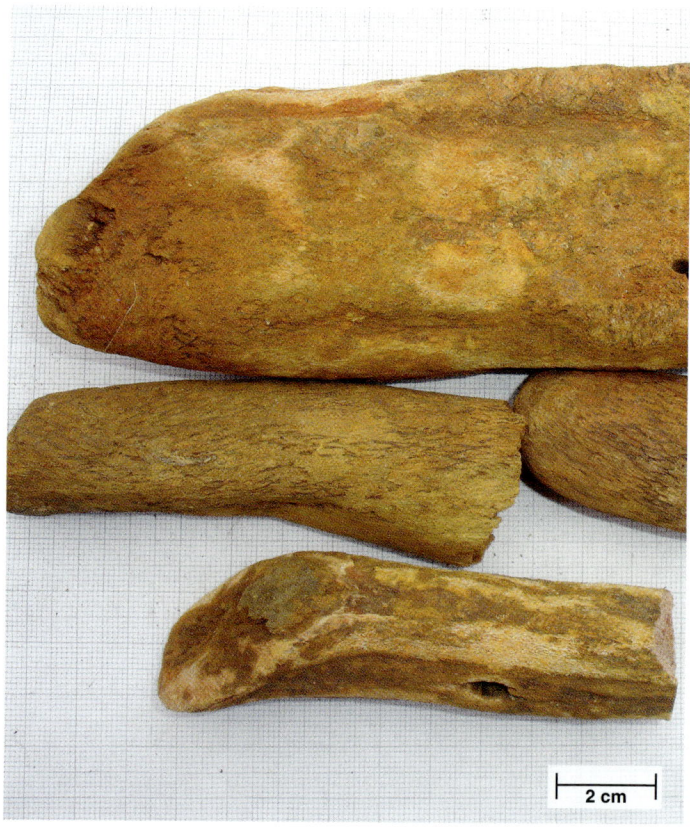

Abb. 3: Rhabarberwurzel, Rhei radix et rhizoma (Dà Huáng). *Rheum tanguticum* Maxim. & Balf., Ganzdroge

Drogenqualitäten von Rhei radix et rhizoma im Vergleich

Pin Yin	Dà Huáng/ Shēng Dà Huáng	Jǐu Dà Huáng	Shú Dà Huáng	Dà Huáng Tàn
Temperaturverhalten	Kalt	Kalt	Leicht kalt	Fast neutral
Geschmack	Bitter	Bitter	Bitter	Bitter
Wirkungsbereich	Mittlerer und Unterer Erwärmer	Oberer, Mittlerer und Unterer Erwärmer	Mittlerer und Unterer Erwärmer	Mittlerer und Unterer Erwärmer
Hauptanwendung	Obstipation, gelegentlich Bauchschmerzen	Hitze im Oberen Erwärmer, Zahnfleischentzündung, Zahlfleischblutung	Obstipation, keine Bauchschmerzen	Blutungen
Abführende Wirkung	Stark	Etwas schwächer	Schwach	Kaum
Stase lösende Wirkung	Stark	Stark	Stark	Kaum
Adstringierend und Blutungen stoppend	Relativ schwach	Schwach	Stark	Stark
Hitze/Blut kühlend	Stark	Stark	Schwach	Kaum
Bakteriostase	Stark	Stark	Schwach	Kaum

Rhei radix et rhizoma/Shú Dà Huáng: Die geschnittene Droge wird mit Reiswein besprüht und stehen gelassen, bis sie den Reiswein aufgenommen hat. Danach wird sie über einem Wasserbad gedünstet, bis sie innen und außen eine schwarze Farbe angenommen hat. Abschließend wird die Droge an der Luft getrocknet.

Rhei radix et rhizoma praep./Dà Huáng Tàn: Die geschnittene Droge wird im Wok über starkem Feuer geröstet, bis ihre Oberfläche außen kohlschwarz und innen bräunlich geworden ist.

Die in Deutschland verordneten Rezepturen tragen oft keine genaue Bezeichnung der Droge. Meistens wird nur „Da Huang" verordnet.

Durch die Verarbeitung von Rhei radix et rhizoma/Jiǔ Dà Huáng mit Reiswein erhält die Droge eine aufsteigende Wirkung, sodass sie auch Hitze aus dem Oberen Erwärmer und dem Kopf nach unten ableiten kann.

Eigenschaften

Geschmacksrichtung:	bitter
Temperaturverhalten:	kalt
Wirkungsort/Meridian:	Magen, Milz, Leber, Dickdarm, Herzperikarp

Wirkung und Anwendung

Hitze und Blut kühlend, Verstopfungen und Zusammenballungen abführend, Blutstase lösend, Leitbahnen durchgängig machend, entgiftend

Die Droge wird bei Obstipation aufgrund einer Nässe-Hitze Erkrankung durch unverdaute Lebensmitteln im Magen und Darm eingesetzt sowie bei einer akuten Hitze, die durch eine Erkältung entstanden und nach innen eingedrungen ist. Bei Obstipation mit Fieber oder Hitze, die sich am Nachmittag verschlimmern, mit Schwitzen, evtl. wirrem Reden, Bauchschmerzen, hartem Bauch, dickem gelbem Zungebelag und kräftigen Pulsen wird Rhei radix et rhizoma/Shēng Dà Huáng mit Qi bewegenden Drogen kombiniert (siehe Rezeptur Da Cheng Qi Tang). Natrii sulfas/Máng Xiāo wirkt darin als ein osmotisches Laxans und dient dazu, den harten Stuhl zu erweichen. Die Rezeptur ist ein Darmreiniger und sollte nur für 1 bis 3 Tage verordnet werden. Auch für eine akute Ruhr (Hitze, Nässe) kann Rhei radix et rhizoma/Shēng Dà Huáng mit Aucklandiae radix/Mù Xiāng, Coptidis rhizoma/Huáng Lián und Arecae semen/Bīng Láng kombiniert werden. Bei Obstipation ohne Hitze-Zeichen sollte Rhei radix et rhizoma/Shēng Dà Huáng mit Zingiberis rhizoma/Gān Jiāng und Aconiti radix lateralis praep./Fù Zǐ gegeben werden.

Bei roten Augen mit stechenden Schmerzen, die durch Feuerhitze entstanden sind, bei Halsschmerzen, Geschwüren in Mund und Hals, Zahnfleischentzündung und festem Stuhl sollte man 3 g Rhei radix et rhizoma/Jiǔ Dà Huáng in 200 ml kochendem Wasser 20 Minuten ziehen lassen und insgesamt 2 bis 3 Tage lang 2- bis 3-mal täglich einnehmen.

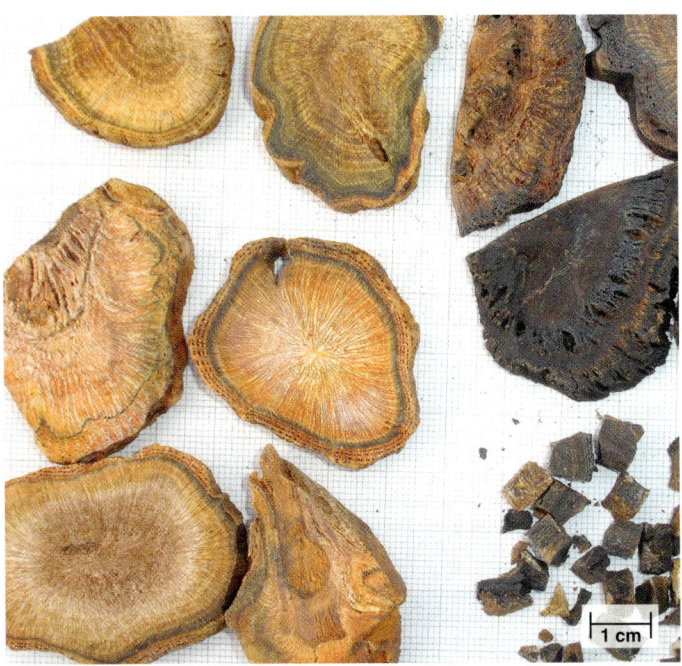

Abb. 4: Rhabarberwurzel, Rhei radix et rhizoma (Dà Huáng). *Rheum tanguticum* Maxim. & Balf. Links: Unbehandelte Schnittdroge. Rechts: Behandelte Schnittdroge, Rhei radix et rhizoma praeparata (Shú Dà Huáng)

Bei Geschwüren, die durch toxische Hitze entstanden sind, kann Rhei radix et rhizoma/Shēng Dà Huáng die inneren Gifte ableiten. Für diesen Fall wird sie mit Paeoniae radix rubra/Chì Sháo, Angelicae sinensis radix extremitas/Dāng Guī Wěi, Forsythiae fructus/Lián Qiào und Moutan cortex/Mǔ Dān Pí kombiniert. Die Rezeptur Da Huang Mu Dan Pi Tang kann auch zur Behandlung einer akuten Appendizitis oder eines Darmabszesses verwendet werden.

Bei Blutspucken, Nasenbluten, Blut im Stuhl aufgrund eines Blut-Hitze-Musters kann Rhei radix et rhizoma/Shēng Dà Huáng die Blut-Hitze kühlen. Bei Blutspucken allein wird Rhei radix et rhizoma/Shēng Dà Huáng mit Glycyrrhizae radix et rhizoma/Gān Cǎo, Aurantii fructus immaturus/Zhī Shí, Inulae flos/Xuán Fù Huā, Pinelliae rhizoma praep./Fǎ Bàn Xià und Codonopsis radix/Dǎng Shēn kombiniert.

Bei einer ausbleibenden Menstruation aufgrund einer Blutstase mit Symptomen wie Völlegefühl im Unterbauch und Nachtschweißen wird Rhei radix et rhizoma/Shēng Dà Huáng mit Carthami flos/Hóng Huā und Persicae semen/Táo Rén kombiniert. In diesem Fall kann auch das Fertigarzneimittel Da Huang Zhe Chong Wan eingesetzt werden.

Bei einer Gelbsucht, die durch Nässe-Hitze entstanden ist, mit schmerzhafter Strangurie wird die Droge in Kombination mit Artemisiae scopariae herba/Yīn Chén, Gardeniae fructus/Zhī Zǐ, Plantaginis semen/Chē Qián Zǐ und Phellodendri chinensis cortex/Huáng

Bó verwendet. Bei einer akuten Gallenblasenentzündung sollte Rhei radix et rhizoma/Shēng Dà Huáng mit Lonicerae japonicae flos/Jīn Yín Huā, Artemisiae scopariae herba/Yīn Chén, Isatidis radix/Bǎn Lán Gēn und Paeoniae radix rubra/Chì Sháo kombiniert werden.

Um die Verdauung zu verbessern, kann Rhei radix et rhizoma/Shēng Dà Huáng als Pulver in einer Dosierung von 0,6 bis 0,9 g täglich eingenommen werden. Bei Verbrennungen hilft das äußerlich angewandte Dekokt von Rhei radix et rhizoma/Shēng Dà Huáng, die Hitze zu beseitigen.

Dosierung
3 bis 30 g, ausreichende Menge bei äußerlicher Anwendung. Wenn man die Droge kurz (3 min) kocht, wirkt sie abführend, kocht man sie lange (20 min), wirkt sie Blutstase zerteilend. Zum Abführen reicht eine kleinere Dosis von 3 g (bei Spitzenqualität und klein geschnitten 1 g, als Pulver sogar nur 0,5 g). Wenn die Droge über 30 Minuten gekocht wird, wirkt sie styptisch, da Dianthronglykoside zerstört werden und nur Tannin erhalten bleibt.

Inhaltsstoffe
Rhein, Emodin, Aloeemodin, Chrysophanol, Physcion, Dianthronglykoside wie Sennoside A bis F; Tannin, Gallussäure, Catechin; ätherische Öle, organische Säuren, Fettsäuren u. a. Laut Chin. Ph. sollte der Gesamtgehalt an Aloeemodin, Emodin, Rhein, Chrysophanol und Physcion mindestens 1,5 % betragen.

Pharmakologie
Die freien Anthrachinon-Derivate wie Rhein, Emodin, Chrysophanol und Aloeemodin wirken antiseptisch. Die Dianthronglykoside fördern die Darmperistaltik und hemmen die Wiederaufnahme von Wasser und wirken dadurch abführend. Die Droge wirkt weiter Blutungen stillend, Leber schützend, Blutdruck und Cholesterin senkend.

Unerwünschte Wirkungen und Gegenanzeigen
In der Schwangerschaft, während der Periode und während der Stillzeit ist die Droge mit Vorsicht anzuwenden.

Bei einer Qi-Schwäche, Yin-Schwäche, einer Noxe in der Qi-Ebene und bei älteren Patienten sollte Rhei radix et rhizoma/Shēng Dà Huáng nicht verwendet werden.

Rhei radix et rhizoma/Shēng Dà Huáng ist ein kräftiger „General" in der Kräutertherapie. Das heißt, er ist sehr wirkungsvoll und sollte nur bei einem vorhandenen Stau eingesetzt und nicht langfristig benutzt werden.

Als „Nahrungsergänzungsmittel zur Entgiftung" oder als Schlankheitsmittel" ist die Benutzung der Droge ohne eine genaue TCM-Diagnose gefährlich und mit vielen Nebenwirkungen verbunden.

3.1.3 Sennae folium – Sennesblätter – Fān Xiè Yè, 番泻叶

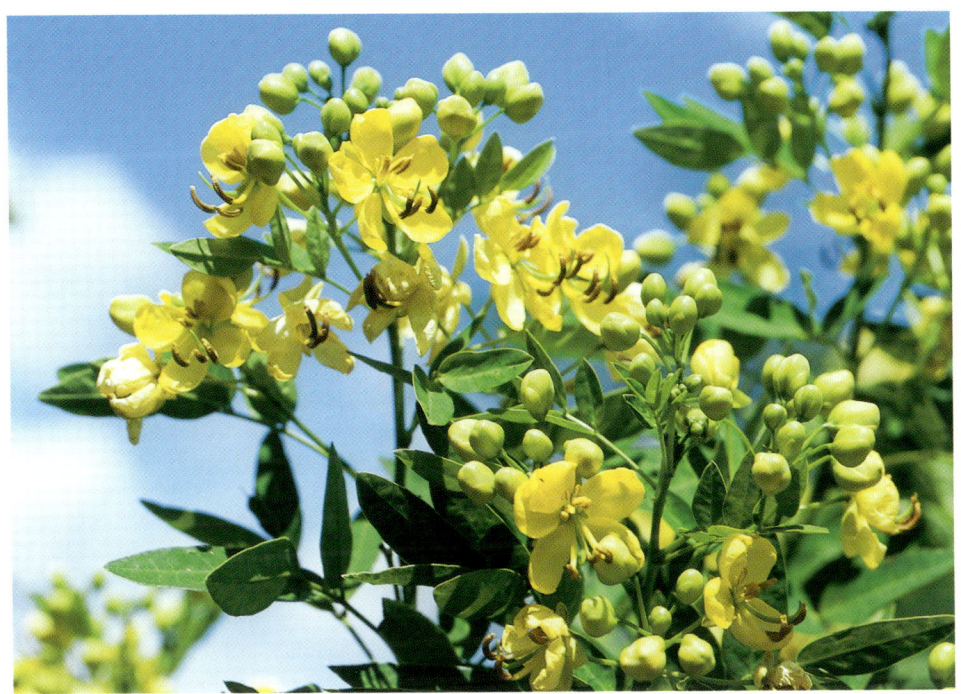

Abb. 1: Indische Senna, *Cassia angustifolia* Vahl (Xiá Yè Fān Xiè Yè), Zweig mit Blütenstand

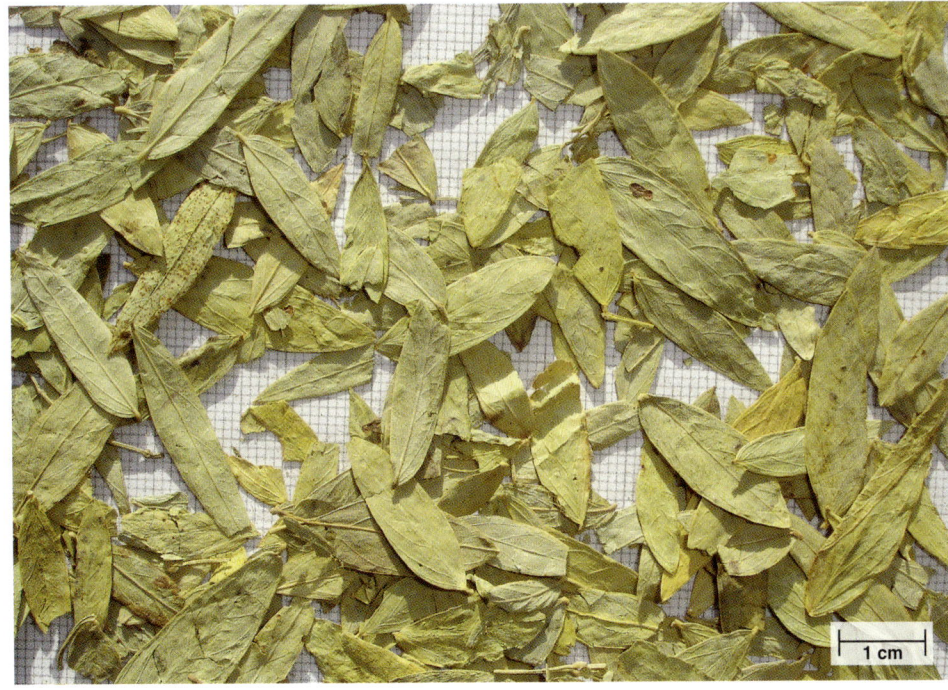

Abb. 2: Sennesblätter, Sennae folium (Fān Xiè Yè), Ganzdroge

Herkunft
Die getrockneten Blätter von *Cassia angustifolia* Vahl (Xiá Yè Fān Xiè Yè) oder *Cassia acutifolia* Delile (Jiān Yè Fān Xiè Yè), Caesalpiniaceae

Ernte und Verarbeitung
Die Blätter werden im September gepflückt und getrocknet.

Pao Zhi
Kein Pao Zhi üblich

Eigenschaften
Geschmacksrichtung: bitter, süß
Temperaturverhalten: kalt
Wirkungsort/Meridian: Dickdarm

Wirkung und Anwendung
Abführend, Stau abbauend, Hitze ableitend.

Bei Hitze-Obstipation oder unverdauten Lebensmitteln im Magen und Darm sowie bei Obstipation im Alter wird Sennae folium/Fān Xiè Yè meistens allein als Tee verordnet. Wenn eine stärkere abführende Wirkung benötigt wird, kann die Droge auch mit Aurantii fructus immaturus/Zhī Shí und Magnoliae officinalis cortex/Hòu Pò zusammen verwendet werden.

Sennae folium/Fān Xiè Yè leitet Wasser aus dem Bauchraum ab. Für diesen Fall kann sie alleine eingesetzt oder mit Pharbitidis semen/Qiān Niú Zǐ und Arecae pericarpium/Dà Fù Pí kombiniert werden, um ihre Wirkung zu verstärken.

Sennae folium/Fān Xiè Yè ist ein leichtes Abführmittel. Durch eine kleinere Dosis von 0,5 g können die Verdauung verbessert und der Appetit gesteigert werden. Es besteht jedoch, wie auch bei Rhei radix et rhizoma/Shēng Dà Huáng, die Gefahr von Abhängigkeit.

Dosierung
2 bis 6 g im Dekokt kurz kochen oder täglich 2 g mit heißem Wasser (60 bis 80 °C) übergießen, 15 Minuten ziehen lassen und lauwarm einnehmen.

Inhaltsstoffe
Sennoside A bis D, Aloeemodin, Rhein, Aloerhein, Aloerheinglykoside, Kaempferol, Phlegma. Laut Chin. Ph. 2005 sollte der Gehalt an Sennosid B mindestens 2,5 % betragen.

Pharmakologie
Antiseptisch, Leber schützend. Die Dianthronglykoside, wie die Sennoside, wirken durch Förderung der Darmperistaltik und Hemmung der Wiederaufnahme von Wasser in den Darm (dadurch Bauchschmerzen möglich) abführend.

Unerwünschte Wirkungen und Gegenanzeigen
In der Schwangerschaft, während der Menstruation, in der Stillzeit und bei Hämorrhoiden ist die Droge kontraindiziert. Bei Überdosierung kann es zu Erbrechen, Übelkeit und Bauchschmerzen kommen. Bei langfristiger Anwendung besteht die Gefahr von Abhängigkeit und Dosierungserhöhung.

3.2 Mild abführende und den Darm befeuchtende Drogen – Run Xia Yao, 润下药

Drogenübersicht für mild abführende und den Darm befeuchtende Drogen

Lat. Name	Dt. Name	Pin-Yin-Name	Chin. Name	Seite
Cannabis fructus	Hanffrüchte	Huǒ Má Rén	火麻仁	140
Pruni semen	Japanische Kirschsamen	Yù Lǐ Rén	郁李仁	142

Gemeinsamkeiten

Diese milder wirkende Gruppe sollte bei Obstipation, die durch Trockenheit im Darm entstanden ist, verwendet werden. Ferner sollte sie bei schwachen und älteren Patienten, bei lang andauernden Erkrankungen, bei erschöpftem Jing (Körperflüssigkeit), bei einem Blut-Mangel nach einer Geburt und bei Anämie eingesetzt werden.

Die Drogen werden oft in Kombination mit Yin- und blutnährenden Drogen gegeben, um einen trockenen Darm zu befeuchten, wie in den Rezepturen Ma Zi Ren Wan und Wu Ren Wan.

Angelicae sinensis radix/Dāng guī (15.3), Scrophulariae radix/Xuán Shēn (4.3), Cistanches herba/Ròu Cōng Róng (15.2), Rehmanniae praep. radix/Shú Dì Huáng (4.3), Persicae semen/Táo Rén (12.1) und Armeniacae semen amarum/Xìn Rén/Kǔ Xíng Rén (2.3) besitzen ebenfalls eine den Darm befeuchtende und mild abführende Wirkung. Auch bei älteren Menschen werden diese Drogen verwendet.

3.2.1 Cannabis fructus – Hanffrüchte – Huǒ Má Rén, 火麻仁

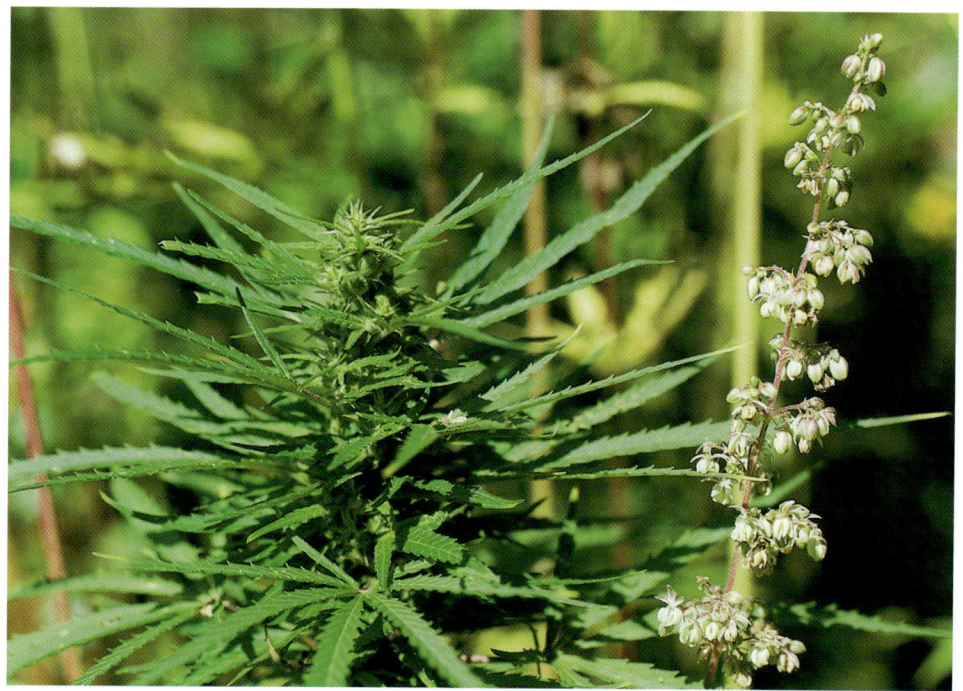

Abb. 1: Hanf, *Cannabis sativa* L. (Huǒ Má Rén). Links: Weibliche Pflanze. Rechts: Blütenstand der männlichen Pflanze

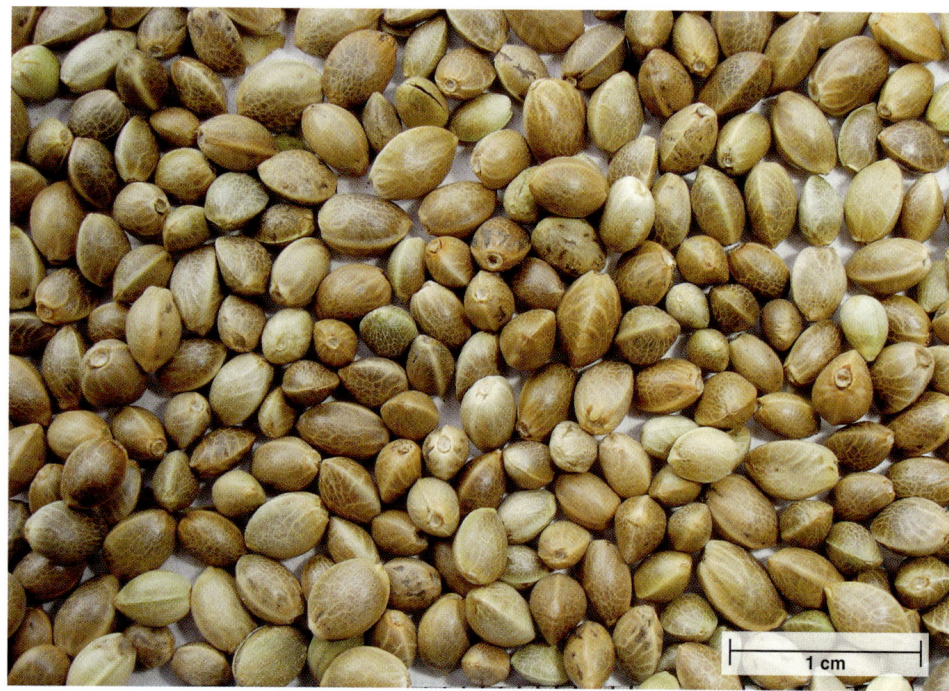

Abb. 2: Hanffrüchte, Cannabis fructus (Huǒ Má Rén). Die Früchte müssen vor der Abgabe geröstet und zerstoßen werden.

Synonyme
Da Ma Ren

Herkunft
Die getrockneten, reifen Früchte von *Cannabis sativa* L. (Da Ma), Cannabaceae

Ernte und Verarbeitung
Die Früchte (Samen) werden zur Reifezeit im Herbst geerntet, von Verunreinigungen befreit und an der Sonne getrocknet.

Pao Zhi
Cannabis fructus praep./Chǎo Huǒ Má Rén: Die Früchte werden im Wok über mildem Feuer geröstet, bis sie einen aromatischen Duft verströmen und ihre Oberfläche eine schwach gelbliche Farbe annimmt. Erst vor der Abgabe werden sie zerstoßen.

Die Droge ist leicht giftig. Durch das Rösten wird die Giftigkeit reduziert und der Geschmack verbessert. Grundsätzlich sollte immer Cannabis fructus prap./Chǎo Huǒ Má Rén abgegeben werden, auch wenn die Rezeptur nur „Cannabis fructus" oder „Huo Ma Ren" vorgibt.

Qualität
Die Droge sollte erst bei der Abgabe in der Apotheke zerstoßen werden. Die geröstete, zerstoßene Droge Cannabis fructus/Huǒ Má Rén ist nur kurz haltbar; auch darf der Erntezeitpunkt nicht zu weit zurückliegen.

Eigenschaften
Geschmacksrichtung: süß
Temperaturverhalten: neutral
Wirkungsort/Meridian: Milz, Magen, Dickdarm

Wirkung und Anwendung
Darm befeuchtend, abführend, tonisierend.

Bei Opstipation, die durch Trockenheit entstanden ist, kann die Droge in Kombination mit Rhei radix et rhizoma/Shēng Dà Huáng und Magnoliae officinalis cortex/Hòu Pò gegeben werden (siehe Rezeptur Ma Zi Ren Wan). Cannabis fructus/Huǒ Má Rén wird in China oft bei älteren Menschen und bei stark geschwächten Patienten (Mangel an Blut- und Körperflüssigkeiten) sowie während einer Schwangerschaft verwendet.

Cannabis fructus/Huǒ Má Rén wirkt leicht tonisierend und kann dadurch bei verschiedenen dermatologischen Beschwerden eingesetzt werden. Die Droge hat sich auch bei trockener, rauer und schuppiger Haut, die von einer Obstipation begleitet wird, bewährt.

Dosierung
9–15 g

Inhaltsstoffe
Fette Öle, Cholin, Muscarin, Lecithin, Sterol, Vitamin B

Pharmakologie
Die fetten Öle zersetzen sich im basischen Darmsaft u. a. zu Fettsäuren. Diese stimulieren den Darm und verbessern die Darmperistaltik. Die Droge wirkt blutdrucksenkend.

Unerwünschte Wirkungen und Gegenanzeigen
Ab 60 g direkter Einnahme der rohen Droge kann sie durch Muscarin und Cholin Vergiftungserscheinung verursachen mit den Symptomen Schwindel, Übelkeit, Erbrechen, Unruhe bis zu Krämpfen, Blutdruckabfall und Bewusstlosigkeit.

3.2.2 Pruni semen – Japanische Kirschsamen – Yù Lǐ Rén, 郁李仁

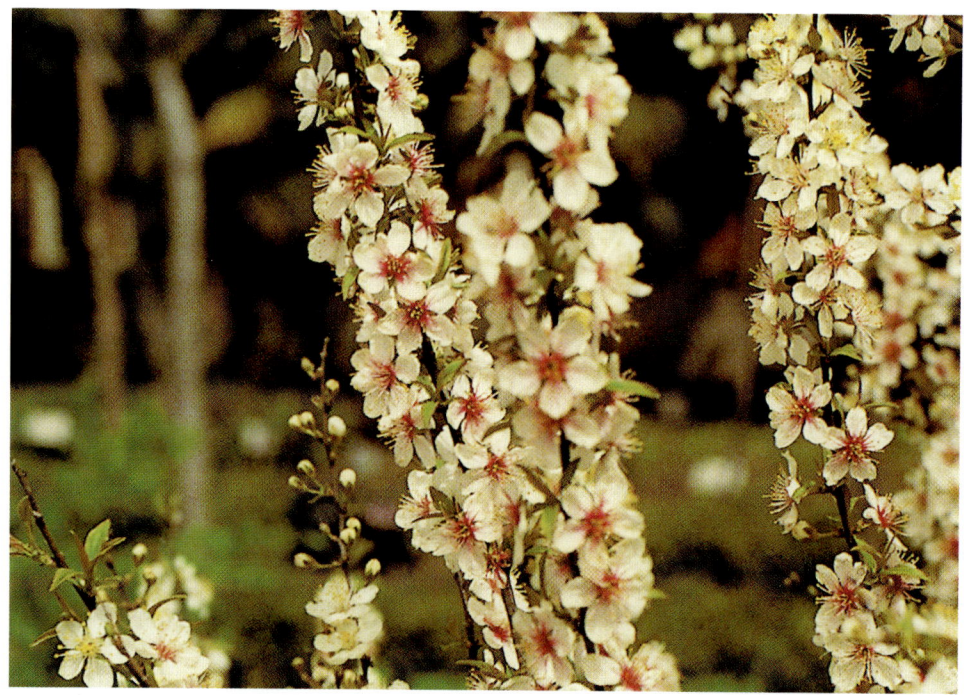

Abb. 1: Japanische Kirsche, *Prunus japonica* Thunb. (Yù Lǐ). Quelle: The coloured Atlas of the Chinese Materia Medica specified in Chin. Ph.

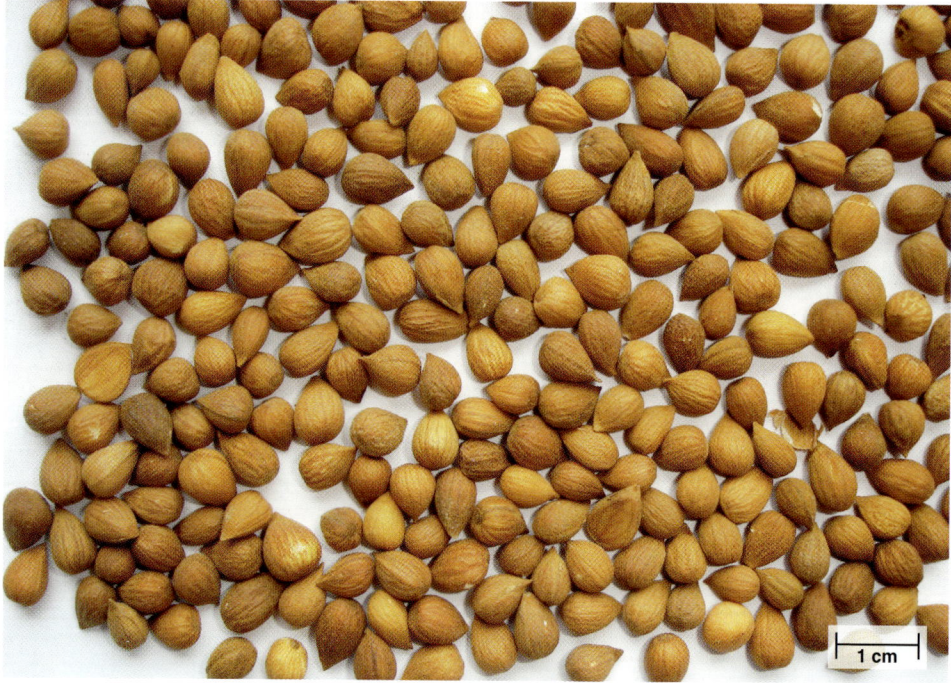

Abb. 2: Japanische Kirschsamen, Pruni semen (Yù Lǐ Rén)

Herkunft

Der getrocknete, reife Samen von *Prunus humilis* Bge. (Ou Li), *Prunus japonica* Thunb. (Yu Li) oder *Prunus pedunculata* Maxim. (Chang Bing Bian Tao), Rosaceae. Die aus den beiden erstgenannten Spezies gewonnene Droge wird üblicherweise als Xiao Li Ren (kleinere Yu Li Ren) bezeichnet, die zuletzt erwähnte nennt man Da Li Ren (größere Yu Li Ren).

Ernte und Verarbeitung

Die Früchte werden zur Reifezeit im Sommer und im Herbst gesammelt und gereinigt. Nach Entfernung von Fruchtfleisch und Schale werden die Samen getrocknet.

Pao Zhi

Pruni semen praep./Chǎo Yù Lǐ Rén: Der Samen wird im Wok über mildem Feuer geröstet, bis er einen aromatischen Duft verströmt und seine Oberfläche eine dunkelgelbliche Farbe angenommen hat. Diese Behandlung macht ihn besser verträglich als die ungeröstete Ware.

Qualität

Die Droge ist nur kurz haltbar, weshalb der Erntezeitpunkt nicht zu weit zurückliegen sollte. Sie wird auch schnell ranzig und häufig von Insekten befallen. Deshalb sollte sie erst vor der Abgabe in der Apotheke zerstoßen werden.

Eigenschaften

Geschmacksrichtung:	scharf, süß, bitter
Temperaturverhalten:	neutral
Wirkungsort/Meridian:	Milz, Dickdarm, Dünndarm

Wirkung und Anwendung

Darm befeuchtend, abführend, Qi absenkend, Wasser ableitend, Schwellung (Wassereinlagerung) abbauend.

Bei Opstipation, die durch Trockenheit entstanden ist, wirkt die Droge etwas stärker als Rhei radix et rhizoma/Shēng Dà Huáng. Sie befeuchtet die Mitte, senkt das Qi und beseitigt dadurch eine Qi-Stagnation im Dickdarm. Hierfür wird Pruni semen/Yù Lǐ Rén oft in Kombination mit Persicae semen Táo Rén, Armeniacae semen amarum/Xìn Rén/Kǔ Xìng Rén und Platycladi semen/Bái Zǐ Rén verwendet (siehe Rezeptur Wu Ren Wan). Bei älteren Menschen wird meistens Cannabis fructus/Huǒ Má Rén eingesetzt.

Bei Miktionsstörungen und Wassereinlagerung leitet Pruni semen/Yù Lǐ Rén Wasser ab. Die Droge wird hierfür oft mit Mori cortex/Sāng Bái Pí und Phaseoli semen/Chì Xiǎo Doù kombiniert.

Dosierung

6–9 g

Inhaltsstoffe

Fett, Amygdalin, fettes Öl, ätherisches Öl, flüchtige organische Säuren, Sterol, Vitamin B_1, Proteine, Saponin

Pharmakologie

Wegen des pflanzlichen Fettes abführend, blutdrucksenkend

Unerwünschte Wirkungen und Gegenanzeigen

Vorsicht ist während der Schwangerschaft geboten.

3.3 Stark abführende und Wasser austreibende Drogen – Jun Xia Zhu Shui Yao, 峻下逐水药

Drogenübersicht für stark abführende und Wasser austreibende Drogen

Lat. Name	Dt. Name	Pin-Yin-Name	Chin. Name	Seite
Crotonis fructus	Crotonfrüchte	Bā Dòu	巴豆	146
Genkwae flos	Purpurseidelbastblüten	Yuán Huā	芫花	148
Kansui radix	Euphorbia-kansui-Wurzel	Gān Suí	甘遂	150

Gemeinsamkeiten

Alle drei Drogen sind toxisch und sehr stark in ihrer Wirkung. Man benutzt sie allgemein bei Wassereinlagerung und Schleimansammlung. Die Drogen dürfen nur angewandt werden, wenn genügend Qi vorhanden ist. Kontraindiziert sind sie bei schwachen und rekonvaleszenten Patienten.

3.3.1 Crotonis fructus – Crotonfrüchte – Bā Dòu, 巴豆

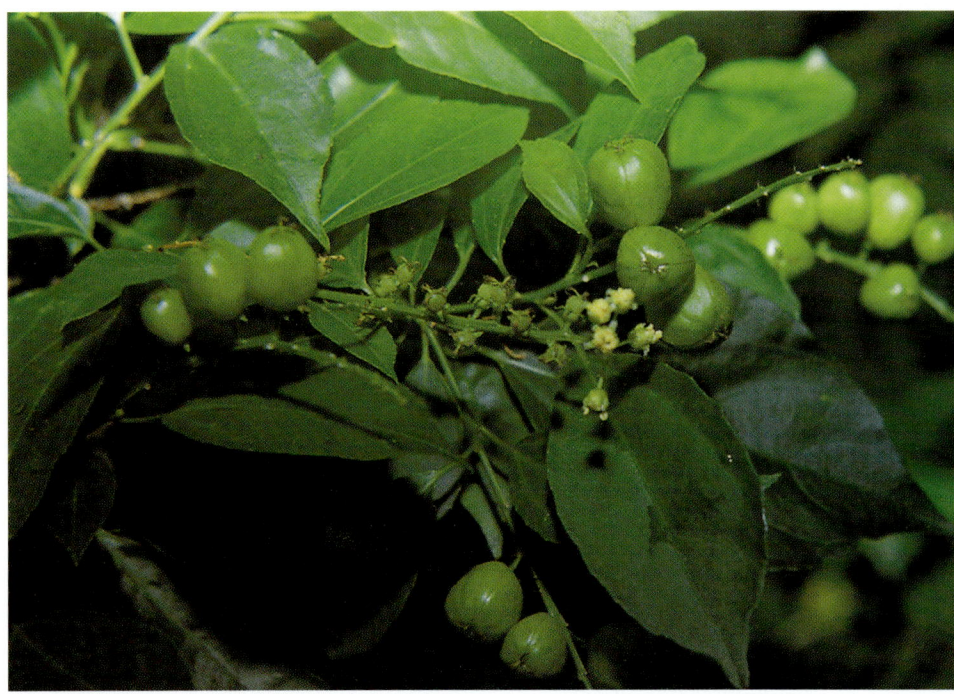

Abb. 1: Croton, *Croton tiglium* L. (Bā Dòu), Zweig mit Früchten und Blüten.
Quelle: The coloured Atlas of the Chinese Materia Medica specified in Chin. Ph.

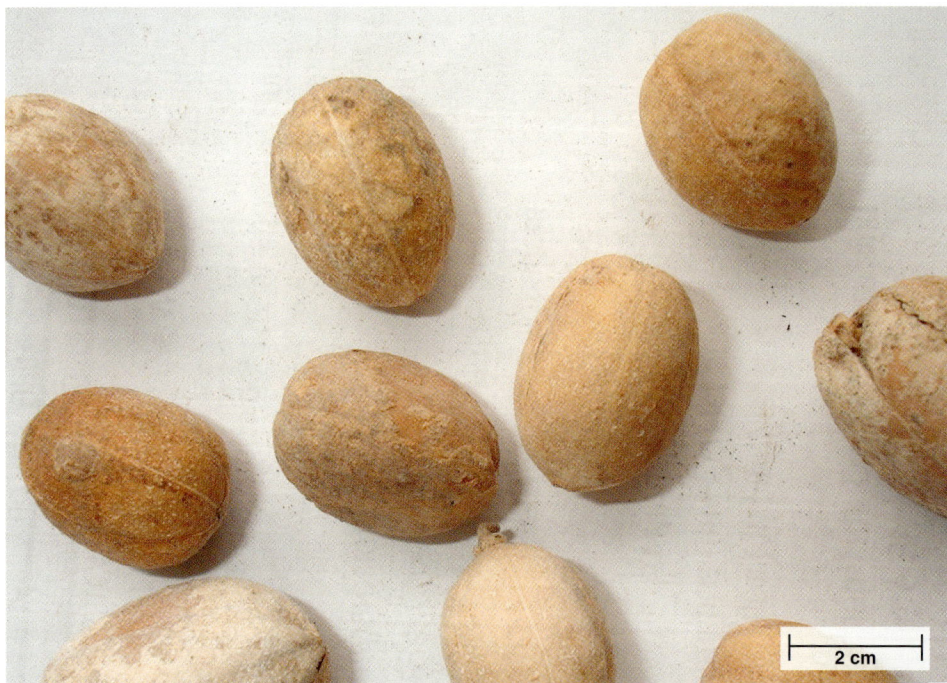

Abb. 2: Crotonfrüchte, Crotonis fructus (Bā Dòu). Da die rohe Droge giftig ist, darf sie nur äußerlich angewendet werden.

Synonyme
Semen tiglii, Purgierkörner

Herkunft
Die getrockneten Früchte von *Croton tiglium* L. (Ba Dou), Euphorbiaceae

Ernte und Verarbeitung
Die Frucht wird im Herbst, wenn sie reif, aber ihre Schale noch nicht geplatzt ist, gesammelt und an der Sonne getrocknet. Dann wird sie geöffnet und der Samen entnommen.

Pao Zhi
Crotonis fructus praep./Chǎo Bā Dòu: Der Samen wird von Verunreinigungen befreit und die Samenschale durch Reiben entfernt. Danach wird die Droge so lange im Wok geröstet, bis sich die Oberfläche schwarz färbt. Diese Form wird nur für eine äußerliche Anwendung benutzt.

Crotonis fructus pulveratum/Bā Dòu Shuāng: Der gereinigte Samen wird in Schichten auf saugfähiges Papier gelegt und gepresst. Dieser Vorgang wird mit jeweils neuem Papier so oft wiederholt, bis der Samen pulvrig und trocken ist. Der ausgepresste pflanzliche Ölanteil soll 18 bis 20 % betragen. Dadurch wird die Giftigkeit der Droge reduziert. Sie kann in dieser Form kann auch innerlich benutzt werden. Auch wenn die Rezeptur nur „Crotonis fructus", „Tiglii semen" oder „Ba Dou" angibt, darf die Droge nur in dieser Form abgegeben werden.

Eigenschaften
Geschmacksrichtung:	scharf, stark giftig
Temperaturverhalten:	heiß
Wirkungsort/Meridian:	Lunge, Magen, Milz, Dickdarm

Wirkung und Anwendung
Wasser ableitend, Wassereinlagerung (Ödeme) abbauend, schleimlösend, entgiftend, Geschwüre und Hauterkrankungen (bei denen man auch an unsichtbare Parasiten denken soll – Sha chong) heilend.

Bei einem verstopften Darm, der durch einen Kältestau im Verdauungstrakt entstanden ist, kann Crotonis fructus praep./Bā Dòu Shuāng durch ihre scharfe und heiße Eigenschaft die Verstopfung lösen. Crotonis fructus praep./Bā Dòu Shuāng wird allein oder mit Rhei radix et rhizoma/Shēng Dà Huáng und Zingiberis rhizoma/Gān Jiāng als Pulver gegeben (siehe Rezeptur San Wu Bei Ji Wan).

Bei Aszites wird die Droge zusammen mit Armeniacae semen amarum/Kǔ Xìng Rén in Pillenform verordnet.

Bei vermehrtem Schleim im Hals sowie an den Stimmbändern, oder wenn der Schleim die Atemwege verstopft und Atemnot sowie Brustdruck erzeugt, fördert Crotonis fructus praep./Bā Dòu Shuāng den Auswurf aus den verschleimten und entzündeten Atemwegen.

Am Anfang einer Geschwürbildung wird die Droge mit Olibanum/Rǔ Xiāng und Myrrha/Mò Yào kombiniert.

Dosierung
0,1 bis 0,3 g in Pillen

Inhaltsstoffe
40 bis 60 % Pflanzenöl, inklusive Phorbol, Crotin, Crotonoside, β-Sitosterol, Sitostan

Pharmakologie
Hemmt Bakterien u. a. *Corynebacterium diphtheriae*, *Staphylococcus* und *Bacillus pyocyaneus*

Unerwünschte Wirkungen und Gegenanzeigen
Verboten in der Schwangerschaft und bei schwachen Patienten. Sie wirkt stark reizend auf Haut und Schleimhaut. Die Droge darf nicht zusammen mit Pharbitidis semen/Qiān Niú Zǐ verwendet werden.

3.3.2 Genkwae flos – Purpurseidelbastblüten – Yuán Huā, 芫花

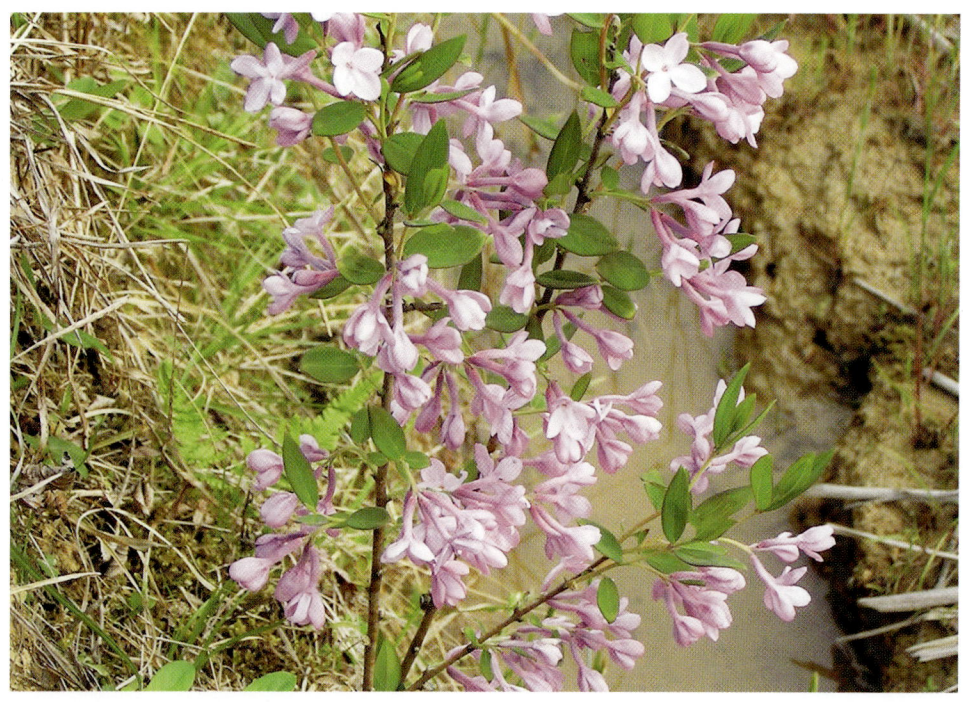

Abb. 1: Purpurseidelbast, *Daphne genkwa* Sieb. & Zucc. (Yuán Huā)

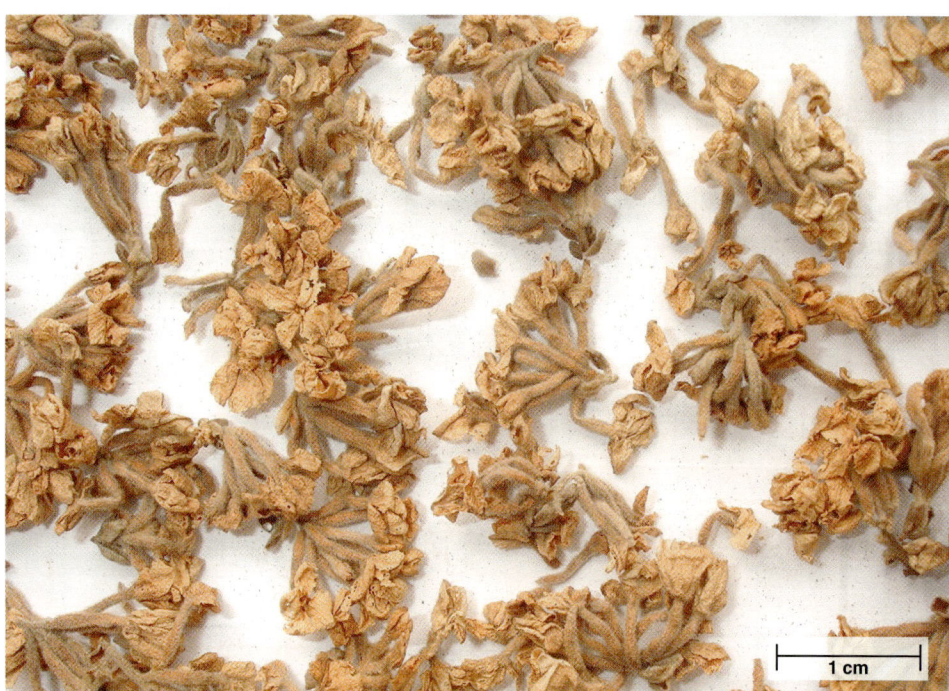

Abb. 2: Purpurseidelbastblüten, Genkwae flos (Yuán Huā)

Herkunft
Die getrockneten Blütenknopsen von *Daphne genkwa* Sieb. et Zucc. (Yuan Hua), Thymelaeaceae

Ernte und Verarbeitung
Die Blütenknopsen werden im Frühling gepflückt, gereinigt und an der Sonne oder über schwachem Feuer getrocknet. Anschließend werden sie zerstoßen.

Pao Zhi
Genkwae flos praep./Cù Yuán Huā: Die gereinigte Droge wird mit Essig versetzt und über mildem Feuer trockengeröstet. Dadurch wird ihre Toxizität reduziert. Innerlich darf nur diese Form verwendet werden.

Eigenschaften
Geschmacksrichtung: scharf, bitter
Temperaturverhalten: warm, giftig
Wirkungsort/Meridian: Lunge, Niere, Milz

Wirkung und Anwendung
Wasser und Schleim austreibend, hustenstillend, Parasiten tötend, Geschwüre heilend.

Bei Ödemen und Wasserlagerung in der Brust sowie im Hypochondrium kann Genkwae flos/Yuán Huā ähnlich wie Kansui radix/Gān Suí und Euphorbiae pekinensis radix/Jīng Dà Jì Wasser austreiben. Sie ist zwar milder in ihrer Wirkung, kann aber zusätzlich Schleim ausleiten und Husten stillen. Hierfür wird sie mit Kansui radix/Gān Suí und Euphorbiae pekinensis radix/Jīng Dà Jì kombiniert (siehe Rezepturen Shi Zao Tang oder Zhou Che Wan).

Bei Furunkeln am Kopf oder bei Tinea capitis wird die Droge fein pulverisiert mit Schweinefett zu einer Paste gemischt und äußerlich aufgetragen. Bei Frostbeulen kann sie auch zusammen mit Glycyrrhizae radix et rhizoma/Gān Cǎo zum Baden benutzt werden.

Dosierung
1,5 bis 3 g, als Pulver 0,6 g – 0,9 g

Inhaltsstoffe
Genkwanin, Hydroxy-Genkwanin, Yuenkanin, Apigenin, Sitosterin

Pharmakologie
Diuretisch, antiseptisch, antimykotisch, beruhigend, expektorierend und hustenstillend

Unerwünschte Wirkungen und Gegenanzeigen
Bei Überdosierung kann Genkwae flos/Yuán Huā das „Zhen Yuan" (Original-Qi) ausleiten. Kontraindiziert in der Schwangerschaft und bei schwachen Patienten. Bei innerlicher Anwendung nicht zusammen mit Glycyrrhizae radix et rhizoma/Gān Cǎo verwenden (Erhöhung der Toxizität).

3.3.3 Kansui radix – Euphorbia-kansui-Wurzel – Gān Suí, 甘遂

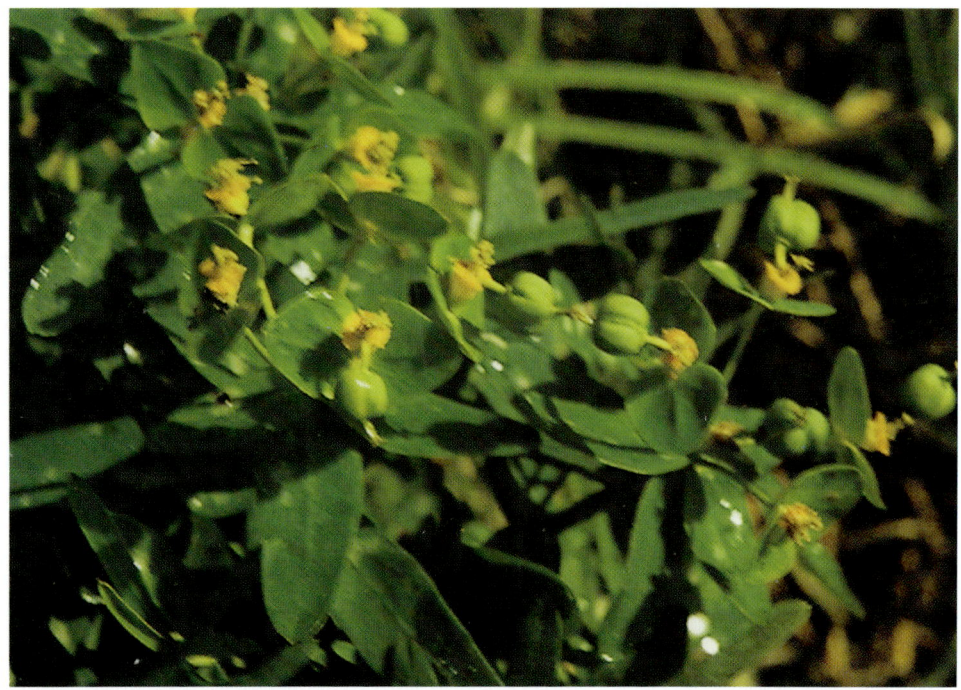

Abb. 1: Kansui-Wolfsmilch, *Euphorbia kansui* T.N. Liou ex T.P. Wang (Gān Suí).
Quelle: The coloured Atlas of the Chinese Materia Medica specified in Chin. Ph.

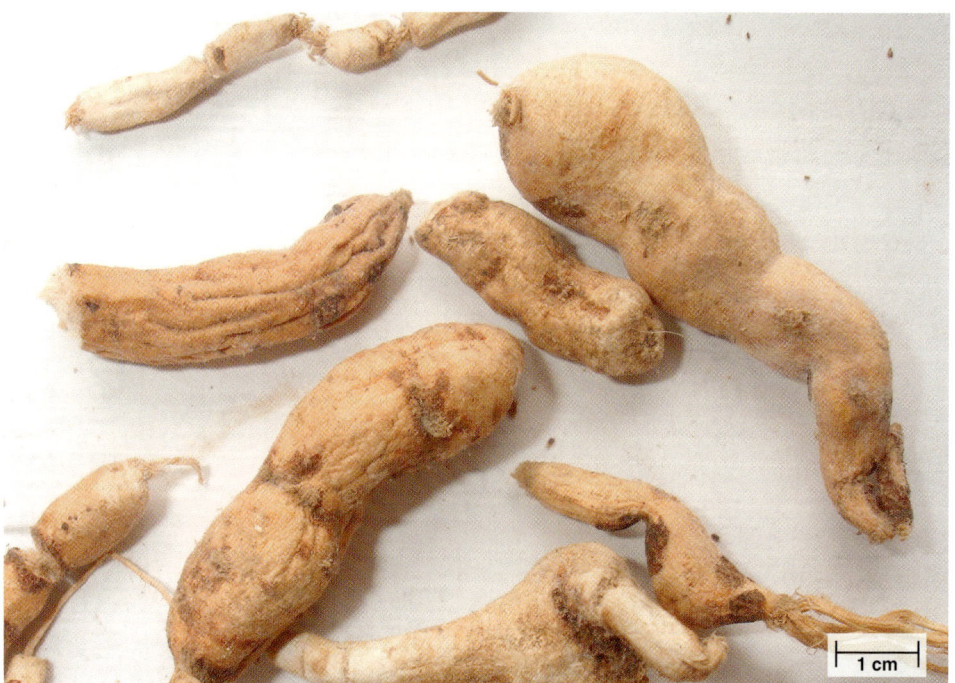

Abb. 2: Euphorbia-kansui-Wurzel, Kansui radix (Gān Suí)

Herkunft
Die getrocknete Wurzel von *Euphorbia kansui* T. N. Liou ex T. P. Wang (Gān Súi), Euphorbiaceae

Ernte und Verarbeitung
Die Wurzel wird im Spätherbst oder Frühling ausgegraben und ihre Außenrinde durch Stoßen entfernt. Nach dem Trocknen der Wurzel wird sie nach der Cu-Zhi-Methode mit Essig behandelt.

Pao Zhi
Kansui radix praep./Cù Gān Suī: Die gereinigte Wurzel wird mit Essig versetzt. Sobald die Droge den Essig aufgenommen hat, wird sie im Wok über schwachem Feuer trockengeröstet. Ihre Giftigkeit wird dadurch reduziert. Auf 30 bis 50 kg Essig kommen 100 kg Droge.

Innerlich darf nur Kansui radix praep./Cù Gān Suī (mit Essig verarbeitet) verwendet werden, gleichgültig ob das Rezept Kansui radix oder Gan Sui vorgibt. Die unbehandelte Droge Kansui radix/ Gān Suī darf nur äußerlich angewandt werden.

Eigenschaften
Geschmacksrichtung:	bitter
Temperaturverhalten:	kalt, giftig
Wirkungsort/Meridian:	Lunge, Niere, Dickdarm

Wirkung und Anwendung
Stark Wasser ableitend (über Urin und Stuhl), Wassereinlagerung (Ödeme) abbauend, Knoten lösend.

Bei Ödemen im Gesicht, Brustkorb oder Bauch kann die Droge die „Wasserleitung" (Wasserauscheidung) und die „Nahrungsverarbeitungswege" (Gedärme) durchgängig machen. Voraussetzung hierfür ist allerdings, dass das richtige Qi (Zheng Qi) noch ausreichend vorhanden ist. Die Droge kann als Pulver alleine oder als Rezeptur, z. B. Shi Zao Tang (siehe dort), eingenommen werden. Soll diese Rezeptur verstärkt werden, gibt man noch Pharbitidis semen/ Qiān Níu Zǐ hinzu.

Bei einer Epilepsie, die durch Wind-Kälte entstanden ist, kann Kansui radix/Gān Suí den flüssigen Schleim austreiben. In diesem Falle benutzt man sie allein als Pulver.

Zur äußerlichen Anwendung bei Geschwüren verordnet man Kansui radix/Gān Suí ohne Essigbehandlung in pulverisierter Form. Das Pulver wird mit Wasser gemischt und auf die betroffenen Stellen aufgetragen.

Dosierung
0,5 bis 1,5 g als Pillen oder Pulver

Inhaltsstoffe
α- und γ-Euphorbol, Tirucallol, 13-Oxyingenol, Kansuinin (A, B)

Pharmakologie
Ethanolischer Extrakt hat eine diuretische Wirkung bei Mäusen. Wirkt analgetisch

Unerwünschte Wirkungen und Gegenanzeigen
Die Droge darf nicht zusammen mit Glycyrrhizae radix et rhizoma/ Gān Cǎo eingesetzt werden und nicht leichtsinnig und langfristig verabreicht werden. Kontraindiziert ist sie während der Schwangerschaft und bei schwachen Patienten. Sie reizt die Darmschleimhaut und kann eine Entzündung sowie eine Blutung der Darmschleimhaut hervorrufen. Die Droge kann auch zu Atembeschwerden und Blutdruckabfall führen.

4 Hitze kühlende Drogen – Qing Re Yao – 清热药

4.1	**Feuer ableitende Drogen** – Qing Re Xie Huo Yao – 清热泻火药
4.2	**Nässe trocknende Drogen** – Qing Re Zao Shi Yao – 清热燥湿药
4.3	**Blut kühlende Drogen** – Qing Re Liang Xue Yao – 清热凉血药
4.4	**Entgiftende Drogen** – Qing Re Jie Du Yao – 清热解毒药
4.5	**Leere-Hitze kühlende Drogen** – Qing Xu Re Yao – 清虚热药
4.6	**Sommerhitze kühlende Drogen** – Qing Re Jie Shu Yao – 热解暑药

Hitzeerkrankung ist ein spezieller Begriff der TCM, die zwischen messbarer, fühlbarer und spürbarer Hitze unterscheidet.

Hitze wird ferner nach der Ebene (Vier-Schichten-Model) und nach den Eigenschaften unterteilt. Das Vier-Schichten-Modell unterscheidet: Wei-Ebene, Qi-Ebene, Ying-Qi-Ebene und Xue-Ebene. Entsprechend den Eigenschaften gibt es Fülle-Hitze (Shi Re) und Leere-Hitze (Xu Re). Bei der Fülle-Hitze sind schon substanzielle Veränderungen vorhanden, wie z. B. Geschwüre, Entzündungen, Blutstase und Nässe-Schleimstagnation. Das wichtigste Therapie-Prinzip ist hier, die Hitze zu kühlen.

Die Ursache von Leere-Hitze ist zu viel Yang, bzw. zu wenig Yin. Ihre wichtigsten Symtome sind leichtes Fieber, Nachtschweiß sowie Hitzewallungen in den Wechseljahren. Hier ist das wichtigste Therapie-Prinzip, das Yin aufzubauen.

Da die Drogen aus Kapitel 4 bitter in ihrer Geschmacksrichtung und kalt und kühlend in ihrem Temperaturverhalten sind, können sie die Milz-Magen-Funktion schädigen. Bei Schwäche-Mustern von Milz und Magen ist daher größte Vorsicht geboten.

4.1 Feuer ableitende Drogen – Qing Re Xie Huo Yao, 清热泻火药

Drogenübersicht für Feuer ableitende Drogen

Lat. Name	Dt. Name	Pin-Yin-Name	Chin. Name	Seite
Anemarrhenae rhizoma	Anemarrhena-Wurzelstock	Zhī Mǔ	知母	156
Gardeniae fructus	Gardenienfrüchte	Zhī Zǐ	栀子	158
Gypsum fibrosum	Mineralischer Gips	Shí Gāo	石膏	160
Phragmitis rhizoma	Schilfrohrwurzelstock	Lú Gēn	芦根	161
Prunellae spica	Braunellenähren	Xià Kū Cāo	夏枯草	163
Trichosanthis radix	Schlangenkürbiswurzel	Tiān Huā Fěng	天花粉	165

Gemeinsamkeiten

Feuer ist eine extreme Form der Hitze mit Symptomen wie hohes Fieber, starkem Durst, gelbem und trockenem Zungenbelag sowie kräftigem und schnellem Puls.

Die Drogen aus Kapitel 4.1 wirken sehr stark kühlend. Bei schwächeren Patienten sollten sie daher mit tonisierenden Drogen kombiniert werden.

4.1.1 Anemarrhenae rhizoma – Anemarrhena-Wurzelstock – Zhī Mǔ, 知母

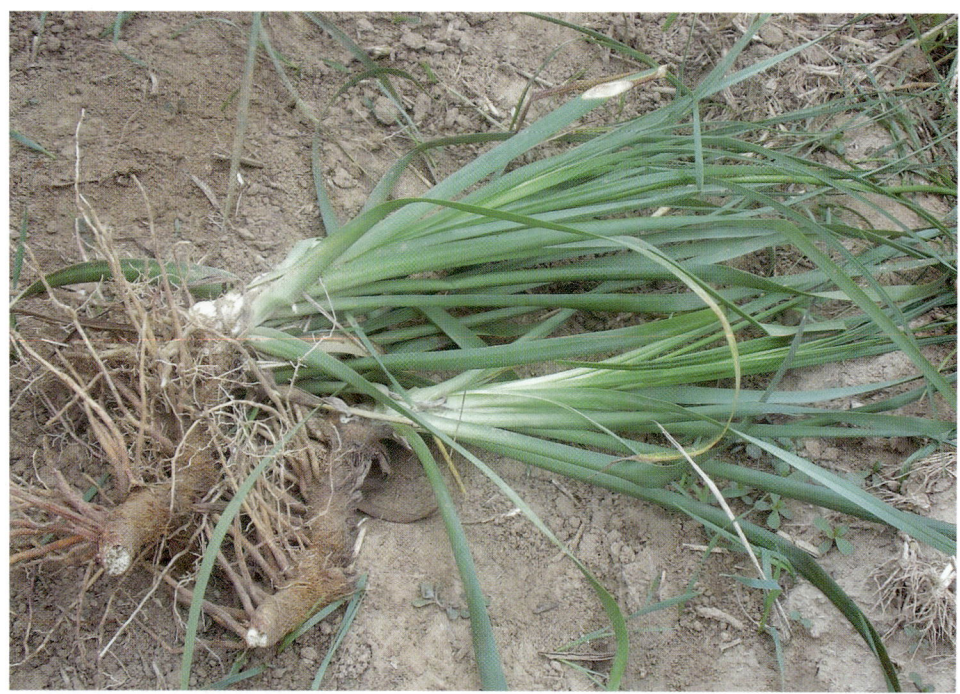

Abb. 1: Anemarrhena, *Anemarhena aspheloides* BGE. (Zhī Mǔ)

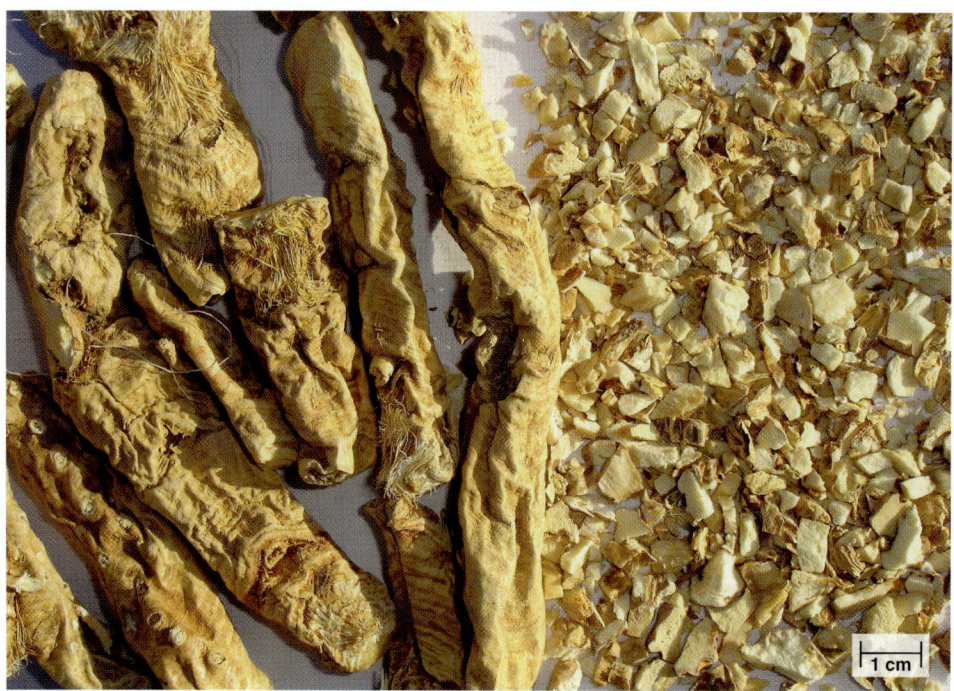

Abb. 2: Anemarrhena-Wurzelstock, Anemarrhenae rhizoma (Zhī Mǔ). Die Máo-Zhī-Mǔ-Ware hat viele haarige Nebenwurzeln. Eine Droge, bei der Haarwurzeln und Rinde entfernt sind, heißt Zhī Mǔ Ròu (Fleisch von Zhī Mǔ). Diese gilt als reiner und somit wertvoller.

Herkunft
Der getrocknete Wurzelstock von *Anemarrhena aspheloides* BGE. (Zhi Mu), Liliaceae

Ernte und Verarbeitung
Der Wurzelstock wird im Frühling oder Herbst ausgegraben und von Stängelresten sowie feinen Nebenwurzeln befreit. Diese Ware wird als Mao Zhi Mu (haarige Anemarrhenae rhizoma/Zhī Mu) bezeichnet. Wenn auch die Rinde entfernt ist, nennt man sie Zhi Mu Rou oder Guang Zhi Mu.

Pao Zhi
Anemarrhenae rhizoma praep./Yán Zhī Mǔ: Die gereinigte und geschnittene Droge wird im Wok über mildem Feuer geröstet, bis sich die Oberfläche leicht verfärbt. Dann wird die Droge mit einer Salzlösung besprüht und weiter geröstet, bis sie trocken ist. Für 100 kg Droge nimmt man 2 kg Salz. Durch diese Vorbehandlung wirkt die Droge verstärkt in der Niere.

Eigenschaften
Geschmacksrichtung: bitter, süß
Temperaturverhalten: kalt
Wirkungsort/Meridian: Magen, Lunge, Niere

Wirkung und Anwendung
Hitze kühlend, Feuer ableitend, Entstehung von Körperflüssigkeiten fördernd, befeuchtend.

Die Droge ist sowohl bei Leere-Hitze als auch bei Fülle-Hitze verwendbar. Bei hohem Fieber, das durch eine Wen-Bing-Noxe entstanden ist, mit Unruhe, Durst und großem Puls (Völle-Hitze im Magen und in der Lunge), wird Anemarrhenae rhizoma/Zhī Mǔ oft in Kombination mit Gypsum fibrosum/Shí Gāo verordnet (siehe Rezeptur Bai Hu Tang).

Bei Husten mit klumpigem, gelbem Auswurf, der durch Lungenhitze verursacht wurde, wird die Droge häufig mit Trichosanthis fructus/Guā Lŏu, Fritillariae thunbergii bulbus/Zhè Bèi Mǔ/Zhè Bèi und Arisaematis rhizoma praep. cum belle/Dan Nán Xīng kombiniert. Bei einer Yin-Schwäche mit trockenem Husten und wenig Schleim wird sie zusammen mit Fritillariae cirrhosae bulbus/Chuān Bèi Mǔ verordnet (siehe Rezeptur Er Mu San).

Anemarrhenae rhizoma/Zhī Mǔ kann bei einem Knochen-Hitze-Syndrom[1] und Hitzewallungen sowohl die Hitze direkt, als auch indirekt durch die Nährung der Niere kühlen. Nach der Fünf-Elemente-Therorie kann durch die Mehrung von Wasser das Feuer unter Kontrolle gebracht werden. Die Droge wird hierfür u.a. mit Phellodendri chinensis cortex/Huáng Bó kombiniert (siehe Rezeptur Zhi Bai Di Huang Tang). Die Kombination dieser beiden Drogen ist hochwirksam bei einer durch Nieren-Yin-Schwäche verursachten Hitze.

Anemarrhenae rhizoma/Zhī Mǔ kann auch bei Diabetes erfolgreich eingesetzt werden. Zusätzlich werden hier oft unterstützend Trichosanthis radix/Tiān Huā Fēng und Puerariae lobatae radix/Gě Gēn verwendet.

Bei einer Obstipation, die durch Trockenheit verursacht worden ist, wird die Droge mit Polygoni multiflori radix/Hé Shŏu Wū, Angelicae sinensis radix/Dāng Guī und Cannabis fructus/Huŏ Má Rén kombiniert.

Die Droge wird auch bei der Behandlung von Hautproblemen, wenn diese durch eine Leere-Hitze entstanden sind, eingesetzt.

Dosierung
6 bis 12 g

Inhaltsstoffe
Timosaponine A1 bis A4 sowie B1 und B2 (Aglykon Sarsasapogenin), Markogenin, Nenogitogenin, Mangiferin, Isomangiferin, Asphonin, Polysaccharide, Cholin, Schleimstoffe. Laut Chin. Ph. soll der Gehalt an Sarsasapogenin mindestens 1,0 % betragen.

Pharmakologie
Antipyretisch, expektorierend, diuretisch, Blutzucker senkend, antiseptisch

Unerwünschte Wirkungen und Gegenanzeigen
Kontraindiziert bei Milzschwäche mit flüssigem Stuhlgang verwenden. Anemarrhenae rhizoma/Zhī Mǔ sollte eingesetzt werden, um Hitze zu kühlen (siehe Rezeptur Bai Hu Tang) und Anemarrhenae rhizoma praep./Yán Zhī Mǔ zum Ernähren des Yin (siehe Rezeptur Zhi Bai Di Huang Wan).

---

[1] Knochen-Hitze-Syndrom = Gu Zheng wird durch Yin-Mangel verursacht. Symptome sind: Hektisches Fieber, Nachtschweiß, Reizbarkeit und fiebriges Gefühl im Handteller. Es kommt unter anderem bei Tuberkulose, Diabetes, in den Wechseljahren und bei anderen funktionellen Störungen vor.

4.1.2 Gardeniae fructus – Gardenienfrüchte – Zhī Zǐ, 栀子

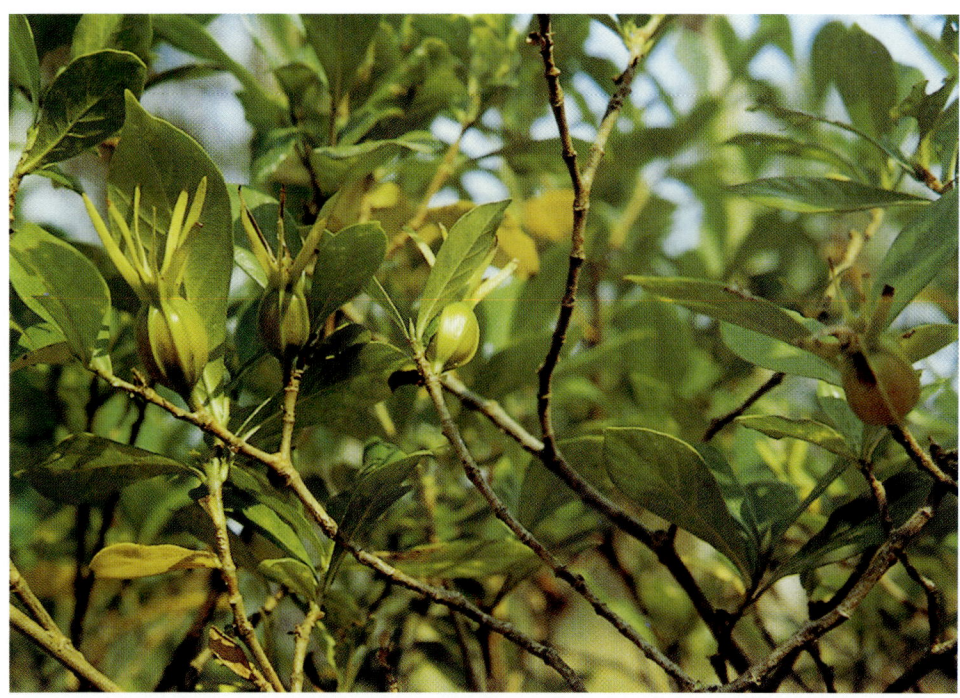

Abb. 1: Chinesische Gelbbeere (Gardenie), *Gardenia jasminoides* Ellis (Zhī Zǐ).
Quelle: The coloured Atlas of the Chinese Materia Medica specified in Chin. Ph.

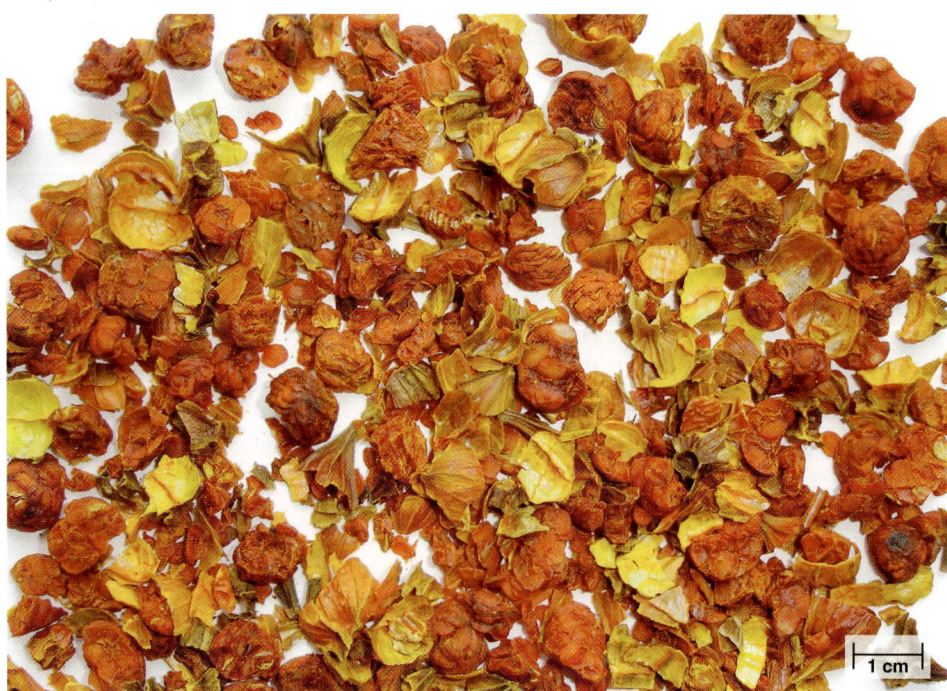

Abb. 2: Gardenienfrüchte, Gardeniae fructus (Zhī Zǐ), zerstoßen. Diese Form ist die Standard-Abgabeform in der Apotheke.

Herkunft
Die getrocknete, reife Frucht von *Gardenia jasminoides* Ellis (Zhī Zǐ), Rubiaceae

Ernte und Verarbeitung
Die Frucht wird von September bis November, sobald sie reif ist und eine rötlich gelbe Farbe angenommen hat, geerntet. Sie wird von Fruchtstielen und Verunreinigungen befreit, kurz in kochendes Wasser gelegt und getrocknet oder besser noch über Wasserdampf kurz gedämpft und anschließend getrocknet. Diese Verarbeitung soll Enzyme zerstören, damit die Ware länger haltbar bleibt.

Pao Zhi
Chǎo Zhī Zǐ: Die gereinigte Droge wird im Wok geröstet, bis ihre Oberfläche gelbbraun geworden ist. Falls Gardeniae fructus/Zhī Zǐ für den Patienten zu kalt ist, kann diese mildere Form gegeben werden. Sie wird aber nur noch selten benutzt.
Jiāo Zhī Zǐ: Die gereinigte Droge wird im Wok geröstet, bis ihre Oberfläche eine braunschwarze, kohleartige Farbe angenommen hat. So verarbeitet hat sie eine Blut stillende Wirkung.

Eigenschaften
Geschmacksrichtung: bitter
Temperaturverhalten: kalt
Wirkungsort/Meridian: Herz, Lunge, Dreifacher Erwärmer (San Jiao)

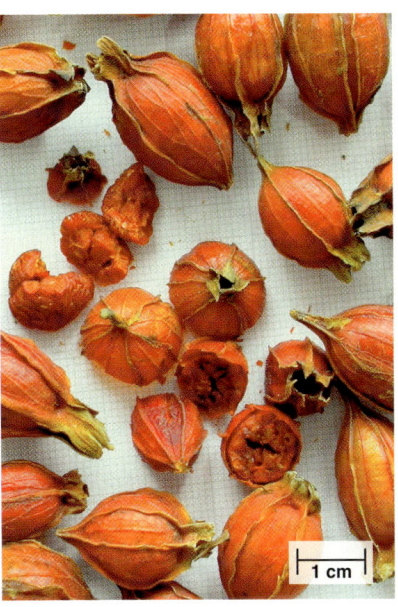

Abb. 3: Gardenienfrüchte, Gardeniae fructus (Zhī Zǐ), Ganzdroge

Wirkung und Anwendung
Feuer ableitend, Unruhe beseitigend, Hitze kühlend, diuretisch, Blut kühlend, entgiftend.

Die Droge leitet Hitze ab und mindert Unruhe, die durch Fieber entstanden ist. Für diesen Fall wird sie mit Sojae semen praep./Dàn Doù Chǐ kombiniert. Falls hohes Fieber zu Feuer und dann zu Toxinbildung mit Symptomen wie Bewusstseinsstörung, Delirium und Blutungen im oberen Körper geführt hat, wird die Droge zusammen mit Scutellariae radix/Huáng Qín, Coptidis rhizoma/Huáng Lián und Phellodendri chinensis cortex/Huáng Bó verabreicht (siehe Rezeptur Huang Lian Jie Du Tang). Bei Unruhe mit Übelkeit und Erbrechen, die durch eine Wen-Bing Noxe verursacht wurden, wird die Droge gekocht und mit Ingwersaft vermischt verabreicht.

Gardeniae fructus/Zhī Zǐ kann Gelbsucht (Nässe-Hitze mit Fieber und gelblichem Urin) beseitigen. In diesem Fall kann die Droge mit Artemisiae scopariae herba/Yīn Chén und Rhei radix et rhizoma/Shēng Dà Huáng kombiniert werden (siehe Rezeptur Yin Chen Hao Tang). Bei Strangurie mit Blut im Urin wird Jiāo Zhī Zǐ benutzt.

Bei Blutspucken durch Blut-Hitze, Nasenbluten und blutigem Urin kombiniert man die Droge mit Imperatae rhizoma/Bái Máo Gēn, Rehmanniae radix/Shēng Dì Huáng und Scutellariae radix/Huáng Qín.

Bei Geschwüren, Blutergüssen und Sportverletzungen wirkt Gardeniae fructus/Zhī Zǐ abschwellend, blutkühlend und entgiftend. Hier hat sich die Kombination mit Taraxaci herba/Pǔ Gōng Yīng, Forsythiae fructus/Lián Qiào, Lonicerae japonicae flos/Jīn Yín Huā bewährt.

Dosierung
6 bis 9 g, bei äußerlicher Anwendung eine ausreichende Menge

Inhaltsstoffe
Geniposide, Gardenoside, Shanzhiside, Gardoside, Gardenin, Crocin, Crocetin, Triterpene, organische Säuren wie z. B. Chlorogensäure. Laut Chin. Ph. soll der Gehalt an Geniposide mindestens 1,8 % betragen.

Pharmakologie
Antipyretisch, analgetisch, beruhigend, blutdrucksenkend, Blutungen stillend, erhöht die Gallensaftsekretion, beschleunigt die Ausscheidung von Bilirubin, antiseptisch, antiviral

Unerwünschte Wirkungen und Gegenanzeigen
Die Droge sollte bei Milzschwäche mit flüssigem Stuhl, nicht verwendet werden, da sie aufgrund ihres kalten Temperaturverhaltens langfristig die Milz schädigt. Gardeniae fructus/Zhī Zǐ wirkt auf der Qi-Ebene, Jiāo Zhī Zǐ auf der Blut-Ebene. Um Hitze zu kühlen, sollte daher immer Gardeniae fructus/Zhī Zǐ und zum Blutungen stillen immer Jiāo Zhī Zǐ verwendet werden. Wird jedoch eine Blutung durch Blut-Hitze verursacht, sollte Gardeniae fructus/Zhī Zǐ eingesetzt werden.

4.1.3 Gypsum fibrosum – Mineralischer Gips – Shí Gāo, 石膏

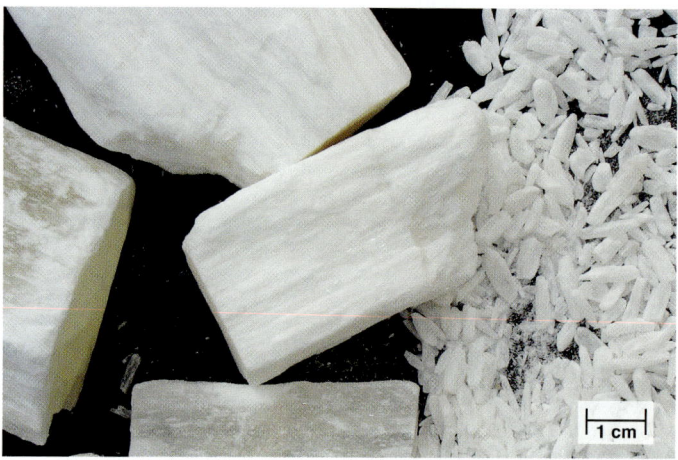

Abb. 1: Mineralischer Gips, *Gypsum fibrosum* (Shí Gāo, Shēng Shí Gāo), ungebrannt

Herkunft
Mineral, bestehend aus Calciumsulfat-Dihydrat ($Ca_2SO_4 \cdot 2\,H_2O$)

Gewinnung
Das Mineral wird von Verunreinigungen befreit.

Pao Zhi
Duàn Shí Gāo: Das gereinigte Mineral wird über starkem Feuer gebrannt, bis es eine lose und brüchige Konsistenz aufweist und das Kristallwasser entfernt worden ist. Durch diese Behandlung wird das kühlende Temperaturverhalten drastisch reduziert.

Qualität
Die Reinheit der Droge ist sehr wichtig, da unreines Shi Gāo hohe Arsenwerte aufweist.

Eigenschaften
Geschmacksrichtung: scharf, süß
Temperaturverhalten: sehr kalt
Meridian/Wirkungsort: Magen, Lunge

Wirkung und Anwendung
Hitze kühlend, Feuer ableitend, Unruhe (hohes Fieber) beseitigend, Durst stillend.

Wegen der scharfen Geschmacksrichtung und des kalten Temperaturverhaltens, kann Gypsum fibrosum/Shí Gāo sowohl bei innerer Hitze (z. B. Völle-Hitze in der Lunge und im Magen) als auch bei äußerer Hitze und Hitze in der Muskelschicht verabreicht werden.

Bei einer Wen-Bing Noxe, die in die Qi-Ebene eingedrungen ist, und wenn der Patient Symptome wie hohes Fieber, große Unruhe, großen Durst, starkes Schwitzen und großen Puls hat, wird Gypsum fibrosum/Shí Gāo oft mit Anemarrhenae rhizoma/Zhī Mǔ kombiniert (siehe Rezeptur Bai Hu Tang). Für diese Rezeptur sollte Oryzae fructus/Jīng Mǐ, d. h. chinesischer oder japanischer Rundkornreis, benutzt werden, da diese nahrhafter sind als z. B. thailändischer Reis. Falls die Wen-Bing-Noxe weiter in das Blut eingedrungen ist und Zeichen von Blut-Hitze vorliegen (Hautflecken, Purpura), wird Gypsum fibrosum/Shí Gāo mit Rehmanniae radix/Shēng Dì Huáng kombiniert, um Qi und Blut zu kühlen (siehe Rezeptur Hua Ban Tang).

Bei Husten und Keuchatmung mit vermehrtem dickem Schleim, Fieber und Durst, die durch Hitze in der Lunge verursacht wurden, wird Gypsum fibrosum/Shí Gāo in Kombination mit Ephedrae herba/Má Huáng und Armeniacae semen amarum/Kǔ Xìng Rén gegeben (siehe Rezeptur Ma Xing Shi Gan Tang).

Bei einer Zahnfleischentzündung oder Geschwüren im Mund und an der Zunge sowie gelegentlichen Kopfschmerzen, die durch Hitze im Magen (Magen-Feuer) verursacht wurden, wird Gypsum fibrosum/Shí Gāo mit Cimicifugae rhizoma/Shēng Má und Coptidis rhizoma/Huáng Lián kombiniert (siehe Rezeptur Qing Wei San).

Gypsum fibrosum/Shí Gāo und Anemarrhenae rhizoma/Zhī Mǔ sind ein Drogenpaar, das Hitze kühlt. Durch Anemarrhenae rhizoma/Zhī Mǔ wird die Yin ernährende Wirkung verstärkt. Diese Drogenkombination ist daher auch bei einer Leere-Hitze verwendbar.

Duàn Shí Gāo wird überwiegend bei Geschwüren durch Nässe oder bei schwer heilenden Geschwüren eingesetzt. Fein pulverisiert kann man die Droge in diesem Falle auch äußerlich benutzen, ebenso gelegentlich bei Verbrennungen.

Dosierung
15 bis 60 g. Die Kochzeit ist abhängig von der Stückgröße, ideal ist die Reiskorngröße. Bei äußerlicher Anwendung fein pulverisiert in ausreichender Menge

Inhaltsstoffe
$Ca_2SO_4 \cdot 2\,H_2O$ mindestens 95,0 %

Pharmakologie
Antipyretisch, reduziert die Blutgerinnungszeit, erhöht die Gallensaftsekretion, diuretisch

Unerwünschte Wirkungen und Gegenanzeigen
Shi Gāo ist kontraindiziert bei Völle-Hitze oder Leere-Hitze aufgrund einer Yin-Schwäche und bei Leere-Kälte im Magen.

4.1.4 Phragmitis rhizoma – Schilfrohrwurzelstock – Lú Gēn, 芦根

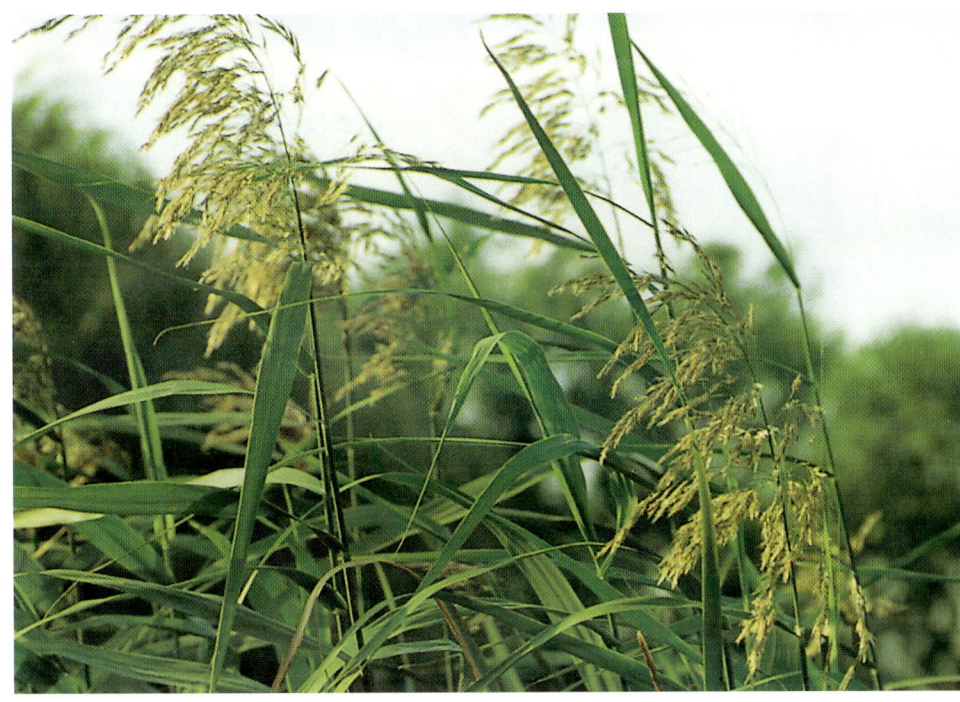

Abb. 1: Schilf, *Phragmites communis* (L.) Trin. (Lú Wěi). Quelle: The coloured Atlas of the Chinese Materia Medica specified in Chin. Ph.

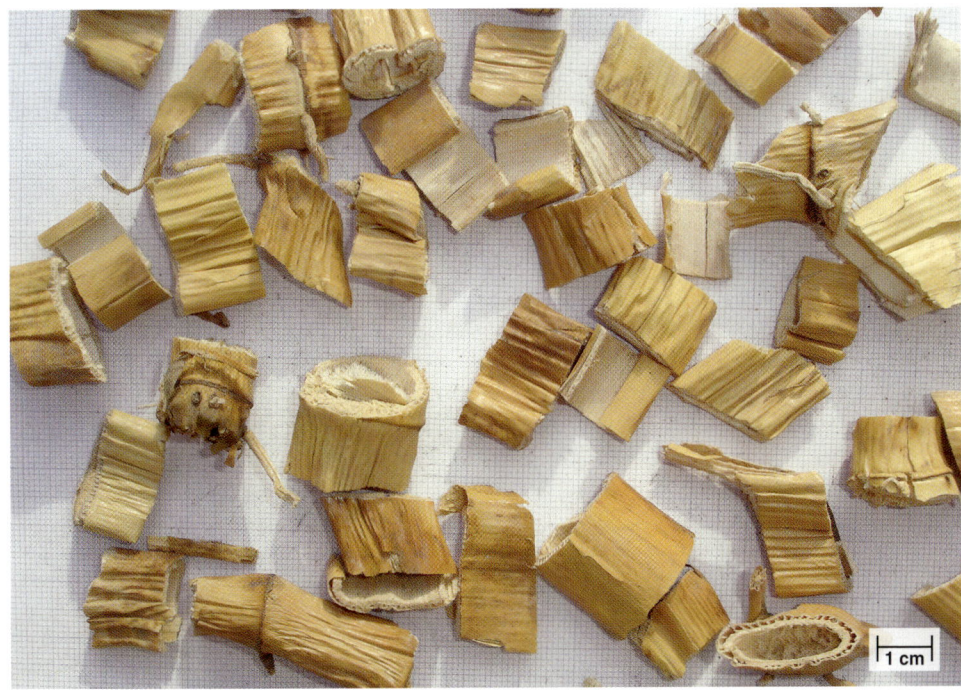

Abb. 2: Schilfrohrwurzelstock, Phragmitis rhizoma (Lú Gēn), Schnittdroge

Feuer ableitende Drogen

Herkunft
Der frische oder getrocknete Wurzelstock von *Phragmites communis* (L.) Trin. (Lu Wei), Poaceae

Ernte und Verarbeitung
Der ausgegrabene Wurzelstock (ganzjährig möglich) wird von Sprossnarben, Haarwurzeln und den membranartigen Blättern befreit. Das Rhizom wird entweder frisch oder nach Trocknung an der Sonne verwendet.

Pao Zhi
Kein Pao Zhi üblich

Eigenschaften
Geschmacksrichtung: süßlich
Temperaturverhalten: kalt
Wirkungsort/Meridian: Lunge, Magen

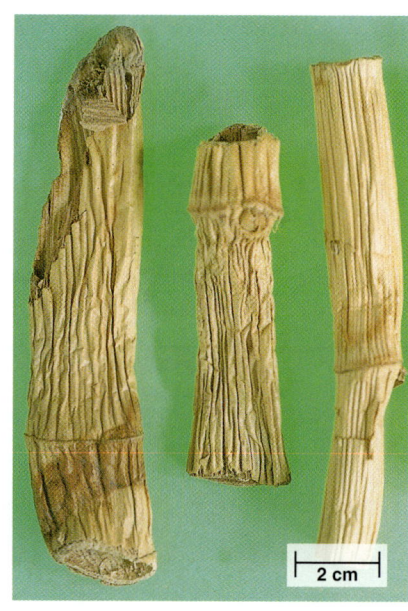

Abb. 3: Schilfrohrwurzelstock, Phragmitis rhizoma (Lú Gēn), Ganzdroge

Wirkung und Anwendung
Hitze kühlend, Körperflüssigkeit (Speichel) fördernd, Unruhe und Übelkeit beseitigend.

Phragmitis rhizoma/Lú Gēn kann durch ihr kaltes Temperaturverhalten Fülle-Hitze in der Qi-Ebene kühlen. Die Droge ernährt das Yin, fördert die Erzeugung von Körperflüssigkeiten, stillt Durst und beseitigt Unruhe. Dabei besteht keine Gefahr, die pathologische Noxe einzuschließen. Nach einer lang andauernden Hitze-Erkrankung, die das Yin und die Körperflüssigkeiten verletzt hat, mit Symptomen wie Durst, Unruhe und eine trockene Zunge, wird ihre Wirkung durch Trichosanthis radix/Tiān Huā Fěn und Ophiopogonis radix/Mài Mén Dōng verstärkt.

Bei Erbrechen und Übelkeit, die durch Magenhitze verursacht wurden, wird die Droge mit Bambusae caulis in taeniam/Zhú Rú und frischem Ingwer kombiniert.

Bei Fieber und Husten, die durch Wind-Hitze entstanden sind, wird Phragmitis rhizoma/Lú Gēn in der Regel mit Mori folium/Sāng Yè, Chrysanthemi flos/Jú Huā und Platycodonis radix/Jié Gěng kombiniert (siehe Rezeptur Sang Ju Yin). Bei Lungenabszess mit Husten und Auswurf von Eiter wird Phragmitis rhizoma/Lú Gēn dagegen mit Coicis semen/Yì Yǐ Rén und Benincasae semen/Dōng Guā Zǐ verordnet (siehe Rezeptur Wei Jing Tang).

Bei wenig, konzentriertem Urin und schmerzhaftem Wasserlassen, kombiniert man die Droge mit Imperatae rhizoma/Bái Máo Gēn und Plantaginis semen/Chē Qián Zǐ.

Bei Masern, die nur schwer durchbrechen, verwendet man Phragmitis rhizoma/Lú Gēn mit Menthae folium/Bò Hè und Cicadae periostracum/Chán Tuì.

Dosierung
Getrocknet 15 bis 30 g. Die frische Droge (Dosierung 30 bis 60 g), wirkt besser als die getrocknete.

Inhaltsstoffe
Coixol, Asparagin, Xylan, Vitamin B_1, B_2, C.

Pharmakologie
Hemmt hämolysierende Streptokokken in vitro.

Unerwünschte Wirkungen und Gegenanzeigen
Bei Milz-Magen Schwäche, chronischem Durchfall und bei durch Kälte verursachtem Erbrechen kontraindiziert

4.1.5 Prunellae spica – Braunellenähren – Xià Kū Cāo, 夏枯草

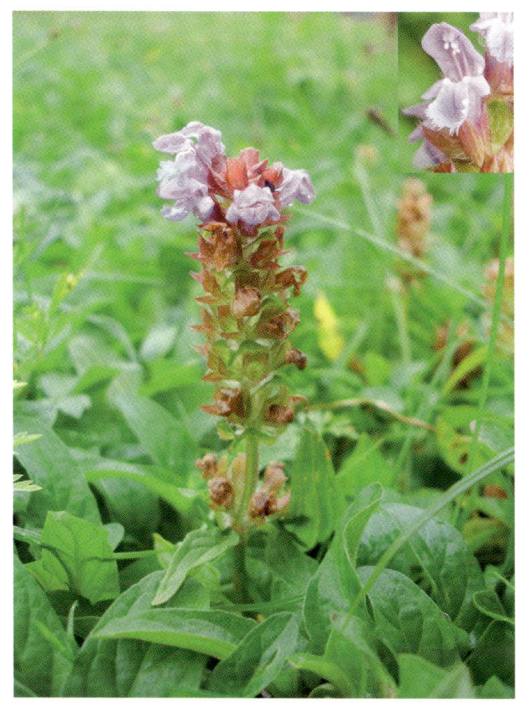

Abb. 1: Braunelle, *Prunella vulgaris* L. (Xià Kū Cāo). Je länger die Ähren sind, desto höher der Preis im Handel.

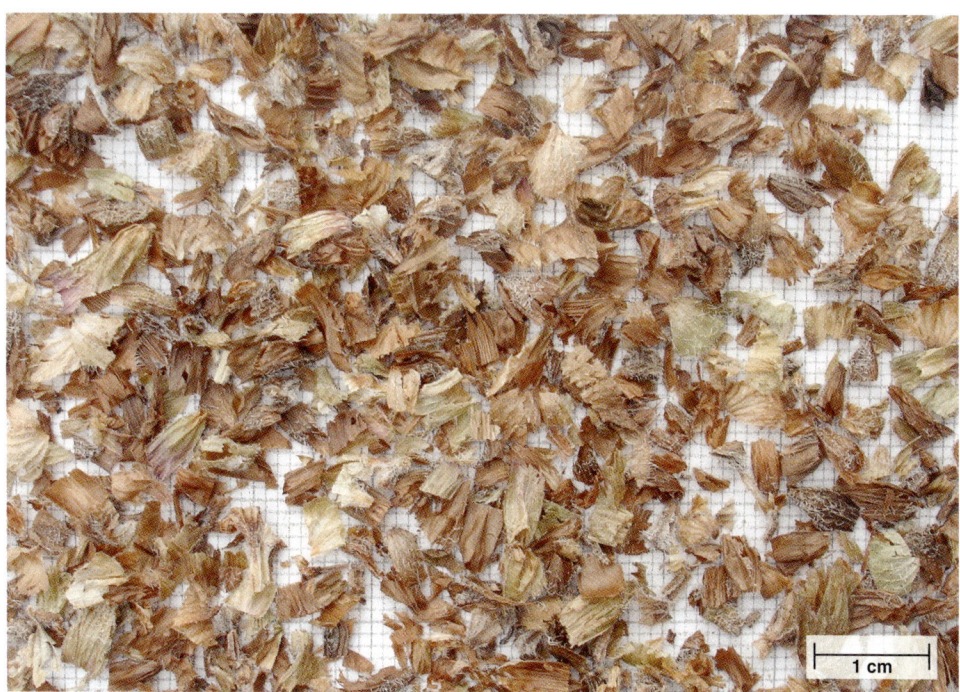

Abb. 2: Braunellenähren, Prunellae spica (Xià Kū Cāo). Durch die Ährenstruktur wird die Schimmelbildung begünstigt. Befallene Ähren riechen muffig. Die Ähren in dieser Abbildung sind zerkleinert, deshalb vor Schimmel besser geschützt und somit länger haltbar.

Herkunft
Die getrockneten, blütentragenden Ähren von *Prunella vulgaris* L., Lamiaceae.

Ernte und Verarbeitung
Die Ähren werden im Sommer, wenn sie halb verwelkt sind, geschnitten und an der Sonne getrocknet. Aufgrund der Ährenstruktur riecht diese Droge schnell muffelig. Weil sie radioaktiv behandelt wurden, bleiben sie bei der mikrobiellen Prüfung unauffällig.

Pao Zhi
Kein Pao Zhi üblich

Eigenschaften
Geschmacksrichtung: bitter, scharf
Temperaturverhalten: kalt
Wirkungsort/Meridian: Leber, Galle

Wirkung und Anwendung
(Leber-)Feuer kühlend, Sicht klärend, abschwellend, Knoten auflösend.

Charakteristische Symptome für das Leber-Feuer sind rötliche Augen, Kopfschmerzen und Schwindel. Bei dieser Diagnose wird die Droge oft mit Chrysanthemi flos/Jú Huā und Cassiae semen/Jué Míng Zǐ kombiniert. Durch Leber-Yin-Schwäche verursachte Schmerzen in den Augenäpfeln, die sich nachts verschlimmern, können mit Prunellae spica/Xià Kū Cǎo, Angelicae sinensis radix/Dāng Guī und Lycii fructus/Gǒu Qǐ Zǐ erfolgreich behandelt werden.

Bei Knoten, die durch eine Leber-Qi-Stagnation entstanden sind, wie zum Beispiel Skrofulose, Kropf, Knötchen hinter den Ohren und Knoten in der Mamma, hat sich die Droge durch ihren Bezug zur Leber, ihren bitteren Geschmack und ihre kalte Temperatur als ein zuverlässiges Mittel bewährt. Bei Skrofulose und Schilddrüsenfunktionsstörungen wird sie mit Fritillariae thunbergii bulbus/Zhè Bèi Mǔ/Zhè Bèi, Scrophulariae radix/Xuán Shēn und Ostreae concha/Mǔ Lì und bei Kropf wird sie mit Cyclinae concha/Hǎi Hé Qiào, Laminariae thallus/Kūn Bù (Hǎi Dài) und Sargassum/Hǎi Zǎo kombiniert.

Prunellae spica/Xià Kū Cǎo kann auch bei einer Hypertonie, die durch Leber-Hitze und Yang-Überschuss entstanden ist, benutzt werden.

Dosierung
9 bis 15 g

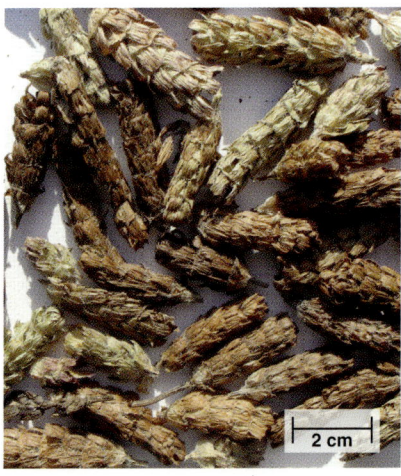

Abb. 3: Braunellenähren, Prunellae spica (Xià Kū Cǎo), ganze Ähren

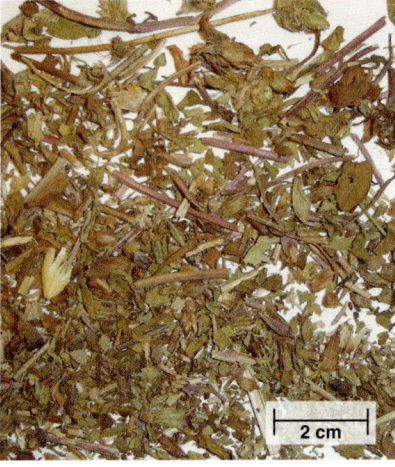

Abb. 4: Braunellenkraut, Prunellae herba (Xià Kū Cǎo). Unter der Bezeichnung Xià Kū Cǎo findet man auch minderwertige Ware.

Inhaltsstoffe
Ursolsäure, Prunellin, Oleanolsäure, Fenchon, Anthocyanin (die Blätter enthalten Hyperoside und Rutin). Laut Chin. Ph. soll der Gehalt an Ursolsäure mindestens 0,12 % betragen.

Pharmakologie
Blutdrucksenkend, diuretisch, antiseptisch, antiinflammatorisch

Unerwünschte Wirkungen und Gegenanzeigen
Vorsicht bei Schwäche der Mitte und Verdauungsschwäche

4.1.6 Trichosanthis radix – Schlangenkürbiswurzel – Tiān Huā Fěng, 天花粉

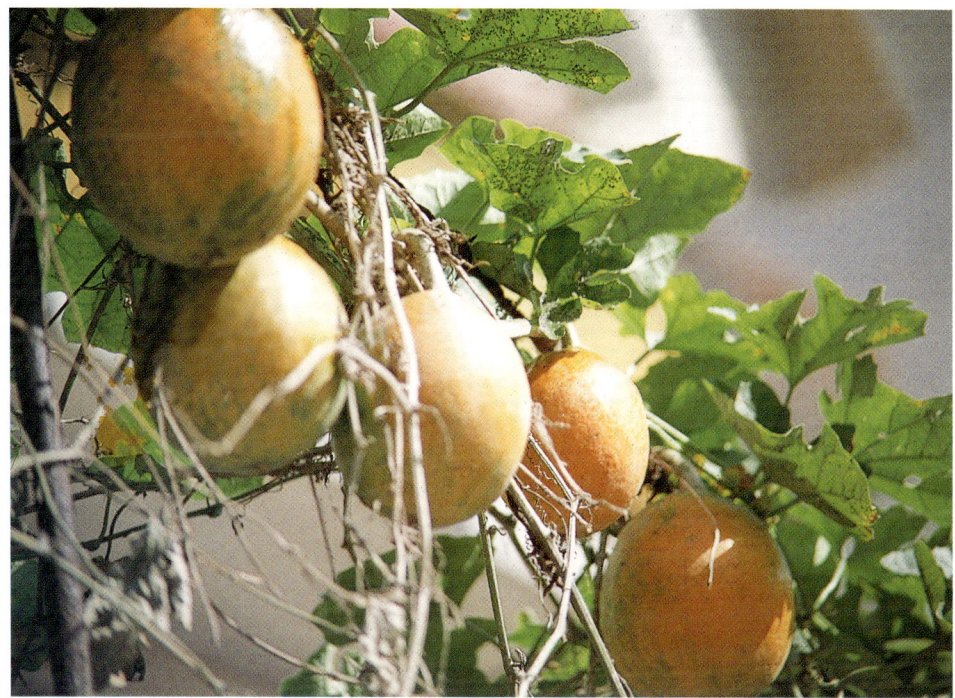

Abb. 1: Schlangenkürbis, *Trichosanthes kirilowii* Maxim. (Guā Lŏu)

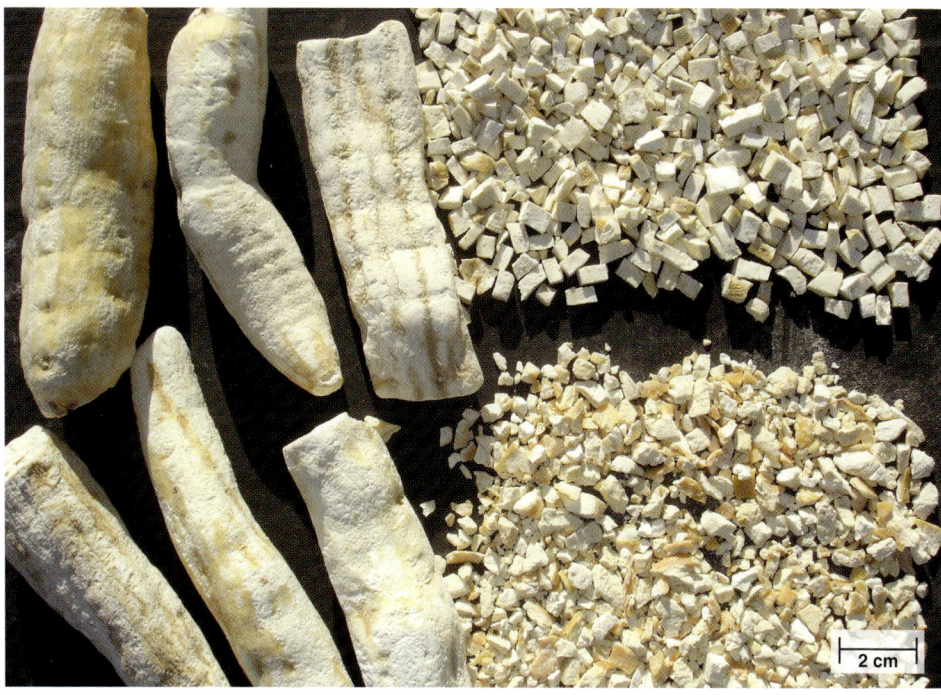

Abb. 2: Schlangenkürbiswurzel, Trichosanthis radix (Tiān Huā Fěng). Links: Ganzdroge. Rechts oben: In Handarbeit zerkleinerte Droge. Rechts unten: Maschinell verarbeitete Droge, „Ke" (siehe Schnittform und Schnittgröße Seite XXX).

Synonyme
Guā Loù Gēn

Herkunft
Die getrocknete Wurzel von *Trichosanthes kirilowii* MAXIM. (Gua Lou) oder *Trichosanthes rosthornii* HAMS (Shuang Bian Gua Lou), Cucurbitaceae

Ernte und Verarbeitung
Die Wurzel wird im Herbst oder Winter ausgegraben, gewaschen, geschält, geschnitten und getrocknet.

Pao Zhi
Kein Pao Zhi üblich

Eigenschaften
Geschmacksrichtung: süß, leicht bitter
Temperaturverhalten: leicht kalt
Wirkungsort/Meridian: Lunge, Magen

Wirkung und Anwendung
Hitze kühlend, Entstehung von Körperflüssigkeiten fördernd, abschwellend, Eiter ausleitend.

Bei einem durch eine Wen-Bing- oder Re-Bing-Erkrankung (Hitze-Erkrankungen) verursachten Flüssigkeitsverlust mit Symptomen wie Unruhe, Durst und trockenem Mund, kann Trichosanthis radix/Tiān Huā Fěng die Hitze kühlen und die Entstehung von Flüssigkeit fördern. Trichosanthis radix/Tiān Huā Fěng wird dann oft zusammen mit Phragmitis rhizoma/Lú Gēn und Ophiopogonis radix/Mài Mén Dōng verordnet. Bei Diabetes wird sie häufig mit Puerariae lobatae radix/Gě Gēn und Dioscoreae rhizoma/Shān Yào kombiniert (siehe Rezeptur Yu Ye Tang).

Bei trockenem durch Lungenhitze entstanden Husten mit Durst wird Trichosanthis radix/Tiān Huā Fěng mit Ophiopogonis radix/Mài Mén Dōng, Asparagi radix/Tiān Dōng/Tiān Mén Dōng und Rehmanniae radix/Shēng Dì Huáng verabreicht.

Bei Blutspucken infolge einer Blut-Hitze, Nasenbluten oder Blut im Urin wird die Droge oft mit Gardeniae fructus/Zhī Zǐ, Imperatae rhizoma/Bái Máo Gēn, Rehmanniae radix/Shēng Dì Huáng und Scutellariae radix/Huáng Qín kombiniert.

Bei Geschwüren wirkt Tiān Huā Fěng abschwellend, entgiftend und Eiter ausleitend. Am Anfang einer Geschwürbildung kann sie ein weiteres Reifen verhindern. Die Droge wird dann oft zusammen mit Lonicerae japonicae flos/Jīn Yín Huā, Angelicae dahuricae radix/Bái Zhǐ und Manitis squama/Chuān Shān Jiǎ eingesetzt.

Dosierung
10 bis 15 g. Bei äußerlicher Anwendung in ausreichender Menge pulverisiert und mit Essig vermischt. Als Injektion darf sie nur verordnet werden, wenn zuvor ein Hauttest gemacht wurde.

Inhaltsstoffe
Polysaccharide wie die Trichosane A bis E, Xylose, Glucose, Galactose, Trichosanthin, Aminosäuren wie L-Citrullindihydrat, α-Hydroxymethylserin, Threonin, Serin, Glutaminsäure, Citrullin, Glycin, Valin, Tyrosin, Phenylalanin, Histidin, Lysin, Arginin sowie Curcurbitacin B

Pharmakologie
Trichosane (A bis E) wirken Blutzucker senkend: Der wässrige Extrakt kann bei oraler Gabe den Blutzuckerspiegel von Kaninchen erniedrigen. Trichosanthin besitzt abortive Eigenschaften durch Abtötung der die Plazenta ernährenden Zellschicht: Absenkung des HCG (Choriongonadotropin)-Spiegels unter das kritische Niveau was eine Fehlgeburt auslöst (bereits *eine* Trichosanthin-Injektion unterbricht die Schwangerschaft). Die Droge wirkt außerdem antiseptisch, zytostatisch und stärkt das Immunsystem.

Unerwünschte Wirkungen und Gegenanzeigen
Während der Schwangerschaft ist die Droge kontraindiziert. Sie darf ferner nicht eingesetzt werden bei Milzschwäche mit flüssigem Stuhl, da die Droge durch ihr kaltes Temperaturverhalten und ihren bitteren Geschmack langfristig die Milz schädigt. Nicht zusammen mit Aconitum-Präparaten verwenden.

4.2 Nässe trocknende Drogen – Qing Re Zao Shi Yao – 清热燥湿药

Drogenübersicht für Nässe trocknende Drogen

Lat. Name	Dt. Name	Pin-Yin-Name	Chin. Name	Seite
Coptidis rhizoma	Goldfadenwurzelstock	Huáng Lián	黄连	168
Dictamni cortex	Diptamwurzelrinde	Bái Xiăn Pí	白鲜皮	171
Fraxini cortex	Chinesische Eschenrinde	Qín Pí	秦皮	173
Gentianae radix et rhizoma	Chinesische Enzianwurzel	Lóng Dăn	龙胆	175
Phellodendri chinensis cortex	Korkbaumrinde	Huáng Bó	黄柏	177
Scutellariae radix	Baikal-Helmkrautwurzel	Huáng Qín	黄芩	179
Sophorae flavescentis radix	Schnurbaumwurzel	Kŭ Shēn	苦参	182

Gemeinsamkeiten

Diese Drogen werden benutzt, wenn sich Hitze mit Feuchtigkeit verbunden hat, d.h. wenn Feuchtigkeit und Hitze sich nach Innen verlagert haben, oder wenn ein Feuchtigkeitsmuster sich in ein Hitzemuster verwandelt hat.

Die Drogen sind sehr bitter in der Geschmacksrichtung und sehr kalt im Temperaturverhalten. Der bittere Geschmack kann Nässe trocknen und das kalte Temperaturverhalten Hitze kühlen.

Bei ihrer Anwendung ist auf die Dosierung, das Alter des Patienten und die Jahreszeit zu achten. Die Drogen sollten nur kurzzeitig angewendet werden und ausschließlich für den Fall, dass das Muster eindeutig Feuchte-Hitze anzeigt.

Wegen des kalten Temperaturverhaltens der Drogen sollte man besonders darauf achten, das Yang nicht zu verletzen. Durch ihre trocknende Eigenschaft können sie aber auch das Yin verletzen. Manchmal werden die Drogen langfristig eingesetzt, um Nässe zu trocknen. Dies ist falsch.

Als Nebenwirkungen können einige Drogen eine Schädigung der Milz verursachen und zu einer Erhöhung der Leberwerte führen.

4.2.1 Coptidis rhizoma – Goldfadenwurzelstock – Huáng Lián, 黄连

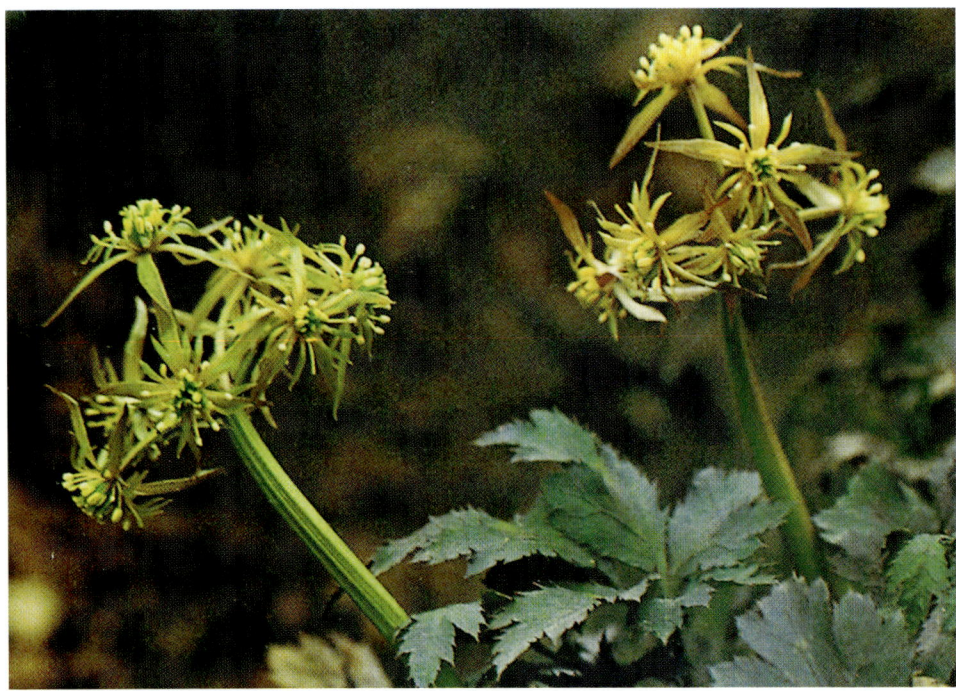

Abb. 1: Goldfaden, *Coptis chinensis* Franch (Wèi Lián). Quelle: The coloured Atlas of the Chinese Materia Medica specified in Chin. Ph.

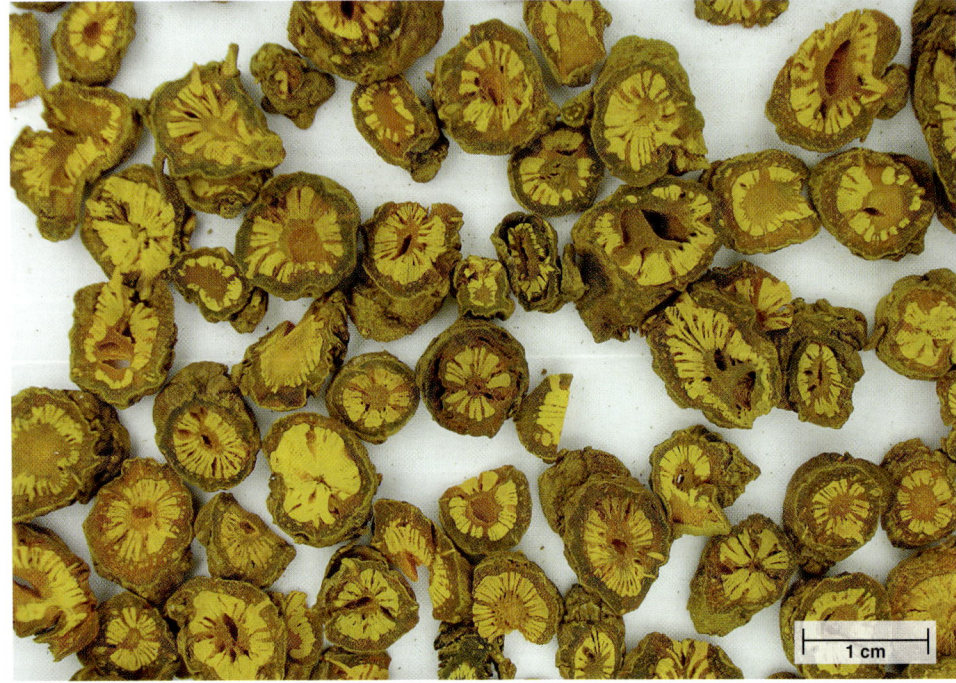

Abb. 2: Goldfadenwurzelstock, Coptidis rhizoma (Huáng Lián), Schnittdroge, hochwertige Qualität

Herkunft
Das getrocknete Rhizom von *Coptis chinensis* FRANCH. (Wei Lian), *Coptis deltoides* C.Y. CHENG (Ya Lian) et HSIAO oder *Coptis teeta* WALL. (Yun Lian), Ranunculaceae

Ernte und Verarbeitung
Das Rhizom wird im Herbst ausgegraben, von Erde und den feinen Nebenwurzeln befreit und getrocknet.

Pao Zhi
Jiǔ Huáng Lián: Die gereinigte Droge wird mit Reiswein besprüht. Sobald sie den Wein vollständig aufgenommen hat, wird sie trockengeröstet. Auf gleiche Weise kann die Wurzel auch mit Ingwersaft aufbereitet werden (Jiāng Huáng Lián). So wirkt sie gegen starke Übelkeit. Ferner gibt es eine Verarbeitung mit Saft von Evodiae fructus (Yú Huáng Lián).

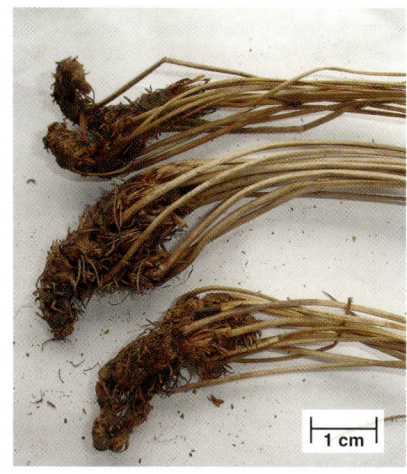

Abb. 3: Goldfadenwurzelstock, Coptidis rhizoma (Huáng Lián), Ganzdroge aus wild wachsendem *Coptis deltoides* C.Y. CHENG (Yǎ Lián). Die wildwachsende Droge hat die höchste Qualität.

Qualität
Der Berberingehalt, der entscheidend für die Qualität ist, ist auch für Wirkung und Dosierung mitentscheidend (siehe Inhaltsstoffe).

Eigenschaften
Geschmacksrichtung: bitter
Temperaturverhalten: kalt
Wirkungsort/Meridian: Herz, Milz, Leber, Galle, Magen, Dickdarm

Wirkung und Anwendung
Hitze kühlend, Nässe trocknend, Feuer ableitend, entgiftend.

Die Droge wird bei Geschwüren in der Mundhöhle und an der Zunge, bei Zahnschmerzen, wenig und konzentriertem Urin sowie Obstipation eingesetzt. Bei Zahnschmerzen, die durch Hitze oder Feuer entstanden sind, kann auch die Kombination mit Asari radix et rhizoma/Xì Xīn und Anemarrhenae rhizoma/Zhī Mǔ verwendet werden.

Bei Sodbrennen, vermehrte Bildung von Magensäure, häufigem Hungergefühl, die durch eine Magen-Yin-Schwäche entstanden sind, wird die Rezeptur Yu Nü Jian zusammen mit Rehmanniae radix praep./Shú Dì Huáng, Gypsum fibrosum/Shí Gāo, Anemarrhenae rhizoma/Zhī Mǔ, Achyranthis bidentatae radix/Niú Xī, Ophiopogonis radix/Mài Mén Dōng und Coptidis rhizoma/Huáng Lián verordnet.

Bei Völlegefühl, brennendem Gefühl und Schmerzen im Magen wird die Droge mit Magnoliae officinalis cortex/Hòu Pò, Aurantii fructus immaturus/Zhī Shí, Pinelliae rhizoma praep./Fǎ Bàn Xià, Trichosanthis fructus/Guā Lóu, Citri reticulatae pericarpium/Chén Pí, Poria/Fú Líng und Rhei radix et rhizoma/Shēng Dà Huáng kombiniert. Zusammen mit Pinelliae rhizoma praep./Fǎ Bàn Xià beseitigt sie Feuchtigkeit im Magen und Sodbrennen. Bei Leberfeuer kann sie mit Linderae radix/Wū Yào eingesetzt werden.

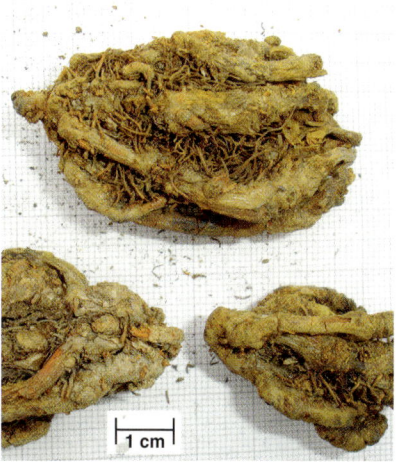

Abb. 4: Goldfadenwurzelstock, Coptidis rhizoma (Huáng Lián), Handelsware „Hühnerfuß", minderwertig. Die schlechte Qualität ist an den dünnen Durchmessern der einzelnen Wurzeln und ihren mageren „Fleisch"-Anteilen zu erkennen. Aus diesem Rohstoff können keine vernünftigen Scheiben (wie in Abbildung 2 gezeigt) erhalten werden. Auch haftet viel Erde zwischen den „Krallen".

Bei akuter Dysenthrie wird sie mit Aucklandiae radix/Mù Xiāng, Paeoniae radix alba/Bái Sháo, Scutellariae radix/Huáng Qín, Pulsatillae radix/Bái Tóu Wēng, Magnoliae officinalis cortex/Hòu Pò und Aurantii fructus immaturus/Zhī Shí kombiniert.

Bei akutem Durchfall wird sie in China so oft eingesetzt wie in der westlichen Medizin Imodium®. Sie kann alleine als Dekokt oder als Pille (Berberin-Pille) gegeben werden. Bei blutigem Durchfall wird sie zusammen mit Knoblauch im Dekokt verabreicht. Sogenannten Xiang Lian Pian oder Pillen, die aus Aucklandiae radix/Mù Xiāng und Coptidis rhizoma/Huáng Lián bestehen, beseitigen Hitze und Feuchtigkeit im Darm.

Bei innerer Unruhe, Einschlafstörungen, roter Zunge und trockenem Mund setzt man die Droge in kleiner Dosis von 0,2–0,5 g zur Beseitigung des Herz-Feuers ein.

Bei Durchschlafstörungen, die durch Herzfeuer und Nieren-Yin-Mangel (Herz-Niere-Achse) verursacht werden, kombiniert man die Droge mit Cinnamomi cortex/Roù Guì (siehe Rezeptur Jiao Tai Wan).

Bei Geschwüren, die durch Blut-Hitze entstanden sind, wird sie mit Scutellariae radix/Huáng Qín, Gardeniae fructus/Zhī Zǐ, Phellodendri chinensis cortex/Huáng Bó, Paeoniae radix rubra/Chì Sháo, Violae herba/Zǐ Huā Dì Dīng, Lonicerae japonicae flos/Jīn Yín Huā und Forsythiae fructus/Lián Qiào zusammen verordnet.

Bei hohem Fieber mit Bewusstlosigkeit, innerer Unruhe, trockenem Mund und roter Zunge wird die Droge oft mit Curcumae radix/Yù Jīn, Acori tatarinowii rhizoma/Shí Chāng Pǔ, Polygalae radix/Yuǎn Zhì, Forsythiae fructus/Lián Qiào, Rehmanniae radix praep./Shú Dì Huáng, Bubali cornu/Shuǐ Niú Jiǎo (Ersatz für Nashorn) und Scrophulariae radix/Xuán Shēn kombiniert.

Wenn die Entleerung der Blase durch schmerzhaftes und brennendes Urinieren unterbrochen wird, wirkt die Droge ebenfalls sehr zuverlässig.

Dosierung

2 bis 5 g; bei Einnahme als Pulver 0,5 g; äußerlich in ausreichender Menge, dass der versehrte Hautbereich vollständig bedeckt ist. Um Feuer auszuleiten, sind 0,5 g in Pulverform ausreichend. Zum Nässe-Trocknen sollte die Dosis dagegen höher sein.

Inhaltsstoffe

Berberin (5 bis 8 %), Coptisin, Worenin, Palmatin, Jatrorrhizin, Magnoflorin, Epiberberin, Groenlandicin, Berbarastin, Ferulasäure, Chlorogensäure. Laut Chin. Ph. soll der Gehalt an Berberinhydrochlorid mindestens 3,6 % betragen.

Pharmakologie

Antiseptisch, hemmt *Vibrio Cholerea*, *Shigella*, *Pseudomonas*, *Diplococcus* u. a. m.; blutdrucksenkend, erhöht die Gallensaftsekretion, antipyretisch, analgetisch, sedativ

Unerwünschte Wirkungen und Gegenanzeigen

Kontraindiziert bei Yin- und Milz-Qi-Schwäche. Nicht langfristig einnehmen, da durch das extrem kalte Temperaturverhalten das Milz-Qi belastet wird. Bei einer Überdosierung können kurzfristig Magenschmerzen auftreten. Daher wird Coptidis rhizoma/Huáng Lián oft zusammen mit wärmenden Drogen eingesetzt.

Coptidis rhizoma/Huáng Lián (wie auch Sulfonamide) darf bei Patienten mit angeborenem Glucose-6-phosphat-Dehydrogenasemangel (G-6PDH-Mangel) nicht verwendet werden. In China wird die Droge bei Neugeborenen zur Kühlung der Fetushitze und zwecks Entgiftung gegeben.

4.2.2 Dictamni cortex – Diptamwurzelrinde – Bái Xiǎn Pí, 白鲜皮

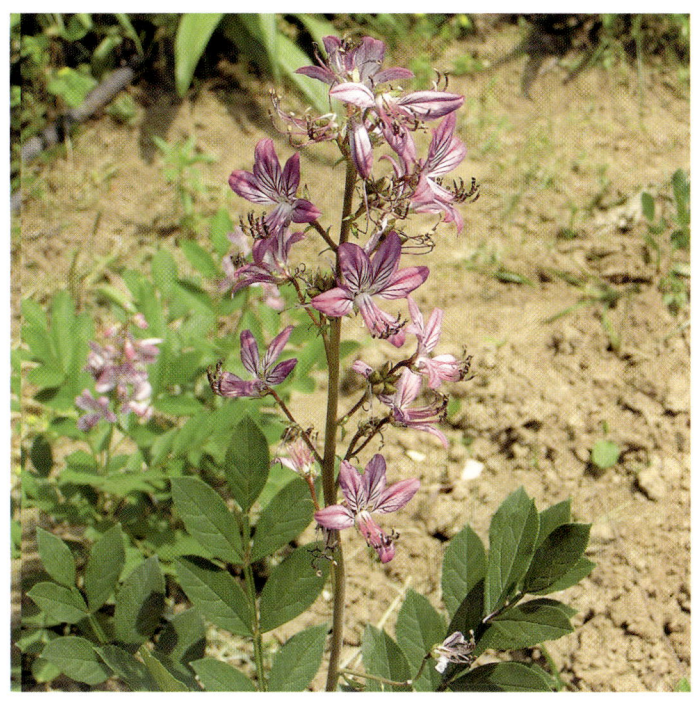

Abb. 1: Diptam, *Dictamnus dasycarpus* Turcz. (Bái Xiǎn).

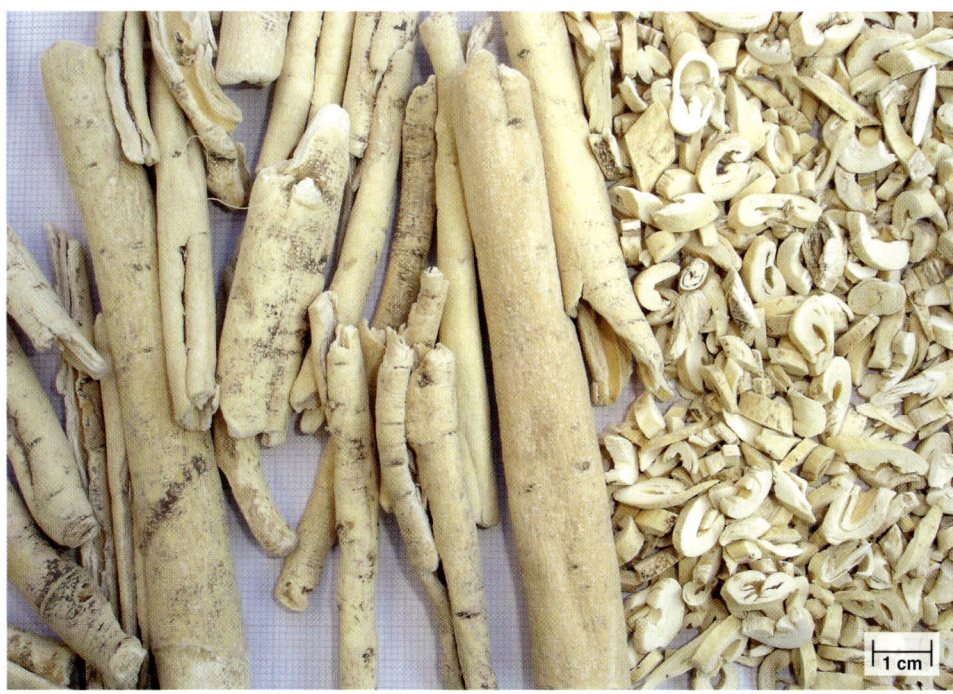

Abb. 2: Diptamwurzelrinde, Dictamni cortex (Bái Xiǎn Pí). Links: Ganzdroge. Rechts: Schnittdroge

Herkunft
Die getrocknete Wurzelrinde von *Dictamnus dasycarpus* Turcz. (Bái Xiǎn), Rutaceae

Ernte und Verarbeitung
Die Wurzel wird im Frühjahr oder im Herbst ausgegraben und von Erde sowie der ablösbaren äußeren, derben Rinde befreit. Anschließend wird die verbliebene Rinde abgeschält und getrocknet. Diese wird dann gewaschen, durchfeuchtet, in dicke Scheiben geschnitten und getrocknet.

Qualität
Folgende Merkmale der Rinde sind zu beachten: Sie hat trennbare Schichten, im Sonnenlicht sind Kristalle zu erkennen und sie verströmt einen ziegenbockähnlichen Geruch.

Pao Zhi
Kein Pao Zhi üblich

Eigenschaften
Geschmacksrichtung:	bitter
Temperaturverhalten:	kalt
Meridian/Wirkungsort:	Milz, Magen, Blase

Wirkung und Anwendung
Nässe trocknend, Hitze kühlend, Wind austreibend, entgiftend, Juckreiz stillend.

Die Droge wird gerne eingesetzt, wenn Nässe-Hitze die Ursache einer dermatologischen Erkrankung ist. Die Symptome dieses Musters sind u.a. gelblicher Flüssigkeitsaustritt und Juckreiz. Hierfür wird sie mit Atractylodis rhizoma/Cāng Zhū, Sophorae flavescentis radix/Kǔ Shēn und Lonicerae japonicae flos/Jīn Yín Huā kombiniert.

Bei Ekzemen, Neurodermitis, Krätze und Röteln wird sie auch zusammen mit Sophorae flavescentis radix/Kǔ Shēn, Saposhnikoviae radix/Fáng Fēng und Kochiae fructus/Dì Fū Zǐ innerlich und äußerlich angewendet.

Bei Gelbsucht mit dunkelgelblichem Urin wird sie mit Artemisiae scopariae herba/Yīn Chén und Isatidis radix/Bǎn Lán Gēn verordnet.

Gelegentlich wird die Droge auch bei Hitze-Bi verwendet, z.B. bei Rheuma mit roten und entzündeten Gelenken. Dann wird sie mit Atractylodis rhizoma/Cāng Zhū, Phellodendri chinensis cortex/Huáng Bó, Clematidis radix et rhizoma/Wēi Líng Xiān, Stephaniae tetrandrae radix/Fáng Jǐ und Coicis semen/Yì Yǐ Rén kombiniert.

Dosierung
4,5 bis 9 g. Bei schweren Mustern sind bis zu 30 g möglich.

Inhaltsstoffe
Fraxinellon, Dictamnin, Skimmianin, γ-Fagarin, Trigonellin, Cholin, Dictamnolacton (Obaculacton, Limonin), Sitosterol, Campesterol; hellgrünes, nach Ziegenbock riechendes ätherisches Öl.

Laut Chin. Ph. soll der Gehalt an Fraxinellon mindestens 0,030 % betragen.

Pharmakologie
Antiseptisch, antimykotisch, antipyretisch, zytostatisch, antiinflammatorisch, erhöht die Leukozytenzahl

Unerwünschte Wirkungen und Gegenanzeigen
Nicht anwenden bei Leere-Kälte. Bei langer Anwendung sollte das Milz-Qi geschützt werden. Gelegentlich tritt Übelkeit zu Beginn der Einnahme auf.

4.2.3 Fraxini cortex – Chinesische Eschenrinde – Qín Pí, 秦皮

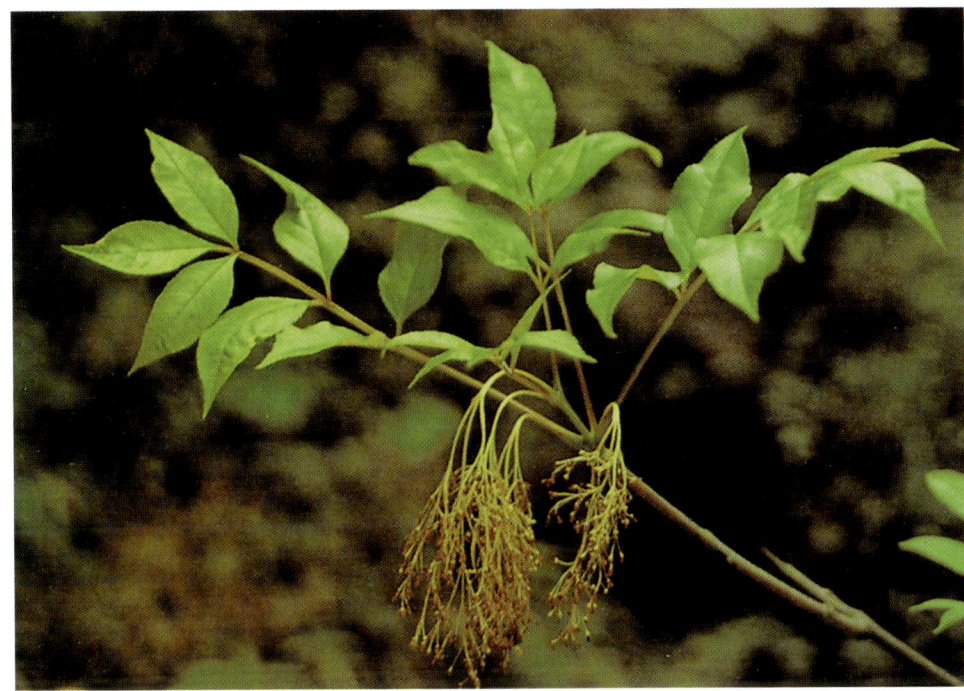

Abb. 1: Chinesische Esche, *Fraxinus rhynchophylla* Hance (Kǔ Lì Bái La Shù), Zweig mit Blüte. Quelle: The coloured Atlas of the Chinese Materia Medica specified in Chin. Ph.

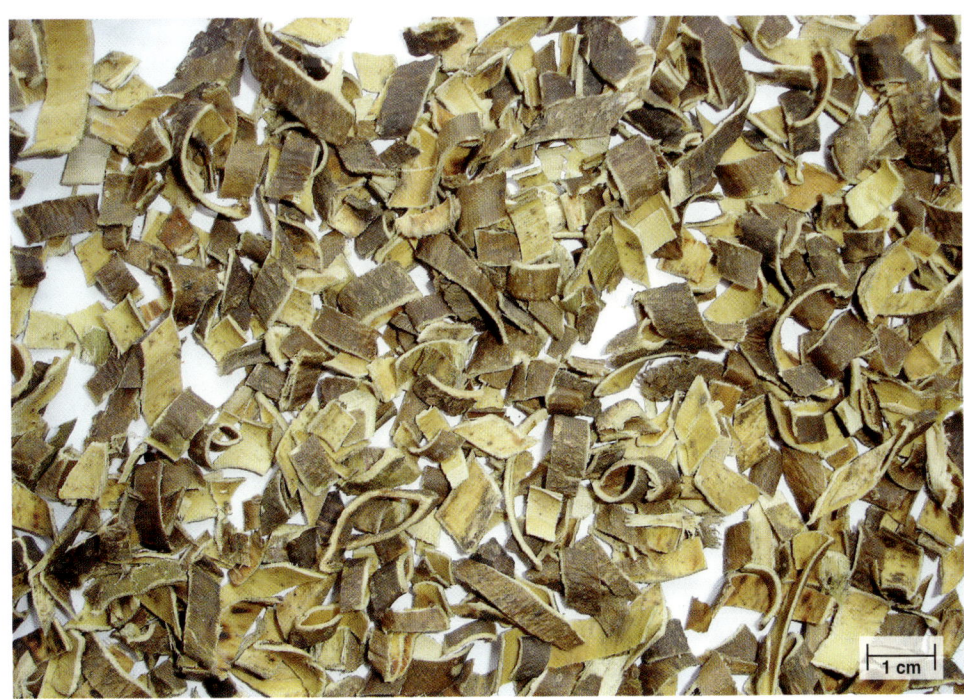

Abb. 2: Chinesische Eschenrinde, Fraxini cortex (Qín Pí), Schnittdroge

Herkunft
Die getrocknete Rinde von *Fraxinus rhynchophylla* Hance (Ku Li Bai La Shu), *Fraxinus chinensis* Roxb. (Bai La Shu), *Fraxinus szaboana* Lingelsh. (Jian Ye Bai La Shu) oder *Fraxinus stylosa* Lingelsh. (Su Zhu Bai La Shu), Oleaceae

Ernte und Verarbeitung
Die Rinde der Zweige oder des Stammes wird im Frühling und im Herbst abgeschält und an der Sonne getrocknet.

Pao Zhi
Kein Pao Zhi üblich

Eigenschaften
Geschmacksrichtung: bitter, adstringierend
Temperaturverhalten: kalt
Wirkungsort/Meridian: Leber, Galle, Dickdarm

Wirkung und Anwendung
Hitze kühlend, entgiftend, Nässe trocknend, Sicht klärend.

Die Droge wird bei einer Ruhr-Erkrankung sowie bei übermäßigem vaginalem Ausfluss, der durch Nässe-Hitze verursacht wurde, eingesetzt. Bei Ruhr wird Fraxini cortex/Qín Pí oft mit Coptidis rhizoma/Huáng Lián und Pulsatillae radix/Bái Tóu Wēng kombiniert (siehe Rezeptur Bai Tou Weng Tang). Bei vermehrtem vaginalem Ausfluss durch sinkende Nässe-Hitze wird Fraxini cortex/Qín Pí mit Moutan cortex/Mǔ Dān Pí und Angelicae sinensis radix/Dāng Guī verwendet.

Bei Augenschmerzen und Hornhauttrübung, die durch Leberfeuer entstanden sind, kann Fraxini cortex/Qín Pí das Leberfeuer kühlen. Die Droge wird dann zusammen mit Chrysanthemi flos/Jú Huā, Coptidis rhizoma/Huáng Lián und Gentianae radix et rhizoma/Lóng Dǎn verordnet.

Dosierung
6 bis 12 g. Das Dekokt kann auch äußerlich angewandt werden.

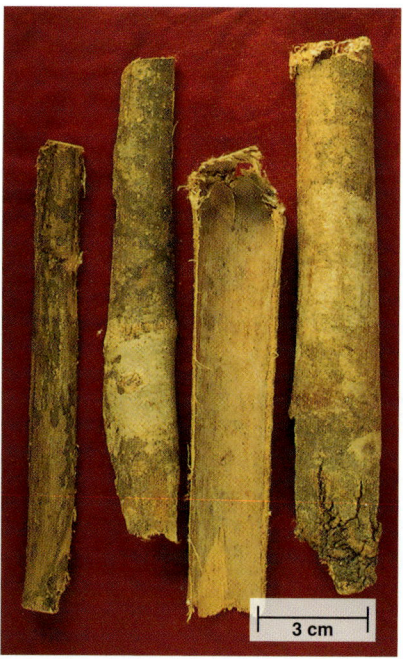

Abb. 3: Chinesische Eschenrinde, Fraxini cortex (Qín Pí), Ganzdroge. Quelle: The coloured Atlas of the Chinese Materia Medica specified in Chin. Ph.

Inhaltsstoffe
Aesculetin, Aesculin, Fraxetin, Fraxin, Syringin, Tannin (je nach Stammpflanze). Laut Chin. Ph. soll der Gesamtgehalt an Aesculin und Aesculetin mindestens 1,0 % betragen.

Pharmakologie
Antiseptisch, antiinflammatorisch, diuretisch, hustenstillend, expektorierend, antihistaminisch. Die Droge entspannt die glatte Muskulatur der Bronchien.

Unerwünschte Wirkungen und Gegenanzeigen
Nicht anwenden bei einer Milz-Magen-Leere-Kälte

4.2.4 Gentianae radix et rhizoma – Chinesische Enzianwurzel – Lóng Dǎn, 龙胆

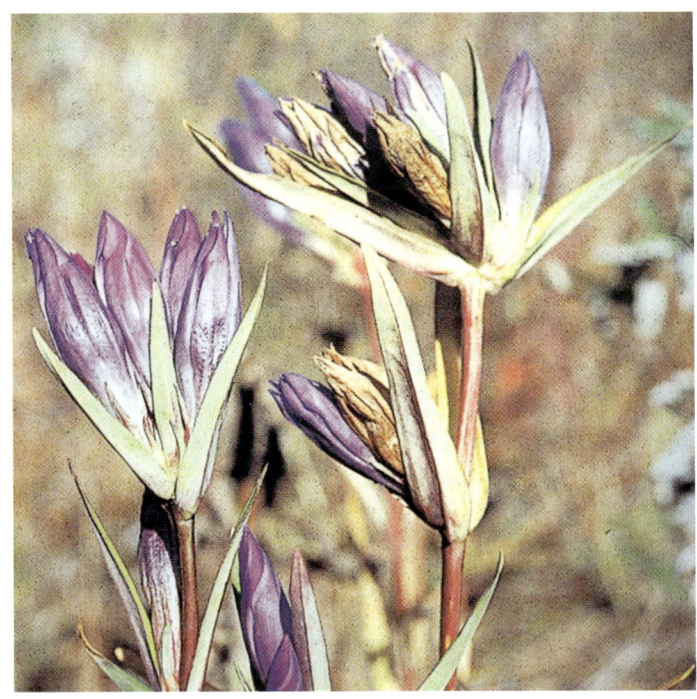

Abb. 1: Chinesischer Enzian, *Gentiana triflora* PALL. (Sān Huā Lóng Dǎn)

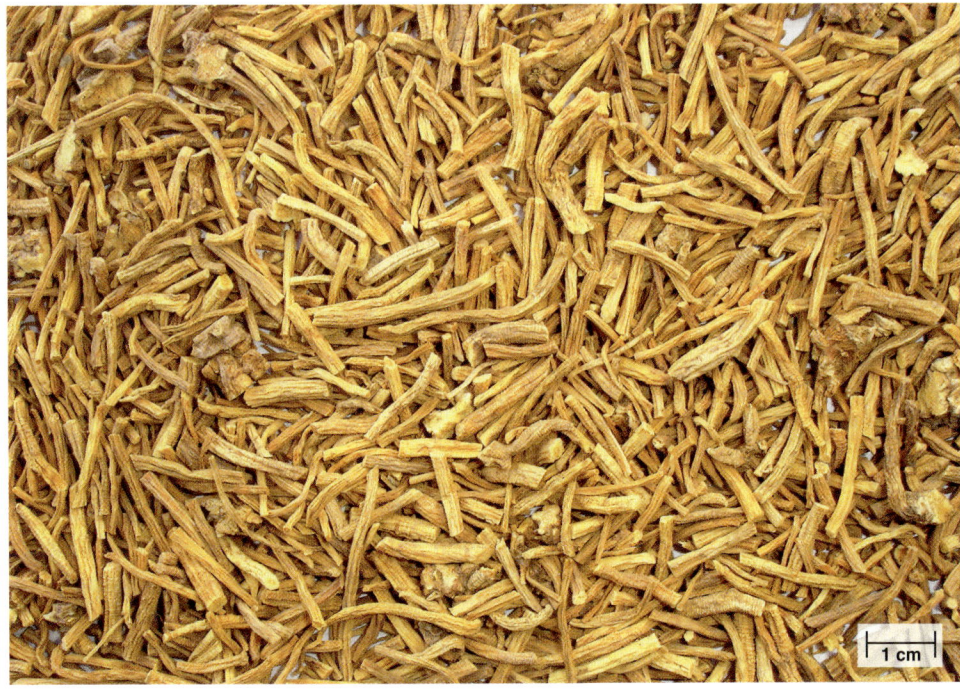

Abb. 2: Chinesische Enzianwurzel, Gentianae radix et rhizoma (Lóng Dǎn), Schnittdroge

Synonyme
Lóng Dǎn Cǎo, 龙胆草

Herkunft
Das getrocknete Rhizom und die getrocknete Wurzel von *Gentiana manshurica* KITAG. (Tiao Ye Long Dan), *Gentiana scabra* BGE. (Long Dan), *Gentiana triflora* PALL. (San Hua Long Dan) oder *Gentiana rigescens* FRANCH. (Jian Long Dan), Gentianaceae

Ernte und Verarbeitung
Die Wurzel wird im Herbst ausgegraben, getrocknet und in Scheiben geschnitten.

Pao Zhi
Kein Pao Zhi üblich. Gibt das Rezept nur „Gentianae radix" an, ist zu prüfen, ob *Gentiana scabra* oder die Stammpflanzen für Gentianae macrophyllae radix (Kap. 8.2) gemeint ist.

Eigenschaften
Geschmacksrichtung: bitter
Temperaturverhalten: kalt
Wirkungsort/Meridian: Leber, Galle

Wirkung und Anwendung
Hitze kühlend, Nässe ableitend, Leber-Feuer reduzierend.

Bei Leber-Nässe-Hitze mit Symptomen wie rote Augen, Schwindel, Kopfschmerzen, Schmerzen unter den Rippenbögen, bitterer Mundgeschmack, Tinnitus, Durst, gelblicher Urin und Gelbsucht wird Gentianae radix/Lóng Dǎn oft mit Scutellariae radix/Huáng Qín, Gardeniae fructus/Zhī Zǐ, Alismatis rhizoma/Zé Xiè, Mù Tōng, Plantaginis semen/Chē Qián Zǐ und Angelicae sinensis radix/Dāng Guī kombiniert (siehe Rezeptur Long Dan Xie Gan Tang). Die in der Rezeptur enthaltene Droge Mù Tōng kann von mehreren Stammpflanzen herrühren (siehe z. B. Clematidis armandii caulis/Mù Tōng). Einige enthalten die in Europa verbotene Aristolochiasäure. Bei Mù Tōng sollte daher eine Prüfung auf Aristolochiasäure vorgenommen werden. Diese Prüfung muss natürlich auch bei Fertigarzneien und Granulaten erfolgen.

Die Droge wird bei Nässe-Hitze im Leber-Meridian mit Symptomen wie Juckreiz, Schmerzen und brennendem Gefühl im Genitalbereich benutzt. Auch bei Blut im Urin (Blasenentzündung), Ekzemen sowie schmerzhaftem und häufigem Wasserlassen mit wenig Urin hat sie sich bewährt. Hierfür wird Lóng Dǎn oft zusammen mit Phellodendri chinensis cortex/Huáng Bó, Alismatis rhizoma/Zé Xiè, Pyrrosiae herba/Shí Wěi, Mù Tōng, Sophorae flavescentis radix/Kǔ Shēn, Lophatheri herba/Dàn Zhú Yè und Poria/Fú Líng verwendet.

Bei Nässe-Hitze und Schmerzen im Kniebereich wird die Droge kombiniert mit Achyranthis bidentatae radix/Níu Xī, Chaenomelis fructus/Mù Guā, Phellodendri chinensis cortex/Huáng Bó, Atractylodis rhizoma/ Cāng Zhū, Stephaniae tetrandrae radix/Fáng Jǐ, Paeoniae radix rubra/Chì Sháo und Lonicerae japonicae caulis/Rěn Dōng Téng.

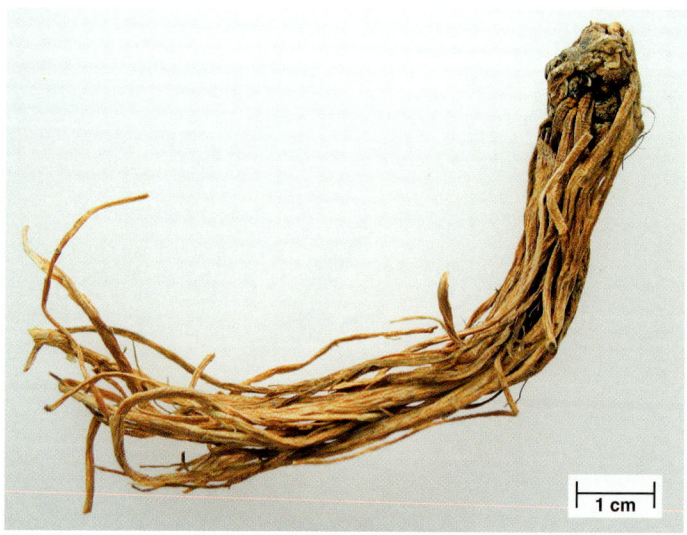

Abb. 3: Chinesische Enzianwurzel, Gentianae radix et rhizoma (Lóng Dǎn), Ganzdroge

Hitze-Feuer im Leber-Meridian kann rote Augen, Augenschmerzen und Lichtempfindlichkeit verursachen. In diesem Fall wird Gentianae radix et rhizoma/Lóng Dǎn zusammen mit Equiseti hiemalis herba/Mù Zéi, Chrysanthemi flos/Jú Huā, Cassiae semen/Jué Míng Zǐ, Schizonepetae spica/Jīng Jiè, Viticis fructus/Màn Jīng Zǐ und Scutellariae radix/Huáng Qín verordnet.

Dosierung
3 bis 6 g. Kleine Mengen von 0,5 bis 1 g wirken Appetit fördernd und erhöhen die Sekretion von Magensaft. Eine höhere Dosis kann Übelkeit, Erbrechen, Schwindel oder Appetitlosigkeit verursachen, weil das extrem kalte Temperaturverhalten von Lóng Dǎn das Milz-Qi verletzen kann.

Inhaltsstoffe
Gentiopikrin (Wurzel von *Gentiana scabra* 1 bis 3 %, von *Gentiana triflora* 0,47 %), Swertiamarin, Swerosid, Gentisin, Gentianose, Gentianin. Laut Chin. Ph. soll der Gehalt an Gentiopikrin mindestens 1,0 % betragen.

Pharmakologie
Antiseptisch, antiinflammatorisch, ALT (Alanin-Aminotransferase; früher: GPT, Glutamat-Pyruvat-Transaminase) bei akuter Hepatitis, galletreibend, Blutzucker erhöhend, entspannt die Muskulatur

Unerwünschte Wirkungen und Gegenanzeigen
Bei Milzschwäche mit chronischem Durchfall kontraindiziert

4.2.5 Phellodendri chinensis cortex – Korkbaumrinde – Huáng Bó, 黄柏

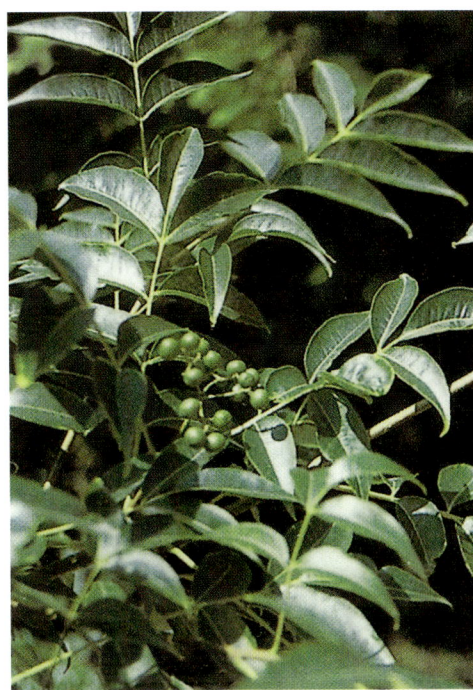
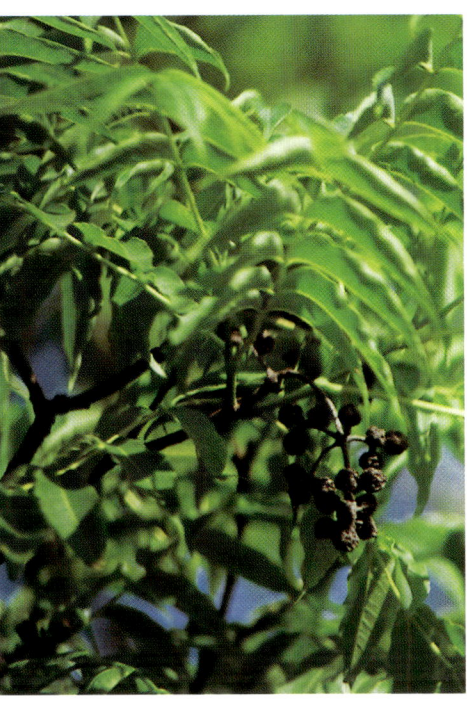

Abb. 1 links: Korkbaum, *Phellodendron amurense* Rupr. (Chuān Huáng Bó), Zweig mit Früchten. Quelle: The coloured Atlas of the Chinese Materia Medica specified in Chin. Ph.

Abb. 1 rechts: Korkbaum, *Phellodendron chinense* Schneid. (Guān Huáng Bó), Zweig mit Früchten. Quelle: The coloured Atlas of the Chinese Materia Medica specified in Chin. Ph.

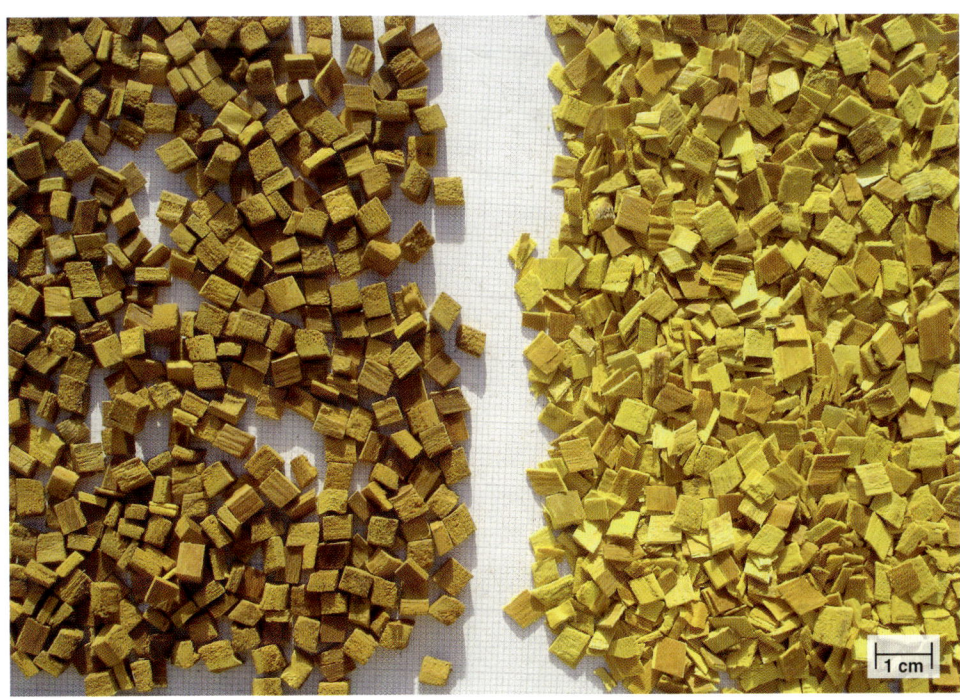

Abb. 2: Korkbaumrinde, Phellodendri chinensis cortex (Huáng Bó). Links: Durch Yan-Zhi-Methode verarbeitet. Rechts: Unbehandelte Rohdroge, beide von bester Qualität

Nässe trocknende Drogen

Synonyme
Phellodendri cortex

Herkunft
Die getrocknete Rinde von *Phellodendron chinense* SCHNEID. (Chuān Huáng Bó) Rutaceae. Die getrocknete Rinde von *Phellodendron amurense* RUPR. (Guān Huáng Bó) wird ab der Chin. Ph. 2005 unter Phellodendri amarensis cortex (Guān Huáng Bó) geführt. Guān Huáng Bó ist qualitativ minderwertiger als Huáng Bó.

Ernte und Verarbeitung
Die Stammrinde wird abgeschält und – nach Aussonderung der derben Rindenteile – an der Sonne getrocknet.

Pao Zhi
Yán Huáng Bó: Die getrocknete Rinde wird in Salzwasser eingelegt, bis sie es vollständig aufgenommen hat und dann trockengeröstet. Diese Verarbeitung wird bei Leere-Hitze und Schwäche der Niere bevorzugt.

Huáng Bó Tàn: Die Droge wird im Wok geröstet, bis ihre Oberfläche verkohlt ist und eine schwarze Farbe angenommen hat. Im Inneren sollte die Droge aber dunkelgelblich und nicht schwarz sein. So verarbeitet beseitigt die Droge Blut im Urin.

Qualität
Je gelblicher das Innere der Rinde ist, desto besser ist ihre Qualität. *Phellodendron chinense* (Chuān Huáng Bó) gilt als Dao-Di-Droge. Ihr Gehalt an Berberin beträgt 1,4 bis 5,8 %.

Eigenschaften
Geschmacksrichtung: bitter
Temperaturverhalten: kalt
Wirkungsort/Meridian: Nieren, Blase

Wirkung und Anwendung
Hitze kühlend, Nässe trocknend, Feuer ableitend, Leere-Hitze kühlend, desinfizierend, Hautgeschwüre heilend.

Bei akutem Durchfall und Dysenterie, die durch Hitze-Nässe entstanden sind, kombiniert man die Droge mit Coptidis rhizoma/Huáng Lián, Aucklandiae radix/Mù Xiāng und Pulsatillae radix/Bái Tóu Wēng. Diese Kombination ist stark kühlend. Zusammen mit Clematidis radix et rhizoma/Wēi Líng Xiān, Rehmanniae radix praep./Shú Dì Huáng, Talcum/Huá Shí und Lophatheri herba/Dàn Zhú Yè und Polyporus/Zhū Líng wirkt die Droge besser, wenn Nässe stärker abgeleitet werden soll.

Bei Gelbsucht verordnet man die Droge zusammen mit Artemisiae scopariae herba/Yīn Chén, Gardeniae fructus/Zhī Zǐ, Plantaginis semen/Chē Qián Zǐ und Rhei radix et rhizoma/Shēng Dà Huáng.

Bei Hitze im Milz-Kreislauf und nach unten abgesenkter Nässe-Hitze mit Knieschmerzen und Kraftlosigkeit in den Beinen sowie Ödemen wird die Rezeptur San Miao San plus Atractylodis rhizoma/Cāng Zhū und Coicis semen/Yì Yǐ Rén eingesetzt.

Die Droge ist auch bei Leere-Hitze aufgrund einer Nieren-Yin-Schwäche anwendbar. Sie mindert ferner Beschwerden in den Wechseljahren. Bei Diabetes, Erschöpfungszuständen und Nachtschweiß verordnet man sie zusammen mit Anemarrhenae rhizoma/Zhī Mǔ (siehe Rezeptur Zhi Bai Di Huang Wan).

Bei Furunkeln, Karbunkeln und Schwellungen mit gelblich nässenden Exanthemen kann die Droge auch äußerlich als Pulver verwendet werden.

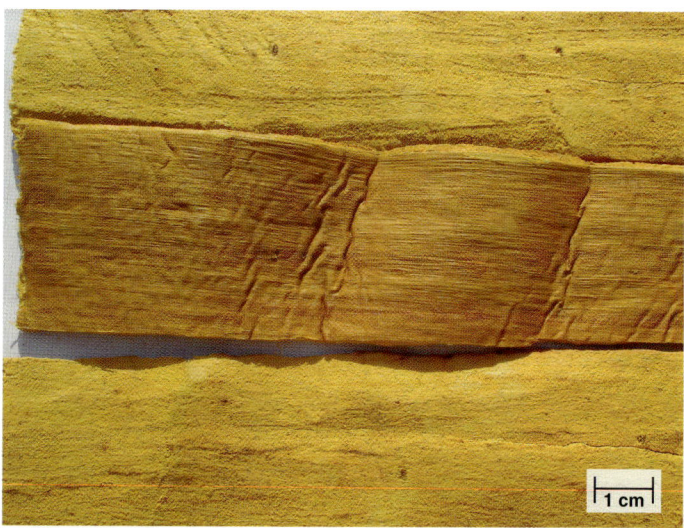

Abb. 3: Korkbaumrinde, Phellodendri chinensis cortex (Huáng Bó), Ganzdroge, beste Qualität

Dosierung
3 bis 12 g. Bei äußerlicher Applikation (als feines Pulver, Paste oder Dekokt) in ausreichender Menge.

Inhaltsstoffe
Berberin (0,6 % bis 2,5 %), Palmatin, Jatrorrhizin, Phellodendrin, Menisperin, Magnoflorin, Obacunon, Limonin, β-Sitosterol, γ-Sitosterol, Schleimstoffe.

Laut Chin. Ph. soll der Gehalt an Berberinhydrochlorid mindestens 3,0 % betragen.

Pharmakologie
Antiseptisch, erhöht die Gallensaftsekretion, diuretisch, antipyretisch. Die äußerliche Anwendung kann die Resorption eines subkutanen Blutergusses beschleunigen.

Unerwünschte Wirkungen und Gegenanzeigen
Bei einer Milz-Qi-Schwäche kontraindiziert

4.2.6 Scutellariae radix – Baikal-Helmkrautwurzel – Huáng Qín, 黄芩

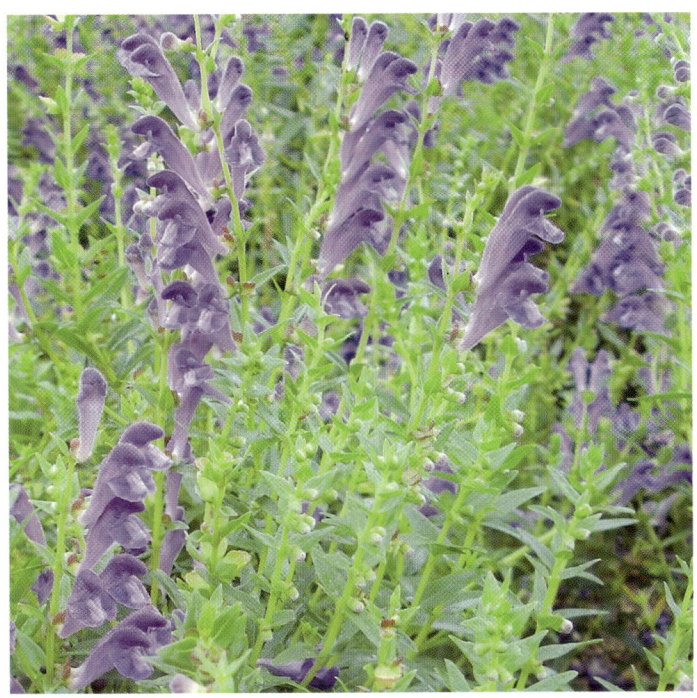

Abb. 1: Baikal-Helmkraut, *Scutellaria baicalensis* Georgi (Huáng Qín)

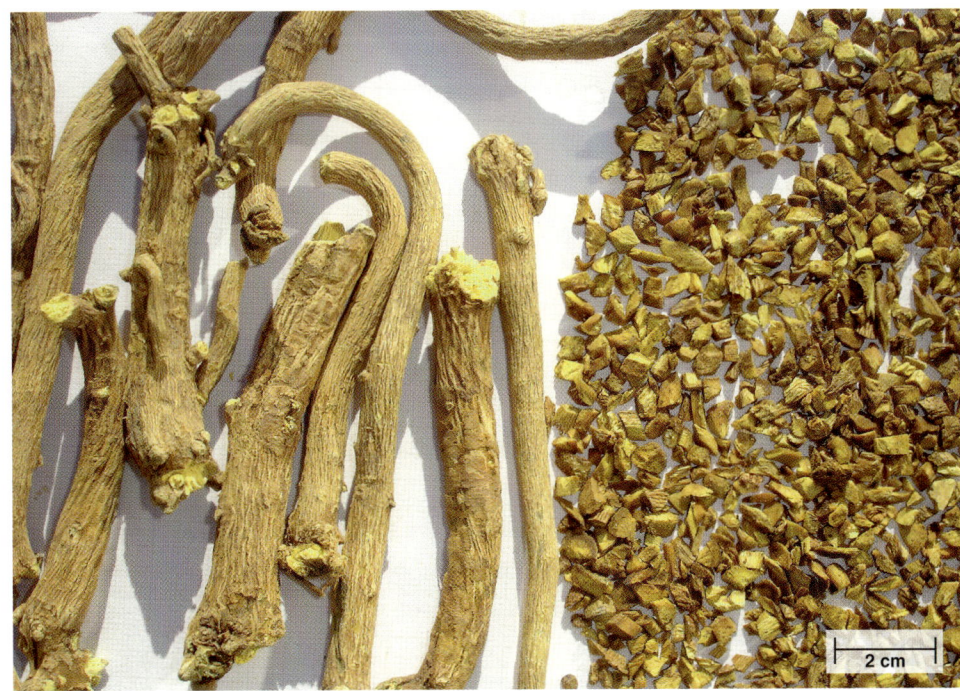

Abb. 2: Baikal-Helmkrautwurzel, Scutellariae radix (Huáng Qín). Links: Die abgebildete Ganzdroge ist dick, fest und gelblich. Die grün gewordenen, hohlen und verschimmelten Wurzelteile sowie die Nebenwurzeln sind sachkundig entfernt worden. Rechts: Hochwertiges Produkt aus dem links abgebildeten Rohstoff

Nässe trocknende Drogen

Herkunft

Die getrocknete Wurzel von *Scutellaria baicalensis* Georgi (Huang Qin), Labiatae

Ernte und Verarbeitung

Die Wurzel wird im Frühjahr oder im Herbst ausgegraben, von den feinen Nebenwurzeln sowie anhaftender Erde befreit und an der Sonne vorgetrocknet.

Pao Zhi

Jiǔ Huáng Qín: Die in Scheiben geschnittene Droge wird mit Wein benetzt oder besprüht, bis sie sich mit Wein vollgesogen hat. Danach wird sie trockengeröstet. Diese Form ist zu verwenden, wenn der Wirkungsbereich im Oberen Erwärmer liegen soll (Lunge, Arme, Kopf, Zahnfleisch usw.).

Qualität

Die alten Wurzeln sind innen bräunlich, porös oder hohl. Sie enthalten kaum Wirkstoffe, bergen viel Schmutz und sollten daher bei der Verarbeitung aussortiert werden. Der Wirkstoff Baicalin hydrolysiert unter der Einwirkung von Enzymen zu Baicalein, das nach Oxidierung grünlich wird. Bei der Reinigung und dem Einweichen der Droge muss man daher darauf achten, dass sie nicht in Kontakt mit kaltem Wasser kommt und die Rinde nicht verletzt wird. Die grünlich verfärbten Wurzeln sind von minderer Qualität (siehe Inhaltsstoffe).

Eigenschaften

Geschmacksrichtung: bitter
Temperaturverhalten: kalt
Meridian/Wirkungsort: Lunge, Galle, Milz, Dickdarm, Dünndarm

Wirkung und Anwendung

Hitze kühlend, Nässe trocknend, Feuer reduzierend, entgiftend, Blutungen stillend, Fötus beruhigend.

Bei Husten mit gelbem Sputum, das durch Lungen-Hitze entstanden ist, ist die Verarbeitungsform Scutellariae radix praep./Jiǔ Huáng Qín am wirksamsten.

Bei Hitze in Leber und Gallenblase mit Yang-Gelbsucht wird die Droge in Kombination mit Phellodendri chinensis cortex/Huáng Bó, Gardeniae fructus/Zhī Zǐ, Artemisiae scopariae herba/Yīn Chén, Alismatis rhizoma/Zé Xiè und Plantaginis semen/Chē Qián Zǐ verordnet.

Wenn sich noch eine pathogene Noxe im Shao-Yang-Meridian befindet und Symptome wie abwechselnd Kälte und Fieber, bitterer Mundgeschmack, Übelkeit, Erbrechen und verminderter Appetit vorliegen, wird die Droge gemäß der Rezeptur Xiao Chai Hu Tang eingesetzt.

Bei Hitze und Feuer im Mittleren und Unteren Erwärmer mit Durchfall, z. B. bei einer Colitis, verwendet man die Rezeptur Huang Qin Tang. Diese klärt die Hitze im Dickdarm. Bei Hitze-Lin-Syndrom wird die Droge oft zusammen mit Phellodendri chinensis cortex/Huáng Bó, Polyporus/Zhū Líng, Coicis semen/Yì Yǐ Rén, Coptidis rhizoma/Huáng Lián und Aucklandiae radix/Mù Xiāng eingesetzt.

Scutellariae radix wird auch mit Erfolg bei Hitze im Blut angewandt, z. B. bei Nasenbluten und eitriger Infektion der Haut oder der Zähne.

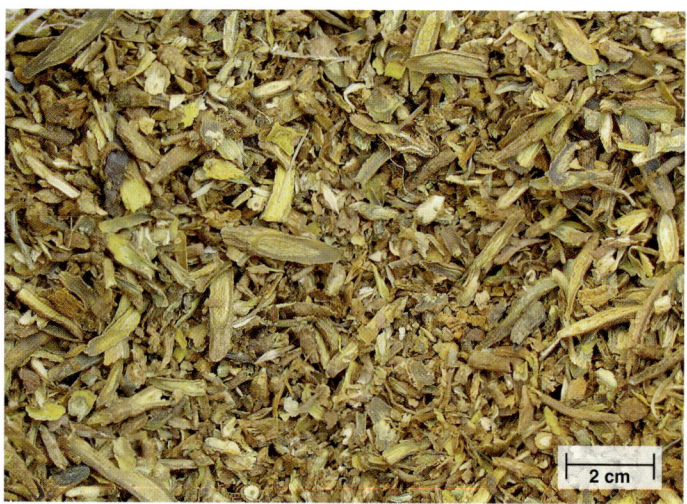

Abb. 3: Baikal-Helmkrautwurzel, Scutellariae radix (Huáng Qín), gelbliche Wurzel. Minderwertige Qualität: Die Droge ist dünn und teilweise schon grün verfärbt, die bräunlichen Innenteile sind nicht entfernt worden, man erkennt viele Verunreinigungen.

Vergleich einiger Drogen aus Kapitel 4.2

Eigenschaft	Scutellariae radix	Coptidis rhizoma	Phellodendri chinensis cortex
Temperaturverhalten	Kalt	Kalt	Kalt
Geschmacksrichtung	Bitter	Bitter	Bitter
Meridian	Lunge, Galle, Magen, Dickdarm	Herz, Leber, Milz, Dickdarm	Niere, Blase, Dickdarm
Wirkungsbereich	Oberer Erwärmer	Mittlerer Erwärmer	Unterer Erwärmer

Scutellariae radix/Huáng Qín, Coptidis rhizoma/Huáng Lián und Lonicerae japonicae flos/Jīn Yín Huā als Dekokt oder als Injektionslösung wirken wie ein Breitbandantibiotikum.

Dosierung
3 bis 9 g

Inhaltsstoffe
Baicalin (4 bis 5,2 %), Baicalein, Wogoside, Wogonin, Skullcapflavone I und II, Chrysin und seine Glykoside, Oroxylin A. Baicalin und Baicalein sowie deren Glykoside sind die Hauptwirkstoffe. In jungen Wurzeln ist ihr Gehalt höher. Die dickeren Wurzelteile sind innen häufig schon verrottet und enthalten deshalb weniger Wirkstoffe. Eine grünlich verfärbte Wurzel ist qualitativ schlecht (siehe „Qualität").

Laut Chin. Ph. soll der Gehalt an Baicalin mindestens 9,0 % betragen, berechnet als getrocknete Droge.

Pharmakologie
Antiseptisch, antipyretisch, diuretisch, antihypertonisch, analgetisch. Sie entspannt die glatte Muskulatur der Blutgefäße, Gebärmutter, Blase sowie des Magen-Darm-Trakts.

Unerwünschte Wirkungen und Gegenanzeigen
Bei Milz-Qi-Schwäche mit chronischem Durchfall kontraindiziert

4.2.7 Sophorae flavescentis radix – Schnurbaumwurzel – Kǔ Shēn, 苦参

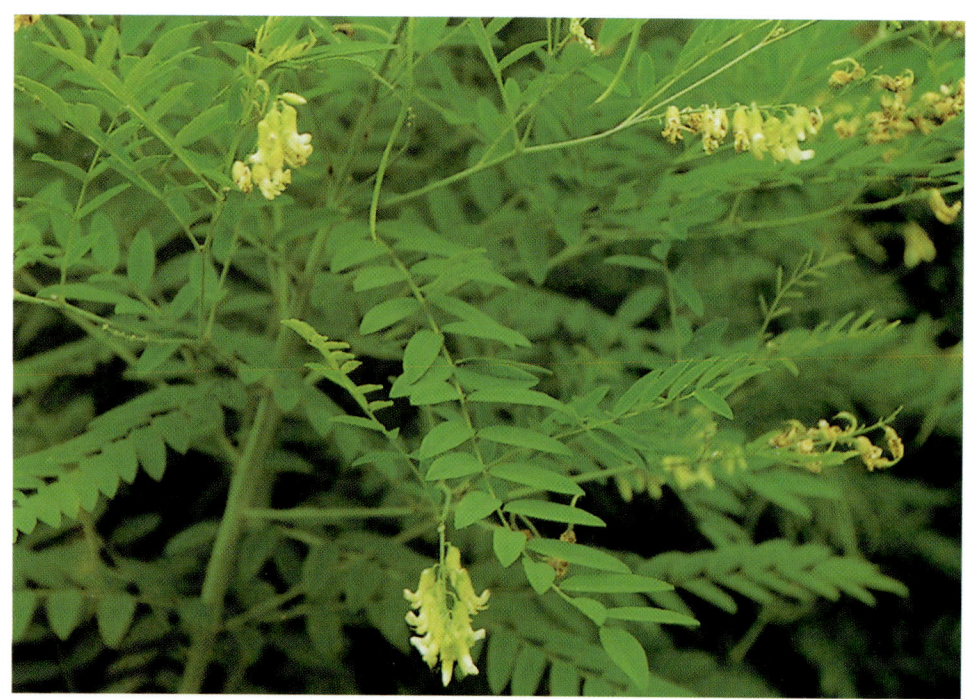

Abb. 1: Gelblicher Schnurbaum, *Sophora flavescens* Ait. (Kǔ Shēn). Quelle: The coloured Atlas of the Chinese Materia Medica specified in Chin. Ph.

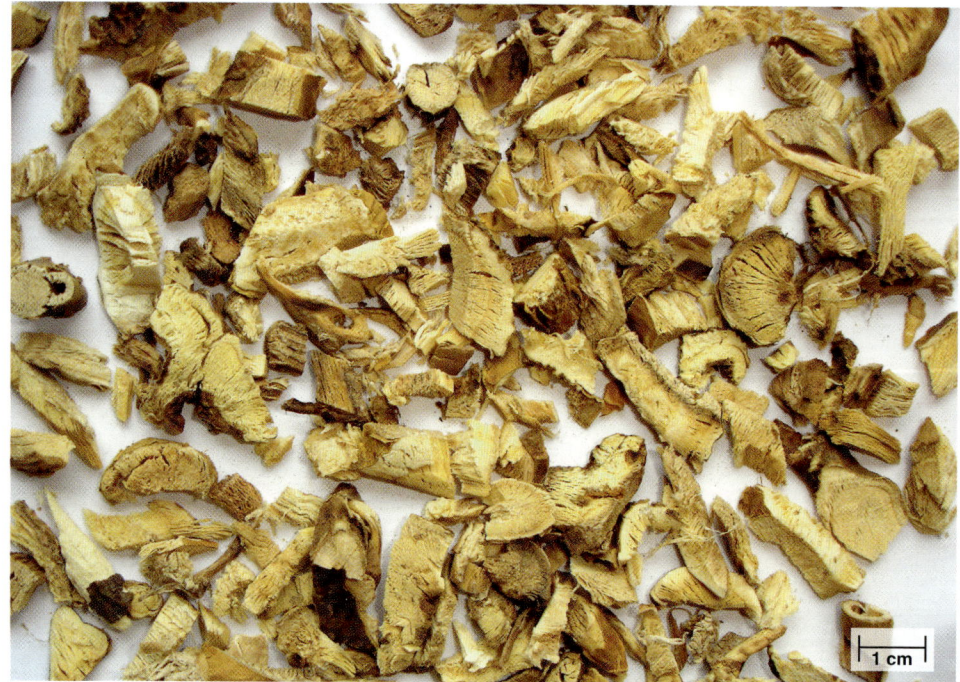

Abb. 2: Schnurbaumwurzel, Sophorae flavescentis radix (Kǔ Shēn), Schnittdroge

Herkunft
Die getrocknete Wurzel von *Sophora flavescens* AIT. (Ku Shen), Fabaceae

Ernte und Verarbeitung
Die Wurzel wird im Frühjahr oder im Herbst ausgegraben. Sie wird vom Wurzelkopf und kleineren Nebenwurzeln befreit, gewaschen und getrocknet oder unmittelbar nach dem Ausgraben in frischem Zustand in Scheiben geschnitten und anschließend getrocknet.

Pao Zhi
Kein Pao Zhi üblich

Eigenschaften
Geschmacksrichtung: bitter
Temperaturverhalten: kalt
Wirkungsort/Meridian: Herz, Leber, Magen, Dickdarm, Blase

Wirkung und Anwendung
Hitze kühlend, Nässe trocknend, Wind austreibend.

Bei Dysenterie mit blutigem Stuhl, die durch Nässe-Hitze entstanden ist, wird Sophorae flavescentis radix/Kǔ Shēn mit Sophorae japonicae flos/Huái Huā Mǐ kombiniert. Bei Gelbsucht wird sie zusammen mit Artemisiae scopariae herba/Yīn Chén und Plantaginis semen/Chē Qián Zǐ verordnet.

Bei rötlichem, gelblichem Ausfluss sowie Schwellungen und Juckreiz im Schambereich, z.B. bei einer Trichomonadeninfektion der weiblichen Geschlechtsorgane, wird Sophorae flavescentis radix/Kǔ Shēn mit Phellodendri chinensis cortex/Huáng Bó, Aucklandiae radix/Mù Xiāng, Atractylodis rhizoma/Cāng Zhū, Plantaginis semen/Chē Qián Zǐ, Artemisiae scopariae herba/Yīn Chén, Coicis semen/Yì Yǐ Rén, Paeoniae radix alba/Bái Sháo und Gentianae radix et rhizoma/Lóng Dǎn kombiniert. Die Droge ist auch zur äußerlichen Anwendung geeignet. Hierfür werden je 10 g Sophorae flavescentis radix/Kǔ Shēn, Phellodendri chinensis cortex/Huáng Bó, Cnidii fructus/Shé Chuáng Zǐ, Stemonae radix et rhizoma/Bǎi Bù und Gentianae radix/Lóng Dǎn in 600 ml Wasser 20 bis 30 Minuten (je nach Stückgröße) gekocht und als Lotion benutzt. Die betroffenen Stellen werden damit 3- bis 4-mal täglich gewaschen.

Bei Exanthemen und Nesselsucht mit Flüssigkeitsaustritt, die durch Nässe-Hitze entstanden sind, wird Sophorae flavescentis radix/Kǔ Shēn zusammen mit Forsythiae fructus/Lián Qiào, Paeoniae radix rubra/Chì Sháo, Saposhnikoviae radix/Fáng Fēng, Dictamni cortex/Bái Xiǎn Pí, Phellodendri chinensis cortex/Huáng Bó, Carthami flos/Hóng Huā und Cicadae periostracum/Chán Tuí verordnet.

Sophorae flavescentis radix/Kǔ Shēn in Kombination mit Chrysanthemi flos/Jú Huā pflegt die Augen und stoppt den Tränenfluss. Zusammen mit Ophiopogonis radix/Mài Mén Dōng verabreicht, wirkt sie durststillend und Jing fördernd.

Bei schmerzhaften Hämorrhoiden kann Sophorae flavescentis radix/Kǔ Shēn mit Natrii sulfas/Máng Xiāo, Meliae cortex/Kǔ Liàn Pí und Sophorae flos/Huái Huā Mǐ äußerlich als Lotion wie oben beschrieben, angewendet werden.

Dosierung
4,5 bis 9 g. Äußerlich in ausreichender Menge als Lotion für Waschungen, bei manchen Hautproblemen äußerlich bis zu 30 g.

Inhaltsstoffe
Alkaloide 1 bis 2,5 %, Matrin, Oxymatrin, Sophoridin, Hydrooxymatrin, *N*-Methylcytisin, Kurarinon, Kurarinin. Laut Chin. Ph. soll der Gesamtgehalt an Matrin und Oxymatrin mindestens 1,2 % betragen.

Pharmakologie
Antiseptisch, antimykotisch, antiarrhythmisch, antiallergisch, antiinflammatorisch, hustenstillend, analgetisch, expektorierend, diuretisch

Unerwünschte Wirkungen und Gegenanzeigen
Bei Kälte/Leere in den Nieren oder im Magen nicht anwenden. In China ist man der Auffassung, dass Ku Shen bei langer Anwendung die Nieren stark belasten kann. Der untere Rückenbereich (LWS) wird dadurch unbeweglicher, und es können Schmerzen im Lendenbereich auftreten.

4.3 Blut kühlende Drogen – Qing Re Liang Xue Yao, 清热凉血药

Drogenübersicht für Blut kühlende Drogen

Lat. Name	Dt. Name	Pin-Yin-Name	Chin. Name	Seite
Bubali cornu	Wasserbüffelhorn	Shuǐ Níu Jiǎo	水牛角	186
Moutan cortex	Strauchpaeonienwurzelrinde	Mǔ Dān Pí	牡丹皮	188
Paeoniae radix rubra	Pfingstrosenwurzel	Chì Sháo	赤芍	190
Rehmanniae radix	Rehmannia-Wurzel	Dì Huáng	地黄	192
Scrophulariae radix	Braunwurzwurzel	Xuán Shēn	玄参	194
Sophorae flos	Schnurbaumblüten	Huái Huā	槐花	196
Sophorae fructus	Schnurbaumfrüchte	Huái Jiǎo	槐角	198

Gemeinsamkeiten

Zu dieser Drogengruppe gehört auch noch Rhei radix et rhizoma praep., vorbehandelte Rhabarberwurzel, Shú Dà Huáng, 熟大黄, siehe Kapitel 3.1.2. Diese Drogen werden eingesetzt, wenn die Hitze die dritte und vierte Schicht (Ying- und Blut-Ebene) erreicht hat. Folgende Syndrome von Hitze auf der Ying-Ebene sind mögliche: eine rote Zunge, Fieber, das sich in der Nacht erhöht, Unruhe, Schlaflosigkeit, schneller und dünner Puls, Bewusstlosigkeit, wirres Reden sowie Hautflecken.

Syndrome von Hitze auf der Blut-Ebene können sein: eine dunkelrote Zunge, Bewusseinstrübung, Blutspucken, Nasenbluten, Blut im Urin und Stuhl, dunkelrote Hautflecken sowie Unruhe.

Die meisten Drogen dieser Gruppe haben einen bitteren, salzigen und süßen Geschmack und sind kalt in ihrem Temperaturverhalten. Sie wirken vorwiegend im Herz- und Leber-Meridian und kühlen dadurch die Hitze auf der Ying- und Blut-Ebene.

4.3.1 Bubali cornu – Wasserbüffelhorn – Shuǐ Niú Jiǎo, 水牛角

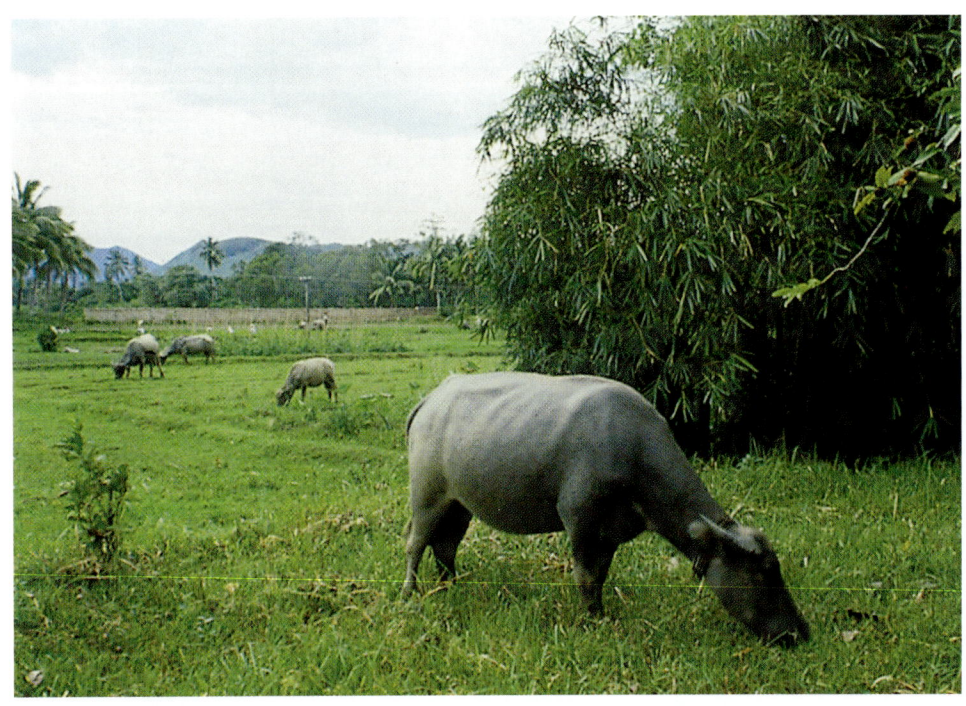

Abb. 1: Wasserbüffel, *Bubalus bubalis* L. (Shuǐ Niú). Quelle: The coloured Atlas of the Chinese Materia Medica specified in Chin. Ph.

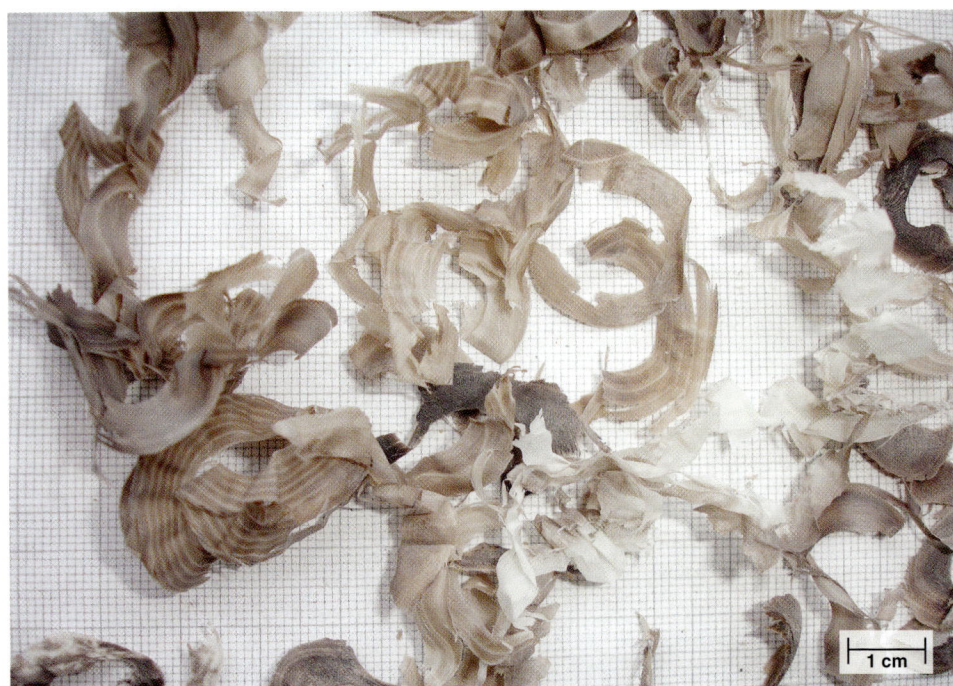

Abb. 2: Wasserbüffelhorn, Bubali cornu (Shuǐ Niú Jiǎo), gehobelt

Herkunft
Das getrocknete Horn des Wasserbüffels, *Bubalus bubalis* L. (Shuǐ Niú), Bovidae

Ernte und Verarbeitung
Das abgesägte Horn wird in Wasser gekocht. Die Hornscheide wird entfernt und das Horn getrocknet. Anschließend wird es in dünne Streifen gehobelt oder pulverisiert.

Pao Zhi
Kein Pao Zhi üblich

Eigenschaften
Geschmacksrichtung: bitter
Temperaturverhalten: kalt
Wirkungsort/Meridian: Leber, Herz

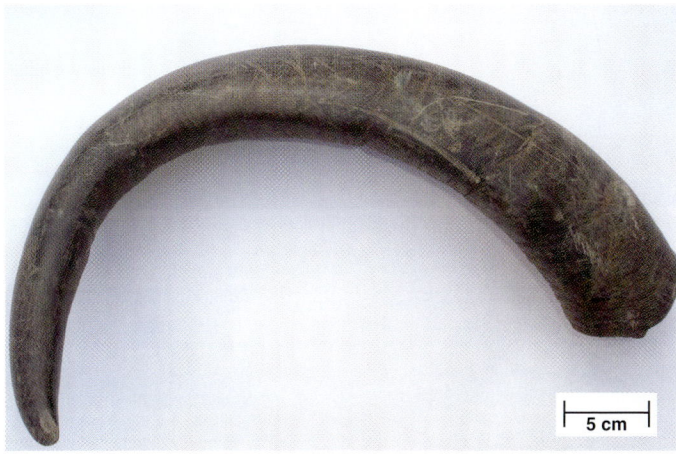

Abb. 3: Wasserbüffelhorn, Bubali cornu (Shuǐ Niú Jiǎo), Ganzdroge

Wirkung und Anwendung
Hitze kühlend, entgiftend, Blut kühlend, Konvulsionen beruhigend.

Bei Wen-Bing-Erkrankungen verwendete man ursprünglich Nashorn-Horn. Büffelhorn ist hierfür ein allerdings minderwertiger Ersatz.

Bubali cornu/Shuǐ Niú Jiǎo kann Herz-, Leber- und Magen-Feuer kühlen. Wenn eine Wen-Bing-Erkrankung in die Blut-Ebene gelangt ist, und Symptome wie heißer Körper, starkes und anhaltendes Fieber, Bewusstseinsstörung, wirre Reden, rote belaglose Zunge, schneller Puls und Hautausschlag vorhanden sind, wird die Droge mit Rehmanniae radix/Shēng Dì Huáng, Scrophulariae radix/Xuán Shēn, Lonicerae japonicae flos/Jīn Yín Huā und Forsythiae fructus/Lián Qiào kombiniert. Um Fieber zu senken, wird sie zusammen mit Rhinoceri cornu/Líng Yáng Jiǎo und Gypsum fibrosum/Shí Gāo verabreicht.

Bei einer Hitze-Noxe in der Blut-Ebene und Symptomen wie Blutspucken und Nasenbluten wird Bubali cornu/Shuǐ Niú Jiǎo zusammen mit Rehmanniae radix/Shēng Dì Huáng, Moutan cortex/Mǔ Dān Pí und Paeoniae radix rubra/Chì Sháo verwendet.

Dosierung
15 bis 30 g, mindestens 3 Stunden vorkochen; bei Einnahme als Pulver 1,5 bis 3 g

Inhaltsstoffe
Cholesterin, Lactamin, Arginin, Asparaginsäure, Cystin

Pharmakologie
Wirkt beruhigend sowie antiinflammatorisch, reduziert die Permeabilität der Blutgefäße und beschleunigt die Blutgerinnung.

Unerwünschte Wirkungen und Gegenanzeigen
Bei einer Milz- und Magen-Leere-Kälte nicht benutzen. Büffelhorn darf ebenso wie Nashorn-Horn bei Potenzstörungen nicht verwendet werden.

4.3.2 Moutan cortex – Strauchpaeonienwurzelrinde – Mǔ Dān Pí, 牡丹皮

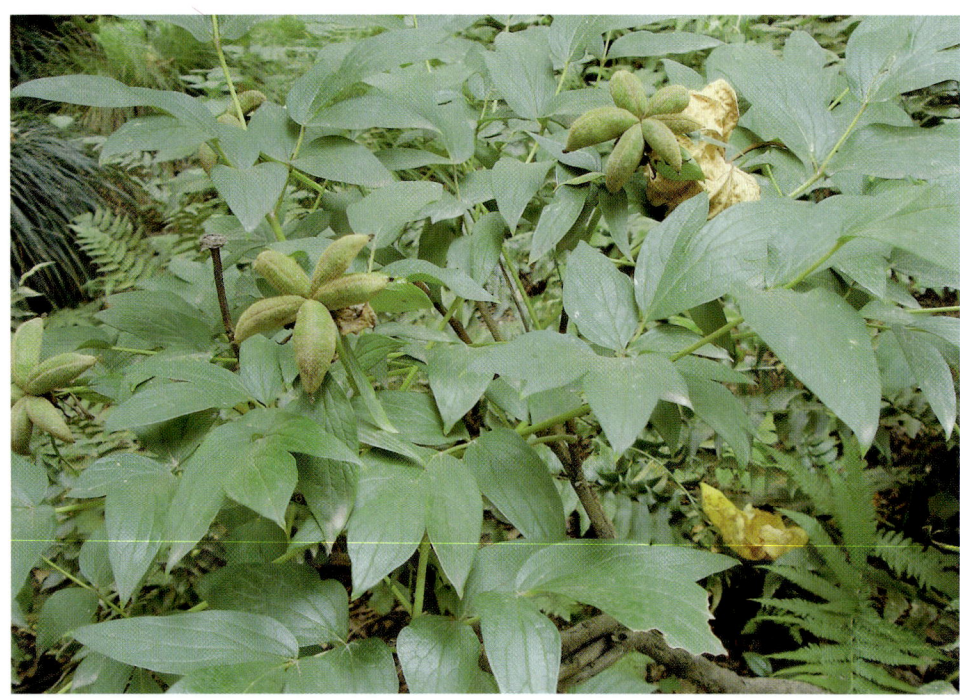

Abb. 1: Strauchpaeonie, *Paeonia suffruticosa* ANDR., (Mǔ Dān), Pflanze mit Früchten

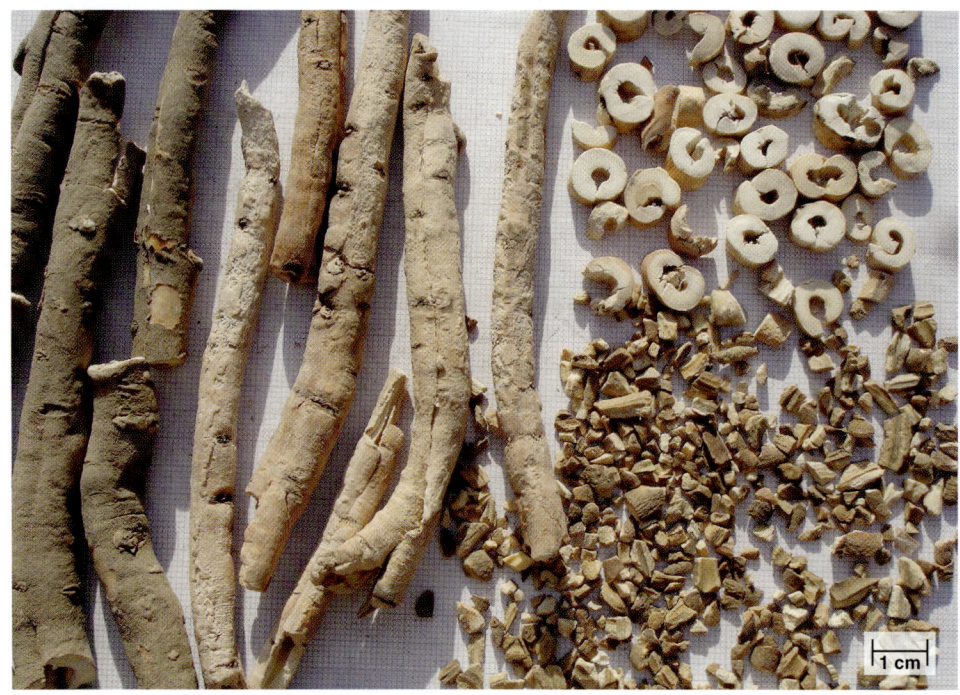

Abb. 2: Strauchpaeonienwurzelrinde, Moutan cortex (Mǔ Dān Pí). Links: Ungeschält. Mitte: Außenrinde geschält. Rechts oben: Geschält (in Wasser eingeweicht), in Scheiben geschnitten, Kristalle sind nur selten vorhanden. Rechts unten: Ungeschält direkt nach „Ke" (siehe Schnittform und Schnittgröße Seite XXX) geschnitten, Kristalle vorhanden.

Herkunft
Die getrocknete Wurzelrinde von *Paeonia suffruticosa* ANDR., Ranunculaceae

Ernte und Verarbeitung
Die Wurzel wird im Herbst ausgegraben. Sie wird von den Nebenwurzeln befreit, ihre Rinde abgeschält und an der Sonne getrocknet.

Pao Zhi
Mǔ Dān Pí Tàn: Die Rinde wird geschnitten und im Wok über starkem Feuer unter ständigem Rühren geröstet, bis die äußere Oberfläche schwarz, das Innere aber noch hellbraun ist. So verarbeitet wird sie zum Blutstillen verwendet.

Jiǔ Dān Pí: Moutan cortex/Mǔ Dān Pí wird mit Wein behandelt. Diese Form wird zum Lösen einer Blutstase (heute sehr selten) verwendet.

Qualität
An der Innenseite und der Bruchfläche sollten noch zahlreiche Kristalle zu sehen sein. Bei diesen Kristallen handelt es sich um den Wirkstoff Paeonol. Je dicker die Rinde, je mehr Kristalle und je intensiver der Geruch, desto besser ist die Qualität. Die beste Dao-Di-Droge kommt aus der Provinz Anhui und trägt den Handelsnamen Feng Dan Pi. Der Wirkstoff Paeonol ist wasserlöslich und kann durch unsachgemäße Behandlung verloren gehen.

Eigenschaften
Geschmacksrichtung: bitter, scharf
Temperaturverhalten: leicht kalt
Wirkungsort/Meridian: Herz, Leber, Nieren

Wirkung und Anwendung
Hitze zerstreuend, Blut kühlend, blutbewegend, Blutstase lösend.

Hitze in der Blut- und der Ying-Ebene kann viele dermatologische Beschwerden oder Ausschläge mit roten Flecken sowie Infektionen verursachen. Es kann auch zu starken Blutungen sowie zu Blutspucken oder Nasenbluten kommen. Moutan cortex/Mǔ Dān Pí wird dann oft in Kombination mit Rehmanniae radix/Shēng Dì Huáng und Paeoniae radix rubra/Chì Sháo verordnet.

Bei einer lang andauernden Wen-Bing-Erkrankung kann das Yin verletzt werden. Der Patient hat abends und nachts Hitze oder Fieber, die morgens zurückgehen. In diesem Fall wird die Droge mit Trionycis carapax/Biē Jiǎ, Artemisiae annuae herba/Qīng Hāo und Anemarrhenae rhizoma/Zhī Mǔ kombiniert (siehe Rezeptur Qing Hao Bie Jia Tang). Moutan cortex/Mǔ Dān Pí kann sowohl bei Fülle-Hitze als auch bei Leere-Hitze eingesetzt werden. Die Droge ist ein wichtiger Bestandteil der häufig verwendeten klassischen Rezeptur Liu Wei Di Huang Tang/Wan. Berichtet ein Erkrankter bei Einnahme dieser Rezeptur nach zwei bis drei Tagen schon über eine Besserung, ist dieses Resultat wahrscheinlich durch Moutan cortex/Mǔ

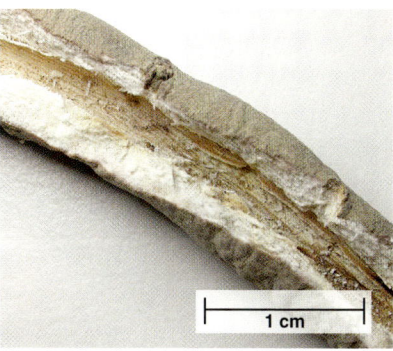

Abb. 3: Strauchpaeonienwurzelrinde, Moutan cortex (Mǔ Dān Pí) Ganzdroge, hier sind die Kristalle noch vorhanden, aber leider schwer zu finden.

Dān Pí erzielt worden. D. h., der Patient hatte nicht nur eine Nieren-Yin-Schwäche, sondern auch ein Hitze-Muster. Zur Behandlung kann hier auch noch an einen Einsatz der Rezeptur Zhi Bai Di Huang Tang/Wan gedacht werden.

Bei Amenorrhö aufgrund einer Blut-Stagnation, bei Regelschmerzen, Myomen, Knoten oder Neoplasien im Unteren Erwärmer sowie Sport- und Sturzverletzungen, bewegt diese Droge das Blut und löst Blutstasen auf. Dafür wird sie oft mit Persicae semen/Táo Rén, Paeoniae rubra radix/Chì Sháo und Cinnamomi ramulus/Guì Zhī kombiniert (siehe Rezeptur Gui Zhi Fu Ling Wan). Bei Sportverletzungen wird sie zusammen mit Angelicae sinensis radix/Dāng Guī, Olibanum/Rǔ Xiāng und Persicae semen/Táo Rén auch äußerlich angewendet.

Im Allgemeinen wird bei Geschwüren Moutan cortex/Mǔ Dān Pí zusammen mit Lonicerae japonicae flos/Jīn Yín Huā, Forsythiae fructus/Lián Qiào und Taraxaci herba/Pǔ Gōng Yīng verwendet. Bei Darmgeschwüren im Anfangsstadium wird die Droge mit Rhei radix et rhizoma/Shēng Dà Huáng, Persicae semen/Táo Rén und Natrii sulfas/Máng Xiāo kombiniert.

Dosierung
6 bis 12 g

Inhaltsstoffe
Paeonol, Paeonosid, Paeoniflorin, ätherische Öle, Tannin, Benzoesäure, β-Sitosterin. Laut Chin. Ph. soll der Gehalt an Paeonol mindestens 1,2 % betragen.

Pharmakologie
Paeonol und sein Glykosid Paeonosid wirken antiinflammatorisch, beruhigend, antipyretisch, analgisch, spasmolytisch, blutdrucksenkend, antiseptisch und antimykotisch. Paeonol wirkt ferner kongestiv an der Uterusschleimhaut, führt die Regelblutung herbei und senkt die Fertilität bei Mäusen.

Unerwünschte Wirkungen und Gegenanzeigen
Kontraindiziert bei Blut-Mangel, Kälte im Blut, Leere-Kälte, während einer Schwangerschaft und bei übermäßiger Menstruationsblutung.

4.3.3 Paeoniae radix rubra – Pfingstrosenwurzel – Chì Sháo, 赤芍

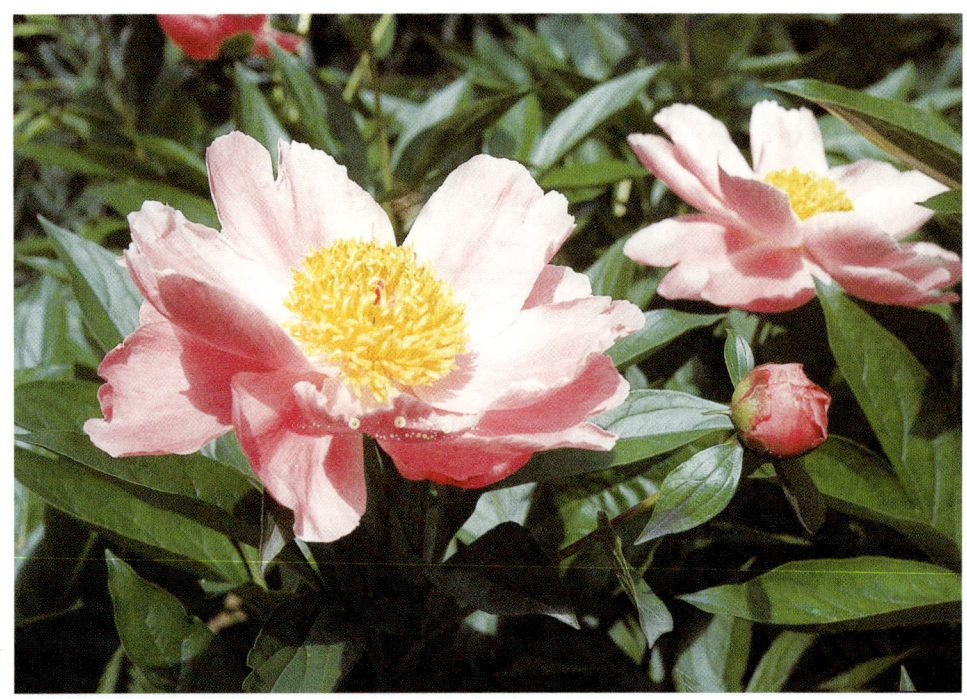

Abb. 1: Pfingstrose, *Paeonia veitchii* Lynch (Chuān Chí Sháo)

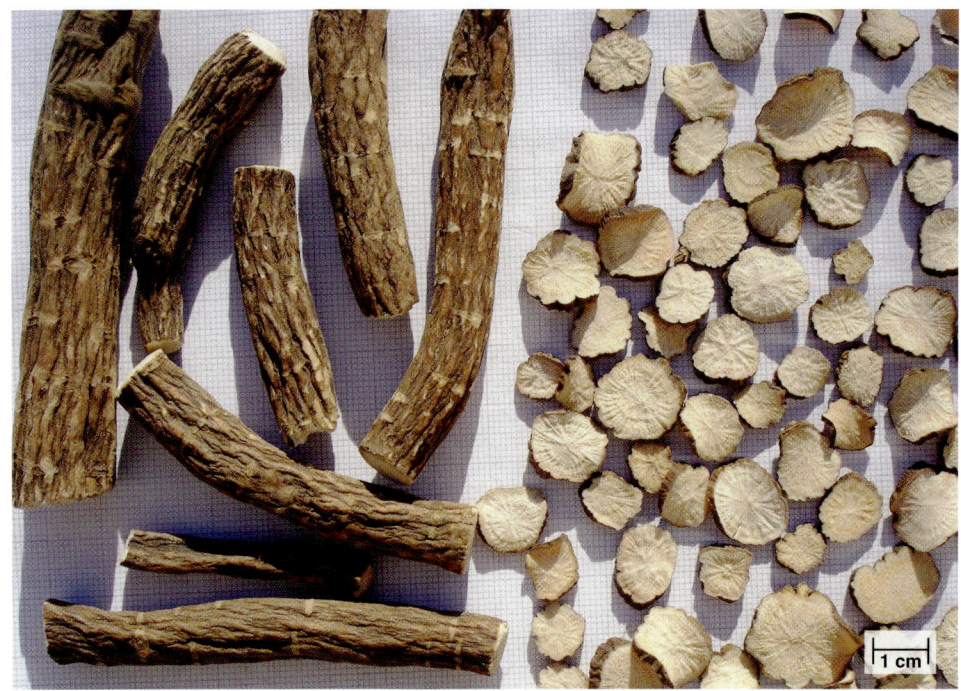

Abb. 2: Pfingstrosenwurzel, Paeoniae radix rubra (Chì Sháo). Links: Ganzdroge. Rechts: Schnittdroge aus *Paeonia veitchii* Lynch (Chuān Ch Sháo)

Herkunft

Die Wurzel von *Paeonia lactiflora* PALL. (Shao Yao) oder *Paeonia veitchii* LYNCH (Chuan Shao Yao), Ranunculaceae

Paeoniae radix alba/Bái Sháo stammt von der gleichen Stammpflanze (*P. lactiflora*), ist aber abgekocht und ohne Rinde. Daher hat sie eine rosaweißliche Farbe. Die Stammpflanze Chuan Chi Shao (*P. veitchii*) wird nicht als Paeoniae radix alba/Bái Sháo verarbeitet, sondern nur als Paeoniae radix rubra/Chì Sháo verwendet.

Ernte und Verarbeitung

Die Wurzel wird im Frühling oder im Herbst ausgegraben, von Nebenwurzeln und Erde befreit, gereinigt, geschnitten und getrocknet.

Pao Zhi

Kein Pao Zhi üblich. Falls der Therapeut jedoch Bedenken wegen des kalten Temperaturverhaltens der Droge hat, wird sie geröstet und unter dem Namen „Chǎo Chì Shǎo" eingesetzt.

Eigenschaften

Geschmacksrichtung:	bitter
Temperaturverhalten:	leicht kalt
Wirkungsort/Meridian:	Leber

Wirkung und Anwendung

Hitze kühlend, Blut kühlend und bewegend, Blutstase auflösend, schmerzstillend.

Wenn Hitze in die Ying- und in die Blut-Ebene eingedrungen ist und Geschwüre mit dunkelvioletten Hautflecken verursacht hat, kühlt diese Droge Hitze in beiden Ebenen und durch ihren Bezug zur Leber auch noch die Leber-Hitze. Dafür wird Paeoniae radix rubra/Chì Sháo oft in Kombination mit Rehmanniae radix/Shēng Dì Huáng und Moutan cortex/Mǔ Dān Pí verordnet.

Bei Menstruationsproblemen mit Blut-Hitze und Blutstase wird sie zusammen mit Leonuri herba/Yì Mǔ Cǎo, Salviae miltiorrhizae radix et rhizoma/Dān Shēn und Lycopi herba/Zé Lán verabreicht. Bei einer Blutstase mit tastbaren Knoten im Abdomen wird Paeoniae rubra radix/Chì Sháo mit Moutan cortex/Mǔ Dān Pí, Persicae semen/Táo Rén und Cinnamomi ramulus/Guì Zhī eingesetzt (siehe Rezeptur Gui Zhi Fu Ling Wan).

Bei Sport-, Sturz- und Schlagverletzungen sowie Geschwüren wird sie oft in Kombination mit Olibanum/Rǔ Xiāng, Myrrha/Mò Yào und Draconis sanguis/Xuě Jié verwendet. Bei Geschwüren, die durch toxische Hitze verursacht werden, verordnet man sie dagegen mit Lonicerae japonicae flos/Jīn Yín Huā, Forsythiae fructus/Lián Qiào und Gardeniae fructus/Zhī Zǐ.

Bei geröteten, geschwollenen und schmerzhaften Augen, die durch Leber-Hitze entstanden sind, hat Paeoniae radix rubra/Chì Sháo kühlende und die Leber befreiende Wirkung. Man kombiniert sie dann mit Chrysanthemi flos/Jú Huā, Prunellae spica/Xià Kū Cāo und Equiseti hiemalis herba/Mù Zéi. Auch bei Leber-Qi-Stagnation mit Hitze-Zeichen und Schmerzen unter den Rippenbögen hat sich der Einsatz von Paeoniae radix rubra/Chì Sháo bewährt.

Dosierung

6 bis 12 g

Inhaltsstoffe

Paeoniflorin, Hydroxypaeoniflorin, Benzoylpaeoniflorin, Paeonin, Paeonol, Benzoesäure, Tannin. Laut Chin. Ph. soll der Gehalt an Paeoniflorin mindestens 1,8 % betragen.

Pharmakologie

Erweitert koronare Arterien, erhöht den Sauerstoffgehalt im Blut, hemmt die Thrombozytenaggregation und verhindert damit die Entstehung eines Thrombus, verbessert die Mikrozirkulation, wirkt beruhigend, spasmolytisch, antiulzerativ, antiinflammatorisch, analgetisch, antipyretisch und blutdrucksenkend.

Unerwünschte Wirkungen und Gegenanzeigen

Die Droge darf nicht mit Veratri nigri radix et rhizoma/Li Lu kombiniert werden.

Bei Menstruationsstörungen, die durch Kälte im Blut entstanden sind, ist sie nur bedingt einsetzbar.

4.3.4 Rehmanniae radix – Rehmannia-Wurzel – Dì Huáng, 地黄

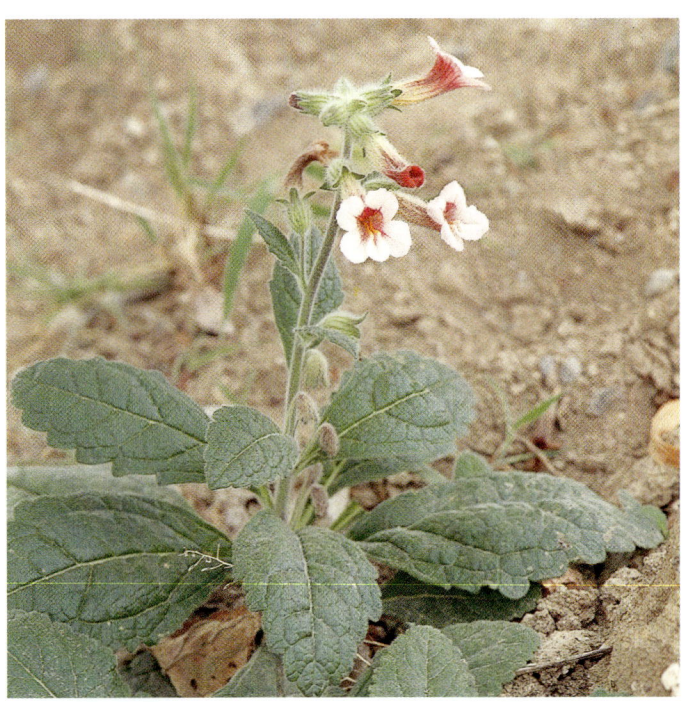

Abb. 1: Rehmannia, *Rehmannia glutinosa* LIBOSCH. (Dì Huáng)

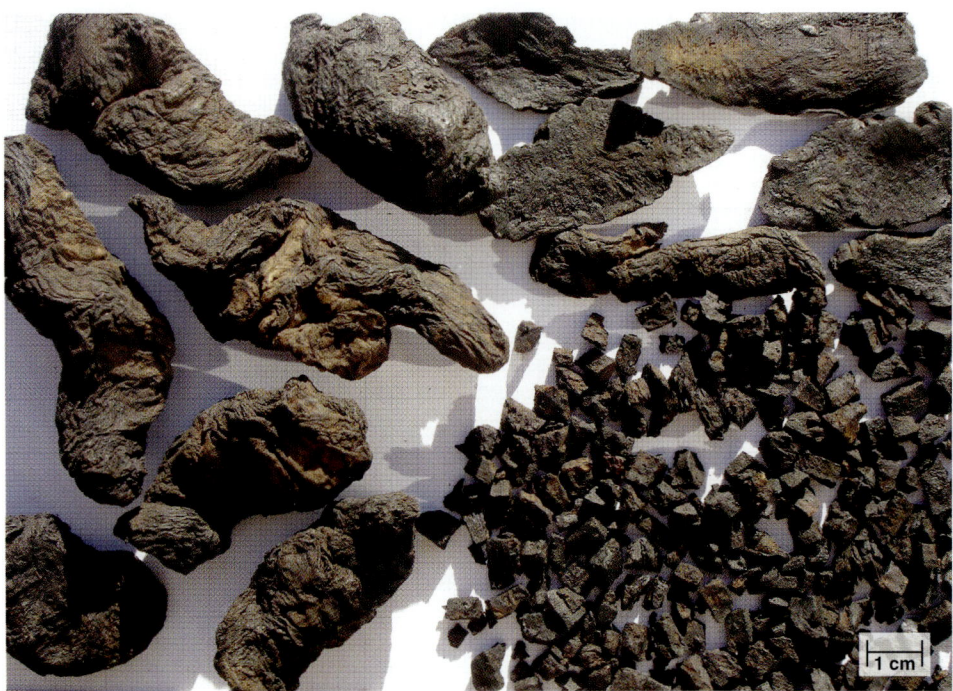

Abb. 2: Rehmannia-Wurzel, Rehmanniae radix (Dì Huáng/Shēng Dì Huáng). Alle hier abgebildeten Drogen sind Dao Di-Drogen aus He Nan. Links: Ganzdroge, gedünstet. Rechts oben: Ganzdroge gedünstet, in Scheiben geschnitten, längere Kochzeit erforderlich (mind. 2 x 30 min.). Rechts unten: „Ke"-Schnitt (siehe Schnittform und Schnittgröße Seite XXX), bessere Verarbeitung, Kochzeit 2 x 15 min.

Synonyme
Shēng Dì Huáng, 生地黄

Herkunft
Die Wurzelknolle von *Rehmannia glutinosa* LIBOSCH., Scrophulariaceae

Ernte und Verarbeitung
Die Droge wird im Herbst ausgegraben, von Stängelresten sowie Erde befreit und gereinigt. Sie wird auch im frischen Zustand verwendet und wird dann Rehmanniae radix recens/Xiān Dì Huáng genannt. In vielen Büchern wird Rehmanniae radix recens mit „Shēng Dì Huáng" übersetzt. Dies ist aber falsch.

Pao Zhi
Bei Shēng Dì Huáng oder Dì Huáng (Rehmanniae radix) handelt es sich um die präparierte Droge. Die Knolle wird über schwachem Feuer erhitzt, bis etwa 80 % ihres Wassergehaltes entwichen sind und das Innere schwarz wird. In dieser Form wird sie am häufigsten eingesetzt. Shēng Dì Huáng oder Dì Huáng ist nicht so kalt im Temperaturverhalten wie die frische Rehmanniae radix recens/Xiān Dì Huáng.

Qualität
Je dicker und schwerer und je rotgelblicher die Wurzel ist, desto besser ist die Qualität. Sheng Di Huang ist innen schwarz mit bräunlicher Außenrinde. Je größer der Bereich mit einer weichen, schmierigen Konsistenz, je süßer und bitterer im Geschmack, desto besser ist die Qualität. Die Provinz He Nan verfügt über die beste Dao-Di-Droge.

Eigenschaften
Geschmacksrichtung: süß, bitter
Temperaturverhalten: kalt
Wirkungsort/Meridian: Leber, Herz, Nieren

Wirkung und Anwendung
Rehmanniae radix/Shēng Dì Huáng: Die blutstillende Wirkung ist schwächer als die von Rehmanniae radix recens/Xiān Dì Huáng, dafür ist ihre Yin-nährende Wirkung stärker. Rehmanniae radix recens/Xiān Dì Huáng wirkt Hitze kühlend, Blut kühlend und Blutungen stillend, ihr Saft ist besonders gut bei Diabetes.

Wenn die Hitze-Noxe in Ying- und Blut-Ebene vorgedrungen ist, verursacht sie hohes Fieber, Bewusstseinsstörung, innere Unruhe und einen schnellen Puls. Dafür wird die Droge oft mit Scrophulariae radix/Xuán Shēn kombiniert (siehe Rezeptur Qing Ying Tang).

In der Endphase einer Wen-Bing-Erkrankung, falls das Fieber nachts noch vorhanden oder höher ist als tagsüber, und weiterhin noch ein Yin-Mangel vorliegt (rote Zunge, schneller Puls), wird die Droge mit Artemisiae annuae herba/Qīng Hāo, Trionycis carapax/Biē Jiǎ und Anemarrhenae rhizoma/Zhī Mǔ verordnet.

Bei roten Hautflecken, Exanthemen oder Blutungen, die durch Blut-Hitze entstanden sind, wird Rehmanniae radix/Shēng Dì Huáng mit Moutan cortex/Mǔ Dān Pí und Paeoniae radix rubra/Chì Sháo verabreicht. Bei Blutspucken, Blut im Stuhl und übermäßiger Regelblutung durch Blut-Hitze wird Rehmanniae radix/Shēng Dì Huáng (besser noch: Rehmanniae radix recens/Xiān Dì Huáng mit Artemisiae argyi folium/Ai Yè, Nelumbinis folium/Hé Yè und Platycladi cacumen/Cè Bǎi Yè verwendet (siehe Rezeptur Si Sheng Wan).

Bei Diabetes mit starkem Durst kombiniert man Rehmanniae radix/Shēng Dì Huáng zur Yin-Erhaltung mit Dioscoreae rhizoma/Shān Yào.

Hyperthyreose kann in der TCM auch als Yang-Überschuss mit gleichzeitigem Yin-Mangel angesehen werden. Obwohl die Erkrankung nicht durch eine äußere Hitze-Noxe verursacht wurde, kann z. B. die Rezeptur Xiao Luo Wan zuzüglich Shēng Dì Huáng verordnet werden.

Yin-Mangel kann Obstipation verursachen. Dann wird Rehmanniae radix/Shēng Dì Huáng mit Scrophulariae radix/Xuán Shēn und Ophiopogonis radix/Mài Mén Dōng eingesetzt (siehe Rezeptur Zeng Ye Tang).

Dosierung
Rehmanniae radix/Shēng Dì Huáng: 9 bis 15 g, Rehmanniac radix recens/Xiān Dì Huáng: 12 bis 30 g

Inhaltsstoffe
Iridoidglykoside, z. B. Catalpol, β-Sitosterol, Mannitol, Stigmasterol, Campesterol, Rehmannin, Arginin, Glucose, Polysaccharide. Bei den Iridoidglykosiden handelt es sich um die Hauptwirkstoffe, die für die Schwarzverfärbung während der Verarbeitung verantwortlich sind. Laut Chin. Ph. soll der Gehalt an Catalpol mindestens 0,20 % betragen.

Pharmakologie
Herz stärkend, beruhigend, diuretisch, Blutdruck erhöhend, antimykotisch, beschleunigt Blutgerinnung, schützt Leber vor Glucosemangel, *Rehmanniae*-Polysaccharide wirkt immunstärkend.

Unerwünschte Wirkungen und Gegenanzeigen
Vorsicht bei Leere und Kälte in Milz und Magen sowie bei Durchfall und Völlegefühl.

4.3.5 Scrophulariae radix – Braunwurzwurzel – Xuán Shēn, 玄参

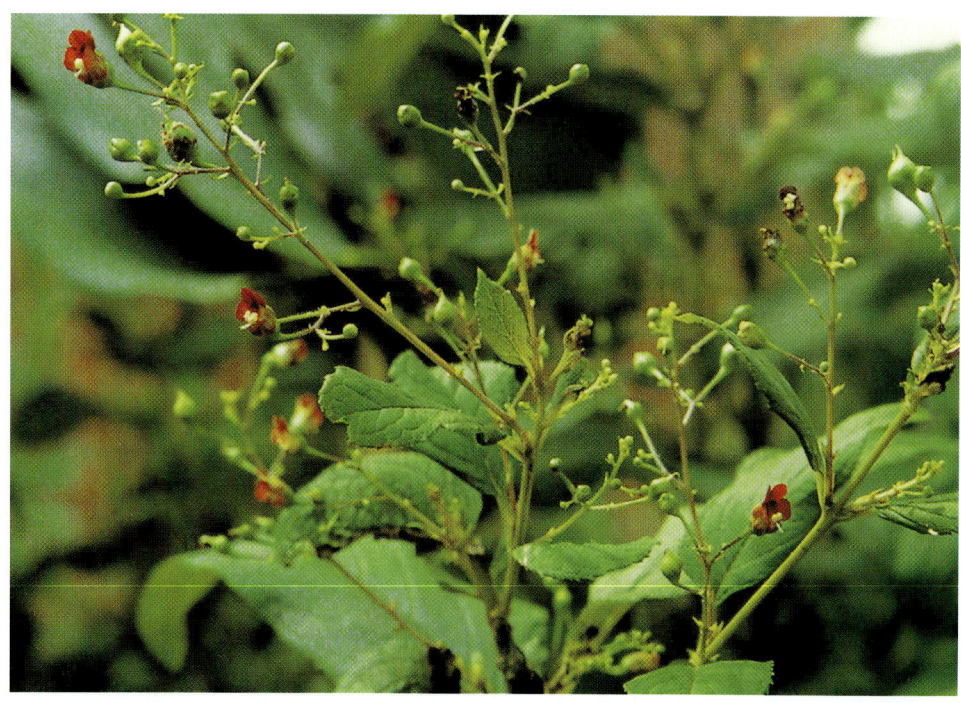

Abb. 1: Braunwurz, *Scrophularia ningpoensis* Hemsl. (Xuán Shēn), Blätter mit Blütenstand. Quelle: The coloured Atlas of the Chinese Materia Medica specified in Chin. Ph.

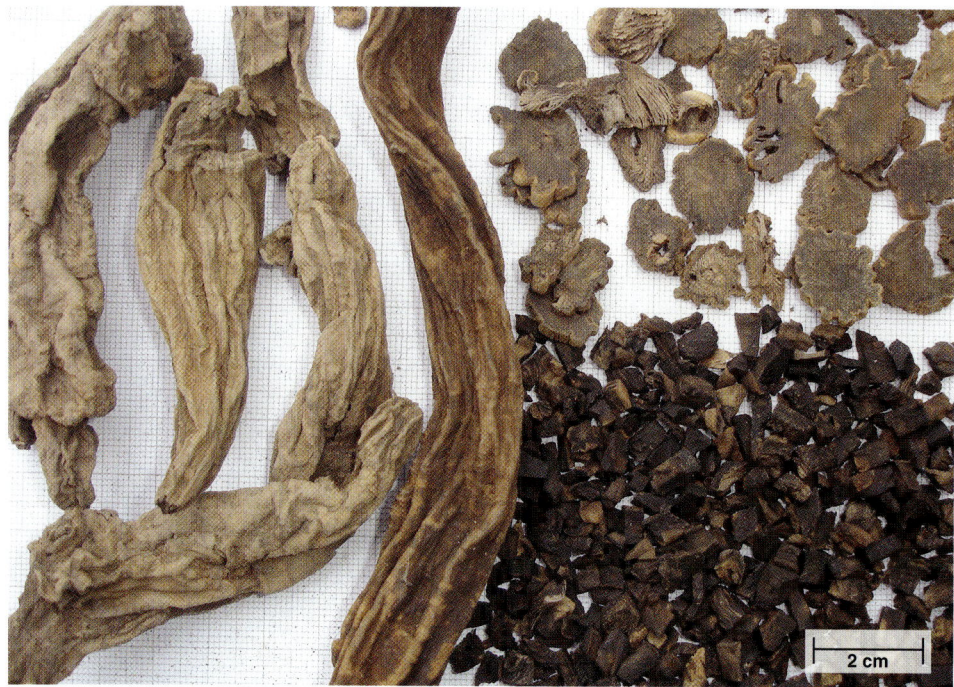

Abb. 2: Braunwurzwurzel, Scrophulariae radix (Xuán Shēn). Links: Ganzdroge. Rechts: Die Qualität der Schnittdroge rechts unten ist besser als die der rechts oben.

Herkunft
Die getrocknete Wurzel von *Scrophularia ningpoensis* Hemsl., Scrophulariaceae

Ernte und Verarbeitung
Die Wurzel wird im Winter ausgegraben, von Nebenwurzeln und Erde befreit und an der Sonne teilgetrocknet. Die Wurzel wird dann mit lichtundurchlässiger Folie bedeckt und zum „Schwitzen" stehen gelassen, bis sich ihr Inneres schwarz verfärbt hat.

Pao Zhi
Kein Pao Zhi üblich

Qualität
Je dicker die Wurzel, je fester die Konsistenz, je schwärzer der Bruch, je süßer und bitterer ihr Geschmack, desto besser ist die Qualität. Die beste Dao-Di-Droge Xuán Shēn kommt aus der Provinz Zhe Jiang.

Eigenschaften
Geschmacksrichtung: bitter, süß, salzig
Temperaturverhalten: leicht kalt
Wirkungsort/Meridian: Lunge, Magen, Nieren

Wirkung und Anwendung
Hitze und Blut kühlend, entgiftend, Yin ernährend

Die Droge ist ein bewährtes Mittel gegen Hitze und Fieber, die in der Nacht stärker werden (Hitze-Noxe in Ying-Ebene). Die Hitze-Noxe zehrt die Körperflüssigkeit auf, verursacht starken Durst, eine scharlachrote Zunge, innere Unruhe und einen schnellen Puls. Scrophulariae radix/Xuán Shēn wird dann mit Rehmanniae radix/Shēng Dì Huáng und Ophiopogonis radix/Mài Mén Dōng kombiniert (siehe Rezeptur Qing Ying Tang).

Wenn sich die Hitze weiter bis zum Herzen ausbreitet, treten Symptome wie Bewusstseinsstörung und wirre Reden auf. In diesem Fall wird die Droge oft zusammen mit Ophiopogonis radix/Mài Mén Dōng und Forsythiae semen/Lián Qiào Xīn verwendet.

Ist die Hitze in die Blut-Ebene gelangt und treten Hautflecken und Exanthemen auf, wird die Droge in Kombination mit Gypsum fibrosum/Shí Gāo und Anemarrhenae rhizoma/Zhī Mǔ verabreicht (siehe Rezeptur Hua Ban Tang).

Bei Rachen- und Kopfschmerzen, aufgrund Toxinbildung durch Hitze, kann die Droge mit Menthae folium/Bò Hè, Forsythiae fructus/Lián Qiào, Isatidis radix/Bǎn Lán Gēn kombiniert werden (siehe Rezeptur Pu Ji Xiao Du Yin). Auch bei Rachenschmerzen und Heiserkeit, die durch einen Yin-Mangel mit Leere-Feuer verursacht wurden, wird die Droge eingesetzt u. z. zusammen mit Ophiopogonis radix/Mài Mén Dōng, Platycodonis radix/Jié Gěng und Glycyrrhizae radix et rhizoma/Gān Cǎo.

Hyperthyreose kann auch als Yang-Überschuss/Yin-Mangel betrachtet werden, obwohl sie nicht durch äußere Hitze-Noxe verursacht wurde. Für diese Indikation wird die Grundkombination Ostreae concha/Mǔ Lì, Scrophulariae radix/Xuán Shēn, Rehmanniae radix/Shēng Dì Huáng, Sargassi thallus/Hǎi Zǎo und Prunellae spica/Xià Kū Cǎo über einen Zeitraum von 3–6 Monaten verwendet (siehe Rezeptur Xiao Luo Wan).

Yin-Mangel kann Obstipation verursachen. Dann wird Scrophulariae radix/Xuán Shēn mit Rehmanniae radix/Shēng Dì Huáng und Ophiopogonis radix/Mài Mén Dōng kombiniert (siehe Rezeptur Zeng Ye Yin).

Bei häufigen Geschwüren durch Blut-Hitze wird die Droge mit Lonicerae japonicae flos/Jīn Yín Huā, Forsythiae fructus/Lián Qiào und Violae herba/Zǐ Huā Dì Dīng verordnet (siehe Rezeptur Pu Ji Xiao Du Yin).

Bei Husten mit blutigem Auswurf aufgrund einer Trockenheit in der Lunge wird die Droge zusammen mit Lycii cortex/Dì Gǔ Pí und Moutan cortex/Mǔ Dān Pí verabreicht.

Auch bei Diabetes und Wechseljahrbeschwerden wird die Droge gern verordnet, falls sie zum Krankheitsbild passt.

Dosierung
9 bis 15 g

Inhaltsstoffe
Scrophularin, Iridoidglykoside wie z. B. Harpagosid, Alkaloide. Iridoidglykoside sind für die Schwarzverfärbung während der Verarbeitung verantwortlich. Laut Chin. Ph. soll der Gehalt an Harpagosid mindestens 0,050 % betragen.

Pharmakologie
Blutdrucksenkend, verbessert lokale Durchblutung, antiinflammatorisch und antimykotisch

Unerwünschte Wirkungen und Gegenanzeigen
Vorsicht bei Milz-Magen-Leere-Kälte, vermindertem Appetit, Druckgefühl in der Brust, Durchfall und vermehrtem Schleim. Die Droge darf nicht mit Veratri nigri radix et rhizoma/Li Lu zusammen verwendet werden.

4.3.6 Sophorae flos – Schnurbaumblüten – Huái Huā, 槐花

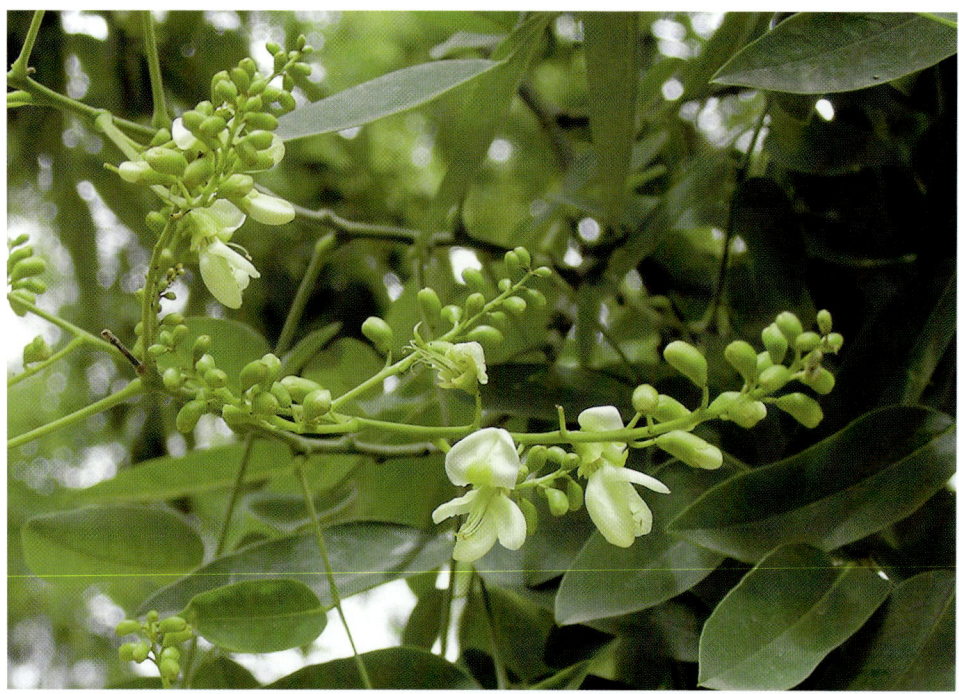

Abb. 1: Schnurbaum, *Sophora japonica* L. (Huái), blühender Zweig

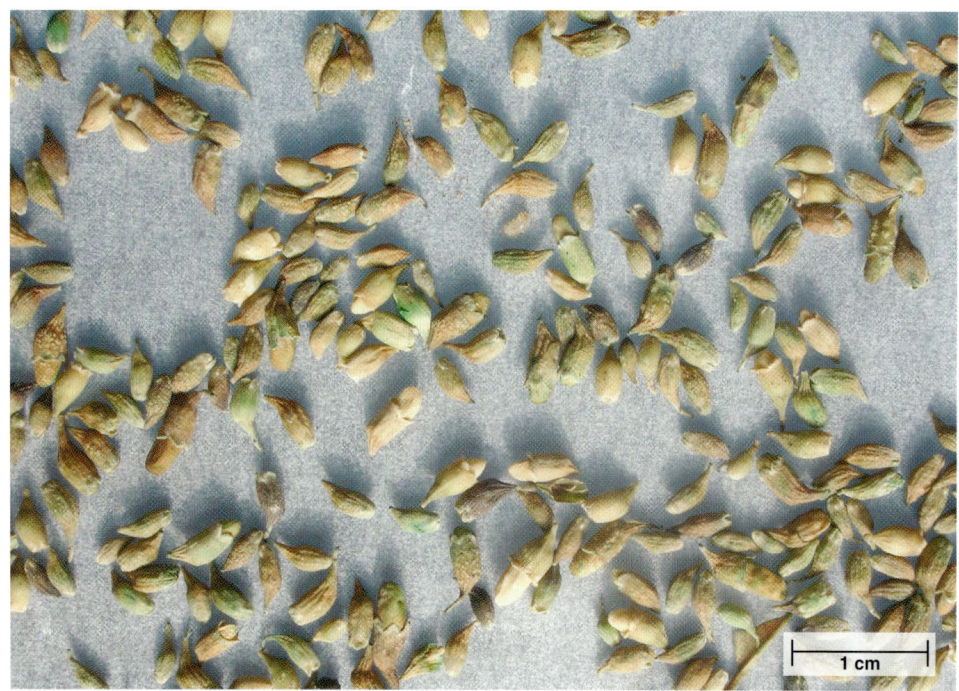

Abb. 2: Schnurbaumblütenknospen, Sophorae flos (Huái Huā Mǐ), Ganzdroge

Synonyme
Huái Huā Mǐ, 槐花米

Herkunft
Die getrockneten Blüten (Huái Huā) und Blütenknospen (Huái Huā Mǐ) von *Sophora japonica* L. (Huai), Fabaceae. Die reine Blütenknospe gilt als die bessere Qualität.

Ernte und Verarbeitung
Blütenknospen und Blüten werden im Sommer kurz vor dem Erblühen geerntet, von Verunreinigungen befreit und getrocknet.

Pao Zhi
Chǎo Huái Mǐ: Die Knospe wird im Wok über mildem Feuer geröstet, bis eine Farbvertiefung eintritt. Das kühlende Temperaturverhalten wird hierdurch gemildert und die Verträglichkeit verbessert.

Huái Huā Tàn: Die Droge wird im Wok geröstet, bis sich ihre Oberfläche dunkelbräunlich verfärbt. So verarbeitet wird die Droge zum Blutstillen verwendet.

Eigenschaften
Geschmacksrichtung: bitter
Temperaturverhalten: leicht kalt
Wirkungsort/Meridian: Leber, Dickdarm

Wirkung und Anwendung
Blut kühlend, Blutungen stillend, Leber Feuer kühlend und ausleitend.

Sophorae flos/Huái Huā Mǐ wirkt besonders bei Blutungen im unteren Verdauungstrakt, dazu wird sie oft mit Schizonepetae spica/Jīng Jiè kombiniert.

Bei blutenden Hämorrhoiden werden 5 g Huái Huā Mǐ mit 100 g Reis und einigen Stücken durchsichtigen Zuckerkandis zu einem Brei gekocht. Wenn zusätzlich Obstipation vorliegt, werden 10 g Sophorae fructus/Huái Jiǎo statt Sophorae flos/Huái Huā Mǐ dazu gegeben.

Bei Blut im Stuhl (Dysenterie), bei übermäßiger Regelblutung und Bēng Lòu[1], bei Blutspucken oder Blutung aus der Nase wird Sophorae flos/Huái Huā Mǐ mit Imperatae rhizoma/Bái Máo Gēn kombiniert.

Bei Kopfschmerzen und roten Augen, die durch Leber-Feuer entstanden sind, wird die Droge einzeln als Tee oder in Kombination mit Prunellae spica/Xià Kū Cǎo und Chrysanthemi flos/Jú Huā verabreicht.

Sie lindert und kühlt außerdem Lungen-Hitze und beseitigt Beschwerden im Rachenraum.

Heute wird Sophorae flos/Huái Huā Mǐ auch bei Hypertonie verordnet, wenn Leber-Feuer die Ursache der Hypertonie ist. Auch als Prophylaxe bei Koronargefäßverhärtungen ist sie erfolgreich anwendbar. Ferner wird sie bei Schuppenflechte und akuter Mastitis angewendet.

Dosierung
5 bis 9 g

Inhaltsstoffe
Rutin, Sophoranol, Sophoranon, Sophoradiol, Tannin. Laut Chin. Ph. soll der Gehalt an wasserfreiem Rutin mindestens 6,0 % bei Huái Huā und 15,0 % bei Huái Huā Mǐ betragen; der Flavonoidgehalt soll 8,0 % bei Huái Huā und 20,0 % bei Huái Huā Mǐ betragen.

Pharmakologie
Reduziert die Permeabilität und Fragilität der Blutgefäße ähnlich wie Vitamin P, beschleunigt die Blutgerinnung, erweitert die Koronargefäße, wirkt antioxidativ und antiinflammatorisch

Unerwünschte Wirkungen und Gegenanzeigen
Vorsichtig bei Milz-Magen-Leere-Kälte

---

[1] Bēng Lòu: Bēng = sehr starke Gebärmutterblutungen in unregelmäßigen Abständen; Lòu = ständiges Tröpfeln des Blutes aus der Gebärmutter; beide Begriffe werden zusammen in der Gynäkologie als Bēng Lòu bezeichnet.

4.3.7 Sophorae fructus – Schnurbaumfrüchte – Huái Jiǎo, 槐角

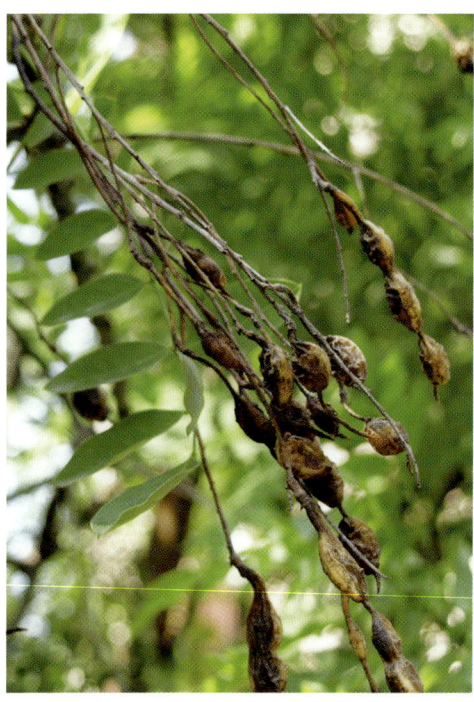
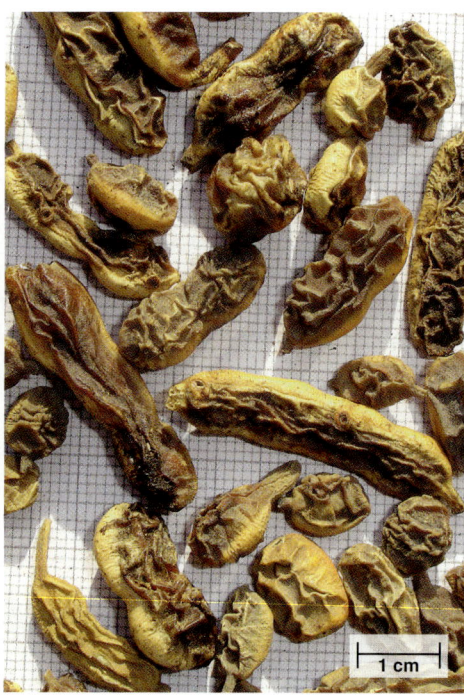

Abb. 1: Schnurbaum, *Sophora japonica* L. mit Früchten

Abb. 2: Schnurbaumfrüchte, Sophorae fructus (Huái Jiǎo), Ganzdroge

Herkunft
Die getrockneten Früchte von *Sophora japonica* L. (Huai), Fabaceae.

Ernte und Verarbeitung
Die Früchte werden im Winter geerntet, von Verunreinigungen befreit und getrocknet.

Pao Zhi
Mì Huái Jiǎo: Die gereinigte Droge wird im Wok mit Honig versetzt, eine Zeit lang stehen gelassen und anschließend über mildem Feuer geröstet, bis ihre äußere Schale ein glänzendes Aussehen angenommen hat und sich nicht mehr klebrig anfühlt. Für 100 kg Droge nimmt man 5 kg raffinierten Honig. Durch diese Verarbeitung wird die kühlende Eigenschaft gemildert, die Verträglichkeit verbessert und die befeuchtende Wirkung erhöht.

Eigenschaften
Geschmacksrichtung: bitter
Temperaturverhalten: kalt
Wirkungsort/Meridian: Leber, Dickdarm

Wirkung und Anwendung
Siehe Schnurbaumblüten.

Die Schnurbaumblütenknospe/Huái Huā Mǐ ist wirksamer, wenn man das Blut kühlen und Blutungen stillen will. Huái Jiǎo eignet sich dagegen besser, wenn Leber-Feuer ausgeleitet und der Darm befeuchtet werden soll.

Dosierung
6 bis 9 g

Inhaltsstoffe
Laut Chin. Ph. soll der Gehalt an Sophoricosid mindestens 4,0 % betragen.

Unerwünschte Wirkungen und Gegenanzeigen
Kontraindiziert in der Schwangerschaft

4.4 Entgiftende Drogen – Qing Re Jie Du Yao – 清热解毒药

Drogenübersicht für entgiftende Drogen

Lat. Name	Dt. Name	Pin-Yin-Name	Chin. Name	Seite
Belamcandae rhizoma	Leopardenblumenwurzelstock	Shè Gàn	射干	200
Chrysanthemi indici flos	Wilde Chrysanthemenblüten	Yě Jū Huā	野菊花	202
Forsythiae fructus	Forsythienfrüchte	Lián Qiào	连翘	204
Houttuyniae herba	Houttuynia-Kraut	Yú Xīng Cǎo	鱼腥草	206
Indigo naturalis	Indigo	Qīng Dài	青黛	208
Isatidis folium	Färberwaidblätter	Dà Qīng Yè	大青叶	209
Isatidis radix	Färberwaidwurzel	Bǎn Lán Gēn	板蓝根	211
Lonicerae japonicae flos	Geißblattblüten	Jīn Yín Huā	金银花	212
Oldenlandiae herba	Ohrkraut	Bái Huā Shé Shé Cǎo	白花蛇舌草	214
Paridis rhizoma	Vielblättriger Einbeerenwurzelstock	Qī Yè Yī Zhī Huā	七叶一支花	216
Pulsatillae radix	Weißköpfiger Greis	Bái Tóu Wēng	白头翁	218
Scutellariae barbatae herba	Bärtiges Helmkraut	Bàn Zhī Lián	半枝莲	220
Sophorae tonkinensis radix et rhizoma	Tonking-Schnurbaumwurzel	Shān Dòu Gēn	山豆根	222
Taraxaci herba	Mongolisches Löwenzahnkraut	Pǔ Gōng Yīng	蒲公英	224
Violae herba	Chinesisches Veilchenkraut	Zǐ Huā Dì Dīng	紫花地丁	226

Gemeinsamkeiten

Diese Drogen wirken nicht nur kühlend, sondern sie leiten auch infektiöse Gifte aus dem Körper. In der TCM unterteilt man den Begriff „Gift" in Hitze-Gift und Feuer-Gift (häufige eitrige Geschwüre, Halsentzündung, Ruhr, Schlangenbisse und Insektenstiche).

Im Vergleich zu den Drogen der Gruppe 4.1 wirkt diese Gruppe zusätzlich stärker entgiftend. Bei Bedarf werden diese Drogen mit verschiedenen Drogen anderer Gruppen kombiniert. Einige werden in China auch in der Tumorbehandlung eingesetzt.

4.4.1 Belamcandae rhizoma – Leopardenblumenwurzelstock – Shè Gàn, 射干

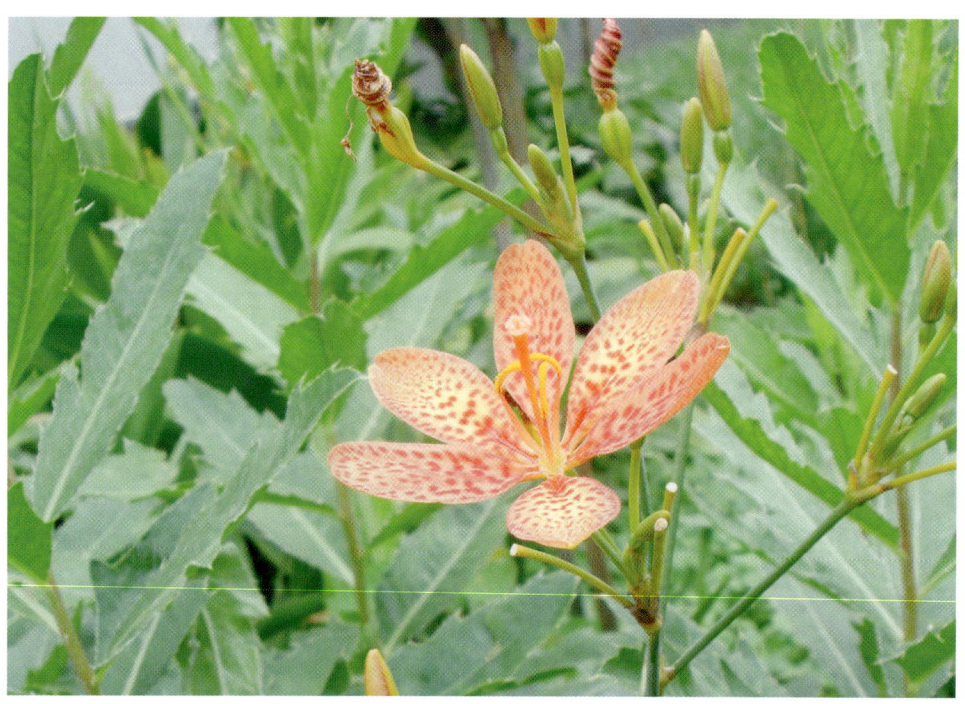

Abb. 1: Leopardenblume, *Belamcanda chinensis* (L.) DC. (Shè Gàn), Blütenstand (ohne Blätter)

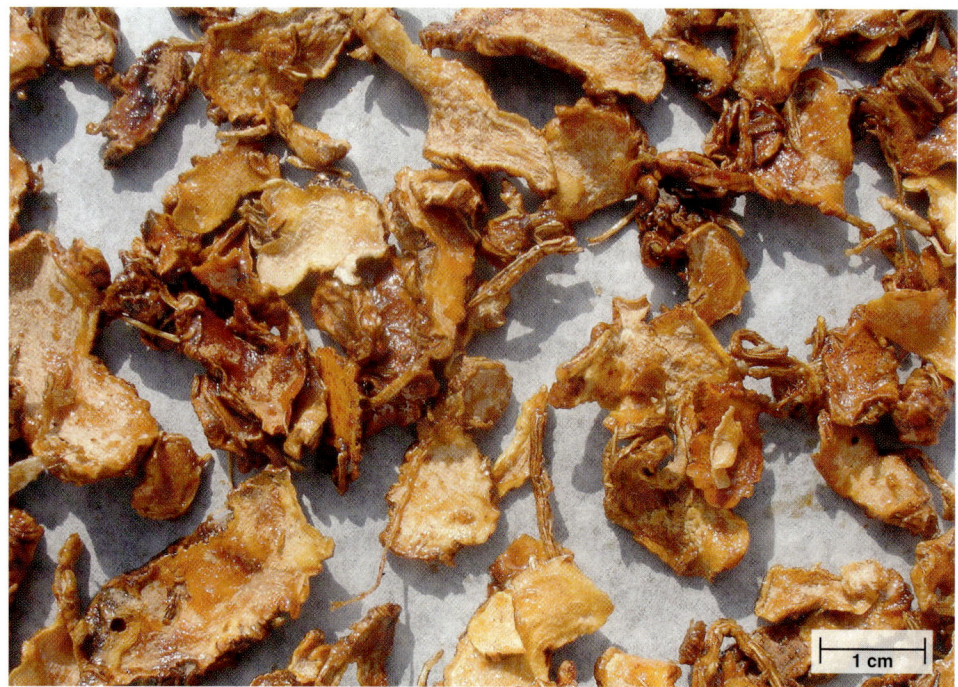

Abb. 2: Leopardenblumenwurzelstock, Belamcandae rhizoma (Shè Gàn), Schnittdroge mit Honig behandelt. Die Abbildung zeigt eine Droge in minderwertiger Verarbeitung. Die Nebenwurzeln sind nicht sauber entfernt, die Droge wurde nicht vollständig mit Honig bedeckt und nicht fachgerecht geröstet. Um Hitze zu kühlen und Schleim zu lösen, sollte die rohe Droge verwendet werden.

Herkunft
Der getrocknete Wurzelstock von *Belamcanda chinensis* (L.) DC. (She Gan), Iridaceae

Ernte und Verarbeitung
Der Wurzelstock wird von Mai bis September ausgegraben, von Blättern und Stängeln befreit und an der Sonne vorgetrocknet. In einem Sieb wird die Droge über mildes Feuer gehalten, um die feinen Nebenwurzeln zu verbrennen. Anschließend wird sie an der Sonne durchgetrocknet.

Pao Zhi
Mì Zhì Shè Gàn: Die Droge wird geschnitten und mit Honig gemischt. Wenn der Honig von der Droge aufgenommen worden ist, wird sie über mildem Feuer trockengeröstet.

Eigenschaften
Geschmacksrichtung:	bitter
Temperaturverhalten:	kalt
Wirkungsort/Meridian:	Lunge

Wirkung und Anwendung
Hitze kühlend, entgiftend, schleimlösend, Rachen normalisierend.

Belamcandae rhizoma/Shè Gàn ist eine wichtige Droge für die Behandlung aller Hals- und Rachenerkrankungen. Sie kühlt Lungen-Hitze und lindert Rachenbeschwerden. Bei Halsschmerzen wird sie oft mit Gardeniae fructus/Zhī Zǐ oder Scutellariae radix/Huáng Qín, Platycodonis radix/Jié Gěng und Glycyrrhizae radix et rhizoma/Gān Cǎo verordnet.

Sie wirkt außerdem Qi absenkend und schleimlösend. Bei Schleim im Hals, Stimmbandschwellungen, Ödemen und Husten durch Lungen-Hitze wird sie mit Mori cortex/Sāng Bái Pí, Asteris radix et rhizoma/Zǐ Wǎn und Platycodonis radix/Jié Gěng kombiniert. Zusammen mit wärmenden Drogen, wie z. B. Asari radix et rhizoma/Xì Xīn, Zingiberis rhizoma recens/Shēng Jiāng und Pinelliae rhizoma praep./Fǎ Bàn Xià kann Belamcandae rhizoma/Shè Gàn auch bei kaltem Schleim angewandt werden, wie in der Rezeptur Shè gàn má huáng tāng.

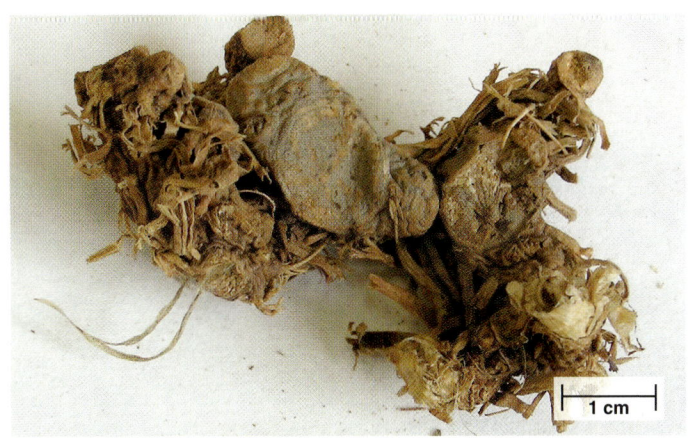

Abb. 3: Leopardenblumenwurzelstock, Belamcandae rhizoma (Shè Gàn), Ganzdroge

Dosierung
3 bis 9 g

Inhaltsstoffe
Iridin, Tectoridin, Tectorigenin, Irigenin, Irisflorentin, Dichotomitin. Laut Chin. Ph. soll der Gehalt an Irisflorentin mindestens 0,10 % betragen.

Pharmakologie
Antimykotisch, antiviral, antiinflammatorisch, analgetisch und antipyretisch

Unerwünschte Wirkungen und Gegenanzeigen
Kontraindiziert während der Schwangerschaft

4.4.2 Chrysanthemi indici flos – Wilde Chrysanthemenblüten – Yě Jú Huā, 野菊花

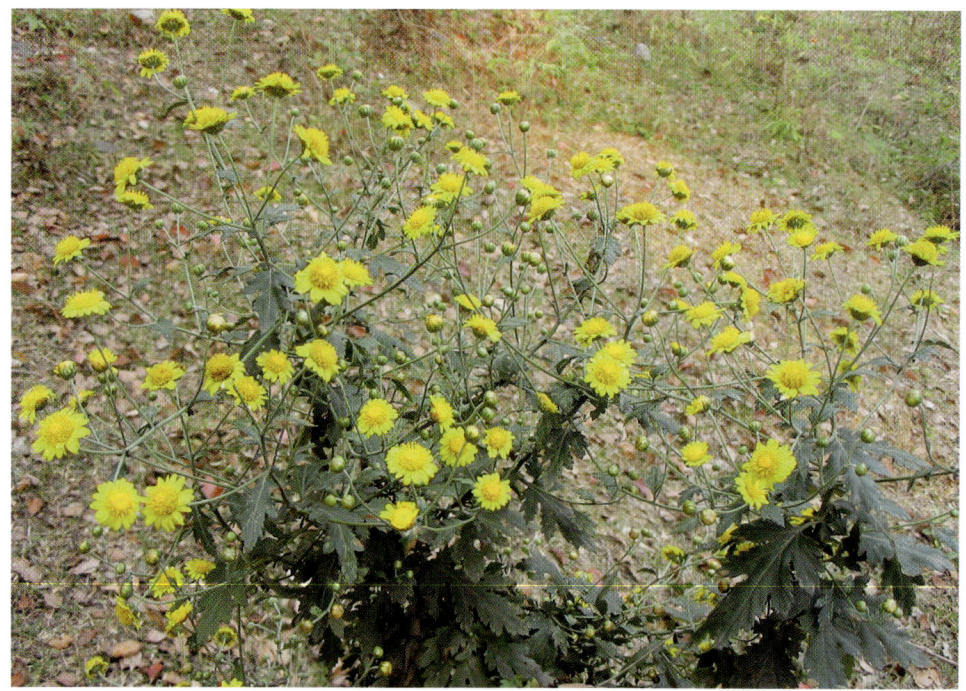

Abb. 1: Wilde Chrysantheme, *Chrysanthemum indicum* L. (Yě Jú Huā)

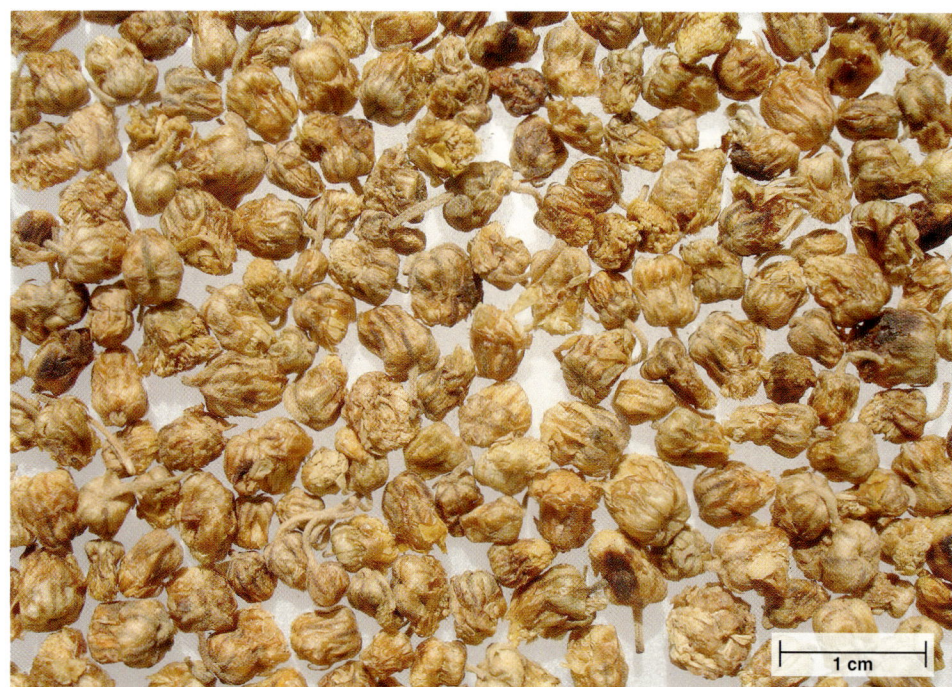

Abb. 2: Wilde Chrysanthemenblüten, Chrysanthemi indici flos (Yě Jú Huā), Ganzdroge

Herkunft
Die getrockneten köpfchenförmigen Blütenstände von *Chrysanthemum indicum* L. (Ye Ju), Asteraceae

Ernte und Verarbeitung
Die Blütenstände werden im Herbst gepflückt, für fünf bis zehn Minuten in kochendes Wasser gegeben, anschließend an der Luft getrocknet.

Pao Zhi
Kein Pao Zhi üblich

Eigenschaften
Geschmacksrichtung: bitter, scharf
Temperaturverhalten: leicht kalt
Wirkungsort/Meridian: Leber, Herz

Wirkung und Anwendung
Hitze kühlend, entgiftend.

Bei Geschwüren, Halsschmerzen und Juckreiz, die durch toxische Hitze entstanden sind, wird die Droge einzeln oder zusammen mit Taraxaci herba/Pǔ Gōng Yīng, Violae herba/Zǐ Huā Dì Dīng und Lonicerae japonicae flos/Jīn Yín Huā verordnet (siehe Rezeptur Wu Wei Xiao Du Yin).

Bei roten Augen wird sie mit Prunellae spica/Xià Kū Cǎo und Mori folium/Sāng Yè kombiniert. Neuerdings wird Chrysanthemi indici flos/Yě Jū Huā auch bei Hypertonie (Leber-Yang-Typ) verwendet.

Dosierung
9 bis 15 g

Inhaltsstoffe
Buddleosid, Chrysol, Chrysanthenon, α-Pinen, Borneolum, Campher, Zineol, Yejuhualacton, Arteglasin A, Linarin, Acaciin, Linarin. Laut Chin. Ph. soll der Gehalt an Buddleosid mindestens 0,80 % betragen.

Pharmakologie
Antiseptisch und blutdrucksenkend

Unerwünschte Wirkungen und Gegenanzeigen
Kontraindiziert bei Leere-Kälte im Magen und Darm und während der Schwangerschaft. Bei manchen Patienten sind verminderter Appetit und Darmgeräusche nach der Einnahme möglich.

4.4.3 Forsythiae fructus – Forsythienfrüchte – Lián Qiào, 连翘

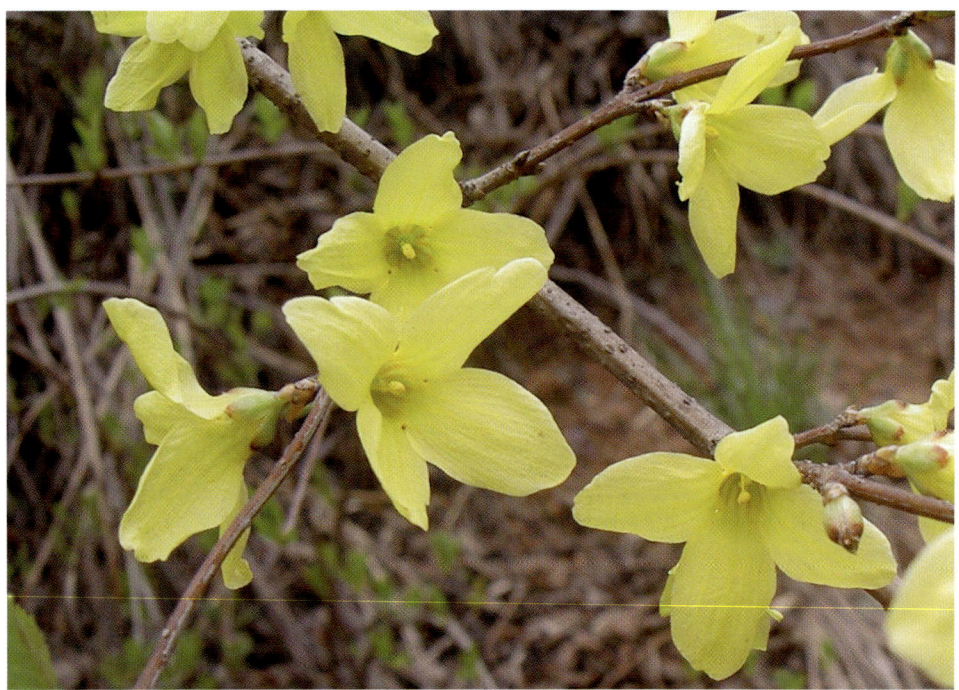

Abb. 1: Forsythie, *Forsythia suspensa* (Thunb.) Vahl (Lián Qiào), Zweig mit Blüten

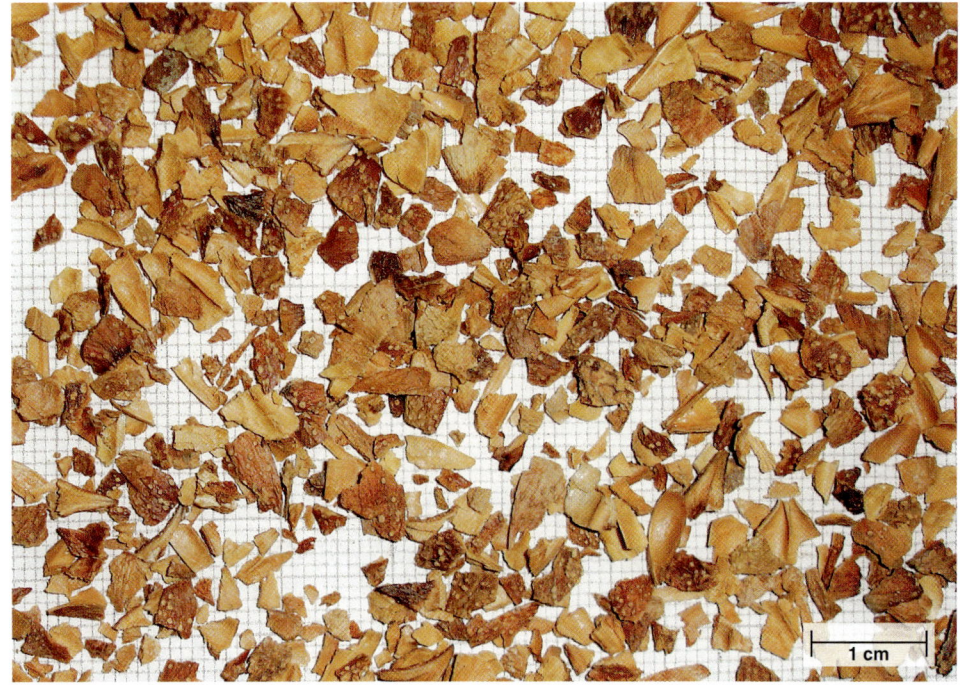

Abb. 2: Forsythienfrüchte, Forsythiae fructus (Lián Qiào), Schnittdroge

Herkunft
Die getrockneten Früchte von *Forsythia suspensa* (Thunb.) Vahl (Lian Qiao), Oleaceae

Ernte und Verarbeitung
Die Früchte werden zu Beginn der Reifezeit im Herbst, solange sie noch grünlich sind, abgeschnitten, von Verunreinigungen befreit, gargedämpft und an der Sonne getrocknet. Die grünliche Droge wird als „Qīng Qiào" bezeichnet. Alternativ werden die Früchte erst im reifen Zustand abgeschnitten, von den Verunreinigungen befreit und an der Sonne getrocknet. Diese Früchte haben eine rotbraune Farbe und werden als „Lǎo Qiào" bezeichnet. Qīng Qiào enthält mehr Wirkstoffe als Lǎo Qiào.

Pao Zhi
Kein Pao Zhi üblich

Eigenschaften
Geschmacksrichtung: bitter
Temperaturverhalten: leicht kalt
Wirkungsort/Meridian: Lunge, Herz, Dünndarm

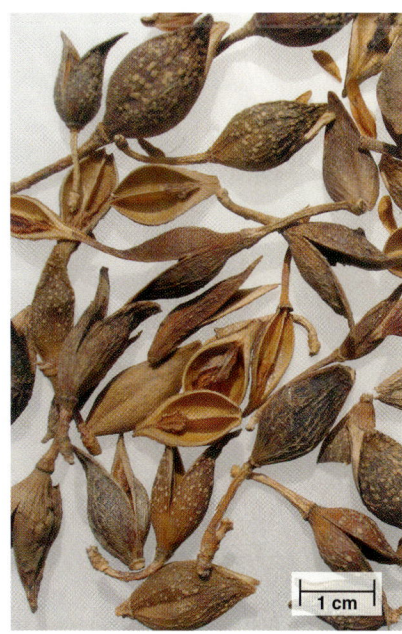

Abb. 3: Forsythienfrüchte, Forsythiae fructus (Lián Qiào), Ganzdroge, Handelsware Qing Qiao (grünliche Lián Qiào)

Wirkung und Anwendung
Hitze kühlend, Feuer-Toxine ausleitend, entgiftend, Knoten zerstreuend, Wind-Hitze zerstreuend.

Die Droge kühlt das Herz-Feuer, wirkt entgiftend und hat den Ruf, „das heilige Mittel der Geschwürbehandlung" zu sein. Sie wird bei Furunkeln, Karbunkeln und anderen Hautgeschwüren eingesetzt und oft mit Lonicerae japonicae flos/Jīn Yín Huā, Taraxaci herba/Pǔ Gōng Yīng, Chrysanthemi indici flos/Yě Jú Huā und Violae herba/Zǐ Huā Dì Dīng kombiniert.

Bei Knoten in der Schilddrüse wird Forsythiae fructus/Lián Qiào zusammen mit Prunellae spica/Xià Kū Cāo, Fritillariae thunbergii bulbus/Zhè Bèi Mǔ/Zhè Bèi, Scrophulariae radix/Xuán Shēn und Ostreae concha/Mǔ Lì verordnet. Diese Kombination wirkt Leber beruhigend, schleimlösend, entschwellend und antiinflammatorisch.

Bei Wind-Hitze Erkältung oder Wen-Bing leitet die Droge Hitze aus der Lunge und dem Herzen. Sie zerstreut somit die Hitze im Oberen Erwärmer. Forsythiae fructus/Lián Qiào wird dann mit Lonicerae japonicae flos/Jīn Yín Huā, Menthae folium/Bò Hè und Arctii fructus/Níu Bāng Zǐ eingesetzt (siehe Rezeptur Yin Qiao San). Hat die Erkrankung die Ying-Ebene erreicht, wird die Droge mit Scrophulariae radix/Xuán Shēn, Salviae miltiorrhizae radix et rhizoma/Dān Shēn, Lonicerae japonicae flos/Jīn Yín Huā kombiniert (siehe Rezeptur Qing Ying Tang).

Bei schmerzhaftem Wasserlassen hat sie sich in Kombination mit Lophatheri herba/Dàn Zhú Yè, Clematidis armandii caulis/Chuān Mù Tōng und Imperatae rhizoma/Bái Máo Gēn bewährt.

Die alten Pharmakologen sagten „Hitze ohne Schwitzen braucht Forsythiae fructus/Lián Qiào, Hitze mit Schwitzen dagegen Lonicerae japonicae flos/Jīn Yín Huā". Wenn beide Drogen in der Rezeptur eingesetzt werden, wird die Dosierung dem Schwitzen oder Nichtschwitzen angepasst.

Dosierung
6 bis 15 g

Inhaltsstoffe
Forsythin, Forsythol, Phillyrin, Phillygenin, Ursolsäure, Oleanolsäure, Betulinsäure, Matairesinol. Laut Chin. Ph. soll der Mindestgehalt an Forsythin 0,15 % betragen.

Pharmakologie
Antiseptisch (Breitbandspektrum), hemmt Blutgerinnung, antiemetisch

Unerwünschte Wirkungen und Gegenanzeigen
Kontraindiziert bei Milz- und Magen-Qi-Schwäche sowie eingefallenen Geschwüren mit dünner klarer Flüssigkeit (Yin-Geschwüre)

4.4.4 Houttuyniae herba – Houttuynia-Kraut – Yú Xīng Cǎo, 鱼腥草

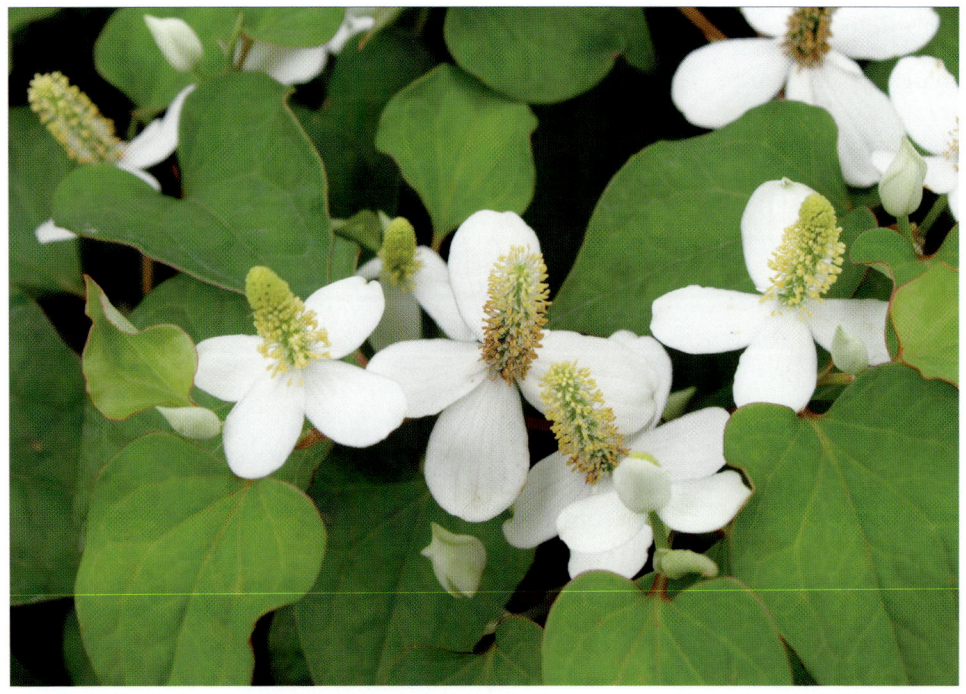

Abb. 1: Houttuynia, *Houttuynia cordata* Thunb. (Yú Xīng Cǎo)

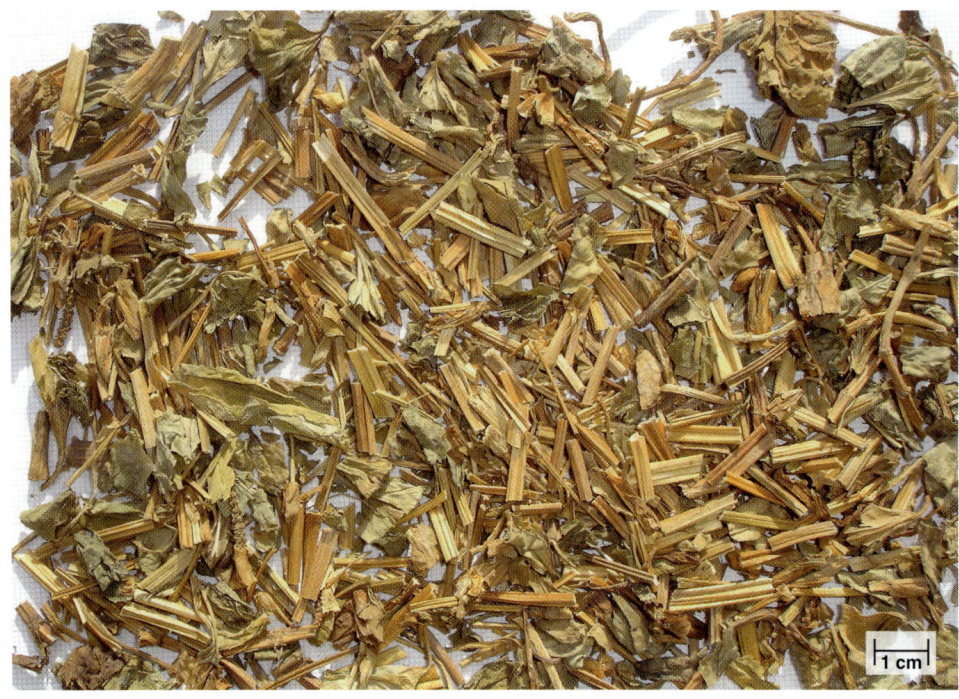

Abb. 2: Houttuynia-Kraut, Houttuyniae herba (Yú Xīng Cǎo), Schnittdroge

Herkunft
Die getrockneten oberirdischen Teile von *Houttuynia cordata* Thunb. (Yu Xing Cao), Saururaceae

Ernte und Verarbeitung
Die Pflanze wird im Sommer und Herbst gesammelt, von Verunreinigung befreit, gewaschen und getrocknet. Das frische Kraut hat (angedeutet im chinesischen Namen) einen fischartigen Geruch.

Pao Zhi
Kein Pao Zhi üblich

Qualität
Das Kraut riecht fischartig (ätherische Öle), je stärker, desto besser. Eine mikrobielle Prüfung ist notwendig.

Eigenschaften
Geschmacksrichtung: scharf
Temperaturverhalten: leicht kalt
Meridian/Wirkungsort: Lunge

Wirkung und Anwendung
Hitze kühlend, entgiftend, Furunkel abschwellend, Eiter ausleitend, diuretisch, Stauungen beim Wasserlassen auflösend

Bei Lungengeschwüren und -abszessen mit Hitze-Zeichen und Husten kühlt Houttuyniae herba/Yú Xīng Cǎo besonders die Lungen-Hitze. Die Droge wirkt auch bei blutigem Auswurf. Dafür wird sie oft in Kombination mit Platycodonis radix/Jié Gěng, Phragmitis rhizoma/Lú Gēn und Trichosanthis fructus/Guā Lǒu verabreicht. Bei starker Hitze können zusätzlich Scutellariae radix/Huáng Qín, Anemarrhenae rhizoma/Zhī Mǔ und Fritillariae thunbergii bulbus/Zhè Bèi Mǔ/Zhè Bèi zugegeben werden.

Houttuyniae herba/Yú Xīng Cǎo wird bei Sinusitis (bei passendem Muster) eingesetzt.

Bei Geschwüren wird die Droge zusammen mit Taraxaci herba/Pǔ Gōng Yīng und Lonicerae japonicae flos/Jīn Yín Huā zum Entgiften und Abschwellen verwendet. Houttuyniae herba/Yú Xīng Cǎo kann auch bei Darmgeschwüren, Colitis und akuter Dysenterie eingesetzt werden.

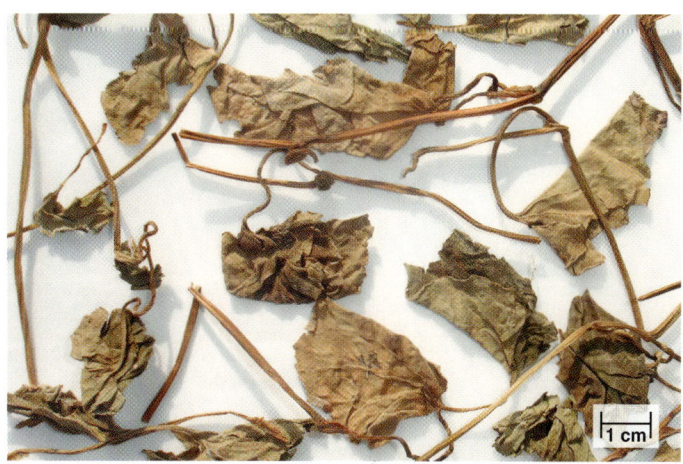

Abb. 3: Houttuynia-Kraut, Houttuyniae herba (Yú Xīng Cǎo), Ganzdroge

Bei Harnzwang (Strangurie), der durch Nässe-Hitze entstanden ist, wird die Droge mit Plantaginis herba/Chē Qián Cǎo, Imperatae rhizoma/Bái Máo Gēn und Lygodii spora/Hǎi Jīn Shā kombiniert.

Dosierung
Getrocknet 15 bis 25 g; bei frischem Kraut 30 bis 50 g als Dekokt oder als zerstoßener Pflanzenbrei äußerlich angewendet und als Paste auf die betroffenen Stellen aufgetragen. Die Kochzeit der Droge beträgt drei bis fünf Minuten.

Inhaltsstoffe
Houttuynin, Quercitrin, ätherische Öle

Pharmakologie
Antiseptisch, steigert die Phagzytose, antiinflammatorisch und diuretisch

Unerwünschte Wirkungen und Gegenanzeigen
Die intravenöse Injektion eines Drogendestillats kann starke Allergien auslösen.

4.4.5 Indigo naturalis – Indigo – Qīng Dài, 青黛

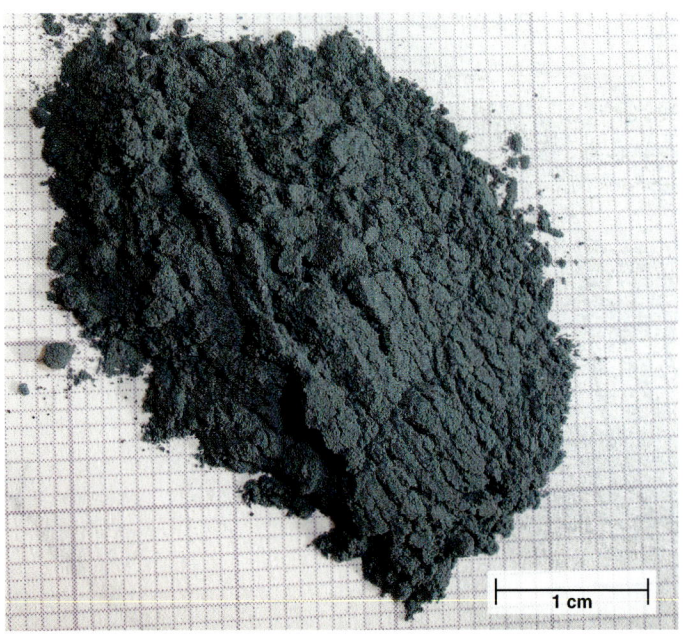

Abb. 1: Indigo, Indigo naturalis (Qīng Dài). Hier gibt es traditionelle Methoden zur Identität und Qualitätsbeurteilung: Beim Verbrennen entsteht eine blaue Flamme. Beim Auftragen des Pulvers auf Wasser, muss es auf der Oberfläche bleiben. Absinkende Teile deuten auf eine minderwertige Qualität hin. Wenn das Pulver in kochendes Wasser gegeben wird, muss das Wasser klar und farblos bleiben. Bei einer bläulichen Verfärbung des Wassers ist die Ware verunreinigt.

Herkunft
Extrakte aus den Blättern von *Isatis indigotica* FORT. (Song Lan), Brassicaceae, *Baphicacanthus cusia* (Nees) BREMEK (Ma Lan), Acanthaceae, oder *Polygonum tinctorium* AIT (Liao Lan), Polygonaceae

Ernte und Verarbeitung
Die Blätter werden im Herbst gepflückt und in Wasser eingelegt, bis sie sich zu zersetzen beginnen. Sie werden dann herausgenommen. Die übriggebliebene Flüssigkeit wird mit Kalkmilch gemischt und solange gerührt, bis die Farbe der Flüssigkeit von Dunkelgrün nach Dunkelrot wechselt. Der Schaum an der Oberfläche wird gesammelt und getrocknet.

Eigenschaften
Geschmacksrichtung:	bitter, salzig
Temperaturverhalten:	sehr kalt
Wirkungsort/Meridian:	Leber

Wirkung und Anwendung
Die Wirkung ist ähnlich wie bei Isatidis folium/Dà Qīng Yè, die Blut kühlende Wirkung ist jedoch stärker.

Bei Lunge-Hitze mit Schleim wird das Pulver erst zuletzt in das Dekokt eingerührt, wenn alle sonstigen Bestandteile der Rezeptur bereits fertig gekocht sind. Bei Nasenbluten kann das Pulver direkt in die Nase gesprüht werden.

Eine bekannte Rezeptur (Pulver) bei Halserkrankungen ist Qing Dai San. Sie besteht aus je 1,8 g Indigo naturalis/Qīng Dài, Natrii sulfas/Máng Xiāo und Cinnabaris/Zhū Shā, aus je 9 g Coptidis rhizoma/Huáng Lián und Phellodendri chinensis cortex/Huáng Bó, aus je 0,9 g Realgar/Xióng Huáng, Bovis calculus/Niú Huáng und Borax/Péng Shā sowie aus 0,3 g Borneolum/Bīng Piàn. Alle Drogen werden fein pulverisiert, gemischt und in den entzündeten Hals gesprüht.

Dosierung
1,5 bis 3 g. Im Tuch kochen oder direkt in das fertige Dekokt geben

Inhaltsstoffe
Indigotin (Indigo), Indirubin. Laut Chin. Ph. sollen der Mindestgehalt an Indigotin 2,0 % und an Indirubin 0,13 % betragen.

Pharmakologie
Indirubin hemmt Wachstum von Tumorzellen, das Dekokt wirkt antiseptisch gegen *Staphylococcus aureus*, *Bacillus anthracis*, *Shigella shigae* (*Shigella dysenteriae*) und *Vibrio cholerae*. Indigotin wirkt Leber schützend.

Unerwünschte Wirkungen und Gegenanzeigen
Kontraindiziert bei Kälte und Leere im Magen und in der Milz sowie bei Hitzewallungen, die durch Yin-Schwäche verursacht werden

4.4.6 Isatidis folium – Färberwaidblätter – Dà Qīng Yè, 大青叶

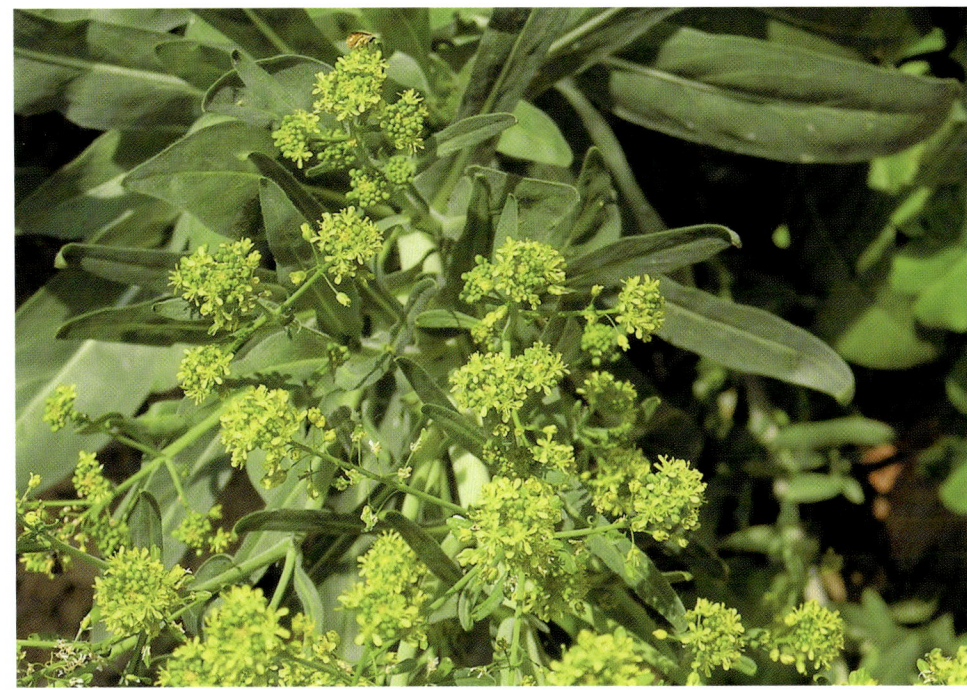

Abb. 1: Färberwaid, *Isatis indigotica* Fort. (Sōng Lán)

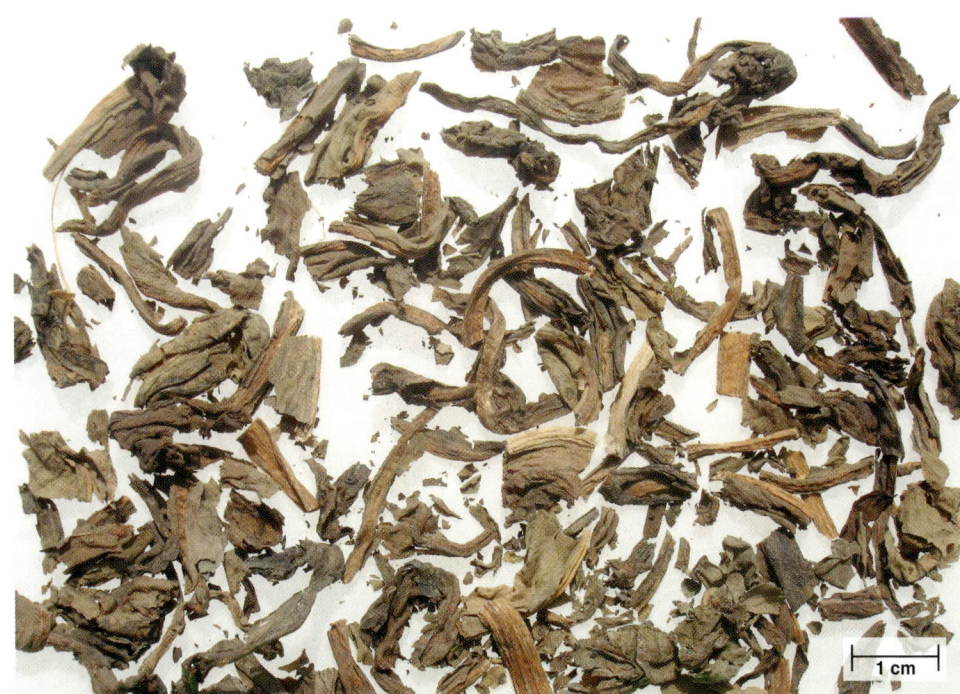

Abb. 2: Färberwaidblätter, Isatidis folium (Dà Qīng Yè), Schnittdroge

Herkunft
Die getrockneten Blätter von *Isatis indigotica* Fort. (Song Lan), Brassicaceae.

Es befinden sich noch Drogen dreier weiterer Arten auf dem Markt, die in der Praxis als Dà Qīng Yè bezeichnet und verwendet werden, aber nicht in der Chin. Ph. geführt sind. Blätter von *Baphicacanthus cusia* (Nees) Bremek (Ma Lan), Brassicaceae, von *Polygonum tinctorium* Ait. (Liao Lan), Polygonaceae, sowie von *Clerodendron cyrtophyllum* Turcz. (Lu Bian Qing), Verbenaceae.

Ernte und Verarbeitung
Die Pflanzen werden im Winter gepflanzt, im Sommer und Herbst das darauffolgenden Jahres werden die Blätter gesammelt und frisch oder getrocknet verwendet. Die Wurzeln der Drogen werden unter dem Namen Isatidis radix/Bǎn Lán Gēn (siehe dort) gehandelt.

Pao Zhi
Kein Pao Zhi üblich

Eigenschaften
Geschmacksrichtung: bitter
Temperaturverhalten: sehr kalt
Wirkungsort/Meridian: Herz, Magen

Wirkung und Anwendung
Hitze kühlend, entgiftend, Blut kühlend, Schwellungen zerteilend, Hitzeausschläge herausbefördernd.

Bei Hautausschlag, der durch eine Hitze-Noxe (in Ying- und Blutebene) oder durch Wen-Bing verursacht worden ist, wird die Droge oft in Kombination mit Gardeniae fructus/Zhī Zǐ verordnet. Sie kann auch bei Wind-Hitze-Erkältung sowie bei infektiösen Erkrankungen oder Influenza mit Fieber, Durst und Halsschmerzen verabreicht werden, u. z. zusammen mit Lonicerae japonicae flos/Jīn Yín Huā, Forsythiae fructus/Lián Qiào und Arctii fructus/Niú Bāng Zǐ.

Bei Hals-Bi, Mundgeschwüren, Ulkus im Mund, Herpes zoster und Exanthemen kann die Droge als dunkelroter, frisch gepresster oder frisch gestoßener Saft eingenommen werden. Sie kann auch mit Scrophulariae radix/Xuán Shēn, Sophorae tonkinensis radix et rhizoma/Shān Dòu Gēn und Coptidis rhizoma/Huáng Lián kombiniert werden. Bei Herpes zoster setzt man die Droge mit Taraxaci herba/Pú Gōng Yīng und Violae herba/Zǐ Huā Dì Dīng im Dekokt ein.

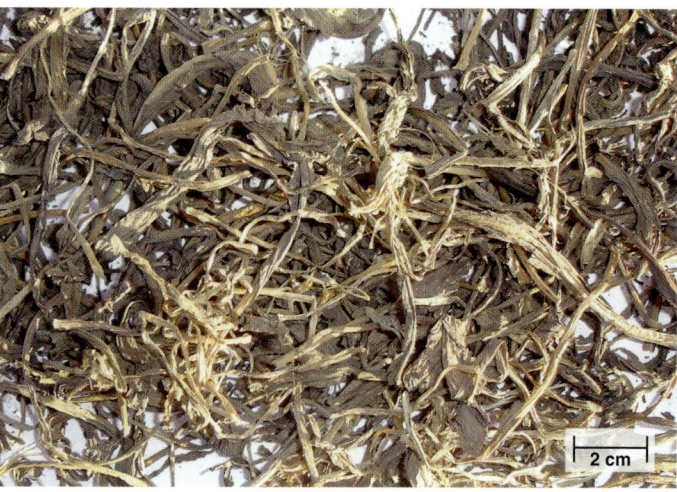

Abb. 3: Färberwaidblätter, Isatidis folium (Dà Qīng Yè), Ganzdroge

Dosierung
Getrocknete Blätter 9 bis 15 g, frische Blätter bis zu 60 g

Inhaltsstoffe
Indirubin, Indigotin (Indigo), Isatan B, Tryptophan, Glucobrassicin, Neo-Glucobrassicin, Glucobrassicin-1-sulfonat. Laut Chin. Ph. soll der Mindestgehalt an Indirubin 0,020 % betragen.

Pharmakologie
Antiseptisch, zytostatisch, antipyretisch, antiinflammatorisch, erhöht die Gallensaftsekretion bei Hunden

Unerwünschte Wirkungen und Gegenanzeigen
Kontraindiziert bei Leere-Kälte in Magen und Milz

4.4.7 Isatidis radix – Färberwaidwurzel – Bǎn Lán Gēn, 板蓝根

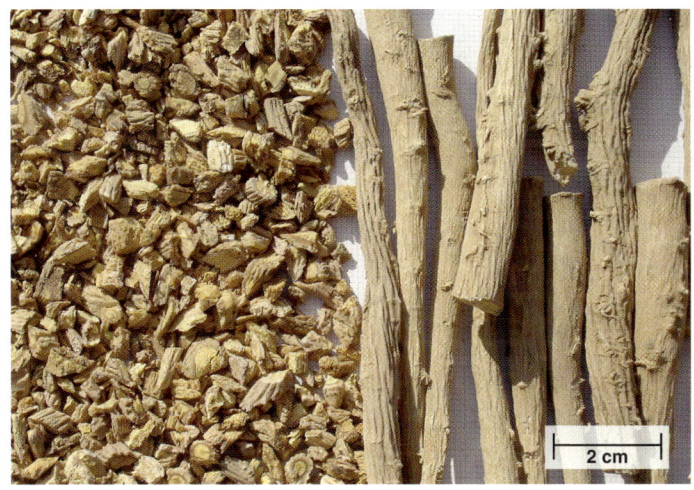

Abb. 1: Färberwaidwurzel, Isatidis radix (Bǎn Lán Gēn). Links: Schnittdroge. Rechts: Ganzdroge

Herkunft
Die getrocknete Wurzel von *Isatis indigotica* FORT. (Sōng Lán), Brassicaceae. In Fu Jian wird auch die Wurzel von *Baphicacanthus cusia* BREMEK., Acanthaceae, als Bǎn Lán Gēn eingesetzt.

Ernte und Verarbeitung
Die Wurzel wird im Herbst ausgegraben, von Erdreich befreit, gewaschen und getrocknet, noch einmal durchfeuchtet und geschnitten. Die Ware muss nach eingelegtem faulem Gemüse riechen.

Pao Zhi
Kein Pao Zhi üblich

Eigenschaften
Geschmacksrichtung: bitter
Temperaturverhalten: kalt
Wirkungsort/Meridian: Herz, Lunge, Magen

Wirkung und Anwendung
Hitze kühlend und entgiftend, Hitze im Blut kühlend, Affektionen des Hals- und Rachenbereiches lindernd.

Die Droge hat sich bei infektiösen Erkrankungen, wie zum Beispiel Influenza, Fieber, Halsschmerzen, Bewusstlosigkeit und Alpenfön, wenn die Hitze bereits in das Blut eingedrungen ist, bewährt. Isatidis radix/Bǎn Lán Gēn kann dann das Herz-Feuer ableiten. Um die Hitze im Blut zu beseitigen, wird die Droge häufig mit Coptidis rhizoma/Huáng Lián, Arctii fructus/Niú Bàng Zǐ, Scrophulariae radix/Xuán Shēn, Forsythiae fructus/Lián Qiào, Scutellariae radix/Huáng Qín und Bupleuri radix/Chái Hú kombiniert.

Bei Exanthemen, einem dunkelroten oder tief violetten Zungenkörper, schmerzhaftem und geschwollenem Rachen, Scharlach, Schwellung von Gesicht und Nacken mit Halsschmerzen und Rachenschwellung, Karbunkeln sowie Herpes wird Isatidis radix/Bǎn Lán Gēn zusammen mit Lonicerae japonicae flos/Jīn Yín Huā, Forsythiae fructus/Lián Qiào, Menthae folium/Bò Hè, Arctii fructus/Niú Bàng Zǐ, Scrophulariae radix/Xuán Shēn, Moutan cortex/Mǔ Dān Pí und Gypsum fibrosum/Shí Gāo verordnet.

Die Droge wird auch zur Behandlung von Hepatitis eingesetzt. In China wird sie ferner zur Behandlung der Atemwegserkrankung SARS erprobt.

Dosierung
9 bis 15 g

Inhaltsstoffe
Indirubin, Indigotin (Indigo), β-Sitosterol, Hypoxanthin, Uridin, Uracil, Daucosterol, Salicylsäure, Palmitinsäure

Pharmakologie
Antiseptisch, antiviral, Immunsystem stärkend, hemmt die durch ADP induzierte Blutplättchenaggregation, ALT (ALAT, Alanin-Aminotransferase; früher GPT) senkend

Unerwünschte Wirkungen und Gegenanzeigen
Kontraindiziert bei Leere-Kälte im Magen und in der Milz

4.4.8 Lonicerae japonicae flos – Geißblattblüten – Jīn Yín Huā, 金银花

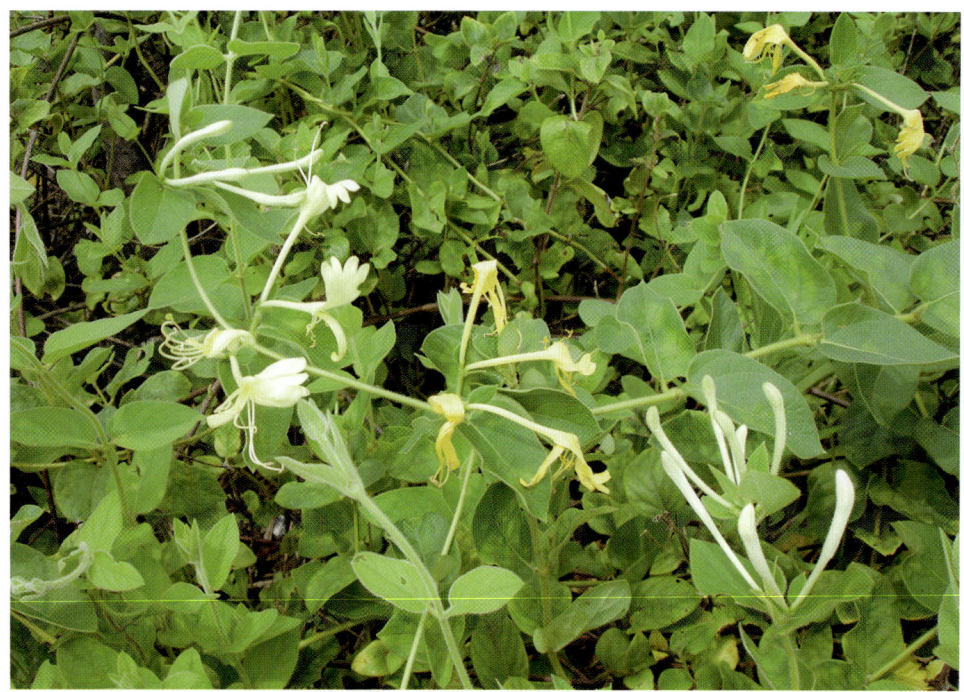

Abb. 1: Geißblatt, *Lonicera japonica* Thunb. (Rěn Dōng). Der chinesische Name Jīn Yín Huā kommt von den gelben (Jīn = golden) und den weißen (Yín = silbern) Blüten. Nur die Blütenknospen (rechts im Bild) sind medizinisch verwendbar.

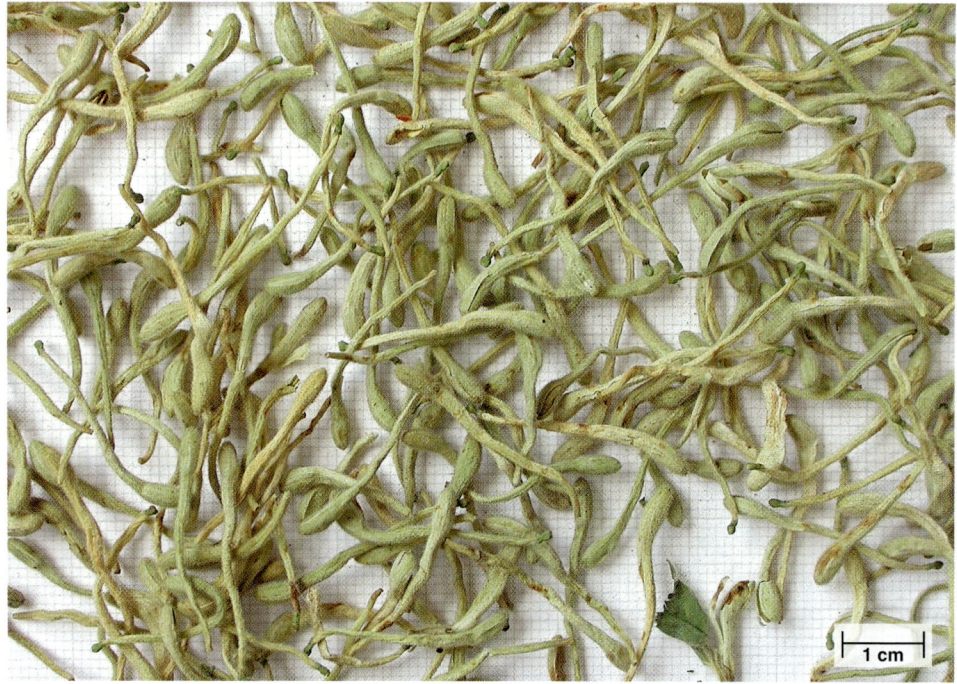

Abb. 2: Geißblattblüten, Lonicerae japonicae flos (Jīn Yín Huā), abgebildet ist die Handelsware Mì Yín Huā, die ebenfalls von sehr guter Qualität ist.

Herkunft

Die getrockneten Blütenknospen von *Lonicera japonica* THUNB. (Jīn Yín Huā), Caprifoliaceae.

Seit 2005 werden Jīn Yín Huā und Shān Yín Huā in der Chin. Ph. getrennt geführt. Shān Yín Huā ist ein minderwertiger Ersatz für Jīn Yín Huā. Jīn Yín Huā hat 2005 die o. g. neue lateinische Bezeichnung erhalten.

Vergleich von Jīn Yín Huā und Shān Yín Huā

Chin. Ph.	Pin Yin	Lat. Bezeichnung	Chin. Bez.	Stammpflanzen
vor 2005	Jīn Yín Huā	Lonicerae flos	金银花	*Lonicera japonica* (Jin Yin Hua); *Lonicera hypoglauca* (Tu Yin Hua); *Lonicera confusa* (Shan Yin Hua); *Lonicera dasystyla* (Mao Hua Zhu Ren Dong)
ab 2005	Jīn Yín Huā	Lonicerae japonicae flos	金银花	*Lonicera japonica* (Jin Yin Hua)
ab 2005	Shān Yín Huā	Lonicerae flos	山银花	*Lonicera hypoglauca* (Tu Yin Hua); *Lonicera confusa* (Shan Yin Hua); *Lonicera dasystyla* (Mao Hua Zhu Ren Dong)

Die Stängel von Lonicerae japonicae flos/Jīn Yín Huā werden Lonicerae caulis/Rěn Dōng Téng genannt (siehe Kap. 8).

Ernte und Verarbeitung

Die ungeöffneten Blütenknospen werden vor der Blütezeit im Frühsommer gesammelt, getrocknet (nicht an praller Sonne) und häufig belüftet. Danach werden die Blätter entfernt.

Pao Zhi

Jīn Yín Huā Tàn: Diese verkohlte Form wird noch selten benutzt, um Blutungen zu stoppen. In der Regel reicht die Rohdroge.

Qualität

Die hochwertigste Sorte ist Mì Yín Huā aus He Nan, die zweitbeste Jīn Yín Huā aus Shan Dong. Die Farbe der Droge sollte silbergrünlich sein. Je weniger ungeöffnete Blüten und je weniger Blätter vorhanden sind, desto besser ist die Qualität.

Eigenschaften

Geschmacksrichtung: süß
Temperaturverhalten: kalt
Wirkungsort/Meridian: Lunge, Herz, Magen

Wirkung und Anwendung

Hitze kühlend, entgiftend, Wind-Hitze zerstreuend.

Die Droge wird bei Wind-Hitze-Erkältung und am Anfang einer Wen-Bing Erkrankung eingesetzt. Die süßliche Blüte mit kaltem Temperaturverhalten zerstreut die Lungen-Hitze mit folgenden Symptomen: Fieber, Halsschmerzen, schneller und lauter Atem, schneller oberflächlicher Puls, rotes Gesicht, Husten und ein roter Zungenkörper. Dafür wird sie in Kombination mit Forsythiae fructus/Lián Qiào, Menthae folium/Bò Hè und Arctii fructus/Niú Bāng Zǐ verordnet (siehe Rezeptur Yin Qiao San oder als Pille Yin Qiao Pian). Lonicerae japonicae flos/Jīn Yín Huā und Forsythiae fructus/Lián Qiào sind eine wichtige Kombination. Man kann sie als fast nebenwirkungsfreies Antibiotikum bei fiebriger Erkältung mit Halsschmerzen einsetzen. Zusammen mit Scutellariae radix/Huáng Qín wird Lonicerae japonicae flos/Jīn Yín Huā als ein zuverlässiges Antibiotikum bei akuten Atemweginfektionen verordnet werden.

Wenn die Hitze weiter nach innen eingedrungen ist und Symptome wie eine tiefrote Zunge, Bewusstseinsstörung, Unruhe, Schlafstörung und rote Hautflecken auftreten (Hitze in Ying-Ebene), wird Lonicerae japonicae flos/Jīn Yín Huā zusammen mit Rehmanniae radix/Shēng Dì Huáng und Coptidis rhizoma/Huáng Lián eingesetzt (siehe Rezeptur Qing Ying Tang).

Bei einer Hals-Rachen-Entzündung kann ausgekochte Jīn Yín Huā Lù als Einzelmittel zum Gurgeln oder als Dekokt angewendet werden. Gut duftend und schmeckend, wird es auch von Kindern gerne eingenommen.

Bei allen Yang-Typen von Furunkeln, Karbunkeln, Rotlauf und Hautgeschwüren (erhabene Geschwüre, die rot, heiß und schmerzhaft sind) wird die Droge in der Anfangsphase einzeln oder in Kombination mit Gleditsiae spina/Zào Jiǎo Cì, Angelicae dahuricae radix/Bái Zhǐ und Manitis squama/Chuān Shān Jiǎ eingesetzt. Die Droge kann innerlich und äußerlich angewendet werden. Bei Geschwüren mit tiefen Wurzeln wird Lonicerae japonicae flos/Jīn Yín Huā in Kombination mit Violae herba/Zǐ Huā Dì Dīng, Taraxaci herba/Pǔ Gōng Yīng und Chrysanthemi indici flos/Yě Jú Huā verwendet (siehe Rezeptur Wu Wei Xiao Du Yin).

Bei blutigem und eitrigem Durchfall sowie bei blutiger Dysenterie wird die Droge entweder einzeln oder in Kombination mit Scutellariae radix/Huáng Qín, Coptidis rhizoma/Huáng Lián und Pulsatillae radix/Bái Tóu Wēng verordnet. Da bei Durchfall fast immer auch das Milz-Qi geschwächt ist, wird Jīn Yín Huā Tàn eingesetzt.

Dosierung

6 bis 15 g

Inhaltsstoffe

Chlorogensäure, Isochlorogensäure, Luteolin, Luteolin-7-O-glucosid, Inosit, Linalool. Laut Chin. Ph. soll der Gehalt an Chlorogensäure mindestens 1,5 % und an Luteolin-7-O-glucosid mindestens 0,10 % betragen.

Pharmakologie

Antipyretisch und antiinflammatorisch. Lonicerae flos/Jīn Yín Huā besitzt ein breites Spektrum an antibiotischen Substanzen. In China wird Shuang Huan Lian Pian (aus Coptidis rhizoma/Huáng Lián, Scutellariae radix/Huáng Qín und Lonicerae japonicae flos/Jīn Yín Huā) in Pillenform oder durch Injektion als Breitband-Antibiotikum verabreicht.

Unerwünschte Wirkungen und Gegenanzeigen

Kontraindiziert bei Milz und Magen-Qi-Schwäche und Geschwüren mit dünner und klarer Flüssigkeit (Yin-Geschwüre)

4.4.9 Oldenlandiae herba – Ohrkraut – Bái Huā Shé Shé Cǎo, 白花蛇舌草

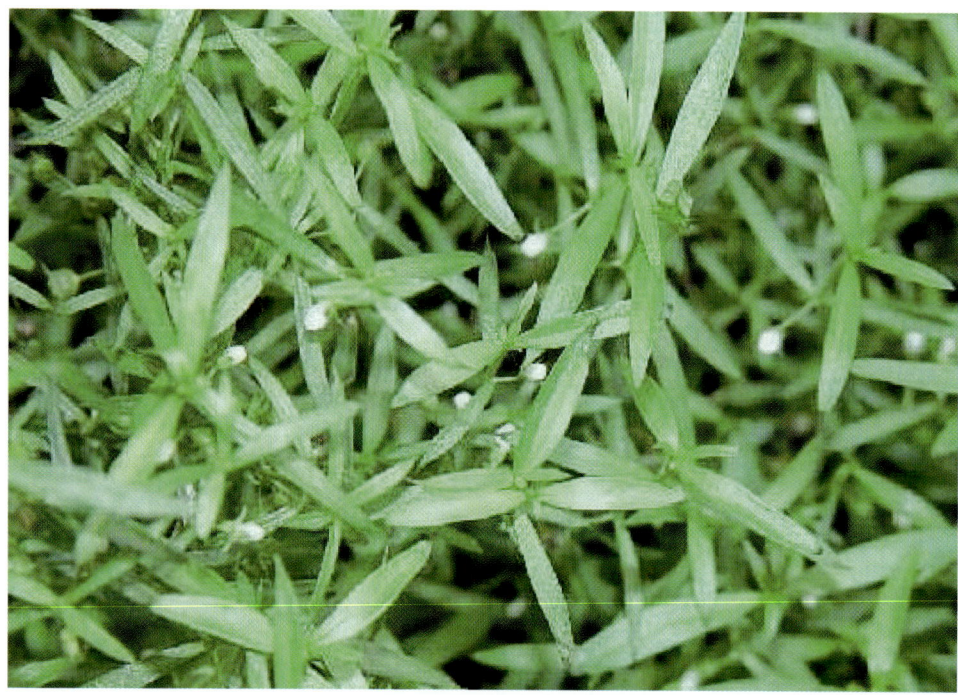

Abb. 1: Ohrkraut, *Oldenlandia diffusa* (WILLD.) Roxb., Pflanze mit Blüten

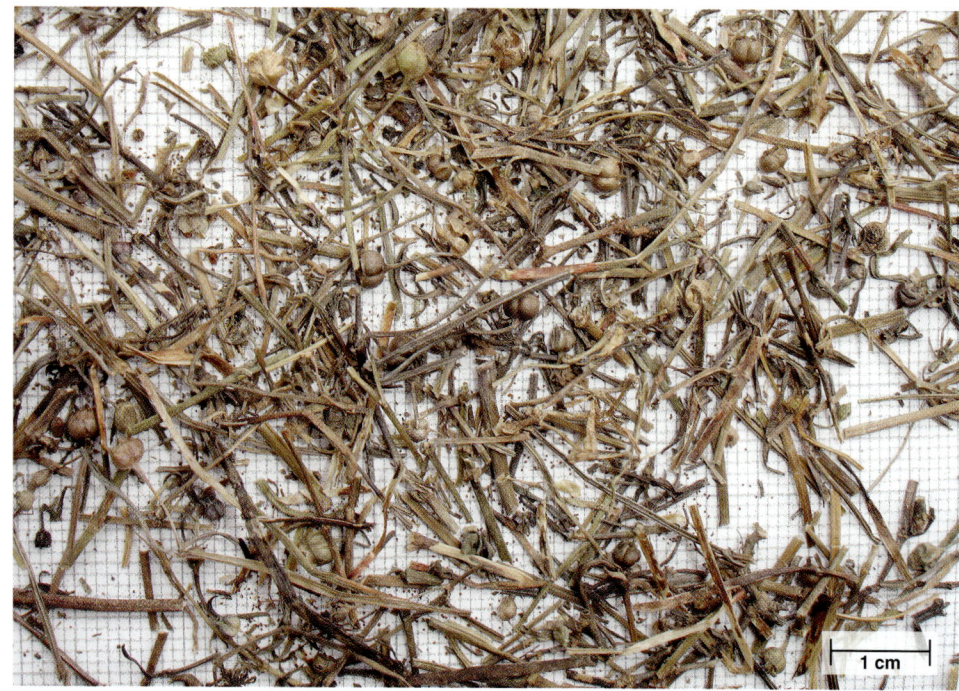

Abb. 2: Ohrkraut, Oldenlandiae herba (Bái Huā Shé Shé Cǎo), Schnittdroge

Synonyme
Hedyotidis herba

Herkunft
Die getrocknete ganze Pflanze von *Oldenlandia diffusa* (WILLD.) ROXB. (Bai Hua She She Cae), Rubiaceae

Ernte und Verarbeitung
Die Pflanze wird im Sommer und Herbst geerntet, gewaschen, getrocknet und geschnitten.

Pao Zhi
Kein Pao Zhi üblich

Eigenschaften
Geschmacksrichtung: süß, bitter/leicht bitter, süß
Temperaturverhalten: kalt
Wirkungsort/Meridian: Magen, Dickdarm, Dünndarm/Herz, Leber, Milz

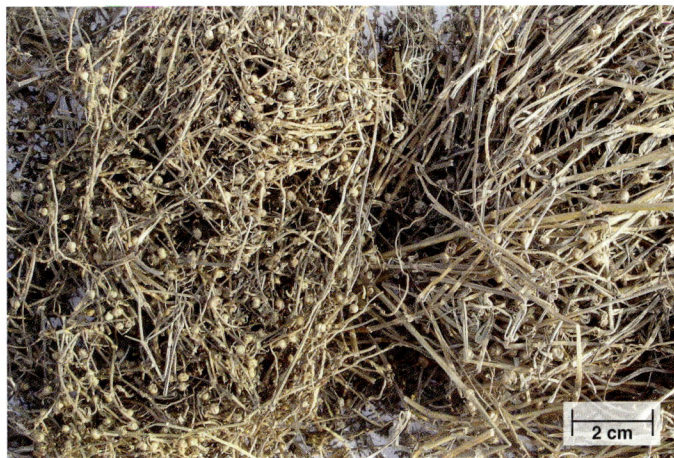

Abb. 3: Ohrkraut, Oldenlandiae herba (Bái Huā Shé Shé Cǎo), Ganzdroge

Wirkung und Anwendung
Hitze kühlend, Blut kühlend, diuretisch, Dysurie beseitigend.

Oldenlandiae herba/Bái Huā Shé Shé Cǎo ist eine wichtige Droge in der Krebsbehandlung, z.B. bei Nasen-, Lungen-, Speiseröhren-, Mamma-, Magen-, Gebärmutter- und Darmkrebs. Zusammen mit Scutellariae barbatae herba/Bàn Zhī Lián und Lobeliae chinensis herba/Bàn Biān Lián wird sie als hoch wirksame Kombination zur Entgiftung des Körpers eingesetzt.

Bei Geschwüren, die durch toxische Hitze verursacht wurden, wird die Droge entweder einzeln zusammen oder mit Lonicerae japonicae flos/Jīn Yín Huā, Forsythiae fructus/Lián Qiào und Chrysanthemi indici flos/Yě Jú Huā kombiniert. Vor allem bei Darmgeschwüren wird sie mit Patrinae herba/Bài Jiǎng und Moutan cortex/Mǔ Dān Pí verordnet. Die Droge wird auch bei Blinddarmentzündungen verwendet. Bei Halsschmerzen und Schwellungen im Hals wird sie mit Scutellariae radix/Huáng Qín, Scrophulariae radix/Xuán Shēn und Isatidis radix/Bǎn Lán Gēn kombiniert.

Bei einem Schlangenbiss ist sie entweder einzeln oder zusammen mit Scutellariae barbatae herba/Bàn Zhī Lián und Violae herba/Zǐ Huā Dì Dīng anwendbar.

Bei einer durch Hitze verursachte Dysurie sowie schmerzhaftem unkomplettem Wasserlassen wird Oldenlandiae herba/Bái Huā Shé Shé Cǎo mit Scutellariae barbatae herba/Bàn Zhī Lián und Pyrrosiae folium/Shí Wěi kombiniert. Auch bei Harnwegsinfektionen wirkt sie entgiftend. Bei Blut im Urin wird sie mit Lycii fructus/Gǒu Qí Zǐ, Coicis semen/Yì Yǐ Rén und Dioscoreae rhizoma/Shān Yào verordnet.

Dosierung
12 bis 60 g. Bei Schlangenbissen, Insektenstichen und Geschwüren wird das frische Kraut zerstoßen und äußerlich angewendet.

Inhaltsstoffe
Oleanolsäure, β-Sitosterin, p-Cumarinsäure, Flavonglykoside

Pharmakologie
Analgetisch, beruhigend, antineoplastisch; keine auffällige antiseptische Wirkung in vitro, aber in vivo erhöht sie die Produktion der Retikuloendothelialzellen; fördert die Phagozytose der Retikulumzellen und Leukozyten, Immunsystem stärkend, wirkt einer Spermiendegeneration (zu wenige und nicht ausgereifte Spermien) entgegen und schützt die Leber

Unerwünschte Wirkungen und Gegenanzeigen
Kontraindiziert bei Milz und Magen-Schwäche und bei Yin-Geschwüren

4.4.10 Paridis rhizoma – Vielblättriger Einbeerenwurzelstock – Qī Yè Yī Zhī Huā, 七叶一枝花

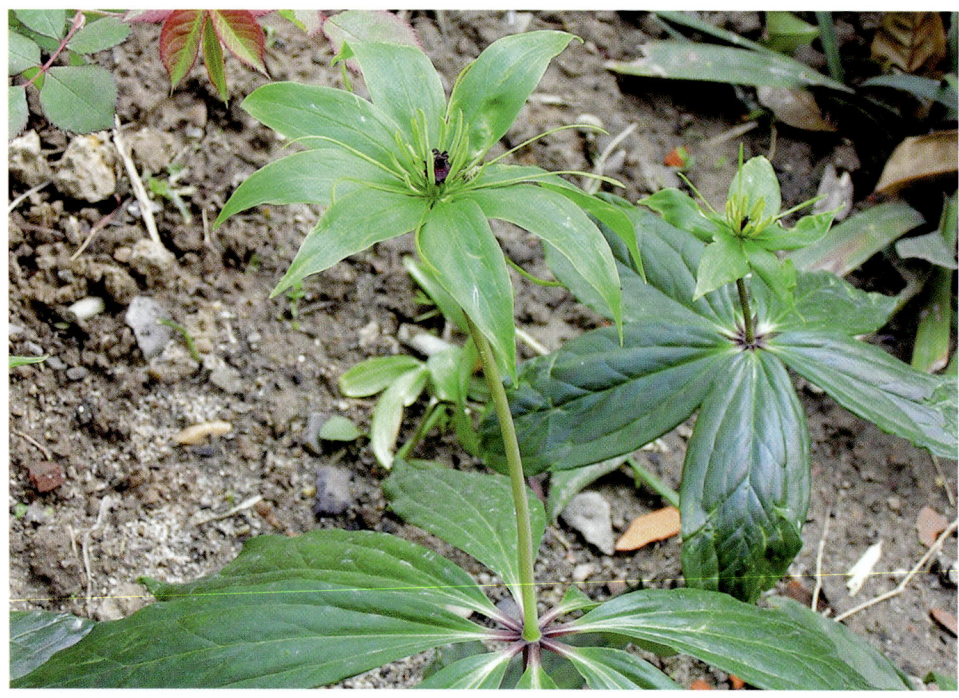

Abb. 1: Vielblättrige Einbeere, *Paris polyphylla* Smith var. *chinensis* (Franch.) Hara (Qī Yè Yī Zhī Huā), blühende Pflanze

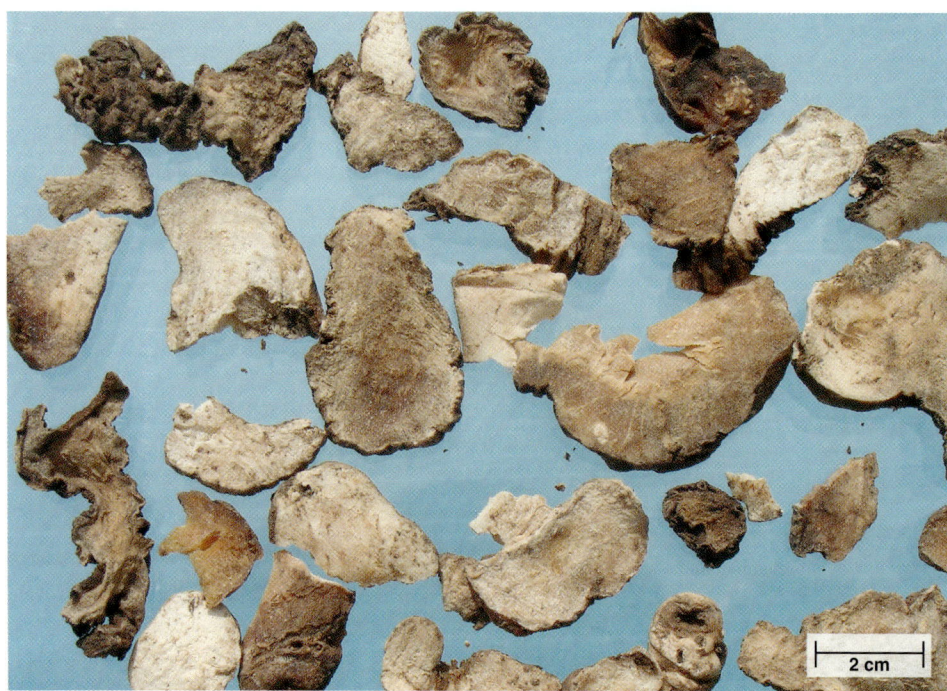

Abb. 2: Vielblättriger Einbeerenwurzelstock, Paridis rhizoma (Qī Yè Yī Zhī Huā), Schnittdroge

Synonyme
Oft verwendete Namen: Qī Yè Yì Zhī Huā, Cǎo Hé Chē, Chóng Lóu, Zǎo Xiū, Zī Shēng. Chóng Lóu und Qī Yè Yī Zhī Huā werden auch Zǎo Xiu genannt. Qī Yè Yì Zhī Huā ist nicht identisch mit Chóng Lóu, kann aber als Ersatz eingesetzt werden.

Herkunft
Der getrocknete Wurzelstock von *Paris polyphylla* Smith var. *yunnanensis* (Franch.) Hand.-Mazz. (Chóng Lóu) oder *Paris polyphylla* Smith var. *chinesis* (Franch.) Hara (Qī Yè Yì Zhī Huā), Liliaceae

Ernte und Verarbeitung
Die Wurzel wird vom Spätherbst bis zum frühen Winter ausgegraben, von den feinen Nebenwurzeln befreit, gewaschen und an der Sonne getrocknet.

Pào Zhì
Kein Pào Zhì üblich

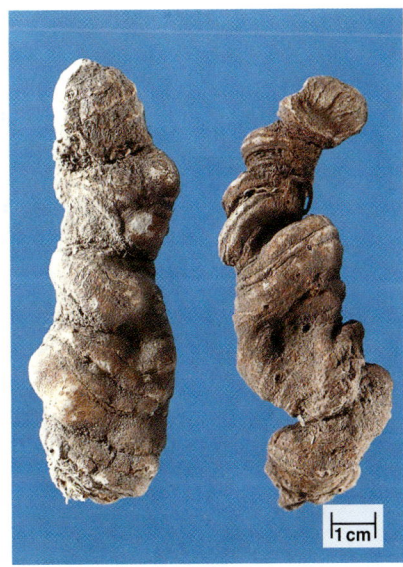

Abb. 3: Vielblättriger Einbeerenwurzelstock, Paridis rhizoma (Qī Yè Yī Zhī Huā), Ganzdroge

Eigenschaften
Geschmacksrichtung:	bitter
Temperaturverhalten:	leicht kalt, leicht giftig
Wirkungsort/Meridian:	Leber

Wirkung und Anwendung
Hitze kühlend, entgiftend, abschwellend, analgetisch, Leber-Hitze kühlend, entkrampfend.

Bei Geschwüren wird die Droge entweder einzeln als Pulver oder zusammen mit Essig als Paste aufgetragen. Sie kann auch mit Coptidis rhizoma/Huáng Lián, Paeoniae radix rubra/Chì Sháo, Lonicerae japonicae flos/Jīn Yín Huā und Glycyrrhizae radix et rhizoma/Gān Cǎo für den gleichen Zweck kombiniert werden.

Beim Biss einer giftigen Schlange wird die Droge mit Scutellariae barbatae herba/Bàn Zhī Lián und Lobeliae chinensis herba/Bàn Biān Lián innerlich sowie auch äußerlich verabreicht.

Bei Mumps und Laryngitis verordnet man sie zusammen mit Forsythiae fructus/Lián Qiào, Arctii fructus/Níu Bāng Zǐ und Isatidis radix/Bǎn Lán Gēn.

Bei einer Störung der Schilddrüsenfunktion kann die Droge mit Prunellae spica/Xià Kū Cǎo, Ostreae concha/Mǔ Lì und Fritillariae thunbergii bulbus/Zhè Bèi Mǔ/Zhè Bèi kombiniert werden.

Bei Knoten und Geschwüren in der weiblichen Brust wird sie zusammen mit Prunellae spica/Xià Kū Cǎo eingesetzt.

Paridis rhizoma/Chóng Loú/Qī Yè Yī Zhī Huā wird auch häufig in der Tumorbehandlung angewendet.

Bei Kinderkonvulsionen wird sie mit Uncariae ramulus cum uncis/Gōu Téng, Chrysanthemi flos/Jú Huā und Cicadae periostracum/Chán Tuí verabreicht.

Bei Sportverletzungen, Stürzen und Schnittverletzungen wirkt Paridis rhizoma/Chóng Loú/Qī Yè Yī Zhī Huā abschwellend, Stase lösend, Blutungen stillend und analgetisch. Für diese Fälle kann sie entweder einzeln eingesetzt oder zusammen mit Notoginseng radix/Sān Qī/Tián Qī, Draconis sanguis/Xuě Jié und Pyritum/Zì Rán Tóng kombiniert werden.

Dosierung
3 bis 9 g

Inhaltsstoffe
Diosgenin, Glykoside von Pennogenin ($n = 2$ bis 4). Laut Chin. Ph. soll der Gesamtgehalt an den Chóng-Lóu-Saponinen I und II mindestens 0,80 % betragen.

Pharmakologie
Die Droge hemmt das Wachstum diverser Bakterien und Viren. Sie wirkt beruhigend, analgetisch und hustenstillend.

Unerwünschte Wirkungen und Gegenanzeigen
Die Droge sollte nur bei einem Fülle-Feuer-Zustand und nicht bei Schwächezuständen sowie bei offenen und Yin-Geschwüren (flach oder nach innen gewölbt) eingesetzt werden. Kontraindiziert während der Schwangerschaft. Vergiftungserscheinungen, die durch die Droge entstehen können sind Übelkeit, Erbrechen, Kopfschmerzen, Krämpfe, Leberschädigung und verminderter Appetit.

Als Maßnahme bei einer leichten Vergiftung hat sich folgendes Rezept bewährt: 15 g Glycyrrhizae radix et rhizoma Gān Cǎo als Dekokt vorbereiten, mit 20 ml Reisessig und 20 ml Ingwersaft mischen und langsam einnehmen.

4.4.11 Pulsatillae radix – Weißköpfiger Greis – Bái Tóu Wēng, 白头翁

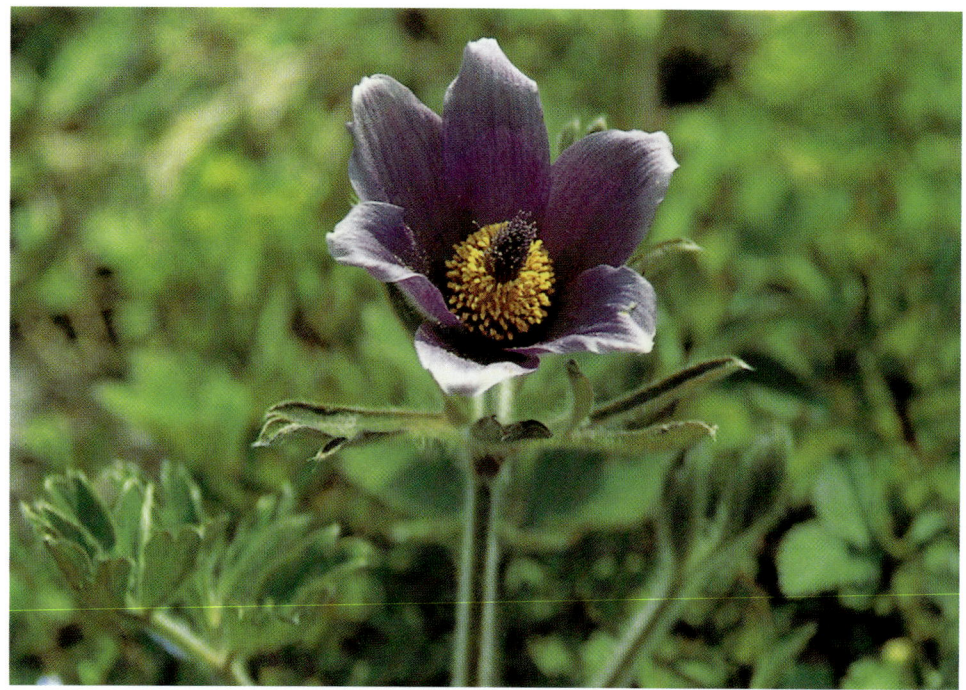

Abb. 1: Weißköpfiger Greis (Chinesische Küchenschelle), *Pulsatilla chinensis* (Bge) Regel (Bái Tóu Wēng), Blüte mit Blättern.
Quelle: The coloured Atlas of the Chinese Materia Medica specified in Chin. Ph.

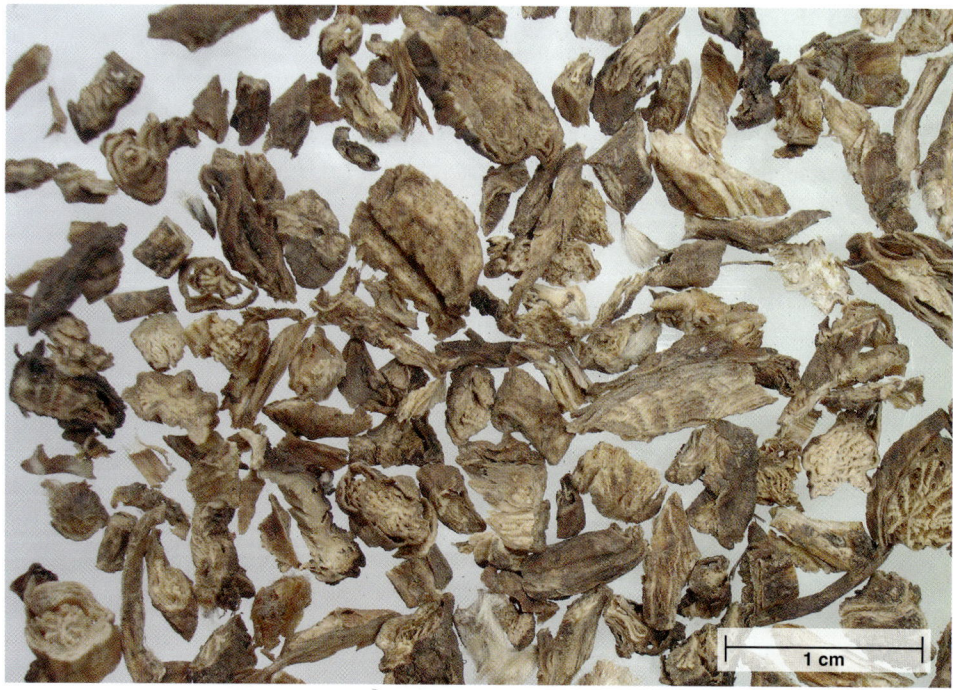

Abb. 2: Weißköpfiger Greis, Pulsatillae radix (Bái Tóu Wēng), Schnittdroge

Synonyme
Chinesische Anemonenwurzel

Herkunft
Die getrocknete Wurzel von *Pulsatilla chinensis* (BGE.) REGEL, Ranunculaceae

Ernte und Verarbeitung
Die Wurzel wird im Frühling und Herbst geerntet und von Stängelresten befreit, die weißen, samtigen Haare am Wurzelkopf werden nicht entfernt. Abschließend wird die Wurzel an der Sonne getrocknet. Bai Tou Wen bedeutet im Chinesischen „weißhaariger, alter Mann" und bezieht sich auf die genannten weißen Samthaare.

Pao Zhi
Kein Pao Zhi üblich

Eigenschaften
Geschmacksrichtung: bitter
Temperaturverhalten: kalt
Wirkungsort/Meridian: Magen, Dickdarm

Wirkung und Anwendung
Hitze kühlend, entgiftend, Blut kühlend, Dysenterie stoppend.

Die Droge ist bei Magen- und Darm-Nässe-Hitze, wie z.B. Dysenterie anzuwenden. Bei akutem Durchfall und Dysenterie mit Hitze-Nässe wird Pulsatillae radix/Bái Tóu Wēng zusammen mit Coptidis rhizoma/Huang Lian und Aucklandiae radix/Mù Xiāng verordnet (siehe Rezeptur Bai Tou Weng Tang). Sie wird auch bei bakterieller sowie bei Amöbenruhr eingesetzt.

Bei Trichomonadenvaginitis mit Juckreiz und vermehrtem vaginalem Ausfluss wird die Droge mit Fraxini cortex/Qín Pí als Dekokt hergestellt und äußerlich zum Baden oder Betupfen benutzt.

Zur Behandlung von Malaria wird Pulsatillae radix/Bái Tóu Wēng mit Bupleuri radix/Chái Hú, Scutellariae radix/Huáng Qín und Arecae semen/Bīng Láng kombiniert.

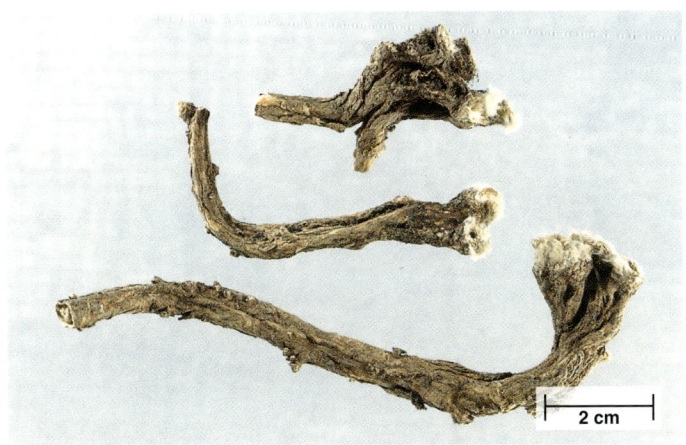

Abb. 3: Weißköpfiger Greis, Pulsatillae radix (Bái Tóu Wēng), Ganzdroge. Die weißen samtigen Haare sind am Wurzelkopf zu erkennen.

Dosierung
9 bis 15 g; bei äußerlicher Applikation in ausreichender Menge (15 bis 100 g)

Inhaltsstoffe
Protoanemonin, Anemonin, Okinalin, Pulchinenoside A bis D, Betulinsäure, Daucosterol

Pharmakologie
Wirkt antiseptisch gegen *Staphylococcus aureus*, *Bacillus pyocyaneus*, *Bacillus dysenteriae*, Heubazillus und *Salmonella* (u.a. *Salmonella typhi*). Das Dekokt kann Amöben und varginale Trichomonaden töten, die Droge hemmt leicht Influenzaviren, wirkt beruhigend und analgisch. Die oberirdischen Pflanzenteile haben eine herzstärkende Wirkung.

Unerwünschte Wirkungen und Gegenanzeigen
Kontraindiziert bei durch Leere-Kälte entstandener Ruhr und Durchfall

4.4.12 Scutellariae barbatae herba – Bärtiges Helmkraut – Bàn Zhī Lián, 半枝莲

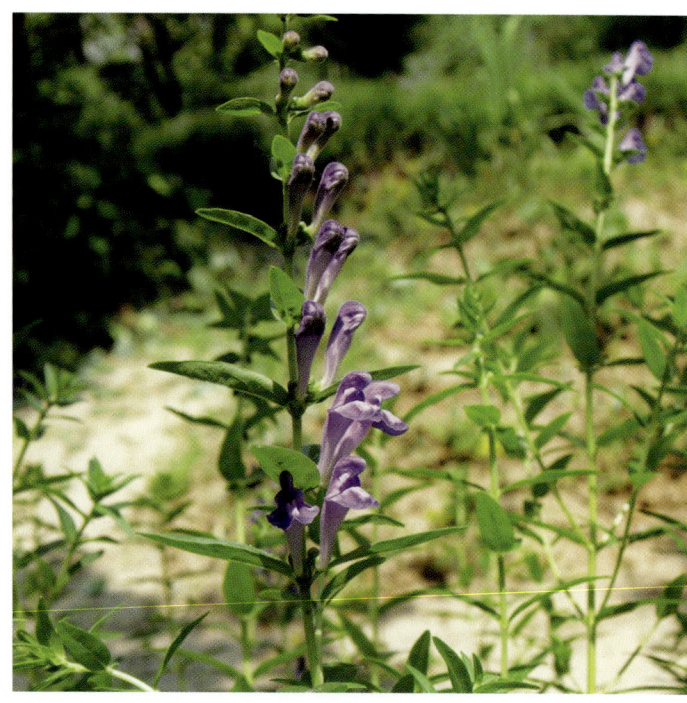

Abb. 1: Bärtiges Helmkraut, *Scutellaria barbata* D. Don. (Bàn Zhī Lián)

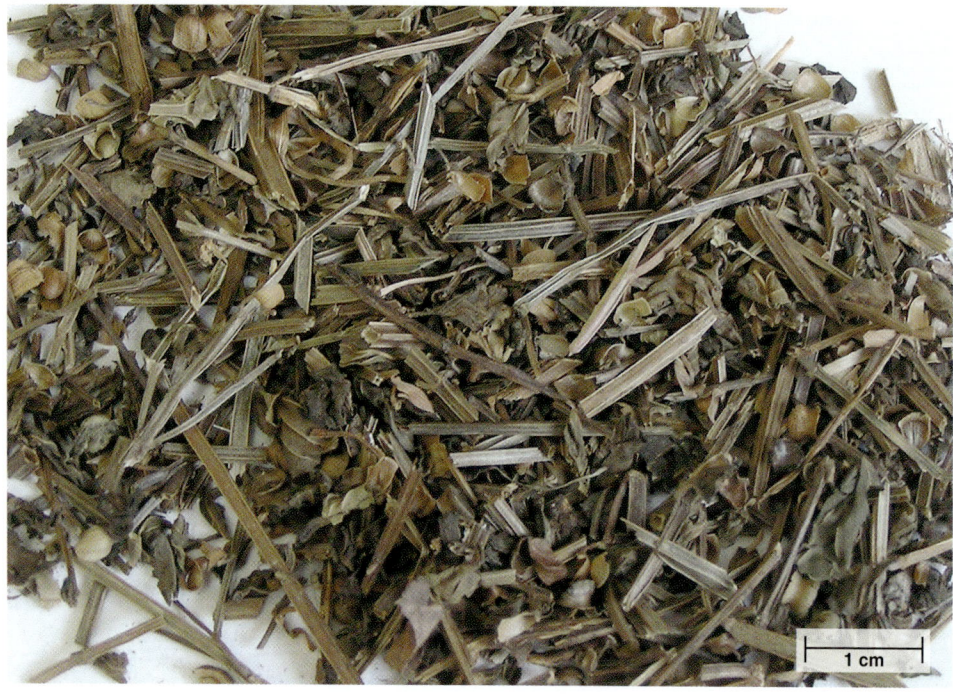

Abb. 2: Bärtiges Helmkraut, Scutellariae barbatae herba (Bàn Zhī Lián), Schnittdroge

Herkunft
Der getrocknete oberirdische Teil von *Scutellaria barbata* D. Don. (Bàn Zhī Lián), Lamiaceae

Ernte und Verarbeitung
Die Pflanze wird im Sommer oder im Herbst, wenn Stängel und Blätter gut entwickelt sind, ausgegraben, gewaschen und an der Sonne getrocknet.

Pao Zhi
Keine Pao Zhi üblich

Eigenschaften
Geschmacksrichtung: bitter, scharf
Temperaturverhalten: kalt
Wirkungsort/Meridian: Lunge, Leber, Nieren

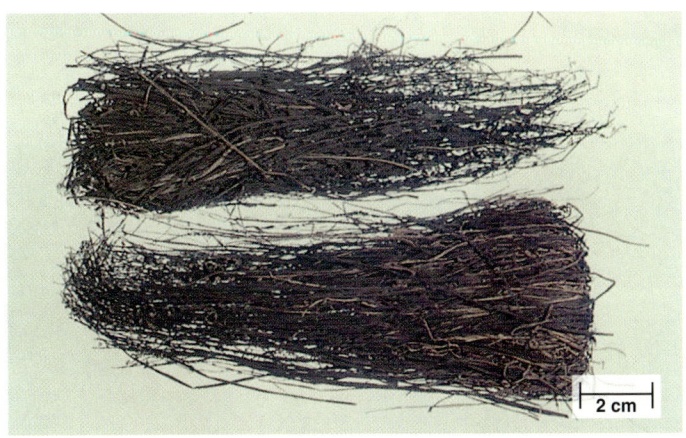

Abb. 3: Bärtiges Helmkraut, Scutellariae barbatae herba (Bàn Zhī Lián), Ganzdroge. Quelle: The coloured Atlas of the Chinese Materia Medica specified in Chin. Ph.

Wirkung und Anwendung
Hitze und Blut kühlend, entgiftend, Stase lösend, Urin ausleitend.

Diese Droge wird häufig in der Tumorbehandlung eingesetzt. Sie wirkt entgiftend und hemmt das Wachstum der Tumorzellen. Scutellariae barbatae herba/Bàn Zhī Lián ist auch ein Bestandteil des Fertigarzneimttels Xiao Liu Wan.

Bei Schwellungen, Sturz- und Sport-Verletzungen wird die frische Scutellariae barbatae herba/Bàn Zhī Lián zu einer Paste zerstoßen und auf die betroffenen Stellen aufgetragen.

Bei Hals- und Rachenschmerzen wird Scutellariae barbatae herba/Bàn Zhī Lián entweder einzeln oder in Kombination mit Isatidis radix/Bǎn Lán Gēn verordnet.

Bei Geschwüren wird die Droge mit Taraxaci herba/Pǔ Gōng Yīng und Violae herba/Zǐ Huā Dì Dīng verabreicht.

Bei Ödemen im Gesicht, am Körper und/oder an den Füßen wird Scutellariae barbatae herba/Bàn Zhī Lián zusammen mit Lobeliae chinensis herba/Bàn Biān Lián zur Abschwellung verordnet. Bei einem Schlangenbiss kann sie als Dekokt oder äußerlich angewendet werden.

Bei „Gelbsucht" (Hepatitis) wird die Droge mit Schisandrae chinensis fructus/Wǔ Wèi Zǐ und Isatidis radix/Bǎn Lán Gēn kombiniert.

Dosierung
Getrocknet 15 bis 30 g, bei frischem Kraut 30 bis 60 g.

Bei äußerlicher Anwendung ist die Droge als zerstoßene Paste auf die betroffenen Stellen aufzutragen.

Inhaltsstoffe
Scutellarin, Betacyanin, Betanin, Betanidin. Laut Chin. Ph. soll der Gesamt-Flavonoidgehalt mindestens 1,50 % und der Gehalt an Scutellarin mindestens 0,20 % betragen.

Pharmakologie
Analgetisch, abschwellend

Unerwünschte Wirkungen und Gegenanzeigen
Scutellariae barbatae herba/Bàn Zhī Lián und Lobeliae chinensis herba/Bàn Biān Lián (Kap. 7) haben ähnliche Namen und Wirkungen. Sie können sich gegenseitig verstärken, und eine kann die Andere ersetzen. Der wichtigste Unterschied besteht jedoch darin, dass Scutellariae barbatae herba/Bàn Zhī Lián ungiftig und Lobeliae chinensis herba/Bàn Biān Lián leicht giftig ist. Bei einer Überdosierung der Letzteren können Übelkeit und Erbrechen auftreten.

4.4.13 Sophorae tonkinensis radix et rhizoma – Tongking-Schnurbaumwurzel – Shān Dòu Gēn, 山豆根

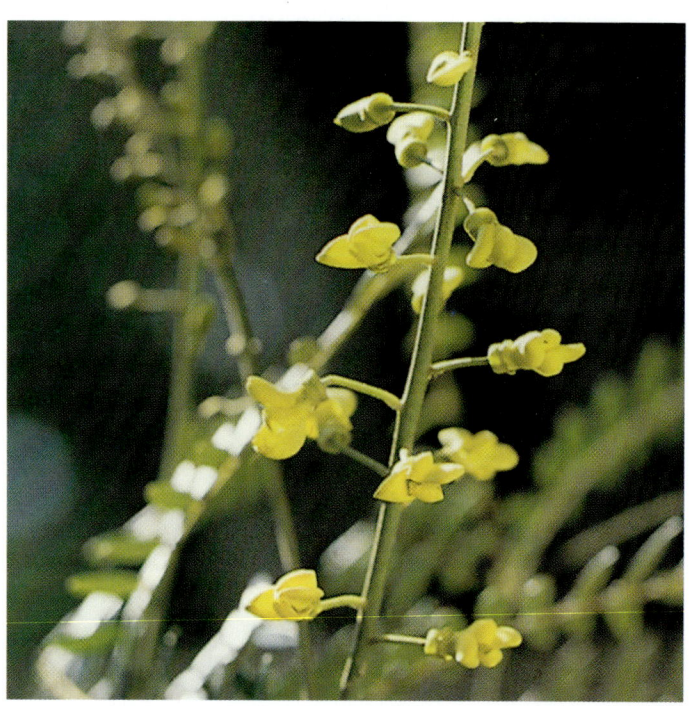

Abb. 1: Tongking-Schnurbaum, *Sophora tonkinensis* GAGNEP. Quelle: The coloured Atlas of the Chinese Materia Medica specified in Chin. Ph.

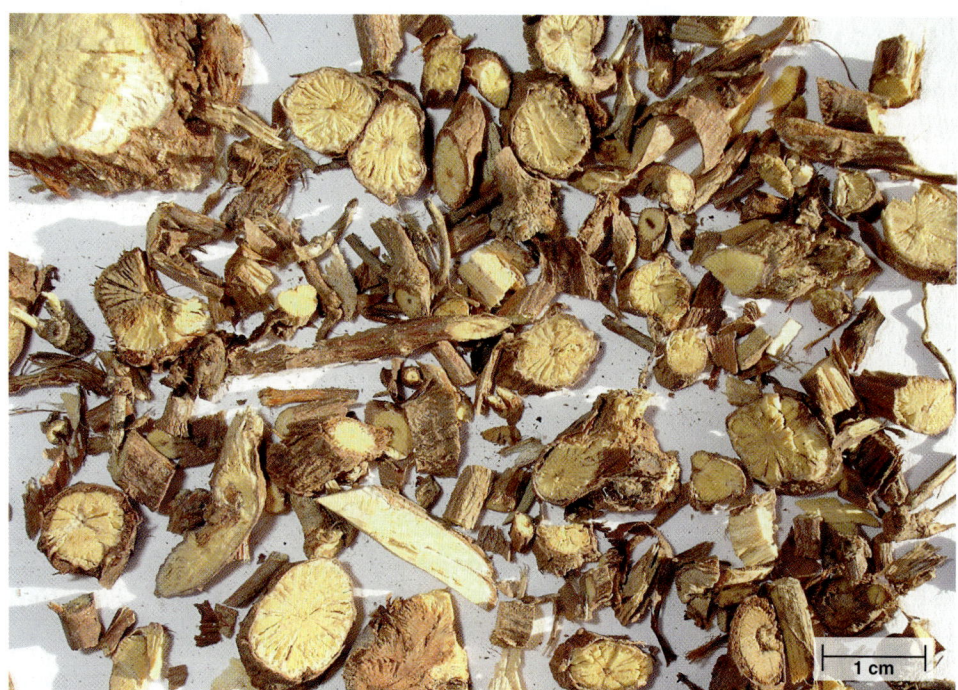

Abb. 2: Tongking-Schnurbaumwurzel, Sophorae tonkinensis radix et rhizoma (Shān Dòu Gēn). Die Schnittdroge in der Abbildung enthält feine und auch sehr grobe Wurzeln. Dies ist keine gute Verarbeitung.

Synonyme
Guǎng Dòu Gēn

Herkunft
Die getrocknete Wurzel von *Sophorae tonkinensis* GAGNEP. (Yue Nan Huai, Guang Dou Gen), Fabaceae. Die getrocknete Wurzel von *Menispermum dauricum* DC. (Bian Fu Ge), Menispermaceae, wird in der Praxis ebenfalls als Shān Dòu Gēn verwendet. Wenn „Menispermi radix" verordnet wird, sollte jedoch Sophorae tonkinensis radix et rhizoma abgegeben werden.

Ernte und Verarbeitung
Die Wurzel wird vorzugsweise im Winter ausgegraben, gewaschen und an der Sonne getrocknet.

Pao Zhi
Kein Pao Zhi üblich

Eigenschaften
Geschmacksrichtung: bitter
Temperaturverhalten: kalt, leicht giftig
Wirkungsort/Meridian: Lunge, Magen

Wirkung und Anwendung
Hitze kühlend, entgiftend, abschwellend, Rachen normalisierend.

Diese Droge ist bitter und kalt und daher ein wichtiges Mittel, um Rachen- und Halsschwellungen, die durch toxische Hitze entstanden sind, zu behandeln. In leichten Fällen wird sie allein als Dekokt zum Gurgeln benutzt. In schweren Fällen wird sie im Dekokt zusammen mit Scrophulariae radix/Xuán Shēn, Isatidis radix/Bǎn Lán Gēn und Belamcandae rhizoma/Shè Gàn angewendet.

Bei einer Zahnfleischentzündung (auch Paradontose), die durch Magen-Feuer verursacht worden ist, kann die Droge ebenfalls eingesetzt werden, da sie auch in den Magen-Meridian eindringt. Dieser Meridian verläuft durch das Zahnfleisch. Bei Mund- und Zungengeschwüren wird sie mit Gypsum fibrosum/Shí Gāo, Coptidis rhizoma/Huáng Lián, Cimicifugae rhizoma/Shēng Má und Moutan cortex/Mǔ Dān Pí verordnet. Die Droge kann auch bei einer Gelbsucht, die durch Nässe-Hitze entstanden ist sowie bei einer Hepatitis und Husten, die durch eine Lungen-Hitze entstanden ist, eingesetzt werden. Bei Geschwüren sowie Lungen-, Rachen- und Blasenkrebs hat sich die Droge ebenfalls bewährt. Zur Krebsbehandlung wird sie oft mit Oldenlandiae herba/Bái Huā Shé Shé Cǎo und Houttuyniae herba/Yú Xīng Cǎo kombiniert.

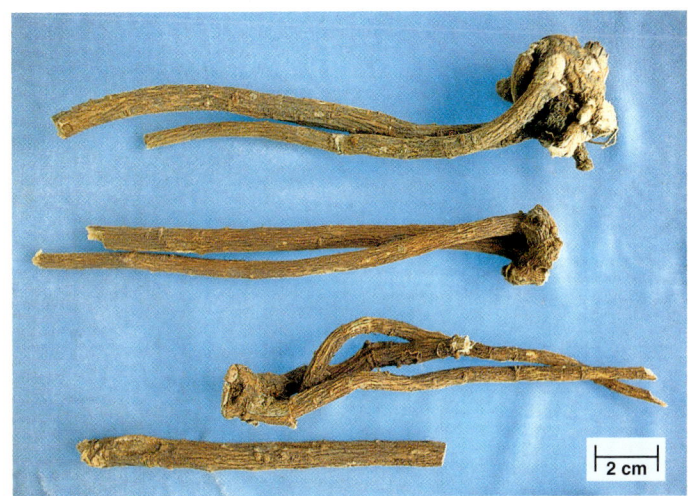

Abb. 3: Tonking-Schnurbaumwurzel, Sophorae tonkinensis radix et rhizoma (Shān Dòu Gēn), Ganzdroge

Dosierung
3 bis 6 g

Inhaltsstoffe
Oxymatrin, Anagyrin, Matrin, Sophoranon, *N*-Methylcytisin. Laut Chin. Ph. soll der Gehalt an Oxymatrin mindestens 0,40 % betragen.

Pharmakologie
Oxymatrin und Matrin wirken zytostatisch; die Droge reduziert die Sekretion der Magensäure, außerdem wirkt sie antiseptisch, antiarrhythmisch.

Unerwünschte Wirkungen und Gegenanzeigen
Die Droge ist sehr bitter und kalt. Sie darf deshalb nicht bei Leere-Kälte im Magen und auch nicht bei Erkältung eingesetzt werden. Bei falscher Anwendung oder Überdosierung kann es zu Erbrechen, Übelkeit, Druckgefühl in der Brust, Durchfall oder Herzpalpitationen kommen.

4.4.14 Taraxaci herba – Mongolisches Löwenzahnkraut – Pǔ Gōng Yīng, 蒲公英

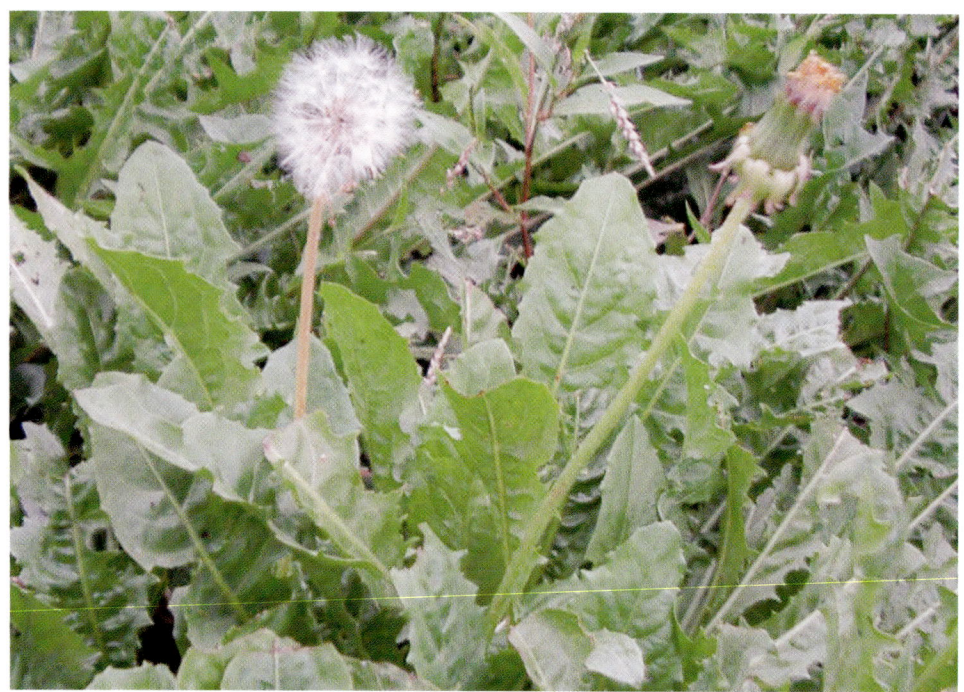

Abb. 1: Mongolischer Löwenzahn, *Taraxacum mongolicum* Hand-Mazz. (Pǔ Gōng Yīng), Pflanze nach der Blüte

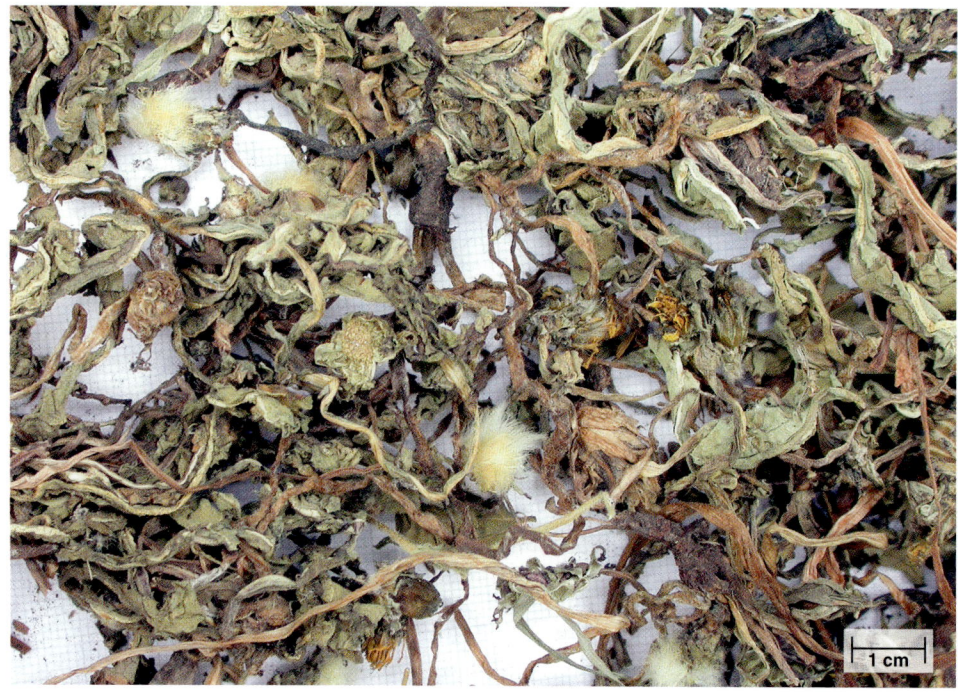

Abb. 2: Mongolisches Löwenzahnkraut, Taraxaci herba (Pǔ Gōng Yīng), Ganzdroge

Herkunft
Die getrocknete Pflanze (mit Wurzel) von *Taraxacum mongolicum* HAND.-MAZZ. (Pǔ Gōng Yīng), *Taraxacum sinicum* KITAG. (Jiǎn Dì Pǔ Gōng Yīng) oder anderen Spezies derselben Gattung, Asteraceae

Ernte und Verarbeitung
Die Pflanze wird vom Sommer bis Anfang Herbst ausgegraben und gewaschen. Die gesamte Pflanze einschließlich der Wurzel wird entweder frisch verwendet oder nach dem Waschen an der Sonne getrocknet und geschnitten. Die Wurzel muss in jedem Fall verwendet werden.

Pao Zhi
Kein Pao Zhi üblich

Qualität
Der leicht erhöhte Cadmiumgehalt (bis 0,5 ppm) ist bei dieser Droge normal. Die Ph. Eur. gestattet eine Ausnahme von 0,5 ppm.

Eigenschaften
Geschmacksrichtung: bitter, süß
Temperaturverhalten: kalt
Wirkungsort/Meridian: Leber, Magen

Wirkung und Anwendung
Hitze kühlend, entgiftend, abschwellend, Stauungen und Knoten lösend, diuretisch, die Obstruktion bei Strangurie lösend.

Taraxaci herba/Pǔ Gōng Yīng wird bei Geschwüren, die durch toxische Hitze entstanden sind, angewendet. Sie wird oft in Kombination mit Chrysanthemi indici flos/Yě Jú Huā, Violae herba/Zǐ Huā Dì Dīng und Lonicerae japonicae flos/Jīn Yín Huā verordnet (siehe Rezeptur Wu Wei Xiao Du Yin). Auch bei einem tiefliegenden Mamma-Abszess oder bei Knötchen in der Brust wird die Droge eingesetzt. Für diese Anwendungsfälle wird die frische Droge zu einer Paste zerstoßen oder als Saft eingenommen. Die getrocknete Droge wird mit Prunellae spica/Xià Kū Cǎo, Cyperi rhizoma/Xiāng Fù und Trichosanthis fructus/Guā Lǒu kombiniert, um einen Stau der Milchdrüse (innerliche Anwendung) aufzulösen. Bei Darm-Geschwüren und Bauchschmerzen wird Taraxaci herba/Pǔ Gōng Yīng zusammen mit Rhei radix et rhizoma/Shēng Dà Huáng, Persicae semen/Táo Rén und Moutan cortex/Mǔ Dān Pí verabreicht. Bei einem Lungenabszess mit eitrigem und blutigem Auswurf wird die Droge zusammen mit Houttuyniae herba/Yú Xīng Cǎo und Benincasae semen/Dōng Guā Zǐ verordnet.

Bei einer Dysurie, die durch eine Hitze-Erkrankung entstanden ist, sowie bei schmerzhaftem unkomplettem Wasserlassen, ist sie mit Imperatae rhizoma/Bái Máo Gēn und Lysimachiae herba/Jīn Qián Cǎo anwendbar.

Bei einer Nässe-Hitze-Gelbsucht wird sie zusammen mit Artemisiae scopariae herba/Yīn Chén, Rhei radix et rhizoma/Shēng Dà Huáng und Gardeniae fructus/Zhī Zǐ verordnet.

Bei Schmerzen im Hals und im Rachen mit einer inneren Schwellung wird Taraxaci herba/Pǔ Gōng Yīng mit Isatidis radix/Bǎn Lán Gēn und Scrophulariae radix/Xuán Shēn kombiniert.

Bei einem Schlangenbiss wird eine Paste aus der frischen Droge äußerlich angewendet.

Bei Augenschmerzen mit roten Augen, die durch Leber-Feuer verursacht worden sind, wird die Droge entweder einzeln als Dekokt, als Augentropfen (den Milchsaft der Stängel ins Auge tröpfeln) oder zusammen mit Chrysanthemi flos/Jú Huā, Prunellae spica/Xià Kū Cǎo und Gentianae radix et rhizoma/Lóng Dǎn als Dekokt eingesetzt.

Dosierung
Getrocknet 9 bis 15 g; bei frischer Droge 30 bis 60 g, die gleiche Menge auch bei äußerlicher Anwendung als zerstoßene Paste

Inhaltsstoffe
Taraxasterol, Taraxol, Taraxacin, Cholin, Kaffeesäure, Inulin, Pektin
Laut Chin. Ph. soll der Gehalt an Kaffeesäure mindestens 0,020 % betragen.

Pharmakologie
Antiseptisch, diuretisch, Leber schützend, erhöht die Gallensaftsekretion, Appetit fördernd, Immunsystem stimulierend

Unerwünschte Wirkungen und Gegenanzeigen
Kontraindiziert bei Milz-Schwäche. Bei zu starker Dosierung wirkt die Droge mild abführend.

4.4.15 Violae herba – Chinesisches Veilchenkraut – Zǐ Huā Dì Dīng, 紫花地丁

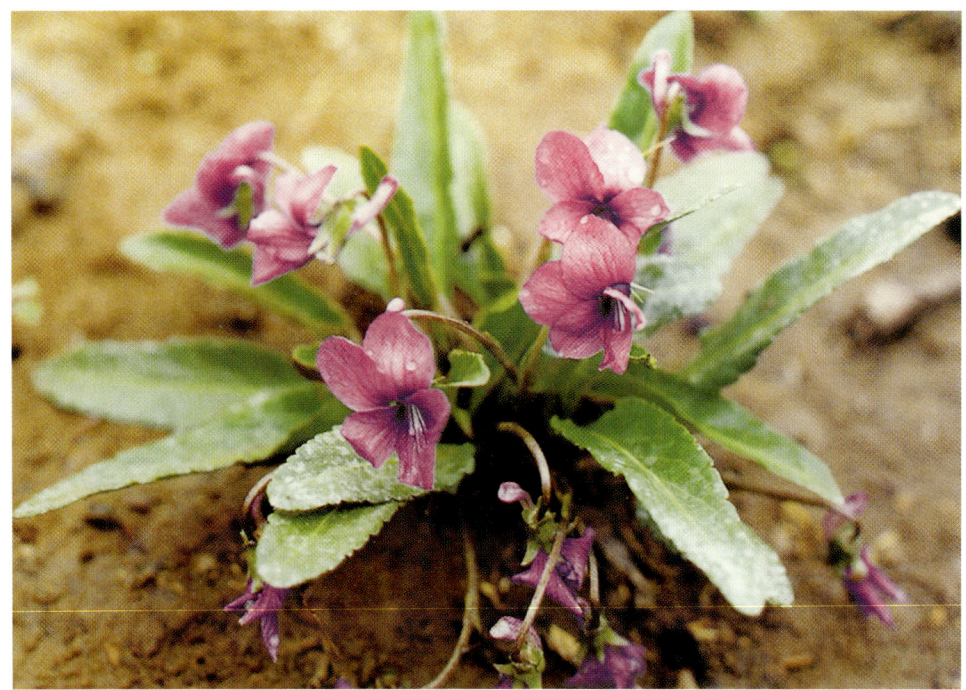

Abb. 1: Chinesisches Veilchen, *Viola yedoensis* Makino (Zǐ Huā Dì Dīng). Quelle: The coloured Atlas of the Chinese Materia Medica specified in Chin. Ph.

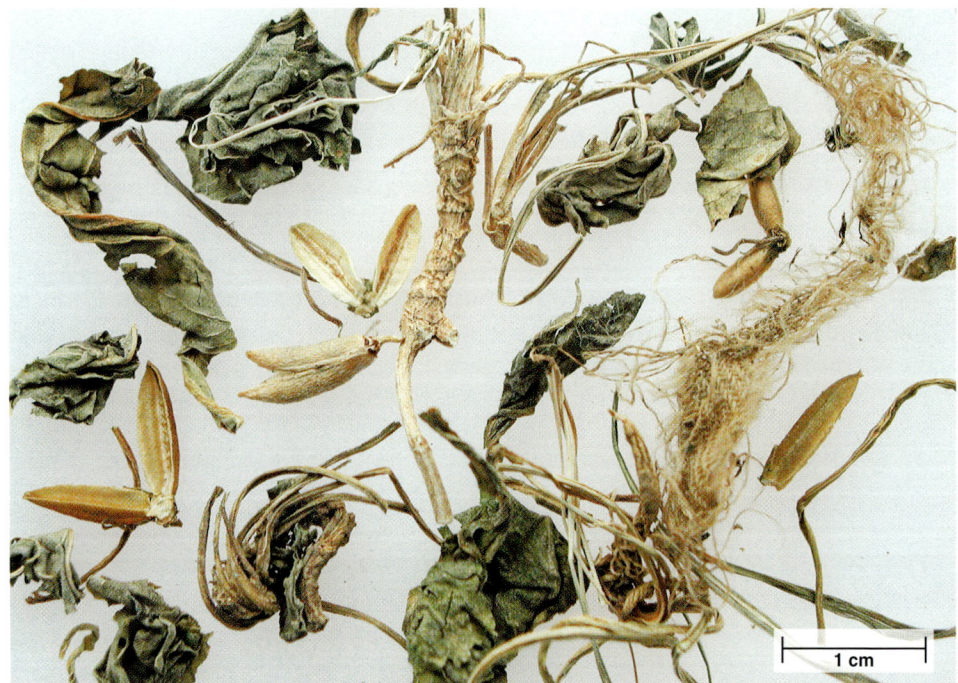

Abb. 2: Chinesisches Veilchenkraut, Violae herba (Zǐ Huā Dì Dīng), Ganzdroge

Herkunft
Die ganze Pflanze (inklusive Wurzel) von *Viola yedoensis* MAKINO (Zi Hua Di Ding), Violaceae

Ernte und Verarbeitung
Die Pflanze wird vom Frühling bis zum Herbst ausgegraben, gereinigt, gewaschen und entweder frisch verwendet oder nach dem Waschen an der Sonne getrocknet und geschnitten.

Pao Zhi
Kein Pao Zhi üblich

Eigenschaften
Geschmacksrichtung: bitter, scharf
Temperaturverhalten: kalt
Wirkungsort/Meridian: Herz, Leber

Wirkung und Anwendung
Hitze kühlend, entgiftend, Blut kühlend, abschwellend.

Die Droge wird bei Furunkeln, Geschwüren oder Erysipel, die durch toxische Hitze entstanden sind, eingesetzt. Frischer Presssaft kann zur äußerlichen Anwendung (als Paste) in Kombination mit Lonicerae japonicae flos/Jīn Yín Huā, Taraxaci herba/Pǔ Gōng Yīng und Chrysanthemi indici flos/Yě Jū Huā verordnet werden (siehe Rezeptur Wu Wei Xiao Du Yin). Die Rezeptur kann auch als Dekokt verabreicht werden.

Bei einer akuten Mastitis mit Knotenbildung wird Violae herba/Zǐ Huā Dì Dīng oft mit Taraxaci herba/Pǔ Gōng Yīng kombiniert.

Bei Darmgeschwüren wird sie zusammen mit Rhei radix et rhizoma/Shēng Dà Huáng und Oldenlandiae herba/Bái Huā Shé Shé Cǎo verordnet.

Bei einem Schlangenbiss wird sie als Presssaft eingenommen oder mit ein wenig Realgar/Xióng Huáng zur Paste zerstoßen und äußerlich angewendet.

Bei Augenschmerzen oder Augenentzündung, die durch Leber-Feuer verursacht wurden, wird die Droge mit Chrysanthemi flos/Jú Huā und Cicadae periostracum/Chán Tuí kombiniert.

Dosierung
Getrocknet 15 bis 30 g, frisches Kraut 30 bis 60 g

Inhaltsstoffe
Saponin-Glykosid, Flavone, Schleim

Pharmakologie
Antiviral, der Extrakt kann HI-Viren hemmen; Antiseptisch, antipyretisch, antiinflammatorisch

Unerwünschte Wirkungen und Gegenanzeigen
Kontraindiziert bei Patienten mit Leere-Kälte

4.5 Leere-Hitze kühlende Drogen – Qing Xu Re Yao, 清虚热药

Drogenübersicht für Leere-Hitze kühlende Drogen

Lat. Name	Dt. Name	Pin-Yin-Name	Chin. Name	Seite
Lycii cortex	Bocksdornwurzelrinde	Dì Gǔ Pí	地骨皮	230
Picrorhizae rhizoma	Picrorhiza-Wurzelstock	Hú Huáng Lián	胡黄连	232
Stellariae radix	Vogelmierenwurzel	Yín Chái Hú	银柴胡	234

Gemeinsamkeiten

Leere-Hitze entsteht durch eine Yin-Schwäche (Yin-Mangel). Das überschießende Yang zeigt sich als leichtes Fieber. Mögliche Ursachen für die Yin-Schwäche sind entweder genetisch bedingt, eine lange Hitze-Erkrankung, wodurch die Körperflüssigkeit verbraucht worden ist, oder die falsche Einnahme Yang-tonisierender Arzneimittel, z.B. Ginseng radix et rhizoma/Rén Shēn (besonders Ginseng radix et rhizoma rubra/Hóng Shēn), Hirschhorn/Lù Róng. Typische Symptome sind leichtes Fieber (oft nicht messbar), das regelmäßig nachmittags oder abends (auch bei Kindern) steigt und morgens zurückgeht, Hitzegefühl im Handteller und an den Fußsohlen, Einschlafschwierigkeiten, Durst, Nachtschweiß, rote Zunge, etwas Zungenbelag und schneller Puls.

Fülle-Hitze entsteht, wenn die Körperabwehr gegen eine schädigende Noxe kämpft. Die Symptome sind dann hohes Fieber, rotes Gesicht, Unruhe, Schwellungen, Bauchschmerzen, Obstipation sowie dunkler und konzentrierter Urin.

Die Leere-Hitze befindet sich auf der energetischen Ebene. Bei ihr findet man oft keine „Brandherde" entsprechend dem westlichen Denken. Bei der Fülle-Hitze dagegen findet man substanzielle Ursachen wie Infektion, Fieber, Blutstase, Obstipation und Lebensmittelstau.

Die Therapiestrategie bei einer Leere-Hitze ist Yin-Aufbauen (Tonisieren), während bei Fülle-Hitze die Strategie Abbauen (kühlen, ausleiten) ist. Diese Prinzipien sind wichtig, sie werden in der Praxis oft nicht berücksichtigt.

Diese Gruppe der Drogen erscheint klein, hinzugezählt können jedoch noch Artemisiae annuae herba/Qīng Hāo, Anemarrhenae rhizoma/Zhī Mǔ, Phragmitis rhizoma/Lú Gēn, Trichosanthis radix/Tiān Huā Fěng, Gardeniae fructus/Zhī Zǐ und die Drogen des Kapitels 15.4 werden.

4.5.1 Lycii cortex – Bocksdornwurzelrinde – Dì Gǔ Pí, 地骨皮

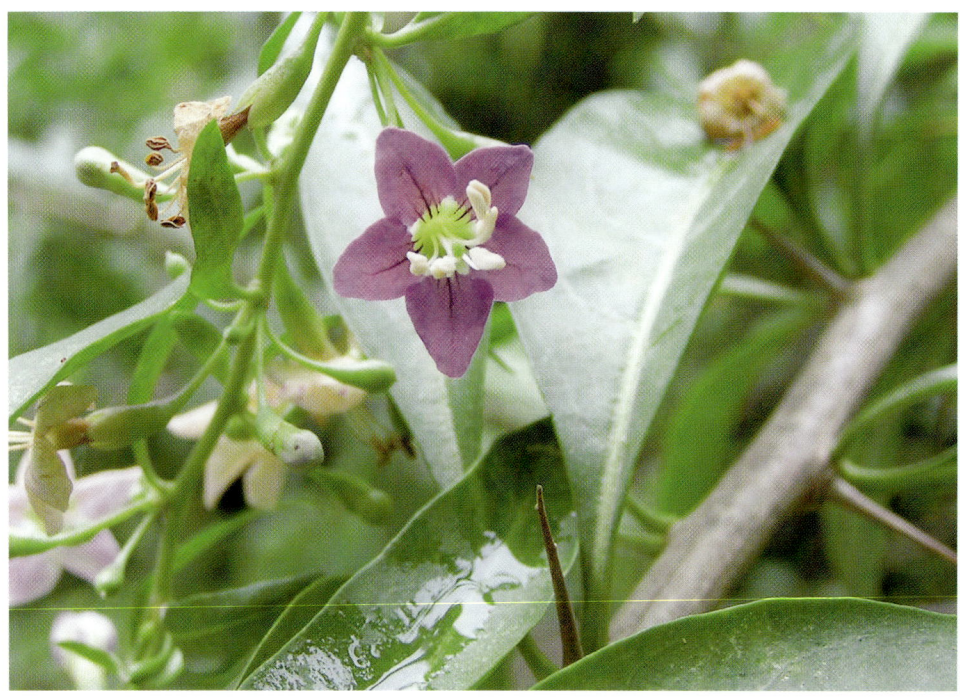

Abb. 1: Bocksdorn, *Lycium barbarum* L. (Níng Xià Gǒu Qí)

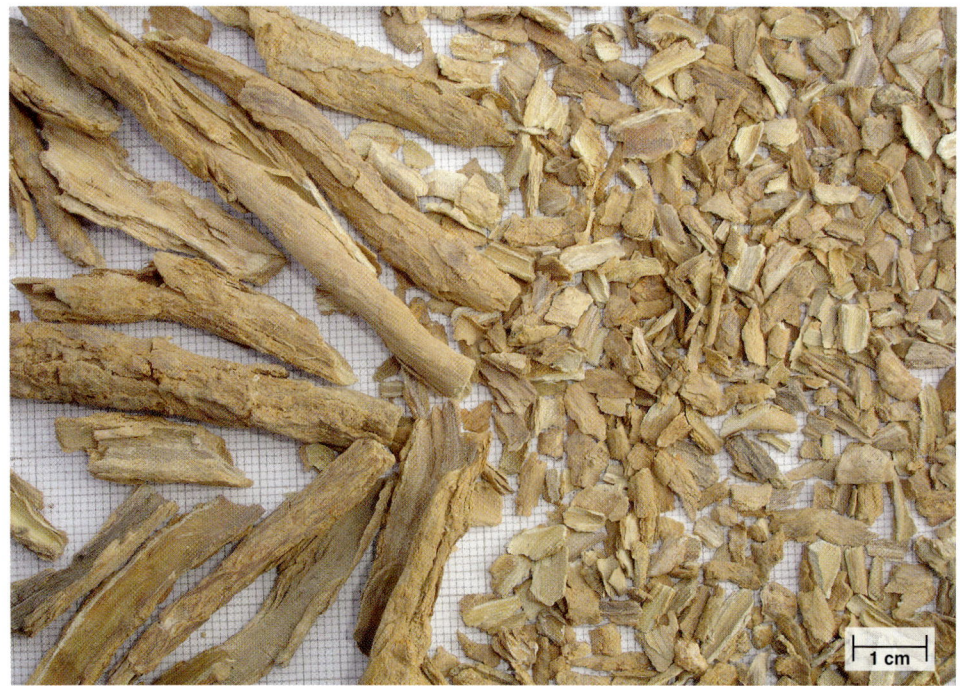

Abb. 2: Bocksdornwurzelrinde, Lycii cortex (Dì Gǔ Pí). Die Wurzelrinde ist sehr porös und spröde. Links: Ganzdroge. Rechts: Schnittdroge. Anhaftende Erde lässt sich nur schwer ohne Wirkstoffverlust von der Wurzel entfernen. Es sind spezielle Reinigungsverfahren erforderlich. Die Abbildung zeigt eine hervorragend verarbeitete Ganz- bzw. Schnittdroge.

Herkunft
Die getrocknete Wurzelrinde von *Lycium chinense* Mill. (Gōu Qí) oder *Lycium barbarum* L. (Níng Xià Gǒu Qí), Solanaceae

Ernte und Verarbeitung
Die Wurzel wird bei Frühlingsbeginn oder im Spätherbst ausgegraben und gewaschen. Ihre Rinde wird abgeschält und anschließend an der Sonne getrocknet. Die Rinde hat eine leicht poröse Konsistenz. Die Wirkstoffe der Pflanze sind wasserlöslich.

Um die Erde zu entfernen, sollte das traditionelle Schnellwaschen (Qiang Shui Xi) durchgeführt werden. Die Früchte der Pflanze werden unter dem Namen „Gou Qi Zi" verwendet.

Pao Zhi
Kein Pao Zhi üblich

Qualität
Die Wurzelrinde darf nicht muffig riechen. Man hat auf die Werte der Reinheisprüfungen „Normale Asche" und „Säureunlösliche Asche" der Chin. Ph. zu achten, um sicher zu sein, dass die Erde entfernt wurde. Ferner kann Schimmel als Qualitätsproblem auftreten.

Eigenschaften
Geschmacksrichtung: süß, geschmacksarm
Temperaturverhalten: kalt
Wirkungsort/Meridian: Lunge, Leber, Nieren

Wirkung und Anwendung
Leere-Hitze kühlend, Blut kühlend, Blutungen stillend, Lungen-Feuer klärend, Yin fördernd.

Bei Fieber aufgrund einer Yin-Schwäche oder umgekehrt Yin-Schwäche durch Fieber, möglicherweise mit Nachtschweiß, wird Lycii cortex/Dì Gǔ Pí mit Anemarrhenae rhizoma/Zhī Mǔ, Trionycis carapax/Biē Jiǎ und Stellariae radix/Yín Chái Hú kombiniert (siehe Rezeptur Di Gu Pi Yin). Die Droge kann genauso bei Diabetes oder Wechseljahrbeschwerden eingesetzt werden, wenn das o.g. Muster vorhanden ist.

Bei „dampfenden Knochen" (Yin-Mangel) wirkt diese Droge tief in den Knochen und Muskeln, wogegen Moutan cortex/Mǔ Dān Pí stärker im Blut wirkt.

Bei Lungen-Hitze mit einem nach oben rebellierenden Qi sowie Symptomen wie Husten und Atembeschwerden wird Lycii cortex/Dì Gǔ Pí oft in Kombination mit Mori cortex/Sāng Bái Pí und Glycyrrhizae radix et rhizoma/Gān Cǎo verordnet (siehe Rezeptur Xie Bai San).

Bei durch Blut-Hitze verursachtem Blutspucken, Nasenbluten und Blut im Urin kann Lycii cortex/Dì Gǔ Pí entweder einzeln oder zusammen mit Imperatae rhizoma/Bái Máo Gēn und Platycladi cacumen/Cè Bǎs Yè gegeben werden, um das Blut zu kühlen.

Oft wird zu Beginn einer Diabetes-Erkrankung, solange noch keine künstliche Zufuhr von Insulin erfolgt ist, eine Yin-Schwäche diagnostiziert. Lycii cortex/Dì Gǔ Pí kann das Yin wieder aufbauen und Hitze kühlen. Dafür wird die Droge mit Trichosanthis radix/Tiān Huā Fěng, Schisandrae chinensis fructus/Wǔ Wèi Zǐ und Rehmanniae radix/Shēng Dì Huáng kombiniert.

Dosierung
9 bis 15 g

Inhaltsstoffe
Betain (Lycin), Cinnamylsäure, β-Sitosterin, Lyciumamide, Sugiol, Linolsäure

Pharmakologie
Blutzucker- und blutdrucksenkend, antipyretisch, antiseptisch

Unerwünschte Wirkungen und Gegenanzeigen
Kontraindiziert bei Fieber aufgrund einer Wind-Kälte Erkältung. Vorsicht bei einer Milz-Schwäche mit nicht geformtem Stuhl

4.5.2 Picrorhizae rhizoma – Picrorhiza-Wurzelstock – Hú Huáng Lián, 胡黄连

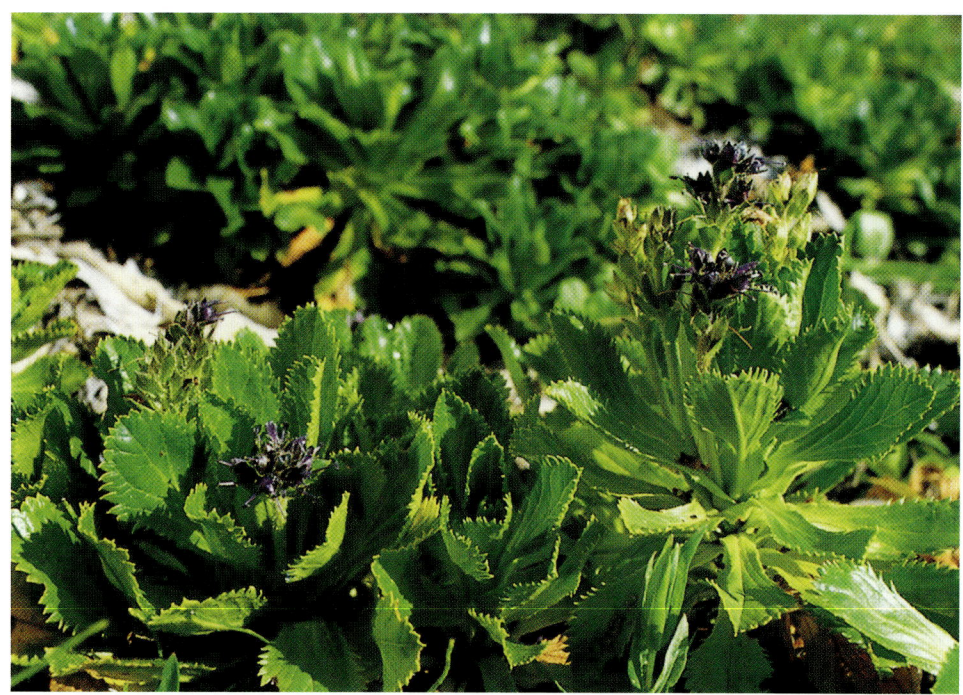

Abb. 1: Picrorhiza, *Picrorhiza scrophulariiflora* Penell (Hú Huáng Lián). Quelle: The coloured Atlas of the Chinese Materia Medica specified in Chin. Ph.

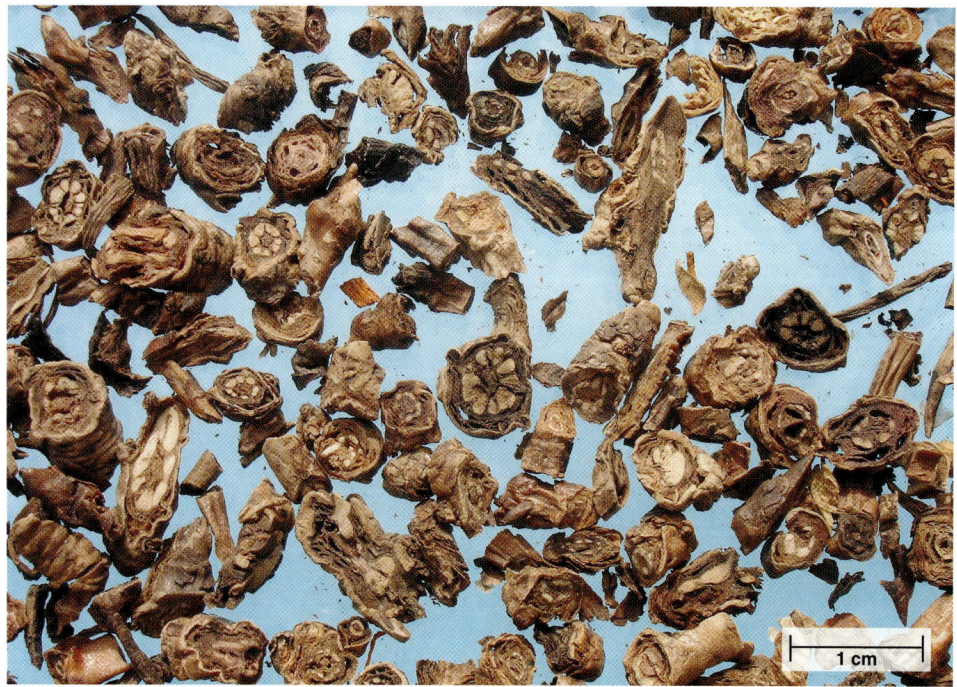

Abb. 2: Picrorhiza-Wurzelstock, Picrorhizae rhizoma (Hú Huáng Lián), Schnittdroge

Herkunft
Der getrocknete Wurzelstock von *Picrorhiza scrophulariiflora* Penell (Hú Huáng Lián), Scrophulariaceae. Hú bedeutet Westen und meint den Westen von China, Tibet und Indien, wo die Pflanze gedeiht. Picrorhizae rhizoma /Hú Huáng Lián ähnelt dem Wurzelstock von Coptidis rhizoma/Huáng Lián.

Ernte und Verarbeitung
Der Wurzelstock wird im Herbst ausgegraben, von den feinen Nebenwurzeln und Erde befreit und an der Sonne getrocknet.

Pao Zhi
Kein Pao Zhi üblich

Eigenschaften
Geschmacksrichtung: bitter
Temperaturverhalten: kalt
Wirkungsort/Meridian: Leber, Magen, Dickdarm

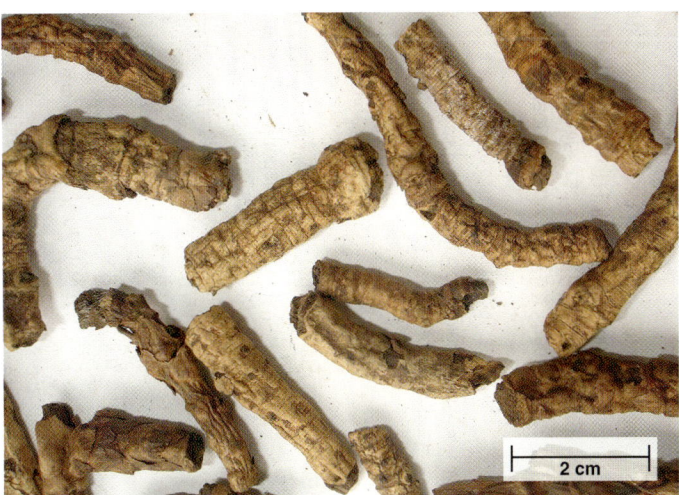

Abb. 3: Picrorhiza-Wurzelstock, Picrorhizae rhizoma (Hú Huáng Lián), geschälte Ganzdroge

Wirkung und Anwendung
Leere-Hitze und Nässe-Hitze kühlend, „Gan Re" (siehe unten) klärend.

Die Droge wird bei „dampfenden Knochen" oder Knochen-Hitze-Syndrom, das durch Yin-Mangel verursacht wurde, mit Symptomen wie Fieber am Nachmittag und Abend ohne erkennbare Ursachen, Nachtschweiß, Reizbarkeit und fiebrigem Gefühl im Handteller eingesetzt. Diese Symptome können auch bei westlichen Erkrankungen, wie z.B. Tuberkulose, Wechseljahresbeschwerden, hormonellen oder funktionellen Störungen auftreten. Picrorhizae rhizoma/Hú Huáng Lián beseitigt diese Leere-Hitze und wird hierfür oft mit Stellariae radix/Yín Chái Hú und Lycii cortex/Dì Gǔ Pí kombiniert (siehe Rezeptur Qing Gu San).

Weiter wird die Droge eingesetzt, um Gan Re zu klären. Gan Re ist die chinesische Bezeichnung für dauerndes leichtes Fieber (Mangel-Fieber), das bei unterernährten Kindern mit schlechtem Appetit, Abmagerung (Malabsorption), vergrößertem Bauch und trockenen brüchigen Haaren auftritt.

Die Droge kann auch bei Nässe im Magen und Darm, die durch unverdaute Lebensmittel entstanden ist, in Kombination mit Codonopsis radix/Dǎng Shēn, Atractylodis macrocephalae rhizoma/Bái Zhū und Pseudostellariae radix/Tài Zǐ Shēn verwendet werden.

Bei Nässe-Hitze-Ruhr oder Hämorrhoiden ist Picrorhizae rhizoma/Hú Huáng Lián eine Droge für Leere-Hitze-Muster. Sie kann aber auch bei Fülle-Hitze-Mustern im Unteren Erwärmer verwendet werden, da ihre Wirkung ähnlich wie die von Coptidis rhizoma/Huáng Lián ist. Picrorhizae rhizoma/Hú Huáng Lián ist also einsetzbar bei Leere- und Fülle-Hitze, während Coptidis rhizoma/Huáng Lián nur bei Fülle-Hitze verwendet werden sollte. Die Droge wird häufig mit Phellodendri chinensis cortex/Huáng Bó und Pulsatillae radix/Bái Tóu Wēng kombiniert. Bei Hämorrhoiden wird sie zusammen mit der Haut des Igels/Cì Wě Pí und Moschus/Shè Xiāng jeweils in Pillenform oder mit Haliotidis concha/Shí Jué Míng, Sophorae flos/Huái Huā Mǐ und Manitis squama/Chuān Shān Jiǎ verordnet.

Dosierung
1,5 bis 9 g

Inhaltsstoffe
Picroside I bis III), Kutkinol, Lutkisterol, Berberin, Vanillinsäure, Apocynin, Cinnamylsäure. Laut Chin. Ph. soll der Gesamtgehalt an Picrosid I und II mindestens 9,0 % betragen.

Pharmakologie
Antiseptisch, erhöht die Gallensaftsekretion, entspannt die glatte Muskulatur von Darm und Gebärmutter bei Ratten und Kaninchen

Unerwünschte Wirkungen und Gegenanzeigen
Kontraindiziert bei Magen- und Milz-Leere-Kälte verwenden

4.5.3 Stellariae radix – Vogelmierenwurzel – Yín Chái Hú, 银柴胡

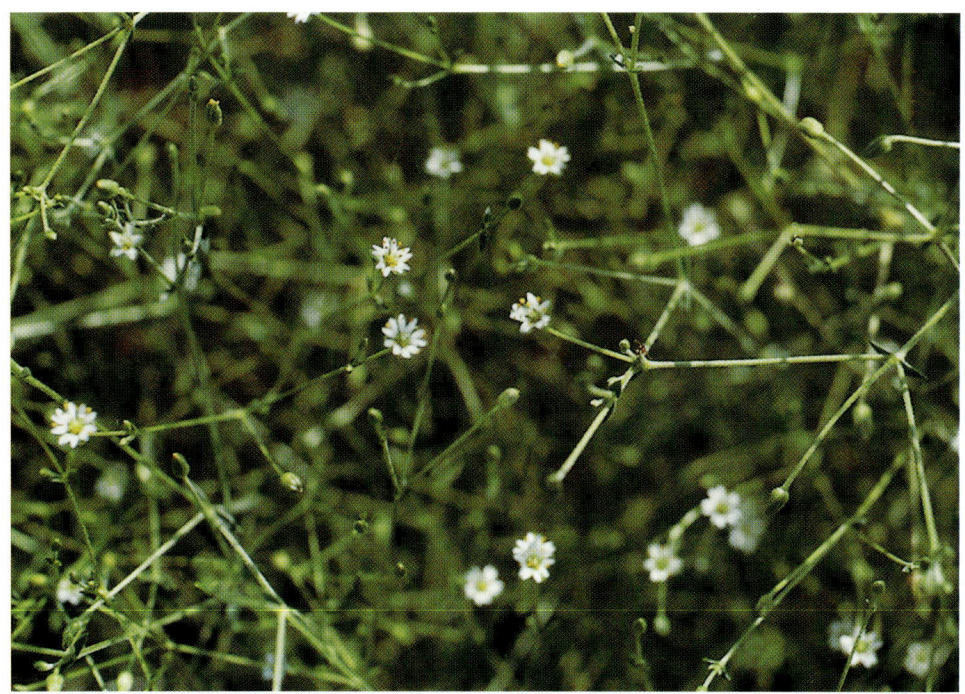

Abb. 1: Vogelmiere, *Stellaria dichotoma* L. (Yín Chái Hú). Quelle: The coloured Atlas of the Chinese Materia Medica specified in Chin. Ph.

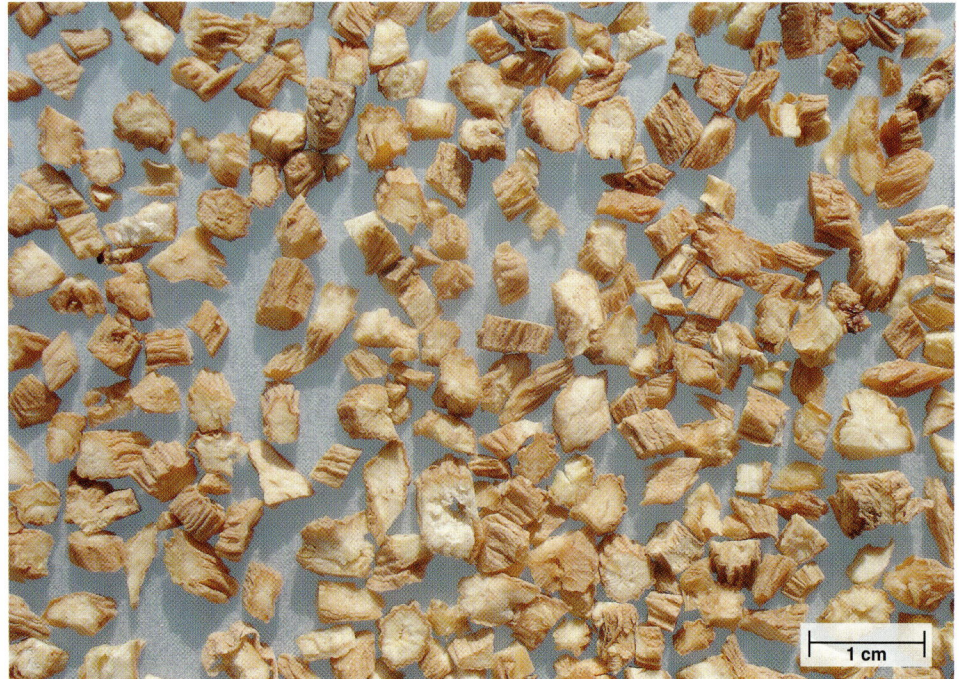

Abb. 2: Vogelmierenwurzel, Stellariae radix (Yín Chái Hú), Schnittdroge

Herkunft
Die getrocknete Wurzel von *Stellaria dichotoma* L. var. *lanceolata* Bge. (Yin Chai Hu), Caryophyllaceae

Ernte und Verarbeitung
Die Wurzel wird im Herbst ausgegraben, von den feinen Nebenwurzeln und Erde befreit und an der Sonne getrocknet.

Pao Zhi
Kein Pao Zhi üblich

Eigenschaften
Geschmacksrichtung: süß
Temperaturverhalten: leicht kalt
Wirkungsort/Meridian: Leber, Magen

Wirkung und Anwendung
Leere-Hitze kühlend, Gan Re kühlend, Blut kühlend, Blutungen stillend, Lungen-Feuer klärend (Toxine in der Lunge bei Bronchitis eliminierend), Yin fördernd.

Stellariae radix/Yín Chái Hú senkt Fieber, ohne dass sie bittere und ableitende Eigenschaften besitzt. Sie ist ferner Yin nährend ohne anhebende Eigenschaften zu haben und daher auch bei Fieber geeignet, das durch eine Yin-Schwäche verursacht wurde. Sie wird oft auch bei Nachtsschweiß oder Hitzewallungen benutzt. Dann wird sie mit Anemarrhenae rhizoma/Zhī Mǔ, Trionycis carapax/Biē Jiǎ und Artemisiae annuae herba/Qīng Hāo kombiniert (siehe Rezeptur Qing Gu San).

Bei Unterernährung von Kindern mit Fieber (Malabsorption), vergrößertem Bauch, Durst, Auszehrung und trockenem Haar wird Stellariae radix/Yín Chái Hú oft mit Gigeriae galli endothelium corneum/Jī Nèi Jīn, Quisqualis fructus/Shǐ Jūn Zǐ und Codonopsis radix/Dǎng Shēn verabreicht, um Stauungen zu beseitigen und die Milz zu tonisieren.

Zu Beginn einer Diabetes-Erkrankung (noch ohne künstliche Zufuhr von Insulin), die oft als eine Yin-Schwäche diagnostiziert wird, kann Stellariae radix/Yín Chái Hú ebenso wie Lycii cortex/Dì Gǔ Pí das Yin aufbauen, die Hitze kühlen und möglicherweise einen

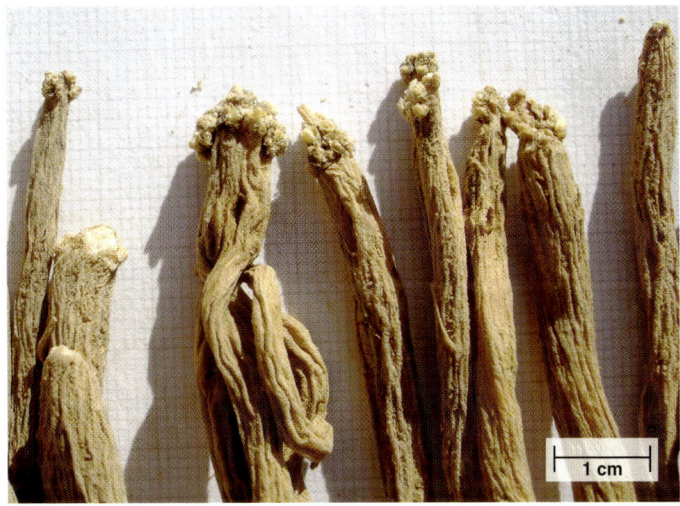

Abb. 3: Vogelmierenwurzel, Stellariae radix (Yín Chái Hú), Ganzdroge. Die beulenartig vorgewölbte Stängelnarben nennt man „Zhen Zhu Pan" (Perlenteller). Die lochartig vertiefte Nebenwurzelnarbe heißt „Sha Yan" (Sandauge).

Diabetes vermeiden. Die Droge wird dafür mit Trichosanthis radix/Tiān Huā Fěng, Schisandrae chinensis fructus/Wǔ Wèi Zǐ und Rehmanniae radix/Shēng Dì Huáng kombiniert.

Dosierung
3 bis 9 g

Inhaltsstoffe
6,8-Di-C-Galactopyranosyl-Apigenin, 6-C-Galactopyranosyl-Isoscutellerein, Wogonin, Furansäure

Pharmakologie
Cholesterin senkend

Unerwünschte Wirkungen und Gegenanzeigen
Kontraindiziert bei Fieber aufgrund einer Wind-Kälte-Erkältung und bei Blut-Mangel ohne Hitze-Zeichen.

4.6 Sommerhitze kühlende Drogen – Qing Re Jie Shu Yao – 解暑热药

Drogenübersicht für Sommerhitze kühlende Drogen

Lat. Name	Dt. Name	Pin-Yin-Name	Chin. Name	
Artemisiae annuae herba	Einjähriges Beifußkraut	Qīng Hāo	青蒿	238
Nelumbinis folium	Lotusblätter	Hé Yè	荷叶	240

Gemeinsamkeiten

Sommerhitze ist eine Fülle-Hitze, eine Manifestation von Sonne und Feuer, sie schädigt das Yin. Sie verbindet sich oft auch mit Feuchtigkeit. Ihre wichtigsten Symptomen sind hohes Fieber, Unruhe, Schwitzen, kräftiger und schneller Puls, Durst, konzentrierter Urin, Bewusstlosigkeit, Müdigkeit, Übelkeit und ungeformter Stuhl.

Die Drogen dieser Gruppe wirken Hitze kühlend und Yin-stützend. Auch Nahrungsmittel wie grüne Bohnen/Lü Dòu, Wassermelonen und Gurken wirken in diese Richtung.

4.6.1 Artemisiae annuae herba – Einjähriges Beifußkraut – Qīng Hāo, 青蒿

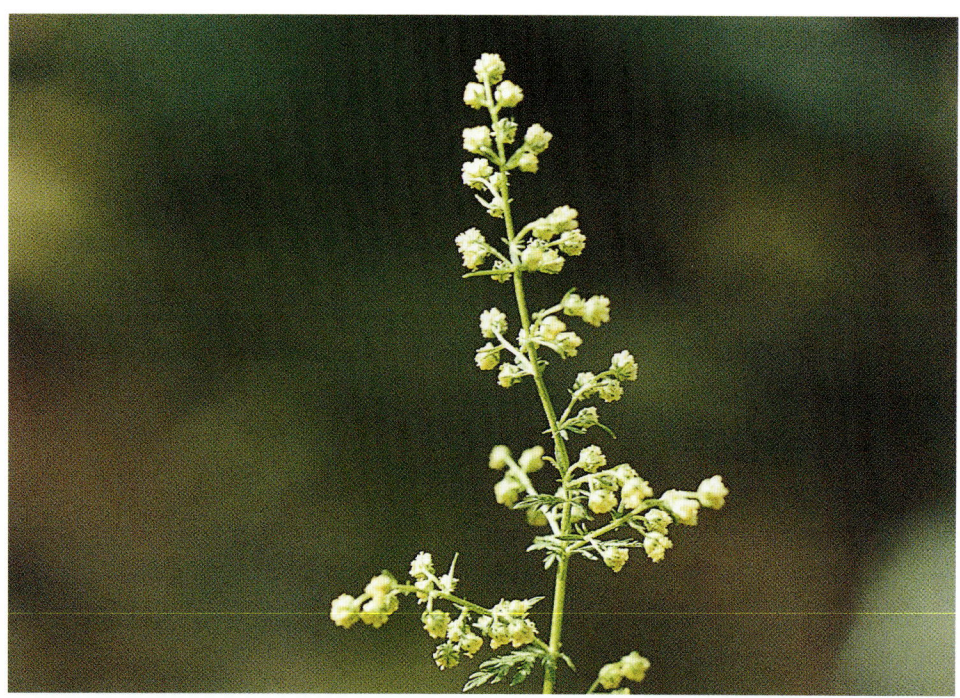

Abb. 1: Einjähriger Beifuß, *Artemisia annua* L. (Huáng Huā Hāo), Blütenstand

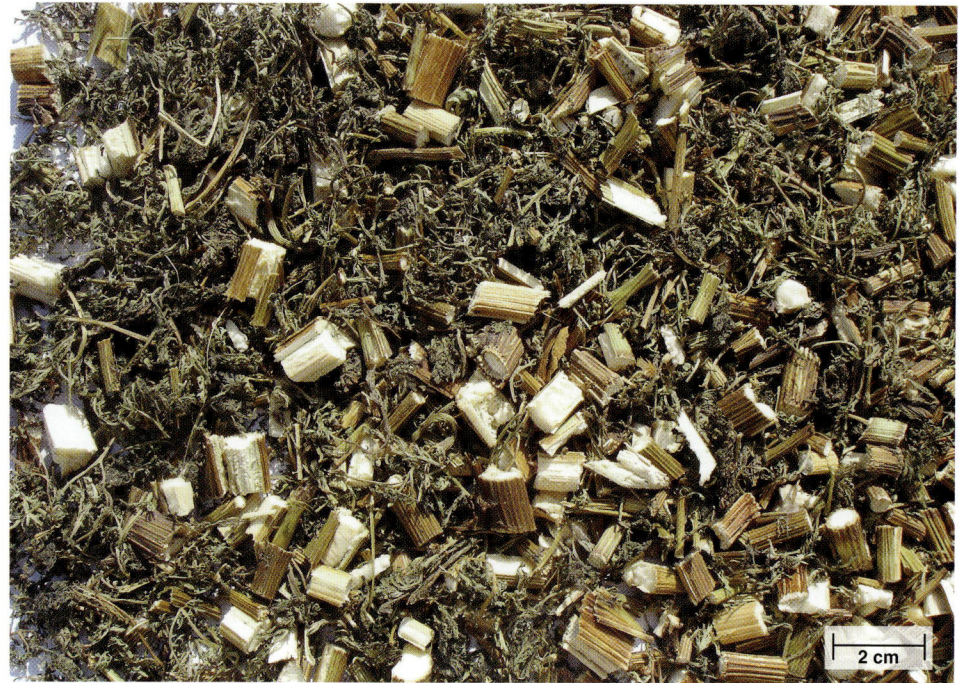

Abb. 2: Einjähriges Beifußkraut, Artemisiae annuae herba (Qīng Hāo), Schnittdroge

Herkunft
Die getrockneten, oberirdischen Teile von *Artemisia annua* L. (Huang Hua Hao), Asteraceae

Ernte und Verarbeitung
Das Kraut wird im Sommer und Herbst geerntet. Es wird frisch verwendet, oder nachdem es im Schatten getrocknet und geschnitten worden ist.

Wird „Artemisia apiacae herba" verordnet, sollte Artemisiae annuae herba/Qīng Hāo abgegeben werden.

Pao Zhi
Kein Pao Zhi üblich

Eigenschaften
Geschmacksrichtung: bitter, scharf
Temperaturverhalten: kalt
Wirkungsort/Meridian: Leber, Galle

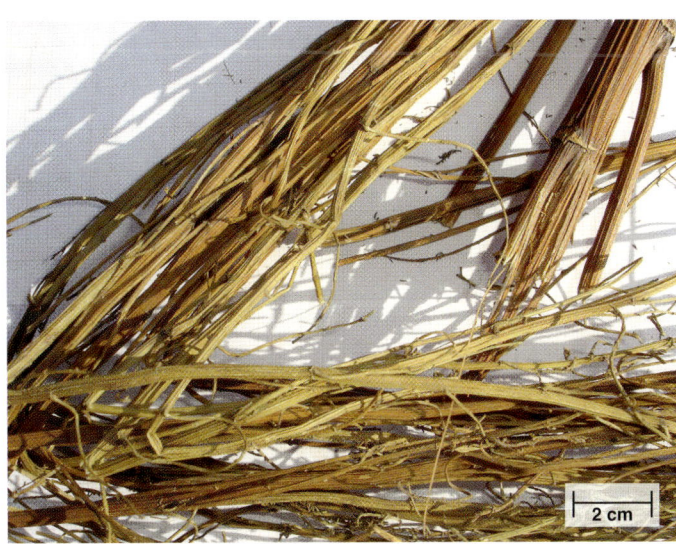

Abb. 3: Einjähriges Beifußkraut, Artemisiae annuae herba (Qīng Hāo), Ganzdroge

Wirkung und Anwendung
Leere-Hitze, Sommerhitze und Gǔ Zhēng[1] kühlend, Malaria stoppend

Die Droge wird eingesetzt, wenn eine Wen-Bing-Erkrankung (ansteckende Noxe) das Yin verletzt hat. Das typische Zeichen hierfür ist, dass das Nachtsfieber gegen Morgen zurück geht oder in der Endphase der Wen-Bing Erkrankung nur noch das Fieber übrig bleibt. Zu diesem Zweck wird sie oft mit Trionycis carapax/Biē Jiǎ, Anemarrhenae rhizoma/Zhī Mǔ und Moutan cortex/Mǔ Dān Pí kombiniert (siehe Rezeptur Qing Hao Bie Jia Tang).

Bei Fieber und Yin-Schwäche sowie bei Gǔ Zhēng[1] wird die Droge oft mit Stellariae radix/Yín Chái Hú, Picrorhizae rhizoma/Hú Huáng Lián, Anemarrhenae rhizoma/Zhī Mǔ und Trionycis carapax/Biē Jiǎ verordnet (siehe Rezeptur Qing Gu San).

Bei Sommerhitze mit Fieber, Kopfschmerzen und Durst kann Artemisiae annuae herba/Qīng Hāo die Sommerhitze löschen. Dafür wird sie zusammen mit Forsythiae fructus/Lián Qiào, Poria/Fú Líng, Talcum/Huá Shí und Tetrapanacis medulla/Tōng Cǎo verabreicht.

Bei wechselndem Fieber (z. B. Malaria) setzt man ihren Hauptwirkstoff Artemisinin (Arteannuin) ein, der sich in der Malaria-Therapie besser bewährt hat als Chloroquin und Pyrimethamine.

Die Droge kann in großer Menge als frisches Kraut eingesetzt oder je nach Syndrom mit Guì Xīn/Innere Zimtrinde, Scutellariae radix/Huáng Qín, Talcum/Huá Shí und Indigo naturalis/Qīng Dài kombiniert werden.

Dosierung
6–12 g. Nach dem Einweichen nur 2 bis 3 Minuten köcheln lassen; alternativ als Saft aus frischem Kraut verabreichen.

Inhaltsstoffe
Arteannuin (Qinghaosu, Artemisinin); das ätherische Öl enthält überwiegend Artemisia-Keton, Isoartemisia-Keton, Campher, β-Pinen, β-Caryophyllen und Limonen

Der Mindestgehalt von Arteannuin in der Droge beträgt 5 %. Nur die Ware aus Qiu Yang kann diese Forderung mit durchschnittlich 8 % leicht übertreffen, Waren aus anderen Gebieten liegen häufig unter dieser Grenze. Dies ist ein Beweis für die Qualität der Dao-Di-Droge. Sie gehört zu den ersten chinesischen Heilmitteln, die nach westlichem Standard anerkannt wurden.

Pharmakologie
Arteannuin ist wirksam gegen *Schistosoma*, wirkt antipyretisch und antimykotisch (Hautpilz). Das ätherische Öl wirkt hustenstillend sowie schleimlösend und erhöht die Gallensaftsekretion.

Unerwünschte Wirkungen und Gegenanzeigen
Kontraindiziert bei Magen- und Milz-Leere-Kälte oder bei häufigem Durchfall verwenden.

---

[1] Gǔ Zhēng ist ein Knochen-Hitze-Syndrom, das durch einen Yin-Mangel verursacht worden ist. Es geht mit hektischem Fieber, Nachtschweiß, Unruhe und fiebrigem Gefühl im Handteller einher. Die Betroffenen haben ein Hitzegefühl in den Knochen.

4.6.2 Nelumbinis folium – Lotusblätter – Hé Yè, 荷叶

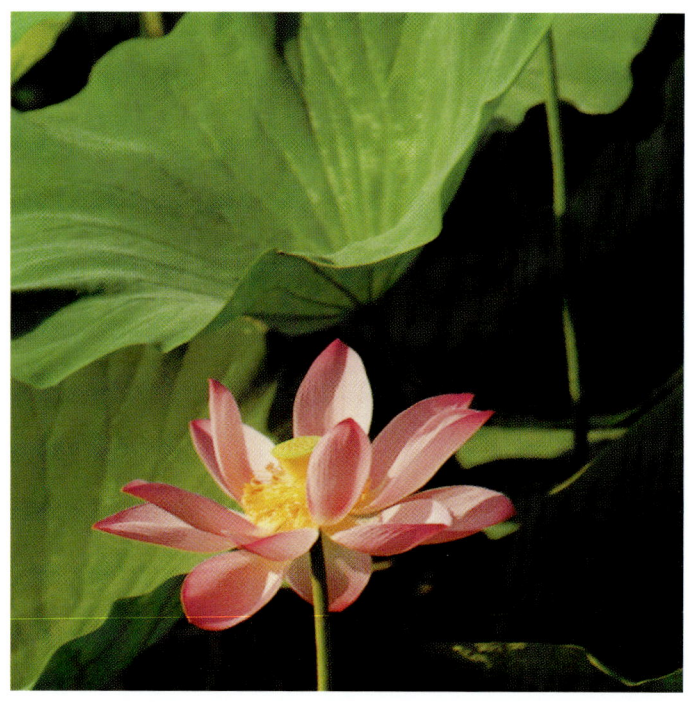

Abb. 1: Lotus, *Nelumbo nucifera* Gaertn. (Hé), Blüte und Blätter. Quelle: The coloured Atlas of the Chinese Materia Medica specified in Chin. Ph.

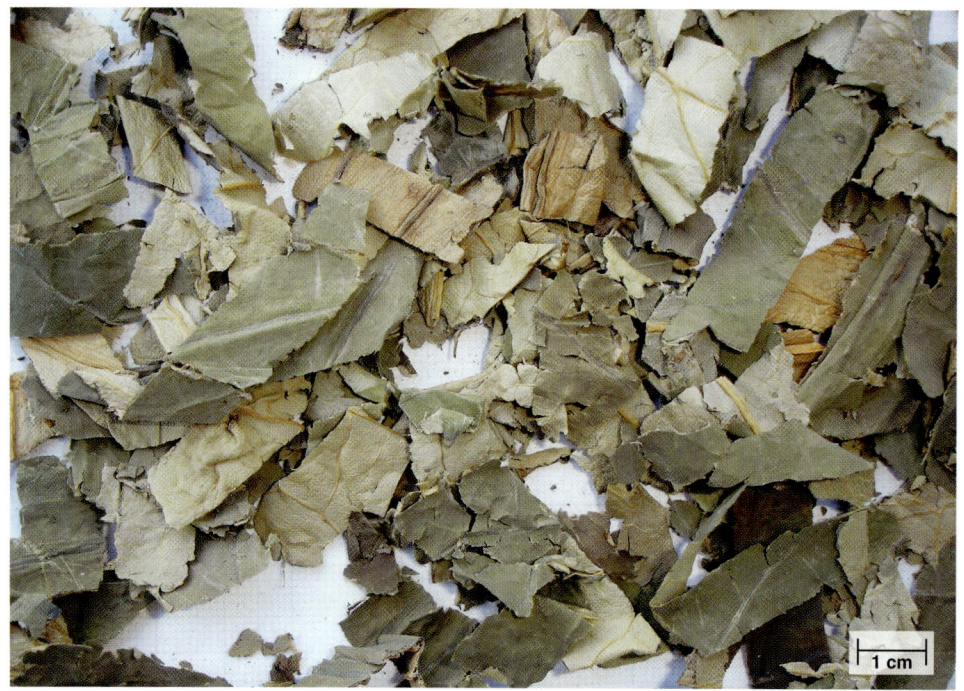

Abb. 2: Lotusblätter, Nelumbinis folium (Hé Yè), Schnittdroge

Herkunft
Die frischen oder getrockneten Blätter von *Nelumbo nucifera* GAERTN. (He), Nymphaceae

Ernte und Verarbeitung
Die Blätter werden im Sommer und Herbst geerntet und an der Sonne bis zu einem Wassergehalt von 70 % getrocknet. Die Blattstiele werden dann entfernt, die Blätter gefaltet und durchgetrocknet.

Pao Zhi
Hé Yè Tàn: Die geschnittenen Blätter werden im Wok über mittlerem Feuer geröstet, bis ihre Oberfläche bräunlich verkohlt ist. Diese Form hat styptische Wirkung und wird nur zum Stillen von Blutungen verwendet.

Eigenschaften
Geschmacksrichtung: bitter
Temperaturverhalten: neutral mit kühlender Tendenz
Wirkungsort/Meridian: Leber, Milz, Magen

Wirkung und Anwendung
Leere-Hitze kühlend, Sommerhitze kühlend, klares Yang nach oben hebend, Blut kühlend, Blutungen stillend.

Bei Fieber, das durch Sommerhitze verursacht worden ist, mit Symptomen wie Schwindel, Unruhe, Durst sowie Antriebslosigkeit, wird sie besonders bei Kindern zusammen mit Wassermelonenschale und Lonicerae japonicae flos/Jīn Yín Huā eingesetzt. Nelumbinis folium praep./Hé Yè Tàn kann auch bei wetterbedingtem Durchfall oder Durchfall, der durch Milz-Schwäche entstanden ist, zusammen mit Magnoliae officinalis cortex/Hòu Pò und Coicis semen/Yì Yǐ Rén verabreicht werden.

Nelumbinis folium praep./Hé Yè Tàn kann das Blut kühlen und eine Blutung (blutigen Auswurf, blutiges Erbrechen, blutigen Stuhl), die durch Blut-Hitze entstanden ist, beseitigen. Heutzutage wird die Droge häufig bei der Behandlung von Adipositas verwendet. Man nimmt dafür 3-mal täglich je 3 g, übergießt die Droge mit 250 ml kochendem Wasser und lässt das Dekokt 15 Minuten ziehen. Es wird lauwarm getrunken. Lotusblätter, Nelumbinis folium/Hé Yè können Fett abbauen, deswegen sind sie in vielen Schlankheitstees enthalten.

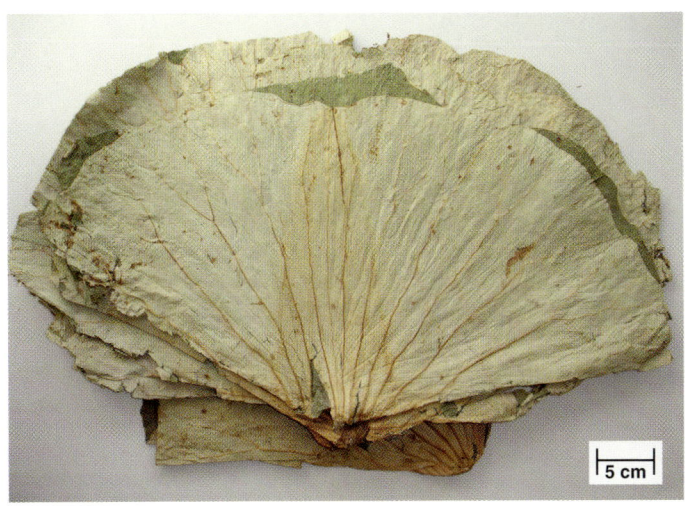

Abb. 3: Lotusblätter, Nelumbinis folium (Hè Yè), Ganzdroge

Dosierung
Getrocknete Blätter 3 bis 9 g, frische Blätter 15 bis 30 g, Hé Yè Tàn 3 bis 6 g

Inhaltsstoffe
Nuciferin, Roemerin, Nornuciferin. Laut Chin. Ph. soll der Gehalt an Nuciferin mindestens 0,10 % betragen.

Pharmakologie
Diuretisch, mild abführend und Blutlipide senkend

Unerwünschte Wirkungen und Gegenanzeigen
Die Droge sollte nicht bei einer Magen-Milz-Schwäche und Leere-Kälte sowie bei häufigen Durchfällen verwendet werden.

5 Leber-Yang und Leber-Wind beruhigende Drogen – Ping Gan Xi Feng Yao – 平肝息风药

5.1 **Leber-Yang beruhigende Drogen– Ping Gan Yang Yao – 平肝阳药**

5.2 **Leber-Wind beruhigende Drogen– Ping Gan Xi Feng Yao – 平肝息风药**

5.3 **Leberfeuer kühlende Drogen – Xie Gan Huo Yao – 泄肝火药**

In dieser Gruppe gibt es sowohl kalte als auch warme und trocknende Drogen. Es muss sorgfältig differenziert werden, insbesondere wenn eine Milz-Schwäche vorhanden ist.

Bei Yin- und Blutschwäche muss darauf geachtet werden, dass die Drogen nicht zu trocknend und nicht zu warm sind.

5.1 Leber-Yang beruhigende Drogen – Ping Gan Yang Yao, 平肝阳药

Drogenübersicht für Leber-Yang beruhigende Drogen

Lat. Name	Dt. Name	Pin-Yin-Name	Chin. Name	Seite
Haematitum	Hämatit	Zhě Shí	赭石	246
Haliotidis concha	Seeohrenschale	Shí Jué Míng	石决明	247
Ostreae concha	Austernschale	Mǔ Lì	牡蛎	249
Tribuli fructus	Burzeldornfrüchte	Jí Lí	蒺藜	251

Gemeinsamkeiten

Leber-Yang-Überschuss (Gan Yang Shang Kang): Kopfschmerzen, Schwindel, rotes Gesicht, rote Augen, bitterer Geschmack im Mund, Unruhe, dunkler Urin, rote Zunge, gelber Zungenbelag, schneller und flacher Puls, Patient spürt wie die Halsader (hinter den Ohren) pulsiert, z. B. bei Hypertonie Typ I, II. Die Muscheln und Mineralien können das Leber-Yang beruhigen, Wind befrieden und Spasmen lösen.

5.1.1 Haematitum – Hämatit – Zhě Shí, 赭石

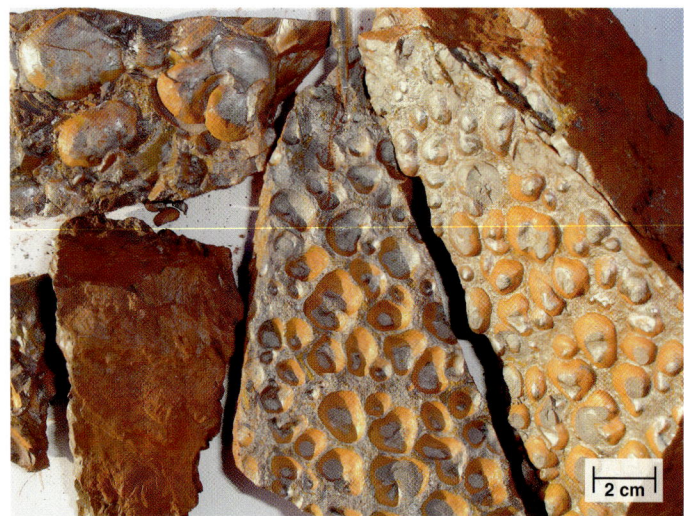

Abb. 1: Hämatit, *Haematitum* (Zhě Shí). Beim Mineral sieht man im Bruch (rechts) eine Seite mit Erhebungen und die andere Seite mit komplementären Vertiefungen. Die durch Kratzen mit einem spitzen Gegenstand erzeugten Streifen sind rostrot.

Synonyme
Dài Zhě Shí, 赭石

Herkunft, Gewinnung
Eisenmineral, das zum großen Teil aus Eisen(III)-oxid (Fe_2O_3) besteht. Nach der Gewinnung des Erzes wird es von Gestein sowie Erde befreit und gereinigt.

Pao Zhi
Duàn Zhě Shí: Die zerkleinerte Droge wird gebrannt, bis sie rotglühend ist, danach in Essig eingelegt und nach Bedarf zerkleinert oder pulverisiert. Anschließend wird sie für 24 Stunden in Wasser eingelegt, dann getrocknet. Für 100 kg Droge nimmt man 30 kg Essig.

Qualität
Unreine Mineralien können hohe Schwermetallanteile enthalten, besonders Arsen. Die reine Droge hat ein einheitliches Aussehen und ist leicht in Platten trennbar. Diese Platten weisen Warzen und Dellen auf, eine metallische Oberfläche, die nicht fleckig wird und ihre Farbe nicht verändert. Beim Kratzen entstehen rostrote Linien.

Eigenschaften
Geschmacksrichtung: bitter
Temperaturverhalten: kalt
Wirkungsort/Meridian: Leber, Herz

Wirkung und Anwendung
Leber beruhigend, Yang wieder in die Leber zurückbringend, Magen-Qi nach unten führend, Blut-Hitze kühlend, Blutungen stillend.

Bei Leber-Feuer mit Symptomen wie Schwindel, verschwommene Sicht und Flimmern vor den Augen, das durch einen Yang-Überschuss verursacht wurde, wird die Droge in Kombination mit Haliotidis concha/Shí Jué Míng, Prunellae spica/Xià Kū Cāo und Achyranthis bidentata radix/Niú Xī verordnet. Bei einer Leber- und Nieren-Yin-Schwäche wird sie mit Testudinis carapax/Guī Bǎn, Ostreae concha/Mǔ Lì und Paeoniae radix alba/Bái Sháo kombiniert (siehe Rezeptur Zhen Gan Xi Feng Tang).

Bei Erbrechen, Übelkeit und Aufstoßen, die durch nach oben rebellierendes Magen-Qi entstanden sind, wird Haematitum/Zhě Shí mit Inulae flos/Xuān Fù Huā, Pinelliae rhizoma praep./Fǎ Bàn Xià und Zingiberis rhizoma recens/Shēng Jiāng verabreicht (siehe Rezeptur Xuan Fu Dai Zhe Tang).

Bei rebellierendem Lungen-Qi mit Symptomen wie die Unfähigkeit, flach zu liegen und einer geräuschvollen Atmung, kann Haematitum/Zhě Shí einzeln pulverisiert oder in einer Reissuppe eingenommen werden. Um das Lungen-Qi zu tonisieren, wird Haematitum/Zhě Shí mit Codonopsis radix/Dǎng Shēn und Corni fructus/Shān Zhū Yú verordnet.

Bei Blutungen, die ausschließlich eine Blut-Hitze als Ursache haben, wirkt die Droge blutstillend. Wenn Blutspucken oder Nasenbluten auftreten, wird sie mit Paeoniae radix alba/Bái Sháo, Bambusae caulis in taeniam/Zhú Rú und Arctii fructus/Niú Bāng Zǐ kombiniert. Bei übermäßiger Regelblutung setzt man sie zusammen mit Halloysitum rubrum/Chì Shí Zhī und Trogopterori faeces/Wǔ Líng Zhī ein.

Haematitum/Zhě Shí kann in der Regel immer verwendet werden, wohingegen Duàn Zhě Shí nur bei den vorgenannten Blutungen eingesetzt werden soll.

Dosierung
9 bis 30 g; zerkleinert 30 Minuten vorkochen

Inhaltsstoffe
Fe_2O_3, davon Eisen (70 %), Sauerstoff (30 %), in Spuren Magnesium, Aluminium, Silicium und Wasser. Laut Chin. Ph. soll der Gehalt an Fe_2O_3 mindestens 45,0 % betragen.

Pharmakologie
Eisen fördert Hämoglobinbildung. Es wirkt zentral beruhigend und aktiviert die Darmbewegung.

Unerwünschte Wirkungen und Gegenanzeigen
Während der Schwangerschaft mit Vorsicht anwenden

5.1.2 Haliotidis concha – Seeohrenschale – Shí Jué Míng, 石决明

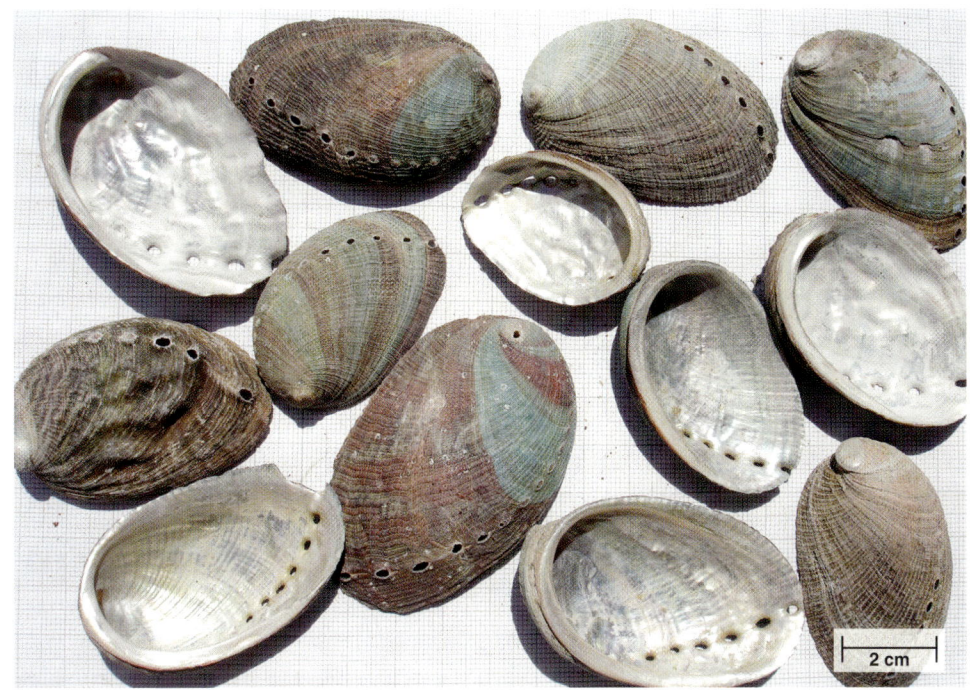

Abb. 1: Seeohrenschale, Haliotidis concha (Shí Jué Míng), Ganzdroge. Schalen von *Haliotis diversicolor* Reeve (Zá Sè Bào)

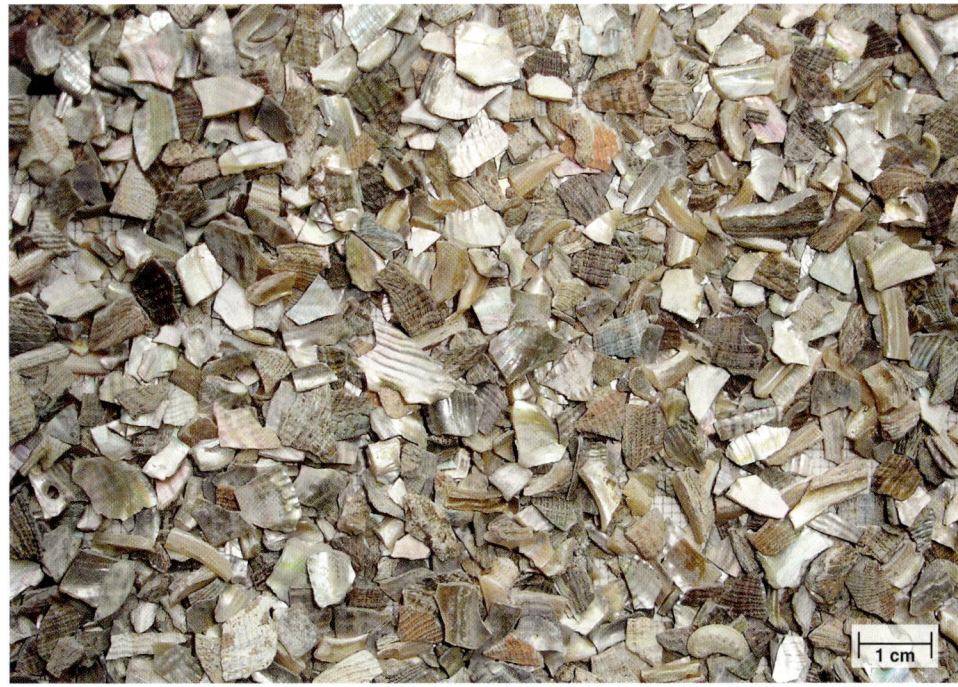

Abb. 2: Seeohrenschale, Haliotidis concha (Shí Jué Míng), zerkleinert, ungebrannt

Synonyme
Abalonenschale

Herkunft
Die Schale von *Haliotis diversicolor* Reeve (Za Se Bao), *Haliotis discus hannai* Ino (Zou Wen Pan Bao), *Haliotis ovina* Gmelin (Yang Bao), *Haliotis ruber* (Leach) (Ao Zhou Bao), *Haliotis asinina* Linnaeus (Er Bao) oder *Haliotis laevigata* (Donovan) (Bai Bao), Haliotidae

Ernte und Verarbeitung
Die Muscheln werden im Sommer oder im Herbst gesammelt, das Fleisch wird entnommen (gilt als Delikatesse), die Schale gewaschen und getrocknet.

Pao Zhi
Duàn Shí Hué Míng: Die gereinigte Droge wird im Ofen über starkem Feuer gebrannt, bis sie brüchig geworden ist. Durch dieses Verfahren ist die Droge nicht mehr so kühl und salzig, die Leber-Yang-sedierende Wirkung wird reduziert, und die adstringierende Wirkung erhöht. Die Droge wird bei Behandlung von Augenkrankheiten verwendet.

Duàn Shí Hué Míng sollte neben dem Duàn-Verfahren zusätzlich noch nach der „Shui Fei"-Methode behandelt werden, bevor sie zur äußerlichen Behandlung der Augen eingesetzt wird. Dieses Verfahren ist aber in der Verarbeitung anspruchsvoll und wird heute kaum noch durchgeführt.

Shui Fei: Das Pulver wird in Wasser eingerührt, die Flüssigkeit wird gesammelt und getrocknet. Das übrigbleibende feine Pulver ist nur äußerlich bei Augenbeschwerden verwendbar.

Eigenschaften
Geschmacksrichtung:	salzig
Temperaturverhalten:	kühl
Wirkungsort/Meridian:	Leber

Wirkung und Anwendung
Leber beruhigend, Yang wieder in die Leber zurückbringend, Leber-Hitze kühlend, Augen klärend.

Bei Schwindel und Augenflimmern, die durch einen Leber-Yang-Überschuss verursacht wurden, ist Haliotidis concha/Shí Jué Míng eine wichtige Droge zur Senkung des Leber-Yang. Sie kühlt Leber-Hitze und wird sowohl bei Leber- und Nieren-Yin-Schwäche als auch bei Leber-Yang-Überschuss verwendet, u. z. oft in Kombination mit Rehmanniae radix/Shēng Dì Huáng, Paeoniae radix alba/Bái Sháo und Ostreae concha/Mǔ Lì. Bei Hypertonie, die nach der TCM einen Leber-Yang-Überschuss (Gan Yang Shang Kang) aufweist, wird Haliotidis concha/Shí Jué Míng eingesetzt.

Bei Leber-Feuer mit Kopfschmerzen, das durch einen Leber-Yang-Überschuss entstanden ist, mit leichter Erregbarkeit kann die Droge mit Prunellae spica/Xià Kū Cǎo, Uncariae ramulus cum uncis/Gōu Téng und Chrysanthemi flos/Jú Huā kombiniert werden.

Haliotidis concha praep./Duàn Shí Jué Míng ist eine wichtige Droge zur Behandlung von Augenerkrankungen, da die Augen das Öffnungsorgan der Leber sind. Bei einer Augenrötung, die auf Leber-Feuer beruht, wird sie zusammen mit Prunellae spica/Xià Kū Cǎo, Cassiae semen/Jué Míng Zǐ und Chrysanthemi flos/Jú Huā verordnet. Bei einer Augenrötung, die durch äußere Wind-Hitze mit oder ohne Allergie verursacht wurde, wird Haliotidis concha/Shí Jué Míng mit Cicadae periostracum/Chán Tuì, Chrysanthemi flos/Jú Huā und Equiseti hiemalis herba/Mù Zéi eingesetzt. Bei Nephelium, Sichttrübung oder Nachtblindheit, die auf eine Yin-Schwäche zurückzuführen ist, wird die Droge mit Rehmanniae radix praep./Shú Dì Huáng, Lycii fructus/Gǒu Qí Zǐ und Cuscutae semen/Tù Sī Zǐ kombiniert.

Dosierung
3 bis 15 g. Im Dekokt sollte die Droge 40 Minuten vorgekocht werden.

Inhaltsstoffe
$CaCO_3$, Chitin, organische Bestandteile ca. 3,67 %. Nach Hydrolysieren entstehen mehrere Aminosäuren.

Pharmakologie
Beruhigend, neutralisiert Magensäure

Unerwünschte Wirkungen und Gegenanzeigen
Vorsicht bei Magen-Darm Leere-Kälte. Dies ist eine relativ teuere Muschelschale. Sie enthält viele Beimischungen aus anderen Muscheln. Die Droge soll nicht nach faulem Fleisch riechen.

5.1.3 Ostreae concha – Austernschale – Mǔ Lì, 牡蛎

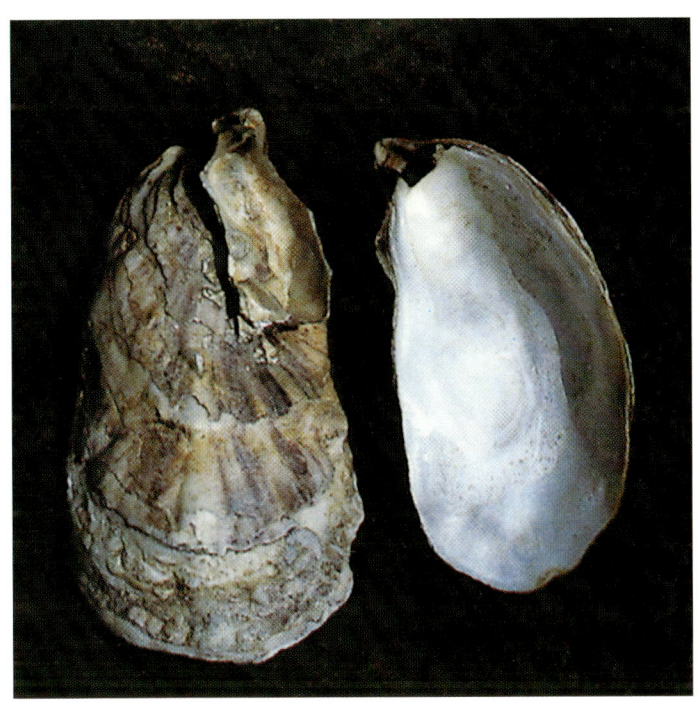

Abb. 1: Austernschale, Ostreae concha (Mǔ Lì), Ganzdroge. Schalen von *Ostrea talienwhanensis* Crosse (Dàl Lián Wān Mǔ Lì). Quelle: The coloured Atlas of the Chinese Materia Medica specified in Chin. Ph.

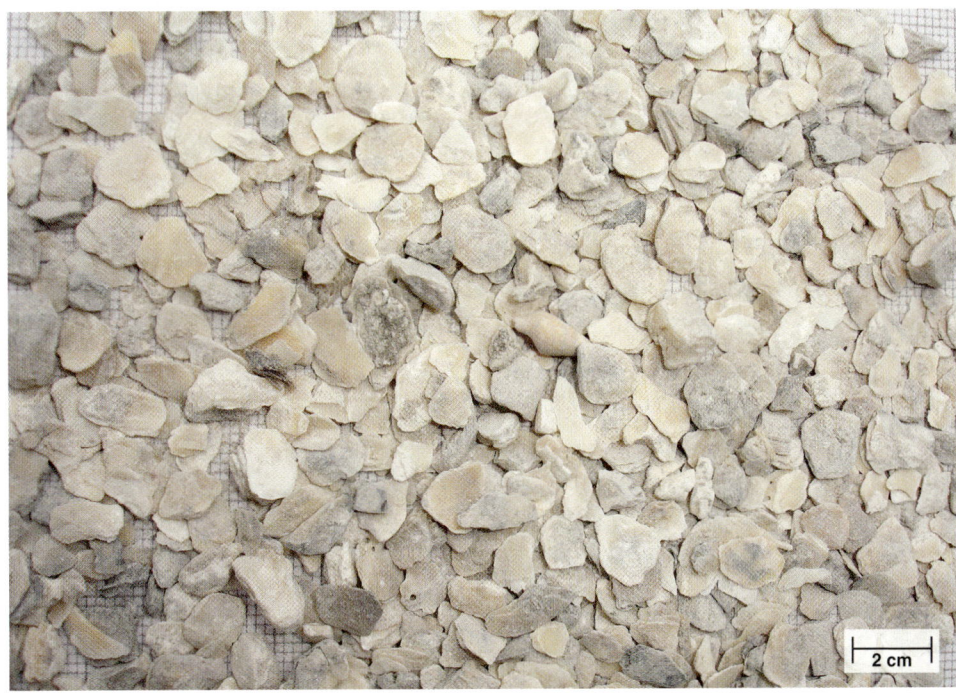

Abb. 2: Austernschale, Ostreae concha (Mǔ Lì), zerkleinert, verunreinigt mit kleinen Steinchen

Herkunft
Die Schale von *Ostrea gigas* THUNBERG (Chang Mu Li), *Ostrea talienwhanensis* CROSSE (Da Lian Wan Mu Li) oder *Ostrea rivulatis* GOULD (Jin Jian Mu Li), Ostreidae

Ernte und Verarbeitung
Die Muscheln werden gesammelt und das Fleisch entnommen. Dann werden sie gewaschen und an der Sonne getrocknet.

Pao Zhi
Duàn Mǔ Lì: Die gereinigte Droge wird im Ofen über starkem Feuer gebrannt, bis sie brüchig geworden ist. Diese Form wird beim „Hua-Tuo-Syndrom"[1], das u.a. mit übermäßigem Schwitzen einhergeht, wenn eine styptische, aufhaltende Wirkung erwünscht ist, verwendet.

Qualität
Es werden häufig billigere Muschelschalen verwendet. Die zerkleinerte gefälschte Ware ist kaum zu erkennen. Die Droge sollte nur von zuverlässigen Lieferanten bezogen werden. Sie sollte „nach Meer" riechen und keinesfalls nach altem Fischfleisch.

Eigenschaften
Geschmacksrichtung: salzig, adstringierend
Temperaturverhalten: leicht kalt
Wirkungsort/Meridian: Leber, Nieren, Galle

Wirkung und Anwendung
Leber beruhigend, Yang wieder in die Leber zurückbringend, beruhigend, Knötchen und feste Massenansammlung im Gewebe erweichend und zerstreuend, Körperflüssigkeit erhaltend.

Die Droge wird bei Schwindel und Sehstörungen, die durch ein zu hohes Leber-Yang verursacht wurden, eingesetzt. Ähnlich wie Haliotidis concha/Shí Jué Míng wird sie verwendet, wenn das Wasser (Nieren-Yin) das Holz (Leber) nicht ernähren und befeuchten kann. Der Yang-Überschuss kann Schwindel und Ohrensausen verursachen. Dann wird sie oft mit Fossilia ossis mastodi/Lóng Gǔ, Testudinis carapax/Guī Bǎn und Achyranthis bidentatae radix/Níu Xī kombiniert (siehe Rezeptur Zhen Gan Xi Feng Tang). Auch wenn Hitze-Erkrankungen das Yin verletzen und Gliederkrämpfe durch Wind entstehen, wird Ostreae concha/Mǔ Lì oft mit Testudinis carapax/Guī Bǎn, Trionycis carapax/Biē Jiǎ und Rehmanniae radix/Shēng Dì Huáng verordnet (siehe Rezeptur Da Ding Feng Zhu).

Bei Knötchen im Gewebe, Skrofulose oder Massenansammlungen kann Ostreae concha/Mǔ Lì durch seinen salzigen Geschmack die Knötchen erweichen. Die Kombination Ostreae concha/Mǔ Lì, Fritillariae thunbergii bulbus/Zhè Bèi Mǔ/Zhè Bèi und Scrophulariae radix/Xuán Shēn wird bei Knötchen (z. B. Schilddrüsenknötchen) verwendet, die durch Schleim-Feuer-Stau entstanden sind (siehe Rezeptur Xiao Luo Wan). Falls die Knötchen zusätzlich eine Blutstase aufweisen, kann die Wirkung der Rezeptur mit Salviae miltiorrhizae radix et rhizoma/Dān Shēn und Curcumae rhizoma/É Zhú verstärkt werden. Auch bei einer Milz- oder Lebervergrößerung ist die Droge gut einsetzbar.

Bei „Hua-Tuo-Syndrom" (siehe oben) wirkt Duàn Mǔ Lì ähnlich styptisch und aufrauend wie Duàn Lóng Gǔ. Eine brauchbare Rezeptur zum Stoppen von auf Yang-Schwäche beruhenden Schweißen ist Mu Li San. Duàn Mǔ Lì kann auch zur Bindung übermäßiger Magensäure verwendet werden.

Dosierung
9 bis 30 g, im Dekokt vorkochen

Inhaltsstoffe
$CaCO_3$, $Ca_3(PO_4)_2$, $CaSO_4$

Pharmakologie
Leicht beruhigend und antiinflammatorisch

Unerwünschte Wirkungen und Gegenanzeigen
Keine

---

[1] „Hua Tuo" bedeutet übermäßiges Herausfließen der Körpersäfte, wie z.B. Enuresis, häufiges Wasserlassen, unwillkürlicher Samenfluss, übermäßige Regelblutung, übermäßiger vaginaler Ausfluss, spontane Schweißausbrüche oder Nachtschweiß. Die Ursache ist eine Qi-Schwäche, weshalb der Flüssigkeitskreislauf nicht kontrolliert werden kann.

5.1.4 Tribuli fructus – Burzeldornfrüchte – Jí Lí, 蒺藜

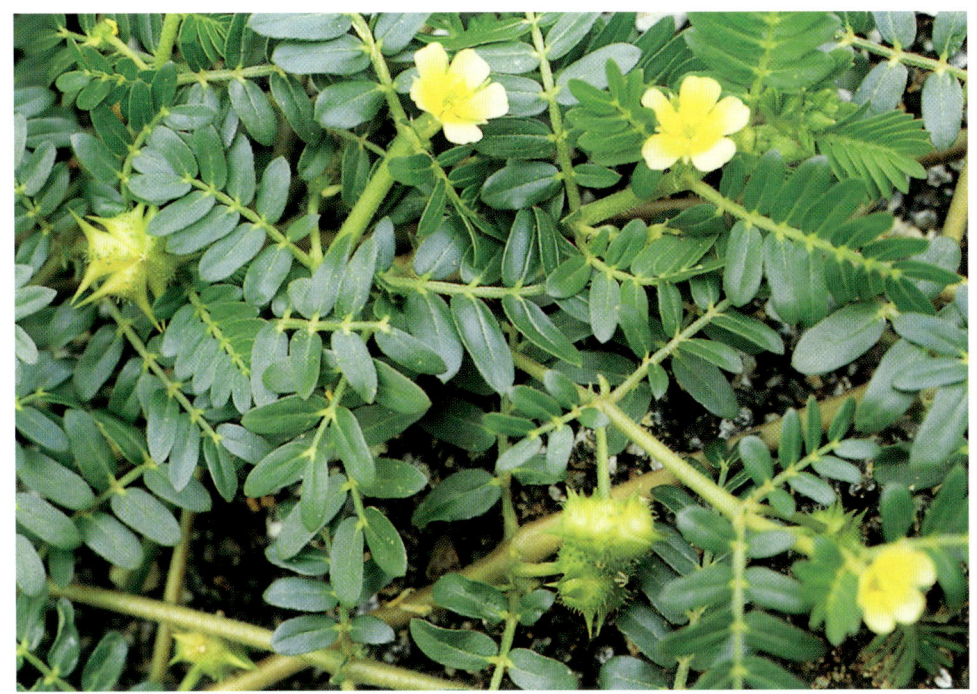

Abb. 1: Burzeldorn, *Tribulus terrestris* L. (Jí Lí), Pflanzen mit Blüten und Früchten. Quelle: The coloured Atlas of the Chinese Materia Medica specified in Chin. Ph.

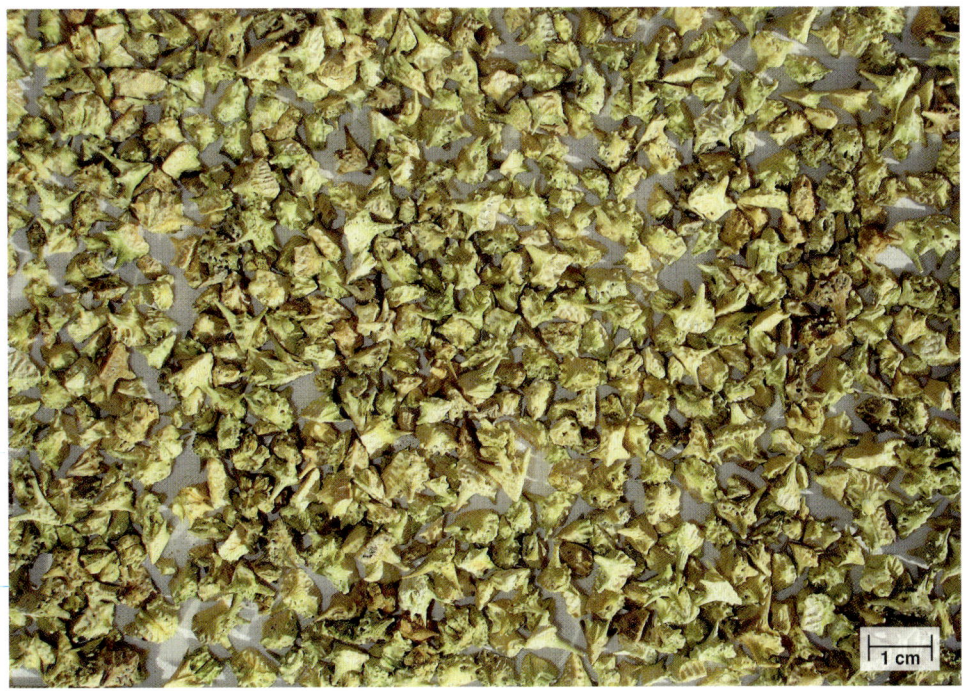

Abb. 2: Burzeldornfrüchte, Tribuli fructus (Jí Lí), ungeröstet

Leber-Yang beruhigende Drogen

Synonyme
Cì Jí Lí, Baí Jí Lí

Herkunft
Die getrocknete, reife Frucht von *Tribulus terrestris* L. (Ji Li), Zygophyllaceae

Ernte und Verarbeitung
Zur Reifezeit im Herbst werden die Früchte geerntet, geschnitten und an der Sonne getrocknet. Danach werden ihre Samen durch Dreschen gewonnen und von Verunreinigungen befreit. Verwendete Namen für diese Droge: Jí Lí, Cì Jí Lí, Baí Jí Lí,

Dagegen nennt man die Samen von Astragaluswurzel/Huang Qi: Shā Wǎn Jí Lí, Tóng Jí Lí, Astragali semen.

Pao Zhi
Chǎo Jí Lí: Der gereinigte Samen wird im Wok über mittlerem Feuer so lange geröstet, bis eine leichte Gelbfärbung der Oberfläche eintritt. Dadurch ist er im Temperaturverhalten nicht so kalt und auch für geschwächte Patienten geeignet.

Yán Jí Lí: Die gereinigte Droge wird im Wok mit Salzlösung gemischt und stehen gelassen, bis die Flüssigkeit von der Droge aufgenommen worden ist. Dann wird sie über mildem Feuer trockengeröstet. Durch diese Verarbeitung wirkt sie milder und ist insbesondere für den Nieren-Funktionskreis besser verträglich. Auch Nebenwirkungen wie Kratzen im Hals entfallen.

Eigenschaften
Geschmacksrichtung:	bitter, scharf
Temperaturverhalten:	neutral mit warmer Tendenz; leicht giftig
Wirkungsort/Meridian:	Leber

Wirkung und Anwendung
Leber beruhigend, Leber-Qi-Stau auflösend, Wind austreibend, Augen klärend.

Die Droge wird verwendet bei einem durch Leber-Yang-Überschuss verursachtem Schwindel mit verschwommenen Augen. Dafür wird sie oft in Kombination mit Uncariae ramulus cum uncis/Gōu Téng, Margaritifera concha usta/Zhēn Zhū Mǔ und Chrysanthemi flos/Jú Huā verordnet.

Bei Schmerzen im Brustkorb, die durch einen Leber-Qi-Stau verursacht worden sind und mit einem Völlegefühl einhergehen, wird die Droge mit Bupleuri radix/Chái Hú, Cyperi rhizoma/Xiāng Fù und Citri reticulatae pericarpium viride/Qīng Pí kombiniert.

Bei einem Stau der Milchbildung mit Brustschmerzen sowie nach einer Geburt wird die Droge mit Manitis squama/Chuān Shān Jiǎ und Vaccariae semen/Wáng Bù Líu Xíng eingesetzt.

Bei roten Augen, die durch Wind-Hitze verursacht wurden, kann Tribuli fructus/Jí Lí die Leber-Hitze zerstreuen. Hierfür wird sie mit Chrysanthemi flos/Jú Huā, Cassiae semen/Jué Míng Zǐ und Viticis fructus/Màn Jīng Zǐ kombiniert (siehe Rezeptur Bai Ji Li San).

Bei Juckreiz wird Tribuli fructus/Jí Lí mit Saposhnikoviae radix/Fáng Fēng und Kochiae fructus/Dì Fū Zǐ verordnet. Bei Vitiligo kann Tribuli fructus/Jí Lí allein als Pulver äußerlich benutzt werden.

Dosierung
6 bis 9 g

Inhaltsstoffe
Kaempferol, Kaempferol-3-glucosid, Kaempferol-3-rutinosid, Tribulosid, fette Öle, ätherische Öle, Tannin, Harz, Saponin, wenig Alkaloide

Pharmakologie
Immunsystem stärkend, antiinflammatorisch, antipyretisch, blutdrucksenkend, Blutlipide senkend, erhöht die Durchblutung des Gehirns

Unerwünschte Wirkungen und Gegenanzeigen
Während der Schwangerschaft und bei Schwäche-Mustern mit Vorsicht anwenden

5.2 Leber-Wind beruhigende Drogen – Ping Gan Xi Feng Yao, 平肝息风药

Drogenübersicht für Leber-Wind beruhigende Drogen

Lat. Name	Dt. Name	Pin-Yin-Name	Chin. Name	Seite
Bombyx batryticatus	Seidenraupenlarven	Jiāng Cán	僵蚕	254
Bombyx excretum	Seidenraupenexkret	Cán Shā	蚕砂	256
Gastrodiae rhizoma	Gastrodienwurzelstock	Tiān Má	天麻	257
Pheretima	Regenwurm	Dì Lóng	地龙	259
Scolopendra	Tausendfüßler	Wú Gōng	蜈蚣	261
Scorpio	Skorpion	Quán Xiē	全蝎	262
Uncariae ramulus cum uncis	Uncaria-Zweige und -Dornen	Gōu Téng	钩藤	264

Gemeinsamkeiten

Leber-Wind kann aus überschießendem Leber-Yang entstehen, das nicht rechtzeitig behandelt wurde. Hauptsymptome sind Krämpfe, zittrige Glieder, Nackensteife und Spasmen. Oft werden diese Drogen mit Nieren-Yin-tonisierenden Drogen kombiniert.

Das Hauptmittel dieser Gruppe, Antilophenhorn/Saigae tataricae cornu/Líng Yáng Jiǎo, wird nicht besprochen, da die Saiga-Antilope dem Artenschutz unterliegt. Als Ersatz nimmt man heute Bubali cornu/Shuǐ Níu Jiǎo (Wasserbüffelhorn). Auch Bovis calculus/Níu Huáng (Ochsengallensteine) war und ist ein sehr wichtiges Mittel, aber inzwischen teurer als Gold.

5.2.1 Bombyx batryticatus – Seidenraupenlarven – Jiāng Cán, 僵蚕

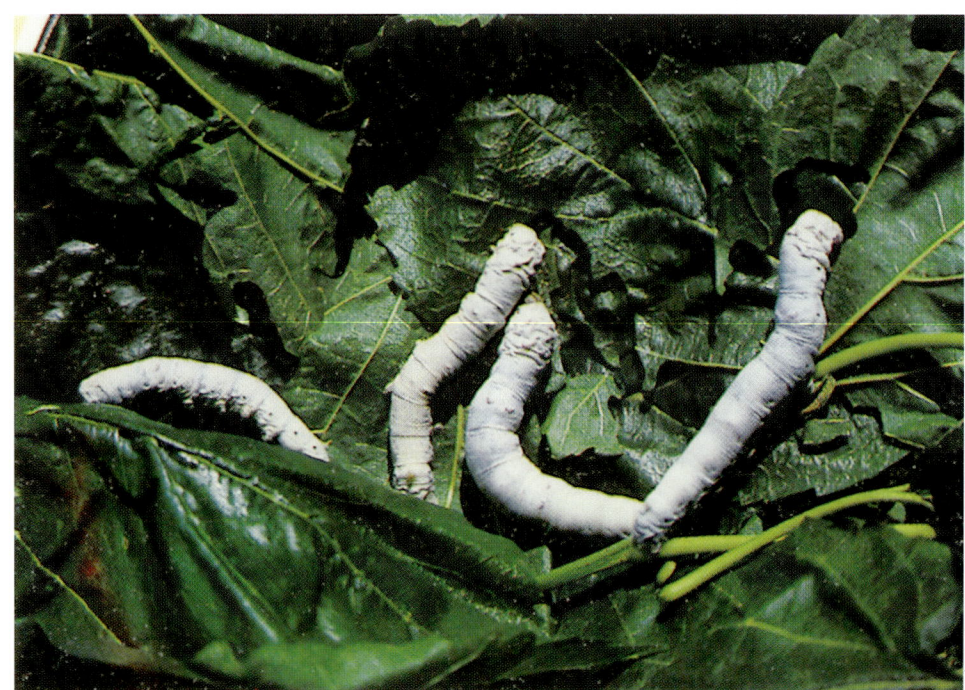

Abb. 1: Raupen des Echten Seidenspinners, *Bombyx mori* L. (Cán). Quelle: The coloured Atlas of the Chinese Materia Medica specified in Chin. Ph.

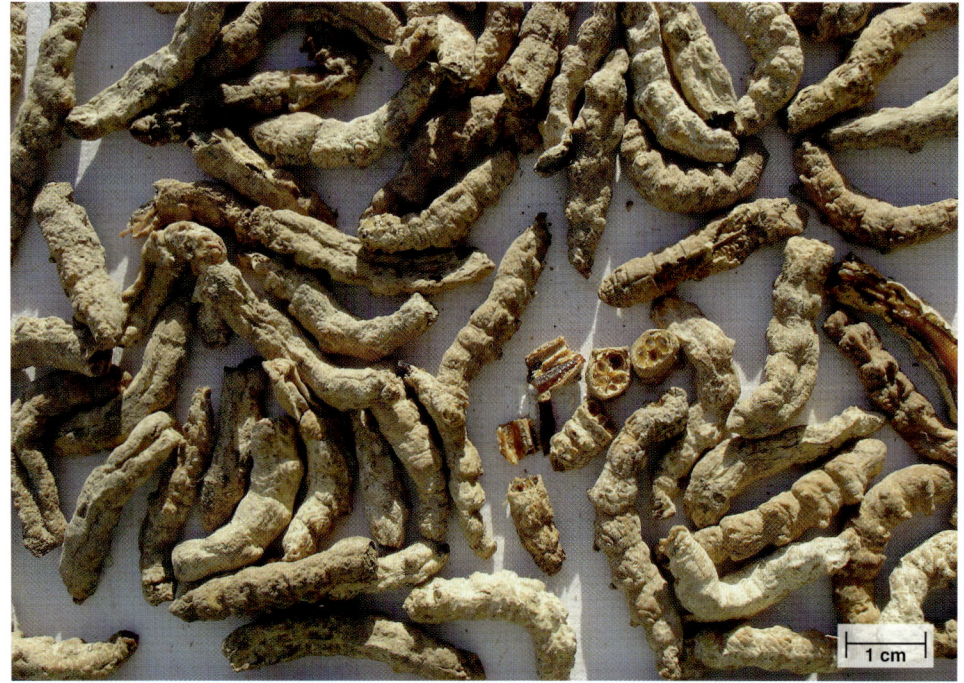

Abb. 2: Seidenraupenlarven, Bombyx batryticatus (Jiāng Cán), getrocknet. Im Bruch sind vier Drüsenringe zu sehen.

Synonyme
Baí Jiāng Cán

Herkunft
Die getrockneten Larvenkörper von *Bombyx mori* L. (Seidenraupen), die an einer natürlichen oder künstlich herbeigeführten Infektion mit *Beauveria bassiana* (BALS.) VAILLANT verendet sind, bevor sie mit dem Spinnen der Seidenfäden beginnen konnten.

Gewinnung
Die verendeten Larvenkörper werden gesammelt, mit Kalk gemischt, um die Flüssigkeit herauszusaugen, und an der Sonne oder über mildem Feuer getrocknet.

Pao Zhi
Fū Chǎo Jiāng Cán: Weizenkleie wird im Wok unter Rühren erhitzt, bis Rauch entsteht. Dann wird Jiāng Cán dazu gegeben und so lange gerührt, bis sich die Oberfläche der Droge gelblich färbt. Danach wird sie abgesiebt. Für 100 kg Jiāng Cán nimmt man 5 bis 10 kg Weizenkleie.
Chǎo Jiāng Cán: Bombyx batryticatus/Jiāng Cán wird im Wok schwach geröstet. Ingwersaft, Wein, Lakritzsaft und Lakritzpulver können hinzugegeben werden.

Die Verarbeitungen dienen alle dazu, den unangenehmen Geruch zu mindern und die Verträglichkeit zu verbessern.

Zur Wind- und Hitze-Austreibung (Leber-Hitze und äußere Wind-Hitze) sollte die normale und nicht die durch Pao Zhi veränderte Jiāng Cán gegeben werden. Im Übrigen sollte nur die Chǎo Jiāng Cán oder Fū Chǎo Jiāng Cán benutzt werden.

Qualität
Je dicker, härter und weißlicher die Oberfläche der Raupe, je glatter und glänzender der Bruch, desto besser ist ihre Qualität. Haftet an der Oberfläche der Larvenköper kein weißes, mehlartiges Pulver und ist sie im Inneren hohl, ist sie nicht brauchbar.

Eigenschaften
Geschmacksrichtung: salzig, scharf
Temperaturverhalten: neutral
Wirkungsort/Meridian: Leber, Lunge, Magen

Wirkung und Anwendung
Wind austreibend, Konvulsion beruhigend, schleimlösend, Knoten zerstreuend.

Bombyx batryticatus/Jiāng Cán kann Leber-Wind stillen, Spasmen und Krämpfe lösen sowie Schleim in den Meridianen beseitigen. Sie ist weiter für die Behandlung von Konvulsion und Epilepsie, die durch heißen Schleim entstanden sind, geeignet. Bei Tetanus und Opistotonus wird die Droge mit Scorpio/Quán Xiē, Scolopendra/Wú Gōng und Uncariae ramulus cum uncis/Gōu Téng kombiniert (siehe Rezeptur She Feng San). Auch bei Kindern, die unter akuter oder chronischer Konvulsion leiden, ist sie anwendbar.

Bombyx batryticatus/Jiāng Cán treibt den Wind, der von außen eingedrungen ist, aus. Bei Wind in den Meridianen, z. B. bei Gesichtslähmung, schiefen Augen und schiefem Mund, wird die Droge zusammen mit Scorpio/Quán Xiē und Typhonii rhizoma/Bái Fù Zǐ verordnet (siehe Rezeptur Qian Zheng San).

Bei Kopfschmerzen mit roten Augen, Halsschmerzen oder Röteln, die durch äußere Wind-Hitze entstanden sind, kann Bombyx batryticatus/Jiāng Cán Wind austreiben sowie Schmerzen und Juckreiz stillen. Bei Röteln oder Hautjucken wird sie mit Cicadae periostracum/Chán Tuí und Menthae folium/Bò Hè verwendet.

Bei Halsschmerzen und Heiserkeit kann Bombyx batryticatus/Jiāng Cán mit Platycodonis radix/Jié Gěng, Schizonepetae spica/Jīng Jiè und Glycyrrhizae radix et rhizoma/Gān Cǎo verordnet werden. Bei Kopfschmerzen, roten Augen und Halsschmerzen, die durch Leber-Wind mit Hitze verursacht wurden, wird sie mit Mori folium/Sāng Yè, Equiseti hiemalis herba/Mù Zéi und Schizonepetae spica/Jīng Jiè kombiniert (siehe Rezeptur Bai Jiang Can San).

Bei Knötchen, Skrofulose oder Massenansammlung kann Bombyx batryticatus/Jiāng Cán durch ihren salzigen Geschmack Schleim und Knoten lösen. Dann wird die Droge oft mit Fritillariae thunbergii bulbus/Zhè Bèi Mǔ/Zhè Bèi, Prunellae spica/Xià Kū Cǎo und Forsythiae fructus/Lián Qiào zusammen verordnet.

Dosierung
5 bis 9 g, als Pulver 1 bis 1,5 g

Inhaltsstoffe
Proteine, Fette. Das weiße Pulver an der Oberfläche der Seidenraupe enthält Ammoniumoxalat.

Pharmakologie
Die ethanolischen und wässrigen Auszüge der Droge haben bei Mäusen eine hypnotische Wirkung. Das Dekokt kann die durch Strychnin induzierte Konvulsion der Mäuse antagonisieren. Die Droge hemmt leicht das Wachstum von Bakterien, wie z. B. von *Staphylococcus aureus* und *Escherichia coli*.

Qualität
Die Droge darf nicht nach faulem Fleisch riechen und innen nicht hohl sein.

5.2.2 Bombyx excretum – Seidenraupenexkret
Cán Shā, 蚕砂

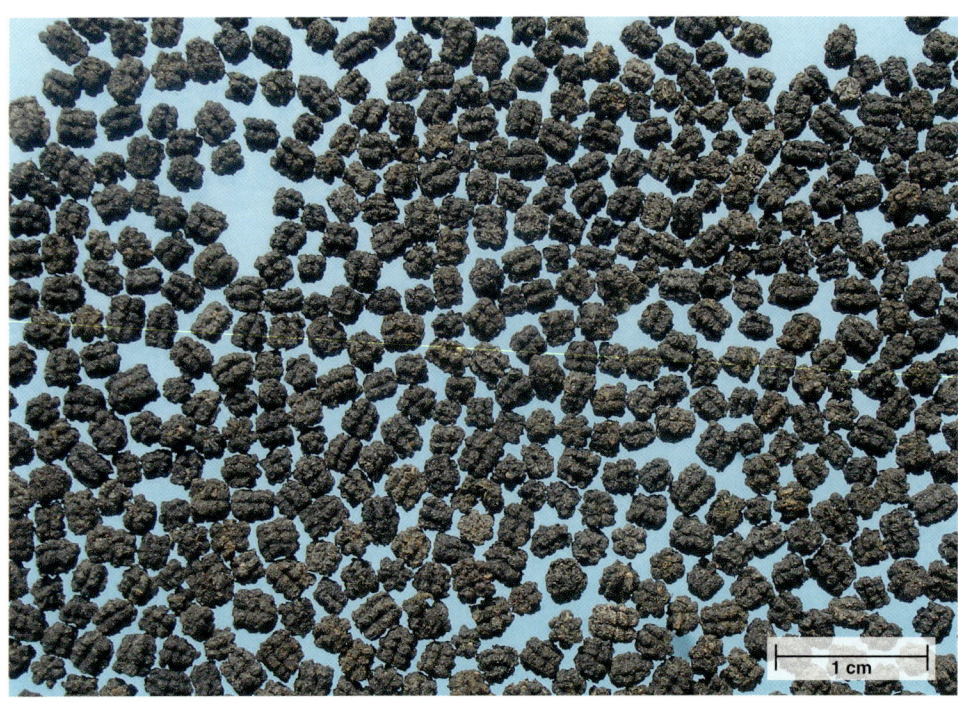

Abb. 1: Seidenraupenexkret, Bombyx excretum, (Cán Shā)

Herkunft
Die getrockneten Exkrete von *Bombyx mori* L. (Seidenraupe)

Gewinnung
Die Exkrete werden im Juli und August gesammelt und von Verunreinigungen befreit.

Eigenschaften
Geschmacksrichtung: süß und scharf
Temperaturverhalten: warm
Wirkungsort/Meridian: Leber, Milz, Magen

Wirkung und Anwendung
Die Droge gehört in gemäß ihrer Wirkung Kapitel 8. Sie hat sich bei der Behandlung von Wind-Nässe-Bi und feuchter Hitze-Bi in den Meridianen bewährt. Eine bekannte Rezeptur hierfür ist Juan Bi Tang.

Bei Nässe im Mittleren Erwärmer wird sie mit Chaenomelis fructus/Mù Guā und Linderae radix/Wū Yào kombiniert.

Dosierung
5 bis 15 g

5.2.3 Gastrodiae rhizoma – Gastrodienwurzelstock – Tiān Má, 天麻

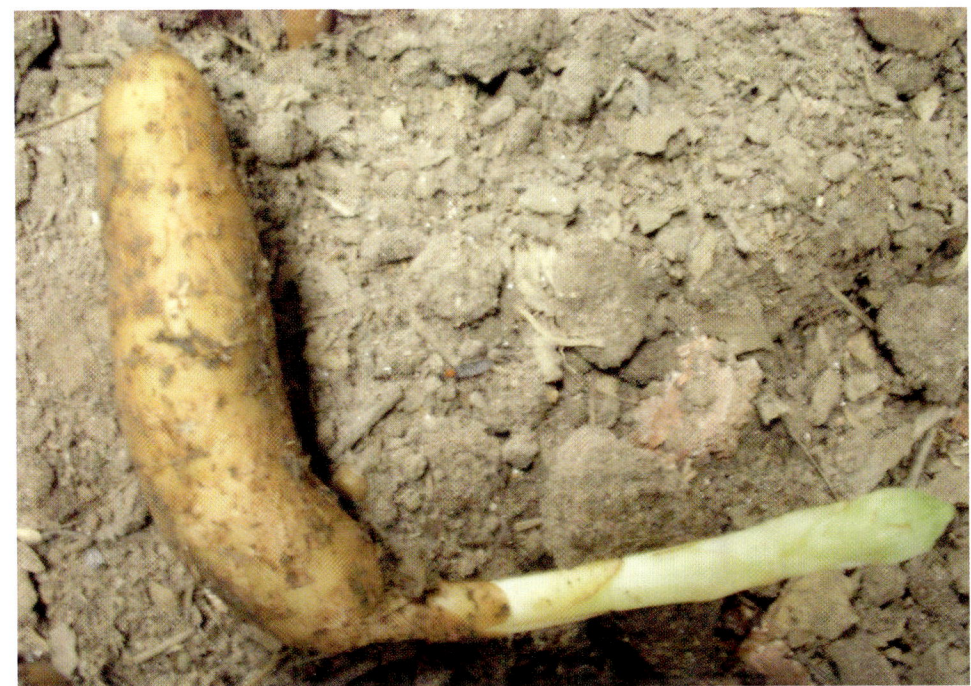

Abb. 1: Gastrodie, *Gastrodia elata* BL. (Tiān Má), gekeimte Knolle

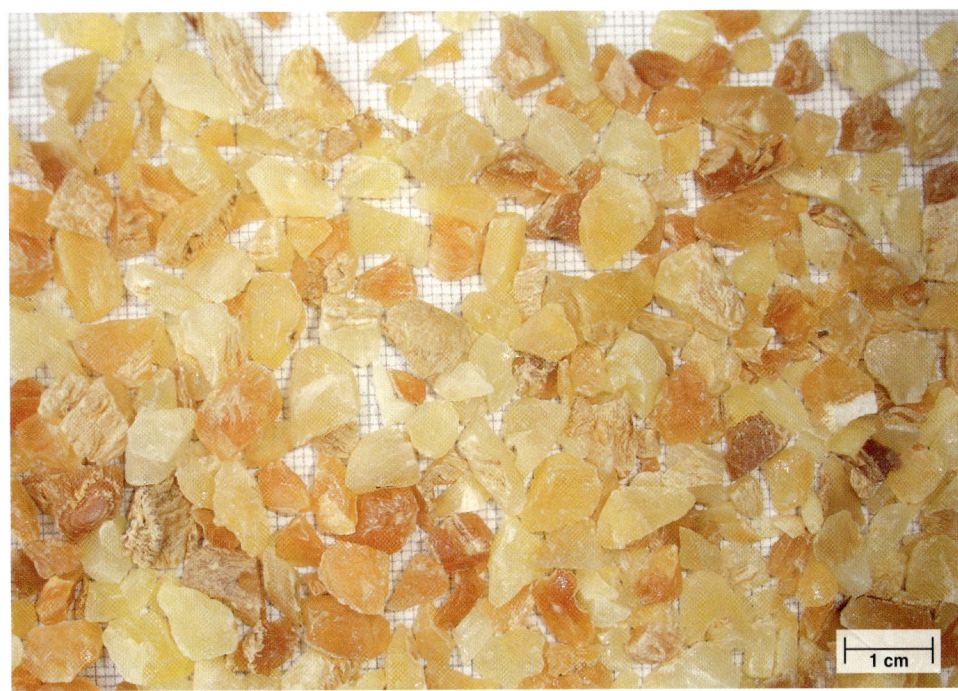

Abb. 2: Gastrodienwurzelstock, Gastrodiae rhizoma (Tiān Má), Schnittdroge.

Herkunft
Das getrocknete Rhizom von *Gastrodia elata* Bl. (Tiān Má), Orchidaceae

Ernte und Verarbeitung
Der Wurzelstock wird im Winter oder im Frühjahr ausgegraben, sofort gereinigt, gargedämpft und über mildem Feuer getrocknet und geröstet. Die Winterware „Dong Ma" und ist von besserer Qualität als die Frühlingsware „Chun Ma".

Pao Zhi
Kein Pao Zhi üblich

Qualität
Gastrodia elata unterliegt dem Artenschutz. Nur für die Droge aus Anbau darf das Bundesamt für Naturschutz nach Vorliegen einer CITES-Bescheinigung (Washinton Convention on International Trade in Endangered Speices of Wild Fauna and Flora) eine Einfuhrgenehmigung erteilen. Droge aus Anbau ist zwar in der Regel nicht mit Pestiziden belastet, doch ist ihr Gehalt an Wirkstoffen oft zu gering, z. B. der Gehalt an Gastrodin.

Eigenschaften
Geschmacksrichtung: süß
Temperaturverhalten: neutral
Wirkungsort/Meridian: Leber

Wirkung und Anwendung
(Leber-)Wind stillend, Leber-Yang beruhigend, Wind austreibend, Leber-Meridian befreiend. Gastrodiae rhizoma/Tiān Má geht in den Lebermeridian und beruhigt den Leber-Wind. Durch ihre Süße wirkt die Droge befeuchtend und mild. Dadurch kann sie bei Leere oder Völle sowie Kälte oder Hitze benutzt werden. Bei Konvulsionen bei Kindern wird sie mit Cornu saigae tataricae/Líng Yáng Jiǎo, Uncariae ramulus cum uncis/Gōu Téng und Scorpio/Quán Xiē kombiniert (siehe Rezeptur Gou Teng Yin Zi). Bei Tetanuskrampf und Opisthotonus wird sie mit Arisaematis rhizoma praep./Zhì Tiān Nán Xīng, Typhonii rhizoma/Bái Fù Zǐ und Saposhnikoviae radix/Fáng Fēng (siehe Rezeptur Yu Zhen San) verwendet. Die Droge wird auch zur Behandlung von Epilepsie eingesetzt.

Gastrodiae rhizoma/Tiān Má kann Leber-Yang beruhigen und ist bei darauf beruhendem Schwindel und Kopfschmerzen einsetzbar. Hierfür wird sie oft mit Uncariae ramulus cum uncis/Gōu Téng, Haliotidis concha/Shí Jué Míng und Achyranthis bidentatae radix/Niú Xī kombiniert (siehe Rezeptur Tian Ma Gou Teng Yin). Bei Schwindel der durch hochschlagenden Wind und Schleim entstanden ist, kann Gastrodiae rhizoma/Tiān Má mit Pinelliae rhizoma praep./Fǎ Bàn Xià und Atractylodis macrocephalae rhizoma/Bái Zhū erfolgreich verwendet werden (siehe Rezeptur Ban Xia Bai Zhu Tian Ma Tang).

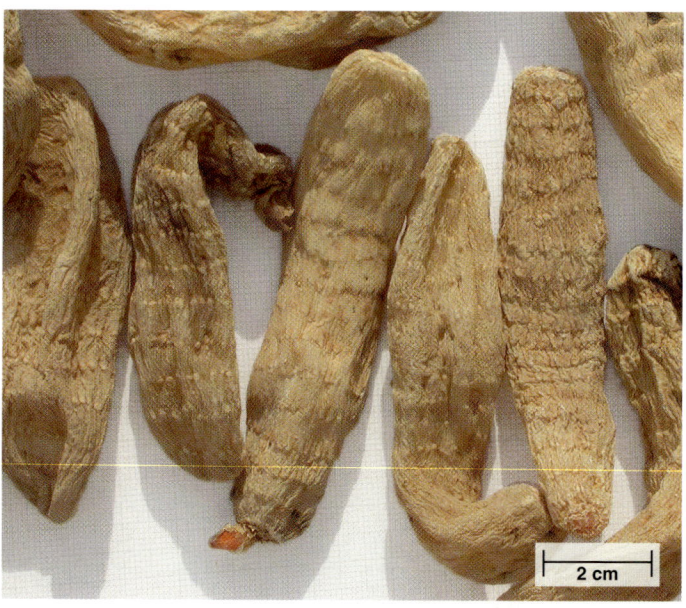

Abb. 3: Gastrodienwurzelstock, Gastrodiae rhizoma (Tiān Má), Ganzdroge. Die Droge aus Wildsammlungen ist oval und dick, die angebaute Droge ist wie abgebildet schmaler. Man erkennt die Querringe und einen roten „Papageienschnabel" am oberflächennahen Ende.

Bei Taubheitsgefühl in den Gliedern sowie Krämpfen, Wind-Nässe-Bi, Schlaganfall und seinen Folgen kann Gastrodiae rhizoma/Tiān Má den äußeren Wind austreiben und Meridiane befreien. In China wird sie für diese Fälle zusammen mit Chuanxiong rhizoma/Chuān Xiōng als Fertigarzneimittel (Tian-Ma-Pille) verordnet. Bei Rheuma kann die Droge mit Gentianae macrophyllae radix/Qín Jiāo, Mori ramulus/Sāng Zhī und Notopterygii rhizoma et radix/Qiāng Huó kombiniert werden. Desweiteren wird sie in China bei Ischialgien, Trigeminusneuralgie und Supraorbitalneuralgie direkt injiziert.

Auch für die Behandlung von Hypertonie und erhöhten Blutlipid-Werten ist die Droge empfehlenswert.

Dosierung
3 bis 9 g, als Pulver 1 bis 1,5 g

Inhaltsstoffe
Gastrodin, Gastrodioside, *p*-Hydroxybenzylether, *p*-Hydroxybenzylalkohol, Vanillylalkohol, Vanillin, β-Sitosterin, Vitamin A. Laut Chin. Ph. soll der Gehalt an Gastrodin mindestens 0,20 % betragen.

Pharmakologie
Sedativ, antiepileptisch, analgetisch. Die Droge erhöht die Sekretion der Galle.

Unerwünschte Wirkungen und Gegenanzeigen
Keine

5.2.4 Pheretima – Regenwurm – Dì Lóng, 地龙

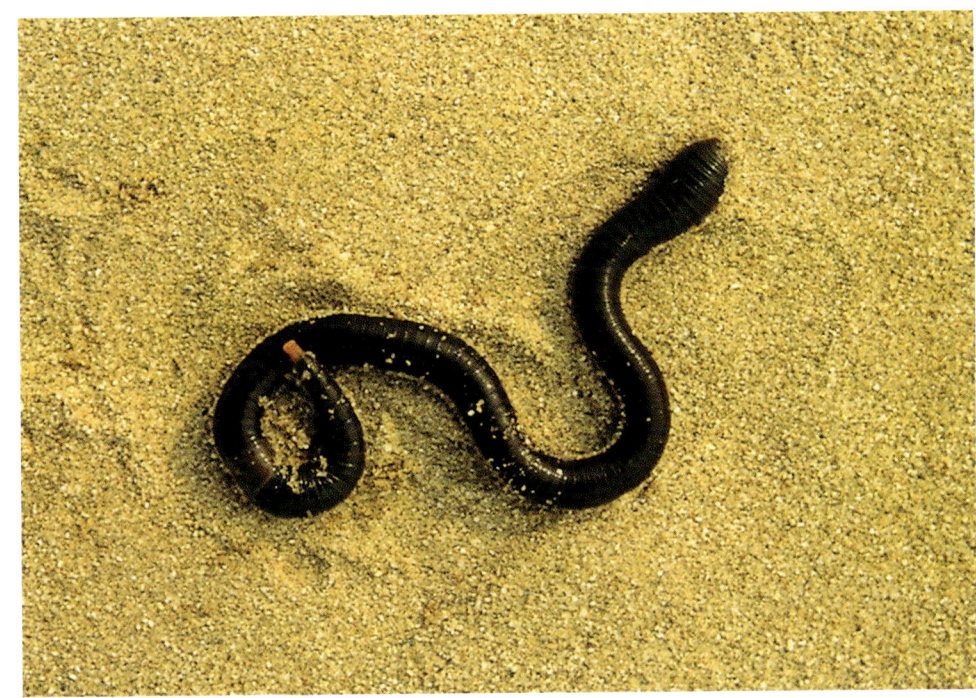

Abb. 1: Regenwurm, *Pheretima aspergillum* (E. Perrier) (Shēn Huán Máo Yǐn). Quelle: The coloured Atlas of the Chinese Materia Medica specified in Chin. Ph.

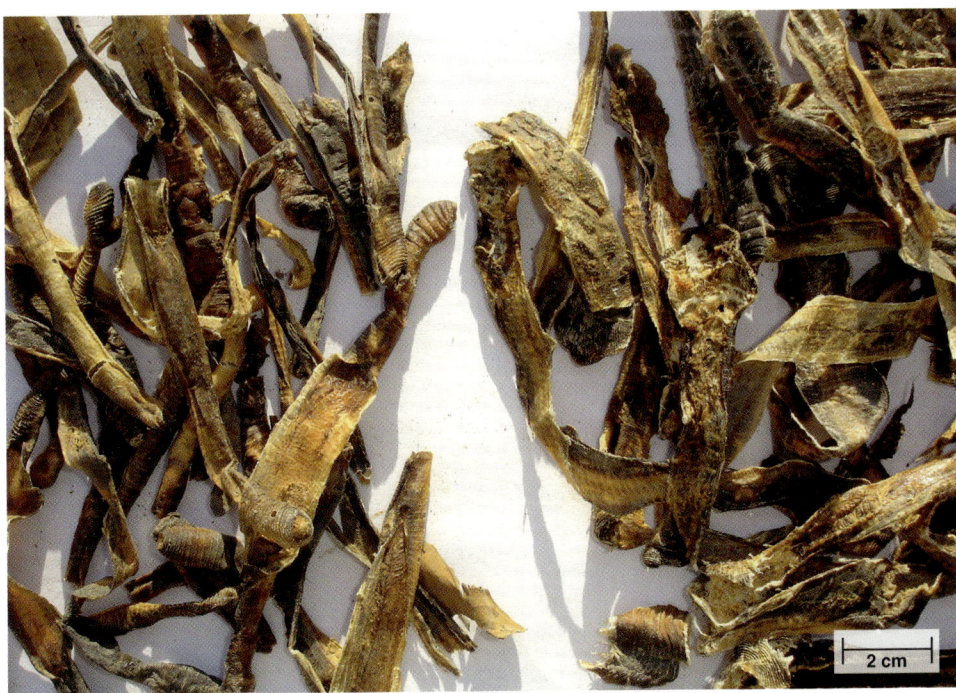

Abb. 2: Regenwurm, Pheretima (Dì Lóng). Die Eingeweide müssen entfernt werden. Links: Droge ist nur in der Mitte geöffnet, Kopf und Schwanz sind nicht geöffnet und enthalten noch viel Erde. Rechts: Gute Verarbeitung

Synonyme
Lumbricus

Herkunft
Der getrocknete Körper der *Pheretima aspergillum* (E. Perrier) (Shen Huan Mao Yin), *Pheretima vulgaris* Chen (Tong Su Huan Mao Yin), *Pheretima guillelmi* (Michaelsen) (Wei Lian Huan Mao Yin) oder *Pheretima pectinifera* Michaelsen (Jie Mang Huan Mao Yin), Megascolecidae.

Die erstgenannte Spezies wird üblicherweise als „Guang Di Long" bezeichnet, die drei anderen als „Hu Di Long". Di Long bedeutet „Drachen der Erde". Guang Di Long hat die bessere Qualität, wird höher geschätzt und sollte daher an Stelle von Hu Di Long verordnet werden.

Gewinnung
Guang Di Long wird der Länge nach aufgeschnitten, die Eingeweide und Erde werden entfernt. Anschließend werden die Wurmkörper gewaschen und an der Sonne getrocknet.

Pao Zhi
Kein Pao Zhi üblich. Eine Behandlung mit Reiswein kann den unangenehmen Geruch mildern.

Qualität
Es werden auch Drogen als Guang Di Long verkauft, bei denen Eingeweide und Erde nicht entfernt wurden. Sie sind von minderer Qualität, denn ihre Aschewerte, die mikrobielle Belastung (Schimmel) und der Schwermetallgehalt (z. T. sehr hoch) liegen in der Regel über der festgelegten Norm. Lieferanten solcher Ware führen in der Regel keine Prüfungen durch.

Eigenschaften
Geschmacksrichtung: salzig
Temperaturverhalten: kalt
Wirkungsort/Meridian: Leber, Milz, Blase

Wirkung und Anwendung
Hitze kühlend, (Leber-)Wind beruhigend, Meridiane befreiend, Atmung schonend, diuretisch.

Die Droge wird bei extremer Hitze benutzt, die durch Wen Bing entstanden ist, mit Symptomen wie hohes Fieber, Bewusstseinsstörung, Verrücktheit, Konvulsionen und Krämpfen. Pheretima/Dì Lóng kühlt hier die Hitze, stillt den Wind und wirkt krampflösend. Sie wird allein oder in Kombination mit Uncariae ramulus cum uncis/Gōu Téng, Bovis calculus/Níu Huáng und Bombyx batryticatus/Jiāng Cán verordnet und kann bei gleichen Mustern auch zur Behandlung von Kindern verordnet werden.

Bei einer Blutstase, Qi-Schwäche, Qi-Stagnation oder Lähmung, die die Meridiane blockiert, kann Pheretima/Dì Lóng die blockierten Meridiane befreien. Dann wird sie oft in Kombination mit Astragali radix/Huáng Qí, Angelicae sinensis radix extr./Dāng Guī Wěi und Chuanxiong rhizoma/Chuān Xiōng verordnet. Bei Paralysebeschwerden mit schiefen Augen und schiefem Mund, wie nach einem Schlaganfall, kann die Droge ebenfalls eingesetzt werden: z. B. wie in der Rezeptur Bu Yang Huan Wu Tang. Pheretima/Dì Lóng und Manitis squama/Chuān Shān Jiǎ sind ein „Paar" und werden bei Meridianblockaden gerne zusammen eingesetzt.

Bei einem Bi-Syndrom besonders bei einem Hitze-Bi-Syndrom mit Rötung und Bewegungseinschränkung der Gelenke, wird die Droge in Kombination mit Stephaniae tetrandrae radix/Fáng Jǐ, Gentianae macrophyllae radix/Qín Jiāo und Lonicerae japonicae caulis/Rěn Dōng Téng verordnet. Bei Wind-Kälte-Nässe-Bi kann sie mit Aconiti radix praep./Chuān Wū, Arisaematis rhizoma praep./Zhì Tiān Nán Xīng und Olibanum/Rǔ Xiāng kombiniert werden (siehe Rezeptur Xiao Huo Luo Wan).

Bei Asthma mit Lungenhitze und Dyspnoe kann die Droge entweder als Pulver alleine verordnet oder mit Ephedrae herba praep./Zhì Má Huáng, Gypsum fibrosum/Shí Gāo und Armeniacae semen amarum/Kǔ Xìng Rén kombiniert werden. Pheretima/Dì Lóng und Gypsum fibrosum/Shí Gāo sind eine bewährte Kombination in der Asthmabehandlung, um Brustspasmen zu lösen.

Bei Hitze in der Blase mit Symptomen wie unvollständige Urinausscheidung und Dysurie kühlt Pheretima/Dì Lóng die Hitze und wirkt Stau auflösend, indem sie mit Plantaginis semen/Chē Qián Zǐ, Clematidis armandii caulis/Chuān Mù Tōng und Alismatis rhizoma/Zé Xiè zusammen eingesetzt wird. Sie kann auch bei einer Wasseransammlung im Bauchbereich oder Ödemen in den Beinen verwendet werden.

Weitere Indikationen für Pheretima/Dì Lóng sind: Hypertonie, Erysipel, Parotitis oder psychische Erkrankungen mit entsprechenden Symptomen.

Dosierung
4,5 bis 9 g, als Pulver 1 bis 2 g

Inhaltsstoffe
Proteine, Aminosäuren, Fettsäuren, Bernsteinsäure, Hypoxanthin, Lumbroferbin, Lumbitin und weitere Emzyme

Pharmakologie
Antiasthmatisch (Hypoxanthin, Bernsteinsäure), blutdrucksenkend, antipyretisch (Lumbroferbin), diuretisch (Bernsteinsäure), hämolytisch (Lumbitin)

Unerwünschte Wirkungen und Gegenanzeigen
Die Droge weist häufig hohe Gehalte an Schwermetallen auf. Schwermetallverbindungen sind möglicherweise für die sedierende Wirkung verantwortlich, dennoch sollte die Droge nicht langfristig eingenommen werden.

5.2.5 Scolopendra – Tausendfüßler – Wú Gōng, 蜈蚣

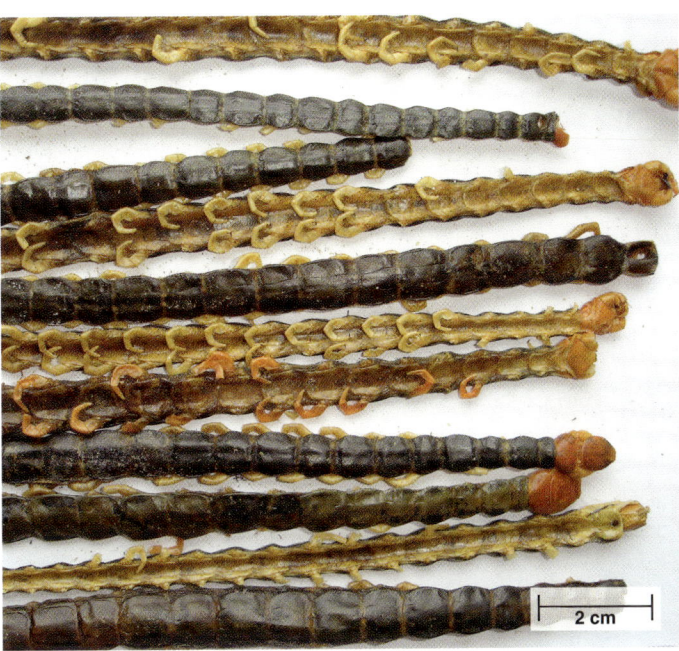

Abb. 1: Tausendfüßler, Scolopendra (Wú Gōng). Der zum Aufspannen benutzte Bambusstreifen wurde entfernt.

Herkunft
Der getrocknete ganze Körper von *Scolopendra subspinipes mutilans* L. Koch (Wu Gong), Scolopendridae

Gewinnung
Die Tausendfüßler werden am Frühlings- oder Herbstanfang gesammelt. Ihr Körper wird mittels dünner Bambusstreifen an Kopf und Schwanz gerade gespannt und getrocknet. Alternativ gibt man die Tiere zunächst in kochendes Wasser und trocknet sie dann an der Sonne oder über mildem Feuer. Je größer und vollständiger die Tierkörper, desto besser ist die Qualität.

Pao Zhi
Kein Pao Zhi üblich. Um ihre Giftigkeit zu veringern, kann die Droge – ohne Bambusstreifen – über mildem Feuer trockengeröstet und zu Pulver zerstoßen werden. Das Pulver kann direkt oder in Pillenform eingenommen werden, Tagesdosis 0,5 bis 1,0 g.

Eigenschaften
Geschmacksrichtung: scharf
Temperaturverhalten: warm, giftig
Wirkungsort/Meridian: Leber

Wirkung und Anwendung
(Leber-)Wind beruhigend, Konvulsionen auflösend, Gifte neutralisierend, Knoten lösend, Meridiane befreiend, Schmerzen stillend.

Da Scolopendra/Wú Gōng scharfe und warme Eigenschaften hat, wirkt sie von innen nach außen Wind beruhigend und Meridiane öffnend. Ihre Wirkung ist stärker, als die von Scorpio/Quán Xiē. Scolopendra/Wú Gōng ist daher häufig bei Konvulsionen und Krämpfen, die viele Ursachen haben können, einsetzbar (siehe Rezeptur Zhi Jing San).

Bei Geschwüren, Skrofulose und Knotenbildung wird Scolopendra/Wú Gōng mit Realgar/Xióng Huáng und Schweinegallensaft zur Paste verarbeitet. Mit Teepulver vermischt wirkt sie bei Skrofulose und Ulzerationen. Mit Coptidis rhizoma/Huáng Lián, Glycyrrhizae radix et rhizoma/Gān Cǎo und Rhei radix et rhizoma/Shēng Dà Huáng kann die Droge bei giftigen Schlangenbissen eingesetzt werden

Ähnlich wie Scorpio/Quán Xiē kann Scolopendra/Wú Gōng bei Wind-Nässe-Bi zur Befreiung der verstopften Meridiane und zum Stillen der Schmerzen verwendet werden. Hierfür wird sie oft mit Saposhnikoviae radix/Fáng Fēng, Angelicae pubescentis radix/Dú Huó und Clematidis radix et rhizoma/Wēi Líng Xiān kombiniert.

Bei hartnäckigen Kopfschmerzen und Migräne setzt man sie zusammen mit Chuanxiong rhizoma/Chuān Xiōng, Patrinae herba/Bài Jiàng und Gastrodiae rhizoma/Tiān Má ein.

Dosierung
3 bis 5 g, als Pulver 0,5 bis 1 g

Inhaltsstoffe
Zwei Gruppen von Giften (bienengiftähnlich): histaminartige Substanz und hämolytisches Protein; außerdem fette Öle, Cholesterin, Ameisensäure, Histidin, Arginin und Leucin

Pharmakologie
Hemmt das Wachstum von einigen Hautpilzen und einiger Tumorzelltypen, stärkt die Funktion des retikuloendothelialen Systems (RES) und antagonisiert im Tierversuch den durch Strychnin und Nikotin ausgelösten Spasmus

Unerwünschte Wirkungen und Gegenanzeigen
Kontraindiziert in der Schwangerschaft, sonst vorsichtig dosieren. Wenn bei oraler Einnahme eine Vergiftung eintritt, sollte man mit 2 bis 3 % $NaHCO_3$ oder Aktivkohle eine Magenspülung machen. Ein Dekokt von Glycyrrhizae radix et rhizoma/Gān Cǎo kann auch als Antidot gegeben werden.

5.2.6 Scorpio – Skorpion – Quán Xiē, 全蝎

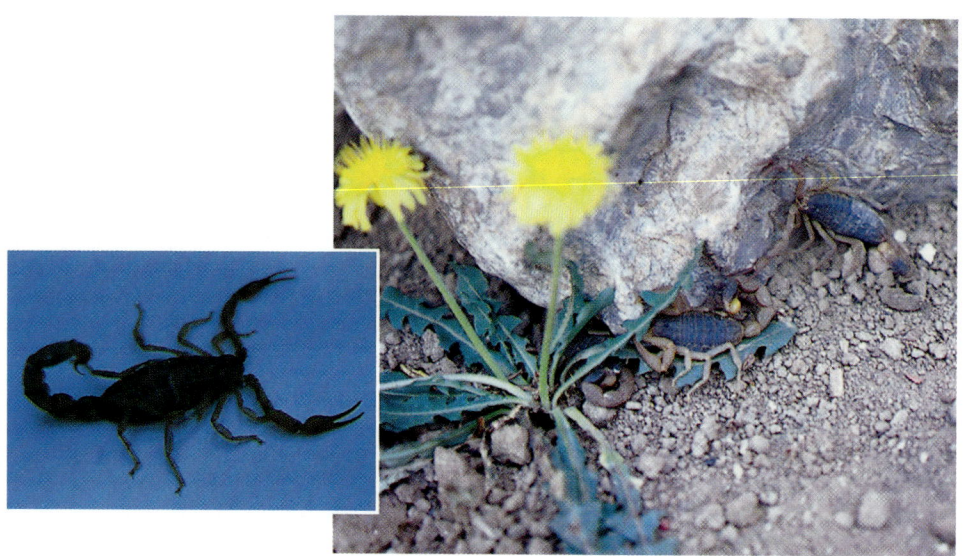

Abb. 1: Buthus-Skorpion, *Buthus martensii* Karsch (Xiē). Quelle: The coloured Atlas of the Chinese Materia Medica specified in Chin. Ph.

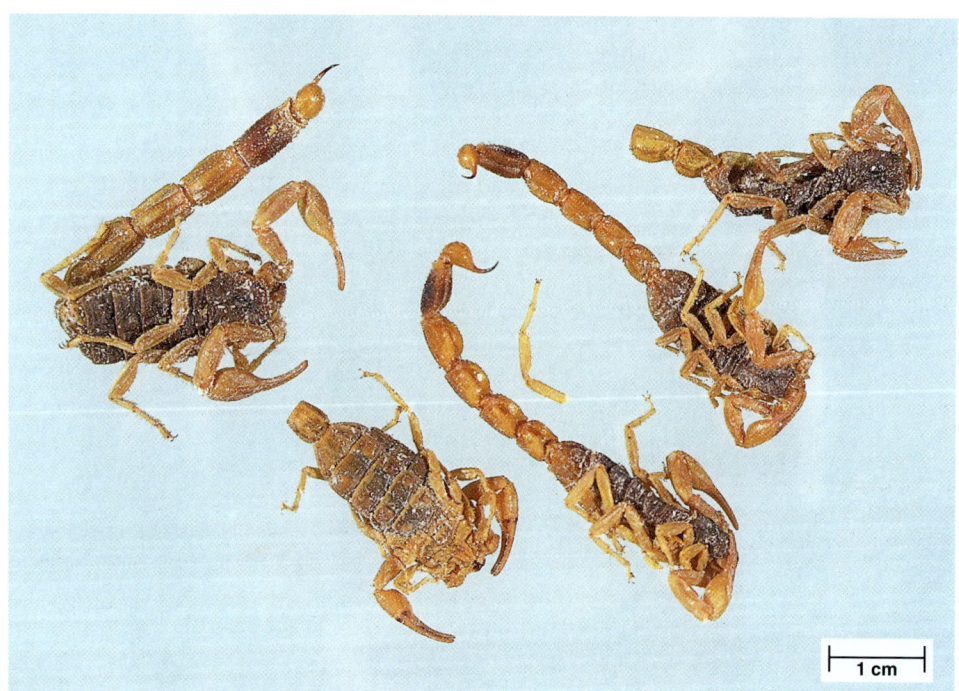

Abb. 2: Skorpion, Scorpio (Quán Xiē). Die in reinem Wasser gekochte Droge ist besser als die in Salzwasser (üblicherweise 1 %ig) gekochte, da diese oft zu viel Salz (Kristalle, bis zu 45 %) enthält.

Herkunft
Der getrocknete ganze Körper von *Buthus martensii* KARSCH (Dong Ya Qian Xie), Buthidae

Gewinnung
Die Skorpione werden zu Frühlings- oder Herbstanfang gefangen. Sie werden in Wasser getaucht, bis sie die inkorporierte Erde ausspucken. Anschließend werden sie in Wasser oder Salzwasser gekocht, bis sie hart geworden sind, dann im Schatten getrocknet. Im Frühling gefangene Tiere sind von besserer Qualität, da diese nach der Winterpause noch keine Erde gefressen haben. Gezüchtete Tiere werden in der Regel im Herbst zur Arzneidroge verarbeitet.

Pao Zhi
Kein Pao Zhi üblich. Der unangenehme Geruch kann durch Behandlung mit Reiswein gemildert werden.

Qualität
Die Droge ist relativ teuer, und man findet häufig minderwertige Qualität auf dem Markt, zum Beispiel solche mit zu hohem Salzanteil oder mit Sojasoße verschnitten, um das Gewicht zu erhöhen.

Eigenschaften
Geschmacksrichtung: scharf
Temperaturverhalten: neutral, giftig
Wirkungsort/Meridian: Leber

Wirkung und Anwendung
(Leber-)Wind beruhigend, Konvulsionen auflösend, Gifte neutralisierend, Knoten lösend, Meridiane befreiend, Schmerzen stillend.

Die Droge wird zur Behandlung von Konvulsionen und Krämpfen oft in Kombination mit Scolopendra/Wú Gōng als feines Pulver verabreicht. Bei Kindern mit akutem Jing Feng (ein Befall mit Wind) mit Symptomen wie hohes Fieber, Krämpfe und Bewusstlosigkeit wird Scorpio/Quán Xiē mit Saigae tataricae cornu/Líng Yáng Jiǎo, Uncariae ramulus cum uncis/Gōu Téng und Gastrodiae rhizoma/Tiān Má zusammen eingesetzt. Bei chronischem Jing Feng bei Kindern wird sie mit Codonopsis radix/Dǎng Shēn, Atractylodis macrocephalae rhizoma/Bái Zhū und Gastrodiae rhizoma/Tiān Má kombiniert, um den Leber-Wind zu beruhigen und gleichzeitig das Milz-Qi aufzubauen.

Bei Epilepsie mit Schleim wird sie mit Curcumae radix/Yù Jīn und Crotonis fructus/Bā Dòu als Pulver eingenommen.

Bei Tetanus mit Opisthotonus wird sie mit Scolopendra/Wú Gōng, Arisaematis rhizoma praep./Zhì Tiān Nán Xīng und Cicadae periostracum/Chán Tuí (siehe Rezeptur Wu Hu Zhui Feng San) oder mit Scolopendra/Wú Gōng, Uncariae ramulus cum uncis/Gōu Téng und Cinnabaris/Zhū Shā kombiniert (siehe Rezeptur She Feng San).

Bei einem Schlaganfall mit schiefem Auge, schiefem Mund und fazialen Zuckungen wird sie mit Typhonii rhizoma/Bái Fù Zǐ und Bombyx batryticatus/Jiāng Cán verordnet (siehe Rezeptur Qian Zheng San).

Bei äußerlichen Geschwüren oder Knotenbildung aufgrund innerer Gifte kann Scorpio/Quán Xiē u. a. mit Gardeniae fructus/Zhī Zǐ, Sesamöl und gelbem Wachs erhitzt und zu einer Salbe verarbeitet werden. Diese Salbe wird äußerlich angewendet.

Scorpio/Quán Xiē kann verstopfte Meridiane befreien und somit bei Wind-Nässe-Bi mit Gelenkdeformierung und Bewegungseinschränkung erfolgreich eingesetzt werden. Hierfür wird sie mit Aconiti radix praep./Chuān Wu, Oldenlandiae herba/Bái Huā Shé Shé Cǎo und Myrrha/Mò Yào kombiniert, die ebenfalls Wind austreiben und Blutstase lösen. Die Droge eignet sich auch zur Behandlung von Folgebeschwerden nach einem Schlaganfall.

Bei Kopfschmerzen und Migräne wird sie oft mit Scolopendra/Wú Gōng, Patrinae herba/Bài Jiǎng, Aconiti radix lateralis praep./Fū Zǐ und Chuanxiong rhizoma/Chuān Xiōng zusammen oder allein als Pulver verwendet.

Dosierung
3 bis 6 g, als Pulver 0,6 bis 1 g

Inhaltsstoffe
Trimethylamin, Betain, Aminoethansulfonsäure, Palmitinsäure, Stearinsäure, Cholesterin, Lecithin, Ammoniumsalz. Skorpiongift ähnelt dem Buthotoxin.

Pharmakologie
Antagonisiert den Schock von Mäusen, der durch Strychnin oder Nicotin ausgelöst worden ist. Wirkt antikonvulsiv, blutdrucksenkend und beruhigend. Buthotoxin kann die Atmung lähmen.

Unerwünschte Wirkungen und Gegenanzeigen
Vorsichtig mit der Dosierung. Kontraindiziert während der Schwangerschaft und bei innerem Wind durch Blut-Mangel

5.2.7 Uncariae ramulus cum uncis – Uncaria-Zweige und -Dornen – Gōu Téng, 钩藤

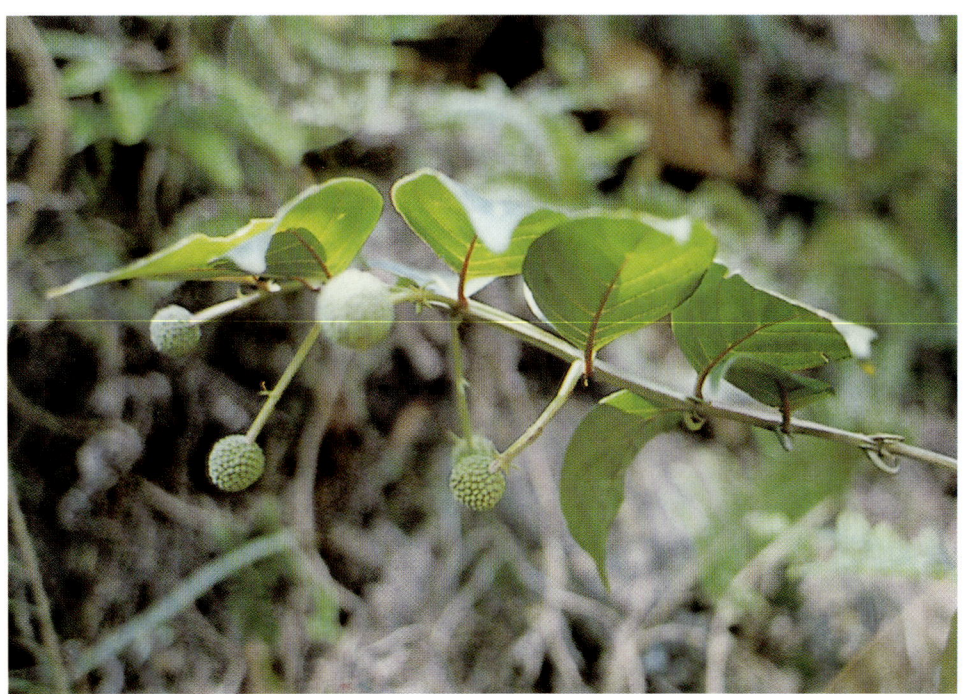

Abb. 1: Uncaria (Indischer Morgenstern), *Uncaria rhynchophylla* (Miq.) Jacks. (Gōu Téng), Zweig. Quelle: The coloured Atlas of the Chinese Materia Medica specified in Chin. Ph.

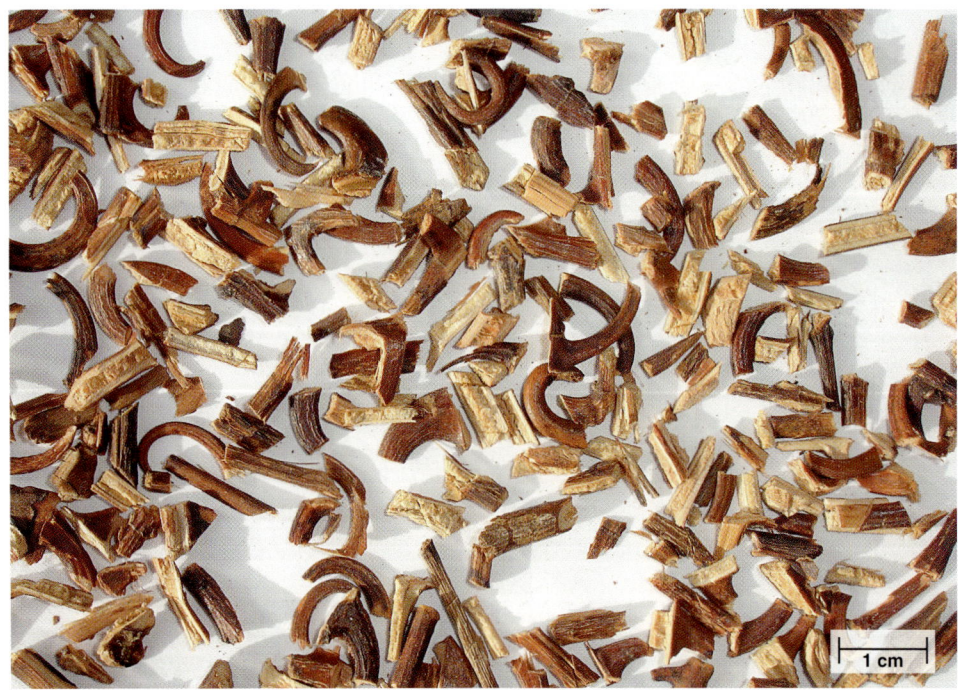

Abb. 2: Uncaria-Zweige und -Dornen, Uncariae ramulus cum unicis (Gōu Téng), Schnittdroge

Herkunft
Der getrocknete Stängel mit hakenförmigen Sprossmetamorphosen von *Uncaria rhynchophylla* (MIQ.) JACKS (Gou Teng), *Uncaria macrophylla* WALL. (Da Ye Gou Teng), *Uncaria hirsuta* HAVIL (Mao Gou Teng), *Uncaria sinensis* (OLIV.) HAVIL. (Hua Gou Teng) oder *Uncaria sessilifructus* ROXB. (Wu Bing Guo Gou Teng), Rubiaceae

Ernte und Verarbeitung
Der zarte, weiche, hakenförmige Stängel wird im Frühling und Herbst geschnitten, im Wok kurz gedünstet oder kurz gekocht, getrocknet und geschnitten. Alte und verholzte Stängel sind nicht mehr verwendbar.

Gōu Téng bedeutet „Stängel mit Haken". Ware mit an den Nodien überwiegend gegenständigen Haken zarter (abbiegbar), violettroter, glänzender Oberfläche ist von guter Qualität.

Pao Zhi
Kein Pao Zhi üblich

Eigenschaften
Geschmacksrichtung:	süß
Temperaturverhalten:	kalt
Wirkungsort/Meridian:	Leber, Perikard

Wirkung und Anwendung
(Leber-)Wind beruhigend, Konvulsion entspannend, Hitze kühlend.

Uncariae ramulus cum uncis/Gōu Téng ist eine sanfte, aber wichtige Droge bei Konvulsionen und Krämpfen, die durch Leber-Wind verursacht wurden. Leitsymptome sind Zähneknirschen, Kiefersperre und Krämpfe in Händen und Beinen. In diesem Fall wird Uncariae ramulus cum uncis/Gōu Téng oft mit Gastrodiae rhizoma/Tiān Má und Scorpio/Quán Xiē kombiniert (siehe Rezeptur Gou Teng Yin). Bei Windzeichen und Spasmen, die durch extreme Hitze verursacht wurden, wird Uncariae ramulus cum uncis/Gōu Téng mit Saigae tataricae cornu/Líng Yáng Jiǎo, Paeoniae radix alba/Bái Sháo und Chrysanthemi flos/Jú Huā zusammen verordnet (siehe Ling Jiao Gou Teng Tang). Bei Epilepsie mit ähnlichen Symptomen kann Uncariae ramulus cum uncis/Gōu Téng mit Cicadae periostracum/Chán Tuì und Coptidis rhizoma/Huáng Lián zusammen eingesetzt werden.

Uncariae ramulus cum uncis/Gōu Téng ist auch als Einzelmittel für unruhige Kinder (Ursache Leber-Hitze) geeignet (auch nachts, 3 bis 5 g pro Tag). Zusammen mit Cicadae periostracum/Chán Tuì und Menthae folium/Bò Hé kann Uncariae ramulus cum uncis/Gōu Téng die Leberhitze kühlen.

Uncariae ramulus cum uncis/Gōu Téng kann also sowohl Leber-Wind beruhigen, als auch Leber-Hitze kühlen. Bei Kopfschmerzen mit Schwindel aufgrund von Leber-Feuer wird Uncariae ramulus cum uncis/Gōu Téng mit Prunellae spica/Xià Kū Cǎo, Gardeniae fructus/Zhī Zǐ und Scutellariae radix/Huáng Qín kombiniert. Bei Kopfschmerzen, die durch ein zu hohes Leber-Yang verursacht wurden, wird die Droge mit Gastrodiae rhizoma/Tiān Má, Haliotidis concha/Shí Jué Míng und Chrysanthemi flos/Jú Huā eingesetzt. Gou Teng Jian ist ein Fertigarzneimittel, das in China in Ampullenform eingenommen wird. In China wird auch der Auszug von Uncariae ramulus cum uncis/Gōu Téng bei Hypertonie, die durch zu hohes Leber-Yang entstanden ist, eingesetzt. Außer bei sehr hohem und schwer zu regulierendem Blutdruck hat die Droge meistens eine befriedigende den blutdrucksenkende Wirkung. Dadurch können auch die durch die Hypertonie entstandenen häufigen Symptome wie Kopfschmerzen, Schwindel, Schlaflosigkeit, Kurzatmigkeit und Palpitationen gelindert werden.

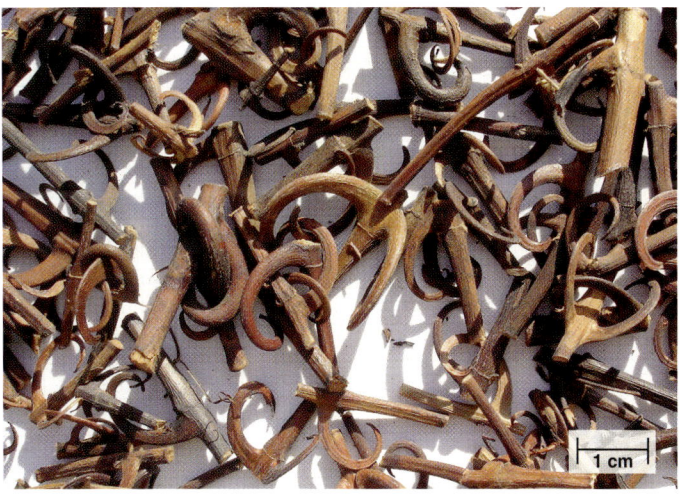

Abb. 3: Uncaria-Zweige und -Dornen, Uncariae ramulus cum uncis (Gōu Téng), Ganzdroge. Diese Ware besteht aus jungen, zarten Stängeln mit dunkelvioletter, glänzender Oberfläche. Ein hoher Anteil an Haken weist auf gute Qualität hin.

Dosierung
3 bis 12 g, normalerweise nur 5 bis 10 Minuten köcheln lassen

Inhaltsstoffe
Rhynchophyllin, Isorhynchophyllin, Corynoxeine, Isocorynoxein, Corynanthein

Pharmakologie
Wirkt beruhigend, aber nicht hypnogen sowie blutdrucksenkend (Rhynchophyllin, Isorhynchophyllin), entspannt den Spasmus der Bronchien, des Darmes und der glatten Muskulatur der Gebärmutter, hemmt die Aggregation der Blutplättchen.

Unerwünschte Wirkungen und Gegenanzeigen
Rhynchophyllin ist hitzempfindlich, die Droge darf daher nicht lange gekocht werden.

5.3 Leberfeuer kühlende Drogen – Xie Gan Huo Yao, 泄肝火药

Drogenübersicht für Leberfeuer kühlende Drogen

Lat. Name	Dt. Name	Pin-Yin-Name	Chin. Name	Seite
Cassiae semen	Sicklepodsamen	Jué Míng Zǐ	决明子	268
Celosiae semen	Brandschopfsamen	Qīng Xiāng Zǐ	青葙子	270

Gemeinsamkeiten

Ein überschießender Leber-Yang kann zu Leber-Feuer führen. Hauptsymptome sind rote Augen, Sehstörungen, Kopfschmerzen und leichte Irritierbarkeit. Diese Drogen sind auch als Augenarzneien bekannt. Sie sind kalt im Temperaturverhalten und wirken in den Leber-Meridian.

Weitere Arzneimittel aus anderen Gruppen, z. B. Gentianae radix et rhizoma/Lóng Dǎn, Gardeniae fructus/Zhī Zǐ, Moutan cortex/Mǔ Dān Pí, Chrysanthemi flos/Jú Huā und Prunellae spica/Xià Kū Cǎo, sollten bei entsprechenden Krankheitsmustern auch berücksichtigt werden.

5.3.1 Cassiae semen – Sicklepodsamen – Jué Míng Zǐ, 决明子

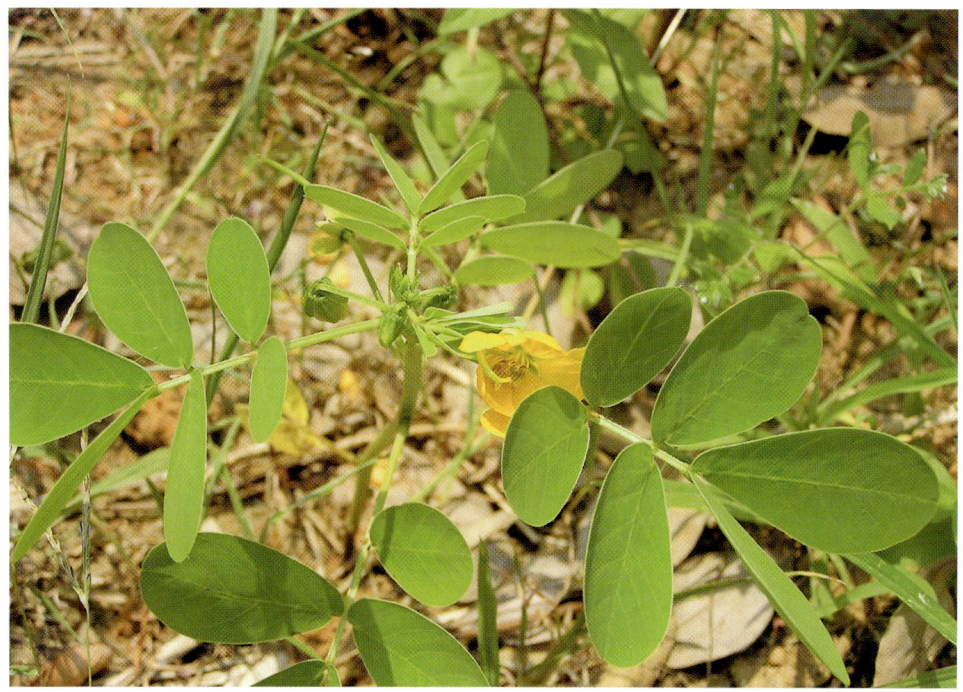

Abb. 1: Sicklepod, *Cassia tora* L. (Xiǎo Jué Míng)

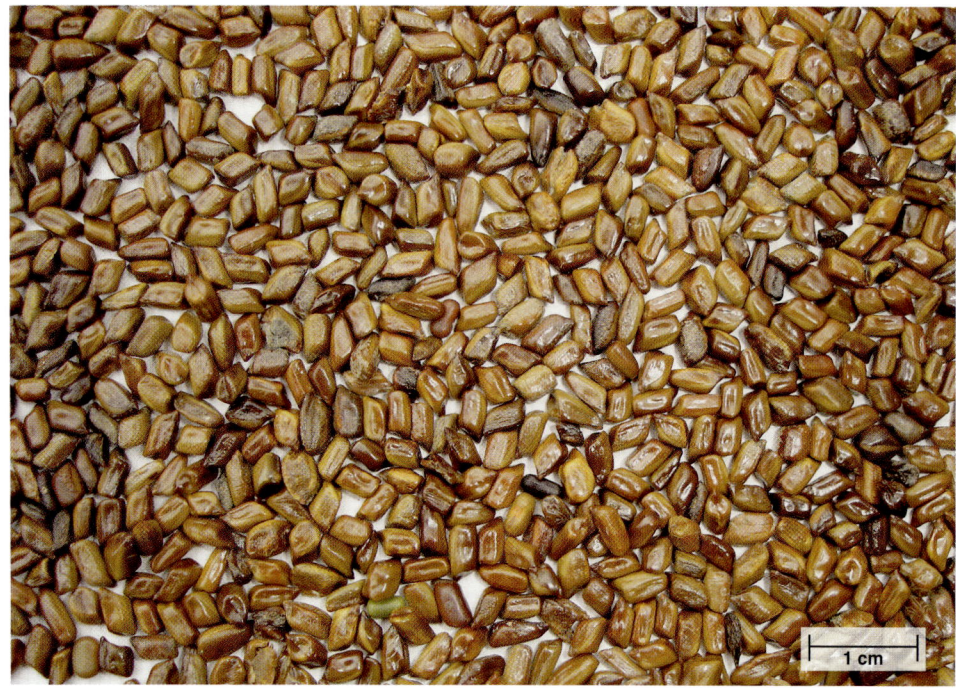

Abb. 2: Sicklepodsamen, Cassiae semen (Jué Míng Zǐ), ungeröstet

Herkunft
Der getrocknete, reife Samen von *Cassia obtusifolia* L. (Jue Ming) oder *Cassia tora* L. (Xiao Jue Ming), Caesalpiniaceae

Ernte und Verarbeitung
Der Samen wird im Herbst geerntet und getrocknet. Er wird gedroschen, von Verunreinigungen befreit und getrocknet.

Pao Zhi
Chǎo Jué Míng/Chǎo Jué Míng Zǐ: Die gereinigte Droge wird im Wok über mittlerem Feuer geröstet, bis sich die Oberfläche leicht gelb färbt und die Samen teilweise platzen. Dadurch ist die Droge nicht so kalt und für schwache Patienten besser verträglich.

Eigenschaften
Geschmacksrichtung: süß, bitter, salzig
Temperaturverhalten: leicht kalt
Wirkungsort/Meridian: Leber, Dickdarm

Wirkung und Anwendung
Hitze kühlend, Augen klärend, Darm befeuchtend, abführend.

Bei roten Augen und Sehstörungen kann die Droge durch ihre Kälte und ihren bitteren Geschmack Hitze (Leber-Feuer) ableiten. Da sie gleichzeitig süßlich und salzig ist, nährt sie das Nieren-Yin. Die Leber öffnet sich in den Augen, die Augenpupille gehört aber zum Nieren-Yin. Deshalb ist diese Droge in der Augentherapie sehr wichtig. Bei Leber-Feuer mit roten Augen, Augenentzündung, Lichtempfindlichkeit und häufigem Tränen der Augen wird Cassiae semen/Jué Míng Zǐ mit Prunellae spica/Xià Kū Cǎo und Gardeniae fructus/Zhī Zǐ kombiniert.

Bei Kopfschmerzen mit roten Augen, die durch Wind-Hitze verursacht wurden, wird die Droge mit Chrysanthemi flos/Jú Huā und Mori folium/Sāng Yè zusammen eingesetzt. Bei einer Sehstörung, die durch Leber- und Nieren-Yin-Schwäche entstanden ist, wird sie mit Astragali semen/Shā Wǎn Zǐ und Lycii fructus/Gǒu Qí Zǐ verabreicht.

Cassiae semen/Jué Míng Zǐ wird auch bei Obstipation verordnet. Sie wirkt Hitze kühlend und abführend, und sie wird bei Obstipation oft mit Cannabis fructus/Huǒ Má Rén und Trichosanthis semen/Guā Lǒu Rén verordnet. Sie darf nicht langfristig eingenommen werden, da die Gefahr von Abhängigkeit besteht.

Cassiae semen/Jué Míng Zǐ wird mit Chrysanthemi flos/Jú Huā in Pillenform oder alleine bei Bluthochdruck eingesetzt. Auch der Jue-Ming-Zi-Sirup bei Hyperlipidämie ist bekannt.

Dosierung
9 bis 15 g

Inhaltsstoffe
Freie Anthrachinon-Derivate, Chrysophanol, Physcion, Obtusin, Aurantioobtusin, Chrysoobtusin, Aloeemodin, Emodin, Rhein, Vitamin A. Laut Chin. Ph. soll der Gehalt an Chrysophanol mindestens 0,080 % betragen.

Pharmakologie
Blutdrucksenkend, diuretisch, abführend, antiseptisch, wirkt der Atherosklerose entgegen und hemmt das Wachstum der Hautpilze

Unerwünschte Wirkungen und Gegenanzeigen
Vorsichtig anwenden während der Schwangerschaft, bei Qi-Schwäche oder chronischem Durchfall. Cassiae semen/Jué Míng Zǐ und Rhei radix et rhizoma/Shēng Dà Huáng wurden in Schlankheitstees oft monatelang eingenommen. Dies ist jedoch nicht im Sinne der TCM, da das Löschen des Leber-Feuers in wenigen Tagen erreicht werden kann.

5.3.2 Celosiae semen – Brandschopfsamen – Qīng Xiāng Zǐ, 青葙子

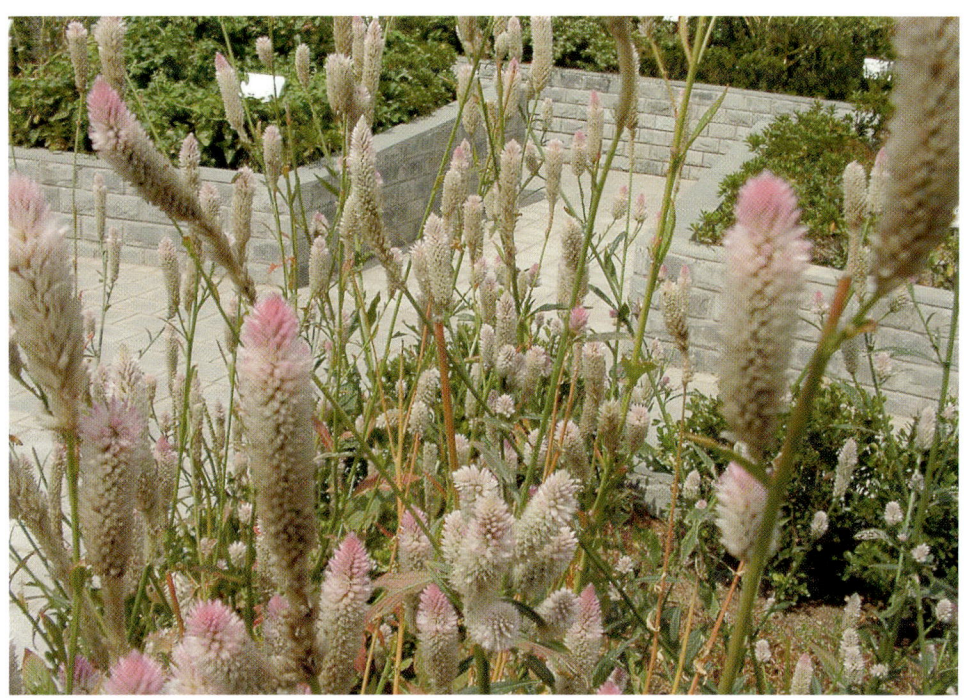

Abb. 1: Silber-Brandschopf, *Celosia argentea* L. (Qīng Xiāng)

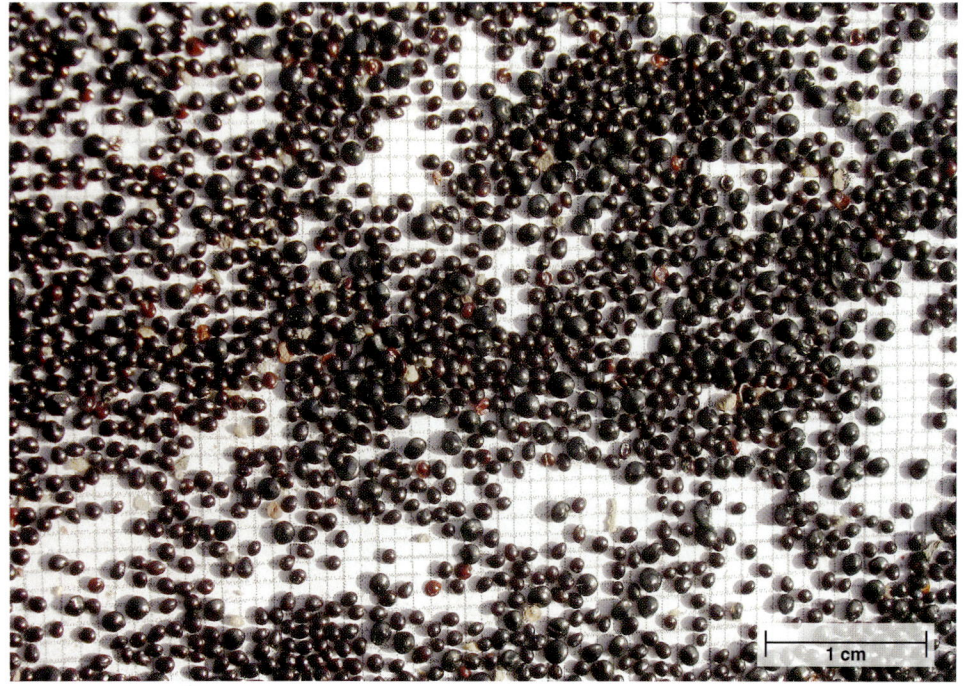

Abb. 2: Brandschopfsamen, Celosiae semen (Qīng Xiāng Zǐ), ungeröstet

Herkunft
Der getrocknete, reife Samen von *Celosia argentea* L. (Qing Xiang), Amaranthaceae

Ernte und Verarbeitung
Die Fruchtähren werden im Herbst abgeschnitten und an der Sonne getrocknet. Dann werden die Samen von den Hüllen getrennt und von Verunreinigungen befreit.

Pao Zhi
Chǎo Qīng Xiāng Zi: Die gereinigte Droge wird im Wok über mittlerem Feuer kurz geröstet. Dadurch wirkt sie nicht so kalt.

Eigenschaften
Geschmacksrichtung:	bitter
Temperaturverhalten:	leicht kalt
Wirkungsort/Meridiane:	Leber

Wirkung und Anwendung
Leberhitze kühlend, Hornhauttrübungen beseitigend, Sicht klärend.

Verwendet wird Celosiae semen/Qīng Xiāng Zǐ bei roten Augen, Hornhauttrübungen und Sehstörungen, die durch Leber-Feuer verursacht wurden. Dafür wird die Droge oft mit Cassiae semen/Jué Míng Zǐ und Buddlejae flos/Mì Méng Huā kombiniert.

Celosiae semen/Qīng Xiāng Zǐ kann auch bei Hypertonie, die durch Leber-Feuer entstanden ist, eingesetzt werden.

Dosierung
9 bis 15 g

Inhaltsstoffe
β-Sitosterin, Cholesterylpalmitat, 3,4-Dihydroxybenzaldehyd, p-Hydroxybenzoesäure, 3,4-Dihydroxybenzoesäure

Pharmakologie
Blutdrucksenkend und pupillenerweiternd

Unerwünschte Wirkungen und Gegenanzeigen
Kontraindiziert bei Glaukom

6 Aromatika – Fang Xiang Yao – 芳香药

6.1 Durch ihr Aroma Nässe lösende Drogen –
Fang Xiang Hua Shi Yao – 芳香化湿药

6.2 Durch ihr Aroma die Öffnungen und Meridiane
befreiende Drogen –
Fang Xiang Kai Qiao Yao – 芳香开窍药

6.1 Durch ihr Aroma Nässe lösende Drogen – Fang Xiang Hua Shi Yao – 芳香化湿药

Drogenübersicht für durch ihr Aroma Nässe lösende Drogen

Lat. Name	Dt. Name	Pin-Yin-Name	Chin. Name	Seite
Alpiniae katsumadai semen	Alpinia-katsumadai-Samen	Cǎo Doù Koù	草豆蔻	276
Amomi fructus rotundus	Siam-Kardamomenfrüchte	Dòu Kòu	豆蔻	277
Amomi fructus	Zottige Kardamomenfrüchte	Shā Rén	砂仁	279
Atractylodis rhizoma	Atractylodes-Wurzelstock	Cāng Zhū	苍术	281
Eupatorii herba	Glückswasserdostkraut	Pèi Lán	佩兰	284
Pogostemonis herba	Patschulikraut	Guǎng Huò Xiāng	广藿香	286
Tsaoko fructus	Tsaoko-Früchte	Cǎo Guǒ	草果	288

Gemeinsamkeiten

Drogen, die durch ihr Aroma Nässe auflösen, stützen und stärken die Milz durch folgende Eigenschaften: Sie sind warm in ihrem Temperaturverhalten, haben eine scharfe Geschmacksrichtung, und sie bewegen das Qi. Drogen des Kapitels 6.1 können ferner einen Nässestau abbauen.

Da die Drogen ätherische Öle enthalten, die für ihre Wirkung ausschlaggebend sind, müssen sie separat verpackt sein und dürfen nur kurz gekocht werden. Die ätherischen Öle sind nur begrenzt in der Droge haltbar. Im Handel finden wir daher häufig minderwertige Ware.

6.1.1 Alpiniae katsumadai semen – Alpinia-katsumadai-Samen – Cǎo Dòu Kòu, 草豆蔻

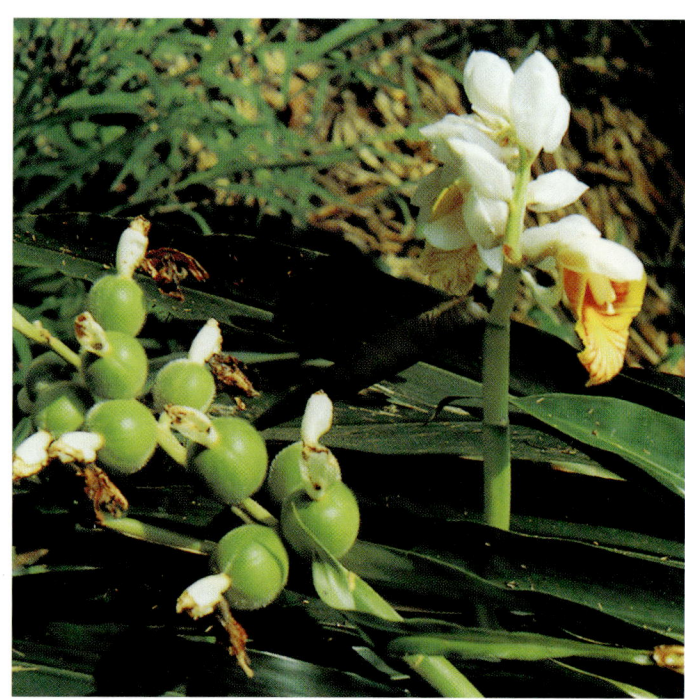

Abb. 1: *Alpinia katsumadai* HAYATA (Cǎo Dòu Kòu), Blütenstand und Fruchtstand. Quelle: The coloured Atlas of the Chinese Materia Medica specified in Chin. Ph.

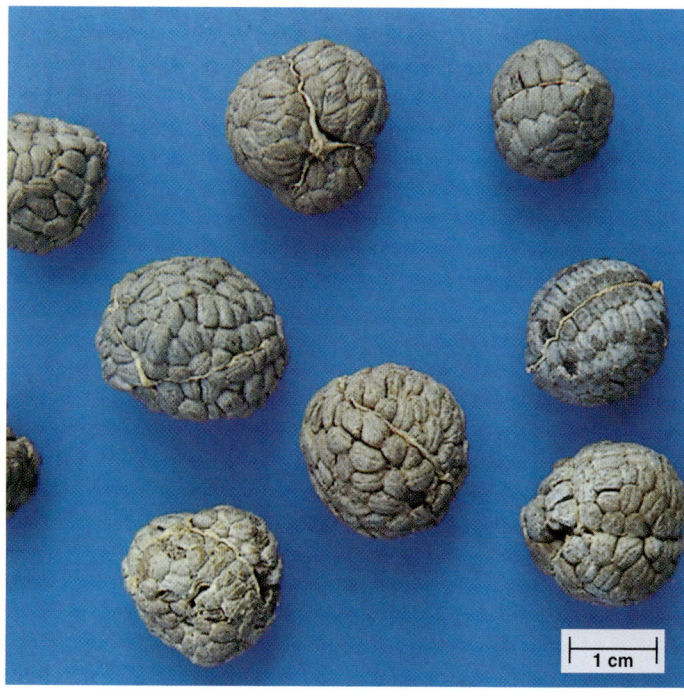

Abb. 2: Alpinia-katsumadai-Samen, Alpiniae katsumadai semen (Cǎo Dòu Kòu), Schale entfernt. Quelle: The coloured Atlas of the Chinese Materia Medica specified in Chin. Ph.

Herkunft
Getrocknete, kurz vor der Reife stehende Frucht (Samen) von *Alpinia katsumadai* HAYATA, Zingiberaceae. Amomi fructus rotundus/Bái Dòu Kòu und Alpiniae katsumadai semen/Cǎo Dòu Kòu werden in der Praxis beide „Dòu Kòu" genannt.

Pao Zhi
Kein Pao Zhi üblich

Eigenschaften
Geschmacksrichtung:	scharf
Temperaturverhalten:	warm
Wirkungsort/Meridian:	Milz, Magen

Wirkung und Anwendung
Die Wirkung von Alpiniae katsumadai semen/Cǎo Dòu Kòu ähnelt der von Amomi rotundus fructus/Bái Dòu Kòu. Sie trocknet Nässe und wird daher auch bei Durchfall eingesetzt. Bei Übelkeit wird Cǎo Dòu Kòu seltener als Bái Dòu Kòu verwendet.

Dosierung
3 bis 6 g, nur 2 bis 3 min kochen im ersten Kochgang

6.1.2 Amomi fructus rotundus – Siam-Kardamomenfrüchte – Dòu Kòu, 豆蔻

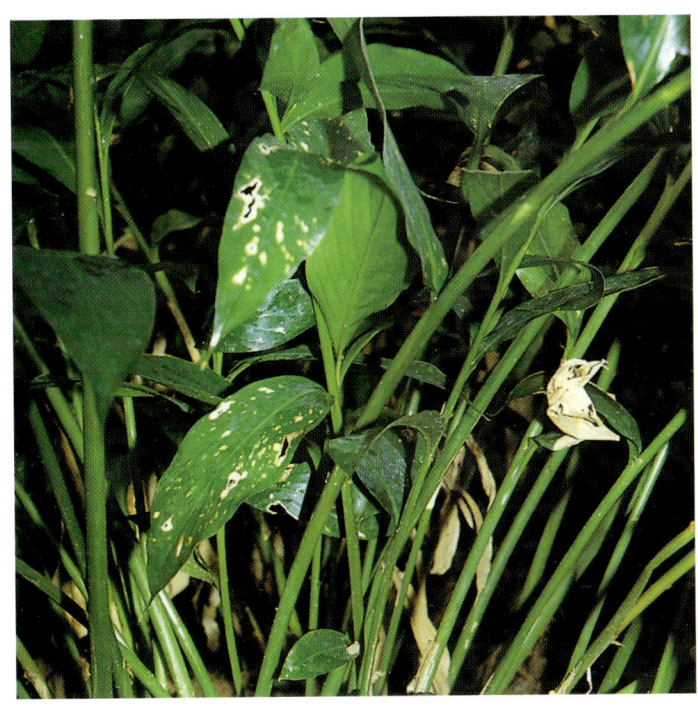

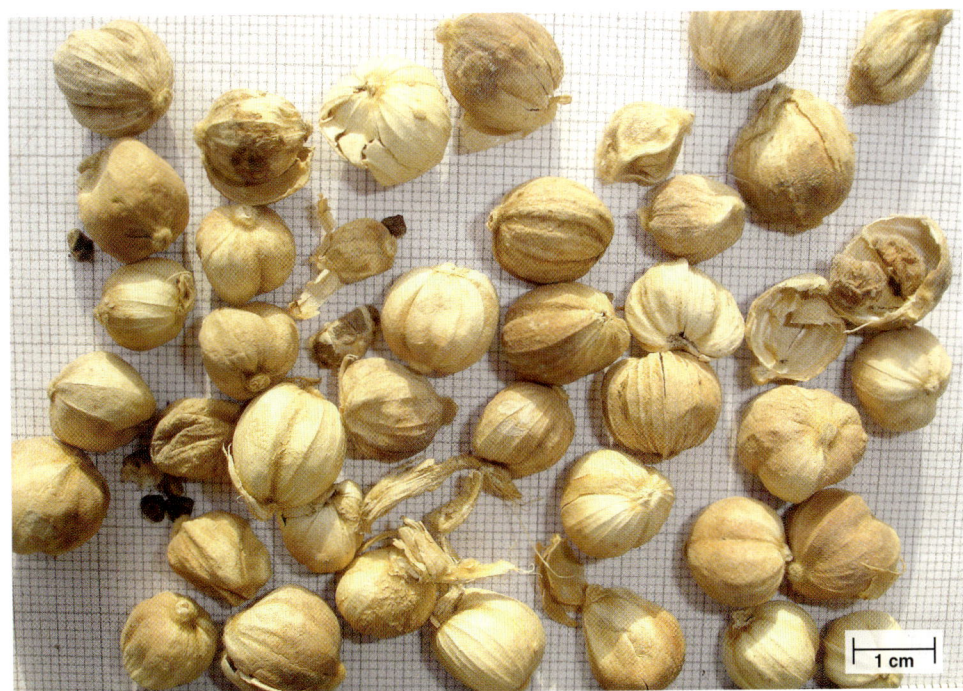

Abb. 1: Siam-Kardamom, *Amomum krervanh* PIRRE EX GAGNEP. (Bái Dòu Kòu).
Quelle: The coloured Atlas of the Chinese Materia Medica specified in Chin. Ph.

Abb. 2: Siam-Kardamomenfrüchte, Amomi fructus rotundus (Dòu Kòu), Ganzdroge

Synonyme
Kardamom, Dòu Kòu; Bái Dòu Kòu, 白豆蔻

Herkunft
Die Früchte von *Amomum krervanh* Pirre ex Gagnep. (Bái Dòu Kòu) oder *Amomum compactum* Soland ex Maton (Zhuǎ Wā Bái Dòu Kòu), Zingiberaceae. In den Provinzen Yün Nan und Guang Dong wird die Droge kultiviert. Dòu Kòu wird auch aus Thailand, Kambodscha, Vietnam und Burma nach China importiert. Zhuǎ Wā Bái Dòu Kòu kommt auch aus Indonesien, ist aber von minderer Qualität.

Amomi pericarpium rotundi/Dòu Kòu Ké ist die Fruchtschale von Dòu Kòu. Sie besitzt die gleiche Wirkung wie Dòu Kòu, ist aber etwas milder.

Ernte und Verarbeitung
Die Früchte werden kurz vor der Reife von Oktober bis Dezember geerntet. Sie werden an der Sonne getrocknet oder mit Schwefeldampf bearbeitet, bis die Oberfläche weißlich wird. Nach dem Trocknen entfernt man die Blütenkelche und Fruchtstiele.

Pao Zhi
Kein Pao Zhi üblich. Durch Rösten würde die Droge ihre ätherischen Öle verlieren.

Eigenschaften
Geschmacksrichtung: scharf
Temperaturverhalten: warm
Wirkungsort/Meridian: Lunge, Milz, Magen

Wirkung und Anwendung
Nässe ableitend, Qi bewegend, Mitte erwärmend, Übelkeit beseitigend, Appetit fördernd, Lebensmittelstau abbauend.

Bei einem Qi-Stau im Mittleren Erwärmer mit Völlegefühl im Bauch und vermindertem Appetit wird die Droge oft in Kombination mit Magnoliae officinalis cortex/Hòu Pò und Citri reticulatae pericarpium/Chén Pí verordnet. Bei einem Nässe-Stau mit Druckgefühl im Brustkorb und Bauch, einem schmierigen Zungenbelag und vermindertem Appetit wird sie mit Talcum/Huá Shí, Coicis semen/Yì Yǐ Rén und Armeniacae semen amarum/Xìn Rén/Kǔ Xìng Rén kombiniert. Wenn zusätzlich Hitze-Zeichen vorhanden sind, fügt man noch Scutellariae radix/Huáng Qín hinzu.

Bei Übelkeit bewegt Amomi fructus rotundus/Bái Dòu Kòu das Qi, erwärmt die Mitte und beseitigt die Kontravektion. Die Droge ist besonders zur Behandlung eines Nässe- und Kältestaus im Magen geeignet. Man verordnet sie dann allein als Pulver oder zusammen mit Pogostemonis herba/Guǎng Huò Xiāng und Pinelliae rhizoma praep./Fǎ Bàn Xià.

Säuglingen, die infolge einer Magen-Kälte Milch erbrechen, wird Amomi fructus rotundus/Bái Dòu Kòu mit Amomi fructus/Shā Rén und Glycyrrhizae radix et rhizoma/Gān Cǎo fein pulverisiert und mehrmals täglich 0,1 g in ihren Mund gegeben.

Dosierung
3 bis 6 g, als Pulver 0,5 bis 1,5 g. Die Droge soll erst vor der Abgabe in der Apotheke zerstoßen und separat verpackt werden, da sie nur die letzten 2 bis 3 Minuten am Ende des ersten Kochvorgangs ins Dekokt gegeben werden soll.

Inhaltsstoffe
1,8-Cineol, β-Pinen, α-Pinen, D-Borneol, D-Campher, fette Öle, Saponin, Stärke, Proteine. Laut Chin. Ph. soll der Ätherischöl-Gehalt in Bái Dòu Kòu mindestens 5 %, in Zhuǎ Wā Bái Dòu Kòu mindestens 4 % betragen. Außerdem sollen die Samen (ohne Fruchtschale) mind. 3 % Cineol enthalten.

Pharmakologie
Die Droge erhöht die Sekretion des Magensaftes sowie die Magen- und Darmperistaltik. Sie verhindert abnormale Fermentierung im Darm und mindert die Gasbildung in den Gedärmen. Das Dekokt hemmt *Shigella*.

Unerwünschte Wirkungen und Gegenanzeigen
Kontraindiziert bei Lungen- oder Magen-Feuer

6.1.3 Amomi fructus – Zottige Kardamomenfrüchte – Shā Rén, 砂仁

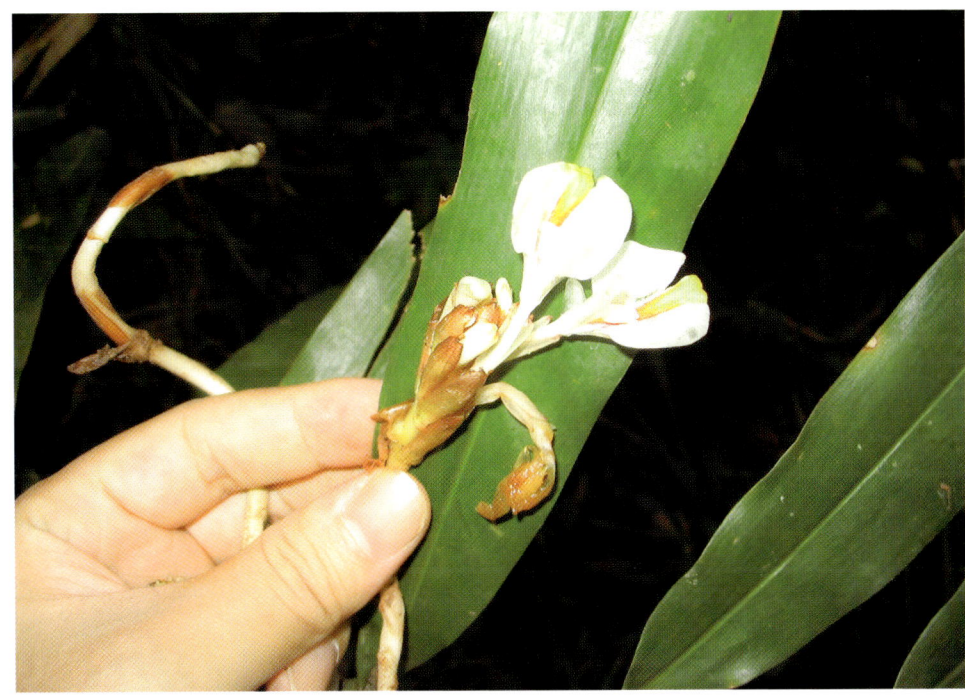

Abb. 1: Zottiger Kardamom, *Amomum villosum* Lour. (Yáng Chūn Shā), Blätter und Blüten

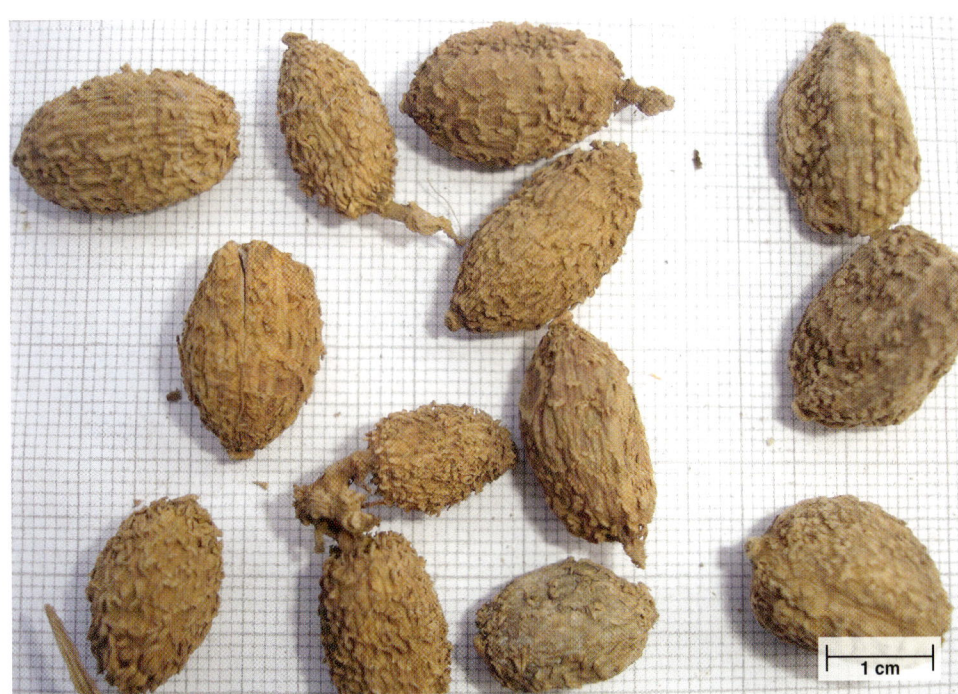

Abb. 2: Zottige Kardamomenfrüchte, Amomi fructus (Shā Rén), Ganzdroge. Diese muss vor der Abgabe zerstoßen werden.

Synonyme
Amomum-Sharen-Früchte

Herkunft
Die getrockneten reifen Früchte von *Amomum villosum* Lour. (Yáng Chūn Shā), *Amomum villosum* Lour. var. *xanthioides* T. L. Wu et Senjen (Hǎi Nán Shā) oder *Amomum longiligulare* T. L. Wu (Suō Shā), Zingiberaceae. Yáng Chūn Shā kommt aus den Provinzen Guang Dong und Guang Xi, Hǎi Nán Shā aus Guang Dong und Hai Nan sowie Suō Shāw aus Vietnam, Thailand und Indonesien. Yáng Chūn Shā wird als die qualitativ beste Ware betrachtet.

Ernte und Verarbeitung
Die Früchte werden im Sommer oder Herbst gepflückt und an der Sonne oder über mäßigem Feuer getrocknet. Kurz vor der Abgabe in der Apotheke müssen sie zerstoßen werden.

Pao Zhi
Kein Pao Zhi üblich

Qualität
Auf den Gehalt des ätherischen Öls achten. Er muss bei *Amomum villosum* (Yáng Chūn Shā) und *Amomum villosum* var. *xanthioides* (Hǎi Nán Shā) mindestens 3,0 % (ml/g) und bei *Amomum longigulare* (Suō Shā) mindestens 1,0 % (ml/g) betragen. Die Wirkung hängt sehr stark von der Qualität ab. In der Rezeptur kann die Dosierung an die Qualität angepasst werden.

Eigenschaften
Geschmacksrichtung: scharf
Temperaturverhalten: warm
Wirkungsort/Meridian: Milz, Magen, Nieren

Wirkung und Anwendung
Nässe umwandelnd, Qi bewegend, Mitte erwärmend, Durchfall stoppend, Übelkeit beseitigend, Fötus beruhigend.

Wenn Nässe die Milz blockiert oder bei einem Stau in der Mitte, wird Amomi fructus/Shā Rén oft mit Magnoliae officinalis cortex/Hòu Pò, Citri reticulatae pericarpium/Chén Pí und Aurantii fructus immaturus/Zhī Shí kombiniert. Liegt zusätzlich eine Milz-Qi-Schwäche vor, dann verordnet man die Droge zusammen mit Codonopsis radix/Dǎng Shēn, Atractylodis macrocephalae rhizoma/Bái Zhū und Poria/Fú Líng (siehe Rezeptur Xiāng Shā Líu Jūn Zi Tāng).

Bei Erbrechen und Durchfall aufgrund einer Leere-Kälte in der Milz und im Magen wird sie allein als Dekokt oder als Pulver gegeben.

Bei Schwangerschaftserbrechen und Unruhe des Fötus kann Amomi fructus/Shā Rén die Mitte harmonisieren, Qi-Stau beseitigen und den Fötus beruhigen. Hierfür wird sie mit Atractylodis macrocephalae rhizoma/Bái Zhū kombiniert (siehe Rezeptur Tai Shan Pan Shi San).

Bei vermindertem Appetit kann Amomi fructus/Shā Rén geröstet auch alleine als Pulver eingenommen werden.

Dosierung
3 bis 6 g. Die Droge vor der Abgabe in der Apotheke zerstoßen und erst am Ende des Kochvorgangs zwei bis drei Minuten lang dazugeben.

Inhaltsstoffe
d-Campher, Borneol, Linalool, Nerolidol, Limonen, Bornylacetat, Saponin, Flavone

Pharmakologie
Die Droge erhöht Magensaftsekretion, beseitigt Blähungen und leitet Gasansammlung aus dem Verdauungstrakt aus.

Unerwünschte Wirkungen und Gegenanzeigen
Kontraindiziert bei Yin-Schwäche und Hitze.

6.1.4 Atractylodis rhizoma – Atractylodes-Wurzelstock – Cāng Zhū, 苍术

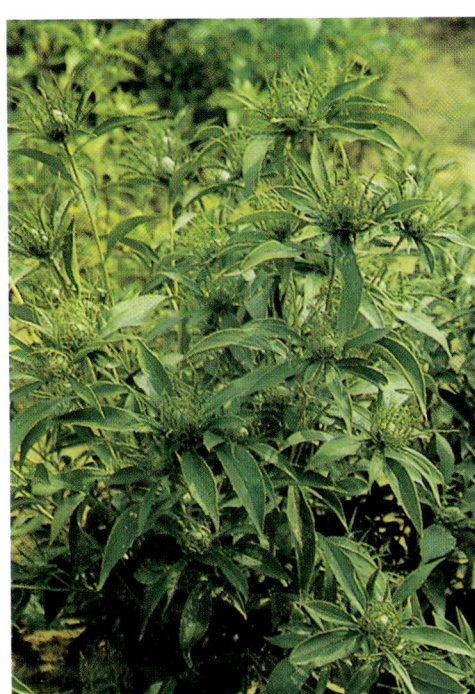
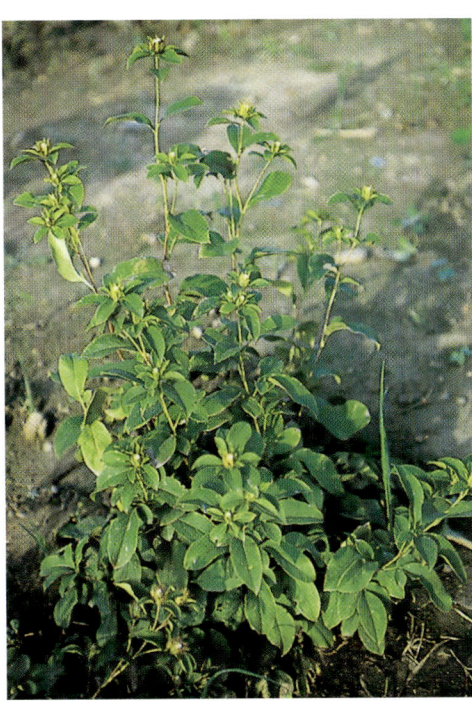

Abb. 1 links: Atractylodes, *Atractylodes chinensis* (DC.) Koidz. (Běi Cāng Zhū). Quelle: The coloured Atlas of the Chinese Materia Medica specified in Chin. Ph.

Abb. 1 rechts: Atractylodes, *Atractylodes lancea* (Thunb.) DC. (Nán Cāng Zhū). Quelle: The coloured Atlas of the Chinese Materia Medica specified in Chin. Ph.

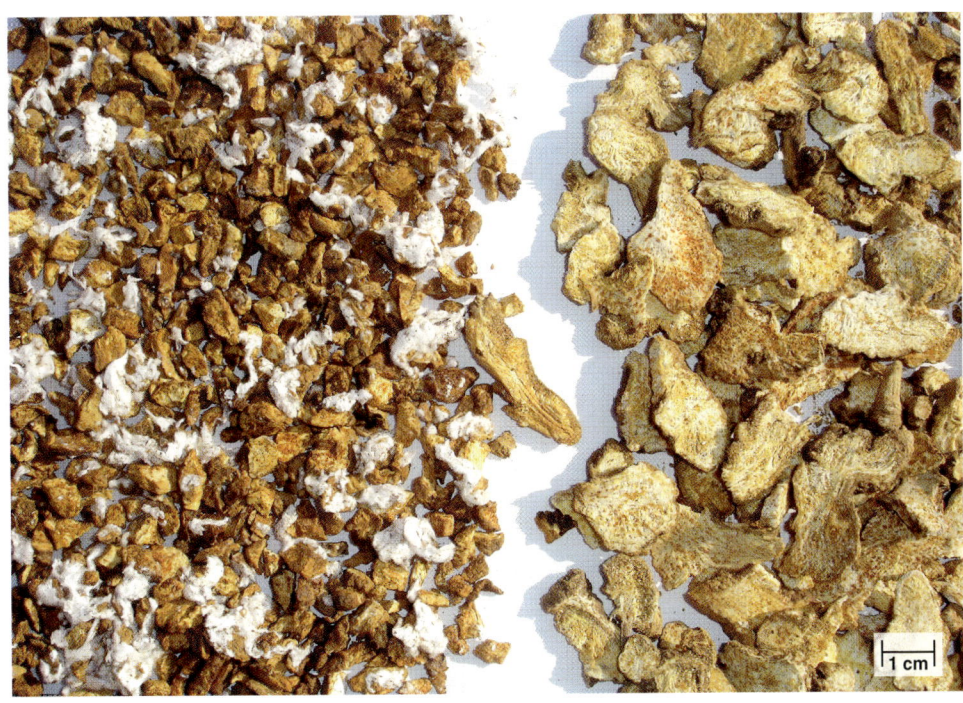

Abb. 2: Atractylodes-Wurzelstock, Atractylodis rhizoma (Cāng Zhū). Links: Hochwertige Ware aus *Atractylodes lancea*; (Thunb.) DC der weißliche Belag ist kein Schimmel, sondern kristallisiertes ätherisches Öl bestehend u.a. aus Atractylol und Hinesol. Rechts: Minderwertige Qualität und Verarbeitung.

Durch ihr Aroma Nässe lösende Drogen

Herkunft

Das getrocknete Rhizom von *Atractylodes lancea* (Thunb.) DC (Nán Cāng Zhū, Hàn Cāng Zhū, Máo Cāng Zhū) oder *Atractylodes chinensis* (DC.) Koidz (Jīn Cāng Zhū, Běi Cāng Zhū), Asteraceae

Ernte und Verarbeitung

Das Rhizom wird im Frühjahr oder im Herbst ausgegraben, von Erde befreit und an der Sonne getrocknet. Die feinen Nebenwurzeln werden entfernt. Cāng Zhū aus Mao Shan ist die höchstwertige Qualität.

Pao Zhi

Chǎo Cāng Zhū: Die geschnittene Droge wird mit Wasser oder Reiswaschwasser getränkt und anschließend mit oder ohne Kleie geröstet, bis ihre Oberfläche eine tiefe Gelbfärbung aufweist. Dadurch verliert die Droge an Schärfe und wirkt verstärkt auf die Milz.

Qualität

Größere Stücke, feste Konsistenz und das Fehlen von Nebenwurzeln sind Zeichen für eine gute Qualität. Für den Bruch gilt: Je mehr rotbräunliche Punkte, je mehr weißlicher Belag und je stärker der charakteristische Geruch, desto besser ist die Qualität. Nur die Ware aus hochwertiger *Acractylodes lancea* weißt den weißen Belag auf. Der haarige, weißliche Belag an den Bruchstellen ist eine Mischung aus kristallisiertem Hinesol und Atractylol und ein Zeichen für gute Qualität, Verarbeitung, Verpackung und Lagerung. Dieser Belag sollte vor Licht und Hitze geschützt werden, ansonsten verflüchtigt er sich. Er ist in der Praxis allerdings selten zu finden, weshalb Unerfahrene ihn manchmal für Schimmelbefall halten.

Eigenschaften

Geschmacksrichtung: scharf, bitter
Temperaturverhalten: warm
Wirkungsort/Meridian: Milz, Magen, Leber

Wirkung und Anwendung

Nässe trocknend, Milz stärkend, Wind-Nässe ausleitend.

Die Droge wird bei Nässe-Stau im Mittleren Erwärmer mit Völlegefühl, Übelkeit und vermindertem Appetit benutzt. Sie ist besonders geeignet bei Kälte-Nässe Stau. Hierfür wird sie oft zusammen mit Magnoliae officinalis cortex/Hòu Pò und Citri reticulatae pericarpium/Chén Pí eingesetzt (siehe die Rezepturen Ping Wei San oder Yue Ju Wan). Wenn Nässe mit Hitze einhergeht, sollten zusätzlich Hitze kühlende Drogen wie Coptidis rhizoma/Huáng Lián, Gypsum fibrosum/Shí Gāo, Anemarrhenae rhizoma/Zhī Mǔ und Phellodendri chinensis cortex/Huáng Bó verwendet werden.

Atractylodis rhizoma ist eine der wichtigsten Pflanzen bei Bi-Syndromen, die durch Wind-Nässe entstanden sind. Der scharfe und bittere Geschmack und das warme Temperaturverhalten der Droge sind gut geeignet, die Nässe zu trocknen. Da alle Bi-Syndrome etwas

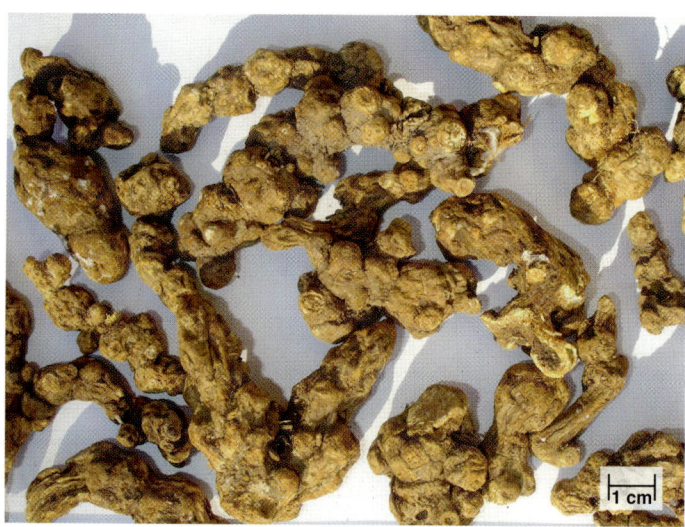

Abb. 3: Atractylodes-Wurzelstock, Atractylodis rhizoma (Cāng Zhū), Ganzdroge, hochwertiger Rohstoff aus Nán Cāng Zhū

mit Nässe zu tun haben, ist sie eine der wichtigsten Drogen bei Gelenkschmerzen und bei der Rheuma-Behandlung. Wenn Nässe überwiegt, wird sie oft mit Angelicae pubescentis radix/Dú Huó und Gentianae macrophyllae radix/Qín Jiāo kombiniert. Wenn Kältesymptome vorhanden sind, verordnet man noch zusätzlich Aconiti radix lateralis praep./Fū Zǐ hinzu.

Bei Nässe-Hitze-Bi benutzt man die Droge mit Gypsum fibrosum/Shí Gāo (ungebrannt!) und Anemarrhenae rhizoma/Zhī Mǔ. Bei Hitze-Bi Syndrom in einer akuten Entzündungsphase ist Atractylodis macrocephalae rhizoma/Bái Zhū mit Atractylodis rhizoma/Cāng Zhū 3 g, Coicis semen/Yì Yǐ Rén 9 g, Artemisiae scopariae herba/Yīn Chén 9 g, Gypsum fibrosum/Shí Gāo 15 g, Anemarrhenae rhizoma/Zhī Mǔ 3 g, Stephaniae tetrandrae radix/Fáng Jǐ 6 g, und Lonicerae caulis/Jīn Yín Téng 9 g im Dekokt (als Tagesdosis) eine bewährte Kombination.

Bei Kraftlosigkeit und Schwere in den Beinen und Knien, die durch sinkende Nässe und Hitze verursacht worden sind, wird die Rezeptur Er Miao San (Atractylodis rhizoma/Cāng Zhū 100 g und Phellodendri chinensis cortex/Huáng Bó 100 g) pulverisiert. Davon werden zwei bis dreimal täglich 6 g in 250 ml kochendem Wasser aufgelöst, 15 Minuten stehen gelassen, danach durchgesiebt und lauwarm eingenommen. Diese Rezeptur kann auch bei vaginalem Ausfluss, der auf sinkender Nässe und Hitze beruht, angewendet werden.

Bei Erkältung, die durch Wind-Kälte entstanden ist und die mit Schüttelfrost, Fieber, Kopf- und Körperschmerzen sowie Schweißlosigkeit einhergeht, wird die Droge zusammen mit Angelicae dahuricae radix/Bái Zhǐ und Asari radix et rhizoma/Xì Xīn eingesetzt.

Bei Darmgrippe sowie Erkältung im Sommer und im Herbst mit Übelkeit und Durchfall wird die Droge in China als Fertigarzneimittel angeboten. Die Rezeptur heißt Huo Xiang Zheng Qi Pian/Shui (Tabletten, Flüssigkeit) oder Wu Shi Cha als fertiges Granulat.

Bei Nachtblindheit und trockenen Augen wird die Droge in China mit Schafs- oder Schweineleber zusammen gekocht und eingenommen.

Dosierung
3 bis 9 g

Inhaltsstoffe
Atractylodes lancea (Nan Cang Zhu) enthält 5 bis 9 % ätherisches Öl, bestehend u. a. aus Atractylol, Hinesol, β-Eudesmol.

Atractylodes chinensis (Bei Cang Zhu) enthält 1,5 % ätherisches Öl, bestehend aus Atractylol, Atractylon, Hinesol, β-Eudesmol

Laut Stöger, Arzneibuch der chinesischen Medizin, soll der Mindestgehalt an ätherischem Öl 0,8 % betragen.

Pharmakologie
Blutzucker senkend (bei Kaninchen), zytostatisch, antiinflammatorisch, antiseptisch; Atractylol und β-Eudesmol wirken hypnogen.

Unerwünschte Wirkungen und Gegenanzeigen
Bei Yin-Schwäche nicht anzuwenden, da sie warm und scharf ist. Eine langfristige Anwendung kann das Yin verletzen.

In der Praxis ist ferner darauf zu achten, dass sie nicht mit der ähnlich heißenden Droge Atractylodis macrocephalae rhizoma (Bai Zhu) verwechselt wird. Wenn z. B. Codonopsis radix (oder Ginseng radix et rhizoma), Atractylodis rhizoma, Paeoniae radix alba, Poria für die Rezeptur Si Jun Zi Tang stehen, sollte hier Atractylodis macrocephalae rhizoma und nicht die Atractylodis rhizoma/Cāng Zhū gegeben werden.

6.1.5 Eupatorii herba – Glückswasserdostkraut – Pèi Lán, 佩兰

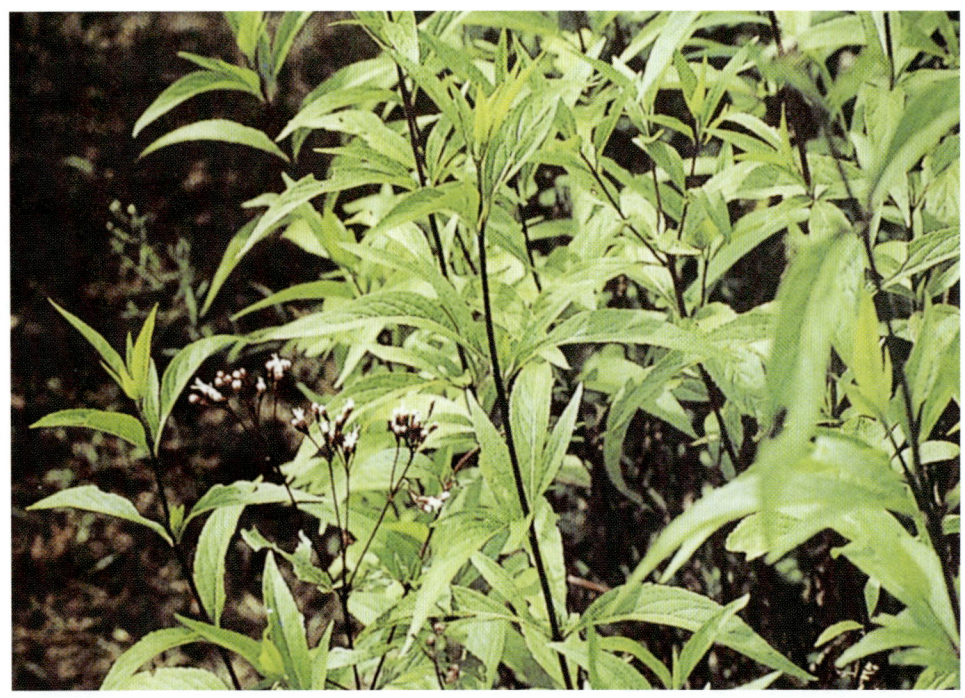

Abb. 1: Glückswasserdost, *Eupatorium fortunei* Turcz. (Pèi Lán)

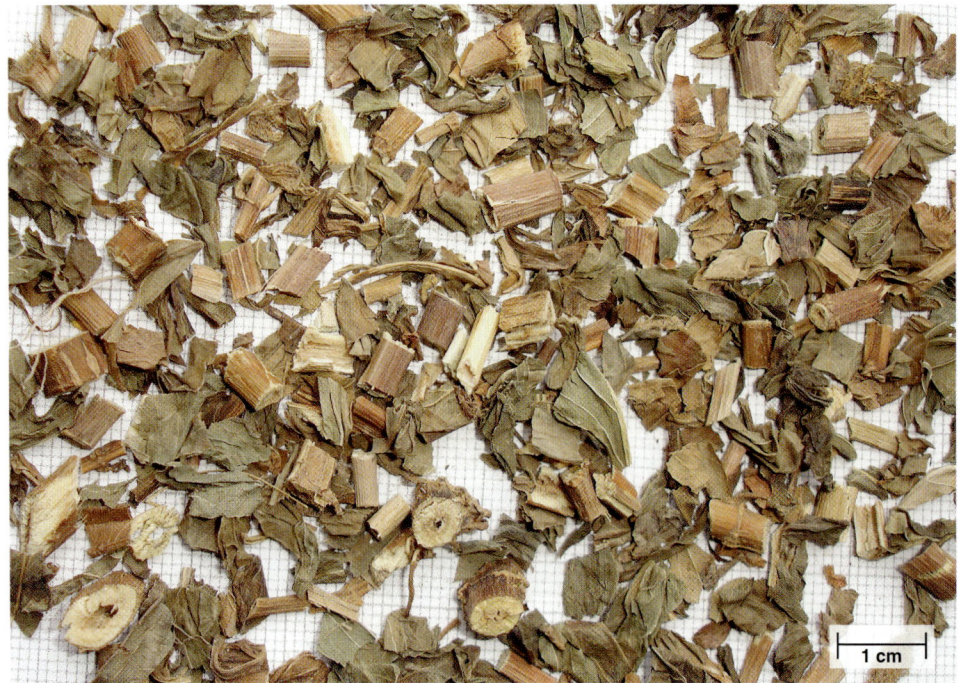

Abb. 2: Glückswasserdostkraut, Eupatorii herba (Pèi Lán), Schnittdroge.

Synonyme
Wasserhanfkraut

Herkunft
Die getrockneten, oberirdischen Teile von *Eupatorium fortunei* Turcz. (Pèi Lán), Asteraceae

Ernte und Verarbeitung
Die Pflanze wird im Sommer und im Herbst geerntet, geschnitten und frisch oder getrocknet verwendet.

Pao Zhi
Kein Pao Zhi üblich

Eigenschaften
Geschmacksrichtung: scharf
Temperaturverhalten: neutral
Wirkungsort/Meridian: Milz, Magen, Lunge

Wirkung und Anwendung
Nässe umwandelnd, von Sommerhitze und Feuchtigkeitsblockaden befreiend.

Wenn die Qi-Zirkulation im Mittleren Erwärmer durch Nässe blockiert wird sowie bei Leitsymptomen wie Völlegefühl, Druckgefühl in der Mitte, Müdigkeit und vermindertem Appetit, wirkt Eupatorii herba/Pèi Lán ähnlich wie Pogostemonis herba/Guǎng Huò Xiāng, also Nässe auflösend und die Qi-Zirkulation wieder in Gang bringend. Bei diesen Indikationen wird sie oft mit Pogostemonis herba/Guǎng Huò Xiāng, Magnoliae officinalis cortex/Hòu Pò und Atractylodis rhizoma/Cāng Zhū kombiniert.

Bei Hitze im Milz-Meridian und Symptomen wie süßlicher Geschmack im Mund, vermehrter Speichel und Mundgeruch, kann die Droge ebenfalls eingesetzt werden.

Bei „Shu Shi" oder zu Beginn einer Wen-Bing-Erkrankung wird Eupatorii herba/Pèi Lán oft mit Pogostemonis herba/Guǎng Huò Xiāng, Nelumbinis folium/Hé Yè und Artemisiae annuae herba/Qīng Hāo kombiniert. Bei einer Wen-Bing-Erkrankung wird die Droge auch zusammen mit Talcum/Huá Shí, Coicis semen/Yì Yǐ Rén und Pogostemonis herba/Guǎng Huò Xiāng eingesetzt.

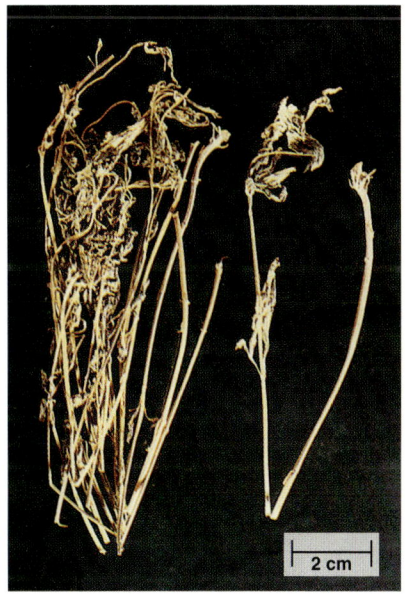

Abb. 3: Glückswasserdostkraut, Eupatorii herba (Pèi Lán), Ganzdroge
Quelle: The coloured Atlas of the Chinese Materia Medica specified in Chin. Ph.

Dosierung
Getrocknet 3 bis 9 g, doppelte Menge bei frischer Droge

Inhaltsstoffe
Ätherisches Öl, *p*-Cymen, Nerylacetat, 5-Methylthymolether, Fumarsäure, Bernsteinsäure, Mannitol, Cumarin, Thymolhydrochinon, Taraxasterolpalmitat, Taraxasterolacetat, Taraxasterol, Euparin (nur in der Wurzel)

Pharmakologie
Verdauung fördernd, diuretisch, antipyretisch, ätherisches Öl (insbesondere *p*-Cymen) hemmt Influenzaviren, antiseptisch (im Dekokt hemmt sie *Coryne bacterium diphteriae*, *Staphylococcus aureus*, *Bacillus proteus*, Sarzine, *Salmonella typhi*), wirkt expektorierend, toxisch bei Rindern und Schafen (kann bei diesen Tieren Diabetes durch Nieren- und Leberschaden verursachen)

6.1.6 Pogostemonis herba – Patschulikraut – Guǎng Huò Xiāng, 广藿香

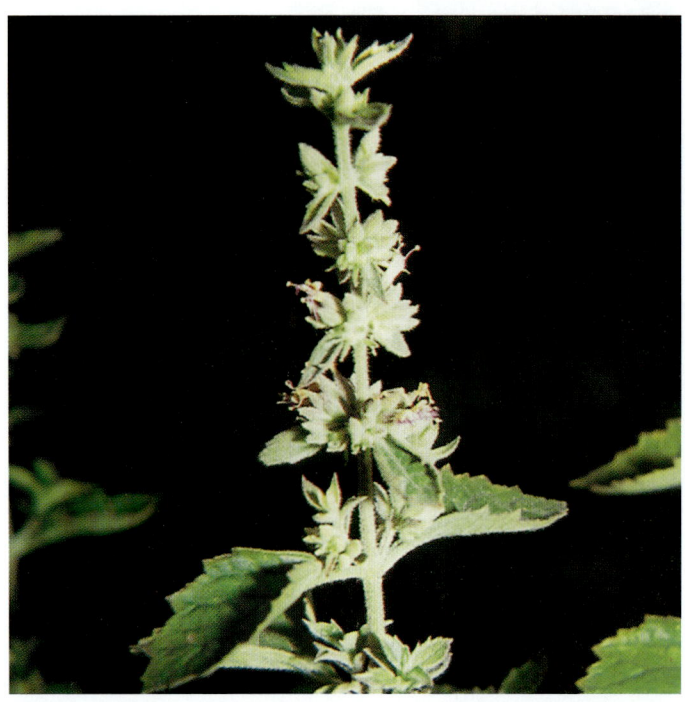

Abb. 1: Indisches Patschuli, *Pogostemon cablin* (Blanco) Benth. (Guǎng Huò Xiāng)

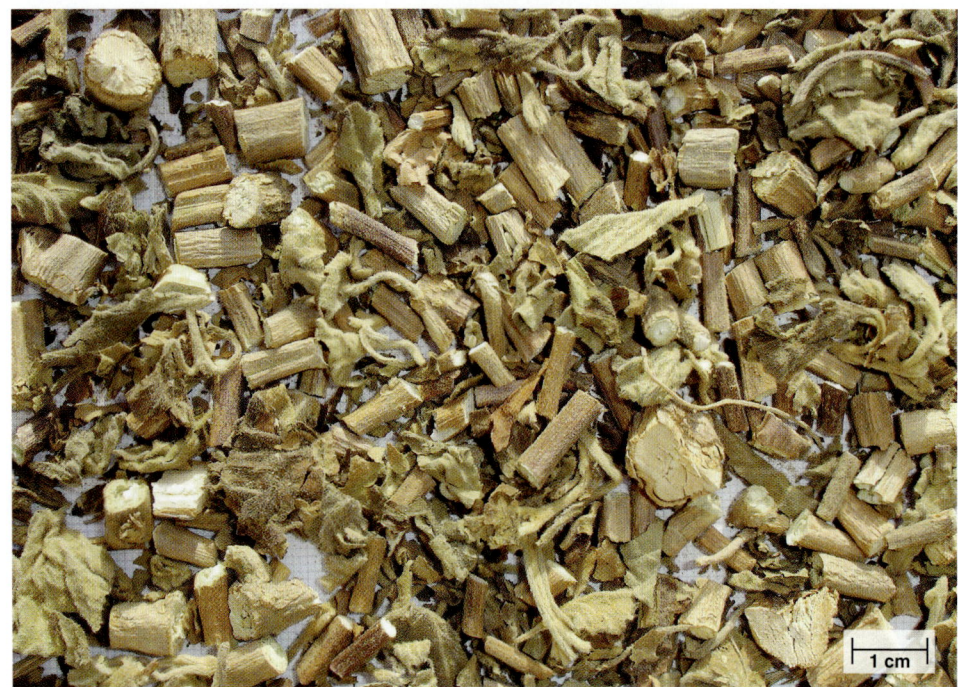

Abb. 2: Patschulikraut, Pogostemonis herba (Guǎng Huò Xiāng), Schnittdroge der Handelsware Shí Pái Guǎng Huò Xiāng

Herkunft

Die getrockneten oberirdischen Teile von *Pogostemon cablin* (BLANCO) BENTH. (Guǎng Huò Xiāng), Lamiaceae. Die Ware aus Shi Pai in der Provinz Guang Dong wird im Handel als Shí Pái Guǎng Huò Xiāng bezeichnet. Die Ware von der Insel Hai Nan nennt man Hǎi Nán Guǎng Huò Xiāng.

Ernte und Verarbeitung

Die Pflanze wird im Sommer und Herbst, wenn sie sich voll entfaltet hat, geerntet, geschnitten und im Schatten getrocknet. Vorsicht: Die Droge schimmelt leicht.

Pao Zhi

Kein Pao Zhi üblich

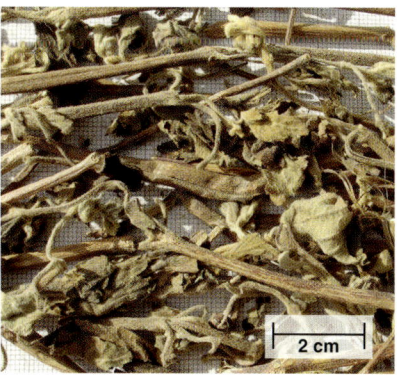

Abb. 3: Patschulikraut, Pogostemonis herba (Guǎng Huò Xiāng), Ganzdroge der Handelsware Shí Pái Guǎng Huò Xiāng

Qualität

Die chinesische Bezeichnung Huò Xiāng schließt auch die oberirdischen Teile von *Agastachis rugosa* (FISCH. et MEY.) KTZE. ein. Anstelle von Pogostemonis herba/Guǎng Huò Xiāng kann auch Agastachis herba/Huò Xiāng eingesetzt werden. Pogostemonis herba/Guǎng Huò Xiāng hat aber einen besseren Qualitätsstandard und die bessere Wirkung. Wenn das Rezept Agastachis herba/Huò xiāng vorgibt, kann diese ohne Weiteres durch Pogostemonis herba/Guǎng Huò Xiāng ersetzt werden.

Hǎi Nán Guǎng Huò Xiāng kann über 2 % ätherisches Öl enthalten, aber der Gehalt des wichtigen Wirkstoffs Patchoulenon ist gering.

Shí Pái Guǎng Huò Xiāng enthält nur 0,2 bis 0,3 % ätherisches Öl, aber mehr Patchoulenon. Die Ware aus Shi Pai ist hochwertiger als die aus Hai Nan. Des Weiteren ist auf die Sauberkeit der Ware zu achten. Eine mikrobielle Prüfung sowie die Bestimmung der Pestizid- und Schwermetallgehalte (Pb) sind ratsam.

Eigenschaften

Geschmacksrichtung: scharf
Temperaturverhalten: leicht warm
Wirkungsort/Meridian: Milz, Magen, Lunge

Wirkung und Anwendung

Nässe umwandelnd, Feuchtigkeitszusammenballungen befreiend, Übelkeit stillend, Sommerhitze beseitigend.

Bei gestörter Qi-Zirkulation im Mittleren Erwärmer, die durch Nässe entstanden ist, mit Völle- und Druckgefühl, Müdigkeit und vermindertem Appetit wird die Droge oft mit Atractylodis rhizoma/Cāng Zhū und Magnoliae officinalis cortex/Hòu Pò kombiniert. Pogostemonis herba/Guǎng Huò Xiāng bringt durch sein Aroma die Qi-Zirkulation in Gang, wodurch der Nässestau abgetragen wird. Die Droge wirkt nicht trocknend und verletzt daher nicht das Yin.

„Shu Shi" tritt im Sommer auf, wenn Kälte als klimatischer Exzess erscheint und durch die offenen Poren eingedrungen ist. Wenn gleichzeitig Kaltes und Schwerverdauliches gegessen wurde, kann es zu Fieber, Kopfschmerzen, Druckgefühl in der Brust, Übelkeit und Durchfall kommen. In diesem Fall wird die Droge mit Perillae caulis/Zi Su Ye et folia, Magnoliae officinalis cortex/Hòu Pò und Pinelliae rhizoma praep./Fǎ Bàn Xià kombiniert (siehe Rezeptur Huo Xiang Zheng Qi San).

Zu Beginn einer infektiösen Hitzeerkrankung (Wen Bing) mit Fieber und Nässe wird die Droge mit Talcum/Huá Shí, Scutellariae radix/Huáng Qín und Artemisiae scopariae herba/Yīn Chén kombiniert (siehe Rezeptur Gan Lu Xiao Du Dan). Pogostemonis herba/Guǎng Huò Xiāng kann im heißen Sommer alleine als Tee getrunken werden, um Hitze und Feuchtigkeit zu vermeiden.

Bei Übelkeit kann die Droge mit Pinelliae rhizoma praep./Fǎ Bàn Xià kombiniert werden. Bei Kälte-Nässe wird sie mit Ding Xiang (Gewürznelke) und Amomi fructus rotundus/Bai Dou Kou angewendet, bei Nässe-Hitze mit Coptidis rhizoma/Huáng Lián und Bambusae caulis in taeniam/Zhú Rú. Bei Übelkeit in der Schwangerschaft hat sich ihre Kombination mit Amomi fructus/Shā Rén und Perillae caulis/Zǐ Sū Gēng bewährt.

Dosierung

Getrocknet 3 bis 9 g, doppelte Menge bei frischer Droge

Inhaltsstoffe

Ätherisches Öl bestehend aus Patchoulenon (Pogostone), Patchoulialkohol, α-, β-, γ-Patchoulen. Die Chin. Ph. fordert einen Gehalt an Patchoulialkohol von mindestens 0,10 %. Laut Chin. Ph. soll der Gehalt an ätherischem Öl mindestens 0,6 % (ml/g) betragen.

Pharmakologie

Erhöht die Sekretion der Magensäfte, verbessert die Verdauung, entspannt Krämpfe der Magen-Darm-Muskulatur, ist antiseptisch, erweitert die Mikrozirkulation und wirkt leicht Schweiß fördernd.

Unerwünschte Wirkungen und Gegenanzeigen

Keine

6.1.7 Tsaoko fructus – Tsaoko-Früchte – Cǎo Guǒ, 草果

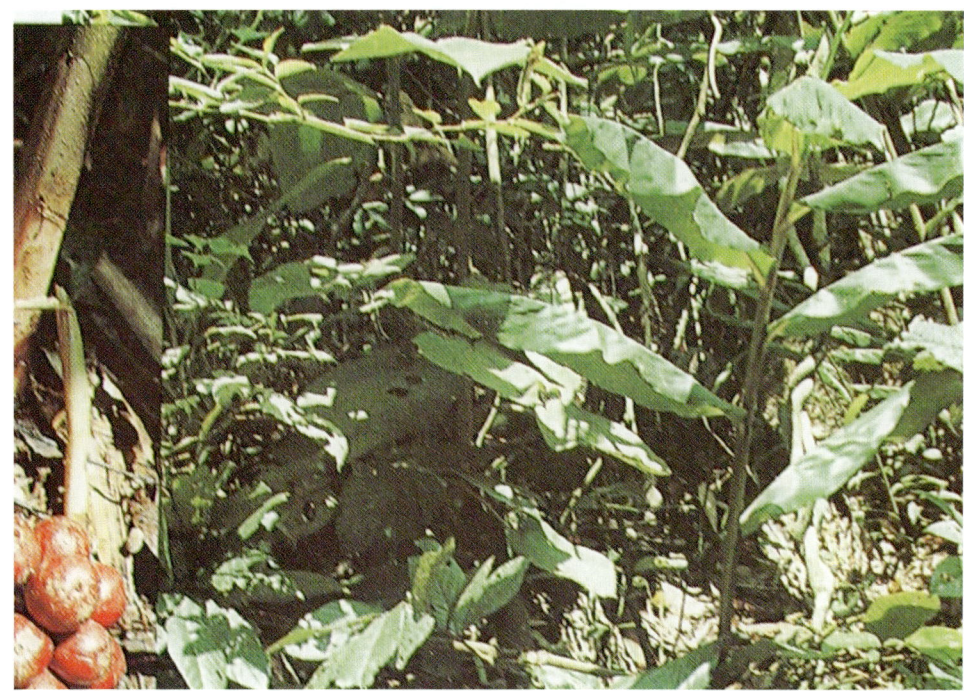

Abb. 1: Tsaoko, *Amomum tsao-ko* Crevost et Lemaire (Cǎo Guǒ)

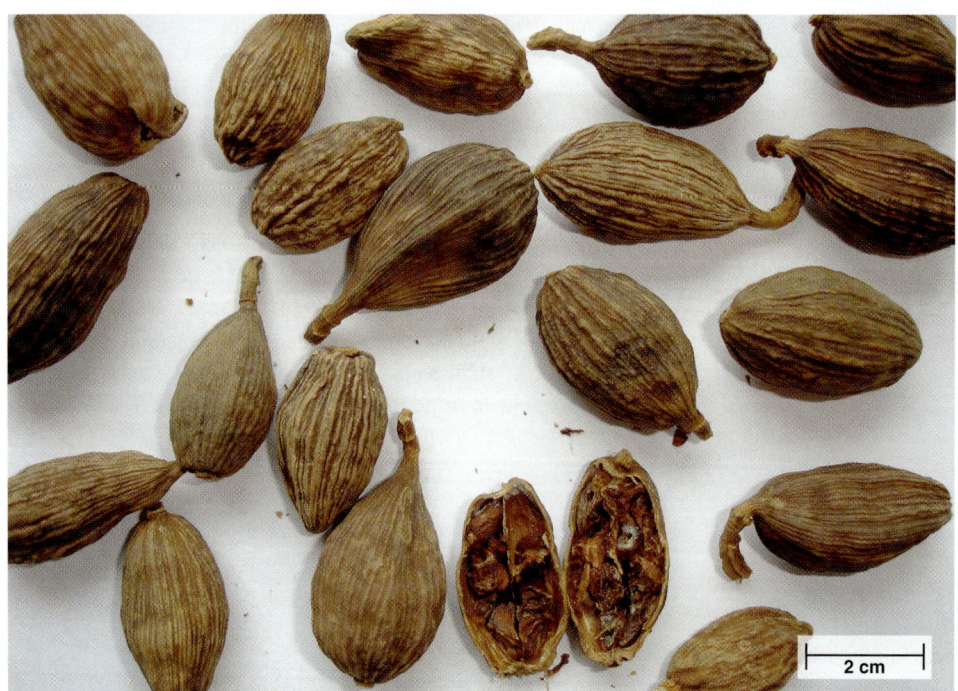

Abb. 2: Tsaoko-Früchte, Tsaoko fructus (Cǎo Guǒ), Ganzdroge

Synonyme
Amomi costati fructus

Herkunft
Die getrockneten, reifen Früchte von *Amomum tsao-ko* Crevost et Lemaire (Cǎo Guǒ), Zingiberaceae

Ernte und Verarbeitung
Die reifen Früchte werden im Herbst geerntet, von Verunreinigungen befreit und getrocknet.

Cǎo Guǒ Rén: Die gereinigte Droge wird im Wok über mildem Feuer geröstet, bis sie eine gelbbräunliche Farbe angenommen hat und sich leicht aufwölbt. Dann werden die Früchte zerstoßen, die Schalen entfernt und die Samen entnommen. Da das Rösten zum Verlust des ätherischen Öls führt, sollte dies besser erst unmittelbar vor der Abgabe in der Apotheke geschehen. Man sollte die Früchte auch erst unmittelbar vor der Abgabe zerstoßen.

Pao Zhi
Chǎo Cǎo Guǒ: Dies ist die geröstete Tsaoko fructus/Cǎo Guǒ. Sie ist wegen des starken Verlustes von ätherischem Öl nicht zu empfehlen.

Jiāng Cǎo Guǒ: Dies ist die mit Ingwersaft gemischte und getrocknete, geröstete Droge. Sie kann zum Behandeln von Übelkeit benutzt werden.

Eigenschaften
Geschmacksrichtung:	scharf
Temperaturverhalten:	warm
Wirkungsort/Meridian:	Milz, Magen

Wirkung und Anwendung
Nässe trocknend, Mitte erwärmend, Kälte zerstreuend, Schleim auflösend und austreibend, Malaria stoppend.

Die Droge wird verwendet bei Kälte-Nässe im Mittleren Erwärmer mit Symptomen wie Völlegefühl, Druckschmerzen, Erbrechen und Durchfall mit dickem schmutzigem Zungenbelag. Sie hat eine erwärmende und Nässe trocknende Wirkung, die stärker ist als die von Alpiniae katsumadai semen/Cǎo Doù Koù. Damit eignet sie sich besser für die Behandlung von Nässe-Kälte. Sie wird oft mit Amomi fructus/Shā Rén, Magnoliae officinalis cortex/Hòu Pò und Atractylodis rhizoma/Cāng Zhū kombiniert. Bei einem Lebensmittelstau, der durch Kälte entstanden ist, und zur Entgiftung des Körpers bei Alkoholmissbrauch hat sie sich ebenfalls bewährt.

Bei Malaria wird die Droge zusammen mit Dichroae radix/Cháng Shān und Anemarrhenae rhizoma/Zhī Mǔ verordnet. Die Kombination Tsaoko fructus/Cǎo Guǒ und Anemarrhenae rhizoma/Zhī Mǔ wird zur Behandlung der Tai-Yin-Kälte eingesetzt. Anemarrhenae rhizoma/Zhī Mǔ alleine kühlt das Yang-Ming-Feuer.

Dosierung
3 bis 6 g, erst bei Abgabe zerstoßen und separat verpacken, da sie erst am Ende des Kochvorgangs dazu gegeben wird

Inhaltsstoffe
Ätherische Öle 2 bis 3 %, α-Pinen, β-Pinen, 1,8-Cineol, p-Cymen, Linalool, Campher, Geraniol.

Der Gehalt des ätherischen Öls sollte mindestens 1,4 % betragen.

Pharmakologie
Wirkt antiemetisch und Durchfall beseitigend. Hebt die hemmende Wirkung von Adrenalin im Ileum (Krummdarm) auf und ist analgetisch, expektorierend, antiseptisch und antimykotisch.

Unerwünschte Wirkungen und Gegenanzeigen
Keine

6.2 Durch ihr Aroma die Öffnungen und Meridiane befreiende Drogen – Fang Xiang Kai Qiao Yao, 芳香开窍药

Drogenübersicht für durch ihr Aroma die Öffnungen und Meridiane befreiende Drogen

Lat. Name	Dt. Name	Pin-Yin-Name	Chin. Name	Seite
Acori tatarinowii rhizoma	Grasblättriger Kalmuswurzelstock	Shí Chāng Pǔ	石菖蒲	292
Borneolum	Borneol	Bīng Piàn	冰片	294
Moschus	Moschus	Shè Xiāng	麝香	296

Gemeinsamkeiten

Das Herz ist für das Bewusstsein zuständig. Es kann aber „verschmutzt" oder verstopft werden. Dies kann zur Bewusstlosigkeit oder Bewusstseinsstörungen führen. Die o.g. Drogen haben die Eigenschaft, Verstopfungen zu lösen. Sie sind scharf im Geschmack und bewegen das Qi. Sie dürfen aber nicht lange verabreicht werden, da sie auch das gesunde Qi verbrauchen. Man benutzt sie im Dekokt als Pille oder in Pulverform.

6.2.1 Acori tatarinowii rhizoma – Grasblättriger Kalmuswurzelstock – Shí Chāng Pǔ, 石菖蒲

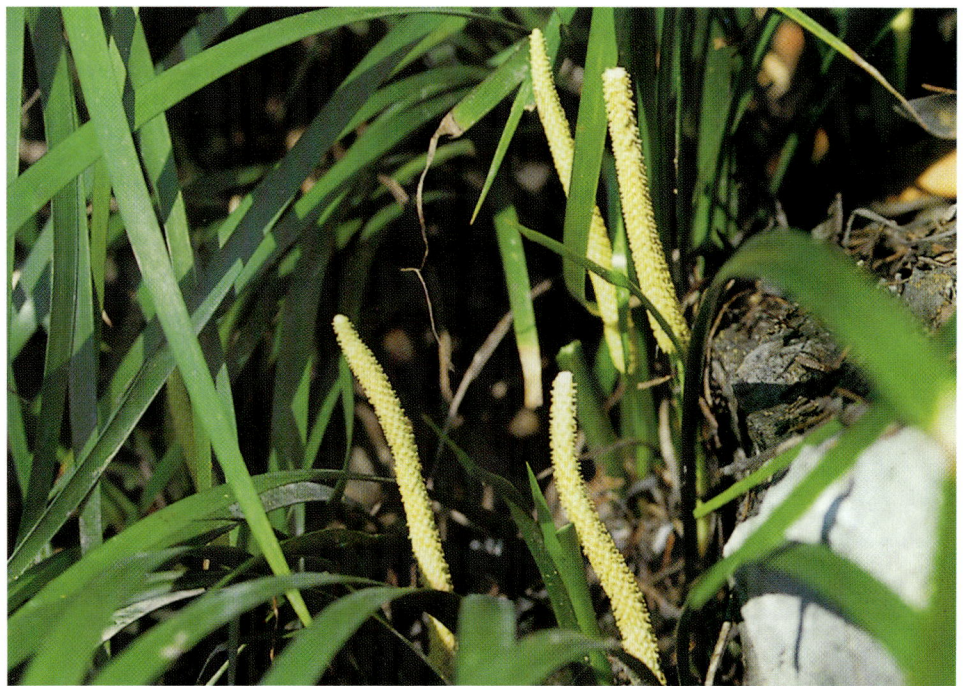

Abb. 1: Grasblättriger Kalmus, *Acorus tatarinowii* Schott. (Shí Chāng Pǔ). Quelle: The coloured Atlas of the Chinese Materia Medica specified in Chin. Ph.

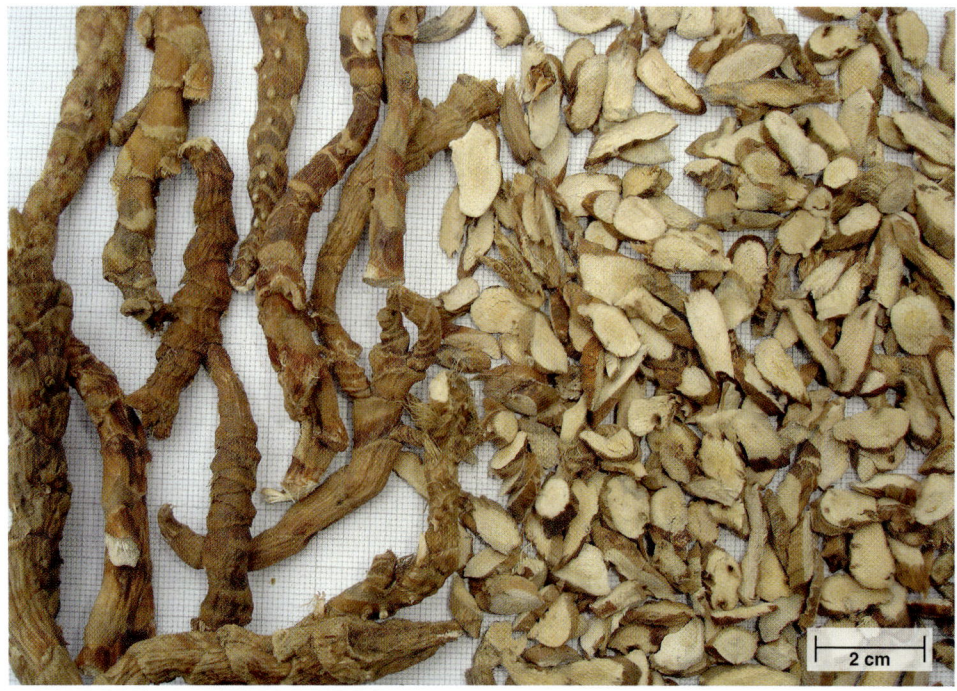

Abb. 2: Grasblättriger Kalmuswurzelstock, Acori tatarinowii rhizoma (Shí Chāng Pǔ). Links: Ganzdroge. Rechts: Schnittdroge

Herkunft
Das getrocknete Rhizom von *Acorus tatarinowii* Schott (Shi Chang Pu), Araceae. Shuǐ Chāng Pǔ ist das Rhizom von *Acorus calamus* L., oft als Chāng Pǔ oder Shuǐ Chāng Pǔ verwendet. Diese Droge ist nicht von der Chin. Ph zugelassen.

Ernte und Verarbeitung
Das Rhizom wird im Herbst oder im Winter ausgegraben, von den Blättern, den feinen Nebenwurzeln und Erde befreit und an der Sonne getrocknet.

Pao Zhi
Kein Pao Zhi üblich

Eigenschaften
Geschmacksrichtung: scharf, bitter
Temperaturverhalten: warm
Wirkungsort/Meridian: Herz, Magen

Wirkung und Anwendung
Von Nässe und Schleim verstopfte Sinnesöffnungen befreiend, klares Bewusstsein wiederherstellend, Nässe umwandelnd, Magen harmonisierend

Bei Bewusstlosigkeit oder Bewusstseinstörungen, die durch Nässe-Schleim entstanden sind und zur Verstopfung von Sinnesöffnungen geführt haben, kann die Droge, da sie bitter, trocknend, wärmend, aromatisch und durchschlagend ist, die verstopften Öffnungen wieder frei machen.

Sie eignet sich bei allen hartnäckigen Schleimbefunden, die die Funktionen der Sinnesöffnungen blockieren.

Bei heißem Schleim wird sie mit Curcumae radix/Yù Jīn, Pinelliae rhizoma praep./Fǎ Bàn Xià und Bambusae liquidum in taeniam/Zhú Lì kombiniert (siehe Rezeptur Chang Pu Yu Jin Tang). Bei Epilepsie mit heißem Schleim wird Acori tatarinowii rhizoma/Shí Chāng Pǔ zusammen mit Aurantii fructus immaturus/Zhī Shí, Bambusae caulis in taeniam/Zhú Rú und Coptidis rhizoma/Huáng Lián verabreicht (siehe Rezeptur Wen Dan Tang).

Bei Schwindel, Schläfrigkeit, Vergesslichkeit, Ohrensausen und Tinnitus verwendet man sie zusammen mit Poria/Fú Líng, Polygalae radix/Yuǎn Zhì und Fossilia ossis mastodi/Lóng Gǔ (siehe Rezeptur An Shen Ding Zhi Wan).

Bei einem durch Nässe verstopften Mittleren Erwärmer mit Symptomen wie Völlegefühl, Druckgefühl, Stauschmerzen und vermindertem Appetit wird die Droge mit Amomi fructus/Shā Rén, Atractylodis rhizoma/Cāng Zhū und Magnoliae officinalis cortex/Hòu Pò kombiniert.

Acori tatarinowii rhizoma/Shí Chāng Pǔ kann auch bei Heiserkeit, rheumatischen Beschwerden, Muskelschmerzen, Geschwüren und Sportverletzungen eingesetzt werden.

Dosierung
Getrocknet 3 bis 9 g, doppelte Menge bei frischer Droge; in ausreichender Menge bei äußerlicher Anwendung

Inhaltsstoffe
Ätherische Öle, bestehend aus: β-Asaron (ca. 62 %), α- und γ-Asaron, 1-Allyl-2,3,5-trimethoxybenzol, Methyleugenol. Der Gehalt an ätherischem Öl darf 1,0 % (ml/g) nicht unterschreiten.

Pharmakologie
Wässriger Auszug und das ätherische Öl haben eine sedative Wirkung. Das Dekokt wirkt gegen Schock, löst den Spasmus der Darmmuskulatur, erhöht die Sekretion der Verdauungssäfte und hemmt abnormale bakterielle Fermentierung im Darm. Ein Extrakt in hoher Konzentration hemmt das Wachstum von Hautpilzen.

Unerwünschte Wirkungen und Gegenanzeigen
Acorus calamus L. gilt als giftig und soll nicht als Shí Chāng Pǔ verwendet werden. Obwohl Acori tatarnowii rhizoma/Shí Chāng Pǔ ebenfalls das karzinogene Asaron enthält fehlen bislang Berichte über dessen toxische Effekte. Trotzdem ist von einer langfristigen Anwendung oder bei Hitze, Feuer abzuraten.

6.2.2 Borneolum – Borneol – Bīng Piàn, 冰片

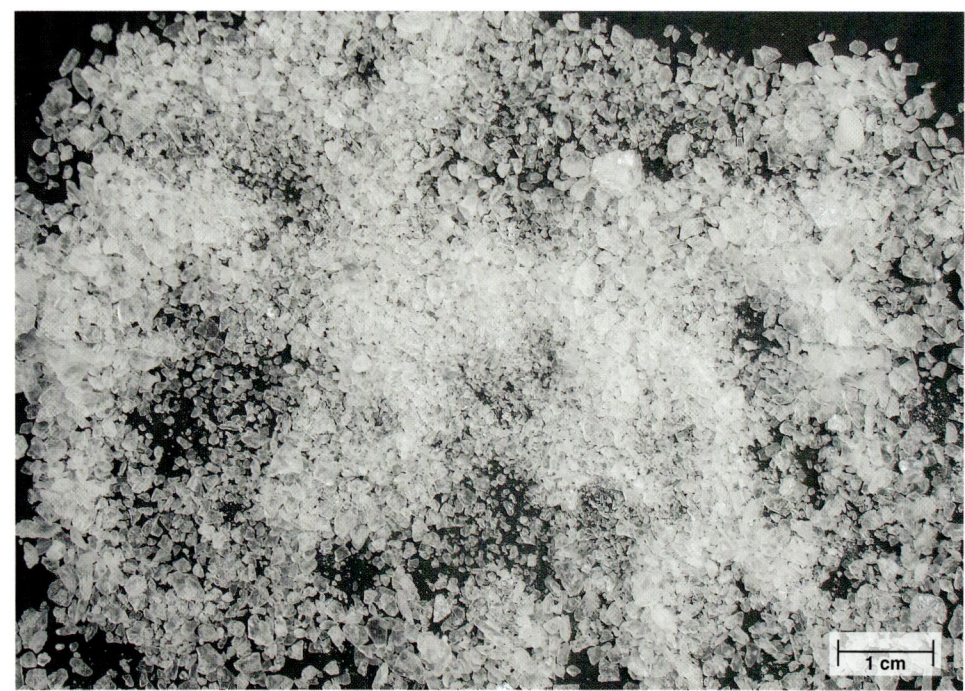

Abb. 1: Natürliches Borneol, Borneolum (Bīng Piàn)

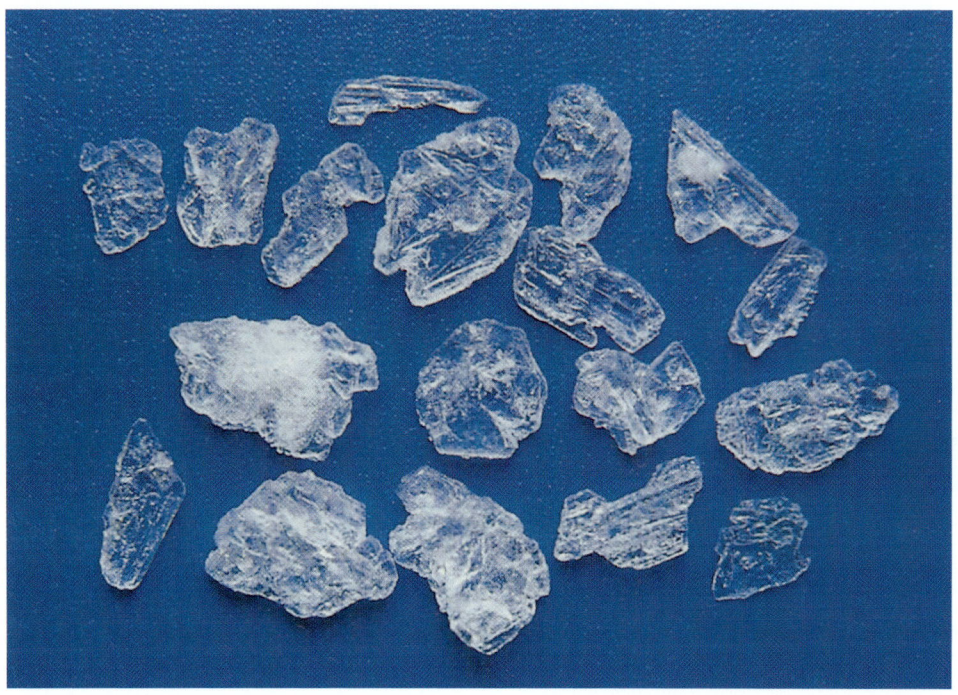

Abb. 2: Synthetisches Borneol, Borneolum syntheticum. Quelle: The coloured Atlas of the Chinese Materia Medica specified in Chin. Ph.

Synonyme
Lóng Nǎo, 龙脑

Herkunft
Aus dem Harz oder den Blättern der unten stehenden Stammpflanzen gewonnene oder aus Terpentinöl oder Campher synthetisierte Kristalle.

Ernte und Verarbeitung
Mei Pian (Handelsname): Die Droge wird aus dem Harz oder aus dem Stamm von *Dryobalanops aromatica* GAERTN. F. (Long Nao Xiang) durch Destillation gewonnen. Das Harz muss aus Südasien importiert werden und ist sehr teuer. Im alten China verwendete man die Droge unter dem Namen Bīng Piàn.

Ai Pian (Handelsname): Die Droge wird aus den Blättern von *Blumea balsamifera* DC. (Ai Na Xiang), Asteraceae, durch Sublimation gewonnen. Diese Qualität ist nicht so hochwertig wie die von Mei Pian.

Zhang Shu/Long Nao Zhang: Die Droge wird aus den Blättern und dem Stamm von *Cinnamomum camphora* (L.) PRESL., Lauraceae, durch Destillation gewonnen und wird in der Chin. Ph. unter „Borneolum" geführt.

Borneolum syntheticum: Es wird aus Terpentinöl und Campher synthetisiert und gilt als minderwertig. Auf dem Markt finden wir heutzutage meistens dieses Borneolum (Chin. Ph.: „Borneolum syntheticum").

Pao Zhi
Kein Pao Zhi üblich

Eigenschaften
Geschmacksrichtung: scharf, bitter
Temperaturverhalten: kalt
Wirkungsort/Meridian: Herz, Milz, Lunge

Wirkung und Anwendung
Verstopfte Sinnesöffnungen befreiend, klares Bewusstsein wieder herstellend, Hitze kühlend, schmerzstillend.

Bei Apoplexie mit Trismus (Kiefersperre, tonischer Krampf der Kaumuskel, geballter Faust, Bewusstlosigkeit) wirkt Bīng Piàn kühlend und die Sinnesöffnungen befreiend. Die Droge wirkt aber nicht so stark wie Moschus/She Xiang, die im Temperaturverhalten warm ist. Beide werden oft auch zusammen eingesetzt. Borneolum/Bīng Piàn wird auch mit Bovis calculus/Niú Huáng und Moschus/Shè Xiāng kombiniert (Fertigarzneimittel An Gong Niu Huang Wan). Borneolum/Bīng Piàn ist besonders zur Behandlung von Hitze, heißem Schleim, Sommerhitze sowie von Krämpfen und Bewusstlosigkeit bei Kindern geeignet.

Wenn Borneolum/Bīng Piàn mit wärmenden Drogen kombiniert wird, kann sie auch bei einem Völle-Syndrom (z. B. Apoplexie), das mit Kältezeichen einhergeht, verwendet werden.

Borneolum/Bīng Piàn ist bitter und kalt, dadurch Hitze kühlend, Entzündungen hemmend und abschwellend. Diese Eigenschaften finden wir auch im Fertigarzneimittel Pearltropfen, das bei roten und entzündeten Augen verwendet wird. Weitere Fertigarzneimittel, die diese Droge enthalten, sind Bing Peng San, das bei Halsschmerzen eingesetzt wird, oder Liu Shen Wan, das bei Geschwüren und Halsschmerzen verordnet wird. Die Droge wird auch in Fertigarzneimitteln zur Behandlung von Mittelohrentzündungen oder Verbrennungen eingesetzt.

Bei Geschwüren mit offenen Wunden, die schlecht heilen, wirkt Borneolum/Bīng Piàn auch entgiftend. Sie wird mit Olibanum/Rǔ Xiāng und Draconis sanguis/Xuè Jié kombiniert (siehe Rezeptur Sheng Ji San).

Borneolum/Bīng Piàn wird meistens in Globuli-, Pillen- oder Pulverform eingesetzt. Es ist Bestandteil von Guan-Xin-Su-He-Wan, Su-Xiao-Jiu-Xin-Wan und Fu-Fang-Dan-Shen-Pillen, Fu-Fang-Dan-Shen-Globulis und Su Bing Di Wan, die zur Behandlung von koronaren Herzerkrankungen sowie Angina pectoris verwendet werden. Borneolum/Bīng Piàn ist ferner Bestandteil von vielen Schmerzpflastern.

Dosierung
0,15 bis 0,3 g. Bei Abgabe zerstoßen und separat verpacken, da die Droge erst am Ende des Kochvorganges dazu gegeben wird.

Inhaltsstoffe
(+)-Borneol und geringe Menge von Isoborneol; natürliches Borneol (Mei Pian) enthält noch Humulen, β-Elemen, Caryophyllen, Oleanolsäure, Dipterocarpol, Dryobalanon, Erythrodiol. Laut Chin. Ph. soll der Gehalt an (+)-Borneol mindestens 55,0 % betragen.

Pharmakologie
Antiseptisch, antimykotisch, bei Mäusen in der späteren Phase der Schwangerschaft die Geburt beschleunigend

Unerwünschte Wirkungen und Gegenanzeigen
Vorsichtig während der Schwangerschaft. Es gibt kaum Berichte über toxische bzw. Nebenwirkungen außer Hautallergie bei äußerlicher Anwendung. Ab dem 350-fachen der normalen Dosis können Schwindel, Übelkeit und Unruhe auftreten. Es gibt keine schwerwiegenden Folgen wie Schock und Bewusstlosigkeit. Folgende LD_{50}-Werte wurden nach oraler Gabe bei Mäusen ermittelt[5]: Borneolum (2879±290 mg/kg), Isoborneolum (2269±238 mg/kg) und Borneolum syntheticum (2507±269 mg/kg).

---

[5] Masayuki Yoshiyuki et al., Chem. Pharm. Bull, 1997, 45(6):1039-1045

6.2.3 Moschus – Moschus – Shè Xiāng, 麝香

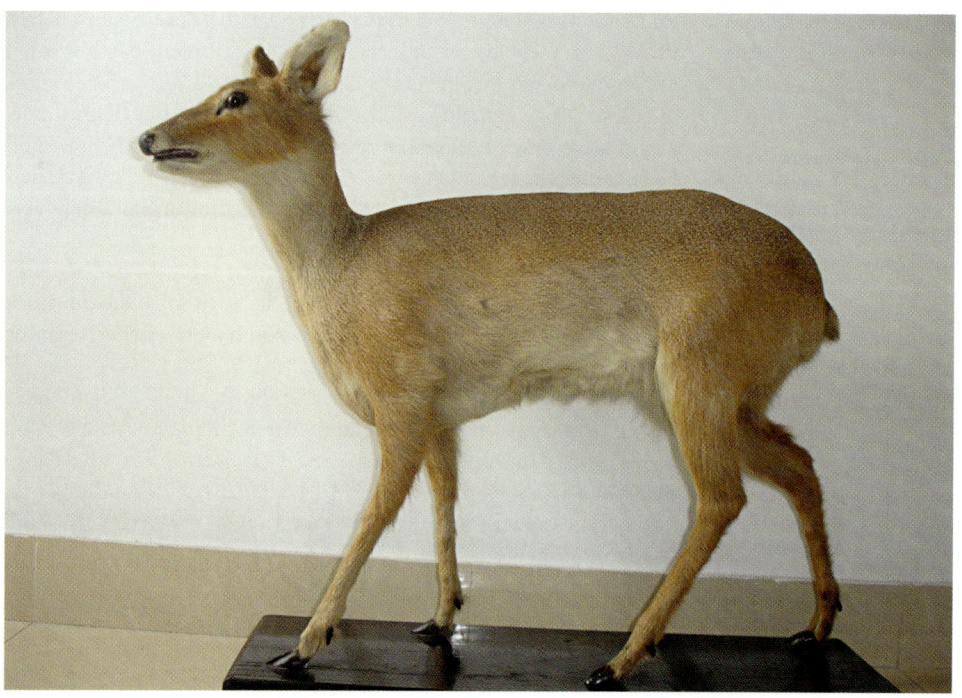

Abb. 1: Moschushirsch, *Moschus moschiferus* L. (Shè)

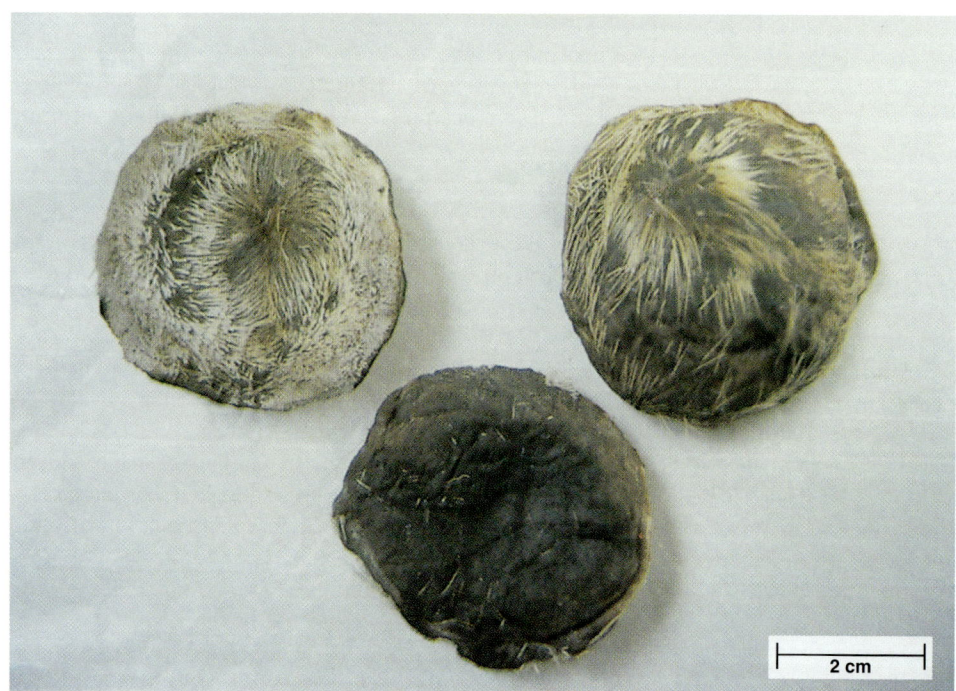

Abb. 2: Moschus, Moschus (Shè Xiāng). Die in der abgebildeten Drüsentasche enthaltenen Moschuskörnchen sind lange haltbar. Quelle: The coloured Atlas of the Chinese Materia Medica specified in Chin. Ph.

Herkunft

Das getrocknete Sekret aus der Moschusdrüse des erwachsenen männlichen *Moschus berezovskii* FLEROV (Lin She), *Moschus sifanicus* PRZEWALSKI (Ma She) oder *Moschus moschiferus* L. (Yuan She), Cervidae. Die Anzahl der wilden Moschustiere hat sich dramatisch verringert. Da diese Tiere in China unter der Schutzstufe I stehen, stammt die auf dem Markt befindliche Handelsware meistens von gezüchteten Tieren.

Gewinnung

Der Moschus wird direkt aus der Moschusdrüse entnommen und getrocknet. Heutzutage ist eine Entnahme möglich, ohne das Tier töten zu müssen.

Pao Zhi

Kein Pao Zhi üblich

Qualität

Moschus ist viel teurer als Gold. Die Droge ist häufig verunreinigt mit Fleisch, Haaren, Metallstaub, Erde und Sand. Eine einfache Methode, Verunreinigungen zu erkennen besteht darin, eine Probe auf Alufolie zu geben und die Folie durch Feuer zu erhitzen. Der reine Moschus platzt hörbar, schmilzt, schwillt zu einer schwarzen Ölblase an, fängt an zu brennen, verströmt sein charakteristisches Aroma. Er hinterlässt als Rückstand sehr wenig hellgraue Asche. Es darf keine hohe Flamme und keine springenden Funken geben, außerdem darf keine feste Asche als Rückstand bleiben. Beim Brennen darf es nicht nach verbranntem Eiweiß riechen.

Eigenschaften

Geschmacksrichtung:	scharf
Temperaturverhalten:	warm
Wirkungsort/Meridian:	Herz, Milz

Wirkung und Anwendung

Verstopfte Sinnesöffnungen befreiend, Bewusstsein wiederherstellend, Qi- und blutbewegend, Regel in Gang bringend, schmerzstillend, Fötus abtreibend.

Die Droge ist scharf, warm und besitzt sehr stark bewegende Eigenschaften. Moschus/Shè Xiāng besitzt einen „scharf schießenden Duft". Durch seinen Duft befreit er verstopfte Sinnesöffnungen (Kai Qiao). Dadurch kann die Droge das Bewusstsein wieder herstellen und die Meridiane befreien (Bi Zheng). Bi Zheng bedeutet Übermaß-Syndrom bei der Apoplexie, d.h. Apoplexie mit Trismus kann nach Hitze und Kälte differenziert werden. Hitze-Bi-Zheng soll mit kühlenden Drogen behandelt werden, kalter Bi-Zheng dagegen mit wärmenden Drogen (zum Beispiel mit Bovis calculus/Niú Huáng, Borneolum/Bīng Piàn und Cinnabaris/Zhū Shā). Wichtige Fertigarzneimittel in China, die diese Droge enthalten, sind An Gong Niú Huang Wan, Zhi Bao Dan und Niu Huang Bao Long Wan.

Bei einem Schlaganfall, der durch Schleim-Nässe verursacht wurde und somit eine Qi-Zirkulationsstörung hervorruft, wird die Droge oft mit Styrax/Sū Hé Xiāng, Santali albi lignum/Tān Xiāng und Benzoinum/Ān Xī Xiāng kombiniert (siehe Rezeptur Su He Xiang Wan).

Bei Geschwüren oder Ulkus kann Moschus/Shè Xiāng das Blut bewegen, Knoten lösen und abschwellend wirken. Die Droge kann innerlich oder äußerlich angewendet werden. Dann wird sie oft in Kombination mit Calculus bovis/Niú Huáng, Olibanum/Rǔ Xiāng und Myrrha/Mò Yào verordnet. Moschus/Shè Xiāng mit Calculus bovis/Niú Huáng, Bufonis venenun/Chān Sū, Borneolum/Bīng Piàn, Realgar/Xióng Huáng und Cinnabaris/Zhū Shā als Globuli wird unter dem Namen Liu Shen Wan (Sechs Götter Pille) verordnet. Diese Pille wird zur Behandlung von Halsschmerzen, Geschwüren oder Herpes zoster verwendet.

Beim Ausbleiben der Periode, Knotenbildung, Bauchschmerzen, Sportverletzungen, Prellungen und Rheuma, die durch eine Blutstase entstanden sind, wird Moschus/Shè Xiāng verordnet, da diese Droge das wirksamste Mittel zum Qi und Blut bewegen ist. Sie kann die Stase lösen und Meridiane befreien. Bei Ausbleiben der Menstruation wird sie mit Carthami flos/Hóng Huā, Persicae semen/Táo Rén und Chuanxiong rhizoma/Chuān Xiōng kombiniert, (siehe Rezeptur Tong Qiao Huo Xue Tang). Bei Prellungen und Sportverletzungen wird sie zusammen mit Olibanum/Rǔ Xiāng, Myrrha/Mò Yào und Carthami flos/Hóng Huā eingesetzt (siehe Rezeptur Qi Li San). Bei Bi-Syndrom wird sie mit Angelicae pubescentis radix/Dú Huó, Clematidis radix et rhizoma/Wēi Líng Xiān und Taxilli herba/Sāng Jì Shēng kombiniert. In China wurde sie auch erfolgreich bei Lendenschmerzen und Hexenschuss getestet. Dabei wurde eine 0,2 %ige Lösung injiziert.

Bei erschwerter Geburt, Totgeburt oder Plazentaretention wird Moschus/Shè Xiāng mit Cinnamomi cortex/Ròu Guì/Guì Pí als Pulver gegeben, oder Moschus/Shè Xiāng, Gledisiae abnormalis fructus/Zhū Yá Zào und Trichosanthis radix/Tiān Huā Fěng mit Lauchsaft als Bindemittel zu Pillen verarbeitet und verabreicht.

Durch ihre stark blutbewegenden Eigenschaften ist sie auch als Inhalationsspray für Erste Hilfe (Zungenpille) bei Angina pectoris einsetzbar. Schmerzpflaster mit echtem Moschus haben eine sehr gute analgetische Wirkung.

Moschus/Shè Xiāng kann auch in der Tumortherapie, bei Paralyse und Vitiligo eingesetzt werden.

Dosierung

0,03 bis 0,1 g. Die Droge soll nicht ins Dekokt gegeben werden, sondern in der Regel als Globuli, Pillen oder Pulver eingesetzt werden.

Inhaltsstoffe

Muscon, Normuscon, Androsteron, Epiandrosteron, 2,6-Nonamethylenpyridin, Muscopyridin. Laut Chin. Ph. soll der Mindestgehalt an Muscon 2,0 % betragen.

Pharmakologie

In niedriger Dosierung wirkt die Droge anregend, in hoher Dosierung dagegen hemmend auf das ZNS. Sie verbessert die Blutzirkulation im Gehirn, mindert Gehirnödeme, erhöht den Blutdruck, aktiviert die Gebärmutter in vivo und in vitro, ist antiseptisch, antiinflammatorisch und hemmt das Wachstum einiger Tumorzelltypen.

Unerwünschte Wirkungen und Gegenanzeigen

Kontraindiziert in der Schwangerschaft. Es sollte möglichst nur natürlicher Moschus verwenden werden. Es gibt Berichte, dass die Beiprodukte im synthetischen Moschus karzinogen wirken.

7 Nässe ableitende Drogen – Li Shui Shen Shi Yao – 利水渗湿药

7 Nässe ableitende Drogen – Li Shui Shen Shi Yao, 利水渗湿药

Drogenübersicht für Nässe ableitende Drogen

Lat. Name	Dt. Name	Pin-Yin-Name	Chin. Name	Seite
Alismatis rhizoma	Orient-Froschlöffelknolle	Zé Xiè	泽泻	302
Arecae pericarpium	Betelnussschale	Dà Fù Pí	大腹皮	304
Artemisiae scopariae herba	Besenbeifußkraut	Yīng Chén	茵陈蒿	306
Clematidis armandii caulis	Clematis-armandii-Stängel	Chuān Mù Tōng	川木通	308
Coicis semen	Hiobstränensamen	Yì Yǐ Rén	薏苡仁	311
Dianthi herba	Nelkenkraut	Qù Mài	瞿麦	313
Dioscoreae hypoglaucae rhizoma	Dioscorea-hypoglauca-Wurzelstock	Fěn Bì Xiè	粉萆解	315
Junci medulla	Binsenmark	Dēng Xīn Cǎo	灯芯草	317
Kochiae fructus	Besenradmeldenfrüchte	Dì Fū Zǐ	地肤子	319
Lobeliae chinensis herba	Chinesisches Lobelienkraut	Bàn Biān Lián	半边莲	321
Lygodii spora	Schlingfarnsporen	Hǎi Jīn Shā	海金沙	323
Lysimachiae herba	Gilbweiderichkraut	Jīn Qián Cǎo	金钱草	325
Plantaginis herba	Asiatisches Wegerichkraut	Chē Qián Cǎo	车前草	328
Plantaginis semen	Asiatische Wegerichsamen	Chē Qián Zǐ	车前子	327
Polygoni avicularis herba	Vogelknöterichkraut	Biǎn Xù	扁蓄	329
Polyporus	Polypor	Zhū Líng	猪苓	331
Poria	Kokospilz	Fú Líng	茯苓	333
Poriae pericarpium	Kokospilzhaut	Fú Líng Pí	茯苓皮	334
Talcum	Talk	Huá Shí	滑石	335
Tetrapanacis medulla	Tetrapanax-Stängelmark	Tōng Cǎo	通草	336

Gemeinsamkeiten

Die Drogen dieser Gruppe sind geschmacksarm. Nach Auffassung der TCM besitzen sie somit eine Wasser ableitende, diuretische Wirkung. Sie werden oft bei Miktionsstörungen, Ödemen, Gelbsucht, Ekzemen und Nässe-Bi-Syndrom verabreicht.

Da Nässe-Ansammlungen oft auf eine Qi-Stagnation zurückzuführen sind, sollten die Mittel mit Qi bewegenden Drogen kombiniert werden.

Durch Ableitung von Nässe kann es zu einer Verschiebung der Körperflüssigkeiten kommen. Dadurch können dann Yin-Schwäche sowie Nieren-Schwäche mit nächtlichem Wasserlassen entstehen.

Die Drogen werden höher als üblich dosiert. Junci medulla/Dēng Xīn Cǎo und Tetrapanacis medulla/Tōng Cǎo haben ein extrem leichtes Gewicht. Daher ist eine Dosierung von 3 g bei Junci medulla keine kleine Dosis.

7.1.1 Alismatis rhizoma – Orient-Froschlöffelknolle – Zé Xiè, 泽泻

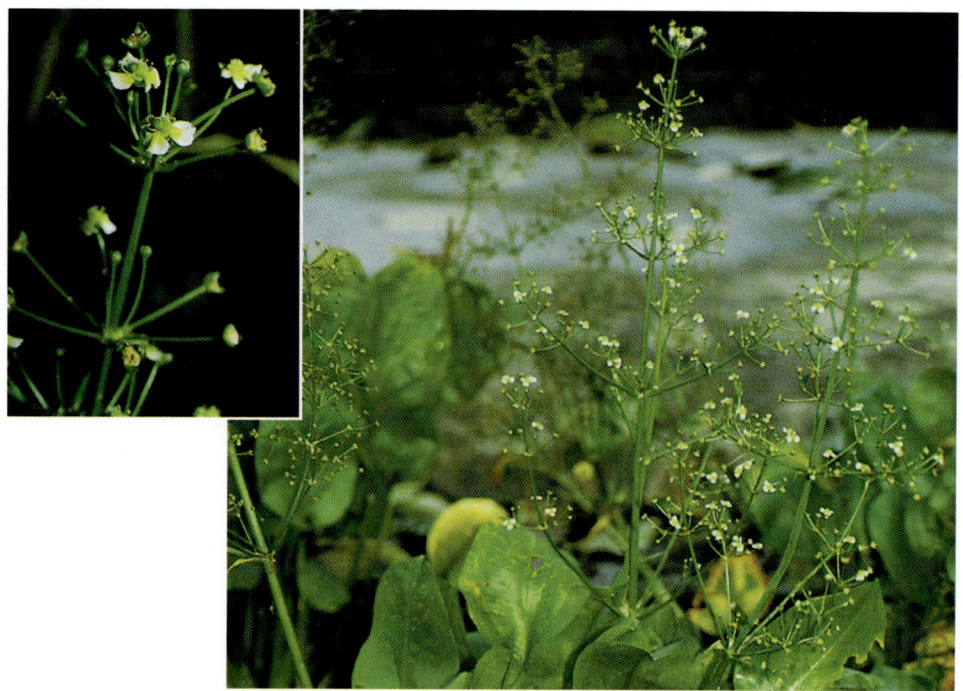

Abb. 1: Orient-Froschlöffel, *Alisma orientalis* (Sam.) Juzep. (Zé Xiè). Quelle: The coloured Atlas of the Chinese Materia Medica specified in Chin. Ph.

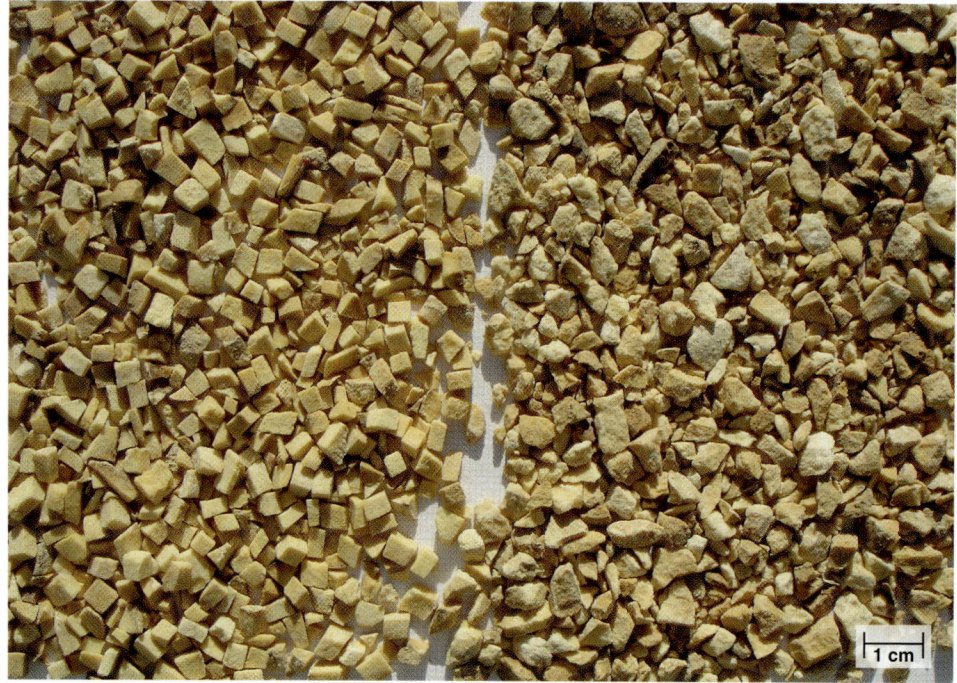

Abb. 2: Orient-Froschlöffelknolle, Alismatis rhizoma (Zé Xiè). Links und rechts: Unterschiedlich geschnittene Droge, gute Verarbeitung.

Herkunft
Das getrocknete Rhizom von *Alisma orientalis* (Sam.) Juzep. (Ze Xie), Alismataceae

Ernte und Verarbeitung
Das Rhizom wird im Winter, wenn die Blätter verwelkt sind, ausgegraben. Es wird gereinigt, gewaschen und von feinen Nebenwurzeln und der derben Rinde befreit.

Die im Winter geerntete Droge hat eine bessere diuretische Wirkung als die im Frühling geerntete. Ferner ist die Ware aus Fu Jian (Jian Ze Xie) besser als die aus Si Chuan (Chuan Ze Xie) oder aus Jiang Xi (Jiang Xi Ze Xie).

Pao Zhi
Yán Zé Xiè: Die geschnittene Droge wird mit Salzwasser benetzt. Wenn sie die Flüssigkeit vollständig aufgenommen hat, wird sie über kleinem Feuer trockengeröstet. Hierdurch wirkt die Droge verstärkt in die Niere. Sie kühlt und verstärkt die Yin-nährende Wirkung, ohne diuretisch zu wirken.

Fū Chǎo Zé Xiè/Chǎo Zé Xiè: Weizenkleie wird im Wok erhitzt, bis Rauch entsteht und die in Scheiben geschnittene Droge dazugegeben. Sie wird unter ständigem Rühren erhitzt, bis sie sich gelblich verfärbt, anschließend durchgesiebt, um die Weizenkleie zu entfernen. Durch diese Verarbeitung wirkt die Droge auf die Milz, in dem sie die Feuchtigkeit beseitigt. Gleichzeitig wird hierdurch das kalte Temperaturverhalten abgeschwächt.

Eigenschaften
Geschmacksrichtung: süß, geschmacklos
Temperaturverhalten: kalt
Wirkungsort/Meridian: Niere, Blase

Wirkung und Anwendung
Diuretisch, Hitze und Feuchtigkeit ausscheidend, Nieren-Hitze kühlend.

Bei Miktionsbeschwerden mit Ödemen wird Alismatis rhizoma/Zé Xiè zusammen mit Plantaginis semen/Chē Qián Zǐ, Tetrapanacis medulla/Tōng Cǎo, Polyporus/Zhū Líng und Talcum/Huá Shí verordnet.

Bei trübem, konzentriertem mit Eiweiß und Blut vermengtem Urin wird Alismatis rhizoma/Zé Xiè mit Rehmanniae radix/Shēng Dì Huáng, Clematidis armandii caulis/Chuān Mù Tōng, Phellodendri chinensis cortex/Huáng Bó, Pyrrosiae folium/Shí Wěi und Dioscoreae hypoglaucae rhizoma/Fěn Bì Xiè kombiniert.

Bei Schmerzen, die durch Steine in der Blase entstehen, wird die Droge in Kombination mit Lygodii spora/Hǎi Jīn Shā, Lysimachiae herba/Jīn Qián Cǎo, Achyranthis bidentate radix/Niú Xī und Lycopi herba/Zé Lán eingesetzt. Auch bei Nephritis und Cystitis wird die Droge angewendet.

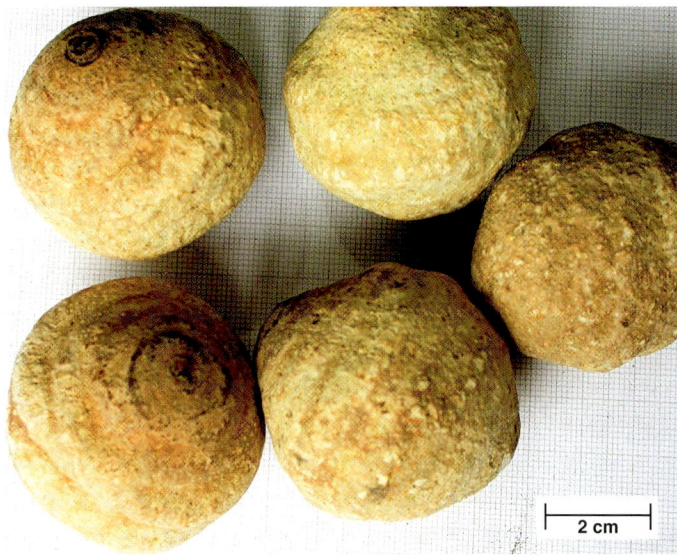

Abb. 3: Orient-Froschlöffelknolle, Alismatis rhizoma (Zé Xiè), Ganzdroge, Dao Di Handelsware Jiàn Zé Xiè

Bei Flimmern vor den Augen und Drehschwindel, die durch einen Säftestau in der Milz verursacht worden sind, wird Alismatis rhizoma/Zé Xiè mit Atractylodis macrocephalae rhizoma/Bái Zhū als Kombination verabreicht.

Die Droge wird in vielen Nieren tonisierenden Rezepturen, wie z. B. in der Rehmannia 6, eingesetzt, um die durch zu viel Tonika verursachte Nieren-Hitze abzuschwächen. In der Rezeptur Long Dan Xie Gan Tang wird Alismatis rhizoma/Zé Xiè verwendet, um Leber- und Gallen-Hitze abzuleiten.

Dosierung
6 bis 9 g, im Einzelfall sind bis zu 30 g möglich

Inhaltsstoffe
Alisol (A bis C), Alisolmonoacetate (A bis C), Epialisol A, Alismol, Alismoxide

Pharmakologie
Blutlipide und blutdrucksenkend, diuretisch, antiseptisch

Unerwünschte Wirkungen und Gegenanzeigen
Kontraindiziert bei Spermatorrhö und Yin-Schwäche ohne Nässe-Hitze

7.1.2 Arecae pericarpium – Betelnussschale – Dà Fù Pí, 大腹皮

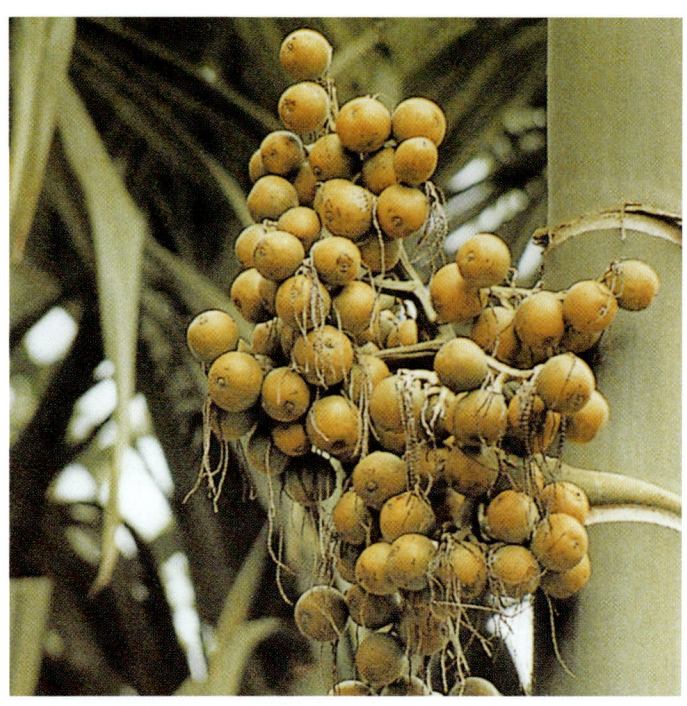

Abb. 1: Betelnusspalme, *Areca catechu* L. (Bīng Láng), Fruchtstand

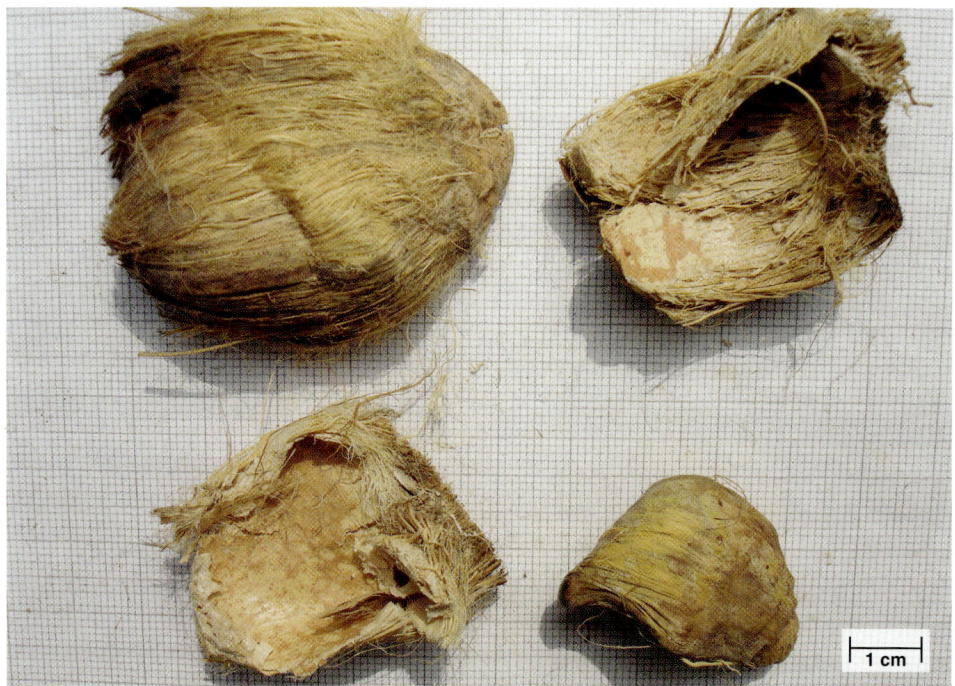

Abb. 2: Betelnussschale, Arecae pericarpium (Dà Fù Pí), Ganzdroge

Herkunft
Die getrocknete Fruchtschale (Perikarp) von *Areca catechu* L. (Bīng Láng), Arecaceae

Ernte und Verarbeitung
Die reifen Früchte werden vom Winter bis zum Frühling gesammelt. Die Fruchtschale wird längs abgeschält, nach Entfernen der Samen (durch Stoßen) in Wasser eingelegt und getrocknet. Dann wird sie so lange gestoßen, bis sich das Schalengewebe lockert und die Außenschale entfernt werden kann; dies ist notwendig, da nur die Mesokarp-Fasern gebraucht werden.

Pao Zhi
Kein Pao Zhi üblich

Qualität
Auf Sauberkeit und mikrobielle Prüfung achten

Eigenschaften
Geschmacksrichtung:	scharf
Temperaturverhalten:	leicht warm
Wirkungsort/Meridian:	Milz, Magen, Dickdarm, Dünndarm

Wirkung und Anwendung
Qi bewegend, Stauungen im Brustkorb und Mitte beseitigend, Wasser ausleitend, abschwellend.

Bei Magen- und Milz-Qi-Stau mit Symptomen wie Völlegefühl, Lebensmittelstau, Aufstoßen, Verstopfung oder Durchfall mit dem Gefühl der unvollständigen Entleerung kann die Droge mit Crataegi fructus/Shān Zhā, Hordei fructus germinatus/Mài Yá und Aurantii fructus immaturus/Zhī Shí kombiniert werden. Bei Nässestau mit Völlegefühl im Unterbauch wird sie zusammen mit Pogostemonis herba/Guǎng Huò Xiāng, Citri reticulatae pericarpium/Chén Pí und Magnoliae officinalis cortex/Hòu Pò verabreicht.

Bei Ödemen sowie Beinödemen kann Arecae pericarpium/Dà Fù Pí durch ihren scharfen Geschmack das eingeengte Lungen-Qi nach außen treiben und dadurch vom Stau befreien. Die Droge ist auch geeignet, wenn Ödeme mit vermindertem Wasserlassen auftreten. In diesem Fall wird sie mit Poriae pericarpium/Fú Líng Pí und Acanthopanacis cortex/Wǔ Jiā Pí verwendet. Bei Beinödemen wird sie mit Clematidis armandii caulis/Chuān Mù Tōng, Mori cortex/Sāng Bái Pí und Aucklandiae radix/Mù Xiāng eingesetzt.

Dosierung
4,5 bis 9 g

Inhaltsstoffe
Arecolin, Arecain, Gerbsäure

Pharmakologie
Aktiviert Magen- und Darmbewegungen, erhöht Fibrinolyse

Unerwünschte Wirkungen und Gegenanzeigen
Vorsicht in der Schwangerschaft

7.1.3 Artemisiae scopariae herba – Besenbeifußkraut – Yīng Chén, 茵陈

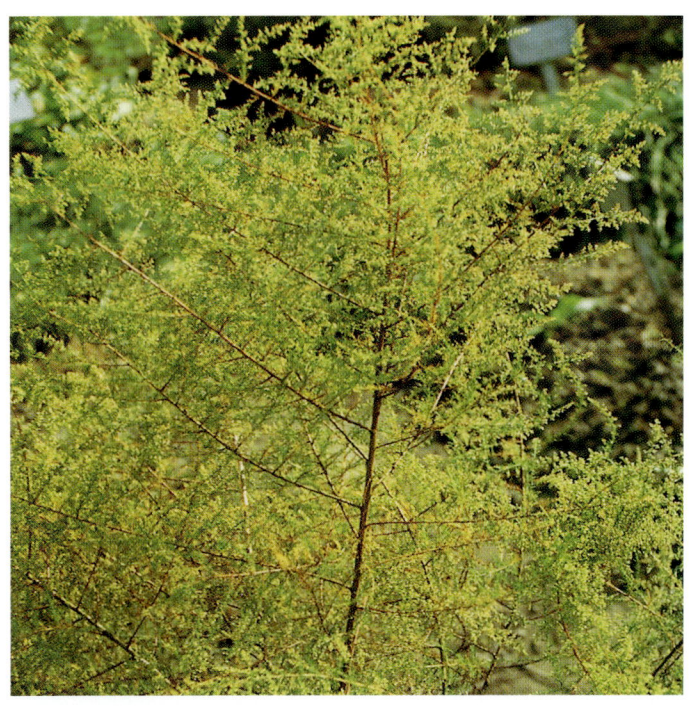

Abb. 1: Besenbeifuß, *Artemisia scoparia* WALDST. & KIT. (Yīng Chén Hāo). Quelle: The coloured Atlas of the Chinese Materia Medica specified in Chin. Ph.

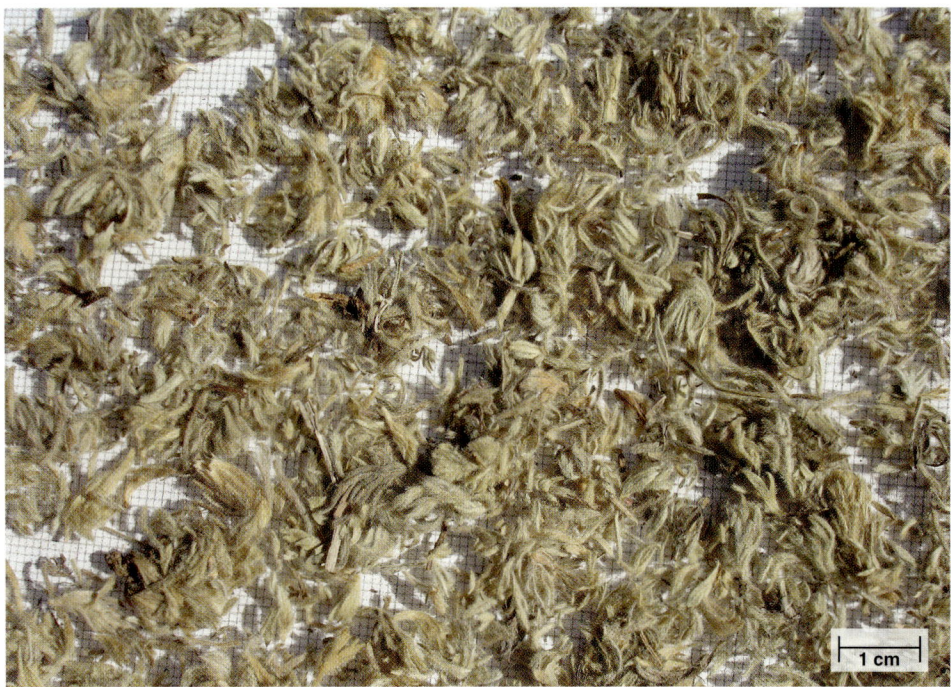

Abb. 2: Besenbeifußkraut, Artemisiae scopariae herba (Yīng Chén), Schnittdroge, Keimlinge, gute Qualität

Synonyme
Immergrünes Artemisia-Kraut, Yin Chen Hao, 茵陈蒿, Mian Yin Chen

Herkunft
Das junge Kraut von *Artemisia capillaris* Thunb. (Yin Chen Hao) oder *Artemisia scoparia* Waldst. et Kit. (Bin Hao), Asteraceae

Ernte und Verarbeitung
Das Kraut wird entweder im Frühling (in Europa April bis Mai, entspricht im chinesischen Kalender März bis April) geerntet, wenn es 6 bis 10 cm hoch gewachsen ist, oder im Herbst, wenn die Blütenknospen bereits vorhanden sind. Nach der Ernte wird es von Verunreinigungen und alten Stängeln befreit und anschließend an der Sonne getrocknet. Die im Frühling geernteten jungen Keimlinge sind weich wie Watte und werden deshalb Mian Yin Chen genannt. Die im Herbst geerntete Ware hat den Namen Yin Chen Hao. Sie ist von minderer Qualität als Mian Yin Chen.

Pao Zhi
Kein Pao Zhi üblich

Eigenschaften
Geschmacksrichtung: bitter, scharf
Temperaturverhalten: kühl
Wirkungsort/Meridian: Milz, Magen, Leber, Gallenblase

Wirkung und Anwendung
Nässe ableitend, Hitze kühlend, Gelbsucht heilend.

Bei einer Gelbsucht des Yang-Typs (Körper und Augen sind gelblich, der Urin konzentriert und wenig) leitet Artemisiae scopariae herba/Yīn Chén die Hitze aus Milz, Magen, Leber und Gallenblase über den Urin aus. Dafür wird die Droge mit Gardeniae fructus/Zhī Zǐ, Phellodendri chinensis cortex/Huáng Bó und Rhei radix et rhizoma/Shēng Dà Huáng kombiniert (siehe Rezeptur Yin Chen Hao Tang). Bei einer Gelbsucht des Yin-Typs, die durch Milz-und Magen-Kälte-Nässe entsteht, wird Artemisiae scopariae herba/Yīn Chén mit Aconiti radix lateralis praep./Fū Zǐ und Zingiberis rhizoma/Gān Jiāng verabreicht (siehe Rezeptur Yin Chen Si Ni Tang).

Bei einer Wen-Bing-Erkrankung mit Nässe (Ekzemen und Akne) wird die Droge zusammen mit Phellodendri chinensis cortex/Huáng Bó, Sophorae flavescentis radix/Kǔ Shēn, Cnidii fructus/Shé Chuáng Zǐ und Kochiae fructus/Dì Fū Zǐ als Dekokt zur äußerlichen Anwendung verordnet.

Dosierung
6 bis 15 g

Inhaltsstoffe
Scoparon (6,7-Dimethoxycumarin, kaum vorhanden in jungen Keimlingen), Chlorogensäure, Kaffeesäure, Folsäure, ätherisches Öl mit β-Pinen, Capillen, Capillanol, Capillarisin

Pharmakologie
Erhöht die Ausschüttung des Gallensaftes, senkt ALT (Alanin-Aminotransferase; früher: GPT, Glutamat-Pyruvat-Transaminase), wirkt antipyretisch, blutdrucksenkend und hemmt humane Tuberkulosebakterien. Ein ethanolischer Auszug der Droge hemmt Influenzaviren.

Unerwünschte Wirkungen und Gegenanzeigen
Keine

7.1.4 Clematidis armandii caulis – Clematis-armandii-Stängel – Chuān Mù Tōng, 川木通

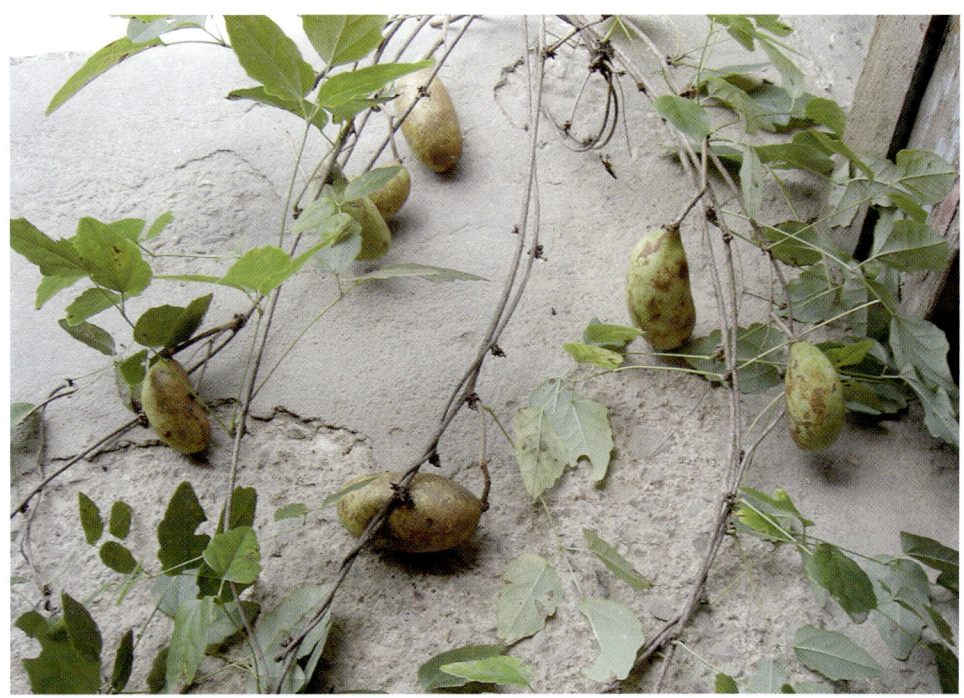

Abb. 1: Dreiblättrige Akebie, *Akebia trifoliata* (Thunb.) Koidz. (Sān Yè Mù Tōng). Dieses Foto zeigt eine Stammpflanze von Mù Tōng.

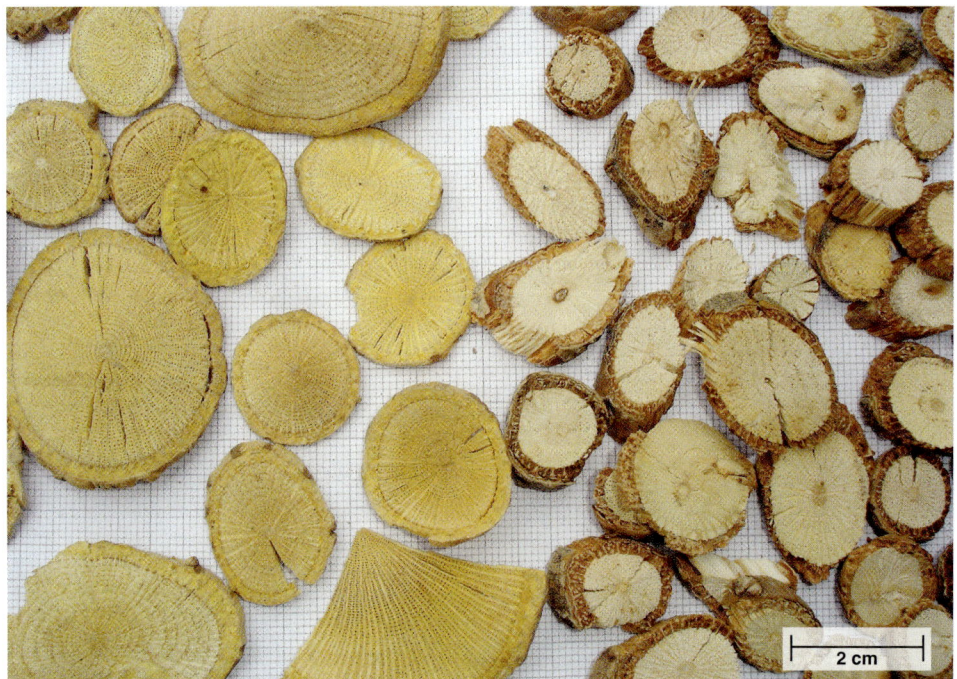

Abb. 2: Unter dem Namen Mù Tōng werden verschiedene Drogen verwendet z. B. links: Aristolochiae manchuriensis caulis (Guān Mù Tōng), enthält Aristolochiasäure und ist in Deutschland verboten. Sie ist an der Phloemschicht, bitterem Geschmack und kampferartigem Geruch erkennbar. Rechts: Akebiae caulis, ab Chin. Ph. 2005 darf nur noch diese Droge Mù Tōng genannt werden.

Herkunft

Die getrockneten Stängel von *Clematis armandii* FRANCH. (Xiao Mù Tōng) oder *Clematis montana* BUCH.-HAM. (Xìu Qíu Téng), Ranunculaceae

Die Guān Mù Tōng aus der Familie Aristolochiaceae ist in Europa wegen ihres Gehaltes an Aristolochiasäure nicht erlaubt. Diese Droge ist bei einer Dosierung von über 60 g akut toxisch.

Da es leicht zu Verwechslungen kommen kann und Aristolochiasäure starke Nebenwirkungen herbeiführen kann (Nierenversagen), müssen nach der DAC-Vorschrift „Prüfung auf Aristolochiasäure in pflanzlichen Drogen" alle Kräuterimporteure und Apotheker bei den Drogen Mù Tōng, Chuān Mù Tōng, Asari radix et rhizoma/Xì Xīn, Aucklandiae radix/Mù Xiāng, Stephaniae tetrandrae radix/Fáng Jǐ und Sinomenii caulis/Qīng Fēng Téng auf Aristolochiasäure prüfen. Sie dürfen diese Drogen nur verwenden, wenn keine Aristolochiasäure nachgewiesen wurde.

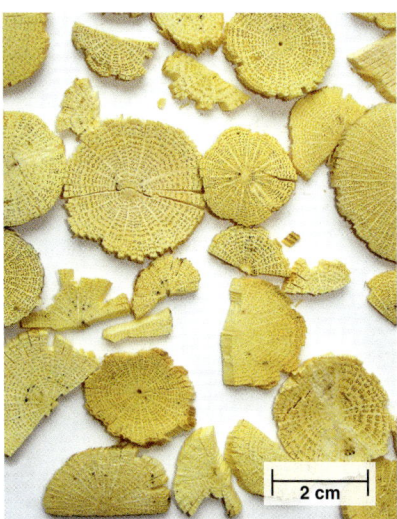

Abb. 3: Clematis-armandii-Stängel, Clematidis armandii caulis (Chuān Mù Tōng). Bei Chuān Mù Tōng ist die Phloemschicht meistens nicht vorhanden, sie ist geschmacksarm (Wasser ableiten), Guān Mù Tōng dagegen hat ein Phloem, außerdem sind nadelförmige Leitgefäße zu erkennen. Guān Mù Tōng hat einen bitteren Geschmack (Hitze kühlen) und ein kampferartiges Aroma. Je weniger schwarze Punkte (Schmutz, der mit Wasser durch Kapillarwirkung in die Gefäße gezogen wurde) im Bruch, desto besser ist die Qualität.

Ernte und Verarbeitung

Die Stängel werden im Herbst abgeschnitten, von der derben Rinde befreit, an der Sonne getrocknet und kleingeschnitten.

Pao Zhi

Kein Pao Zhi üblich

Eigenschaften

Geschmacksrichtung:	bitter, geschmacksarm
Temperaturverhalten:	kalt
Wirkungsort/Meridian:	Herz, Lunge, Dünndarm, Blase

Wirkung und Anwendung

Hitze kühlend, diuretisch, Laktationsstau lösend, Regel in Gang bringend.

Clematidis armandii caulis/Chuān Mù Tōng kann Herz-Hitze kühlen und diese Hitze und Nässe über den Urin ausleiten. Die Droge wird bei Symptomen wie innere Unruhe, Mundgeschwüren

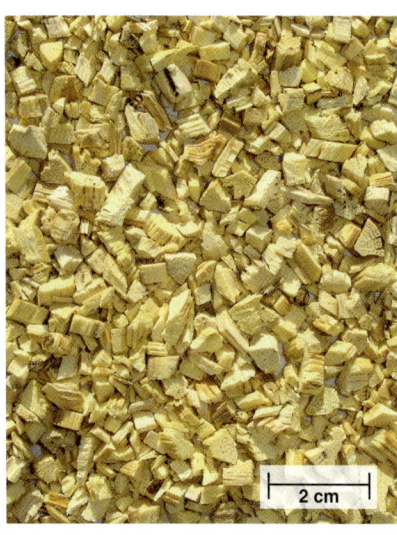

Abb. 4: Clematis-armandii-Stängel, Clematidis armandii caulis (Chuān Mù Tōng), Schnittdroge, gute Verarbeitung.

Verschiedene Mù Tōng-Stammpflanzen und Mù Tōng-Drogen

	Stammpflanzen		Droge	
Familie	Pin-Yin-Name	Lat. Bezeichnung	Pin-Yin-Drogename	Lat. Bezeichnung
1. Lardizabalaceae	Mù Tōng	*Akebia quinta* (THUNB.) DECNE.	Mù Tōng	Akebiae caulis
	Sān Yè Mù Tōng	*Akebia trifoliata* (THUNB.) KOIDZ.		
	Bái Mù Tōng	*Akebia trifoliata* (THUNB.) KOIDZ. var. *australis* (DIELS) REHD.		
2. Ranunculaceae	Xiǎo Mù Tōng	*Clematis armandii* FRANCH	Chuan Mù Tōng	Clematidis armandii caulis
	Xìu Qíu Téng	*Clematis montana* BUCH.-HAM.		
3. Aristolochiaceae	Dōng Běi Mǎ Dōu Líng	*Aristolochia manshuriensis* KOM.	Guān Mù Tōng*	Aristolochiae caulis

* Mit der Chin. Ph. 2005 ist Guān Mù Tōng in China nicht mehr zugelassen. Laut DAC müssen auch Clematidis armandii caulis und Akebiae caulis auf Aristolochinsäure untersucht werden, um Verwechslungen zu vermeiden und Beimischungen zu erkennen.

und wenigem und konzentriertem Urin benutzt. Dafür wird sie mit Rehmanniae radix/Shēng Dì Huáng, Glycyrrhizae radix et rhizoma/Gān Cǎo und Lophatheri herba/Dàn Zhú Yè kombiniert (siehe Rezeptur Dao Chi San).

Bei Nässe-Hitze in der Blase wird Clematis armandii caulis/Chuān Mù Tōng zusammen mit Polygoni avicularis herba/Biǎn Xù und Dianthi herba/Qù Mài verabreicht. Bei Ödemen und Wassereinlagerungen wird sie mit Polyporus/Zhū Líng und Arecae semen/Bīng Láng zusammen eingesetzt.

Bei einem Laktationsstau nach einer Geburt kann Clematidis armandii caulis/Chuān Mù Tōng die Milchwege befreien. In diesem Fall sollte sie mit Vaccariae semen/Wáng Bù Líu Xíng und Manitis squama/Chuān Shān Jiǎ zusammen mit einem Eisbein (Schwein) gekocht und eingenommen werden.

Bei Amenorrhö aufgrund einer Blutstase wird Clematidis armandii caulis/Chuān Mù Tōng mit Carthami flos/Hóng Huā, Persicae semen/Táo Rén und Salviae miltiorrhizae radix et rhizoma/Dān Shēn verordnet. Diese Kombination kann auch bei übermäßigem vaginalem Ausfluss eingesetzt werden.

Bei Bi-Syndrom durch Nässe-Hitze sollte Clematidis armandii caulis/Chuān Mù Tōng mit Gentianae macrophyllae radix/Qín Jiāo, Stephaniae tetrandrae radix/Fáng Jǐ und Coicis semen/Yì Yǐ Rén verabreicht werden.

Dosierung
3 bis 6 g

Inhaltsstoffe
Clemontanoside (A, B), diese hydrolysieren zu Oleanolsäure.

Pharmakologie
Diuretisch, antiinflammatorisch

Unerwünschte Wirkungen und Gegenanzeigen
Vorsicht in der Schwangerschaft

7.1.5 Coicis semen – Hiobstränensamen – Yì Yǐ Rén, 薏苡仁

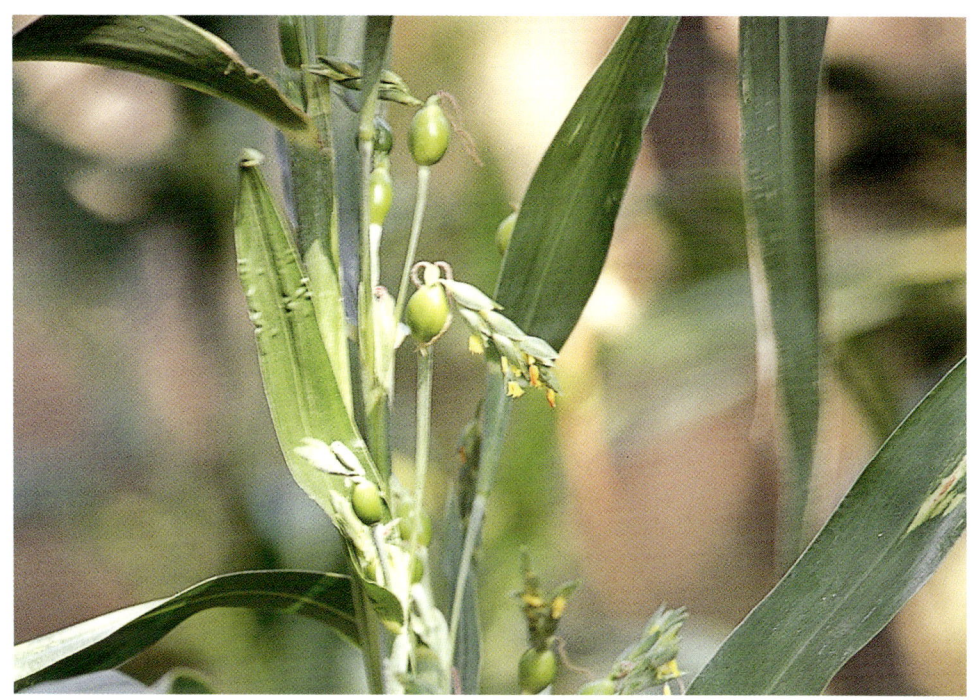

Abb. 1: Hiobstränen, *Coix lacryma-jobi* L. var. *mayuen* (ROMAN.) STAPF (Yì Yǐ)

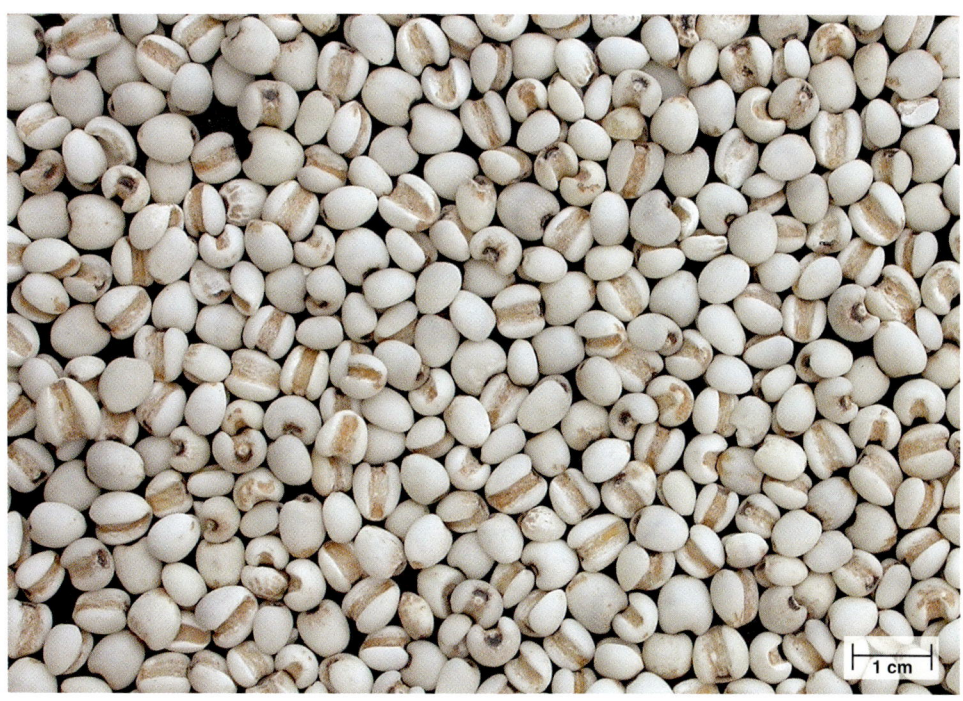

Abb. 2: Hiobstränensamen, Coicis semen (Yì Yǐ Rén), ungeröstet

Herkunft
Der getrocknete Samen von *Coix lacryma-jobi* L. var. *mayuen* (Roman.) Stapf, (Yi Yi), Poaceae

Ernte und Verarbeitung
Die Pflanze wird im Herbst geschnitten, getrocknet und anschließend gedroschen. Danach werden die Früchte an der Sonne getrocknet. Der Samen wird entnommen, von seiner Schale, der gelbbraunen Testa, befreit und getrocknet.

Pao Zhi
Chǎo Yì Yǐ Rén: Der gereinigte Samen wird so lange geröstet (mit oder ohne Weizenkleie), bis die Oberfläche eine leichte Gelbfärbung angenommen hat und die Droge ihren typischen Duft verströmt. Das leicht kalte Temperaturverhalten verändert sich durch das Rösten zu einem leicht kühlen Verhalten. Die Droge wirkt dann auch Milz tonisierend.

Qualität
Der Samen ist bei unsachgemäßer Verpackung und Lagerung nur kurz haltbar. Bei einem ranzigen Geruch (nach dem Waschen) ist er nicht mehr verwendbar.

Eigenschaften
Geschmacksrichtung: süß, geschmacksarm
Temperaturverhalten: leicht kalt
Wirkungsort/Meridian: Milz, Lunge, Magen

Wirkung und Anwendung
Feuchtigkeit ausleitend (Sheng Yi Yi Ren), Urinausscheidung verstärkend, Milz regulierend (Chǎo Yì Yǐ Rén).

Bei Ödemen und Miktionsbeschwerden wird Coicis semen/Sheng Yì Yǐ Rén mit Plantaginis semen/Chē Qián Zǐ, Polyporus/Zhū Líng, Poria/Fú Líng und Alismatis rhizoma/Zé Xiè verordnet.

Bei rheumatischen Beschwerden in den Knien mit Ödemen wird Coicis semen/Yì Yǐ Rén mit Achyranthis bidentata radix/Niú Xī, Atractylodis macrocephalae rhizoma/Bái Zhú und Phellodendri chinensis cortex/Huáng Bó kombiniert (siehe Rezeptur Si Miao San).

Bei einem Bi-Syndrom, das durch Nässe entstanden ist und das mit Krämpfen, Bewegungseinschränkungen und Muskelschmerzen einhergeht, wird Coicis semen/Yì Yǐ Rén mit Stephaniae tetrandrae radix/Fáng Jǐ, Clematidis radix et rhizoma/Wēi Líng Xiān, Notopterygii rhizoma et radix/Qiāng Huó, Angelicae pubescentis radix/Dú Huó, Mori ramulus/Sāng Zhī, Angelicae sinensis radix/Dāng Guī und Aconiti radix lateralis praep./Fū Zǐ verordnet.

Auch bei Nässe-Hitze, die in den Unteren Erwärmer gesunken ist, mit Symptomen wie trüben und stinkenden Urin, riechenden Ausfluss, geröteten Genitalien und Juckreiz einhergeht, wird die Rezeptur San Miao San verabreicht.

Die Droge stärkt die Milz und stoppt Durchfall (Coicis semen praep./Chǎo Yì Yǐ Rén). Sie wird bei chronischem Durchfall, Appetitverlust, Völlegefühl und einem dickem Zungenbelag angewandt. Dafür wird sie mit Dioscoreae rhizoma/Shān Yào, Atractylodis macrocephalae rhizoma/Bái Zhú, Poria/Fú Líng und Citri reticulatae pericarpium/Chén Pí kombiniert.

Die Droge klärt Lungen-Hitze und leitet Eiter aus (Sheng Yì Yǐ Rén). Bei Lungenhitze und Lungenabszess wird die Droge in Kombination mit Phragmitis rhizoma/Lú Gēn, Benincasae semen/Dōng Guā Zǐ und Persicae semen/Táo Rén verordnet. Bei blutigem oder eitrigem Auswurf wird sie zusammen mit Lonicerae japonicae flos/Jīn Yín Huā, Angelicae sinensis radix/Dāng Guī, Rehmanniae radix/Shēng Dì Huáng, Scrophulariae radix/Xuán Shēn und Moutan cortex/Mǔ Dān Pí eingesetzt.

Dosierung
9 bis 30 g

Inhaltsstoffe
Coixenlid (ca. 0,2 %), Linolein, fettes Öl (7,2 %), Myristinsäure, Palmitinsäure, Campesterol, verschiedene Aminosäuren, Proteine. Laut Chin. Ph. soll der Gehalt an Linolein mindestens 0,50 % betragen.

Pharmakologie
Antipyretisch, diuretisch, sedativ, analgetisch, antineoplastisch

Unerwünschte Wirkungen und Gegenanzeigen
Die Droge ist kontraindiziert bei Samenergüssen (Yi Jing), Inkontinenz und häufigem Wasserlassen. Vorsicht in der Schwangerschaft

7.1.6 Dianthi herba – Nelkenkraut – Qú Mài, 瞿麦

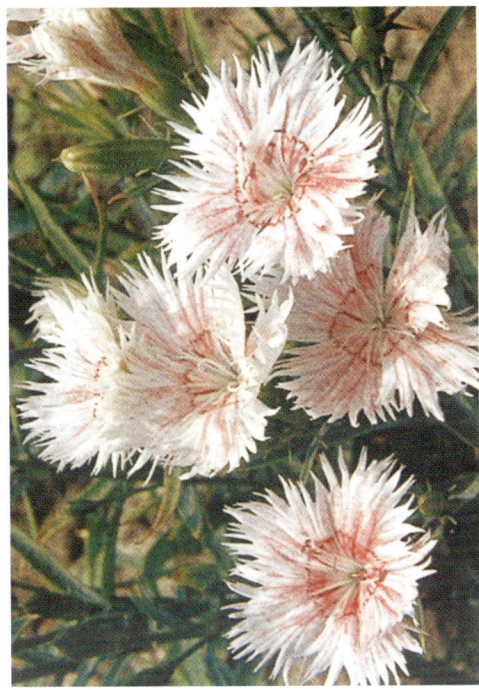
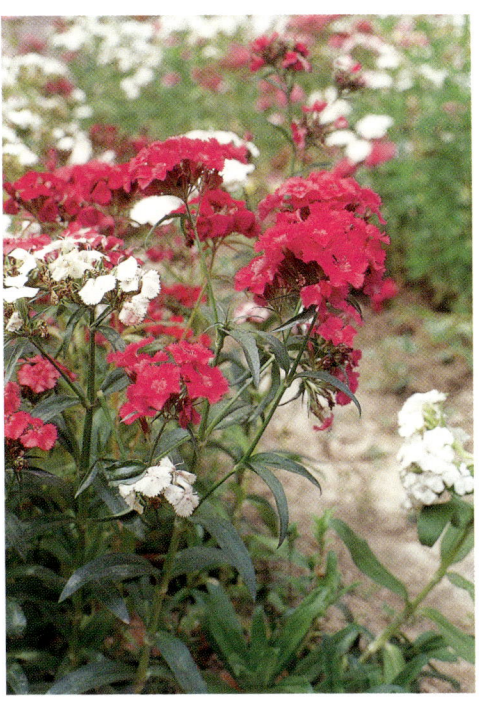

Abb. 1 links: Pracht-Nelke, *Dianthus superbus* L. (Qú Mài)

Abb. 1 rechts: Chinesische Nelke, *Dianthus chinensis* L. (Shí Zhú)

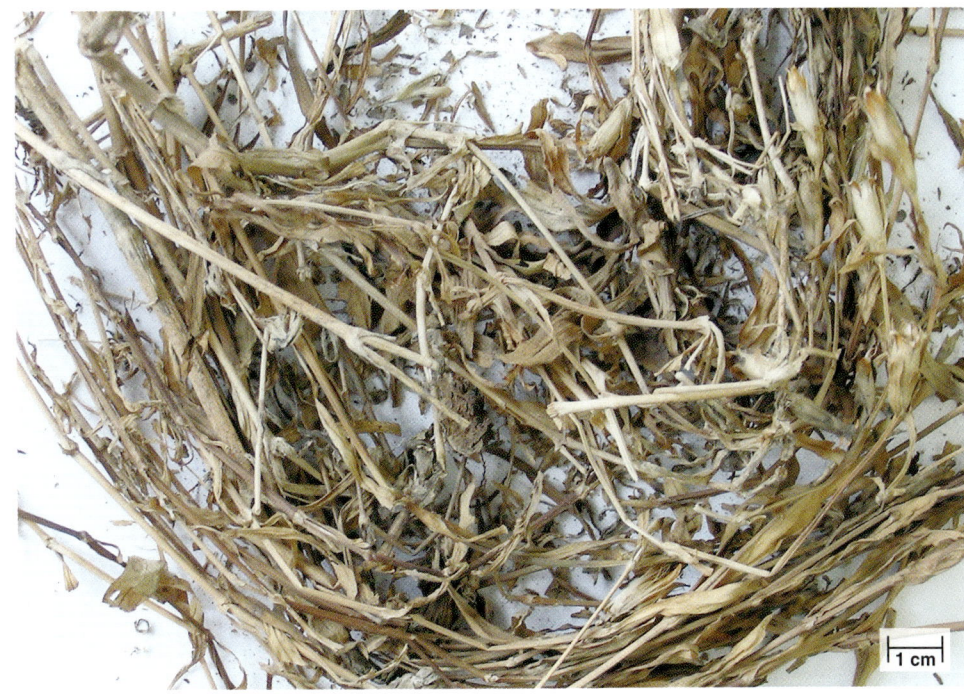

Abb. 2: Nelkenkraut, Dianthi herba (Qú Mài), Ganzdroge

Herkunft
Die getrockneten, blütenhaltigen oberirdischen Teile von *Dianthus superbus* L. (Qú Mài) oder *Dianthus chinensis* L. (Shí Zhú), Caryophyllaceae

Ernte und Verarbeitung
Die oberirdischen Teile der Pflanze werden zur Blütezeit abgeschnitten und getrocknet.

Pao Zhi
Kein Pao Zhi üblich

Eigenschaften
Geschmacksrichtung: bitter
Temperaturverhalten: kalt
Wirkungsort/Meridian: Herz, Dünndarm

Wirkung und Anwendung
Diuretisch, Strangurie befreiend, blutbewegend, Regel normalisierend.

Dianthi herba/Qú Mài kann Herz-Feuer über den Dünndarm ausleiten. Sie ist eine wichtige Droge bei der Behandlung von Strangurie und besonders geeignet bei Strangurie mit Hitze- und Nässezeichen. Hier wird sie oft mit Polygoni avicularis herba/Biǎn Xù, Clematidis armandii caulis/Chuān Mù Tōng und Plantaginis semen/Chē Qián Zǐ kombiniert (siehe Rezeptur Ba Zheng San). Bei Strangurie mit Steinchen wird die Droge mit Lygodii spora/Hǎi Jīn Shā und Lysimachiae herba/Jīn Qián Cǎo verwendet. Bei Strangurie mit Blut im Urin wird sie zusammen mit Achyranthis bidentata radix/Niú Xī, Cirsii japonici herba/Dà Jí und Cirsii herba/Xiǎo Jì eingesetzt.

Bei ausbleibender Menstruation oder anderen Menstruationsstörungen, die durch Blut-Hitze entstanden sind, kann Dianthi herba/Qú Mài mit Persicae semen/Táo Rén, Carthami flos/Hóng Huā und Salviae miltiorrhizae radix et rhizoma/Dān Shēn zusammen verordnet werden.

Dosierung
9 bis 15 g, zum Harnaustreiben 12 bis 30 g

Inhaltsstoffe
Dianoside A, Physcion, Emodin, 3,4-Dihydroxybenzoesäuremethylester, β-Sitosterin, Emodin-8-O-Glucosid, Vitamin-A-ähnliche Substanzen

Pharmakologie
Diuretisch, erhöht die Natriumchlorid-Ausscheidung über den Urin, blutdrucksenkend, aktiviert die Darmperistaltik, antiseptisch

Unerwünschte Wirkungen und Gegenanzeigen
Kontraindiziert während der Schwangerschaft

7.1.7 Dioscoreae hypoglaucae rhizoma – Dioscorea-hypoglauca-Wurzelstock – Fěn Bī Xiè, 粉萆解

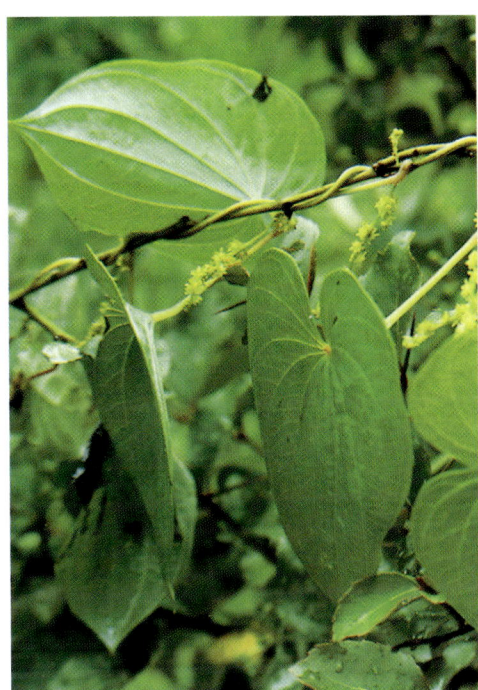
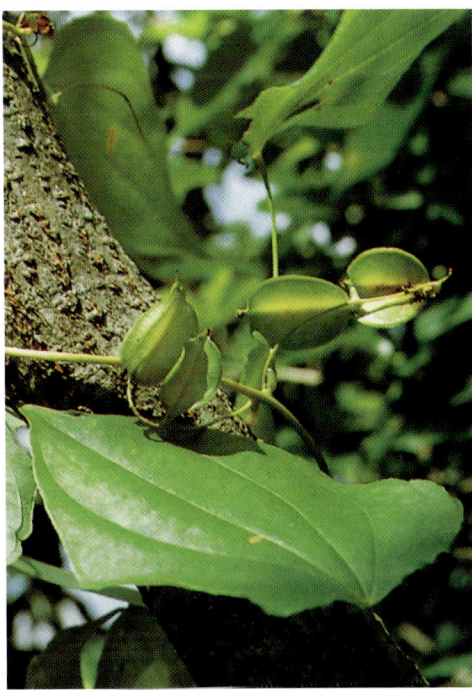

Abb. 1 links: *Dioscorea hypoglauca* Palibin (Fěn Bèi Shǔ Yù), Zweig der männlichen Pflanze mit Blüten. Quelle: The coloured Atlas of the Chinese Materia Medica specified in Chin. Ph.

Abb. 1 rechts: *Dioscorea hypoglauca* Palibin (Fěn Bèi Shǔ Yù), Zweig der weiblichen Pflanze mit Früchten. Quelle: The coloured Atlas of the Chinese Materia Medica specified in Chin. Ph.

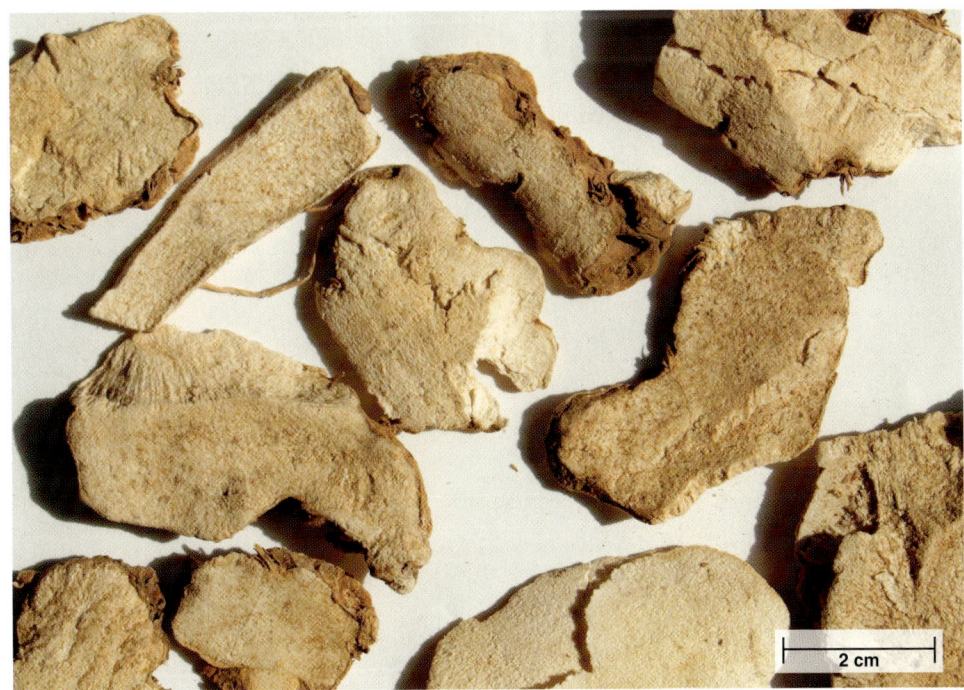

Abb. 2: Dioscorea-hypoglauca-Wurzelstock, Dioscoreae hypoglaucae rhizoma (Fěn Bī Xiè). Schnittdroge

Herkunft
Der getrocknete Wurzelstock von *Dioscorea hypoglauca* PALIBIN (Fěn Bèi Shǔ Yù), Dioscoreaceae. Die Drogen aus *Dioscorea septemloba* THUNB. (Mián Bēi Xiè) und *Dioscorea futschauensis* ULINE ex R. KUNTH (Fú Zhōu Shǔ Yù) nennt man Mián Bī Xiè. Bī Xiè ist Sammelbegriff für alle drei Sorten. Seit der Chin. Ph. 2005 werden Fěn Bī Xiè und Mián Bī Xiè getrennt geführt. In der Praxis kann man sie je nach Verfügbarkeit und Qualität gegenseitig ersetzen.

Ernte und Verarbeitung
Der Wurzelstock wird im Herbst und im Winter ausgegraben, von den feinen Nebenwurzeln befreit, gewaschen, geschnitten und an der Sonne getrocknet.

Pao Zhi
Kein Pao Zhi üblich

Eigenschaften
Geschmacksrichtung: bitter
Temperaturverhalten: neutral
Wirkungsort/Meridian: Niere, Magen

Wirkung und Anwendung
Harn treibend, trübe Körperflüssigkeiten klärend und ausscheidend, Wind austreibend, Nässe beseitigend.

Bei trübem oder cremigem Urin wird die Droge mit Linderae radix/Wū Yào, Alpiniae oxyphyllae fructus/Yì Zhì und Acori tatarinowii rhizoma/Shí Chāng Pǔ kombiniert (siehe Rezeptur Fen Qing Yin). Sie wird auch bei übermäßigem, weißlichem vaginalem Ausfluss, der durch eine Nässe-Erkrankung verursacht wurde verwendet, da die Niere ein Qi-Mangel-Muster aufweist.

Bei Wind-Nässe-Bi kann Bī Xiè den Wind austreiben, Nässe ableiten, die Meridiane befreien und Schmerzen stillen. Bei Kälte-Nässe-Bi wird Bī Xiè mit Aconiti radix lateralis praep./Fù Zǐ und Achyranthis bidentatae radix/Niú Xī verordnet. Bei Nässe-Hitze-Bi wird sie zusammen mit Phellodendri chinensis cortex/Huáng Bó, Lonicerae japonicae caulis/Rěn Dōng Téng und Stephaniae tetrandrae radix/Fáng Jǐ verabreicht.

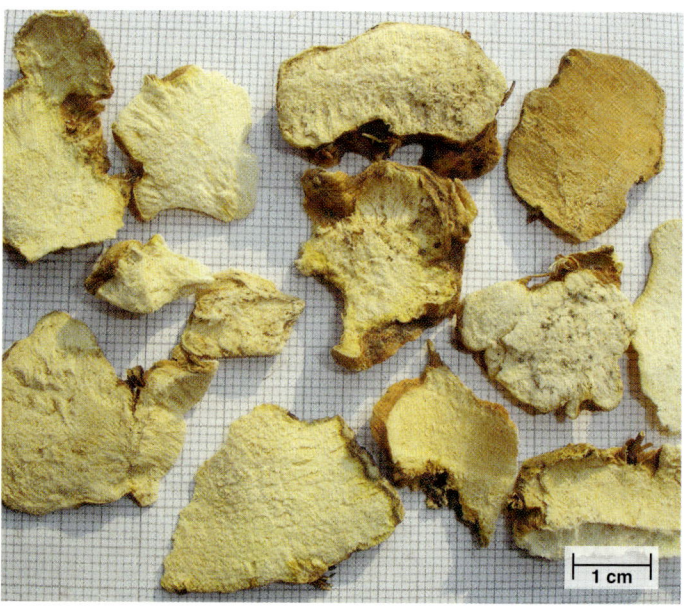

Abb. 3: Dioscorea-septemloba-Wurzelstock, Dioscoreae septemlobae rhizoma (Mián Bī Xiè). Ein häufiges Problem dieser Droge ist Schimmelbildung, erkennbar an grünen und schwarzen Pünktchen an der Drogenoberfläche.

Dosierung
9 bis 15 g

Inhaltsstoffe
Fěn Bī Xiè: Diosgenin, Yamogenin, Tannin, Stärke und Proteine
Mián Bī Xiè: Dioscin, Gracilin, Protodioscin und Protogracilin

Pharmakologie
Dioscin und Gracilin wirken antimykotisch.

Unerwünschte Wirkungen und Gegenanzeigen
Kontraindiziert bei Nieren-Yin-Mangel

7.1.8 Junci medulla – Binsenmark – Dēng Xīn Cǎo, 灯芯草

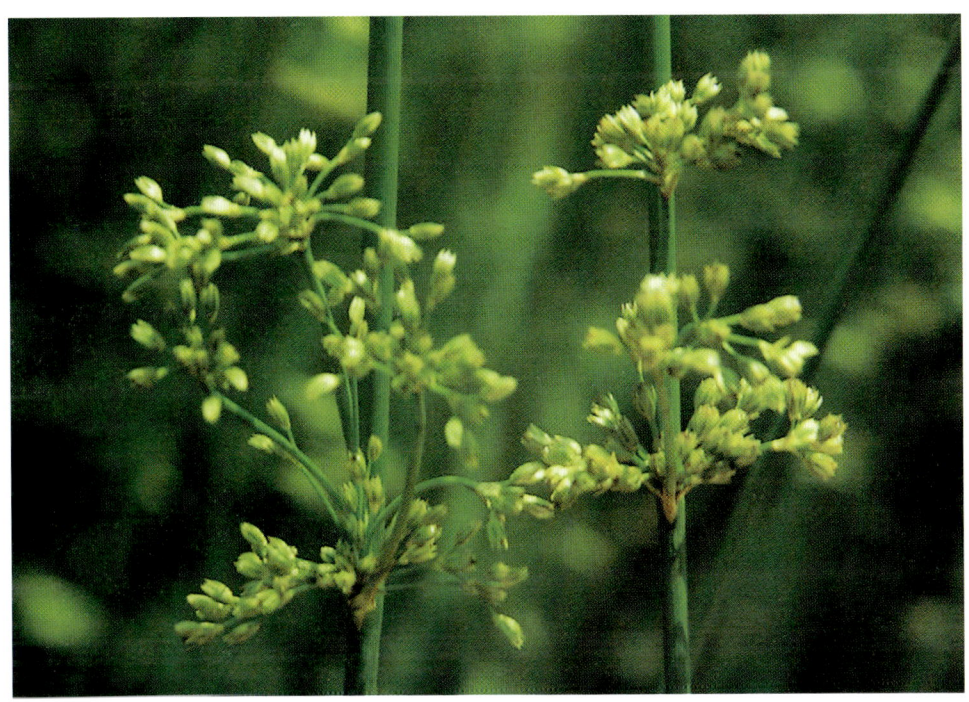

Abb. 1: Flatter-Binse, *Juncus effusus* L. (Dēng Xīn Cǎo), Blüten und Stängel. Quelle: The coloured Atlas of the Chinese Materia Medica specified in Chin. Ph.

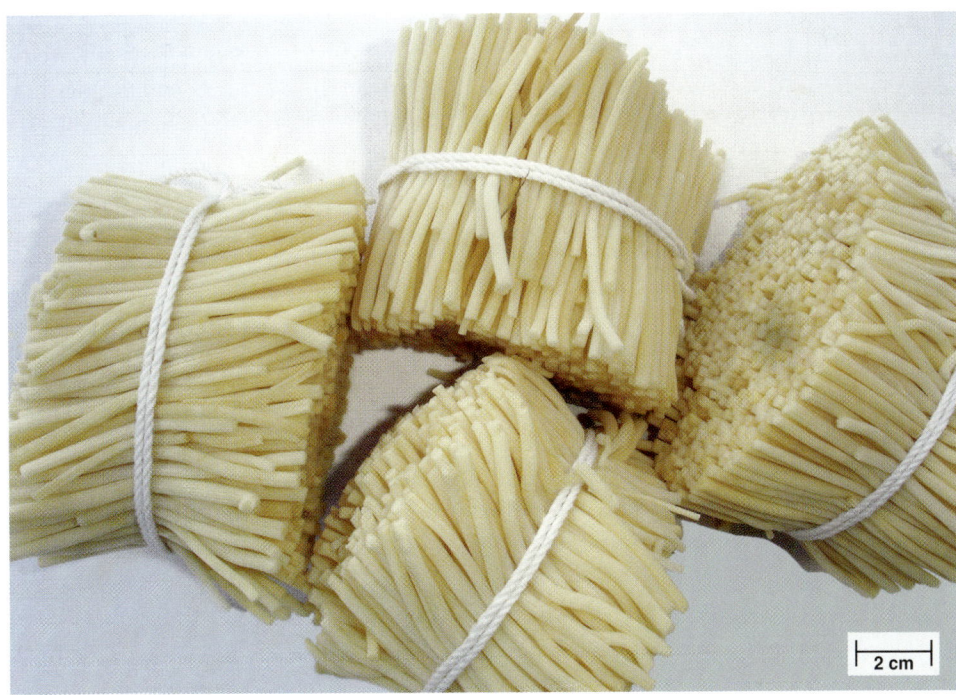

Abb. 2: Binsenmark, Junci medulla (Dēng Xīn Cǎo)

Herkunft
Das getrocknete Stängelmark von *Juncus effusus* L. (Deng Xin Cao), Juncaceae

Ernte und Verarbeitung
Im Sommer oder Herbst werden die Stängel geschnitten, das Mark mit einer Stange herausgelöst und an der Sonne getrocknet.

Pao Zhi
Kein Pao Zhi üblich. Dēng Xīn Cǎo wird meistens als getrocknete Droge verwendet. In seltenen Fällen, wenn die Droge beruhigend wirken soll, kann sie auch mit Cinnabaris (HgS) verarbeitet verwendet werden. Diese Form ist aber wegen des hohen Gehalts an Quecksilber in Europa nicht zugelassen.

Eigenschaften
Geschmacksrichtung:	süßlich, geschmacksarm
Temperaturverhalten:	leicht kalt
Wirkungsort/Meridian:	Lunge, Herz, Dünndarm

Wirkung und Anwendung
Diuretisch, Strangurie befreiend, (Herz-) Hitze kühlend, beruhigend.

Bei Miktionsstörungen mit erschwertem und vermindertem Wasserlassen sowie brennendem Gefühl wird die Droge mit Clematidis armandii caulis/Chuān Mù Tōng, Talcum/Huá Shí, Gardeniae fructus/Zhī Zǐ und Glycyrrhizae radix et rhizoma/Gān Cǎo kombiniert.

Bei innerer Unruhe, Schlaflosigkeit oder bei Säuglingen, die nachts unruhig sind, kann die Droge die Hitze im Brustkorb über den Urin nach unten ausleiten. Sie wird dafür einzeln als Dekokt verwendet oder zusammen mit Lophatheri herba/Dàn Zhú Yè, Cicadae periostracum/Chán Tuì und Uncariae ramulus cum uncis/Gōu Téng verabreicht. Zerkleinert kann Junci medulla/Dēng Xīn Cǎo als Kissenfüllung für besseren Schlaf verwendet werden.

Dosierung
1 bis 3 g

Inhaltsstoffe
Arabane, Xylan, Methylpentosan, Phlobaphen, Galuteolin

Pharmakologie
Antipyretisch, schwach diuretisch, sedativ

Unerwünschte Wirkungen und Gegenanzeigen
Auf die Dosierung achten. Dēng Xīn Cǎo ist sehr leicht. Die genannte Dosierung sollte nicht überschritten werden.

7.1.9 Kochiae fructus – Besenradmeldenfrüchte – Dì Fū Zǐ, 地肤子

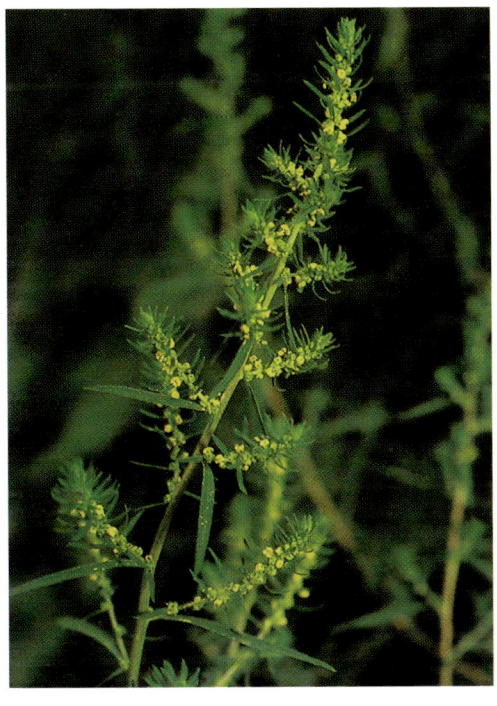

Abb. 1: Besenradmelde, *Kochia scoparia* (L.) Schrad. (Dì Fū). Quelle: The coloured Atlas of the Chinese Materia Medica specified in Chin. Ph.

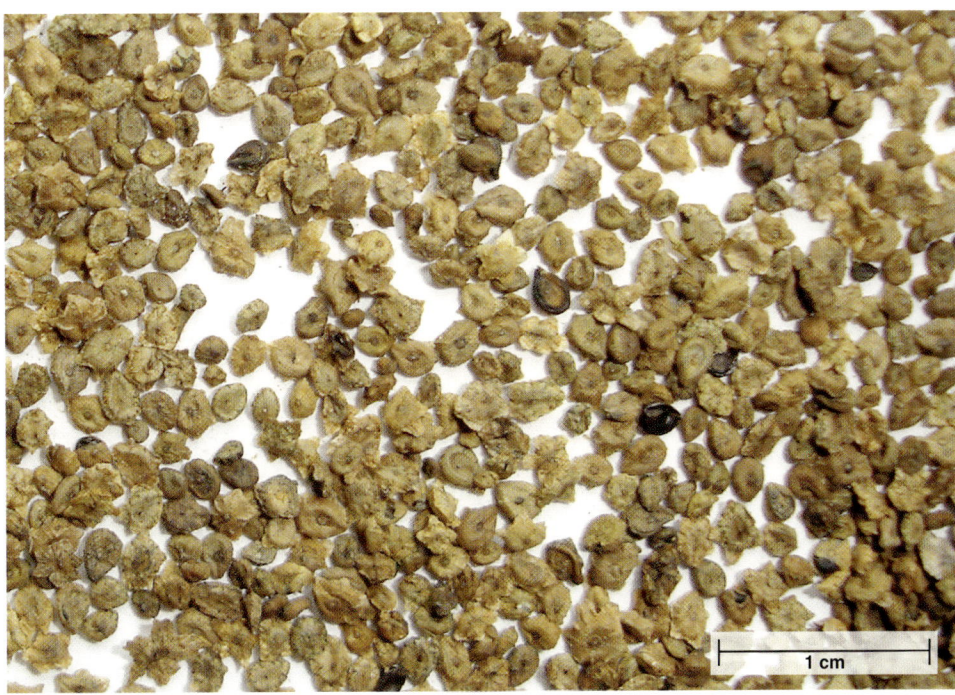

Abb. 2: Besenradmeldenfrüchte, Kochiae fructus (Dì Fū Zǐ), verunreinigt.

Herkunft
Die getrockneten, reifen Früchte von *Kochia scoparia* (L.) SCHRAD. (Di Fu), Chenopodiaceae

Ernte und Verarbeitung
Die Pflanze wird zur Reifezeit im Herbst geerntet und an der Sonne getrocknet. Die Früchte werden von der Schale gelöst, gesammelt und gereinigt.

Pao Zhi
Kein Pao Zhi üblich

Eigenschaften
Geschmacksrichtung: scharf, bitter
Temperaturverhalten: kalt
Wirkungsort/Meridian: Niere, Blase

Wirkung und Anwendung
Hitze kühlend, Nässe ableitend, Wind austreibend, Juckreiz stillend.

Die Droge wird bei Lin Zheng[1] verwendet. Durch ihre bittere und ihre kalte Eigenschaft ist Kochiae fructus/Dì Fū Zǐ geeignet, die Nässe-Hitze im unteren Erwärmer zu kühlen und auszuleiten. Dafür wird sie oft mit Clematidis armandii caulis/Chuān Mù Tōng und Dianthi herba/Qù Mài kombiniert (siehe Rezeptur Di Fu Zi Tang).

Bei Hautjucken, Ekzemen, Röteln und anderen dermatologischen Beschwerden kann Kochiae fructus/Dì Fū Zǐ die Nässe ausleiten, Hitze kühlen und Juckreiz stillen. Sie wird dann z. B. mit Dictamni cortex/Bái Xiǎn Pí, Cnidii fructus/Shé Chuáng Zǐ und Phellodendri chinensis cortex/Huáng Bó zusammen verordnet.

Bei Juckreiz im Genitalbereich und vermehrtem vaginalem Ausfluss wird Kochiae fructus/Dì Fū Zǐ mit Sophorae flavescentis radix/Kǔ Shēn, Gentianae radix et rhizoma/Lóng Dǎn und Crotonis fructus/Bā Dòu als Dekokt zur äußerlichen Anwendung eingesetzt.

Dosierung
9 bis 15 g, als Dekokt auch zur äußerlichen Anwendung, z. B. bei Juckreiz

Inhaltsstoffe
Triterpenoidsaponin, Kochiosid IC (Momordin IC), Alkaloide, Flavone, fette Öle, Vitamin-A-ähnliche Substanzen. Laut Chin. Ph. soll der Gehalt an Kochiosid IC mindestens 1,8 % betragen.

Pharmakologie
Das Dekokt hemmt verschiedene Hautpilze, z. B. *Trichophyton schönleinii*, *Microsporum audouinii*, *Trichophyton ferrugineum* und *Nocardia asteroides*.

Unerwünschte Wirkungen und Gegenanzeigen
Nur anwenden, wenn Feuchtigkeits- und Hitze-Muster vorliegen

---

[1] Lin Zheng: Syndrom mit häufiger, drängender, schmerzhafter oder tropfender Harnentleerung

7.1.10 Lobeliae chinensis herba – Chinesisches Lobelienkraut – Bàn Biān Lián, 半边莲

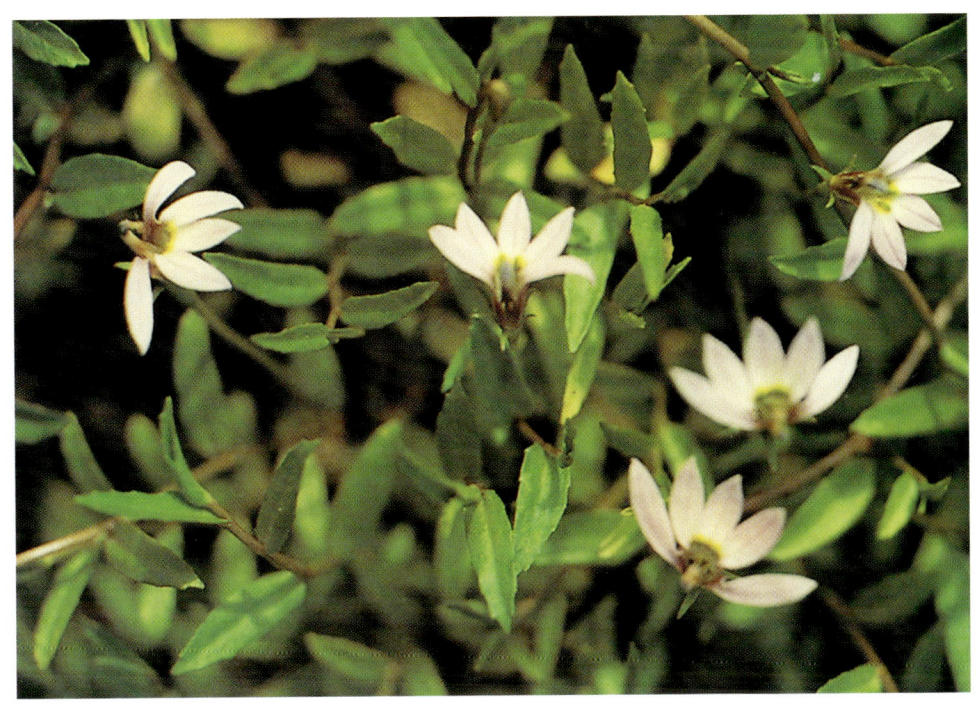

Abb. 1: Chinesische Lobelie, *Lobelia chinensis* Lour. (Bàn Biān Lián). Quelle: The coloured Atlas of the Chinese Materia Medica specified in Chin. Ph.

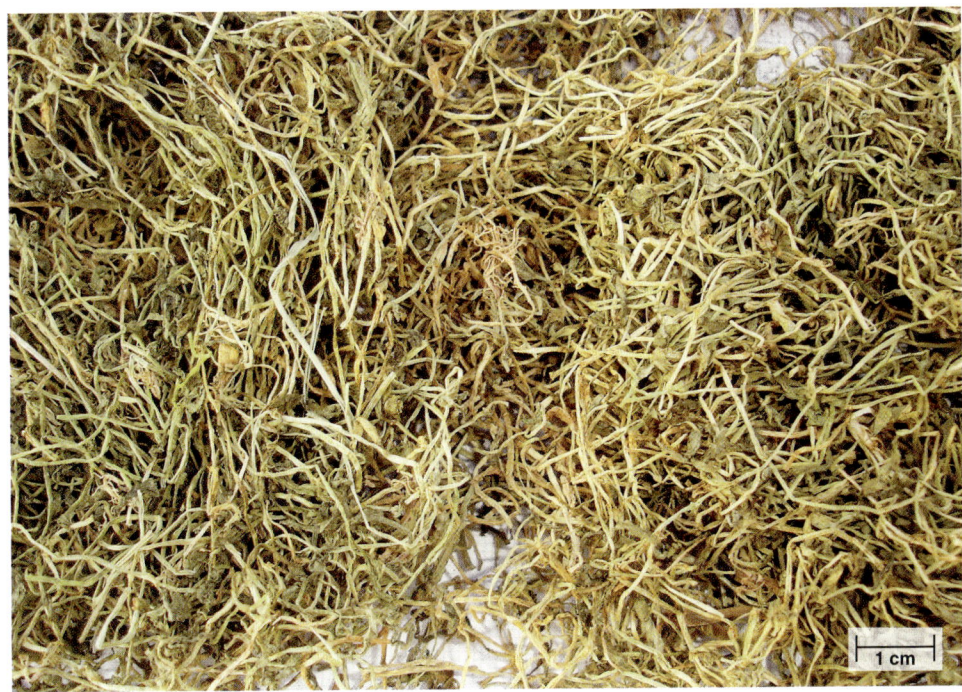

Abb. 2: Chinesisches Lobelienkraut, Lobeliae chinensis herba (Bàn Biān Lián), Ganzdroge

Synonyme
Chinesisches Glockenblumenkraut

Herkunft
Das ganze Kraut der *Lobelia chinensis* Lour. (Ban Bian Lian), Campanulaceae

Ernte und Verarbeitung
Das Kraut wird im Sommer abgeschnitten, von Verunreinigungen befreit und frisch oder getrocknet verwendet.

Pao Zhi
Kein Pao Zhi üblich

Eigenschaften
Geschmacksrichtung: scharf
Temperaturverhalten: neutral
Wirkungsort/Meridian: Herz, Dünndarm, Lunge

Wirkung und Anwendung
Hitze kühlend, entgiftend, diuretisch, abschwellend.

Die Droge wirkt bei Geschwüren, Mammageschwüren sowie Schlangen- und Insektenbissen die Hitze kühlend und entgiftend. Sie kann auch äußerlich als zerstoßenes frisches Kraut verwendet werden. In der TCM ist Lobeliae chinensis herba/Bàn Biān Lián ein wichtiges Mittel in der Krebsbehandlung.

Bei Wasser im Abdomen und Ödemen wird sie oft mit Lysimachiae herba/Jīn Qián Cǎo, Alismatis rhizoma/Zé Xiè, Poria/Fú Líng, Rhei radix et rhizoma/Shēng Dà Huáng und Aurantii fructus immaturus/Zhī Shí kombiniert.

Bei Gelbsucht mit verminderter Harnproduktion verabreicht man sie in Kombination mit Artemisiae scopariae herba/Yīn Chén und Imperatae rhizoma/Bái Máo Gēn.

Dosierung
Getrocknet 9 bis 15 g, frisches Kraut 30 bis 60 g

Inhaltsstoffe
Alkaloide: Lobelin, Lobelanin, Isolobelanin, Lobelanidin; außerdem Flavonglykoside, Aminosäuren

Pharmakologie
Lang anhaltende diuretische Wirkung mit Senkung des Blutdrucks, erhöht die Urinmenge, Ausscheidung der Chloride und des Natriums, wirkt entgiftend bei Hunden, die von Giftschlangen gebissen wurden, antiseptisch, erhöht die Gallensaftsekretion.

Unerwünschte Wirkungen und Gegenanzeigen
Kontraindiziert bei Ödemen. Nicht anwenden, wenn keine Hitze und Feuchtigkeit vorliegen.

7.1.11 Lygodii spora – Schlingfarnsporen – Hăi Jīn Shā, 海金沙

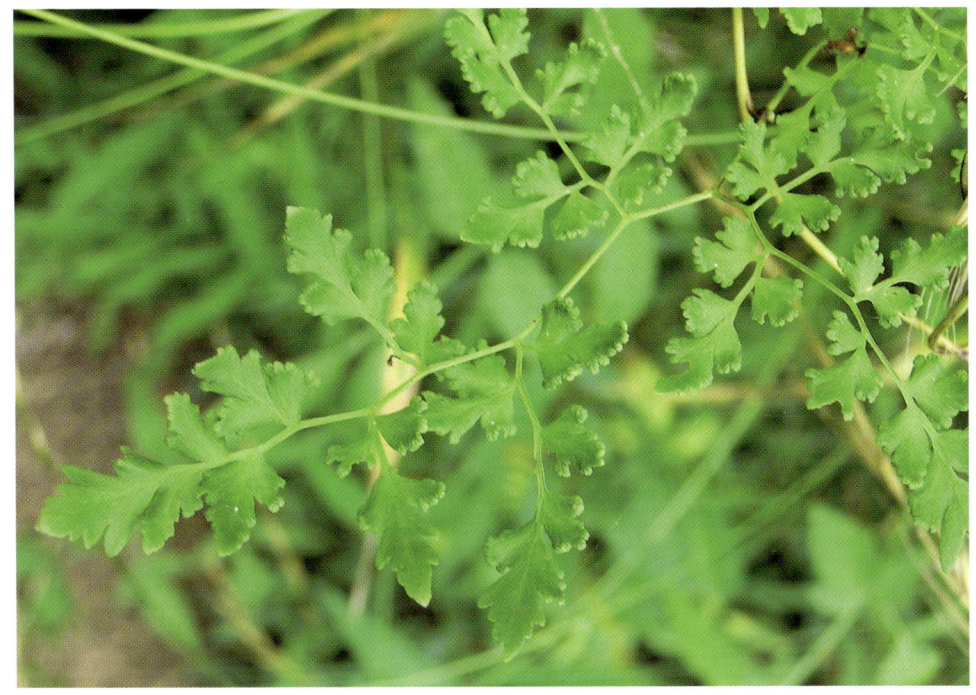

Abb. 1: Schlingfarn, *Lygodium japonicum* (THUNB.) Sw. (Hăi Jīn Shā)

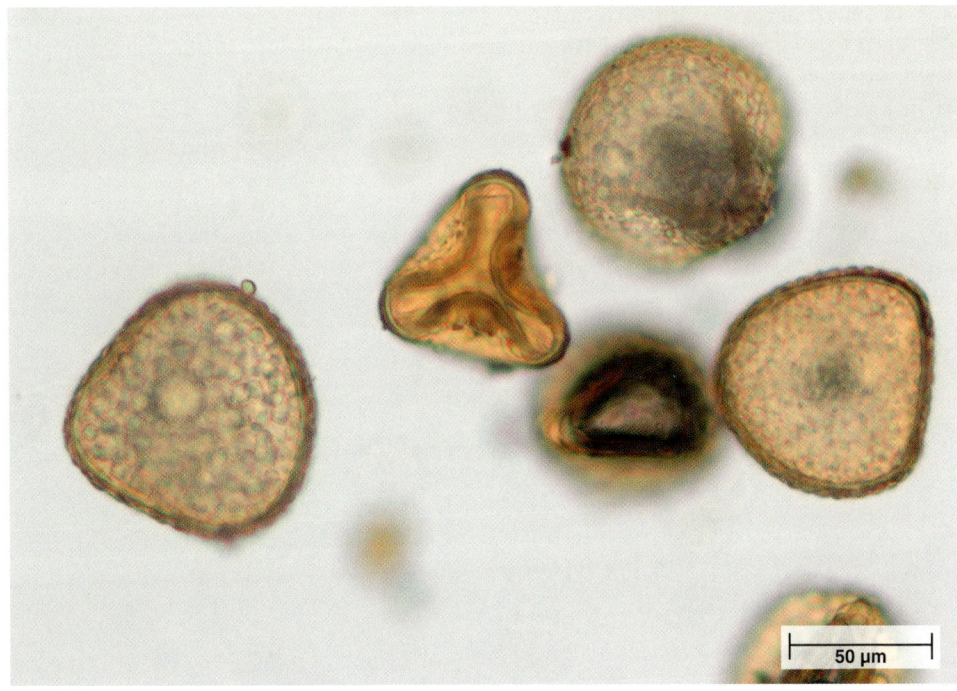

Abb. 2: Schlingfarnsporen, Lygodii spora (Hăi Jīn Shā). Die Sporen haben einen Durchmesser von 60–80 μm, die Außenwand erscheint körnig, in der Aufsicht ist ein dreiflächiger Kegel mit dreizackigem Riss zu erkennen.

Nässe ableitende Drogen

Herkunft
Die getrockneten, reifen Sporen *von Lygodium japonicum* (Thunb.) sw. (Hai Jin Sha), Lygodiaceae. Als Hǎi Jīn Shā Téng wird die Droge mit Stängel und Blätter von *Lygodium japonicum* bezeichnet.

Ernte und Verarbeitung
Die reifen Sporen werden im Herbst gesammelt, gereinigt und an der Sonne getrocknet.

Pao Zhi
Kein Pao Zhi üblich

Qualität
Die Ware ist häufig mit verschiedenen Pulvern verunreinigt und sollte nur von zuverlässigen Lieferanten bezogen werden. Auf Schwermetall- und mikrobielle Belastung achten.

Eigenschaften
Geschmacksrichtung: süß, salzig
Temperaturverhalten: kalt
Wirkungsort/Meridian: Blase, Dünndarm

Wirkung und Anwendung
Diuretisch, Harnverhaltung regulierend, schmerzstillend.

Sie ist eine wichtige Droge bei allen Arten von Harnverhaltung. Da sie kühlend und absenkend wirkt, kann sie Nässe und Hitze aus dem Dünndarm und der Blase ausleiten. Bei akuten Schmerzen aufgrund einer Hitze-Strangurie wird sie zusammen mit Glycyrrhizae radix et rhizoma/Gān Cǎo als Dekokt eingesetzt. Bei Blutstrangurie wird sie mit Achyranthis bidentata radix/Niú Xī sowie Cirsii herba/Xiǎo Jí kombiniert und bei Steinchen in den Harnwegen mit Gigeriae galli endothelium corneum/Jī Nèi Jīn, Lysimachiae herba/Jīn Qián Cǎo und Talcum/Huá Shí. Bei trübem Urin verordnet man sie zusammen mit Dioscoreae hypoglaucae rhizoma/Fěn Bì Xiè und Talcum/Huá Shí.

Bei Miktionsstörung mit Ödemen wird sie mit Alismatis rhizoma/Zé Xiè, Polyporus/Zhū Líng, Stephaniae tetrandrae radix/Fáng Jǐ und Clematidis armandii caulis/Chuān Mù Tōng kombiniert, um ihre diuretische und abschwellende Wirkung zu erhöhen.

Lygodii caulis/Hǎi Jīn Shā Téng wirkt ähnlich wie Lygodii spora/Hǎi Jīn Shā, ist jedoch besser in ihrer das Blut kühlenden und entgiftenden Wirkung. Sie kann somit auch bei Geschwüren verwendet werden.

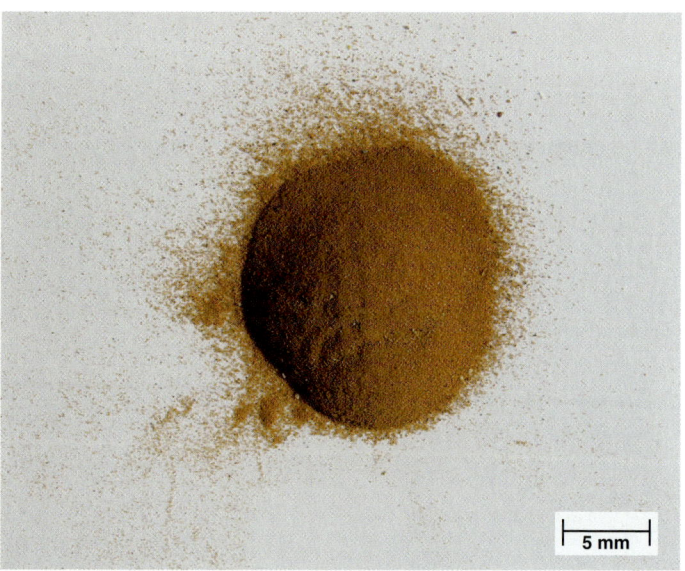

Abb. 3: Schlingfarnsporen, Lygodii spora (Hǎi Jīn Shā). Qualitätsprüfung: Beim Verbrennen der Droge entstehen schwache explosionsartige Geräusche und Funken. Nach dem Verbrennen darf keine Asche zurückbleiben, sonst waren Beimischungen enthalten.

Dosierung
6 bis 15 g; im Tuch eingewickelt kochen

Inhaltsstoffe
Lygodin, Palmitinsäure, Ölsäure, Linolsäure, (+)-8-Hydroxyhexadecansäure

Pharmakologie
Antiseptisch, diuretisch

Unerwünschte Wirkungen und Gegenanzeigen
Keine

7.1.12 Lysimachiae herba – Gilbweiderichkraut – Jīn Qián Cǎo, 金钱草

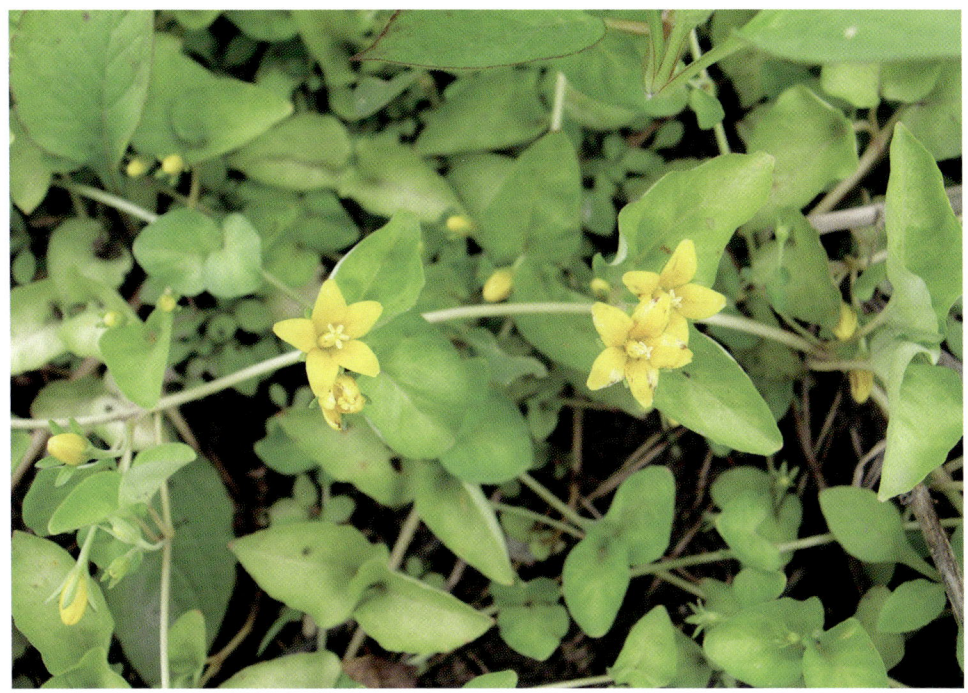

Abb. 1: Gilbweiderich, *Lysimachia christinae* Hance (Jīn Qián Cǎo)

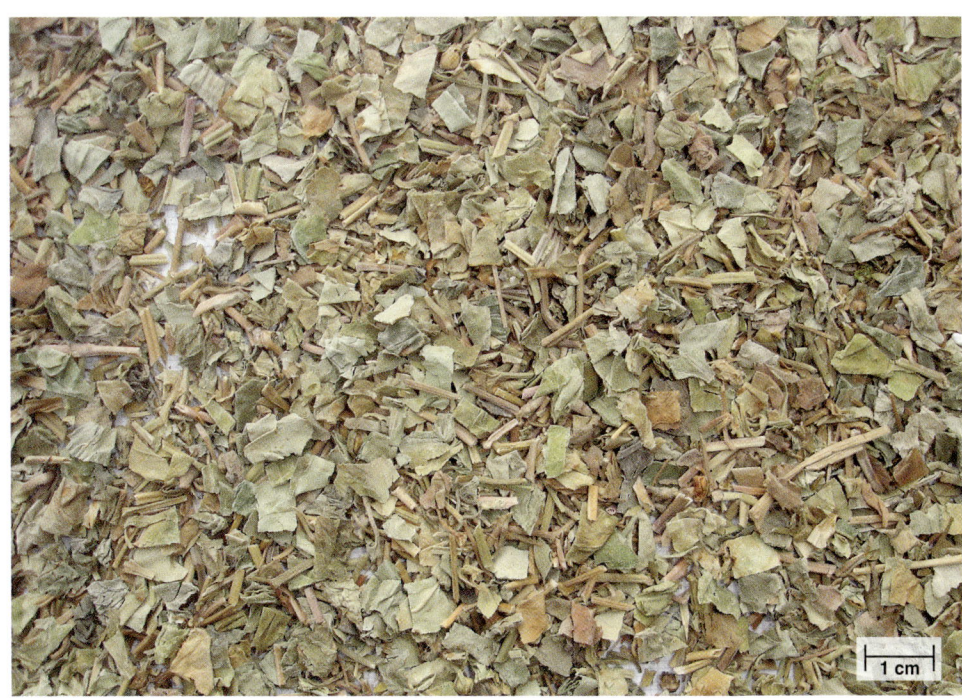

Abb. 2: Gilbweiderichkraut, Lysimachiae herba (Jīn Qián Cǎo), Schnittdroge

Herkunft
Die getrocknete, ganze Pflanze von *Lysimachia christinae* HANCE (Guo Lu Huang, Da Jin Qian Cao), Primulaceae

Ernte und Verarbeitung
Die Pflanze wird im Sommer und Herbst gesammelt, von Verunreinigungen befreit, an der Sonne getrocknet und geschnitten.

Pao Zhi
Kein Pao Zhi üblich

Qualität
Die Droge kommt oft verfälscht auf den Markt. Eine einfache Identitätsprüfung: Die Blätter mit Wasser befeuchten und gegen die Sonne halten. Es müssen dann dunkelbraune Streifen (Exkretgänge) zu sehen sein. Als häufigste Verfälschung gilt Guang Jīn Qián Cǎo. Es handelt sich dabei um das getrocknete Kraut von *Desmodium styracifolium* (OSB.) MERR., Fabaceae.

Eigenschaften
Geschmacksrichtung: süß, salzig
Temperaturverhalten: leicht kalt
Wirkungsort/Meridian: Leber, Gallenblase, Nieren, Blase

Wirkung und Anwendung
Hitze kühlend, Nässe ableitend, Strangurie befreiend, abschwellend, entgiftend, Gelbsucht zurückdrängend.

Bei Nässe-Hitze-Gelbsucht kühlt Lysimachiae herba/Jīn Qián Cǎo Leber- und Gallen-Hitze, beseitigt daher Nässe sowie Hitze im Unteren Erwärmer. Sie wird dafür mit Artemisiae scopariae herba/Yīn Chén, Gardeniae fructus/Zhī Zǐ und Polygoni cuspidati rhizoma et radix/Hǔ Zhàng kombiniert.

Bei Strangurie ist Lysimachiae herba/Jīn Qián Cǎo eine wichtige Droge zur Therapie von Steinen in der Blase, den Harnwegen und der Gallenblase. Sie kann hierfür in hoher Dosierung einzeln oder zusammen mit Lygodii spora/Hǎi Jīn Shā, Gigeriae galli endothelium corneum/Jī Nèi Jīn und Talcum/Huá Shí verordnet werden.

Zur Entgiftung bei Geschwüren, Insektenbissen oder einem giftigen Schlangenbiss wird der Saft des frischen Krauts eingenommen. Das frische Kraut kann auch zu einer Paste zerstoßen und äußerlich angewendet werden.

Dosierung
Getrocknet 15 bis 60 g, bei frischem Kraut die doppelte Menge

Inhaltsstoffe
Quercetin, Quercetin-3-*O*-Glucosid, Kaempferol, Sitosterin, Aminosäuren, Gerbsäure, ätherisches Öl, Cholin. Laut Chin. Ph. soll der Gesamtgehalt an Kaempferol und Quercetin mindestens 0,10 % betragen.

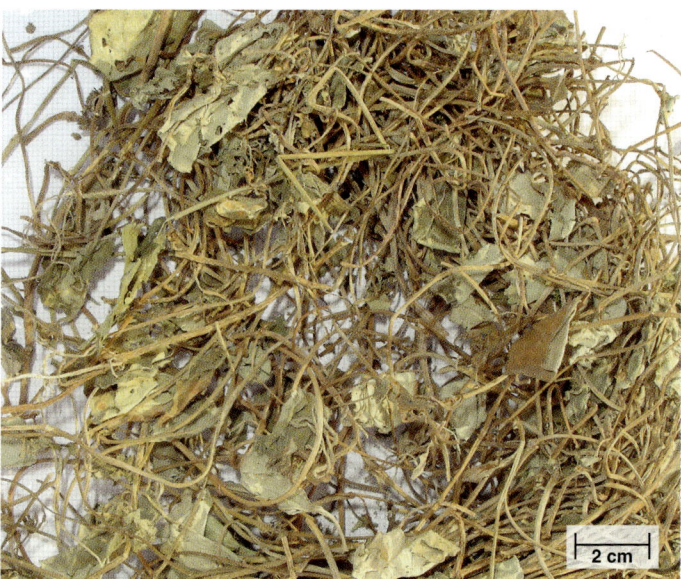

Abb. 3: Gilbweiderichkraut, Lysimachiae herba (Jīn Qián Cǎo), Ganzdroge

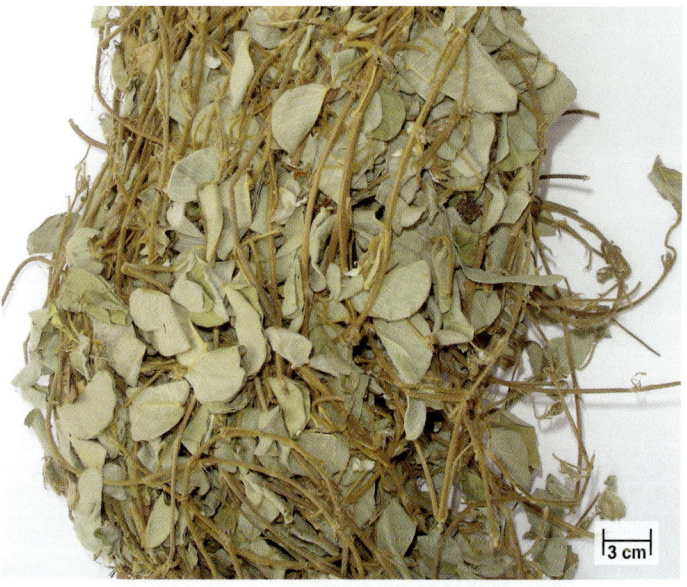

Abb. 4: Guǎng Jīn Qián Cǎo – die getrockneten oberirdischen Teile von *Desmodium styracifolium* (OSB.) MERR., Fabaceae – wird oft fälschlicherweise als Jīn Qián Cǎo verkauft. Die hier abgebildete Droge wird aber im Chin. Ph. 2005 als Desmodii styracifolii herba/Guǎng Jīn Qián Cǎo geführt.

Pharmakologie
Diuretisch, erhöht Gallensaftsekretion, antiseptisch

Unerwünschte Wirkungen und Gegenanzeigen
Keine

7.1.13 Plantaginis semen – Asiatische Wegerichsamen – Chē Qián Zǐ, 车前子

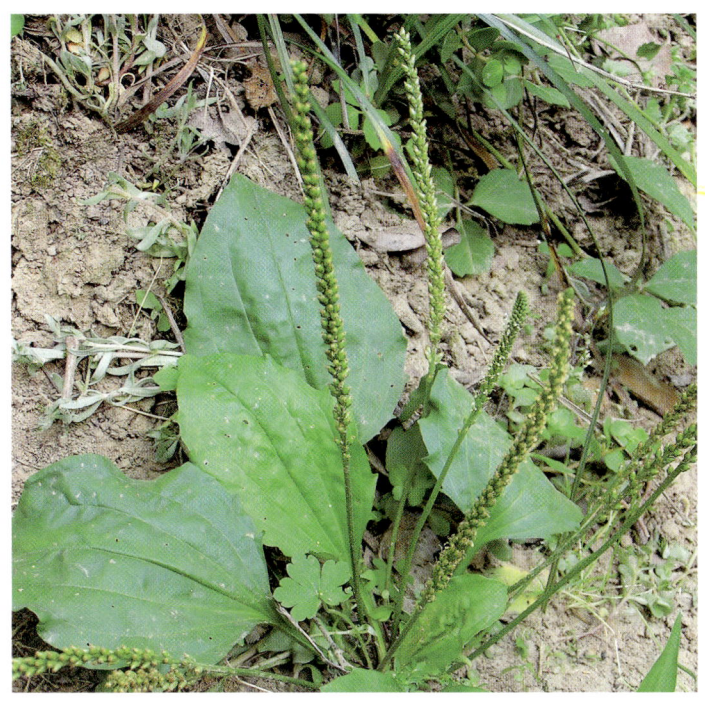

Abb. 1: Asiatischer Wegerich, *Plantago asiatica* L. (Chē Qián)

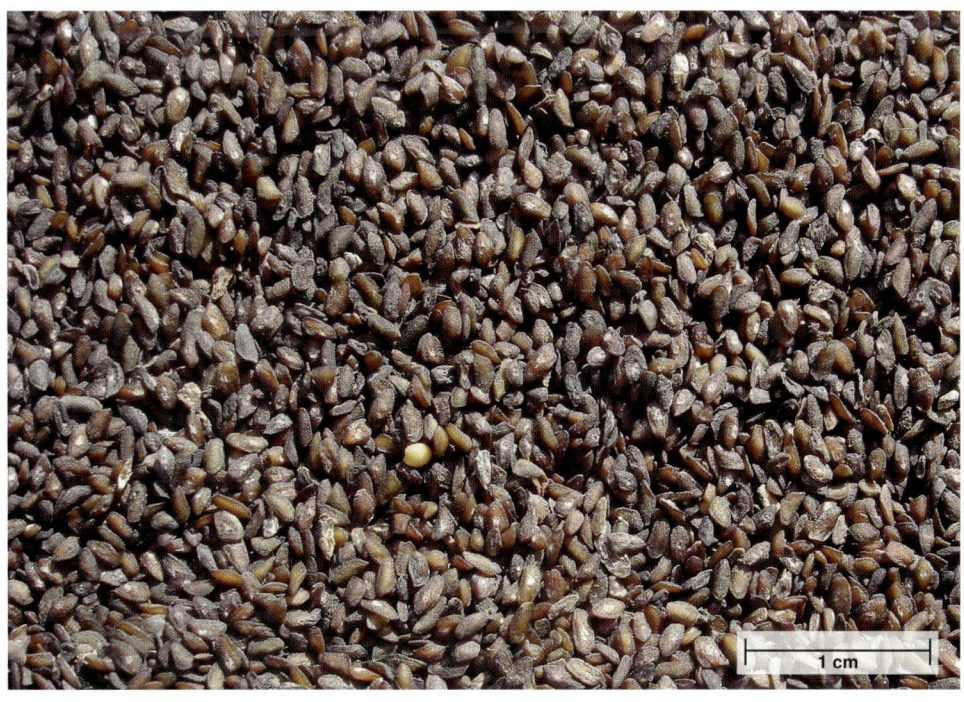

Abb. 2: Asiatische Wegerichsamen, Plantaginis semen (Chē Qián Zǐ)

Nässe ableitende Drogen

Herkunft
Der getrocknete, reife Samen von *Plantago asiatica* L. (Che Qian) oder *Plantago depressa* WILLD. (Ping Che Qian), Plantaginaceae

Ernte und Verarbeitung
Die reifen Ähren werden im Sommer und im Herbst geerntet und an der Sonne getrocknet. Der Samen wird entnommen und gereinigt.

Pao Zhi
Chǎo Chē Qián Zǐ: Der Samen wird im Wok geröstet, bis er geräuschvoll (piepsender Ton) aufzuplatzen beginnt und dabei einen spezifischen Duft verströmt. Diese Verarbeitung mildert die kühlende und die nach unten führende Eigenschaft. Die Droge ist dadurch für geschwächte Patienten besser verträglich.
Yán Chē Qián Zǐ: Der Samen wird im Wok geröstet, bis er „piepst", mit Salzlösung besprüht und trockengeröstet. Für 100 kg Droge nimmt man 2 kg Salz. So verarbeitet wirkt die Droge mehr nach unten in die Niere und befeuchtet und ernährt die Niere und die Leber. Die Droge ist daher auch in der Augenheilkunde einsetzbar.

Qualität
Die Droge darf nicht ranzig oder muffig riechen; auf Aflatoxine achten

Eigenschaften
Geschmacksrichtung: süß
Temperaturverhalten: leicht kalt
Wirkungsort/Meridian: Leber, Niere, Lunge, Dünndarm

Wirkung und Anwendung
Hitze kühlend, Nässe nach unten ausleitend, Strangurie befreiend, Sicht klärend, Schleim in den Atemwegen beseitigend, Husten und Heiserkeit beseitigend.

Bei Ödemen, die durch Nässe entstanden sind, wird Plantaginis semen/Chē Qián Zǐ häufig verwendet. Die Droge ist besonders wertvoll, wenn durch Nässe-Hitze ein brennendes Gefühl beim Wasserlassen auftritt. In diesem Falle wird Plantaginis semen/Chē Qián Zǐ mit Clematidis armandii caulis/Chuān Mù Tōng, Talcum/Huá Shí und Polygoni avicularis herba/Biǎn Xù kombiniert (siehe Rezeptur Ba Zheng San).

Bei Durchfall, der im Sommer durch Nässe entstanden ist, kann Plantaginis semen/Chē Qián Zǐ aufgrund ihrer diuretischen Wirkung die Feuchtigkeit vermehrt über den Urin anstatt über den Darm ausleiten. Dafür wird sie mit Atractylodis macrocephalae rhizoma/Bái Zhū, Poria/Fú Líng und Alismatis rhizoma/Zé Xiè verabreicht.

Bei geröteten, geschwollenen und entzündeten Augen sowie verschwommener Sicht und Grauem Star wird die Droge zusammen mit Cassiae semen/Jué Míng Zǐ und Chrysanthemi flos/Jú Huā verordnet. Bei einer Nieren- und Leberschwäche werden zusätzlich noch Rehmanniae radix praep./Shú Dì Huáng und Cuscutae semen/Tù Sī Zǐ gegeben.

Bei vermehrtem (heißem) Lungenschleim, der sich schwer löst und von Husten begleitet wird, kann die Droge zusammen mit Trichosanthis fructus/Guā Lǒu, Fritillariae thunbergii bulbus/Zhè Bèi Mǔ und Eriobotryae folium/Pí Pá Yè die Hitze kühlen, den Schleim lösen und den Husten stillen.

Bei Hypertonie mit passendem Muster, kann Plantaginis semen/Chē Qián Zǐ auch einzeln als Tee verwendet werden.

Dosierung
9 bis 15 g. Literaturangaben zufolge muss die Droge in ein Tuch eingewickelt gekocht werden Diese Empfehlung rührt aus einer Zeit, als man die Kräuter in China noch im Tontopf gekocht hat, in dem die Samen häufig am Boden anbrannten. Bei modernen Edelstahltöpfen besteht diese Gefahr nicht mehr und man kann daher auf das Einwickeln verzichten.

Inhaltsstoffe
Schleim, bestehend aus D-Xylose, L-Arabinose, D-Galacturonsäure und L-Rhamnose; Plantenolsäure, Bernsteinsäure, Adenin, Cholin, Aucubin, Ursolsäure, β-Sitosterin, n-Hentriacontan

Pharmakologie
Diuretisch, erhöht die Sekretion der Atemwege und wirkt dadurch expektorierend, hemmt das Wachstum einiger Bakterien.

Unerwünschte Wirkungen und Gegenanzeigen
Vorsicht bei Nieren-Yang-Schwäche

Weitere Drogen
Plantaginis herba – Asiatisches Wegerichkraut – Chē Qián Cǎo, 车前草: Plantaginis ist das getrocknete Kraut von *Plantago asiatica* L. (Che Qian) oder *Plantago depressa* WILLD. (Ping Che Qian), Plantaginaceae. Das Kraut wird im Sommer abgeschnitten und getrocknet.

Pao Zhi ist nicht üblich. Die Geschmacksrichtung ist süß, das Temperaturverhalten ist kalt, Wirkungsort/Meridian: Leber, Niere, Lunge, Dünndarm. Die Droge wirkt ähnlich wie Plantaginis semen/Chē Qián Zǐ, kühlt aber etwas mehr das Blut. Sie kann daher auch bei Blutungen, die durch Hitze entstanden sind, eingesetzt werden. Bei Geschwüren kann die Droge auch äußerlich angewendet werden. Von der Droge 9–30 g, vom frischen Kraut 30–60 g verwenden.

7.1.14 Polygoni avicularis herba – Vogelknöterichkraut – Biǎn Xù, 扁蓄

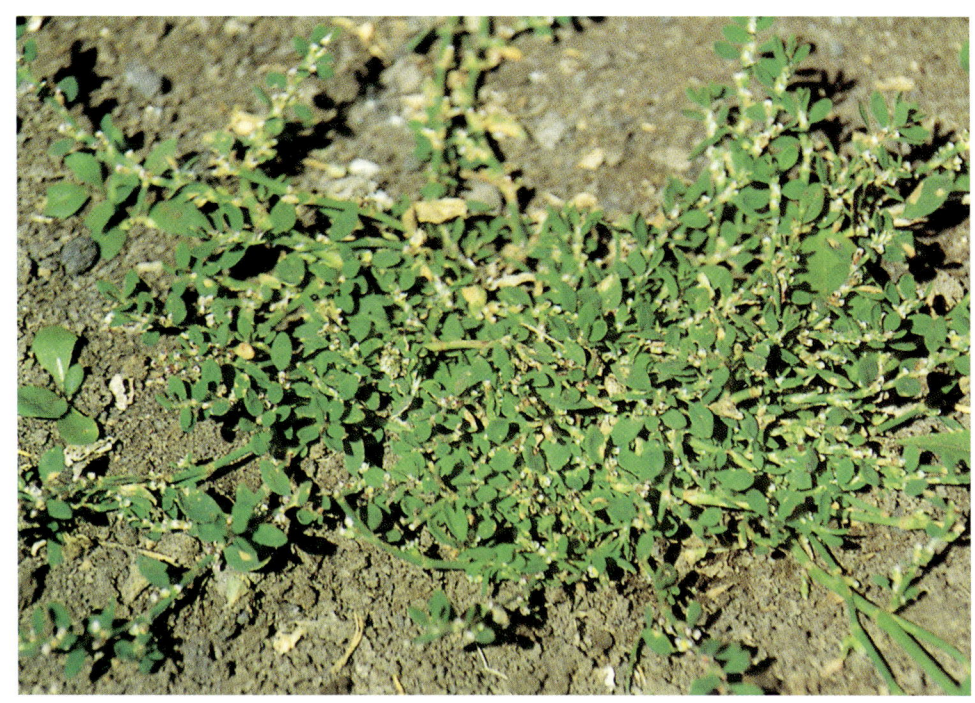

Abb. 1: Vogelknöterich, *Polygonum aviculare* L. (Biǎn Xù). Quelle: The coloured Atlas of the Chinese Materia Medica specified in Chin. Ph.

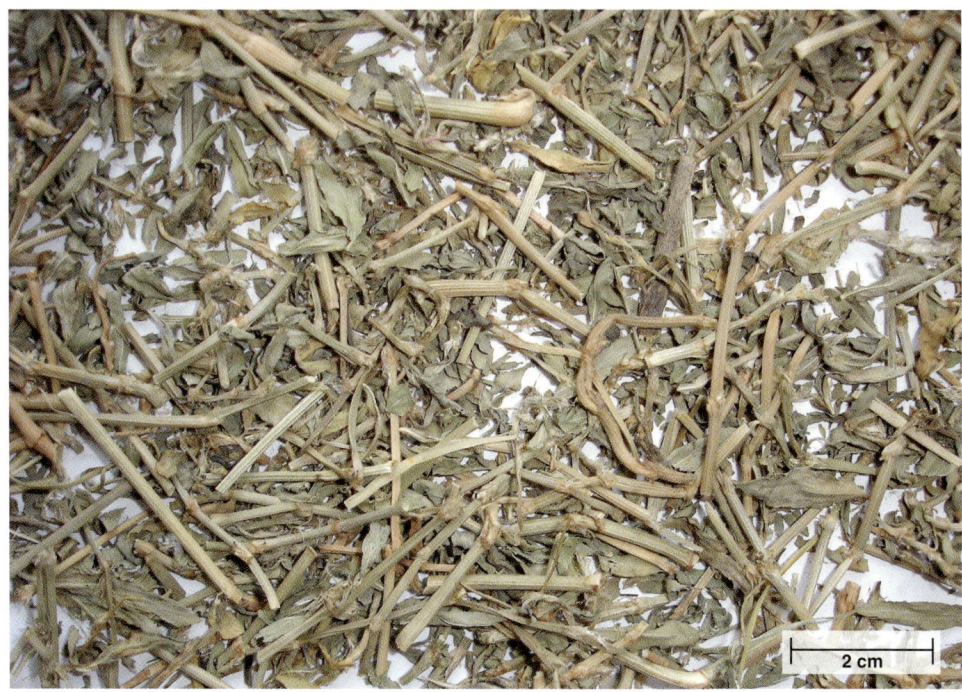

Abb. 2: Vogelknöterichkraut, Polygoni avicularis herba (Biǎn Xù), Schnittdroge

Herkunft
Die getrockneten, oberirdischen Teile der einjährigen Pflanze *Polygonum aviculare* L. (Biǎn Xù), Polygonaceae

Ernte und Verarbeitung
Die Blätter werden im Sommer, wenn sie voll entfaltet sind, abgeschnitten und an der Sonne getrocknet.

Pao Zhi
Kein Pao Zhi üblich

Eigenschaften
Geschmacksrichtung:	bitter
Temperaturverhalten:	leicht kalt
Wirkungsort/Meridian:	Blase

Wirkung und Anwendung
Diuretisch, Harnwege durchgängig machend, antiparasitisch, Juckreiz stillend.

Bei Strangurie durch Hitze, Nässe oder Steinchen, mit dunklem, konzentriertem oder rötlichem Urin sowie mit schmerzhaftem Wasserlassen wird Polygoni avicularis herba/Biǎn Xù einzeln eingesetzt oder mit Clematidis armandii caulis/Chuān Mù Tōng, Plantaginis semen/Chē Qián Zǐ und Talcum/Huá Shí kombiniert (siehe Rezeptur Ba Zheng San).

Bei Blutstrangurie wird die Droge zusammen mit Imperatae rhizoma/Bái Máo Gēn und Dianthi herba/Qù Mài angewendet.

Bei Nässe und Juckreiz im Schambereich wird die Droge äußerlich als Dekokt verordnet. Bei Parasiten mit Bauchschmerzen, wie z. B. bei Spulwurmbefall, wird Polygoni avicularis herba/Biǎn Xù als Dekokt mit Zugabe von Reisessig eingenommen. Polygoni avicularis herba/Biǎn Xù kann auch als Mundspülung bei Zahnfleischentzündung verwendet werden.

Dosierung
9 bis 15 g

Inhaltsstoffe
Avicularin, Quercitrin, d-Catechol, Oxalsäure, Gallussäure, Kaffeesäure, Chlorogensäure, *p*-Cumarinsäure

Pharmakologie
Diuretisch, mild abführend, anthelmintisch, antiseptisch, erhöht die Fehlgeburtenrate und die Fetussterberate in der frühen bis mittleren Schwangerschaftsphase von Mäusen.

Unerwünschte Wirkungen und Gegenanzeigen
Die Droge wirkt leicht abführend. Bei Milzschwäche mit chronischem Durchfall sollte sie nicht verwendet werden. Eine langfristige Einnahme leert die Nieren-Essenz.

7.1.15 Polyporus – Polypor – Zhū Líng, 猪苓

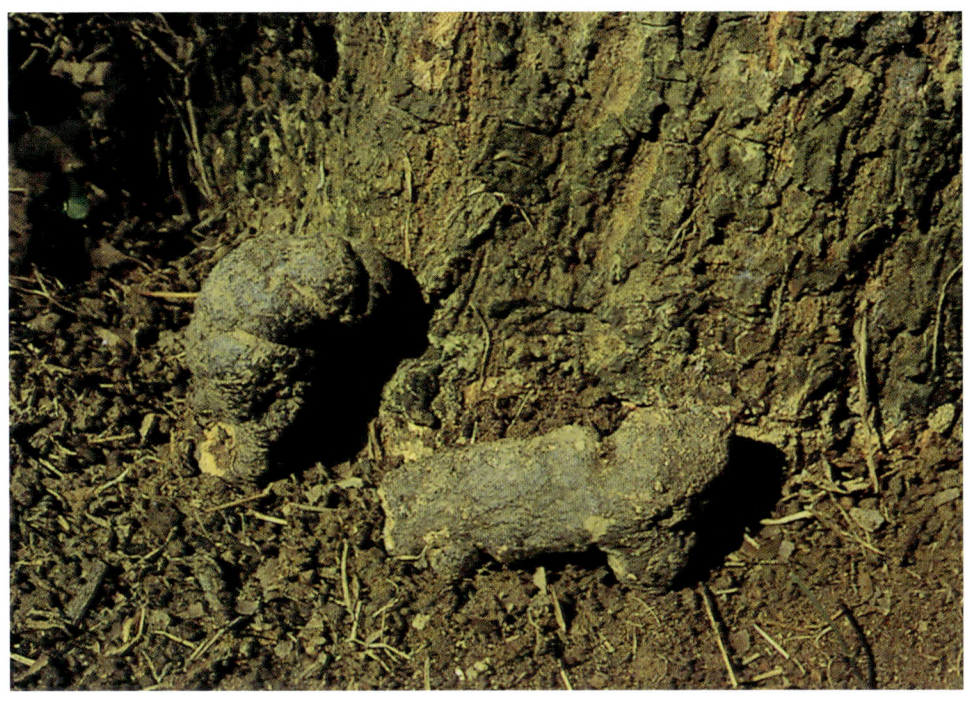

Abb. 1: Lärchenschwamm, *Polyporus umbellatus* (Pers.) Fries (Zhū Líng). Quelle: The coloured Atlas of the Chinese Materia Medica specified in Chin. Ph.

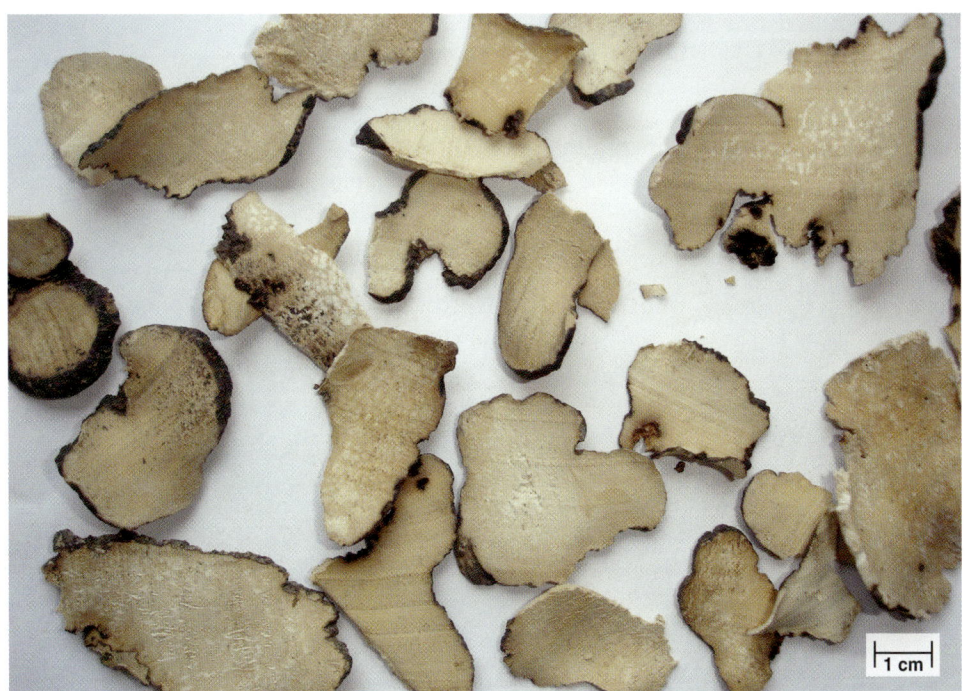

Abb. 2: Polypor, Polyporus (Zhū Líng), Schnittdroge.

Herkunft
Das getrocknete Sclerotium (Pilzmyzel) von *Polyporus umbellatus* (Pers.) Fries (Zhu Ling), Polyporaceae.

Ernte und Verarbeitung
Der Pilz wird im Frühling oder im Herbst ausgegraben, von Erde befreit und getrocknet.

Pao Zhi
Kein Pao Zhi üblich

Eigenschaften
Geschmacksrichtung: süß, geschmacksarm
Temperaturverhalten: neutral
Wirkungsort/Meridian: Nieren, Blase

Wirkung und Anwendung
Wasser ausleitend, Nässe ausscheidend.

Polyporus/Zhū Líng ist eine klassische Droge (Eine Dan-Droge ist eine geschmacksarme Droge.) zur Regulierung der Körperflüssigkeiten. Sie wirkt stärker Nässe ausscheidend als Poria/Fú Líng. Andererseits hat Poria/Fú Líng eine stärkere tonisierende Wirkung.

Polyporus/Zhū Líng kann bei allen Wassereinlagerungen/Ödemen verwendet werden. Sie wird oft mit Poria/Fú Líng kombiniert. In Rezepturen wird die Kombination Zhū Líng plus Fú Líng oft als Zhū Fú Líng abgekürzt.

Bei Miktionsstörungen und Ödemen, die durch eine Milz-Schwäche hervorgerufen werden, wird Polyporus/Zhū Líng zusammen mit Poria/Fú Líng, Alismatis rhizoma/Zé Xiè und Atractylodis macrocephalae rhizoma/Bái Zhū verordnet (siehe Rezepturen Si Ling San, Wu Ling San).

Bei wässrigem Durchfall wird die Droge zusammen mit Atractylodis rhizoma/Cāng Zhū, Magnoliae officinalis cortex/Hòu Pò und Poria/Fú Líng verwendet. Bei einer Yin-Schwäche mit Hitze-Zeichen, Miktionsstörung, Strangurie und trübem Urin wird sie mit Alismatis rhizoma/Zé Xiè, Talcum/Huá Shí und Asini corii colla/E Jiāo kombiniert (siehe Rezeptur Zhu Ling Tang).

Polyporus/Zhū Líng wird auch bei übermäßigem vaginalem Ausfluss eingesetzt sowie zur Therapie und Vorbeugung von Hepatitis.

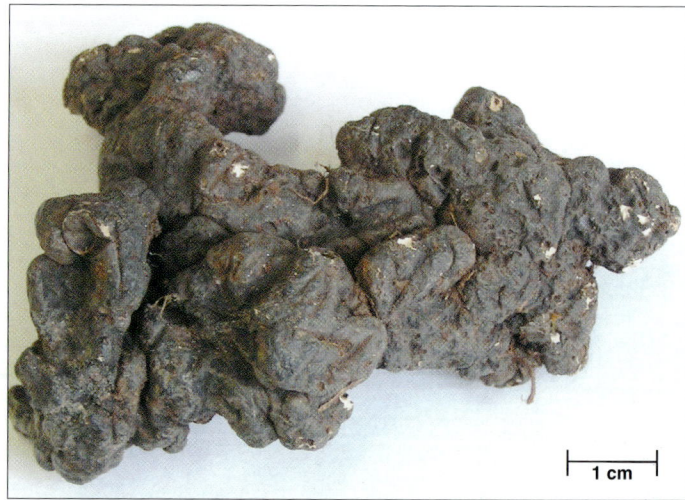

Abb. 3: Polypor, Polyporus (Zhū Líng), Ganzdroge

Dosierung
6 bis 12 g

Inhaltsstoffe
Ergosterol, Biotin, α-Hydroxytetracosansäure, Polysaccharide

Pharmakologie
Die Droge hemmt die Wiederaufnahme von Wasser, Elektrolyten, Kalium- und Natriumionen in die Nierenkanälchen. Sie wirkt antiseptisch, antineoplastisch, diuretisch und senkt ALT (früher: GPT).

Unerwünschte Wirkungen und Gegenanzeigen
Nur anwenden, wenn ein Ödem oder eine Wassereinlagerung vorhanden ist

7.1.16 Poria – Kokospilz – Fú Líng, 茯苓

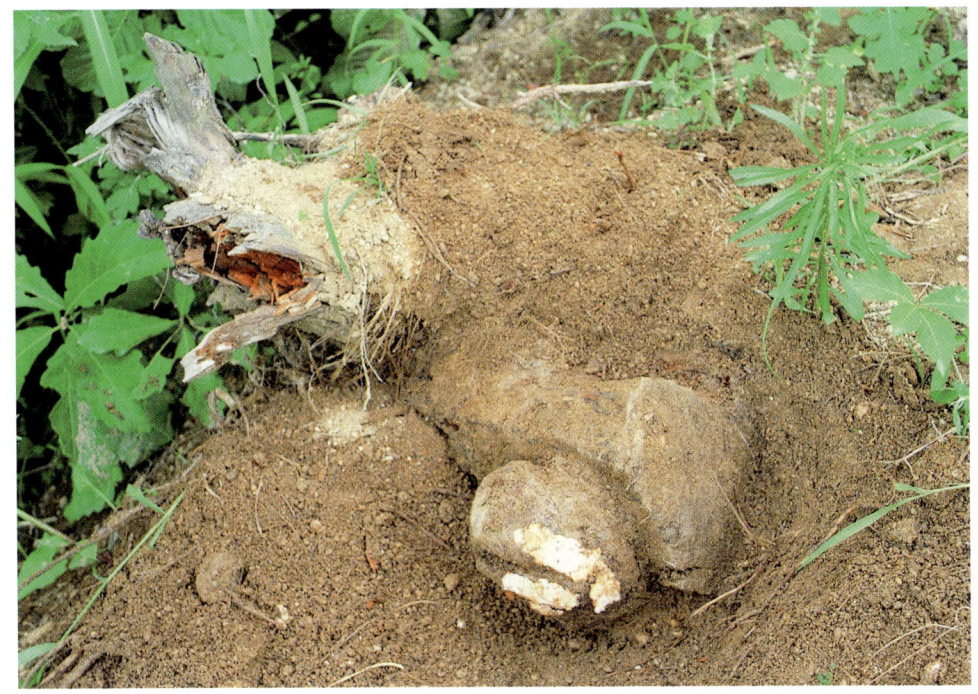

Abb. 1: Kokospilz, *Poria cocos* (Schw.) Wolf. (Fú Líng)

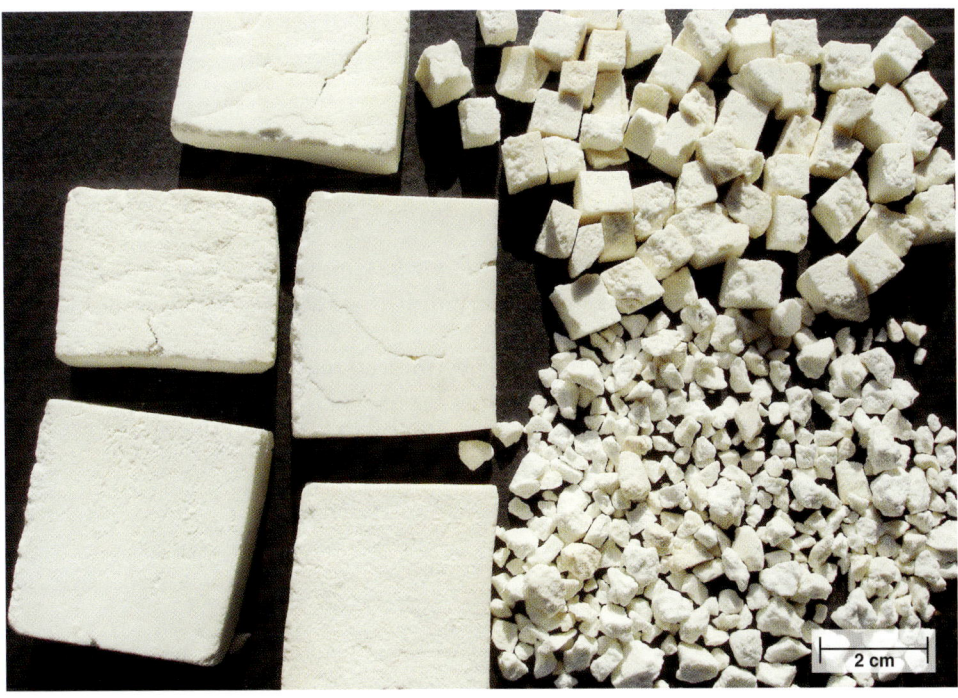

Abb. 2: Kokospilz, Poria (Fú Líng), Schnittdroge, unterschiedlich große Stücke. Fú Líng aus Yun Nan (rechts unten) wird wegen der großen Stücke, der festen Konsistenz, der rein weißlichen Farbe, der feinen Struktur, der starken Klebrigkeit an den Zähnen beim Kauen usw. als Dao Di Droge geschätzt.

Nässe ableitende Drogen

Herkunft

Das getrocknete Sclerotium von *Poria cocos* (SCHW.) WOLF (Fu Ling), Polyporaceae

Ernte und Verarbeitung

Der Pilz wächst als Parasit auf einigen Pinienbaumwurzeln. Er wird von Juli bis September ausgegraben, von Erde befreit und zum „Schwitzen" in mehrere Lagen übereinander gestapelt. Anschließend werden die Pilze ausgebreitet und an der Sonne getrocknet. Dieser Vorgang wird so oft wiederholt, bis das Innere ganz trocken ist. Die braunschwarze, stark runzelige Oberfläche wird abgeschält und als Fú Líng Pí verwendet. Die inneren, weißen Pilzteile werden in Stücke oder Scheiben geschnitten und unter dem Namen Fú Líng benutzt. Pilzhyphen, die in das Innere der Pinienwurzel eingedrungen sind und sich dort vermehrt haben, werden genauso verarbeitet wie Fú Líng Pí und Fú Líng. Da sie aber höhere Gehalte an Wirkstoffen der Pinienwurzeln enthalten, werden sie für andere Muster der TCM eingesetzt und als Fú Shén (Kap. 10.2) bezeichnet.

Pao Zhi

Kein Pao Zhi üblich

Eigenschaften

Geschmacksrichtung:	süßlich, geschmacksarm
Temperaturverhalten:	neutral
Wirkungsort/Meridian:	Herz, Lunge, Milz, Nieren

Wirkung und Anwendung

Wasser ausleitend, Nässe ausscheidend, Milz tonisierend, beruhigend.

In den Rezepturen der TCM ist Poria/Fú Líng als Kaiser zu mild und zu charakterlos, sie ist aber eine gute Minister-Droge. Poria/Fú Líng hat sowohl eine milde tonisierende Seite, als auch eine ausleitende Komponente. Da sie im Temperaturverhalten neutral ist, verletzt sie das Yin nicht und kann auch bei Völlezuständen genommen werden. Aus diesem Grund ist Poria/Fú Líng die am häufigsten verwendete chinesische Droge überhaupt.

Bei allen Ödemen, egal ob sie durch Kälte-, Hitze-, Nässe-, Leere- oder Fülle-Muster entstanden sind, kann Poria/Fú Líng eingesetzt werden (siehe Rezeptur Wu Ling San).

Bei einer Miktionsstörung, die durch eine Yin-Schwäche entstanden ist (Yang-Ming-Syndrom, das auf den Unteren Erwärmer übergreift), wird die Droge mit Polyporus/Zhū Líng, Asini corii colla/Ē Jiāo und Alismatis rhizoma/Zé Xiè verabreicht (siehe Rezeptur Zhu Ling Tang). Bei einer Milz-Yang- und Nieren-Yang-Schwäche dagegen setzt man sie zusammen mit Aconiti radix lateralis praep./Fū Zǐ und Zingiberis rhizoma recens/Shēng Jiāng ein (siehe Rezeptur Zhen Wu Tang).

Bei einer Milz-Qi-Schwäche kann Fú Líng die Milz tonisieren und die Mitte stärken. Bei einer Milz- und Magen-Qi Schwäche mit Symptomen wie vermindertem Appetit und Müdigkeit kombiniert man sie mit Cinnamomi ramulus/Guì Zhī und Atractylodis macrocephalae rhizoma/Bái Zhū wie in der Rezeptur Ling Gui Zhu Gan Tang. Bei Milz-Nässe mit Durchfall, Gewichtsverlust und Appetitmangel wird sie zusammen mit Atractylodis macrocephalae rhizoma/Bái Zhū, Dioscoreae rhizoma/Shān Yào und Coicis semen/Yì Yǐ Rén verordnet (siehe Rezeptur Shen Ling Bai Zhu San).

Poria/Fú Líng ist auch geeignet, wenn eine Milz-Qi und Herz-Blut-Schwäche vorliegt mit Symptomen wie Schlafstörungen und Palpitationen. In diesem Falle wird sie mit Astragali radix/Huáng Qí, Angelicae sinensis radix/Dāng Guī und Polygalae radix/Yuán Zhì kombiniert (siehe Rezeptur Gui Pi Tang). Poria/Fú Líng oder Poriae cum pini radix/Fu Shen können hierfür auch einzeln als Tee verabreicht werden. Die Dosis steigert man stufenweise von 6 auf bis zu 100 g. Bei Dosissteigerung ist auf Zungenkörper und -belag zu achten.

Dosierung

9 bis 15 g

Inhaltsstoffe

β-Pachyman, Pachymsäure, Pinicolsäure, Ergosterin, Pachymaran (aus β-Pachyman durch Verlust einer verzweigten Seitenkette), Adenin

Pharmakologie

Diuretisch, antineoplastisch, Pachymaran wirkt antikarzinogen

Weitere Drogen

Poriae pericarpium – Kokospilzhaut – Fú Líng Pí, 茯苓皮: Geschmack, Temperaturverhalten und Meridianbezug sind die gleichen wie bei Poria/Fú Líng.

Die Droge wird überwiegend zur Stärkung und Qi-Regulierung der Milz sowie zur Beseitigung von Ödemen benutzt (siehe Rezeptur „Wu Pi Yin"). Bei Hautödemen wird Fú Líng Pí höher dosiert (15 bis 30 g) als Poria/Fú Líng.

7.1.17 Talcum – Talk – Huá Shí, 滑石

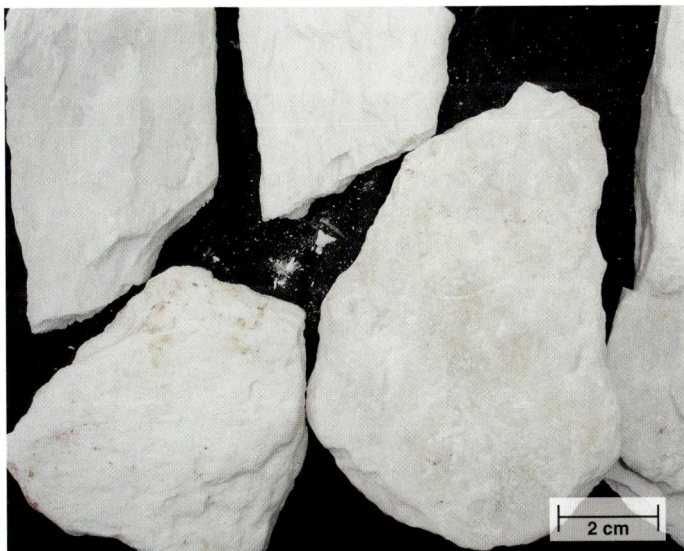

Abb. 1: Talk, Talcum (Huá Shí)

Herkunft
Magnesium-Silicat-Mineral

Gewinnung
Das Mineral wird abgebaut, gesäubert und zerkleinert.

Pao Zhi
Kein Pao Zhi üblich

Eigenschaften
Geschmacksrichtung: süßlich, geschmacksarm
Temperaturverhalten: kalt
Wirkungsort/Meridian: Magen, Lungen, Blase

Wirkung und Anwendung
Diuretisch, Strangurie befreiend, (Sommer-)Hitze kühlend, Nässe ableitend, offene Geschwüre heilend.

Bei Miktionsschwierigkeiten, z. B. Strangurie mit Schmerzen beim Wasserlassen, kann Talcum/Huá Shí den Hitze-Stau in der Blase kühlen und ausleiten. Sie ist eine wichtige Droge bei Harnzwang, der durch Hitze und Nässe entsteht und bis zu Anurie führen kann. Dafür wird die Droge zusammen mit Clematidis armandii caulis/Chuān Mù Tōng und Plantaginis semen/Chē Qián Zǐ verordnet (siehe Rezeptur Ba Zheng San). Bei Steinchenbildung in den Harnwegen oder der Blase wird Talcum/Huá Shí mit Lygodii spora/Hǎi Jīn Shā, Lysimachiae herba/Jīn Qián Cǎo und Clematidis armandii caulis/Chuān Mù Tōng kombiniert.

„Shu Shi" bedeutet im Chinesischen „durch Sommer-Hitze und Feuchtigkeit verursachte Erkrankungen" mit Symptomen wie Hitzegefühl, leichtes Fieber, Völle- und Druckgefühl im Brustkorb, Durchfall mit wässrigem oder schleimigem Stuhl, dunklem Urin, Unruhe, Durst und Schweißausbrüchen. Bei dieser Erkrankung kann Talcum/Huá Shí das Wasser ausleiten und die Hitze kühlen (siehe Rezeptur Liu Yi San).

Die Rezeptur San Ren Tang mit Talcum/Huá Shí als Bestandteil kann u. a. auch bei Sommerhitze benutzt werden, vor allen Dingen, wenn ein Qi-Stau (Druckgefühl im Brustkorb) und Nässe vorhanden sind, die abgeleitet werden müssen.

Bei Ekzemen und Nässe-Geschwüren kann Talcum/Huá Shí die Hitze kühlen und die Nässe ableiten. Die Droge wird einzeln oder mit verbranntem Alumen/Kū Fán und Phellodendri chinensis cortex/Huáng Bó als feines Pulver zur äußerlichen Anwendung eingesetzt. Bei verstärktem Schweiß kann Talcum/Huá Shí mit Menthae folium/Bò Hé und Glycyrrhizae radix et rhizoma/Gān Cǎo örtlich als feines Pulver äußerlich angewendet werden.

Dosierung
10 bis 20 g, in ausreichender Menge als feines Pulver bei äußerlicher Anwendung.

Die Droge sollte für den inneren Gebrauch im Tuch eingewickelt gekocht werden. Für die äußerliche Anwendung ist feines Pulver zu verwenden. Um es fein genug herzustellen, kann die Shui-Fei-Methode eingesetzt werden.

Inhaltsstoffe
$Mg_3(Si_4O_{10})(OH)_2$, wenig $MgSiO_4$, Al_2O_3

Pharmakologie
Offene Stellen und Wunden verschließend

Unerwünschte Wirkungen und Gegenanzeigen
Die Droge ist kontraindiziert bei Milz-Qi-Schwäche, Mangel von Flüssigkeiten im Körper, die durch lange Hitze-Erkrankungen verursacht wurden, sowie in der Schwangerschaft.

7.1.18 Tetrapanacis medulla – Tetrapanax-Stängelmark – Tōng Cǎo, 通草

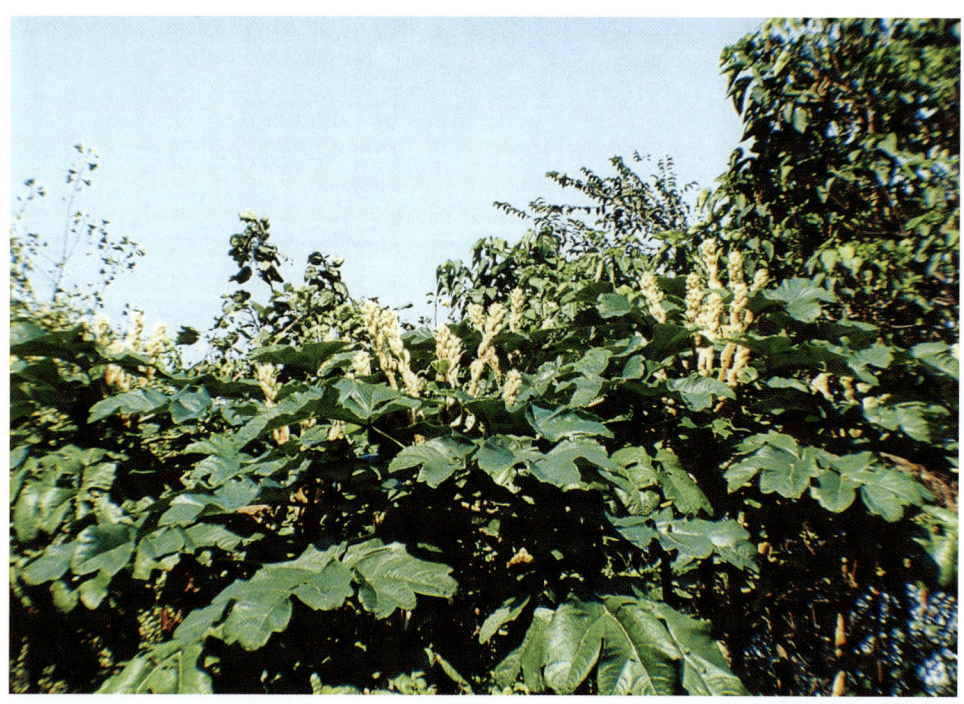

Abb. 1: Reispapierbaum, *Tetrapanax papyriferus* (Hook.) K. Koch (Tōng Cǎo)

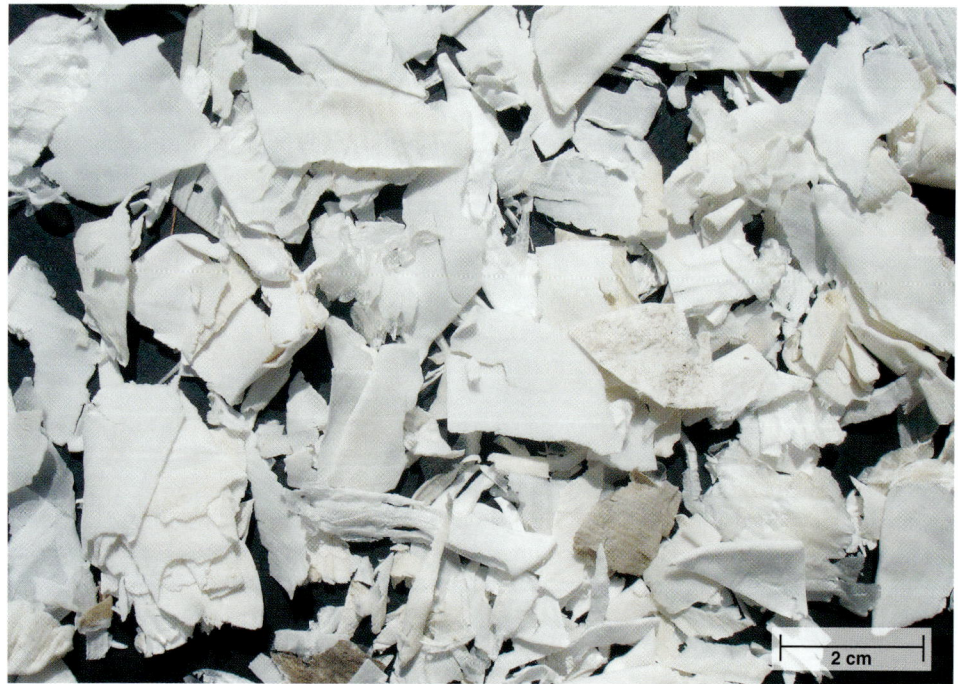

Abb. 2: Tetrapanax-Stängelmark, Tetrapanacis medulla (Tōng Cǎo), Schnittdroge. Bei hochwertiger Verarbeitung kommen die dünnen Scheiben in quadratischer Form in den Handel.

Synonyme
Reispapierbaum

Herkunft
Das getrocknete Stängelmark von *Tetrapanax papyriferus* (Hook.) K. Koch, Araliaceae

Auf dem Markt befinden sich auch Xiǎo Tōng Cǎo, das früher ebenfalls als Tetrapanacis medulla/Tōng Cǎo bezeichnet wurde. Dieses getrocknete Mark von *Stachyurus himalaicus* Hook F. et. Thoms, Stachyuraceae, ist seit der Chin. Ph. 2005 unter dem Namen „Medulla Stachyuri/Xiǎo Tōng Cǎo" (kleine Tōng Cǎo) offizinell.

Ernte und Verarbeitung
Die Stängel werden im Herbst geschnitten und in 50 bis 150 cm lange Abschnitte geteilt. Im noch frischen Zustand wird das Mark mit einer Holzstange herausgestoßen. Danach wird das Stängelmark in gerade Stücke geschnitten und an der Sonne getrocknet.

Pao Zhi
Kein Pao Zhi üblich.

Eigenschaften
Geschmacksrichtung:	süßlich, geschmacksarm
Temperaturverhalten:	leicht kalt
Wirkungsort/Meridian:	Lunge, Magen

Wirkung und Anwendung
Hitze kühlend, Nässe ableitend, diuretisch, Milchsekretion fördernd.

Tetrapanacis medulla/Tōng Cǎo wirkt glättend und Stau auflösend auf Harnwegs- und Blasenwände und leitet Hitze und Nässe mit dem Urin aus. Die Droge wird auch bei Miktionsstörungen verwendet, die durch Nässe-Hitze verursacht wurden und mit tropfendem, schmerzhaftem Urin einhergehen. Dafür wird Tetrapanacis medulla/Tōng Cǎo, Lophatheri herba/Dàn Zhú Yè, Talcum/Huá Shí und Imperatae rhizoma/Bái Máo Gēn zusätzlich in die Rezeptur Xie Xin Tang gegeben.

Bei ausbleibender Laktation durch einen Stau in den Milchgängen wird in China die folgende Rezeptur empfohlen: Tetrapanacis medulla/Tōng Cǎo 10 g, Chuanxiong rhizoma/Chuān Xiōng 9 g und Glycyrrhizae radix et rhizoma/Gān Cǎo 6 g werden mit 250 g Eisbein zwei Stunden lang ohne Salz gekocht und eingenommen.

Dosierung
3 bis 5 g

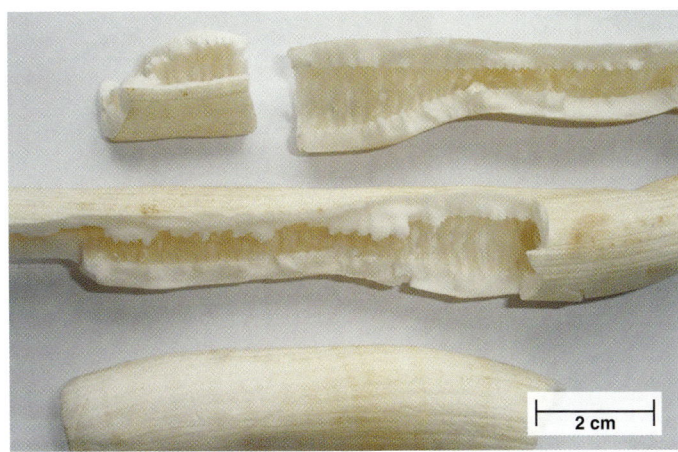

Abb. 3: Tetrapanax-Stängelmark, Tetrapanacis medulla (Tōng Cǎo), Ganzdroge, innen hohl, Außendurchmesser von 1 bis 2,5 cm, Innendurchmesser von 0,3 bis 1,5 cm Abstand. Der Innenraum wird von einer querliegenden Membran geteilt.

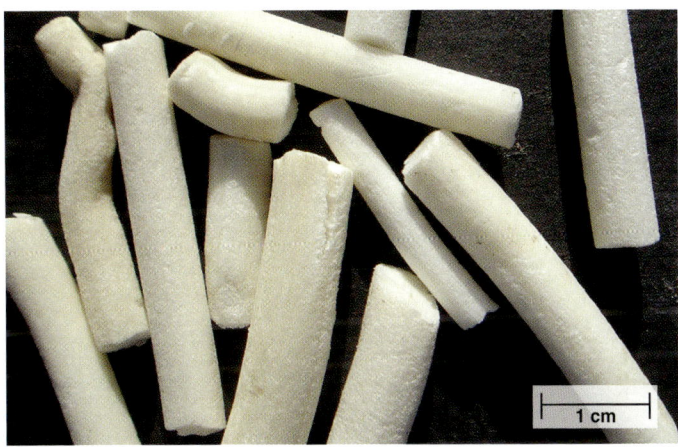

Abb. 4: Stachyurus-Stängelmark, Stachyuri medulla/Xiào Tōng Cǎo. Im chinesischen bedeutet dieser Name kleine Tōng Cǎo. Die Droge hat einen geringeren Durchmesser, keine Membran und keinen hohlen Innenraum. Sie wird häufig als Tetrapanacis medulla/Tōng Cǎo verkauft.

Inhaltsstoffe
Inositol, Polypentose, Arabinose, Lactose, Galacturonsäure

Pharmakologie
Diuretisch, fördert die Milchbildung

8 Wind und Nässe austreibende Drogen – Qu Feng Shi Yao – 祛风湿药

8.1 Kälte, Nässe und Wind austreibende Drogen –
Qu Feng Shi San Han Yao – 祛风湿散寒药

8.2 Wind austreibende und Hitze kühlende Drogen –
Qu Feng Qing Re Yao – 祛风湿清热药

8.3 Wind und Nässe austreibende, Leber und Niere tonisierende Drogen –
Qu Feng Shi Qiang Jin Gu Yao – 祛风湿强筋骨药

8.1 Kälte, Nässe und Wind austreibende Drogen – Qu Feng Shi San Han Yao, 祛风湿散寒药

Drogenübersicht für Kälte, Nässe und Wind austreibende Drogen

Lat. Name	Dt. Name	Pin-Yin-Name	Chin. Name	Seite
Aconiti kusnezoffii radix praeparata	Vorbehandelte Kusnezoff-Eisenhutwurzel	Zhì Cǎo Wū	制草乌	344
Aconiti radix praeparata	Vorbehandelte chinesische Eisenhutwurzel	Zhì Chuān Wū	制川乌	342
Agkistrodon	Chinesische Nasenotter	Qí Shé	蕲蛇	345
Angelicae pubescentis radix	Angelica-pubescens-Wurzel	Dú Huó	独活	347
Bungarus parvus	Junge Vielbindenbungar	Jīn Qián Bái Huā Shé	金钱白花蛇	349
Chaenomelis fructus	Chinesische Quittenfrüchte	Mù Guā	木瓜	350
Clematidis radix et rhizoma	Chinesische Waldrebenwurzel	Wēi Líng Xiān	威灵仙	352
Homalomenae rhizoma	Hamolomena-Wurzelstock	Qiān Nián Jiàn	千年健	354
Liquidambaris fructus	Amberbaumfrüchte	Lù Lù Tōng	路路通	356
Lycopodii herba	Japanisches Bärlappkraut	Shēn Jīn Cǎo	伸筋草	358
Piperis kadsurae caulis	Kadsura-Pfefferstängel	Hǎi Fēng Téng	海风藤	360
Tripterygii herba	Tripterygium-Kraut	Léi Gōng Téng	雷公藤	362
Zaocys	Chinesische Rattenschlange	Wū Shāo Shé	乌梢蛇	364

Gemeinsamkeiten

Die Drogen dieser Gruppe sind warm bis heiß in ihrem Temperaturverhalten und scharf in ihrer Geschmacksrichtung. Sie werden oft für die Behandlung des Bi-Syndroms eingesetzt, das durch Wind-Kälte und -Nässe entstanden ist. Daraus können Schmerzen in den Gelenken, Meridianen und Sehnen sowie Taubheit, Bewegungseinschränkungen und Schwellungen entstehen. Es gibt weitere Drogen, die bei Kälte, Nässe, Wind-Bi-Syndrom verwendbar sind, z.B. Atractylodis rhizoma/Cāng Zhū, Curcumae longae rhizoma/Jiāng Huáng.

In der Regel werden die Drogen in Alkohol eingelegt und eingenommen oder mit Alkohol verarbeitet (Pao Zhi).

Da die Drogen meistens trocknende Eigenschaften aufweisen, sind sie bei Blutmangel und Yin-Schwäche kontraindiziert. Viele Drogen aus dieser Gruppe können auch die Magen-Darmschleimhaut reizen.

8.1.1 Aconiti radix praeparata – Vorbehandelte Chinesische Eisenhutwurzel – Zhì Chuān Wū, 制川乌

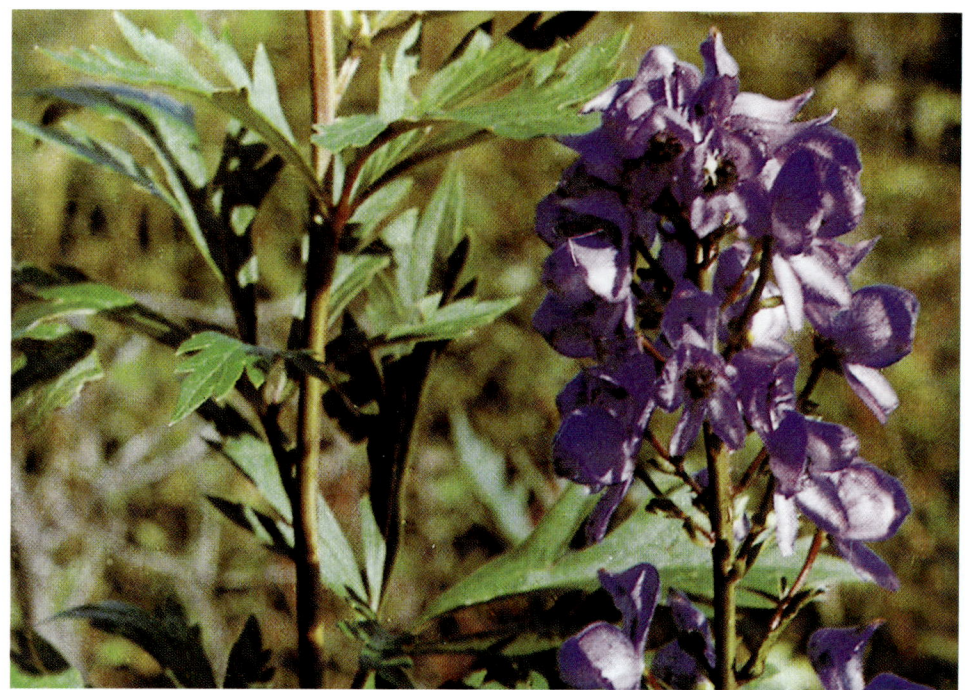

Abb. 1: Kusnezoff-Eisenhut, *Aconitum kusnezoffii* Reichb. (Běi Wū Tóu). Quelle: The coloured Atlas of the Chinese Materia Medica specified in Chin. Ph.

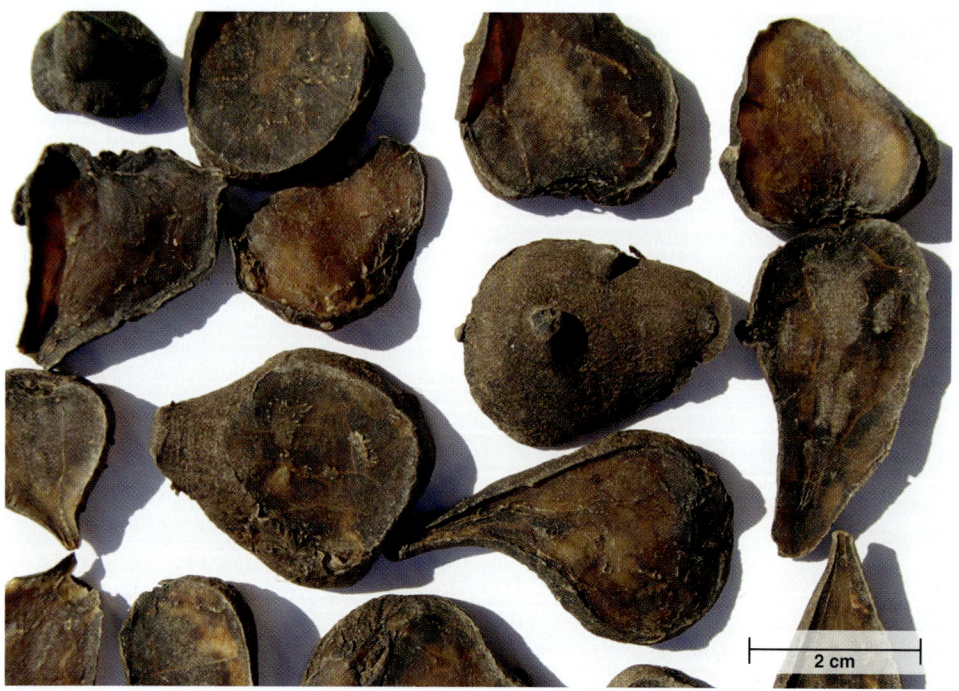

Abb. 2: Vorbehandelte Chinesische Eisenhutwurzel, Aconiti radix praeparata, (Zhì Chuān Wú), Schnittdroge

Herkunft
Die getrocknete vorbehandelte Hauptwurzel von *Aconitum carmichaeli* Debx. (Wū Tóu), Ranunculaceae

Ernte und Verarbeitung
Die Wurzel wird von Mitte Juni bis Anfang August ausgegraben, von Nebenwurzeln und Erdreich befreit und an der Sonne getrocknet. Die Droge in dieser Form wird als Aconiti radix/Shēng Chuān Wū bezeichnet. Sie ist stark giftig und darf nur äußerlich angewendet werden.

Pao Zhi
Zhì Chuān Wū: Shēng Chuān Wū werden nach Größe sortiert, in Wasser bis zur Durchfeuchtung eingelegt und anschließend so lange gekocht, bis ihr Inneres keinen weißen Bereich mehr aufweist und auf der Zunge nicht mehr betäubend und stechend wirkt. Die Droge wird dann an der Sonne vorgetrocknet (Verminderung des Wassergehaltes auf ca. 60 %), anschließend geschnitten und durchgetrocknet. Bei innerer Anwendung darf nur diese Form verwendet werden.

Die Bezeichnung Chuān Wū allein kann sowohl Aconiti radix/Shēng Chuān Wū als auch Aconiti radix praep./Zhì Chuān Wū bedeuten. Auf einem Rezept steht häufig auch nur „Aconiti radix", wenn Zhì Chuān Wū benötigt wird. Zur innerlichen Einnahme darf in allen Fällen immer nur Zhì Chuān Wū abgegeben werden.

Wenn Aconiti lateralis radix praep./Fù Zǐ als „Aconiti radix" oder „Aconiti radix praep." rezeptiert wird, sollten der Therapeut und der Apotheker anhand des Therapieziels diese Verordnung überprüfen und ggf. das Rezept korrigieren. Aconiti lateralis radix praep./Fù Zǐ wirkt Yang aufbauend, Aconiti radix praep./Zhì Chuān Wū treibt dagegen Kälte-Nässe aus.

Qualität
Merkmale guter Qualität von Shēng Chuān Wū sind größere, dicke und feste Stücke, die innen weißlich und nicht hohl sind.

Eigenschaften
Geschmacksrichtung:	scharf, bitter, sehr giftig (richtig vorbehandelt leicht giftig)
Temperaturverhalten:	heiß
Wirkungsort/Meridian:	Leber, Herz, Milz, Nieren

Wirkung und Anwendung
Wind- und Kälte-Nässe austreibend, schmerzstillend, Oberfläche öffnend.

Aconiti radix praep./Zhì Chuān Wū ist bei allen Wind-Kälte-Nässe-Bi-Mustern einzetzbar. Sie wirkt Kälte und Nässe austreibend und ist eine der wichtigen Drogen zur Behandlung des Bi-Syndroms mit Muskel-, Kopf-, Gelenkschmerzen und Rheuma. Eine wichtige Rezeptur ist Wu Tou Tang. Bei Taubheitsgefühl in den Gliedern

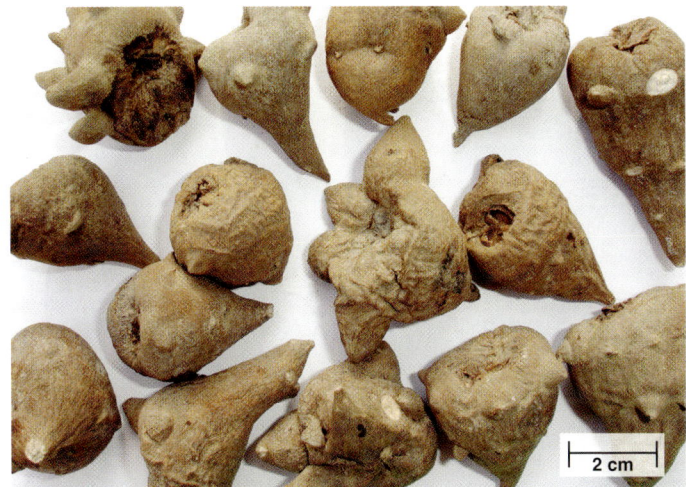

Abb. 3: Chinesische Eisenhutwurzel, Aconiti radix (Chuān Wū), Ganzdroge. Die große, dicke und feste Wurzel gilt als gute Qualität.

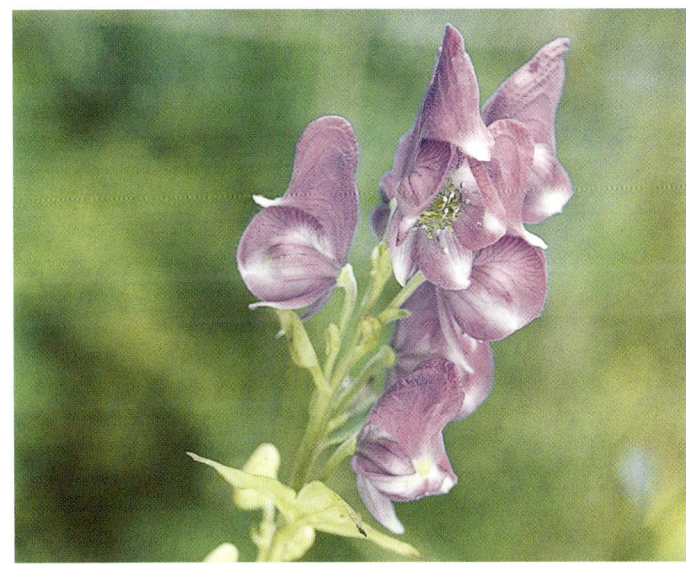

Abb. 4: Chinesischer Eisenhut, *Aconitum carmichaeli* Debx. (Wū Tóu)

sowie bei Bewegungseinschränkungen, wie bei Rheuma oder nach einem Schlaganfall, können auch die Fertigarzneimittel Da Huo Luo Wan oder und Xiao Huo Luo Wan eingesetzt werden.

Aufgrund ihres heißen Temperaturverhaltens kann die Droge als Dekokt mit Honigzugabe auch bei Hernien eingenommen werden.

Bei Sportverletzungen wird Aconiti radix/Shēng Chuān Wū zusammen mit Olibanum/Rǔ Xiāng, Myrrha/Mò Yào und Notoginseng radix et rhizoma/Sān Qī/Tián Qī als Paste oder Pflaster äußerlich verwendet.

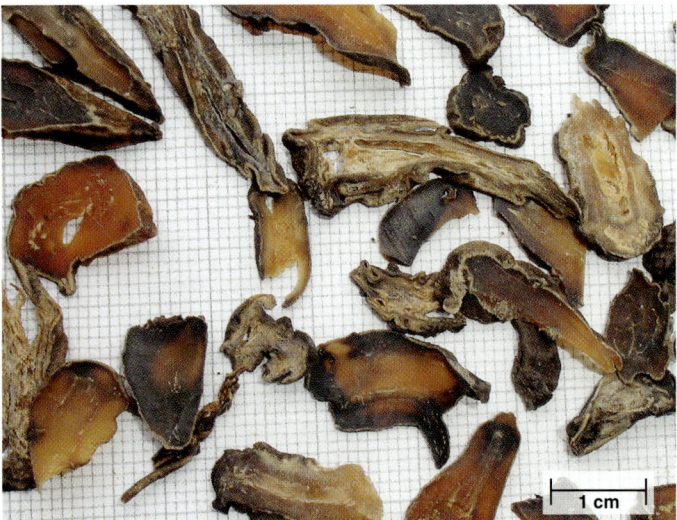

Abb. 5: Vorbehandelte Kusnezoff-Eisenhutwurzel, Aconiti kusnezoffii radix praeparata (Zhì Cǎo Wū), Schnittdroge. Bei der in der Abbildung gezeigten Ware handelt es sich um eine schlechte Qualität, da keine Auslese stattgefunden hat und schlecht verarbeitet wurde. Bei guter Verarbeitung werden nur größere Stücke ausgewählt, die Stängelreste und die hohlen gräulichen Stücke werden entfernt. Die Droge soll durchscheinend braun und von fester, hornartiger Konsistenz sein.

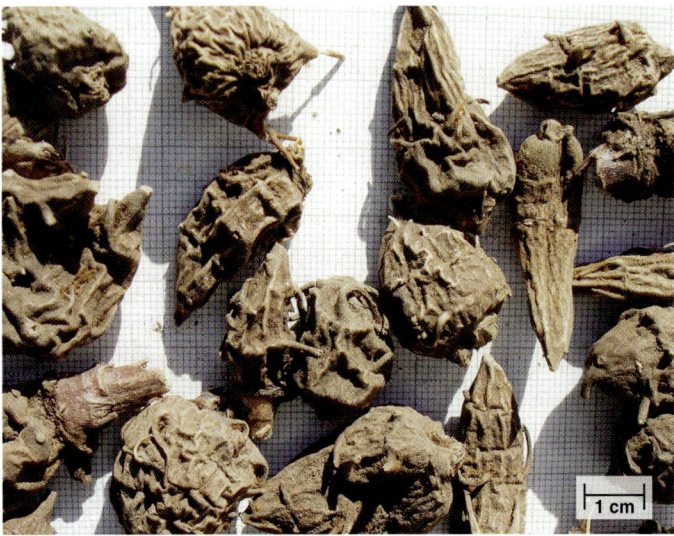

Abb. 6: Kusnezoff-Eisenhutwurzel, Aconiti kusnezoffii radix (Cǎo Wū), Ganzdroge, unbehandelt, groß, fest und schwer, gute Qualität.

Zur Anästhesie und zum Schmerzstillen wird die Droge mit Bufonis venenum/Chān Sū, Arisaematis rhizoma/Shēng Tiān Nán Xīng und Pinelliae rhizoma/Shēng Bàn Xià kombiniert und ebenfalls äußerlich angewendet.

Dosierung

1,5 bis 3 g. Um sicherzustellen, dass die Diesteralkaloide hydrolysiert sind, wird die Droge in der Regel je nach Stückgröße 15 bis 60 Minuten vorgekocht.

Inhaltsstoffe

Diesteralkaloide: Mesaconitin, Aconitin, Hypaconitin, Jesaconitin, Isodelphinin, ferner Aconitan. Diesteralkaloide, die sehr giftig sind, werden durch die Verarbeitung (Pao Zhi) hydrolysiert. Die Hydraminalkaloide Aconin, Mesaconin und Hypaconin behalten ihre Wirksamkeit. Ihre Giftigkeit beträgt aber nur 1/200 der Diesteralkaloide.

Laut Chin. Ph. soll der Gehalt an Alkaloiden (Gesamtalkaloide, berechnet als Aconitin) mindestens 0,20 % betragen, während der Gehalt an Diesteralkaloiden (berechnet als Aconitin 0,15 % nicht überschreiten sollen.

Pharmakologie

Analgetisch

Unerwünschte Wirkungen und Gegenanzeigen

Bei schlechter Verarbeitung, falscher Diagnose (wenn Hitze vorhanden ist), falscher Dosierung und einer zu langen Anwendungsdauer können Nebenwirkungen auftreten.

Bei Aconitin beträgt die Vergiftungsdosis 0,2 mg, die Todesdosis liegt bei 2 bis 4 mg. Diese Werte sind u. a. auch von der Klimazone, Jahreszeit und dem indiviuellen Muster (Kälte) abhängig.

Bei Anfangszeichen einer Vergiftung, z. B. bei Taubheitsgefühl in den Lippen und an der Zunge, ist die Einnahme sofort zu beenden. Weitere Symptome einer Vergiftung sind unter anderem Taubheitsgefühl am gesamten Körper, Kopfschmerzen, Schwindel, nicht mehr sprechen können, Inkontinenz, Gliederkrämpfe, Atembeschwerden, Herzrhythmus-Störungen, Blutdruckabfall und kalte Glieder.

Erste-Hilfe-Maßnahmen bei einer Vergiftung:
Atropin 0,1 bis 1 mg i. m. Traditionell wurden Lǜ Dòu (grüne Bohnen), Glycyrrhizae radix et rhizoma/Gān Cǎo und frischer Ingwer als Dekokt verabreicht.

Folgende Fertigarzneimittel enthalten Chuan Wu: Da Huo Luo Wan, Xiao Huo Luo Wan, Wang Bi Chong Ji, Han Shi Bi Chong Ji, Jiu Fen San, Shan Yao Wan, Shu Jin Wan, Shu Feng Ding Tong Wan, Shu Luo Yang Gan Wan, Shang Ke Qi Wei Pian, Jiu Zhuan Hui Sheng Dan u. s. w.

Weitere Drogen

Aconiti kusnezoffii radix praep. – Vorbehandelte Kusnezoff-Eisenhutwurzeln – Zhì Cǎo Wū, 制草乌: Aconiti kusnezoffii radix ist die getrocknete, vorbehandelte Wurzel von *Aconitum kusnezoffii* Reichb. (Bei Wu Tou), Ranunculaceae. Weitere Angaben, siehe Aconiti radix praep./Zhì Chuān Wū. Beide werden häufig zusammen verwendet oder gegeneinander ausgetauscht.

8.1.2 Agkistrodon – Chinesische Nasenotter – Qí Shé, 蕲蛇

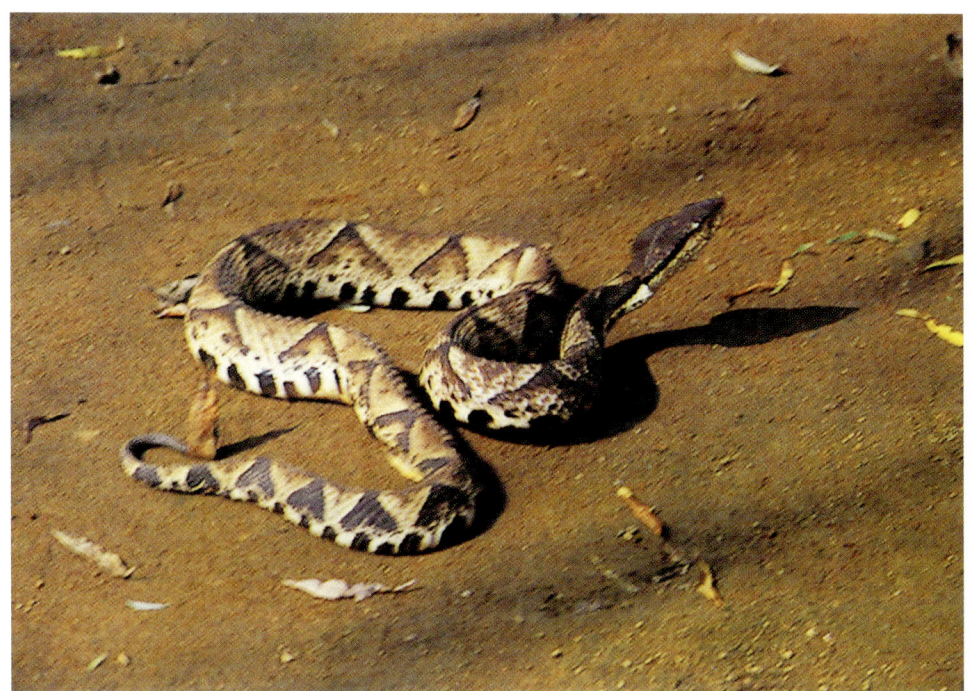

Abb. 1: Chinesische Nasenotter, *Agkistrodon acutus* (Guenther) (Qí Shé). Schlange in Häutung (Ekdysis). Die Hautmuster sind unten erkennbar. Die Nase ist nach oben zugespitzt, die Schwanzspitze ist verhornt, weshalb man sie „Fo Zhi Jiä – Buddhas Fingernägel nennt.

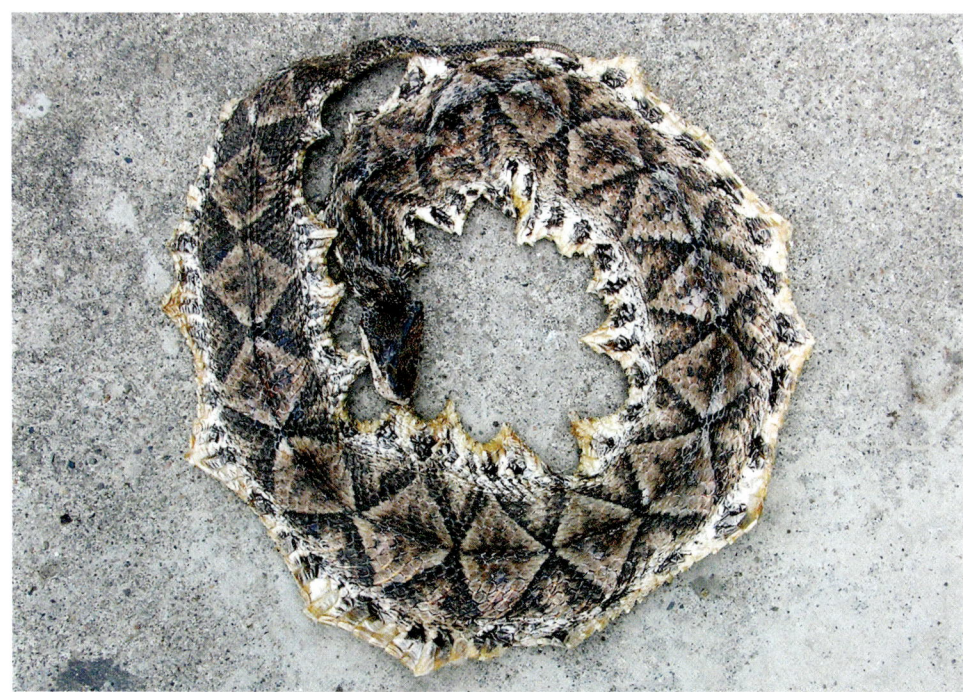

Abb. 2: Getrocknete Chinesische Nasenotter, Agkistrodon (Qí Shé), Ganzdroge

Kälte, Nässe und Wind austreibende Drogen

Synonyme
Wǔ Bù Shé, 五步蛇, Baí Huā Shé, 白花蛇

Herkunft
Der getrocknete Körper (ohne Eingeweide) von *Agkistrodon acutus* (Guenther) (Qí She), Viperidae

Gewinnung
Die Schlange wird im Frühling oder im Herbst gefangen, von den Innereien befreit, getrocknet und in Reiswein eingeweicht. Danach werden Haut und Knochen entfernt. Die Droge wird teilgetrocknet und geschnitten (nur das Fleisch) und sollte in dieser Form verabreicht werden.

Pao Zhi
Kein Pao Zhi üblich

Qualität
Agkistrodon/Qí Shé ist eine sehr teure Arzneidroge, weshalb häufig Fälschungen gehandelt werden. Die Apotheke sollte daher vorzugsweise ganze Schlangen beziehen und folgende Identitätsmerkmale prüfen: Nach oben gehobene Nase, 24 quadratische, weiße Fleckenmuster auf dem Rücken (gelbe Flecken sind auch möglich, die Ware ist dann teurer), punktförmige Flecken in einer Reihe am Bauch, als Schwanzspitze eine scharf verhornte Schuppe (Bezeichnung in Fachkreisen „Buddhas Fingernägel"). Die Identität zerkleinerter Agkistrodon/Qí Shé und deren Verfälschungen lässt sich mittels Elektrophorese prüfen.

Die Ware aus Qi Zhou (in der Provinz Hu Bei) hat hinsichtlich der Qualität den besten Ruf. Die tote Schlange sollte beide Augen geöffnet haben. Größere Stücke des Schlangenkörpers inklusive Kopf und Schwanz mit einer klaren Musterung und sorgfältig entfernte Eingeweide gelten als gute Qualität.

Die Droge sollte in einem dicht verschlossen Porzellangefäß gelagert werden. Am besten wird sie zusammen mit Zanthoxyli fructus/Huā Jiāo zum Schutz vor Insektenfraß und zur Verlängerung der Haltbarkeit gelagert.

Eigenschaften
Geschmacksrichtung:	süß, salzig
Temperaturverhalten:	warm, giftig
Wirkungsort/Meridian:	Leber

Wirkung und Anwendung
Wind austreibend, Meridian befreiend, Sasmen lösend

Bei hartnäckigem Wind-Nässe-Bi-Syndrom mit Symptomen wie Taubheitsgefühl in den Gliedern, verkrampften Sehnen und Bewegungseinschränkungen, ist diese Droge ein Mittel der ersten Wahl. Sie kann auch bei einem durch Inneren (Leber)Wind verursachten Schlaganfall und dessen Folgen, (schiefe Augen und Mund, Paralyse) angewendet werden. Agkistrodon/Qí Shé ist stark Wind austreibend. Sie befreit die Meridiane und wird oft in Kombination mit Saposhnikoviae radix/Fáng Fēng, Angelicae pubescentis radix/Dú Huó und Gastrodiae rhizoma/Tiān Má eingesetzt. Agkistrodon/Qí Shé kann als Einzelmittel, in einer Rezeptur oder auch in Reisschnaps eingelegt verordnet werden.

Bei Lepra und verschiedenen anderen Hautbeschwerden mit Juckreiz kann Agkistrodon/Qí Shé Wind austreiben und den Juckreiz stillen. Sie wirkt nach dem Prinzip Gift gegen Gift und wird oft mit Zaocys/Wū Shāo Shé, Realgar/Xióng Huáng und Rhei radix et rhizoma/Shēng Dà Huáng zusammen verwendet.

Bei akuten oder chronischen Konvulsionen von Kleinkindern und bei Tetanus kombiniert man sie mit Zaocys/Wū Shāo Shé (Chinesische Rattenschlange) und Scolopendra/Wú Gōng. Sie wird als Pulver oder in Reiswein verabreicht.

Dosierung
3 bis 9 g , als Pulver 2- bis 3-mal pro Tag (je 1 bis 1,5 g)

Inhaltsstoffe
Der Giftstoff im Kopf der Schlange besteht überwiegend aus Hämorrhagin, etwas Nerventoxin, Antithromboplastin, thrombinähnlichen Subtanzen und ihren Esterasen sowie Guanosin.

Pharmakologie
Erweitert Blutgefäße, wirkt blutdrucksenkend, sedativ und analgetisch. Arginin senkt Blutlipide, reduziert Blutviskosität und wird bei koronaren Erkrankungen eingesetzt

Unerwünschte Wirkungen und Gegenanzeigen
Giftig. Vorsicht bei der Anwendung ist daher geboten. Bei Einnahme der Droge in einer alkoholischen Lösung darf der Patient keinem Zugwind ausgesetzt werden, da dies die Wirkung der Droge herabsetzt. Während der Einnahme ist der Patient auch sehr windempfindlich.

8.1.3 Angelicae pubescentis radix – Angelica-pubescens-Wurzel – Dú Huó, 独活

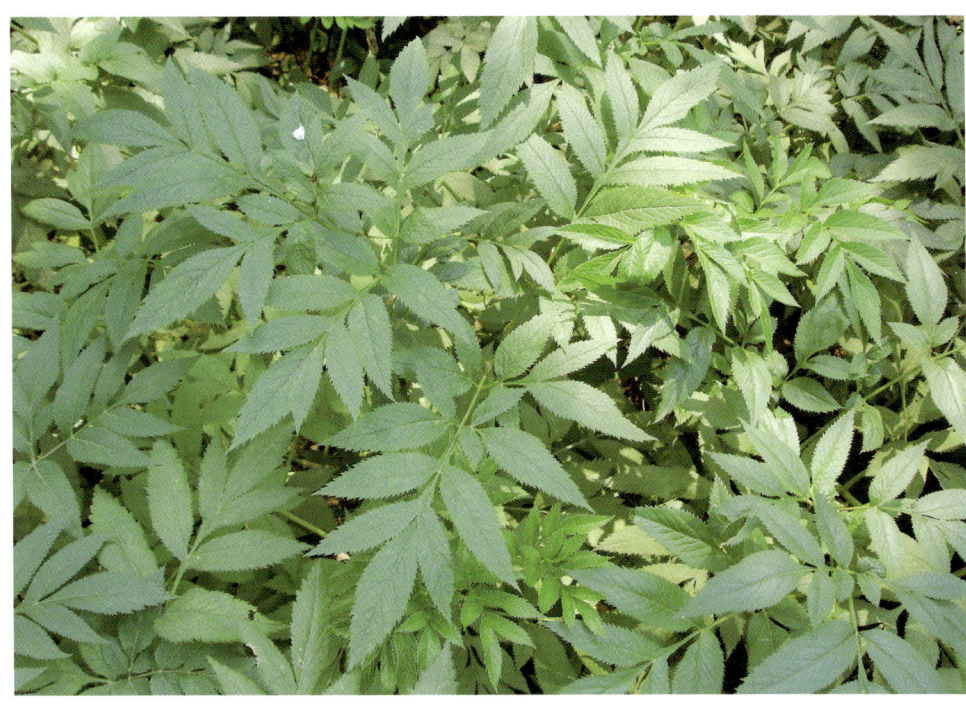

Abb. 1: Flaumige Engelwurz, *Angelica pubescens* Maxim. f. *biserrata* Shan et Yuan (Chóng Chǐ Máo Dāng Guī)

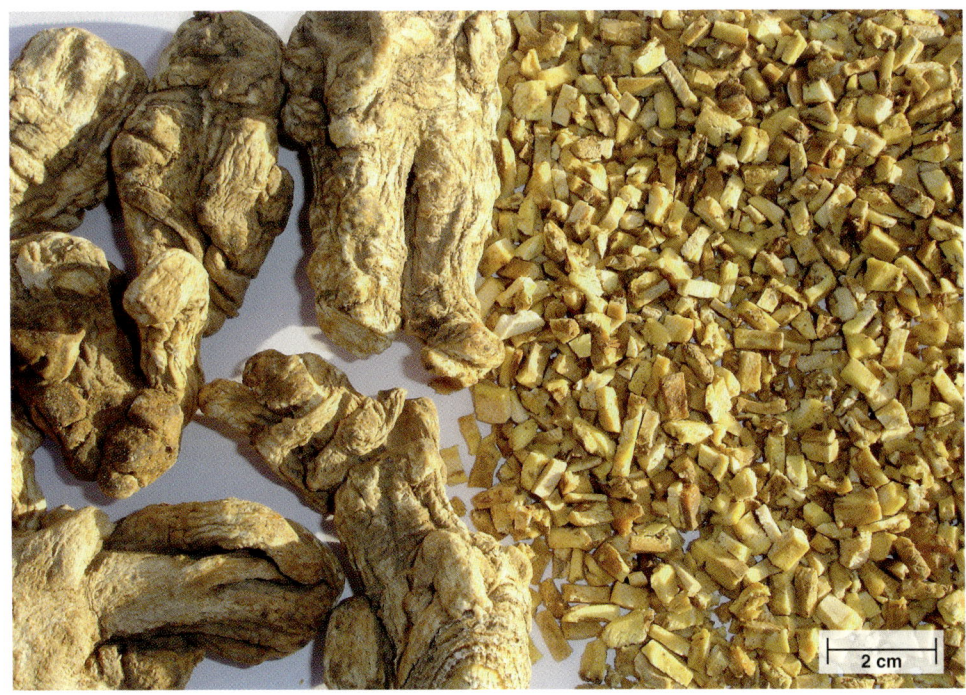

Abb. 2: Angelica-pubescens-Wurzel, Angelicae pubescentis radix (Dú Huó). Links: Ganzdroge. Rechts: Schnittdroge

Kälte, Nässe und Wind austreibende Drogen **347**

Synonyme
Flaumige Engelwurzwurzel

Herkunft
Die getrocknete Wurzel von *Angelica pubescens* Maxim. f. *biserrata* Shan et Yuan (Zhong Chi Mao Dang Gui), Umbelliferae. Als lateinische Bezeichnung für Dú Huó wird in der Literatur manchmal Heraclei radix genannt. Diese Droge stammt aber von *Heracleum moellendorffii* Hance (Duan Mao Du Huo) und *Heracleum acuminatum* Fr. (Jian Jian Ye Du Huo). Die Bezeichnung „Heraclei radix" wird im Chin. Ph. nicht geführt und gilt im Zusammenhang mit Angelicae pubescentis radix als falsch.

Ernte und Verarbeitung
Die Wurzeln werden im Frühjahr oder im Spätherbst ausgegraben, getrocknet und geschnitten.

Pao Zhi
Kein Pao Zhi üblich

Eigenschaften
Geschmacksrichtung: scharf, bitter
Temperaturverhalten: leicht warm
Wirkungsort/Meridian: Leber, Blase

Wirkung und Anwendung
Wind austreibend, schmerzstillend, Oberflächen öffnend, Leitbahnen freimachend.

Die Droge wirkt bei allen Wind-Kälte-Nässe-Bi-Erkrankungen. Ihre Wirkrichtung ist absenkend, und sie ist dadurch zur Behandlung rheumatoider Schmerzen in der Hüfte, den Lenden und Knien, also der unteren Extremitäten, geeignet. Bei Wind-Bi wird Angelicae pubescentis radix/Dú Huó zusammen mit Aconiti radix lateralis praep./Fù Zǐ, Aconiti radix praep./Zhì Chuān Wū und Saposhnikoviae radix/Fáng Fēng eingesetzt. Bei zusätzlicher Nierenschwäche wird die Droge mit Taxilli herba/Sāng Jì Shēng, Eucommiae cortex/Dù Zhòng und Saposhnikoviae radix/Fáng Fēng kombiniert (siehe Rezeptur Du Huo Ji Sheng Tang). Angelicae pubescentis radix/Dú Huó, Achyranthis bidentatae radix/Níu Xī und Gentianae macrophyllae radix/Qín Jiāo wirken stärker in der unteren Hälfte des Körpers, wogegen Curcumae longae rhizoma/Jiāng Huáng und Notopterygii rhizoma et radix/Qiāng Huó stärker im Arm- und Schulterbereich wirken.

Wenn die Körper-Oberfläche von außen durch Wind-Kälte-Nässe attackiert wird, wirkt Angelicae pubescentis radix/Dú Huó schweißtreibend und die Oberfläche befreiend. Um Wind auszutreiben und Nässe zu trocknen wird die Droge mit Notopterygii rhizoma et radix/Qiāng Huó, Saposhnikoviae radix/Fáng Fēng und Schizonepetae spica/Jīng Jiè kombiniert (siehe Rezeptur Jing Fang Bai Du San).

Dosierung
3 bis 9 g

Inhaltsstoffe
Bergapten, Columbianadin, Columbianetin, Umbelliferon, Angelole (A bis H), Scopoletin, Osthol. Laut Chin. Ph. soll der Gehalt an Osthol mindestens 0,50 % betragen.

Pharmakologie
Antiinflammatorisch, analgetisch, sedativ, erweitert Blutgefäße, blutdrucksenkend, hypnotisch, aktiviert die Atmung

Unerwünschte Wirkungen und Gegenanzeigen
Kontraindiziert bei Kopfschmerzen, die durch eine Yin-Schwäche verursacht wurden

8.1.4 Bungarus parvus – Junge Vielbindenbungar – Jīn Qián Bái Huā Shé, 金钱白花蛇

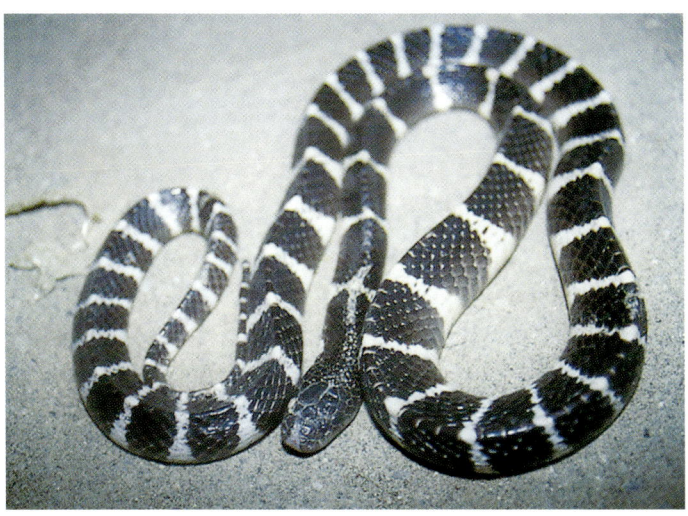

Abb. 1: Vielbindenbungar, *Bungarus multicinctus* Blyth. (Jīn Qián Bái Huā Shé). Quelle: The coloured Atlas of the Chinese Materia Medica specified in Chin. Ph.

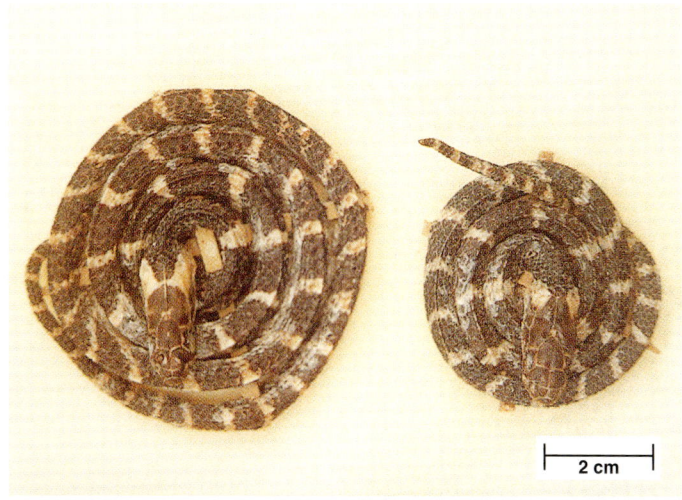

Abb. 2: Getrocknete Vielbindenbungar, Bungarus parvus (Jīn Qián Bái Huā Shé), Ganzdroge

Herkunft
Der getrocknete Körper eines jungen Exemplars der Schlange *Bungarus multicinctus* Blyth., Elapidae

Eigenschaften
Geschmacksrichtung: süß, salzig
Temperaturverhalten: warm
Wirkungsort/Meridiane: Leber

Wirkung und Anwendung
Sie wird insbesondere bei Wind-Nässe Rheuma, Taubheit in den Gliedern, Bewegungseinschränkungen, Gesichtslähmung (schiefer Mund) nach einem Schlaganfall und bei Geschwüren verwendet.

Dosierung
3 bis 4,5 g

Weitere Angaben siehe Agkistrodon/Qí Shé

Kälte, Nässe und Wind austreibende Drogen

8.1.5 Chaenomelis fructus – Chinesische Quittenfrüchte – Mù Guā, 木瓜

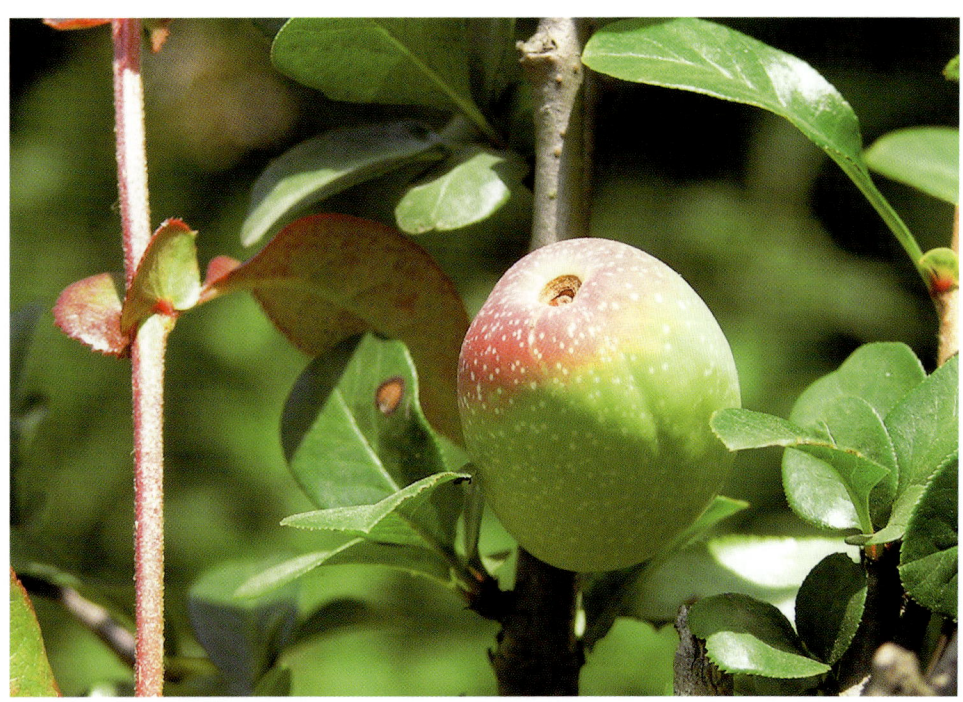

Abb. 1: Chinesische Quitte, *Chaenomeles speciosa* (Sweet) Nakai (Tiĕ Gĕng Hăi Táng), Ast mit Frucht

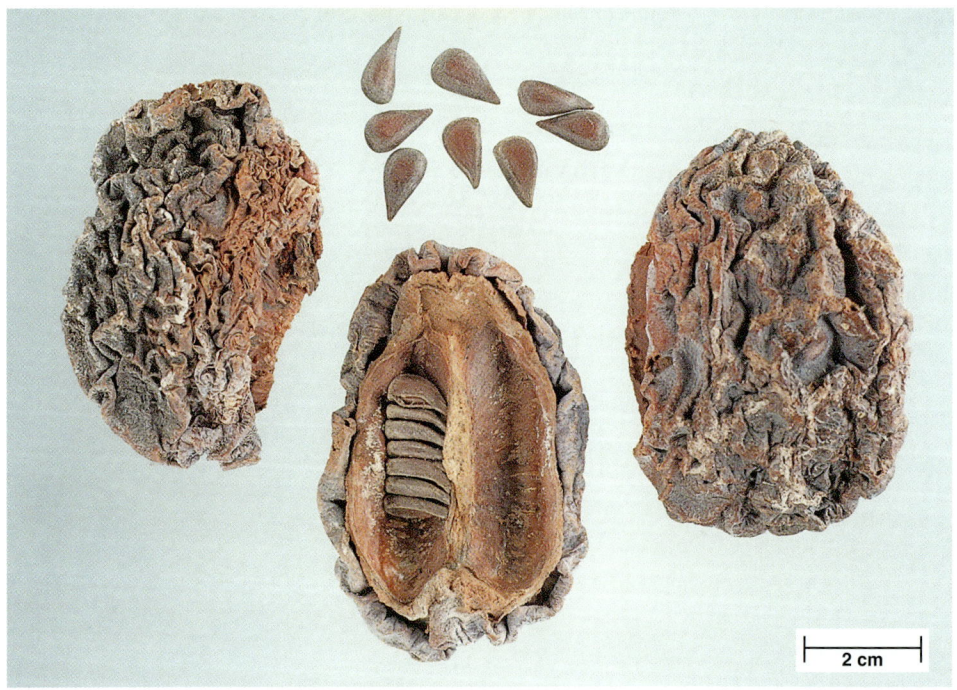

Abb. 2: Chinesische Quittenfrüchte, Chaenomelis fructus (Mù Guā), Ganzdroge

Herkunft
Die getrockneten, reifen Früchte von *Chaenomeles speciosa* (Sweet) Nakai, (Tiē Gěng Hǎi Táng), Rosaceae. Auch die getrocknete reife Frucht von *Chaenomeles sinensis* (Thouin) Koehne (Mù Guā), Rosaceae, wird oft als Mù Guā verwendet.

Die Früchte von Tie Geng Hai Tang werden im Handel Zou Pi Mu Gua genannt (Mu Gua mit geschrumpfter Rinde), die Früchte von Mu Gua heißen Guang Pi Mu Gua (Mu Gua mit glatter Rinde). Die beste Drogenqualität von Zou Pi Mu Gua kommt aus Xuan Chen in der Provinz An Hui.

Ernte und Verarbeitung
Die Früchte werden im Sommer oder im Herbst geerntet, wenn sie sich grünlich gelb verfärben. Zou Pi Mu Gua werden so lange in kochendes Wasser eingelegt, bis die Außenhaut eine grauweiße Farbe angenommen hat. Dann werden sie der Länge nach aufgeschnitten und an der Sonne getrocknet.

Guang Pi Mu Gua werden der Länge nach in zwei oder vier Teile aufgeschnitten, kurz in kochendes Wasser eingelegt und an der Sonne getrocknet.

Pao Zhi
Kein Pao Zhi üblich

Eigenschaften
Geschmacksrichtung: sauer
Temperaturverhalten: warm
Wirkungsort/Meridian: Leber, Milz

Wirkung und Anwendung
Nässe austreibend, Muskel und Sehnen entspannend, Magen harmonisierend.

Chaenomelis fructus/Mù Guā kann sehr gut die Nässe austreiben, die verkrampften, gespannten Sehnen und Muskeln entspannen und somit eine Bewegungseinschränkung beseitigen. Sie ist eine wichtige Droge bei einen Wind-Nässe-Bi-Syndrom. Dafür wird sie mit Olibanum/Rǔ Xiāng und Myrrha/Mò Yào kombiniert. Chaenomelis fructus/Mù Guā kann für die Behandlung von Nässe-Bi (Rheuma) auch in Reisschnaps eingelegt, verabreicht werden.

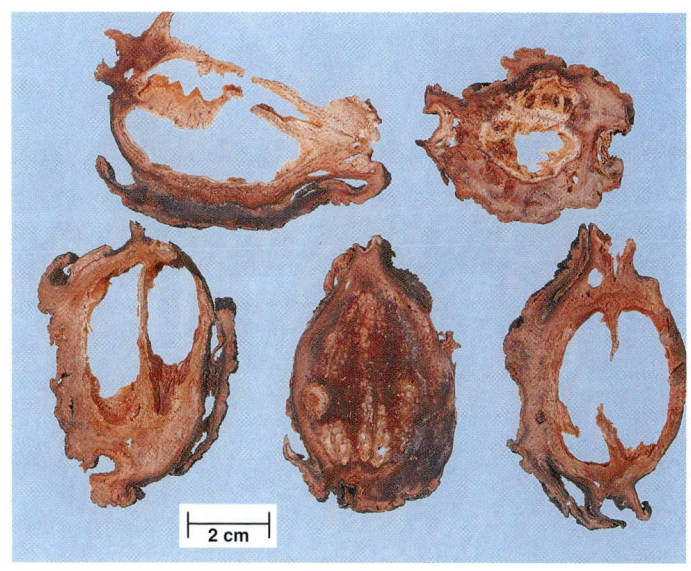

Abb. 3: Chinesische Quittenfrüchte, Chaenomelis fructus (Mù Guā), Schnittdroge

Bei Nässestau in der Mitte mit Übelkeit, Durchfall und Bauchschmerzen wird die Droge zusammen mit Linderae radix/Wū Yào, Pinelliae rhizoma praep./Fǎ Bàn Xià und Coptidis rhizoma/Huáng Lián verwendet. Auch bei Lebensmittelstau und Maldigestion kann Chaenomelis fructus/Mù Guā eingesetzt werden.

Dosierung
6 bis 9 g

Inhaltsstoffe
Saponin, Flavone, Vitamin C, Äpfelsäure, Weinsäure, Citronensäure, Hydroperoxidase, Tannine

Pharmakologie
Antiinflammatorisch, abschwellend

Unerwünschte Wirkungen und Gegenanzeigen
Kontraindiziert bei übermäßiger Magensäure

8.1.6 Clematidis radix et rhizoma – Chinesische Waldrebenwurzel – Wēi Líng Xiān, 威灵仙

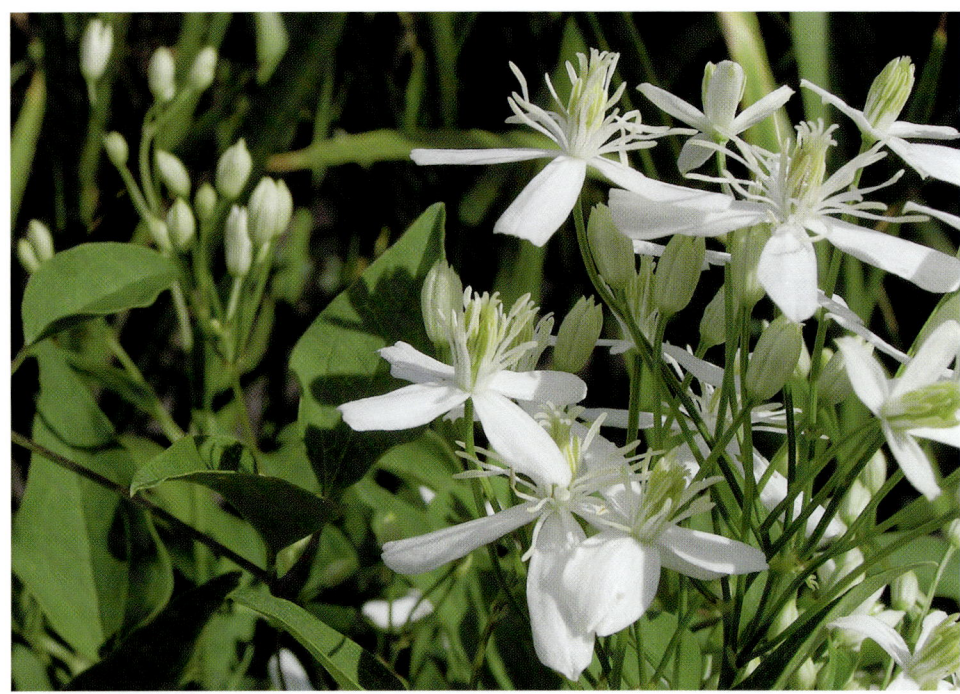

Abb. 1: Chinesische Waldrebe, *Clematis manshurica* Rupr. (Dōng Běi Tiě Xiàn Lián)

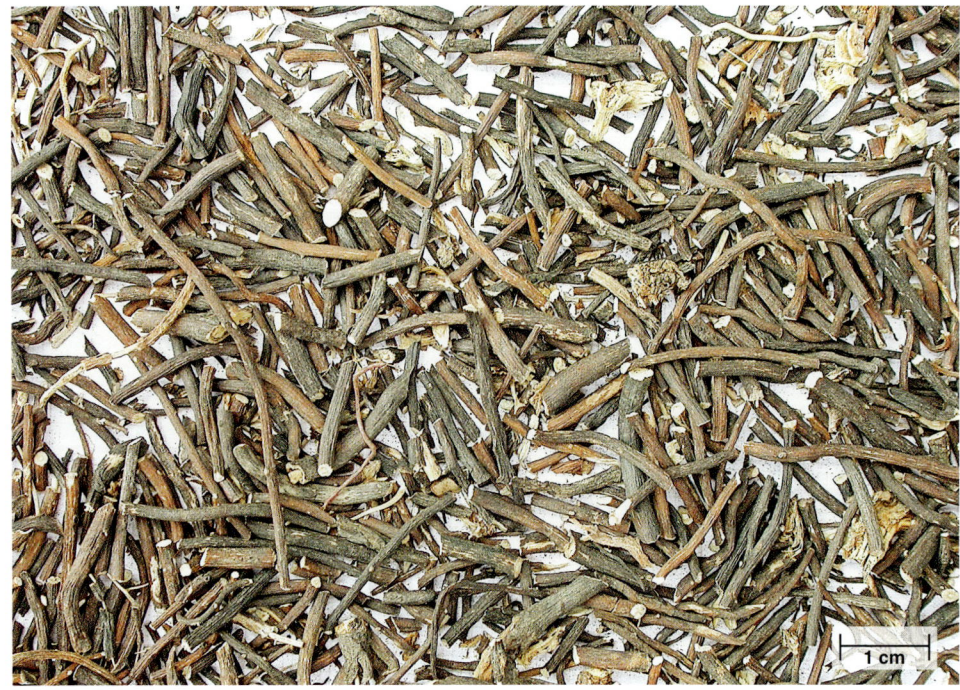

Abb. 2: Chinesische Waldrebenwurzel, Clematidis radix et rhizoma (Wēi Líng Xiān), Schnittdroge

Herkunft
Die getrocknete Wurzel und der getrocknete Wurzelstock von *Clematis chinensis* Osbeck (Wēi Líng Xiān), *Clematis hexapetala* Pall. (Mián Tuán Tiě Xiàn Lián) und *Clematis manshurica* Rurp. (Dōng Běi Tiě Xiàn Lián), Ranunculaceae

Ernte und Verarbeitung
Die Pflanzenteile werden im Herbst ausgegraben, gereinigt, an der Sonne getrocknet und geschnitten.

Pao Zhi
Kein Pao Zhi üblich

Eigenschaften
Geschmacksrichtung: scharf, salzig
Temperaturverhalten: warm
Wirkungsort/Meridian: Blase

Wirkung und Anwendung
Wind austreibend, Meridiane befreiend, schmerzstillend.

Clematidis radix et rhizoma/Wēi Líng Xiān ist scharf, warm, sehr beweglich und geht in alle 12 Meridiane. Sie kann sowohl bei Wind-Nässe als auch bei Wind-Kälte-Nässe-Bi mit Taubheitsgefühl im ganzen Körper eingesetzt werden. Sie ist die Schlüsseldroge in der Bi-Behandlung. Die Droge kann einzeln als Pulver, als Dekokt sowie in Reisschnaps einlegt eingenommen werden. Häufig wird sie mit Notopterygii rhizoma et radix/Qiāng Huó, Saposhnikoviae radix/Fáng Fēng und Chuanxiong rhizoma/Chuān Xiōng kombiniert.

Clematidis radix/Wēi Líng Xiān kann auch bei Gicht und Knochensporn verwendet werden. In China wird die Droge in Pillenform unter dem Namen Da Huo Luo Dan eingesetzt.

Bei einem Hindernis im Hals, z. B. einer Fischgräte, werden 30 bis 50 g Clematidis radix et rhizoma/Wēi Líng Xiān in 0,5 Liter Wasser gekocht und als Dekokt mit einer Zugabe von Essig eingenommen und dann langsam hinuntergeschluckt. Dadurch wird die Gräte erweicht und als Hindernis beseitigt.

Dosierung
6 bis 9 g

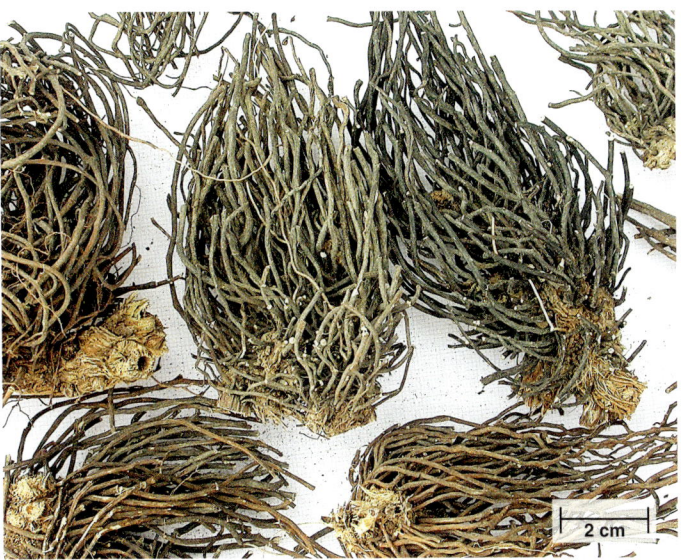

Abb. 3: Chinesische Waldrebenwurzel, Clematidis radix et rhizoma (Wēi Líng Xiān), Ganzdroge. Es ist nicht einfach, die Erde zwischen den feinen Wurzeln zu entfernen; im abgebildeten Beispiel ist dies sehr gut gelungen.

Inhaltsstoffe
Wei Ling Xian: Triterpene, z. B. Oleanolsäure, Hederagenin, Protoanemonin, Anemonin.
Mian Tuan Tie Xian Lian: Anemonin, Myristinsäure, Alkloide.
Dong Bei Tie Xian Lian: Clematoside (A, A', B, C), davon gehören einige mit Oleanolsäure zu den Sapogeninen.

Pharmakologie
Analgetisch, antiseptisch, antispastisch

Unerwünschte Wirkungen und Gegenanzeigen
Kontraindiziert bei Kopfschmerzen, die durch eine Yin-Schwäche entstanden sind

8.1.7 Homalomenae rhizoma – Homalomena-Wurzelstock – Qiān Nián Jiàn, 千年健

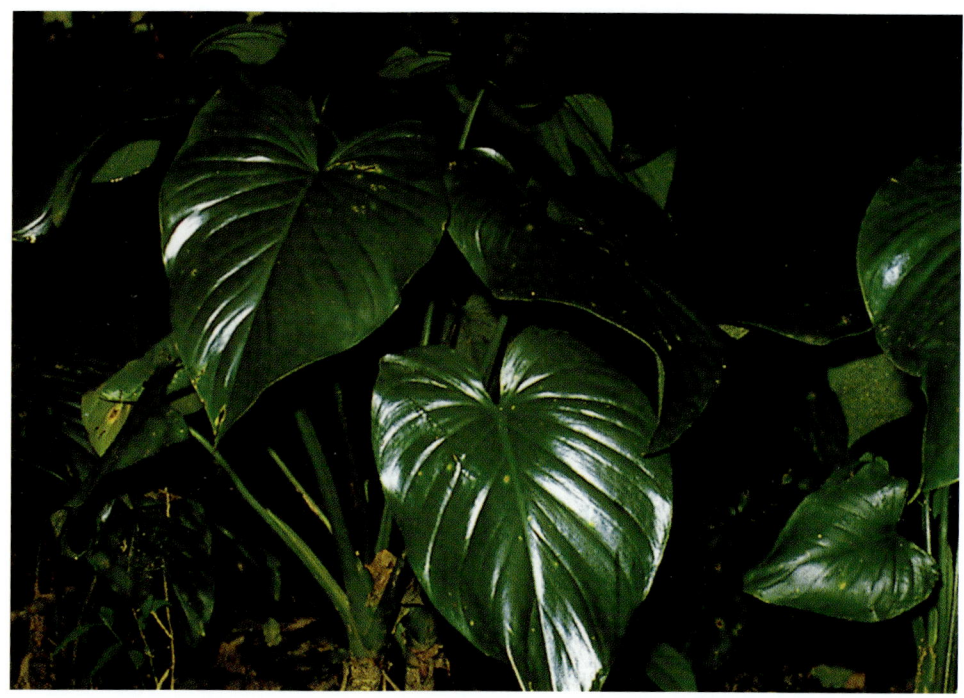

Abb. 1: Homalomena, *Homalomena occulta* (Lour.) Schott (Qiān Nián Jiàn). Quelle: The Coloured Atlas of the Chinese Materia Medica specified in Chin. Ph.

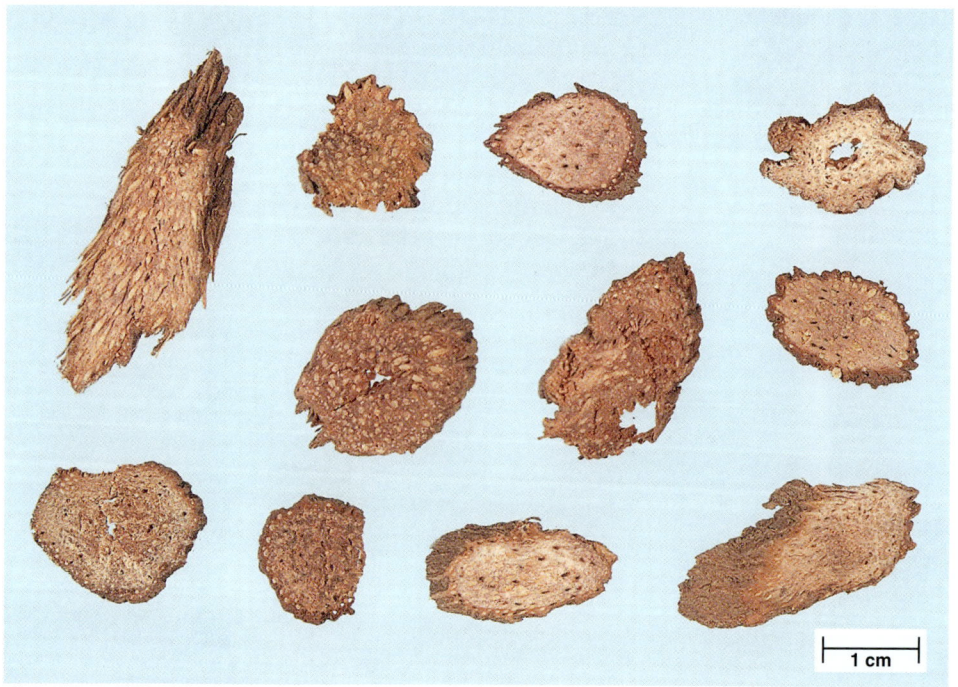

Abb. 2: Homalomena-Wurzelstock, Homalomenae rhizoma (Qiān Nián Jiàn), Schnittdroge

Herkunft
Der getrocknete Wurzelstock von *Homalomena occulta* (Lour.) Schott (Qiān Nián Jiàn), Araceae. Der chinesische Name „Qiā Nán Jiàn" bedeutet tausend Jahre fit.

Ernte und Verarbeitung
Der Wurzelstock wird im Frühling und Herbst ausgegraben, vom Erdreich und feinen Nebenwurzeln befreit, gereinigt und getrocknet. Die Droge wird dann in Wasser eingelegt (im Sommer und Herbst eine Stunde, im Frühling und Winter drei Stunden), anschließend in einen großen Bambuskorb gegeben und mit feuchten Streutüten zwei bis drei Tage lang bedeckt. Danach wird sie entweder in 0,2 cm dicke Scheiben geschnitten oder im Dämpfaufsatz weichgedämpft und anschließend getrocknet.

Qualität
Die Droge ist nur wirksam, wenn ihr charakteristisches Aroma vorhanden ist.

Pao Zhi
Kein Pao Zhi üblich

Eigenschaften
Geschmacksrichtung:	bitter, scharf
Temperaturverhalten:	warm
Wirkungsort/Meridian:	Leber, Nieren

Wirkung und Anwendung
Wind-Nässe austreibend, Sehnen und Knochen stärkend, Schmerzen stillend.
Die Droge wird bei Wind-Nässe-Bi, Schmerzen in den Lenden und den Knien sowie Taubheit und Bewegungseinschränkungen in den Beinen benutzt. Dafür wird sie häufig zusammen mit Achyranthis bidentatae radix/Niú Xī und Lycii fructus/Gǒu Qǐ Zǐ in Reisschnaps eingelegt und täglich ein bis zwei Schnapsgläser vor den Mahlzeiten eingenommen.

Dosierung
4,5 bis 9 g

Inhaltsstoffe
Ätherisches Öl mit α-Pinen, β-Pinen, Kaempherol, α-Terpineol, Nerol, Eugenol sowie Mycenol, Oplodiol, Oplopanon, Bullatantriol, Homalomenol C

Pharmakologie
Antiinflammatorisch

Unerwünschte Wirkungen und Gegenanzeigen
Kontraindiziert bei einer Yin-Schwäche mit innerer Hitze. Die Droge sollte nicht zusammen mit Raphani semen/Lái Fù Zǐ eingenommen werden.

8.1.8 Liquidambaris fructus – Amberbaumfrüchte – Lù Lù Tōng, 路路通

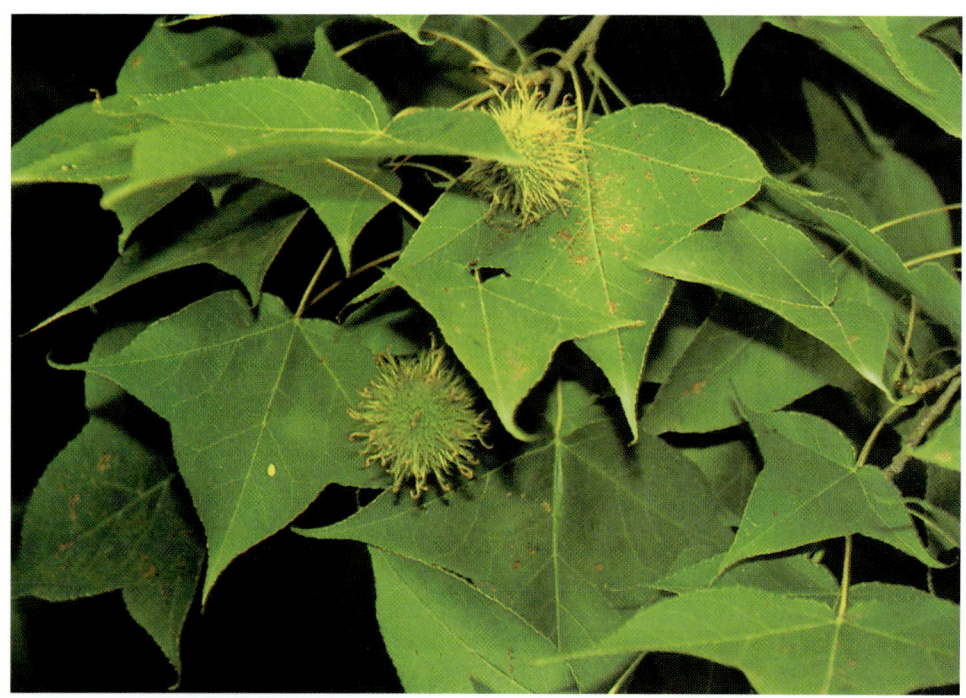

Abb. 1: Amberbaum, *Liquidambar formosana* Hance (Fēng Xiāng), Zweig mit Früchten. Quelle: The coloured Atlas of the Chinese Materia Medica specified in Chin. Ph.

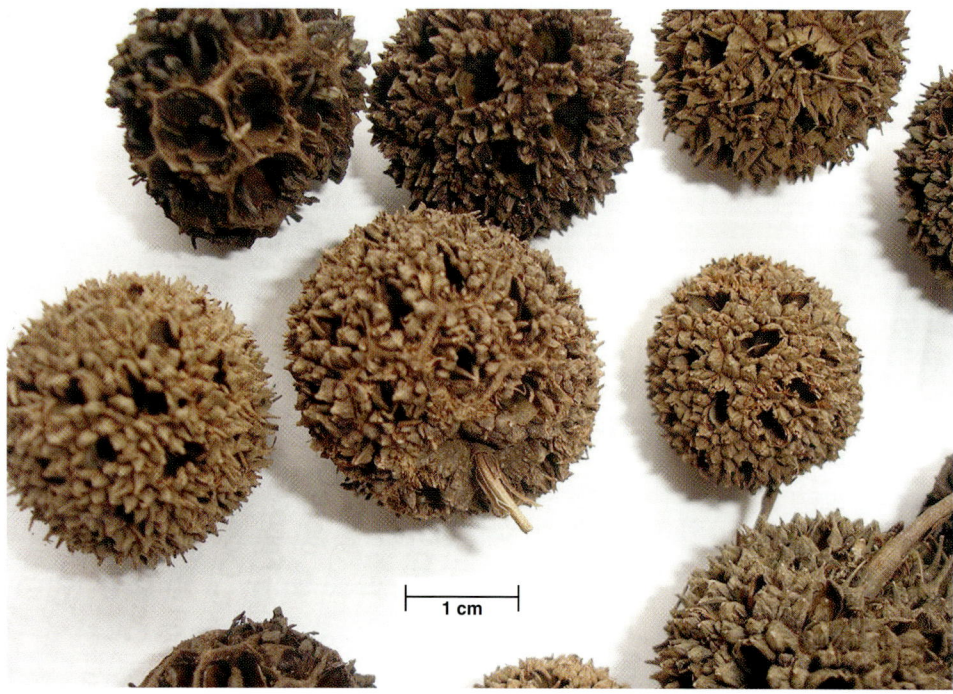

Abb. 2: Amberbaumfrüchte, Liquidambaris fructus (Lù Lù Tōng), Ganzdroge. Die Sammelfrüchte bestehen aus vielen nach außen angeordneten, kleinen Kapselfrüchten mit spitzen und stumpfen Stacheln.

Herkunft
Die getrockneten reifen Früchte von *Liquidambar formosana* Hance (Fēng Xiāng), Hamamelidaceae. „Lù" bedeutet Weg oder Straße; „Lù Lù" bedeutet mehrere Wege (Harnwege, Meridiane, Milchwege). „Tōng" bedeutet befreien. Übersetzt bedeutet „Lù Lù Tōng" also „befreit alle Wege".

Ernte und Verarbeitung
Die Früchte werden im Herbst und Winter geerntet und danach getrocknet.

Qualität
Wegen ihrer Konsistenz ist die Droge oft verschimmelt. Auf mikrobielle Prüfung achten. Die Droge darf nicht muffig riechen.

Pao Zhi
Kein Pao Zhi üblich

Eigenschaften
Geschmacksrichtung: bitter
Temperaturverhalten: neutral
Wirkungsort/Meridian: Leber, Nieren

Wirkung und Anwendung
Hitze kühlend, diuretisch, Laktationsstau beseitigend, Menstruation regulierend.

Bei Wind-Nässe-Bi mit Schmerzen, Taubheitsgefühl und Gliederkrämpfen kann Liquidambaris fructus/Lù Lù Tōng durch ihre scharfe und zerstreuende sowie bittere und trocknende Wirkung die Wind-Nässe austreiben und die Meridiane befreien. Häufig wird die Droge in Kombination mit Lycopodi herba/Shēn Jīn Cǎo, Trachelospermi caulis/Luò Shí Téng und Gentianae macrophyllae radix/Qín Jiāo eingesetzt. Bei Sturz- und Sportverletzungen sowie Muskelschmerzen wird ihre Wirksamkeit durch die Kombination mit Notoginseng radix et rhizoma/Sān Qī/Tián Qī, Carthami flos/Hóng Huā, Olibanum/Rǔ Xiāng und Myrrha/Mò Yào gesteigert.

Bei Ödemen und Miktionsstörungen (verminderte Urinausscheidung) kombiniert man Liquidambaris fructus/Lù Lù Tōng mit Polyporus/Zhū Líng, Alismatis rhizoma/Zé Xiè und Atractylodis macrocephalae rhizoma/Bái Zhū.

Bei stockender Laktation, Völle- und Druckschmerzen in der Brust sowie Amenorrhö wird Liquidambaris fructus/Lù Lù Tōng häufig zusammen mit Vaccariae semen/Wáng Bù Liú Xíng und Rhapontici radix/Lòu Lú verordnet.

Liquidambaris fructus/Lù Lù Tōng kann Wind austreiben und Juckreiz bei Röteln lindern. Dafür wird die Droge mit Kochiae fructus/Dì Fū Zǐ, Tribuli fructus/Jí Lí und Sophorae flavescentis radix/Kǔ Shēn zur inneren oder äußeren Anwendung verwendet.

Inhaltsstoffe
Ätherisches Öl mit β-Terpinen, β-Pinen, Limonen, α-Terpinen; Sterine und Triterpene (mit Liquidambar-Säure), 28-Horpleanon-Säure, Betulinsäure, Monoterpene und Sesquiterpene (mit Caryophyllensäure). Laut Chin. Ph. soll der Mindestgehalt an Liquidambar-Säure 0,15 % betragen.

Dosierung
5 bis 9 g

Pharmakologie
Diuretisch

Unerwünschte Wirkungen und Gegenanzeigen
Vorsicht während der Schwangeschaft

8.1.9 Lycopodii herba – Japanisches Bärlappkraut – Shēn Jīn Cǎo, 伸筋草

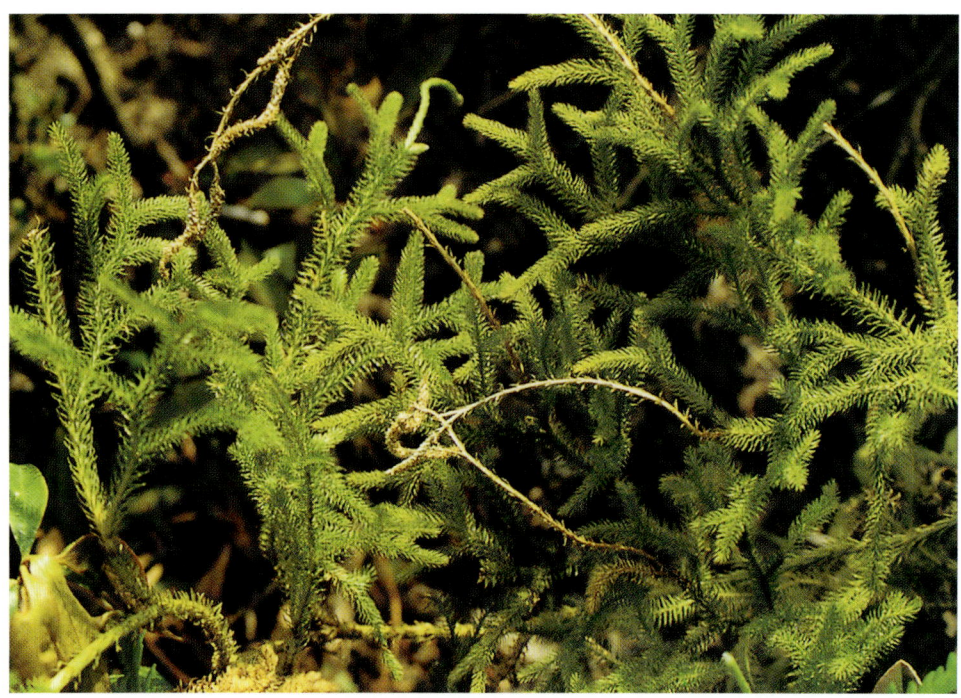

Abb. 1: Japanischer Bärlapp, *Lycopodium japonicum* Thunb. (Shí Sōng). Quelle: The coloured Atlas of the Chinese Materia Medica specified in Chin. Ph.

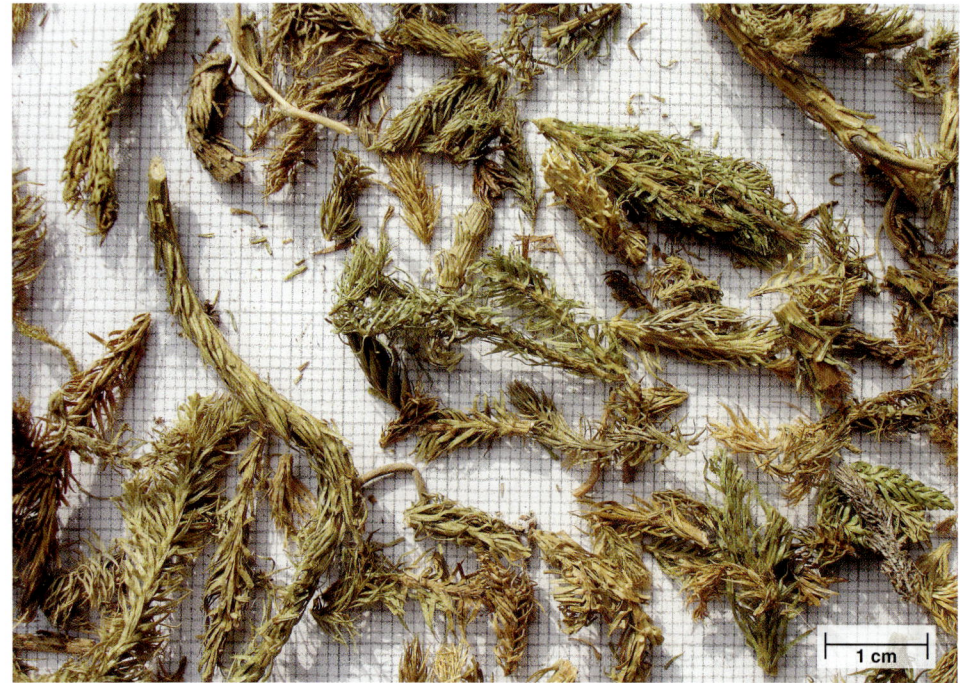

Abb. 2: Japanisches Bärlappkraut, Lycopodii herba (Shēn Jīn Cǎo), Schnittdroge

Herkunft
Die getrocknete Pflanze von *Lycopodium japonicum* Thunb. (Shí Sōng), Lycopodiaceae

Ernte und Verarbeitung
Das Kraut wird ganzjährig geerntet, an der Sonne getrocknet und geschnitten.

Pao Zhi
Kein Pao Zhi üblich

Eigenschaften
Geschmacksrichtung: leicht bitter, scharf
Temperaturverhalten: warm
Wirkungsort/Meridian: Leber, Nieren, Milz

Wirkung und Anwendung
Wind-Nässe austreibend, Muskeln und Sehnen entspannend.

Die Droge wird bei Wind-Nässe-Bi-Syndrom, Gelenk- und Gliederschmerzen sowie bei Bewegungsunfähigkeit und Taubheitsgefühl in den Gliedern eingesetzt. Dafür wird sie mit Chaenomelis fructus/Mù Guā und Trachelospermi caulis/Luò Shí Téng kombiniert.

Bei Sportverletzungen wird Lycopodi herba/Shēn Jīn Cǎo zusammen mit Olibanum/Rǔ Xiāng, Myrrha/Mò Yào, Persicae semen/Táo Rén und Carthami flos/Hóng Huā verordnet.

Dosierung
3 bis 12 g

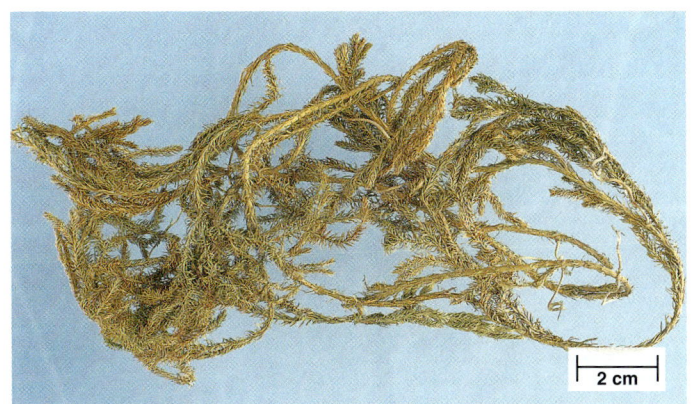

Abb. 3: Japanisches Bärlappkraut, Lycopodii herba (Shēn Jīn Cǎo), Ganzdroge

Inhaltsstoffe
Lycopodin, Fawcettine, Clavatin, Clavatoxin, Lycodolin, Nicotin, α-Onocerin, Lycoclavanin, Clavatol, Serratenediol, Lycoclavanol, Physcion, Vanillinsäure, Ferulasäure, β-Sitosterin, Stigmasterin

Pharmakologie
Die Droge hemmt das Wachstum von Ruhrbakterien (*Shigella*); Lycopodin wirkt antipyretisch.

Unerwünschte Wirkungen und Gegenanzeigen
Kontraindiziert bei Patienten mit Blutungstendenz. Vorsicht in der Schwangerschaft

8.1.10 Piperis kadsurae caulis – Kadsura-Pfefferstängel – Hăi Fēng Téng, 海风藤

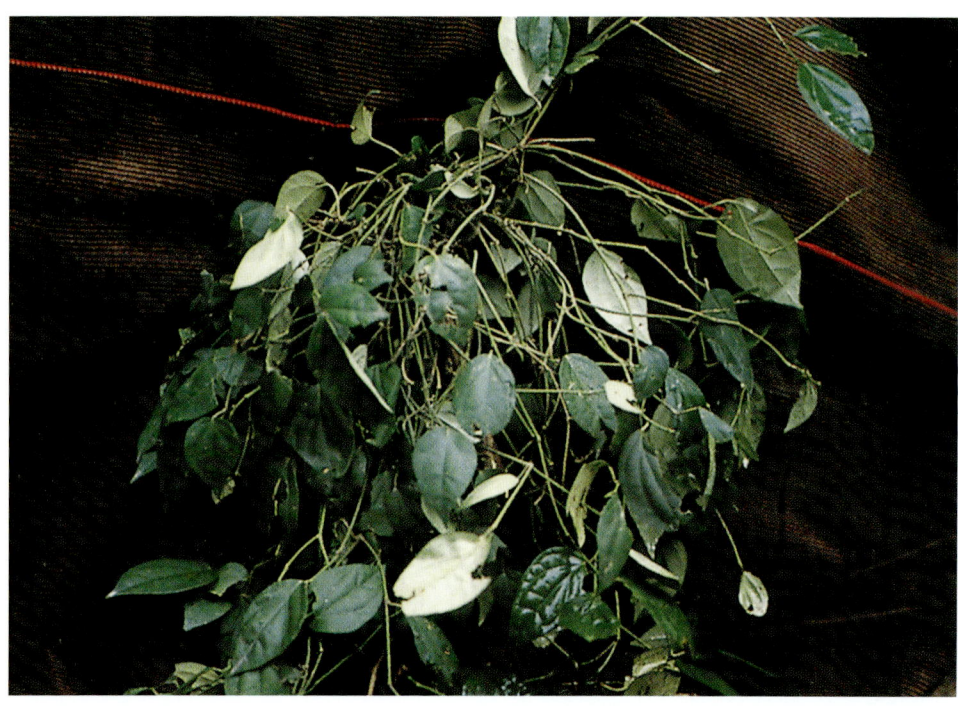

Abb. 1: Kadsura-Pfeffer, *Piper kadsura* (Choisy) Ohwi (Hăi Fēng Téng). Quelle: The coloured Atlas of the Chinese Materia Medica specified in Chin. Ph.

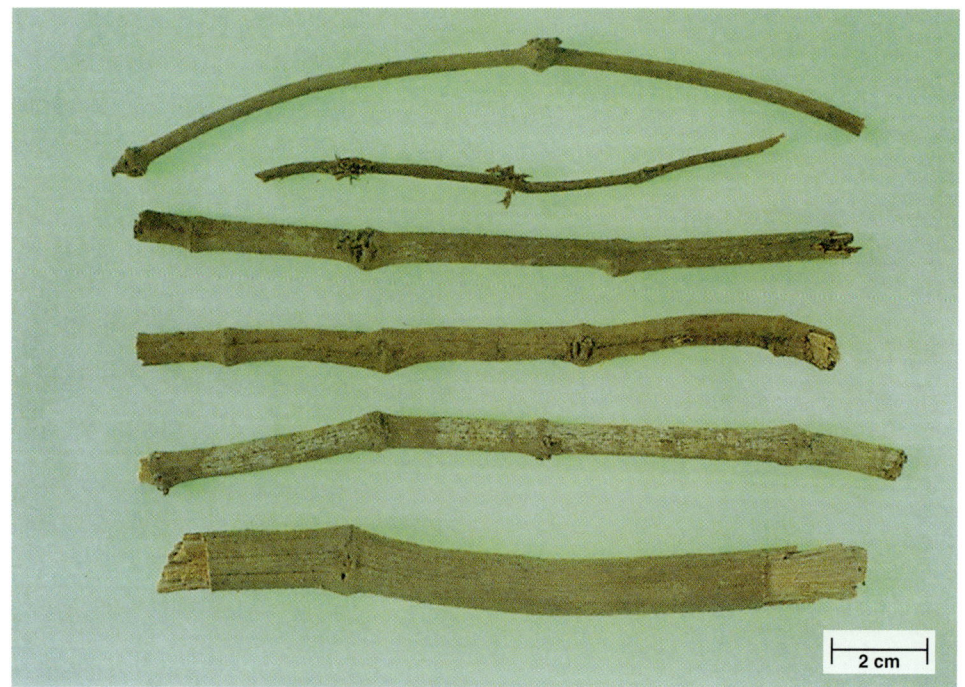

Abb. 2: Kadsura-Pfefferstängel, Piperis kadsurae caulis (Hăi Fēng Téng). Quelle: The coloured Atlas of the Chinese Materia Medica specified in Chin. Ph.

Herkunft
Die getrockneten Stängel von *Piper kadsura* (Choisy) Ohwi (Hǎi Fēng Téng, Piperaceae)

Ernte und Verarbeitung
Die Stängel werden im Sommer und Herbst geerntet, an der Sonne getrocknet und geschnitten.

Pao Zhi
Kein Pao Zhi üblich

Eigenschaften
Geschmacksrichtung:	bitter, scharf
Temperaturverhalten:	leicht warm
Wirkungsort/Meridian:	Leber

Wirkung und Anwendung
Wind austreibend, Nässe ausleitend, Meridiane befreiend, Sehnen entspannend.

Bei Wind-Nässe-Bi-Syndrom mit verkrampften Sehnen, Bewegungseinschränkungen sowie Gelenk- und Gliederschmerzen wird Piperis kadsurae caulis/Hǎi Fēng Téng oft mit Angelicae pubescentis radix/Dú Huó, Clematidis radix et rhizoma/Wēi Líng Xiān und Angelicae sinensis radix/Dāng Guī kombiniert. Eine bekannte Rezeptur hierfür ist Juan Bi Tang.

Laut Arzneibuch „Ben Cao Zai Xin" wirkt Piperis kadsurae caulis/Hǎi Fēng Téng Meridiane befreiend, Qi-Kreislauf regulierend und harmonisierend sowie Stagnationen im Inneren lösend. Weiter beseitigt das Mittel Schmerzen, auch bei Hernie und beruhigt den Fötus.

Dosierung
6 bis 12 g

Inhaltsstoffe
Futoxide, Futoenon, Futoquinol, β-Sitosterin, Stigmasterin, ätherisches Öl mit α-Pinen, β-Pinen, Limonen, Sabinen, Camphen, Isoasaron. Aus Stängeln wurde neuerdings Kadsurenon und Kadsurenine (K, L) isoliert.

Pharmakologie
Erhöht die koronare Durchblutung, Futoxide weisen antineoplastische Wirkungen auf.

8.1.11 Tripterygii herba – Tripterygium-Kraut – Léi Gōng Téng, 雷公藤

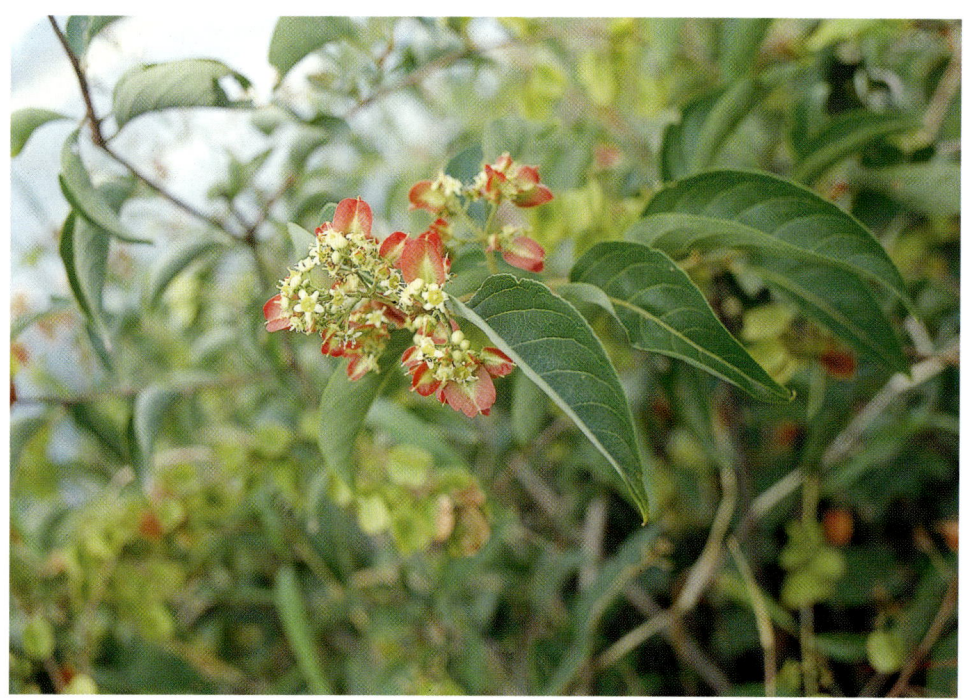

Abb. 1: Tripterygium, *Tripterygium wilfordii* Hook f. (Léi Gōng Téng), Zweig mit Blüten

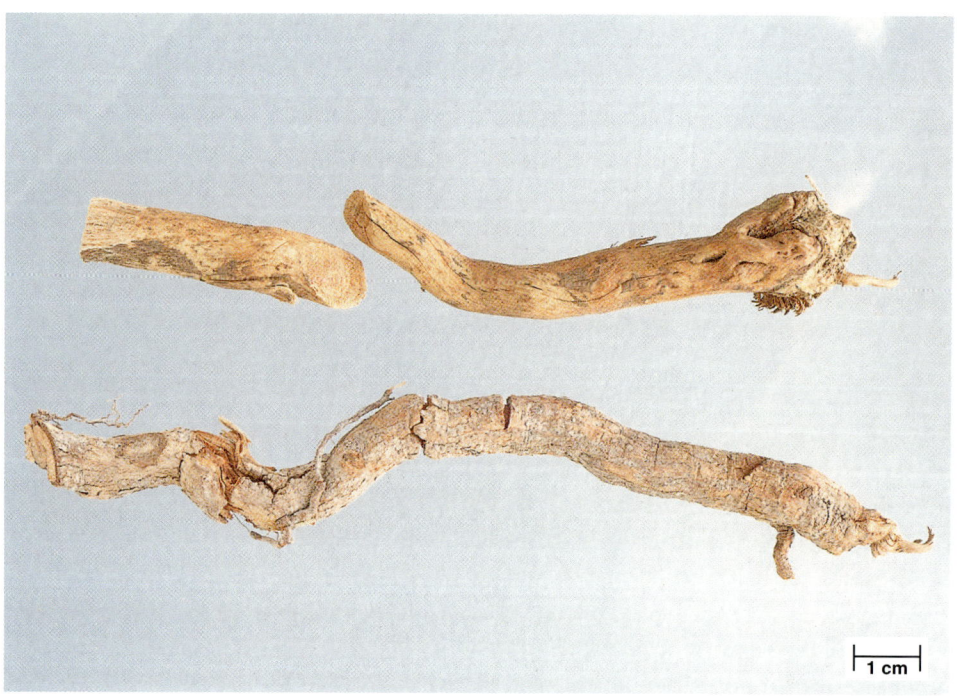

Abb. 2: Tripterygium-Kraut, Tripterygii herba (Léi Gōng Téng). Hier ist die Wurzel als Ganzdroge abgebildet.

Herkunft
Die getrocknete, ganze Pflanze inklusive der Blätter, Früchte, Blüten, Stängel und Wurzel von *Tripterygium wilfordii* Hook. f. (Léi Gōng Téng), Celastraceae

Ernte und Verarbeitung
Die Blätter, Blüten und Früchte werden im Sommer, die Wurzel und Stängel im Herbst geerntet und an der Sonne getrocknet. Besonders hochwertig ist die Wurzel.

Pao Zhi
Kein Pao Zhi üblich

Eigenschaften
Geschmacksrichtung:	bitter
Temperaturverhalten:	sehr kalt, giftig
Wirkungsort/Meridian:	Herz, Leber

Wirkung und Anwendung
Wind austreibend, Nässe beseitigend, blutbewegend, Meridiane durchgängig machend, schmerzstillend, abschwellend, antiparasitisch, entgiftend.

Diese Droge wird selten in der alten Literatur erwähnt. Man findet sie auch nicht in alten Rezepturen. Da ihre Wirkstoffe und Wirkungsweise in neuerer Zeit sehr gute Ergebnisse erbracht haben, wird die Droge inzwischen fast wie ein chemisches Arzneimittel isoliert und als Pille verabreicht.

Die Droge wird in China bei Wind-Nässe-Bi als Immunsupressiva bei Rheuma, Arthritis, Lupus erythematodes und Ischialgie verwendet. Sie kann allein im Dekokt oder als Pille genommen werden. Sie ist ein sehr starkes Mittel. Daher müssen die Reaktionen der Patienten ständig überwacht werden.

Als Gegengift kann die Droge bei Geschwüren im Gürtelbereich und Hautjucken verwenden werden. Es gibt auch Berichte über ihre erfolgreiche Anwendung bei der Behandlung von Schuppenflechte.

Bei Hautjuckreiz kann man die Blätter zerstoßen und als Paste äußerlich anwenden. Die Anwendungsdauer darf aber 30 Minuten nicht überschreiten, da sonst die Gefahr von Hautbläschen besteht.

Es wird auch erprobt, die Droge als biologisches Pestizid zu verwenden.

Dosierung
Es wird fast nur die Pillenform verwendet, am besten in kleiner Dosis von 30 mg/Tag. Die Dosierung ist vom Alter abhängig.

Inhaltsstoffe
Terpenoide: Triptolid, Tripdiolid, Tripterolid, Triptonid, Triptolidenol, Hypolid, Triptoterpenol und Neotriptophenolide, Isoneotriptophenolide und Triptonoterpenol
Alkaloide: Wilfordin, Wolforin, Wilforgin, Wilfortrin, Wilforzin und Wilformin

Pharmakologie
Antiinflammatorisch, immundepressiv, antineoplastisch, antiseptisch

Unerwünschte Wirkungen und Gegenanzeigen
Die Droge kann sowohl die Eizellenbildung in den Eierstöcken als auch das Spermawachstum in den Hoden beeinträchtigen. Daher ist sie bei Kindern, jungen Frauen und jungen Männern verboten ebenso in der Schwangerschaft und Stillzeit.

Bei längerer Einnahme kann sie Anämie verursachen. Ferner kann sie zu erhöhten Leberwerten, verminderter Nierenkreatininclearance bis hin zu Nierenversagen und Tod führen. Die Schäden sind reversibel, wenn die Droge schnell abgesetzt wird. Sie ist verboten bei Nephritis.

Sie kann weiter Ulkus an den Schleimhäuten, Pigmentstörungen und starken Juckreiz auslösen. Bei Magen- und Darmerkankungen, Magenschmerzen sowie Übelkeit sollte man die Droge erst nach dem Essen einnehmen.

8.1.12 Zaocys – Chinesische Rattenschlange – Wū Shāo Shé, 乌梢蛇

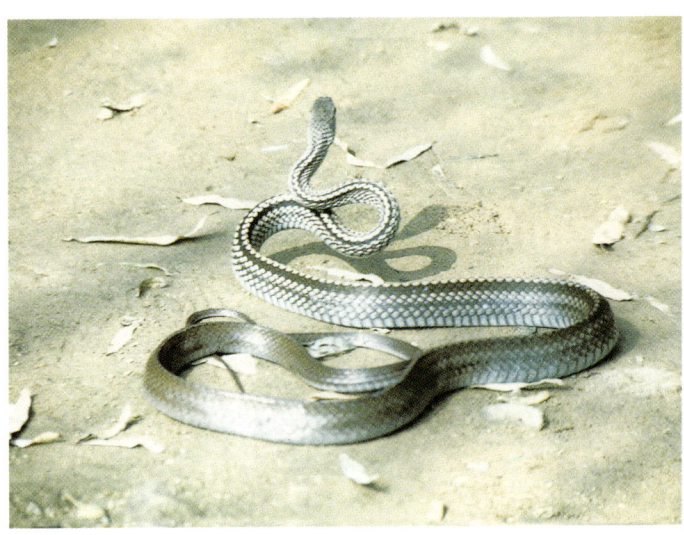

Abb. 1: Chinesische Rattenschlange, *Zaocys dhumnades* (Cantor) (Wū Shāo Shé)

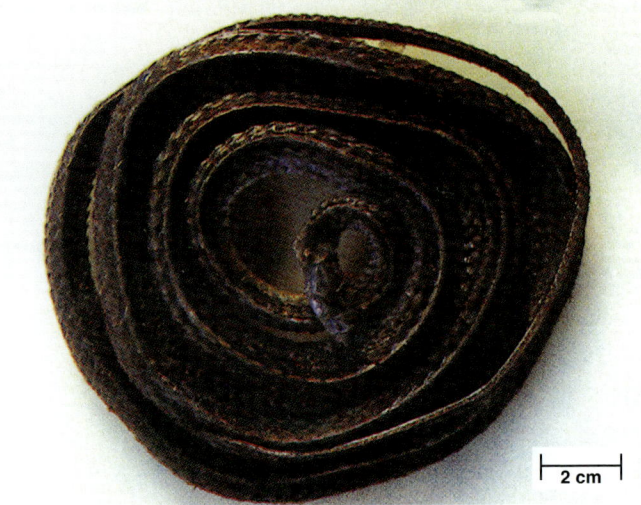

Abb. 2: Getrocknete Chinesische Rattenschlange, *Zaocys* (Wū Shāo Shé), Ganzdroge. Quelle: The coloured Atlas of the Chinese Materia Medica specified in Chin. Ph.

Herkunft
Der getrocknete Körper von *Zaocys dhumnades* (Cantor) (Wū Shāo Shé), Colubridae

Eigenschaften
Geschmacksrichtung: süßlich
Temperaturverhalten: neutral
Wirkungsort/Meridian: Leber

Wirkung und Anwendung
Diese Schlange ist ungiftig. Sie hat eine ähnliche Wirkung wie Agkistrodon/Qí Shé bei Bi-Syndrom. Bei Hautbeschwerden, Konvulsionen und Spasmen wirkt sie etwas milder, deswegen ist sie die etwas billigere Alternative zu Agkistrodon/Qí Shé.

Dosierung
9 bis 12 g.

8.2 Wind austreibende und Hitze kühlende Drogen – Qu Feng Qing Re Yao – 祛风湿清热药

Drogenübersicht für Wind austreibende und Hitze kühlende Drogen

Lat. Name	Dt. Name	Pin-Yin-Name	Chin. Name	Seite
Erythrinae cortex	Orientalische Korallenstrauchrinde	Hǎi Tóng Pí	海桐皮	366
Gentianae macrophyllae radix	Großblättrige Enzianwurzel	Qín Jiāo	秦艽	368
Lonicerae japonicae caulis	Geißblattstängel	Rěn Dōng Téng	忍冬藤	370
Mori ramulus	Maulbeerzweige	Sāng Zhī	桑枝	372
Siegesbeckiae herba	Siegesbeckienkraut	Xī Xiàn Cǎo	豨莶草	374
Stephaniae tetrandrae radix	Stephania-Wurzel	Fěn Fáng Jǐ	粉防己	376
Trachelospermi caulis	Sternjasmin-Lianenstängel	Luò Shí Téng	络石藤	378

Gemeinsamkeiten

Die Drogen dieser Gruppe sind neutral bis kalt in ihrem Temperaturverhalten. Sie werden bei Nässe-Hitze-Bi, wie z. B. bei Arthritis oder Rheuma, in der akuten Krankheitsphase benutzt.

8.2.1 Erythrinae cortex – Orientalische Korallenstrauchrinde – Hăi Tóng Pí, 海桐皮

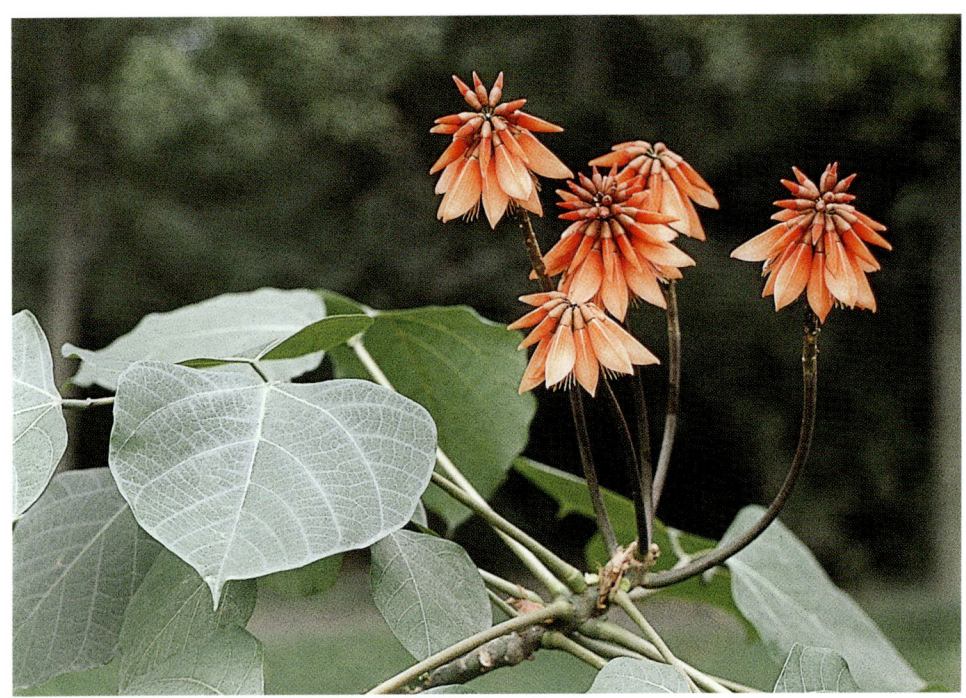

Abb. 1: Orientalischer Korallenstrauch, *Erythrina variegata* L. var. *orientalis* (L.) Merr. (Cì Tóng), Zweig mit Blüten

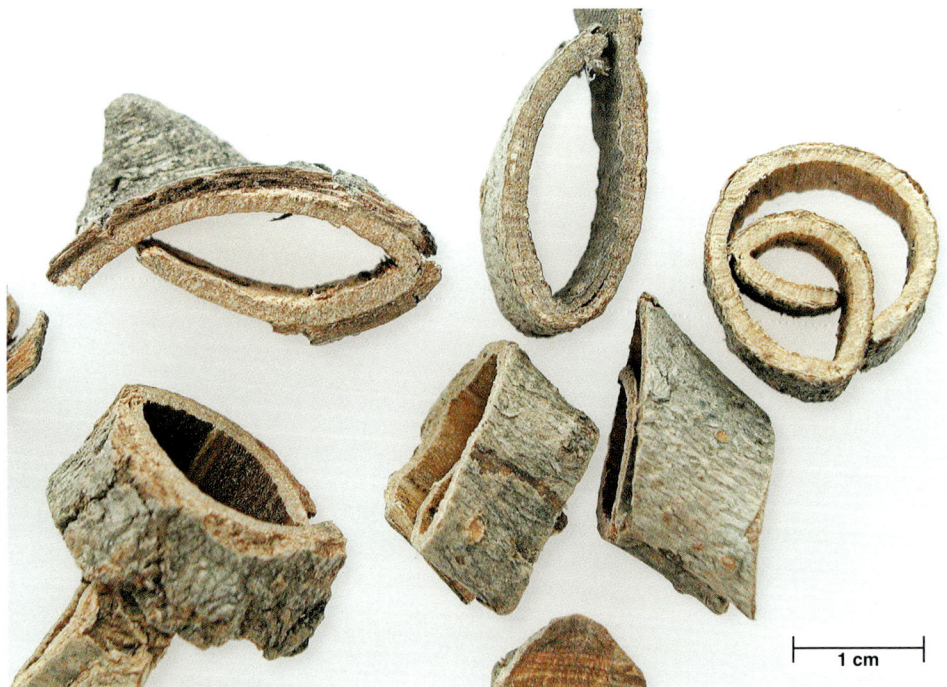

Abb. 2: Orientalische Korallenstrauchrinde, Erythrinae cortex (Hăi Tóng Pí), Schnittdroge

Herkunft
Die getrocknete Stammrinde von *Erythrina variegata* L. var. *orientalis* (L.) Merr. (Cì Tóng), Fabaceae

Ernte und Verarbeitung
Die Rinde wird im Frühsommer abgeschält und an der Sonne getrocknet. Die grobe Außenrinde mit den erhabenen Naben wird entfernt und danach die Droge geschnitten.

Pao Zhi
Kein Pao Zhi üblich

Qualität
Die Droge wird sehr oft mit Pflanzen, die ähnlich aussehen, verfälscht, z.B. mit *Kalopanax septemlobus* (Thunb.) Koidz. (Cì Qiū), *Zanthoxylum ailanthoides* Sieb. et Zucc. (Huā Jiāo), Z. Molle Rehd. (Duō Jiăo).

Eigenschaften
Geschmacksrichtung: scharf, bitter
Temperaturverhalten: neutral
Wirkungsort/Meridian: Leber

Wirkung und Anwendung
Wind austreibend, Nässe ausleitend, Meridiane befreiend, schmerzstillend, Parasiten tötend, Juckreiz stillend.

Bei einem Bi-Syndrom, das durch Wind-Nässe entstanden ist, mit Symptomen wie verkrampften Gliedern, verkürzten Sehnen sowie Lenden- und Rückenschmerzen, wird die Droge oft mit Achyranthis bidentatae radix/Niú Xī, Acanthopanacis cortex/Wŭ Jiā Pí, Notopterygii rhizoma et radix/Qiāng Huó und Coicis semen/Yĭ Yĭ Rén kombiniert und als Dekokt oder als Alkoholauszug eingesetzt. Sie wirkt besonders im Unteren Erwärmer.

Bei Hautjucken, Skabies, Neurodermitis und Ekzemen wird die Droge mit Phellodendri chinensis cortex/Huáng Băi, Smilacis glabrae rhizoma/Tŭ Fú Líng und Sophorae flavescentis radix/Kŭ Shēn kombiniert.

Dosierung
6 bis 15 g; ausreichende Menge bei äußerlicher Anwendung als Dekokt oder Tinktur

Inhaltsstoffe
Erythralin, Erysodin, Erysopin, Betain sowie Aminosäuren und organische Säuren

Pharmakologie
Antimykotisch (gegen verschiedene Hautpilze), wirkt sedativ auf das ZNS und hemmt die Herzleitung. Die enthaltenen Alkaloide können die querstreiften Muskulatur lähmen.

Unerwünschte Wirkungen und Gegenanzeigen
Sie gilt als etwas giftig und kann bei zu hoher Dosierung zu Herzrhythmusstörungen und Blutdruckabfall führen.

8.2.2 Gentianae macrophyllae radix – Großblättrige Enzianwurzel – Qín Jiāo, 秦艽

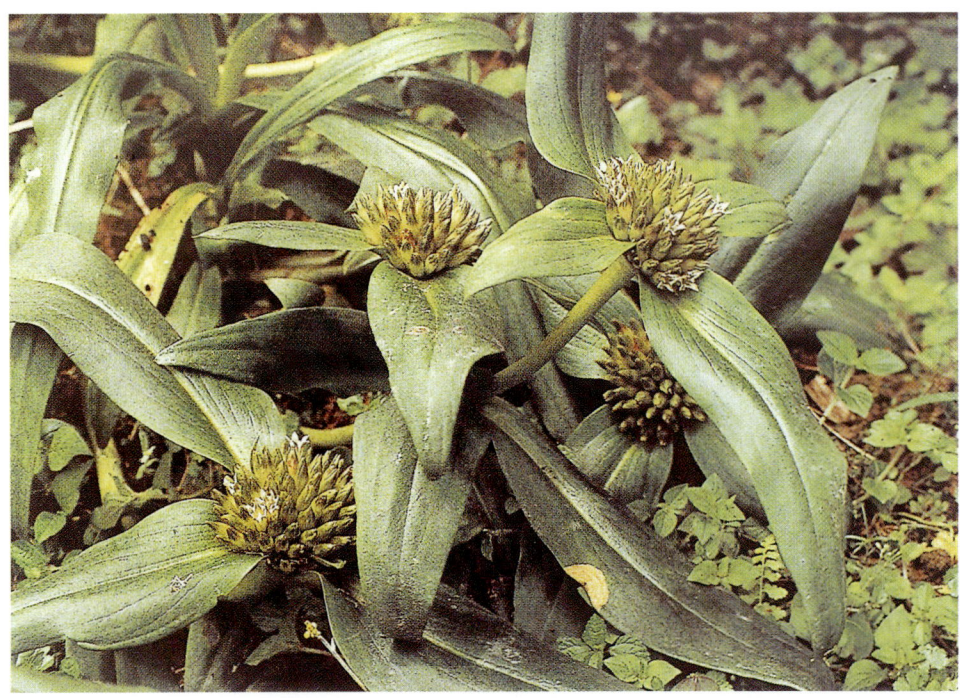

Abb. 1: Großblättriger Enzian, *Gentiana macrophylla* Pall. (Qín Jiāo)

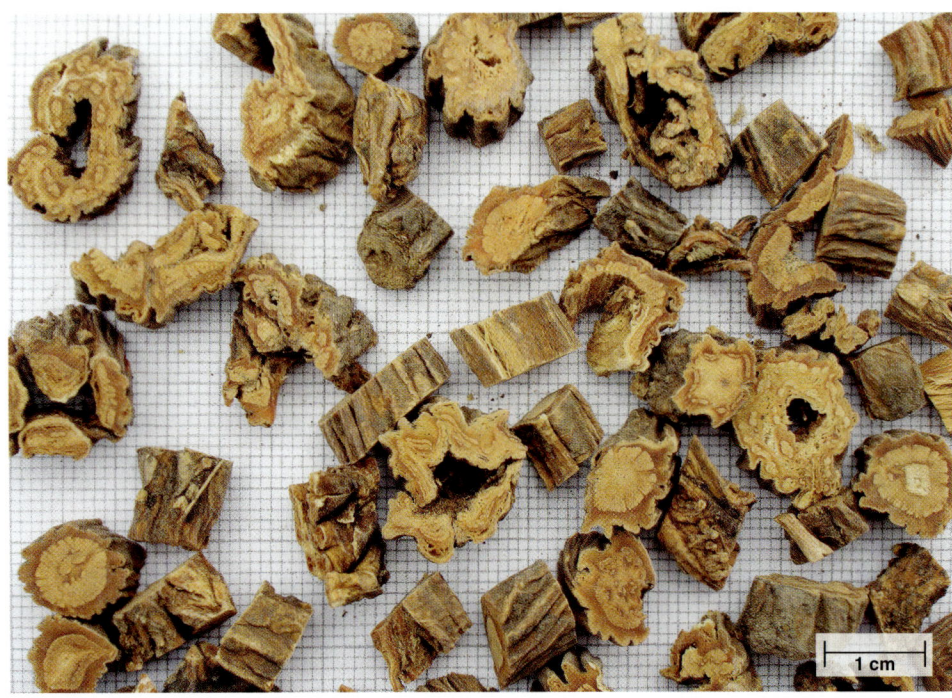

Abb. 2: Großblättrige Enzianwurzel, Gentianae macrophyllae radix (Qín Jiāo), aus der Stammpflanze *Gentiana macrophylla* Pall. (Qín Jiāo), Schnittdroge, beste Qualität

Herkunft

Die getrocknete Wurzel von *Gentiana macrophylla* Pall.(Qín Jiāo), *Gentiana straminea* Maxim. (Má Huā Jiāo), *Gentiana crassicaulis* Duthie ex Burk. (Cū Jīng Qín Jiāo) oder *Gentiana dahurica* Fisch. (Xiǎo Qín Jiāo), Gentianaceae

Ernte und Verarbeitung

Die Wurzel wird im Frühling oder im Herbst ausgegraben, gereinigt und an der Sonne getrocknet. Der Wurzelkopf wird entfernt und die Wurzel geschnitten.

Pao Zhi

Kein Pao Zhi üblich

Eigenschaften

Geschmacksrichtung:	bitter, scharf
Temperaturverhalten:	neutral
Wirkungsort/Meridian:	Leber, Gallenblase, Magen

Wirkung und Anwendung

Wind-Nässe austreibend, Bi-Schmerzen lindernd, Leere-Hitze kühlend, Nässe-Hitze klärend.

Bei einem Wind-Nässe-Bi-Syndrom mit Bewegungseinschränkungen kann die Droge die Wind-Nässe austreiben, die Sehnen entspannen und die Gelenkbewegungen erleichtern. Sie wird in der TCM als ein Gleitmittel für Gelenke angesehen. Da sie die Gelenke befreit, kann sie auch bei Kälte- und Hitze-Bi-Syndrom eingesetzt werden. Besser wirkt sie allerdings bei Hitze-Bi. Bei einer Gelenkentzündung mit Schwellungen wird Gentianae macrophyllae radix/Qín Jiāo mit Lonicerae japonicae caulis/Rěn Dōng Téng, Stephaniae tetrandrae radix/Fěng Fáng Jǐ und Phellodendri chinensis cortex/Huáng Bó kombiniert. Bei Kälte-Nässe-Bi wird die Droge zusammen mit Notopterygii rhizoma et radix/Qiāng Huó, Angelicae sinensis radix/Dāng Guī und Chuanxiong rhizoma/Chuān Xiōng eingesetzt.

Angelicae pubescentis radix/Dú Huó und Gentianae macrophyllae radix/Qín Jiāo können beide bei einem Bi-Syndrom in den unteren Extremitäten verwendet werden. Angelicae pubescentis radix/Dú Huó wirkt besser bei Kälte-Bi, Gentianae macrophyllae radix/Qín Jiāo hat eine bessere Wirkung bei Hitze-Bi.

Die Droge wird auch bei Gu Zheng (dampfende Knochen) eingesetzt. Die Krankheit wird durch einen Yin-Mangel verursacht und zeigt sich mit Hitze-Syndromen, wie z. B. hektisches Fieber, Nachtschweiß, Irritabilität und fiebriges Gefühl im Handteller. Diese Krankheit kommt oft bei Lungentuberkulose, Krebs oder funktionellen Störungen während des Klimateriums vor. Gentianae macrophyllae radix/Qín Jiāo kann die Leere-Hitze kühlen und wird mit Anemarrhenae rhizoma/Zhī Mǔ, Lycii cortex/Dì Gǔ Pí und Trionycis carapax/Biē Jiǎ kombiniert (siehe Rezeptur Qin Jiao Bie Jia Tang). Stellariae radix/Yín Chái Hú und Gentianae macrophyllae radix/Qín Jiāo können beide bei einer Leere-Hitze eingesetzt werden. Stellariae radix/Yín Chái Hú ist jedoch besser bei Symptomen geeignet, bei denen Hitze und Kälte sich abwechseln. Gentianae macrophyllae radix/Qín Jiāo ist dagegen bei Gu-Zheng-Syndrom wirksamer. Bei Nässe-Hitze-Gelbsucht wird Gentianae macrophyllae radix/Qín Jiāo mit Gardeniae fructus/Zhī Zǐ, Artemisiae scopariae herba/Yīn Chén und Polyporus/Zhū Líng kombiniert. Sie kann dafür aber auch einzeln verordnet werden.

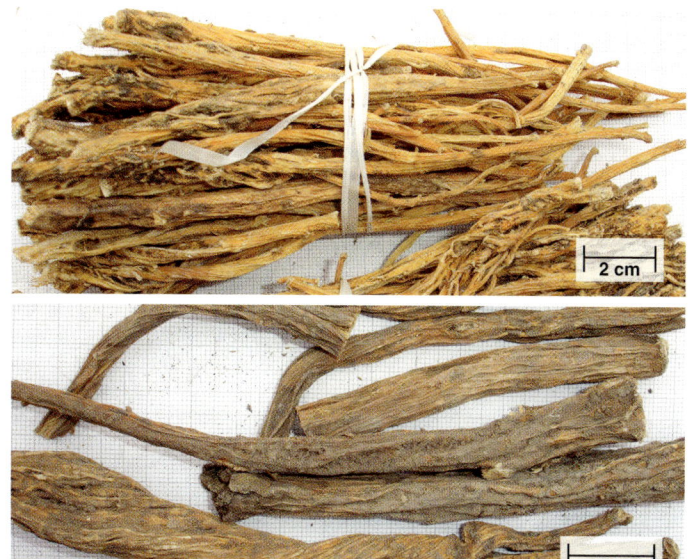

Abb. 3 oben: Großblättrige Enzianwurzel, Gentianae macrophyllae radix (Qín Jiāo), aus Stammpflanze *Gentiana dahurica* Fisch. (Xiǎo Qín Jiāo) Ganzdroge

Abb. 3 unten: Großblättrige Enzianwurzel, Gentianae macrophyllae radix (Qín Jiāo), Droge mit einzelner dicker, langer Hauptwurzel ohne Verzweigungen, mit intensivem Aroma. Die Abbildung zeigt die Ganzdroge aus der Stammpflanze *Gentiana macrophylla* Pall. (Qín Jiāo) in bester Qualität.

Dosierung

3 bis 9 g, bis 30 g möglich

Inhaltsstoffe

Gentiopicrin, Gentianin A (A bis C), Gentianidin, Gentianol. Laut Chin. Ph. soll der Gehalt an Gentiopicrin mindestens 2,0 % betragen.

Pharmakologie

Antiinflammatorisch, antipyretisch, sedativ, analgetisch, erhöht den Blutzucker, antiseptisch, antimykotisch, diuretisch

Unerwünschte Wirkungen und Gegenanzeigen

Vorsicht bei Magen-Milz-Kälte und -Schwäche sowie chronischem Durchfall. Gentianae macrophyllae radix/Qín Jiāo wirkt leicht abführend.

8.2.3 Lonicerae japonicae caulis – Geißblattstängel – Rěn Dōng Téng, 忍冬藤

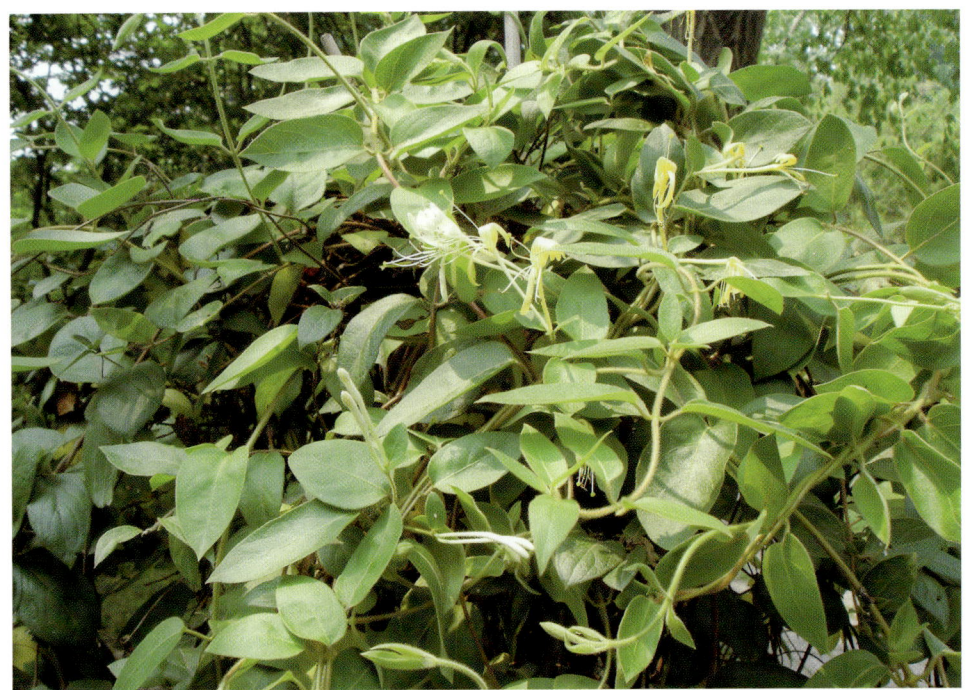

Abb. 1: Geißblatt, *Lonicera japonica* Thunb. (Rěn Dōng)

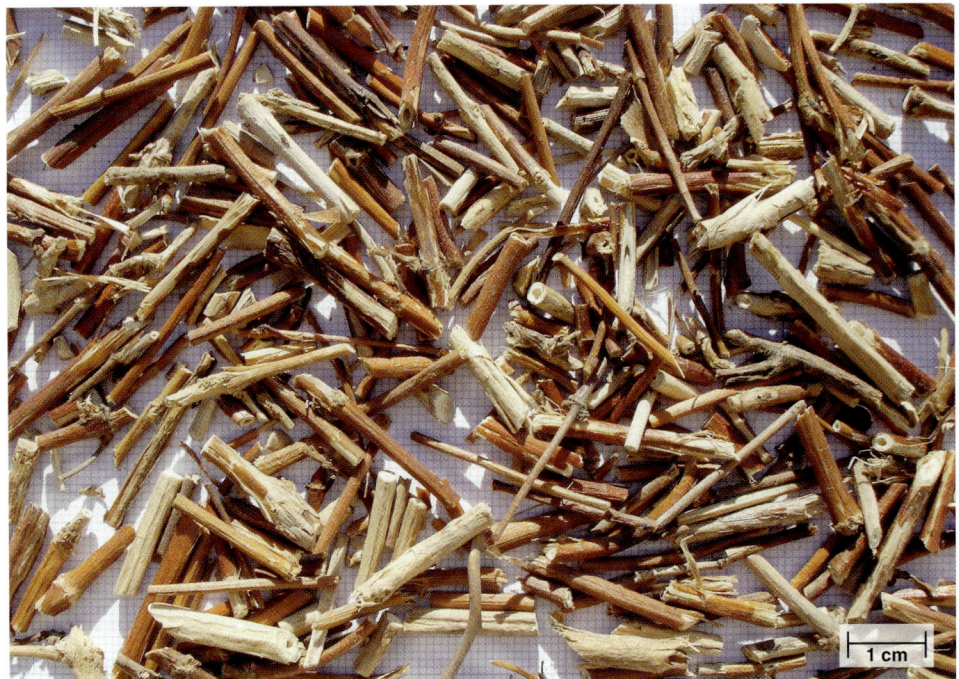

Abb. 2: Geißblattstängel, Lonicerae japonicae caulis (Rěn Dōng Téng), Schnittdroge

Herkunft
Die getrockneten Stängel und Zweige von *Lonicera japonica* THUNB. (Rěn Dōng), Caprifoliaceae

Ernte und Verarbeitung
Die Stängel werden im Herbst und im Winter geschnitten und an der Sonne getrocknet.

Pao Zhi
Kein Pao Zhi üblich

Qualität
Auf Pestizid-Rückstände achten

Eigenschaften
Geschmacksrichtung: süß
Temperaturverhalten: kalt
Wirkungsort/Meridian: Lunge, Magen

Wirkung und Anwendung
Hitze kühlend, entgiftend, Wind austreibend, Meridiane durchgängig machend.

Die Droge wirkt bei Fieber, das durch eine Wen-Bing-Noxe verursacht worden ist, oder bei blutigen Durchfällen infolge toxischer Hitze, wie zum Beispiel bei einer akuten Ruhrerkrankung. Ebenso wirkt sie bei häufigen oder eitrigen Geschwüren, die durch toxische Hitze verursacht werden.

Bei Hitze-Bi-Syndrom wird Lonicerae japonicae caulis/Rěn Dōng Téng zusammen mit Mori ramulus/Sāng Zhī und Trachelospermi caulis/Luò Shí Téng verwendet. Sie befreit die Meridiane und behebt somit die Bewegungseinschränkung.

Dosierung
9 bis 30 g

Inhaltsstoffe
Lonicerin, Loniceraflavon, Loganin, Chlorogensäure, Isochlorogensäure, Syringin. Laut Chin. Ph. soll der Gehalt an Chlorogensäure mindestens 0,10 % betragen.

Pharmakologie
Antiinflammatorisch, antiseptisch

Unerwünschte Wirkungen und Gegenanzeigen
keine

8.2.4 Mori ramulus – Maulbeerzweige – Sāng Zhī, 桑枝

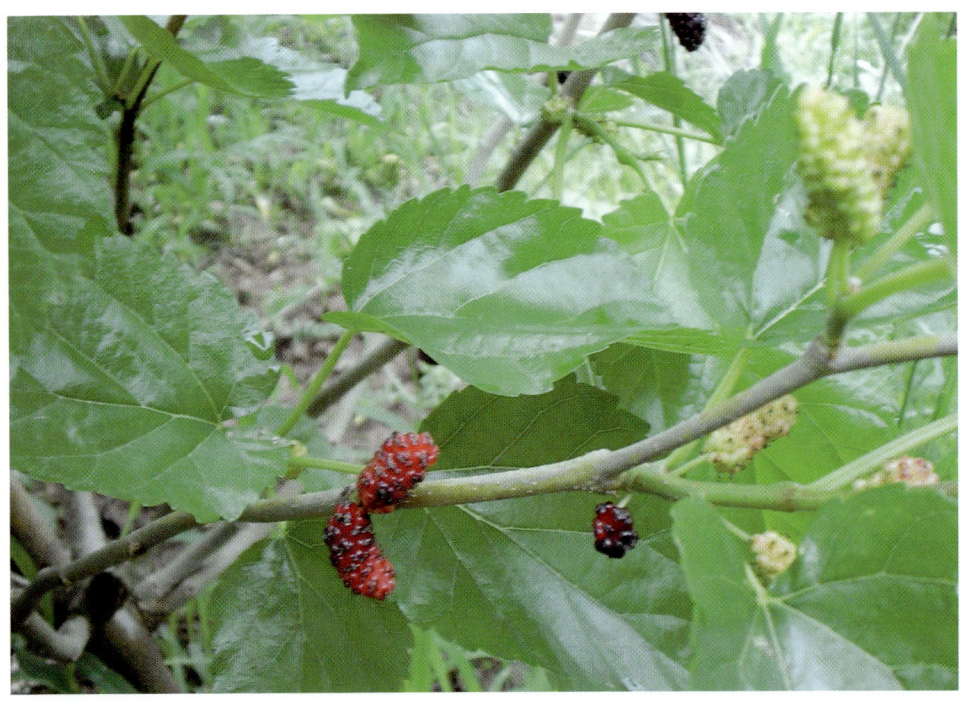

Abb. 1: Weißer Maulbeerbaum, *Morus alba* L. (Sāng)

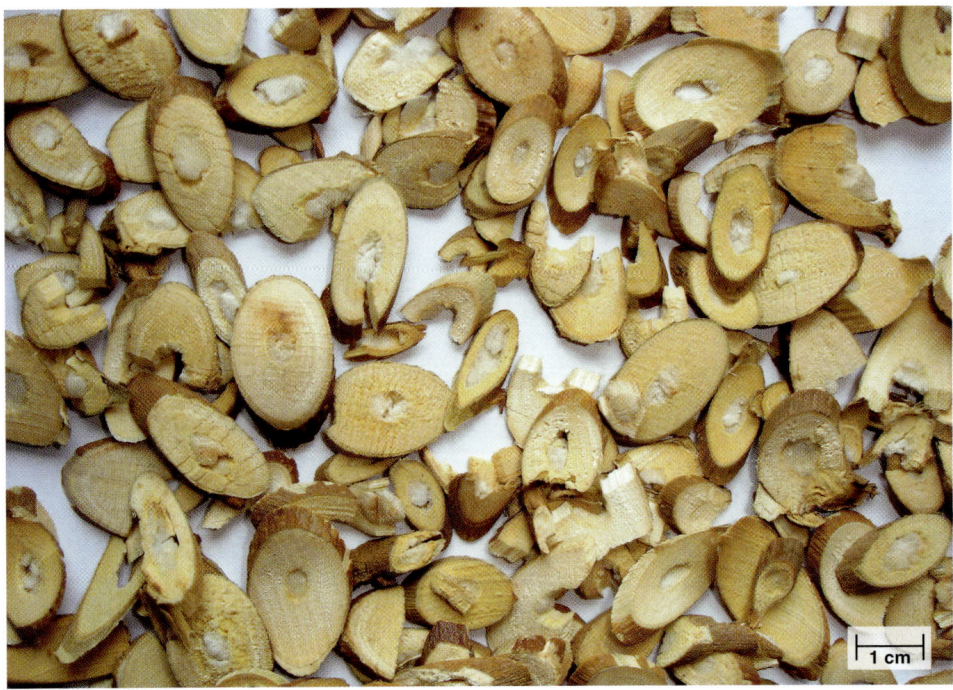

Abb. 2: Maulbeerzweige, Mori ramulus (Sāng Zhī), Schnittdroge. Junge Zweige mit einem Durchmesser von ca. 0,5 cm, hellgrauer Rinde, und hellgrüner Innenrinde mit zarter Konsistenz gelten als gute Qualität. Die abgebildete Droge ist etwas zu dick und zu alt.

Herkunft
Die getrockneten jungen Zweige von *Morus alba* L. (Sāng), Moraceae

Ernte und Verarbeitung
Die jungen Zweige werden vom Frühling bis zum Beginn des Sommers abgeschnitten, von den Blättern befreit, getrocknet und kleingeschnitten. Man verwendet nur die jungen Zweige, die an der grünlichen Innenrinde zu erkennen sind.

Pao Zhi
Chǎo Sāng Zhī: Die geschnittene Droge wird im Wok über mittlerem Feuer so lange geröstet, bis die Drogenoberfläche eine schwach gelbliche Farbe angenommen hat. Diese Verarbeitung erhöht das Temperaturverhalten der Droge.

Eigenschaften
Geschmacksrichtung: leicht bitter
Temperaturverhalten: neutral
Wirkungsort/Meridian: Leber

Wirkung und Anwendung
Wind austreibend, Meridiane befreiend, Nässe austreibend, Geschmeidigkeit der Gelenke verbessernd.

Bei Schmerzen mit verkrampften Gliedern, die durch Wind-Nässe-Bi entsanden sind, hat die Droge sich bewährt. Denn Aufgrund ihrer milden Wirkung, kann sie sowohl bei Kälte- wie auch bei Hitze-Bi verwendet werden. Sie kann alleine als Dekokt oder als Extrakt benutzt werden.

Die Droge wird häufig bei Wind-Hitze-Bi in Armen und Schultern, die mit Taubheitsgefühl einhergehen, angewendet. Dafür wird sie zusammen mit Cinnamomi ramulus/Guì Zhī als Drogenpaar eingesetzt. Bei Wind-Kälte-Bi im Schulterbereich kombiniert man sie mit Notopterygii rhizoma et radix/Qiāng Huó, Cinnamomi ramulus/Guì Zhī und Saposhnikoviae radix/Fáng Fēng.

Mori ramulus/Sāng Zhī kann auch bei Wassereinlagerung oder Ödemen verwendet werden. Bei Hautjuckreiz am ganzen Körper wird sie auch äußerlich als Bad verordnet.

Dosierung
9 bis 15 g

Inhaltsstoffe
Morin, Dihydromorin, Maclurin, Bersteinsäure, Adenin, Glucose, L-Apparaginsäure, γ-Aminobuttersäure

Pharmakologie
Blutdruck und Blutzucker senkend

Unerwünschte Wirkungen und Gegenanzeigen
Keine

8.2.5 Siegesbeckiae herba – Siegesbeckienkraut – Xī Xiàn Cǎo, 豨莶草

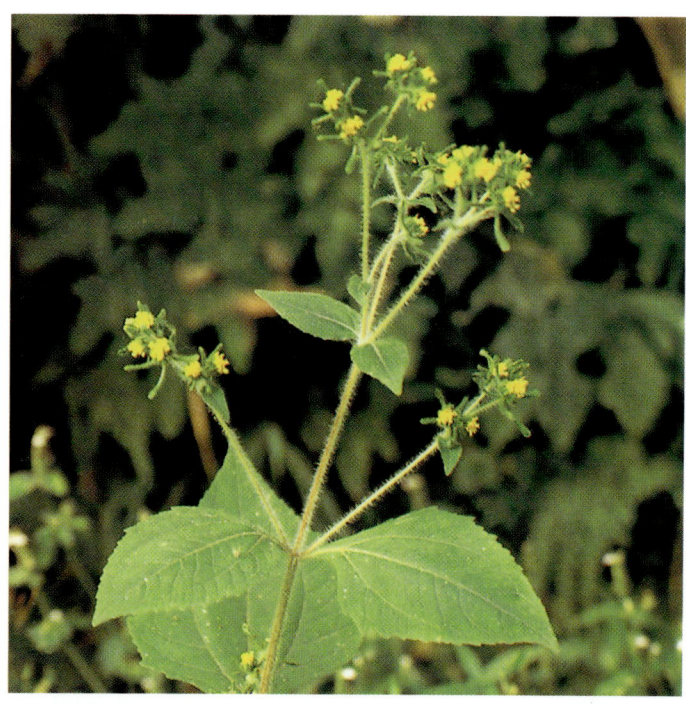

Abb. 1: Siegesbeckia, *Siegesbeckia pubescens* MAKINO (Xì Gěng Xī Xiàn). Quelle: The coloured Atlas of the Chinese Materia Medica specified in Chin. Ph.

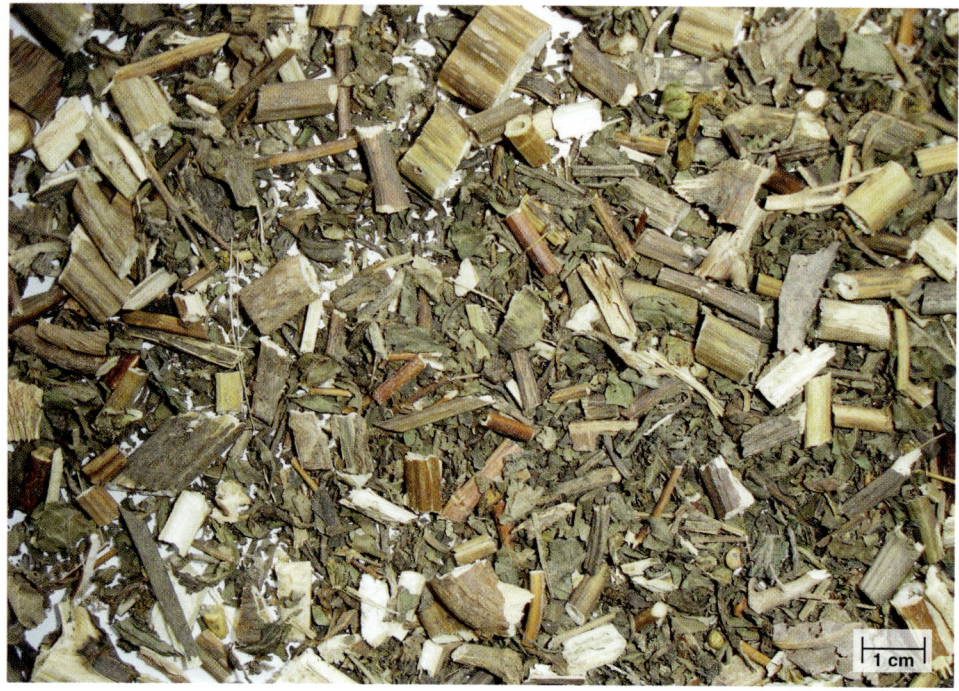

Abb. 2: Siegesbeckienkraut, Siegesbeckiae herba (Xī Xiàn Cǎo), Schnittdroge

Herkunft
Die oberirdischen Teile von *Siegesbeckia orientalis* L. (Xi Xian), *Siegesbeckia pubescens* Makino (Xiàn Gěng Xī Xiàn) oder *Siegesbeckia glabrescens* Makino (Máo Gěng Xī Xiàn), Asteraceae

Ernte und Verarbeitung
Die oberirdischen Teile werden vor und während der Blütezeit im Sommer und im Herbst abgeschnitten, gesäubert, kleingeschnitten und getrocknet.

Pao Zhi
Jiǔ Xī Xiàn Cǎo: Die geschnittene Droge wird mit Reiswein gemischt, bis der Wein von der Droge aufgenommen worden ist, und dann gargedämpft. Für 100 kg Droge nimmt man 20 kg Reiswein. Dieses Verfahren verändert ihre kühlende Temperatureigenschaft nach Neutral oder sogar nach Warm. Dadurch wird ihre bewegungsfördernde Wirkung verstärkt, und sie kann dann auch bei Bi-Syndrom verwendet werden. Bei Hautproblemen wird die Rohdroge eingesetzt.

Eigenschaften
Geschmacksrichtung: scharf, bitter
Temperaturverhalten: kalt
Wirkungsort/Meridian: Leber, Nieren

Wirkung und Anwendung
Wind und Nässe austreibend, Meridiane befreiend, Hitze kühlend, entgiftend.

Bei Wind-Nässe-Bi mit Gelenkschmerzen, Taubheitsgefühl und Kraftlosigkeit in den Gliedern beseitigt Siegesbeckiae herba/Xī Xiàn Cǎo die Nässe und Hitze in Knochen und Sehnen und stillt die Schmerzen. Bei Wind-Kälte-Bi oder Folgebeschwerden nach einem Schlaganfall wird Jiǔ Xī Xiàn Cǎo zu Pillen verarbeitet und mit Wein eingenommen.

Bei Geschwüren, Ekzemen sowie Juckreiz kühlt Siegesbeckiae herba/Xī Xiàn Cǎo die Hitze, wirkt entgiftend, Wind austreibend und dadurch auch Juckreiz stillend. Die Droge kann innerlich oder äußerlich angewendet werden.

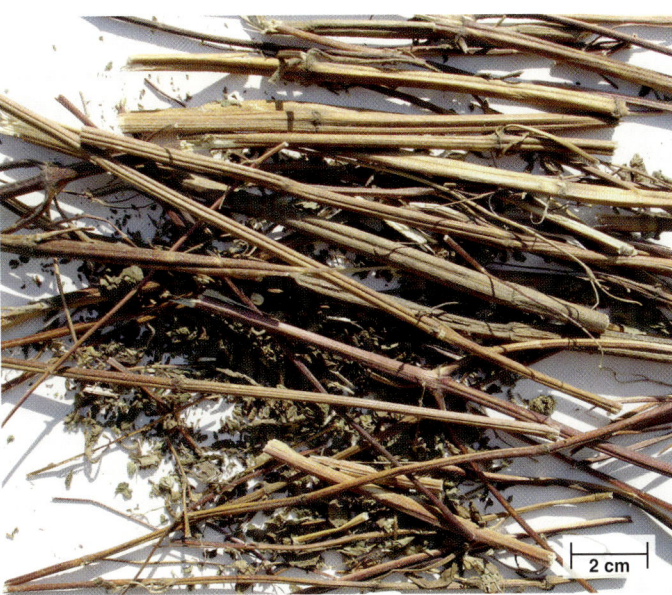

Abb. 3: Siegesbeckienkraut, Siegesbeckiae herba (Xī Xiàn Cǎo), Ganzdroge

Dosierung
9 bis 12 g, bei äußerlicher Anwendung 15 bis 60 g

Inhaltsstoffe
Ent-17,18-Dihydroxy-Kauran-19-Säure, Darutosid (Darutin), Isodarutogenol, Kirenol, Stigmasterol, Orientin, Orientalid, Alkaloide. Laut Chin. Ph. soll der Gehalt an Kirenol mindestens 0,050 % betragen.

Pharmakologie
Blutdrucksenkend, Blutgefäße erweiternd

Unerwünschte Wirkungen und Gegenanzeigen
Nur verwenden bei Patienten, die Wind-Nässe-Muster haben. Vorsicht in der Schwangerschaft

8.2.6 Stephaniae tetrandrae radix – Stephania-Wurzel – Fěng Fáng Jǐ, 粉防己

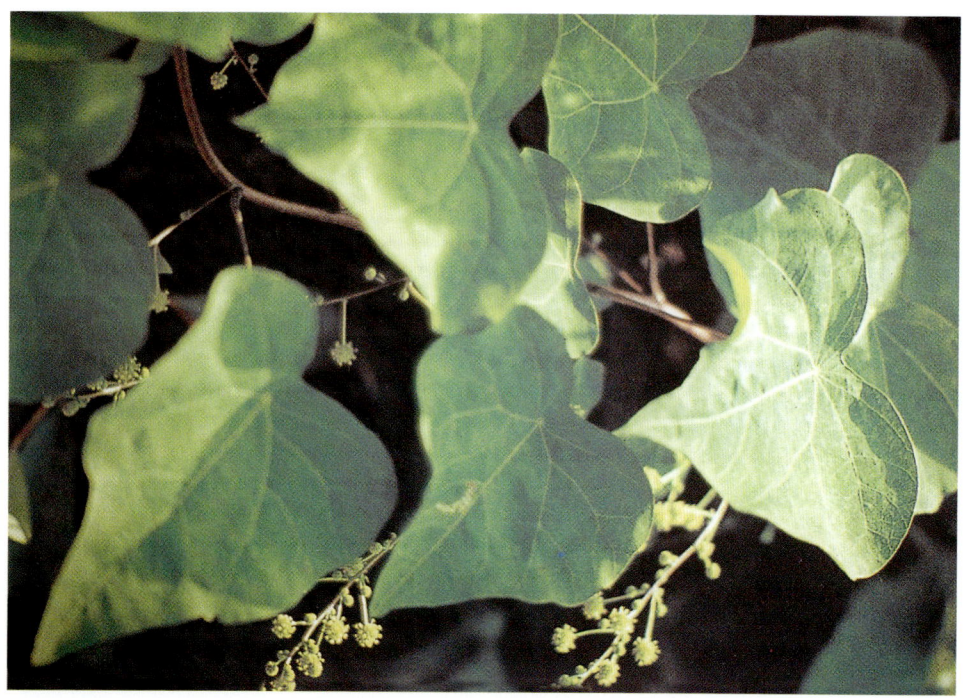

Abb. 1: Stephania, *Stephania tetrandra* S. Moore (Shí Chán Chú), Zweig mit Blütenständen

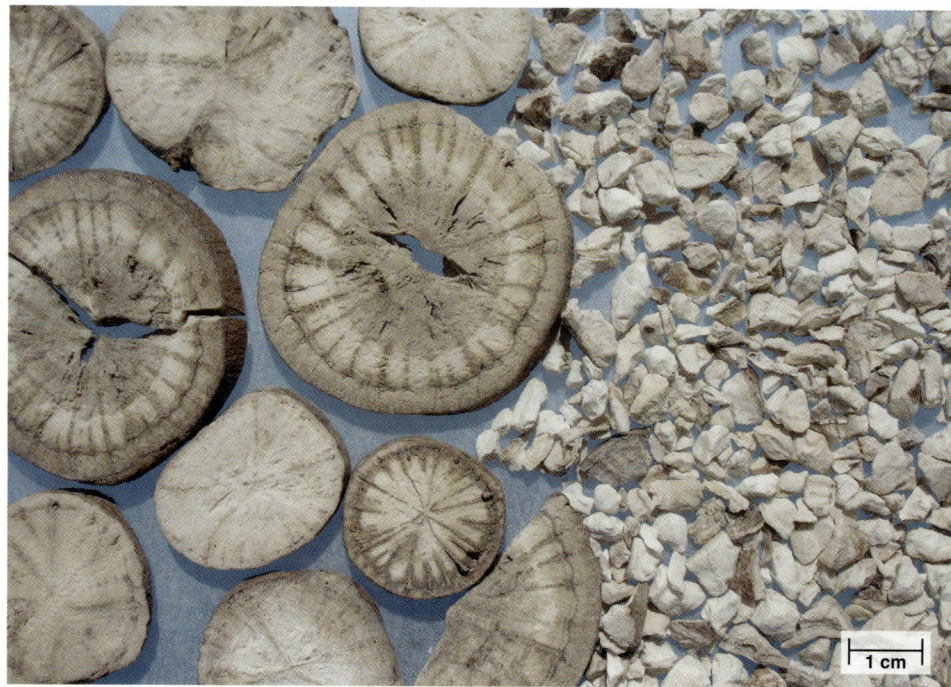

Abb. 2: Stephania-Wurzel, Stephaniae tetrandrae radix (Fěng Fáng Jǐ). Links: Schnittdroge. Rechts: „Ke"-Schnitt (siehe Schnittform und Schnittgröße Seite XXX)

Synonyme
Fáng Jǐ, 防己

Herkunft
Die getrocknete Wurzel von *Stephania tetrandra* S. Moore (Shí Chán Chú), Menispermaceae

Ernte und Verarbeitung
Die Wurzel wird im Herbst ausgegraben, gewaschen und an der Sonne getrocknet.

Pao Zhi
Kein Pao Zhi üblich

Eigenschaften
Geschmacksrichtung: bitter
Temperaturverhalten: kalt
Wirkungsort/Meridian: Nieren, Blase

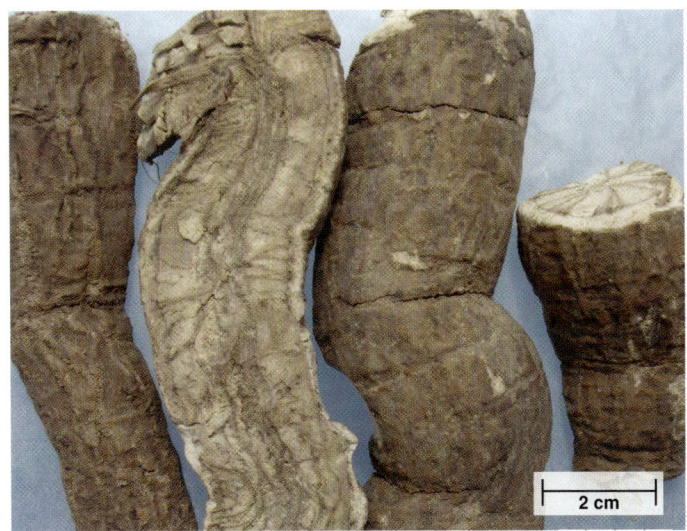

Abb. 3: Stephania-Wurzel, Stephaniae tetrandrae radix (Fěn Fáng Jǐ), Ganzdroge. Aufgrund des Aussehens hat die Droge den Spitznamen „Schweine-Dickdarm".

Wirkung und Anwendung
Wind und Nässe austreibend, schmerzstillend, Wasser ausleitend, abschwellend.

Bei einem Bi-Syndrom durch Hitze, auch wenn die Hitze durch Cortison unterdrückt wurde und keine Hitzezeichen mehr vorhanden sind, wird die Droge mit Coicis semen/Yì Yǐ Rén und Talcum/Huá Shí kombiniert (siehe Rezeptur Xuan Bi Tang). Bei Wind-Kälte-Nässe-Bi wird sie zusammen mit Aconiti radix lateralis praep./Fū Zǐ, Innere Zimtrinde/Guì Xīn und Atractylodis macrocephalae rhizoma/Bái Zhū verordnet (siehe Rezeptur Fang Ji Huang Ji Tang).

Bei Ödemen durch Wasserretention und Schleimansammlungen kann Stephaniae tetrandrae radix/Fěng Fáng Jǐ durch ihre kühlende und diuretische Wirkung auch die Nässe-Hitze, insbesondere die im Unteren Erwärmer, ausleiten.

Bei Kopf-, Gesichts- und Körperödemen, die durch eine Wind-Noxe von außen verursacht wurden, wird Stephaniae tetrandrae radix/Fáng Jǐ mit Astragali radix/Huáng Qí und Atractylodis macrocephalae rhizoma/Bái Zhū kombiniert (siehe Rezeptur Fang Ji Huang Qi Tang).

Die Rezeptur Fang Ji Huang Qi Tang wird auch bei Adipositas eingesetzt, z. B. bei Frauen über 35 Jahre, die wenig Sport treiben, schlaffe Muskeln aufweisen und über Muskelschmerzen klagen. Stephaniae tetrandrae radix/Fěng Fáng Jǐ kann das Wasser ausleiten, Haut und Muskeln straffen und dadurch übermäßiges Gewicht reduzieren. Die Anwendungsdauer beträgt drei bis sechs Monate. Die gleiche Rezeptur kann auch zur Behandlung von Bauch- und Hautödemen verwendet werden.

Dosierung
4,5 bis 9 g

Inhaltsstoffe
Tetrandrin, Fangchinolin, Cyclanolin, Dimethyltetrandrin, Berbamin. Laut Chin. Ph. soll der Gesamtgehalt an Tetrandrin und Fangchinolin mindestens 1,4 % betragen.

Pharmakologie
Analgetisch, antipyretisch, antiinflammatorisch, diuretisch, Blutdrucksenkend, Muskulatur entspannend

Unerwünschte Wirkungen und Gegenanzeigen
Da die Droge sehr kalt und bitter ist, kann sie das Magen-Qi verletzen. Wegen der Verwechslungsgefahr darf die Droge nur verkauft werden, wenn nach der DAC-Methode (Prüfung auf Aristolochiasäure in pflanzlichen Drogen) ein Negativnachweis der Aristolochiasäure vorliegt.

8.2.7 Trachelospermi caulis – Sternjasmin-Lianenstängel – Luò Shí Téng, 络石藤

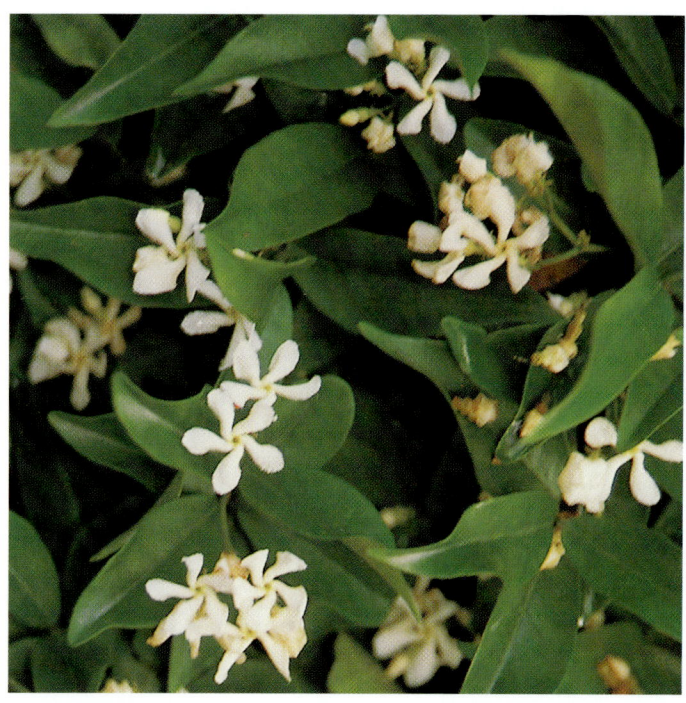

Abb. 1: Sternjasmin-Liane, *Trachelospermum jasminoides* (Lindl.) Lem. (Luò Shí).
Quelle: The coloured Atlas of the Chinese Materia Medica specified in Chin. Ph.

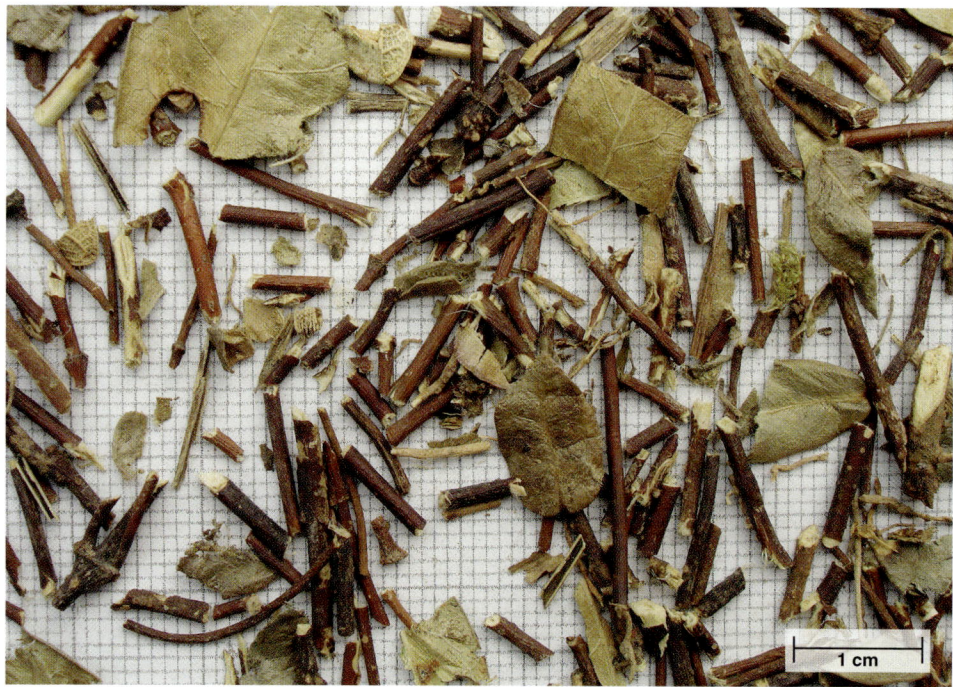

Abb. 2: Sternjasmin-Lianenstängel, Trachelospermi caulis (Luò Shí Téng), Schnittdroge

Herkunft
Die getrockneten Stängel und Blätter von *Trachelospermum jasminoides* (Lindl.) Lem. (Luo Shi), Apocynaceae

Ernte und Verarbeitung
Die Pflanzenteile werden im Winter bis zum Frühling geerntet, gereinigt, geschnitten und getrocknet.

Pao Zhi
Kein Pao Zhi üblich

Eigenschaften
Geschmacksrichtung: bitter
Temperaturverhalten: leicht kalt
Wirkungsort/Meridian: Herz, Leber, Nieren

Wirkung und Anwendung
Wind-Nässe austreibend, Meridiane befreiend, Blut kühlend, abschwellend, schmerzstillend.

Trachelospermi caulis/Luò Shí Téng wird bei Hitze-Bi eingesetzt. Dann kann sie in Alkohol eingelegt einzeln eingenommen werden oder als Dekokt zusammen mit Lonicerae japonicae caulis/Rěn Dōng Téng, Chaenomelis fructus/Mù Guā, Mori ramulus/Sāng Zhī und Siegesbeckiae herba/Xī Xiàn Cǎo. Sie wird auch bei Bewegungseinschränkungen der Gelenke eingesetzt, z. B. bei Rheuma und Arthritis. Obwohl die Droge leicht kalt im Temperaturverhalten ist, kann sie auch bei Wind-Kälte-Bi mit Sehnen- und Muskelverkrampfungen verordnet werden.

Bei Geschwüren und Rachenkatarrh wirkt Trachelospermi caulis/Luò Shí Téng Blut kühlend und abschwellend. Die Droge kann einzeln als Dekokt zum Gurgeln verwendet oder zusammen mit Gleditsiae spina/Zào Jiǎo Cì, Trichosanthis fructus/Guā Lǒu, Olibanum/Rǔ Xiāng und Myrrha/Mò Yào eingenommen werden.

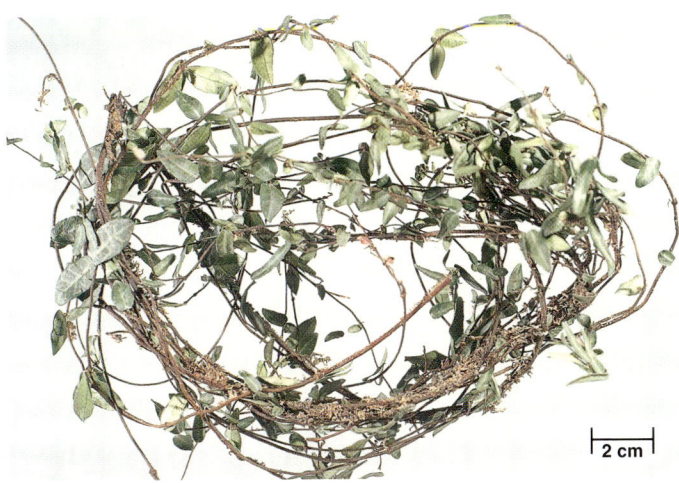

Abb. 3: Sternjasmin-Lianenstängel, Trachelospermi caulis (Luò Shí Téng), Ganzdroge

Dosierung
6 bis 12 g

Inhaltsstoffe
Arctiin, Trachelosid, Nortracheloside, Matairesinosid

Pharmakologie
Das Herz stärkend, wirkt Kreislaufstörungen entgegen und hemmt Bakterien wie *Staphylococcus aureus*, Ruhrbakterien (*Shigella*) und Typhusbakterien.

Unerwünschte Wirkungen und Gegenanzeigen
Kontraindiziert bei Patienten mit Kopfschmerzen, die durch eine Yin-Schwäche entstanden sind

8.3 Wind und Nässe austreibende, Leber und Niere tonisierende Drogen – Qu Feng Shi Qiang Jin Gu Yao, 祛风湿强筋骨药

Drogenübersicht für Wind und Nässe austreibende und Leber und Niere tonisierende Drogen

Lat. Name	Dt. Name	Pin-Yin-Name	Chin. Name	Seite
Acanthopanacis cortex	Stachelpanaxwurzelrinde	Wǔ Jiā Pí	五加皮	382
Taxilli herba	Maulbeermistelkraut	Sāng Jì Shēng	桑寄生	384
Visci herba	Eichenmistelkraut	Hú Jì Shēng	槲寄生	386

Gemeinsamkeiten

Diese Drogen tonisieren Leber und Niere, und sie werden daher bevorzugt bei chronischen Erkankungen, wie z. B. Wind-Nässe-Bi, eingesetzt.

8.3.1 Acanthopanacis cortex – Stachelpanaxwurzelrinde – Wǔ Jiā Pí, 五加皮

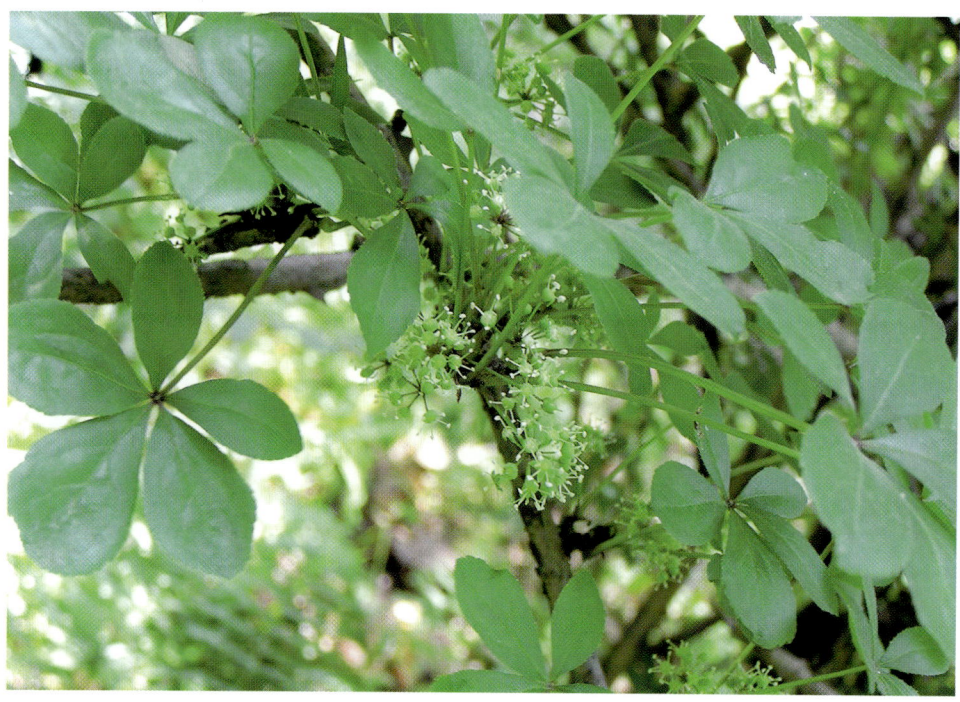

Abb. 1: Stachelpanax, *Acanthopanax gracilistylus* W. W. Smith (Xì Zhù Wǔ Jiā), blühender Zweig

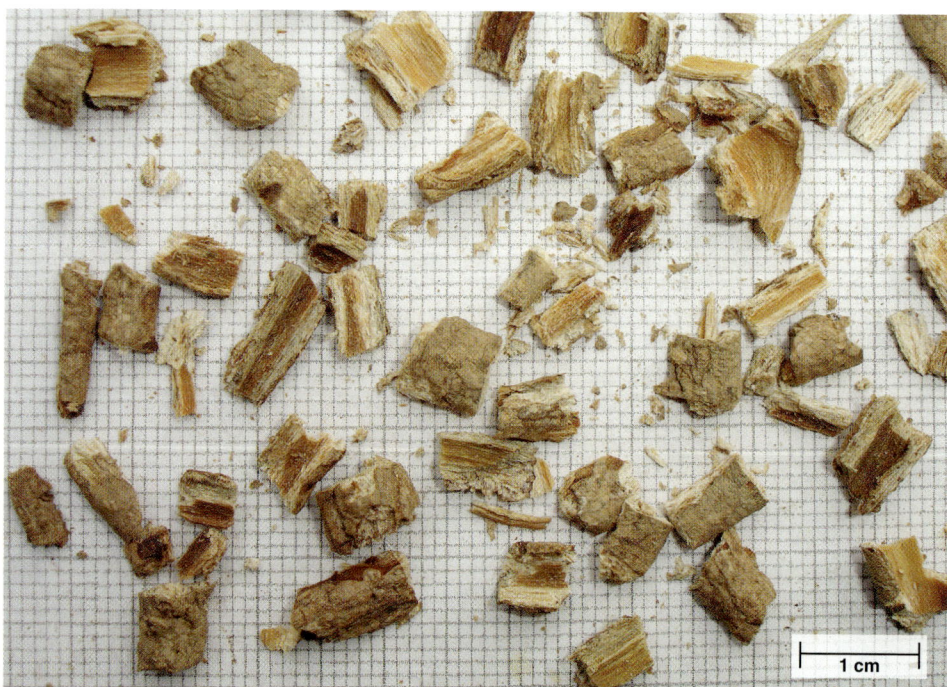

Abb. 2: Stachelpanaxwurzelrinde, Acanthopanacis cortex (Wǔ Jiā Pí), Schnittdroge

Herkunft
Die getrocknete Wurzelrinde von *Acanthopanax gracilistylus* W. W. Smith (Xì Zhù Wǔ Jiā), Araliaceae

Ernte und Verarbeitung
Die Wurzel wird im Sommer und Herbst ausgegraben, die Rinde abgeschält und getrocknet. Wegen ihrer flüchtigen Inhaltsstoffe soll die Droge während der Verarbeitung nicht an der prallen Sonne getrocknet werden.

Pao Zhi
Kein Pao Zhi üblich

Eigenschaften
Geschmacksrichtung: scharf, bitter
Temperaturverhalten: warm
Wirkungsort/Meridian: Leber, Nieren

Wirkung und Anwendung
Wind-Nässe austreibend, Knochen und Sehnen stärkend, diuretisch.

Bei Wind-Nässe-Bi mit verkrampften Sehnen, steifen Gliedern und Bewegungseinschränkungen wirkt Acanthopanacis cortex/Wǔ Jiā Pí durch ihre scharfe und bittere Geschmacksrichtung zerstreuend und ausleitend. Hierfür kann sie allein oder zusammen mit Chaenomelis fructus/Mù Guā, eventuell zusammen in Schnaps eingelegt, eingenommen werden.

Da Acanthopanacis cortex/Wǔ Jiā Pí Leber und Niere tonisiert, kann sie auch bei Kraftlosigkeit in den Knien und den Lenden zusammen mit Achyranthis bidentatae radix/Huái Niú Xī, Eucommiae cortex/Dù Zhòng und Epimedii herba/YínYáng Huò eingesetzt werden.

Für Kinder, die verzögert Laufen lernen, wird die Droge zusammen mit Testudinis carapax/Guī Bǎn, Achyranthis bidentatae radix/Niú Xī und Chaenomelis fructus/Mù Guā gegeben.

Acanthopanacis cortex/Wǔ Jiā Pí wirkt auch diuretisch und kann daher bei Ödemen oder Miktionsstörungen verwendet werden. Dann wird die Droge oft zusammen mit Poriae pericarpium/Fú Líng Pí und Arecae pericarpium/Dà Fù Pí verordnet (siehe Rezeptur Wu Pi Yin).

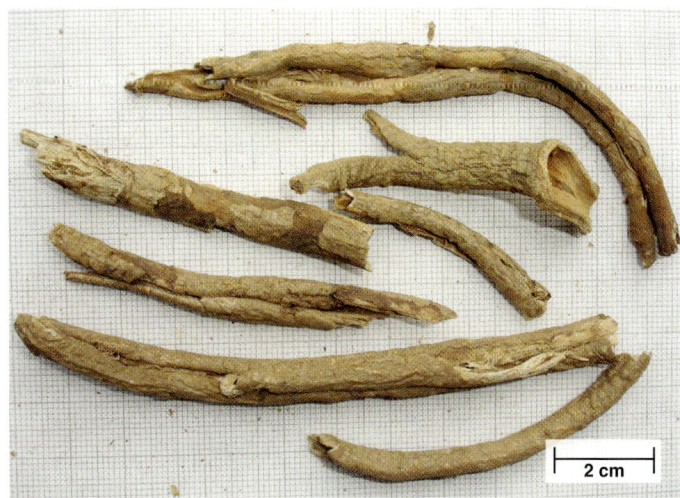

Abb. 3: Stachelpanaxwurzelrinde, Acanthopanacis cortex (Wǔ Jiā Pí), Ganzdroge

Dosierung
4,5 bis 9 g

Inhaltsstoffe
Ätherische Öle, 4-Methoxysalicylaldehyd, Kaurensäure, Ligustrin (Syringin), Isofraxedinoside, Tannin, Palmitinsäure, Linolsäure, Arachinsäure

Pharmakologie
Erhöht die Abwehrkräfte, antiinflammatorisch, analgetisch, Blutdruck regulierend, antineoplastisch, Blutzucker senkend, antiseptisch

Unerwünschte Wirkungen und Gegenanzeigen
Die aus dem Norden Chinas stammende Běi Wǔ Jiā Pí wird in manchen Gebieten oft ebenfalls als Wǔ Jiā Pí verwendet. Diese Droge ist leicht giftig, aber herzstärkend. In der Chin. Ph. wird sie als Xiāng Jiā Pí geführt. Die hier beschriebene Acanthopanacis cortex/Wǔ Jiā Pí ist ungiftig und hat eine bessere Leber und Nieren tonisierende sowie Sehnen und Knochen stärkende Wirkung. Kontraindiziert bei Yin-Schwäche und Feuer

8.3.2 Taxilli herba – Maulbeermistelkraut – Sāng Jì Shēng, 桑寄生

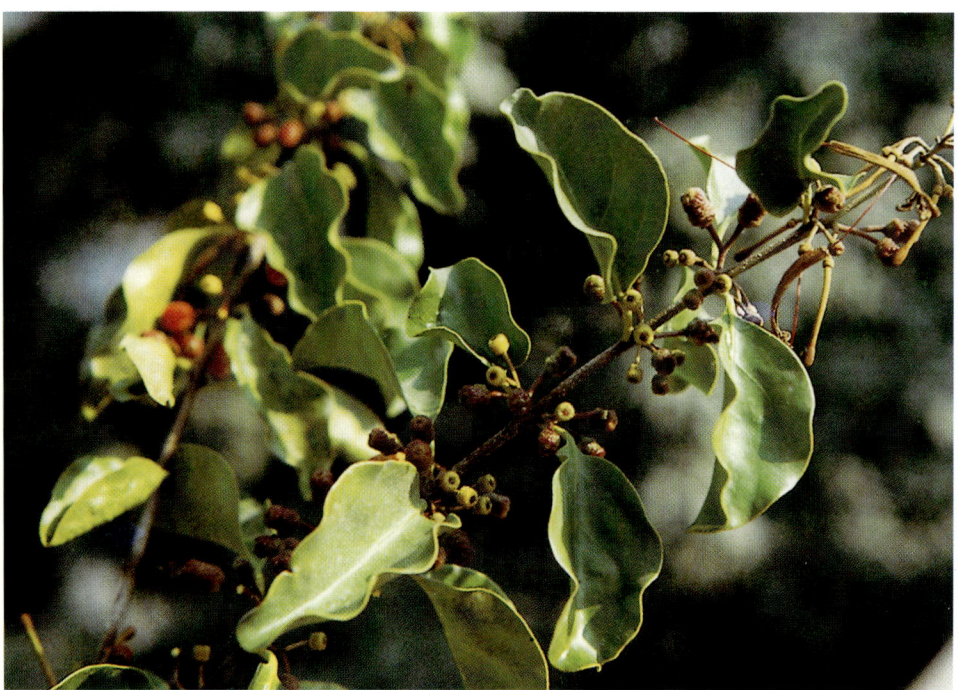

Abb. 1: Maulbeermistel, *Taxillus chinensis* (DC.) Danser, Zweig mit Früchten. Quelle: The coloured Atlas of the Chinese Materia Medica specified in Chin. Ph.

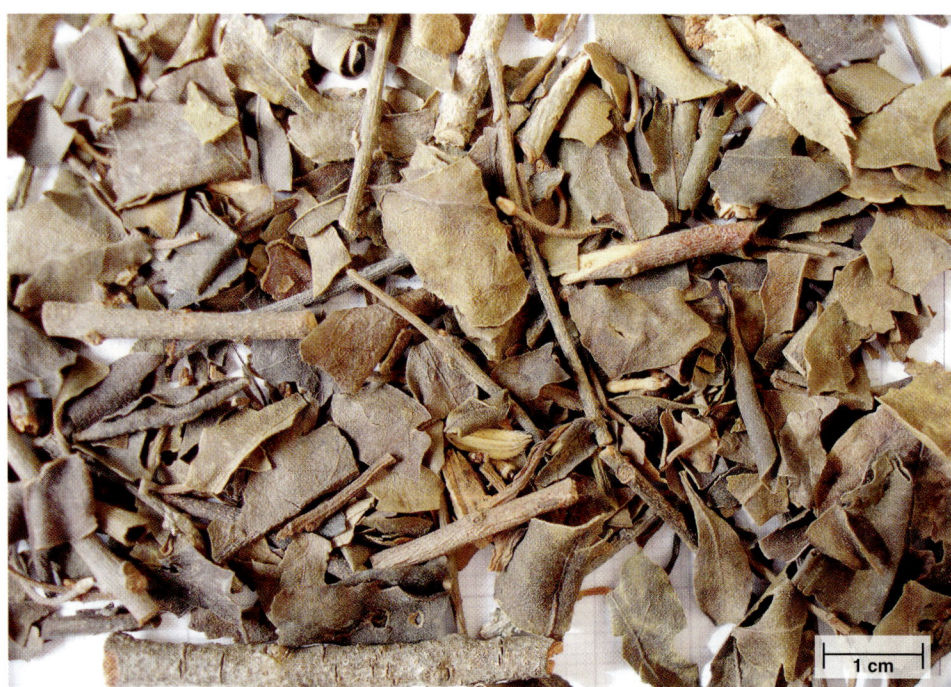

Abb. 2: Maulbeermistelkraut, Taxilli herba (Sāng Jì Shēng), Die Stängel von Sāng Jì Shēng sind braun, die Phloemschicht ist rotbräunlich, junge Stängel haben eine harte Konsistenz und eine braune Behaarung. Die Blätter sind oval, gelbbräunlich und haben einen Blattstiel.

Synonyme
Loranthi ramulus; Guǎng Jì Shēng

Herkunft
Die getrockneten Zweige samt den Blättern von *Taxillus chinensis* (DC.) DANSER (Sang Ji Sheng), Loranthaceae.
Taxilli herba/Sāng Jì Shēng: Sāng bedeutet Maulbeerbaum, Sāng Jì Shēng bedeutet „parasitär auf dem Maulbeerbaum."

Wirkung und Anwendung
Die Droge Taxilli herba/Sāng Jì Shēng ist in den Wirkungen, Anwendungen und der Dosierung nahezu identisch mit Visci herba/Hú Jì Shēng. Diese Droge steht in der Rezeptur Du Huo Ji Sheng Tang als König. Da die im Handel erhältliche Qualität der Droge Taxilli herba/Sāng Jì Shēng oft minderwertig ist, kann die Droge durch Visci herba/Hú Jì Shēng ersetzt werden. Weiteres siehe Visci herba/Hú Jì Shēng.

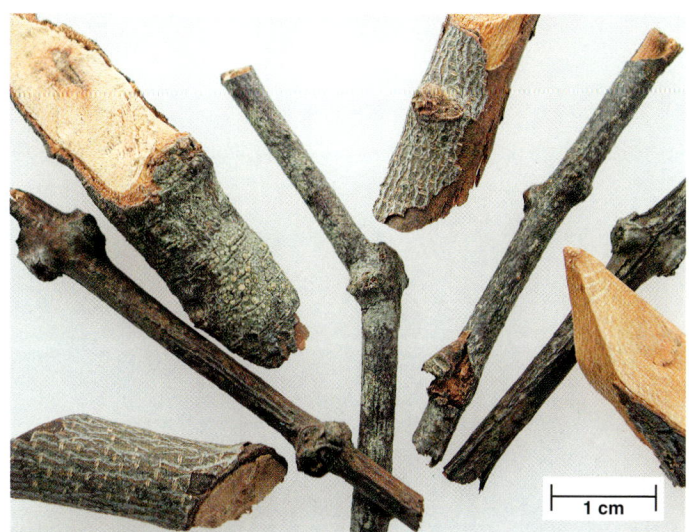

Abb. 3: Maulbeermistelkraut, Taxilli herba (Sāng Jì Shēng), Stängel

8.3.3 Visci herba – Eichenmistelkraut – Hú Jì Shēng, 槲寄生

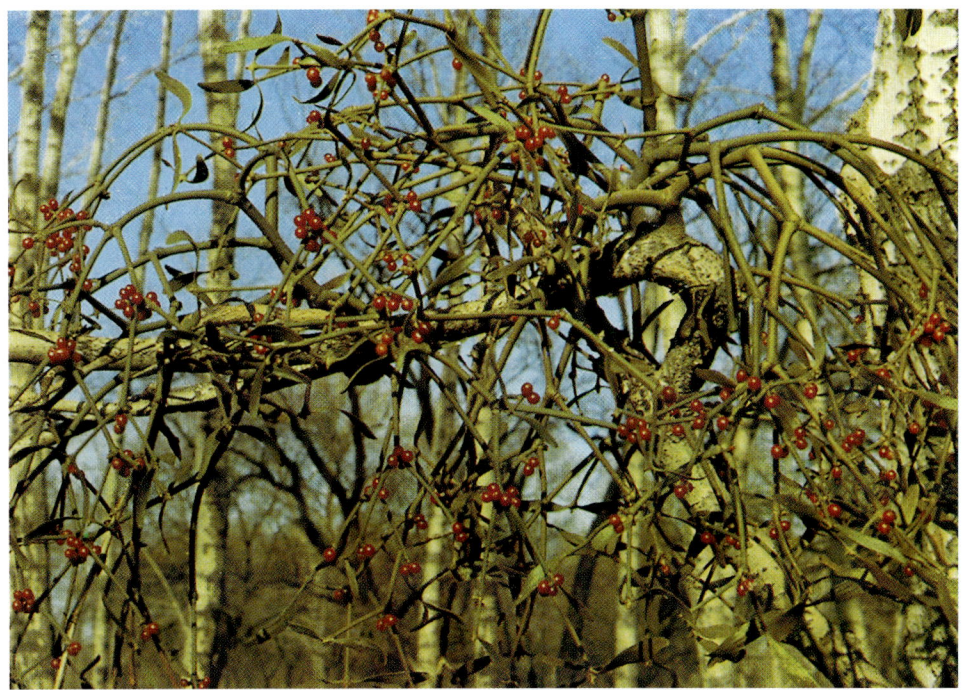

Abb. 1: Eichenmistel, *Viscum coloratum* (Komar.) Nakai (Hú Jì Shēng). Quelle: The coloured Atlas of the Chinese Materia Medica specified in Chin. Ph.

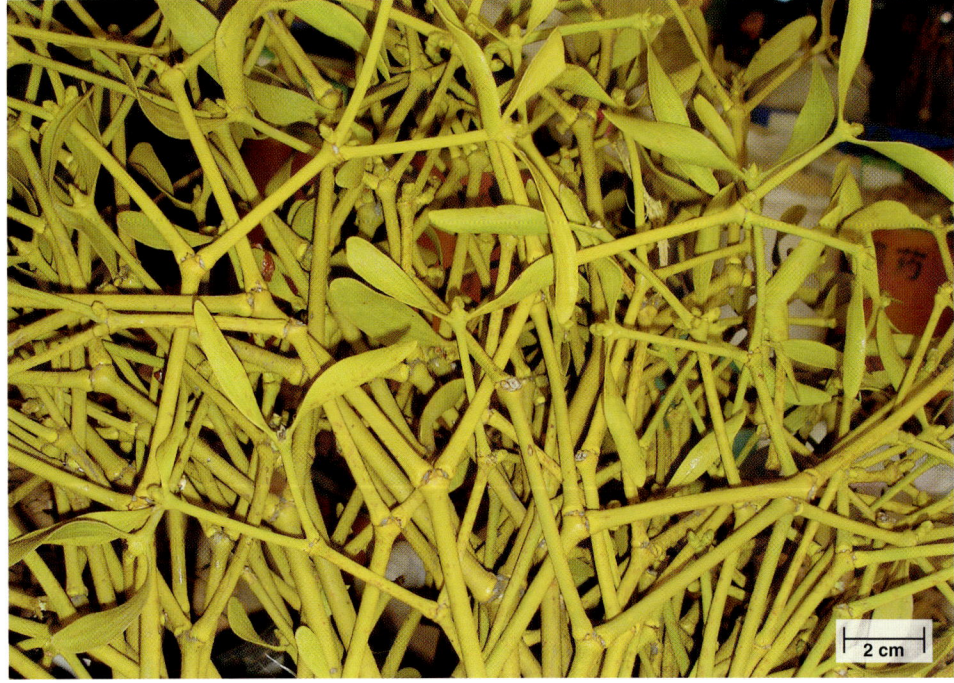

Abb. 2: Eichenmistelkraut, Visci herba (Hú Jì Shēng), Ganzdroge. Hú Jì Shéng ist gelbgrün bis golden mit vergrößerten Nodien, leicht brechbare, langgestreckte Blätter ohne Stiel, gegenständig am Ende des Stängels.

Herkunft
Die getrockneten Zweige samt Blätter von *Viscum coloratum* (Komar) Nakam aus der Familie der Loranthaceae

Hú ist ein pinienartiger Baum. Hú Jì Shēng bedeutet „parasitär auf dem Hú-Baum." Geschmack, Temperaturverhalten, Indikation und Dosierung dieser Droge sind ähnlich wie bei Taxilli herba/Sāng Jì Shēng. Visci herba/Hú Jì Shēng wird in Südchina als Taxilli herba/Sāng Jì Shēng verordnet. In der Praxis, besonders in Süd China, werden Sāng Jì Shēng und Hú Jì Shēng fast gleichwertig verwendet. Mitunter wird die Meinung vertreten, dass Visci herba/Hú Jì Shēng wirkungsvoller ist als Taxili herba/Sāng Jì Shēng. Bei der in der alten Literatur beschriebenen Sāng Jì Shēng handelte es sich um Hú Jì Shēng.

Ernte und Verarbeitung
Die Zweige werden im Winter oder im darauffolgenden Frühjahr abgeschnitten, von dicken Ästen befreit, in Stücke geschnitten und sofort oder erst nach einer Dampfbehandlung getrocknet.

Pao Zhi
Kein Pao Zhi üblich

Qualität
Die im Winter und Frühling geernteten jungen Stängel mit gelbgrünlichen Blätter gelten als gute Qualität

Eigenschaften
Geschmacksrichtung:	bitter
Temperaturverhalten:	neutral
Wirkungsort/Meridian:	Leber, Nieren

Wirkung und Anwendung
Wind-Nässe austreibend, Bi-Schmerzen lindernd, Leere-Hitze kühlend, Nässe-Hitze klärend

Bei Wind-Nässe-Bi mit Lenden- und Knie-Schmerzen sowie Kraftlosigkeit in den Beinen kann Taxilli herba/Sāng Jì Shēng sowohl die Wind-Nässe austreiben, als auch die Niere und Leber tonisieren. Die Droge ernährt auch das Blut und stärkt somit die Sehnen und Knochen. Dafür wird sie mit Angelicae pubescentis radix/Dú Huó, Cinnamomi ramulus/Guì Zhī, Eucommiae cortex/Dù Zhòng und Angelicae sinensis radix/Dāng Guī kombiniert (siehe Rezeptur Du Huo Ji Sheng Tang).

Bei Blutungen während der Schwangerschaft und einem unruhigen Fötus wirkt die Droge durch die Tonisierung von Leber und Niere bluternährend und den Fötus beruhigend. Hierfür wird sie zusammen mit Asini corii colla/E Jiāo, Dipsaci radix/Xù Duàn und Cuscutae semen/Tù Sī Zǐ verabreicht.

Dosierung
9 bis 15 g

Inhaltsstoffe
Sāng Jì Shēng: Quercin, Quercitrin, Avicularin, Catechin, Hyperin.
Hú Jì Shēng: Oleanolsäure, β-Amyrin, Mesoinositol, Viscin, Flavoyadorinine A und B, Homoflavoyadorinin B, Lupeol

Pharmakologie
Sāng Jì Shēng: Blutdrucksenkend, sedativ, diuretisch, erweitert die koronaren Blutgefäße, erhöht die Koronardurchblutung. Hú Jì Shēng: blutdrucksenkend

Unerwünschte Wirkungen und Gegenanzeigen
Keine

9 Das Innere erwärmende Drogen – Wen Li Yao – 温里药

9 Das Innere erwärmende Drogen – Wen Li Yao - 温里药

Drogenübersicht für das Innere erwärmende Drogen

Lat. Name	Dt. Name	Pin-Yin-Name	Chin. Name	Seite
Aconiti radix lateralis praeparata	Vorbehandelte Eisenhutseitenwurzel	Fù Zǐ	附子	392
Alpiniae officinarum rhizoma	Galgantwurzelstock	Gāo Liáng Jiāng	高良姜	395
Caryophylli flos	Gewürznelken	Dīng Xiāng	丁香	397
Cinnamomi cortex	Cassia-Zimtrinde	Ròu Guì	肉桂	399
Evodiae fructus	Stinkeschenfrüchte	Wú Zhū Yú	吴茱萸	402
Foeniculi dulcis fructus	Süßer Fenchel	Xiǎo Hui Xiang	小茴香	404
Zanthoxyli pericarpium	Sichuan-Pfeffer	Huā Jiāo	花椒	406

Gemeinsamkeiten

Zu dieser Drogengruppe gehört auch noch vorbehandelter Ingwerwurzelstock, Zingiberis rhizoma praep., Pao Jiang, 炮姜, siehe Kap. 1.1.12.

Die Drogen dieser Gruppe sind scharf im Geschmack und warm im Temperaturverhalten. Sie wärmen das Innere, stützen das Yang und lindern die Schmerzen. Sie können aber auch das Yin verletzen und das Feuer verstärken.

Sie sind kontraindiziert bei Fülle-Hitze, Blut-Mangel- und Yin-Mangel-Muster. Vorsicht ist in der Schwangerschaft geboten. Im Sommer, wenn es sehr heiß ist, sollte die Dosierung herabgesetzt werden.

9.1.1 Aconiti radix lateralis praep. – Vorbehandelte Eisenhutseitenwurzel – Fù Zǐ, 附子

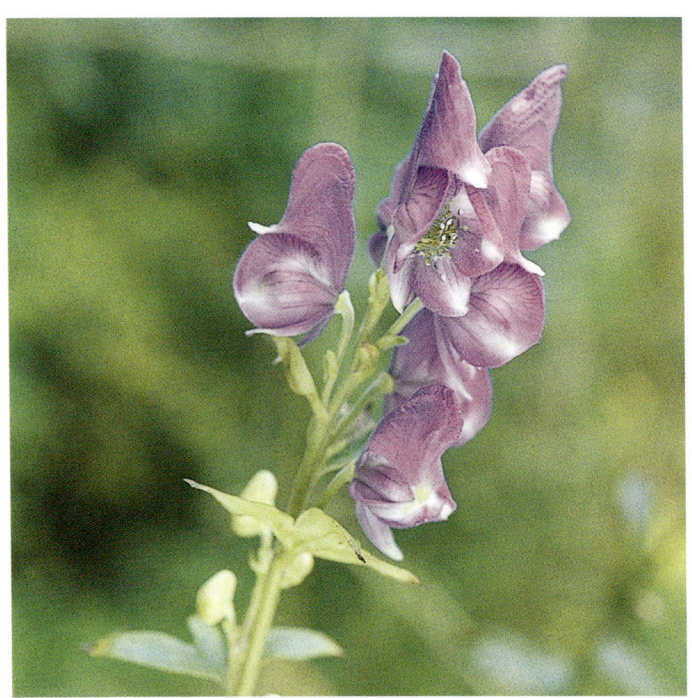

Abb. 1: Chinesischer Eisenhut, *Aconitum carmichaeli* Debx. (Wū Tóu)

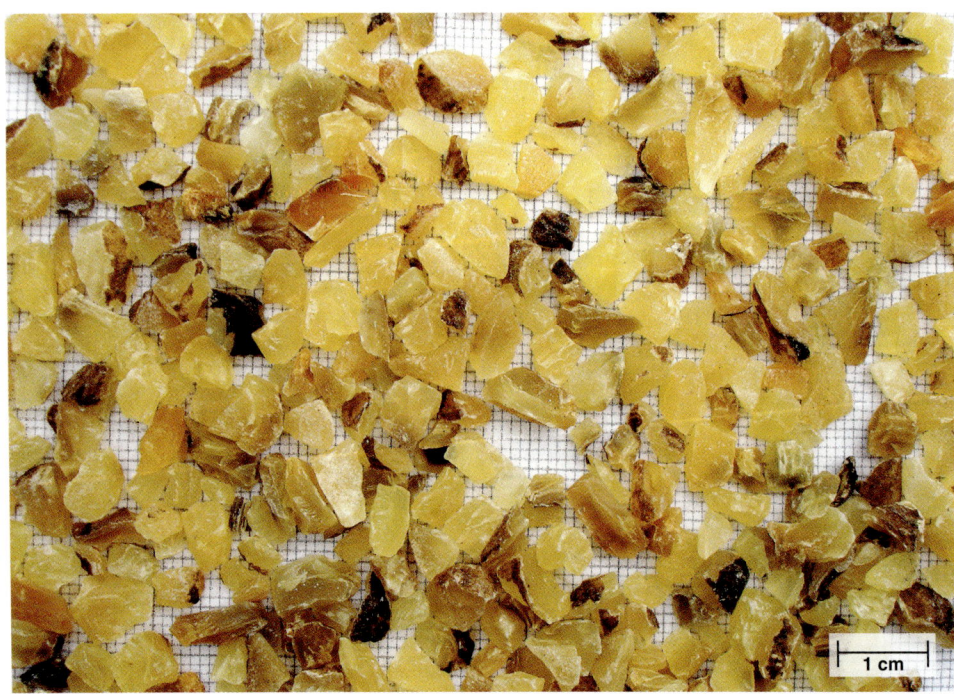

Abb. 2: Vorbehandelte Eisenhutseitenwurzel, Aconiti radix lateralis praeparata (Fù Zǐ), Schnittdroge der Handelsware Bái Shùn Piàn

Synonyme
Shú Fù Zǐ, Zhì Fù Zǐ

Herkunft
Die getrocknete, verarbeitete Nebenwurzel von *Aconitum carmichaeli* DEBX. (Wū Tóu), Ranunculaceae

Ernte und Verarbeitung
Die Wurzel wird von Mitte Juni bis Anfang August ausgegraben und von den feinen Nebenwurzeln befreit. Die Hauptwurzel wird dann zu Aconiti radix praep./Zhì Chuān Wū und die Nebenwurzelknolle zu Aconiti radix lateralis praep./Fù Zǐ verarbeitet.

Pao Zhi
Yán Fù Zǐ (Yán heißt Salz): Die größeren Nebenwurzelknollen werden gewaschen und in einer Danba-Lösung (Magnesiumchlorid-Lösung) über Nacht stehen gelassen. Am nächsten Tag wird Salz dazu gegeben. Die Knolle wird täglich aus der Lösung herausgenommen und für eine kurze Zeit an der Sonne getrocknet. Die Trocknungszeit wird von Tag zu Tag etwas verlängert bis sich an der Oberfläche der Droge kristalline Salzkörner gebildet haben und die Droge hart geworden ist.

Hēi Shùn Piàn: Die Nebenwurzelknollen werden nach Größe sortiert, gewaschen und mehrere Tage lang in eine Danba-Lösung eingelegt. Sie werden dann in dieser Lösung gargekocht, anschließend in frisches Wasser eingelegt und abgespült, in Längsrichtung in 0,5 cm dicke Scheiben geschnitten und abermals in frisches Wasser eingelegt. Schließlich werden sie mit einem Farbstoff, der an starken Tee erinnert, eingefärbt, und so lange gedämpft, bis die Oberfläche ein fettig glänzendes Aussehen angenommen hat. Zuletzt werden die Knollen unter Wärmezufuhr getrocknet oder vorgetrocknet und anschließend an der Sonne endgetrocknet.

Bái Shùn Piàn: Die Nebenwurzelknollen werden nach Größe sortiert, gewaschen und mehrere Tage lang in eine Danba-Lösung eingelegt. In dieser Lösung werden sie gargekocht, geschält und in Längsrichtung in 0,3 cm dicke Scheiben geschnitten. Dann werden sie wieder in frisches Wasser eingelegt, abgespült, gargedünstet und an der Sonne getrocknet.

Alle drei Formen können als Aconiti radix lateralis praep./Fù Zǐ verwendet werden. Hēi Shùn Piàn wird bevorzugt genommen. Yán Fù Zǐ enthält einen sehr hohen Anteil an Wasser und Salz und wirkt dadurch stärker in der Niere.

Dàn Fù Piàn: Yán Fù Zǐ wird in sauberes Wasser eingelegt, welches 2- bis 3-mal täglich gewechselt wird, bis das Salz ausgewaschen ist. Anschließend wird die Droge mit Glycyrrhizae radix et rhizoma/Gān Cǎo und schwarzen Bohnen gekocht, bis die Droge davon vollständig durchdrungen ist und sie sich nicht mehr anästhesierend auf der Zunge anfühlt. Die Droge wird in dünne Scheiben geschnitten und an der Sonne getrocknet. Für 100 kg Yán Fù Zǐ nimmt man 5 kg Süßholzwurzeln und 10 kg schwarze Bohnen.

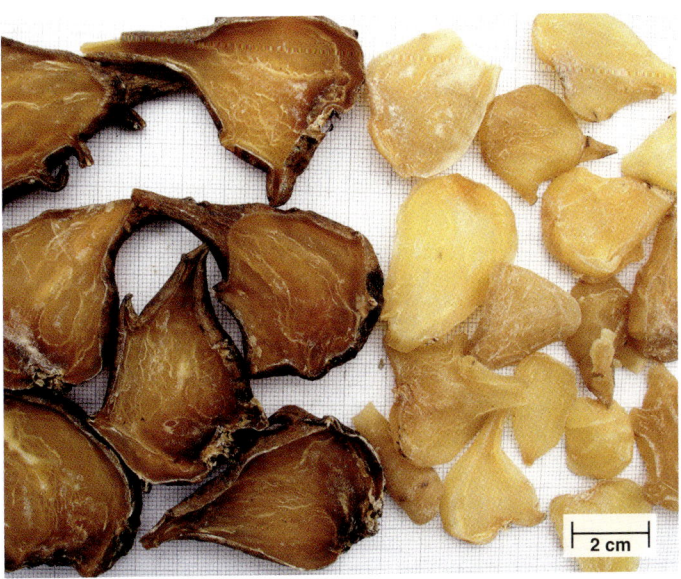

Abb. 3: Vorbehandelte Eisenhutseitenwurzel, Aconiti lateralis radix praeparata (Fū Zǐ). Links: Handelsware Hēi Shùn Piàn. Rechts: Bái Shùn Piàn

Pào Fù Piàn: Yán Fù Zǐ wird im Wok geröstet, bis sie aufgequollen ist und eine leichte gelbliche Färbung angenommen hat.

Dàn Fù Piàn wirkt milder und langsamer als Hēi Shùn Piàn und Pào Fù Piàn.

Wenn auf dem Rezept nicht zwischen Aconiti radix lateralis praep./Fù Zǐ und Aconiti radix oder Aconiti radix praep. differenziert wird, sollte der Therapeut gemäß dem Behandlungsziel die Angabe präzisieren. Fù Zǐ (Seitenwurzel) wirkt auf das Yang, Chuān Wū (Hauptwurzel) vertreibt Kälte und Nässe aus dem Körper.

Qualität
Je größer die Stücke, je fester und schwerer ihre Konsistenz, je glänzender der Bruch, desto besser ist die Qualität.

Eigenschaften
Geschmacksrichtung: scharf, süß
Temperaturverhalten: sehr heiß, giftig
Wirkungsort/Meridian: Leber, Milz, Nieren

Wirkung und Anwendung
Yang wiederherstellend, drohenden Verlust des Nieren-Yang verhindernd, Ming-Men-Feuer unterstützend, Nässe und Wind austreibend.

Bei Wang-Yang-Syndrom, d. h. drohendem Yang-Verlust, wirkt die Droge auf das Yang in allen drei Erwärmern (Herz-Yang, Milz-Yang und Nieren-Yang). Wang-Yang-Syndrom: „Wang" bedeutet zerstört. Wang Yang ist ein Zustand der Erschöpfung des Yang, der sich in folgenden Symptomen manifestiert: profuse Schweißbildung,

Kälte-Intoleranz, kalte Glieder, Mattigkeit, blasse Gesichtsfarbe, schwache Atmung, leise Stimme, undeutlich wahrnehmbarer oder schnell und schwebender, leerer Puls. Aconiti radix lateralis praep./ Fù Zĭ ist die Droge erster Wahl, wenn es um die Yang-Wiederherstellung geht. Sie kann bei chronischen Krankheiten, bei innerer Yin-Kälte und Schweißausbrüchen (tagsüber), wie auch bei schwerem Erbrechen oder Durchfall eingesetzt werden. Bei den o. g. Schweißausbrüchen wird sie zusammen mit Ginseng radix et rhizoma/Rén Shēn und Corni fructus/Shān Zhū Yú gegeben. In der Regel wird sie oft mit Zingiberis rhizoma/Gān Jiāng und Glycyrrhizae radix et rhizoma/Gān Căo kombiniert, um ihre Wirkung zu verstärken (siehe Rezeptur Si Ni Tang).

Bei chronischen Krankheiten mit starker Qi-Schwäche und Blutungen wird die Droge oft mit Ginseng radix et rhizoma/Rén Shēn verordnet (siehe Rezeptur Shen Fu Tang).

In der Regel wird die Rezeptur Si Ni Tang zur Behandlung des Wang-Yang-Syndroms verwendet, wenn die Kälte nach Innen eingedrungen ist. Die Rezeptur Shen Fu Tang wird dagegen zur Behandlung des Wang-Yang-Syndroms eingesetzt, wenn ein Milz-Qi- bzw. Blut-Mangel besteht.

Bei Impotenz oder Unfruchtbarkeit von Frauen, Ödemen, Knie- und Lendenschmerzen, häufigem nächtlichem Wasserlassen, die durch eine Nieren-Yang-Schwäche verursacht wurden, wird Aconiti radix lateralis praep./Fù Zĭ mit Cinnamomi cortex/Ròu Guì/Guì Pí, Corni fructus/Shān Zhū Yú und Rehmanniae radix praep./Shú Dì Huáng kombiniert (siehe Rezeptur You Gui Wan).

Bei Durchfall und Kältegefühl im Bauch, die durch eine Milz-Yang-Schwäche verursacht wurden, kombiniert man die Droge mit Codonopsis radix/Dăng Shēn, Atractylodis macrocephalae rhizoma/Bái Zhū und Zingiberis rhizoma/Gān Jiāng. Bei Kälte-Nässe-Stau und daraus entstandener Gelbsucht des Yin-Typs wird die Droge mit Artemisiae scopariae herba/Yīn Chén Atractylodis macrocephalae rhizoma/Bái Zhū und Zingiberis rhizoma/Gān Jiāng verwendet.

Eine Yin-Typ-Gelbsucht kann auch durch falsche Behandlung entstehen, wenn falsche Arzneimittel zu lange verabreicht werden. Z. B. wurden in Deutschland nach Einnahme chinesischer Kräuter erhöhte Leberwerte beobachtet. Es ist nicht schwierig das Milz-Yang zu schwächen, wenn man monatelang kühlende Mittel, wie z.B. Dictamni cortex/Bái Xiān Pí oder Sophorae flavescentis radix/Kŭ Shēn verordnet. Zur Behebung solcher Therapiefehler eignet sich die Kombination Atractylodis macrocephalae rhizoma/Bái Zhū 6 g, Zingiberis rhizoma/Gān Jiāng 3 g, Aconiti radix lateralis praep./Fù Zĭ 1 g und Cinnamomi cortex/Ròu Guì/Guì Pí 1 g. Sie soll solange gegeben werden, bis das Milz-Yang wieder seine Funktion aufnimmt.

Bei Erkältung oder Heuschnupfen des Yang-Schwäche-Typs mit Symptomen wie häufigem Niesen, verstopfter Nase, dünnflüssigem Nasensekret ohne Augenbeteiligung wird Aconiti radix lateralis praep./Fù Zĭ mit Ephedrae herba/Má Huáng und Asari radix et rhizoma/Xì Xīn verabreicht.

Bei einem Bi-Syndrom, das durch Kälte entstanden ist, zerstreut die Droge Kälte und stillt den Schmerz. Hierfür wird sie häufig mit Cinnamomi ramulus/Guì Zhī, Atractylodis macrocephalae rhizoma/ Bái Zhū und Glycyrrhizae radix et rhizoma/Gān Căo kombiniert. Oft verwendete Fù-Zĭ-Kräuter-Kombinationen sind:
- Aconiti radix lateralis praep./Fù Zĭ mit Angelicae sinensis radix/ Dāng Guī zur Behandlung eines Blut-Mangel-Musters.
- Aconiti radix lateralis praep./Fù Zĭ mit Cinnamomi cortex/Ròu Guì/Guì Pí zur Behandlung einer Nieren-Yang-Schwäche.
- Aconiti radix lateralis praep./Fù Zĭ mit Cinnamomi ramulus/Guì Zhī, Paeoniae radix alba/Bái Sháo und Astragali radix/Huáng Qí zur Behandlung einer Yang-Schwäche mit spontanem Schweiß.

Dosierung

3 bis 15 g. Zur Sicherheit wird die Droge länger gekocht. Das längere Kochen verstärkt die herzstärkende Wirkung.

Inhaltsstoffe

Die stark giftigen Verbindungen Aconitin, Mesaconitin und Hypaconitin werden durch die Verarbeitung zunächst zu den weniger giftigen Stoffen Benzoylaconin, Benzoylmesaconin und Benzoylhypaconin und weiter zu den nur noch schwach giftigen Stoffen Aconin, Mesaconin, Hypaconin hydrolysiert. Fū Zĭ enthält noch Higenamin (DL-Demethylcoclaurin), Corynein, Salsolinol.

Pharmakologie

Higenamin, Corynein, Salsolinol wirken herzstärkend, antiinflammatorisch und analgetisch.

Unerwünschte Wirkungen und Gegenanzeigen

Aconiti radix lateralis praep./Fù Zĭ ist eine sichere Droge, wenn sie in guter Qualität, richtiger Dosierung und für das passende Muster angewandt wird. Wenn diese drei Punkte nicht beachtet werden, ist sie eine giftige und gefährliche Droge (vgl. auch Aconiti radix praep./ Chuān Wū).

Bei Yin-Schwäche, Yang-Überschuss und in der Schwangerschaft ist sie kontraindiziert. Sie darf nicht zusammen mit Pinelliae rhizoma praep./Fă Bàn Xià, Trichosanthis fructus/Guā Lŏu, Fritillariae thunbergii bulbus/Zhè Bèi Mŭ, Fritillariae cirrhosae bulbus/Chuān Bèi Mŭ, Ampelopsitis radix/Bái Liăn und Bletillae rhizoma/Bái Jí verordnet werden.

Nicht anzuwenden bei „Re Jue". Re Jue ist ein Krankheitsbild mit kalten Extremitäten, aber mit einem Hitze-Überschuss. Diese pathogene Hitze hat bereits die Körperflüssigkeit reduziert und verhindert damit die normale Zirkulation oder den Fluss des Yang-Qi zu den Extremitäten. Hier wäre eine Anwendung der Aconiti radix lateralis praep./Fù Zĭ fatal für Patienten, obwohl sie über kalte Glieder klagen. Auf Zunge und Puls achten! Vergiftungserscheinungen sind verlangsamter Herzrhythmus, Herzleitungsstörungen, Extrasystole, Ventrikeltachykardie bis zu Krämpfen und Bewusstlosigkeit.

9.1.2 Alpiniae officinarum rhizoma – Galgantwurzelstock – Gāo Liáng Jiāng, 高良姜

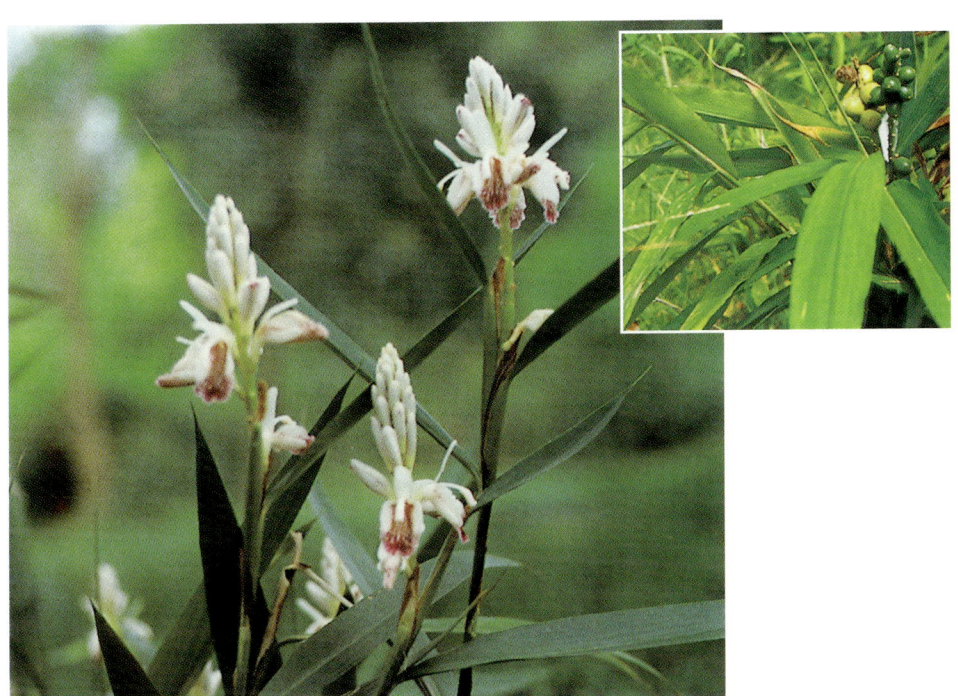

Abb. 1: Echter Galgant, *Alpinia officinarum* Hance (Gāo Liáng Jiāng). Quelle: The coloured Atlas of the Chinese Materia Medica specified in Chin. Ph.

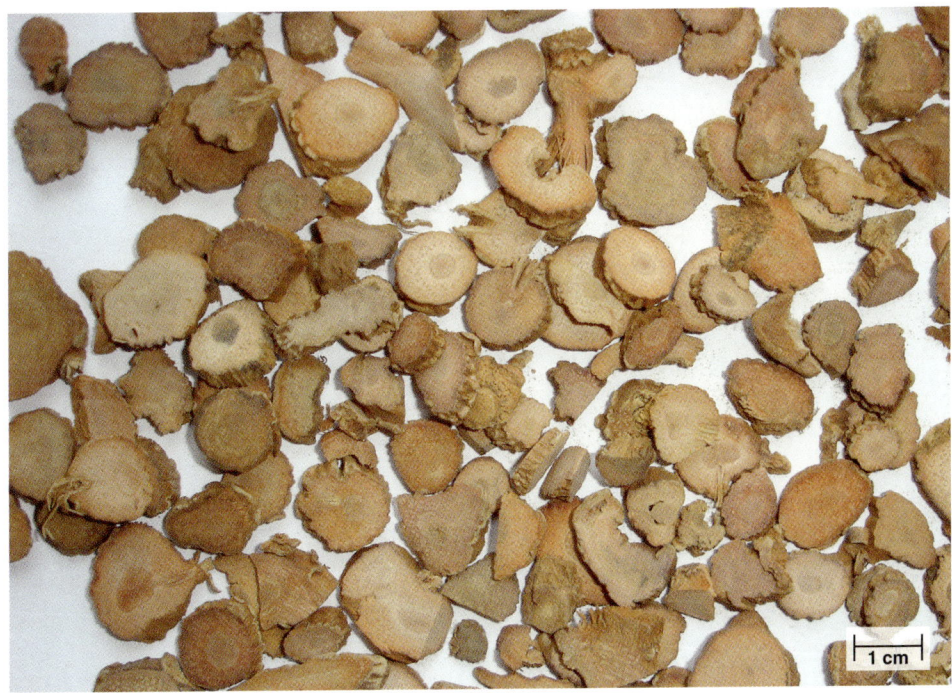

Abb. 2: Galgantwurzelstock, Alpiniae officinarum rhizoma (Gāo Liáng Jiāng), Schnittdroge.

Das Innere erwärmende Drogen

Herkunft
Der getrocknete Wurzelstock von *Alpinia officinarum* Hance (Gāo Liáng Jiāng), Zingiberaceae

Ernte und Verarbeitung
Der vier bis sechs Jahre alte Wurzelstock wird von Ende Sommer bis Anfang Herbst ausgegraben, von oberirdischen Teilen und schuppenartigen Stängelresten befreit, gewaschen, geschnitten und getrocknet.

Pao Zhi
Kein Pao Zhi üblich

Eigenschaften
Geschmacksrichtung: scharf
Temperaturverhalten: warm
Wirkungsort/Meridian: Milz, Magen

Wirkung und Anwendung
Kälte zerstreuend, Schmerz beseitigend, Mitte erwärmend, Übelkeit stillend.

Bei Magenschmerzen, die durch Kälte entstanden sind, wird die Droge mit Zingiberis rhizoma exiccatus/Pào Jiāng verwendet (siehe Rezeptur Er Jiang Wan).

Bei Leber-Qi-Stagnation mit Bauchschmerzen und Völlegefühl wird sie meistens mit Cyperi rhizoma praep./Cù Xiāng Fù kombiniert (siehe Rezeptur Liang Fu Wan).

Zur Behandlung von Magen-Kälte mit Übelkeit wird die Droge oft mit Pinelliae rhizoma praep./Fǎ Bàn Xià und Zingiberis rhizoma recens/Shēng Jiāng verordnet. Falls ein Leere-Kälte Erbrechen auftritt, wird sie zusammen mit Codonopsis radix/Dǎng Shēn, Poria/Fú Líng und Atractylodis macrocephalae rhizoma/Bái Zhū verabreicht.

Die Droge wird auch zur Regulierung von Magen und Milz bei Kindern eingesetzt, bei Erbrechen von weißem, hellem, dünnem Schleim, z. B. infolge des Verzehrs von zu viel Eiscreme oder gekühlter Cola.

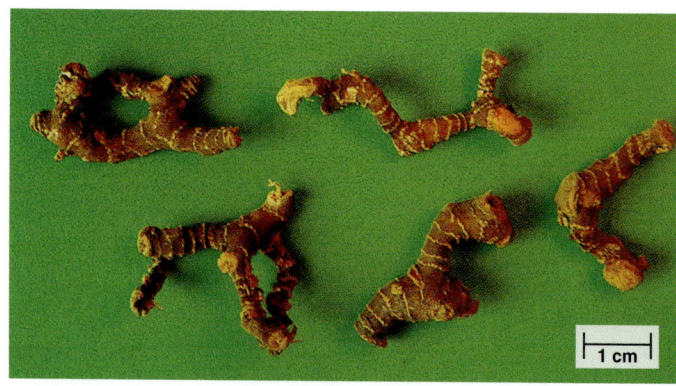

Abb. 3: Galgantwurzelstock, Alpiniae officinarum rhizoma (Gāo Liáng Jiāng), Ganzdroge. Quelle: The coloured Atlas of the Chinese Materia Medica specified in Chin. Ph.

Dosierung
3 bis 6 g, als Pulver 1 bis 3 g

Inhaltsstoffe
Ätherisches Öl (0,5 bis 1,5 %) enthält 1,8-Cineol, Methylcinnamat, Eugenol, Pinen, Galangin, Kaempferol, Quercetin, Isorhamnetin, Galangol. Laut Chin. Ph. soll der Gehalt an Cineol mindestens 0,15 % betragen.

Pharmakologie
Antiseptisch

Unerwünschte Wirkungen und Gegenanzeigen
Kontraindiziert bei Yin-Mangel und Hitze-Symptomen

9.1.3 Caryophylli flos – Gewürznelken – Dīng Xiāng, 丁香

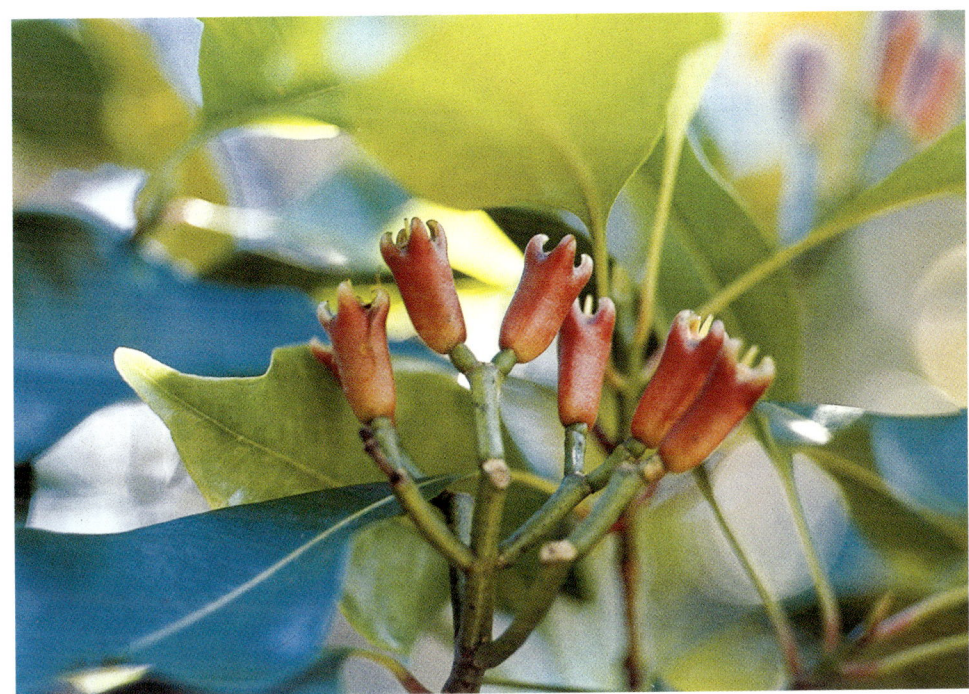

Abb. 1: Gewürznelkenbaum, *Syzygium aromaticum* (L.) Merr. & L. M. Perry (Dīng Xiāng)

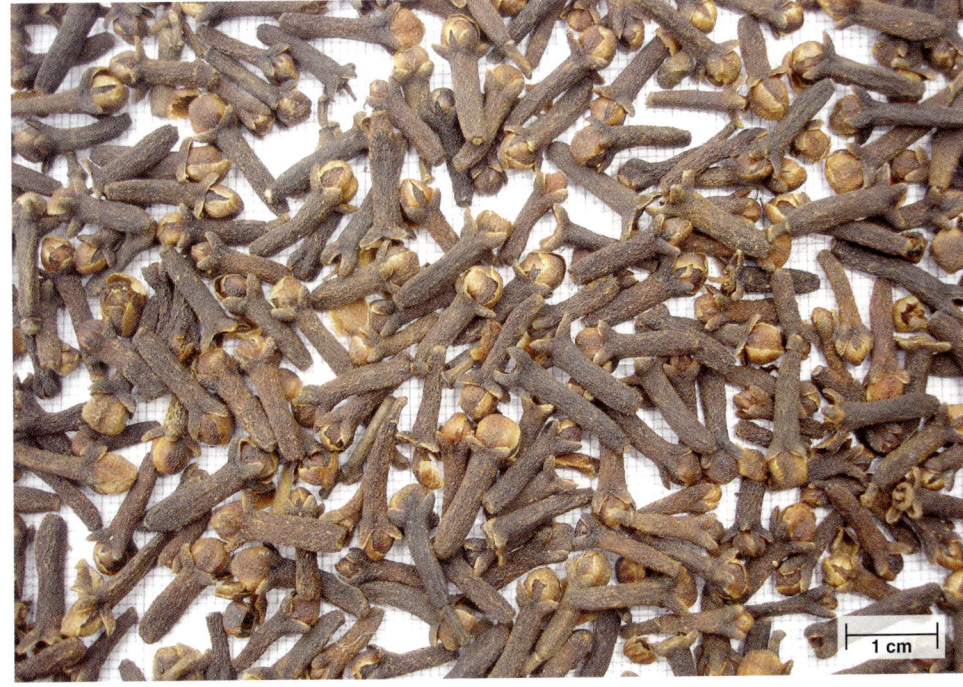

Abb. 2: Gewürznelken, Caryophylli flos (Dīng Xiāng), Ganzdroge

Herkunft
Die getrockneten Blütenknospen von *Syzygium aromaticum (L.)* Merr. et L.M. Perry (Dīng Xiāng), Myrtaceae

Ernte und Verarbeitung
Die Blütenknospen werden von September bis März, wenn die Knospen sich von Grün nach Rot verfärben, geerntet und an der Sonne getrocknet.

Dīng Xiāng nennt man auch Gōng Dīng Xiāng (männliche Blütenknospen).

Mǔ Dīng Xiāng: Die reifen Früchte werden als Mǔ Dīng Xiāng (weibliche Blütenknospen) verwendet. Die Wirkung ähnelt der Wirkung von Dīng Xiāng, ist aber etwas schwächer.

Pao Zhi
Kein Pao Zhi üblich

Eigenschaften
Temperaturverhalten:	warm
Geschmacksrichtung:	scharf
Wirkungsort/Meridiane:	Milz, Magen, Lungen, Nieren

Wirkung und Anwendung
Mitte erwärmend, Qi-senkend, Kälte zerstreuend, schmerzstillend, Niere wärmend, Yang unterstützend

Bei Übelkeit und Erbrechen, die durch Magen-Kälte verursacht werden, wirkt Caryophylli flos/Dīng Xiāng die Mitte erwärmend, Kälte zerstreuend sowie das rebellierende Qi absenkend und dadurch die Übelkeit stillend. Hierzu kann die Droge mit Pinelliae rhizoma praep./Fǎ Bàn Xià und Zingiberis rhizoma recens/Shēng Jiāng kombiniert werden. Bei Erbrechen und Durchfall sowie vermindertem Appetit, infolge einer schwachen und kalten Mitte wird die Droge mit Atractylodis macrocephalae rhizoma/Bái Zhū und Amomi fructus/Shā Rén kombiniert (siehe Rezeptur Ding Xiang San).

Bei Magenschmerzen und Kältegefühl im Bauch verabreicht man sie zusammen mit Corydalis rhizoma/Yán Hú Suǒ, Trogopterori faeces/Wǔ Líng Zhǐ und Citri rubrum exocarpium/Jú Hóng.

Caryophylli flos/Dīng Xiāng kann bei Impotenz oder Unfruchtbarkeit der Frau, deren Ursache auf einer Nieren-Schwäche beruht, die Sexuallust stimulieren. Bei Unfruchtbarkeit aufgrund dieses Musters wird sie vorzugsweise zusammen mit Aconiti radix lateralis praep./Fù Zǐ, Cinnamomi cortex/Roù Guì und Epimedii herba/Yín Yáng Huò verordnet.

Die Droge wird weiter bei Mundgeruch, Zahnschmerzen, Schmerzen im Genitalbereich und Parasiten (innerlich und äußerlich) eingesetzt.

Dosierung
1 bis 3 g

Inhaltsstoffe
Kann bis zu 15 % ätherisches Öl enthalten. Das Aroma des Öls wird vom Eugenol (70 bis 85 %) bestimmt. Weitere Substanzen sind Eugenolacetat (15 %) und β-Caryophyllen (5 bis 12 %). In der Gewürznelke finden sich weiter 2 % Oleanolsäure (ein Triterpensaponin). Laut Chin. Ph. soll der Gehalt an Eugenol mindestens 11,0 % betragen.

Pharmakologie
Erhöht die Magensaftsekretion, beseitigt Blähungen, wirkt lokal analgetisch, antiseptisch, antimykotisch, hemmt Influenzavirus PR3

Unerwünschte Wirkungen und Gegenanzeigen
Nicht zusammen mit Curcumae radix/Yù Jīn verwenden

9.1.4 Cinnamomi cortex – Cassia-Zimtrinde – Ròu Guì, 肉桂

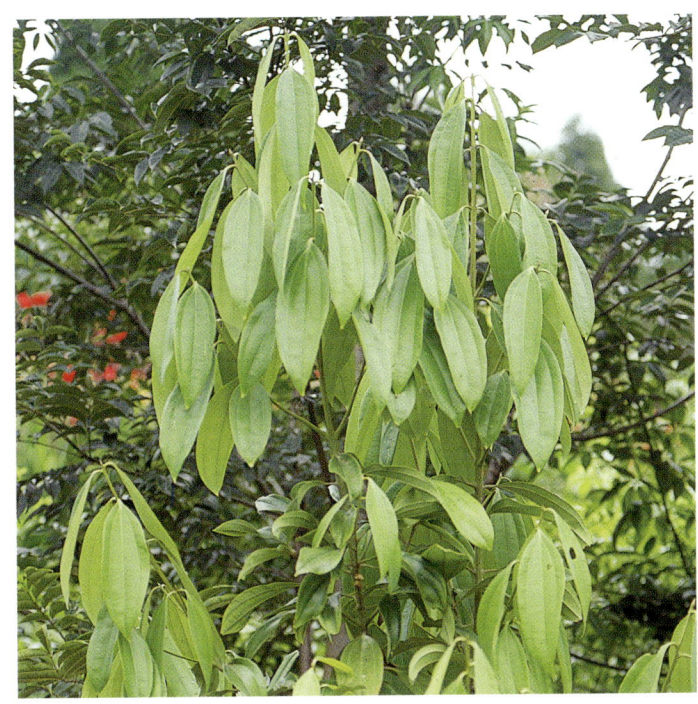

Abb. 1: Chinesischer Zimtbaum, *Cinnamomum cassia* Presl (Ròu Guì)

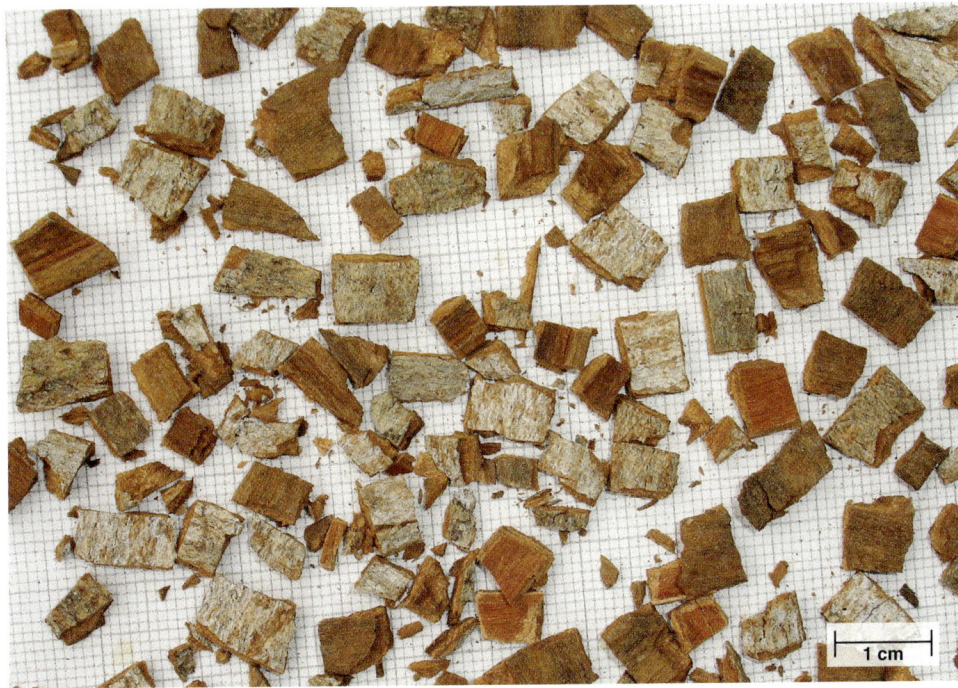

Abb. 2: Cassia-Zimtrinde, Cinnamomi cortex (Ròu Guì), Schnittdroge

Synonyme
Cassiae cortex; China-Zimtrinde; Guì Pí – 桂皮

Herkunft
Die getrocknete Rinde von *Cinnamomum cassia* Presl (Ròu Guì), Lauraceae

Ernte und Verarbeitung
Die Rinde wird meistens im Herbst abgeschält, ihre Korkschicht entfernt und im Schatten getrocknet.

Pao Zhi
Kein Pao Zhi üblich

Qualität
An Ròu Guì, die nur für medizinische Zwecke benutzte Zimtrinde werden höhere Anforderungen gestellt als an die auch als Gewürz benutzte Zimtrinde Guì Pí.

Eigenschaften
Geschmacksrichtung: scharf, süß
Temperaturverhalten: heiß
Wirkungsort/Meridian: Herz, Leber, Milz, Nieren

Wirkung und Anwendung
Ming-Men-Feuer kompensierend, Yang unterstützend, Kälte zerstreuend, schmerzstillend, Meridiane erwärmend und befreiend

Die Droge wird bei Nieren-Yang-Schwäche (Ming-Men-Feuer-Schwäche) eingesetzt mit folgenden Symptomen: Kältegefühl im Unterleib, Kältegefühl und Schmerzen in den Lenden, Rücken und Kniegelenken, Schlafstörungen und Wassereinlagerung. Weitere Symptome können Impotenz und eine reduzierte Spermienzahl bei Männern sein. Bei Frauen kommt es zu Regelstörungen, Schmerzen während der Periode oder Unfruchtbarkeit (niedrige Basaltemperatur) und Kälte im Chong Mai.

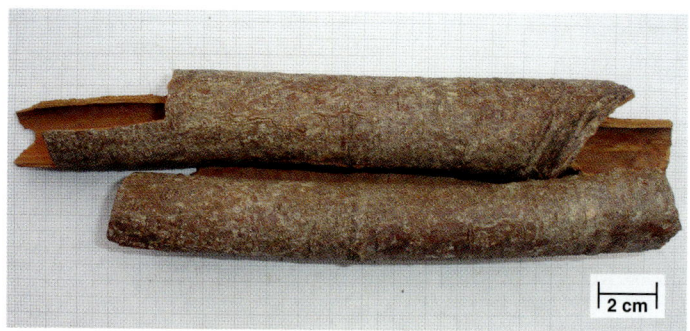

Abb. 3: Cassia-Zimtrinde, Cinnamomi cortex (Ròu Guì), Ganzdroge. Dicke alte Stammrinde, schmeckt beim Zerkauen süß und löst sich fast vollständig auf. Beim Kratzen mit dem Fingernagel auf der Rinde bleiben ölige Streifen. Dies sind Zeichen guter Qualität.

Cinnamomi cortex/Ròu Guì/Guì Pí hat eine absenkende, wärmende und haltende Eigenschaft auf das Nieren-Yang. Die Rezeptur Jiao Tai Wan besteht aus Cinnamomi cortex/Ròu Guì und Coptidis rhizoma/Huáng Lián. Sie wird eingesetzt bei Nieren-Yang-Mangel, der zu einem Herz-Yang-Mangel führt. Herz und Niere verbinden sich nicht oder kommunizieren nicht miteinander. Dadurch treten Symptome wie Palpitationen, Schlaflosigkeit und kalte Extremitäten auf.

Bei Schmerzen, die durch in die Herzgegend und den Bauch eingedrungene Kälte entstanden sind, kann Cinnamomi cortex/Ròu Guì/Guì Pí durch ihren scharfen Geschmack und ihr warmes Temperaturverhalten die Kälte austreiben und Schmerzen stillen. Sie kann einzeln als Pulver (1 bis 2 g täglich) mit abgekochtem warmen Wasser eingenommen oder zusammen mit Zingiberis rhizoma/Gān Jiāng und Alpiniae officinalis rhizoma/Gāo Liáng Jiāng in Alkohol eingelegt werden.

Bei Schwäche von Milz- und Nieren-Yang, mit Symptomen wie krampfartigen Schmerzen im Bauch und Morgendurchfall (Hah-

Vergleich der Eigenschaften von Cinnamomi cortex/Rou Gui und Zingiberis rhizoma/Gan Jiang

Eigenschaften	Cinnamomi cortex/Ròu Guì	Zingiberis rhizoma/Gān Jiāng
Temperaturverhalten	Heiß	Heiß
Geschmacksrichtung	Scharf, süß	Scharf
Wirkungsort/Meridian	Nieren, Milz, Herz, Leber	Milz, Magen, Herz, Lunge
Nieren-Yang-Schwäche	Ja	Nein
Kälte im Bauch, Bauchschmerzen	Ja	Ja
Anfangs einer Wind-Kälte-Erkältung, Kälte noch in der Oberfläche	Nein	Ja
Wasseransammlung in der Lunge, Schleim lösend	Nein	Ja
Durch Kälte verursachte Blutstauung	Ja	Ja (bei äußerlicher Anwendung)

nenschreidurchfall), kann die Droge mit Aconiti radix lateralis praep./Fù Zǐ, Ginseng radix et rhizoma/Rén Shēn und Zingiberis rhizoma/Gān Jiāng eingesetzt werden (siehe Rezeptur Gui Fu Li Zhong Tang).

Bei hellem, dünnem Auswurf nach dem Essen (Magen-Kälte) können 0,5 g der Droge als Pulver eingenommen werden, um die Kälte zu beseitigen.

Cinnamomi cortex/Roù Guì ist auch bei Kälte-Bi anwendbar, um die Kälte auszutreiben, die Meridiane zu befreien und den Blutkreislauf in Gang zu bringen.

Das warme Temperaturverhalten und der scharfe Geschmack von Cinnamomi cortex/Roù Guì hilft auch bei Blutstase, Koliken und Yin-Geschwüren.

Dosierung
1 bis 4,5 g, als Pulver 0,5 bis 2 g. Die Droge sollte 3 Minuten vor dem Ende des ersten Kochgangs in das Dekokt gegeben werden.

Inhaltsstoffe
Ätherisches Öl (1 bis 2 %), dieses besteht überwiegend aus Zimtaldehyd, weiterhin enthalten sind Zimtacetat, Eugenol, Zimtsäure, Cinnzeylanol, Cinnzeylanin, Cinncassiole (A, B, C1, C2, C3, D1, D2, D3, D4) und deren Glucoside. Laut Chin. Ph. soll der Gehalt an Zimtaldehyd mindestens 1,5 % betragen.

Pharmakologie
Sedativ, analgetisch, antipyretisch, erweitert Blutgefäße, wirkt Kreislaufstörungen entgegen, antikoagulativ, erhöht die Sekretion im Verdauungstrakt, antispastisch, antiseptisch, antimykotisch

Unerwünschte Wirkungen und Gegenanzeigen
Kontraindiziert bei Yin-Schwäche, Feuer, Blut-Hitze und während der Schwangerschaft

9.1.5 Evodiae fructus – Stinkeschenfrüchte – Wú Zhū Yú, 吴茱萸

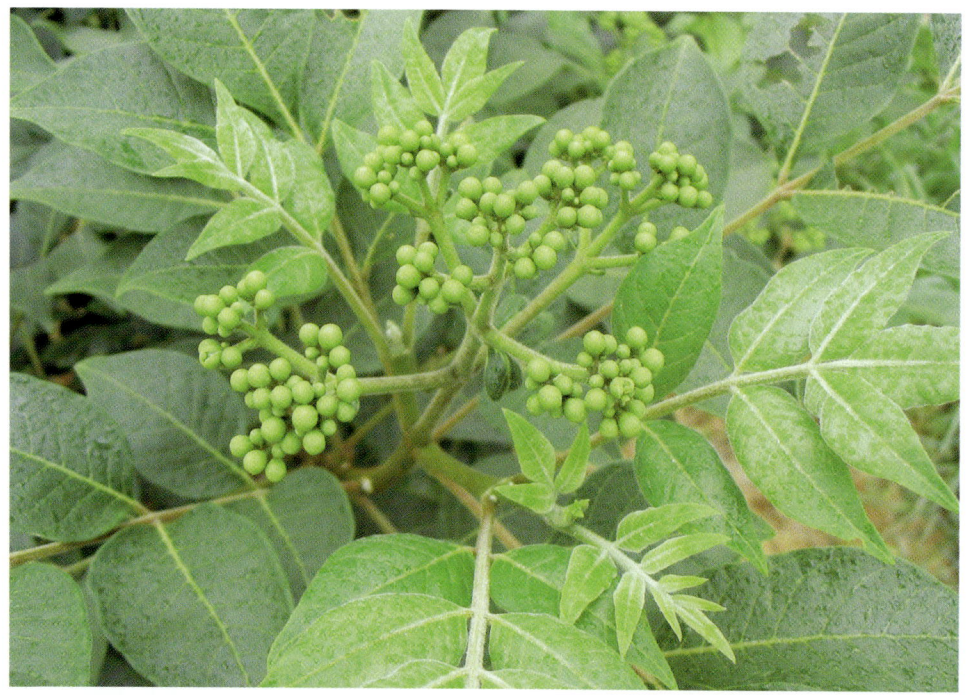

Abb. 1: Stinkesche, *Evodia rutaecarpa* (Juss.) Benth. (Wú Zhū Yú), Fruchtstand und Blätter

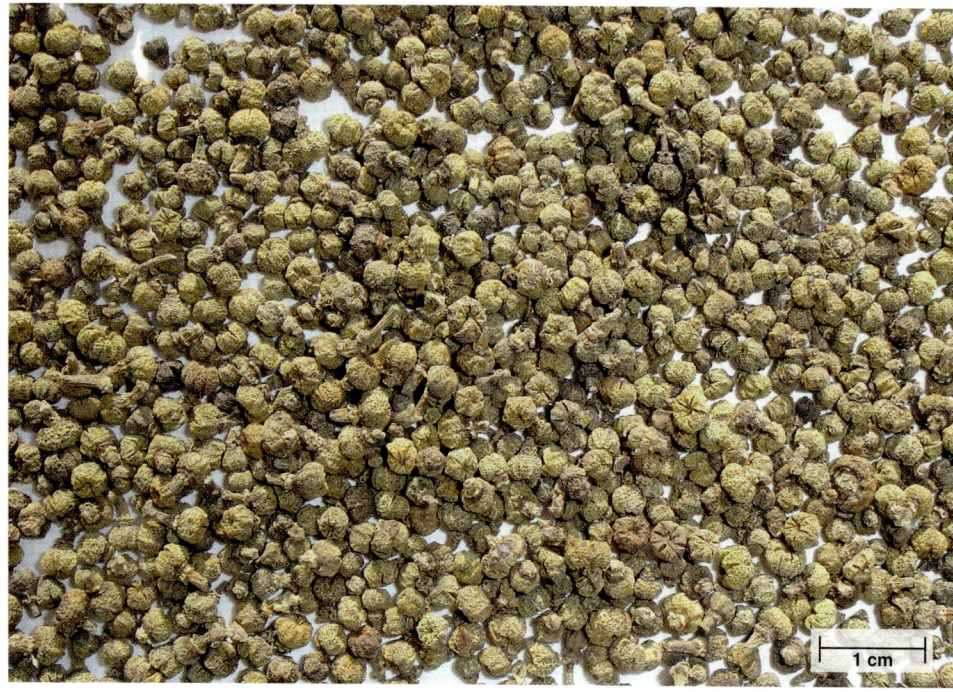

Abb. 2: Stinkeschenfrüchte, Evodiae fructus (Wú Zhū Yú)

Herkunft

Die getrockneten, reifen oder fast reifen Früchte von *Evodia rutaecarpa* (Juss.) Benth. (Wú Zhū Yú), *Evodia rutaecarpa* (Juss.) Benth. var. *officinalis* (Dode) Huang (Shí Hǔ) oder *Evodia rutaecarpa* (Juss.) Benth. var. *bodinieri* (Dode) Huang (Shū Máo Wú Zhū Yú), Rutaceae

Ernte und Verarbeitung

Die noch nicht aufgesprungenen Früchte werden von August bis November gesammelt, an der Sonne oder unter milder Hitze getrocknet.

Pao Zhi

Zhì Wú Zhū Yú: Die Früchte werden in ein vorher zubereitetes Lakritzdekokt eingelegt und stehen gelassen, bis sie die gesamte Flüssigkeitsmenge aufgesogen haben. Dann wird die Droge geröstet, bis ihre Oberfläche trocken ist, und zuletzt an der Sonne getrocknet. Auf 100 kg Drogen kommen 6 kg Süßholzwurzel. Diese milde Form ist in den meisten Fällen (außer bei äußerlicher Anwendung) anwendbar.

Die unbehandelte rohe Droge hat eine starke Kälte zerstreuende und analgetische Wirkung. Sie wird häufig bei Mundgeschwüren, Ekzemen und Zahnschmerzen verwendet, die durch Kälte entstanden sind. Bei äußerlicher Anwendung kann sie Verbrennungen auf der Haut verursachen. Bei innerer Anwendung sollte am besten Zhì Wú Zhū Yú benutzt werden. Es gibt noch weitere Pao-Zhi-Methoden für Wú Zhū Yú: Zum Beispiel mit Salz (bei Hernien), mit Ingwer (um Kälte austreiben), mit Essig (bei Leber-Qi-Stagnation), mit Reiswein (bei Herz- und Oberbauchschmerzen aufgrund Qi-Stagnation) und mit Coptidis rhizoma/Huáng Lián (bei Übelkeit).

Qualität

Eine gute Qualität liegt vor, wenn die Früchte ganz gefüllt, fest, gleichmäßig groß, stark aromatisch und ohne Stiel sowie frei von Verunreinigungen sind.

Eigenschaften

Geschmacksrichtung:	scharf, bitter
Temperaturverhalten:	heiß, leicht giftig
Wirkungsort/Meridian:	Leber, Milz, Magen, Nieren

Wirkung und Anwendung

Kälte zerstreuend, schmerzstillend, Yang unterstützend, Durchfall lindernd, Innere erwärmend, Übelkeit beseitigend, Qi absenkend.

Bei Übelkeit, Sodbrennen, Magen- und Bauchschmerzen, Hernieschmerzen und Durchfall kann Evodiae fructus/Wú Zhū Yú sehr gut die Kälte in der Leber und im Magen zerstreuen und das Innere erwärmen, Qi absenken, Schmerz stillen sowie Nässe beseitigen und Leber-Qi-Stagnation befreien. Bei Jue-Yin-Kopfschmerzen wird sie zusammen mit Ginseng radix et rhizoma/Rén Shēn und Zingiberis rhizoma recens/Shēng Jiāng verwendet (siehe Rezeptur Wu Zhu Yu Tang). Bei Leere-Kälte im Chong Mai, Blutstase und Regelschmerzen wird die Droge mit Angelicae sinensis radix/Dāng Guī, Cinnamomi ramulus/Guì Zhī und Chuanxiong rhizoma/Chuān Xiōng kombiniert. Bei einer Kälte-Nässe in den Meridianen der Beine mit Schwäche und Schwierigkeiten beim Gehen, bei Spasmen, Taubheit oder Kälteaversion wird sie mit Chaenomelis fructus/Mù Guā, Perillae folium/Zǐ Sū Yè und Arecae semen/Bīng Láng kombiniert (siehe Rezeptur Ji Ming San).

Bei Übelkeit, Erbrechen, Kälte und Schmerzen im Bauch wird sie zusammen mit Ginseng radix et rhizoma/Rén Shēn und Zingiberis rhizoma/Gān Jiāng verwendet (siehe Rezeptur Wu Zhu Yu Tang). Bei starker Übelkeit können Pinelliae rhizoma praep./Fǎ Bàn Xià und Zingiberis rhizoma recens/Shēng Jiāng hinzugefügt werden.

Evodiae fructus/Wú Zhā Yú erwärmt Milz und Niere, baut das Yang auf und stoppt Durchfall. Sie ist eine wichtige Droge bei Durchfällen, die immer in der Morgendämmerung auftreten (Hahnenschrei-Durchfall – Wu Geng Xie Xie), und die durch Niere- und Milz-Yang-Mangel verursacht werden. Hierfür wird die Droge mit Psoraleae fructus/Bǔ Gú Zhǐ, Myristicae semen/Ròu Dòu Kòu und Schisandrae chinensis fructus/Wǔ Wèi Zǐ kombiniert (siehe Rezeptur Si Shen Wan).

Evodiae fructus/Wú Zhā Yú kann in Pulverform auch mit Essig zu einer Paste verrührt werden. So verarbeitet und auf die Yong-Quan-Punkte aufgetragen heilt sie Mund-Ulzera (Stomatitis). Bei Kindern, die den Kräutertee verweigern, ist dies eine gute Möglichkeit, Stomatitis zu behandeln. Heute wird diese Methode auch bei Hypertonie eingesetzt.

Dosierung

1,5 bis 4,5 g

Inhaltsstoffe

Evodiamin, Rutaecarpin, Hydroxyevodiamin, Limonin, Synephrin, Evoden, Evodin, Ocimen, Eocarpin, Rutaevin, Goshuyuamin. Laut Chin. Ph. soll der Gesamtgehalt an Evodiamin und Rutaecarpin mindestens 0,15 % betragen.

Pharmakologie

Ist analgetisch, erweitert die peripheren Blutgefäße, erniedrigt den Blutdruck (nicht bei Kombination mit Glycyrrhizae radix et rhizoma/Gān Cao), zentral aktivierend, erhöht die Körpertemperatur und den Stoffwechsel, verbessert die Fließeigenschaften des Blutes und hemmt die Aggregation der Blutplättchen.

Unerwünschte Wirkungen und Gegenanzeigen

Stinkesche ruft leicht Feuer hervor. Daher wird empfohlen, die passende Pao-Zhi-Form anzugeben, die Droge nicht langfristig zu nehmen und nicht überzudosieren.

9.1.6 Foeniculi dulcis fructus – Süßer Fenchel – Xiǎo Huí Xiāng, 小茴香

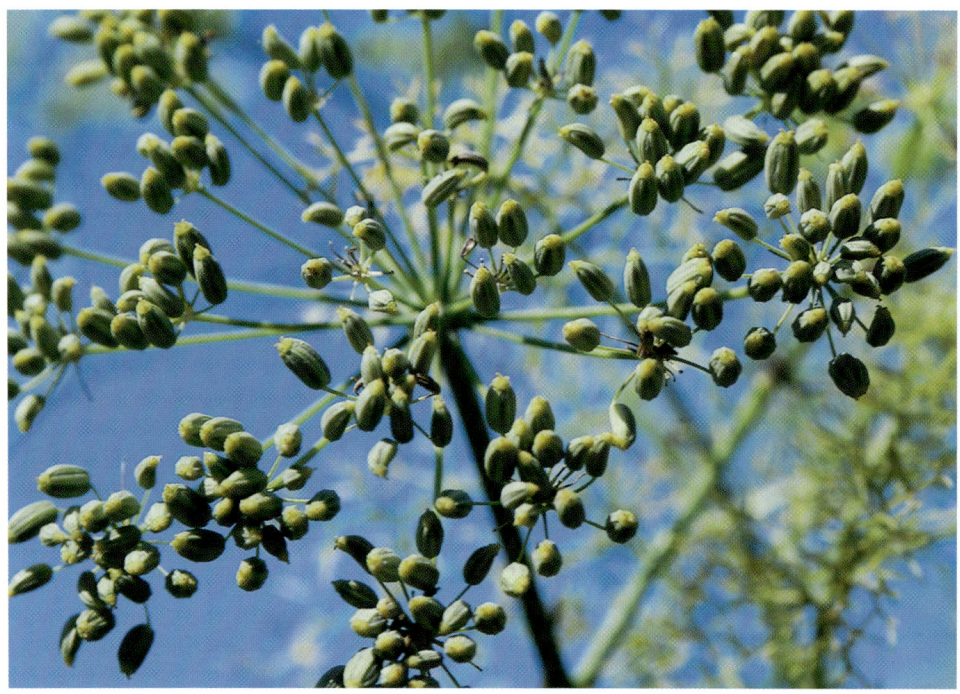

Abb. 1: Süßer Fenchel, *Foeniculum vulgare* MILL. (Xiǎo Huí Xiāng), Fruchtstand

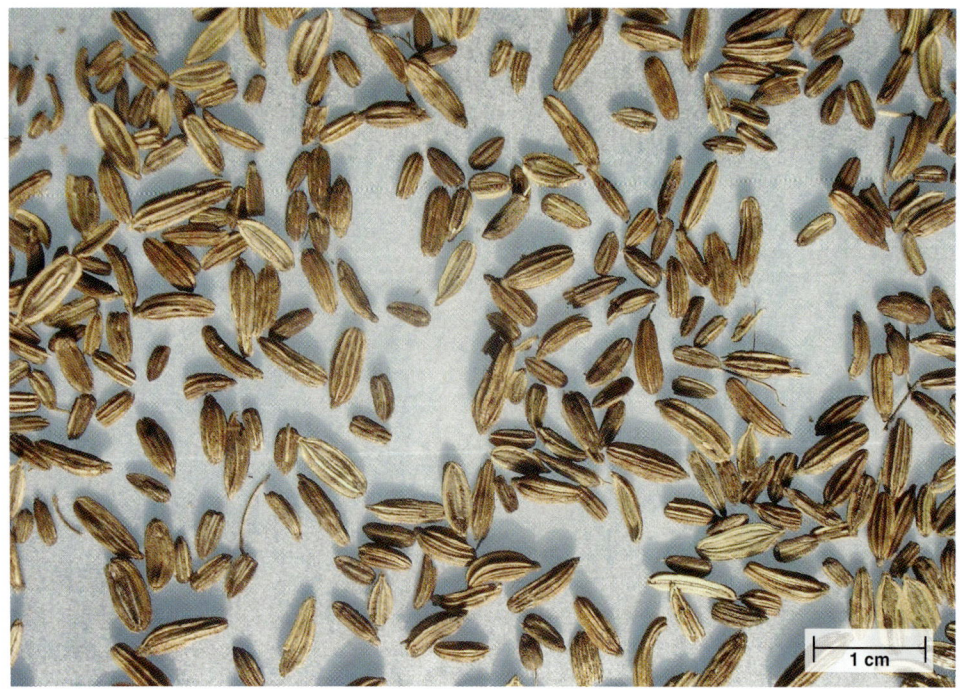

Abb. 2: Süße Fenchelfrüchte, Foeniculi dulcis fructus (Xiǎo Huí Xiāng)

Synonyme
Foeniculi fructus

Herkunft
Die getrockneten, reifen Früchte von *Foeniculum vulgare* Mill., Apiaceae. Dà Huí Xiāng/Illicii fructus/Sternanis/茴香 ist die getrocknete Frucht von *Illicium verum* Hook. f., Magnoliaceae. Die Wirkung dieser Droge ist schwächer als die aus *Foeniculum vulgare*, sie wird meistens nur als Gewürz verwendet.

Ernte und Verarbeitung
Die Früchte werden zur Reifezeit im Herbst geerntet, gereinigt und im Schatten getrocknet.

Pao Zhi
Yán Zhì Xiǎo Huí Xiāng: Die Früchte werden in Salzwasser gelegt, bis sie die Flüssigkeit aufgenommen haben. Anschließend werden sie im Wok über mildem Feuer so lange geröstet, bis sich ihre Oberfläche gelblich färbt und sie ein typisches Aroma verströmen. Durch diese Aufarbeitung geht die Wirkung der Droge mehr in den Unteren Erwärmer. Dadurch wärmt sie Leber und Niere und lindert Schmerzen, die zum Beispiel bei Hernien entstehen. Die rohe Droge (Xiǎo Huí Xiāng) eignet sich gut zur Qi-Regulierung und Appetitsteigerung.

Eigenschaften
Geschmacksrichtung: scharf
Temperaturverhalten: warm
Wirkungsort/Meridian: Leber, Milz, Magen, Nieren

Wirkung und Anwendung
Kälte zerstreuend, schmerzstillend, Qi regulierend, Mitte harmonisierend.

Bei einer Leere-Kälte im Mittleren Erwärmer und einer Qi-Stagnation mit Bauchschmerzen wird die Droge mit Alpiniae officinarum rhizoma/Gāo Liáng Jiāng, Cyperi rhizoma/Xiāng Fù und Linderae radix/Wū Yào kombiniert.

Bei Hernien, die durch Kälte entstanden sind, bei Kältegefühl und Schmerzen im Abdomen sowie Regelschmerzen oder klare Leukorrhö ist Foeniculi dulcis fructus/Xiǎo Huí Xiāng eine bewährte Droge. Bei Hernien, und wenn die Kälte den Lebermeridian blockiert, wird sie mit Linderae radix/Wū Yào, Citri reticulatae pericarpium viride/Qīng Pí und Alpiniae officinarum rhizoma/Gāo Liáng Jiāng kombiniert (siehe Rezeptur Tian Tai Wu Yao San). Bei Kälte im Lebermeridian, die Bauch- und Menstruationsschmerzen sowie eine übermäßige Blutung verursacht, wird die Droge zusammen mit Cinnamomi cortex/Roù Guì/Guì Pí, Angelicae sinensis radix/Dāng Guī und Chuanxiong rhizoma/Chuān Xiōng verabreicht. Äußerlich kann die Droge warm geröstet in ein Tuch eingewickelt und auf die betroffenen Stellen aufgelegt werden.

Dosierung
3 bis 6 g

Inhaltsstoffe
Ätherisches Öl mit Anisol, α-Fenchon, Methylchavicol, Anisaldehyd, Fenchol, Limonen, Transanethol, sowie Quercetin und 7-Hydroxy-Coumarin. Laut Chin. Ph. soll der Gehalt an ätherischem Öl mindestens 1,5 % betragen.

Pharmakologie
Erhöht die Darmperistaltik: bei Behandlung der Mäuse-Tuberkulose kann Anisaldehyd die Wirkung von Dihydrostreptomycin verstärken.

Unerwünschte Wirkungen und Gegenanzeigen
Kontraindiziert bei Yin-Schwäche. Vorsicht in der Schwangerschaft

9.1.7 Zanthoxyli pericarpium – Sichuan-Pfeffer – Huā Jiāo, 花椒

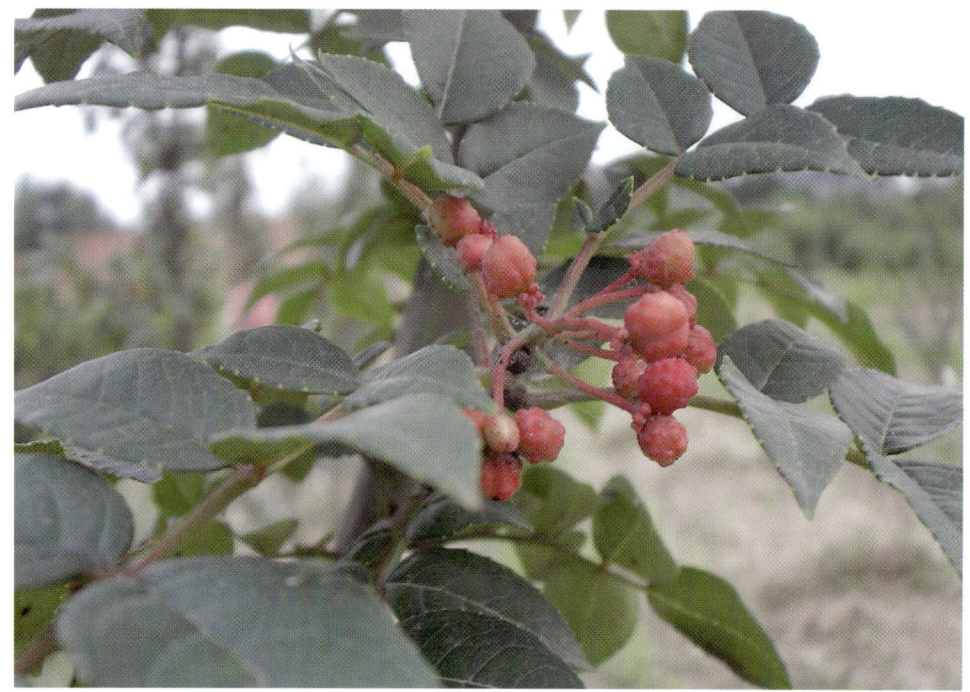

Abb. 1: Sichuan-Pfeffer, *Zanthoxylum schinifolium* Sieb. & Zucc. (Qīng Jiāo)

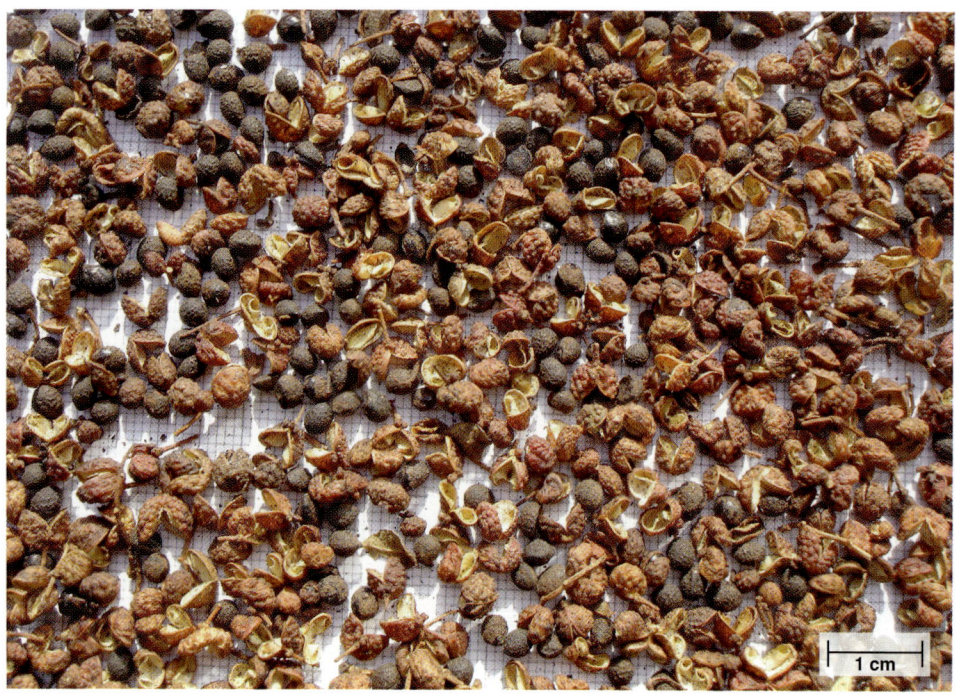

Abb. 2: Sichuan-Pfeffer, Zanthoxyli pericarpium (Huā Jiāo)

Synonyme
Si-Chuan-Pfeffer, Szechuan-Pfeffer; Chuān Jiāo, Zanthoxyli fructus

Herkunft
Die getrocknete, reife Fruchtschale von *Zanthoxylum schinifolium* Sieb. et Zucc. (Qīng Jiāo) oder *Zanthoxylum bungeanum* Maxim. (Huā Jiāo), Rutaceae

Ernte und Verarbeitung
Die Früchte werden im Herbst geerntet und an der Sonne getrocknet. Die Fruchtschale wird vom Samen und von Fremdbestandteilen befreit. Den Samen nennt man „Jiāo Mù". Dieser wird ebenfalls in der TCM verwendet. Huā Jiāo aus der Provinz Si Chuan wird „Chuān Jiāo" genannt und ist die beste Ware, die in der Therapie wenn immer möglich verwendet werden sollte.

Pao Zhi
Chǎo Huā Jiāo: Die Droge wird im Wok über mildem Feuer so lange geröstet, bis sie ölig glänzend wird und ihr Aroma ausströmt. Huā Jiāo ist sehr scharf und heiß. Sie gilt als leicht giftig. Die Verarbeitung macht sie verträglicher.

Eigenschaften
Geschmacksrichtung:	scharf
Temperaturverhalten:	warm
Wirkungsort/Meridian:	Milz, Magen, Niere

Wirkung und Anwendung
Mitte erwärmend, schmerzstillend, Juckreiz lindernd.

Bei Magenschmerzen, die durch Kälte entstehen, oder Kälte-Nässe-Durchfall wird die Droge mit Zingiberis rhizoma recens/Shēng Jiāng und Amomi fructus rotundus/Bái Dòu Kòu kombiniert.

Bei Kälte und Leere im Magen und Milz mit Bauchschmerzen, Kältegefühl, Erbrechen und Appetitlosigkeit wird sie mit Zingiberis rhizoma/Gān Jiāng und Ginseng radix et rhizoma/Rén Shēn verordnet (siehe Rezeptur Da Jian Zhong Tang).

Bei Kälte-Nässe-Stau im Mittleren Erwärmer wird die Droge mit Atractylodis rhizoma/Cāng Zhū, Amomi fructus/Shā Rén und Alpiniae katsumadai semen/Cǎo Dòu Kòu eingesetzt.

Bei Bauchschmerzen, die durch Parasitenbefall und die dadurch verursachten Stauungen im Bauch verursacht werden, wird sie mit Mume fructus/Wū Méi, Zingiberis rhizoma/Gān Jiāng und Phellodendri chinensis cortex/Huáng Bó kombiniert (siehe Rezeptur Wu Mei Wan). Bei Kindern die Fadenwürmer haben, verwendet man sie als Darmspülung.

Bei Ekzemen und Juckreiz im Genitalbereich wird Zanthoxyli fructus/Huā Jiāo als Dekokt äußerlich verwendet.

Bei Bauchschmerzen und Diarrhö bei Kindern wird die Droge in Pulverform mit etwas Alkohol verrührt und auf Ren Mai 12 aufgeklebt.

Der Samen der Pflanze, Jiāo Mù, wirkt Qi regulierend und Wasser ausleitend.

Dosierung
3 bis 6 g

Inhaltsstoffe
Ätherisches Öl mit Geraniol, Limonen, Isoanisol, Cuminalkohol. Laut Chin. Ph. soll der Gehalt an ätherischem Öl mindestens 1,5 % betragen.

Pharmakologie
Analgetisch, antiseptisch, karminativ, antimykotisch

Unerwünschte Wirkungen und Gegenanzeigen
Vorsicht in der Schwangerschaft

10 Beruhigende Drogen – An Shen Yao – 安神药

10.1 Den Geist beruhigende und nach oben überschießendes Qi hinunterführende Drogen – Zhong Zhen An Shen Yao – 重镇安神药

10.2 Beruhigende und das Herz ernährende Drogen – Yang Xin An Shen Yao – 养心安神药

10.1 Den Geist beruhigende und nach oben überschießendes Qi hinunterführende Drogen – Zhong Zhen An Shen Yao – 重镇安神药

Drogenübersicht für den Geist beruhigende und nach oben überschießendes Qi hinunterführende Drogen

Lat. Name	Dt. Name	Pin-Yin-Name		Chin. Name	Seite
Cinnabaris	Quecksilber(II)-sulfid	Zhū Shā	1	朱砂	412
Fossilia dentis mastodi	Fossile Zähne	Chǐ	2	龙齿	413
Fossilia ossis mastodi	Fossile Knochen	Lóng Gǔ	3	龙骨	414
Magnetium	Magneteisenstein	Cí Shí	4	磁石	415

Gemeinsamkeiten

Mineralische Drogen und Fossilien haben eine absenkende Wirkung auf die hochschlagenden Energien und führen sie wieder nach unten. Dadurch beseitigen sie Symptome wie Unruhe, Palpitationen, Schlaflosigkeit und ein Überschießen des Leber-Yang. Diese Symptome können auch durch Herz-Feuer oder Schleim-Feuer im Herzen entstehen. Bei allen Drogen muss auf den Schwermetallgehalt geachtet werden.

10.1.1 Cinnabaris – Quecksilber(II)-sulfid – Zhū Shā, 朱砂

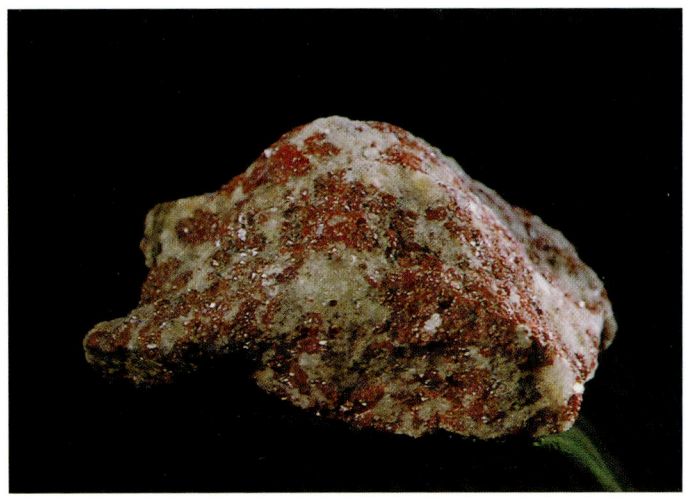

Abb. 1: Quecksilber(II)-sulfid, Cinnabaris (Zhū Shā), Ganzdroge.
Quelle: The coloured Atlas of the Chinese Materia Medica specified in Chin. Ph.

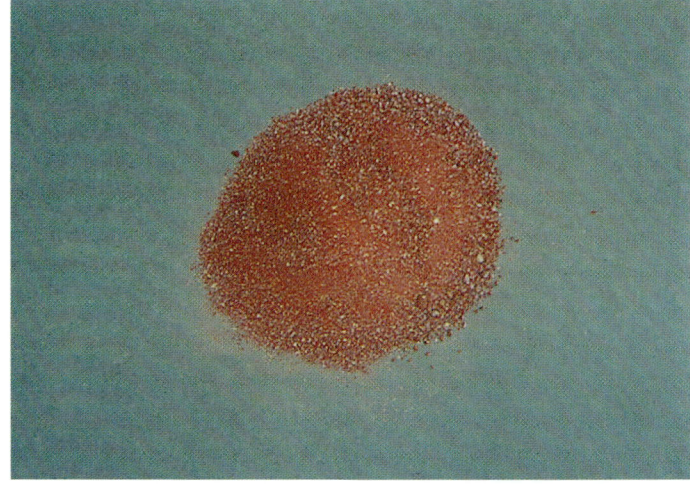

Abb. 2: Quecksilber(II)-sulfid, Cinnabaris (Zhū Shā), pulverisiert.
Diese Droge ist noch nicht nach der Shui-Fei-Methode verarbeitet.
Quelle: The coloured Atlas of the Chinese Materia Medica specified in Chin. Ph.

Synonyme
Hydrargyrum sulfuratum rubrum, Zinnober, HgS

Herkunft
Dieses Mineral besteht aus Quecksilber(II)-sulfid (HgS).

Gewinnung
Dies reinen Teile werden aussortiert, mit einem Magnet werden magnetische Verunreinigungen entfernt.

Pao Zhi
Shuǐ Fēi Zhū Shā: Der fein zermahlene Rohstoff wird unter Zugabe von Wasser gerührt, wodurch sich das suspendierte Pulver vom Bodensatz trennt. Das Pulver wird gesammelt und bei 40° C getrocknet. So erhält man ein extrem feines Pulver, außerdem werden die wasserlöslichen giftigen Bestandteile hierdurch entfernt.

Qualität
Die Droge muss auf wasserlösliches Quecksilber und andere Schwermetalle untersucht werden. Die gehandelte Ware ist oft schlecht verarbeitet und ungenügend geprüft.

Eigenschaften
Geschmacksrichtung: süß
Temperaturverhalten: kalt, giftig
Wirkungsort/Meridian: Herz

Wirkung und Anwendung
Herz-Feuer löschend, Hitze kühlend und entgiftend. Zinnober kann auch bei Einschlafstörungen und Geschwüren eingesetzt werden.

Dosierung
0,1 bis 0,25 g. Es muss darauf geachtet werden, die Droge richtig und vollständig verarbeitet zu erhalten. Denn es ist möglich, dass Cinnabaris/Zhū Shā als Steinchen mit Pulver geliefert werden. Dies ist aber noch der Rohstoff, der vor der Anwendung nach der Shui-Fei-Methode verarbeitet werden muss. Denn er enthält noch wasserlösliche Quecksilber(I)-Verbindungen, die giftig sind. Erst durch die Verarbeitung wird die Droge ungiftig und kann innerlich sowie äußerlich in geringer Dosierung angewendet werden. Aber auch dann ist sie nicht für einen längeren Gebrauch geeignet.

Inhaltsstoffe
Quecksilber(II)-sulfid

Unerwünschte Wirkungen und Gegenanzeigen
Nur reines Quecksilber(II)-sulfid ist ungiftig. Die oben angesprochene Giftigkeit bezieht sich auf die starke pharmakologische Wirkung. Nur kurz einnehmen

10.1.2 Fossilia dentis mastodi – Fossile Zähne – Lóng Chǐ, 龙齿

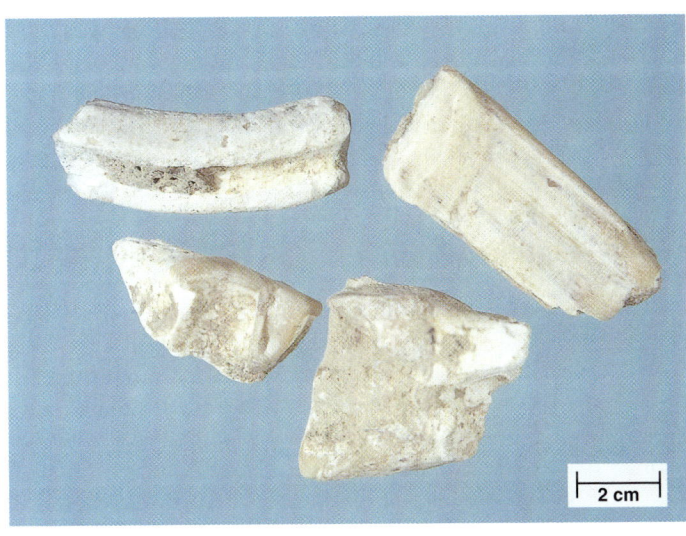

Abb. 1: Fossile Zähne, Drachenzähne, Fossilia dentis mastodi (Lóng Chǐ). Die Droge bleibt beim Lecken an der Zunge haften.

Synonyme
Mastodi fossiliae dens, Drachenzähne

Herkunft
Die fossilierten Zähne großer ausgestorbener Säugetiere

Eigenschaften
Geschmacksrichtung: süß, adstringierend
Temperaturverhalten: kühl
Wirkungsort/Meridian: Herz, Leber

Wirkung und Anwendung
Die Droge besitzt ein ähnliches Wirkungsspektrum wie Fossilia ossis mastodi/Lóng Gǔ. Ihre sedative Wirkung ist jedoch stärker.

Fossilla dentis mastodi/Lóng Chǐ ist ein Nebenprodukt bei der Sammlung von Fossilia ossis mastodi/Lóng Gǔ. Verwendet werden die Zähne von Elefanten, Nashörnern, Pferden, Hirschen und Schweinen. Die fossilierten Elefantenzähne heißen „Wǔ Huā Lóng Gǔ", sie sind sehr selten und teuer. Es gibt häufig Verfälschungen z.B. mit Fischzähnen. Fossilia dentis mastodi/Lóng Chǐ ist selten und teuer, und daher nicht häufig verwendet.

Dosierung
9 bis 30 g. In der Mischung separat verpacken und 15 bis 30 Minuten länger kochen.

10.1.3 Fossilia ossis mastodi – Fossile Knochen – Lóng Gǔ, 龙骨

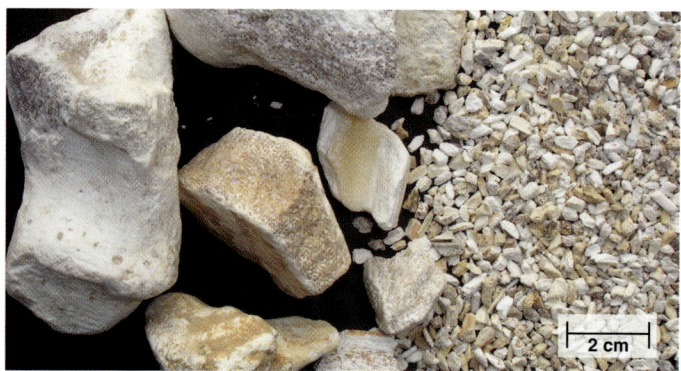

Abb. 1: Fossile Knochen, Drachenknochen, Fossiliae ossis mastodi (Lóng Gǔ). Die Droge bleibt beim Lecken an der Zunge haften. Rechts im Bild ist die richtig zerkleinerte Ware zu sehen.

Herkunft
Die fossilierten Knochen großer Ur-Säugetiere

Pao Zhi
Duàn Lóng Gǔ: Knochenfossilien werden über starkem Feuer bis zur Glut erhitzt, dann lässt man sie erkalten. Anschließend werden sie fein gemahlen. Duàn Lóng Gǔ hat eine stärker styptische Wirkung. Zum Sedieren oder Beruhigen wird die unbehandelte Droge verwendet.

Qualität
Die echte Droge muss beim Kontakt mit der Zunge und den Lippen adstringierend wirken: die Feuchtigkeit wird auf der Zunge oder den Lippen so schnell abgesaugt, dass es zu kleben scheint.

Eigenschaften
Geschmacksrichtung: süß, adstringierend
Temperaturverhalten: neutral
Wirkungsort/Meridian: Herz, Leber, Niere, Dickdarm

Wirkung und Anwendung
Beruhigend, Konvulsionen sedierend, Leber beruhigend, überschießendes Yang zurückführend, adstringierend und befestigend

Fossilia ossis mastodi/Lóng Gǔ wirkt absenkend auf den Herzmeridian. Durch ihre salzige Geschmacksrichtung wirkt sie in die Niere. Daher kann sie bei Unruhe, Schlafstörungen mit Herzpalpitationen und Epilepsie eingesetzt werden. Wenn durch eine Nieren-Yin-Schwäche das Leber-Yang nicht gehalten werden kann und das daraus entstehende Herz-Feuer das Shen stört (Schlaflosigkeit, Palpitationen), kann die Droge sedativ und sedierend auf das Shen wirken. Dafür wird sie oft mit Cinnabaris/Zhū Shā, Massa fermentata/Shén Qū kombiniert (siehe Rezeptur Ci Zhu Wan).

Bei Schwindel aufgrund eines Leber-Yang-Überschusses wird die Droge zur Behandlung von Schwindel, verschwommener Sicht, Unruhe und leichter Irritierbarkeit mit Haematitum/Zhě Shí, Ostreae concha/Mǔ Lì, Achyranthis bidentatae radix/Niú Xī verordnet (siehe Rezeptur Zhen Gan Xi Feng Tang).

Fossilia ossis mastodi/Lóng Gǔ wirkt styptisch und zusammenhaltend. Sie kann bei allen Körperflüssigkeitserkrankungen eingesetzt werden, gleichgültig ob eine Yin- oder Yang- Schwäche oder ein Leere- oder Fülle-Muster vorliegen.

Bei einem zu frühem Samenerguss aufgrund einer Nierenschwäche wird die Droge mit Ostreae concha/Mǔ Lì, Astragali semen/Shā Wǎn Zǐ und Euryales semen/Qiàn Shí kombiniert, wie im Fertigarzneimittel Jin Suo Gu Jing Wan. Bei häufigem Wasserlassen, das durch eine Nieren- und Herz-Schwäche verursacht wird, verabreicht man sie mit Mantidis ootheca/Sāng Piāo Xiāo, Testudinis carapax/Guī Bǎn und Poriae cum pini radix/Fú Shén (siehe Rezeptur Sang Piao Xiao San). Bei zu starker Menstruation und übermäßigem vaginalem Ausfluss, die durch eine Qi-Schwäche verursacht wurden, wird die Droge zusammen mit Astragali radix/Huáng Qí, Sepiae endoconcha/Hǎi Piáo Xiāo und Schisandrae chinensis fructus/Wǔ Wèi Zǐ verordnet (siehe Rezeptur Gu Chong Tang), um das Qi aufzubauen sowie die Blutungen und den Ausfluss zu stoppen. Bei Biao-Schwäche mit spontanem Schwitzen oder einer Yin-Schwäche mit nächtlichem Schwitzen wird die Droge mit Astragali radix/Huáng Qí, Ostreae concha/Mǔ Lì, Tritici fructus levis/Fú Xiǎo Mài und Schisandrae chinensis fructus/Wǔ Wèi Zǐ verabreicht.

Duàn Lóng Gǔ kann bci Nässegeschwüren auch als feines Pulver äußerlich benutzt werden. Bei Nasenbluten kann das Pulver mit ein wenig Borneolum/Bīng Piàn in die Nase gegeben werden.

Dosierung
9 bis 30 g; 15–30 Minuten vorkochen ausreichende Menge bei äußerlicher Anwendung. Die Droge sollte vor dem Kochen zerkleinert werden.

Inhaltsstoffe
Calciumcarbonat, Calciumphosphat, Eisen, Kalium, Natrium u. a. m.

Pharmakologie
Das Calciumsalz beschleunigt die Blutgerinnung, reduziert die Permeabilität der Blutgefäßwände und hemmt die Aktivität der Muskeln.

Unerwünschte Wirkungen und Gegenanzeigen
Nicht langfristig anwenden, zu direkter Einnahme als Pulver ungeeignet

10.1.4 Magnetitum – Magneteisenstein – Cí Shí, 磁石

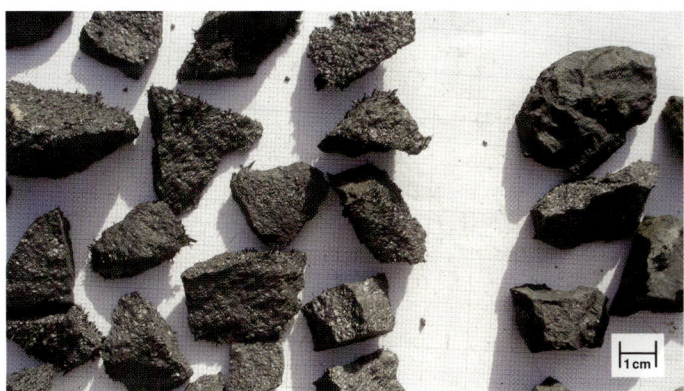

Abb. 1: Magneteisenstein, Magnetitum (Cí Shí). Links: „Líng Cí Shí", Ling bedeutet hier funktionierend, d.h. die magnetische Eigenschaft ist vorhanden. Rechts: Minderwertige Qualität

Synonyme
Magnetit, Fe_3O_4, Eisenoxide

Herkunft
Das zur Gruppe der Spinelle zählende Eisenoxidmineral besteht größtenteils aus Eisen(II)- und Eisen(III)-oxid.

Ernte und Verarbeitung
Das Erz wird von allem nicht magnetischen Gesteinsmaterial befreit. Als Droge findet nur das Material Verwendung, das magnetische Eigenschaft besitzt (Handelsware Líng Cí Shí).

Pao Zhi
Duàn Cí Shí: Die Mineralien werden im rauchlosen Ofen rotglühend verbrannt, anschließend in Essig gegeben und zuletzt zu grobem Pulver gemahlen. Für 100 kg Droge nimmt man 30 kg Essig. Diese Verarbeitung verringert Verunreinigungen und verkürzt den Kochvorgang.

Wenn das Rezept lediglich „Cí Shí" oder „Magnetitum" vorgibt, sollte Duàn Cí Shí bevorzugt abgegeben werden. Bei Erkrankungen der Augen und Ohren sowie bei Atembeschwerden muss Duàn Cí Shí verwendet werden.

Qualität
Auf Qualität und Schwermetallgehalt achten

Eigenschaften
Geschmacksrichtung: salzig
Temperaturverhalten: kalt
Wirkungsort/Meridian: Herz, Leber, Niere

Wirkung und Anwendung
Beruhigend, Konvulsionen aufhebend, Leber beruhigend, Yang absenkend, Gehörsinn und Sicht verbessernd, Aufnahme des Qi fördernd, Keuchatmung lindernd.

Magnetitum/Cí Shí wirkt in Herzmeridian, durch ihre salzige Geschmacksrichtung jedoch auch in der Niere und beseitigt bei passendem Muster Unruhe, Schlafstörungen mit Herzpalpitationen sowie Epilepsie. Bei einer Nieren-Yin-Schwäche, bei der das Leber-Feuer nach oben steigt und das Shen stört, kann Magnetitum/Cí Shí sedativ wirken und die Konvulsionen beseitigen. Dafür wird Magnetitum/Cí Shí oft mit Cinnabaris/Zhū Shā und Massa fermentata/Shén Qū kombiniert (siehe Rezeptur Ci Zhu Wan).

Bei Schwindel, der durch einen Leber-Yang-Überschuss hervorgerufen wurde, kann die Droge das Leber-Yang senken und das Nieren-Yin halten, da sie in beiden Meridianen wirkt. Bei Schwindel, Augenflimmern und leichter Reizbarkeit, die durch einen Leber-Yang-Überschuss verursacht wurden, wird die Droge oft zusammen mit Lycii fructus/Gǒu Qǐ Zǐ, Chrysanthemi flos/Jú Huā und Ligustri fructus/Nǚ Zhēn Zǐ verordnet.

Bei Tinnitus, der auf einer Leber- und Nieren-Yin-Schwäche beruht, wird Magnetitum/Cí Shí zusammen mit Rehmanniae radix praep./Shú Dì Huáng, Corni fructus/Shān Zhū Yú und Schisandrae chinensis fructus/Wǔ Wèi Zǐ verabreicht (siehe Rezeptur Er Long Zuo Ci Wan). Bei Sehstörungen wird sie mit Lycii fructus/Gǒu Qǐ Zǐ, Chrysanthemi flos/Jú Huā und Ligustri fructus/Nǚ Zhēn Zǐ kombiniert (siehe Rezeptur Ci Zhu Wan). Diese Rezeptur wird auch bei Grauem Star eingesetzt.

Bei Atemproblemen und Keuchatmung, die durch eine Nieren-Schwäche entstanden sind, kombiniert man die Droge oft mit Schisandrae chinensis fructus/Wǔ Wèi Zǐ und Gecko/Gé Jiè.

Dosierung
9 bis 30 g, in Pulver- und Pillenform 1 bis 3 g. Die Droge sollte in der Mischung separat verpackt und je nach Zerkleinerungsgrad 15 bis 30 Minuten länger gekocht werden.

Inhaltsstoffe
31 % Eisen(II)-oxid, 69 % Eisen(III)-oxid, Spuren von Mangan, Aluminium, Blei, Titan u.ä. Nach dem Cù-Zhì-Verfahren enthält die Droge Eisen(III)-oxid und $Fe(CH_2CO_3)_2$.

Laut Chin. Ph. soll der Gehalt an Eisen mindestens 50,0 % betragen.

Pharmakologie
Sedativ, antianämisch

Unerwünschte Wirkungen und Gegenanzeigen
Kontraindiziert bei einer Magen- und Milz-Schwäche. Als Pillen und Pulver nicht zu lange und zu viel einnehmen, da die Droge dann das Qi schädigen kann.

10.2 Beruhigende und das Herz ernährende Drogen – Yang Xin An Shen Yao, 养心安神药

Drogenübersicht für beruhigende und das Herz ernährende Drogen

Lat. Name	Dt. Name	Pin-Yin-Name	Chin. Name	Seite
Albiziae cortex	Seidenakazienrinde	Hé Huān Pí	合欢皮	418
Platycladi semen	Morgenländische Lebensbaumsamen	Bái Zǐ Rén	柏子仁	420
Polygalae radix	Sibirische Kreuzblumenwurzel	Yuǎn Zhì	远志	422
Polygoni multiflori caulis	Vielblütiger Knöterichstängel	Shǒu Wū Téng	首乌藤	424
Poriae cum pini radix	Kokospilz mit Pinienwurzel	Fú Shén	茯神	426
Ziziphi spinosae semen	Stacheljujubensamen	Suān Zǎo Rén	酸枣仁	428

Gemeinsamkeiten

Die Drogen dieser Gruppe sind süß im Geschmack, d.h. dass sie nährend und aufbauend wirken und alle auf den Herz-Meridian wirken. Sie werden bei Blut- und Yin-Mangel, Herz- und Milz-Schwäche sowie bei Störungen, die durch eine Disharmonie zwischen Niere und Herz entstehen, eingesetzt. Leitsymptome dieser Muster sind Unruhe, Konzentrationsstörungen, Palpitationen, Schlaflosigkeit, Vergesslichkeit und Albträume.

10.2.1 Albiziae cortex – Seidenakazienrinde – Hé Huān Pí, 合欢皮

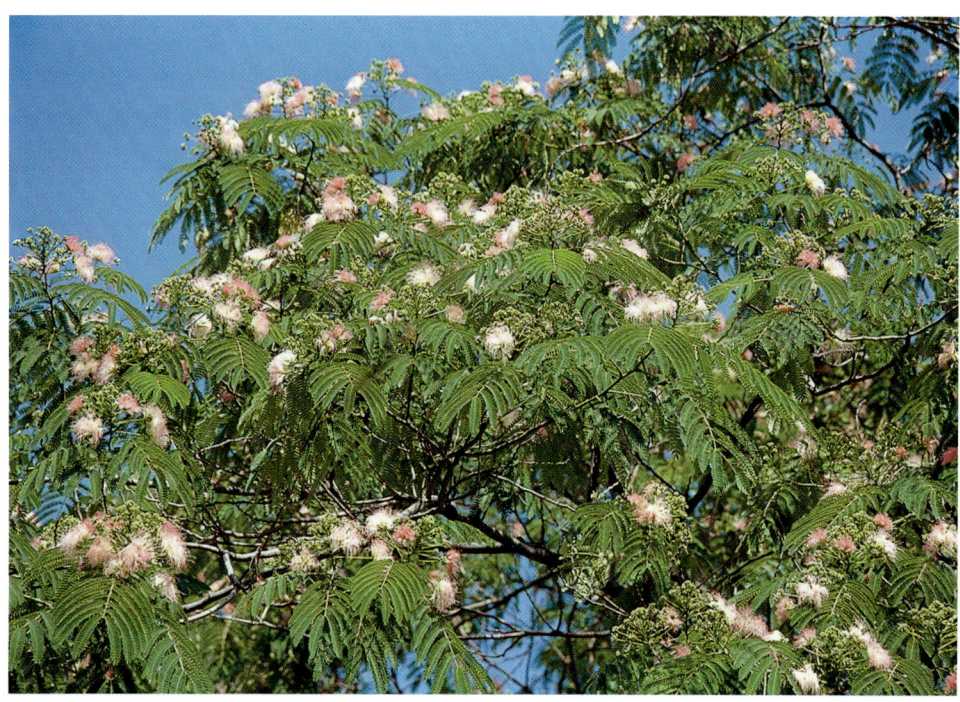

Abb. 1: Seidenakazie, *Albizia julibrissin* DURAZZ. (Hé Huān), blühender Baum

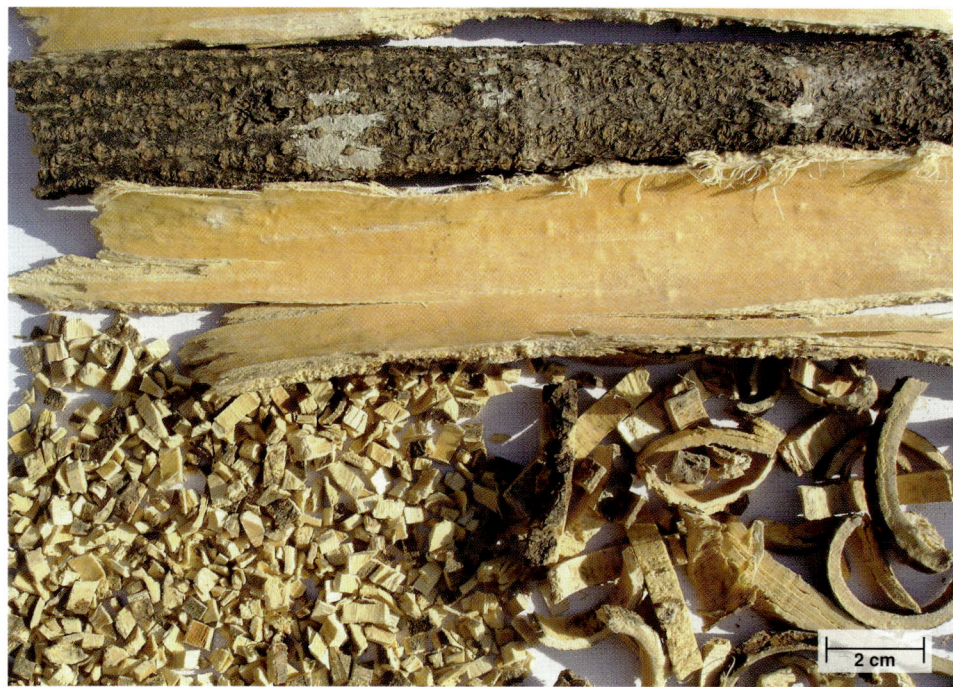

Abb. 2: Seidenakazienrinde, Albiziae cortex (Hé Huān Pí), Ganzdroge und Schnittdroge

Herkunft
Die getrocknete Rinde von *Albizia julibrissin* Durazz., Fabaceae. Verwendet werden auch ihre Blüten, Albiziae flos/Hé Huān Huā.

Ernte und Verarbeitung
Die Rinde wird im Sommer oder im Herbst abgeschält, geschnitten und an der Sonne getrocknet.

Pao Zhi
Kein Pao Zhi üblich.

Eigenschaften
Geschmacksrichtung: süß
Temperaturverhalten: neutral
Wirkungsort/Meridian: Herz, Leber, Lunge

Wirkung und Anwendung
Beruhigend, Blutbewegend, Furunkel abschwellend.
Die Droge wirkt bei stark schwankenden Stimmungen, die durch einen Leber-Qi-Stau entstanden sind und mit Unruhe, Schlaflosigkeit und Vergesslichkeit einhergehen. Diese Symptome finden wir u. a. im Klimakterium. Dann kann sie einzeln oder in Kombination mit Platycladi semen/Bái Zǐ Rén und Fossilia dentis mastodi/Lóng Chǐ verabreicht werden. Ihre Wirkung tritt aber erst nach längerer Einnahme ein.

Bei Geschwüren wirkt Albiziae cortex/Hé Huān Pí abschwellend und schmerzstillend. Bei Lungengeschwüren wird sie in Kombination mit Ampelopsitis radix/Bái Liǎn eingesetzt. Bei Hautgeschwüren setzt man sie oft zusammen mit Taraxaci herba/Pǔ Gōng Yīng und Chrysanthemi indici flos/Yě Jú Huā ein.

Bei Sportverletzungen und Knochenbrüchen wirkt die Droge in Kombination mit Chuanxiong rhizoma/Chuān Xiōng und Angelicae sinensis radix/Dāng Guī ebenfalls abschwellend und analgetisch.

Albiziae cortex/Hé Huān Pí löst stärker eine Stase, während Albiziae flos/He Huan Hua besser einen Leber-Qi-Stau beseitigt.

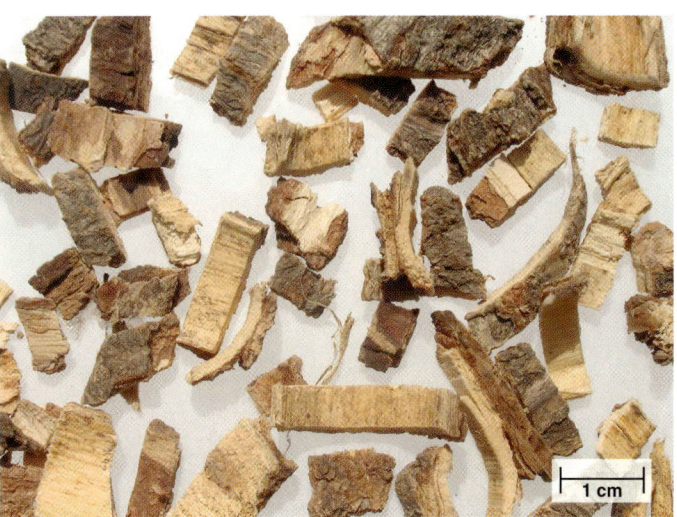

Abb. 3: Seidenakazienrinde, Albiziae cortex (Shān Hé Huān Pí), Stammpflanze: Albizia kalkora. Shān Hé Huān Pí ist eine Fälschung von Hé Huān Pí. Die Außenrinde ist beschichtet und von der Innenrinde etwas abgetrennt.

Albiziae cortex/Hé Huān Pí wird in der Praxis häufig gefälscht durch Albiziae kalkorae cortex/Shān Hé Huān Pí. Die nachfolgende Tabelle soll den morphologischen Unterschied verdeutlichen.

Dosierung
6 bis 12 g (Albiziae flos/Hé Huān Huā 4,5 bis 9 g)

Inhaltsstoffe
Saponin, Acacigenin B, Machaerinsäure, Lacton Machaerinsäure, Tannine (Samen enthält Albizin). Albiziae flos/Hé Huān Huā: Saponarin, Inositol, Schleimstoffe

Pharmakologie
Sedative Wirkung erhöht die Kontraktion der Gebärmutter

Vergleich der Drogenqualitäten Albiziae cortex/Hé Huān Pí und Albiziae kalkorae cortex/Shān Hé Huān Pí

		Albiziae cortex / Hé Huān Pí	Albiziae kalkorae cortex / Shān Hé Huān Pí
Stammpflanze		*Albizia julibrissin*	*Albizia kalkora*
Außenrinde	**Alte Rinde**	Leicht rau, ohne Risse, nicht beschichtet	Sehr rau, längs laufende Risse, beschichtet, außen braun, innen gelbbraun, leicht zu entfernen
	Junge Rinde	Ohne Rippen	Dunkle, leicht verdrehte, längs verlaufende Rippen
Poren		Auffällig	Nur selten bei junger Rinde
Geschmack		Leicht adstringierend, auf der Zunge und im Hals, stechender Nachgeschmack	Auf der Zunge nicht adstringierend, leicht stechender Geschmack

10.2.2 Platycladi semen – Morgenländische Lebensbaumsamen – Bái Zǐ Rén, 柏子仁

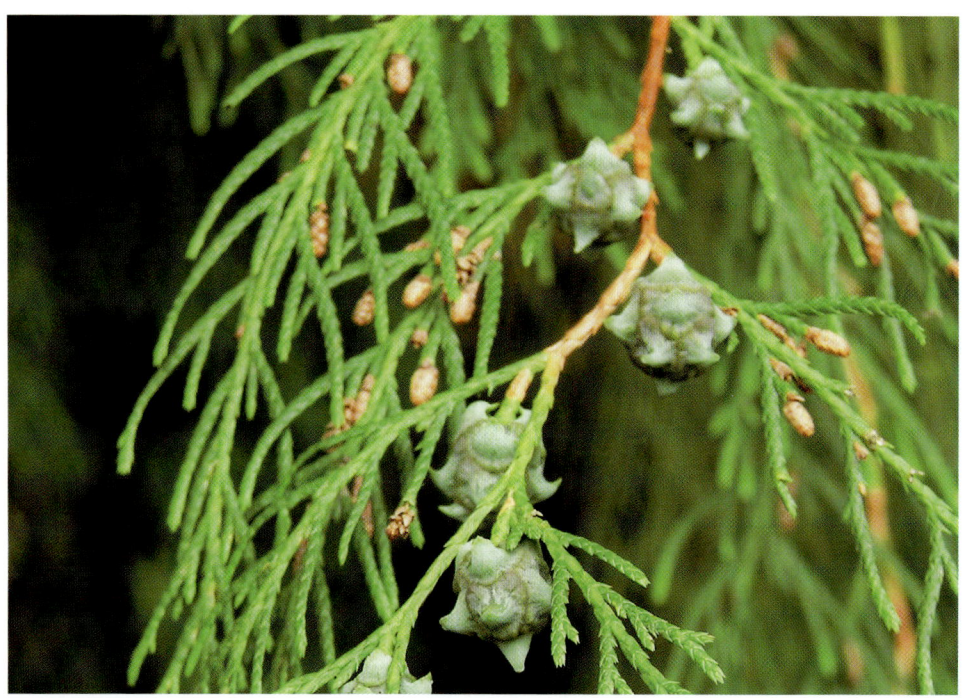

Abb. 1: Morgenländischer Lebensbaum, *Platycladus orientalis* (L.) ENDL. (Bái Zǐ Rén)

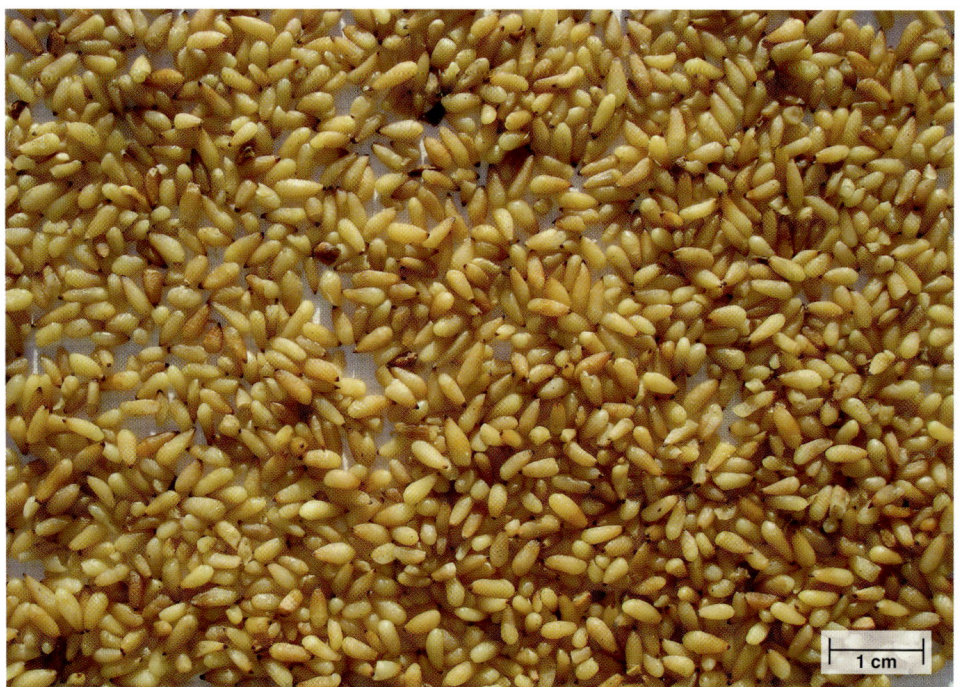

Abb. 2: Morgenländische Lebensbaumsamen, Platycladi semen (Bái Zǐ Rén). Diese Droge ist häufig mit Aflatoxinen belastet. Spezielle Maßnahmen bei Lagerung und Verpackung sind erforderlich. Schon drei Monate nach der Ernte kann die Droge mit Aflatoxinen belastet sein. Wenn die Samen bräunlich sind, sind sie nicht mehr zu verwenden, auch wenn die Aflatoxinprüfung negativ ausgefallen ist.

Herkunft
Der getrocknete, reife Samen von *Platycladus orientalis* (L.) Endl. (Cè Bǎi), Cypressaceae

Ernte und Verarbeitung
Die reifen Samen werden im Herbst sowie im Winter gesammelt, an der Sonne getrocknet und anschließend von der Samenschale befreit.

Pao Zhi
Bái Zǐ Rén Shuāng: Die gereinigte Droge wird in ein Tuch oder saugfähiges Papier eingewickelt, heiß gedünstet (oder leicht geröstet) und zur Entfernung des Öls so lange gepresst, bis die Samen nicht mehr aneinanderkleben. Dies reduziert ihre abführende Wirkung.

Qualität
Die Droge ist nur sechs bis zwölf Monate haltbar, daher ist der Erntezeitpunkt zu überprüfen; die wichtige Aflatoxinprüfung darf nicht länger als sechs Monate zurückliegen.

Eigenschaften
Geschmacksrichtung: süß
Temperaturverhalten: neutral
Wirkungsort/Meridian: Herz, Nieren, Dickdarm

Wirkung und Anwendung
Herz ernährend, beruhigend, Darm befeuchtend.

Die Droge wird bei Schlaflosigkeit, die durch einen Blut-Mangel im Herzen entstanden ist, eingesetzt. Zusätzlich zur Schlaflosigkeit können noch Palpitationen, Herzrasen, Unruhe und Nachtschweiß auftreten. Dafür kombiniert man sie mit Ziziphi spinosae semen/Suān Zǎo Rén, Schisandrae chinensis fructus/Wǔ Wèi Zǐ, Ginseng radix et rhizoma/Rén Shēn und Ostreae concha/Mǔ Lì.

Wenn eine Nieren-Schwäche mit Durchschlafsstörung und Vergesslichkeit vorliegt, kann Platycladi semen/Bái Zǐ Rén mit Ophiopogonis radix/Mài Mén Dōng, Rehmanniae radix praep./Shú Dì Huáng und Acori tatarinowii rhizoma/Shí Chāng Pǔ verabreicht werden (siehe Rezeptur Bai Zi Yang Xin Wan).

Bei Obstipation durch Trockenheit wird Platycladi semen/Bái Zǐ Rén häufig mit befeuchtenden Drogen genommen, wie z. B. in der Rezeptur Wu Ren Wan.

Dosierung
3 bis 9 g

Inhaltsstoffe
Ca. 14 % fette Öle, Cedrol, Saponin, Sitosterin, etwas ätherisches Öl

Pharmakologie
Abführend wegen ihres hohen Gehaltes an fetten Ölen

Unerwünschte Wirkungen und Gegenanzeigen
Sie darf bei Durchfall oder bei Patienten mit Durchfallneigung (ungeformtem Stuhl) nicht angewendet werden sowie nicht bei Schleim, da der Schleim hierdurch vermehrt werden könnte.

10.2.3 Polygalae radix – Sibirische Kreuzblumenwurzel – Yuǎn Zhì, 远志

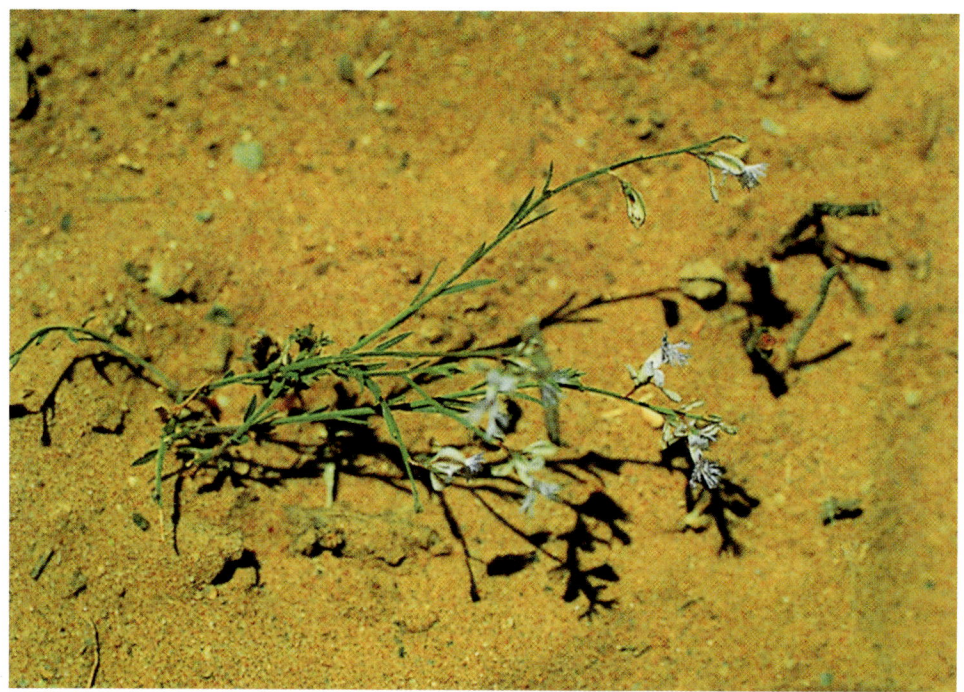

Abb. 1: Sibirische Kreuzblume, *Polygala tenuifolia* WILLD. (Yuǎn Zhì). Quelle: The coloured Atlas of the Chinese Materia Medica specified in Chin. Ph.

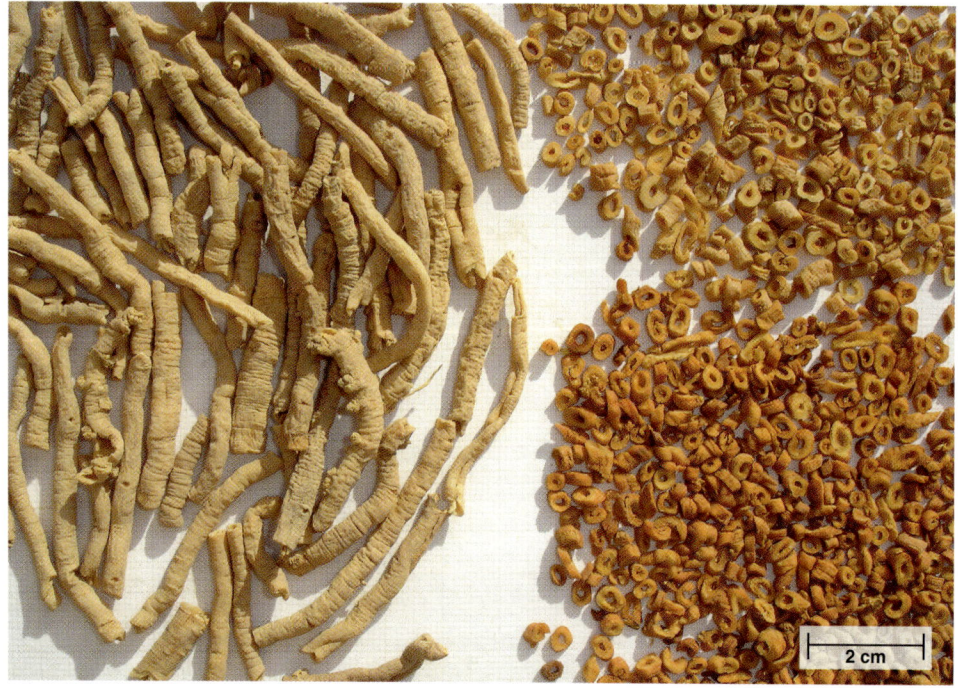

Abb. 2: Sibirische Kreuzblumenwurzel, Polygalae radix (Yuǎn Zhì). Links: Ausgelesene dicke Wurzelrinde, Innenholz ausgezogen, korrekte Verarbeitung. Rechts oben: Schnittdroge unbehandelt. Rechts unten: Zhì Yuǎn Zhì mit Glycyrrhizae-radix-Dekokt behandelt.

Herkunft
Die getrocknete Wurzel von *Polygala tenuifolia* Willd. (Yuǎn Zhì) oder *Polygala sibirica* L. (Luǎn Yè Yuǎn Zhì), Polygalaceae.

Ernte und Verarbeitung
Die Wurzel wird im Frühjahr oder im Herbst ausgegraben, von den feinen Nebenwurzeln und anhaftendem Erdreich befreit und an der Sonne getrocknet. Der zentrale Holzkörper sollte sorgfältig entfernt und ausschließlich die Wurzelrinde verwendet werden, denn gemäß der TCM verursacht dieser Zentralkörper Unruhezustände. Der Wirkstoff Onjisaponin befindet sich zudem überwiegend in der Rinde.

Pao Zhi
Zhì Yuǎn Zhì: Süßholzwurzel/Glycyrrhizae radix et rhizoma wird mit Wasser zu einem Dekokt verarbeitet. Die gereinigte Yuǎn Zhì wird in das Dekokt gegeben und die Mischung auf kleiner Flamme geköchelt, bis die Flüssigkeit vollständig aufgenommen worden ist. Danach wird sie getrocknet. Auf je 100 kg Droge kommen 6 kg Süßholzwurzeln. Diese Verarbeitung verbessert die Verträglichkeit und den Geschmack.

In unbehandelter Form werden Yuǎn Zhì oder Shēng Yuǎn Zhì nur zum Schleimlösen und Abschwellen benutzt; sie belastet den Körper und gilt als leicht giftig. Bei allen anderen Indikationen sollte Zhì Yuǎn Zhì gegeben werden.

Eigenschaften
Geschmacksrichtung: scharf, bitter
Temperaturverhalten: warm
Wirkungsort/Meridian: Lunge, Herz, Nieren

Wirkung und Anwendung
Beruhigend, schleimlösend, von Schleim verstopfte Herz-Öffnungen befreiend (Huo Tan Kai Qiao), abschwellend bei Geschwüren ohne Eiter.

Im gesunden Zustand ist das Herz-Yang nach unten mit der Niere verbunden, und das Nieren-Yin kontaktiert nach oben das Herz. Ist dieser Kontakt gestört, dann spricht man von einer fehlenden Koordination der Herz-Nieren-Achse. Dies kann u.a. Schlaflosigkeit verursachen. Polygalae radix/Yuǎn Zhì geht in Herz und Niere und kann die Koordination wieder herstellen. Dafür wird die Droge oft mit Poria/Fú Líng, Ziziphi spinosae semen/Suān Zǎo Rén, Rehmanniae radix/Shēng Dì Huáng, Salviae miltiorrhizae radix et rhizoma/Dān Shēn, Polygoni multiflori caulis/Shǒu Wū Téng und Schisandrae chinensis fructus/Wǔ Wèi Zǐ kombiniert.

Polygalae radix/Yuǎn Zhì kann die Vergesslichkeit verringern und die Konzentrationsfähigkeit verbessern. In diesem Fall wird die Droge zusammen mit Schisandrae chinensis fructus/Wǔ Wèi Zǐ, Acori tatarinowii rhizoma/Shí Chāng Pú, Fossilia ossis mastodi/Lóng Gǔ, Testudinis carapax/Guī Bǎn, Ophiopogonis radix/Mài Mén Dōng und Platycladi semen/Bái Zǐ Rén eingesetzt.

Bei Schleim, der die Herz-Öffnungen verstopft (Bewusstseinsstörung, Schock, Sicht-und Hörstörung), kann Polygalae radix/Yuǎn Zhì in Kombination mit Bambusae concretio silicea/Tiān Zhú Huáng, Curcumae radix/Yù Jīn, Acori tatarinowii rhizoma/Shí Chāng Pú und Arisaematis rhizoma praep. cum belle/Dǎn Nán Xīng verabreicht werden.

Polygalae radix/Yuǎn Zhì wird auch bei Knoten oder Geschwüren an der Brust oder am Körper eingesetzt.

Dosierung
3 bis 9 g. Polygalae radix/Yuǎn Zhì kann auch als Pulver, Paste und Extrakt zur äußerlichen Anwendung bei Geschwüren ohne Eiter benutzt werden.

Inhaltsstoffe
Onjisaponine (A bis G), mehr als 20 verschiedene Xanthone wie z. B. *1,2,3,6,7*-Pentamethoxyxanthon, Polygalitol, Presenegenin, Tenuigenin, Tenuifoliside (A bis C), Polygalasäure. Laut Chin. Ph. soll der Gehalt an Polygalasäure mindestens 0,70 % betragen.

Pharmakologie
Expektorierend, erhöht die Sekretion der Bronchien, was den Auswurf erleichtert, wirkt sedativ, hypnotisch, Schock vermeidend, verstärkt die Gebärmutterkontraktion, ist antiseptisch und hämolytisch.

Unerwünschte Wirkungen und Gegenanzeigen
Kontraindiziert bei einer Yin-Schwäche und Auswurf von gelbem Schleim. Vorsicht ist geboten bei Geschwüren, Gastritis und einem Ulkus im Verdauungstrakt, da die Droge leicht giftig ist und Übelkeit verursachen kann.

10.2.4 Polygoni multiflori caulis – Vielblütiger Knöterichstängel – Shǒu Wū Téng, 首乌藤

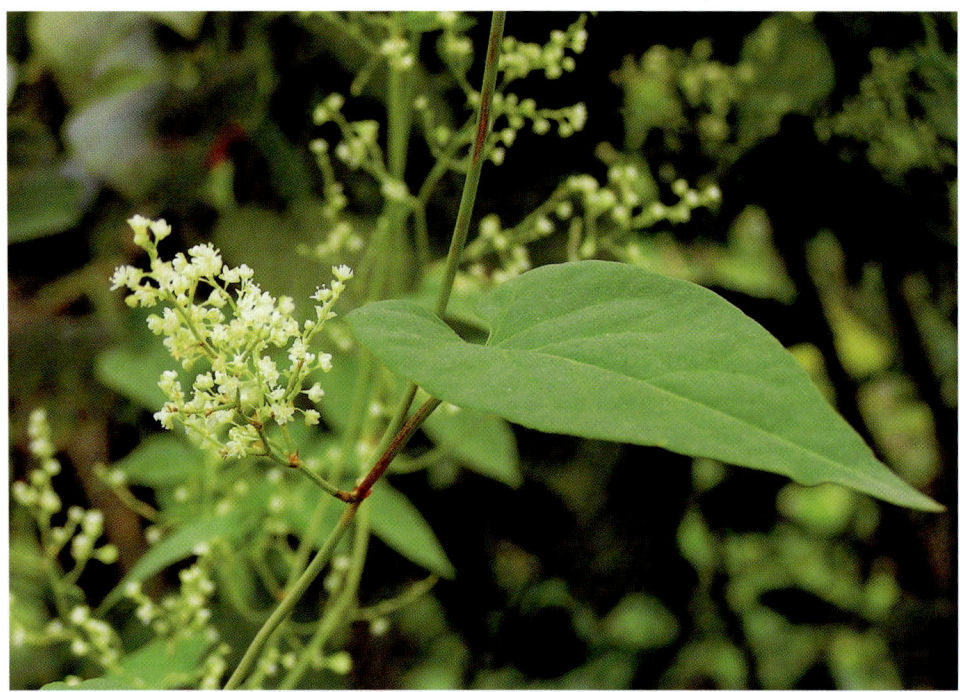

Abb. 1: Vielblütiger Knöterich, *Polygonum multiflorum* Thunb. (Hé Shǒu Wū), Blätter und Blütenstand

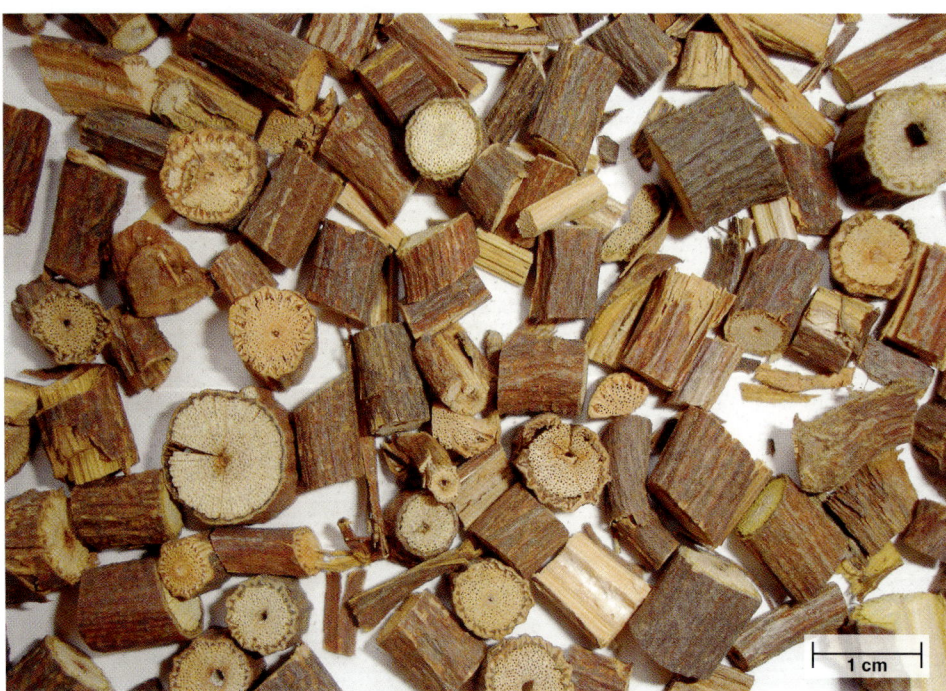

Abb. 2: Vielblütiger Knöterichstängel, Polygoni multiflori caulis (Shǒu Wū Téng), Schnittdroge

Synonyme
Yè Jiāo Téng, 夜交藤

Herkunft
Der getrocknete Stängel von *Polygonum multiflorum* Thunb. (Hé Shǒu Wū), Polygonaceae

Ernte und Verarbeitung
Die Stängel werden im Herbst oder im Winter geschnitten, von Blättern und Verunreinigungen befreit, gewaschen, geschnitten und an der Sonne getrocknet.

Pao Zhi
Kein Pao Zhi üblich

Eigenschaften
Geschmacksrichtung: süß
Temperaturverhalten: neutral
Wirkungsort/Meridian: Herz, Leber

Wirkung und Anwendung
Herz ernährend, beruhigend, Wind austreibend, Meridiane befreiend.
Bei Schlaflosigkeit, die auf Blut- und Yin-Mangel beruht und mit vielen Träumen einhergeht, wird die Droge zusammen mit Albiziae cortex/Hé Huān Pí eingesetzt.

Bei Yin-Mangel und Yang-Überschuss verabreicht man die Droge zusammen mit Fossilia dentis mastodi/Lóng Chǐ, Platycladi semen/Bái Zǐ Rén und Margaritifera concha/Zhēn Zhū Mǔ.

Bei einem Bi-Syndrom mit Blut-Mangel und rheumatischen Beschwerden sowie bei Körperschmerzen ernährt Polygoni multiflori caulis/Shǒu Wū Téng das Blut. Sie treibt den Wind aus und befreit die Meridiane. Zusammen mit Spatholobi caulis/Jī Xuě Téng, Angelicae sinensis radix/Dāng Guī und Chuanxiong rhizoma/Chuān Xiōng wirkt die Droge sehr gut.

Polygoni multiflori caulis/Shǒu Wū Téng kann als Dekokt auch zur äußerlichen Anwendung bei verschiedenen dermatologischen Erkrankungen (z. B. Hautjucken, Neurodermitis) eingesetzt werden.

Dosierung
9 bis 15 g. Zur äußerlichen Anwendung bei Hauterkrankungen werden 15 g in 250 ml Wasser 20 Minuten gekocht und als Lotion 2-mal täglich auf die erkrankten Stellen getupft.

Inhaltsstoffe
Chrysophanol, Emodin, Emodinmonomethylether, Sitosterin

Pharmakologie
Abführend

Unerwünschte Wirkungen und Gegenanzeigen
Nicht anwenden bei Patienten mit Durchfall

Eigenschaften und Anwendung verschiedener sedativer Drogen

	Albiziae cortex/ Hé Huān Pí	Polygoni multiflori caulis/Shǒu Wū Téng	Platycladi semen/ Bái Zǐ Rén	Polygalae radix/ Yuǎn Zhì	Ziziphi spinosae semen/Suān Zǎo Rén
Temperaturverhalten	Neutral	Neutral	Neutral	Warm	Neutral
Geschmacksrichtung	Süßlich	Süßlich	Süßlich	Scharf, bitter	Süßlich
Wirkungsort, Meridian	Herz, Leber	Herz, Leber	Leber, Nieren, Dickdarm	Lunge, Herz, Nieren	Herz, Leber, Galle
Bei Schlaflosigkeit hauptsächlich wegen	Leber-Qi-Stau	Yin-Yang ohne Kontakt	Herz-Yin-Schwäche	Herz und Nieren ohne Kontakt	Herz oder Leber Yin-Schwäche
Bei Vergesslichkeit, Konzentrationsschwäche	Ja	Ja	Ja	Ja	Ja
Abführend	Nein	Ja	Ja, stark	Darm reizend	Ja
Schleim lösend	Ja	Nein	Nein	Ja	Nein
Bei Sportverletzungen	Ja	Nein	Nein	Nein	Nein
Bei Geschwüren	Ja	Nein	Nein	Ja	Nein
Schweiß aufhaltend	Nein	Nein	Schwach	Nein	Ja
Bei Bi-Syndrom	Nein	Ja	Nein	Nur zum Schleimlösen	Nein

10.2.5 Poriae cum pini radix – Kokospilz mit Pinienwurzel – Fú Shén, 茯神

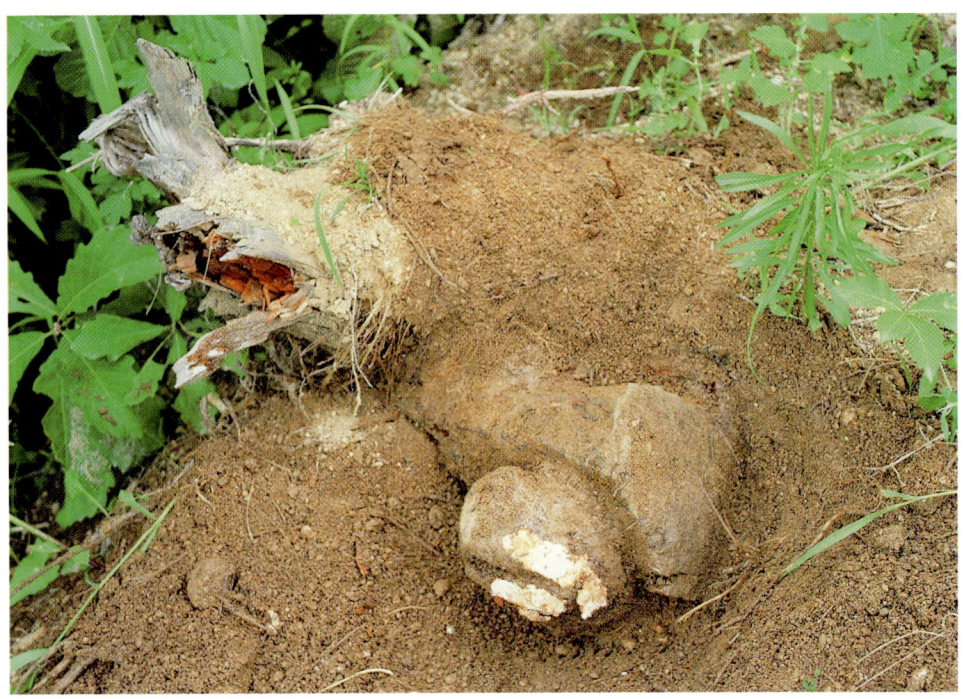

Abb. 1: Kokospilz, *Poria cocos* (Schw.) Wolf (Fú Líng)

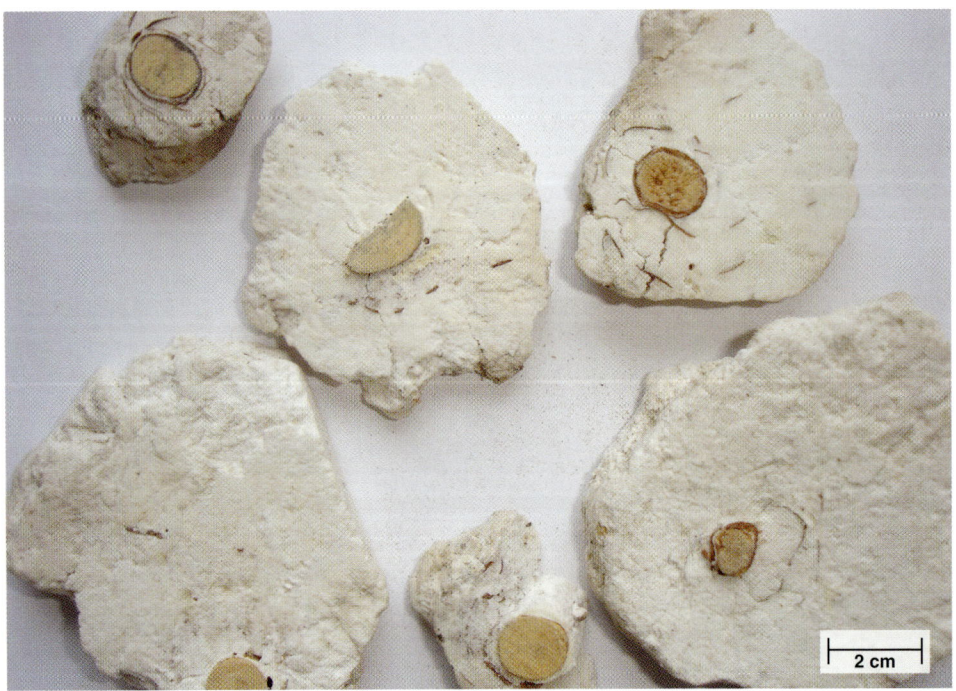

Abb. 2: Kokospilz mit Pinienwurzel, Poriae cum pini radix (Fú Shén). Bei gefälschter Droge wird ein Stück Wurzel in den Kokospilz hineingesteckt. Die hier abgebildete echte Droge ist daran zu erkennen, dass die Wurzelrinde durch den Pilz vom Holz getrennt wurde.

Herkunft

Das nahe an der Pinienwurzel wachsende, getrocknete, leicht rosafarbene Sclerotium von *Poria cocos* (Schw.) Wolf (Fú Líng), Polyporaceae

Ernte und Verarbeitung

Der Pilz parasitiert auf Wurzeln einiger Pinienarten. Er wird von Juli bis September ausgegraben, von anhaftendem Erdreich befreit und zum „Schwitzen" in Lagen übereinander geschichtet. Anschließend werden die Pilze ausgebreitet und an der Sonne getrocknet. Dieser Vorgang wird so oft wiederholt, bis die Pilze völlig durchgetrocknet sind. Die braunschwarze Oberfläche wird dann abgeschält und als „Fú Líng Pí" verwendet. Die mittleren weißen Teile des Pilzkörpers werden in Stücke oder Scheiben geschnitten und unter dem Namen „Fú Líng" benutzt, die inneren Pilzteile, die nahe der Pinienwurzel wachsen, nennt man „Fú Shén".

Eigenschaften

Geschmacksrichtung: süßlich, geschmacksarm
Temperaturverhalten: neutral
Wirkungsort/Meridian: Herz, Lunge, Milz, Nieren

Wirkung und Anwendung

Die gleichen Eigenschaften wie bei Poria/Fú Líng (siehe auch Kap. 7).

Die Droge wird aber überwiegend zur Beruhigung des Herzkreislaufs benutzt bei Symptomen wie Vergesslichkeit, Angstzuständen, Unruhe, Palpitationen und Schlafstörungen.

10.2.6 Ziziphi spinosae semen – Stacheljujubensamen – Suān Zǎo Rén, 酸枣仁

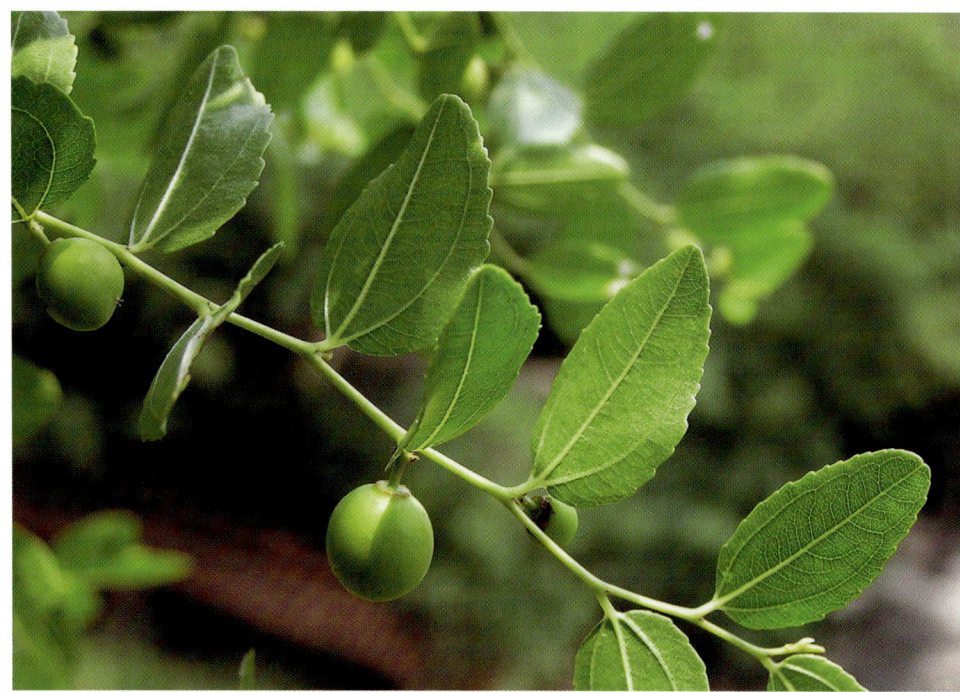

Abb. 1: Stacheljujube, *Ziziphus jujuba* MILL. var. *spinosa* (BUNGE) HU ex H.F. CHOU (Suān Zǎo), Zweig mit Früchten

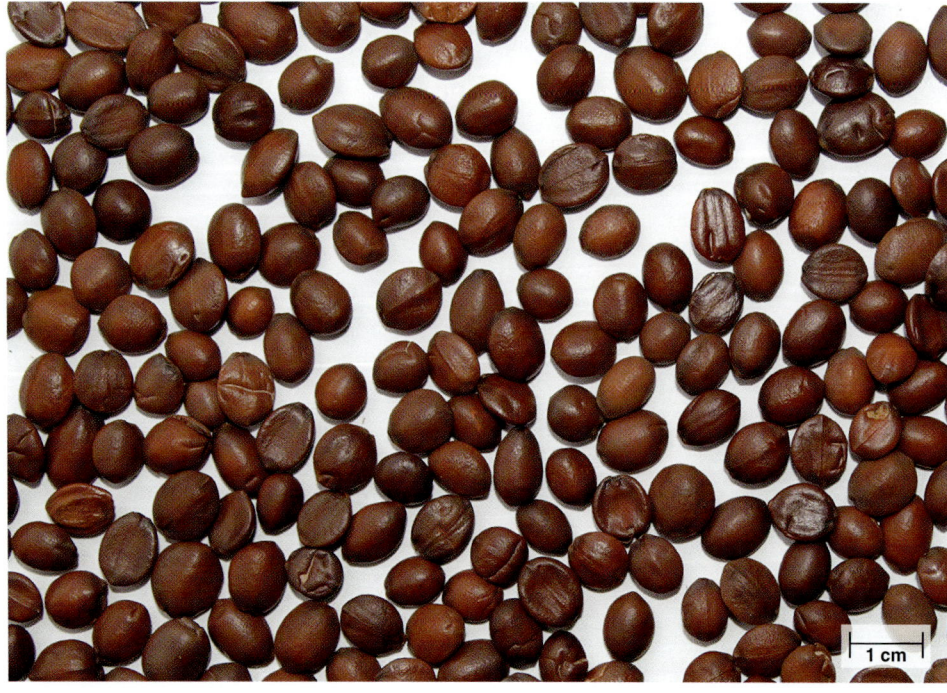

Abb. 2: Stacheljujubensamen, Ziziphi spinosae semen (Suān Zǎo Rén), Ganzdroge.
Vor der Abgabe muss die Droge geröstet und gestoßen werden.

Synonyme
Wilde Dornkirschensamen

Herkunft
Der getrocknete, reife Samen von *Ziziphus jujuba* Mill. var. *spinosa* (Bunge) Hu ex H. F. Chou (Suān Zǎo), Rhamnaceae

Ernte und Verarbeitung
Der reife Samen wird im Herbst und Winter gesammelt, von den Samenschalen befreit und an der Sonne getrocknet.

Pao Zhi
Chǎo Zǎo Rén/Chǎo Suān Zǎo Rén: Die gereinigten und getrockneten Ziziphi spinosae semen/Suān Zǎo Rén werden im Wok über mittlerem Feuer kurz geröstet, bis sie sich dunkel färben, die Samenschalen anschwellen und hörbar knacken (ähnlich wie bei der Herstellung von Popcorn). Der Samen wird erst kurz vor der Abgabe in der Apotheke zerstoßen.

Chǎo Suān Zǎo Rén ist die Standard-Abgabeform in der Apotheke, auch wenn das Rezept nur „Suān Zǎo Rén" oder „Ziziphi spinosae semen" angibt.

Eigenschaften
Geschmacksrichtung:	süß, sauer
Temperaturverhalten:	neutral
Wirkungsort/Meridian:	Herz, Leber, Galle

Wirkung und Anwendung
Herz und Leber nährend, beruhigend, Schweiß haltend.

Die Droge kann sowohl bei Herz-Yin-Schwäche, als auch bei Leber-Blut-Mangel eingesetzt werden. Bei Schlaflosigkeit, die durch einen Blut-Mangel und eine Yin-Schwäche verursacht wurde, sind Platycladi semen/Bǎi Zǐ Rén und Ziziphi spinosae semen/Suān Zǎo Rén als Drogen-Kombination wirksam. Bei starkem Blut-Mangel können zusätzlich noch Angelicae sinensis radix/Dāng Guī und Longan arillus/Lóng Yǎn Ròu zugegeben werden.

Bei Leber-Hitze kann die Droge noch mit Anemarrrhenae rhizoma/Zhī Mǔ, Poria/Fú Líng und Chuanxiong rhizoma/Chuān Xiōng kombiniert werden (siehe Rezeptur Suan Zao Ren Tang).

Bei Milz-Qi-Mangel wird sie mit Angelicae sinensis radix/Dāng Guī und Astragali radix/Huáng Qí verabreicht (siehe Rezeptur Gui Pi Tang).

Bei Herz- und Nieren-Yin-Mangel, Herz-Blut-Mangel und Leere-Hitze, d.h., wenn Niere und Herz nicht harmonisch zusammen arbeiten, wird sie zusammen mit Ophiopogonis radix/Mài Mén Dōng, Rehmanniae radix/Shēng Dì Huáng und Polygalae radix/Yuǎn Zhì verordnet (siehe Rezeptur Tian Wang Bu Xin Dan).

Bei übermäßigem Schweiß wird Ziziphi spinosae semen/Suān Zǎo Rén verordnet, da sie durch ihren sauren Geschmack eine den Schweiß stoppende Wirkung hat. Sie eignet sich auch zur Behandlung von spontanem Schweiß oder Nachtschweiß. Dazu wird sie mit Schisandrae chinensis fructus/Wǔ Wèi Zǐ, Corni fructus/Shān Zhū Yú und Astragali radix/Huáng Qí kombiniert.

Dosierung
9 bis 15 g

Inhaltsstoffe
Jujubaside (A, B; Jujubasid B hydrolysiert zu Jujubogenin), Betulinsäure, Betulin, Swertisin, Rhamnose, Xylose, Glucose, fette Öle, Proteine

Pharmakologie
Sedierend, hypnotisch, antagonisiert die Wirkung von Koffein, als Dekokt wirkt sie auch analgetisch, Kreislaufschock vermeidend und blutdrucksenkend.

Unerwünschte Wirkungen und Gegenanzeigen
Vorsichtig bei chronischem Durchfall

11 Das Qi regulierende Drogen – Li Qi Yao – 理气药

11 Das Qi regulierende Drogen – Li Qi Yao, 理气药

Drogenübersicht für das Qi regulierende Drogen

Lat. Name	Dt. Name	Pin-Yin-Name	Chin. Name	Seite
Allii macrostemonis bulbus	Allium-macrostemon-Zwiebel	Xiè Bái	薤白	434
Aucklandiae radix	Himalayaschartenwurzel	Mù Xiāng	木香	436
Aurantii fructus	Pomeranzen	Zhǐ Qiào	枳壳	440
Aurantii fructus immaturus	Unreife Pommeranzen	Zhǐ Shí	枳实	439
Citri reticulatae pericarpium viride	Grüne Mandarinenschale	Qīng Pí	青皮	441
Citri sarcodactylis fructus	Buddhashandfrüchte	Fó Shǒu	佛手	443
Cyperi rhizoma	Nussgraswurzelstock	Xiāng Fù	香附	445
Linderae radix	Fieberstrauchwurzel	Wū Yào	乌药	447
Magnoliae officinalis cortex	Magnolienrinde	Hòu Pò	厚朴	449
Toosendan fructus	Paternosterbaumfrüchte	Chuān Liàn Zǐ	川楝子	451

Gemeinsamkeiten

Zu dieser Drogengruppe gehört auch Mandarinenschale, Citri reticulatae pericarpium, Chén Pí, 陈皮, siehe Kap. 2.1.2

Die Therapie einer Qi-Stagnation hat in der TCM eine große Bedeutung. Ursachen einer Qi-Stagnation sind Schleimablagerungen, Tumorbildungen, Masseansammlungen, Blutstase, Hitze (Entzündung) und Schmerzen. Es ist von entscheidender Bedeutung, dass das Qi ungehindert fließen kann.

Die Drogen dieser Gruppe sind meistens warm im Temperaturverhalten sowie scharf im Geschmack; sie können dadurch das Qi regulieren, bewegen und Stagnationen beseitigen:

– Allii macrostemonis bulbus/Xiè Bái: Qi-/Blut-Stagnation im Herzen.
– Aucklandiae radix/Mù Xiāng und Aurantii fructus immaturus/Zhi Shi: Stagnation im Verdauungstrakt.
– Citri sarcodactylis fructus/Fó Shǒu, Aurantii fructus/Zhī Qiào, Toosendan fructus/Chuān Liàn Zǐ, Citri reticulatae pericarpium viride/Qīng Pí und Cyperi rhizoma/Xiāng Fù: Leber-Qi-Stagnation.
– Citri recitulatae pericarpium/Chén Pí (siehe Kap. 2.1): Stagnation in Lunge und Milz.
– Linderae radix/Wū Yào: Stagnation im Unterleib (auch im ganzen Bauch).
– Raphani semen/Lái Fù Zǐ, Perillae fructus/Zi Su Zi, Magnoliae officinalis cortex/Hòu Pò, Sinapis semen (Erucae semen)/Bái Jiè Zǐ, Zingiberis rhizoma/Gān Jiāng u. a. werden ebenfalls bei Qi-Stagnation eingesetzt

11.1.1 Allii macrostemonis bulbus – Allium-macrostemon-Zwiebel – Xiè Bái, 薤白

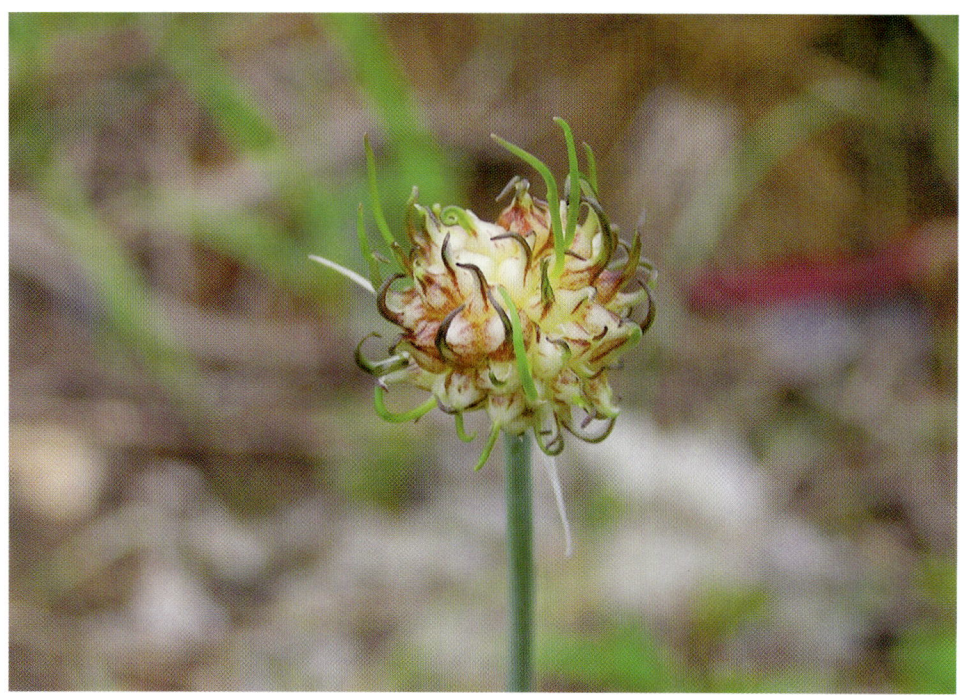

Abb. 1: Chinesischer Wildknoblauch, *Allium macrostemon* Bge. (Xiǎo Gēn Suàn), Blütenstand

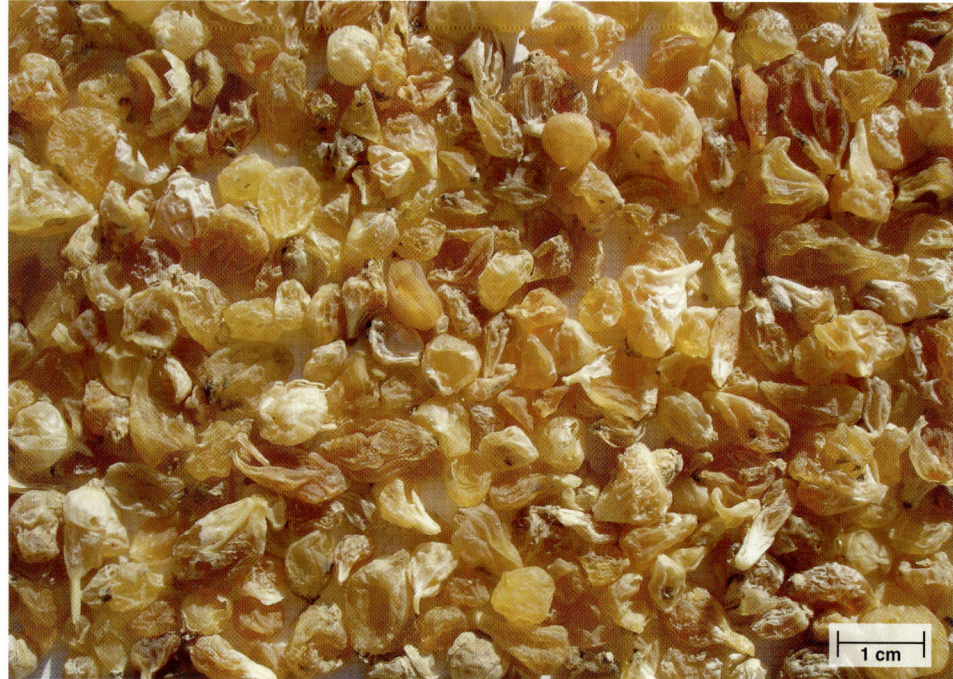

Abb. 2: Allium-macrostemon-Zwiebel, Allii macrostemonis bulbus (Xiè Bái), je intensiver der knoblauchartige Geruch, desto besser ist die Qualität.

Synonyme
Chinesischer Wildknoblauch

Herkunft
Die getrocknete Zwiebel von *Allium macrostemon* BGE. (Xiăo Gēn Suàn) oder *Allium chinensis* G. DON (Xiè), Liliaceae

Ernte und Verarbeitung
Die Zwiebel wird im Sommer und Herbst ausgegraben, gewaschen und von den feinen Nebenwurzeln befreit. Anschließend wird die Droge gedünstet oder in Wasser gekocht und getrocknet.

Pao Zhi
Kein Pao Zhi üblich

Eigenschaften
Geschmacksrichtung: scharf, bitter
Temperaturverhalten: warm
Wirkungsort/Meridian: Lunge, Magen, Dickdarm

Wirkung und Anwendung
Yang aktivierend und durchgängig machend, Qi bewegend, Massenansammlungen auflösend, Stau (bei Kälte-Noxe) beseitigend.

Bei Xiong Bi (Brust-Bi) oder Jie Xiong[1] aufgrund von vermehrtem kaltem Schleim oder auch bei Cholesterinablagerungen in den Gefäßen wird die Droge oft mit Trichosanthis fructus/Guā Lŏu, Pinelliae rhizoma praep./Fă Bàn Xià und Aurantii fructus immaturus/Zhī Shí kombiniert (siehe Rezeptur Gua Lou Xie Bai Bai Jiu Tang).

Bei Schmerzen im Bauch mit Völlegefühl, Ruhr und Stuhldrang bringt Allii macrostemonis bulbus/Xiè Bái das Qi in Bewegung und beseitigt den Stau. Hierfür wird die Droge oft zusammen mit Aucklandiae radix/Mù Xiāng und Aurantii fructus immaturus/Zhī Shí rezeptiert. Bei einem Stau im Magen, der durch Kälte verursacht wurde, wird sie mit Alpiniae officinarum rhizoma/Gāo Liáng Jiāng, Amomi fructus/Shā Rén und Aucklandiae radix/Mù Xiāng verordnet.

Dosierung
5 bis 9 g

Inhaltsstoffe
Alliin, Methylalliin, Scorodose, ätherisches Öl mit Diallylsulfid, Diallyldisulfid, Methylallyltrisulfid, Ölsäure, Palmitinsäure und Linolsäure sowie Prostaglandine (A_1, B_1).

Pharmakologie
Antiseptisch, antiinflammatorisch, spasmolytisch, hemmt die Aggregation der Blutplättchen, erhöht die Fibrinolyse, hemmt Kalkablagerungen in Arterien, wirkt Blutlipide senkend, antioxidativ und antineoplastisch

Unerwünschte Wirkungen und Gegenanzeigen
Kontraindiziert bei Hitze, sowohl Fülle-Hitze als auch Leere und anwenden bei Qi-Schwäche und vermindertem Appetit

---

[1] Jie Xiong – ein krankhafter Zustand durch Akkumulation von pathogener Hitze oder Kälte in Verbindung mit Stauung von Flüssigkeit, Schleim oder Blut in der Brust. Die Ursache ist eine Qi-Schwäche, weshalb der Flüssigkeitskreislauf nicht kontrolliert werden kann.

11.1.2 Aucklandiae radix – Himalayaschartenwurzel – Mù Xiāng, 木香

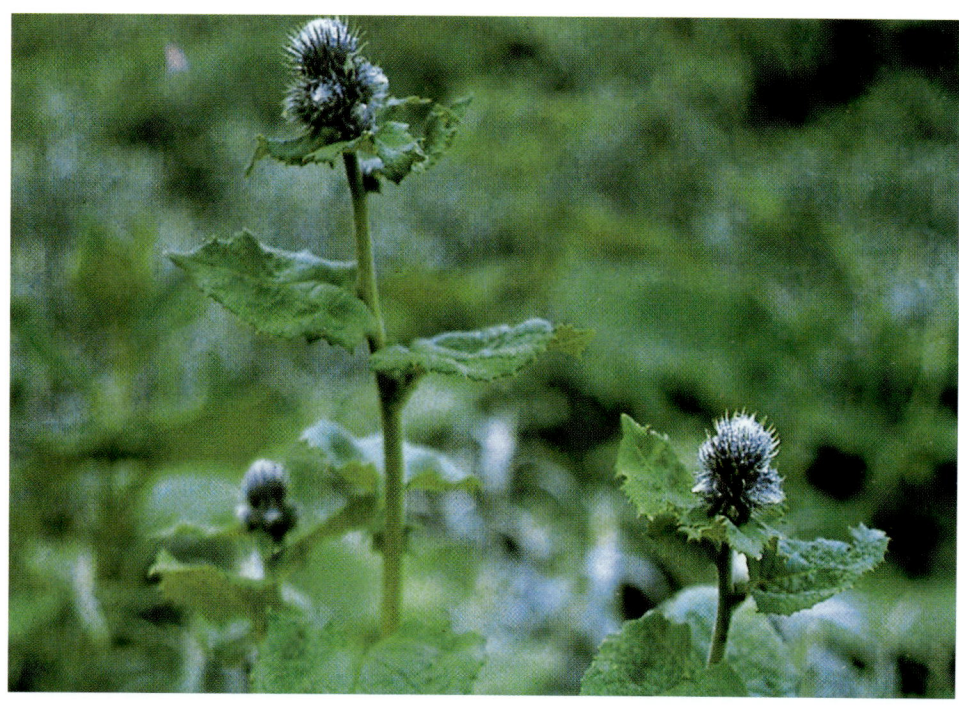

Abb. 1: Himalayascharte, *Aucklandia lappa* DECNE. (Mù Xiāng). Quelle: The coloured Atlas of the Chinese Materia Medica specified in Chin. Ph.

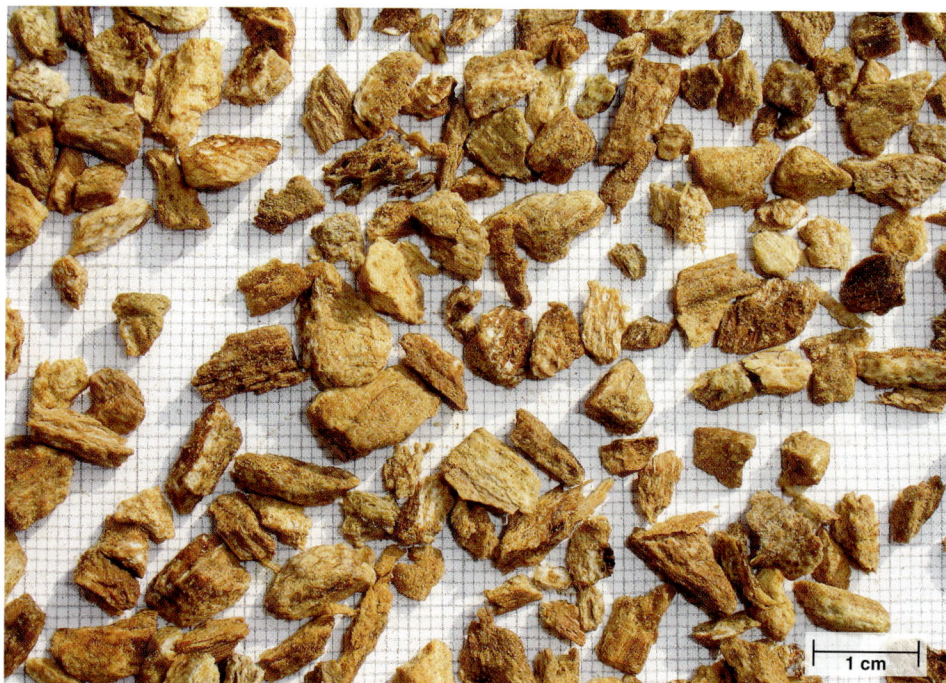

Abb. 2: Himalayaschartenwurzel, Aucklandiae radix (Mù Xiāng), Schnittdroge, ungeröstet

Synonyme
Saussureae radix

Herkunft
Die getrocknete Wurzel von *Aucklandia lappa* Decne. (Mù Xiāng), Compositae. Da die guten Qualitäten von Mù Xiāng überwiegend aus der Yún Nán-Provinz kommen, nennt man diese Droge im Handel auch Yún Mù Xiāng. Unter dem chinesischen Namen Mù Xiāng gibt es in der Praxis noch: Chuān Mù Xiāng, die getrocknete Wurzel von *Vladimiria souliei* (Fanch.) Ling (Chuān Mù Xiāng), Asteraceae, sowie Qīng Mù Xiāng, die getrocknete Wurzel von *Aristolochia debilis* Sieb. et Zucc. (Mǎ Dōu Líng). Die Letztere enthält Aristolochiasäure und ist deshalb in Europa verboten. Daher müssen alle Mù Xiāng-Arten nach dem DAC auf Aristolochiasäure untersucht werden.

Diese Droge unterliegt dem CITES-Schutz, d. h., nur die erwiesenermaßen kultivierte Droge darf international gehandelt werden.

Ernte und Verarbeitung
Die Wurzel wird im Herbst oder Winter ausgegraben, von den feinen Nebenwurzeln und anhaftendem Erdreich befreit und in Scheiben geschnitten.

Pao Zhi
Wèi Mù Xiāng: Die geschnittene Droge wird auf auf mehreren übereinander geschichteten Lagen saugfähigen Papiers ausgebreitet und über mildem Feuer erwärmt, bis das in den Drogen enthaltene ätherische Öl vom Papier aufgesogen worden ist. Durch diese Behandlung hat sie eine schwarzbräunliche Farbe angenommen. Ferner wird ihre Qi-bewegende Wirkung reduziert und ihre Durchfall stoppende Wirkung erhöht.

Qualität
Die Droge sollte auf Qualität, Aroma sowie auf den Gehalt an Costunolid und Dehydrocostuslacton untersucht werden.

Eigenschaften
Geschmacksrichtung:	bitter, scharf
Temperaturverhalten:	warm
Wirkungsort/Meridian:	Milz, Magen, Galle, Dickdarm, Dreifacher Erwärmer

Wirkung und Anwendung
Qi bewegend, schmerzstillend, Stagnation lösend.

Aucklandiae radix/Mù Xiāng wird am häufigsten bei der Behandlung einer Stagnation der Mitte mit Völlegefühl und Magenschmerzen eingesetzt und dann mit Citri reticulatae pericarpium/Chén Pí, Amomi fructus/Shā Rén und Santali albi lignum/Tán Xiāng kombiniert. Bei zusätzlicher Milz-Qi-Schwäche mit vermindertem Appetit und unverdauten Nahrungsmitteln wird die Droge mit

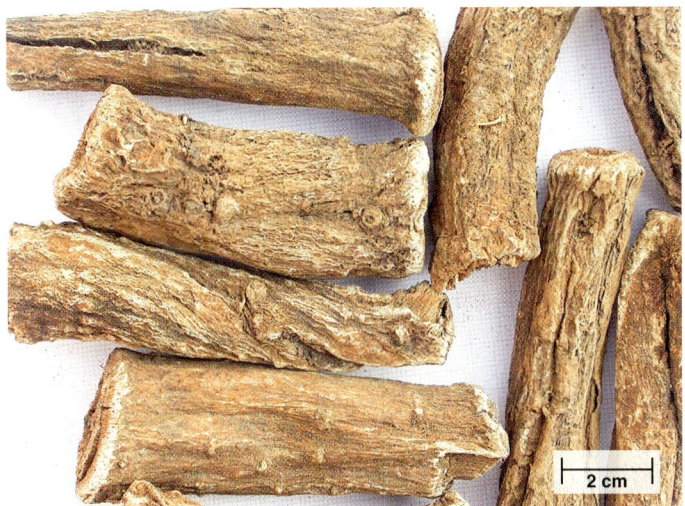

Abb. 3: Himalayaschartenwurzel, Aucklandiae radix (Mù Xiāng), Ganzdroge. Zeichen guter Qualität: Feste Wurzel, die wie ein alter Knochen aussieht, intensives Aroma, bitterer Geschmack, klebt beim Kauen an den Zähnen.

Codonopsis radix/Dǎng Shēn, Atractylodis macrocephalae rhizoma/Bái Zhū und Citri reticulatae pericarpium/Chén Pí verabreicht (siehe Rezeptur Xiang Sha Liu Jun Zi Tang). Die vorgenannten Symptome findet man oft auch bei Colitis ulcrosa, Gastritis, Nahrungsmittelstau mit Bauchschmerzen, Obstipation, Stuhlzwang (jedoch ohne Stuhl) oder Enteritis. Hier kann Aucklandiae radix/Mù Xiāng zusammen mit Arecae semen/Bīng Láng, Citri reticulatae pericarpium viride/Qīng Pí und Rhei radix et rhizoma/Shēng Dà Huáng eingesetzt werden (siehe Rezeptur Mu Xiang Bing Lang Wan). Bei starken Bauchschmerzen mit blutigem, eitrigem Stuhl kombiniert man Aucklandiae radix/Mù Xiāng mit Paeoniae radix alba/Bái Sháo in hoher Dosis (ab 30 g).

Bei Völlegefühl im Abdomen kombiniert man Aucklandiae radix/Mù Xiāng mit Amomi fructus/Shā Rén oder Raphani semen/Lái Fù Zǐ. Bei Stuhlzwang, jedoch ohne Stuhl, wird Aucklandiae radix/Mù Xiāng zusammen mit Arecae semen/Bīng Láng verabreicht. Bei Schmerzen im Unterbauch aufgrund einer Qi-Rebellion wird Aucklandiae radix/Mù Xiāng mit Linderae radix/Wū Yào kombiniert.

Aucklandiae radix/Mù Xiāng kann auch eine Leber-Qi-Stagnation auflösen. Bei einer Leber-Qi-Stagnation mit Schmerzen unter den Rippenbögen oder bei einer Gelbsucht kann die Droge mit Curcumae radix/Yù Jīn, Rhei radix et rhizoma/Shēng Dà Huáng und Artemisiae scopariae herba/Yīn Chén verabreicht werden. Die letztgenannten Drogen steuern mit ihrem kühlenden Temperaturverhalten dem warmen Temperaturverhalten von Aucklandiae radix/Mù Xiāng entgegen. Bei einer Gallenblasenentzündung oder Gallensteinen mit Schmerzen unter den Rippenbögen wird die Droge mit Toosendan fructus/Chuān Liàn Zǐ, Aurantii fructus/Zhǐ Qiào und Citri reticulatae pericarpium viride/Qīng Pí eingesetzt.

Bei einer Qi-Stagnation im Dickdarm mit Nässe-Hitze, wie bei Dysenterie, ist Aucklandiae radix/Mù Xiāng kombiniert mit Coptidis rhizoma/Huáng Lián (siehe Rezeptur Xiang Lian Wan), eine wichtige Droge. Sie dient als Grundlage auch bei Durchfall, der durch Nässe entsteht. Hierbei wird sie mit Poria/Fú Líng, Coicis semen/Yì Yǐ Rén, Atractylodis rhizoma/Cāng Zhū und Plantaginis semen/Chē Qián Zǐ ergänzt. Bei stärkerer Hitze wird sie mit Scutellariae radix/Huáng Qín, Phellodendri chinensis cortex/Huáng Bǎi und Pulsatillae radix/Bái Tóu Wēng kombiniert.

Viele tonisierende Rezepturen können eine Stagnation hervorrufen. Aucklandiae radix/Mù Xiāng wird dann zwecks Vermeidung dieser Störung eingesetzt (siehe Rezepturen Xiang Sha Liu Jun Zi Tang oder Gui Pi Tang).

Bei Wasseransammlung während der Schwangerschaft wird die Droge mit Amomi fructus/Shā Rén verabreicht. Man sagt, Amomi fructus/Shā Rén öffnet den Magen, Aucklandiae radix/Mù Xiāng beseitigt Stagnation. In einer Alkohollösung hat sich die Droge für alle Stagnationen im Körper bewährt.

Dosierung
1,5 bis 6 g

Inhaltsstoffe
0,3 bis 3 % ätherisches Öl nach Sterilisieren und 4 bis 7 % nach Extraktion: Costuslacton, Dihydrocostuslacton, Sassurealacton, α-Ionon, Costunolid, Dihydrocostunolid, α-Costol, Isoalantolacton, 12-Methoxydihydrocostunolid, α-Costussäure, Inulin, β-Selinen, Phellandren und Cedren sowie Saussurin (ca. 0,05 %), Stigmasterol und Betulin. Laut Chin. Ph. soll der Gesamtgehalt an Costunolid und Dehydrocostuslacton mindestens 1,8 % betragen.

Pharmakologie
Erhöht die Ausschüttung der Verdauungssäfte, entspannt die glatte Muskulatur der Atemwege, wirkt antiseptisch, antimykotisch, diuretisch und fibrinolytisch.

Unerwünschte Wirkungen und Gegenanzeigen
Kontraindiziert bei Trockenheit der Lunge, bei Blut-Hitze und Leere-Hitze

11.1.3 Aurantii fructus immaturus – Unreife Pomeranzen – Zhǐ Shí, 枳实

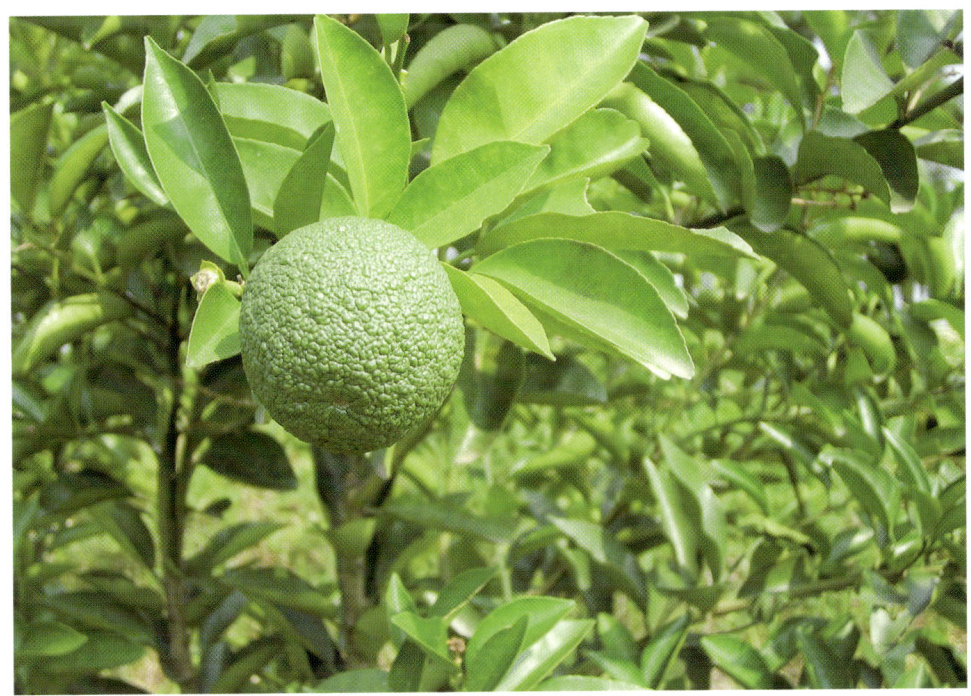

Abb. 1: Pomeranze mit unreifen Früchten, *Citrus aurantium* L. (Suān Chéng), Zweig mit Frucht

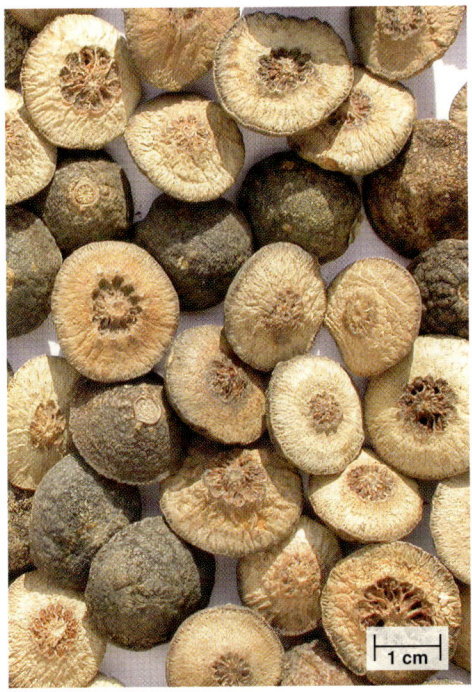

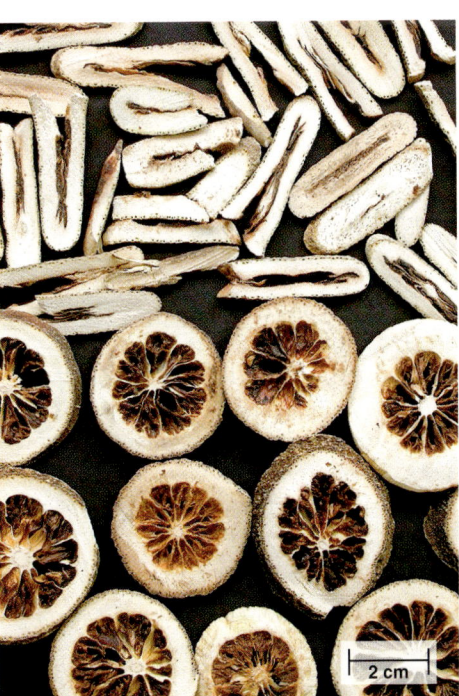

Abb. 2 links: Unreife Pomeranzen, Aurantii fructus immaturus (Zhǐ Shí), Ganzdroge

Abb. 3 rechts: Pomeranzen, Aurantii fructus (Zhǐ Qiào, siehe unter „Weitere Drogen"). Ursprünglich wurde das links abgebildete „Fruchtfleisch" (eigentlich Fruchtschale) als Zhǐ Qiào verwendet; heute wird die quergeschnittene reife Frucht verwendet (rechts).

Herkunft

Die getrockneten, jungen Früchte von *Citrus acurantium* L. (Suān Chéng) und deren kultivierte Varianten von *Citrus sinensis* Osbeck (Tián Chéng), Rutaceae

Ernte und Verarbeitung

In den Monaten Mai und Juni werden die von selbst abgefallenen unreifen Früchte gesammelt, von Verunreinigungen befreit, quer halbiert und an der Sonne oder über mildem Feuer getrocknet. Kleinere Früchte werden ungeteilt verarbeitet.

Pao Zhi

Fū Chǎo Zhǐ Shí: Weizenkleie wird im Wok unter Rühren bis zum Rauchen erhitzt. Dann werden die geschnittenen Zhī Shí dazugegeben und so lange unter ständigem Rühren erhitzt, bis ihre Oberfläche einen tieferen Farbton angenommen hat. Anschließend wird die Weizenkleie von der Droge durch Sieben getrennt. Auf 100 kg Droge kommen 10 kg Weizenkleie. Diese Verarbeitung mildert ihre Schärfe und ihre Qi-zerstreuende Wirkung, sodass sie für die Milz besser verträglich ist.

Qualität

Auf Pestizidrückstände, mikrobielle Belastung und das Aroma achten

Eigenschaften

Geschmacksrichtung: bitter, sauer, scharf
Temperaturverhalten: warm
Wirkungsort/Meridian: Milz, Magen

Wirkung und Anwendung

Qi-Blockade durchbrechend, Schleimansammlung auflösend, Knoten lösend.

Bei einem Stau der Mitte mit unverdauter Nahrung wird Aurantii fructus immaturus/Zhǐ Shí oft mit Crataegi fructus/Shān Zhā, Hordei fructus germinatus/Mài Yá und Massa fermentata/Shén Qǔ kombiniert. Bei Hitzeansammlung im Magen und Darm mit Obstipation wird sie mit Rhei radix et rhizoma/Shēng Dà Huáng, Natrii sulfas/Máng Xiāo und Magnoliae officinalis cortex/Hòu Pò verordnet (siehe Rezeptur Da Cheng Qi Tang). Bei Nässe-Hitze-Stau mit Stuhlzwang oder Zwang zur Entleerung wird Aurantii fructus immaturus/Zhǐ Shí oft zusammen mit Coptidis rhizoma/Huáng Lián und Scutellariae radix/Huáng Qín verabreicht (siehe Rezeptur Zhi Shi Dao Zhi Wan).

Bei einem Schleimstau in der Brust mit Völlegefühl wird Aurantii fructus immaturus/Zhǐ Shí häufig mit Allii macrostemonis bulbus/Xiè Bái, Cinnamomi ramulus/Guì Zhī und Trichosanthis fructus/Guā Lóu kombiniert (siehe Rezeptur Zhi Shi Xie Bai Gui Zhi Tang). Diese Rezeptur wird heute auch bei Koronarerkrankungen und bei Angina pectoris verwendet, die durch eine Herz-Yang-Schwäche verursacht wurden. Bei einer Milz-Schwäche mit Nässestau und Völlegefühl im Bauch wird die Droge mit Atractylodis macrocephalae rhizoma/Bái Zhū kombiniert (siehe Rezeptur Zhi Zhu Wan).

Aurantii fructus immaturus/Zhǐ Shí ist ein Qi bewegendes Mittel und kann mit Qi tonisierenden und Qi anhebenden Mitteln kombiniert werden, z. B. zur Behandlung von Magen-, Uterus- oder Afterprolaps.

Dosierung

3 bis 9 g

Inhaltsstoffe

Ätherisches Öl, Hesperidin, Neohesperidin, D-Limonen, Auranetin, Aurantianmarin, Naringin, Lonicerin, *N*-Methyltyramin, Synephrin, Rhoifolin. Laut Chin. Ph. soll der Gehalt an Synephrin mindestens 0,30 % betragen.

Pharmakologie

Die Droge kann durch Calciumchlorid induzierte Dünndarmkrämpfe lindern. Das Dekokt oder die Tinktur als intravenöse Injektion stärken das Herz, erhöhen den Blutdruck sowie verbessern die Durchblutung von Urgefäßen, Koronar, Gehirn und Nieren. Sie wirkt antiallergisch und gegen Thrombose.

Unerwünschte Wirkungen und Gegenanzeigen

Kontraindiziert in der Schwangerschaft. Vorsicht bei Schwäche-Mustern, wie z. B. bei Milz-Magen-Schwäche

Weitere Drogen

Aurantii fructus, Pomeranzen, Zhǐ Qiào, 枳壳: Pomeranzen sind die getrockneten Früchte von *Citrus aurantium* L. (Suān Chéng) und deren kultivierte Varianten von *Citrus sinensis* Osbeck (Tián Chéng), Rutaceae. Aurantii fructus/Zhǐ Qiào (reife Frucht) und Aurantii fructus immaturus/Zhǐ Shí (unreife Frucht) unterscheiden sich nur hinsichtlich ihrer Reife. In der Literatur wird Zhǐ Qiào manchmal fälschlicherweise als Zhi Ke bezeichnet. Weitere Angaben siehe Aurantii fructus immaturus/Zhǐ Shí. Die Wirkung von Aurantii fructus/Zhǐ Qiào ist milder und bei Qi-Stagnation ohne Substanzansammlung stärker. Sie kann vor allem bei Leber-Qi-Stagnation eingesetzt werden.

11.1.4 Citri reticulatae pericarpium viride – Grüne Mandarinenschale – Qīng Pí, 青皮

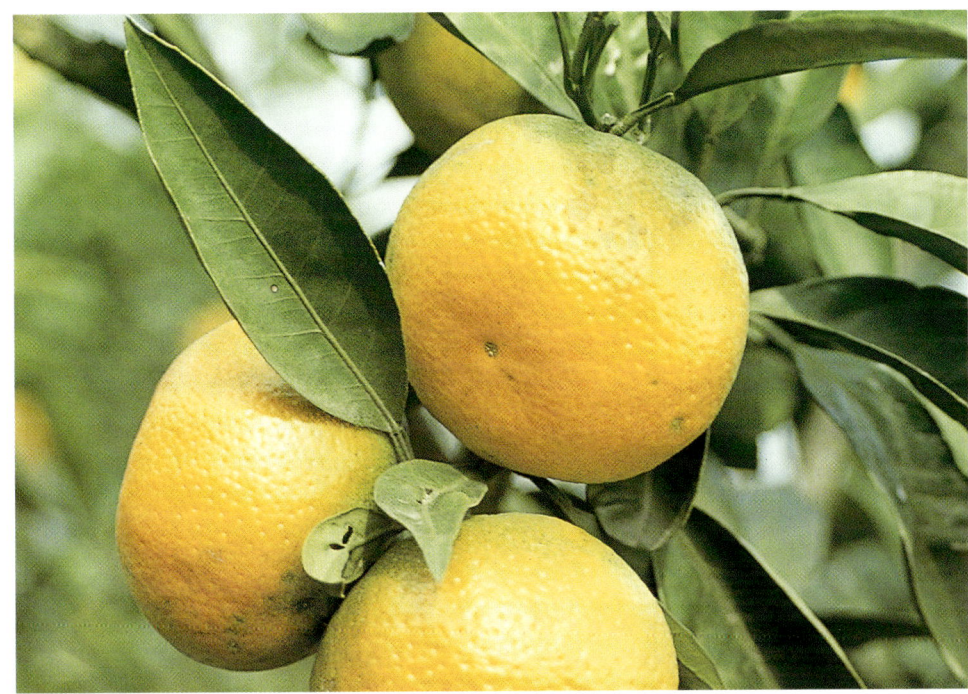

Abb. 1: Mandarinenbaum, *Citrus reticulata* BLANCO (Jú), Zweig mit Früchten

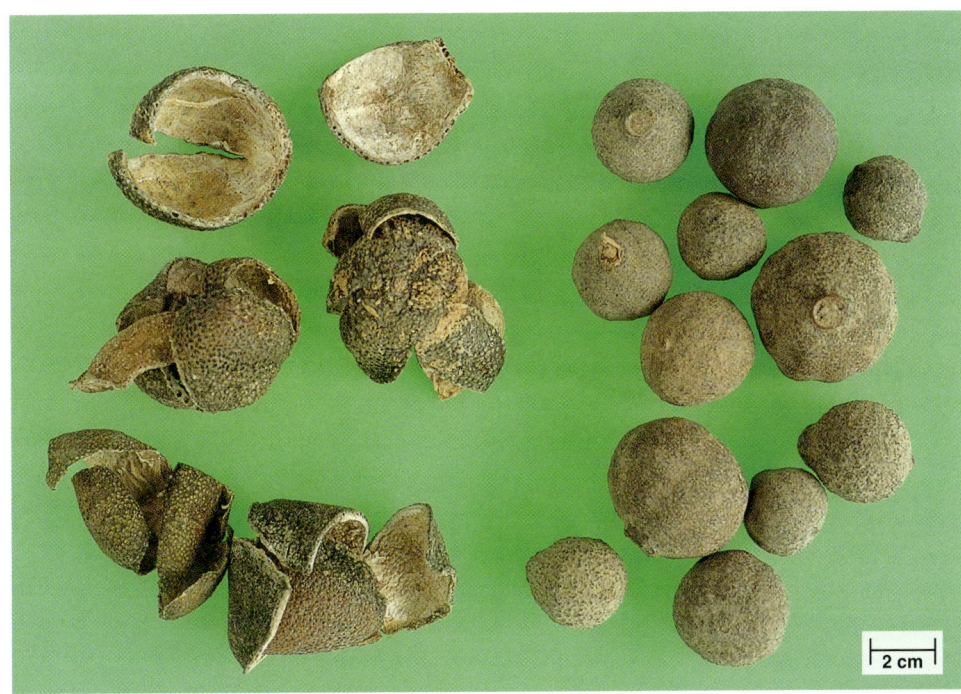

Abb. 2: Grüne Mandarinenschalen, Citri reticulatae pericarpium viride (Qīng Pí). Links: Schale, Ganzdroge. Rechts: Ganze Früchte

Herkunft

Die getrocknete, unreife Frucht oder deren Perikarp von *Citrus reticulata* BLANCO (Jú), Rutaceae

Ernte und Verarbeitung

Die von selbst abgefallenen jungen Früchte werden von Mai bis Juni gesammelt, an der Sonne getrocknet und dann in Scheiben geschnitten. Diese Droge wird als „Gè Qīng Pí" (Stück) bezeichnet. Die größeren, noch unreifen Früchte werden in den Monaten Juli und August geerntet. Sie werden in Längsrichtung in vier an der Basis zusammenhängende Segmente geteilt. Das Fruchtfleisch wird entfernt, das Perikarp an der Sonne getrocknet und in dünne Streifen geschnitten. Die so gewonnene Droge wird als „Sì Huā Qīng Pí" bezeichnet.

Pao Zhi

Fū Chǎo Qīng Pí: Kleie wird im Wok bis zum Rauchen geröstet. Die in Scheiben oder Streifen geschnittene Droge wird dazugegeben und unter ständigem Rühren so lange mitgeröstet, bis ihre Oberfläche einen gelben Farbton angenommen hat. Die so verarbeitete Droge wirkt verstärkt im Magen und ihr scharfer Geschmack wird gemildert. In der Praxis wird diese Form selten verwendet.

Cù Qīng Pí: Die in Scheiben oder Streifen geschnittene Droge wird mit Reisessig vermischt und dann geröstet, bis ihre Oberfläche einen gelblichen Farbton angenommen hat. Diese Form verstärkt ihre Wirkung im Leberbereich und ist besser geeignet, einen Leber-Qi-Stau zu befreien und Schmerz zu lindern.

Eigenschaften

Geschmacksrichtung:	bitter, scharf
Temperaturverhalten:	warm
Wirkungsort/Meridian:	Leber, Galle, Magen

Wirkung und Anwendung

Verdauungsblockaden auflösend, Leber entspannend und erweichend, Stauungen beseitigend.

Bei Leber-Qi-Stagnation mit Spannungsgefühl und Schmerzen im Oberbauch, den Rippenbögen und leichter Erregbarkeit kann Citri reticulatae pericarpium viride/Qīng Pí die Wirkung anderer Drogen in die Leber leiten. Citri reticulatae pericarpium viride/Qīng Pí wird dazu mit Bupleuri radix/Chái Hú, Curcumae radix/Yù Jīn und Cyperi rhizoma/Xiāng Fù kombiniert.

Bei Knötchen in der Brust wird die Droge zusammen mit Bupleuri radix/Chái Hú, Fritillariae thunbergii bulbus/Zhè Bèi Mǔ/Zhè Bèi und Prunellae spica/Xià Kū Cǎo eingesetzt. Bei Brustkarbunkeln wird sie mit Trichosanthis pericarpium/Guā Lóu Pí, Lonicerae japonicae flos/Jīn Yín Huā und Taraxaci herba/Pú Gōng Yīng verabreicht. Bei Hernien, die durch äußere Kälte und eine Stagnation im Leber-Meridian entstanden sind, wird die Droge mit Linderae radix/Wū Yào, Foeniculi dulcis fructus/Xiǎo Huí Xiāng, Aucklandiae radix/Mù Xiāng und Toosendan fructus/Chuān Liàn Zǐ angewendet (siehe Rezeptur Tian Tai Wu Yao San). Auch bei Schmerzen, Entzündung und Schwellung im Hodenbereich sowie bei Prostataentzündung wirkt die Droge sehr gut. Ebenfalls gut wirksam ist sie bei Frauen, die zu klarem Ausfluss neigen oder unter Premenstruellem Syndrom (PMS) leiden.

Bei Verdauungsblockaden mit Bauchschmerzen wird die Droge wegen ihres bitteren Geschmacks, ihrer absenkenden Wirkung und ihres wärmenden Temperaturverhaltens eingesetzt. Dann wird sie mit Crataegi fructus/Shān Zhā, Massa fermentata/Shén Qū und Hordei fructus germinatus/Mài Yá kombiniert. Wenn der Stau sehr stark ist, wird Citri reticulatae pericarpium viride/Qīng Pí zusammen mit Aucklandiae radix/Mù Xiāng, Arecae semen/Bīng Láng, Aurantii fructus immaturus/Zhǐ Shí und Rhei radix et rhizoma/Shēng Dà Huáng angewendet.

Wegen ihrer Qi-Blockade durchbrechenden Eigenschaft ist Citri reticulatae pericarpium viride/Qīng Pí in Kombination mit Sparganii rhizoma/Sān Léng, Curcumae rhizoma/É Zhū, Codonopsis radix/Dǎng Shēn auch bei Schleimknoten, die eine Blutstase erzeugt haben, geeignet. Daher wird sie auch in der Tumorbehandlung eingesetzt.

Citri reticulatae pericarpium viride/Qīng Pí in Kombination mit Ostreae concha/Mǔ Lì, Prunellae spica/Xià Kū Cǎo, Laminariae thallus/Kūn Bù (Hǎi Dài), Scrophulariae radix/Xuán Shēn kann auch bei einer Schilddrüsenfunktionsstörung eingesetzt werden (Knoten am Hals und an der Schilddrüse).

Dosierung

3 bis 9 g

Inhaltsstoffe

Hesperidin, Synephrin, Nobiletin, Inositol, Asparaginsäure, Glutaminsäure. Laut Chin. Ph. soll der Gehalt an Hesperidin mindestens 5,0 % betragen.

Pharmakologie

Die Droge reizt die Darmpassage (ätherisches Öl), erhöht die Verdauungssaftsekretion und beseitigt Blähungen im Darm. Das Dekokt wirkt spasmolytisch auf die glatte Muskulatur der Gallenblase, fördert die Sekretion der Galle und wirkt expektorierend. Eine intravenöse Injektion erhöht den Blutdruck.

Unerwünschte Wirkungen und Gegenanzeigen

Kontraindiziert bei Qi-Schwäche und übermäßigem Schwitzen. Durch eine langfristige Einnahme und eine hohe Dosis kann das Qi geschwächt werden.

11.1.5 Citri sarcodactylis fructus – Buddhashandfrüchte – Fó Shǒu, 佛手

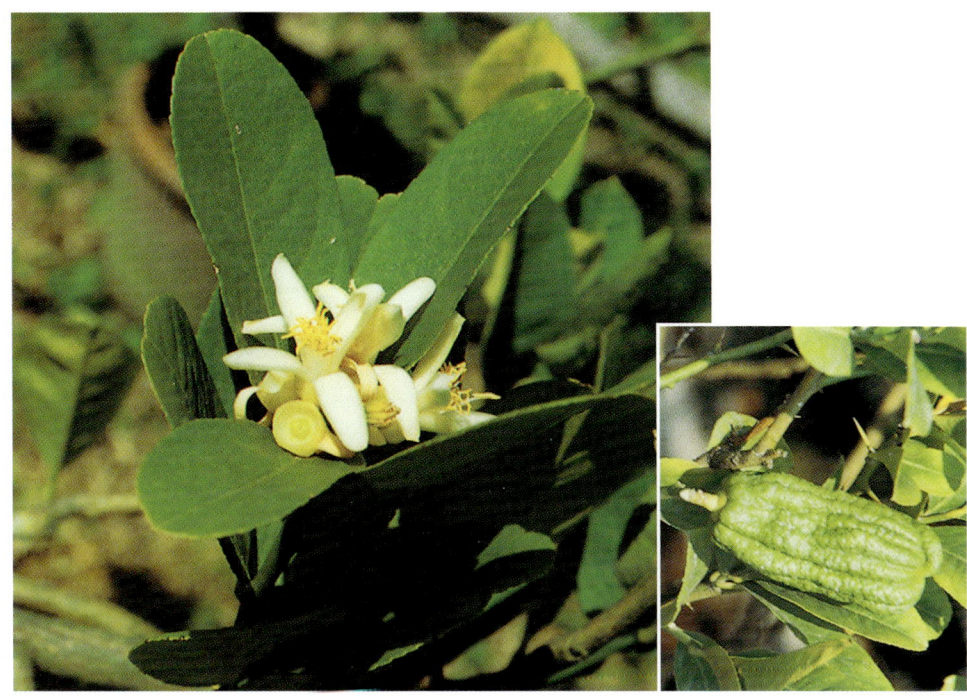

Abb. 1: Buddhashand, *Citrus medica* L. var. *sarcodactylis* Swingle (Fó Shǒu).
Links: Blühender Zweig. Rechts: Frucht.
Quelle: The coloured Atlas of the Chinese Materia Medica specified in Chin. Ph.

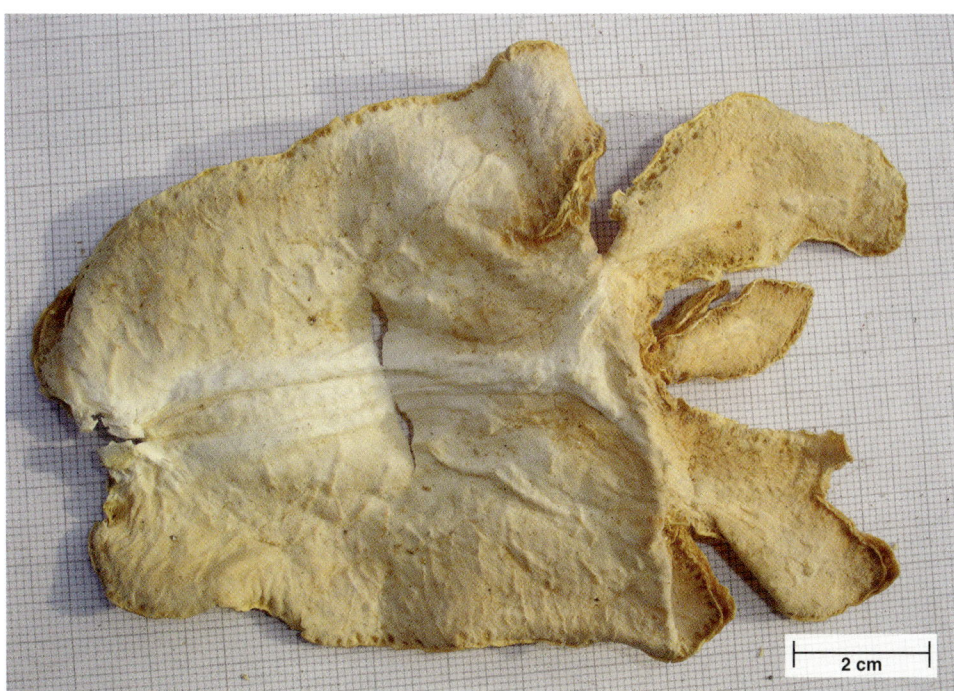

Abb. 2: Buddhashandfrüchte, Citri sarcodactylis fructus (Fó Shǒu), Schnittdroge. Fó Shǒu hat eine goldgelbe Farbe, das Aroma erinnert an Citrusöl. Je stärker das Aroma, desto besser die Qualität. Auch als Gemüse, Raumduftspender oder sogar als Dekoration verwendbar.

Das Qi regulierende Drogen

Herkunft
Die getrockneten Früchte von *Citrus medica* L. var. *sarcodactylis* SWINGLE (Fó Shǒu), Rutaceae

Ernte und Verarbeitung
Die Früchte werden im Herbst, bevor sie gelb werden, oder zu Beginn des Farbwechsels, geerntet, in Scheiben geschnitten und bei niedriger Temperatur getrocknet.

Pào Zhì
Kein Pào Zhì üblich

Qualität
Die Droge ist häufig mit Pestiziden belastet oder verschimmelt. In diesen Fällen ist auch kein ausreichendes Aroma vorhanden.

Eigenschaften
Geschmacksrichtung: bitter, scharf, sauer
Temperaturverhalten: warm
Wirkungsort/Meridian: Leber, Milz, Lunge

Wirkung und Anwendung
Leber-Qi-Stagnation befreiend, entspannend, Qi regulierend, Mitte harmonisierend.

Die Droge wird bei einem Leber-Qi-Stau mit Spannungsgefühl sowie Schmerzen im Oberbauch und unter den Rippenbögen verwendet. Citri sarcodactylis fructus/Fó Shǒu wird dazu z. B. mit Bupleuri radix/Chái Hú, Curcumae radix/Yù Jīn und Cyperi rhizoma/Xiāng Fù kombiniert.

Bei Verdauungsstörungen infolge eines Qi-Staus in der Mitte mit Völlegefühl, Schmerzen, vermindertem Appetit, Erbrechen und Übelkeit wird die Droge zusammen mit Aucklandiae radix/Mù Xiāng, Cyperi rhizoma/Xiāng Fù und Amomi fructus/Shā Rén eingesetzt.

Bei chronischem Husten mit vermehrtem Schleim und Druckgefühl in der Brust wird sie mit Trichosanthis pericarpium/Guā Lǒu Pí und Citri reticulatae pericarpium/Chén Pí verordnet.

Dosierung
3 bis 9 g

Inhaltsstoffe
Limettin, Diosmin, Hesperidin

Pharmakologie
Die Droge hemmt die Bewegung der glatten Muskulatur im Darm, wirkt spasmolytisch bei Acetylcholin-bedingten Zwölffingerdarmkrämpfen. Sie erweitert die Koronargefäße und erhöht die Koronardurchblutung. Bei hoher Konzentration wird die Kontraktionskraft der Herzmuskulatur reduziert, der Herzrhythmus verlangsamt und der Blutdruck erniedrigt. Sie wirkt expektorierend.

11.1.6 Cyperi rhizoma – Nussgraswurzelstock – Xiāng Fù, 香附

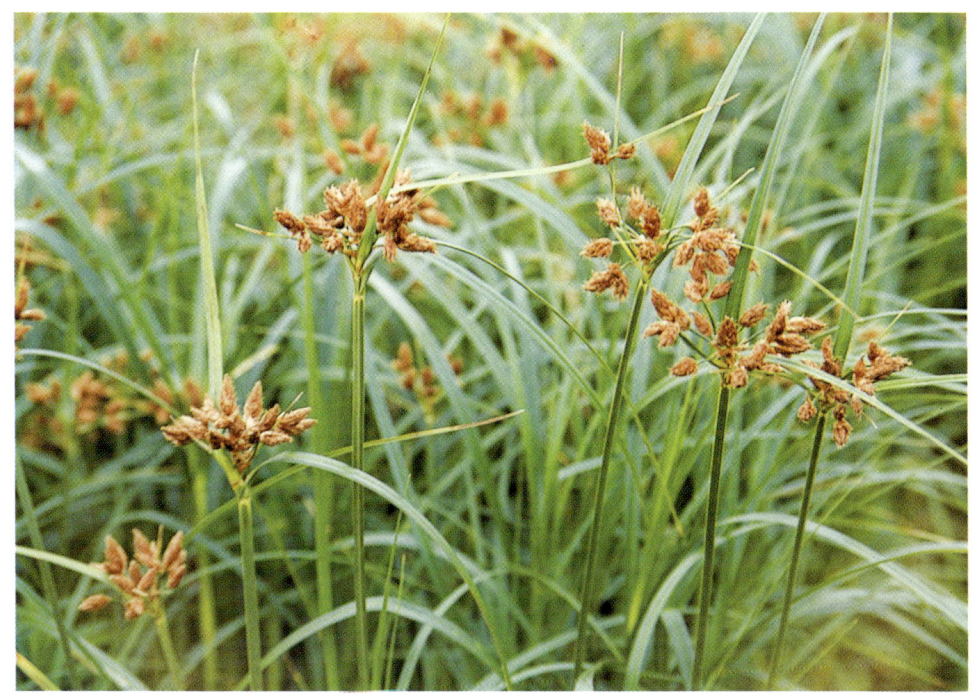

Abb. 1: Nussgras, *Cyperus rotundus* L. (Xiāng Fù)

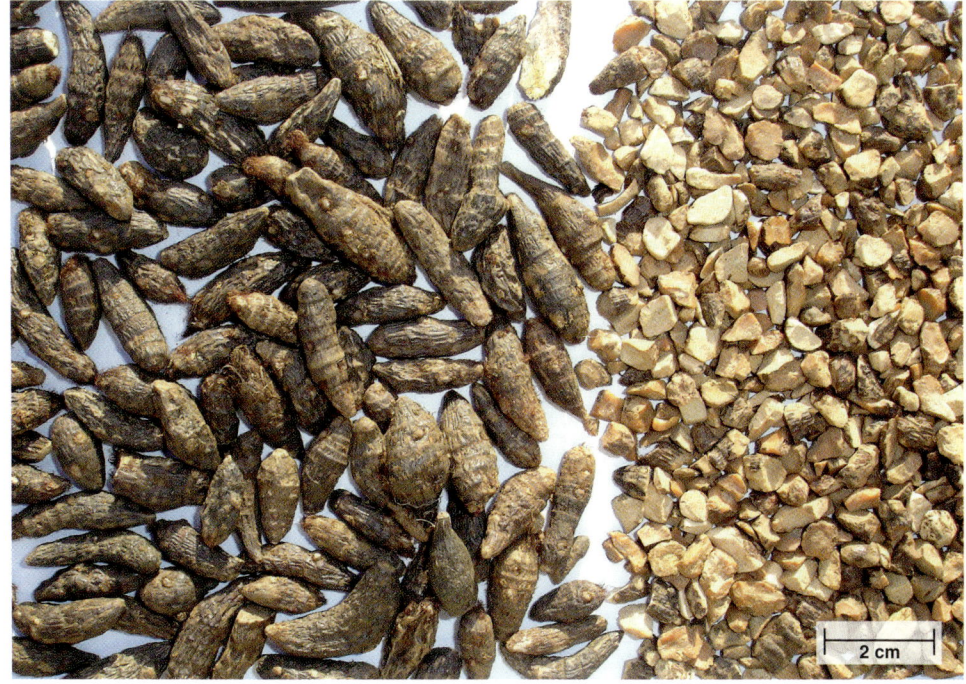

Abb. 1: Nussgraswurzelstock, Cyperi rhizoma (Xiāng Fù). Links: Ganzdroge. Rechts: Schnittdroge Cù Xiāng Fù (mit Essig behandelt)

Das Qi regulierende Drogen

Herkunft

Das getrocknete Rhizom von *Cyperus rotundus* L. (Xiāng Fù), Cyperaceae

Ernte und Verarbeitung

Der Wurzelstock wird im Herbst ausgegraben und gewaschen. Seine feinen Nebenwurzeln werden abgebrannt. Anschließend wird er an der Sonne getrocknet.

Pao Zhi

Cù Xiāng Fù (Methode 1): Die nur gereinigte, ganze oder auch geschnittene Cyperi rhizoma/Xiāng Fù wird in Essig und Wasser im Verhältnis 1:1 eingelegt und so lange gekocht, bis das Essigwasser vollständig verdampft ist. Dann wird sie fünf Stunden gedünstet, anschließend eine Weile stehen gelassen, kurz getrocknet und in Scheiben geschnitten.

Cù Xiāng Fù (Methode 2): Cyperi rhizoma/Xiāng Fù wird im Verhältnis 5:1 mit Essig gemischt, d. h. auf 100 kg Cyperi rhizoma/Xiāng Fù kommen 20 kg Essig. Danach wird sie trockengeröstet.

Die beschriebenen Cù-Zhì-Methoden verstärken die analgetische Wirkung und leiten die Wirkung in die Leber.

Eigenschaften

Geschmacksrichtung: scharf, leicht bitter, leicht süß
Temperaturverhalten: neutral
Wirkungsort/Meridian: Leber, Magen, Dreifacher Erwärmer

Wirkung und Anwendung

Leber-Qi bewegend, Menstruation regulierend, schmerzstillend.

Cyperi rhizoma/Xiāng Fù kann Qi-Stagnation, Blut- und Schleim-Stase sowie Nahrungsmittelstau beseitigen.

Durch ihre süßliche Geschmacksrichtung mindert die Droge Schmerzen unter den Rippenbögen sowie Bauchschmerzen, die durch einen Leber-Qi-Stau entstanden sind. Dazu wird sie z. B. mit Bupleuri radix/Chái Hú, Chuanxiong rhizoma/Chuān Xiōng und Aurantii fructus/Zhī Qiào kombiniert (siehe Rezeptur Chai Hu Shu Gan San). Eine Leber-Qi-Stagnation ist auch oft die Ursache für psychische Symptome, wie zum Beispiel eine depressive Verstimmung, Völlegefühl im Oberbauch oder häufiges Weinen. Dann kann Cyperi rhizoma/Xiāng Fù zusätzlich in die Rezeptur Xiao Yao San gegeben werden.

Bei Magenschmerzen, die durch eine Leber-Qi-Stagnation mit Kälte verursacht wurden, wird die Droge zusammen mit Alpiniae officinarum rhizoma/Gāo Liáng Jiāng eingesetzt (siehe Rezeptur Liang Fu Wan). Bei Bauchschmerzen, die durch eine kältebedingte periumbilikale Kolik hervorgerufen wurden, verabreicht man die Droge mit Foeniculi dulcis fructus/Xiǎo Hui Xiang und Linderae radix/Wū Yào.

Bei Menstruationsstörungen, die durch einen Leber-Qi-Stau entstanden sind, wird Cyperi rhizoma/Xiāng Fù mit Bupleuri radix/Chái Hú und Angelicae sinensis radix/Dāng Guī verordnet. Bei schmerzhafter Brust und einem Völlegefühl (z. B. PMS) wird sie oft zusammen mit Bupleuri radix/Chái Hú, Citri reticulatae pericarpium viride/Qīng Pí und Linderae radix/Wū Yào verwendet. Cyperi rhizoma/Xiāng Fù ist ein wichtige Droge in der Gynäkologie.

Dosierung

6 bis 9 g

Inhaltsstoffe

Ätherisches Öl (ca. 1 %) mit β-Pinen, Cyperol, Cyperen, α-, β-Cyperon, β-Selenen und Limonen, außerdem Patchoulenon und Oleanolsäure

Pharmakologie

Das ätherische Öl hat eine estrogenähnliche Wirkung. Das Dekokt verringert den Darmtonus. Die Droge wirkt antiseptisch, antiinflammatorisch, Herz stärkend und blutdrucksenkend.

Unerwünschte Wirkungen und Gegenanzeigen

Kontraindiziert bei Qi-Schwäche ohne Qi-Stagnation, Yin-Schwäche, Schwangerschaft und Leber-Feuer

11.1.7 Linderae radix – Fieberstrauchwurzel – Wū Yào, 乌药

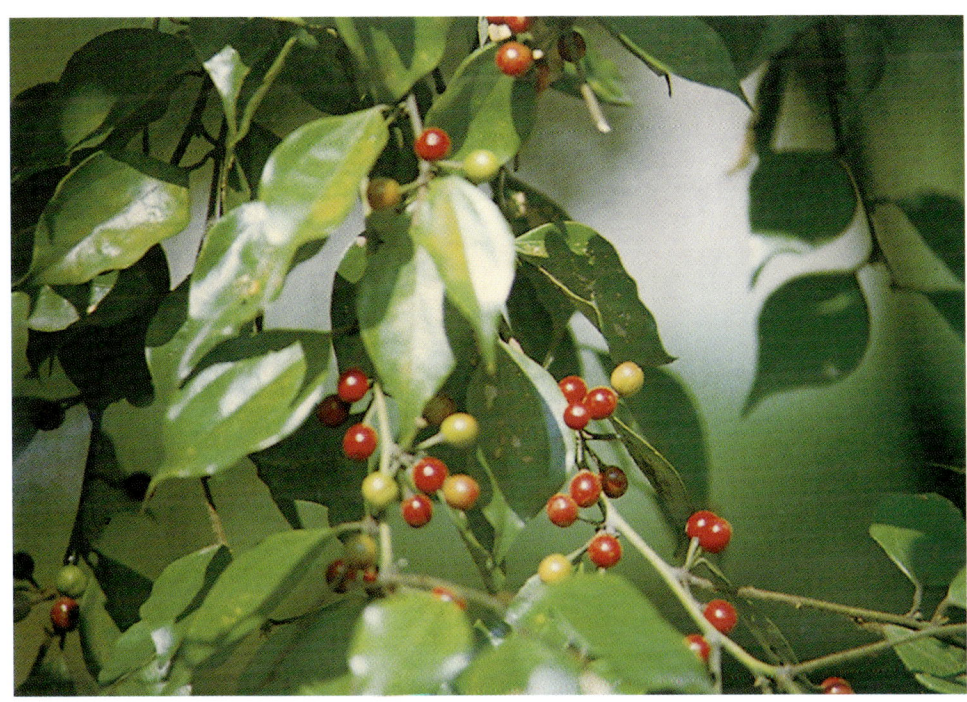

Abb. 1: Fieberstrauch, *Lindera aggregata* (Sims) Kosterm. (Wū Yào), Zweig mit Früchten.
Quelle: The coloured Atlas of the Chinese Materia Medica specified in Chin. Ph.

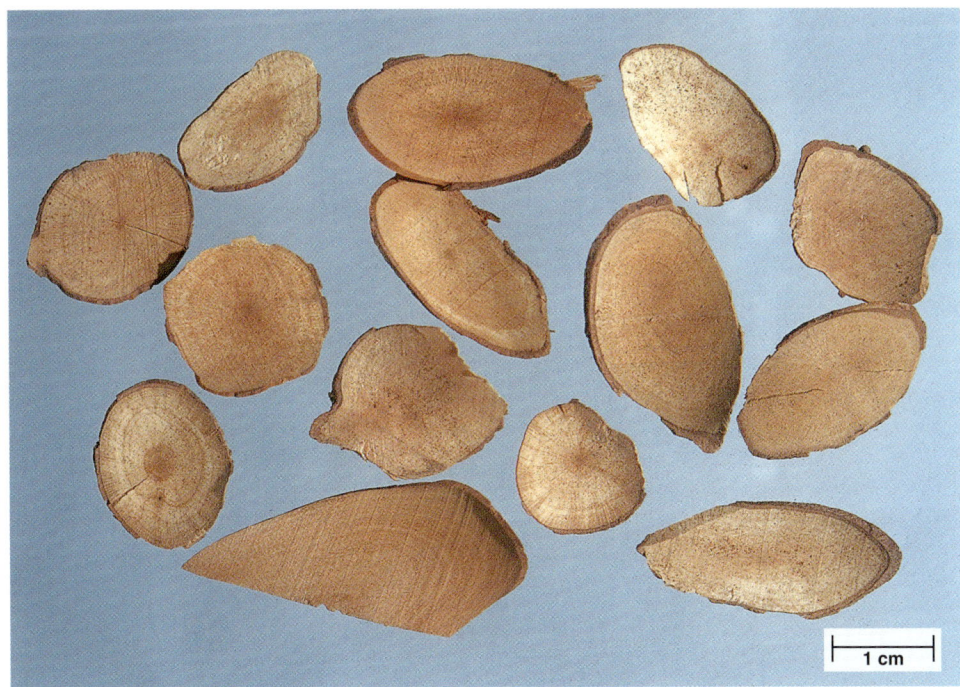

Abb. 2: Fieberstrauchwurzel, Linderae radix (Wū Yào), Schnittdroge.

Herkunft
Die getrocknete Wurzel von *Lindera aggregata* (Sims) Kosterm. (Wū Yào), Lauraceae

Ernte und Verarbeitung
Die Wurzel wird ganzjährig, d. h. unabhängig von der Jahreszeit, ausgegraben. Sie wird von den feinen Nebenwurzeln befreit, gewaschen, in frischem Zustand in Scheiben geschnitten und schließlich an der Sonne getrocknet.

Pào Zhì
Fū Chǎo Wū Yào: Weizenkleie wird im Wok bis zum Rauchen vorgeheizt, die geschnittene Droge dazugeben und unter ständigem Rühren so lange geröstet, bis ihre Oberfläche gelblich wird. Dadurch werden ihre scharfen und warmen Eigenschaften gemildert, sodass sie besser verträglich ist. In der Regel wird aber nur ungeröstete Droge verwendet.

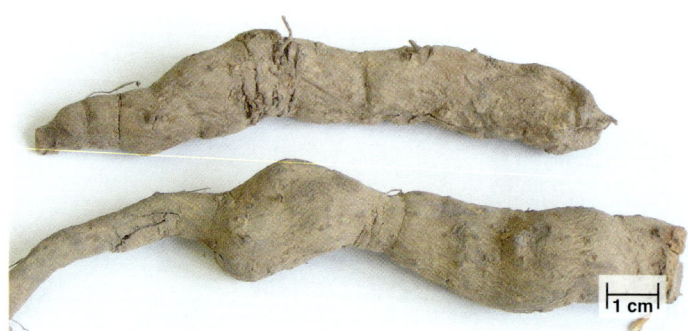

Abb. 3: Fieberstrauchwurzel, Linderae radix (Wū Yào), Ganzdroge

Qualität
Qualitätsmerkmale sind perlschnurartige Einschnürungen im mittleren Teil, eine zarte, mehlige Konsistenz und ein hellbräunlicher Bruch. Je intensiver das Aroma, desto besser ist die Qualität. Die Dao-Di-Droge kommt aus Tian Tai in der Zhe-Jiang-Provinz, sie wird als „Tian Tai Wū Yào" verordnet.

Eigenschaften
Geschmacksrichtung: scharf
Temperaturverhalten: warm
Wirkungsort/Meridian: Lunge, Milz, Nieren, Blase

Wirkung und Anwendung
Qi bewegend, schmerzstillend, Nieren erwärmend, Kälte zerstreuend.

Die Droge wird bei Schmerzen, die durch Kälte in Brustkorb oder Bauch verursacht wurden, eingesetzt. Bei Schmerzen im Brustkorb wird sie mit Allii macrostemonis bulbus/Xiè Bái, Trichosanthis pericarpium/Guā Lóu Pí und Corydalis rhizoma/Yán Hú Suǒ kombiniert, bei Bauchschmerzen mit Cyperi rhizoma/Xiāng Fù, Aucklandiae radix/Mù Xiāng und Citri reticulatae pericarpium/Chén Pí. Bei Hernien mit Schmerzen wird sie zusammen mit Foeniculi dulcis fructus/Xiǎo Huí Xiāng, Citri reticulatae pericarpium viride/Qīng Pí und Alpiniae officinarum rhizoma/Gāo Liáng Jiāng verabreicht (siehe Rezeptur Tian Tai Wu Yao San).

Bei durch Kälte entstandenen Menstruationsschmerzen wird Linderae radix/Wū Yào mit Angelicae sinensis radix/Dāng Guī, Cyperi rhizoma/Xiāng Fù und Artemisiae argyi folium/Ài Yè kombiniert. Die Droge wirkt zuverlässig bei häufigem Wasserlassen und Strangurie auch während der Nacht. Bei Enuresis wird Linderae radix/Wū Yào mit Alpiniae oxyphyllae fructus/Yì Zhì und Dioscoreae rhizoma/Shān Yào kombiniert, wie im Fertigarzneimittel Suo Quan Wan. Dieses Fertigarzneimittel kann auch bei älteren Menschen eingesetzt werden. Für die Anwendung ist aber wichtig, dass der Patient über Kältegefühl im Nieren-, Blasen- und Lendenwirbelsäulenbereich klagt.

Die Droge ist auch bei Atemnot und Kurzatmigkeit, die durch einen Nieren-Yang-Mangel entstanden sind, geeignet.

Äußerlich kann sie für Waschungen bei juckendem Anus und juckender Scheide benutzt werden.

Dosierung
3 bis 9 g

Inhaltsstoffe
Linderan, Linderol, Lindenen, Lindestren, Linderenol, Linderenon; Laurolitsin. Laut Chin. Ph. soll der Gehalt an Linderan mindestens 0,030 % betragen.

Pharmakologie
Bidirektionelle Regulierung (aktivieren und hemmen) der glatten Muskulatur von Magen und Darm, erhöht die Magensaftausschüttung. Das ätherische Öl aktiviert die Großhirnrinde, verstärkt die Atmung, aktiviert die Herzmuskulatur, erhöht die Durchblutung sowie den Blutdruck und wirkt schweißtreibend. Lokal angewendet kann sie Blutgefäße erweitern und Schmerz lindern.

Unerwünschte Wirkungen und Gegenanzeigen
Kontraindiziert bei Qi-Schwäche und Innerer Hitze

11.1.8 Magnoliae officinalis cortex – Magnolienrinde – Hòu Pò, 厚朴

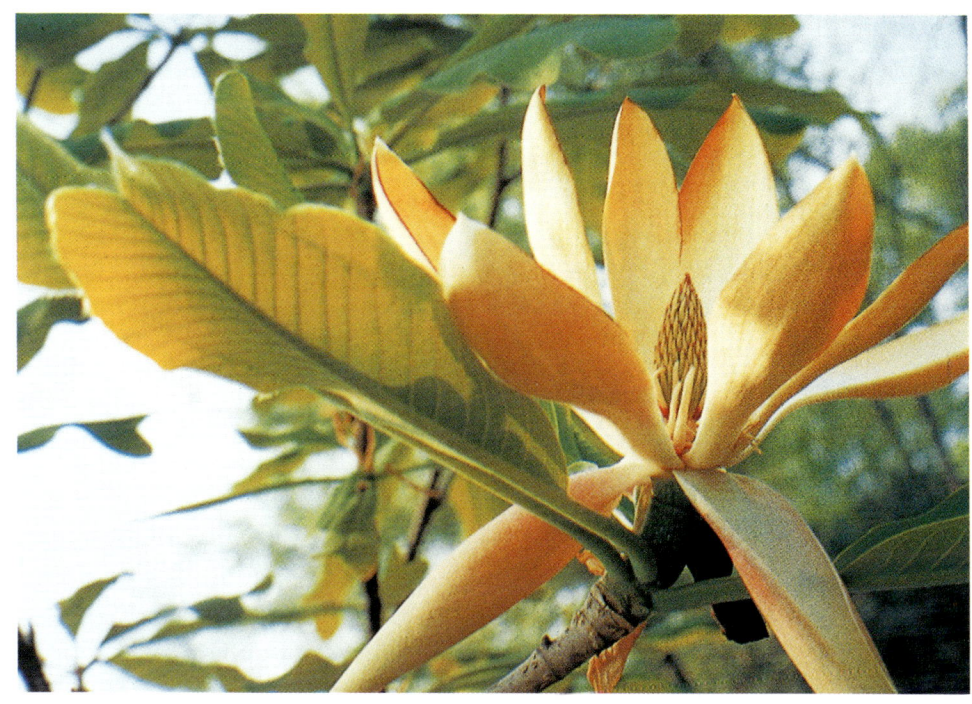

Abb. 1: Magnolie, *Magnolia officinalis* REHD. & WILS. (Hòu Pò), Zweig mit Blüte

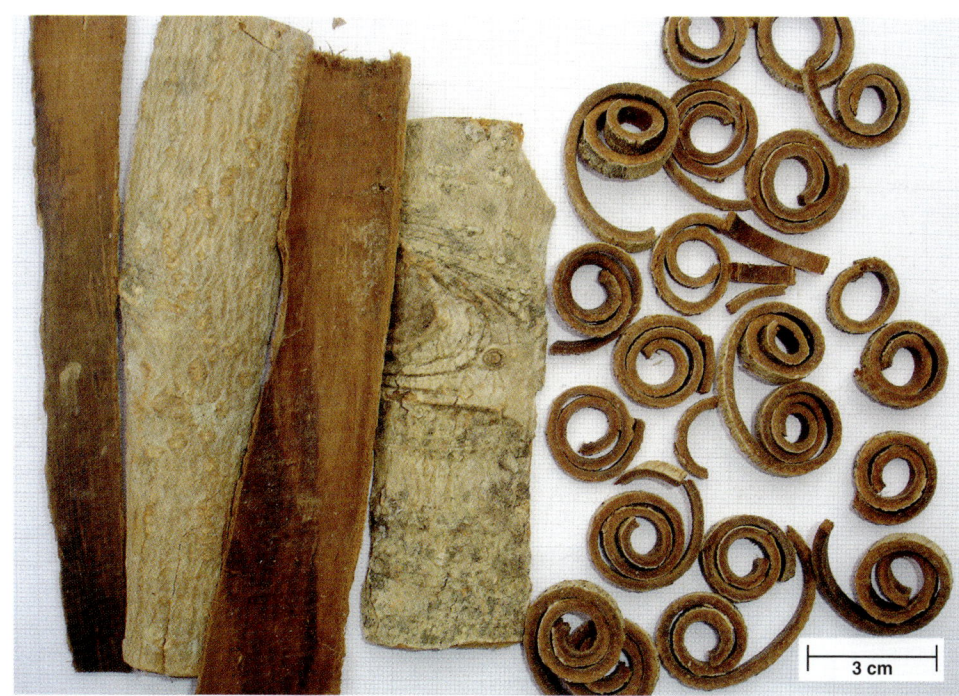

Abb. 2: Magnolienrinde, Magnoliae officinalis cortex (Hòu Pò). Links: Ganzdroge. Rechts: Schnittdroge

Das Qi regulierende Drogen

Herkunft

Die getrocknete Stamm-, Wurzel- und Astrinde von *Magnolia officinalis* Rehd. et Wils. (Hòu Pò) oder *Magnolia officinalis* Rehd. et Wils. var. *biloba* Rehd. et Wils. (Āo Yè Hòu Pò), Magnoliaceae

Ernte und Verarbeitung

Die Wurzel- und Astrinde wird von April bis Juni abgeschält und sofort im Schatten getrocknet. Die abgeschälte Stammrinde wird kurz in kochendes Wasser eingelegt, anschließend an einem schattigen Ort zum „Schwitzen" übereinandergeschichtet und liegen gelassen, bis ihre Innenseite eine violettbraune oder dunkelbraune Farbe angenommen hat. Anschließend wird sie mit Wasserdampf erweicht, zu Röhrchen gerollt und getrocknet.

Pao Zhi

Chǎo Hòu Pò/Zhì Hòu Pò: Frischer Ingwer wird in Scheiben geschnitten, im Wasser als Dekokt gekocht und abgesiebt. Die gereinigte Hòu Pò wird in das Ingwer-Dekokt gelegt und so lange mild erhitzt, bis sie die Flüssigkeit aufgenommen hat. Anschließend wird sie an der Sonne getrocknet. Durch diese Verarbeitung werden die Nebenwirkungen auf die Schleimhäute des Halses gemildert, die Mitte gestärkt, Nässe getrocknet und Schleim beseitigt. Die so behandelte Droge ist die Standard-Abgabeform in der Apotheke, auch wenn das Rezept nur „Hòu Pò" oder „Magnoliae officinalis cortex" vorgibt.

Qualität

Merkmale guter Qualität sind: Die Innenseite der Rinde ist violett- bis dunkelviolettbraun und das Kratzen mit einem spitzen Gegenstand hinterlässt eine ölige Spur. Die Konsistenz ist hart und fest, schwer brechbar und der Bruch körnig. Manchmal sind zahlreiche kleine, glitzernde Kristalle sichtbar (bei direkter Sonneneinstrahlung). Weitere Eigenschaften: Wenig Fasern beim Kauen, aromatischer Geruch, leicht stechender, scharfer und leicht bitterer Geschmack (Fälschungen haben einen vorherrschend bitteren Geschmack.). Die Ware aus Sì Chuān und Hú Běi ist höherwertiger als die aus den Provinzen Fú Jiàn und Zhè Jiāng.

Eigenschaften

Geschmacksrichtung:	scharf, bitter
Temperaturverhalten:	warm
Wirkungsort/Meridian:	Lunge, Milz, Magen, Dickdarm

Wirkung und Anwendung

Nässe trocknend, schleimlösend, Qi absenkend, Leber-Qi bewegend.

Magnoliae officinalis cortex/Hòu Pò wirkt durch ihre bittere Geschmacksrichtung trocknend und durch ihren scharfen Geschmack zerstreuend. Sie wird bei Qi- und Nässe-Blockade in der Mitte mit Symptomen wie Völlegefühl, Bauchschmerzen und Übelkeit verwendet. Dazu wird sie oft mit Atractylodis rhizoma/Cāng Zhú und

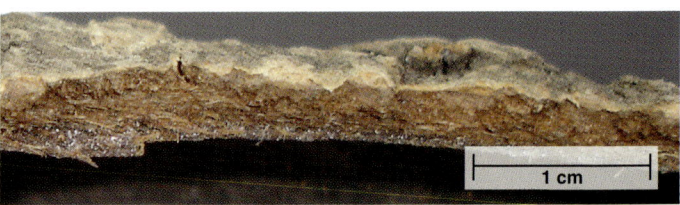

Abb. 3: Magnolienrinde, Magnoliae officinalis cortex (Hòu Pò). Eine qualitativ hochwertige Droge ist auf der Innenseite violettbraun, im Bruch körnig und zeigt in den inneren Zellschichten zahlreiche Kristalle, die im direkten Sonnenlicht glitzern.

Citri reticulatae pericarpium/Chén Pí kombiniert (siehe Rezeptur Ping Wei San).

Bei einer Ansammlung von unverdauten Speisen aufgrund einer Qi-Blockade im Magen und Darm wird sie oft mit Aurantii fructus immaturus/Zhǐ Shí und Rhei radix et rhizoma/Shēng Dà Huáng zusammen verabreicht (siehe Rezeptur Hou Po Qi Wu Tang).

Bei Obstipation mit Hitze und trockenem Stuhl wird sie mit Rhei radix et rhizoma/Shēng Dà Huáng, Natrii sulfas/Máng Xiāo, Aurantii fructus immaturus/Zhǐ Shí verordnet (siehe Rezeptur Da Cheng Qi Tang).

Die Droge wird zur Behandlung von Keuchatmung und Husten mit vermehrtem Schleim eingesetzt. Bei einer alten Atemwegerkrankung, die durch Wind-Kälte entfacht wurde, wird die Droge zusammen mit Cinnamomi ramulus/Guì Zhī und Armeniacae semen amarum/Xìn Rén/Kǔ Xìng Rén verordnet. Bei einer Nässe-Schleim-Ansammlung in der Lunge wird sie mit Perillae fructus/Zǐ Sū Zǐ und Citri reticulatae pericarpium/Chén Pí kombiniert (siehe Rezeptur Su Zi Jiang Qi Tang). Die Rezeptur Ban Xia Hou Po Tang wird u. a. bei Globus hystericus verwendet.

Dosierung

3 bis 9 g

Inhaltsstoffe

Magnolol, Honokiol, 4-o-Methylhonokiol, Magnocurarin, ätherisches Öl mit α-, β-Eudesmol (94–98 %), Gerbsäure. Laut Chin. Ph. soll der Gesamtgehalt an Magnolol und Honokiol mindestens 2,0 % betragen.

Pharmakologie

Die Droge wirkt antiulzerativ und antiseptisch, entspannt die Skelettmuskulatur und senkt den Blutdruck. Bei Senkung des Blutdrucks wird als Reflex die Atmung aktiviert und dadurch die Herzfrequenz erhöht. Das enthaltene Magnocurarin kann die motorischen Endplatten blockieren.

Unerwünschte Wirkungen und Gegenanzeigen

Magnolienrinde ist während der Schwangerschaft kontraindiziert.

11.1.9 Toosendan fructus – Paternosterbaumfrüchte – Chuān Liàn Zǐ, 川楝子

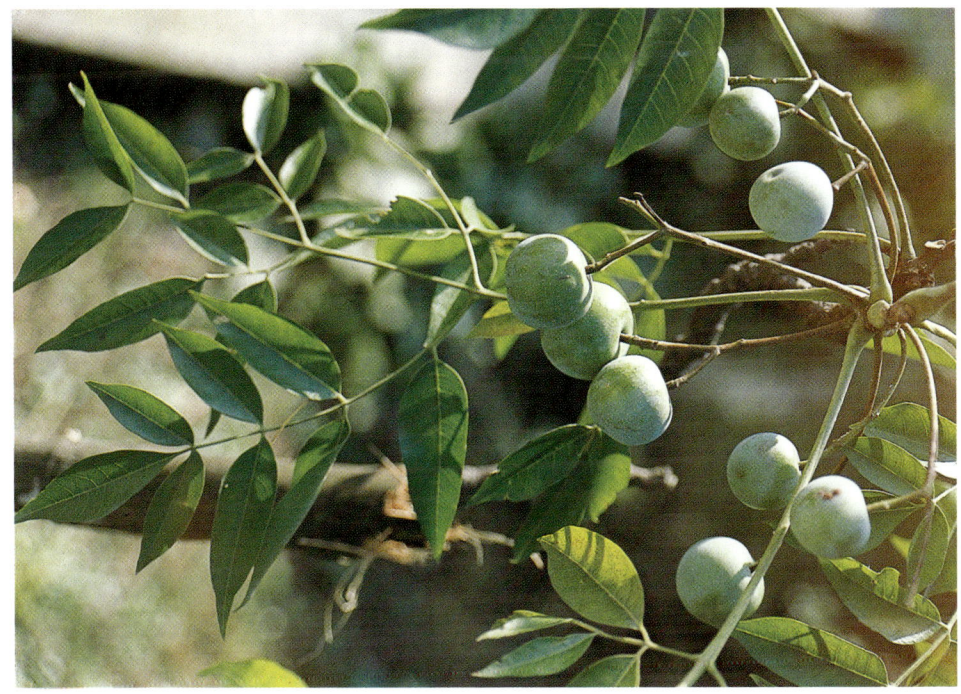

Abb. 1: Paternosterbaum, *Melia toosendan* Sieb. & Zucc. (Chuān Liàn), Zweig mit Früchten

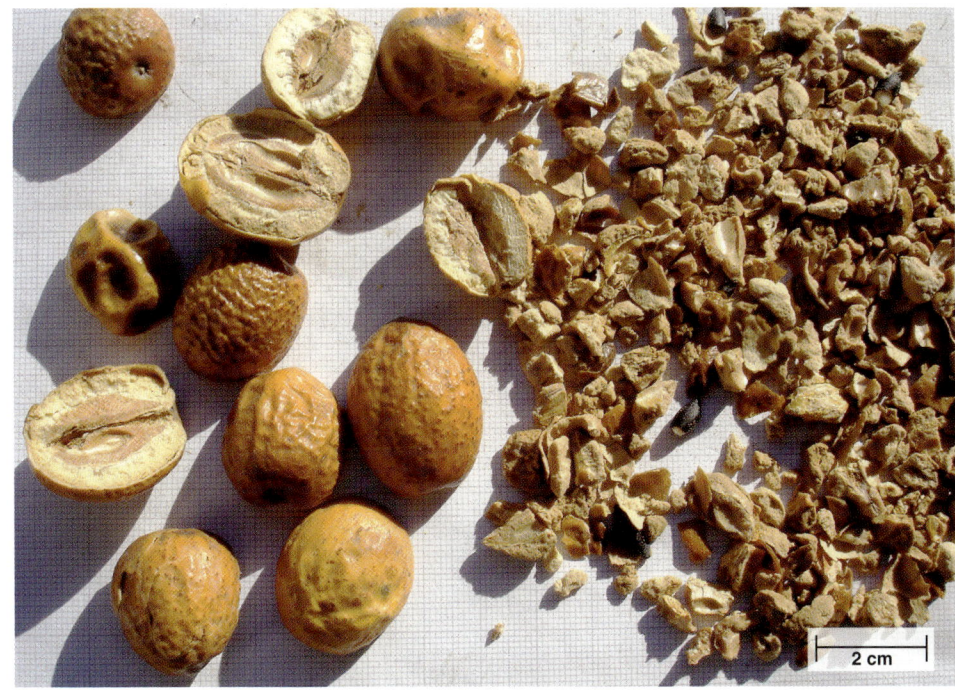

Abb. 1: Paternosterbaumfrüchte, Toosendan fructus (Chuān Liàn Zǐ). Links: Teils aufgeschnittene Ganzdroge. Rechts: nach der „Ke"-Methode kleingeschnittene Droge, in dieser Form besser zur Herstellung eines Dekokts geeignet.

Synonyme
Meliae fructus, Jīn Líng Zi

Herkunft
Die getrockneten, reifen Früchte von *Melia toosendan* SIEB. et ZUCC. (Chuān Liàn), Meliaceae

Ernte und Verarbeitung
Die Früchte werden zur Reifezeit im Winter geerntet, von Verunreinigungen befreit und getrocknet.

Pao Zhi
Chǎo Chuān Liàn Zi: Die geschnittene Droge wird so lange im Wok geröstet, bis ihre Oberfläche bräunliche Flecken aufweist. Hierdurch wird ihr kaltes Temperaturverhalten gemildert und die Droge besser verträglich.

Eigenschaften
Geschmacksrichtung: bitter
Temperaturverhalten: kalt, leicht giftig
Wirkungskreis/Meridian: Leber, Dünndarm, Blase

Wirkung und Anwendung
Leber-Qi-Fluss durchgängig machend, schmerzstillend, Parasiten austreibend, Tinea beseitigend.

Durch die absenkende und ausleitende Wirkung der Droge kühlt sie Leber-Feuer und leitet Stau-Hitze aus. Sie bewegt das Qi und beseitigt somit Schmerzen. Bei Leber-Qi-Stau oder Leber-Hitze kombiniert man sie mit Bupleuri radix/Chái Hú, Paeoniae radix alba/Bái Sháo und Aurantii fructus immaturus/Zhǐ Shí.

Die Droge wirkt antiparasitisch und analgetisch. Deshalb wird sie mit Erfolg bei Bauchschmerzen, die durch Darmparasiten entstanden sind, eingesetzt. Dafür wird sie oft mit Arecae semen/Bīng Láng und Quisqualis fructus/Shǐ Jūn Zǐ verordnet. Gelb geröstet und pulverisiert kann die Droge als Salbe bei Tinea capitis äußerlich verwendet werden.

Dosierung
4,5 bis 9 g

Inhaltsstoffe
Toosendanin, Kaempferol, Margosin

Pharmakologie
Toosendanin kann Spulwürmer, Regenwürmer und Hirudo (Blutegel) töten. Sie erhöht den Tonus und die Kontraktion der glatten Muskulatur des Darms und wirkt antiseptisch.

Unerwünschte Wirkungen und Gegenanzeigen
Nicht überdosieren (sechs Stück können schon zum Tod führen) oder lange anwenden. Sie wirkt toxisch auf die Leber und erhöht die Leberwerte. Hierdurch können psychotische Störungen, Sehstörungen, Magen- und Dünndarm-Entzündungen, Organblutungen, Blutdruckabfall, Atemstillstand oder eine Kreislaufkrise entstehen.

12 Blutbewegende und Stase lösende Drogen – Huo Xue Hua Yu Yao – 活血化淤药

12 Blutbewegende und Stase lösende Drogen – Huo Xue Hua Yu Yao – 活血化淤药

Drogenübersicht für blutbewegende und Stase lösende Drogen

Lat. Name	Dt. Name	Pin-Yin-Name	Chin. Name	Seite
Achyranthis bidentatae radix	Achyranthes-Wurzel	Niú Xī	牛膝	456
Carthami flos	Färberdistelblüten	Hóng Huā	红花	458
Croci stigma	Safran	Xī Hóng Huā	西红花	461
Chuanxiong rhizoma	Sichuan-Liebstöckelwurzelstock	Chuān Xiōng	川芎	463
Corydalis rhizoma	Yanhusuo-Lerchenspornwurzelstock	Yán Hú Suǒ	延胡索	466
Curcumae longae rhizoma	Curcumawurzelstock	Jiāng Huáng	姜黄	468
Curcumae radix	Curcumawurzelknollen	Yù Jīn	郁金	470
Curcumae rhizoma	Zitwerwurzwurzelstock	É Zhū	莪术	472
Cyathulae radix	Cyathula-Wurzel	Chuān Niú Xī	川牛膝	474
Leonuri fructus	Chinesische Mutterkrautfrüchte	Chōng Wèi Zǐ	茺蔚子	476
Leonuri herba	Chinesisches Mutterkraut	Yì Mǔ Cǎo	益母草	477
Lycopi herba	Wolfstrappkraut	Zé Lán	泽兰	479
Myrrha	Vorbehandelte Myrrhe	Mò Yào	没药	481
Olibanum	Vorbehandelter Weihrauch	Rǔ Xiāng	乳香	483
Persicae semen	Pfirsichsamen	Táo Rén	桃仁	485
Salviae miltiorrhizae radix et rhizoma	Rotwurzelsalbeiwurzel	Dān Shēn	丹参	487
Sparganii rhizoma	Sparganium-Wurzelstock	Sān Léng	三棱	489
Spatholobi caulis	Hühnerblutstängel	Jī Xuě Téng	鸡血藤	491
Trogopterori faeces	Gleithörnchen-Exkremente	Wǔ Líng Zhī	五灵脂	493
Vaccariae semen	Vaccaria-Samen	Wáng Bù Liú Xíng	王不留行	495

Gemeinsamkeiten

Zu dieser Drogengruppe gehören noch: Angelicae sinensis radix extremitas, Chinesische Angelikawurzel, Dāng Guī Wěi, 当归尾, siehe Kap. 15.3; Gleditsiae fructus abnormalis, Sterile Seifenbohnenfrüchte, Zhū Yá Zào, 猪牙皂 siehe Kap. 2.5 und Gleditsiae spina, Seifenbohnenbaumdornen, Zào Jiǎo Cì, 皂角刺 siehe Kap. 2.5.
Die Blutstase ist eine Störung des Blutflusses. Sie ist immer eine Folgeerkrankung und kann äußere oder innere Ursachen haben. Die Blutstase kann sich im internistischen, gynäkologischen bis hin zum orthopädischen Bereich manifestieren.

Die Drogen dieser Gruppe sind meistens scharf im Geschmack. Dies bedeutet, dass sie eine Stase aufbrechen und das Blut bewegen können. Dadurch wirken sie schmerzstillend, die Menstruation regulierend, Knoten lösend und Geschwüre heilend, können aber auch zu Blutungen führen. Deshalb sind sie kontraindiziert bei Blutungen und in der Schwangerschaft.
Moschus/Shè Xiāng gehört sowohl in dieses Kapitel als auch in das Kapitel 6.2, wo die Droge bereits beschrieben ist.

12.1.1 Achyranthis bidentatae radix – Achyranthes-Wurzel – Niú Xī, 牛膝

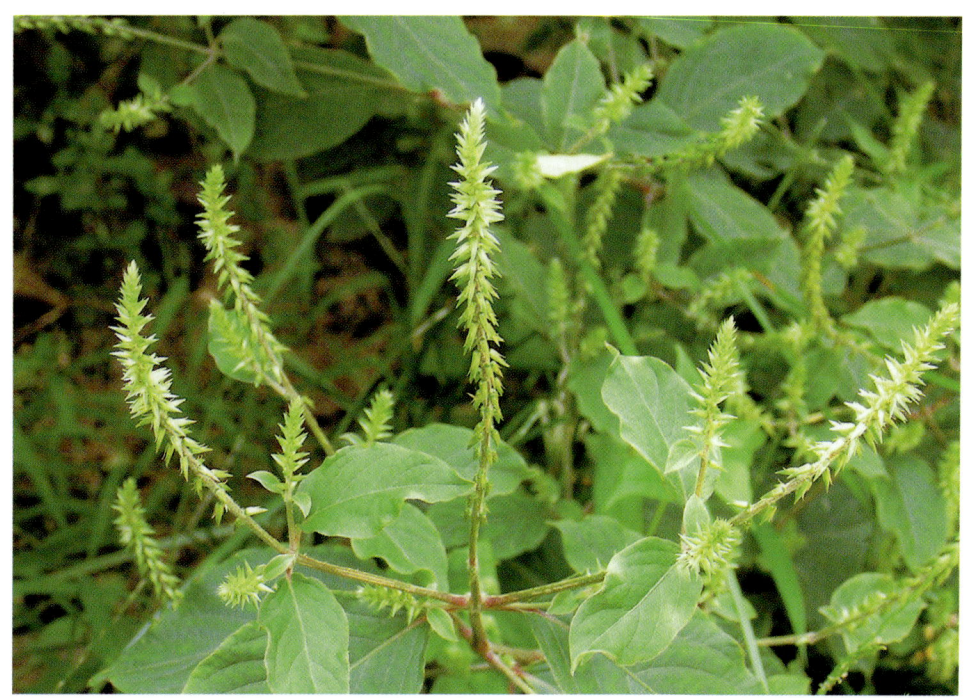

Abb. 1: Achyranthes, Zweizähnige Spreublume, *Achyranthes bidentata* BL. (Niú Xī)

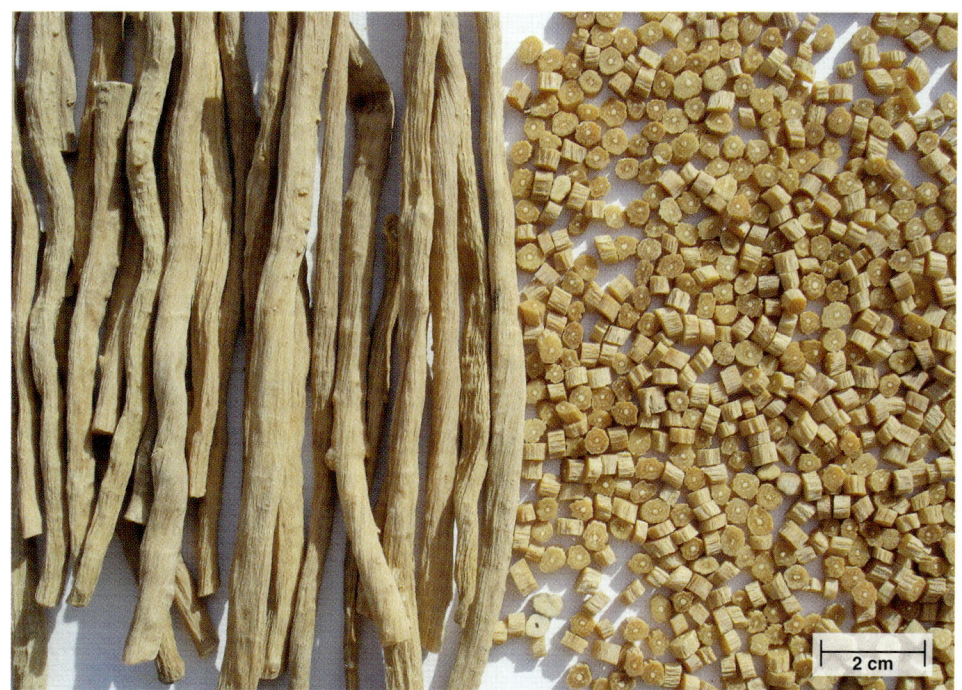

Abb. 2: Achyranthes-Wurzel, Achyranthis bidentatae radix (Niú Xī). Die Ware aus He Nan wird wegen ihrer dicken langen Wurzeln, der feinen Rinde und dem dicken süßen „Fleisch" als Dao Di Droge mit dem Handelsnamen „Huái Niú Xī" geschätzt. Die Abbildung zeigt Huái Niú Xī als Ganzdroge (links) und Schnittdroge (rechts).

Synonyme
Zweizähnige Spreublumenwurzel, Huái Niú Xī

Herkunft
Die getrocknete Wurzel von *Achyranthes bidentata* Bl. (Huái Niú Xī), Amaranthaceae

Ernte und Verarbeitung
Die Wurzeln werden im Winter ausgegraben, nach Größe sortiert und vom Wurzelkopf sowie von Nebenwurzeln befreit. Dann werden sie gewaschen, an der Sonne vorgetrocknet, mit Schwefeldämpfen geräuchert und schließlich an der Sonne endgetrocknet.

Pao Zhi
Zhì Niú Xī/Jiǔ Niú Xī: Die geschnittene Wurzel wird mit Reiswein 1 bis 2 Stunden versetzt. Hat sie alle Flüssigkeit aufgenommen, wird sie über mildem Feuer trockengeröstet. Auf 100 kg Droge kommen 10 kg Reiswein. Durch diese Verarbeitung verstärkt man ihre Blut bewegende Wirkung.

Yán Niú Xī: Die geschnittene Droge wird mit Salzwasser vermischt. Wenn sie die Flüssigkeit aufgenommen hat, wird sie trockengeröstet. Auf 100 kg Droge kommen 2 kg Natriumchlorid. Hierdurch verstärkt man ihre Leber- und Nieren tonisierende Wirkung.

Qualität
Die Ware aus He Nan gilt als Dao-Di-Droge. Sie besitzt einen größeren Durchmesser und hat einen gelblichen Bruch. Die Lagertemperatur sollte nicht über 25° C liegen.

Eigenschaften
Geschmacksrichtung: bitter, sauer
Temperaturverhalten: neutral
Wirkungsort/Meridian: Leber, Nieren

Wirkung und Anwendung
Blutbewegend, Regel in Gang bringend, Leber- und Niere tonisierend, Sehnen und Knochen stärkend, Miktion erleichternd, Blut nach unten führend.

Die Droge wird bei Amenorrhö, Regelschmerzen und Unterleibschmerzen nach einer Geburt oder einer Operation, die durch eine Blutstase verursacht wurden, eingesetzt. Hierfür wird sie oft mit Persicae semen/Táo Rén, Carthami flos/Hóng Huā und Angelicae sinensis radix/Dāng Guī kombiniert. Bei Sportverletzungen und Knieschmerzen wird sie mit Dipsaci radix/Xù Duàn, Angelicae sinensis radix/Dāng Guī, Olibanum/Rǔ Xiāng und Myrrha/Mò Yào verabreicht. Heute wird Achyranthis bidentatae radix/Niú Xī mit Lonicerae japonicae flos/Jīn Yín Huā und Paeoniae radix rubra/Chì Sháo auch bei thrombotischer Vaskulitis in den Beinen verordnet.

Bei Nieren-Qi-Schwäche mit Lenden-, Knieschmerzen und Kraftlosigkeit in den Beinen wird die Droge oft mit Eucommiae cortex/Dù Zhòng, Dipsaci radix/Xù Duàn und Rehmanniae radix praep./Shú Dì Huáng rezeptiert. Bei chronischen Bi-Syndrom setzt man sie zusammen mit Angelicae pubescentis radix/Dú Huó und Taxilli herba/Sāng Jì Shēng ein. Bei Nässe-Hitze-Bi mit akuten Entzündungen im Unterleib, in den Knien oder an den Geschlechtsteilen wird die Droge mit Atractylodis rhizoma/Cāng Zhū und Phellodendri chinensis cortex/Huáng Bó kombiniert (siehe Rezeptur San Miao Wan).

Achyranthis bidentatae radix/Niú Xī ist absenkend in ihrer Wirkrichtung. Daher führt sie die weiteren Drogen einer Rezeptur in den unteren Erwärmer. Bei Strangurie mit Hitze, Blut und Steinchen wird sie mit Dianthi herba/Qú Mài und Talcum/Huá Shí verordnet. In Falle von Miktionsstörungen und Ödemen wird sie mit Rehmanniae radix/Shēng Dì Huáng, Alismatis rhizoma/Zé Xiè und Plantaginis semen/Chē Qián Zǐ eingesetzt (siehe Rezeptur Ji Sheng Shen Qi Wan).

Achyranthis bidentatae radix/Niú Xī, Haematitum/Zhě Shí und Ostreae concha/Mǔ Lì werden bei Kopfschmerzen, Schwindel und roten Augen verabreicht, die durch ein zu hohes Leber-Yang entstanden sind. Bei Zahnfleischbluten, das durch Magenfeuer verursacht worden ist, mit Mund- und Zungengeschwüren wird die Droge mit Anemarrrhenae rhizoma/Zhī Mǔ, Rehmanniae radix praep./Shú Dì Huáng und Gypsum fibrosum/Shí Gāo kombiniert (siehe Rezeptur Yu Nu Jiang). Bei Blutspucken und Nasenbluten infolge nach oben schlagender Blut-Hitze kann die Droge mit Imperatae rhizoma/Bái Máo Gēn und Gardeniae fructus/Zhī Zǐ kombiniert werden. Bei dieser Kombination setzt man die nach unten führende Wirkrichtung von Achyranthis bidentatae radix/Niú Xī ein.

Achyranthis bidentatae radix/Niú Xī wird auch zu einer 5 bis 6 cm langen und runden Stangen verarbeitet. In dieser Form wird sie in China zur Erweiterung des Gebärmuttermundes sowie bei einer funktionellen Gebärmutterblutung, die durch eine Blutstase verursacht wurde, eingesetzt.

Dosierung
4,5 bis 9 g

Inhaltsstoffe
Triterpenesaponine, bilden nach Hydrolysierung Oleanolsäure; Fruchtsäuren, Ecdysteron, Inokorsteron, Polysaccharide

Pharmakologie
Entzündungshemmend, schmerzstillend, diuretisch, blutdrucksenkend

Unerwünschte Wirkungen und Gegenanzeigen
Kontraindiziert während der Schwangerschaft, bei übermäßiger Regelblutung, Samenverlust durch Nieren-Qi-Mangel und bei Durchfall aufgrund einer Milz-Schwäche

12.1.2 Carthami flos – Färberdistelblüten – Hóng Huā, 红花

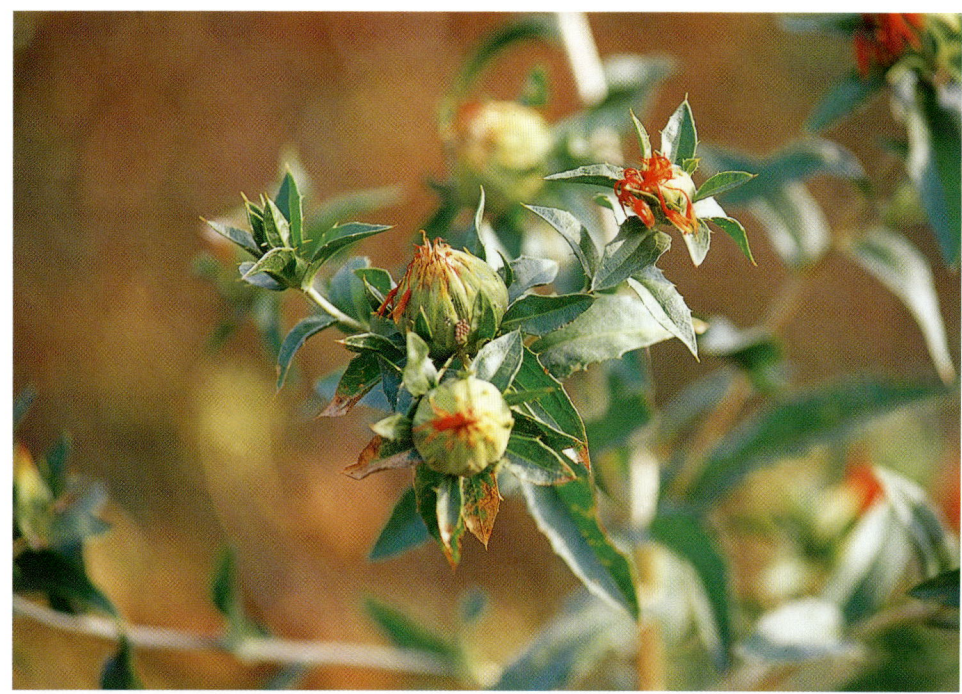

Abb. 1: Färberdistel, *Carthamus tinctorius* L. (Hóng Huā)

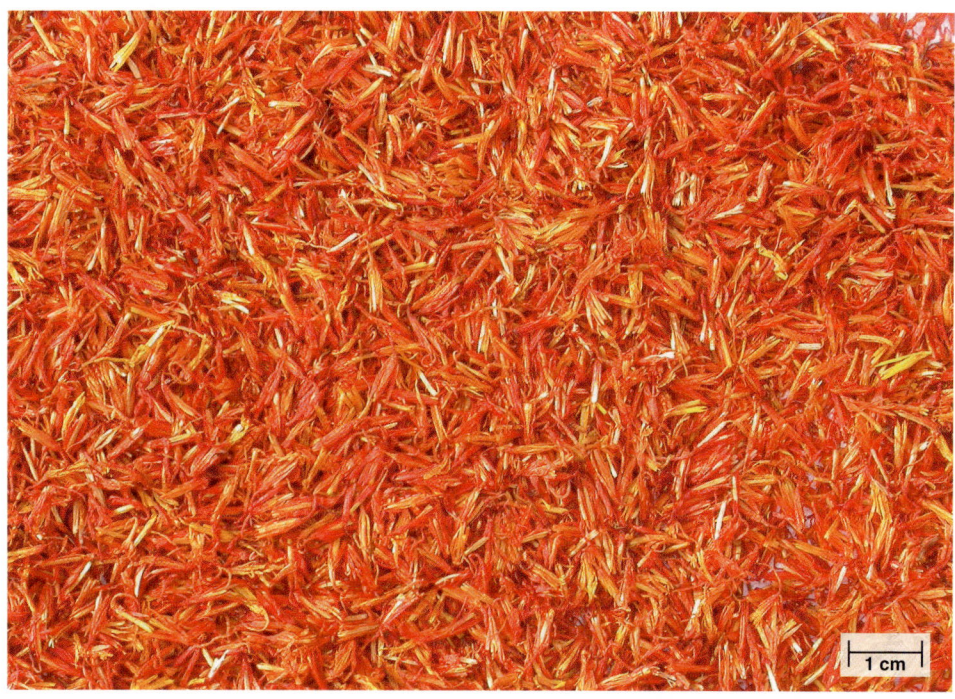

Abb. 2: Färberdistelblüten, Carthami flos (Hóng Huā).

Synonyme
Saflorblüten

Herkunft
Getrocknete Rohrblüten von *Carthamus tinctorius* L. (Hóng Huā), Asteraceae

Ernte und Verarbeitung
Im Sommer (Mai bis Juli), wenn sich die Rohrblüten von Gelb nach Rot verfärben, werden sie gepflückt und im Schatten getrocknet. Die Blüten dürfen nicht an der prallen Sonne oder am Feuer getrocknet werden, da sie dann verblassen.

Pao Zhi
Kein Pao Zhi üblich

Qualität
Die Blüten sind lang, flach, breit und von weicher, biegsamer Konsistenz. Ihre Farbe ist dunkelrot mit wenigen sichtbaren gelblichen Staubblättern. Der Geruch der Droge ist schwach aromatisch und der Geschmack schwach bitter. Hóng Huā aus Provinzen He Nan, Si Chuan, Zhe Jiang, Xin Jiang sind bekannt für gute Qualität.

Eine verblasste hellrote Farbe, spröde Blüten und ein hartes Gefühl beim Anfassen sind Merkmale einer schlechten Qualität.

Eigenschaften
Geschmacksrichtung: scharf
Temperaturverhalten: warm
Wirkungsort/Meridian: Herz, Leber

Wirkung und Anwendung
Blutbewegend, Blutstase lösend, Regel in Gang bringend.

Die Droge wird häufig im gynäkologischen Bereich eingesetzt. Bei Amenorrhö mit schwacher Regelblutung und verspäteter Regel wird die Rezeptur Tao Hong Si Wu Tang zuzüglich Cyperi rhizoma/Xiāng Fù und Cyathulae radix/Chuān Niú Xī verwendet.

Bei Regelschmerzen, knotigen Geschwülsten und Myomen benutzt man die Rezeptur Shao Fu Zu Yu Tang. Bei starken Bauchschmerzen, die durch eine Qi-Stagnation oder Blutstase entstanden sind, ist die Rezeptur Ge Xia Zhu Yu Tang wirksamer. Nach einer Geburt, einer Operation, einer Abtreibung oder bei Tod des Fötus werden Carthami flos/Hóng Huā und Angelicae sinensis radix/Dāng Guī zusätzlich zur Rezeptur Gui Zhi Fu Ling Wan gegeben.

Bei Sport-, Stoß-, Sturz- und Schlagverletzungen sowie Prellungen wird Zheng-Hong-Hua-Öl (Carthamusöl) verwendet.

Bei Furunkeln, Karbunkeln und schmerzhaften Schwellungen mit dunkelroten Flecken wird Carthami flos/Hóng Huā zusammen mit Angelicae sinensis radix/Dāng Guī, Arnebiae radix/Zǐ Cǎo und Isatidis folium/Dà Qīng Yè eingesetzt.

Bei Koronarerkrankungen und Angina pectoris wird sie mit Salviae miltiorrhizae radix et rhizoma/Dān Shēn, Chuanxiong rhizoma/Chuān Xiōng und Paeoniae radix rubra/Chì Sháo kombiniert.

Wenn die Diagnose eine Qi- und Blut-Stagnation ergibt mit Symptomen, die in der westlichen Medizin mit der Diagnose Thromboangitis obliterans (mit dunkelroten und bläulichen Stellen) be-

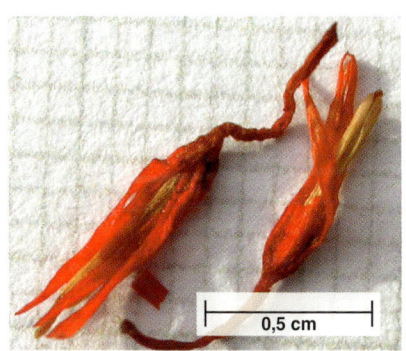

Abb. 3: Färberdistelblüten, Carthami flos (Hóng Huā), stark vergrößert

Vergleich der Eigenschaften, Anwendungen und Wirkungsweise von Carthami flos und Persicae semen

	Carthami flos / Hóng Huā	Persicae semen / Táo Rén
Geschmacksrichtung	Scharf	Bitter
Temperaturverhalten	Warm	Neutral
Meridian	Herz, Leber	Herz, Leber, Dickdarm
Amenorrhö, Menstruationsbeschwerden	Ja, bevorzugt	Ja
Sportverletzungen	Ja	Ja
Abführend	Nein	Ja
Lungenabszess, Darmabszess	Nein	Ja
Wirkungsweise und Wirkungsort	Formlose Blutstase im ganzen Körper, leichte Blutstase auflösend, die Wirkung ist aber abhängig von der Dosierung	Feste Blutstase im Unteren Erwärmer, stärkere Blutstase auflösend

zeichnet wird, werden zur äußerlichen Anwendung Carthami flos/Hóng Huā 15 g, Lycopodi herba/Shēn Jīn Cǎo 15 g, Zanthoxyli fructus/Huā Jiāo 15 g, Asari radix et rhizoma/Xì Xīn 9 g, Olibanum/Rǔ Xiāng 9 g, Strychni semen/Mǎ Qián Zǐ 3 g, Aconiti radix/Shēng Chuān Wú 3 g verordnet. Die Drogen werden 2-mal in jeweils 700 ml Wasser gekocht, und zwar zuerst 10 Minuten und dann abgegossen. Anschließend werden sie nochmals mit 700 ml frischem Wasser 30 Minuten gekocht. Beide Flüssigkeiten werden danach vermischt, und die betroffenen Stellen werden damit 2-mal täglich 40 bis 60 Minuten lang warm benetzt. Die 1400 ml sollten für zwei bis drei Tage reichen.

Zur Behandlung eines Bi-Syndroms mit Blutstagnation wird die Rezeptur Shen Tong Zu Yu Tang eingesetzt.

Carthami flos/Hóng Huā und Persicae semen/Táo Rén werden oft zusammen verwendet. Die Tabelle Seite 459 differenziert die beiden Drogen.

Dosierung
3 bis 9 g. Eine höhere Dosis wirkt Blutstase auflösend, wohingegen eine niedrigere Dosierung Blut ernährend wirkt.

Inhaltsstoffe
Carthamin (ca. 0,3 %), Carthamon, Neo-Carthamin, Rutin, Quercetin, Lignan, Matairesinol-mono-β-D-Glucoside, Safflomin A, Carthamidin, Hydroxysaflor Yellow A (HSYA), Kaempferol, Stearinsäure, Palmitinsäure, Arachinsäure. Laut Chin. Ph. soll der Gehalt an HSYA mindestens 1,0 % und der Gehalt an Kaempferol mindesten 0,05 % betragen.

Pharmakologie
Der wässrige Extrakt aktiviert das Herz und erhöht die koronare Durchblutung. Er hemmt ferner die Koagulation der Blutplättchen, erhöht die fibrinolytische Funktion und aktiviert den Fetus bis zum Krampfen. Carthaminöl senkt die Blutlipidwerte und wirkt blutdrucksenkend.

Unerwünschte Wirkungen und Gegenanzeigen
Kontraindiziert während der Schwangerschaft und bei Patienten mit Blutungstendenz. Nur bei Patienten mit Blutstase, da die Droge bei Überdosierung oder langfristiger Anwendung eine anhaltende Blutung verursachen kann. Vorsicht ist geboten bei Patienten, die schon mit Antikoagulanzien behandelt wurden und werden.

12.1.3 Croci stigma – Safran – Xī Hóng Huā, 西红花

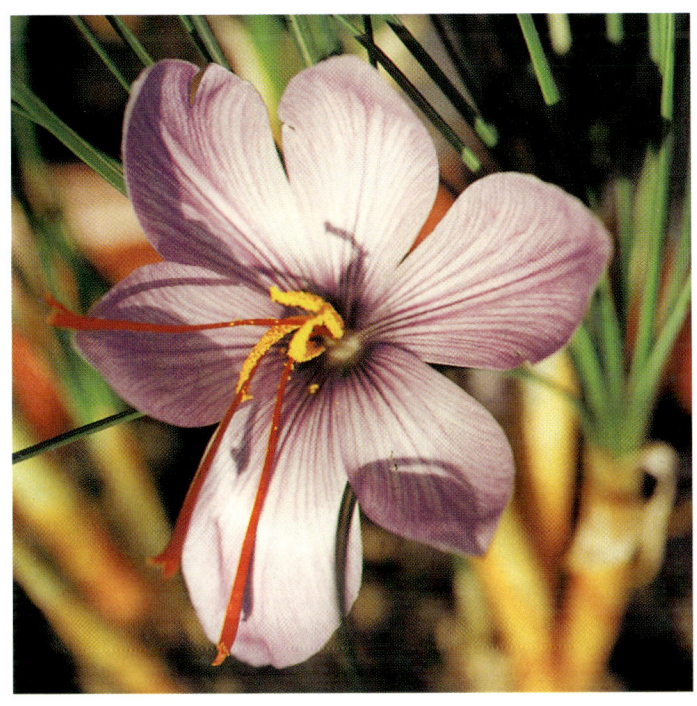

Abb. 1: Safran, *Crocus sativus* L. (Fān Hóng Huā), Blüte. Quelle: The coloured Atlas of the Chinese Materia Medica specified in Chin. Ph.

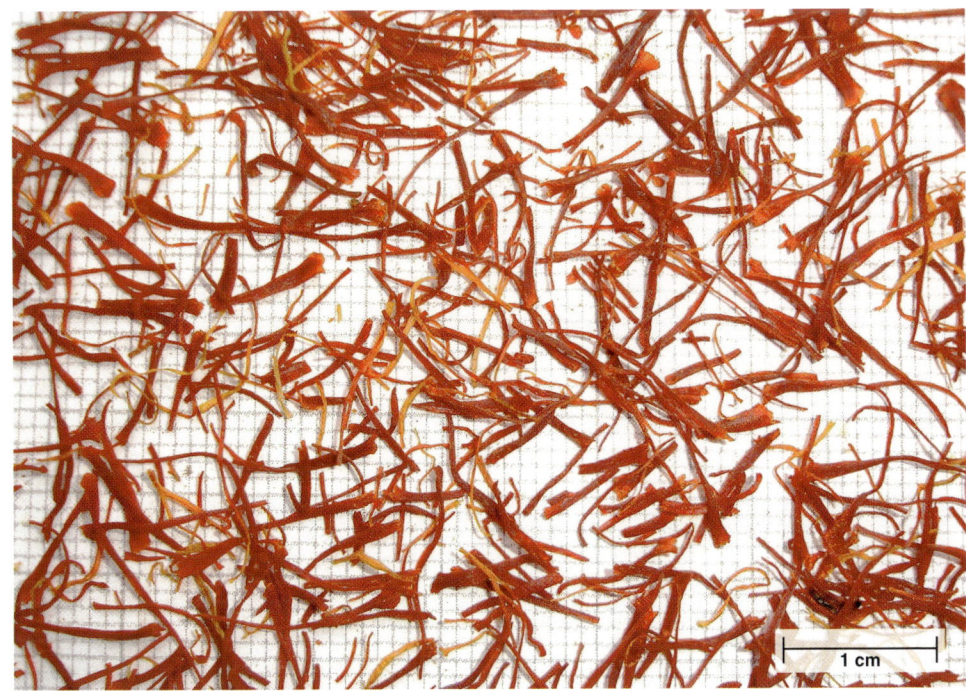

Abb. 2: Safran, Croci stigma (Xī Hóng Huā). Der Safran wurde ursprünglich aus Persien über Tibet eingeführt, deshalb heißt er auch Zàng Hóng Huā (Saflorblüten aus Tibet). Da Safran sehr teuer ist, gibt es viele Verfälschungen. Safran verfärbt Wasser klar goldgelb, die Narbenschenkel bleiben rot. Fälschungen (gefärbte Narben anderer Blüten) verlieren die rote Farbe im Wasser das Wasser wird trübgelb oder rötlich.

Synonyme
Zàng Hóng Huā, 藏红花, Fān Hóng Huā

Herkunft
Die getrockneten Narbenschenkel von *Crocus sativus* L. (Zàng Hóng Huā), Iridaceae. Der chinesische Name weist darauf hin, dass die Droge aus Westchina (Xī, Fān) stammt und über Tibet (Zàng) eingeführt (Hóng Huā) wird. Da man nur die Griffel verwendet, gehört Safran zu den teuersten pflanzlichen Drogen und Gewürzen. Auf dem Markt findet man häufig Fälschungen und Beimischungen.

Pao Zhi
Kein Pao Zhi üblich

Eigenschaften
Geschmacksrichtung: süß, scharf
Temperaturverhalten: kalt
Wirkungsort/Meridiane: Herz, Leber

Wirkungen und Anwendungen
Blut bewegend, Stase lösend, Blut kühlend, entgiftend, Depression beseitigend, beruhigend.

Die starke Blut bewegende und Stase lösende Wirkung von Croci stigma/Xī Hóng Huā ist bei gleicher Dosierung um ein Vielfaches besser als die von Hóng Huā. Dabei verbraucht sie weniger Blut. Man misst ihr sogar eine leichte Blut ernährende Wirkung bei. Sie wird oft verwendet bei Amenorrhö, verschiedenen Zysten, Sportverletzungen, zerebraler Thrombose, Bi-Syndrom, Angina pectoris, Vaskulitis, Blutstase nach einer Geburt.

Croci stigma/Xī Hóng Huā ist kalt im Temperaturverhalten. Sie zerstreut und erhitzt das Blut nicht und erzeugt daher auch keinen roten Hautausschlag, wie dies bei einem fehlerhaften Einsatz von Carthami flos/Hóng Huā der Fall ist. Croci stigma/Xī Hóng Huā kann insbesondere bei Hautkrankheiten mit dunkelroten Hautflecken und Geschwüren, die durch Blut-Hitze und Blut-Toxine entstanden sind, verwendet werden.

Blutstase im Herzen kann auch Traurigkeit, Depression und Palpitationen verursachen. Diese kann Croci stigma/Xī Hóng Huā beseitigen und beruhigen. In der Literatur wird oft angegeben, dass durch eine langfristige und regelmäßige Einnahme von Croci stigma/Xī Hóng Huā eine fröhliche Stimmung (Freude) erzeugt werden kann.

Croci stigma/Xī Hóng Huā wird weiter bei der Krebsbehandlung und als Zusatz in Kosmetik verwendet.

Inhaltstoffe
Crocin, Crocetin, Safranol, Protocrocin

Pharmakologie
Aktiviert die Gebärmutter in vitro, erhöht ihre Kontraktion, wirkt blutdrucksenkend, verlängert den Brunstzyklus der Mäuse, hemmt das Wachstum von mehrerer Arten von Krebszellen

Dosierung
3–9 g laut Chin. Ph. Bei guter Qualität mit öliger Konsistenz kann die Dosierung 1,5–3 g liegen.

Unerwünschte Wirkungen und Gegenanzeigen
Kontraindiziert während der Schwangerschaft und bei Patienten mit Blutungstendenz wie z. B. bei übermäßiger Regelblutung. Während der Behandlung einer Blutstase fettige und salzige Lebensmittel meiden und leichtere Nahrung, wie Reisbrei (Zhōu) verwenden.

Die Qualität verschlechtert sich schnell durch Einwirkung von Licht, Hitze, Feuchtigkeit und Sauerstoff. Man sollte diese Droge in einem mit Wachs versiegeltem dunklem Glasgefäß im Kühlschrank lagern.

12.1.4 Chuanxiong rhizoma – Sichuan-Liebstöckelwurzelstock – Chuān Xiōng, 川芎

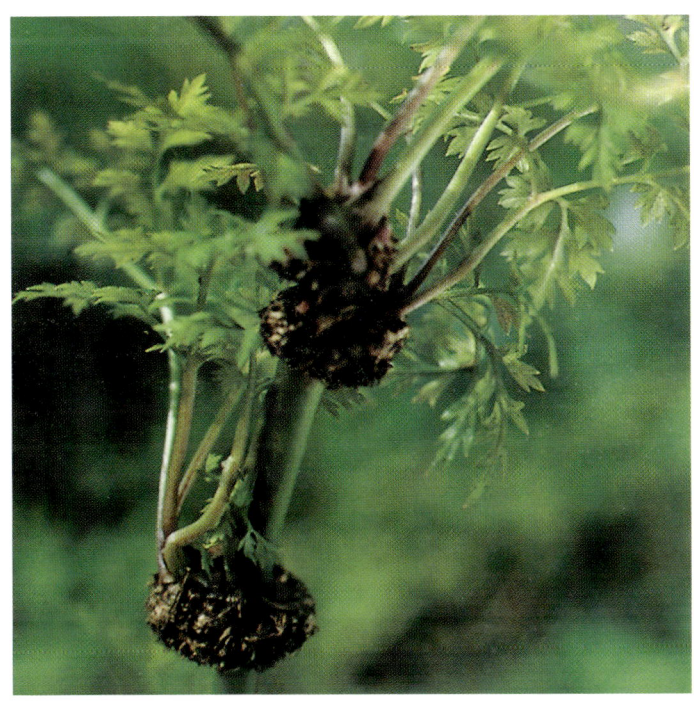

Abb. 1: Sichuan-Liebstöckel, *Ligusticum chuanxiong* Hort. (Chuān Xiōng). Quelle: The coloured Atlas of the Chinese Materia Medica specified in Chin. Ph.

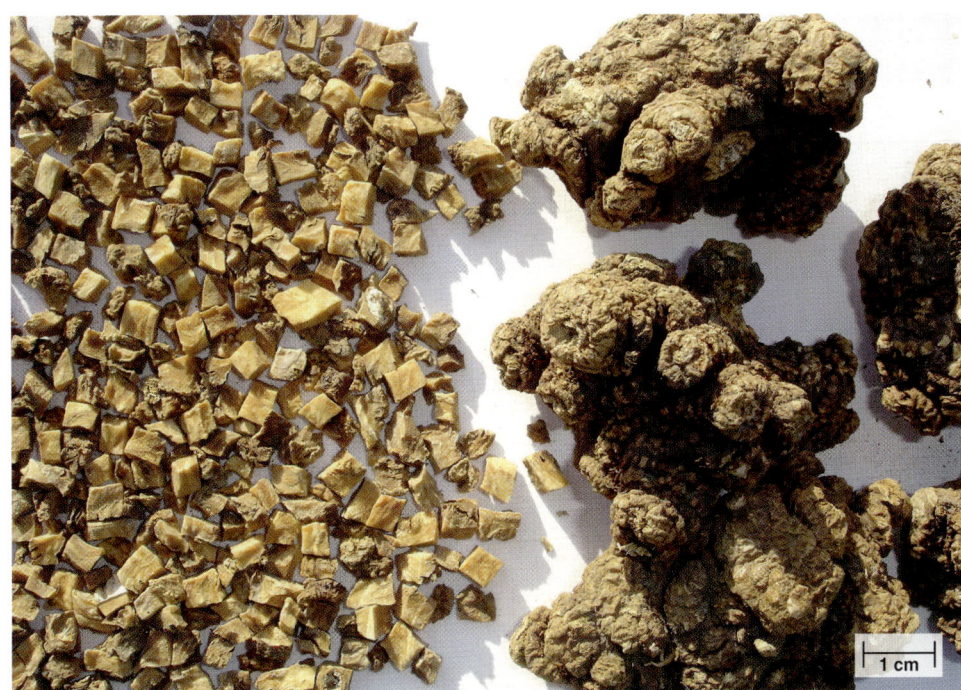

Abb. 2: Sichuan-Liebstöckelwurzelstock, Chuanxiong rhizoma (Chuān Xiōng). Rechts: Ganzdroge. Links: Schnittdroge.

Blutbewegende und Stase lösende Drogen

Synonyme
Si-Chuan-Liebstöckel, Szechuan-Liebstöckel

Herkunft
Das getrocknete Rhizom von *Ligusticum chuanxiong* HORT. (Chuān Xiōng), Apiaceae. In manchen alten Büchern wird als lateinische Bezeichnung für Chuān Xiōng manchmal „Rhizoma Ligustici wallichi" oder „Rhizoma Ligustici" genannt. Dies führte oft zur Verwechslung mit Gāo Běn, die früher als „Ligustici rhizoma" bezeichnet wurde. Seit der Chin. Ph. 2005 heißt Gāo Běn lateinisch „Ligustici rhizoma et radix".

Ernte und Verarbeitung
Das Rhizom wird im Sommer (meist im Juni/Juli), wenn der Nodienring am Stängel deutlich hervorsteht und eine violette Farbe angenommen hat, ausgegraben. Es wird von Wurzelhaaren und anhaftendem Erdreich befreit und entweder an der Sonne oder über dem Ofen getrocknet.

Pao Zhi
Die Droge wird nach Größe der Stücke sortiert, in Wasser eingeweicht und in Scheiben geschnitten. Es gibt nur noch selten Jiu Chuān Xiōng, die nach dem Schneiden mit Wein geröstet wird.

Qualität
Je stärker der Geruch, je schärfer der Geschmack und je süßlicher der Nachgeschmack, desto besser ist die Qualität. Die beste Qualität der Droge kommt aus der Provinz Si Chuan.

Eigenschaften
Geschmacksrichtung: scharf
Temperaturverhalten: warm
Wirkungsort/Meridian: Leber, Galle, Herzperikard

Wirkung und Anwendung
Blut und Qi bewegend, Wind austreibend, schmerzstillend.

Ein chinesisches Sprichwort sagt: „Chuanxiong rhizoma/Chuān Xiōng ist Xue Zhong Qi Yao". Dies bedeutet: Chuanxiong rhizoma/Chuān Xiōng bewegt das Blut, wie Wind das Wasser bewegt. Chuanxiong rhizoma/Chuān Xiōng wirkt auf den Qi-Anteil des Blutes.

Man verwendet Chuanxiong rhizoma/Chuān Xiōng bei Regelstörungen wie Amenorrhö und schmerzhafter Regel sowie bei Knoten im Abdomen und bei Unterbauchschmerzen. Dafür wird sie mit Angelicae sinensis radix/Dāng Guī, Persicae semen/Táo Rén, Paeoniae radix rubra/Chì Sháo kombiniert (siehe Rezepturen Xue Fu Zhu Yu Tang, Wen Jing Tang und Sheng Hua Tang).

Verschiedene Drogen zur Behandlung von Kopfschmerzen unterschiedlicher Lokalisation

	Chuanxiong rhizoma/ Chuān Xiōng	Notoperigyii rhizoma et radix Qiāng Huó	Angelicae dahuricae radix/ Bái Zhǐ
Ort des Kopfschmerzes	Shaoyang, Jueyin-Meridian (Dach, Seite)	Taiyang (Hinterkopf, Nacken)	Yangmin (Stirn)

Vergleich der Eigenschaften und Anwendungen von Chuanxiong rhizoma/Chuān Xiōng und Salviae miltiorrhizae radix et rhizoma/Dān Shēn

	Chuanxiong rhizoma/Chuān Xiōng	Salvia miltiorrhizae radix et rhizoma/Dān Shēn
Temperaturverhalten	Warm	Neutral mit kühlender Tendenz
Geschmacksrichtung	Scharf	Bitter
Wirkungsort (Meridian)	Herz, Leber	Herz, Leber
Qi bewegend, Wind austreibend	Ja	Nein
Anwendung bei Erkältung	Ja	Nein
Kopfschmerzen	Ja, alle Typen	Nur bei Blutstase
Sedativ	Nicht direkt	Ja
Blut kühlend	Nein	Ja
Anwendung bei Geschwüren	Selten	Ja
Anwendung bei Herzerkrankungen und Angina Pektoris	Ja	Ja
Anwendung bei Regelstörungen, Amenorrhöe, Regelschmerzen	Ja	Ja
Äußerliche Anwendung bei Sportverletzungen	Ja, häufig	Selten

Bei stechenden Schmerzen in der Brust oder im Herzen wird Chuanxiong rhizoma/Chuān Xiōng mit Salviae miltiorrhizae radix et rhizoma/Dān Shēn, Cinnamomi ramulus/Guì Zhī und Santali albi lignum/Tán Xiāng kombiniert. Wenn die Schmerzen unter den Rippenbögen auftreten, wird die Rezeptur Chai Hu Shu Gan San verordnet.

Bei Schwellungen und Schmerzen aufgrund von Sturz- und Schlagverletzungen setzt man die Rezeptur Jiang Xiong Xiao Zhong San ein. Alle Zugaben werden pulverisiert sowie durchgesiebt und dann mit Essig oder Reisschnaps zu einer Paste verrührt. Diese wird auf die betroffenen Stellen auftragen, mit Mullbinden abgedeckt, befestigt und täglich gewechselt.

Chuanxiong rhizoma/Chuān Xiōng kann auch mit Olibanum/Rǔ Xiāng, Notoginseng radix et rhizoma/Sān Qī/Tián Qī und Myrrha/Mò Yào bei Sportverletzung mit Blutstase eingenommen oder äußerlich angewendet werden.

Bei Wind-Kopfschmerzen sind die Rezepturen Chuan Xiong Cha Tiao San und Tong Qiao Huo Xue Tang bekannt. Eine weitere Rezeptur hierfür ist: Je 3 g Asari radix et rhizoma/Xì Xīn, Cyperi rhizoma/Xiāng Fù, Chuanxiong rhizoma/Chuān Xiōng in 300 ml Wasser 30 Minuten ziehen lassen, aufkochen und 10 Minuten köcheln lassen. Danach durchsieben und dreißig Minuten vor dem Schlafgehen warm einnehmen. Chuanxiong rhizoma/Chuān Xiōng kann bei Kopfschmerzbehandlung aufgrund von Wind-Kälte, Wind-Hitze, Wind-Nässe, Blut-Schwäche und bei Blutstase einzeln oder mit anderen Drogen zusammen eingesetzt werden.

Bei rheumatischen und rheumatoiden Schmerzen aufgrund von Nässe-Bi wird Chuanxiong rhizoma/Chuān Xiōng gemäß den Rezepturen Du Huo Ji Sheng Tang, Qiang Huo Sheng Shi Tang und Shen Tong Zu Yu Tang eingesetzt.

Chuanxiong rhizoma/Chuān Xiōng und Pheretima/Dì Lóng werden als Drogenpaar häufig bei Asthma verwendet. Sie wirken krampflösend. Ferner wird in der Praxis der Chuanxiong-Extrakt als Infusion zur Behandlung eines akuten Gehirngefäßverschlusses oder bei einer Gehirnverletzung verwendet.

Dosierung
3 bis 9 g

Inhaltsstoffe
Chuanxiongzin (Tetramethylpyrazin), 4-Hydroxy-3-butylphthalid, Butylphthalide, Senkyunolide, Ligustilide, Neocnidilide, Chuanxiongol, Ferulasäure, Sedansäure

Pharmakologie
Chuanxiongzin hemmt die Kontraktion der glatten Muskulatur der Blutgefäße, erweitert die Koronararterien, erhöht die koronare Durchblutung, verbessert die Blutzirkulation im Herzmuskel, erhöht die Durchblutung des Gehirns sowie der Gliedmaßen. Ferner hemmt es die Aggregation der Blutplättchen. Das Dekokt der Droge wirkt bei Tierversuchen zentral sedativ und blutdrucksenkend. Ferulasäure reguliert die Immunfunktion. Die Droge wirkt antiseptisch.

Unerwünschte Wirkungen und Gegenanzeigen
Vorsicht bei Yin-Schwäche, Feuer, übermäßigem Schwitzen und übermäßiger Regelblutung

12.1.5 Corydalis rhizoma – Yanhusuo-Lerchenspornwurzelstock – Yán Hú Suǒ, 延胡索

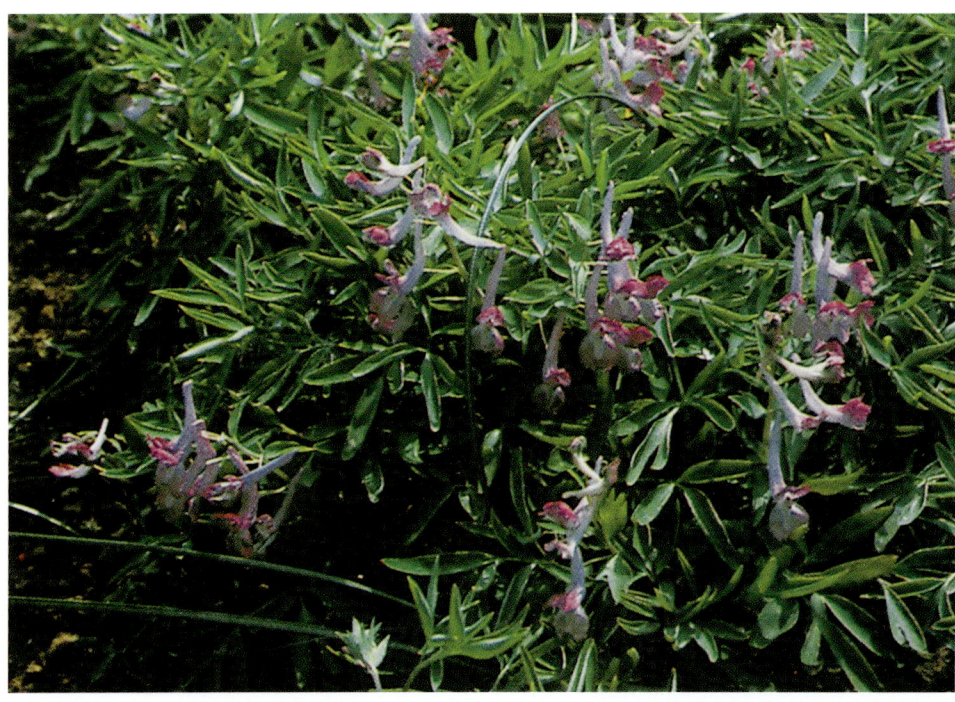

Abb. 1: Yanhusuo-Lerchensporn, *Corydalis yanhusuo* W. T. Wang (Yán Hú Suǒ). Quelle: The coloured Atlas of the Chinese Materia Medica specified in Chin. Ph.

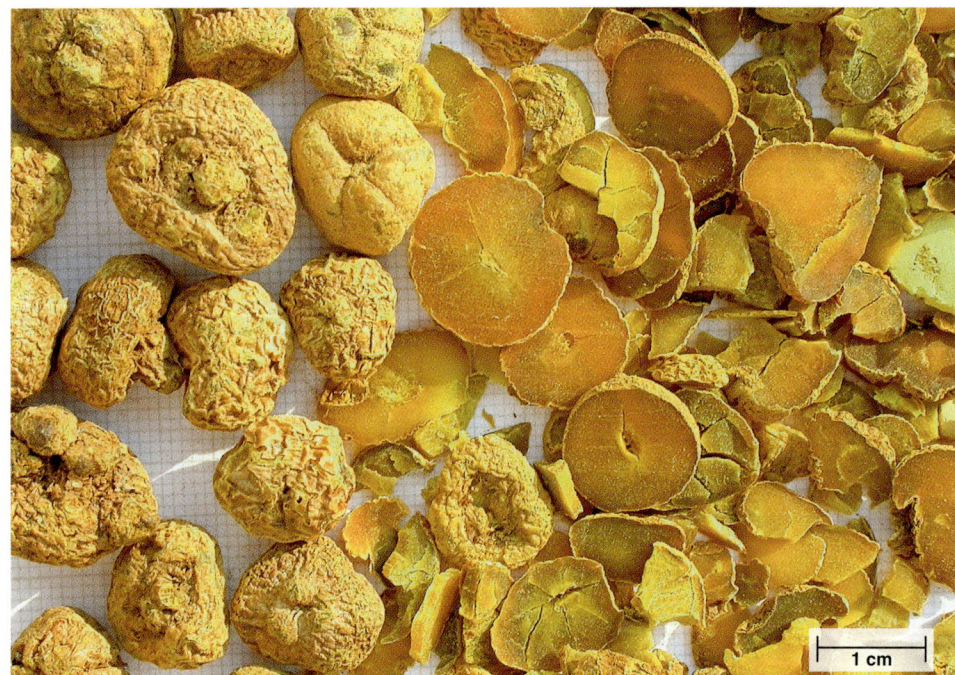

Abb. 2: Yanhusuo-Lerchenspornwurzelstock, Corydalis rhizoma (Yán Hú Suǒ). Links: Ganzdroge, schon mit Essig behandelt. Rechts: Schnittdroge

Herkunft
Das getrocknete Rhizom von *Corydalis yanhusuo* W. T. Wang (Yán Hú Suǒ), Papaveraceae

Ernte und Verarbeitung
Das Rhizom wird im Sommer, wenn Stängel und Blätter zu welken beginnen, ausgegraben, von den feinen Nebenwurzeln befreit und so lange in Wasser gekocht, bis das Innere der Droge keinerlei weiße Stellen mehr erkennen lässt. Anschließend wird sie an der Sonne getrocknet.

Pao Zhi
Cù Yán Hú Suǒ: Das Rhizom wird mit Essig versetzt. Wenn die Droge den Essig aufgenommen hat, wird sie über mildem Feuer trockengeröstet und anschließend geschnitten. Auf 100 kg Droge kommen 20 kg Essig. Es gibt zwar mehrere Pao-Zhi-Methoden, doch diese ist die wirksamste und beste.

Standard-Abgabeform in der Apotheke ist Cù Yán Hú Suo, auch wenn die Rezeptur nur „Yán Hú Suǒ" oder „Corydalis rhizoma" vorgibt.

Qualität
Die Wirkstoffanalyse hat bestätigt, dass Cù Yán Hú Suo die wirksamste Form ist. Durch die Verarbeitung mit Essig werden die Alkaloide als Salze wasserlöslich und erhöhen dadurch den in Wasser gelösten Alkaloidanteil. (Zhang Zhi Jie: Hei Long Jiang Journal of TCM 5, 39, 1984.)

Eigenschaften
Geschmacksrichtung: bitter, scharf
Temperaturverhalten: warm
Wirkungsort/Meridian: Leber, Milz

Wirkung und Anwendung
Blutbewegend, Qi bewegend, schmerzstillend.

Die Droge kann sowohl eine Qi-Stagnation als auch eine Blutstase im Qi-Kreislauf beseitigen. Bei Brust-Bi mit Schmerzen wird sie mit Trichosanthis fructus/Guā Lǒu, Allii macrostemonis bulbus/Xiè Bái, Salviae miltiorrhizae radix/Dān Shēn und Chuanxiong rhizoma/Chuān Xiōng kombiniert. Bei Magenschmerzen setzt man sie zusammen mit Atractylodis macrocephalae rhizoma/Bái Zhū, Aurantii fructus immaturus/Zhī Shí und Paeoniae alba radix/Bái Sháo ein. Falls Kälte vorhanden ist, wird noch Cinnamomi ramulus/Guì Zhī und Alpiniae officinarum rhizoma/Gāo Liáng Jiāng dazu gegeben. Ist noch Hitze vorhanden, fügt man Gardeniae fructus/Zhī Zǐ und Toosendan fructus/Chuān Liàn Zǐ hinzu.

Bei Schmerzen unter den Rippenbögen aufgrund einer Qi-Stagnation wird die Droge zusammen mit Bupleuri radix/Chái Hú und Cyperi rhizoma/Xiāng Fù verordnet.

Bei Schmerzen während der Menstruation, die durch eine Leber-Qi-Stagnation verursacht werden, sowie bei Bauchschmerzen nach einer Geburt wird sie mit Angelicae sinensis radix/Dāng Guī und Cyperi rhizoma/Xiāng Fù verabreicht.

Bei Sportverletzungen kombiniert man sie mit Olibanum/Rǔ Xiāng und Myrrha/Mò Yào und bei einem Wind-Nässe-Bi-Syndrom mit Gentianae macrophyllae radix/Qín Jiāo und Cinnamomi ramulus/Guì Zhī.

Dosierung
3 bis 9 g, als Pulver 1,5 bis 3 g

Inhaltsstoffe
Über 20 Alkaloide: D-Corydalin, (R)-Tetrahydropalmatin, Protopin, L-Tetrahydrocoptisin, DL-Tetrahydrocoptisin, L-Tetrahydrocolumbamin, D-Corybubin, Dehydrocorydalin. Laut Chin. Ph. soll der Gehalt an Tetrahydropalmatin mindestens 0,050 % betragen.

Pharmakologie
(R)-Tetrahydropalmatin ist der Hauptwirkstoff. Er wirkt zentral analgetisch und sedativ. Dehydrocorydalin reduziert die Magensaftsekretion, wirkt antiulzerativ (Magen-, Zwölffingerdarm-Ulkus), erweitert die Koronargefäße, erweitert die Durchblutung der Koronargefäße und des Herzmuskels und wirkt antispastisch.

Unerwünschte Wirkungen und Gegenanzeigen
Die Droge ist während der Schwangerschaft kontraindiziert. Auch bei Qi- und Blut- Mangel sowie bei einer verfrühten Menstruation darf sie nicht benutzt werden.

12.1.6 Curcumae longae rhizoma – Curcumawurzelstock – Jiāng Huáng, 姜黄

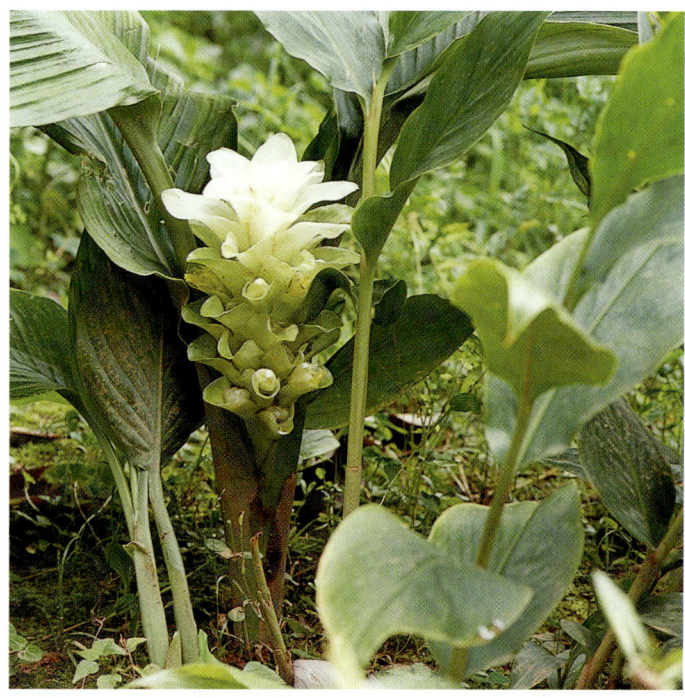

Abb. 1: Gelbwurz, *Curcuma longa* L. (Jiāng Huáng)

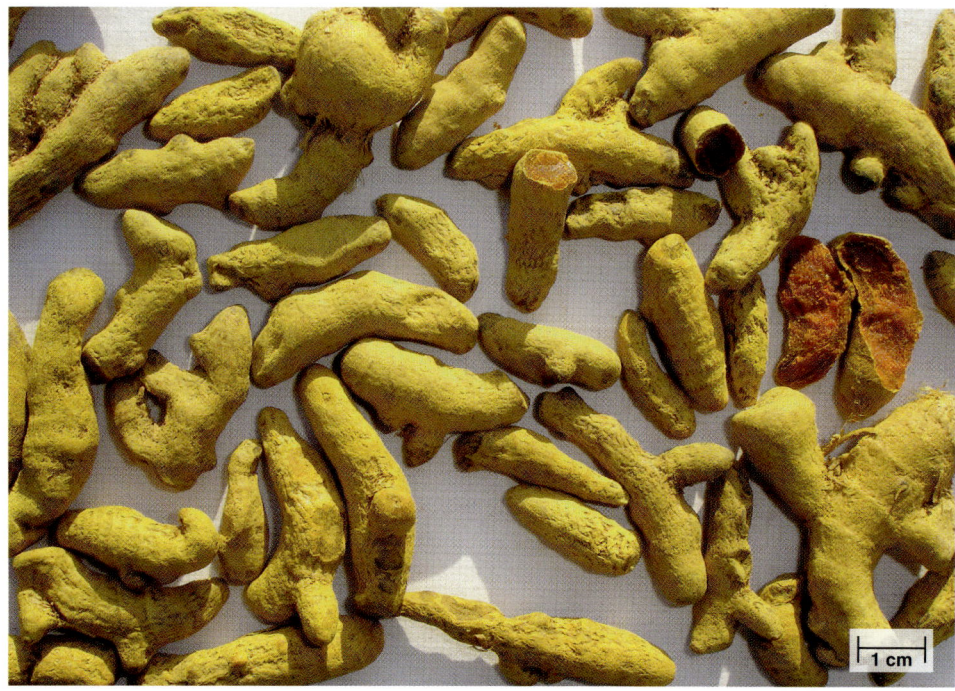

Abb. 2: Curcumawurzelstock, Curcumae longae rhizoma (Jiāng Huáng), Ganzdroge. Bei guter Qualität ist Jiāng Huáng fest, mit goldener Innenfarbe, intensiv aromatisch und scharf.

Herkunft
Das getrocknete Rhizom von *Curcuma longa* L. (Jiāng Huáng), Zingiberaceae

Ernte und Verarbeitung
Der Wurzelstock wird im Herbst oder Winter ausgegraben, gewaschen und vollständig – einschließlich des Rhizomkerns – gargekocht oder gargedämpft. Anschließend wird er an der Sonne getrocknet und zuletzt von den feinen Nebenwurzeln befreit.

Pao Zhi
Kein Pao Zhi üblich

Qualität
Je goldener die Oberfläche, je mehliger die Konsistenz, je stärker und charakteristischer der Curcuma-Duft, desto besser ist die Qualität. Das verzweigte Nebenrhizom ist wirksamer als der ovale oder spindelförmige Rhizomkopf.

Eigenschaften
Geschmacksrichtung:	scharf, bitter
Temperaturverhalten:	warm
Wirkungsort/Meridian:	Milz, Leber

Wirkung und Anwendung
Blutstase zerstreuend, Qi-Bewegung fördernd, Menstruation in Gang bringend, Meridiane befreiend, schmerzstillend, Wind und Kälte nach außen treibend.

Bei durch Qi- und Blutstase verursachten Brust- und Bauchschmerzen sowie Amenorrhö wird die Droge in Kombination mit Angelicae sinensis radix/Dāng Guī, Paeoniae radix alba/Bái Sháo, Carthami flos/Hóng Huā und Corydalis rhizoma/Yán Hú Suǒ verabreicht.

Bei Wind-Kälte-Nässe-Bi in Armen und Schultern wird die Droge eingesetzt, um das Blut und die Qi-Bewegung zu regulieren. Dafür wird sie oft in Kombination mit Notopterygii rhizoma et radix/Qiāng Huó, Erythrinae cortex/Hǎi Tōng Pí, Angelicae sinensis radix/Dāng Guī und Paeoniae radix alba/Bái Sháo verordnet.

Bei Yang-Geschwüren im Anfangsstadium (rötlich, schmerzhaft) wird die Droge zusammen mit Rhei radix et rhizoma/Shēng Dà Huáng, Curcumae longae rhizoma/Jiāng Huáng, Angelicae dahuricae radix/Bái Zhǐ, Arisaematis rhizoma praep./Zhì Tiān Nān Xīng und Trichosanthis radix/Tiān Huā Fěng (alle pulverisiert) angewendet. Diese Kombination ist auch zur äußerlichen Anwendung bei Prellungen und Bi-Syndrom (Kälte, Nässe, Wind) gut zu gebrauchen.

Dosierung
3 bis 9 g. Bei äußerlicher Anwendung eine ausreichende Menge als Pulver mit Sesam- oder Rapsöl zu einer Paste vermischen und auf die betroffene Stelle auftragen.

Inhaltsstoffe
Curcumin (nach Chin. Ph. mindestens 1,0 %), ätherisches Öl mit Turmeron, Zingeron (Zingiberon), Phellandren, Cineol, Sabinen und Borneolum

Pharmakologie
Senkt die Triglycerid- und Cholesterin-Plasmaspiegel. Curcumin verbessert die Durchblutung des Herzmuskels. Curcuma-Extrakt erhöht die fibrolytische Wirkung und hemmt die Blutplättchen-Aggregation. Die Droge erhöht die Gallensaftsekretion.

Unerwünschte Wirkungen und Gegenanzeigen
Kontraindiziert in der Schwangerschaft

12.1.7 Curcumae radix – Curcumawurzelknollen – Yù Jīn, 郁金

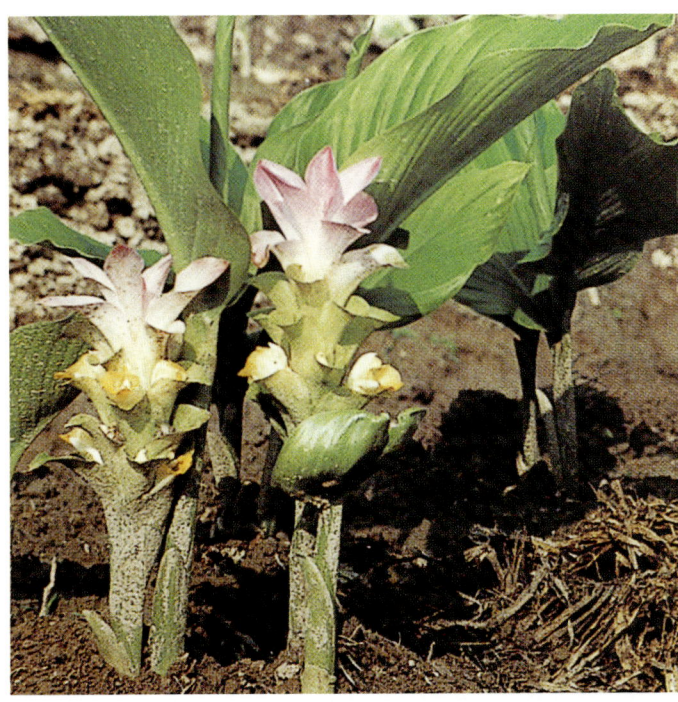

Abb. 1: Curcuma, *Curcuma wenyujin* Y. H. Chen. & C. Ling (Wēn Yù Jīn)

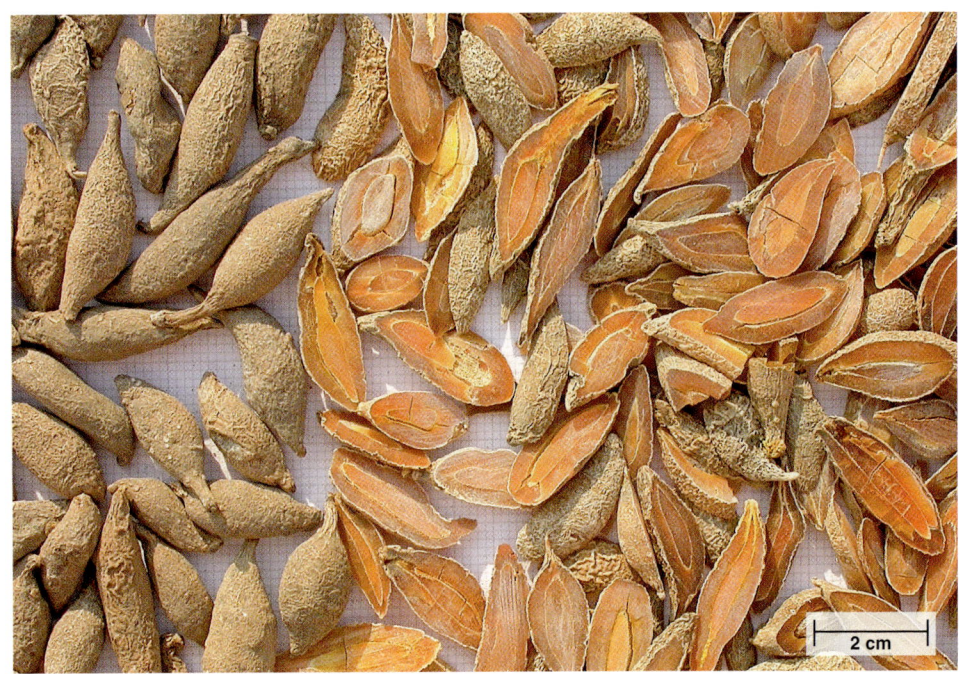

Abb. 2: Curcumawurzelknollen, Curcumae radix (Yù Jīn). Von Yù Jīn gibt es sehr viele Handelswaren. Die Abbildung zeigt die beste Handelsware Huáng Sī Yù Jīn als Ganzdroge und Schnittdroge (längs). Huáng Sī bedeutet gelber Faden (zu sehen am hellgelben Kambiumring). Der Bruch (rechts) ist gelborange bis golden.

Herkunft
Die getrockneten Wurzelknollen von *Curcuma wenyujin* Y. H. CHEN et C. LING (Wēn Yù Jīn), *Curcuma longa* L. (Huáng Sī Yù Jīn), *Curcuma kwangsiensis* S. G. LEE et C. F. LIANG (Guǎng Yù Jīn, Guì Yù Jīn) oder *Curcuma phaeocaulis* VAL. (Lǜ Sī Yù Jīn), Zingiberaceae

Ernte und Verarbeitung
Die Wurzelknollen werden im Herbst oder Winter, wenn Stängel und Blätter verwelkt sind, ausgegraben, von anhaftendem Erdreich und den feinen Nebenwurzeln befreit, gargekocht oder gargedämpft und an der Sonne getrocknet. Sie wird danach gewaschen, durchfeuchtet und in dünne Scheiben geschnitten.

Pao Zhi
Kein Pao Zhi üblich

Qualität
Huáng Sī Yù Jīn wird aufgrund ihres stärkeren charakteristischen Duftes und des goldfarbenen Bruchs als qualitativ beste Yu Jin bewertet. Der Anteil ihres ätherischen Öls liegt mit 1,2 bis 1,5 % weit über dem Wert der anderen genannten Stammpflanzen mit 0,4 bis 0,7 %. Die Handelswaren haben häufig einen säuerlichen Geruch, der auf eine schlechte Qualität hinweist.

Eigenschaften
Geschmacksrichtung: scharf, bitter
Temperaturverhalten: kalt
Wirkungsort/Meridian: Leber, Herz, Lungen

Wirkung und Anwendung
Qi bewegend und Blutstase lösend, pathologische Hitze im Herzbeutel kühlend, Stimmungslage aufheiternd, Leber-Qi-Stau befreiend, Gallenfluss begünstigend, Gelbsucht zurückdrängend.

In Rezepturen wird Curcumae radix/Yù Jīn oft mit Curcumae longae radix (Jiāng Huáng) oder Curcumae rhizoma (É Zhú) verwechselt.

Bei Regelstörung oder Regelschmerzen mit Oberbauchschmerzen (unter den Rippenbögen) sowie Völlegefühl, die durch einen Leber-Qi-Stau verursacht werden, wird Curcumae radix/Yù Jīn zusammen mit Salviae miltiorrhizae radix et rhizoma/Dān Shēn, Cyperi rhizoma/Xiāng Fù und Aurantii fructus/Zhǐ Qiào verabreicht. Bei einem Leber-Qi-Stau mit Hitze, z. B. bei Schmerzen vor der Regel mit Leber-Hitze, wird die Droge mit Bupleuri radix et rhizoma/Chái Hú, Paeoniae radix alba/Bái Sháo, Cyperi rhizoma/Xiāng Fù, Angelicae sinensis radix/Dāng Guī und Paeoniae radix alba/Bái Sháo kombiniert. Bei Knoten unter den Rippen wird sie mit Salviae miltiorrhizae radix/Dān Shēn, Trionycis carapax/Biē Jiǎ, Lycopi herba/Zé Lán und Citri reticulatae pericarpium viride/Qīng Pí verordnet.

Bei Blut-Hitze und Hitze-Schleim im Herzen, die Symptome wie Bewusstlosigkeit, Nervosität, Schlaflosigkeit, Verrücktheit und Epilepsie verursachen, kann Curcumae radix/Yù Jīn die Hitze kühlen und die Blutstase lösen, wodurch Schleim abtransportiert werden kann. Hier wird die Droge in Kombination mit Coptidis rhizoma/Huáng Lián, Bambusae concretio silicea/Tiān Zhú Huáng, Bovis calculus/Niú Huáng, Polygalae radix/Yuǎn Zhì und Acori tatarinowii rhizoma/Shí Chāng Pú eingesetzt.

Bei Schizophrenie mit Unruhe, Schlaflosigkeit, unkontrolliertem Lachen und Schimpfen lautet die Rezeptur von Professor Jiao Shu De: Curcumae radix/Yù Jīn 6 g, Cyperi rhizoma/Xiāng Fù 3 g, Paeoniae radix alba/Bái Sháo 6 g, Haematitum/Zhě Shí 15 g, Bambusae caulis in taeniam/Zhú Rú 15 g, Bambusae concretio silicea/Tiān Zhú Huáng 6 g, Arisaematis rhizoma praep. cum belle/Dǎn Nán Xīng 6 g, Polygalae radix/Yuǎn Zhì 3 g, Acori tatarinowii rhizoma/Shí Chāng Pú 6 g, Pinelliae rhizoma praep./Fǎ Bàn Xià 3 g, Poria/Fú Líng 3 g, Coptidis rhizoma/Huáng Lián 1,5 g, Eisenspäne/Shēng Tiě Luò 1,5 g, Rhei radix et rhizoma/Shēng Dà Huáng 3 g.

Bei Erbrechen von Blut, blutigem Husten, Nasenbluten, bei Hitze, die durch einen Leber-Qi-Stau entstanden ist, bei Leberfeuer, Blut-Hitze und Nasenbluten während der Regel wird Curcumae radix/Yù Jīn mit Rehmanniae radix/Shēng Dì Huáng, Moutan cortex/Mǔ Dān Pí, Gardeniae fructus/Zhī Zǐ, Achyranthis bidentatae radix/Niú Xī und Lycopi herba/Zé Lán kombiniert.

Bei Gelbsucht oder Gallensteinen wird die Droge oft zusammen mit Artemisiae scopariae herba/Yīn Chén und Gardeniae fructus/Zhī Zǐ verordnet.

Dosierung
3 bis 9 g

Inhaltsstoffe
Ätherisches Öl, Curcumin, α-Pinen, β-Pinen, Curcumene, Coumaroylferuloylethan, Di-*p*-coumaroyl-methan, Camphene, Ferulasäure

Pharmakologie
Hemmt die Bildung arteriosklerotischer Plaques in Arterien von Kaninchen, erhöht die Gallensaftsekretion, wirkt analgetisch, Leber schützend, antiseptisch, antiphlogistisch

Unerwünschte Wirkungen und Gegenanzeigen
Kontraindiziert bei Schmerzen ohne Blutstase und in der Schwangerschaft. Die Droge darf nicht zusammen mit Nelken (Caryophyllae flos/Ding Xiang) eingesetzt werden.

12.1.8 Curcumae rhizoma – Zitwerwurzelstock – É Zhū, 莪术

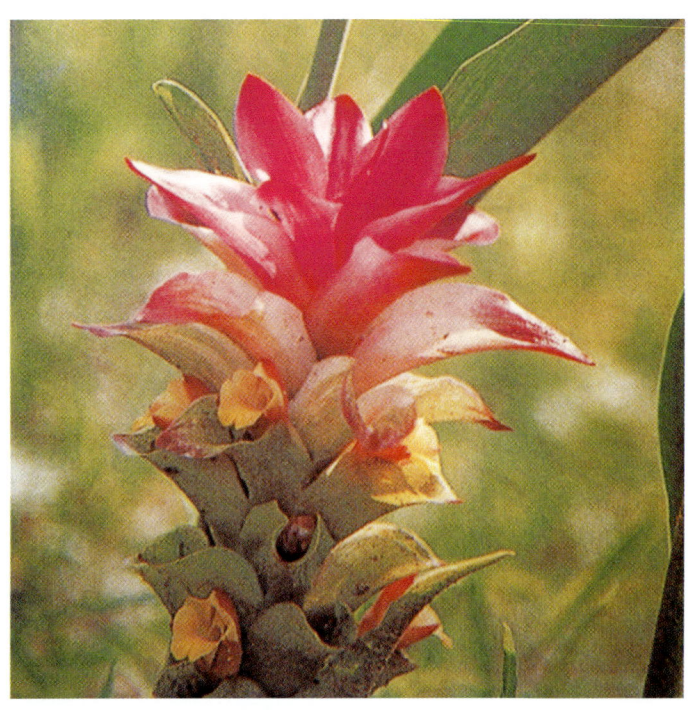

Abb. 1: Zitwer, *Curcuma kwangsiensis* S. G. Lee et C. F. Liang (Guǎng Xī É Zhū), Blütenstand

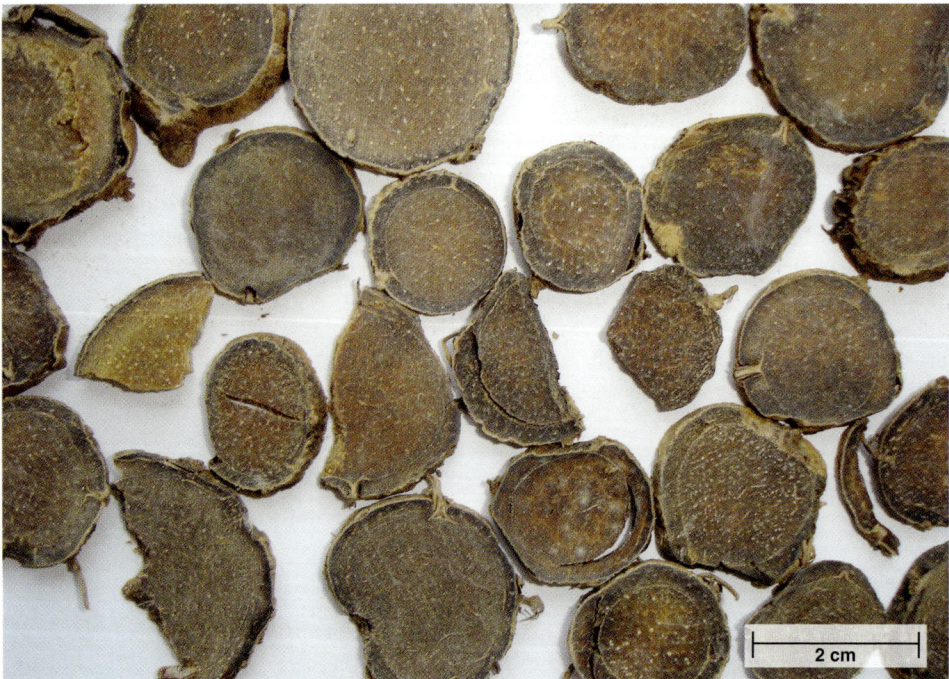

Abb. 2: Zitwerwurzelstock, Curcumae rhizoma (É Zhū), Schnittdroge

Herkunft
Das getrocknete Rhizom von *Curcuma phaeocaulis* Val. (Péng É Zhū), *Curcuma kwangsiensis* S.G. Lee et C.F. Liang (Guǎng Xī É Zhū) oder *Curcuma wenyujin* Y.H. Chen et C. Ling (Wēn É Zhū), Zingiberaceae

Ernte und Verarbeitung
Der Wurzelstock wird im Herbst oder Winter, wenn Stängel und Blätter welk werden, ausgegraben, gewaschen und so lange gedämpft oder gekocht, bis im Zentrum keine rohen Stellen mehr vorhanden sind. Nach dem Trocknen werden die feinen Nebenwurzeln entfernt.

Pao Zhi
Cù Zhì É Zhū: Die geschnittene É Zhū wird mit Essig versetzt, bis sie völlig durchfeuchtet ist. Danach wird die Droge auf mildem Feuer unter ständigem Rühren so lange geröstet, bis sie eine leicht gelbe Farbe angenommen hat. Cù Zhì ist die Standard-Abgabeform. Die unbehandelte Droge ist nicht verwendbar.

Qualität
Gleichmäßige Stückgröße, harte Konsistenz und feine Oberfläche ohne Faserwurzeln gelten als Zeichen guter Qualität. É Zhū aus Guang Xi hat die beste Qualität.

Eigenschaften
Geschmacksrichtung: scharf, bitter
Temperaturverhalten: warm
Wirkungsort/Meridian: Leber, Milz

Wirkung und Anwendung
Blutstase und Qi-Stagnation zerstreuend, Qi bewegend, schmerzstillend.

Die Droge wird bei Amenorrhö, Bauchschmerzen, Knoten und Ansammlungen, die durch eine Qi- und Blut-Stagnation verursacht wurden, eingesetzt. Durch ihren scharfen und bitteren Geschmack wirkt sie zerstreuend auf jede Stauung. Bei Ansammlungen in Form von Knoten wird sie oft zusammen mit Sparganii rhizoma/Sān Léng verabreicht. Um Schmerzen zu stillen, ist das folgende Drogentrio bekannt: Sparganii rhizoma/Sān Léng, Salviae miltiorrhizae radix et rhizoma/Dān Shēn und Trionycis carapax/Biē Jiǎ. Die Kombination Sparganii rhizoma/Sān Léng und Curcumae rhizoma/É Zhū wird in China auch bei bösartigen Tumoren, u.a. bei Gebärmutterhalskrebs, eingesetzt.

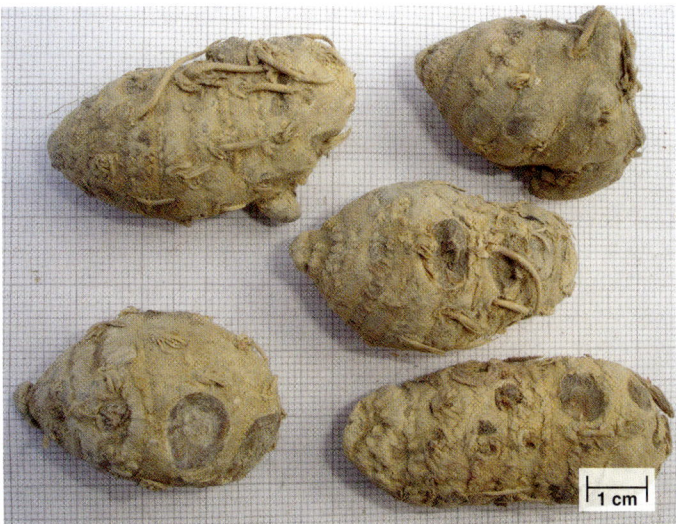

Abb. 3: Zitwerwurzelstock, Curcumae rhizoma (É Zhū), Ganzdroge

Bei Lebensmittelstau, Verdauungsproblemen, Völlegefühl sowie Bauchschmerzen, wird die Droge oft in Kombination mit Sparganii rhizoma/Sān Léng, Aucklandiae radix/Mù Xiāng, Aurantii fructus immaturus/Zhǐ Shí und Crataegi fructus/Shān Zhā verwendet.

Dosierung
6 bis 9 g

Inhaltsstoffe
Ätherisches Öl, Curcumol, Curcumenol, Curzerenon, Curzeren, Curcumadiol, β-Pinen, Campher. Laut Chin. Ph. soll der Gehalt an ätherischem Öl mindestens 1,5 % betragen.

Pharmakologie
Antikarzinogen, Immunsystem stärkend, hemmt die Aggregation der Blutplättchen, aktiviert glatte Muskulatur von Magen und Darm, antiseptisch

Unerwünschte Wirkungen und Gegenanzeigen
Kontraindiziert in der Schwangerschaft und bei übermäßiger Menstruationsblutung. Da diese Droge das Qi stark zerstreut, darf sie bei einer Milz-Qi-Schwäche nur mit Milz-Qi tonisierenden Kräutern, wie z.B. Atractylodis macrocephalae rhizoma/Bái Zhū und Codonopsis radix/Dǎng Shēn, verabreicht werden.

12.1.9 Cyathulae radix – Cyathula-Wurzel – Chuān Niú Xī, 川牛膝

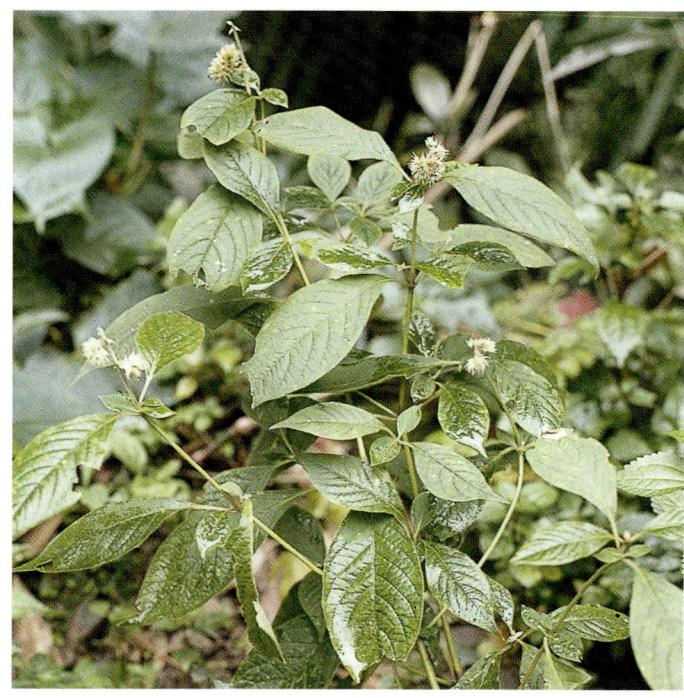

Abb. 1: Cyathula, *Cyathula officinalis* Kuan (Chuān Niú Xī)

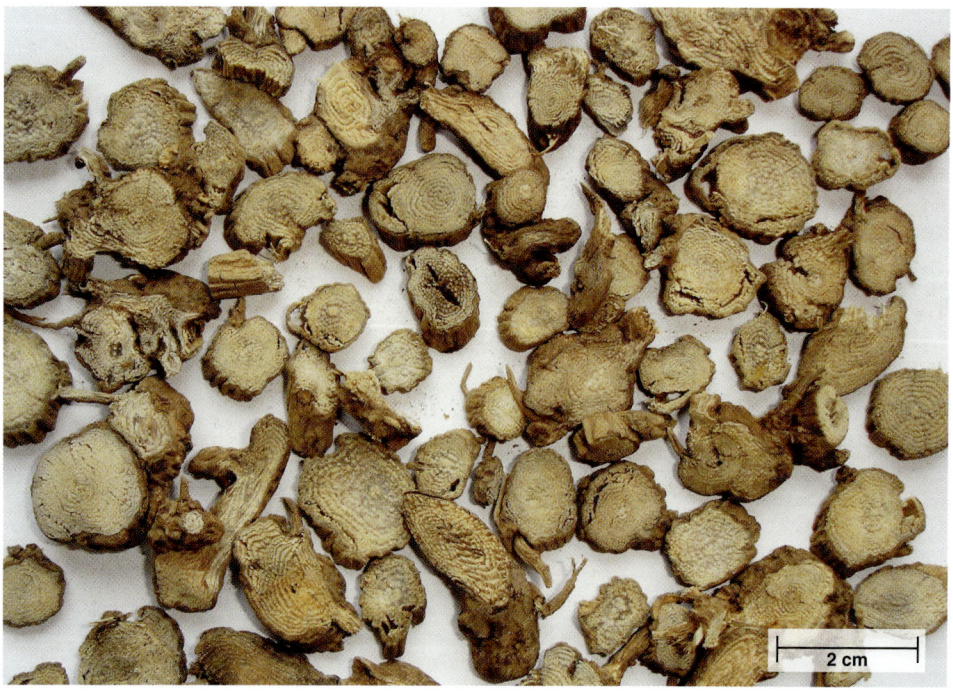

Abb. 2: Cyathula-Wurzel, Cyathulae radix (Chuān Niú Xī), Schnittdroge. Dicke, lange Wurzeln mit wenigen Verzweigungen, einem hellgelblichen Bruch und etwas weicher Konsistenz gelten als gute Qualität. Die Verarbeitung der abgebildeten Droge ist nicht sehr gut, da die Nebenwurzeln nicht entfernt wurden.

Herkunft
Die getrocknete Wurzel von *Cyathula officinalis* KUAN (Chuān Niú Xī), Amaranthaceae.

Ernte und Verarbeitung
Die Wurzel wird im Herbst und Winter ausgegraben, und von Wurzelkopf, Nebenwurzeln sowie anhaftender Erde und Sand befreit. Dann wird sie an der Sonne oder unter milder Wärmezufuhr zunächst vorgetrocknet und abgewartet, bis auch ihre innere Feuchtigkeit nach außen gedrungen und ihre Oberfläche wieder feucht geworden ist. Anschließend wird die Droge weiter getrocknet. In der Praxis wird sie dann oft noch geschwefelt, um Insekten abzutöten und ihre Haltbarkeit zu verlängern.

Pao Zhi
Jiǔ Chuān Niú Xī: Die geschnittene Wurzel wird solange in Reiswein gelegt, bis sie die Flüssigkeit aufgenommen hat. Danach wird sie über mildem Feuer trockengeröstet. Auf 100 kg Droge kommen 10 kg Reiswein. Hierdurch verstärkt man ihre blutbewegende Wirkung.

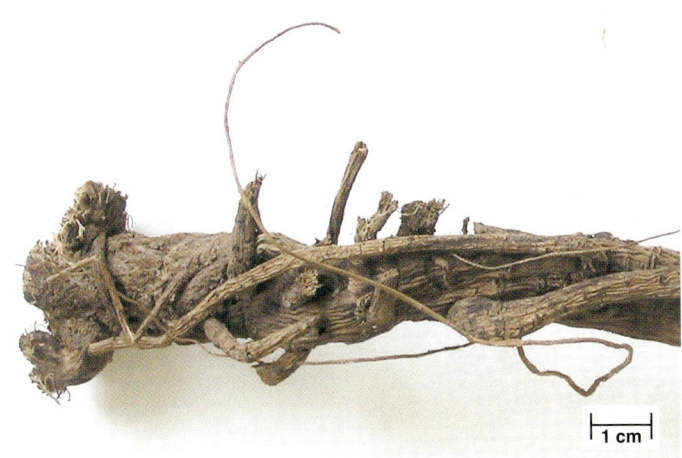

Abb. 3: Cyathula-Wurzel, Cyathulae radix (Chuān Niú Xī), Ganzdroge

Eigenschaften
Geschmacksrichtung: süß, leicht bitter
Temperaturverhalten: neutral
Wirkungsort/Meridiane: Leber, Nieren

Wirkung und Anwendungen
Blutstase beseitigend, ausgebliebene Menstruation wieder in Gang bringend; Gelenke beweglich, Harn treibend bei Strangurie.

Der chinesische Name Chuān Níu Xī bedeutet, dass die Droge eine Níu Xī aus Si Chuan ist. Sie wirkt daher ähnlich wie Achyranthis bidentatae radix/Níu Xī. Cyathulae radix/Chuān Níu Xī ist stärker bei der Beseitigung einer Blutstase und schwächer in der tonisierenden Wirkung von Leber und Niere als Achyranthis bidentatae radix/Níu Xī, Cyathulae radix/Chuān Níu Xī verwendet man weiter bei Zysten, Retention des Mutterkuchens, Gelenkschmerzen und Sportverletzungen.

Dosierung
4,5 bis 9 g

Unerwünschte Wirkungen und Gegenanzeigen
Kontraindiziert während der Schwangerschaft

12.1.10 Leonuri fructus – Chinesische Mutterkrautfrüchte – Chōng Wèi Zǐ, 茺蔚子

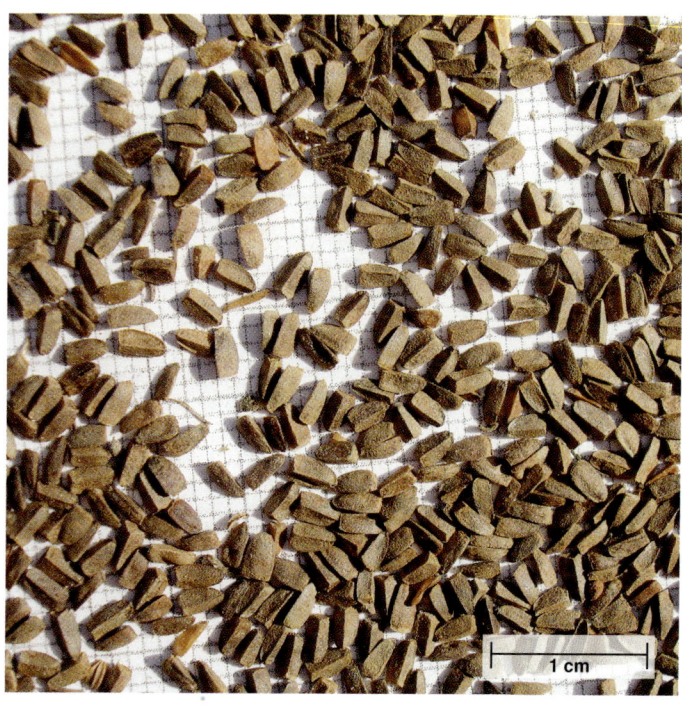

Abb. 1: Chinesische Mutterkrautfrüchte, *Leonuri fructus* (Chōng Wèi Zǐ), Ganzdroge

Herkunft
Die getrocknete Frucht von *Leonurus japonicus* HOUTT. (Yì Mǔ Cǎo), Lamiaceae.

Ernte und Verarbeitung
Die reifen Früchte werden im reifen Zustand im Herbst geerntet, getrocknet und von Verunreinigungen befreit.

Pao Zhi
Chǎo Chōng Wèi Zǐ: Die Droge wird nach der „Qing Chao"-Methode geröstet.

Eigenschaften
Geschmacksrichtung: scharf, bitter
Temperaturverhalten: leicht kalt
Wirkungsort/Meridian: Leber, Herzperikarp

Wirkung und Anwendung
Neben ihrer Blut bewegenden und die Mestruation regulierenden Wirkung kühlt Leonuri fructus/Chōng Wèi Zǐ Leber-Hitze und klärt die Augen. Bei roten Augen, Schwindel und Grauem Star wird sie mit Erfolg angewandt. Auch in der Behandlung von Hypertonie hat sie sich bewährt.

Dosierung
4,5 bis 9 g

Unerwünschte Wirkungen und Gegenanzeigen
Bei Einnahme von 30 g Pulver können ein Druckgefühl in der Brust, Kraftlosigkeit sowie Bewegungsschwierigkeiten in den Beinen auftreten. Die Droge wird nur noch selten eingesetzt, daher ist die Ware häufig schon sehr alt.

12.1.11 Leonuri herba – Chinesisches Mutterkraut – Yì Mǔ Cǎo, 益母草

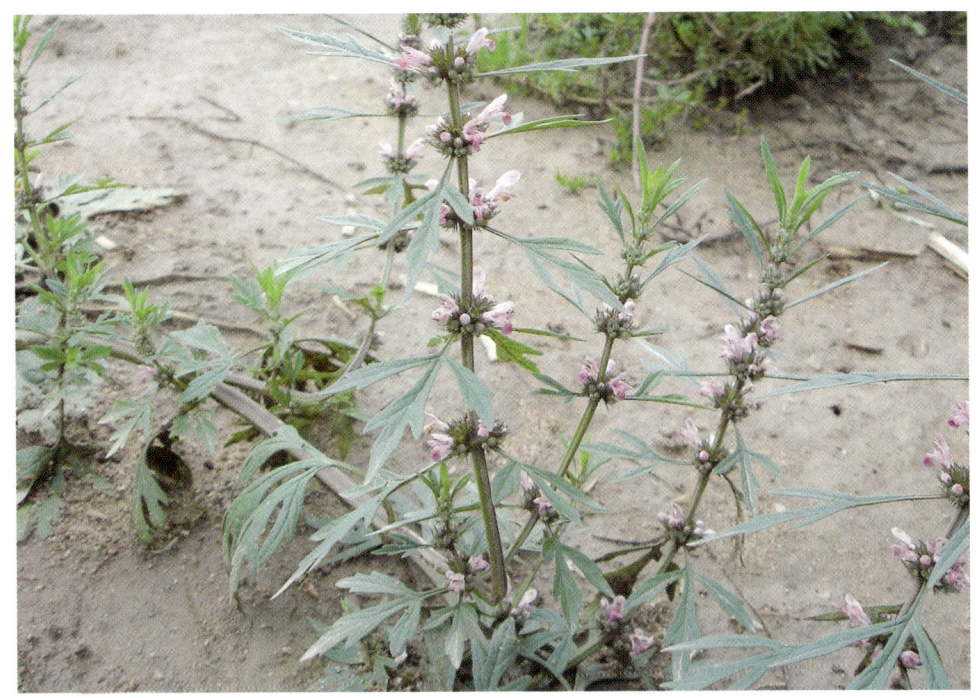

Abb. 1: Chinesisches Mutterkraut, *Leonurus japonicus* HOUTT. (Yì Mǔ Cǎo)

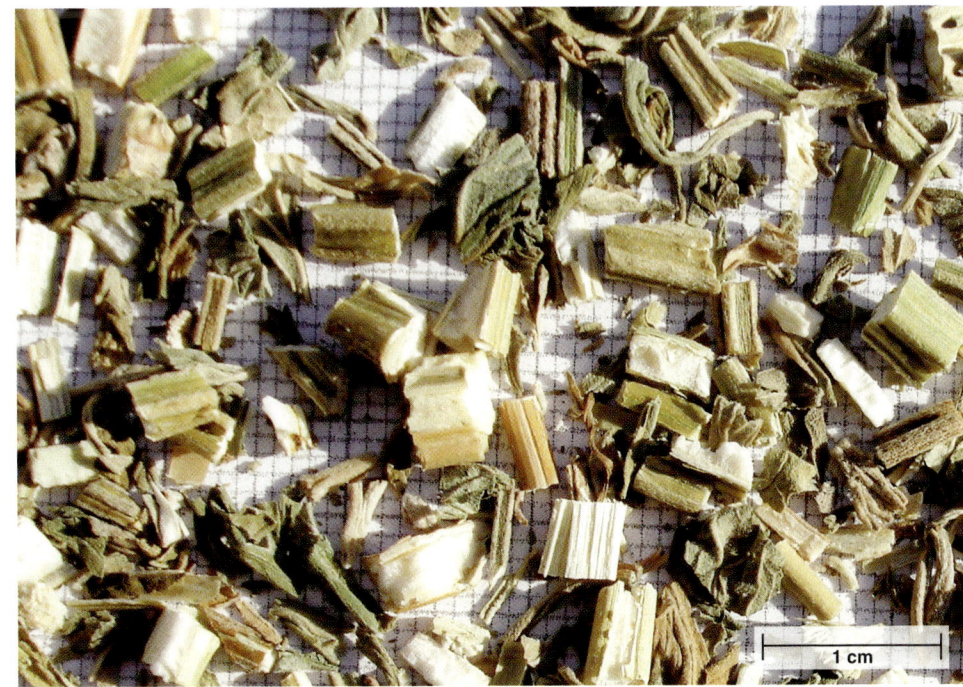

Abb. 2: Chinesisches Mutterkraut, Leonuri herba (Yì Mǔ Cǎo), Schnittdroge

Blutbewegende und Stase lösende Drogen

Herkunft
Die getrockneten oberirdischen Teile von *Leonurus japonicus* Houtt. (Yì Mǔ Cǎo), Lamiaceae

Ernte und Verarbeitung
Die Pflanze wird im Sommer vor oder bei Beginn ihrer Blüte geschnitten und an der Sonne getrocknet.

Pao Zhi
Kein Pao Zhi üblich

Eigenschaften
Geschmacksrichtung:	bitter, scharf
Temperaturverhalten:	leicht kalt
Wirkungsort/Meridian:	Leber, Herzperikard

Wirkung und Anwendung
Blut bewegend, Menstruation regulierend, Wasser ausleitend, abschwellend.

Leonuri herba/Yì Mǔ Cǎo ist eine wichtige Droge in der Gynäkologie. Sie wird bei Regelstörungen, Regelschmerzen, Amenorrhö und bei unterbrochener, nicht frei fließender Menstruation eingesetzt. Weitere Indikationen sind Bauchschmerzen nach der Geburt und Lochienstauung, die durch eine Blutstase entstanden sind. Sie erleichtert die Geburt und treibt die Nachgeburt aus. Leonuri herba/Yì Mǔ Cǎo steigert die Empfänglichkeit bei Frauen und reguliert die Potenz des Mannes bei einer Blutstase. Die Droge kann allein als Extractum „Yì Mǔ Cǎo Gāo" oder in Kombination mit Angelicae sinensis radix extremitas/Dāng Guī Wěi, Chuanxiong rhizoma/Chuān Xiōng und Paeoniae radix rubra/Chì Sháo verordnet werden.

Leonuri herba/Yì Mǔ Cǎo kann auch Wasser ausleiten. Sie wird daher bei Ödemen und Miktionsstörungen eingesetzt. Bei chronischen und akuten Wasseransammlungen wird sie zusammen mit Imperatae rhizoma/Bái Máo Gēn und Lycopi herba/Zé Lán verabreicht. Neuerdings wird Leonuri herba/Yì Mǔ Cǎo bei Nephritis verordnet.

Bei Sportverletzungen, Geschwüren, Hautjucken und bei koronarer Herzkrankheiten hat sie sich ebenfalls bewährt. Ausgekocht kann sie auch als Badezusatz benutzt werden.

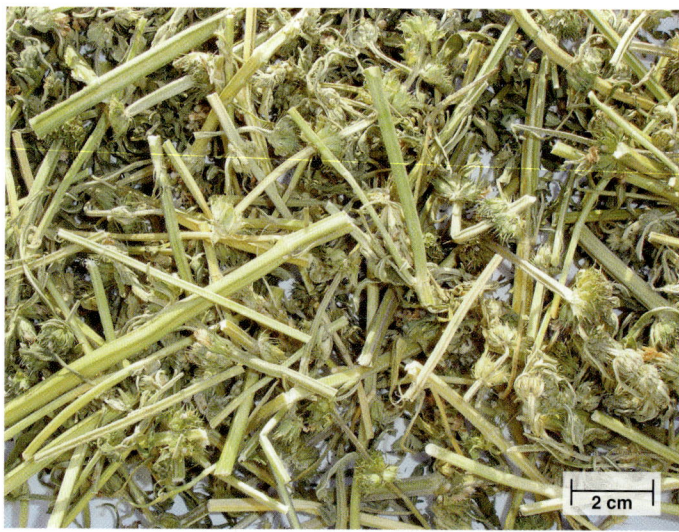

Abb. 3: Chinesisches Mutterkraut, Leonuri herba (Yì Mǔ Cǎo), Ganzdroge

Dosierung
9 bis 30 g, 12 bis 40 g bei frischer Droge

Inhaltsstoffe
Leonurine (A, B), Stachydrin, Leonuridin, Rutin, Benzoesäure, Linolensäure, Laurinsäure, Flavone. Laut Chin. Ph. soll der Gehalt an Stachydrinhydrochlorid mindestens 0,50 % betragen.

Pharmakologie
Verbessert Koronardurchblutung bei Meerschweinchen, verlangsamt die Herzschlagfrequenz, verbessert Mikrozirkulation und hemmt im Experiment die Entstehung von Thrombosen. Sie erweitert die peripheren Blutgefäße, senkt den Blutdruck, wirkt diuretisch, antimykotisch, stimuliert die Gebärmutter und erhöht die Häufigkeit sowie die Intensität der Gebärmutterkontraktion.

Unerwünschte Wirkungen und Gegenanzeigen
Kontraindiziert während der Schwangerschaft, bei Blut-Mangel und bei den oben genannten Krankheiten ohne eine Blutstase.

12.1.12 Lycopi herba – Wolfstrappkraut – Zé Lán, 泽兰

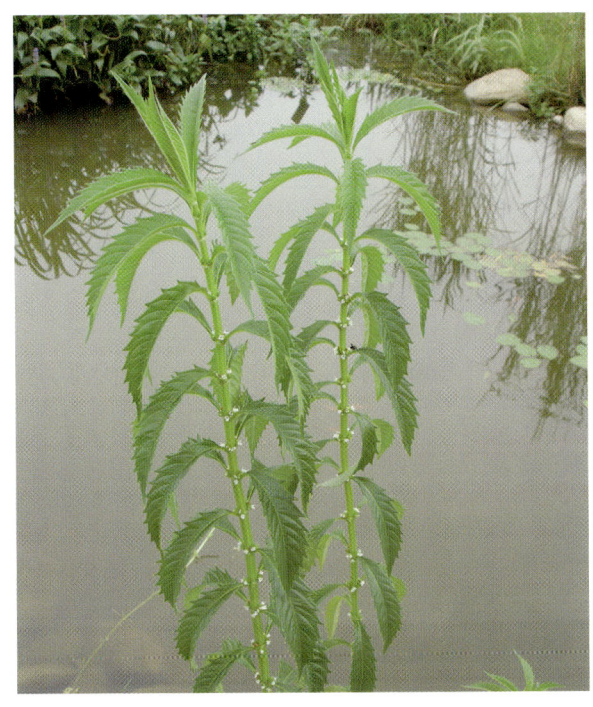

Abb. 1: Wolfstrapp, *Lycopus lucidus* Turcz. var. *hirtus* Regel (Máo Yè Dì Guā Ěr Miáo).

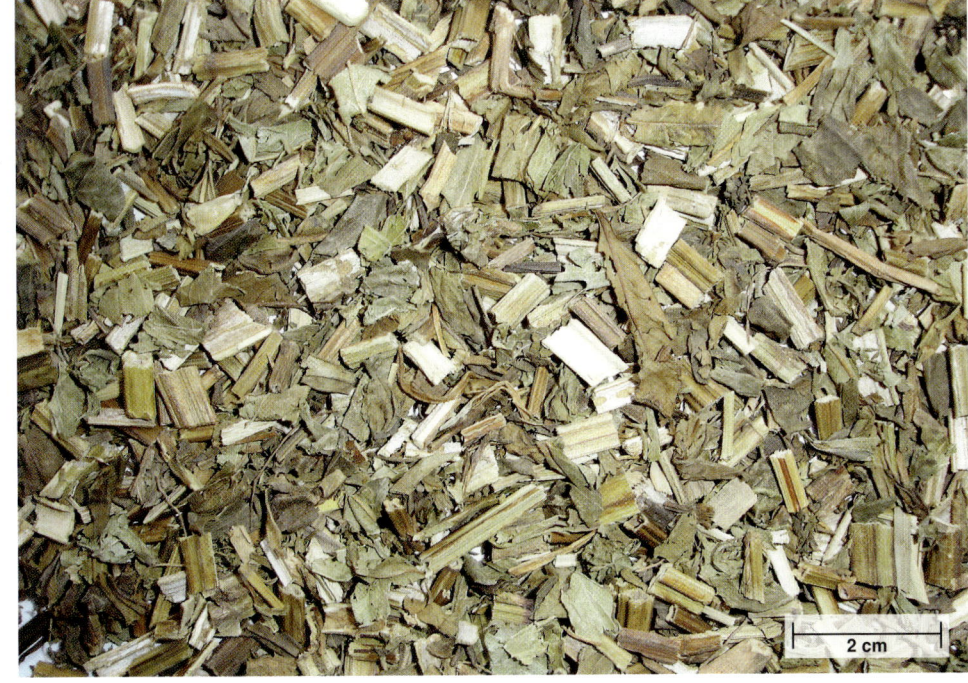

Abb. 2: Wolfstrappkraut, Lycopi herba (Zé Lán), Schnittdroge

Herkunft
Die getrockneten, oberirdischen Teile von *Lycopus lucidus* Turcz. var. *hirtus* Regel (Máo Yè Dì Guā Ěr Miáo), Lamiaceae

Ernte und Verarbeitung
Die oberirdischen Teile werden im Sommer und Herbst, wenn Stängel und Blätter üppig entwickelt sind, geschnitten und an der Sonne getrocknet.

Pao Zhi
Kein Pao Zhi üblich

Eigenschaften
Geschmacksrichtung: bitter, scharf
Temperaturverhalten: leicht warm
Wirkungsort/Meridian: Leber, Milz

Wirkung und Anwwendung
Blutbewegend, Blutstase lösend, Menstruation regulierend, Wasser ausleitend, abschwellend.

Die Droge ist ein wichtiges Mittel in der Gynäkologie. Sie wirkt bei Regelstörungen, Schmerzen während der Menstruation, Amenorrhö und Unterleibschmerzen nach der Geburt bei vorliegen einer Blutstase. Um eine Blutstase zu lösen und eine Leber-Qi-Stagnation zu beseitigen, wird sie oft mit Angelicae sinensis radix/Dāng Guī, Cyperi rhizoma/Xiāng Fù und Chuanxiong rhizoma/Chuān Xiōng kombiniert. Falls ein Blut-Mangel vorhanden ist, sollte die Droge zusammen mit Angelicae sinensis radix/Dāng Guī und Paeoniae radix alba/Bái Sháo verordnet werden.

Bei einer durch Sportverletzung oder Operation verursachten Blutstase mit Schwellungen wird das frische Kraut zur Paste zerstoßen und aufgetragen oder als Dekokt mit Angelicae sinensis radix/Dāng Guī, Olibanum/Rǔ Xiāng und Eupolyphaga sinensis/Dì Biē Chóng getrunken.

Bei Geschwüren wird die Droge mit Lonicerae japonicae flos/Jīn Yín Huā, Coptidis rhizoma/Huáng Lián und Paeoniae radix rubra/Chì Sháo rezeptiert, um die Hitze zu kühlend, zu entgiften und Schwellungen abzubauen.

Bei Ödemen nach der Geburt wird die Droge mit Stephaniae tetrandrae radix/Fěng Fáng Jǐ und bei Aszites mit Atractylodis macrocephalae rhizoma/Bái Zhū, Poria/Fú Líng und Stephaniae tetrandrae radix/Fáng Jǐ kombiniert.

Dosierung
6 bis 12 g, als Dekokt oder Paste bei äußerlicher Anwendung in ausreichende Menge

Inhaltsstoffe
Ätherisches Öl, Flavonoide, Saponine, Tannine, Phenole

Pharmakologie
Herzstärkend, diuretisch

Unerwünschte Wirkungen und Gegenanzeigen
Ohne eine Blutstase darf dieses Mittel nicht verwendet werden.

12.1.13 Myrrha – Vorbehandelte Myrrhe – Mò Yào, 没药

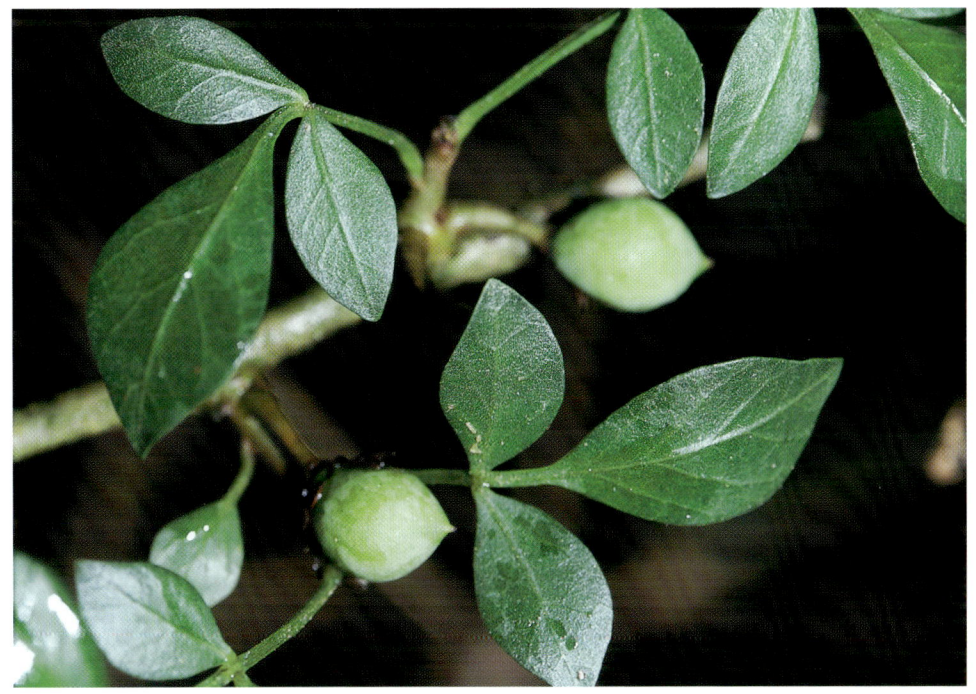

Abb. 1: Myrrhe, *Commiphora myrrha* ENGL. (Mò Yào), Zweig mit Früchten

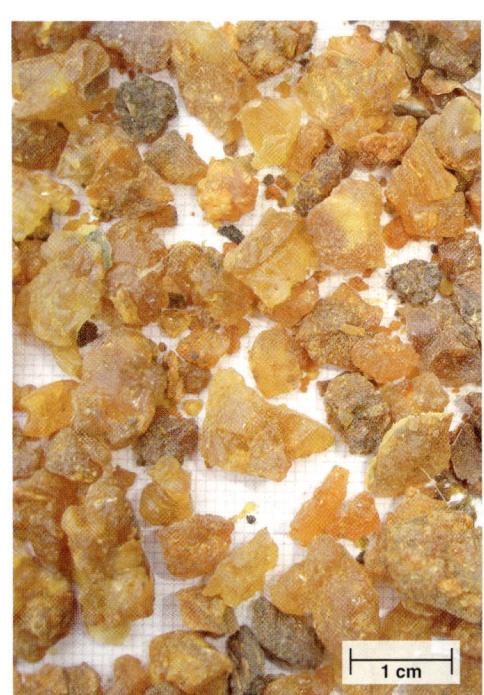 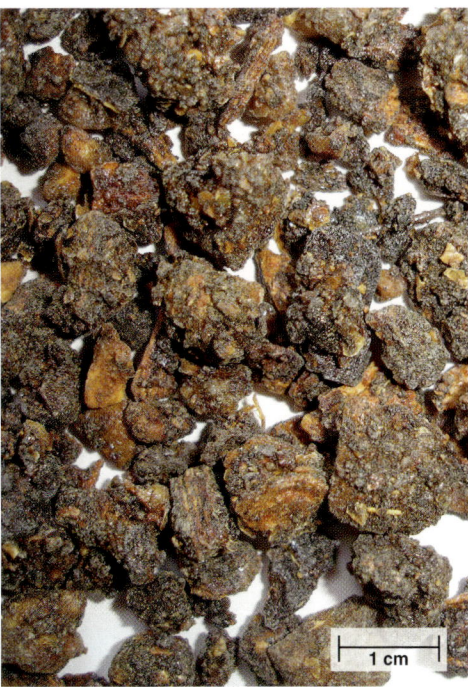

Abb. 2 links: Unbehandelte Myrrhe, Myrrha (Mò Yào). Die Rohdroge ist nicht zur innerlichen Anwendung geeignet.

Abb. 2 rechts: Vorbehandelte Myrrhe, Myrrha (Mò Yào), nach Cu-Zhi-Methode (mit Essig) behandelt. Dies ist die Standard-Abgabeform in der Apotheke.

Herkunft

Das getrocknete und nach dem Pao-Zhi-Verfahren (s.u.) vorbehandelte Harz der Baumrinde der *Commiphora myrrha* ENGL. (Mò Yào) oder anderer Arten der gleichen Gattung, Burseraceae

Pao Zhi

Cù Zhì Mò Yào: Die Droge wird mit Reisessig versetzt und über milden Feuer unter Rühren so lange erhitzt, bis ihre Oberfläche glänzend ist. Auf 100 kg Droge kommen 5 kg Reisessig. Statt Essig kann auch Reiswein verwendet werden.

Die rohe Droge ist sehr magenreizend und führt oft zu Übelkeit und Erbrechen. Daher darf die Droge nur in verarbeiteter Form zur Einnahme verabreicht werden.

Eigenschaften

Geschmacksrichtung: bitter, scharf
Temperaturverhalten: neutral
Wirkungsort/Meridian: Herz, Leber, Milz

Wirkung und Anwendung

Die Droge wirkt ähnlich wie Olibanum/Rǔ Xiāng. Aber Olibanum ist wirksamer, wenn das Qi bewegt werden soll und zur Entspannung der Sehnen. Myrrha/Mò Yào wirkt dagegen besser, wenn eine Blutstase vorhanden ist.

Dosierung

Bis 9 g, wie bei Olibanum/Rǔ Xiāng. Wenn Myrrhe und Weihrauch kombiniert werden, muss die Dosierung für beide auf die Hälfte reduziert werden.

Unerwünschte Wirkungen und Gegenanzeigen

Kontraindiziert in der Schwangerschaft. Als Nebenwirkungen können Übelkeit und Erbrechen auftreten, die durch das Pao-Zhi-Verfahren reduziert werden. Da Myrrha/Mò Yào nicht warm im Temperaturverhalten ist, zerstreut sie nicht das Qi und Blut und kann dadurch etwas länger verabreicht werden.

12.1.14 Olibanum – Vorbehandelter Weihrauch – Rǔ Xiāng, 乳香

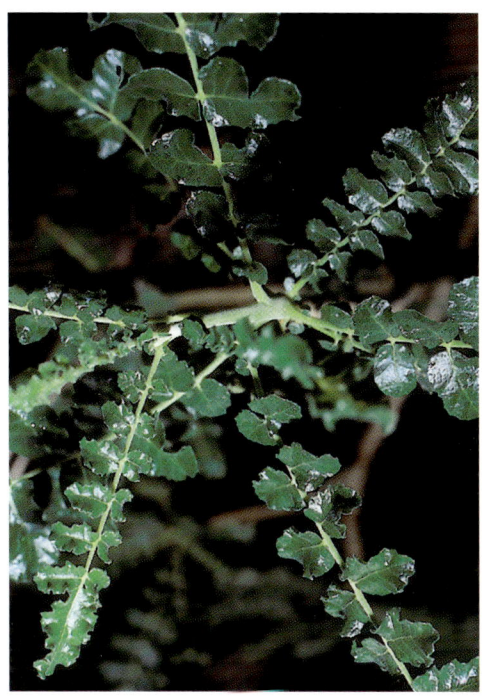

Abb. 1: Weihrauch, *Boswellia sacra*. Die Ware und später auch die Pflanze wurde ursprünglich aus arabischen Ländern und Afrika nach China eingeführt.

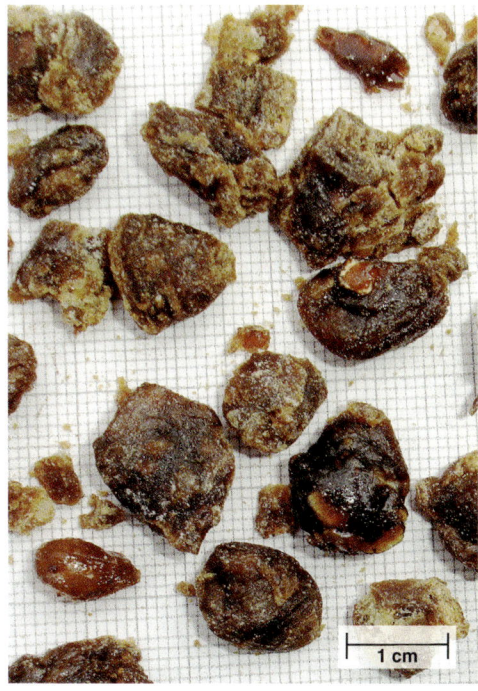 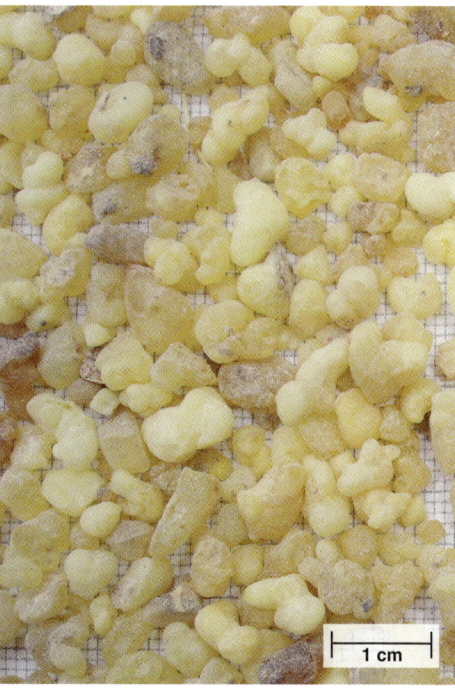

Abb. 2 links: Vorbehandelter Weihrauch, Olibanum (Rǔ Xiāng). Durch die Vorbehandlung werden Nebenwirkungen wie Übelkeit stark reduziert. Daher darf nur die vorbehandelte Droge eingenommen werden.

Abb. 2 rechts: Weihrauch, Olibanum (Rǔ Xiāng), von *Boswellia carterii* Birdwood. Die unbehandelte Droge ist nur zur äußerlichen Anwendung geeignet.

Herkunft

Das getrocknete und nach dem Pao-Zhi-Verfahren (s. u.) vorbehandelte Harz aus der Rinde der *Boswellia carterii* Birdwood oder anderer Arten der gleichen Gattung, Burseraceae. Die Ware kommt heute aus Äthiopien, Indien, dem Iran und dem Irak.

Ernte und Verarbeitung

Die Baumrinde wird von unten nach oben eingeritzt, wodurch Harz austritt. Im Verlauf einiger Tage wird es hart und wird dann gesammelt.

Pao Zhi

Cù Zhì: Mit Essig versetzt und geröstet.
Chǎo Zhì oder Qīng Chǎo: Im Wok geröstet, bis eine glänzende Oberfläche erscheint.

So verarbeitet wird die Droge zur inneren Einnahme benutzt. In verschiedenen Gebieten werden unterschiedliche Pao-Zhi-Methoden angewandt.

Qualität

Hochwertiger Weihrauch hat eine helle Farbe und ist mit schwach grünlichen Strichen versehen. Er riecht würzig-süß mit einer Zitrusnote. Schlechter Weihrauch riecht muffig.

Eigenschaften

Geschmacksrichtung: bitter, scharf
Temperaturverhalten: warm
Wirkungsort/Meridian: Herz, Leber, Milz

Wirkung und Anwendung

Blut bewegend, Qi bewegend, schmerzstillend, abschwellend, Gewebewachstum fördernd.

Da Olibanum/Rǔ Xiāng Blutstase lösend, schmerzstillend und abschwellend wirkt, ist sie eine wichtige Droge in der Chirurgie, Orthopädie und Dermatologie.

Bei Sportverletzungen mit Blutstase wird sie oft mit Myrrha/Mò Yào und Draconis sanguis/Xuě Jié kombiniert (siehe Rezeptur Qi Li San).

Im Anfangsstadium einer Geschwürbildung mit Hitzezeichen wird sie mit Lonicerae japonicae flos/Jīn Yín Huā, Angelicae dahuricae radix/Bái Zhǐ und Myrrha/Mò Yào eingesetzt (siehe Rezeptur Xian Fang Huo Ming Yin). Bei Karbunkeln, Skrofulose und Schleimansammlungen, die einen harten Knoten aufweisen, wird sie mit Myrrha/Mò Yào und Moschus/Shè Xiāng auch äußerlich angewendet. Dagegen wirkt sie bei Geschwüren, die nicht heilen wollen, mit Myrrha/Mò Yào und Catechu herba extractum/Ér Chá am besten. Heute wird sie auch bei Colitis ulcerosa und Frostbeulen eingesetzt.

Bei allen durch eine Blutstase verursachten Beschwerden, wie z. B. Schmerzen in Brust und Bauch, wird die Droge mit Myrrha/Mò Yào, Angelicae sinensis radix/Dāng Guī und Salviae miltiorrhizae radix et rhizoma/Dān Shēn kombiniert. Ein Wind-Kälte-Bi-Syndrom verlangt neben dieser Droge auch noch Notopterygii rhizoma et radix/Qiāng Huó, Angelicae pubescentis radix/Dú Huó und Gentianae macrophyllae radix/Qín Jiāo.

Bei Regelschmerzen und Bauchschmerzen nach der Geburt, die durch eine Blutstase verursacht wurden, ist sie ebenfalls einsetzbar.

Dosierung

3 bis 9 g. Zur innerlichen Anwendung ist die Droge immer erst nach einem Pao-Zhi-Verfahren verwendbar. Bei einer äußerlichen Anwendung kann auch die rohe Droge (als Pulver) eingesetzt werden.

Inhaltsstoffe

α-, β-Boswellsäure, α-Amyrin, Calcium- und Magnesiumsalz der Arabinsäure, Boswellidinsäure, Schleimstoffe, Bitterstoffe, ätherisches Öl enthält Pinen, Phellandren

Pharmakologie

Antiinflammatorisch, antirheumatisch, analgetisch

Unerwünschte Wirkungen und Gegenanzeigen

Kontraindiziert in der Schwangerschaft. Nicht bei Patienten ohne Blutstase verabreichen. Als Nebenwirkungen können Übelkeit und Erbrechen auftreten, die durch Pao-Zhi-Verfahren reduziert werden. Im Westen wird die Droge oder ihre Präparate als antiinflammatorisches Mittel bei Rheuma und Magen und Darmulkus verwendet. Aus chinesischer Sicht ist sie jedoch nur dann geeignet, wenn eine Wind-Kälte besteht. Bei Feuer bzw. Hitze darf sie nicht benutzt werden.

12.1.15 Persicae semen – Pfirsichsamen – Táo Rén, 桃仁

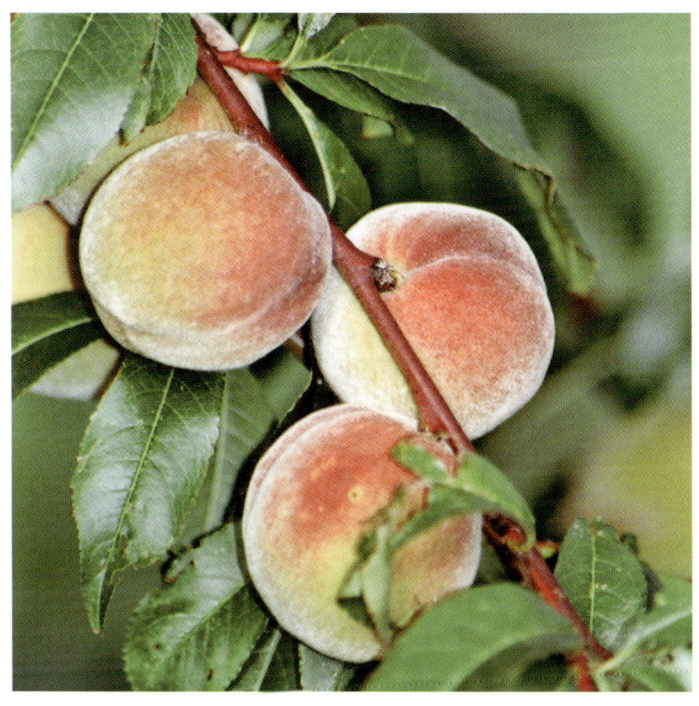

Abb. 1: Pfirsich, *Prunus persica* (L.) Batsch (Táo), Zweig mit Früchten

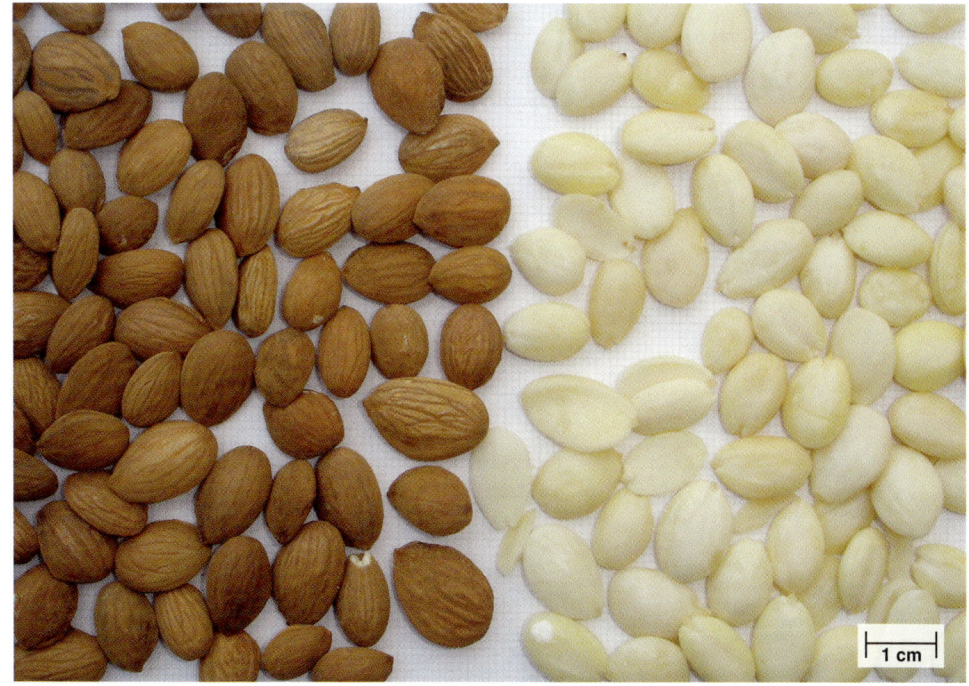

Abb. 2: Pfirsichsamen, Persicae semen (Táo Rén). Die Samen müssen vor der Abgabe geschält und zerstoßen werden.
Links: Ungeschält. Rechts: Geschält

Herkunft

Der getrocknete, reife Samen von *Prunus persica* (L.) Batsch (Táo) oder *Prunus davidiana* (Carr.) Franch. (Shān Táo), Rosaceae

Ernte und Verarbeitung

Die Frucht wird nach ihrer Reife von Juli bis September geerntet. Der Kern wird vom Fruchtfleisch und Schale befreit, der Samen gesammelt und an der Sonne getrocknet.

Pao Zhi

Chán Táo Rén: Die Samen werden kurz in kochendes Wasser (nicht länger als fünf Minuten) gelegt, bis die Samenschalen weich werden und leicht anschwellen. Nach Abschrecken in kaltem Wasser werden die Schalen entfernt und die Samen über mildem Feuer geröstet, bis sie eine gelbe Farbe angenommen haben und duften. Erst unmittelbar vor dem Gebrauch wird die Droge zerstoßen.

Táo Rén Shuāng: Die Chán Táo Rén werden zerkleinert, zwischen Pergamentpapier gelegt und 24 Stunden lang gepresst. Dieser Vorgang wird so oft wiederholt, bis das Öl fast vollständig ausgepresst ist. Das resultierende Pulver wird gesiebt (Siebdurchmesser 450 µm) und in einem dichtem Gefäß zusammen mit Kalk gelagert.

Durch die Chán-Zhì-Methode werden Enzyme wie Amygdalase, die die Zersetzung der Wirkstoffe beschleunigen, zerstört. Die Samenschale enthält keine Wirkstoffe und sollte entfernt werden. Daher ist Chán Táo Rén die Standard-Abgabeform in der Apotheke.

Das Chǎo-Verfahren (Rösten) verringert bei Persicae semen/Táo Rén die Giftigkeit (Cyansäure verdampft), erhöht aber das Temperaturverhalten.

Táo Rén Shuāng wirkt milder und hat kaum noch eine abführende Wirkung, sodass die Droge auch bei Patienten mit chronischem Durchfall gegeben werden kann.

Alle verarbeiteten Táo-Rén-Zubereitungen (Chán Táo Rén, Chǎo Táo Rén und Táo Rén Shuāng) sind nur kurz haltbar. Im Sommer beträgt die Haltbarkeit etwa zwei Monate, bei kühler und trockener Lagerung höchstens vier Monate.

Qualität

Persicae semen/Táo Rén aus *Prunus persica* (Pflanzenname: Biǎn Táo Rén, Sū Táo Rén, Chuān Táo Rén, Dà Táo Rén, Jiā Táo Rén) ist qualitativ höherwertig als Persicae semen/Táo Rén aus *Prunus davidiana* (Pflanzenname Shān Táo Rén). Sū Táo Rén wird aufgrund ihrer Größe und bräunlichen Farbe als die beste Qualität angesehen.

Identitätsprüfung: Den Samen in einem Mörser mit ein paar Tropfen Wasser zerreiben. Es entsteht Benzaldehyd-Duft, da das Amygdalin zu Cyansäure und Benzaldehyd zersetzt wird.

Eigenschaften

Geschmacksrichtung:	bitter, süßlich
Temperaturverhalten:	neutral
Wirkungsort/Meridian:	Herz, Leber, Dickdarm

Wirkung und Anwendung

Blutbewegend, Blutstase zerteilend, abführend.

Bei Amenorrhö und Regelschmerzen, die durch Blutstase verursacht wurden, wird die Droge oft in Kombination mit Carthami flos/Hóng Huā, Angelicae sinensis radix/Dāng Guī und Chuanxiong rhizoma/Chuān Xiōng gegeben (siehe Rezeptur Tao Hong Si Wu Tang).

Bei Bauchschmerzen nach einer Geburt, die durch eine Blutstase oder Kälte entstanden sind, verabreicht man Persicae semen/Táo Rén zusammen mit Zingiberis rhizoma tosta/Pào Jiāng und Chuanxiong rhizoma/Chuān Xiōng (siehe Rezeptur Sheng Hua Tang).

Bei Knoten, Geschwüren, Tumoren oder Myomen im unteren Erwärmer, wird die Droge mit Cinnamomi ramulus/Guì Zhī, Moutan cortex/Mǔ Dān Pí und Paeoniae radix rubra/Chì Sháo verordnet (siehe Rezeptur Gui Zhi Fu Ling Tang).

Bei Sportverletzungen kombiniert man Persicae semen/Táo Rén mit Angelicae sinensis radix/Dāng Guī, Carthami flos/Hóng Huā und Rhei radix et rhizoma/Shēng Dà Huáng (Rezeptur Fu Yuan Huo Xue Tang).

Bei durch Blut-Mangel oder Blutstase entstander Obstipation mit trockenem Darm, verabreicht man Persicae semen/Táo Rén, da der Samen reichlich pflanzliches Öl enthält (siehe Rezeptur Run Chang Wan).

Persicae semen/Táo Rén wird auch zur Beseitigung von Blut-Hitze, die durch Qi-Stagnation oder Blutstase verursacht wurde, eingesetzt.

Bei einem Lungenabszess, Husten, Bronchitis und Sinusitis wird die Droge in Kombination mit Benincasae semen/Dōng Guā Zǐ und Phragmitis rhizoma/Lú Gēn verordnet (siehe Rezeptur Wei Jing Tang).

Bei einem Darmabszess wird Persicae semen/Táo Rén mit Rhei radix et rhizoma/Shēng Dà Huáng und Moutan cortex/Mǔ Dān Pí verabreicht (siehe Rezeptur Da Huang Mu Dan Pi Tang).

Die Droge hat außerdem eine hustenstillende Wirkung, die allerdings nicht so stark ist, wie die von Armeniacae semen amarum/Xīn Rén/Kǔ Xìng Rén.

Dosierung

4,5 bis 9 g

Inhaltsstoffe

Amygdalin, Emulsin, Vitamin B_1, fette Öle

Pharmakologie

Durchblutung fördernd, antikoagulativ, schwach hämolytisch, die fetten Öle können den Darm befeuchten, sedativ

Unerwünschte Wirkungen und Gegenanzeigen

Die Droge ist während der Schwangerschaft kontraindiziert. Sollte auch nicht bei Patienten mit chronischem Durchfall und Blutgerinnungsproblemen angewendet werden. Bei einer Überdosierung können Kopfschmerzen, Schwindel, Palpitationen oder Atemstillstand auftreten.

12.1.16 Salviae miltiorrhizae radix et rhizoma – Rotwurzsalbeiwurzel – Dān Shēn, 丹参

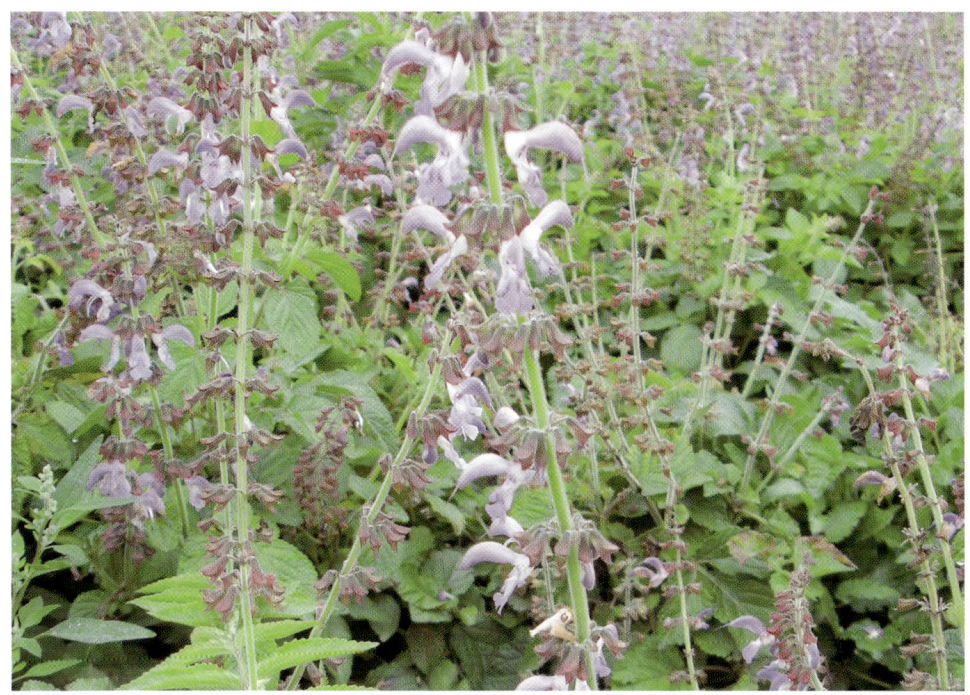

Abb. 1: Rotwurzsalbei, *Salvia miltiorrhiza* BGE. (Dān Shēn)

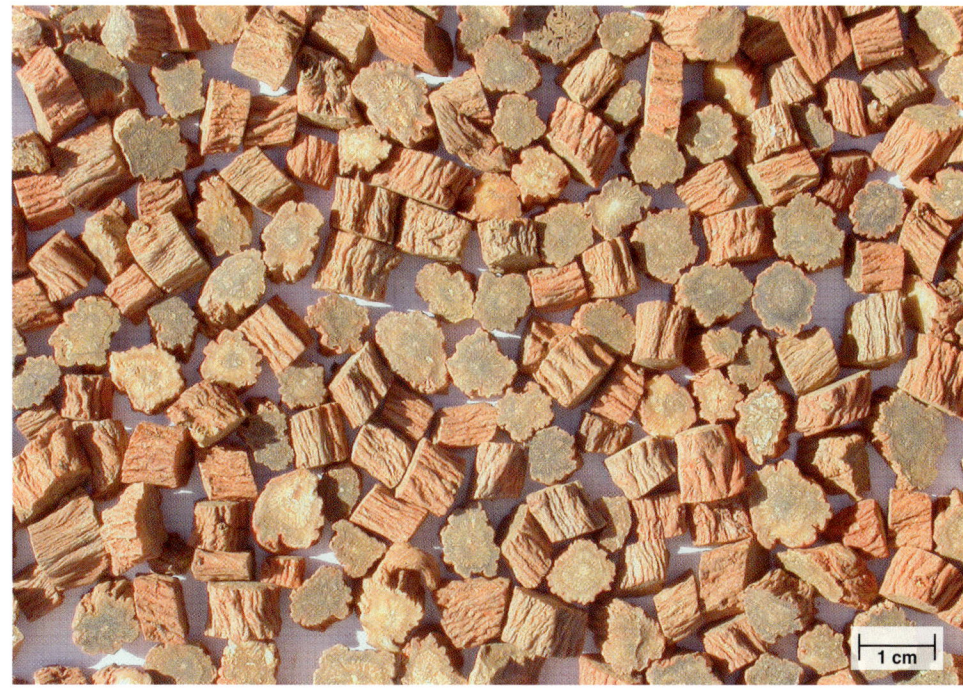

Abb. 2: Rotwurzsalbeiwurzel, Salviae miltiorrhizae radix et rhizoma (Dān Shēn). Die Abbildung zeigt Zǐ Dān Shēn, die Edeldroge von Dān Shēn: Rostrote bis violettrote Oberfläche, dünne Rinde, der Bruch weist viel braunschwarze Substanz auf und wenig Fasern, verhornte Konsistenz.

Blutbewegende und Stase lösende Drogen

Herkunft

Das getrocknete Rhizom und die getrocknete Wurzel von *Salvia miltiorrhiza* Bge. (Dān Shēn), Lamiaceae

Ernte und Verarbeitung

Die Pflanzenteile werden im Frühjahr oder im Herbst ausgegraben, von anhaftendem Erdreich befreit und getrocknet.

Pao Zhi

Jiǔ Dān Shēn: Die geschnittene Droge wird in Reiswein eingelegt und trockengeröstet. Sie hat eine stärkere Stase auflösende Wirkung. Sie ist aber kaum noch in Gebrauch.

Qualität

Rostrote bis violettrote Oberfläche, dünner Cortex, wenige Fasern und ein süßlicher Nachgeschmack kennzeichnen eine gute Qualität. Je schwerer die Droge ist, je mehr braunschwarze Substanz der Bruch aufweist, je weniger Fasern und je weniger Risse sie hat, desto besser ist ihre Qualität.

Eigenschaften

Geschmacksrichtung: bitter
Temperaturverhalten: neutral mit kühlender Tendenz
Wirkungsort/Meridian: Herz, Leber

Wirkung und Anwendung

Stase auflösend, blutbewegend, Regel in Gang bringend, schmerzstillend, Herz kühlend, Unruhe beseitigend.

Bei Menstruationsstörungen mit Schmerzen oder Amenorrhö, die nach der TCM-Diagnose eine Blutstase aufweisen, werden jeweils die gleiche Menge von Salviae miltiorrhizae radix et rhizoma/Dān Shēn mit Angelicae sinensis radix/Dāng Guī, Leonuri herba/Yì Mǔ Cǎo und Chuanxiong rhizoma/Chuān Xiōng pulverisiert. Von diesem Pulver werden täglich 6 g in 200 ml Wasser kurz aufgekocht, mit 10 ml Reiswein/Huang Jiu vermischt und warm eingenommen.

Bei koronaren Erkrankungen und Angina pectoris, die durch eine Blutstase entstanden ist, wird die Droge in Kombination mit Amomi fructus/Shā Rén und Santali albi lignum/Tán Xiāng gegeben (siehe Rezeptur Dan Shen Yin). Für Patienten mit gelegentlichen Herzpalpitationen nimmt man täglich Salviae miltiorrhizae radix et rhizoma/Dān Shēn 3 g und Ginseng radix et rhizoma/Ren Shēn (oder Panaxis quinquefolii radix et rhizoma/Xī Yáng Shēn) 1 g, jeweils pulverisiert. Davon nehmen die Patienten 2-mal täglich je 2 g mit warmem Wasser ein. Eine bekannte chinesische Pille (oder Globuli) Fu Fang Dan Shen Pian wird bei Angina pectoris mit Druckgefühl in der Brust eingesetzt. Sie besteht aus Salviae miltiorrhizae radix et rhizoma/Dān Shēn, Notoginseng radix et rhizoma/Sān Qī/Tián Qī und Borneolum/Bīng Piàn.

Bei Furunkeln und Karbunkeln wird die Droge oft mit Lonicerae japonicae flos/Jīn Yín Huā und Forsythiae fructus/Lián Qiào kombiniert.

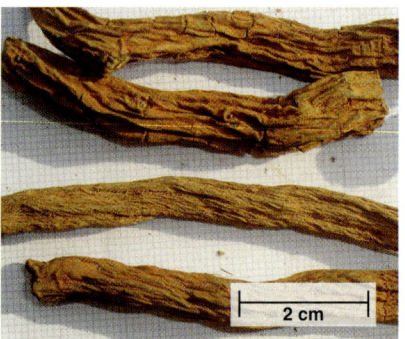

Abb. 3: Rotwurzsalbeiwurzel, Salviae miltiorrhizae radix et rhizoma (Dān Shēn), Zǐ Dān Shēn als Ganzdroge. Es wird nur die außen violettrote, innen bräunliche, dicke Wurzel verwendet. Nebenwurzeln, Wurzelende, und Wurzelkopf werden entfernt.

Salviae miltiorrhizae radix et rhizoma/Dān Shēn wird auch als Herz ernährendes und dadurch sedatives Mittel eingesetzt. Bei nervöser Unruhe und Schlaflosigkeit wird sie gemäß der Rezeptur Tian Wang Bu Xin Tang eingesetzt.

Bei einer Milz- und Leberschwellung sowie einer Blutstase, die aufgrund einer Hepatitis entstanden ist, sowie bei Gastritis, Magen- und Zwölffingerdarmgeschwüren wird die Droge gemäß der Rezeptur Dan Shen Yin verwendet. Bei fühlbarer, fester Blutstase im Bauch, u. a. nach einer Operation, wird Salviae miltiorrhizae radix et rhizoma/Dān Shēn mit Sparganii rhizoma/Sān Léng und Curcumae rhizoma/É Zhū verarbreicht. Salviae miltiorrhizae radix et rhizoma/Dān Shēn kann auch bei Gelenksschmerzen, rheumatischen Beschwerden und schmerzhaften Schwellungen eingesetzt werden, sobald eine Blutstase vorliegt.

Dosierung

9 bis 15 g. Die Droge wirkt bei guter Qualität ab 9 g als Dekokt. Wenn sie als Pulver verabreicht wird, reichen 2 bis 3 g. Als Pulver wirkt sie stärker kühlend, da sie roh verabreicht wird. Dies ist ungünstig, wenn das Blut bewegt werden soll. Hierfür benötigt man wärmende Drogen.

Inhaltsstoffe

Tanshinon I, Tanshinon II A, Tanshinon II B, Cryptotanshinon, Dihydrotanshinon, Isotanshinone (I, II), Isocryptotanshinon, Protocatechualdehyd, Salviansäuren (A bis C), Salvianolsäuren (A bis G), Rosmarinsäure. Laut Chin. Ph. soll der Gehalt an Tanshinon II A mindestens 0,20 % und an Salvianolsäure B mindestens 3,0 % betragen.

Pharmakologie

Erweitert Koronararterien, verbessert die Durchblutung, verbessert die peripherielle Mikrozirkulation, ist antikoagulativ, verbessert die fibrolytische Funktion, hemmt die Aggregation der Blutplättchen, senkt die Blutlipidkonzentration, hemmt die Bildung arteriosklerotischer Plaques, ist antiphlogistisch, antiseptisch, antisklerotisch, Immunsystem stärkend, antikarzinogen und Blutzucker senkend.

Unerwünschte Wirkungen und Gegenanzeigen

Kontraindiziert bei Patienten mit Blutgerinnungsstörungen. Die Droge soll nicht mit Veratri nigri radix et rhizoma/Lí Lú kombiniert werden.

12.1.17 Sparganii rhizoma – Sparganium-Wurzelstock – Sān Léng, 三棱

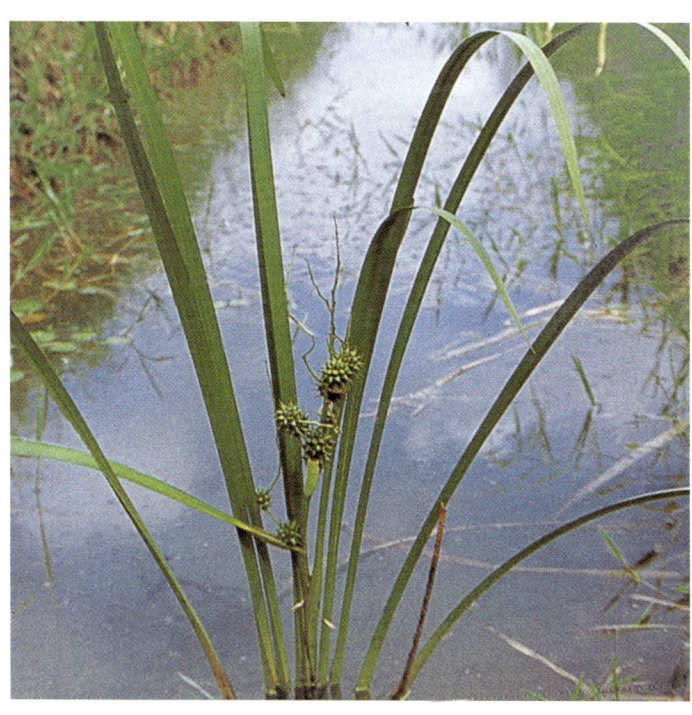

Abb. 1: Kriechender Igelkolben, *Sparganium stoloniferum* Buch.-Ham. (Hēi Sān Léng)

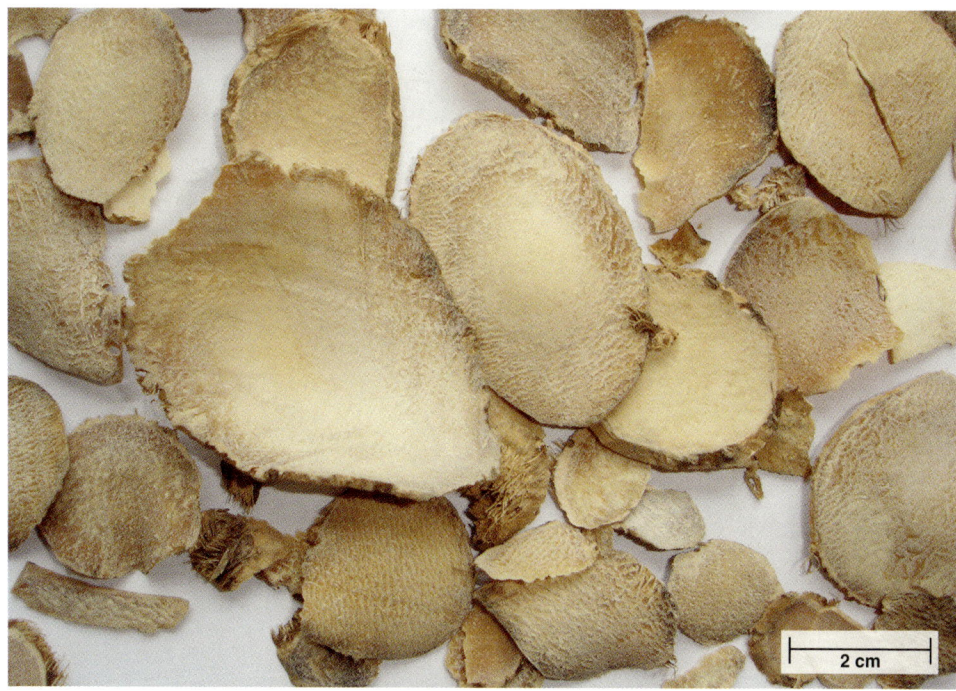

Abb. 2: Sparganium-Wurzelstock, Sparganii rhizoma (Sān Léng), Schnittdroge

Herkunft
Das getrocknete Rhizom von *Sparganium stoloniferum* Buch.-Ham. (Hēi Sān Léng), Sparganiaceae

Ernte und Verarbeitung
Die Droge wird vom Winter bis zum Frühling ausgegraben, von Verunreinigungen befreit, in Wasser bis zur vollständigen Durchfeuchtung eingelegt, in dünne Scheiben geschnitten und anschließend getrocknet.

Pao Zhi
Cù Sān Léng: Die in Scheiben geschnittene Droge wird mit Essig versetzt, bis sie den Essig vollständig aufgenommen hat (auf 100 kg Droge kommen 15 bis 20 kg Essig). Dann wird sie über mildem Feuer geröstet, bis eine Farbvertiefung eintritt. Hierdurch wirkt sie verstärkt Blutstase lösend und analgetisch.

Cù Sān Léng ist die überwiegend gewünschte Abgabeform in der Apotheke, auch wenn das Rezept nur „Sparganii rhizoma" oder „Sān Léng" vorgibt.

Eigenschaften
Geschmacksrichtung: bitter, scharf
Temperaturverhalten: neutral
Wirkungsort/Meridian: Leber, Milz

Wirkung und Anwendung
Blutstase lösend, Qi bewegend, schmerzstillend.

Sparganii rhizoma/Sān Léng wirkt mehr in der Blutebene. Curcumae rhizoma/É Zhū wirkt mehr in der Qi-Ebene. Beide Drogen werden in der Regel zusammen eingesetzt, z.B. bei durch Qi- und Blutstase verursachter Amenorrhö und Massenansammlung.

Bei Bauchschmerzen, die durch einen Nahrungsmittelstau hervorgerufen werden, wird die Droge oft zusammen mit Curcumae rhizoma/É Zhū, Citri reticulatae pericarpium viride/Qīng Pí und Hordei fructus germinatus/Mài Yá gegeben. Bei gleichzeitiger Milz-Qi-Schwäche wird noch eine die Milz tonisierende Droge, wie z.B. Codonopsis radix/Dǎng Shēn oder Atractylodis macrocephalae rhizoma/Bái Zhū, hinzugefügt.

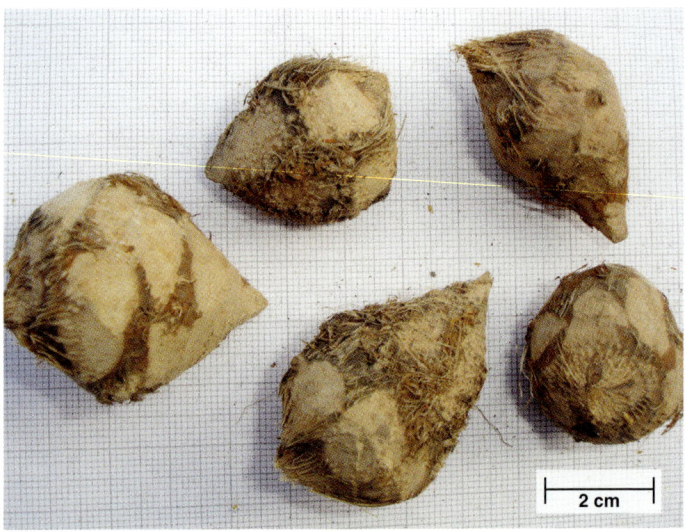

Abb. 3: Sparganium-Wurzelstock, Sparganii rhizoma (Sān Léng), Ganzdroge

Dosierung
4,5 bis 9 g

Inhaltsstoffe
Ätherisches Öl, Stärke, Flavonoide

Pharmakologie
Hemmt die Thrombocytenaggregation, verstärkt die fibrolytische Funktion, hemmt die Entstehung der Thrombose in vitro, erhöht die Kontraktion und Spannung des Kaninchendarms in vitro.

Unerwünschte Wirkungen und Gegenanzeigen
Während der Schwangerschaft ist die Droge kontraindiziert. Sie darf auch nicht langfristig angewandt werden, da sie „zerstreuend" wirkt.

12.1.18 Spatholobi caulis – Hühnerblutstängel – Jī Xuě Téng, 鸡血藤

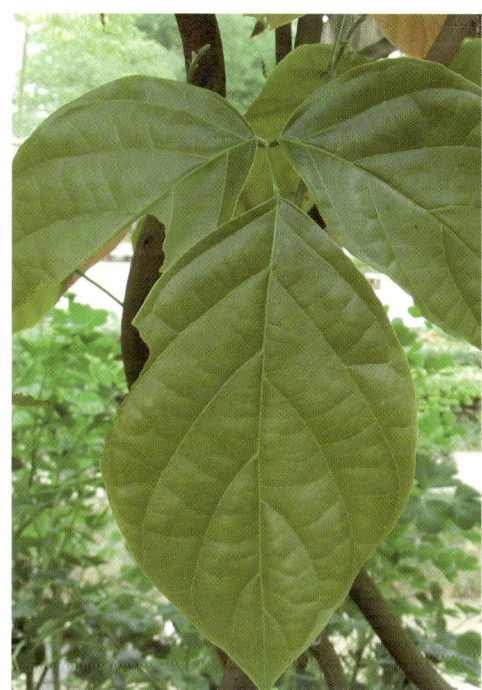
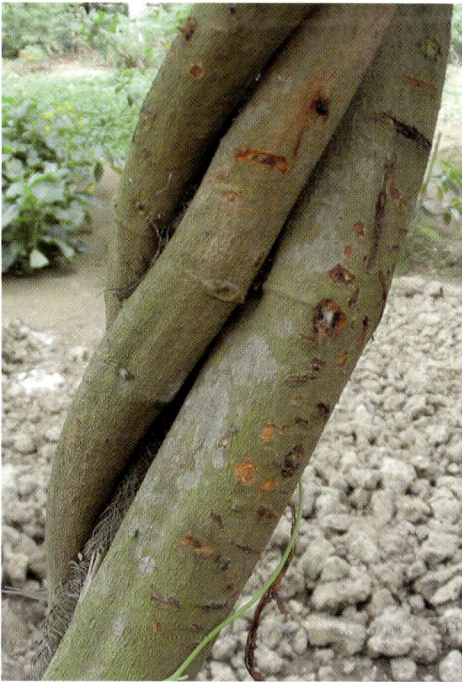

Abb. 1: Hühnerblut, *Spatholobus suberectus* Dunn (Jī Xuě Téng)

Links: Blatt
Rechts: Stamm

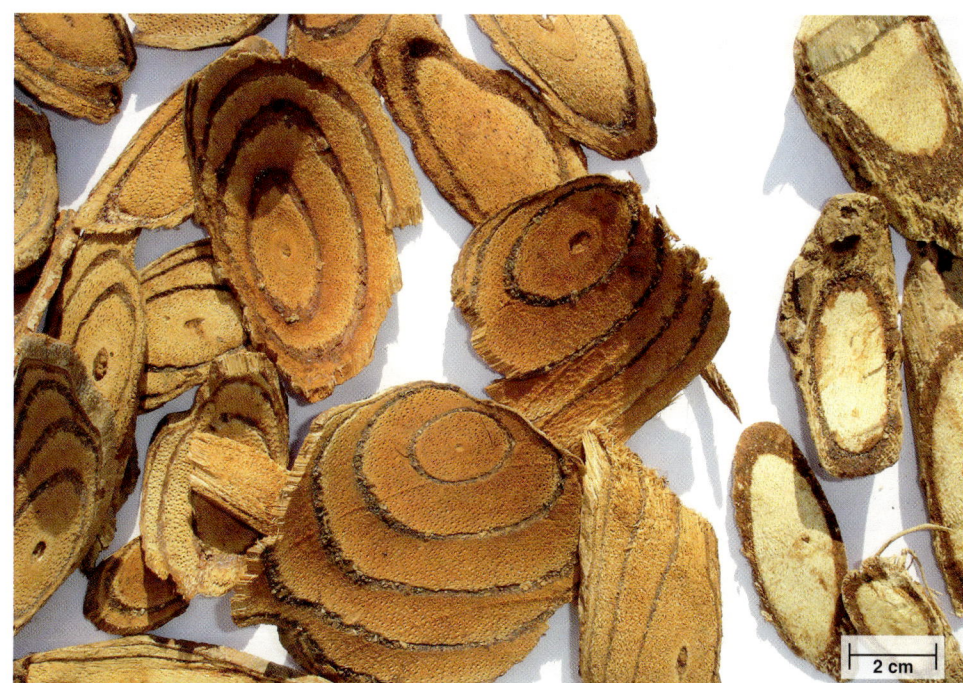

Abb. 2: Hühnerblutstängel, Spatholobi caulis (Jī Xuě Téng). Links: Jī Xuě Téng, in Scheiben quergeschnitten. Rechts: Schnittdroge von *Millettia dielsiana* Harms. ex Diels (Millettiae caulis). In manchen Gebieten wird diese Droge auch als minderwertiger Ersatz für Jī Xuě Téng verwendet.

Herkunft
Die getrockneten Stängel von *Spatholobus suberectus* Dunn (Jī Xuě Téng), Fabaceae

Ernte und Verarbeitung
Die Stängel werden im Herbst und im Winter geschnitten, ihre Blätter entfernt und danach an der Sonne getrocknet.

Pao Zhi
Kein Pao Zhi üblich

Qualität
Je mehr rote Ringe der Stängelbruch aufweist und je dicker diese sind (Harz), desto besser ist die Qualität.

Eigenschaften
Geschmacksrichtung: bitter, süß
Temperaturverhalten: warm
Wirkungsort/Meridian: Leber, Nieren

Wirkung und Anwendung
Blutbewegend und tonisierend, Regel regulierend, Meridiane durchgängig machend, Sehnen entspannend.

Die Droge wird bei Regelstörungen, Regelschmerzen und bei durch Blut-Mangel verursachter Amenorrhö verwendet. Kombiniert man sie mit Chuanxiong rhizoma/Chuān Xiōng, Cyperi rhizoma/Xiāng Fù, Carthami flos/Hóng Huā, dann verstärkt man ihre Blutbewegende und Stase lösende Wirkung. Die das Blut tonisierende Wirkung wird dagegen verstärkt, wenn man sie zusammen mit Angelicae sinensis radix/Dāng Guī und Rehmanniae radix praep./ Shú Dì Huáng anwendet.

Eine bekannte Zubereitung bei rheumatischen Rücken- und Knieschmerzen ist: 500 g zerkleinerte Spatholobi caulis/Jī Xuě Téng in 1500 ml Reisschnaps (Ethanol 45–60 %, v/v) sieben Tage lang einlegen und davon 3-mal täglich 50 ml einnehmen.

Bei Taubheitsgefühlen in Händen und Füßen, die durch einen Blut-Mangel entstehen, gibt es folgende Rezeptur: Spatholobi caulis/Jī Xuě Téng 20 g, Paeoniae radix alba/Bái Sháo 9 g, Paeoniae radix rubra/Chì Sháo 9 g, Chuanxiong rhizoma/Chuān Xiōng 6 g, Rehmanniae radix praep./Shú Dì Huáng 9 g, Gentianae macrophyllae radix/Qín Jiāo 9 g, Angelicae sinensis radix/Dāng Guī 9 g und Taxilli herba/Sāng Jì Shēng 9 g als Dekokt zubereiten, mit etwas Reiswein im Dekokt (Ethanol 3–20 %, v/v) einnehmen. Spatholobi caulis/Jī Xuě Téng kann auch bei Diabetes oder Folgebeschwerden durch Schlaganfall (Taubheitsgefühl, Durchblutungstörungen) eingesetzt werden.

Bei Blut-Mangel wird die Spatholobi caulis/Jī Xuě Téng mit Qi- und Blut tonisierenden Drogen zusammen verabreicht. Heute wird sie auch bei Leukopenie eingesetzt.

Spatholobi caulis/Jī Xuě Téng wird neuerdings auch in Kombination mit Sinomenii caulis/Qīng Fēng Téng/und Artemisiae annuae herba/Qīng Hāo bei Lupus erythematodes verwendet, ebenso bei schlechten Blutwerten nach einer Chemotherapie.

Dosierung
9 bis 15 g, im Dekokt und zum Einlegen in Reiswein oder Reisschnaps sowie als Extractum. Oft wird sie auch als Paste hergestellt und auf die betroffenen Stellen aufgetragen.

Inhaltsstoffe
Milletol, Campesterol, Friedelin, Taraxeron, β-Sitosterol, Stigmasterol

Pharmakologie
Bei anämischen Kaninchen verbessert die Droge die Blutwerte. Sie verstärkt die Kontraktion der Gebärmutter und wirkt antibakteriell.

Unerwünschte Wirkungen und Gegenanzeigen
Vorsicht bei Yin-Schwäche und Feuer sowie bei übermäßigem Schwitzen und übermäßiger Regelblutung. Kontraindiziert bei Nässe-Hitze

12.1.19 Trogopterori faeces – Gleithörnchenexkremente – Wǔ Líng Zhǐ, 五灵脂

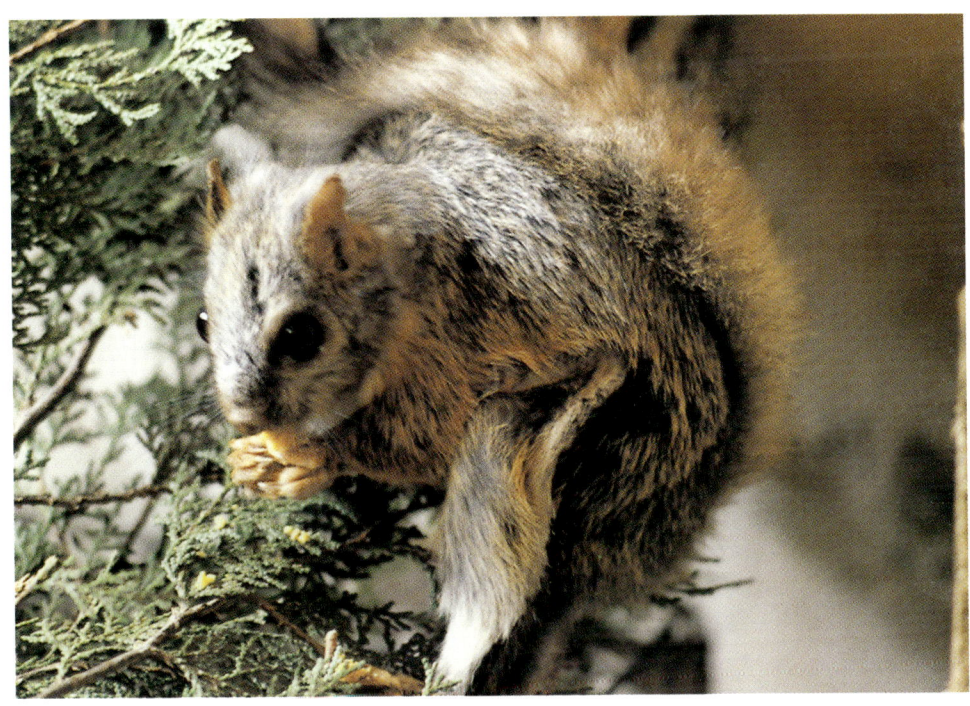

Abb. 1: Komplexzahn-Gleithörnchen, *Trogopterus xanthipes* MILNE-EDWARDS (Fù Chǐ Wù Shǔ). Im Handel sind auch Exkremente von anderen Tieren, weshalb eine Identitätsprüfung durchgeführt werden sollte. Quelle: The coloured Atlas of the Chinese Materia Medica specified in Chin. Ph.

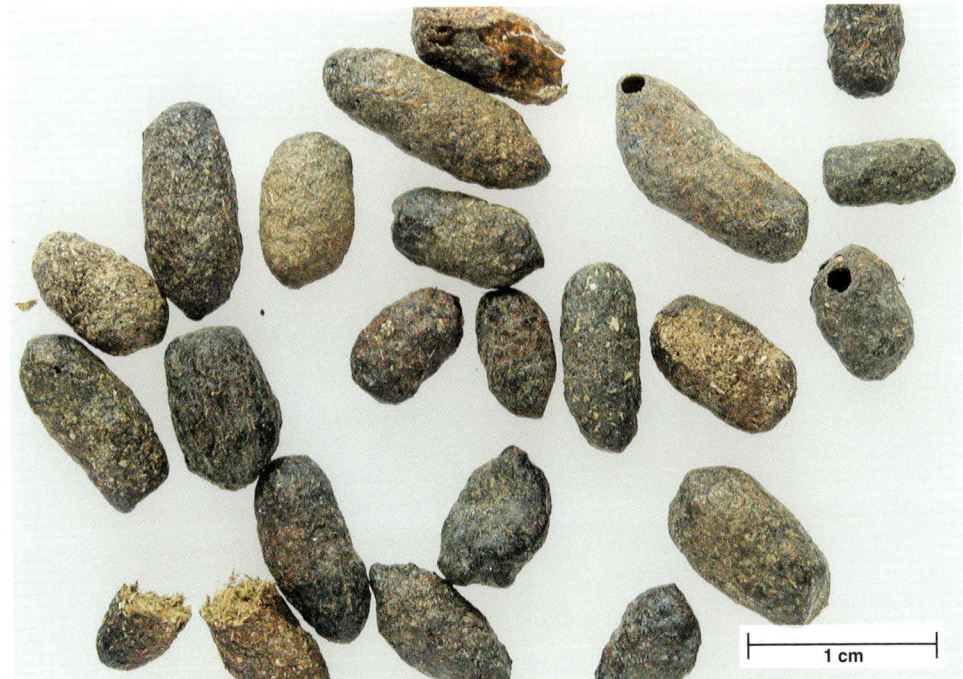

Abb. 2: Gleithörnchenexkremente, Trogopterori faeces (Wǔ Líng Zhǐ). Die Abbildung zeigt die Ware Líng Zhǐ Mǐ, die Droge erinnert an einzelne Reiskörner.

Synonyme
Fuchsfledermausexkremente, Komplexzahn-Gleithörnchen-Exkremente

Herkunft
Die getrockneten Exkremente der *Trogopterus xanthipes* MILNE-EDWARDS, (Fù Chǐ Wú Shǔ), Pteropodidae

Gewinnung
Die Exkremente werden ganzjährig gesammelt, von Verunreinigungen befreit und an der Sonne getrocknet. Die an der Oberfläche glänzende und oft zusammengeklebte Ware nennt man auch „Táng Líng Zhǐ" oder „Kuài Líng Zhǐ". Die losen und einzelnen ovalen Kügelchen werden „Líng Zhǐ Mǐ" genannt und sind von minderwertiger Qualität.

Pao Zhi
Cù Líng Zhǐ: Die getrocknete Ware wird mit Essig behandelt und über mildem Feuer trockengeröstet. Dies ist die Standard-Abgabeform in der Apotheke.

Eigenschaften
Geschmacksrichtung: warm
Temperaturverhalten: bitter, salzig, süß
Wirkungsort/Meridian: Leber

Wirkung und Anwendung
Blut bewegend, Stase lösend, schmerzstillend, Blutungen stoppend.

Die Droge wird bei Schmerzen, die durch eine Blutstase verursacht werden, angewendet. Bei Schmerzen im Brustkorb, im Bauch, Regelschmerzen ohne Regel und Schmerzen nach einer Geburt wird die Droge oft mit Typhae pollen/Pǔ Huáng kombiniert. (siehe Rezeptur Shi Xiao San). Bei Schmerzen im Brustkorb nimmt man Chuanxiong rhizoma/Chuān Xiōng, Olibanum/Rǔ Xiāng und Salviae miltiorrhizae radix et rhizoma/Dān Shēn, bei Schmerzen im Bauch Corydalis rhizoma/Yán Hú Suǒ, Cyperi rhizoma/Xiāng Fù und Myrrha/Mò Yào, bei Regelschmerzen Angelicae sinensis radix/Dāng Guī und Leonuri herba/Yì Mǔ Cǎo hinzu. Bei Knochenbrüchen wird die Droge zusammen mit Bletillae rhizoma/Bái Jí, Olibanum/Rǔ Xiāng und Myrrha/Mò Yào äußerlich angewandt.

Die Blutstase kann das Ergebnis einer Blutung sein, sie kann auch deren Ursache sein, wie z.B. bei übermäßiger Regelblutung. Hier kann Trogopterori faeces/Wǔ Líng Zhǐ mit Notoginseng radix et rhizoma/Sān Qī/Tián Qī und Rehmanniae radix/Shēng Dì Huáng die Stase lösen und die Blutung stoppen.

Dosierung
4,5 bis 9 g, im Tuch eingewickelt kochen

Inhaltsstoffe
Vitamin-A-ähnliche Substanzen, Harz, Harnsäure

Pharmakologie
Entspannt Spasmen der glatten Muskulatur, wirkt antimykotisch

Unerwünschte Wirkungen und Gegenanzeigen
Kontraindiziert in der Schwangerschaft. Nicht zusammen mit Ginseng radix et rhizoma/Rén Shēn verwenden

12.1.20 Vaccariae semen – Vaccaria-Samen – Wáng Bù Líu Xíng, 王不留行

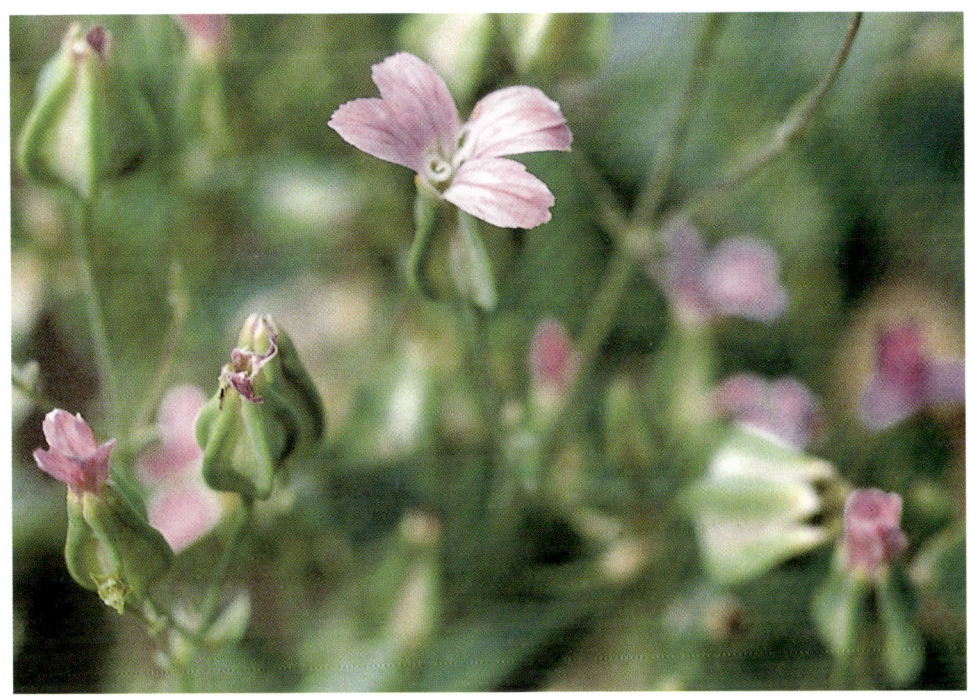

Abb. 1: Vaccaria, *Vaccaria segetalis* (Neck.) Garcke (Mài Lán Cài). Quelle: The coloured Atlas of the Chinese Materia Medica specified in Chin. Ph.

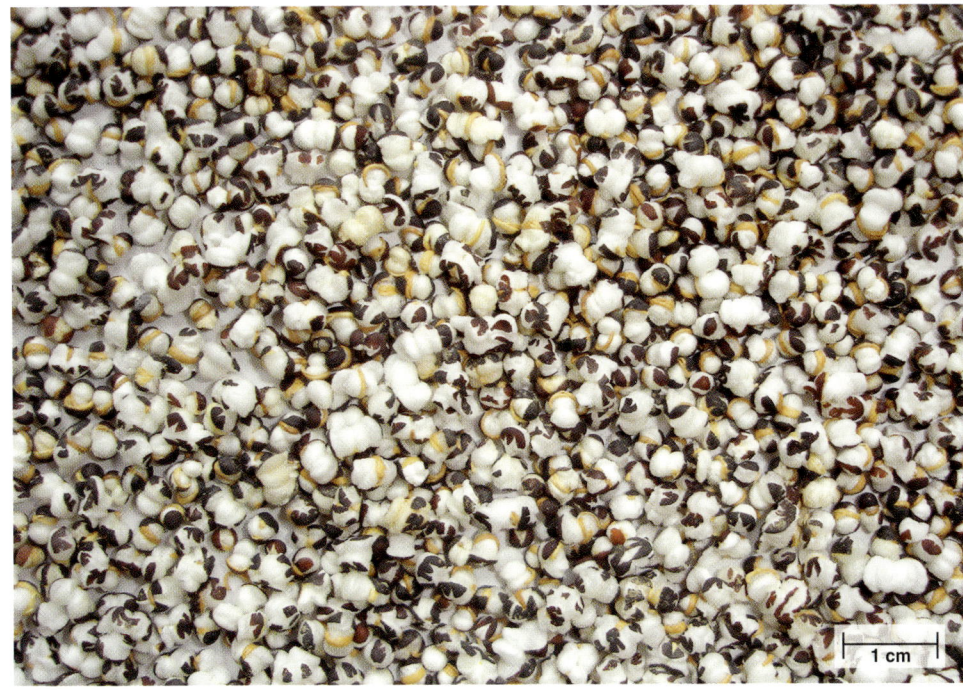

Abb. 2: Vaccaria-Samen, Vaccariae semen (Wáng Bù Líu Xíng), geröstet. Dies ist die Standard-Abgabeform in der Apotheke.

Herkunft
Der getrocknete Samen von *Vaccaria segetalis* (NECK.) GARCKE, (Mài Lán Cài), Caryophyllaceae

Ernte und Verarbeitung
Die Pflanze wird im Sommer, bevor die reifen Früchte aufplatzen, gesammelt und an der Sonne getrocknet. Ihr Samen wird durch Dreschen gewonnen, von Verunreinigungen befreit und getrocknet.

Pao Zhi
Chǎo Wáng Bù Líu Xíng: Der Samen wird so lange im Wok geröstet, bis der größte Teil geräuschvoll aufgeplatzt ist (erinnert an jenes bei der Herstellung von Popcorn). Durch diese Verarbeitung wird das Enzym, das die Wirkstoffe abbaut, zerstört. Die Droge ist hierdurch länger haltbar und besser verträglich. Die Standard-Abgabeform ist immer so verarbeitet.

Eigenschaften
Geschmacksrichtung: bitter
Temperaturverhalten: neutral
Wirkungsort/Meridian: Leber, Magen

Wirkung und Anwendung
Blutbewegend, Menstruation in Gang bringend, Milchstau aufhebend, Knoten in der Brust lösend, diuretisch, Miktion durchgängig machend.

Bei Regelschmerzen und Amenorrhö, die durch Blutstase entstehen, wird die Droge mit Angelicae sinensis radix/Dāng Guī, Chuanxiong rhizoma/Chuān Xiōng und Carthami flos/Hóng Huā kombiniert.

Bei Milchstau nach einer Geburt und Knotenbildung in der weiblichen Brust wird sie oft mit Manitis squama/Chuān Shān Jiǎ verordnet, um den Stau in den Milchkanälen zu beseitigen. Bei einem starken Verlust von Qi und Blut bei einer Geburt und einer dadurch verminderten Milchbildung wird die Droge zusammen mit Astragali radix/Huáng Qí und Angelicae sinensis radix/Dāng Guī sowie mit einer Schweinehaxe als Suppe gekocht. Bei Knoten in der Brust wird sie mit Trichosanthis fructus/Guā Lǒu und Taraxaci herba/Pǔ Gōng Yīng rezeptiert.

Bei einer Miktionsstörung, die durch Hitze, Blutstase und Steinchen verursacht wurde, wird sie oft mit Pyrrosiae herba/Shí Wěi und Dianthi herba/Qù Mài kombiniert. Neuerdings wird Vaccariae semen/Wáng Bù Líu Xíng mit Carthami flos/Hóng Huā und Patrinae herba/Bài Jiàng für die Behandlung von Prostatitis verwendet.

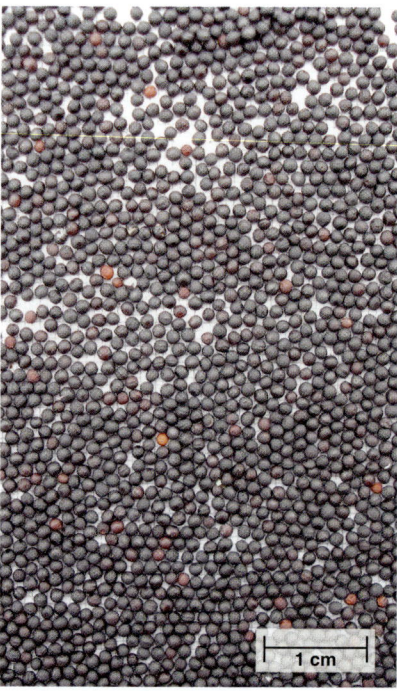

Abb. 3: Vaccaria-Samen, Vaccariae semen (Wáng Bù Líu Xíng), unbehandelt, verwendet in der Akupunktur

Dosierung
4,5 bis 9 g

Inhaltsstoffe
Hydroferulasäure, Uridin, Segetaline (A bis E), Vacsegoside, Vaccarin, Alkaloide und Cumarine

Pharmakologie
Die Droge verhindert das Einnisten der Eizelle und hemmt das Wachstum von Tumorzellen

Unerwünschte Wirkungen und Gegenanzeigen
Vorsicht während der Schwangerschaft

13 Blutungen stoppende Drogen – Zhi Xue Yao – 止血药

13 Blutungen stoppende Drogen – Zhi Xue Yao, 止血药

Drogenübersicht für Blutungen stoppende Drogen

Lat. Name	Dt. Name	Pin-Yin-Name	Chin. Name	Seite
Agrimoniae herba	Odermennigkraut	Xiān Hè Cǎo	仙鹤草	500
Artemisiae argyi folium	Artemisia-argyi-Blätter	Ài Yè	艾叶	502
Bletillae rhizoma	Bletilla-striata-Wurzelknollen	Bái Jí	白芨	504
Imperatae rhizoma	Alang-Alang-Graswurzelstock	Bái Máo Gēn	白茅根	506
Notoginseng radix et rhizoma	Sanchiwurzel	Sān Qī	三七	508
Platycladi cacumen	Morgenländische Lebensbaumblätter	Cè Bǎi Yè	侧柏叶	510
Sanguisorbae radix	Wiesenknopfwurzel	Dì Yú	地榆	512
Typhae pollen	Rohrkolbenpollen	Pú Huáng	蒲黄	514

Gemeinsamkeiten

Zu dieser Drogengruppe gehören auch noch Sophorae flos/Huái Huā, 槐角 Schnurbaumblüten, Schnurbaumblütenknospen/Huái Huā Mǐ, 槐花米, siehe Kapitel 4.3.6 und Sophorae fructus/Huái Jiǎo, 槐角 Schnurbaumfrüchte, siehe Kapitel 4.3.7. Der Blutkreislauf ernährt den ganzen Körper. Blutungen können zu Yin- und Blut-Schwäche sowie zu Funktionsstörungen der Organe führen. Die Ursachen einer Blutung sind vielfältig: Blut-Hitze, Blutstase, Qi-Schwäche, Kälte in Meridianen. Dementsprechend vielfältig sind auch die Behandlungsmaßnahmen.

Bei Blutungen können Blutstase lösende Mittel zum Einsatz kommen, was in der westlichen Medizin kontraindiziert ist. Doch in der TCH steht jede Blutung auch mit Blutstase in Verbindung, die den Blutkreislauf stören kann. Die Blutungen stoppenden Drogen Notoginseng radix et rhizoma/Sān Qī (Tián Qī) und Typhae pollen/Pú Huáng besitzen auch eine Blutstase lösende Wirkung. Das bekannte Fertigarzneimittel „Yun Nan Bai Yao" ist dafür ein Beispiel.

Milz-Yang-Schwäche kann auch übermäßige Menstruationsblutungen, die dunkel und klumpig sind, sowie Blut im Stuhl verursachen. Artemisiae argyi folium/Ài Yè und Zingiberis rhizoma praeparata/Pào Jiāng (siehe Kap. 1.1) werden hierfür verwendet.

Das Qi kontrolliert den Blutkreislauf. Wenn eine Qi-Schwäche als Ursache einer Blutung festgestellt wird, kann Kapitel 15.1 eingesetzt werden.

Die Drogen dieser Gruppe werden bei Blutspucken, Nasenbluten, Blut im Stuhl und im Urin, übermäßigen Menstruationsblutungen, allgemeine Blutungsneigung sowie Wundblutungen verwendet.

Sie werden oft mit der „Chao Tan"-Pao-Zhi-Methode behandelt. Diese Verarbeitung verstärkt ihre adstringierende Eigenschaft und Blutung stoppende Wirkung, dadurch aber auch die Gefahr von Blutstauung. Deshalb sind sie nicht immer zu empfehlen.

Bei den durch Blut-Hitze verursachten Blutungen werden Imperatae rhizoma/Bái Máo Gēn, Platycladi cacumen/Cè Bǎi Yè, Sanguisorbae radix/Dì Yú und Sophorae flos/Huái Huā Mǐ benutzt.

13.1.1 Agrimoniae herba – Odermennigkraut – Xiān Hè Cǎo, 仙鹤草

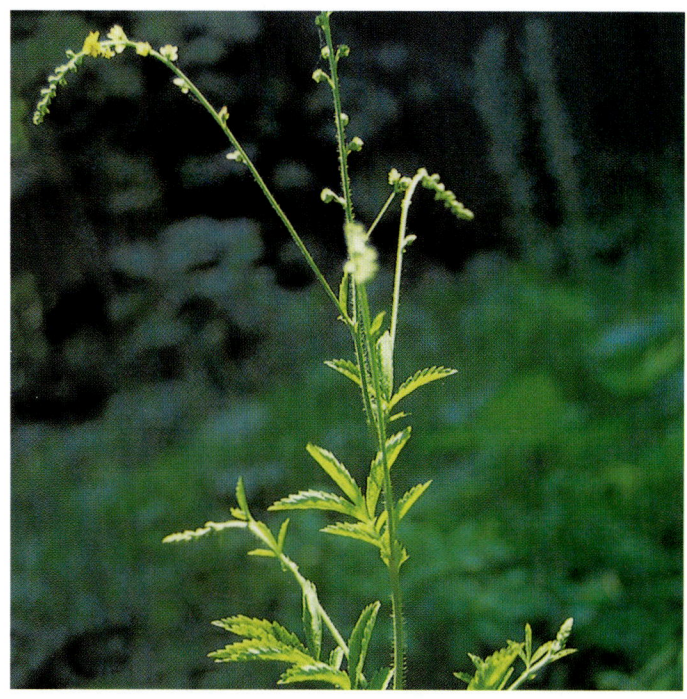

Abb. 1: Odermennig, *Agrimonia pilosa* LEDEB. (Lóng Yá Cǎo). Quelle: The coloured Atlas of the Chinese Materia Medica specified in Chin. Ph.

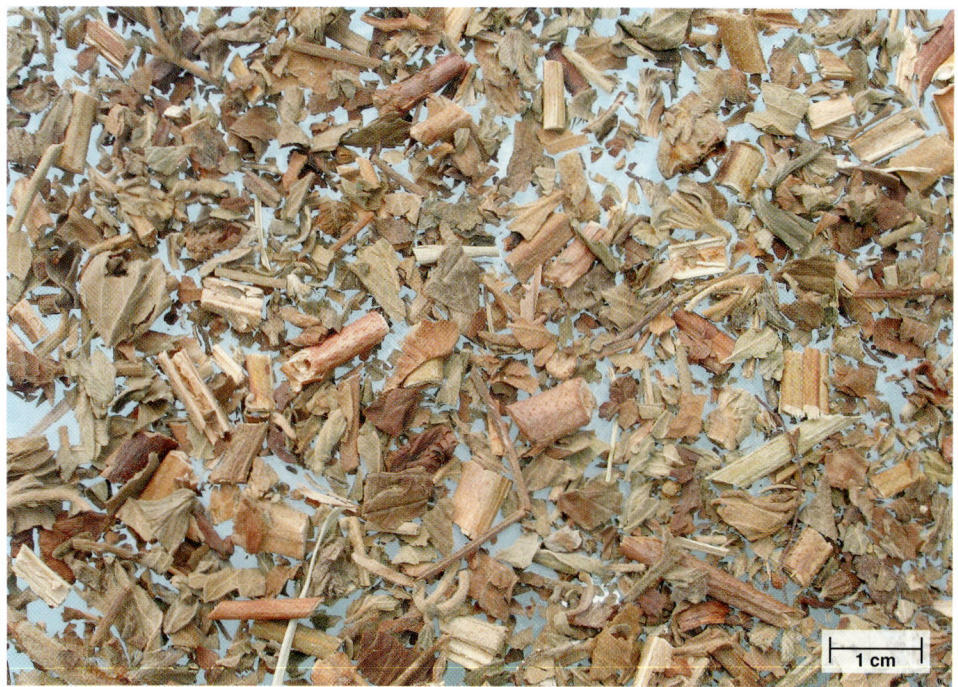

Abb. 2: Odermennigkraut, Agrimoniae herba (Xiān Hè Cǎo), Schnittdroge

Herkunft
Die getrockneten, oberirdischen Teile von *Agrimonia pilosa* LEDEB. (Lóng Yá Cǎo), Rosaceae

Ernte und Verarbeitung
Das Kraut wird im Sommer oder im Herbst abgeschnitten, von Verunreinigungen befreit, an der Sonne getrocknet und kleingeschnitten.

Pao Zhi
Kein Pao Zhi üblich

Eigenschaften
Geschmacksrichtung: bitter, adstringierend
Temperaturverhalten: neutral
Wirkungsort/Meridian: Leber, Herz

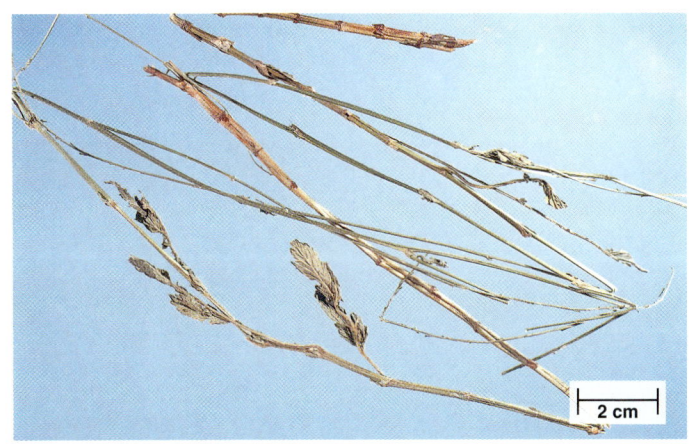

Abb. 3: Odermennigkraut, Agrimoniae herba (Xiān Hè Cǎo), Ganzdroge

Wirkung und Anwendung
Blutungen stillend, blutige Durchfälle ruhigstellend, desinfizierend, tonisierend, Parasiten tötend, Malaria heilend, Stagnation beseitigend.

Die Droge wird bei Bluthusten, blutigem Erbrechen und starken gynäkologischen Blutungen verwendet. Sie kann bei einem Hitze-Zustand auch mit blutkühlenden Drogen kombiniert werden. Bei einem Kältebefund sollte sie mit Qi tonisierenden, Blutstillenden und Meridian wärmenden Drogen verabreicht werden.

Bei Ruhr kann Agrimoniae herba/Xiān Hè Cǎo den Durchfall stoppen und die Blutung stillen. Sie beseitigt Stagnation, tonisiert die Milz und wirkt dadurch wiederaufbauend. Diese Eigenschaften sind wichtig bei Blutruhr, chronischer Ruhr und Kinder-Gan-Ji.

Bei Übermüdung und Antriebslosigkeit mit blassem Gesicht kann Agrimoniae herba/Xiān Hè Cǎo die Schwäche tonisieren. Sie wird hierfür oft mit Jujubae fructus/Dà Zǎo verordnet.

Die Droge kann auch bei Geschwüren, Furunkeln, und vaginaler Trichomoniasis angewendet werden. In der Krebsbehandlung und bei verminderter Erythrozytenzahl hat sie sich ebenfalls bewährt.

Als Einzelmittel kann sie bei Juckreiz in der Scheide äußerlich als Lotion oder als Sitzbad benutzt werden.

Dosierung
Normalerweise 6 bis 12 g, auch 30 bis 60 g möglich. Bei Geschwüren, Furunkeln, und vaginaler Trichomoniasis und Schnittverletzungen äußerlich als Frischkrautpaste, Dekokt oder Creme verwenden

Inhaltsstoffe
Agrimonine (A bis C), Agrimonol, Agrimophol, Agrimolid, Luteololoside, Tannine, ätherische Öle

Pharmakologie
2 mg/kg Körpergewicht am Kaninchenohr i. v., verkürzt die Blutgerinnungszeit deutlich und erhöht die Blutplättchenzahl. Agrimonin wirkt Herz stärkend. Das Dekokt kann Band-, Blasen- und Spulwurm töten, hemmt das Wachstum von Krebszellen. Der wässrige oder ethanolische Auszug hemmt *Bacillus subtilis*, *Staphylococcus aureus* sowie Trichomonaden. Die Droge wirkt antiinflammatorisch und Blutzucker senkend.

Unerwünschte Wirkungen und Gegenanzeigen
In der Schwangerschaft sollte die Droge mit Vorsicht verwendet werden.

13.1.2 Artemisiae argyi folium – Artemisia-argyi-Blätter – Ài Yè, 艾叶

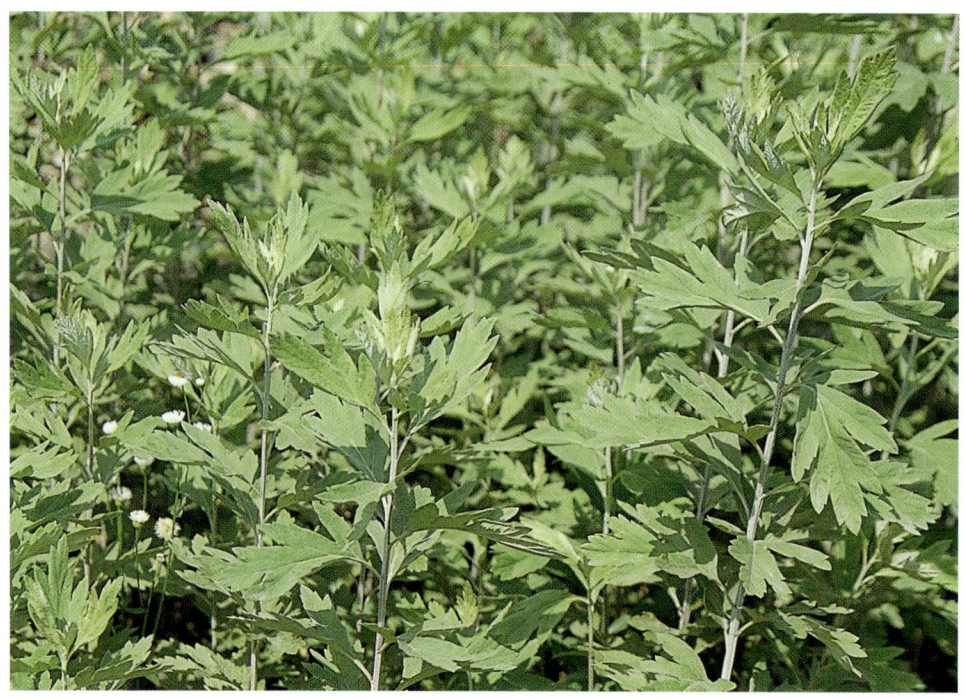

Abb. 1: Chinesischer Beifuß, *Artemisia argyi* Levl. et Vant. (Ài)

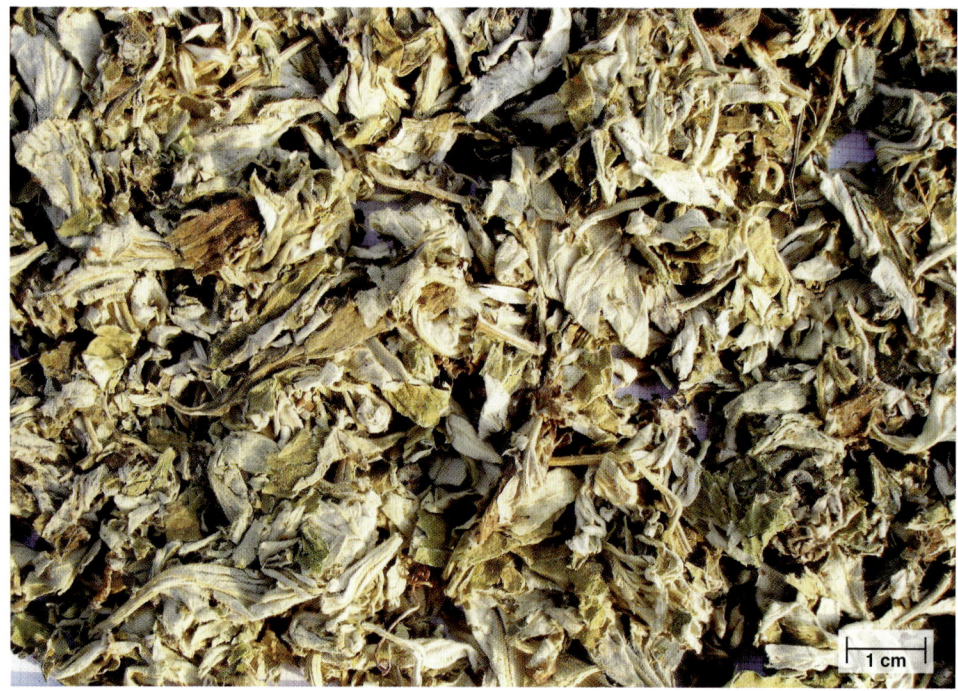

Abb. 2: Artemisia-argyi-Blätter, Artemisiae argyi folium (Ài Yè). Wird die Droge weiter zerstoßen bis sie extrem fein ist, kann sie als Rohstoff in Moxa verwendet werden.

Herkunft
Die getrockneten Blätter von *Artemisia argyi* Levl. et Vant. (Ai), Asteraceae

Ernte und Verarbeitung
Die Blätter werden im Sommer vor der Blütezeit gesammelt, von Verunreinigungen befreit und an der Sonne getrocknet.

Pao Zhi
Ài Yè Tàn: Die Blätter werden über mildem Feuer geröstet, bis ihre Oberfläche bräunlich wird. Nach dem Herausnehmen werden sie mit wenig Wasser besprüht, um die Feuersternchen zu löschen und anschließend getrocknet. Wenn die Droge so verarbeitet wird, zerstreut sie Kälte in den Meridianen und stoppt Blutungen.
Folgende Pao Zhi-Verfahren werden selten verwendet:
Cù Ài Yè: Die Droge wird mit Essig versetzt und kurz stehengelassen. Auf 100 kg Droge kommen 15 kg Essig. Dann wird sie im Wok geröstet, bis an ihrer Oberfläche leicht verbrannte Stellen zu erkennen sind. Durch diese Verarbeitung wird ihre die Kälte zerstreuende Wirkung weiter verstärkt. Es gibt sehr viele Pao-Zhi-Verfahren für Ài Yè: Jiu-Zhi (mit Reiswein verarbeitet), Mi-Zhi (mit Honig verarbeitet) sowie Verarbeitung mit Salz, Ingwer u. a. m.

Qualität
„Wǔ Yuè Ài" nennt man die im Mai geerntete Droge, die von guter Qualität ist. Als „Chén Ài Yè" bezeichnet man lange gelagerte Ài Yè. Sie hat eine weißliche Unterseite und mehr weiße Haare. Auch diese Sorte gilt als gute Qualität. Die Ware aus Qí Chūn in der Provinz Hú Bei wird als Dao-Di-Droge angesehen und heißt „Qí Ài." Ware aus Tāng Yīn in der Provinz Hé Nán nennt man „Běi Ài." Sie gilt ebenfalls als gute Qualität. Je grauweißlicher die Unterseite der Blätter sind, je mehr Haare sie aufweisen, je intensiver ihr Aroma ist, je trockener sie sind und je weniger verunreinigt sie sind, desto besser ist ihre Qualität.

Die Droge ist häufig mit Pestizidrückständen und Schwermetallen belastet. Sie reichert Barium aus der Erde an.

Eigenschaften
Geschmacksrichtung: bitter, scharf
Temperaturverhalten: warm, leicht giftig
Wirkungsort/Meridian: Leber, Milz, Nieren

Wirkung und Anwendung
Meridiane erwärmend, (Regel-)Blutungen stoppend und regulierend, Kälte zerstreuend und Fötus beruhigend.

Die Droge wird bei Leere-Kälte-Blutungen eingesetzt. Besonders geeignet ist sie bei übermäßiger Regelblutung, da sie die Meridiane und die Gebärmutter erwärmt und somit Blutungen stoppt. Hierfür wird sie oft mit Asini corii colla/E Jiāo kombiniert (siehe Rezeptur Ai Jiao Tang oder Ai Fu Nuan Gong Tang).

Die Droge kann auch bei einer durch Blut-Hitze verursachten Blutung eingesetzt werden, wenn man sie mit Blutung stoppenden und kühlenden Kräutern verabreicht (siehe Rezeptur Si Sheng Wan). Artemisiae argyi folium/Ài Yè wird in dieser Rezeptur eingesetzt, um eine Blutstase zu verhindern, die durch die kühlenden Drogen entstehen könnte.

Außerdem wird die Droge bei Regelstörungen, Regelschmerzen oder Unfruchtbarkeit, die durch Leere-Kälte in der Gebärmutter und im Unteren Erwärmer entstanden sind, eingesetzt. Dafür wird sie mit Cyperi rhizoma/Xiāng Fù, Angelicae sinensis radix/Dāng Guī und Cinnamomi cortex/Roù Guì/Guì Pí zusammen verabreicht (siehe Rezeptur Ai Fu Nuan Gong Wan).

Bei Blutungen während einer Schwangerschaft oder bei unruhigem Fötus wird sie zusammen mit Dipsaci radix/Xù Duàn und Taxilli herba/Sāng Jì Shēng verordnet.

Neuerdings wird Artemisiae argyi folium/Ài Yè auch bei Kälte-Asthma und Husten benutzt.

Als Lotion kann sie äußerlich auch bei juckenden und nässenden Ekzemen angewendet werden.

Getrocknete Ài Yè wird auch zu Paste zerstoßen und zur Moxibustion verwendet. Räuchern mit verbrannter Ài Yè kann bei einer Epidemie als Desinfektion erfolgen. Die antiseptische, antimykotische und antivirale Wirkung ist nachgewiesen worden. Sogar bei Wundstellen und Geschwüren kann Räuchern mit verbrannter Ài Yè desinfizieren.

Dosierung
3 bis 9 g

Inhaltsstoffe
Ätherisches Öl mit α-Phellandren, β-Caryophyllen, 8-Cineol, α-, β-Pinen, β-Sitosterin, Camphen, α-Cedren, Elemol, α-Terpineol, Thujylalkohol

Pharmakologie
Entspannt die glatte Muskulatur der Bronchien, ist antiasthmatisch, wirkt expektorierend, hustenstillend, antiallergisch, antimykotisch, antiviral und antiseptisch

Unerwünschte Wirkungen und Gegenanzeigen
Vorsicht bei Yin-Schwäche oder Blut-Hitze. Bei Asthma oder Husten sollte die Droge nur kurz (bis 5 Minuten) gekocht werden.

13.1.3 Bletillae rhizoma – Bletilla-striata-Wurzelknollen – Bái Jí, 白芨

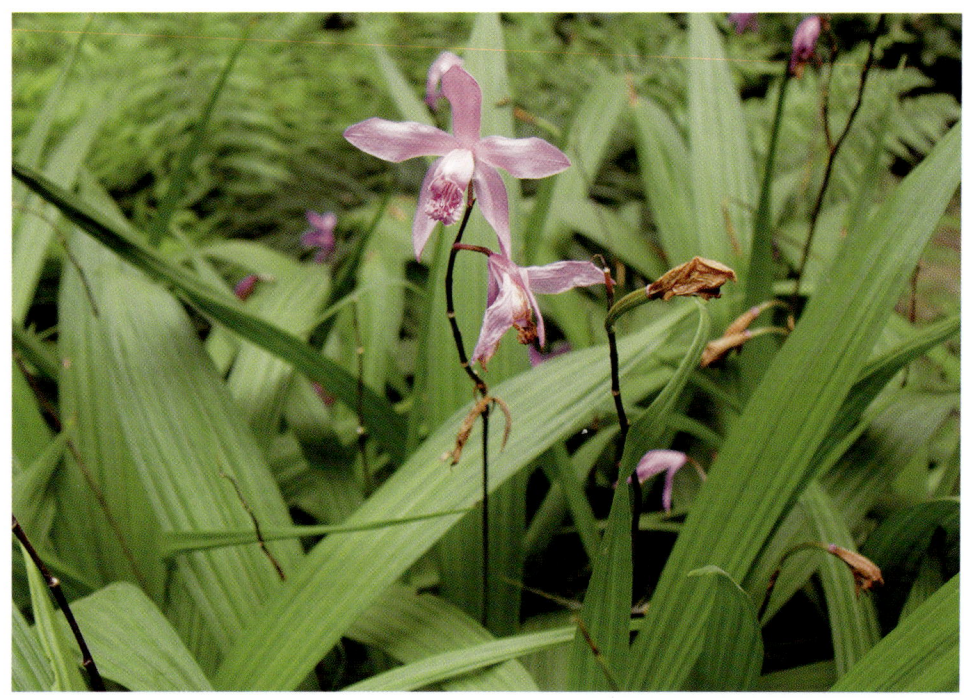

Abb. 1: Gestreifte Japanorchidee, *Bletilla striata* (Thunb.) Reichb. f. (Bái Jí).

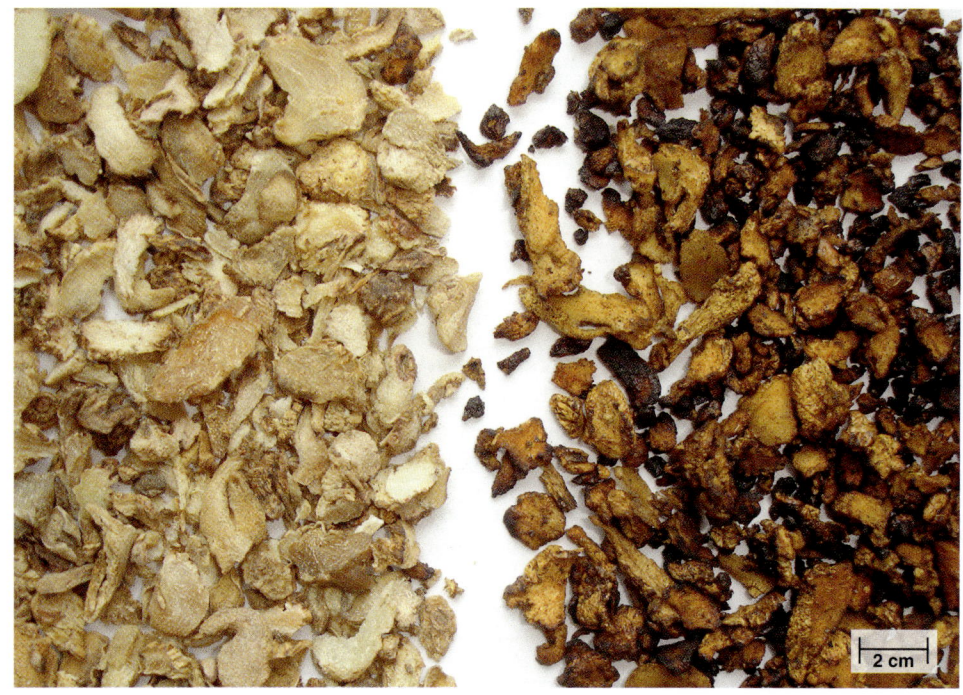

Abb. 2: Bletilla-striata-Wurzelknollen, Bletillae rhizoma (Bái J). Links: Schnittdroge. Rechts: Mit Honig behandelt

Herkunft
Das getrocknete Rhizom von *Bletilla striata* (THUNB.) REICHB. F. (Bai Ji), Orchidaceae. Diese Orchideenart unterliegt CITES. China muss eine Ausfuhrgenehmigung erteilen und Deutschland eine Einfuhrgenehmigung.

Ernte und Verarbeitung
Das Rhizom wird im Sommer und im Herbst ausgegraben, von den feinen Nebenwurzeln befreit, gewaschen und in kochendem Wasser oder über heißem Dampf so lange erhitzt, bis die Droge im Innern keinerlei weiße Stellen mehr aufweist. Danach wird die äußere Rindenschicht entfernt und die Droge an der Sonne getrocknet.

Pao Zhi
Kein Pao Zhi üblich

Eigenschaften
Geschmacksrichtung: bitter, süß, adstringierend
Temperaturverhalten: leicht kalt
Wirkungsort/Meridian: Lunge, Leber, Magen

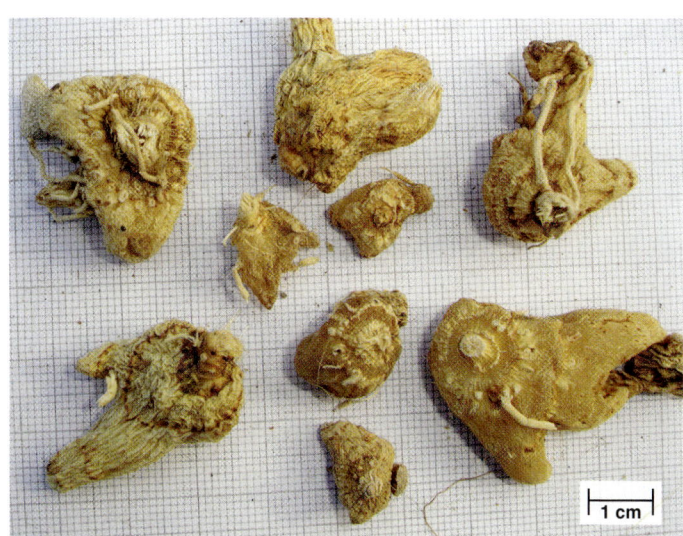

Abb. 3: Bletilla-striata-Wurzelknollen, Bletillae rhizoma (Bái Jí), Ganzdroge

Wirkung und Anwendung
Adstringierend, Blutung stillend, abschwellend, Gewebebildung fördernd.

Die Droge wird bei Blutungen verwendet: Bluthusten, Blutspucken, Blut im Stuhl und äußerlichen Verletzungen. Sie wirkt am besten im oberen Verdauungstrakt (Speiseröhre, Magen und Dünndarm) und der Lunge (Tuberkulose). Der schleimbildende Teil der Droge überzieht wie ein Film die Blutungsstelle. Dadurch wird eine „künstliche Thrombose" gebildet und so die Blutung gestoppt. Sie wird entweder als feines Pulver verabreicht oder mit Reis zur Suppe gekocht. In der Praxis kombiniert man sie oft mit Notoginseng radix et rhizoma/Sān Qī/Tián Qī, da diese Droge die Bildung einer Blutstase verhindert, obwohl sie auch eine blutstillende Wirkung besitzt.

Bei Blutungen durch eine Lungen-Yin-Schwäche wird die Droge mit Eriobotryae folium/Pí Pá Yè und Asini corii colla/E Jiāo eingesetzt. Bei Blutungen durch eine Lungen-Qi-Schwäche wird sie mit Ginseng radix et rhizoma/Rén Shēn und Astragali radix/Huáng Qí verabreicht, um das Lungen-Qi zu tonisieren.

Bei Blutungen im Magen wird die Droge oft zusammen mit Wú Zéi Gu/Sepiae endoconcha verordnet. Bei Blutungen aufgrund einer Schnitt- oder Sportverletzung kann die Droge als Pulver auch äußerlich angewendet werden.

Bletillae rhizoma/Bái Jí wird auch zur Behandlung von Furunkeln und Geschwüren eingesetzt. Bei Geschwüren im Anfangsstadium wird sie mit Lonicerae japonicae flos/Jīn Yín Huā, Gleditsiae spina/Zào Jiǎo Ci und Trichosanthis radix/Tiān Huā Fěng eingesetzt. Bei älteren Geschwüren, die schon ausgereift sind und nicht heilen, wendet man sie als feines Pulver äußerlich an.

Bei Verbrennungen kombiniert man sie mit Polygoni cuspidati rhizoma et radix/Hǔ Zhàng und als Film aufgetragen. Bei rissigen Händen und Füssen oder Analfissuren wird die Droge als feines Pulver mit Sesamöl gemischt und aufgetragen.

Bletillae rhizoma/Bái Jí wird neuerdings auch bei Speiseröhrenentzündungen, Pneumothorax und bei vermehrtem vaginalem Ausfluss sowie im kosmetischen Bereich u. a. zur Beseitigung von Hautflecken eingesetzt.

Dosierung
6 bis 15 g, bei innerlicher Anwendung als Pulver 3 bis 6 g, bei äußerlicher Anwendung in ausreichender Menge

Inhaltsstoffe
Schleimstoffe, Polysaccharide, ätherische Öle

Pharmakologie
Reduziert die Blutgerinnungszeit, hemmt die Fibrinolyse, wirkt gegen *Mycobacterium tuberculosis*

Unerwünschte Wirkungen und Gegenanzeigen
Bái Jí kann die Toxizität von Aconitin verstärken. Daher ist es verboten, die Droge zusammen mit Aconitum-Arten zu verwenden.

13.1.4 Imperatae rhizoma – Alang-Alang-Graswurzelstock – Bái Máo Gēn, 白茅根

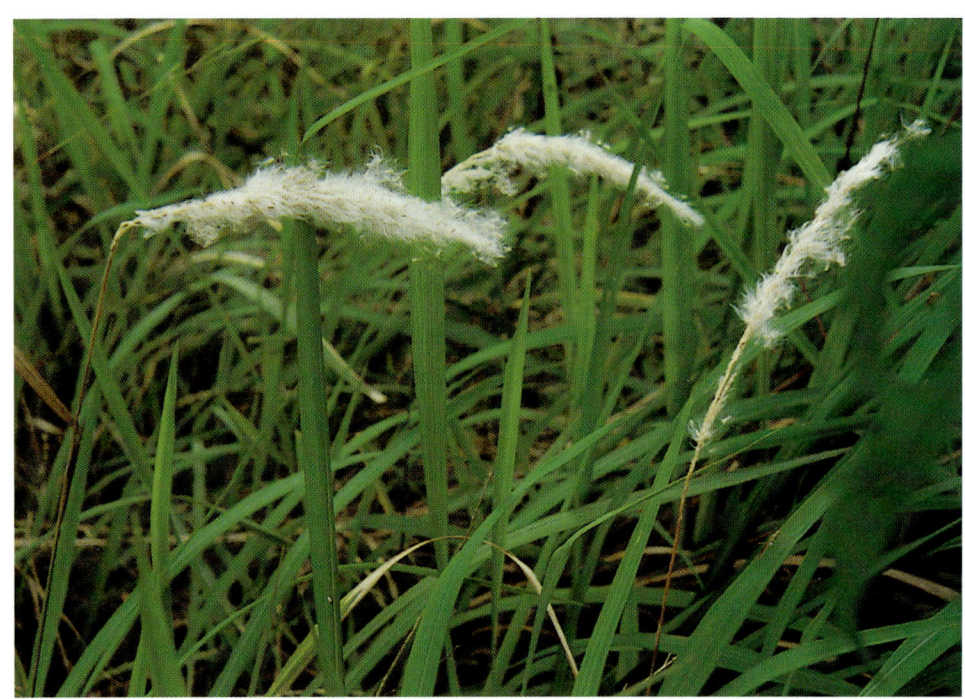

Abb. 1: Alang-Alang-Gras, *Imperata cylindrica* Beauv. var. *major* (Nees) C. E. Hubb (Bái Máo). Quelle: The coloured Atlas of the Chinese Materia Medica specified in Chin. Ph.

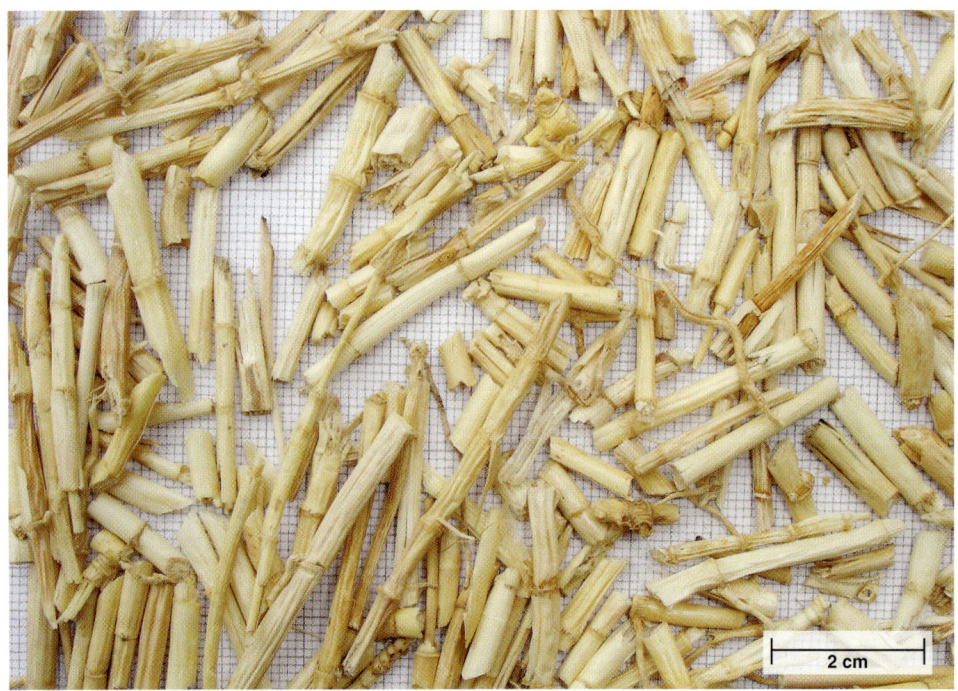

Abb. 2: Alang-Alang-Graswurzelstock, Imperatae rhizoma (Bái Máo Gēn), Schnittdroge

Herkunft
Das getrocknete Rhizom von *Imperata cylindrica* Beauv. var. *major* (Nees) C. E. Hubb (Bai Mao), Poaceae

Ernte und Verarbeitung
Der Wurzelstock wird im Frühling oder im Herbst ausgegraben, gewaschen und an der Sonne getrocknet. Anschließend wird er von den feinen Nebenwurzeln und den Blattscheiden befreit und geschnitten.

Pao Zhi
Bái Máo Gēng Tàn: Die Droge wird im Wok unter ständigem Rühren geröstet, bis ihre Oberfläche bräunlich wird. Diese Verarbeitung verstärkt ihre blutstillende Wirkung. Das Temperaturverhalten der Droge ist nicht mehr so kalt wie bei der frischen oder nur getrockneten Droge.

Eigenschaften
Geschmacksrichtung: süß
Temperaturverhalten: kalt
Wirkungsort/Meridian: Lunge, Magen, Blase

Wirkung und Anwendung
Blut kühlend, Blutung stillend, Hitze kühlend, diuretisch.

Imperatae rhizoma/Bái Máo Gēn kann Hitze in Magen, Lunge und Blase kühlen sowie Blutungen stoppen. Die Droge wird bei Hitze im Blut mit Symptomen wie Bluthusten, Blutspucken, Nasenbluten oder Blut im Urin eingesetzt. In diesen Fällen kann sie einzeln oder zusammen mit anderen blutkühlenden und blutstillenden Drogen verwendet werden.

Bei Strangurie mit Hitze wird die Droge mit Clematidis armandii caulis/Chuān Mù Tōng und Talcum/Huá Shí kombiniert. Bei Ödemen mit Miktionsstörungen wird sie zusammen mit Plantaginis semen/Chē Qián Zǐ verabreicht.

Imperatae rhizoma/Bái Máo Gēn wird auch bei Wen-Bing-Erkrankungen mit leichtem Fieber, Unruhe, Magenhitze, Übelkeit, Erbrechen und Gelbsucht angewendet.

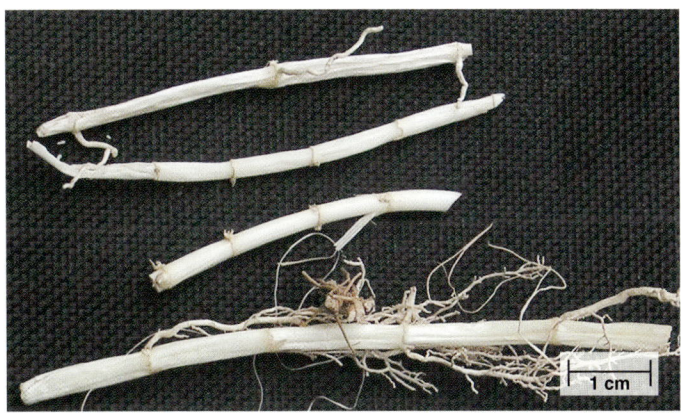

Abb. 3: Alang-Alang-Graswurzelstock, Imperatae rhizoma (Bái Máo Gēn), Ganzdroge

Dosierung
Getrocknet 9 bis 30 g, bei frischer Droge 30 bis 60 g. Die frische Droge kann auch zur Paste zerstoßen werden oder als Saft gepresst und eingenommen werden.

Inhaltsstoffe
Arundoin, Coixol, Anemonin, Cylindrin, Mannitol, Glucose, Fructose, Xylose, wenig organische Säuren wie Citronensäure und Äpfelsäure

Pharmakologie
Wirkt diuretisch und beschleunigt die Blutgerinnung. Das Dekokt hemmt *Shigella flexneri* und *Shigella sonnei*. Sie ist jedoch nicht wirksam gegen *Shigella shigae*.

Unerwünschte Wirkungen und Gegenanzeigen
Kontraindiziert bei Milz-Magen-Kälte und bei häufigem Wasserlassen ohne Durst.

13.1.5 Notoginseng radix et rhizoma – Sanchiwurzel – Sān Qī, 三七

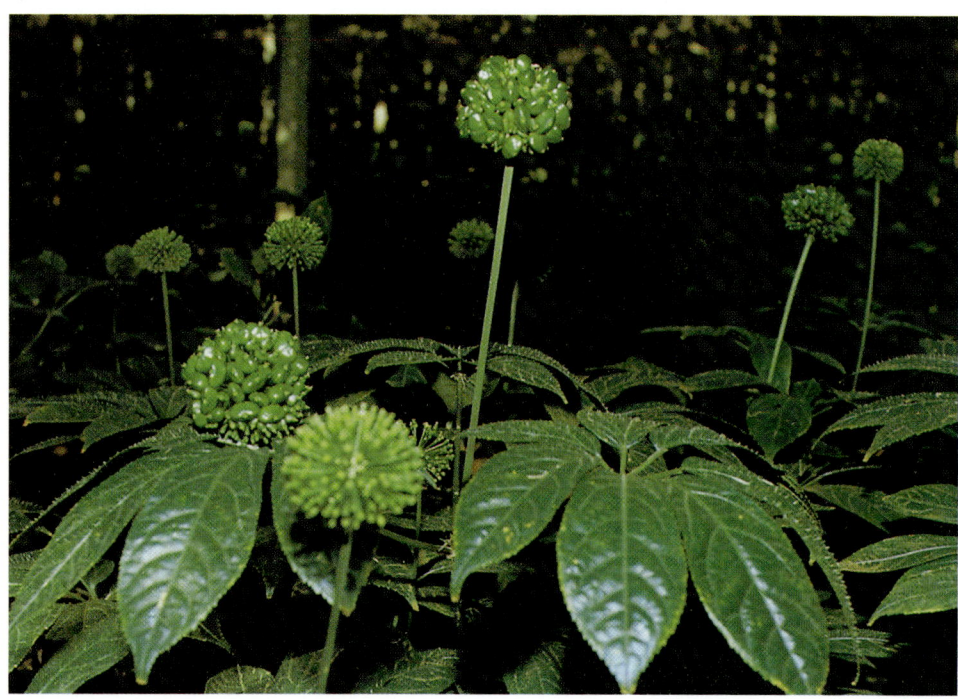

Abb. 1: Pseudoginseng, *Panax notoginseng* (Burk.) F. H. Chen (Sān Qī). Quelle: The coloured Atlas of the Chinese Materia Medica specified in Chin. Ph.

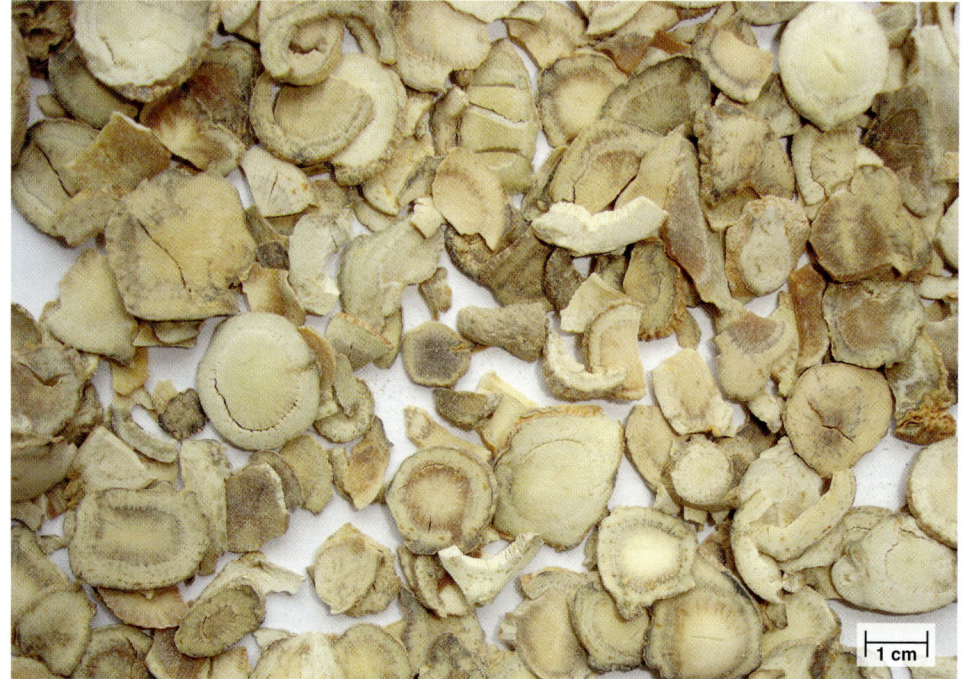

Abb. 2: Sanchiwurzel, Notoginseng radix et rhizoma (Sān Qī), Schnittdroge. Keine Spitzenqualität und keine gute Verarbeitung. Dies ist daran erkennbar, dass kleine Wurzeln verarbeitet wurden. Manche sind innen rissig, die Außenrinde ist roh und nicht glänzend glatt verarbeitet, im Bruch sind unterschiedliche Farben und Konsistenzen zu erkennen. Der Bruch sollte verhornt aussehen und an Roheisen erinnern.

Synonyme
Tián Qī, 田七, Panax pseudo-ginseng, San-Qi-Wurzel

Herkunft
Die getrockneten Wurzeln von *Panax notoginseng* (Burk.) F. H. Chen (Sān Qī), Araliaceae.

Ernte und Verarbeitung
Die Wurzelknollen werden im Herbst, bevor die Pflanze blüht, ausgegraben, gewaschen und an der Sonne getrocknet.

Pao Zhi
Kein Pao Zhi üblich

Qualität
Je größer die Stücke, je glatter die Oberfläche, je typischer ihre Farbe, je schwerer und fester die Konsistenz, desto besser ist die Qualität. Die Wurzelknollen dürfen innen nicht hohl sein. Die Ware aus der Provinz Yun Nan genießt den Ruf als Dao-Di-Droge. In Wen Shan in der Provinz Yun Nan gibt es schon nach GAP (good agricultural practice) angebaute und vom Staat abgekaufte Sān Qī.

Eigenschaften
Geschmacksrichtung: süß, leicht bitter
Temperaturverhalten: warm
Wirkungsort/Meridian: Leber, Magen

Wirkung und Anwendung
Blutbewegend, Blutstase lösend, Blutungen stillend, abschwellend, schmerzstillend.

Da bei Blutungen lokale Stasen vorhanden sind, kann Notoginseng radix et rhizoma/Sān Qī/Tián Qī diese durch ihre bewegende Eigenschaft auflösen und gleichzeitig die Blutung stoppen. Die Droge wird bei inneren und äußeren Blutungen, die eine Stase aufweisen, eingesetzt. Bei Bluterbrechen, Bluthusten, Blut im Stuhl, Blut in Urin und übermäßigen Regelblutungen kann die Droge auch einzeln als Pulver eingenommen werden.

Bei einer Blutung durch eine Sport- oder andere Verletzung mit einer Stase kann Notoginseng radix et rhizoma/Sān Qī/Tián Qī die Stase lösen und Schmerzen stillen. Hierfür wird sie oft in Kombination mit anderen Qi-blutbewegenden Drogen verwendet. Auch das Fertigarzneimittel Yun Nan Bai Yao ist ein wichtiges Mittel für diesen Bereich.

Neuerdings wird die Droge auch bei Koronarerkrankungen, wie z. B. Angina pectoris, Blutungen im Gehirn oder chronischer Hepatitis angewendet.

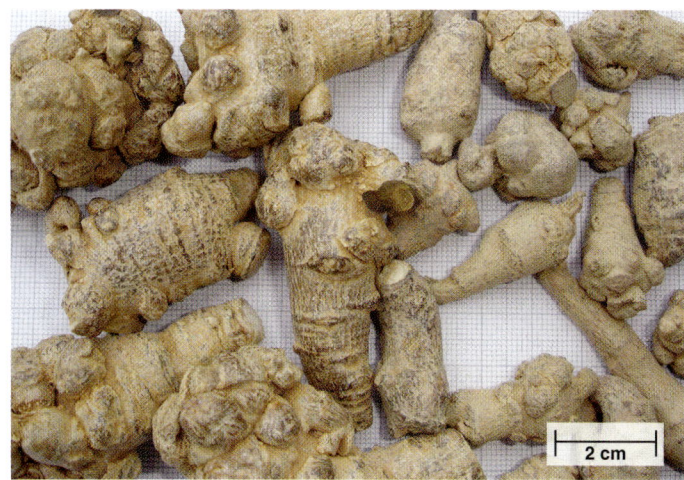

Abb. 3: Sanchiwurzel, Notoginseng radix (Sān Qī), Ganzdroge. Gute Sān Qī sollte folgende Merkmale aufweisen: Rinde kupfermetallisch glänzend, innen wie Eisen, Löwenkopfmuster (dichte stehende kleine Erhebungen) am Wurzelkopf.

Dosierung
3 bis 9 g, als Pulver täglich 1 bis 3 g, äußerlich in ausreichender Menge

Inhaltsstoffe
Saponine, bestehend aus Ginsenosiden (Rb1, Rg1, Rg2, wenig Ra, Rb2, Rb und Re) und Notoginsenosiden; außerdem Dencichin, Flavone, Quercetin, Quercetrin und β-Sitosterol. Laut Chin. Ph. soll der Gesamtgehalt an Ginsenoside Rg1, Ginsenoside Rb1 und Notoginsenoside R1 mindestens 5,0 % betragen.

Pharmakologie
Hemmt die Aggregation der Blutplättchen, verkürzt die Blutgerinnungszeit, beschleunigt die Fibrinolyse, reduziert die Blutviskosität und verbessert die Koronardurchblutung. Wirkt antiarrhythmisch, antiinflammatorisch, sedativ, antineoplastisch und analgetisch. Stärkt die Nebennierenrinde, reguliert den Zuckerstoffwechsel, schützt die Leber und verzögert das Altern.

Unerwünschte Wirkungen und Gegenanzeigen
In der Schwangerschaft mit Vorsicht zu verwenden. Mögliche Nebenwirkungen sind brennendes Gefühl im Oberbauch, betäubendes Gefühl im Mund, Schwindel, Durst, Schlaflosigkeit, Übelkeit, Erbrechen, Blutungstendenz, Allergie und Hautausschläge. Die Nebenwirkungen treten aber meistens durch falsche Anwendung auf.

13.1.6 Platycladi cacumen – Morgenländische Lebensbaumblätter – Cè Bǎi Yè – 侧柏叶

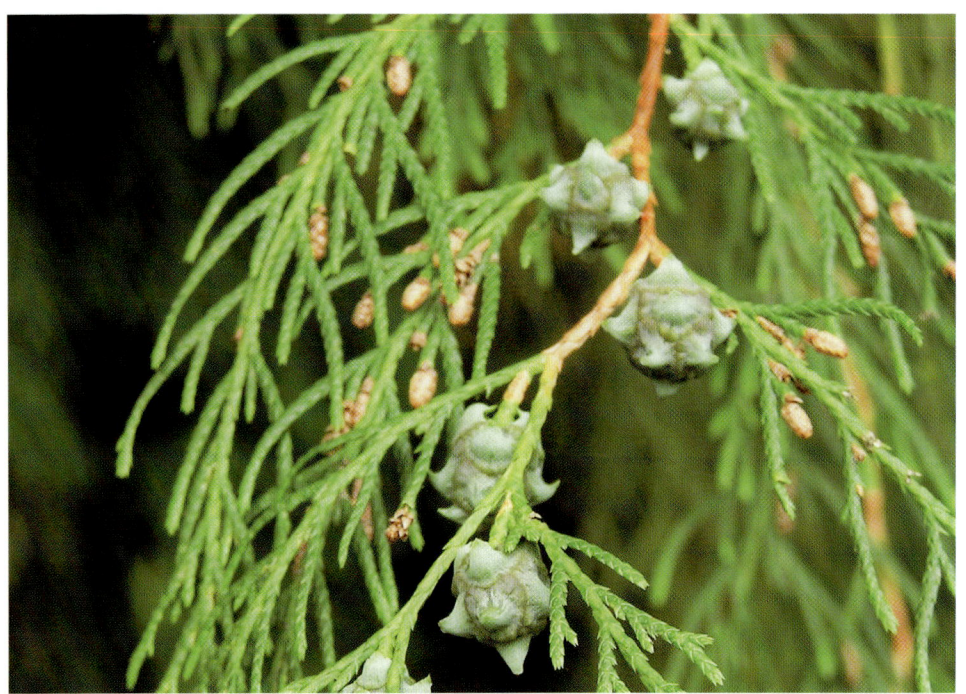

Abb. 1: Morgenländischer Lebensbaum, *Platycladus orientalis* (L.) Franco (Cè Bǎi), Zweig

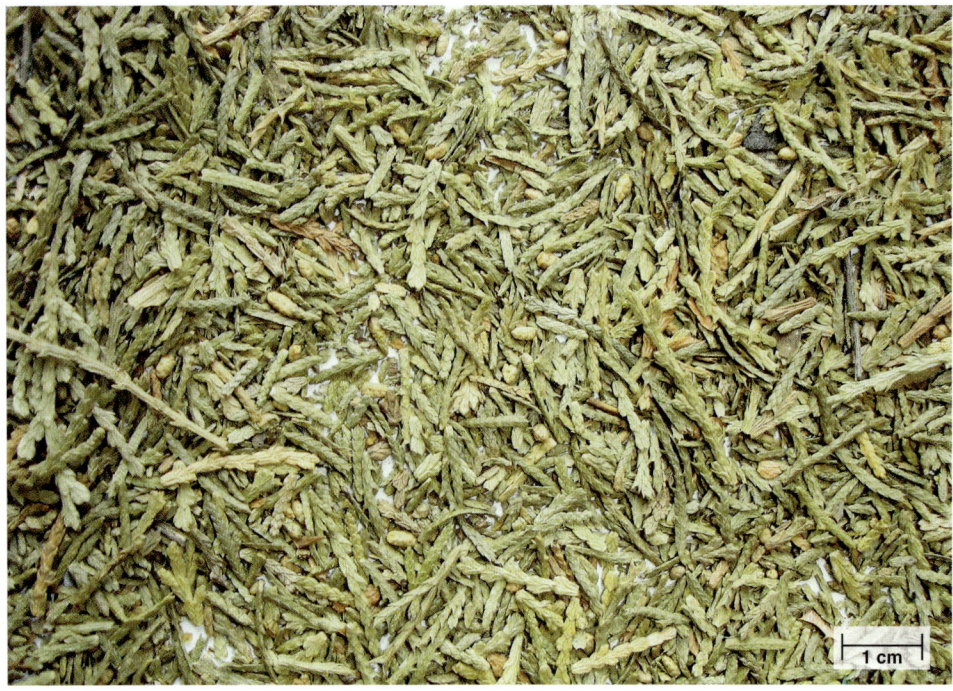

Abb. 2: Morgenländische Lebensbaumblätter, Platycladi cacumen (Cè Bǎi Yè). Die abgebildete Droge ist stark verunreinigt.

Herkunft
Die zarten Blätter und Stängel von *Platycladus orientalis* (L.) Franco (Cè Bǎi), Cypressaceae.

Ernte und Verarbeitung
Die zarten Blätter und Stängel werden während des ganzen Jahres gesammelt, im Schatten getrocknet und geschnitten.

Pao Zhi
Cè Bǎi Yè Tàn: Die Droge wird im Wok unter ständigen Rühren geröstet, bis ihre Oberfläche bräunlich wird. Diese Verarbeitung verstärkt die blutstillende Wirkung, und ihr Temperaturverhalten ist nicht mehr so kalt wie das der Rohdroge. Cè Bǎi Yè ist die nur geschnittene Droge und die Standard-Abgabeform.

Qualität
Je frischer die Droge, desto besser ist ihre Qualität.

Eigenschaften
Geschmacksrichtung: bitter, adstringierend
Temperaturverhalten: kalt
Wirkungsort/Meridian: Lunge, Leber, Milz

Wirkung und Anwendung
Blut kühlend, Blutung stillend, Hitze kühlend, diuretisch.

Die Droge ist bei Blut-Hitze und bei dadurch entstandenen Blutungen, wie z. B. Blutspucken, Nasenbluten, Blut im Stuhl, blutiger Urin und gynäkologische Blutung anwendbar. Dann wird sie mit Cirsii herba/Xiǎo Jí, Imperatae rhizoma/Bái Máo Gēn und Rehmanniae radix/Shēng Dì Huáng kombiniert. Bei einer Blutung, die durch eine Leere-Kälte entstanden ist, wird die Droge zusammen mit Zingiberis rhizoma tosta/Pào Jiāng und Artemisiae argyi folium/Ài Yè verabreicht, um die Meridiane zu erwärmen. Bei Blutungen durch einen Ulkus im Zwölffingerdarm und Magen kann sie ebenfalls eingesetzt werden. Auch bei Husten mit Schleim und Hitzezeichen hat sich die Droge bewährt.

Äußerlich wird sie als Tinktur oder bei Verbrennungen und Haarausfall als Paste benutzt.

Dosierung
6 bis 12 g, bei frischer Droge ist eine höhere Dosierung nötig.

Inhaltsstoffe
Ätherische Öle, Fenchon, α-Thujon, Kaempferol, Bornylacetat, Junipersäure (16-Hydroxyhexadecansäure), Quercetin, Myricetin, Hinokiflavon, Vitamin C, Wachs. Laut Chin. Ph. soll der Gehalt an Quercetin mindestens 0,10 % betragen.

Pharmakologie
Reduziert Blutgerinnungszeit, hustenstillend, expektorierend, antiseptisch, sedativ, leicht blutdrucksenkend

Unerwünschte Wirkungen und Gegenanzeigen
Bei einer Überdosierung und durch das Kauen von rohen Zweigen können das Verdauungssystem, Nervensystem, Kreislaufsystem und der Urogenitalerbereich beschädigt werden. Die Vergiftungserscheinungen sind starke Bauchschmerzen, Durchfall, weißer Schaum aus dem Mund, Atemprobleme, Nierenschäden, Lungenödem, Krämpfe, Schock, Bewusstlosigkeit und Kreislaufkrise. Es kann zu einer Fehlgeburt kommen.

13.1.7 Sanguisorbae radix – Wiesenknopfwurzel – Dì Yú, 地榆

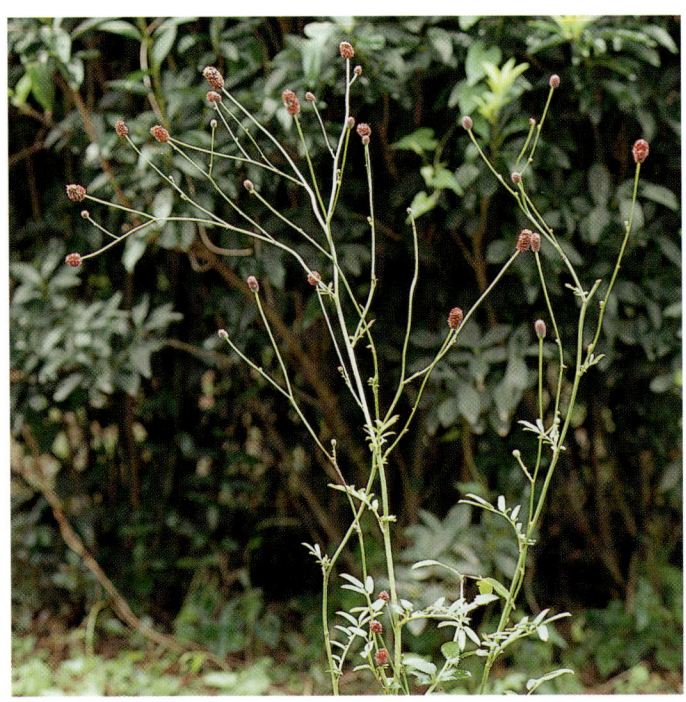

Abb. 1: Wiesenknopf, *Sanguisorba officinalis* L. (Dì Yú)

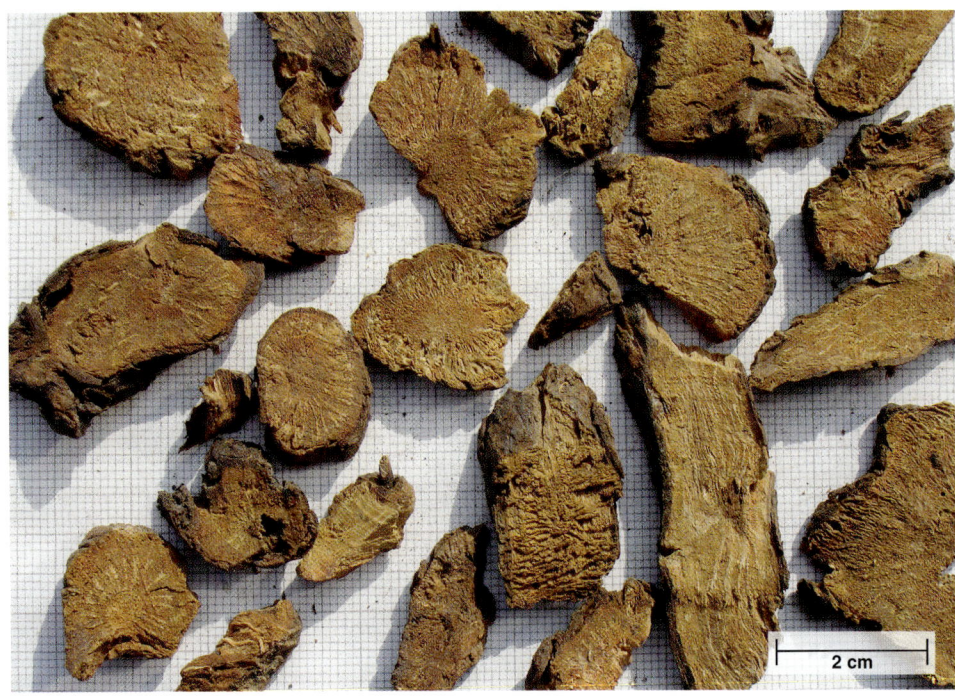

Abb. 2: Wiesenknopfwurzel, Sanguisorbae radix (Dì Yú), Schnittdroge

Herkunft
Die getrockneten Wurzeln von *Sanguisorba officinalis* L. (Dì Yú) oder *Sanguisorba officinalis* L. var. *longifolia* (Bert.) Yu et Li. (Cháng Yè Dì Yú, Mián Dì Yú), Rosaceae

Ernte und Verarbeitung
Die Wurzeln werden im Frühling oder im Herbst ausgegraben, von anhaftendem Erdreich und den feinen Nebenwurzeln befreit, gewaschen, sofort in Scheiben geschnitten und getrocknet.

Pao Zhi
Dì Yú Tàn: Die geschnittene Droge wird im Wok unter ständigem Rühren geröstet, bis die Oberfläche dunkelbräunlich verkohlt ist. Das Drogeninnere muss noch bräunlich sein. Diese Verarbeitung verstärkt die blutstillende Wirkung.

Eigenschaften
Geschmacksrichtung: bitter, sauer, adstringierend
Temperaturverhalten: leicht kalt
Wirkungsort/Meridian: Leber, Dickdarm

Wirkung und Anwendung
Blut kühlend, Blutung stillend, entgiftend, Geschwüre heilend.

Die Droge wird bei einer Blutung, die durch Blut-Hitze verursacht wurde, verwendet. Bei einer Blutung im Unteren Erwärmer ist sie besonders geeignet. Bei Blut im Stuhl oder Hämorrhoidenblutung kombiniert man sie mit Sophorae flos/Huái Huā Mǐ. Bei Hämorrhoiden kann sie auch äußerlich als Lotion eingesetzt werden. Bei einer gynäkologischen Blutung wird Sanguisorbae radix/Dì Yú mit Typhae pollen/Chǎo Pú Huáng, Rehmanniae radix/Shēng Dì Huáng und Scutellariae radix/Huáng Qín verabreicht. Bei blutiger Ruhr verordnet man sie mit Coptidis rhizoma/Huáng Lián und Aucklandiae radix/Mù Xiāng. Sanguisorbae radix/Dì Yú wird auch bei Blut im Urin oder bei Blutspucken verwendet.

Auch bei Verbrennungen, Ekzemen und Geschwüren wird Sanguisorbae radix/Dì Yú eingesetzt. Bei einer Verbrennung mit Flüssigkeitsaustritt wird die Droge zusammen mit Rhei radix et rhizoma/Shēng Dà Huáng als Pulver aufgetragen, um den Flüssigkeitsaustritt zu reduzieren und die Heilung zu fördern. Bei Ekzemen oder Geschwüren mit Flüssigkeitsaustritt kann sie als konzentriertes Dekokt in Mullbinden auf die betroffenen Stellen aufgelegt werden.

Die Droge kann äußerlich als Tinktur oder Paste bei Verbrennungen und Haarausfall benutzt werden.

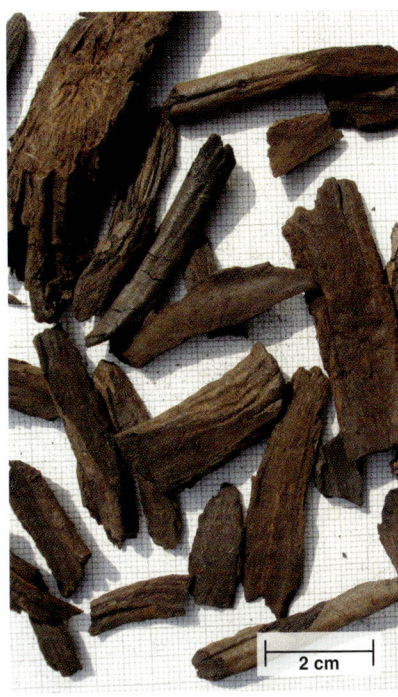

Abb. 3: Wiesenknopfwurzel, Sanguisorbae radix praeparata (Dì Yú Tàn), Schnittdroge, nach Chao-Tan-Methode verkohlt. Die hier abgebildete Handelsware enthält auch Stängel.

Dosierung
9 bis 15 g, äußerlich in ausreichender Menge: Die Droge wird zu Pulver gemahlen und mit Hilfsstoffen wie Honig, Sesamöl oder Vaselin als Paste/Salbe auf die betroffene Stellen aufgetragen.

Inhaltsstoffe
Sanguine (H1 bis H11), Gallussäure, D-Catechin, Diyu-Glykoside (I, II), Sanguisorbine (A, B, E), Betulinsäure, Sanguisorbigenin

Pharmakologie
Blutungen stillend, entzündungshemmend, fördert Heilung von Wunden, antiseptisch

Unerwünschte Wirkungen und Gegenanzeigen
Bei einer großflächigen Verbrennung sollte Dì Yú nicht als Pulver aufgetragen werden, da es dann durch die erhöhte Aufnahme der enthaltenen hydrolysierbaren Gerbstoffe zu einer Lebervergiftung und Hepatitis kommen kann.

13.1.8 Typhae pollen – Rohrkolbenpollen – Pǔ Huáng, 蒲黄

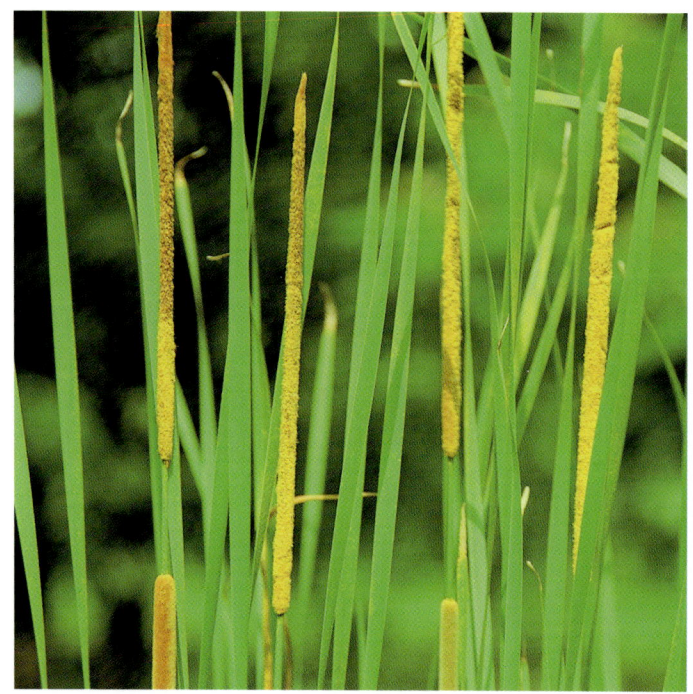

Abb. 1: Rohrkolben, *Typha angustifolia* L. (Shuǐ Zhú Xiāng Pǔ)

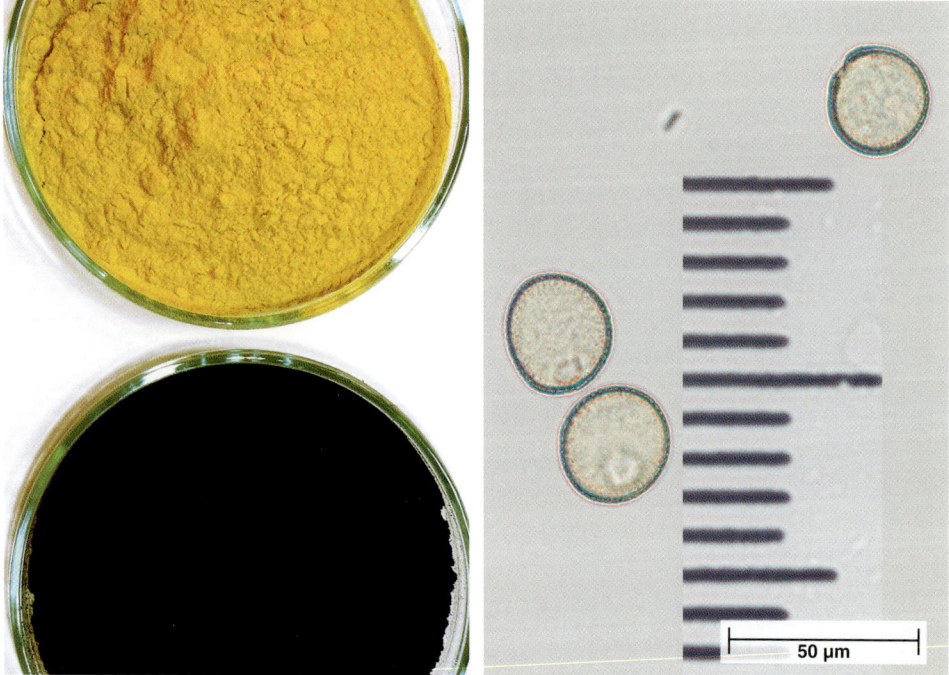

Abb. 2 links: Rohrkolbenpollen, Typhae pollen (Pǔ Huáng). Oben: Rohdroge. Unten: Nach Chao-Tan-Methode verkohlt.

Abb. 2 rechts: Rohrkolbenpollen, Typhae pollen (Pǔ Huáng), vergrößert. Dieser Droge werden oft pulverisierte oder sogar farbige Fremdbestandteile beigemischt. Die in der Chin. Ph. enthaltenen Monographien und Identitätsmethoden sind nicht ausreichend, um diese nachzuweisen. Es sollten unter dem Mikroskop außer Pollen weder Filamente, Fasern, Gefäße, Stärke noch andere Verunreinigungen zu finden sein. Die reine Droge ist leicht und schwebt in Wasser. Manche Verunreinigungen sinken im Wasser. Beim Reiben zwischen den Fingern sollte man ein glattes und schmieriges Gefühl haben.

Synonyme
Rohrkolbenblütenstaub

Herkunft
Die getrockneten Pollen von *Typha angustifolia* L. (Shuǐ Zhú Xiāng Pú) oder *Typha orientalis* PRESL. (Dōng Fāng Pú Huáng), Typhaceae. Bei Cǎo Pú Huáng handelt es sich um die getrockneten Stigma. Sie ist ein minderwertiger Ersatz für Pú Huáng.

Ernte und Verarbeitung
Die oberen gelblichen männlichen Blütenstände werden geerntet, an der Sonne getrocknet und gesiebt. Die Handelsware ist häufig mit ähnlich aussehenden Substanzen verunreinigt.

Pao Zhi
Für die Droge gibt es gibt einige Pao-Zhi-Methoden: Rösten (Chǎo Pú Huáng), Verkohlen (Pú Huáng Tàn) sowie die Verarbeitung mit Essig oder mit Reiswein. Es wird empfohlen, die unbehandelte rohe Droge zu verwenden.

Eigenschaften
Geschmacksrichtung:	süß
Temperaturverhalten:	neutral
Wirkungsort/Meridian:	Leber, Perikard

Wirkung und Anwendung
Blutstase lösend, Blutungen stoppend, diuretisch.

Bei Blutspucken, Nasenbluten, Blut im Urin, Regelblutung, Blutungen bei Sportverletzungen und Hämorrhoidenblutung hat die Droge sich bewährt. Sie ist vielfach verwendbar, gleichermaßen bei Kälte oder Hitze, Völle oder Leere, innerlich oder äußerlich, mit oder ohne Stase. Am besten wirkt sie bei Völlemustern mit Stase.

Bei Schmerzen in der Herzgegend und im Bauch, die durch eine Blutstase entstehen, wird sie oft mit Trogopterori faeces/Wǔ Líng Zhǐ kombiniert (siehe Rezeptur Shi Xiao San). Diese Rezeptur kann auch für eine Blutstase im Gehirn verwendet werden.

Bei Blut im Urin wird die Droge mit Rehmanniae radix/Shēng Dì Huáng und Malvae fructus/Dōng Kuí Zǐ kombiniert. Pú Huáng kann auch bei Hyperlipidemie verwendet werden. Sie kann den Gesamtcholesterin- und Triglyceridgehalt senken.

Dosierung
5 bis 9 g, im Dekokt separat im Tuch verpackt kochen

Inhaltsstoffe
Isorhamnetin-3-O-Neohesperidosid, Typhaneoside, Rutin, Quercetin, Isorhamnetin, β-Sitosterol, Aminosäuren. Laut Chin. Ph. soll der Gehalt an Isorhamnetin-3-O-neohesperidosid mindestens 0,10 % betragen.

Pharmakologie
Verkürzt die Blutgerinnungszeit, hemmt die Cholesterinaufnahme im Darm, verändert die Zusammensetzung der Blutlipide, stimuliert die Gebärmutter in vitro, wirkt blutdrucksenkend, erweitert die Blutgefäße, ist immunsuppressiv. Eine größere Dosis kann die Aktivität der Phagozyten erhöhen.

Unerwünschte Wirkungen und Gegenanzeigen
Kontraindiziert in der Schwangerschaft

14 Verdauungsfördernde Drogen – Xiao Shi Yao – 消食药

14.1.1 Crataegi fructus – Fiederweißdornbeeren – Shān Zhā, 山楂

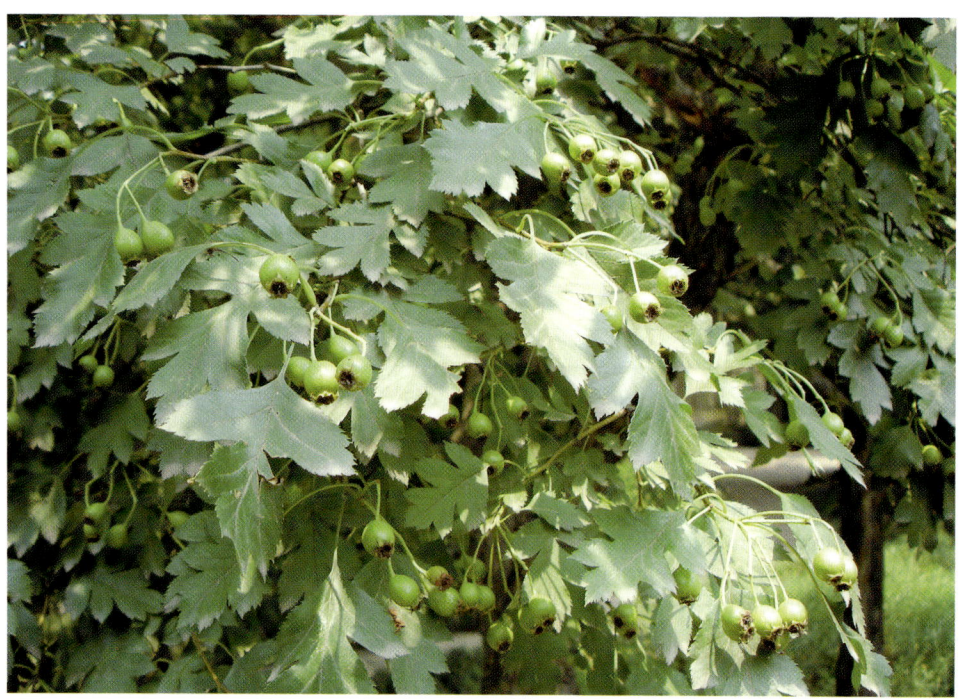

Abb. 1: Fiederweißdorn, *Crataegus pinnatifida* Bge. var *major* N. E. Br. (Běi Shān Zhā), Zweig mit Früchten. Anders als der europäische Weißdorn mit seinen kleinen Früchten mit saurem und bitterem Geschmack ist Shān Zhā groß und süßsauer im Geschmack. Dadurch ist die Blutstase lösende Wirkung geringer und die verdauungsfördernde Wirkung stärker ausgeprägt.

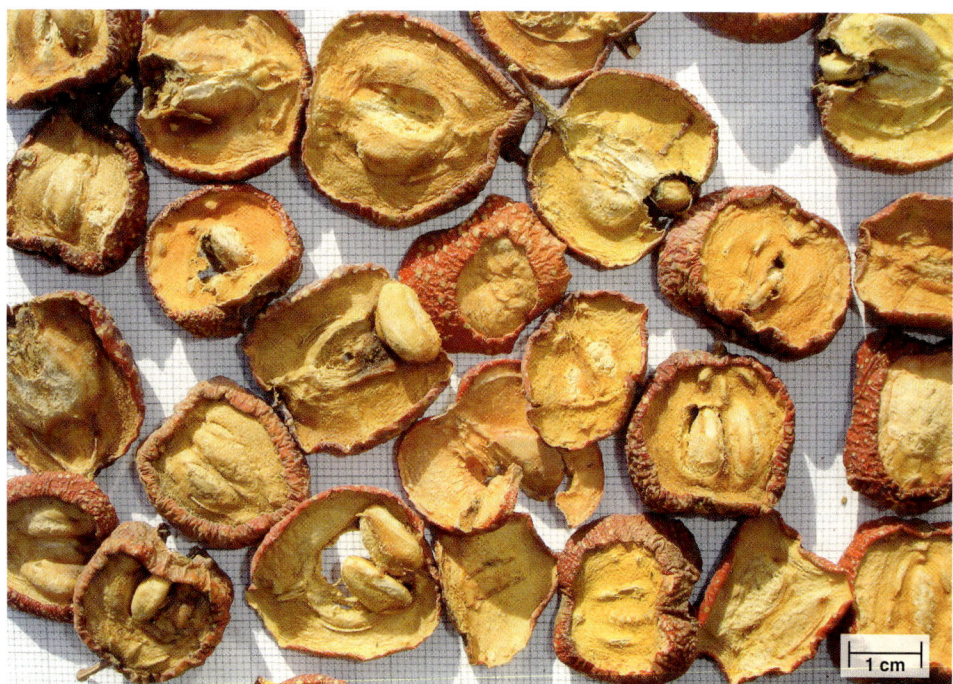

Abb. 2: Fiederweißdornfrüchte, Crataegi fructus (Shān Zhā); Ganzdroge. Die Droge dient auch als Lebensmittel. Große Früchte mit dicker Fleischschicht gelten als gute Qualität.

14 Verdauungsfördernde Drogen – Xiao Shi Yao – 消食药

14 Verdauungsfördernde Drogen – Xiao Shi Yao, 消食药

Drogenübersicht für verdauungsfördernde Drogen

Lat. Name	Dt. Name	Pin-Yin-Name	Chin. Name	Seite
Crataegi fructus	Fiederweißdornbeeren	Shān Zhā	山楂	520
Gigeriae galli endothelium corneum	Hühnermagen-Endothelium	Jī Nèi Jīn	鸡内金	522
Hordei fructus germinatus	Gekeimte Gerste	Mài Yá	麦芽	524
Massa fermentata	Fermentierte Kräutermasse	Shén Qǔ	神曲	526
Raphani semen	Rettichsamen	Lái Fù Zǐ	莱菔子	527
Setariae fructus germinatus	Gekeimte Hirse	Gǔ Yá	谷芽	529

Gemeinsamkeiten

Die Drogen sind meistens süß im Geschmack und neutral im Temperaturverhalten. Ihr Wirkungsort/Meridian sind Magen und Milz. Sie werden bei einer Nahrungsmittelstauung, die nicht immer eine Obstipation sein muss, verwendet. Die Nahrung wird vielmehr aus verschiedensten Gründen nicht richtig verdaut. Die Patienten leiden unter Völlegefühl im Bauch, Aufstoßen mit faulem Geruch, Übelkeit, Erbrechen, vermindertem Appetit und abnormalem Stuhlgang (Durchfall oder Obstipation).

Bei ihrer Anwendung sollten die Drogen oft mit Qi bewegenden Drogen kombiniert werden. Bei einer vorhandenen Qi-Schwäche sollten sie zusammen mit Qi aufbauenden Drogen verabreicht werden. Wenn die Stauung durch eine Leere-Kälte im Magen und in der Milz verursacht wurde, sollten sie mit Drogen, die das Innere erwärmen, kombiniert werden. Bei Nässe-Schleim sollten sie zusammen mit aromatischen Drogen, die Nässe beseitigen, verordnet werden.

Bei einem starken Nahrungsstau können Arecae semen/Bīng Láng und Aurantii fructus immaturus/Zhǐ Shí dazugegeben werden.

Die wichtigste Rezeptur dieser Gruppe ist „Bao He Wan" (siehe „Rezepturen"). Sie wird bei einem Nahrungsstau, der durch übermäßiges Essen oder durch eine Erkältung entstanden ist, eingesetzt. Leitsymptome sind Völlegefühl im Brustkorb und Bauch, Bauchschmerzen, Übelkeit, Aufstoßen, verminderter Appetit und Durchfall. Die Zunge hat einen dicken, schmierigen, gelben Belag.

Rezepturanalyse: Crataegi fructus/Shān Zhā kann unverdaute Fleischreste, Massa fermentata/Shén Qǔ unverdaute Reisreste, Raphani semen/Lái Fù Zǐ unverdaute Mehlreste abbauen. Pinelliae rhizoma praep./Fǎ Bàn Xià und Citri reticulatae pericarpium/Chén Pí können oft auch vorhandene Schleimablagerungen lösen. Poria/Fú Líng harmonisiert den Magen und leitet die Nässe aus, und Forsythiae fructus/Lián Qiào kann die Verknotung lösen und die Hitze kühlen.

14.1.1 Crataegi fructus – Fiederweißdornbeeren – Shān Zhā, 山楂

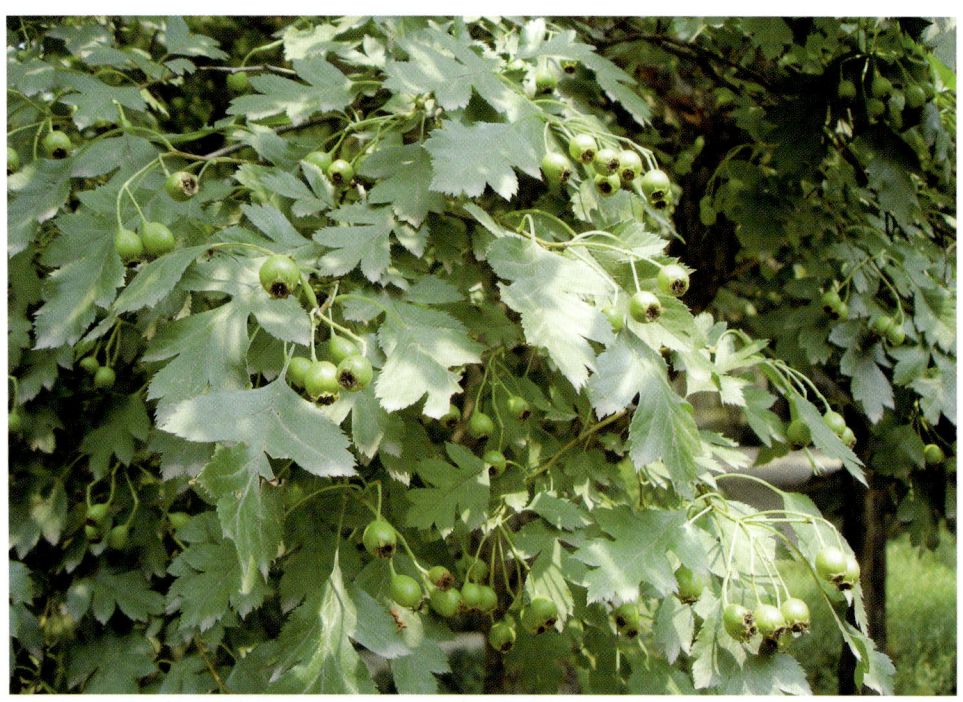

Abb. 1: Fiederweißdorn, *Crataegus pinnatifida* Bge. var *major* N. E. Br. (Běi Shān Zhā), Zweig mit Früchten. Anders als der europäische Weißdorn mit seinen kleinen Früchten mit saurem und bitterem Geschmack ist Shān Zhā groß und süßsauer im Geschmack. Dadurch ist die Blutstase lösende Wirkung geringer und die verdauungsfördernde Wirkung stärker ausgeprägt.

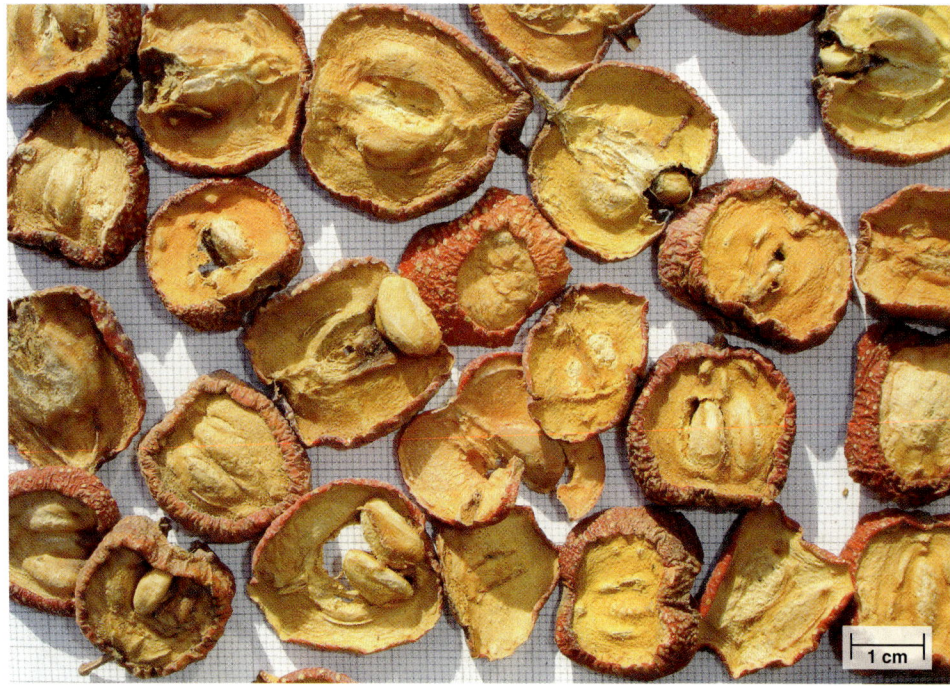

Abb. 2: Fiederweißdornfrüchte, Crataegi fructus (Shān Zhā); Ganzdroge. Die Droge dient auch als Lebensmittel. Große Früchte mit dicker Fleischschicht gelten als gute Qualität.

Herkunft

Die getrockneten, reifen Früchte von *Crataegus pinnatifida* Bge. var. *major* N. E. Br. (Shān Lǐ Hóng, Běi Shān Zhā); *Crataegus pinnatifida* Bge. (Shān Zhā, Běi Shān Zhā) oder *Cragaegi cuneata* Sieb. et Zucc. (Yě Shān Zhā, Nán Shān Zhā), Rosaceae. Die Droge Nán Shān Zhā) wurde nicht in die Chin. Ph. aufgenommen.

Ernte und Verarbeitung

Die Früchte werden zur Reifezeit im Herbst geerntet. Die beiden erstgenannten Sorten Bei Shan Zha werden geschnitten und an der Sonne getrocknet. Nan Shan Zha wird sofort getrocknet.

Pao Zhi

Chǎo Shān Zhā: Die gereinigte Shān Zhā wird im Wok geröstet, bis sich ihre Farbe vertieft. Dadurch wird der saure Geschmack gemildert.

Jiāo Shān Zhā: Die gereinigte Shān Zhā wird im Wok geröstet, bis ihre Oberfläche verbrannt (braunschwarz) ist und ihr Inneres eine dunkelgelbliche Farbe angenommen hat. Dadurch wird nicht nur der saure Geschmack stark reduziert. Es entsteht vielmehr sogar ein bitterer Geschmack, der das Völlegefühl abbaut und eine Ruhr-Erkrankung stoppt.

Shān Zhā Tàn: Die gereinigte Shān Zhā wird im Wok geröstet, bis ihre Oberfläche verkohlt (dunkel braunschwarz) ist und ihr Inneres sich dunkelbräunlich aussieht. Sie wird bei Blutungen benutzt.

Rohe Shān Zhā ist gut für den Abbau von unverdauten Nahrungsmittelresten. Sie wirkt Blut bewegend sowie Blutstase lösend.

Eigenschaften

Geschmacksrichtung:	sauer, süß
Temperaturverhalten:	leicht warm
Wirkungsort/Meridian:	Milz, Magen, Leber

Wirkung und Anwendung

Verdauung fördernd, Stau abbauend, Qi bewegend, Blutstase zerstreuend.

Die Droge wird bei Völlegefühl, Aufstoßen, Sodbrennen, Übelkeit, Bauchschmerzen und Durchfall, die durch unverdaute Nahrung (Fleisch) verursacht werden, verwendet. Hierfür wird sie einzeln oder zusammen mit Raphani semen/Lái Fú Zǐ und Massa fermentata/Shén Qū verordnet (siehe Rezeptur Bao He Wan). Bei einem starken Völlezustand wird Crataegi fructus/Shān Zhā mit Citri reticulatae pericarpium viride/Qīng Pí, Aurantii fructus immaturus/Zhǐ Shí und Curcumae rhizoma/É Zhū kombiniert.

Auch bei Bauchschmerzen, die durch eine Ruhrerkrankung verursacht werden, kann Crataegi fructus praep./Jiāo Shān Zhā einzeln oder mit Aucklandiae radix/Mù Xiāng und Arecae semen/Bīng Láng kombiniert benutzt werden, um den Durchfall zu stoppen und die Schmerzen zu stillen. Bei einer Hernie kann Crataegi fructus/Shān Zhā mit Citri reticulatae semen/Jú Hé (Kerne der Clementinen) und Lì Zhī Hé (Lychii-Früchte-Kerne) verabreicht werden.

Bei Bauchschmerzen nach einer Geburt, andauernden Lochien und Regelschmerzen, die durch eine Blutstase verursacht wurden, wird die Droge einzeln eingesetzt oder mit Chuanxiong rhizoma/Chuān Xiōng, Angelicae sinensis radix/Dāng Guī und Leonuri herba/Yì Mǔ Cǎo kombiniert.

Bei Schmerzen im Brustkorb (verschiedene Koronarerkrankungen) wird die Droge mit Chuanxiong rhizoma/Chuān Xiōng, Persicae semen/Táo Rén und Carthami flos/Hóng Huā verordnet. Shān Zhā kann die Fettablagerungen in den Blutgefäßen abbauen. Daher wird sie auch bei Hyperlipidemie verwendet. Die Kombination der Drogen Crataegi fructus/Shān Zhā, Nelumbinis folium/Hé Yè und Cassiae semen/Jué Míng Zǐ ist eine wirkungsvolle Rezeptur bei Adipositas.

Dosierung

9 bis 12 g

Inhaltsstoffe

Weinsäure, Quercetin, Hyperin, Chlorogensäure, Citronensäure, Crataegussäure, Amygdalin, Lacton, Epicatechin, Lipase, Protease, Fructose, Kondensierte Gerbstoffe, Vitamin C. Laut Chin. Ph. soll der Gehalt an Citronensäure mindestens 5,0 % betragen.

Pharmakologie

Erhöht die Ausschüttung der Verdauungssäfte. Die Lipasen können den Fettabbau fördern, die organischen Säuren erhöhen die Aktivität der Proteasen. Des Weiteren wirkt die Droge das Herz stärkend und antiarrhythmisch. Sie verbessert die Koronardurchblutung, senkt den Blutdruck sowie Blutlipidwerte. Sie hemmt das Wachstum von *Escherichia coli*, *Shigella dysenteriae* und *Pseudomonas aeroginosa* und wirkt antioxidativ.

Unerwünschte Wirkungen und Gegenanzeigen

Kontraindiziert bei Milz-Magen-Qi-Schwäche und bei Überproduktion von Magensäure

14.1.2 Gigeriae galli endothelium corneum – Hühnermagen-Endothelium – Jī Nèi Jīn, 鸡内金

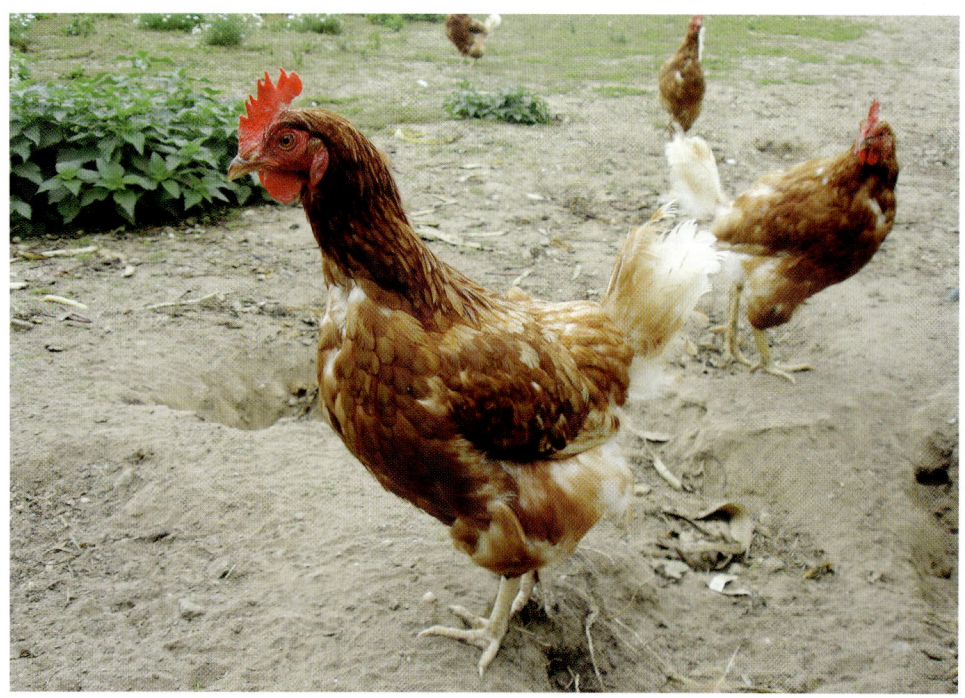

Abb. 1: Haushuhn, *Gallus domesticus* Brisson (Jī)

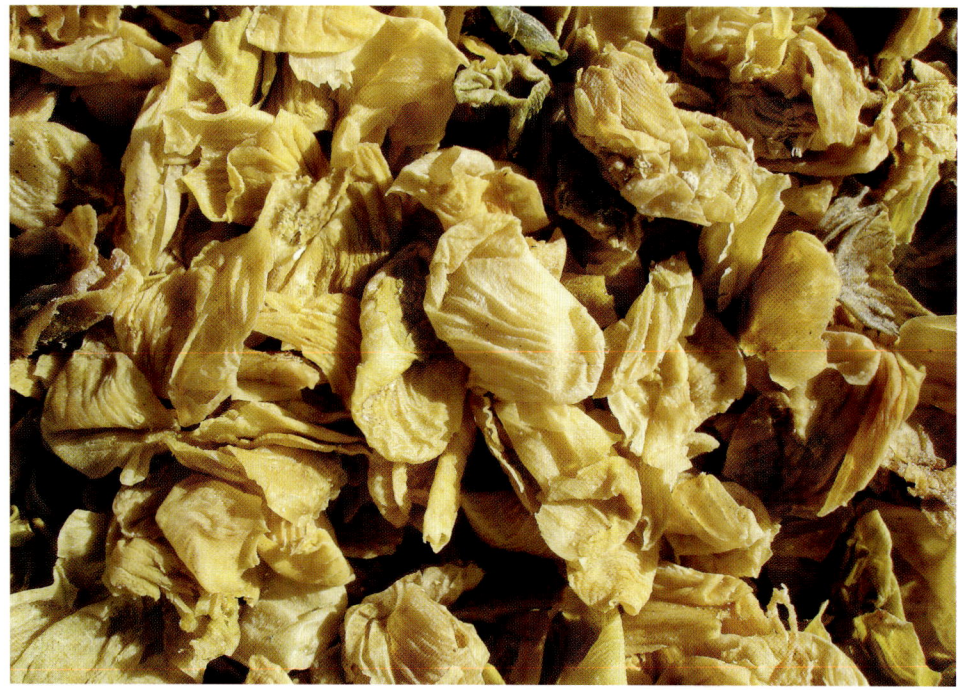

Abb. 2: Hühnermagen-Endothelium, Gigeriae galli endothelium corneum (Jī Nèi Jīn), ungeröstet

Herkunft
Das getrocknete, goldgelbe Magen-Endothelium von *Gallus domesticus* Brisson (Jī), Phasianidae

Gewinnung
Der Hühnermagen wird nach der Schlachtung entnommen. Das gelbe Magen-Endothelium wird abgezogen und an der Sonne getrocknet.

Pao Zhi
Chǎo Jī Nèi Jīn: Die Droge wird im Wok so lange geröstet, bis sie aufgequollen ist. Zur Verbesserung der Verdauung und zur Beseitigung eines Nahrungsmittelstaus sollte diese Form verwendet werden.

Eigenschaften
Geschmacksrichtung: süß
Temperaturverhalten: neutral
Wirkungsort/Meridian: Milz, Magen, Dünndarm, Blase

Wirkung und Anwendung
Verdauung fördernd, Magen stärkend, Essenz aufhaltend, Samenverlust stoppend.

Die Droge wird bei Nahrungsstau und Gan Ji verwendet. Sie kann die Milz-Magen-Funktion stärken, eine Blockade infolge unverdauter Nahrungsmittel (insbesondere Reis, Mehl, Kartoffeln und Fleisch) abbauen sowie Übelkeit und Völlegefühl lindern. Gigeriae galli endothelium corneum/Jī Nèi Jīn wird oft mit Crataegi fructus/Shān Zhā, Hordei fructus germinatus/Mài Yá und Citri reticulatae pericarpium viride/Qīng Pí kombiniert.

Bei Kinder-Gan-Ji wird die Droge oft mit Atractylodis macrocephalae rhizoma/Bái Zhū, Dioscoreae rhizoma/Shān Yào und Quisqualis fructus/Shǐ Jūn Zǐ kombiniert. Jī Nèi Jīn (Chǎo Jī Nèi Jīn) kann als Pulver auch allein verwendet werden.

Bei Samenverlust, der durch eine Nieren-Schwäche verursacht wird, wird die Droge oft zusammen mit Euryales semen/Qiàn Shí, Cuscutae semen/Tù Sī Zǐ und Nelumbinis semen/Lián Zǐ verordnet. Bei nächtlichem Wasserlassen wird sie mit Mantidis ootheca/Sāng Piāo Xiāo, Rubi fructus/Fú Pén Zǐ und Alpiniae oxyphyllae fructus/Yì Zhì kombiniert.

Bei kleinen Blasensteinen, Gallensteinen oder Steinchen im Urin kann Gigeriae galli endothelium corneum/Jī Nèi Jīn mit Lysimachiae herba/Jīn Qián Cǎo und Lygodii spora/Hǎi Jīn Shā zusammen eingesetzt werden.

Dosierung
3 bis 9 g, als Pulver 1,5 bis 3 g. Die Wirkung als Pulver ist besser als beim Dekokt.

Inhaltsstoffe
Gastrin, Keratin, Phenylalanin, Tyrosin, Cystein, Lysin, Pepsin, Amylase, Protease

Pharmakologie
Bei oraler Einnahme von Jī-Nèi-Jīn-Pulver wird mehr Magensaft gebildet sowie die Magenperistaltik und -Entleerung beschleunigt.

Unerwünschte Wirkungen und Gegenanzeigen
Kontraindiziert bei einer Magen-Milz-Schwäche ohne Stagnation. Die Droge muss rein und sauber sein. Die mikrobiologische Prüfung muss gemäß Ph. Eur. 5.1.4 (Mikrobiologische Qualität pharmazeutischer Zubereitungen) Kategorie 3,4,5 durchgeführt werden.

14.1.3 Hordei fructus germinatus – Gekeimte Gerste – Mài Yá, 麦芽

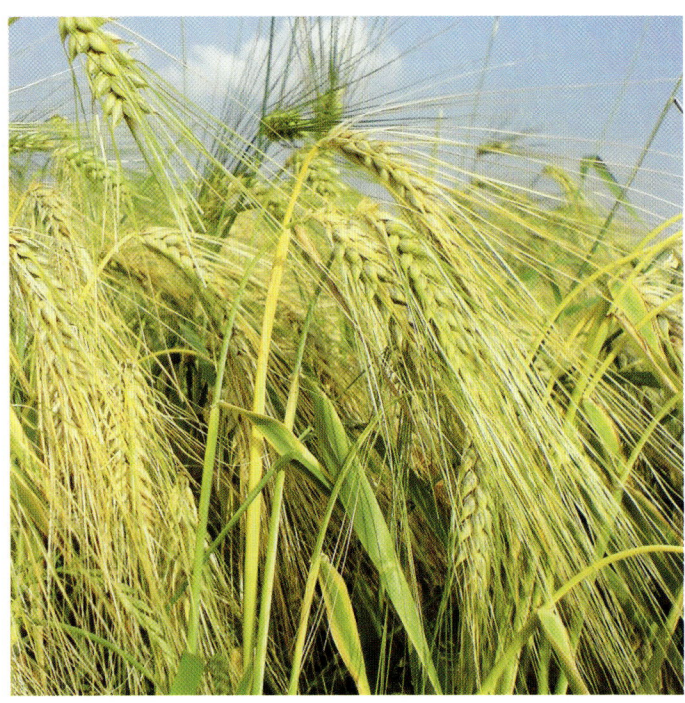

Abb. 1: Gerste, *Hordeum vulgare* L. (Dà Mài)

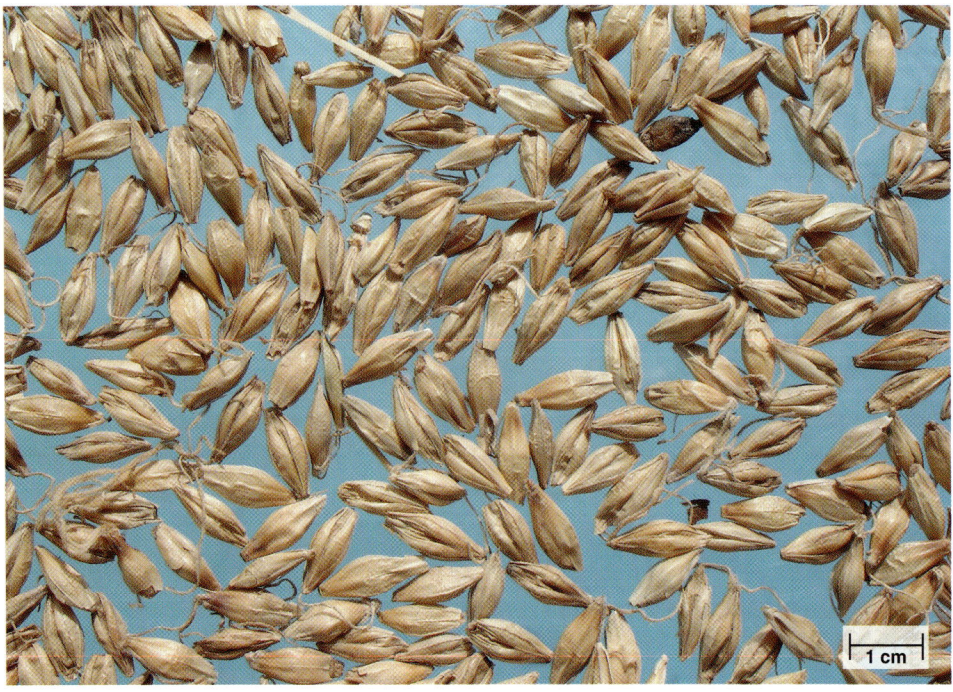

Abb. 2: Gekeimte Gerste, Hordei fructus germinatus (Mài Yá), ungeröstet

Herkunft

Die getrockneten, gekeimten, reifen Früchte von *Hordeum vulgare* L. (Dà Mài), Poaceae

Ernte und Verarbeitung

Die Körner werden in Wasser eingelegt, warm und feucht gehalten, bis ihre Keime auf 5 mm gewachsen sind. Anschließend werden sie getrocknet.

Pao Zhi

Chǎo Mài Yá: Die Mài Yá wird im Wok über mildem Feuer geröstet, bis ihr Aroma zu riechen ist und sie eine dunkelgelbliche Farbe mit braunen Flecken aufweist. Diese Form ist Milz stärkend.
Jiāo Mài Yá (durchgeröstet) oder Fū Chǎo Mài Yá (mit Weizenkleie geröstet) werden nur noch selten eingesetzt. Diese Formen sind geeignet bei Nahrungsmittelstau.

Der Keim sollte nicht zu lang sein. Wenn das Rezept „Hordei germinatus fructus/Mài Yá" vorgibt, sollte grundsätzlich Chǎo Mài Yá verwendet werden.

Eigenschaften

Geschmacksrichtung: süß
Temperaturverhalten: neutral
Wirkungsort/Meridian: Milz, Magen

Wirkung und Anwendung

Milz stärkend, unverdaute Nahrungsmittelreste abbauend, Milchbildung stoppend, Völlegefühl abbauend.

Die Droge wird zur Stärkung der Milzfunktion eingesetzt. Sie baut unverdaute Nahrungsmittel (aus Getreide) ab und beseitigt Völlegefühl oder verminderten Appetit. Dazu wird sie mit Gigeriae galli endothelium corneum/Jī Nèi Jīn, Massa fermentata/Shén Qū und Crataegi fructus/Shān Zhā kombiniert. Bei Kleinkindern, die unter einer Verdauungsschwäche leiden und Milch spucken, kann Hordei fructus germinatus/Mài Yá als Dekokt oder als Pulver verabreicht werden.

Um die Milchbildung nach der Stillzeit zu stoppen, nimmt man Hordei fructus germinatus/Mài Yá (roh oder geröstet) drei Tage lang als Dekokt mit 120 g täglich ein.

Auch bei Rippen- oder Bauchschmerzen, die durch eine Leber-Qi-Stagnation oder eine Disharmonie von Milz und Leber verursacht werden, kann Hordei fructus germinatus/Mài Yá mit Leber-Qi bewegenden Drogen zusammen verabreicht werden.

Dosierung

9 bis 15 g

Inhaltsstoffe

Amylase, Invertase, Glucose, Hordenin, Adenin, Cholin, ergotaminartige Substanzen, Vitamin B_1, B_2

Pharmakologie

Die verschiedenen Enzyme fördern die Verdauung. Das Dekokt erhöht die Sekretion des Pepsins, und die ergotaminartigen Substanzen hemmen die Sekretion von Prolactin (lactogenes Hormon). Die Droge wirkt Blutzucker senkend.

14.1.4 Massa fermentata – Fermentierte Kräutermasse – Shén Qǔ (Liù Shén Qǔ), 神曲

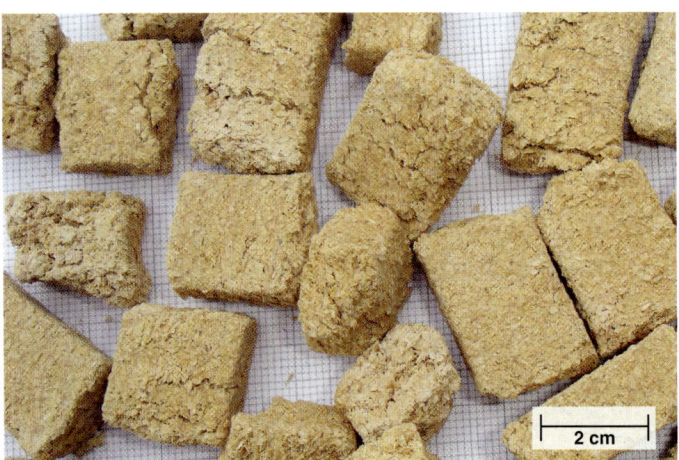

Abb. 1: Fermentierte Kräutermasse, Massa fermentata (Shén Qǔ), ungeröstet. Die Oberfläche muss eine gelbliche-weiße Farbe innen Pünktchen, und ein typisches Aroma aufweisen. Es dürfen keine schwarzen Pünktchen und kein muffiger oder säuerlicher Geruch vorhanden sein.

Herkunft
Fermentierung einer Mischung aus Mehl (meistens ist Weizenkleie beigemischt), pulverisierter Armeniacae semen amarum/Kǔ Xìng Rén, Phaseoli semen/Chì Xiǎo Dòu, frischer Polygoni hydropiperis herba/Là Liào, frischer Artemisiae annuae herba/Qīng Hāo und frischer Xanthii herba/Cāng Ěr.

Gewinnung
Die frischen Drogen von Polygoni hydropiperis herba/Là Liào, Artemisiae annuae herba/Qīng Hāo und Xanthii herba/Cāng Ěr von jeweils 6 kg werden zerkleinert und zusammen mit 3 kg Phaseoli semen/Chì Xiǎo Dòu pulverisiert. 3 kg geschälte und pulverisierte Armeniacae semen amarum/Kǔ Xìng Rén, 30 kg Mehl und 50 kg Weizenkleie werden zusammen mit den vorgenannten Kräutern gemischt. Zu dem Gemisch wird so viel Wasser dazugegeben, dass sich gerade ein Teig formen lässt. Dieser Teig wird flachgepresst, mit Stroh bedeckt und unter konstanter Temperatur etwa eine Woche lang fermentiert, bis an der Oberfläche ein goldfarbener Pilz gewachsen ist. Danach wird der Teig geschnitten.

Eine Variante von Shén Qǔ ist Jiàn Qǔ. Diese besteht aus Weizen, Weizenkleie, Perillae herba/Zǐ Sū, Schizonepetae herba/Jīng Jiè, Saposhnikoviae radix/Fáng Fēng, Magnoliae officinalis cortex/Hòu Pò, Aucklandiae radix/Mù Xiāng, Aurantii fructus immaturus/Zhǐ Shí, Citri reticulatae pericarpium viride/Qīng Pí, u. a. m. Sie wird bei Durchfall, Übelkeit, vermindertem Appetit, der durch Sommer-Nässe verursacht wird, verwendet.

Pao Zhi
Chǎo Shén Qǔ: Die Droge wird im Wok über mildem Feuer erhitzt, bis ihre Oberfläche leicht gelblich wird. Dies verbessert die verdauungsfördernde Wirkung.

Jiāo Shén Qǔ: Shén Qǔ wird im Wok über mildem Feuer erhitzt, bis ihre Oberfläche dunkelgelblich wird und ihr Aroma ausströmt. Dadurch wird die Stau abbauende Wirkung verbessert.

Qualität
Bei den meisten Handelswaren handelt es sich nur um fermentierten Teig ohne ausreichende Beimischung von Kräutern. Es sollte nur Ware von professionellen Lieferanten/Herstellern gekauft werden.

Eigenschaften
Geschmacksrichtung:	süß, scharf
Temperaturverhalten:	warm
Wirkungsort/Meridian:	Milz, Magen

Wirkung und Anwendung
Verdauung fördernd, Magen harmonisierend.

Die Droge wird bei Völle-Zustand, vermindertem Appetit, Darmgeräuschen und Durchfall verursacht durch unverdaute Nahrungsmittel, verwendet. Dazu wird sie mit Aucklandiae radix/Mù Xiāng, Crataegi fructus/Shān Zhā und Hordei fructus germinatus/Mài Yá kombiniert. Diese Drogen können auch bei einer Erkältung mit vermindertem Appetit, Durchfall und Übelkeit eingesetzt werden.

Die Droge ist auch bei Kindern, die einen aufgeblähten Bauch und schlechte Verdauung haben, anwendbar.

Die Droge wird Rezepturen, die Mineralien oder Muscheln enthalten und daher schlecht verdaulich sind, als Verdauungshilfe beigemischt.

Dosierung
6 bis 15 g

Inhaltsstoffe
Saccharomyces, Enzyme, Ergosterol, Vitamin B, ätherische Öle

Pharmakologie
Verbessert Appetit und Verdauung

Unerwünschte Wirkungen und Gegenanzeigen
Kontraindiziert bei Yin-Schwäche, Magen-Feuer und in der Schwangerschaft

14.1.5 Raphani semen – Rettichsamen – Lái Fù Zǐ, 莱菔子

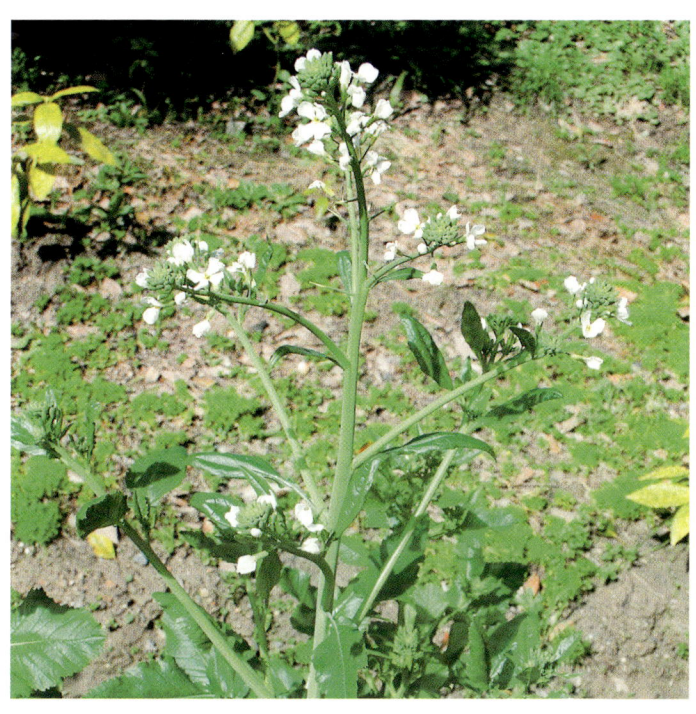

Abb. 1: Garten-Rettich, *Raphanus sativus* L. (Luó Bù)

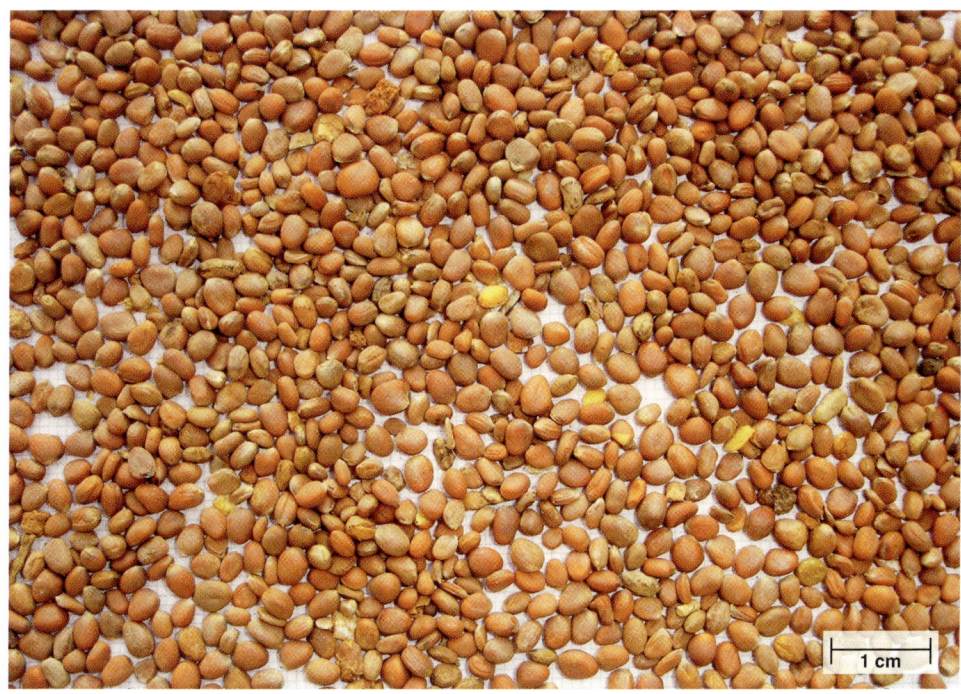

Abb. 2: Rettichsamen, Raphani semen (Lái Fù Zǐ). Die Droge muss nach Rettich riechen, andernfalls deutet dies auf alte oder schlecht gelagerte Ware, ein erhöhtes Maß an Verunreinigungen und schlechte Verarbeitung hin.

Herkunft
Der getrocknete, reife Samen von *Raphanus sativus* L. (Luó Bù), Brassicaceae

Ernte und Verarbeitung
Der Samen wird zur Reifezeit im Sommer gesammelt und an der Sonne getrocknet.

Pao Zhi
Chǎo Lái Fù Zǐ: Die Droge wird im Wok unter Rühren geröstet, bis das Aroma ausströmt und der Samen leicht aufgewölbt ist. Dies ist die Standard-Abgabeform, auch wenn das Rezept nur „Raphani semen" oder „Lái Fù Zǐ" vorgibt.

Eigenschaften
Geschmacksrichtung: süß, scharf
Temperaturverhalten: neutral
Wirkungsort/Meridian: Milz, Magen, Lunge

Wirkung und Anwendung
Verdauung von Nahrungsmittelresten fördernd, Völle beseitigend, Qi nach unten führend, Schleim lösend.

Die Droge wird bei Völlegefühl im Bauch, Aufstoßen, Sodbrennen und Bauchschmerzen, die durch unverdaute Nahrungsmittelreste verursacht werden, verwendet. Dazu wird sie oft mit Crataegi fructus/Shān Zhā, Massa fermentata/Shén Qǔ und Citri reticulatae pericarpium/Chén Pí kombiniert (siehe Rezeptur Bao He Wan).

Bei Husten mit vermehrtem Schleim und Druckgefühl in der Brust kann Raphani semen/Lái Fù Zǐ den Schleim lösen, das Qi nach unten führen und dadurch den Husten stillen. Hierfür wird sie einzeln oder in Kombination mit Sinapis semen/Bái Jiè Zǐ und Perillae fructus/Zǐ Sū Zǐ eingesetzt (siehe Rezeptur San Zi Yang Qin Tang).

Dosierung
4,5 bis 9 g

Inhaltsstoffe
Sinapin, Sinapin-Sulfocyansäure, Raphanin, Alkaloide, Flavone, Senföl

Pharmakologie
Blutdrucksenkend, antimykotisch, antiinflammatorisch

Unerwünschte Wirkungen und Gegenanzeigen
Die Droge ist scharf im Geschmack und zerstreut das Qi. Daher ist bei Qi-Schwäche Vorsicht geboten. Bei Nahrungsmittelstau sollte sie nur angewandt werden, wenn auch Schleim vorhanden ist.

Ginseng radix et rhizoma/Rén Shēn darf nicht mit Raphani semen/Lái Fù Zǐ oder Rettich zusammen eingesetzt werden.

14.1.6 Setariae fructus germinatus – Gekeimte Hirse – Gǔ Yá, 谷芽

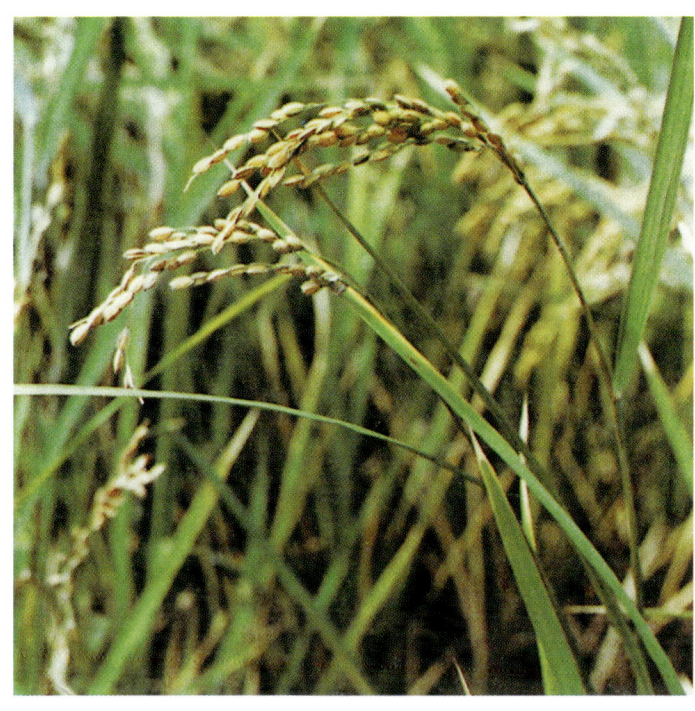

Abb. 1: Kolbenhirse, *Setaria italica* (L.) Beauv. (Shǔ). Quelle: The coloured Atlas of the Chinese Materia Medica specified in Chin. Ph.

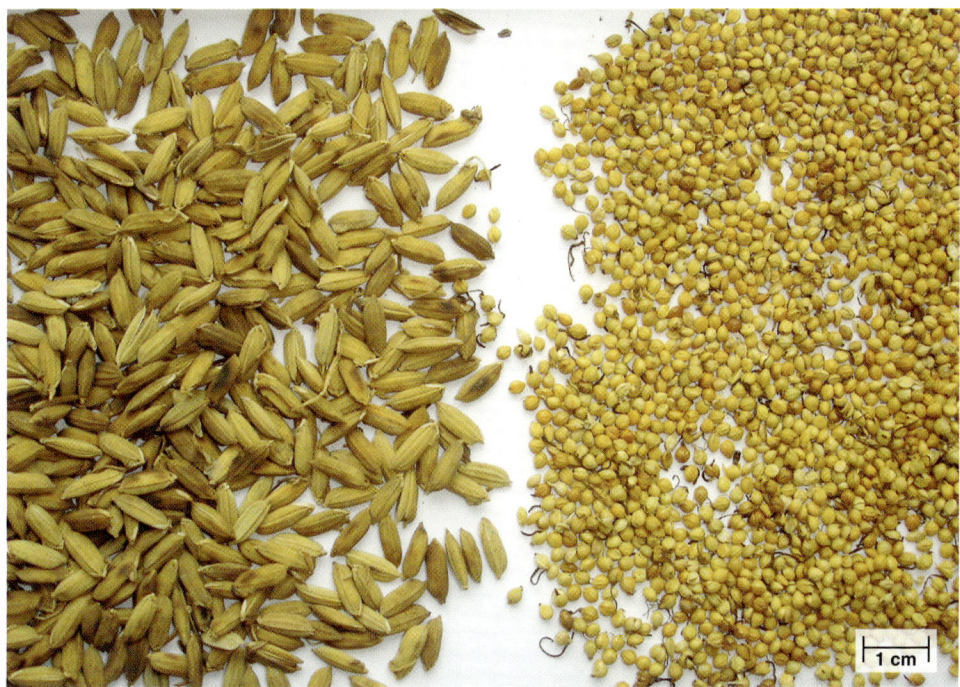

Abb. 2: Gekeimte Hirse, Setariae fructus germinatus (Gǔ Yá). Dào Yá und Gǔ Yá werden oft verwechselt. Links: Gekeimter Reis, Dào Yá, Oryzae fructus germinatus. Rechts: Gekeimte Hirse, Gǔ Yá, Setariae fructus germinatus

Herkunft
Die gekeimte Frucht (Karyopsis) von *Setaria italica* (L.) Beauv. (Shǔ, Xiǎo Mǐ), Poaceae

Ernte und Verarbeitung
Die geernteten Körner werden in Wasser eingelegt, warm und feucht gehalten, bis ihre Keime auf 6 mm Länge gewachsen sind. Anschließend werden sie getrocknet.

Pao Zhi
Chǎo Gǔ Yá: Die Shēng Gǔ Yá wird im Wok über mildem Feuer geröstet, bis sie duftet und sich dunkelgelb verfärbt. Diese Form ist Milz schonend und die beste Form, um die Verdauung anzuregen und einen Nahrungsmittelstau abzubauen.
Jiāo Gǔ Yá: Die Shēng Gǔ Yá wird im Wok über starkem Feuer geröstet, bis ihre Farbe dunkelbraun bis schwarzbraun (Oberfläche verbrannt) wird. Man benutzt sie bei einer bereits lange bestehenden und alten Nahrungsmittelstauung.

In der Chǎo-Gǔ-Yá-Droge ist die Amylase nur teilweise, in der Jiao-Gu-Ya-Droge ist sie weitgehend zerstört. Chǎo Gǔ Yá ist die bessere Arzneiform.

Qualität
In 5 g einer Probe sollten mindestens 85 % gekeimte Körner sein.

Eigenschaften
Geschmacksrichtung: süß
Temperaturverhalten: warm
Wirkungsort/Meridian: Milz, Magen

Wirkung und Anwendung
Milz stärkend, Verdauung fördernd, Nahrungsmittelstau abbauend.

Die Droge wird bei Völlegefühl im Bauch und vermindertem Appetit, die durch unverdaute Nahrungsmittel (vor allem von Getreide wie Reis, Weizen, usw. und Kartoffeln) entstanden sind, eingesetzt. Ihre Wirkung ist vergleichbar der von Hordei fructus germinatus/Mài Yá, aber milder. Sie wird oft mit Hordei fructus germinatus/Mài Yá synergistisch kombiniert. Bei anderen Nahrungsmittelstaus kann sie auch zusammen mit Crataegi fructus/Shān Zhā, Massa fermentata/Shén Qǔ und Citri reticulatae pericarpium viride/Qīng Pí verordnet werden. Wenn eine Milz-Schwäche vorhanden ist, kann die Droge zusammen mit Codonopsis radix/Dǎng Shēn, Atractylodis macrocephalae rhizoma/Bái Zhū und Citri reticulatae

Vergleich der Herkunft, Eigenschaften und Anwendungen von Fú Xiāo Mài, Huái Xiāo Mài, Mài Yá, Gǔ Yá und Dào Yá

Lat. Bezeichnung	Tritici fructus levis	Tritici fructus	Hordei fructus germinatus	Setariae fructus germinatus	Oryzae fructus germinatus
Chin. Bezeichnung	浮小麦	淮小麦/小麦	麦芽	谷芽	稻芽
Pin Yin	Fú Xiǎo Mài	Huái Xiǎo Mài/ Xiǎo Mài	Mài Yá	Gǔ Yá	Dào Yá
Deutsche Bezeichnung	Geschrumpfter Weizen	Weizen	Gekeimte Gerste	Gekeimte Hirse	Gekeimter Reis
Stammpflanzen	*Triticum aestivum*	*Triticum aestivum*	*Hordeum vulgare*	*Setaria italica*	*Oryza sativa*
Familie	Poaceae	Poaceae	Poaceae	Poaceae	Poaceae
Herkunft	Geschrumpfter Samen	Reifer Samen	Fermentierte Früchte	Gekeimtes Hirsekorn	Gekeimtes Reiskorn
Geschmacksrichtung	Süß	Süß	Süß	Süß	Süß
Temperaturverhalten	Kühl	Neutral mit kühlender Tendenz	Neutral	Neutral	Neutral
Wirkungsort/Meridian	Herz	Herz	Magen, Milz, Leber	Milz, Magen	Milz, Magen
Schweiß aufhaltend	Ja	Ja aber schwach	Nein	Nein	Nein
Gu Zheng Lao Re	Ja	Nein	Nein	Nein	Nein
Psychische Störungen bei Frauen, wie z. B. Traurigkeit, Weinerlichkeit, Schlaflosigkeit	Ja, meistens wegen begleitender Schweißausbrüche	Ja *	Nein	Nein	Nein
Nahrungsstau	Nein	Nein	Ja	Ja	Ja
Milchbildung stoppend	Nein	Ja, schwach	Ja	Nein	Nein

* Wenn Tritici fructus/Huái Xiāo Mái mit Glycyrrhizae radix et rhizoma/Gān Cǎo und Jujubae fructus/Dà Zǎo zusammen eingesetzt wird, haben wir die Rezeptur Gan Mai Da Zao Tang. Sie wird oft bei psychischen Schwankungen angewendet.

pericarpium/Chén Pí verwendet werden. Die Kombination Oryzae fructus germinatus/Gǔ Yá, Magnoliae officinalis cortex/Hòu Pò und Citri reticulatae pericarpium/Chén Pí kann das Qi bewegen und den Stau in der Mitte beseitigen.

Dào Yá (gekeimtes Reiskorn, Stammpflanze *Oryza sativa* L., Gramineae) wird oft mit Gǔ Yá verwechselt. Der Wirkungsbereich von Dào Yá ist fast identisch mit dem von Gǔ Yá. Die Wirkung ist aber schwächer als die von Gǔ Yá. Gǔ Yá hat auch einen höheren Proteingehalt.

Dosierung
9 bis 15 g, auch bis zu 30 g möglich

Inhaltsstoffe
Amylase, Vitamin B, Stärke, Proteine. Der Amylasegehalt ist geringer und die verdauungsfördernde Wirkung ist schwächer als die von Hordei fructus germinatus/Mài Yá.

Unerwünschte Wirkungen und Gegenanzeigen
Auf Aflatoxin achten

15 Tonisierende Drogen – Bu Yi Yao – 补益药

15.1 Qi tonisierende Drogen – Bu Qi Yao – 补气药
15.2 Yang tonisierende Drogen – Bu Yang Yao – 补阳药
15.3 Blut tonisierende Drogen – Bu Xue Yao – 补血药
15.4 Yin tonisierende Drogen – Bu Yin Yao – 补阴药

Drogen, die einen substanziellen und energetischen Mangel (Schwäche) auffüllen, Funktionen stärken und die Abwehrkraft steigern, nennt man tonisierende Drogen.

Schwächen werden in Qi-, Yang-, Blut- und Yin-Schwäche unterteilt. Dementsprechend teilt man die tonisierenden Drogen in Qi-, Yang-, Blut- und Yin-tonisierende Drogen (entsprechend den Kap. 15.1 bis 15.4) auf.

Dabei ist zu beachten, dass ein Schwächezustand die Entwicklung von pathologischen Noxen begünstigt. Falls eine Noxe sich in ihrer dominanten Phase befindet, wie z. B. starke Entzündung, Nässe-Schleim-Ablagerung, Schwellung oder Erkältung (lokaler Füllezustand) sollte dieser Füllezustand nach der TCM-Behandlungsstrategie zuerst behandelt werden. Erst wenn die Noxe beseitigt ist, sollte man tonisieren.

15.1.1 Astragali radix – Astragalus-Wurzel – Huáng Qí, 黄芪

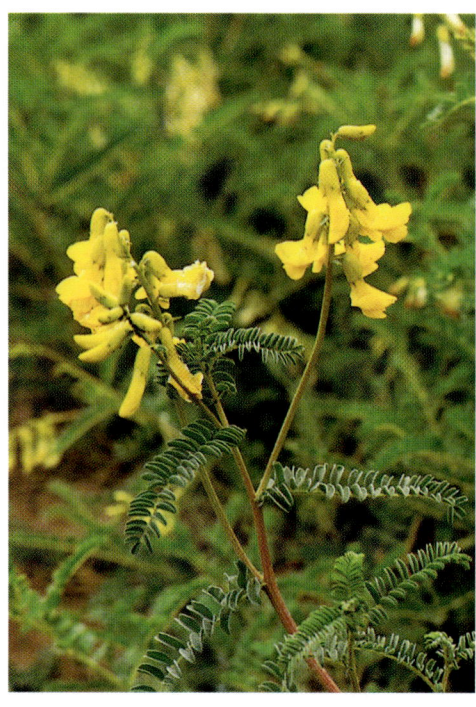
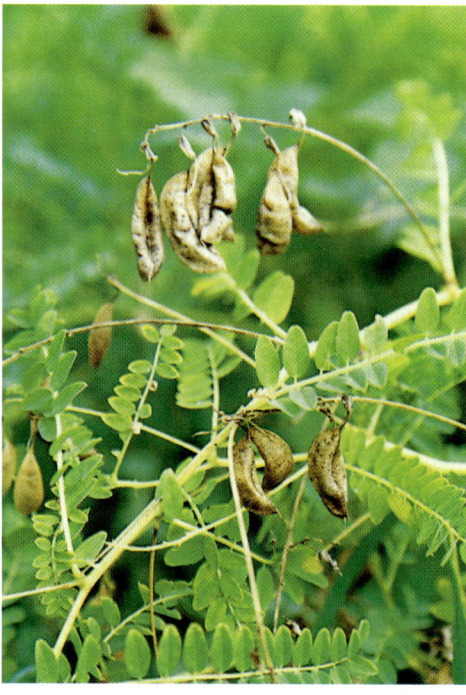

Abb. 1 links: Astragalus (Mongolischer Tragant), *Astragalus membranaceus* (Fisch.) Bge. var. *mongholicus* (Bge.) Hsiao (Měng Gǔ Huáng Qí), blühender Zweig.
Quelle: The coloured Atlas of the Chinese Materia Medica specified in Chin. Ph.

Abb. 1 rechts: Astragalus (Mongolischer Tragant) *Astragalus membranaceus* (Fisch.) Bge. (Jiā Mó Huáng Qí), Zweig mit Hülsen.
Quelle: The coloured Atlas of the Chinese Materia Medica specified in Chin. Ph.

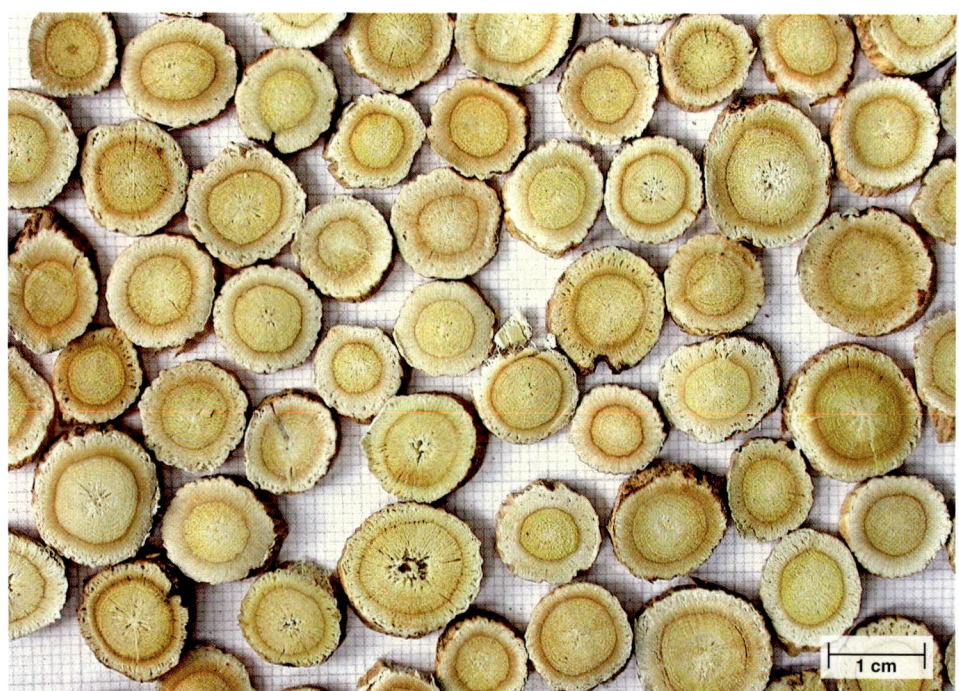

Abb. 2: Astragalus-Wurzel, Astragali radix (Huáng Qí). Schnittdroge aus Dao Di Droge Měng Gǔ Huáng Qí. Je gelblicher und fester die Xylemschicht, je heller und weicher die Phloemschicht, je süßer im Geschmack und je intensiver das bohnenartige Aroma, desto besser ist die Qualität.

Synonyme
Mongolische Tragantwurzel

Herkunft
Die getrocknete Wurzel von *Astragalus membranaceus* (Fisch.) Bge. (Jiā Mó Huáng Qí) oder *Astragalus membranaceus* Bge. var. *mongholicus* (Bge.) Hsiao (Měng Gǔ Huáng Qí), Fabaceae.

Ernte und Verarbeitung
Die Wurzel wird im Frühling oder im Herbst ausgegraben, vom Wurzelkopf und den Nebenwurzeln befreit und an der Sonne getrocknet. Die im Herbst geerntete Ware besitzt eine bessere Qualität.

Pao Zhi
Mì Huáng Qí (Astragali radix praep./Zhì Huáng Qí): Die in Scheiben geschnittene Droge wird mit raffiniertem Honig versetzt. Für 100 kg Droge nimmt man durchschnittlich 40 kg Honig. Wenn der Honig sie völlig durchdrungen hat, wird sie so lange auf kleinem Feuer geröstet, bis sich die Drogenoberfläche nicht mehr klebrig anfühlt.

Gut verarbeitete Astragali radix praep. cum melle/Mì Huáng Qí soll an der Oberfläche glänzen und im Inneren mit Honig gesättigt sein.

Rohe Astragali radix/Huáng Qí wirkt mehr an der Körperoberfläche. Bei Schweißausbrüchen und Geschwüren sollte immer diese Form gegeben werden.

Astragali radix praep./Mì Huáng Qí wirkt verstärkt in der Mitte. Wenn Milz-Tonisierung und Blutbildung im Vordergrund der Behandlung stehen, sollte immer die verarbeitete Droge verordnet werden.

Qualität
Diese Droge hat viele Handelsklassen. Allgemein gilt: Je größer der Durchmesser, je weicher die Wurzelrinde, je gelblicher die Xylemschicht und je heller die Phloemschicht, ohne Zersetzung im Inneren, je weniger Risse, je süßlicher im Geschmack und je eindeutiger der charakteristische bohnenartige Geruch, desto besser ist die Qualität.

Eigenschaften
Geschmacksrichtung: süß
Temperaturverhalten: warm
Wirkungsort/Meridian: Milz, Lunge

Wirkung und Anwendung
Qi der Lunge und der Milz tonisierend, Qi nach oben in die Oberfläche anhebend und die Oberfläche festigend, diuretisch.

Bei allgemeiner Wei-Qi-Schwäche mit spontanen Schweißausbrüchen, Kälteempfindlichkeit, geschwollener, blasser Zunge mit Zahneindrücken und häufiger Erkältung wird die Droge mit Atractylodis macrocephalae rhizoma/Bái Zhú und Saposhnikoviae radix/Fáng Fēng kombiniert (siehe Rezeptur Yu Ping Feng San „Jade-

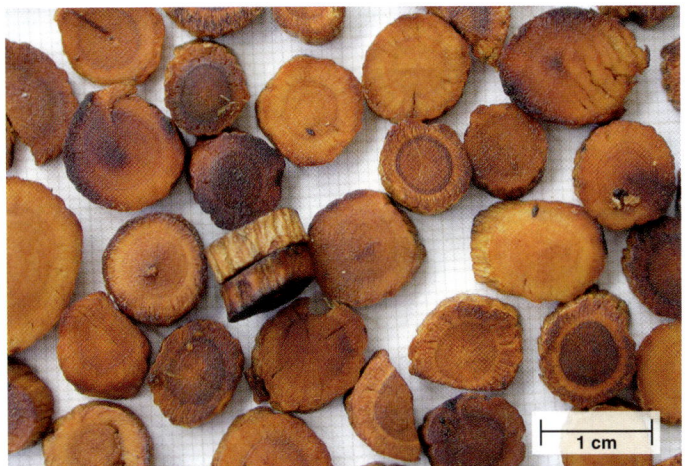

Abb. 3: Mit Honig behandelte Astragalus-Wurzel, Astragali radix praeparata (Zhi Huáng Qí)

Wind-Schutz-Pulver"). Hier handelt es sich um ein Yang-Mangel-Muster. Auch bei Asthmapatienten, die eine Wei-Qi-Schwäche aufweisen, ist die vorgenannte Rezeptur im Winter als Vorbeugung zu empfehlen.

Bei Schweißausbrüchen durch ein Yin-Mangel-Muster, wie es oft bei klimakterischen Beschwerden vorkommt, sollte zusätzlich Rehmanniae radix praep./Shú Dì Huáng und Phellodendri chinensis cortex/Huáng Bó gegeben werden.

Um Schweiß zu stoppen, der durch eine Wei-Qi-Schwäche entsteht, kann Astragali radix/Huáng Qí mit Tritici fructus levis/Fú Xiǎo Mài, Ephedrae radix et rhizoma/Má Huáng Gēng, Schisandrae chinensis fructus/Wǔ Wèi Zǐ und Fossilia ossis mastodi/Lóng Gǔ eingesetzt werden (siehe Rezeptur Mu Li San). Wenn Milz und Magen gestärkt werden sollen, verwendet man immer Astragali radix praep./Mì Huáng Qí.

Bei Kraftlosigkeit, vermindertem Appetit, ungeformtem, flüssigem Stuhl aufgrund von Mitte-Qi-Schwäche wird die Droge oft mit Codonopsis radix/Dǎng Shēn, Ginseng radix et rhizoma/Rén Shēn und Atractylodis macrocephalae rhizoma/Bái Zhú kombiniert.

Falls das Qi der Mitte abgesunken ist und Symptome wie lang anhaltender Durchfall, Kurzatmigkeit, Anal-, Uterus- oder Magen-Prolaps vorhanden sind, ist die bekannte Rezeptur Bu Zhong Yi Qi Tang angebracht.

Bei Blutverlust durch eine Verletzung oder Operation mit blassem Gesicht, Schweißausbrüchen, Kurzatmigkeit und dünnen, schwachen Pulsen werden folgende Drogen als Dekokt verabreicht: Astragali radix/Huáng Qí 60 bis 120 g und Angelicae sinensis radix/Dāng Guī 9 bis 15 g siehe Rezeptur Dang Gui Bu Xue Tang).

Bei starkem Blutdruckabfall (Schock), Krämpfen, kalten Gliedern und kaltem Schweiß wird Astragali radix praep./Mì Huáng Qí mit Ginseng radix et rhizoma/Rén Shēn, Aconiti lateralis radix praep./Fù Zǐ, Ophiopogonis radix/Mài Mén Dōng und Schisandrae chinensis fructus/Wǔ Wèi Zǐ in China als Erste Hilfe gegeben.

Bei Frauen kann durch Milz- und Herz-Qi-Schwäche eine übermäßige Blutung entstehen. Wenn zusätzlich Schlafstörungen auftreten, kann die Rezeptur Gui Pi Tang eingesetzt werden.

Bei Ödemen im Gesicht und an den Gliedern und einer bestehenden Windempfindlichkeit wird die Kombination Astragali radix/Huáng Qí und Stephaniae tetrandrae radix/Fěn Fáng Jǐ verordnet.

Bei Nephritis mit Eiweiß oder Blut im Urin wird Astragali radix/Huáng Qí zusammen mit Dioscoreae rhizoma/Shān Yào, Dioscoreae hypoglaucae rhizoma/Fěn Bī Xiè, Alismatis rhizoma/Zé Xiè und Coicis semen/Yì Yǐ Rén eingesetzt.

Bei Herzödemen verabreicht man Astragali radix/Huáng Qí zusammen mit Acanthopanacis cortex/Wǔ Jiā Pí, Cinnamomi ramulus/Guì Zhī, Polyporus/Zhū Líng und Poria/Fú Líng. Um die Diurese zu steigern, sollte die tägliche Dosis nicht höher als 9 g sein. Am wirksamsten ist hierfür die Nebenwurzel der Droge.

Bei Patienten mit Qi- und Blut-Schwäche, die Geschwüre mit Flüssigkeitsaustritt haben, sowie bei nicht heilenden Verletzungswunden wird Astragali radix/Huáng Qí in hoher Dosis (30 bis 60 g) eingesetzt. Auch bei inneren Geschwüren, wie z. B. bei Colitis ulcerosa, dient Astragali radix/Huáng Qí zusammen mit Dioscoreae rhizoma/Shān Yào, Coicis semen/Yì Yǐ Rén und Coptidis rhizoma/Huáng Lián oft als Basis der Rezeptur.

Weitere Anwendungen finden wir bei Diabetes mit Qi- und Yin-Schwäche. Hier wird Astragali radix/Huáng Qí mit Dioscoreae rhizoma/Shān Yào und Trichosanthis radix/Tiān Huā Fěng verwendet.

Bei allen lang andauernden Erkrankungen, wenn das Qi schon dezimiert worden ist, sowie bei rheumatischen Erkrankungen mit Gelenkschmerzen (Rezeptur Juan Bi Tang/Chuan Bi Tang), sollte immer auch an Astragali radix/Huáng Qí gedacht werden.

Nach einem Schlaganfall wird daher oft auch die Rezeptur Bu Yang Huang Wu Tang eingesetzt.

Dosierung
9 bis 30 g

Inhaltsstoffe
Astragaloside I bis VII, Sojasaponin I, Astragalan, Calycosin, γ-Aminobuttersäure, D-Glucose u. a. Laut Chin. Ph. soll der Gehalt an Astragalosid IV mindestens 0,040 % betragen.

Pharmakologie
Wirkt Immunsystem stärkend, erhöht die Anzahl der Leukozyten und neutrophilen Granulozyten sowie die Aktivität der Phagozyten. Wirkt gegen Altern, Herz stärkend und erweitert die peripheren, koronaren und die Blutgefäße der Nieren. Verbessert Mikrozirkulation und die Blutbildung im Knochenmark, hemmt die Aggregation der Blutplättchen. Reguliert den Zuckerstoffwechsel, ist blutdrucksenkend, antimykotisch und antiseptisch.

Unerwünschte Wirkungen und Gegenanzeigen
Kontraindiziert bei Völle im Brustkorb und Magen sowie bei äußeren, pathogenen Faktoren (z. B. Fieber, Erkältung, akute Entzündung, vermehrter Schleim), die sich noch in der Körperoberfläche befinden.

15.1.2 Atractylodis macrocephalae rhizoma – Großköpfiger Atractylodes-Wurzelstock – Bái Zhū, 白术

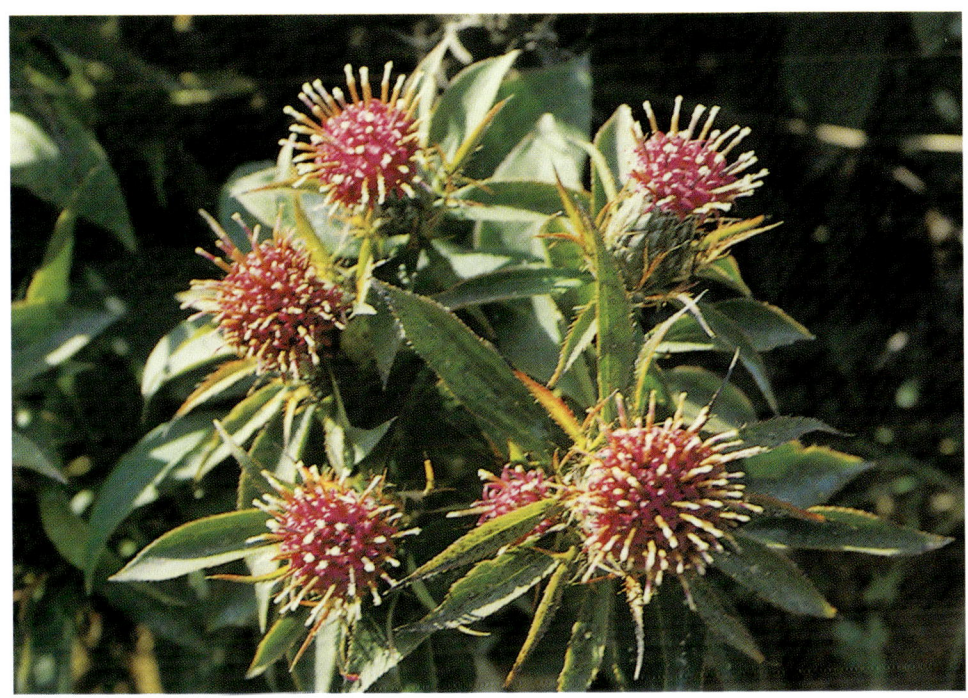

Abb. 1: Großköpfiges Speichelkraut, *Atractylodes macrocephala* KOIDZ. (Bái Zhū). Quelle: The coloured Atlas of the Chinese Materia Medica specified in Chin. Ph.

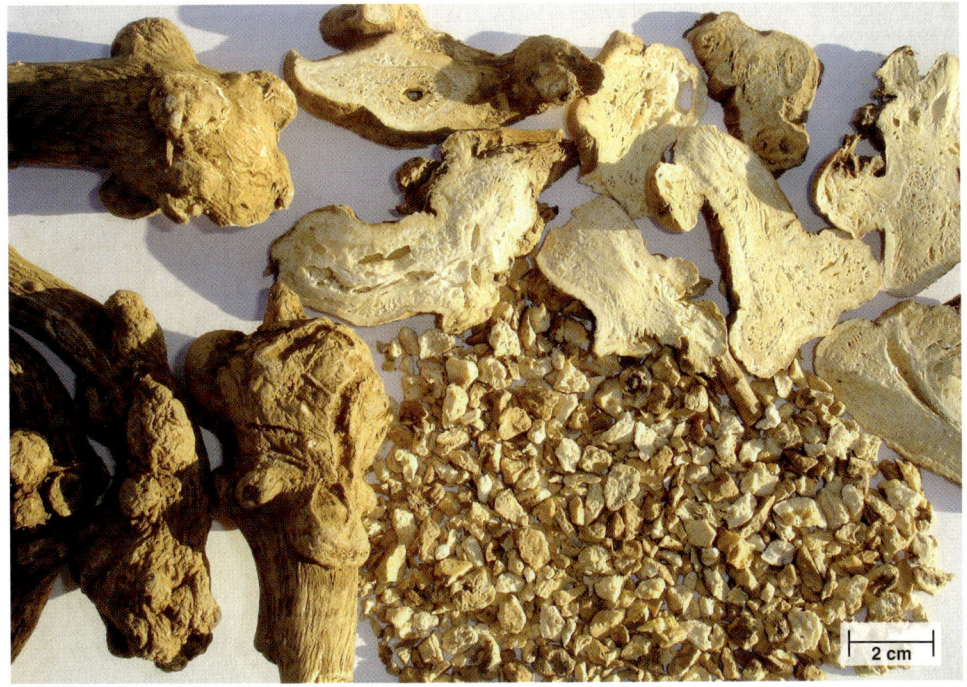

Abb. 2: Großköpfiger Atractylodes-Wurzelstock, Atractylodis macrocephalae rhizoma (Bái Zhū). Links: Ganzdroge aus Háng Bái Zhū. Rechts oben: Längs geschnittene Bó Bái Zhū. Rechts unten: Die nach der Ke-Methode (siehe Schnittform und Schnittgröße Seite XXX) geschnittene Háng Bái Zhū ist viel ergiebiger beim Kochen als die längs geschnittene Bó Bái Zhū.

Synonyme
Großköpfige Speichelkrautwurzel

Herkunft
Das getrocknete Rhizom von *Atractylodes macrocephala* Koidz (Bái Zhū), Asteraceae

Ernte und Verarbeitung
Die Wurzel wird im Winter ausgegraben, von Erde gesäubert und an der Sonne getrocknet oder trockengeröstet. Zuletzt wird sie von ihren feinen Nebenwurzeln befreit.

Pao Zhi
Chǎo Bái Zhū (Tǔ Chǎo Bái Zhū): Die in Scheiben geschnittene Droge wird in Erdasche geröstet, bis ihre Oberfläche eine braunschwarze Farbe angenommen hat. Durch diese Verarbeitung bekommt sie ihre Milz-tonisierende Wirkung.

Chǎo Bái Zhū/(Fū Chǎo Bái Zhū): Weizenkleie wird bis zum Rauchen erhitzt. Die in Scheiben geschnittene Droge wird dazugegeben und so lange geröstet, bis ihre Oberfläche bräunlich wird. Durch dieses Verfahren bekommt sie ebenfalls eine Milz-tonisierende Wirkung. Wenn sie weitergeröstet wird, bis ihre Oberfläche braunschwarz wird, nennt man die Droge Jiāo Bái Zhū.

Um Feuchtigkeit zu trocknen, nimmt man rohe Bái Zhū. Zur Stärkung der Milzfunktion wird Chǎo Bái Zhū verwendet. Gegen Durchfall wird Jiāo Bái Zhū verabreicht.

Die Standard-Abgabeform ist Bái Zhū. Wenn Chǎo Bái Zhū oder Jiāo Bái Zhū verordnet werden soll, sollte dies ausdrücklich im Rezept vermerkt werden.

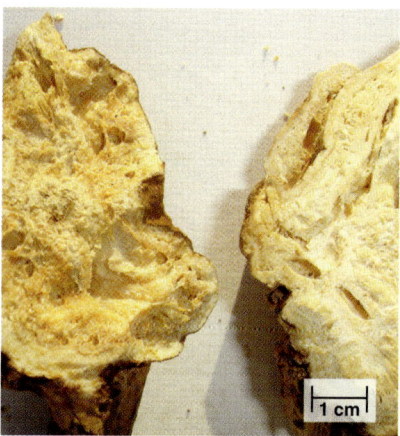

Abb. 3: Großköpfige Atractylodes-Wurzel, Atractylodis macrocephalae rhizoma (Bái Zhū). Obwohl die neuerdings kultivierte Bó Bái Zhū in nur zwei Jahren so groß wird wie Háng Bái Zhū in vier Jahren, wird Háng Bái Zhū von Kennern trotz des höheren Preises bevorzugt, denn Háng Bái Zhū (links) zeigt im Bruch mehr braune Punkte (Ölräume) als Bó Bái Zhū (rechts).

Qualität
Bái Zhū aus der Provinz Zhe Jiang ist eine geschätzte Dao-Di-Droge. Sie weist beim Bruch mehr Ölräume auf als alle anderen. Die Pflanzen aus Bo Zhou in der Provinz An Hui wachsen schneller und werden größer, die Droge weist im Bruch aber wenig Ölräume auf und hat ein schwächeres Aroma. Ihre Qualität ist daher minderwertig. Die Droge sollte knusprig, trocken und nicht feucht sein. Weiche oder feuchte Ware besitzt keine Wirkung mehr.

Eigenschaften
Geschmacksrichtung: bitter, süß
Temperaturverhalten: warm
Wirkungsort/Meridian: Milz, Magen

Wirkung und Anwendung
Milz tonisierend, Nässe trocknend, Schweiß stoppend, Fötus beruhigend.

Bei Verdauungsstörungen, die auf Milz-Qi-Schwäche beruhen, ungeformtem Stuhl, Völle- und drückendem Gefühl im Bauch und vermindertem Appetit wird die Droge in Kombination mit Ginseng radix et rhizoma/Rén Shēn oder Codonopsis radix/Dǎng Shēn sowie mit Poria/Fú Líng eingesetzt (siehe Rezeptur Si Jun Zi Tang).

Bei Milz-Magen-Kälte mit Durchfall, ungeformten Stuhl, Stuhl mit unverdauten Speiseresten und Bauchschmerzen wird die Droge mit Zingiberis rhizoma/Gān Jiāng und Ginseng radix et rhizoma/Rén Shēn kombiniert. Bei Nahrungsmittelstau wird sie oft zusammen mit Aurantii fructus immaturus/Zhǐ Shí angewendet.

Eine Milz-Qi-Schwäche kann auch Wassereinlagerungen (Ödeme) in der Lunge oder im ganzen Körper zur Folge haben. Für diesen Fall kombiniert man Atractylodis macrocephalae rhizoma/Bái Zhū mit Cinnamomi ramulus/Guì Zhī und Poria/Fú Líng (siehe Rezeptur Gui Zhi Fu Ling Tang). Wenn die Wassereinlagerung mit Schleim einhergeht, wird die Rezeptur Si Ling San verordnet.

Atractylodis macrocephalae rhizoma/Bái Zhū kann auch die Oberfläche festigen, wodurch übermäßiges Schwitzen (Yang-Schwäche-Typ) gestoppt wird. Dafür wird die Droge einzeln oder in Kombination mit Tritici fructus levis/Fú Xiǎo Mài, Astragali radix/Huáng Qí und Saposhnikoviae radix/Fáng Fēng eingesetzt (siehe Rezeptur Yu Ping Feng San).

Bei unruhigem Fötus wird sie mit Amomi fructus/Shā Rén kombiniert. Ursache für diese Unruhe ist ein Blut- und Qi-Mangel im Mittleren Erwärmer. In der Schwangerschaft wird mehr Blut und Qi benötigt. Diese erhöhte Belastung kann die Arbeit der Mitte überbeanspruchen und dadurch zur Schleimbildung, vermindertem Appetit, Übelkeit oder rebellierendem Magen-Qi führen. Hier hat sich die Kombination mit Citri reticulatae pericarpium/Chén Pí, Bambusae caulis in taeniam/Zhú Rú, Poria/Fú Líng und Zingiberis rhizoma recens/Shēng Jiāng bewährt. Bei Hitzezeichen gibt man noch Scutellariae radix/Huáng Qín, Paeoniae radix alba/Bái Sháo und Gardeniae fructus/Zhī Zǐ dazu. Bei häufigen Fehlgeburten werden Taxilli herba/Sāng Jì Shēng, Dioscoreae rhizoma/Shān Yào, Astragali radix/Huáng Qí, Codonopsis radix/Dǎng Shēn, Schisandrae chinensis fructus/Wǔ Wèi Zǐ, Rehmanniae radix praep./Shú Dì Huáng, Corni fructus/Shān Zhū Yú und Dipsaci radix/Xù Duàn hinzugefügt.

Nach einer Chemotherapie oder Bestrahlung wird die Droge gerne genommen, um das Blutbild zu verbessern.

Vergleich der Eigenschaften, Wirkungen und Anwendungen von Atractylodis macrocephalae rhizoma/Bái Zhū und Atractylodis rhizoma/Cāng Zhū

	Bái Zhū	Cāng Zhū
Geschmacksrichtung	Bitter, süß	Scharf, bitter
Temperaturverhalten	Warm	Warm
Wirkungsort, Meridian	Milz, Magen	Milz, Magen, Leber
Grundfunktion	Milz tonisierend, dadurch die Nässe ableitend	Nässe trocknend, dadurch die Milz entlastend und stärkend
Anwendung bei Durchfall	Ja	Ja
Wirkung auf das Yang	Senkend	Anhebend
Appetit	Fördernd	Nicht direkt fördernd
Wasseransammlung ableitend	Ja	Nein
Wirkung auf die Oberfläche	Befestigend, Schweiß stoppend	Öffnend, Schweiß fördernd
Anwendung bei rheumatischen Beschwerden, Erkältung	Nicht direkt	Ja
Leibesfrucht beruhigend	Ja	Nein

Dosierung

6 bis 12 g

Inhaltsstoffe

Ätherisches Öl (0,25 bis 1,42 %), Atractylon, Butenolide (A, B), 3β-Acetoxyatractylon, 3β-Hydroxyatractylon

Pharmakologie

Die Droge aktiviert die Magen-Darm-Peristaltik (bei Mäusen), hemmt die Gebärmutterkontraktion (ethanolischer Extrakt), ist antioxidativ (fängt freie Radikale), wirkt diuretisch, Blutzucker senkend und antineoplastisch.

Unerwünschte Wirkungen und Gegenanzeigen

Kontraindiziert bei einer Yin-Schwäche, Mangel an Körperflüssigkeit, Durst und innerer Hitze

15.1.3 Codonopsis radix – Glockenwindenwurzel – Dǎng Shēn, 党参

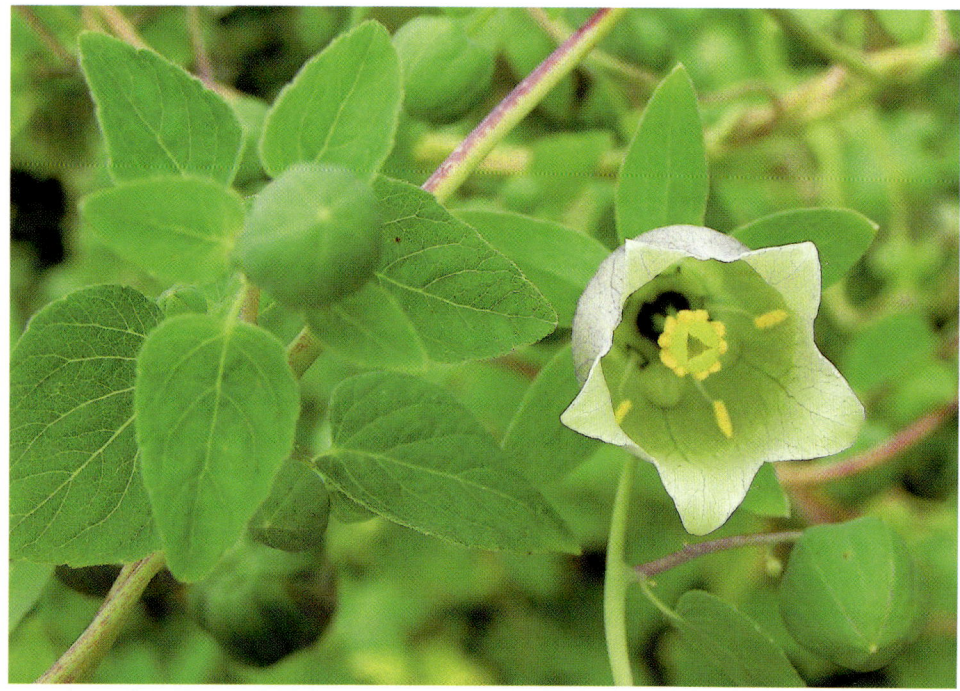

Abb. 1: Glockenwinde, *Codonopsis pilosula* (Franch.) Nannf. (Dǎng Shēn)

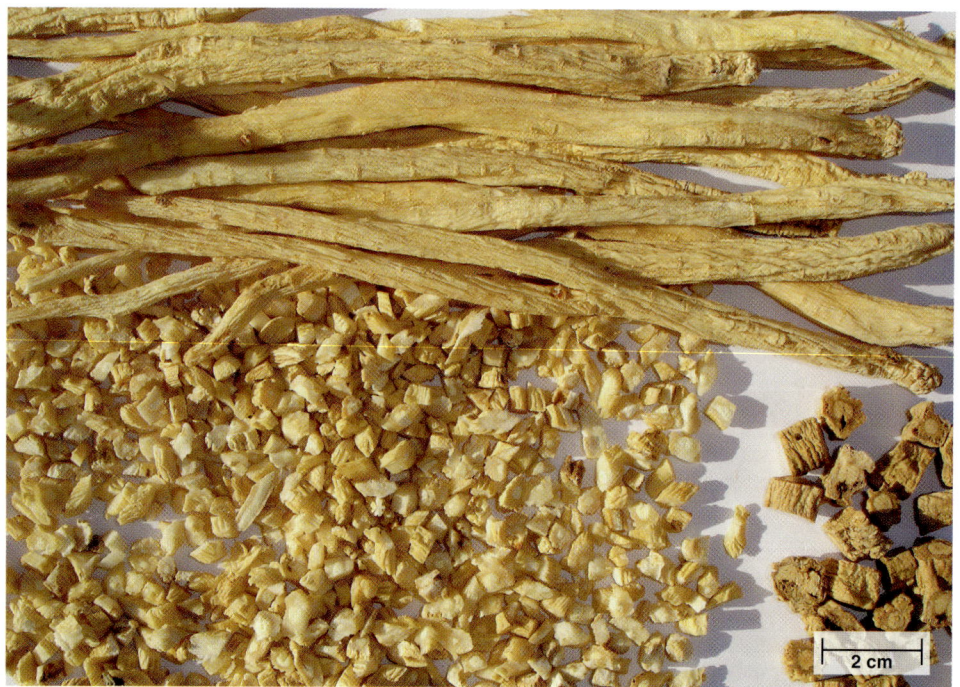

Abb. 2: Glockenwindenwurzel, Codonopsis radix (Dǎng Shēn). Von Dǎng Shēn gibt es viele Handelswaren, die besten sind „Bái Tiáo Dǎng" und „Wén Dǎng" Oben: Ganzdroge von Bái Tiáo Dǎng, Stammpflanze *Codonopsis pilosula* (Franch.) Nannf. Links unten: Durch Ke-Methode (siehe Schnittform und Schnittgröße Seite XXX) geschnittene Bái Tiáo Dǎng. Bái Tiáo Dǎng schmeckt aufgrund ihres hohen Kohlenhydratgehalts süß und ist weich.
Rechts unten: alte Ware von Wén Dǎng

Herkunft

Die getrocknete Wurzel von *Codonopsis pilosula* (Franch.) Nannf. (Dǎng Shēn), *Codonopsis pilosula* Nannf. var. *modesta* (Nannf.) L. T. Shen (Sù Huā Dǎng Shēn) oder *Codonopsis tangshen* Oliv. (Chuān Dǎng Shēn), Campanulaceae

Ernte und Verarbeitung

Die Wurzel wird im Herbst ausgegraben, von Erde und feinen Nebenwurzel befreit, nach Größe und Durchmesser sortiert und in Scheiben geschnitten. Unmittelbar vor dem Schneiden wird die Wurzel mancherorts in Wasser eingeweicht und mit verbranntem Schwefel geräuchert.

Pao Zhi

Es gibt in Reis geröstete Dǎng Shēn, um Durchfall zu stoppen, oder in Honig geröstete, zur Stärkung der Mitte. Die Droge wird aber nur noch selten so zubereitet.

Qualität

Dǎng Shēn wird in verschiedenen Handelsklassen unterteilt. Je nach Gebiet sind die Qualitätsbewertungen unterschiedlich. Bái Tiáo Dǎng ist qualitativ besser als Wén Dǎng. Wegen des höheren Wirkstoffgehalts ist Bái Tiáo Dǎng schwieriger zu lagern und stärker durch Insektenbefall gefährdet. Allgemein gilt: Je größer der Durchmesser, je süßlicher der Geschmack und je intensiver der Duft, desto besser ist die Qualität. Bei höchster Qualität sind die Reste des Rhizoms („Löwenkopf") und die Nebenwurzeln entfernt.

Eigenschaften

Geschmacksrichtung: süß
Temperaturverhalten: neutral
Wirkungsort/Meridian: Milz, Lunge

Wirkung und Anwendung

Mitte aufbauend, Qi tonisierend, Milz und Lunge stärkend.

Bei Müdigkeit, vermindertem Appetit und ungeformtem Stuhlgang, deren Ursache eine Qi-Schwäche der Mitte ist, wird die Droge oft mit Astragali radix/Huáng Qí und Atractylodis macrocephalae rhizoma/Bái Zhū kombiniert.

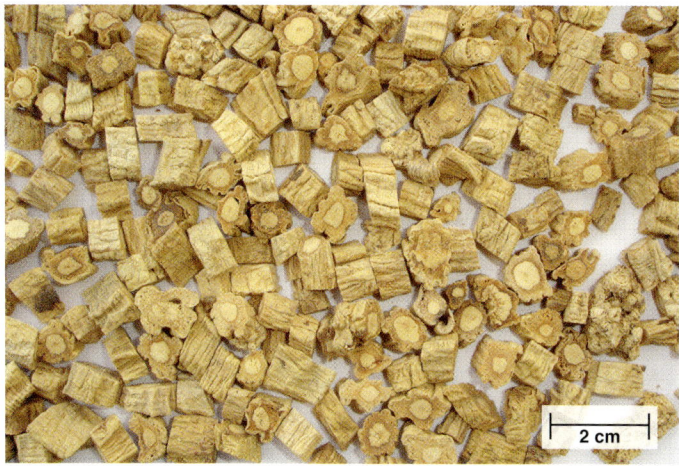

Abb. 3: Glockenwindenwurzel, Codonopsis radix (Dǎng Shēn), Schnittdroge der Handelsware Wén Dǎng, Stammpflanze *Codonopsis pilosula* Namf. var. *modesta* (Nannf.) L. T. Shen.

Bei Husten, Kurzatmigkeit und schwacher Stimme, die durch eine Lungen-Qi-Schwäche entstanden sind, wird die Droge oft zusammen mit Astragali radix/Huáng Qí und Schisandrae chinensis fructus/Wǔ Wèi Zǐ verordnet.

Die Droge ist wirksam bei Durst, der durch Qi- und Jin-Ye-(Körperflüssigkeit)-Mangel verursacht wird. Bei Symptomen wie blasses Gesicht, Schwindel und Palpitationen, die eine Qi- und Blut-Schwäche als Ursache haben, kann Codonopsis radix/Dǎng Shēn mit Ophiopogonis radix/Mài Mén Dōng und Schisandrae chinensis fructus/Wǔ Wèi Zǐ verabreicht werden, um die Körperflüssigkeiten wieder aufzubauen. Weiter kann sie, um das Blut zu tonisieren, mit Angelicae sinensis radix/Dāng Guī und Rehmanniae radix praep./Shú Dì Huáng kombiniert werden.

Codonopsis radix/Dǎng Shēn kann in vielen Rezepturen Ginseng radix et rhizoma/Rén Shēn ersetzen, insbesondere wenn es darum geht, das Blut zu tonisieren, wie in der Rezeptur Ba Zhen Tang (Acht-Schätze-Dekokt).

Dosierung

9 bis 30 g, als Extrakt, Pille oder Pulver

Wirkungsvergleich der Qi tonisierenden Drogen Astragali radix/Huáng Qí, Codonopsis radix/Dǎng Shēn und Ginseng radix et rhizoma/Rén Shēn

	Astragali radix/Huáng Qí	Codonopsis radix/Dǎng Shēn	Ginseng radix et rhizoma/Rén Shēn
Milz- und Lungen-Qi tonisierend	Ja, stark	Ja	Ja
Jing fördernd	Nein	Ja	Ja, stärker
Yuan-Qi tonisierend	Nein	Nein	Ja (bei Wild-Ginseng)
Sedierend, Yang tonisierend	Nein	Nein	Ja
Blut tonisierend	Nein	Ja	Nein
Durchfall stoppend	Ja	Ja	Nein
Nässe ableitend, diuretisch	Ja	Nein	Nein

Inhaltsstoffe
Reichlich Kohlenhydrate, Glucoside, Alkaloide, Aminosäuren, Inulin, Stärke, Schleimstoffe, Harz, Triterpene, Friedelin, Taraxerolacetat, Spinasteron

Pharmakologie
Die Droge aktiviert das ZNS. Sie stärkt das Immunsystem, erhöht die Zahl der Erythrozyten und deren Hämoglobinkonzentration, erweitert die peripheren Gefäße und ist blutdrucksenkend. Sie antagonisiert die Blutdruck erhöhende Wirkung von Adrenalin, reguliert die Bewegungen von Magen und Darm, ist antiulzerativ und hemmt die Bildung von Magensäure sowie die Aktivität von Pepsin. Bei Chemo- und Strahlentherapie schützt und vermehrt sie die Anzahl der Leukozyten.

Unerwünschte Wirkungen und Gegenanzeigen
Kontraindiziert bei Fülle-Hitze Zustand. Nicht zusammen mit Veratri nigri radix et rhizoma/Lí Lú verwenden

15.1.4 Dioscoreae rhizoma – Yamswurzelknollen – Shān Yào, 山药

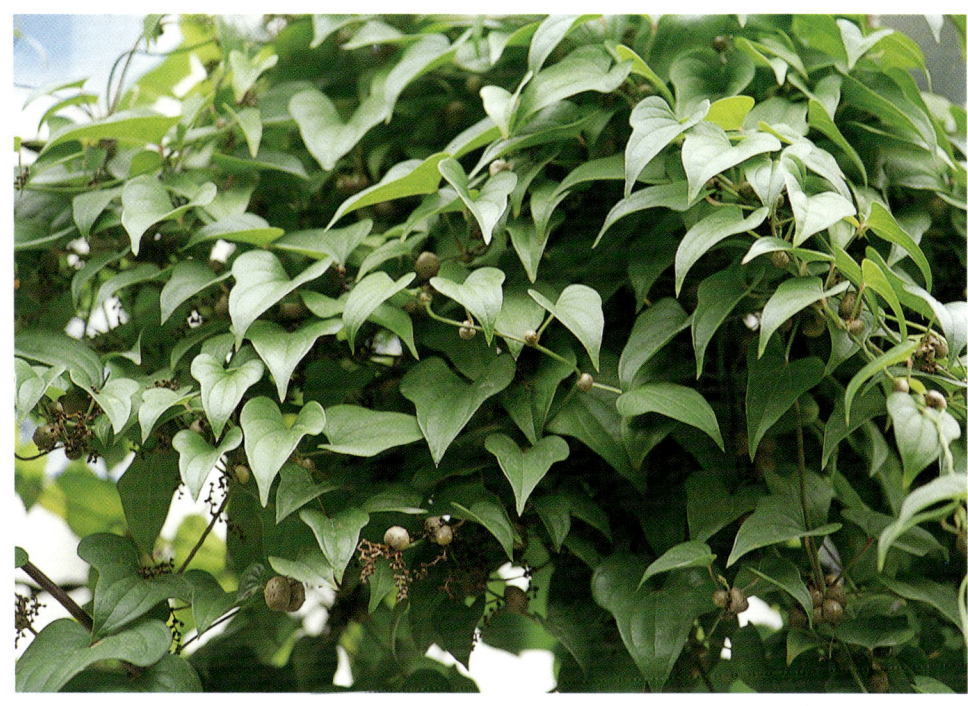

Abb. 1: Wilde Yamswurz, *Dioscorea opposita* Thunb. (Shān Yào), Pflanze mit Früchten

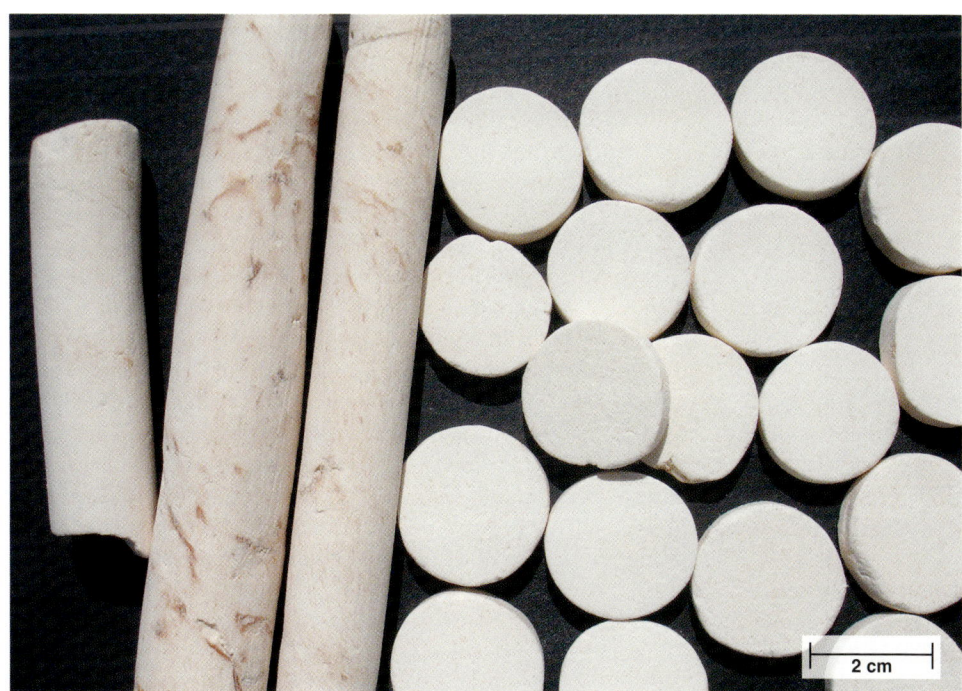

Abb. 2: Yamswurzelknollen, Dioscoreae rhizoma (Shān Yào). Die Abbildung zeigt die geschnittene Dao-Di-Droge Huái Shān Yào aus He Nan. Die Drogenteile sind dick, fest und mehlig in der Konsistenz und enthalten kaum Fasern. Qualitativ hochwertige Droge wird nach Schälen zu Zylindern verarbeitet (links) und dann in einheitliche Scheiben geschnitten.

Synonym
Batatatis rhizoma

Herkunft
Das getrocknete Rhizom von *Dioscorea opposita* Thunb. (Shān Yào), Dioscoreaceae

Ernte und Verarbeitung
Das Rhizom wird im Winter, wenn Stängel und Blätter verwelkt sind, ausgegraben und vom Wurzelkopf sowie den feinen Nebenwurzeln befreit, gewaschen und geschält. Die geschälte Wurzel wird über Schwefeldämpfen geräuchert und anschließend getrocknet.

Große und gerade gewachsene Stücke der getrockneten Droge werden ausgewählt und so lange in Wasser gelegt, bis sie keinerlei trockene Stellen im Inneren mehr aufweisen. Sie werden eine Zeitlang bedeckt stehen gelassen und dann mit Schwefeldämpfen geräuchert. Danach werden sie an den Enden plangeschnitten, mit Hilfe von Holzbrettchen in eine zylindrische Form gepresst und getrocknet. Das so gewonnene Produkt nennt man Guāng Shān Yào.

Pao Zhi
Chǎo Shān Yào: Die Droge mit Weizenkleie geröstet, wirkt verstärkt Milz tonisierend. Diese Methode wird in der Praxis aber kaum noch durchgeführt.

Qualität
Guāng Shān Yào ist zylindrisch, an beiden Enden plangeschnitten (Länge: 9 bis 18 cm, Durchmesser: 1,5 bis 3 cm), quer oder schräg in Scheiben geschnitten. Die Oberfläche ist glatt, weiß oder gelblich weiß. Die Droge hat kaum Geruch, aber einen leicht säuerlichen Geschmack. Beim Kauen bildet sich Schleim. Sie hat eine mehlige Konsistenz. Guāng Shān Yào aus der Provinz He Nan gilt traditionsgemäß als Dao-Di-Droge und wird aufgrund ihrer sorgfältigen Verarbeitung sehr geschätzt.

Eigenschaften
Geschmacksrichtung: süß
Temperaturverhalten: neutral
Wirkungsort/Meridian: Milz, Lunge, Niere

Wirkung und Anwendung
Milz-Qi tonisierend, Lungen-Qi und Nieren-Qi tonisierend, Essenz haltend.

Die Droge wird bei Schwäche der Mitte mit Müdigkeit, chronischem Durchfall (Colitis ulcerosa, Morbus Crohn), Appetitlosigkeit und Leukorrhö eingesetzt.

Sie wird ferner bei Lungen-Qi-Mangel mit Symptomen wie Husten, wässriger Auswurf, Spontanschweiße, häufige Erkältungen, chronische Bronchitis, Asthma und Dyspnoe mit blasser Zunge und schwachem Puls verwendet.

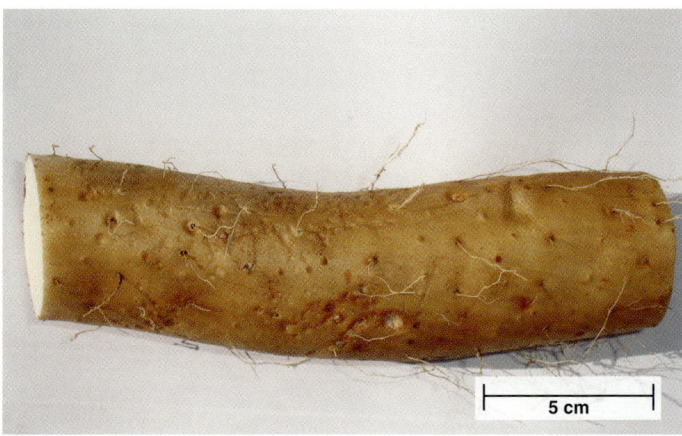

Abb. 3: Yamswurzelknollen, Dioscoreae rhizoma (Shān Yào). Die Abbildung zeigt die Ganzdroge von Huái Shān Yào. Diese hat wenig Fasern im Bruch, ist sehr mehlig und lässt sich nach Einweichen in Wasser leicht formen.

Bei Nieren-Qi-Mangel mit Symptomen wie Schmerzen, Schwäche und Kälte im Rücken und Knien, Haarausfall, Impotenz, Tinnitus, Schwerhörigkeit sowie Problemen beim Wasserlassen ist sie in vielen Rezepturen ebenfalls enthalten. Die Droge wirkt Jing (Essenz) festigend.

Dosierung
15 bis 30 g

Inhaltsstoffe
Mannan, Phytinsäure, Allantoin, Cholin, Dopamin, Batatasin, Diosgenin, Dioscin, über zehn verschiedene Aminosäuren, u. a. m.

Pharmakologie
Sie kann die Entleerungsbewegungen von Magen und Darm hemmen, antagonisiert die tetanische Kontraktion des Ileum in vitro, erhöht die Aufnahmefunktion des Dünndarms, hemmt die Serumproteasesekretion ohne eindeutigen Einfluss auf Gallen- und Magensaftsekretion. Wirkt Appetit anregend, hustenstillend, expektorierend, antiallergisch und blutdrucksenkend. Frische Dioscoreae rhizoma/Shān Yào kann als Gemüse oder Nahrungsergänzungsmittel eingenommen werden. Neben ihrer Milz- und Nieren-Qi tonisierenden Wirkung befeuchtet sie die Haut und stärkt das Immunsystem. Sie wirkt prophylaktisch bei Diabetes.

Unerwünschte Wirkungen und Gegenanzeigen
Kontraindiziert bei Völle-Zustand im Mittleren Erwärmer (Zhong Jiao)

15.1.5 Ginseng radix et rhizoma – Ginsengwurzel – Rén Shēn, 人参

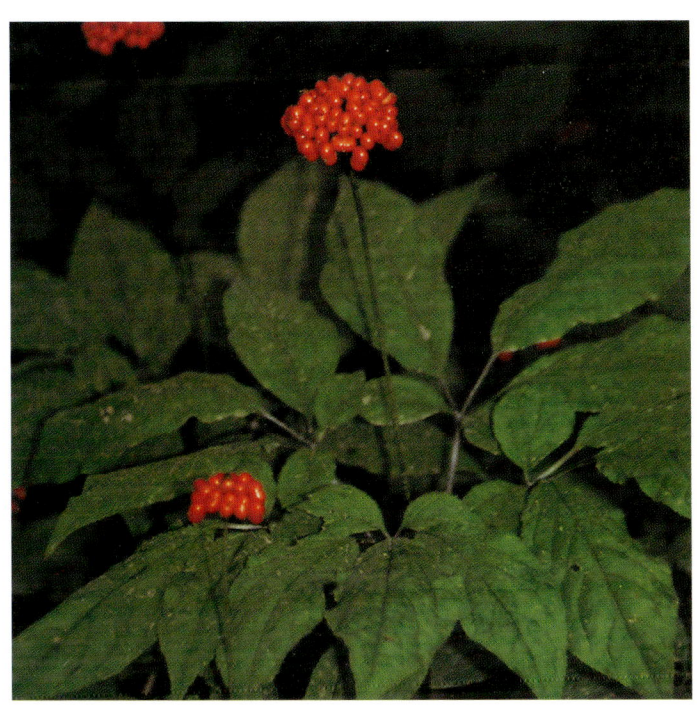

Abb. 1: Ginseng, *Panax ginseng* C. A. Mey. (Rén Shēn), Fruchtstände und Blätter. Quelle: The coloured Atlas of the Chinese Materia Medica specified in Chin. Ph.

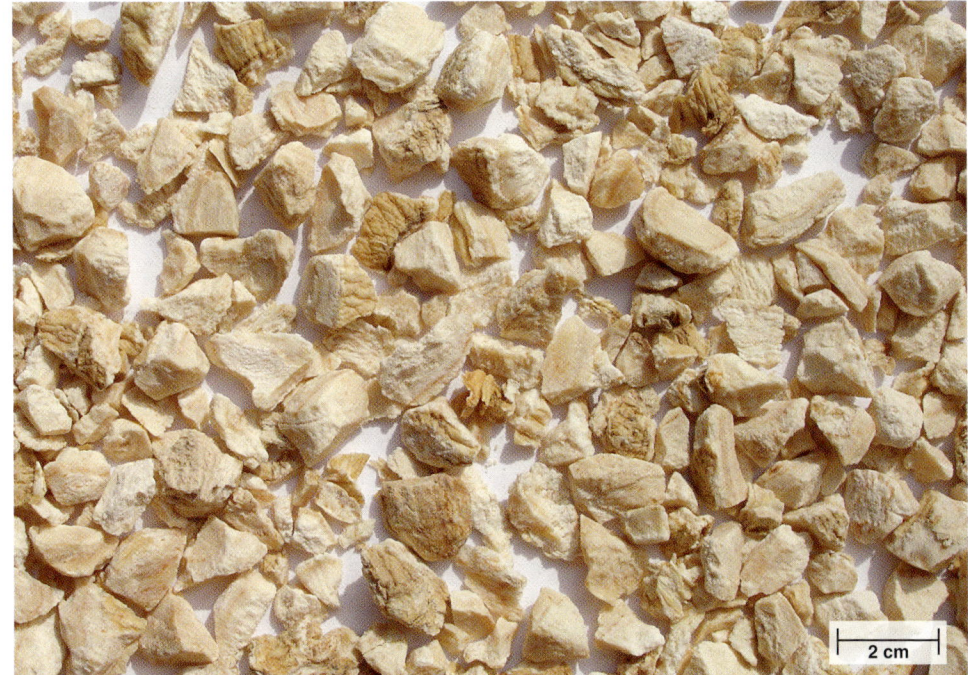

Abb. 2: Ginsengwurzel, Ginseng radix et rhizoma (Rén Shēn). Schnittdroge aus den nach der Ke-Methode geschnittenen Hauptwurzeln, ohne Nebenwurzel

Herkunft

Die getrocknete Wurzel von *Panax Ginseng* C. A. MEY. (Ren Shen), Araliaceae. Der wildwachsende Ginseng heißt Shan Shen oder Ye Shan Shen. Dieser Ginseng wirkt stärker, ist aber sehr viel teurer als der kultivierte.

Ernte und Verarbeitung

Die Wurzel wird im Herbst, wenn die roten Früchte reif sind, ausgegraben und gewaschen. Die ganze Droge wird mit Schwefel geräuchert und an der Sonne getrocknet. Hierdurch sieht sie weißlich aus und heißt dann Bái Shēn (weißer Ginseng) oder Shēng Sài Shēn.

Pao Zhi

Hóng Shēn (rote Ginsengwurzel und Rhizom, Ginseng radix et rhizoma rubra): Die Wurzel wird von Nebenwurzeln befreit und 3 bis 6 Stunden gedünstet. Danach wird sie an der Sonne getrocknet oder über mildem Feuer trockengeröstet. Sie hat dann eine rotbraune Farbe und eine leicht durchsichtige, hornartige Konsistenz. Der so verarbeitete koreanische rote Ginseng ist von sehr guter Qualität. Hóng Shēn ist heißer im Temperaturverhalten als der normale Ginseng.

Táng Shēn: Die frisch gewaschene Ginsengwurzel wird für 3 bis 7 Minuten in kochendes Wasser gelegt und anschließend mit speziellen Nadeln auf der gesamten Länge gelöchert und jeweils 10 bis 12 Stunden in gesättigtes Zuckerwasser gelegt. Dann wird sie an der Luft getrocknet – Diese Prozedur (Einweichen–Trocknen) führt man im Ganzen 2- bis 3-mal durch. So verarbeitet gilt die Droge als Nahrungsergänzungsmittel. Für therapeutische Zwecke ist sie zu schwach.

Eigenschaften

Geschmacksrichtung: süßlich, leicht bitter
Temperaturverhalten: neutral bis leicht warm
                           (Roter Ginseng ist warm bis heiß)
Wirkungsort/Meridian: Milz, Lunge, Herz

Wirkung und Anwendung

Yuan-Qi tonisierend, Pulse wiederbelebend, Lunge und Milz tonisierend, Körperflüssigkeiten bewegend und fördernd, sedativ.

Ginseng radix et rhizoma/Rén Shēn wirkt Milz-Qi tonisierend (siehe Rezeptur Si Jun Zi Tang), Lungen-Qi tonisierend (siehe Rezeptur Bu Fei Tang) und Lungen- und Nieren-Qi tonisierend (siehe Rezeptur Ren Shen Ge Jie San, Ginseng- und Gecko-Pulver).

Die Droge wirkt stark Wei-Qi aufbauend. Bei akuten Entzündungen, Erkältungen, Tumoren, Schleimablagerungen und allen pathologischen Faktoren in der akuten Phase sollte aber zuerst die Ursache behandelt werden.

Bei Kollaps mit gelben Schweißen und schwachem Puls wurde früher die Rezeptur Shen Fu Tang als Rettungsmaßnahme verordnet.

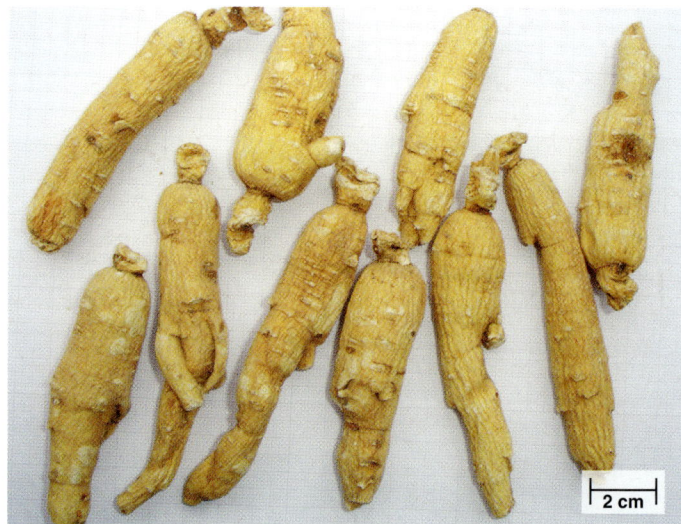

Abb. 3: Ginsengwurzel, Ginseng radix et rhizoma (Rén Shēn). Hauptwurzel, die Nebenwurzeln wurden entfernt. Traditionell gilt die Hauptwurzel als stärker Qi tonisierend als die Nebenwurzeln, der Ginsenosidgehalt der Nebenwurzeln ist jedoch höher als der der Hauptwurzel.

Dadurch verzögerte man oft auch bei Todkranken den Tod um ein paar Stunden oder Tage. Dazu wurde auch der wilde Ginseng als Einzelmittel benutzt.

Ginseng radix et rhizoma/Rén Shēn wirkt stärker auf den oberen Erwärmer, wohingegen Panacis quinquefolii radix/Xī Yáng Shēn (amerikanischer Ginseng) verstärkt im unteren Erwärmer wirkt. Ginseng radix et rhizoma/Rén Shēn stärkt das Yang, Panacis quinquefolii radix/Xī Yáng Shēn stärkt dagegen das Yin und senkt Fieber.

Dosierung

3 bis 9 g; separat kochen und die gewonnene Flüssigkeit mit dem Dekokt anderer Bestandteile mischen. Als Pulver 1- bis 2-mal täglich 1 bis 3 g, bei Wild-Ginseng 1- bis 2-mal täglich 1 bis 2 g. Am besten ist es, die Droge 30 Minuten zu dünsten oder in Alkohol einzulegen.

Inhaltsstoffe

Ginsenoside (Panaxoside) Ra1, Ra2, Rbi, Rb2, Rb3, Rc, Rd, Re, Rg1, Rg2, Rh1, Rb0, 2-Glucoginsenosid Rf. Shēn Shài Shēn enthält noch Panaxynol, Panaxydol, ätherisches Öl (0,05 %). Hóng Shēn enthält noch (20S)-Ginsenosid Rg2, (20R)-Ginsenoside Rh1, Rh2 und Panaxytriol. Die Ph. Eur. fordert für die Gesamtkonzentration der Ginsenoside Rg1+Re mindestens 0,24 %. Gesamt-Ginsenosidgehalt: Shēn Shài Shēn 2 bis 3,5 %, Nebenwurzel 6,5 bis 12 %, Haarwurzel 9,3 bis 12,3 %; Hóng Shēn 3,8 bis 4,9 %, Haarwurzel 8,3 bis 11,7 %; Ginsengblätter 7,6 bis 12,6 % und Wurzelrinde 8 bis 8,8 %.

Laut Chin. Ph. muss der Gesamtgehalt an Ginsenosid Rg1 und Re 0,30 % und der Gehalt an Ginsenosid Rb1 mindestens 0,20 % betragen.

Pharmakologie

Immunsystem stärkend, verbessert die Anpassungsfähigkeit des Körpers gegenüber Umwelteinflüssen, erhöht die Abwehrkraft gegen pathologische Faktoren sowie die Leistungsfähigkeit. Ginsenosid Rb hat eine sedative Wirkung, Rg eine anregende. Die Droge wirkt Herz stärkend, gegen Herzmuskelblut-Mangel, hemmt die Blutgerinnung, verbessert Fibrinolyse und Blutbildung im Knochenmark. Ginseng ist Blutzucker senkend, wirkt stabilisierend bei kardiogenem Schock sowie antineoplastisch, verzögert das Altern.

Unerwünschte Wirkungen und Gegenanzeigen

Kontraindiziert bei innerer Hitze sowie bei Leber-Yang-Überschuss und wenn die pathologischen Faktoren sich noch in der aufsteigenden Phase befinden, z. B. Erkältung, Fieber, starke Entzündung u. s. w. Vorsichtige Anwendung ist auch bei allen Völle-Zuständen geboten. In Teemischungen nicht zusammen mit Trogopterori faeces/Wǔ Líng Zhī, Raphani semen/Lái Fù Zǐ, Veratri nigri radix et rhizoma/Lí Lú anwenden. Während der Behandlung mit Ginseng keinen grünen Tee, Rettich und kein scharfes Essen zu sich nehmen.

Weitere Drogen

Ginseng radix et rhizoma rubra, Rote Ginsengwurzel, Hóng Shēn, 红参: siehe Ginseng radix et rhizoma/Rén Shēn.

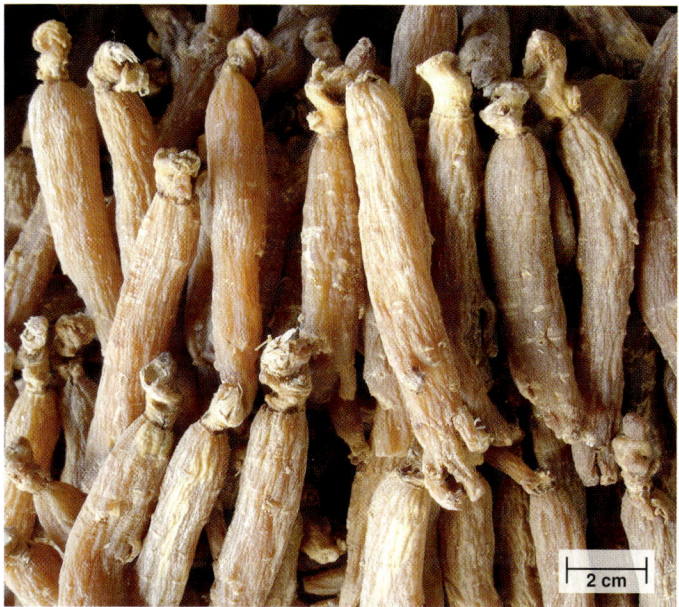

Abb. 4: Rote Ginsengwurzel, Ginseng radix et rhizoma rubra (Hóng Shēn). Die Konsistenz reicht von mehlig bis verhornt. Koreanischer Ginseng wird aufgrund seiner Verarbeitungsmethode dieser Droge zugeordnet. Die Droge ist warm bis heiß im Temparaturverhalten.

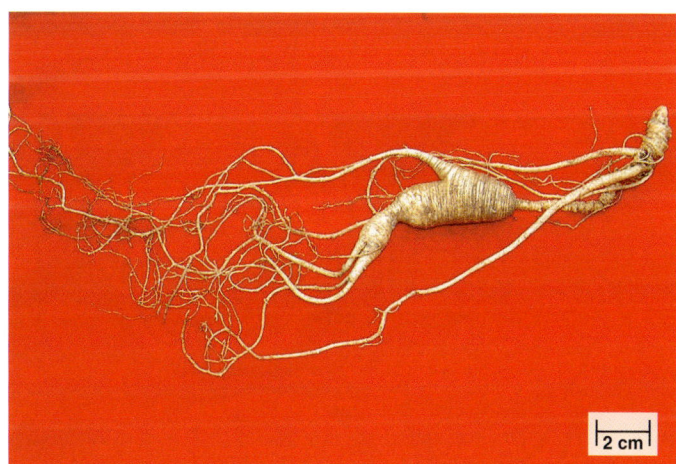

Abb. 5: Wilde Ginsengwurzel, Ginseng radix et rhizoma (Rén Shēn). Der wilde Ginseng unterscheidet sich von kultivierter Ware deutlich. Auch seine Yuan Qi tonisierende Wirkung ist viel besser als die der kultivierten Ware.

15.1.6 Glycyrrhizae radix et rhizoma – Ural-Süßholzwurzel – Gān Cǎo, 甘草

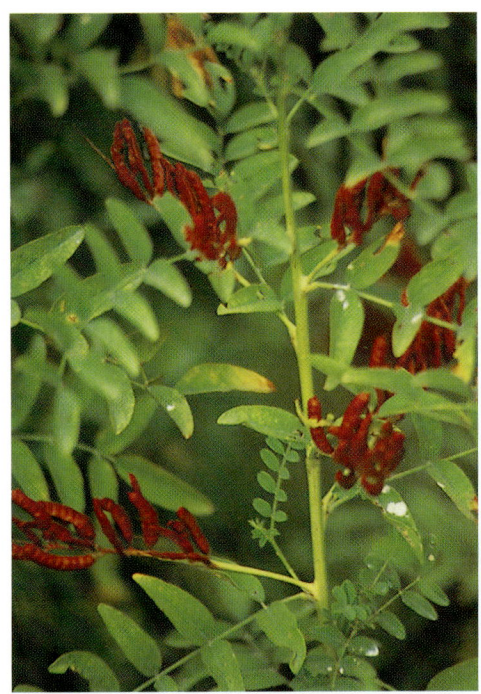
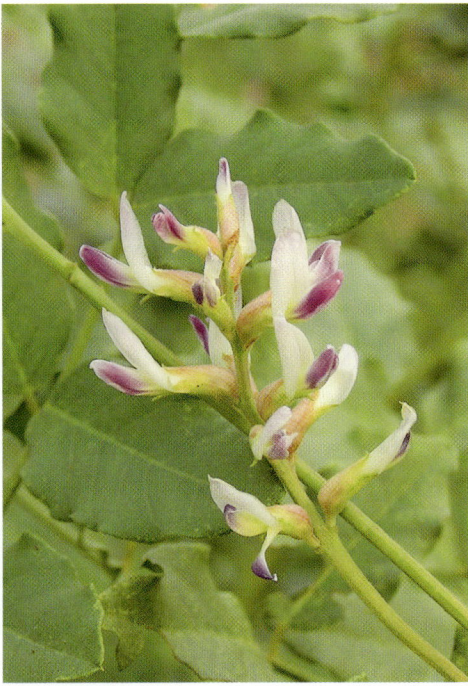

Abb. 1 links: Ural-Süßholz, *Glycyrrhiza glabra* L. (Gān Cǎo), Pflanze mit Früchten. Quelle: The coloured Atlas of the Chinese Materia Medica specified in Chin. Ph.

Abb. 1 rechts: Ural-Süßholz, *Glycyrrhiza uralensis* Fisch. (Gān Cǎo), Blütenstand und Blätter.

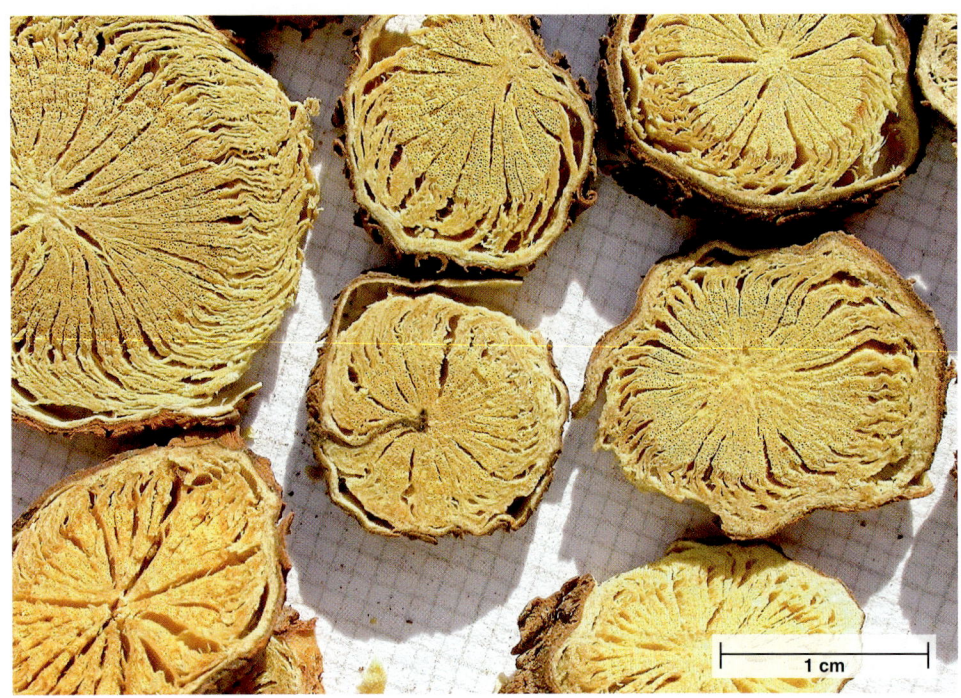

Abb. 2: Ural-Süßholzwurzel, Glycyrrhizae radix et rhizoma (Gān Cǎo). Chrysanthemenmuster im Querschnitt (vergrößert), dies deutet auf sehr gute Qualität hin.

Herkunft

Das getrocknete Rhizom und die getrocknete Wurzel von *Glycyrrhiza uralensis* Fisch. (Gān Cǎo), *Glycyrrhiza inflata* Bat. (Zhàng Guǒ Gān Cǎo) und *Glycyrrhiza glabra* L. (Guāng Guǒ Gān Cǎo), Fabaceae.

Ernte und Verarbeitung

Die Wurzel und das Rhizom werden im Frühling oder Herbst ausgegraben, von den feinen Nebenwurzeln befreit und an der Sonne getrocknet.

Pao Zhi

Gān Cǎo/Shēng Gān Cǎo: Die Droge wird befeuchtet und in Scheiben geschnitten.

Zhì Gān Cǎo/Mì Gān Cǎo: Die in Scheiben geschnittene Droge wird mit raffiniertem Honig versetzt, stehen gelassen bis sie der Honig völlig durchdrungen hat und dann je nach Konsistenz so lange auf kleinem Feuer geröstet, bis sich die Drogenoberfläche nicht mehr klebrig anfühlt. Die benötigte Honigmenge ist unterschiedlich. 30 bis 70 kg Honig auf 100 kg Droge sind möglich, wobei die rissige Droge (qualitativ bessere) mehr Honig aufnimmt. Für die Therapie reichen je nach Indikation 1 bis 3 g. Gut vorbereitete Zhì Gān Cǎo sollte eine glänzende Oberfläche haben und im Inneren mit Honig gesättigt sein. Die Oberfläche darf sich nicht klebrig anfühlen. Die so verarbeitete Droge stärkt die Mitte.

Gān Cǎo/ Shēng Gān Cǎo ist die am häufigsten verwendete Form. Zum Entgiften, Hitze kühlen, Schleimlösen oder als harmonisierender Diener sollte aber die rohe Droge verwendet werden.

Qualität

Die in der Wüste von Hangjinqi halb wildwachsende Gān Cǎo gilt als Dao-Di-Droge. Es ist jedoch nicht mehr erlaubt, *Glycyrrhiza uralensis* dort auszugraben, da sie als eine der wenigen dort gedeihenden Pflanzenarten die Bodenerosion verhindert.

Die Droge sollte eine violettrote Außenrinde und einen gelbweißlichen, faserigen Bruch aufweisen. Gerieben, sollte das Rhizom leicht pulvrig und mehlig sein. Im Bruch muss ferner ein deutlicher Kambiumring zu erkennen sein, der innen eine dunkelgelbliche Phloemschicht mit vielen Rissen aufweisen sollte („chrysanthemenartiger Bruch"). Minderwertige Ware hat eine graubräunliche oder braunschwarze Außenrinde. Der Geschmack der Droge darf nicht bitter sein.

Auf den Gehalt an Glycyrrhizinsäure achten, denn bei durchschnittlich über 50 % der Ware ist er nicht ausreichend.

Eigenschaften

Geschmacksrichtung: süß
Temperaturverhalten: neutral
Wirkungsort/Meridian: Herz, Lunge, Milz, Magen

Wirkung und Anwendung

Qi tonisierend, Mitte aufbauend, Hitze kühlend, entgiftend, Auswurf fördernd, Husten stillend, akute Situation entspannend, schmerzstillend, Eigenschaften verschiedener Arzneien (in Rezepturen) harmonisierend.

Bei Herz-Qi-Schwäche mit Palpitationen und Herzrhythmusstörung sowie bei Milz-Qi-Schwäche mit Müdigkeit, vermindertem Appetit und ungeformtem Stuhl wird die Rezeptur Zhi Gan Cao Tang eingesetzt. Dabei dient Glycyrrhizae radix et rhizoma praep. cum melle/Zhì Gān Cǎo/Mì Gān Cǎo als König-Arznei der Rezeptur. Bei Milz-Qi-Schwäche wird die Droge oft auch mit Codonopsis radix/Dǎng Shēn, Ginseng radix et rhizoma/Rén Shēn und Atractylodis macrocephalae rhizoma/Bái Zhū kombiniert, wie in der Rezeptur Si Jun Zi Tang.

Bei vermehrtem Schleim und Husten kann Glycyrrhizae radix et rhizoma/Gān Cǎo den Schleim lösen und den Husten stillen. Bei Wind-Kälte-Husten wird sie mit Ephedrae herba/Má Huáng und Armeniacae semen amarum/Xīn Rén/Kǔ Xìng Rén kombiniert (siehe Rezeptur Ma Huang Tang). Bei Lungen-Hitze-Husten verordnet man sie mit Gypsum fibrosum/Shí Gāo, Ephedrae herba/Má Huáng und Armeniacae semen amarum/Xīn Rén/Kǔ Xìng Rén (siehe Rezeptur Ma Xing Shi Gan Tang). Bei vermehrtem hellem Schleimhusten wird sie zusammen mit Zingiberis rhizoma/Gān Jiāng und Asari radix et rhizoma/Xì Xīn eingesetzt, wohingegen die Droge bei Husten, der durch Nässe verursacht wird, mit Pinelliae rhizoma praep./Fǎ Bàn Xià und Poria/Fú Líng kombiniert wird.

Bei Bauchschmerzen und Krämpfen in den Gliedern wirkt Glycyrrhizae radix et rhizoma/Gān Cǎo entspannend. Bei einem Yin- und Blut-Mangel, der mit Schmerzen im Unterschenkelbereich und Abdomen einhergeht, wird die Droge mit Paeoniae radix alba/Bái Sháo kombiniert (siehe Rezeptur Shao Yao Gan Cao Tang). Bei einer Leere-Kälte in der Mitte wird sie zusammen mit Cinnamomi ramulus/Guì Zhī, Paeoniae radix alba/Bái Sháo und Maltose verabreicht (siehe Rezeptur Xiao Jian Zhong Tang). Auch bei Bauchschmerzen, die durch ein Magen- und Zwölffingerdarmgeschwür verursacht werden, kann Glycyrrhizae radix et rhizoma/Gān Cǎo mit Sepiae endoconcha/Hǎi Piáo Xiāo und Arcae concha/Wǎ Léng Zǐ als Pulver benutzt werden.

In Rezepturen mit stark wirkenden oder toxischen Drogen mit Nebenwirkungen kann Glycyrrhizae radix et rhizoma/Gān Cǎo diese Nebenwirkungen mildern und die Rezeptur harmonisieren. Die Droge wirkt schonend auf das Verdauungssystem (siehe Rezeptur Tiao Wei Cheng Qi Tang), bei der sie die stark abführende Wirkung mildert und mögliche Bauchschmerzen durch Darmreizung verhindert. Glycyrrhizae radix et rhizoma/Gān Cǎo in der Rezeptur Ban Xia Xie Xin Tang kann Kälte und Wärme ausgleichen und ebenfalls die Wirkung der Rezeptur harmonisieren.

Bei durch Hitze und Gift verursachten Geschwüren, Halsschmerzen, Lebensmittel- oder Medikamentenvergiftung kann Glycyrrhizae radix et rhizoma/Gān Cǎo die Hitze kühlen und entgiften. Bei Halsschmerzen wird sie oft mit Platycodi radix/Jié Gěng kombiniert. Bei Lebensmittel-, oder Medikamentenvergiftung, wenn kein Gegengift vorhanden ist, wird sie oft mit Phaseoli semen/Lu Dòu im Dekokt eingenommen.

Dosierung
1,5 bis 9 g

Inhaltsstoffe
Glycyrrhizinsäure, Glycyrrhetinsäure, Flavonoide: Liquiritigenin, Isoliquiritigenin, Liquiritin, Isoliquiritin, Neoliquiritin, Neoisoliquiritin, Licoricon, Licurazid. Laut Chin. Ph. soll der Gehalt an Liquiritin mindestens 1,0 % und an Glycyrrhizinsäure mindestens 2,0 % betragen.

Pharmakologie
Die Droge hat eine ähnliche Wirkung wie das Nebennierenrindenhormon. Sie hemmt die durch Histamin verursachte Magensäuresekretion. Sie wirkt säurebindend, expektorierend, Immunsystem regulierend, antiinflammatorisch, antiallergisch und schützt entzündete Hals- und Schleimhäute. Sie ist spasmolytisch, entspannt den Spasmus der glatten Muskulatur von Magen und Darm.

Glycyrrhizin oder der Extrakt von Glycyrrhizae radix et rhizoma/Gān Cǎo wirkt bei manchen Giften ähnlich entgiftend wie Glucuronsäure.

Unerwünschte Wirkungen und Gegenanzeigen
Zur Entgiftung oder als Diener in einer Rezeptur sollte die Droge nur in niedriger Dosierung (1 bis 3 g) und roh angewendet werden.

Glycyrrhizae radix et rhizoma/Gān Cǎo sollte nicht zusammen mit Cirsii japonici herba/Dà Jì, Genkwae flos/Yuán Huā, Kansui radix/Gān Suí und Sargasī thallus/Hǎi Zǎo verwendet werden.

Eine langfristige Anwendung in hoher Dosierung ohne passende Indikation kann Ödeme verursachen.

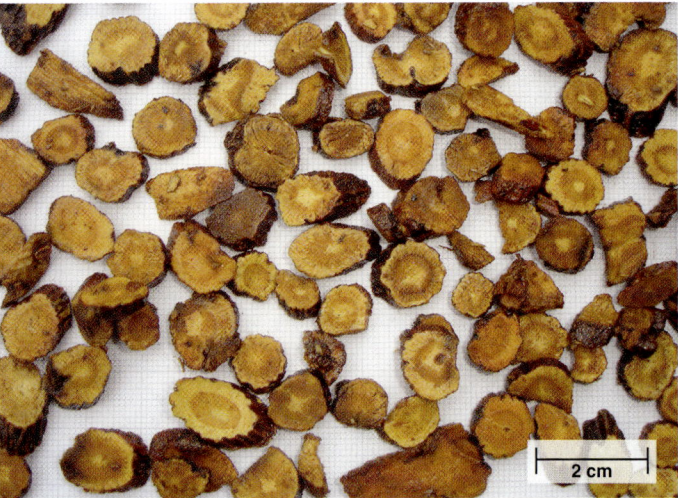

Abb. 3: Mit Honig vorbehandelte Ural-Süßholzwurzel, Glycyrrhizae radix et rhizoma praeparata cum melle (Zhì Gān Cǎo)

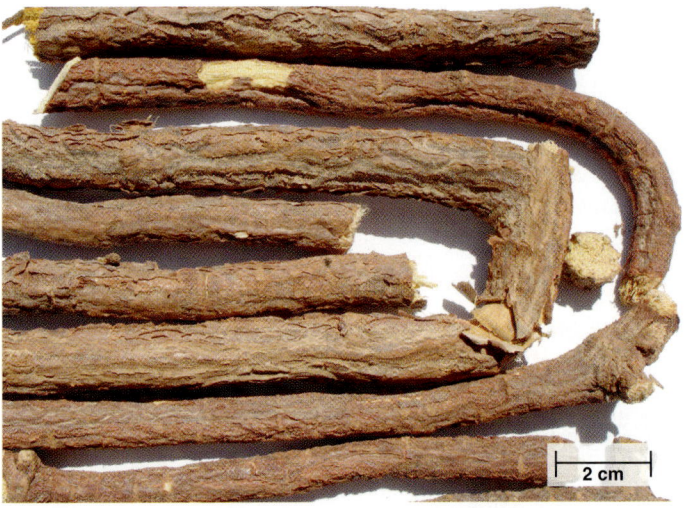

Abb. 4: Ural-Süßholzwurzel, Glycyrrhizae radix et rhizoma (Gān Cǎo), Ganzdroge, Außenrinde violett, innen gelblich, mehlige Konsistenz, gute Qualität

15.1.7 Jujubae fructus – Jujubenfrüchte – Dà Zǎo, 大枣

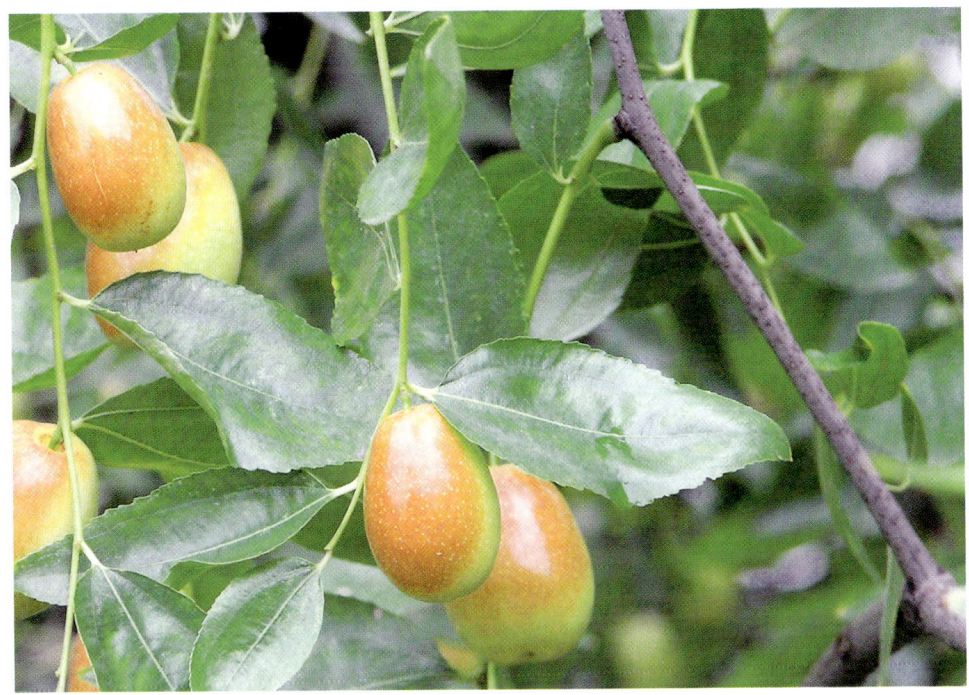

Abb. 1: Jujube (Chinesische Dattel), *Ziziphus jujuba* MILL. (Zǎo), Zweig mit Früchten

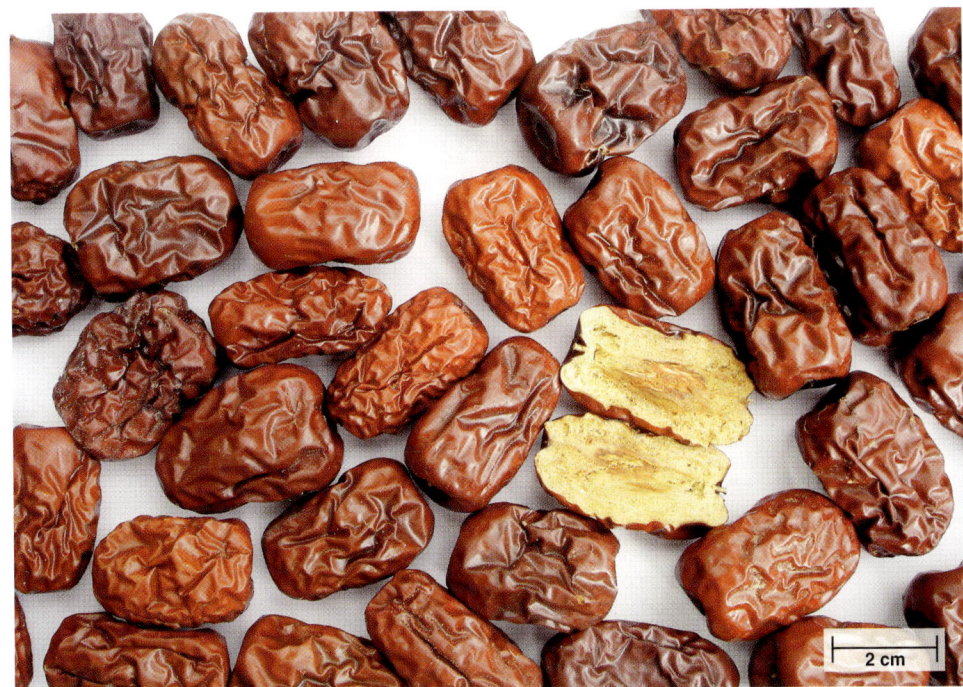

Abb. 2: Jujubenfrüchte, Jujubae fructus (Dà Zǎo), Ganzdroge, z. T. halbiert. Große Früchte mit dickem, süßem Fleisch und nur schwach bitterem Nachgeschmack gelten als gute Qualität.

Qi tonisierende Drogen

Synonyme
Chinesische Dattel; Hóng Zǎo

Herkunft
Die getrockneten, reifen Früchte von *Ziziphus jujuba* Mill. (Zǎo), Rhamnaceae

Ernte und Verarbeitung
Die Früchte werden zur Reifezeit im Herbst gesammelt und an der Sonne getrocknet.

Pao Zhi
Kein Pao Zhi üblich

Qualität
Für medizinische Zwecke werden nur die großen, roten Jujubenfrüchte verwendet. Jujubenfrüchte kann man auch in Asia-Läden kaufen. Sie sind meistens klein, wenig nahrhaft und nicht für medizinische Zwecke geeignet. Die großen Jujubenfrüchte sind häufig von Insekten befallen. Diese parasitieren im Inneren der Frucht und im Kern, sodass der Befall nicht unbedingt von außen erkennbar ist. Jede Jujubenfrucht sollte daher vor der Abgabe in der Apotheke durchgeschnitten werden, um einen möglichen Insektenbefall zu erkennen. Ein weiterer Vorteil der aufgeschnittenen Früchte liegt in ihrer kürzeren Kochzeit. Manche Händler liefern entkernte Früchte, also reines Fruchtfleisch. Bei dieser Ware ist die in der Rezeptur angegebenen Dosis eventuell zu reduzieren.

Um qualitativ hochwertige Ware handelt es sich bei Jujubenfrüchten, die ca. 2 bis 3,5 cm lang sind und einen Durchmesser von etwa 1,5 bis 2,5 cm aufweisen. Das Gewicht einer Jujubenfrucht sollte zwischen 4 und 6 g liegen. Bei langer Lagerung kann sich auf der Oberfläche der getrockneten Früchte ein weißer Belag bilden. Es handelt sich dabei nicht um Schimmel, sondern um Fruchtzucker. Die Ware sollte immer auf Pestizidrückstände und mikrobiell auf Schimmel- und Pilzbefall geprüft werden. Das beste Anbaugebiet liegt im Nordosten Chinas in den Provinzen Shan Dong und Shan Xi.

In einigen Büchern und von manchen Lieferanten wird fälschlicherweise die Schwarz-Jujubenfrucht als Jujubae fructus/Dà Zǎo bezeichnet.

Eigenschaften
Geschmacksrichtung: süßlich
Temperaturverhalten: warm
Wirkungsort/Meridian: Milz, Magen

Wirkung und Anwendung
Das Qi in der Mitte aufbauend, Blut ernährend, beruhigend

Jujubae fructus/Dà Zǎo wird bei vermindertem Appetit, ungeformtem Stuhl, Müdigkeit und Kraftlosigkeit, die durch eine Milz-Schwäche entstanden ist, verwendet. Dazu wird die Droge oft mit

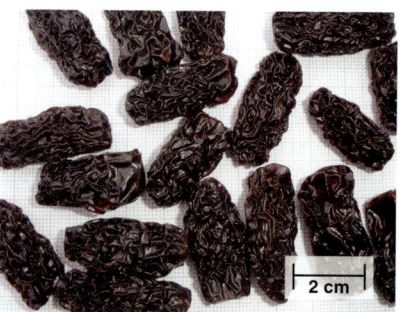

Abb. 3: Schwarz-Jujubenfrüchte, Jujubae fructus (Hēi Zǎo). Hēi Zǎo hat eine schwächer Milz tonisierende Wirkung als Dà Zǎo. Sie wirkt aber stärker Nieren tonisierend. Hēi Zǎo wird selten medizinisch eingesetzt.

Codonopsis radix/Dǎng Shēn und Atractylodis macrocephalae rhizoma/Bái Zhū kombiniert, um ihre Wirkung zu verstärken.

Bei schlechten Blutwerten, blassem oder gelblichem Gesicht, die durch eine Anämie verursacht werden, kann die Droge mit Rehmanniae radix praep./Shú Dì Huáng und Asini corii colla/E Jiāo verwendet werden. Bei Unruhe, Nervosität und wechselnden Gemütsstimmungen sollte sie zusammen mit Glycyrrhizae radix et rhizoma/Gān Cǎo und Tritici fructus/Xiǎo Mài/Weizen (kein Tritici fructus levis/Fú Xiǎo Mài) verordnet werden (siehe Rezeptur Gan Mai Da Zao Tang).

Um das Qi zu schützen, wird Jujubae fructus/Dà Zǎo in einigen Rezepturen als Diener-Arznei eingesetzt, um die nachhaltigen Folgen der stärker wirkenden Mittel zu mildern, wie z. B. in der Rezeptur Shi Zao Tang. Hier schützt Jujubae fructus/Dà Zǎo Milz und Magen. Sie kann in Kombination mit Zingiberis recens rhizom/Shēng Jiāng auch zusammen mit die Oberfläche öffnenden Rezepturen gegeben werden, um Ying und Wei zu harmonieren. Die Droge schont Magen und Milz und verstärkt die Hauptwirkung einer Rezeptur, wie z. B. in den Rezepturen Gui Pi Tang und Ba Zhen Tang.

In der neueren Literatur wird berichtet, dass Jujubae fructus/Dà Zǎo in der Therapie von Purpura anaphylactica (punktförmige Blutungen besonders an den Beinen infolge Schädigung der kleinsten Hautgefäße als Folge einer Anaphylaxie) wirksam ist.

Dosierung
6 bis 15 g; bei geschnittener und entkernter Ware reichen 3 bis 9 g, als Lebensmittel in Suppe 20 bis 50 g

Inhaltsstoffe
Ziziphus-Saponine (I bis III), Jujubosid B, Stepharin, Asimilobin, β-Carotin, Vitamin B_2, Ascorbinsäure, organische Säuren, Schleimstoffe

Pharmakologie
Die Droge aktiviert Makrophagen und wirkt Leber schützend, Blutlipide senkend, Muskeln stärkend und Gewicht erhöhend.

Unerwünschte Wirkungen und Gegenanzeigen
Jujubenfrüchte sind bei vermehrtem Schleim sowie bei Völle-Zustand im der Mitte kontraindiziert.

15.1.8 Lablab semen album – Helmbohnensamen – Bái Biǎn Dòu, 白扁豆

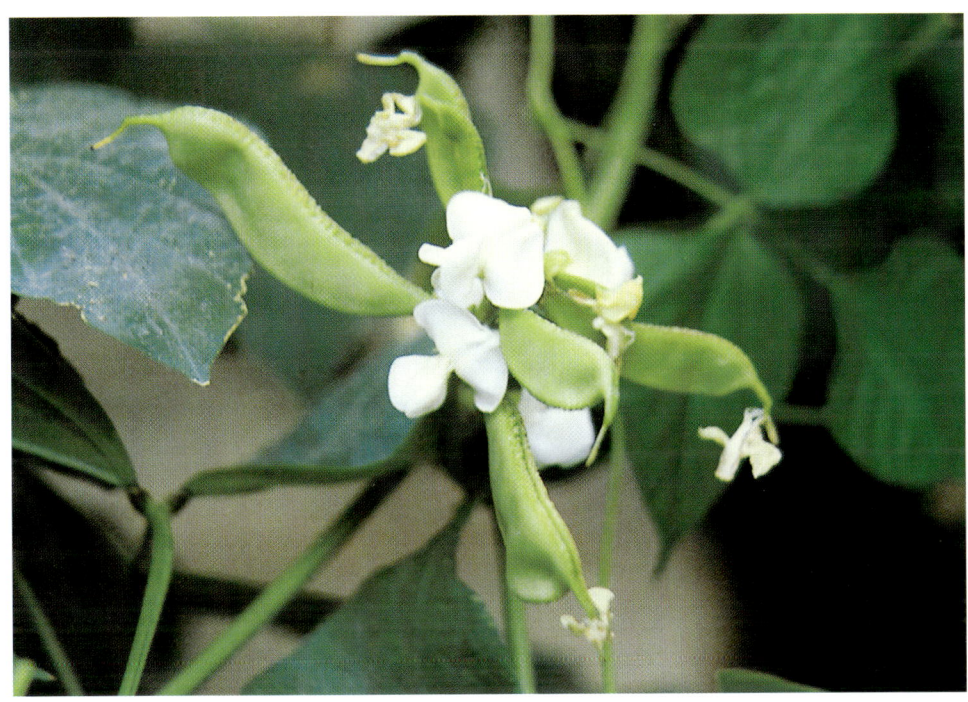

Abb. 1: Helmbohnen, *Dolichos lablab* L. (Biǎn Dòu), Blüten und Früchte.
Quelle: The coloured Atlas of the Chinese Materia Medica specified in Chin. Ph.

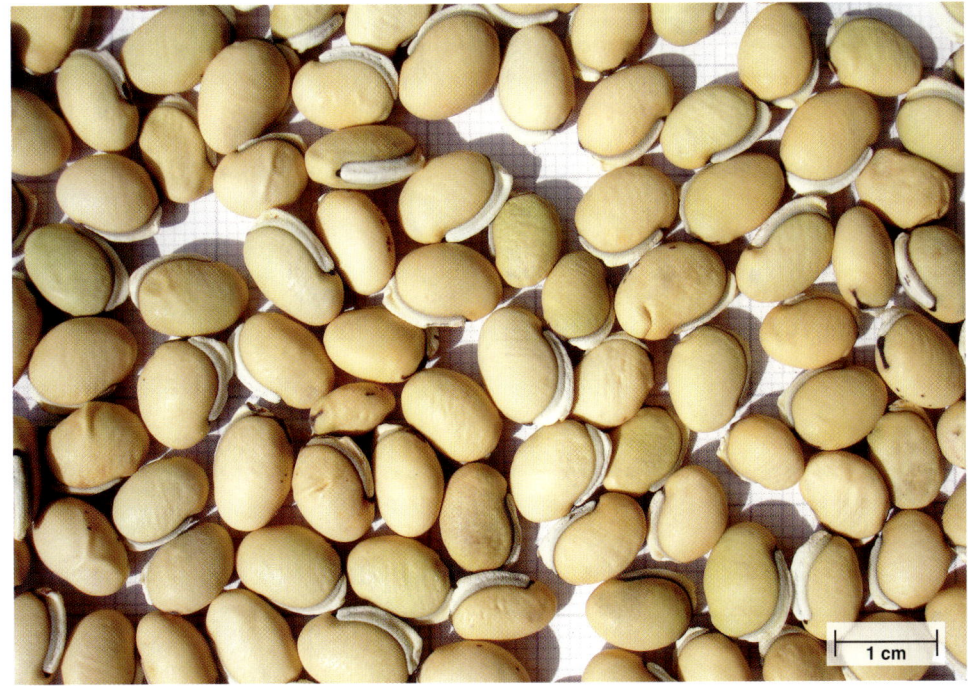

Abb. 2: Helmbohnensamen, Lablab semen album (Bái Biǎn Dòu), ungeröstete Droge. Sie muss vor der Abgabe noch nach der Qing-Chao-Methode geröstet werden.

Synonyme
Dolichos semen

Herkunft
Die getrocknete, reife Samen von *Dolichos lablab* L. (Biǎn Dòu), Fabaceae.

Ernte und Verarbeitung
Die reifen Samen werden im Herbst und Winter geerntet und an der Sonne getrocknet. Der Samen wird anschließend entnommen und noch einmal an der Sonne getrocknet. Die Fruchtschalen werden entfernt.

Bräunliche bis schwarze Samen finden keine Verwendung.

Pao Zhi
Chǎo Bái Biǎn Dòu: Der gereinigte Samen wird im Wok über mittlerem Feuer unter ständigem Rühren geröstet, bis er anfängt zu duften und ein piepsendes Geräusch zu hören ist. Die Oberfläche soll leicht bräunliche Flecken aufweisen. Danach wird der Samen abgekühlt und leicht zerstoßen.

Da die rohe Bái Biǎn Dòu, wie viele andere Bohnen auch, leicht giftig ist, soll in der Apotheke bei der Verordnung von Lablab semen album oder Bái Biǎn Dòu nur die geröstete Form abgegeben werden. Durch die o.g. Verarbeitung wird das giftige Phytoagglutinin zerstört, die Droge dadurch für Milz und Magen verträglicher und ihr Temperaturverhalten etwas wärmer.

Eigenschaften
Geschmacksrichtung: süß
Temperaturverhalten: neutral mit warmer Tendenz
Wirkungsort/Meridian: Milz, Magen

Wirkung und Anwendung
Milz tonisierend, Nässe umwandelnd, Mitte harmonisierend, Sommerhitze und Schwüle beseitigend

Bei vermehrter Nässe im Milz-Magen-Bereich, die aufgrund einer Milz-Magen-Schwäche nicht abgebaut werden kann, sowie bei Durchfällen oder vermehrtem vaginalem weißlichem Ausfluss, wird die Droge oft mit Ginseng radix et rhizoma/Rén Shēn, Atractylodis macrocephalae rhizoma/Bái Zhū und Poria/Fú Líng kombiniert, um die Milz zu tonisieren und den Durchfall zu stoppen.

Bei Beschwerden durch Sommerhitze und -schwüle kann die Droge allein als Dekokt benutzt oder mit Elsholtziae herba/Xiāng Rú und Magnoliae officinalis cortex/Hòu Pò zusammen verwendet werden (siehe Rezeptur Xiang Ru Yin/San).

Bei einer Lebensmittel-, Alkohol- oder Fischvergiftung kann Lablab semen album/Bái Biǎn Dòu als Gegenmittel eingesetzt werden. Dann wird der frische Saft verwendet. Dieser kann auch Erbrechen stillen.

Es gilt: Um die Milz zu tonisieren und Durchfall zu stoppen, sollte die geröstete Droge verwendet werden. Zum Kühlen der Sommerhitze und zur Entgiftung sollte die rohe Droge bzw. frische Droge benutzt werden.

Dosierung
9 bis 15 g

Inhaltsstoffe
Proteine, Fettsäuren, Stachyose, Raffinose, Phytoagglutinin, Stigmasterin, Phospholipide

Unerwünschte Wirkungen und Gegenanzeigen
Die ungeröstete Droge ist leicht giftig.

15.1.9 Panacis quinquefolii radix – Amerikanische Ginsengwurzel – Xī Yáng Shēn, 西洋参

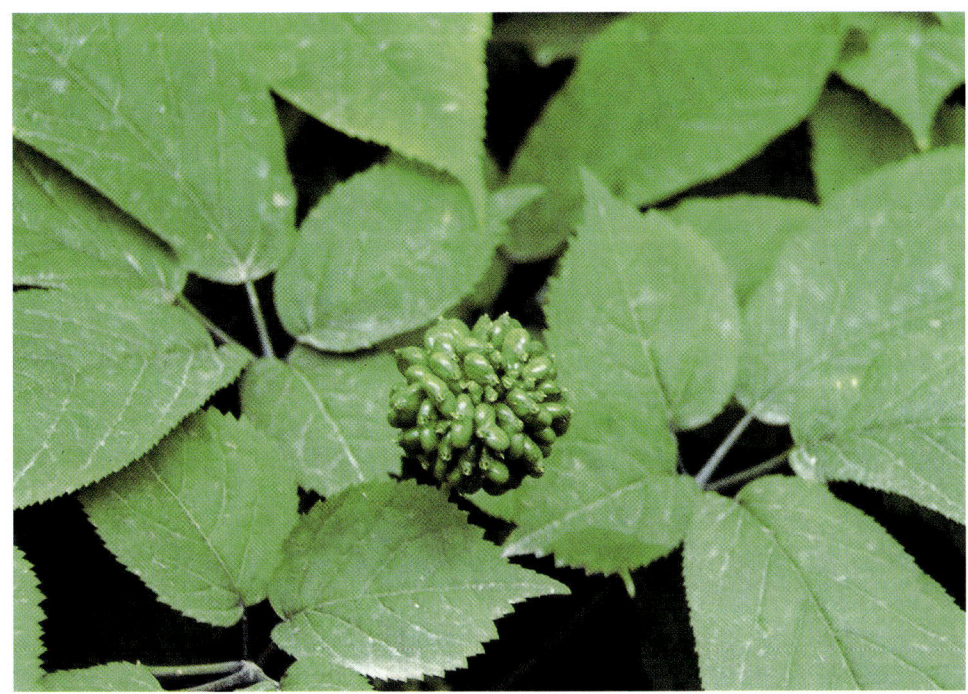

Abb. 1: Amerikanischer Ginseng, *Panax quinquefolium* L. (Xī Yáng Shēn)

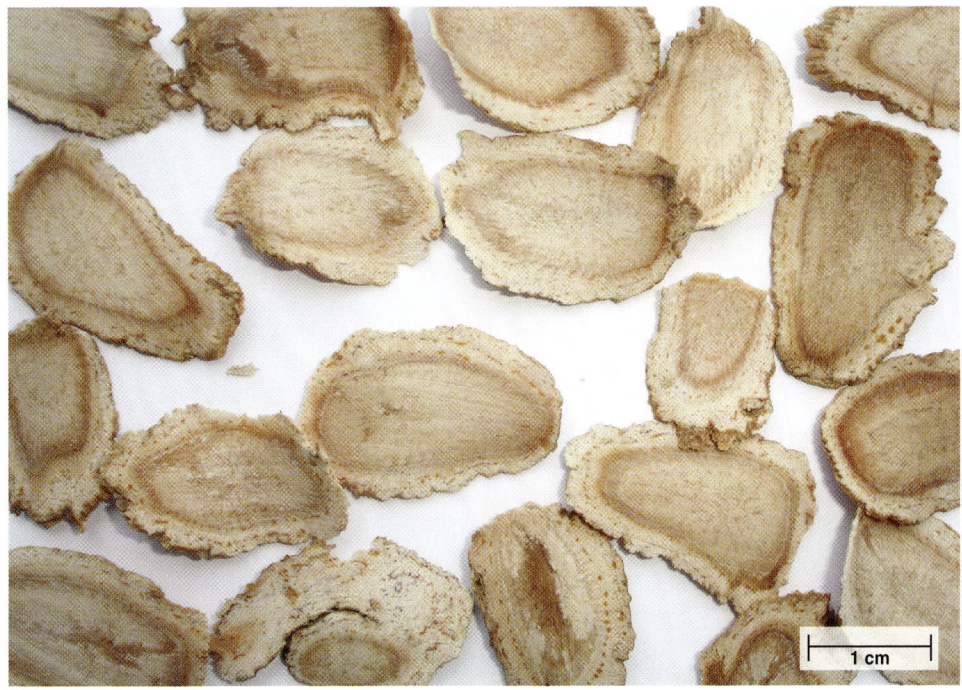

Abb. 2: Amerikanische Ginsengwurzel, Panacis quinquefolii radix (Xī Yáng Shēn), Schnittdroge

Synonyme
Huā; Qí Shēn, 花旗参

Herkunft
Die getrocknete Wurzel von *Panax quinquefolium* L. (Xī Yáng Shēn), Araliaceae. Die Ware unterliegt der CITES-Regelung. Nur legal kultivierte Ware darf ex- und importiert werden.

Ernte und Verarbeitung
Die drei- bis sechsjährigen Wurzeln werden zwischen Mitte September und Mitte Oktober ausgegraben, von oberirdischen Teilen befreit (die Blätter und Stängel werden heute auch zur Gewinnung von Saponinen verwendet), gewaschen, nach Größe sortiert und an der Sonne vorgetrocknet. Die kultivierte Wurzel (Yuan Shen) wird direkt an der Sonne getrocknet. Es gibt aber auch Regionen, wo Panacis quinquefolii radix/Xī Yáng Shēn wie Ginseng radix et rhizoma/Rén Shēn mit verbranntem Schwefel geräuchert wird.

Pao Zhi
Kein Pao Zhi üblich

Qualität
Die Ware kam ursprünglich aus den USA und Kanada. Heute wird sie auch in China kultiviert. Die in China kultivierte Panacis quinquefolii radix/Xī Yáng Shēn ist hinsichtlich Geschmack und Aroma mit Drogen aus Kanada oder den USA nicht vergleichbar. Die Wurzel aus China ist heller und teurer als die genuine Droge.

Je dichter die querlaufenden Runzeln der Rinde sind, je größer der Durchmesser, je gelbweißlicher der Bruch, je deutlicher der Kambiumring und je mehr sichtbare Pünktchen (Harzkanäle) vorhanden sind, je intensiver das Aroma und süßlicher der Geschmack. Je intensiver die kühlende Wirkung auf der Zunge, desto besser ist die Qualität. Hier findet man keine bläulichen oder rötlichen Wurzeln.

Eigenschaften
Geschmacksrichtung: süßlich, leicht bitter
Temperaturverhalten: kühl
Wirkungsort/Meridian: Herz, Lunge, Nieren

Wirkung und Anwendung
Qi tonisierend, Yin aufbauend, Hitze kühlend, (dünne und klare) Körpersäfte fördernd.

Die Droge wird bei Husten und blutigem Schleim verwendet, der durch Yin-Schwäche und Leere-Feuer verursacht wurde. Dafür wird die Droge oft mit Anemarrhenae rhizoma/Zhī Mǔ und Fritillariae cirrhosae bulbus/Chuān Bèi Mǔ kombiniert, um den Schleim zu lösen und den Husten zu stillen. Sollte Blut im Sputum vorhanden sein, wird Asini corii colla/E Jiāo dazu gegeben. Bei gynäkologischen Blutungen und Myomen, bei denen das Muster auf einen Yin-Mangel und Leere-Hitze hinweist, z. B. in den Wechseljahren, bei Diabetes Typ II, nach einer Chemotherapie oder einer Krebsoperation, mit Symptomen wie innere Hitze, Durst, konzentriertem Urin und blutigem Stuhl, kann Panacis quinquefolii radix/Xī Yáng Shēn verwendet werden.

Panacis quinquefolii radix/Xī Yáng Shēn ist die stärkste Droge, die das Qi und das Yin (kühlend) tonisiert. Sie ist geeignet, eine durch Hitze verursachte Qi- und Yin-Verletzung mit Symptomen wie Müdigkeit und Durst zu beseitigen. Hierfür wird sie oft mit Rehmanniae radix/Shēng Dì Huáng und Dendrobii herba/Shí Hú kombiniert.

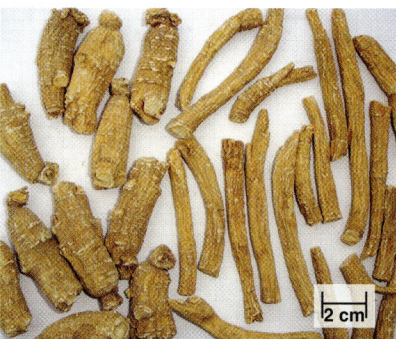

Abb. 3: Amerikanischer Ginseng, Panacis quinquefolii radix (Xī Yáng Shēn). Links: Hauptwurzel. Rechts: große Nebenwurzel. Die Ware aus Nord-USA und Kanada wird wegen der Originalität der Herkunft geschätzt. Die Abbildung zeigt Ware aus Wisconsin. Diese ist dunkler, im Geschmack intensiver und süßer als die in China kultivierte Ware.

Dosierung
3 bis 6 g, separat verpacken, als Pulver 1 bis 2 g

Inhaltsstoffe
Ginsenoside (Panaxoside) Ra0, R0, Ra1, Ra2, Ra3, Rb1, Rb2, Rb3, Rc, Rd, Re, Rg1, Rg2, Rg3, Rh1, Rh2, Panaxadiol, Panaxatriol, Oleanolsäure, Pseudo-Ginsenoside-F11 (charakteristisch, da in Ginseng radix et rhizoma/Rén Shēn nicht enthalten), ätherisches Öl, Proteine, Aminosäuren, Polysaccharide wie z. B. Karasa A, B, C, D

Pharmakologie
Die Droge verbessert die körperliche und geistige Leistungskraft, wirkt Müdigkeit vertreibend, hemmt das ZNS, antagonisiert Sauerstoff- und Blutmangel im Herzmuskel, verstärkt Herzmuskelkontraktion, bessert Herzrhythmusstörungen, ist antioxidativ und stillt Blutungen.

Unerwünschte Wirkungen und Gegenanzeigen
Während der Behandlung keinen Tee, Kaffee oder Rettich einnehmen. Nicht mit Veratri nigri radix et rhizoma/Lí Lú kombinieren.

Panacis quinquefolii radix/Xī Yáng Shēn ist wie Ginseng radix et rhizoma/Rén Shēn auch ein Lebensmittel. Diese Droge ist nicht für alle Erkrankungen und in allen Phasen einer Erkrankung einsetzbar, und schon gar nicht für alle Muster und Menschen geeignet. Bei Müdigkeit durch eine Erkrankung der Leber (Nässe-Hitze in Gallenblase und Leber), Hepatitis oder Gallensteinen kann ihre Anwendung gefährlich sein. Bei blassem Gesicht, Gliederödemen, Empfindlichkeit gegen Kälte, verlangsamtem Puls, vermindertem Appetit, Übelkeit, Erbrechen, Bauchschmerzen mit Völlegefühl, Durchfällen, verspäteter Regel, Allergien und Endzündungen ist die Droge ebenfalls kontraindiziert.

15.1.10 Pseudostellariae radix – Pseudostellaria-Wurzel – Tài Zǐ Shēn, 太子参

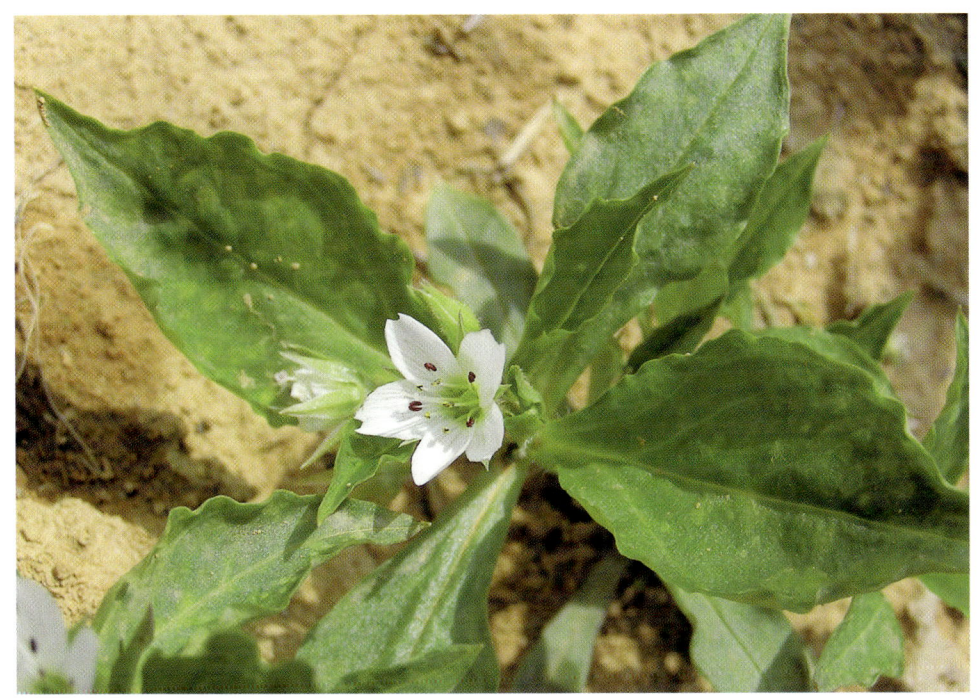

Abb. 1: Pseudostellaria, *Pseudostellaria heterophylla* (Miq.) Pax ex Pax & Hoffm. (Hái Ér Shēn)

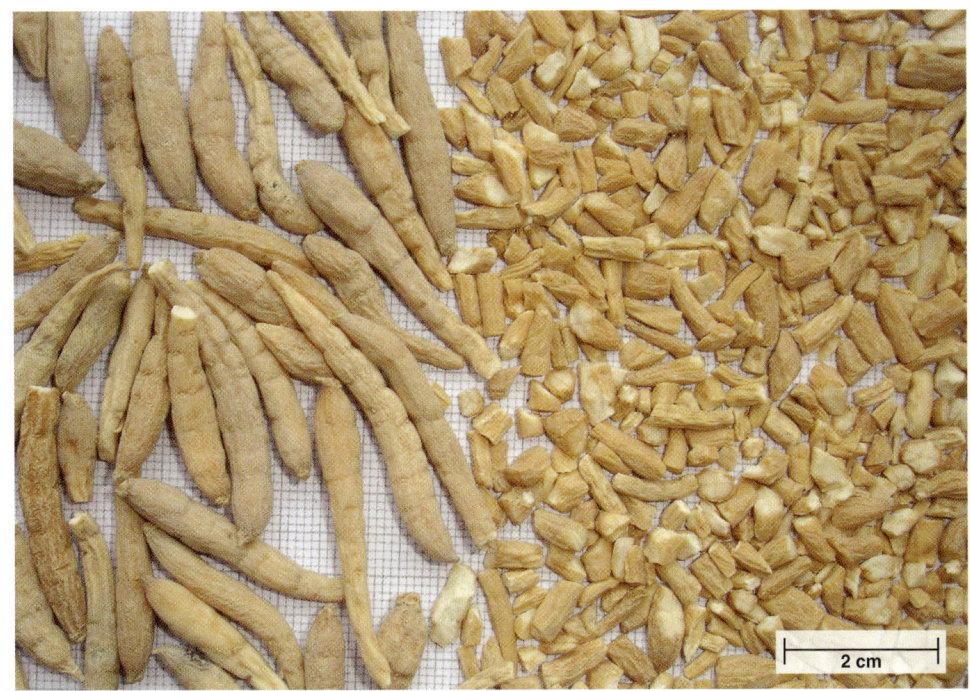

Abb. 2: Pseudostellaria-Wurzel, Pseudostellariae radix (Tài Zǐ Shēn).
Links: Ganzdroge.
Rechts: Schnittdroge

Synonyme
Prinzginseng, Kinderginseng, Hái Ér Shēn

Herkunft
Die getrocknete Wurzel von *Pseudostellaria heterophylla* (Miq.) Pax ex Pax et Hoffm. (Hái Ér Shēn), Caryophyllaceae

Ernte und Verarbeitung
Die Wurzel wird im Sommer, nachdem die Blätter verwelkt sind, ausgegraben, gewaschen, von den feinen Nebenwurzeln befreit und sofort an der Sonne getrocknet oder vorher noch kurz in kochendes Wasser gelegt.

Pao Zhi
Kein Pao Zhi üblich

Qualität
Die Droge riecht ähnlich wie Erdreich, muffig, was jedoch nicht unbedingt auf einen Schimmelbefall hindeutet.

Eigenschaften
Geschmacksrichtung: süß, schwach bitter
Temperaturverhalten: neutral
Wirkungsort/Meridian: Milz, Lunge

Wirkung und Anwendung
Qi ernährend, Körperflüssigkeit fördernd.

Die Droge wird meistens bei Kindern eingesetzt, da ihre tonisierende Wirkung sehr mild ist und sie keine Nebenwirkungen wie Ginseng radix et rhizoma/Rén Shēn (Nasenbluten) aufweist. Deshalb heißt sie auch Kinder-Ginseng oder Prinzginseng. Sie ist eine der tonisierenden Drogen, die keine Stagnationen verursachen. Pseudostellariae radix/Tài Zǐ Shēn wird oft in Kombination mit Dioscoreae rhizoma/Shān Yào, Lablab semen album/Bái Biǎn Dòu und Oryzae fructus germinatus/Gǔ Yá gegeben. Bei Kindern, die unter vermindertem Appetit und Müdigkeit leiden, ist sie ein bewährtes Mittel.

Bei übermäßigem Schwitzen mit Herzklopfen, Schlaflosigkeit und Nervosität wird Pseudostellariae radix/Tài Zǐ Shēn mit Schisandrae chinensis fructus/Wǔ Wèi Zǐ und Ziziphi spinosae semen/Suān Zǎo Rén kombiniert.

Bei Lungentrockenheit wird die Droge mit Glehniae radix/Běi Shā Shēn und Ophiopogonis radix/Mài Mén Dōng verordnet.

Bei Durst, der auf Hitze und Yin-Mangel beruht, wird die Droge zusammen mit Dendrobii herba/Shí Hú und Trichosanthis radix/Tiān Huā Fěng verabreicht.

Dosis
9 bis 30 g

Inhaltsstoffe
Palmsäure, Behensäure, 2-Minalin, β-Sitosterol, Zucker (Sucrose), Polysaccharide, PHP-A, PHP-B

Pharmakologie
Immunsystem stärkend, aktiviert Phagozytosefunktion des Retikuloendotheliums, stimuliert Lymphzellen.

Unerwünschte Wirkungen und Gegenanzeigen
Keine

15.2 Yang tonisierende Drogen – Bu Yang Yao, 补阳药

Drogenübersicht für Yang tonisierende Drogen

Lat. Name	Dt. Name	Pin-Yin-Name	Chin. Name	Seite
Alpiniae oxyphyllae fructus	Alpinia-oxyphylla-Früchte	Yì Zhì	益智	562
Cibotii rhizoma	Cibotium-Wurzelstock	Gǒu Jǐ	狗脊	564
Cistanches herba	Wüstenzistanchenkraut	Ròu Cōng Róng	肉苁蓉	566
Cervi cornu	Hirschhorn	Lù Jiǎo	鹿角	568
Curculiginis rhizoma	Curculigo-Wurzelstock	Xiān Máo	仙茅	570
Cuscutae semen	Chinesische Teufelszwirnsamen	Tù Sī Zǐ	菟丝子	572
Dipsaci radix	Chinesische Kardenwurzel	Xù Duàn	续断	574
Epimedii herba	Elfenblumenkraut	Yín Yáng Huò	淫羊藿	576
Eucommiae cortex	Chinesische Guttapercharinde	Dù Zhòng	杜仲	578
Morindae officinalis radix	Morinda-Wurzel	Bā Jǐ Tiān	巴戟天	580
Psoraleae fructus	Asphaltkleefrüchte	Bǔ Gú Zhǐ	补骨脂	582

Gemeinsamkeiten

Die Drogen dieser Gruppe sind meistens süß und salzig im Geschmack und warm im Temperaturverhalten. Die Wirkung von Süß ist tonisierend, die von Salzig geht in die Nieren. Eine Tonisierung des Nieren-Yang kann eine Yang-Schwäche schnell beheben. Um diese Wirkung zu verstärken, werden die Drogen meistens mit der Yan-Zhi-Methode behandelt. Die Milz-Yang tonisierenden Drogen werden im Kapitel 9 besprochen.

Die Hauptsymptome eines Nieren-Yang-Mangels sind kalte Glieder und Lenden, Schmerzen im Rücken und in den Knien, Impotenz, Unfruchtbarkeit, häufiges Wasserlassen und Inkontinenz. Es können auch Kurzatmigkeit (längeres Aus-, kürzeres Einatmen), Ödeme, Menstruationsstörungen und übermäßiger dünnflüssiger vaginaler Ausfluss auftreten.

Da die Symptome sehr weitreichend sind, werden die Drogen oft mit das Innere erwärmenden und tonisierenden Drogen kombiniert.

Weil die Drogen dieser Gruppe warm und trocknend sind, können sie das Yin verletzen und Feuer hervorrufen. Daher sollten sie nicht bei Yin-Schwäche und Feuer benutzt werden.

15.2.1 Alpiniae oxyphyllae fructus – Alpinia-oxyphylla-Früchte – Yì Zhì, 益智

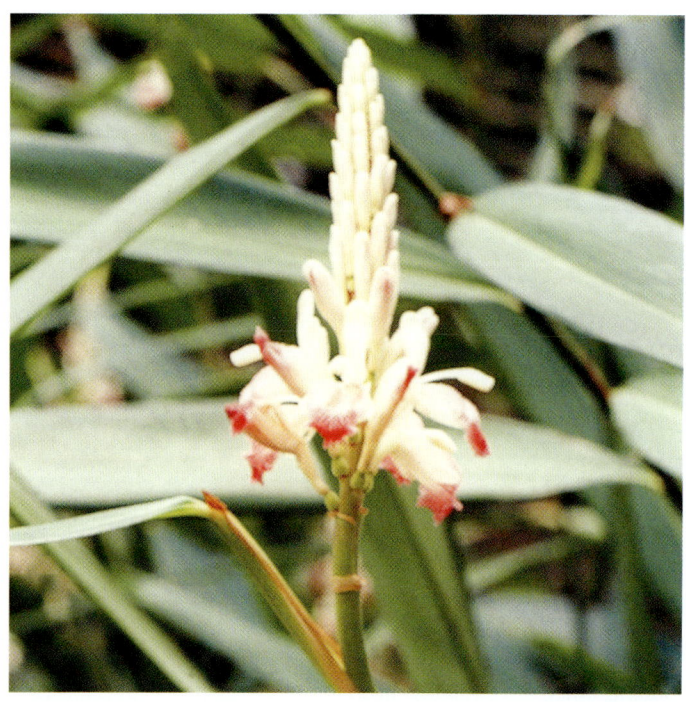

Abb. 1: Spitzblättriger Galgant, *Alpinia oxyphylla* Miq. (Yì Zhì), Blütenstand

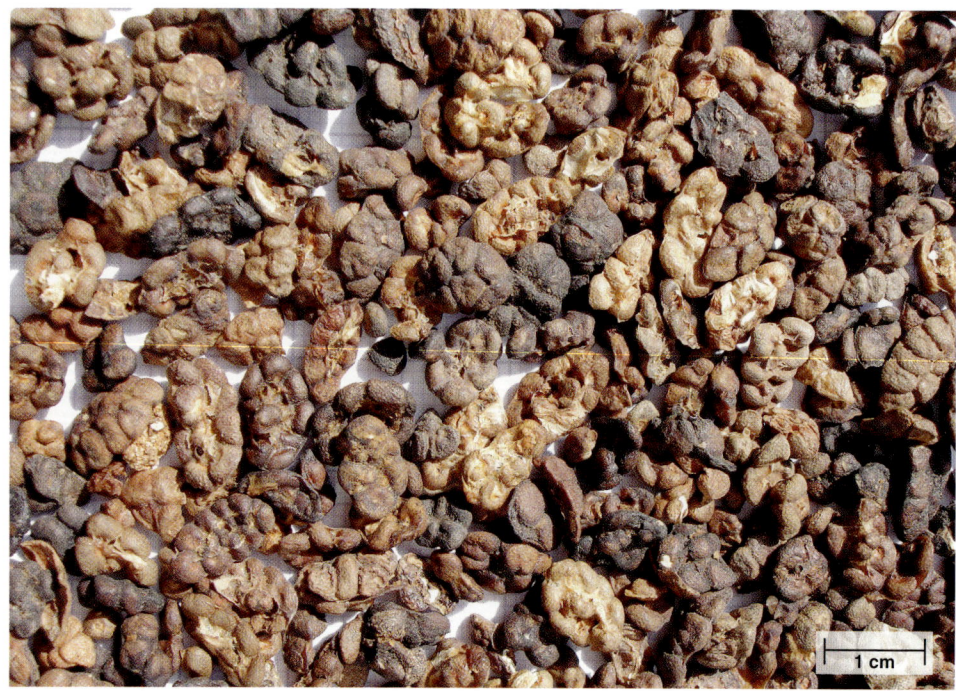

Abb. 2: Alpinia-oxyphylla-Früchte, Alpiniae oxyphyllae fructus (Yì Zhì) Ganzdroge, Außenschale entfernt

Synonyme
Spitzblättrige Galgantfrüchte; Yì Zhì Rén

Herkunft
Die getrockneten, reifen Früchte von *Alpinia oxyphylla* MIQ. (Yì Zhì), Zingiberaceae. Die Früchte nennt man Yì Zhì, deren Samenagglomerat Yì Zhì Rén.

Ernte und Verarbeitung
Die Früchte werden vom Sommer bis Herbst, wenn ihre Farbe von Grün ins Bräunliche wechselt, geerntet und an der Sonne getrocknet.

Pao Zhi
Yán Yì Zhì Rén: Die Samenklumpen werden mit Salzwasser versetzt und leicht bis trockengeröstet. Für 100 kg Droge nimmt man 2 kg Natriumchlorid. Dies leitet die Wirkung der Droge mehr in die Nieren.

Eigenschaften
Geschmacksrichtung: scharf
Temperaturverhalten: warm
Wirkungsort/Meridian: Milz, Niere

Wirkung und Anwendung
Nieren erwärmend, Essenz (Jing) befestigend, Harnausscheidung einschränkend, Milz erwärmend, Durchfall stoppend, Speichelfluss eindämmend.

Bei Nieren-Yang Schwäche kann Kälte in die Nieren eindringen. Dies führt zu häufigem auch nächtlichem Wasserlassen, tropfendem Urin, unkontrolliertem Spermaverlust oder weißlich trüber Harnausscheidung. Alpiniae oxyphyllae fructus/Yì Zhì wirkt adstringierend und ist durch ihr warmes Temperaturverhalten Nieren-Yang aufbauend. Dazu wird die Droge oft mit Dioscoreae rhizoma/Shān Yào und Linderae radix/Wū Yào kombiniert (siehe Rezeptur Suo Quan Wan). Diese Rezeptur ist auch bei zu häufigem Wasserlassen älterer Menschen angebracht.

Bei Bauchschmerzen mit Durchfall, die durch Kälte in der Milz verursacht wurden, und vermehrtem Speichelfluss (auch bei Kindern) kann Alpiniae oxyphyllae fructus/Yì Zhì die Milz erwärmen, den Durchfall stoppen und den Speichelfluss eindämmen. Dann wird die Droge oft mit Codonopsis radix/Dǎng Shēn, Atractylodis macrocephalae rhizoma/Bái Zhū und Citri retiiculatae pericarpium/Chén Pí zusammen verordnet.

Dosierung
3 bis 9 g

Inhaltsstoffe
Ätherisches Öl mindestens 1,0 %, Zingiberen, Zingiberol, Vitamin-B-Derivate, Vitamin C, Mangan, Zink, Kalium, Natrium, Calcium, Magnesium

Pharmakologie
Antidiuretisch, Appetit fördernd, Spcichelfluss reduzierend

Unerwünschte Wirkungen und Gegenanzeigen
Kontraindiziert bei Yin-Schwäche und Feuer sowie bei akuter Blasenentzündung

15.2.2 – Cibotii rhizoma – Cibotium-Wurzelstock – Gǒu Jǐ, 狗脊

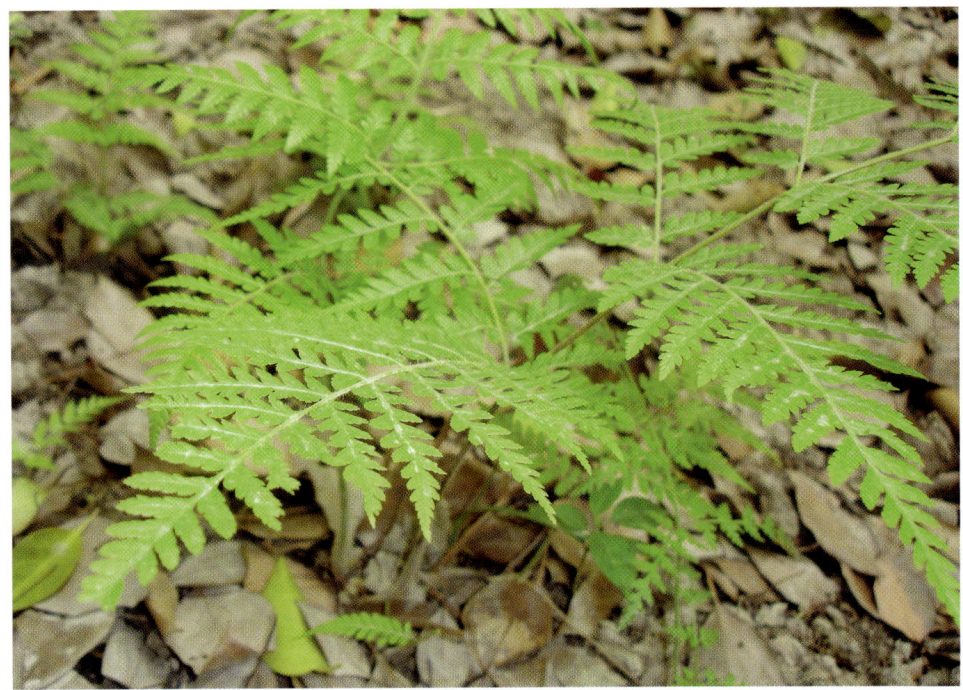

Abb. 1: Cibotium, *Cibotium barometz* (L.) J. Sm. (Jīn Máo Gǒu Jǐ)

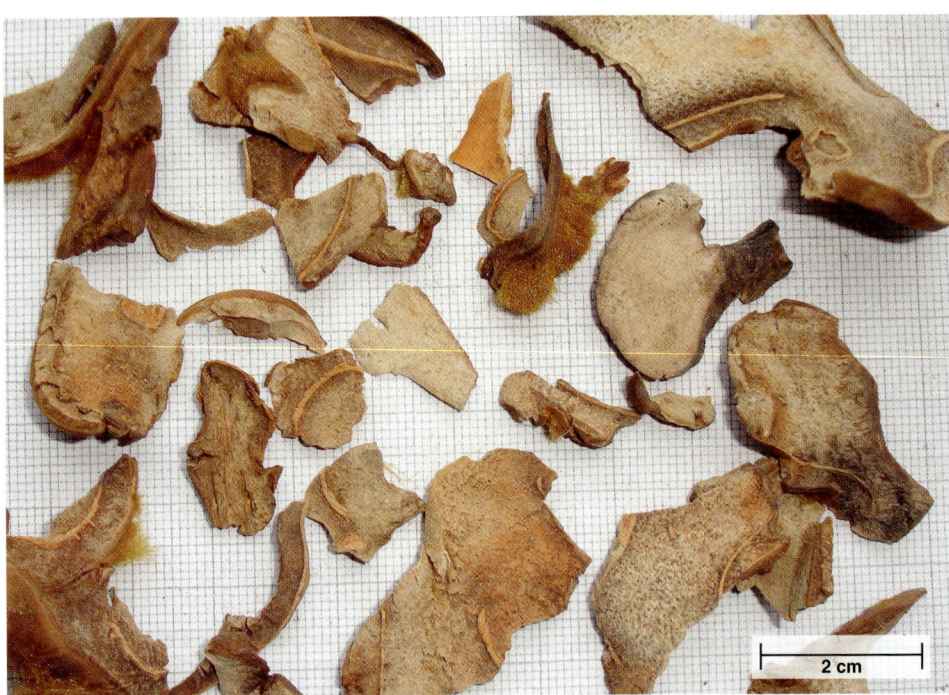

Abb. 2: Cibotium-Wurzelstock, Cibotii rhizoma (Gǒu Jǐ), Schnittdroge, unbehandelt

Synonyme
金毛狗脊

Herkunft
Der getrocknete Wurzelstock von *Cibotium barometz* (L.) J. Sm. (Jīn Máo Gǒu Jǐ), Cyathaceae

Ernte und Verarbeitung
Der Wurzelstock wird im Herbst ausgegraben und gereinigt. Gou Ji („Hunde-Rückgrat") finden wir auch unter dem Namen Jin Mao Gou Ji („mit goldenen Haaren bedecktes Hunde-Rückgrat"). Je dichter und fester die Konsistenz des Wurzelstockes ist und je goldfarbener seine Haare sind, desto besser ist die Qualität.

Pao Zhi
Shú Gǒu Jǐ: Die „Rhizomhaare" auf der Droge werden abgebrannt. Danach wird der Wurzelstock in Wasser (oder Reiswein) eingeweicht, gedämpft, halb getrocknet, geschnitten und zuletzt durchgetrocknet. Hierdurch wird die tonisierende Wirkung der Droge verstärkt. Falls sie mit Reiswein verarbeitet wird, verstärkt sich ihre Wind-Nässe austreibende Wirkung.

Shā Tàng Gǒu Ji: Sand wird im Wok erhitzt, bis er leicht beweglich ist. Die Droge wird dazugegeben und gerührt, bis sie sich wölbt und ihre Haare verloren hat. Dann wird sie gesiebt, um sie von dem Sand zu trennen und eventuell noch anhaftende Haare zu entfernen. Dadurch wird ihre Konsistenz spröde und das Kochen der Droge erleichtert.

Die Standard-Abgabeform ist grundsätzlich Shú Gǒu Jǐ oder Shā Tàng Gǒu Jǐ, auch wenn das Rezept nur „Cibotii rhizoma/Gǒu Jǐ" vorgibt. Die Droge durchläuft immer ein Pao-Zhi-Verfahren.

Eigenschaften
Geschmacksrichtung: bitter, süß
Temperaturverhalten: warm
Wirkungsort/Meridian: Leber, Nieren

Wirkung und Anwendung
Wind-Nässe austreibend, Leber und Niere tonisierend, Lenden und Knie stärkend.

Bei Wind-Nässe-Bi mit Schmerzen in den Lenden und in der Wirbelsäule, Unfähigkeit in der Rückenlage zu Schlafen, sowie Kraftlosigkeit in den Beinen und Knien kann die Droge mit Eucommiae cortex/Dù Zhòng, Taxilli herba/Sāng Jì Shēng und Dipsaci radix/Xù Duàn kombiniert werden. Bei sehr starken Schmerzen wird sie zusammen mit Dioscoreae rhizoma/Bì Xiè und Cuscutae semen/Tù Sī Zǐ verordnet.

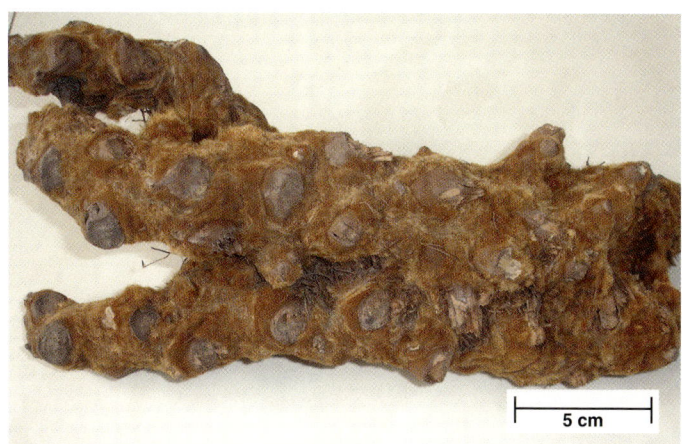

Abb. 3: Cibotium-Wurzelstock, Cibotii rhizoma (Gǒu Jǐ), Ganzdroge. Die Droge heißt auch Jīn Máo Gǒu Jǐ, das bedeutet „mit goldenen Haaren bedecktes Hunderückgrat". Abgebildet ist ein selten großes Exemplar.

Durch das warme Temperaturverhalten wirkt Cibotii rhizoma/Gǒu Jǐ tonisierend und adstringierend. Daher wird sie auch bei häufigem und nächtlichem Wasserlassen (Nierenschwäche) verwendet. Weiter wird sie bei übermäßigem vaginalem Ausfluss mit Lendenschmerzen benutzt. Dann wird sie mit Acanthopanacis cortex/Wǔ Jiā Pí, Alpiniae oxyphyllae fructus/Yì Zhì und Mantidis ootheca/Sāng Piāo Xiāo kombiniert. Bei übermäßigem vaginalem Ausfluss, der durch Kälte verursacht wurde, wird die Droge zusammen mit Cervi pantotrichum cornu/Lù Róng eingesetzt.

Dosierung
6 bis 12 g

Inhaltsstoffe
Aspidinol, Ornitin, Pterosin Y, Isohistorpterosin A, Vanillin, Tannine, Farbstoffe

Pharmakologie
Antirheumatisch

Unerwünschte Wirkungen und Gegenanzeigen
Nicht bei Hitzemuster oder Yin-Mangel verwenden

15.2.3 Cistanches herba – Wüstenzistanchenkraut – Ròu Cōng Róng, 肉苁蓉

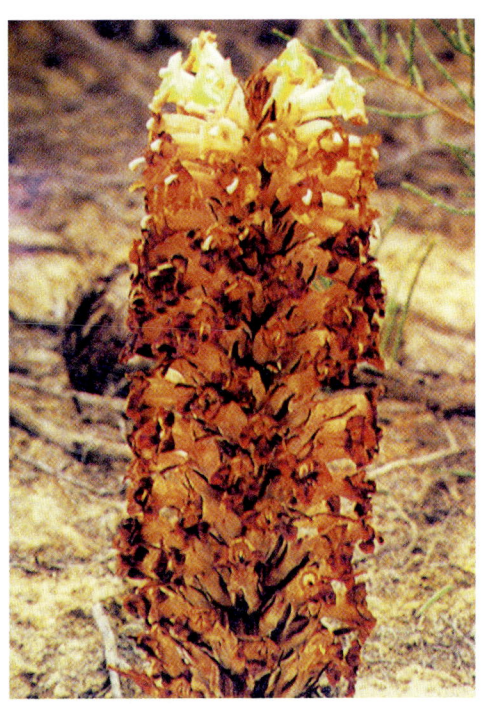

Abb. 1: Wüstenzistanche, *Cistanche deserticola* Y. C. Ma (Ròu Cōng Róng)

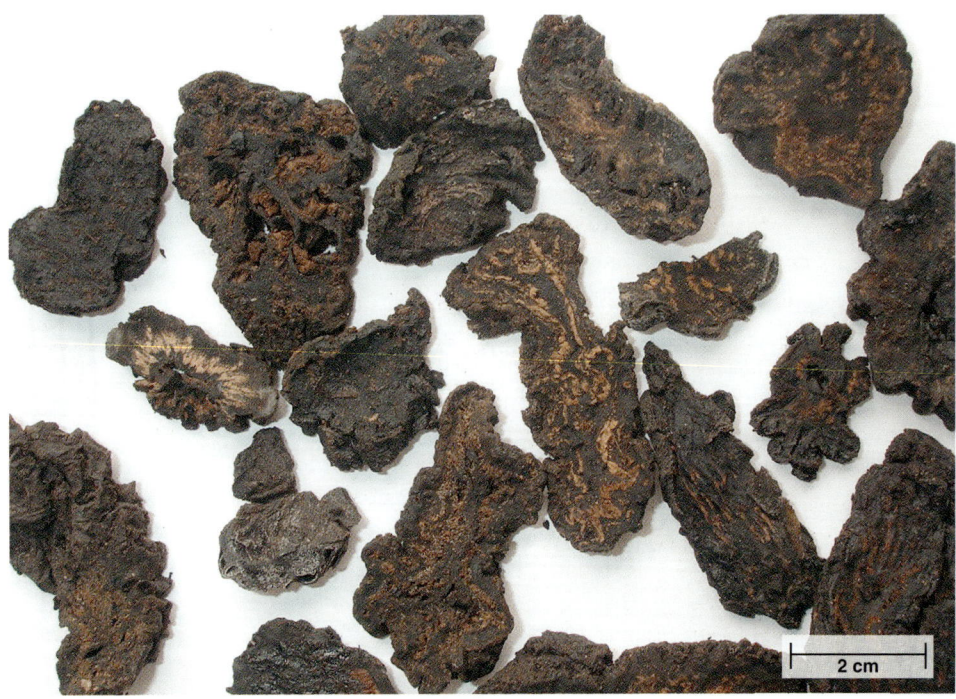

Abb. 2: Wüstenzistanchenkraut, Cistanches herba (Zhēng Ròu Cōng Róng), gedünstet, gute Qualität. Von der Droge sollen nur die unverholzten, weichen, fleischigen Stängel verwendet werden, wie sie hier zu sehen sind.

Synonyme
Besenreifkraut, Wüstenginseng, Wüstencistanche

Herkunft
Der getrocknete, fleischige Stängel mit den Schuppenblättern von *Cistanche deserticola* Y.C. Ma (Ròu Cōng Róng) oder *Cistanche tubulosa* (Shrenk) Wight (Guān Huā Ròu Cōg Róng), Orobanchaceae

Ernte und Verarbeitung
Die Pflanze wird vorzugsweise im Frühling geerntet, von Blütenresten befreit, zum Teil in Sand gelegt und an der Sonne getrocknet. Die Droge kann auch im Herbst geerntet werden, sie enthält dann allerdings viel Wasser und ist deshalb aufwändig zu trocknen. Sie wird dann ein bis drei Jahre lang in Salzwasser (früher in einen Salzsee) eingelegt und anschließend an der Sonne getrocknet. Diese Ware wird im Handel als Yán Dà Yún, Xián Dà Yún oder Xián Cōng Róng bezeichnet; Xián Cōng Róng kann wieder in Wasser eingelegt werden, bis sie nicht mehr salzig schmeckt. Dann nennt man sie Dàn Cōng Róng. In dieser Form kann sie sofort oder noch besser nach einer Weiterverarbeitung nach Pao-Zhi-Vorschrift rezeptiert werden.

Pao Zhi
Zhì Ròu Cōng Róng/Zhì Dà Yún: Die Droge wird mit Wasser oder noch besser mit Reiswaschwasser gewaschen. Das Reiswaschwasser reduziert die schmierige Eigenschaft der Droge. Danach wird sie durchfeuchtet, geschnitten und getrocknet.
Zhēng Ròu Cōng Róng/Zhēng Dà Yún: Die geschnittene Droge wird gedünstet, um ihre befeuchtende und tonisierende Wirkung noch zu verstärken.
Jiǔ Ròu Cōng Róng/Jiǔ Dà Yún: Die geschnittene Droge wird mit Reiswein versetzt und stehen gelassen bis sie den Wein aufgenommen hat. Für 100 kg Droge nimmt man 30 kg Reiswein. Dann wird sie gedünstet. Diese Verarbeitung erhöht die Nieren-Yang tonisierende und reduziert ihre abführende Wirkung.

Wenn das Rezept „Cistanches herba/Ròu Cōng Róng" oder „Dà Yún" vorgibt, sollte Dàn Cōng Róng verwendet werden. Die durch Pao-Zhi-Verfahren verarbeiteten Formen müssen in Rezept ausdrücklich genannt werden.

Qualität
Je dicker das Stück, je dichter von Schuppenblättern bedeckt, je bräunlicher die Farbe, je weicher die Konsistenz, desto besser ist die Qualität. Salzig schmeckende Ware ist nicht sachgerecht verarbeitet.

Eigenschaften
Geschmacksrichtung:	süßlich, salzig
Temperaturverhalten:	warm
Wirkungsort/Meridian:	Nieren, Dickdarm

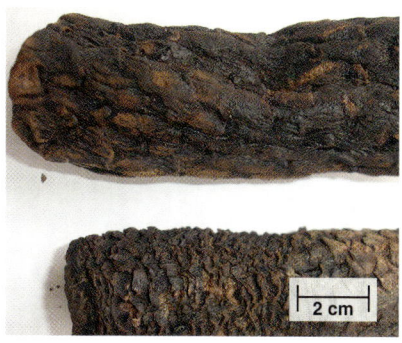

Abb. 3: Wüstencistanchenkraut, Cistanches herba (Ròu Cōng Róng), Ganzdroge in guter Qualität

Wirkung und Anwendung
Nieren-Yang tonisierend, Jing und Blut aufbauend, Darm befeuchtend, abführend.

Die Droge hat sich bei Unfruchtbarkeit durch eine Jing- und Blut-Schwäche, Kraftlosigkeit und Lendenschmerzen bewährt. Auch bei Kälte in der Gebärmutter, die Unfruchtbarkeit zur Folge hat, bei Regelstörungen wie Amenorrhö wird sie zusammen mit Cervi cornu colla/Lù Jiǎo Jiāo, Angelicae sinensis radix/Dāng Guī und Placenta/Zǐ Hé Chē verabreicht. Bei Knie- und Lendenschmerzen mit Kraftlosigkeit ist die beste Kombination Cistanches herba/Ròu Cōng Róng, Morindae radix/Bā Jǐ Tiān, Dioscoreae hypoglaucae rhizoma/Fěn Bì Xiè und Eucommiae cortex/Dù Zhòng. Im Falle von durch Nieren-Schwäche verursachter Impotenz wird sie oft mit Rehmanniae radix praep./Shú Dì Huáng, Cuscutae semen/Tù Sī Zǐ und Schisandrae chinensis fructus/Wǔ Wèi Zǐ eingesetzt.

Bei Darmtrockenheit und Obstipation, vor allem bei älteren Menschen, die auch eine Nieren-Yang-Schwäche sowie eine Jing- und Blut-Schwäche aufweisen, wird die Droge oft mit Angelicae sinensis radix/Dāng Guī, Aurantii fructus/Zhǐ Qiào kombiniert (siehe Rezeptur Ji Chuan Jian).

Dosierung
6 bis 9 g, bis 30 g als Dekokt, wenn sie einzeln verordnet wird

Inhaltsstoffe
Echinacosid, Verbascosid, Cistamin, Cistachlorin, Cistanoside (A bis G), D-Mannitol, β-Sitosterol, Bernsteinsäure, Iridoid, Decaffeoylacteosid. Laut Chin. Ph. soll der Gesamtgehalt an Echinacosid und Verbascosid mindestens 0,30 % betragen.

Pharmakologie
Blutdrucksenkend, erhöht die Speichelsekretion bei Mäusen, analgetisch, antiinflammatorisch, verzögert das Altern, reduziert die Wasserwiederaufnahme im Dickdarm

Unerwünschte Wirkungen und Gegenanzeigen
Vorsicht bei Magen- und Milz-Schwächemustern, Durchfall, Völlegefühl und Obstipation durch Hitze sowie bei Nieren-Feuer mit häufiger Erektion. Die Droge darf nicht in einem Metallgefäß (wie Eisen, Kupfer), sondern nur in einem Porzellangefäß gelagert werden.

15.2.4 Cervi cornu – Hirschhorn – Lù Jiǎo, 鹿角

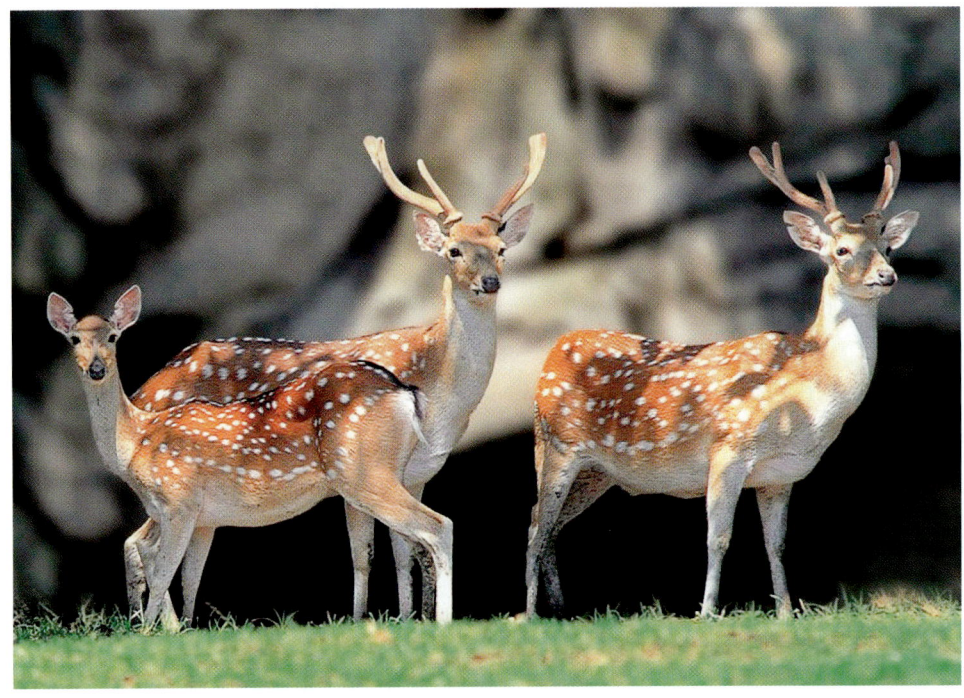

Abb. 1: Sikahirsch, *Cervus nippon* Temminck (Méi Huā Lù)

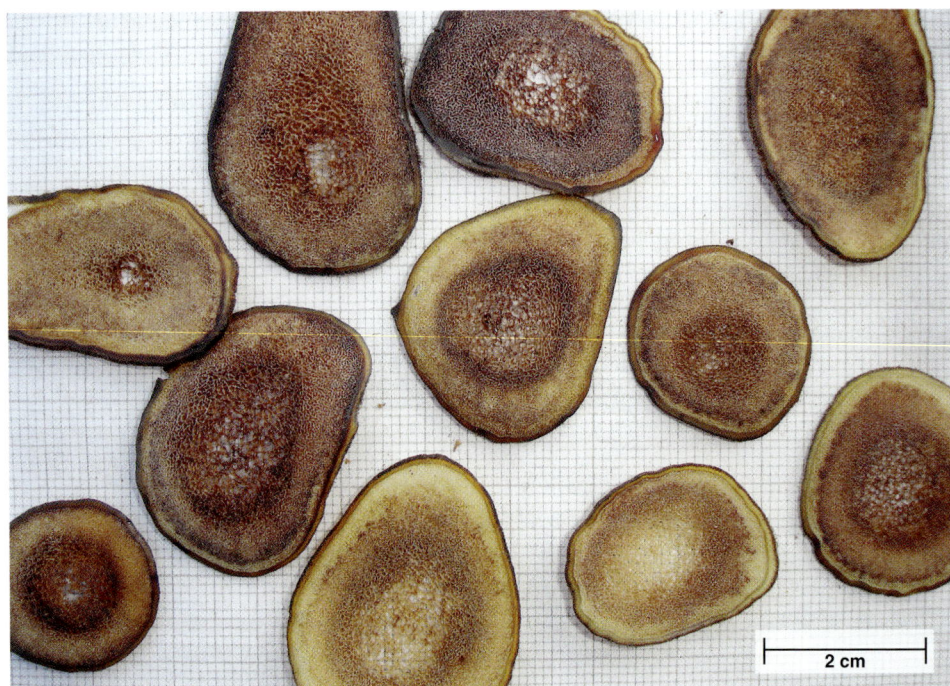

Abb. 2: Junges Hirschhorn, Cervi cornu pantotrichum (Lù Róng), Schnittdroge

Herkunft
Das getrocknete, verknöcherte Horn von männlichen *Cervus nippon* Temminck (Méi Huā Lù) oder *Cervus elaphus* L. (Mǎ Lù), Cervidae. Das junge, nicht verknöcherte, behaarte Horn nennt man Cervi cornu pantotrichum/Lù Róng, es ist stärker in der Wirkung als Cervi cornu/Lù Jiǎo.

Ernte und Verarbeitung
Das Horn wird im Frühjahr oder Herbst durch Absägen gewonnen, aufwändig entblutet, in Wasser gekocht und getrocknet.

Pao Zhi
Kein Pao Zhi üblich

Eigenschaften
Geschmacksrichtung: salzig
Temperaturverhalten: warm
Wirkungsort/Meridian: Niere, Leber

Wirkung und Anwendung
Nieren-Yang stärkend, Jing (Essenz) und Blut ernährend, Sehnen und Knochen stärkend, Regel regulierend, Geschwüre nach außen hebend und heilend.

Die Droge wird bei Nieren-Yang-Schwäche und dadurch verursachter Impotenz, nächtlichem Samenerguss und häufigem Wasserlassen, Schwindel, Ohrensausen und Kraftlosigkeit sowie Schmerzen in Lenden und Knien verwendet. Sie kann einzeln oder mit anderen Nierentonika als Dekokt eingenommen oder in Schnaps einlegt werden.

Bei Schwäche von Sehnen und Knochen, die durch Leber- und Nieren-Mangel verursacht werden, oder bei zu später Schließung der Fontanelle wird die Droge mit Corni fructus/Shān Zhū Yú und Rehmanniae radix praep./Shú Dì Huáng kombiniert.

Bei Leere-Kälte im Chong Ren und daraus entstandenen übermäßigen Blutungen und Ausfluss wird sie mit Angelicae sinensis radix/Dāng Guī, Asini corii colla/Ē Jiāo, Typhae pollen/Pǔ Huáng zusammen verwendet. Auch bei anderen Blutungen, durch Schwächung des Nieren-Yangs, wie bei Blutspucken oder Hämaturie, wird sie oft eingesetzt.

Bei nicht heilenden Geschwüren mit Austritt von Flüssigkeit kann sie zusammen mit Astragali radix/Huáng Qí, Angelicae sinensis radix/Dāng Guī und Cinnamomi cortex/Roù Guì/Guì Pí verabreicht werden.

Cervi cornu/Lù Jiǎo ist ein gutes Mittel, um das Nieren-Yang zu tonisieren. In Europa meint man, dass Nasshorn-Horn bei Impotenz hilft. In der TCM wird aber Nasshorn-Horn niemals gegen Impotenz eingesetzt. Wenn Impotenz durch einen Nieren-Yang-Mangel entsteht, wird immer Cervi cornu/Lù Jiǎo verordnet.

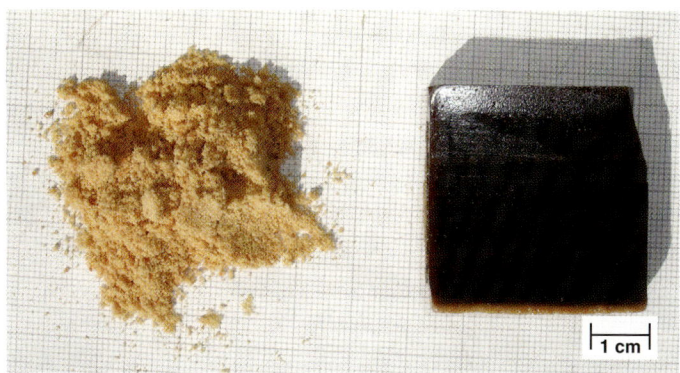

Abb. 3: Hirschhorngelatine, Cervi cornu colla (Lù Jiǎo Jiāo)

Dosierung
6 bis 15 g; Lù Róng als feines Pulver 1 bis 3 g

Inhaltsstoffe
Lysophosphatidylcholin (LPC), Hypoxanthin, Uracil, Aminosäuren

Pharmakologie
LPC senkt den Blutdruck, fördert Wachstum, erhöht das allgemeine Leistungsvermögen, reduziert Müdigkeit, verbessert Appetit und Schlaf, erhöht Erythrozytenzahl.

Unerwünschte Wirkungen und Gegenanzeigen
Die Anwendung soll zu Beginn in einer geringen Dosis erfolgen. Diese darf nur langsam gesteigert werden. Eine zu hohe Dosierung kann das stark steigende Yang zu Wind umwandeln und zu Schwindel und Nasenbluten führen.

Kontraindiziert bei Yin-Schwäche, Hitze im Blut, Magenfeuer, Lungen-Hitze-Schleim und Erkältung mit Fieber

Weitere Drogen
Cervi cornu colla, Hirschhorngelatine, Lù Jiǎo Jiāo, 鹿角胶 ist der durch Aufkochen gewonnene Extrakt von Cervi cornu/Lù Jiǎo. Die Droge hat die gleichen Anwendungsbereiche wie Cervi cornu/Lù Jiǎo. Sie ist aber einfacher anzuwenden, da man sie nur in das fertig gekochte Dekokt gibt und dort auflöst. Dosierung: bis 6 g separat verpacken, in das fertige Dekokt geben und auflösen lassen.

15.2.5 Curculiginis rhizoma – Curculigo-Wurzelstock – Xiān Máo, 仙茅

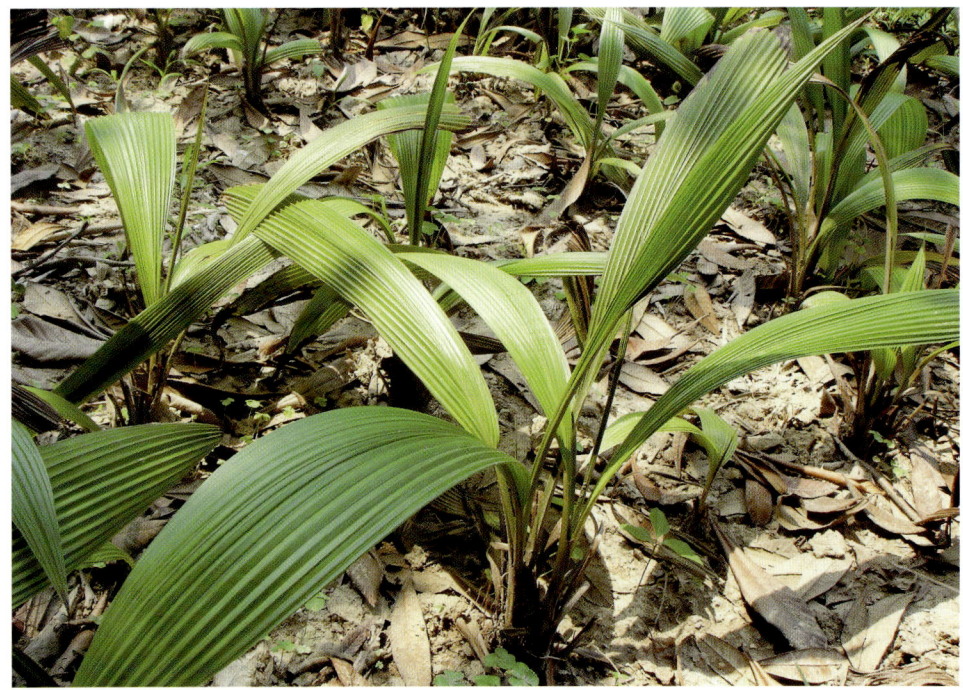

Abb. 1: Goldenes Augengras, *Curculigo orchioides* GAERTN. (Xiān Máo)

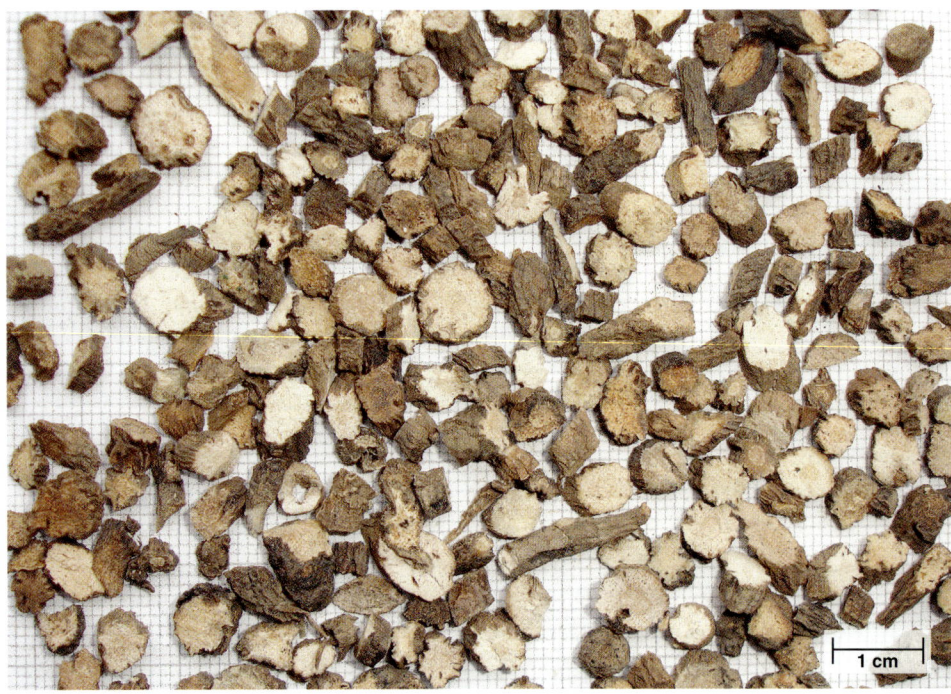

Abb. 2: Curculigo-Wurzelstock, Curculiginis rhizoma (Xiān Máo), Schnittdroge, unbehandelt

Synonyme
Goldener Augengraswurzelstock

Herkunft
Das getrocknete Rhizom von *Curculigo orchioides* Gaertn. (Xiān Máo), Amaryllidaceae

Ernte und Verarbeitung
Der Wurzelstock wird im Herbst oder im Winter ausgegraben, von den Wurzelköpfen und den feinen Nebenwurzeln befreit, gewaschen und an der Sonne getrocknet. Dann wird sie mit Wasser durchfeuchtet und geschnitten. Dies ist die häufigste Abgabeform in der Apotheke.

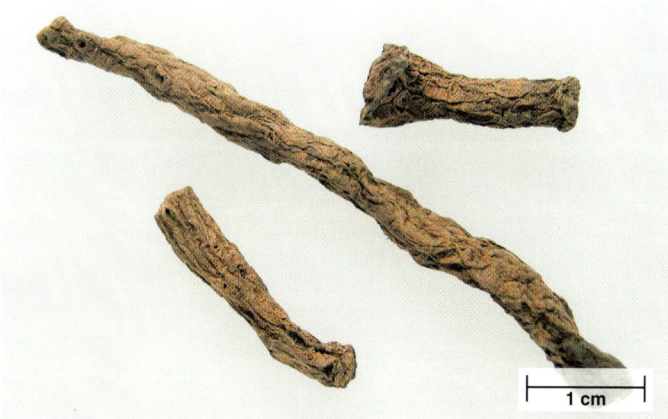

Abb. 3: Curculigo-Wurzelstock, Curculiginis rhizoma (Xiān Máo), Ganzdroge

Pao Zhi
Gān Zhì Xiān Máo: Die Droge wird gereinigt, mit Reiswaschwasser durchfeuchtet und anschließend getrocknet. Dies mildert ihre Giftigkeit.

Jiǔ Xiān Máo: Die Droge wird mit Reiswein versetzt. Für 100 kg Droge nimmt man 20 kg Reiswein. Wenn sie den Wein aufgenommen hat, wird sie über mildem Feuer getrocknet. Dies erhöht ihre Kälte-Nässe austreibende Wirkung.

Die vorgenannten Formen müssen ausdrücklich im Rezept angeben werden, z. B. Jiǔ Xiān Máo oder Xiān Máo (Jiǔ).

Eigenschaften
Geschmacksrichtung:	scharf
Temperaturverhalten:	heiß, giftig
Wirkungsort/Meridian:	Niere, Leber, Milz

Wirkung und Anwendung
Niere erwärmend, Yang tonisierend, Sehnen und Knochen stärkend, Kälte und Nässe austreibend

Bei Impotenz mit häufigem auch nächtlichem Wasserlassen und Inkontinenz, die durch einen schwachen Ming Men verursacht wird, wird die Droge oft mit Epimedii herba/Yín Yáng Huò und Cuscutae semen/Tù Sī Zǐ kombiniert. Sie ist auch bei Unfruchtbarkeit, die durch eine Kälte in der Gebärmutter entstanden ist, anwendbar. Die hierfür geeignete Rezeptur Er Xian Tang mit Curculiginis rhizoma/Xiān Máo und Epimedi herba/Xiān Líng Pí (= Epimedii herba/Yín Yáng Huò kann auch bei Wechseljahresbeschwerden verwendet werden, wenn das Muster passt.

Bei einer Nierenschwäche mit dadurch verursachter Kraftlosigkeit und Kälte in den Muskeln und Knochen wird die Droge mit Eucommiae cortex/Dù Zhòng, Morindae radix/Bā Jì Tiān und Epimedii herba/Yín Yáng Huò kombiniert. Bei Nässe-Kälte-Bi wird sie zusammen mit Clematidis radix et rhizoma/Wēi Líng Xiān, Angelicae pubescentis radix/Dú Huó und Aconiti radix praep./Zhì Chuān Wū verordnet.

Bei Kälte und Schmerzen im Bauch, die auf einer Nieren-Milz-Yang-Schwäche beruhen, mit Durchfall wird sie zusammen mit Psoraleae fructus/Bǔ Gú Zhǐ und Zingiberis rhizoma/Gān Jiāng eingesetzt.

Dosierung
3 bis 9 g

Inhaltsstoffe
Curculigoside, 5,7-Dimethoxymricetin-3-O-α-L-xylopyranosyl-4-O-β-D-glucopyranosid, Curculigine (A bis C), Curculigosaponine (G bis J), Tannine 4 %, Harz, Fettsäuren, Stärke und Schleimstoffe. Laut Chin. soll der Gehalt an Curculigosiden mindestens 0,10 % betragen.

Pharmakologie
Sedativ, hat eine ähnliche Wirkung wie Testosteron, wirkt Immunsystem stärkend

Unerwünschte Wirkungen und Gegenanzeigen
Nicht anwenden bei Yin-Schwäche, Feuer, Fieber, Husten, Blutungen, trockenem Mund und Halsschmerzen. Nicht zusammen mit Rindfleisch einnehmen.

15.2.6 Cuscutae semen – Chinesische Teufelszwirnsamen – Tù Sī Zǐ, 菟丝子

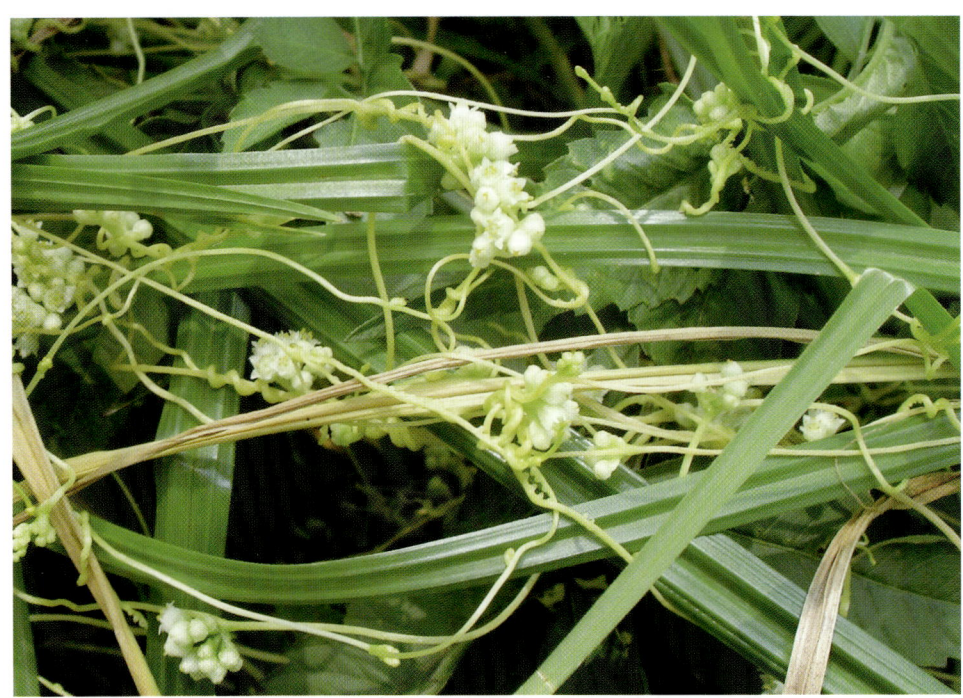

Abb. 1: Chinesischer Teufelszwirn, *Cuscuta chinensis* Lam. (Tù Sī Zǐ)

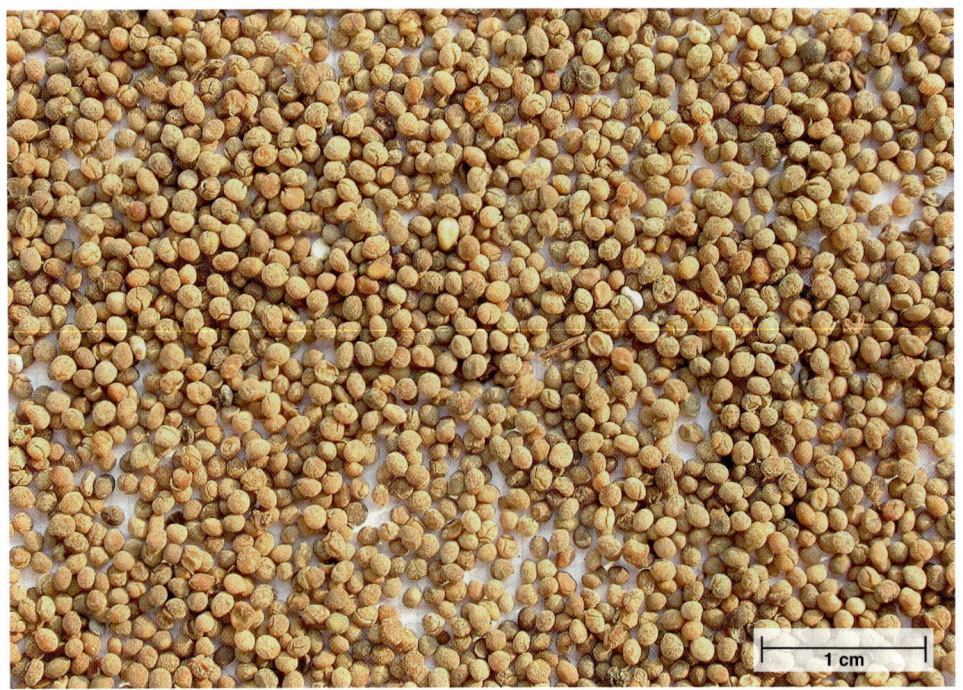

Abb. 2: Chinesische Teufelszwirnsamen, Cuscutae semen (Tù Sī Zǐ), Rohdroge. Vorsicht bei unterschiedlich aussehender Tù Sī Zǐ, die Droge ist oft mit ähnlich aussehenden Samen verunreinigt. Bei der echten Tù Sī Zǐ tritt beim Kochen ein spiralfadenförmiger Embryo aus der durch das Erhitzen aufgebrochenen Samenschale heraus. Tù Sī Zǐ bedeutet deshalb auch „Faden ausspuckender Samen".
Beim Kauen oder Hämmern wird echter Tù Sī Zǐ nicht pulverisiert, sondern nur flach.

Herkunft
Der getrocknete, reife Samen von *Cuscuta chinensis* LAM. (Tù Sī Zǐ), Convolvulaceae

Ernte und Verarbeitung
Die Pflanze wird zur Reifezeit der Früchte im Herbst abgeschnitten und an der Sonne getrocknet. Anschließend wird der Samen durch Dreschen gewonnen und gereinigt.

Pao Zhi
Yán Tù Sī Zǐ: Die Droge wird im Wok über mittlerem Feuer so lange geröstet, bis ihre Farbe leicht gelblich wird und piepsende Geräusche zu hören sind. Dann wird sie in eine Salzlösung gegeben. Für 100 kg Droge nimmt man 2 kg Natriumchlorid. Anschließend lässt man sie abkühlen. Durch diese Yan-Zhi-Methode wird die Wirkung der Droge in die Nieren geleitet und ihre Nieren tonisierende Wirkung verstärkt. Die rohe Droge beruhigt die Leber und klärt die Augen.

Eigenschaften
Geschmacksrichtung: süß
Temperaturverhalten: warm
Wirkungsort/Meridian: Leber, Niere, Milz

Wirkung und Anwendung
Nieren tonisierend, Essenz stabilisierend, Leber ernährend, Augen klärend, Harnausscheidung einschränkend, Fötus beruhigend, Durchfälle stoppend

Die Droge wird bei Impotenz, Samenverlust, niedriger Spermazahl und -beweglichkeit aufgrund einer Yang-Schwäche der Nieren mit Symptomen wie Harnträufeln, Enuresis, Ohrensausen, Schmerzen in der Lendengegend, Schwächegefühl in den Lenden und Kniegelenken und Ausfluss (siehe Rezeptur Tu Si Zi Wan) eingesetzt.

Bei Augenproblemen mit Symptomen wie z. B. verschwommene Sicht wird Cuscutae semen/Tù Sī Zǐ zusammen mit Lycii fructus/Gǒu Qí Zǐ und Ligustri lucidi fructus/Nǚ Zhēn Zǐ verordnet.

Bei gynäkologischen Blutungen, Unfruchtbarkeit, drohendem Abortus oder Inkontinenz, die durch einen Qi-Mangel der Nieren entstanden sind, wird die Droge gemäß der Rezeptur Wu Zi Yan Zong Wan verabreicht.

Auch bei chronischen Durchfällen, die durch einen Qi-Mangel in der Milz und der Nieren verursacht werden, hat die Droge sich bewährt.

Dosierung
6 bis 12 g; äußerlich als Lotion zur Behandlung von Vitiligo

Inhaltsstoffe
Campesterol, Cholesterin, β-Sitosterol, Stigmasterin, Triterpene, Glucoside, Zucker, Vitamin A

Pharmakologie
Immunsystem stärkend

15.2.7 Dipsaci radix – Chinesische Kardenwurzel – Xù Duàn, 续断

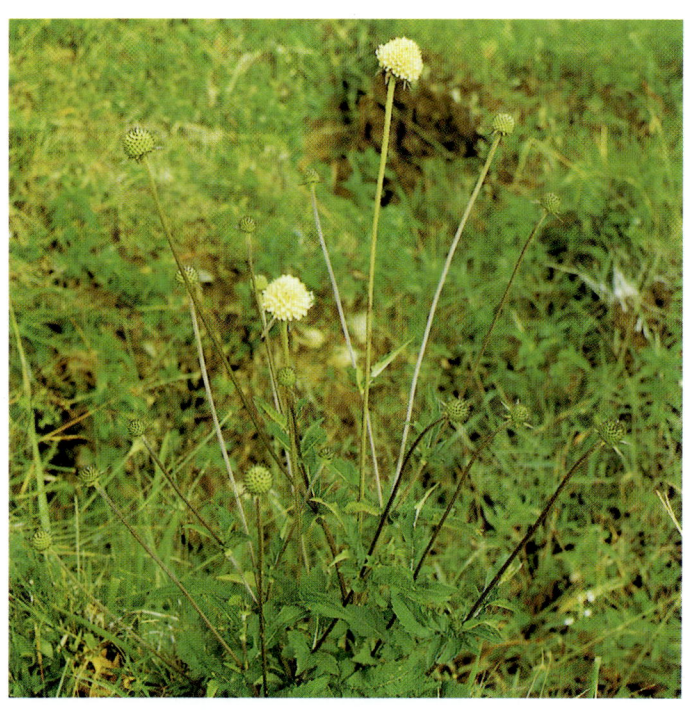

Abb. 1: Chinesische Karde, *Dipsacus asperoides* C. Y. Cheng & T. M. Ai (Chuān Xù Duàn). Quelle: The coloured Atlas of the Chinese Materia Medica specified in Chin. Ph.

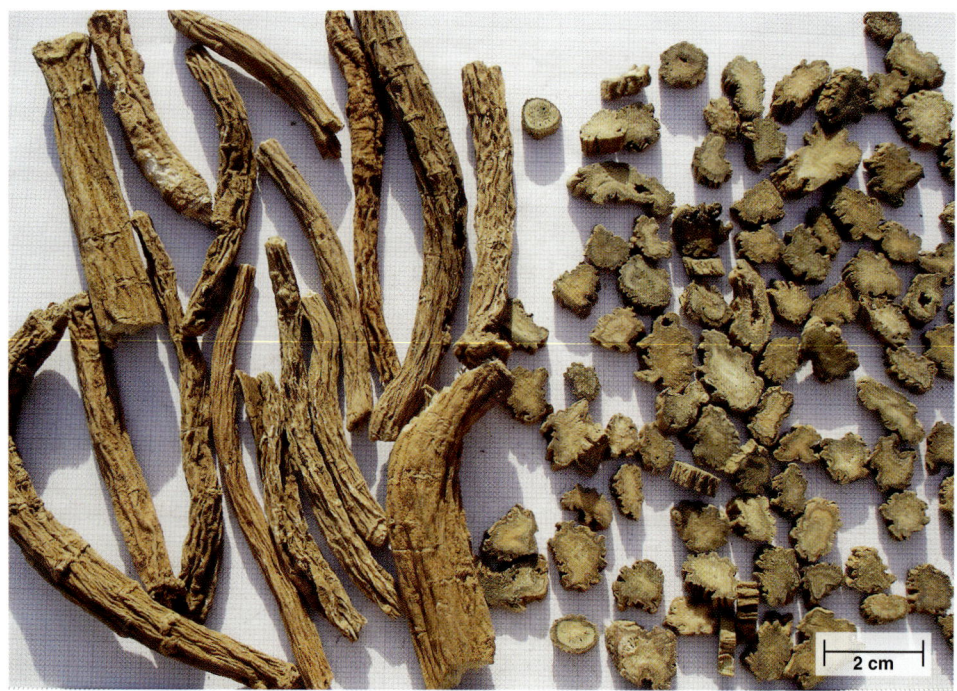

Abb. 2: Chinesische Kardenwurzel, Dipsaci radix (Xù Duàn). Links: Ganzdroge. Rechts: Schnittdroge, unbehandelt. Die Schnittfläche soll eine leicht grünliche Farbe aufweisen.

Herkunft
Die getrocknete Wurzel von *Dipsacus asperoides* C.Y. Cheng et T. M. Ai (Chuān Xù Duàn), Dipsacaceae

Ernte und Verarbeitung
Die Wurzel wird im Herbst ausgegraben, von den Wurzelköpfen und Nebenwurzeln befreit und über mildem Feuer vorgetrocknet. Anschließend werden die Wurzeln zum „Schwitzen" in Lagen übereinandergeschichtet. Wenn sie im Inneren eine grüne Verfärbung angenommen haben, werden sie über mildem Feuer endgetrocknet. Die Droge wird von Verunreinigung befreit, gewaschen, durchfeuchtet, geschnitten und getrocknet. Dies ist die Standard-Abgabeform für Dipsaci radix/Xù Duàn.

Pao Zhi
Jiu Xù Duàn: Die Droge wird mit Reiswein bis zur vollständigen Durchfeuchtung versetzt, und anschließend, im Wok über mildem Feuer trockengeröstet. Es gibt noch weitere Pao-Zhi-Verfahren wie Yan Zhi, Chao Zhi oder Tan Zhi, die aber heute nicht mehr üblich sind.

Eigenschaften
Geschmacksrichtung: bitter, scharf
Temperaturverhalten: leicht warm
Wirkungsort/Meridian: Leber, Niere

Wirkung und Anwendung
Leber und Nieren tonisierend, Sehnen und Knochen kräftigend, Blutungen stoppend, Fötus beruhigend, Sportverletzungen heilend.

Die Droge wird bei einer Leber- und der Nieren-Schwäche mit Lenden-Schmerzen, schwachen Beinen, aber auch bei Sportverletzungen verwendet. Dabei wird sie oft mit Eucommiae cortex/Dù Zhòng, Achyranthis bidentatae radix/Niú Xī, Psoraleae fructus/Bǔ Gú Zhǐ kombiniert. Bei Wind-Nässe-Bi-Syndrom, verkrampften Sehnen und Knochenschmerzen wird sie zusammen mit Drynariae rhizoma/Gú Suì Bu, Pyritum/Zì Rán Tóng und Eupolyphaga sinensis/Zhē Chóng verabreicht.

Bei Borreliose kann Dipsaci radix/Xù Duàn mit Lonicerae japonicae flos/Jīn Yín Huā verwendet werden.

Bei Unruhe des Fötus, die durch eine Leber- und Nieren-Schwäche der Mutter verursacht wird und einem drohendem Abort wird die Droge oft mit Taxilli herba/Sāng Jì Shēng, Cuscutae semen/Tù Sī Zǐ, Asini corii colla/Ē Jiāo oder mit Eucommiae cortex/Dù Zhòng und Angelicae sinensis radix/Dāng Guī als Prophylaxe verordnet. Bei übermäßiger Regelblutung wird sie zusammen mit Artemisiae argyi folium/Ai Yè, Astragali radix/Huáng Qí und Sanguisorbae radix/Dì Yú angewendet.

Sie ist auch bei Sportverletzungen, Hämorrhoiden, als Prophylaxe bei Osteoporose sowie bei Geschwüren innerlich und äußerlich anwendbar.

In den meisten Fällen wird Dipsaci radix/Xù Duàn eingesetzt. Bei übermäßiger Regelblutung wird empfohlen, die Droge nach der Chao-Tan-Methode zu rösten (bis zum Verkohlen).

Dosierung
9 bis 15 g; ausreichende Menge bei äußerlicher Anwendung

Inhaltsstoffe
Asperosaponin VI, β-Sitosterin, Triterpene, Zucker, Alkaloide, Vitamin E, ätherisches Öl. Laut Chin. Ph. soll der Gehalt an Asperosaponin VI mindestens 2,0 % betragen.

Pharmakologie
Antirheumatisch, Kallus bildend

Unerwünschte Wirkungen und Gegenanzeigen
Die Droge kann allergische Hautausschläge verursachen. Nicht verwenden bei Arthritis in akuter Entzündungsphase (rote Gelenke), wenn die Diagnose Nässe-Hitze-Bi lautet.

15.2.8 Epimedii herba – Elfenblumenkraut – Yín Yáng Huò, 淫羊藿

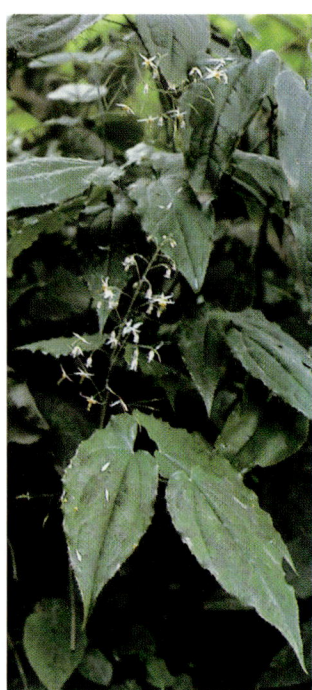
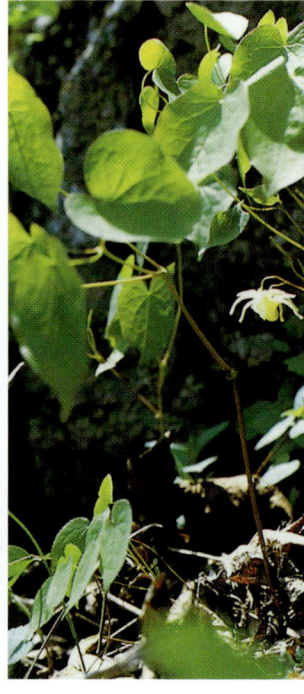
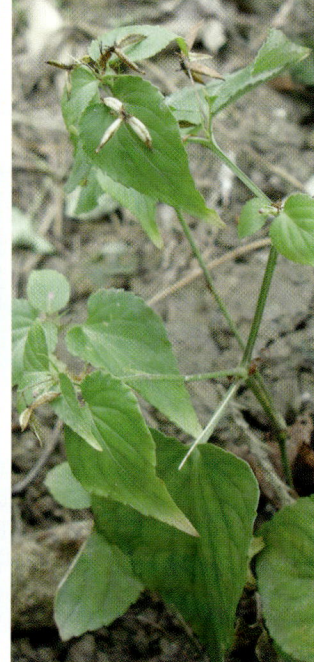

Abb. 1 links: Elfenblume, *Epimedium pubescens* Maxim. (Róu Máo Yíng Yáng Huò). Quelle: The coloured Atlas of the Chinese Materia Medica specified in Chin. Ph.

Abb. 1 Mitte: Elfenblume, *Epimedium koreanum* Nakai (Cháo Xiǎn Yíng Yáng Huò). Quelle: The coloured Atlas of the Chinese Materia Medica specified in Chin. Ph.

Abb. 1 rechts: Elfenblume, *Epimedium sagittatum* (Sieb. et Zucc.) Maxim. (Jiàn Yè Yíng Yáng Huò)

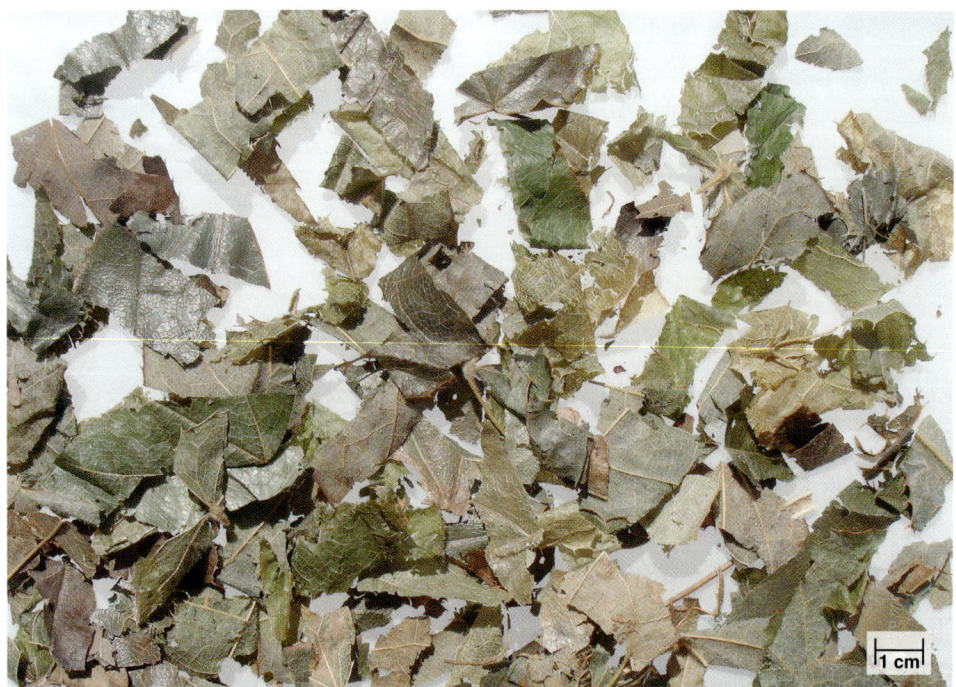

Abb. 2: Elfenblumenkraut, Epimedii herba (Yíng Yáng Huò), Schnittdroge

Synonyme
Xiān Líng Pí, 仙灵脾

Herkunft
Die getrockneten oberirdischen Teile von *Epimedium brevicornum* Maxim. (Yíng Yáng Huò), *Epimedium sagittatum* (Sieb. et Zucc.) Maxim. (Jiàn Yè Yíng Yáng Huò), *Epimedium pubescens* Maxim. (Róu Máo Yíng Yáng Huò), *Epimedium wushanense* T. S. Ying (Wū Shān Yíng Yáng Huò) oder *Epimedium koreanum* Nakai (Cháo Xiǎn Yíng Yáng Huò), Berberidaceae

Ernte und Verarbeitung
Das Kraut wird im Herbst, wenn die Pflanze voll entfaltet ist, geschnitten, von dicken Stängeln und Verunreinigungen befreit und an der Sonne getrocknet.

Pao Zhi
Zhì Yíng Yáng Huò: Lammfett wird im Wok bis zum Schmelzen erhitzt, die in Streifen geschnittene Droge wird dazugegeben, gemischt und über mildem Feuer geröstet, bis ihre Farbe homogen ist und eine glänzende Oberfläche aufweist. Für 100 kg Droge nimmt man 20 kg Lammfett. Diese Verarbeitung erhöht das Temperaturverhalten und verbessert ihre Yang aufbauende und Potenz steigernde Wirkung. Es gibt noch Verarbeitungsformen mit Salzwasser oder Reiswein, die aber viel seltener benutzt werden.

Qualität
Die meisten Handelswaren enthalten zu wenig Wirkstoffe, z. B. von Icariin (siehe „Inhaltsstoffe").

Eigenschaften
Geschmacksrichtung:	scharf, süß
Temperaturverhalten:	warm
Wirkungsort/Meridian:	Leber, Niere

Wirkung und Anwendung
Niere erwärmend, Yang aufbauend, Sehnen und Knochen stärkend, Wind-Nässe austreibend

Bei Impotenz, Unfruchtbarkeit, Inaktivität der Spermien und häufigem Wasserlassen (Nieren-Yang-Mangel) kann die in Reisschnaps eingelegte Droge allein verabreicht werden oder zusammen mit Rehmanniae radix praep./Shú Dì Huáng, Lycii fructus/Gǒu Qǐ Zǐ und Morindae radix/Bā Jǐ Tiān als Pille oder Dekokt eingesetzt werden (siehe Rezeptur Zan Yu Dan).

Ein berühmter alkoholischer Auszug ist Xiān-Líng-Pí-Schnaps: 200 g Epimedii herba/Yín Yáng Huò (Blätter) mit 8 Stück halbierten Jujubae fructus/Dà Zǎo in 1,8 Liter Reisschnaps einlegen, zwei bis drei Monate an einem dunklen Ort stehen lassen und öfter schütteln. Dieser Schnaps kann die Potenz steigern, die Zahl der Spermien vermehren und deren Aktivität erhöhen.

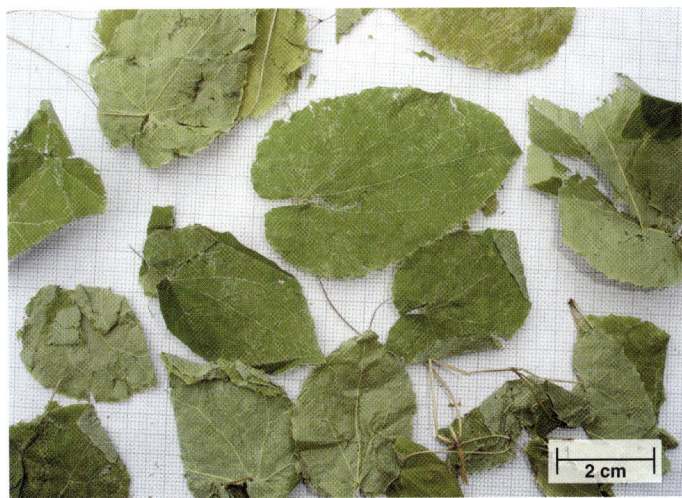

Abb. 3: Elfenblumenkraut, Epimedii herba (Yíng Yáng Huò), Ganzdroge

Die Droge ist auch bei vermindertem Appetit, niedrigem Blutdruck und Anämie verwendbar.

Bei einer Leber- und Nieren-Schwäche mit Symptomen wie Sehnen- und Knochenschmerzen, Taubheitsgefühl und Kraftlosigkeit in den Beinen, wird die Droge mit Eucommiae cortex/Dù Zhòng, Morindae radix/Bā Jǐ Tiān und Taxilli herba/Sāng Jì Shēng kombiniert.

Auch bei Husten und Dyspnoe, die durch Nieren-Schwäche entstanden sind, kann die Droge benutzt werden. Sie hat sich auch bei Nieren-Mangel-Mustern und einer dadurch im Klimakterium entstandenen Hypertonie bewährt.

Dosierung
3 bis 9 g als Dekokt, auch Einnahme als Kräuterlikör, Extrakt, Pille, Pulver möglich

Inhaltsstoffe
Die Blätter enthalten Icariin, Epinedosid, ätherische Öle, Flavonoide, Polysaccharide, Alkaloide und Vitamin E. Die Wurzel und Wurzelstock enthalten Noricariin und Icariresinol. Laut Chin. Ph. soll der Gehalt an Icariin mindestens 0,50 % betragen.

Pharmakologie
Die Droge hat eine ähnliche Wirkung wie Testosteron. Sie erhöht die Abwehrkraft insbesondere bei abwehrschwachen Patienten, die eine Nieren-Yang-Schwäche aufweisen, erweitert die peripheren Blutgefäße, verbessert die Mikrozirkulation, reduziert den peripheren Widerstand, ist sedativ, expektorierend und hustenstillend.

Unerwünschte Wirkungen und Gegenanzeigen
Kontraindiziert bei Yin-Schwäche, Feuer und Nässe-Hitze

15.2.9 Eucommiae cortex – Chinesische Guttapercharinde – Dù Zhòng, 杜仲

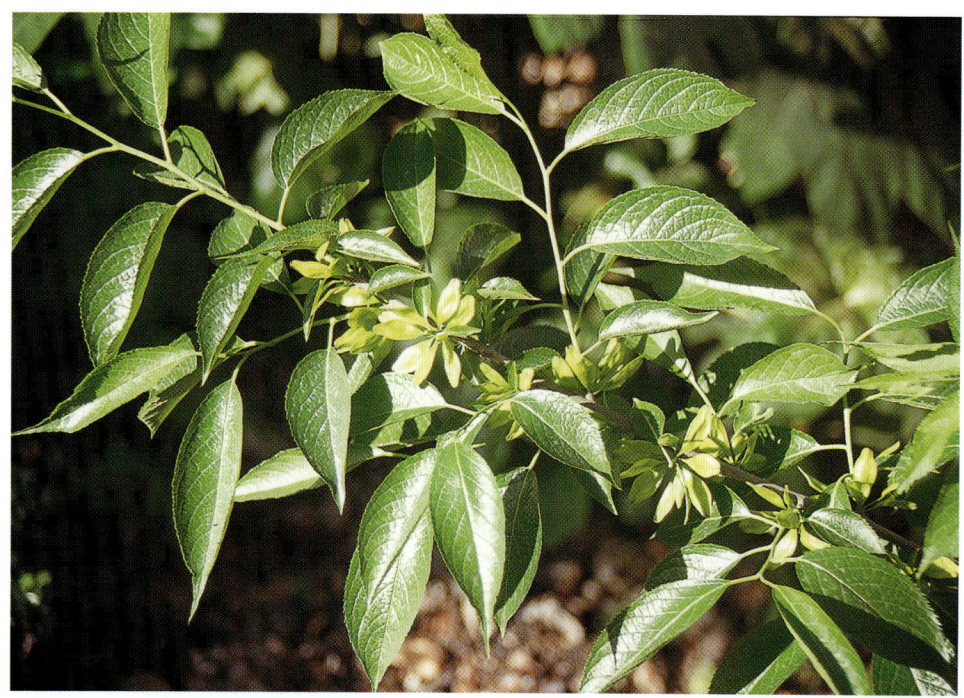

Abb. 1: Chinesische Guttapercha, *Eucommia ulmoides* Oliv. (Dù Zhòng), Zweig mit Blüten

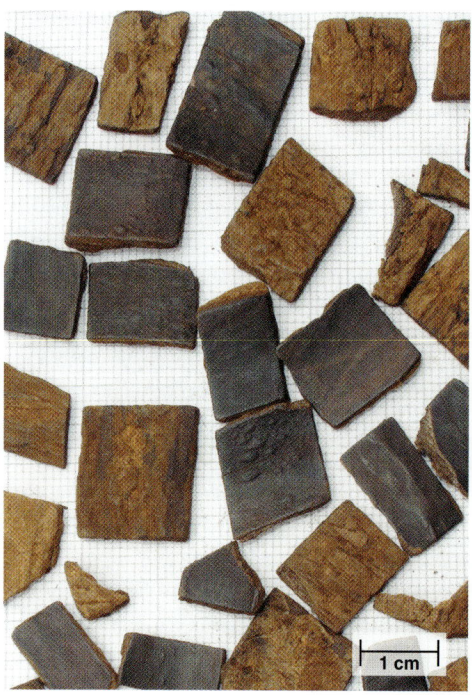

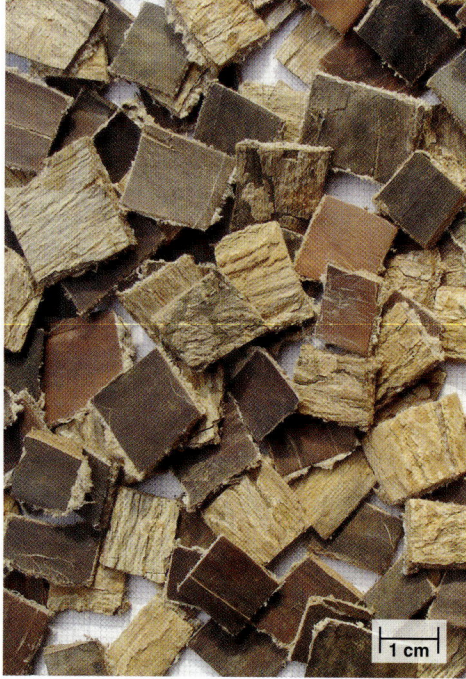

Abb. 2 links: Chinesische Guttapercharinde, Eucommiae cortex praeparata (Chǎo Dù Zhòng). Dies ist die Standard-Abgabeform für Eucommiae cortex (Dù Zhòng) in der Apotheke, auch wenn dies nicht ausdrücklich auf dem Rezept vermerkt ist.

Abb. 2 rechts: Chinesische Guttapercharinde, Eucommiae cortex (Dù Zhòng), Schnittdroge, unbehandelt. Beim Durchbrechen der Droge sind die Fragmente durch feine, weiße, elastische Fäden verbunden. Bei der echten Droge kann man diese Fäden mindestens 1 cm lang ziehen, ohne dass sie reißen. In dieser Form soll die Droge nicht verwendet werden, da die Fäden den Austritt der Inhaltsstoffe verhindern.

Herkunft

Die getrocknete Stammrinde von *Eucommia ulmoides* OLIV. (Dù Zhòng), Eucommiaceae

Ernte und Verarbeitung

Die Stammrinde wird von April bis Juni abgeschält, von den äußeren Rindenschichten befreit und in mehreren Lagen übereinandergeschichtet, bis ihre Innenseite durch „Schwitzen" eine braunviolette Farbe angenommen hat. Anschließend wird die Rinde getrocknet.

Pao Zhi

Yán Dù Zhòng/Chǎo Dù Zhòng: Die Droge wird mit Salzwasser gemischt und so lange geröstet, bis sie trocken ist und beim Auseinanderziehen keine Seidenfäden mehr zieht. Dies ist die Standard-Abgabeform in der Apotheke, auch wenn das Rezept nur „Eucommiae cortex" vorgibt.

Eigenschaften

Geschmacksrichtung: süß
Temperaturverhalten: warm
Wirkungsort/Meridian: Niere, Leber

Wirkung und Anwendung

Niere und Leber tonisierend, Sehnen und Knochen stärkend, Fetus beruhigend.

Bei Lenden- und Knieschmerzen mit Kraftlosigkeit und Schwächegefühl in den Beinen, wenn die Diagnose ein Nieren- und Leber-Mangel-Muster anzeigt, wird die Droge mit Psoraleae fructus/Bǔ Gú Zhǐ und Juglandis semen/Hé Táo Rén kombiniert. Bei Impotenz und häufigem Wasserlassen verabreicht man sie zusammen mit Corni fructus/Shān Zhū Yú, Cuscutae semen/Tù Sī Zǐ und Rubi fructus/Fú Pén Zǐ.

Bei Blutungen während der Schwangerschaft, Unruhe des Fetus, häufigen Fehlgeburten, Kälte im Unterleib und Schmerzen in den Lenden mit einem absenkendem Gefühl verwendet man die Droge zusammen mit Dipsaci radix/Xù Duàn als Pulver. Um eine Pille aus diesen zwei Drogen herzustellen, zerstößt man Jujubae fructus/Dà Zǎo und verwendet sie als Bindemittel. Mit Dipsaci radix/Xù Duàn, Cuscutae semen/Tù Sī Zǐ und Asini corii colla/Ē Jiāo kann die Droge ebenfalls kombiniert werden.

Bei älteren Menschen mit Nierenschwäche und Hypertonie wird die Droge mit Epimedii herba/Yín Yáng Huò, Taxilli herba/Sāng Jì Shēng und Achyranthis bidentatae radix/Huái Níu Xī verordnet. Bei Leber-Yang-Überschuss mit Feuer kann sie zusammen mit Prunellae spica/Xià Kū Cǎo, Chrysanthemi flos/Jú Huā und Scutellariae radix/Huáng Qín eingesetzt werden.

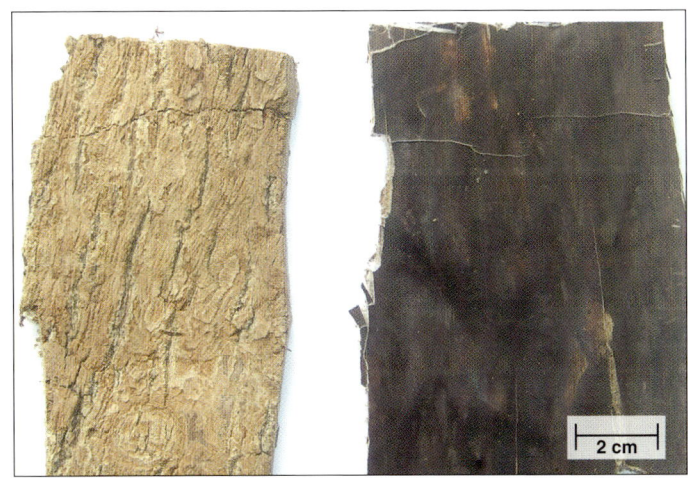

Abb. 3: Chinesische Guttapercharinde, Eucommiae cortex (Dù Zhòng), Ganzdroge. Die Droge ist dann von guter Qualität, wenn sie eine feine Oberflächenstruktur und eine dicke Stammrinde besitzt. Je mehr weiße, elastische Fäden beim Brechen entstehen, umso besser ist die Qualität.

Dosierung

6 bis 9 g

Inhaltsstoffe

Guttapercha 6 bis 10 % (10 bis 12 % in Wurzelrinde), Pinoresinol-diglucosid, Genipin, Olivil, Geniposid, Geniposidsäure, Linolensäure, Chlorogensäure, Butelin, β-Sitosterin. Laut Chin. Ph. soll der Gehalt an Pinoresinoldiglucosid mindestens 0,10 % betragen.

Pharmakologie

Blutdrucksenkend (durch Pinoresinol-diglucosid), Yán Dù Zhòng/Chǎo Dù Zhòng ist in dieser Hinsicht wirksamer als rohe Droge), spasmolytisch, Herz stärkend, diuretisch, analgetisch, Immunsystem stärkend, sedativ

Unerwünschte Wirkungen und Gegenanzeigen

Vorsicht bei Yin-Schwäche und Feuer. Da Chǎo Dù Zhòng wesentlich besser in ihrer Wirkung ist als die rohe Droge, sollte sie grundsätzlich noch von der Abgabe geröstet werden. Ferner ist auf den Pinoresinoldiglucosid-Gehalt zu achten.

15.2.10 Morindae officinalis radix – Morinda-Wurzel – Bā Jì Tiān, 巴戟天

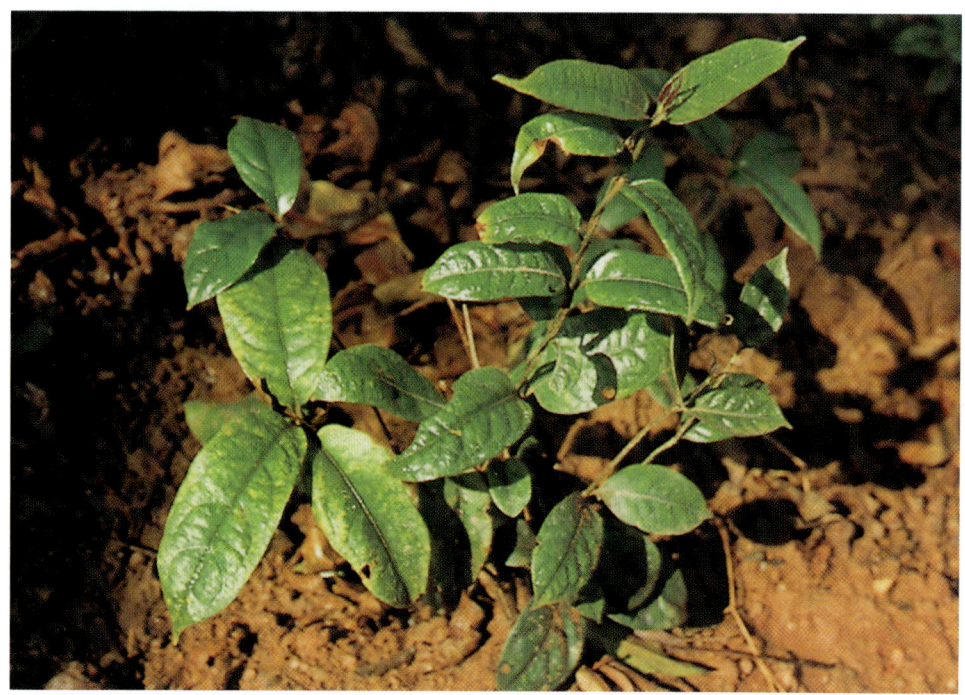

Abb. 1: Morinda, *Morinda officinalis* How (Bā Jì Tiān). Quelle: The coloured Atlas of the Chinese Materia Medica specified in Chin. Ph.

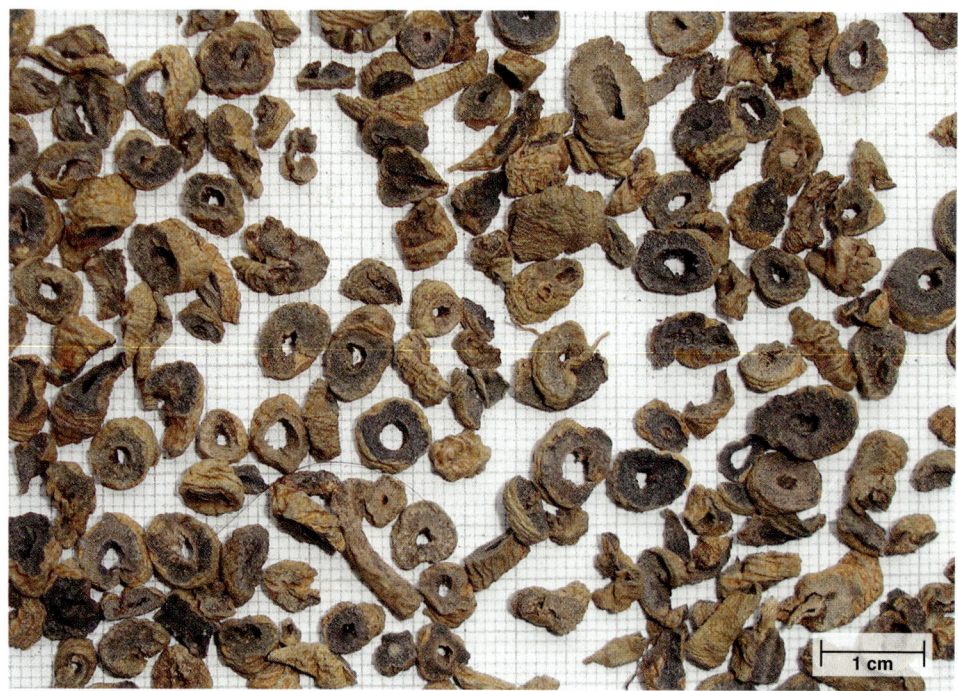

Abb. 2: Morinda-Wurzel, Morindae officinalis radix (Bā Jì Tiān), Schnittdroge. Die gedünstete Droge soll eine einheitliche dunkelviolette Farbe und eine schmierige Konsistenz aufweisen. Unterschiedliche Farbe und Konsistenz deuten auf Mängel in Auslese und Verarbeitung.

Herkunft
Die getrocknete Wurzel (Wurzelrinde) von *Morinda officinalis* How (Bā Jì Tiān), Rubiaceae

Ernte und Verarbeitung
Die unabhängig von der Jahreszeit ausgegrabene Pflanze wird gewaschen, von den feinen Nebenwurzeln befreit und vorgetrocknet. Danach wird sie flachgepresst und zuletzt an der Sonne durchgetrocknet.

Pao Zhi
Ba Ji Rou: Die Wurzel wird in einer Dünstkammer weichgedünstet. Danach lässt sich die Wurzelrinde leicht vom zentralen Holzkörper lösen, sie wird geschnitten und an der Sonne getrocknet. Die so verarbeitete Droge sieht dunkelviolett aus. Sie ist geschmeidiger und schmeckt süßlicher. Diese Form ist die Standard-Abgabeform und trägt den Namen Morindae radix/Bā Jì Tiān.

Yán Bā Jì Tiān: Die Droge wird mit Salzwasser gesättigt und in der Dünstkammer gedünstet. Für 100 kg Droge nimmt man 2 kg Natriumchlorid. Der innere Holzteil wird entfernt und die Wurzelrinde geschnitten und getrocknet. Durch diese Verarbeitung wirkt sie nicht mehr so trocknend und verstärkt in den Nieren.

Zhì Bā Jì Tiān: Die Droge wird mit einem vorher zubereitetem Glycyrrhizae-Dekokt versetzt und gekocht. Für 100 kg Droge nimmt man 6 kg Glcyrrhizae radix et rhizoma. Die inneren Holzteile werden noch im heißen Zustand entfernt. Die restliche Wurzel wird an der Sonne getrocknet. Dies vermindert ihre Toxizität.

Qualität
Der zentrale Holzteil der Wurzel enthält kaum Wirkstoffe und sollte daher während der Verarbeitung entfernt werden.

Eigenschaften
Geschmacksrichtung: süßlich, scharf
Temperaturverhalten: leicht warm.
Wirkungsort/Meridian: Niere, Leber

Wirkung und Anwendung
Nieren-Yang tonisierend, Sehnen und Knochen stärkend, Wind-Nässe austreibend

Bei Impotenz und Unfruchtbarkeit, schmerzhaften und kalten Lenden sowie Schwäche und Kraftlosigkeit in den Beinen, die durch Nieren-Yang-Mangel verursacht werden, kombiniert man die Droge mit Epimedii herba/Yín Yáng Huò, Curculiginis rhizoma/Xiān Máo und Lycii fructus/Gŏu Qí Zĭ (siehe Rezeptur Zan Yu Dan).

Bei Regelstörungen mit Kältegefühl und Schmerzen im Abdomen verwendet man die Droge zusammen mit Alpiniae officinarum rhizoma/Gāo Liáng Jiāng, Cinnamomi cortex/Roù Guì/Guì Pí und Linderae radix/Wū Yào.

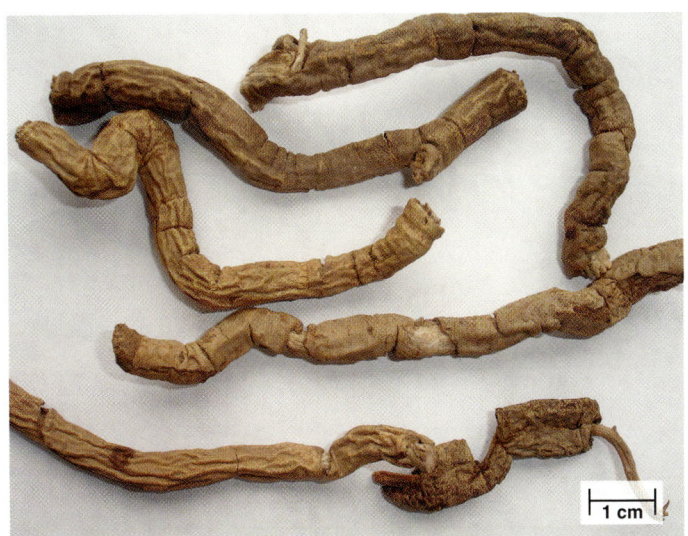

Abb. 3: Morinda-Wurzel, Morindae officinalis radix (Bā Jì Tiān), Ganzdroge, unbehandelt

Bei Sehnen-, Gelenk-, Knochen- und rheumatischen Schmerzen, Atrophie sowie Kraftlosigkeit, die durch Qi-Mangel der Leber und Nieren verursacht werden, wird sie zusammen mit Eucomniae cortex/Dù Zhòng und Dioscoreac hypoglaucae rhizoma/Fĕn Bī Xiè verabreicht.

Dosierung
3 bis 9 g

Inhaltsstoffe
Morindin, Monotropein, β-Sitosterol, Asperulosidtetraacetat, Palmatinsäure, Physcion, Rubiadin, Vitamin C, Polysaccharide

Pharmakologie
Besitzt corticoidähnliche Wirkung und ist blutdrucksenkend. Das Dekokt kann das Körpergewicht von Mäusen erhöhen und ihre Schwimmzeit verlängern. Die Droge erhöht die Leukozytenzahl.

Unerwünschte Wirkungen und Gegenanzeigen
Kontraindiziert bei Yin-Schwäche, Nässe-Hitze und Feuer. Falls Nebenwirkungen, wie z. B. ein betäubendes Gefühl im Hals, auftreten, ist die Droge möglicherweise schlecht verarbeitet worden.

15.2.11 Psoraleae fructus – Asphaltkleefrüchte – Bǔ Gú Zhǐ, 补骨脂

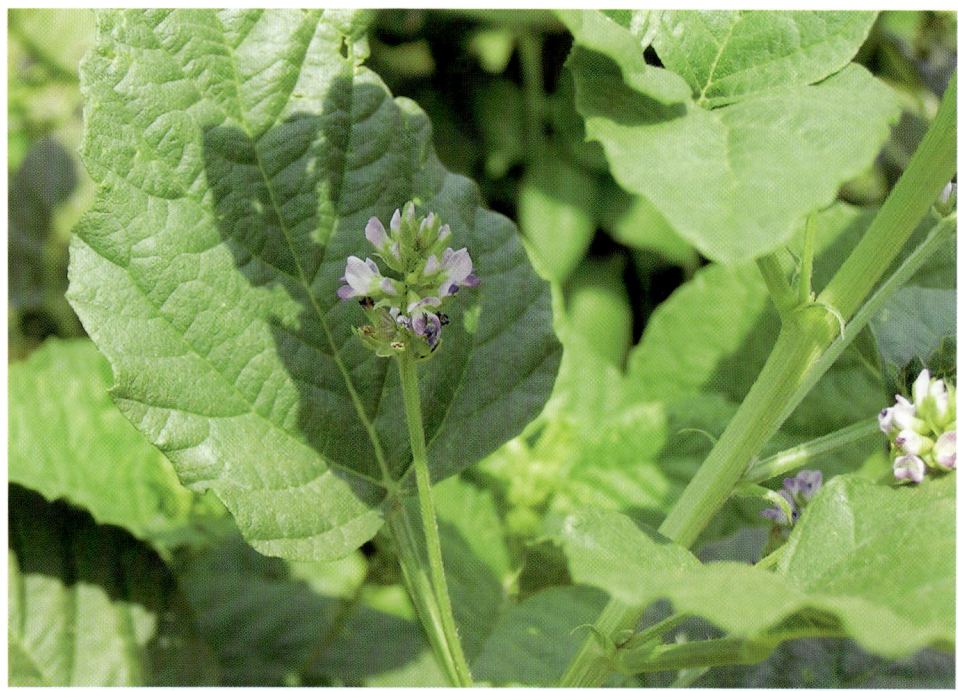

Abb. 1: Asphaltklee, *Psoralea corylifolia* L. (Bǔ Gú Zhǐ)

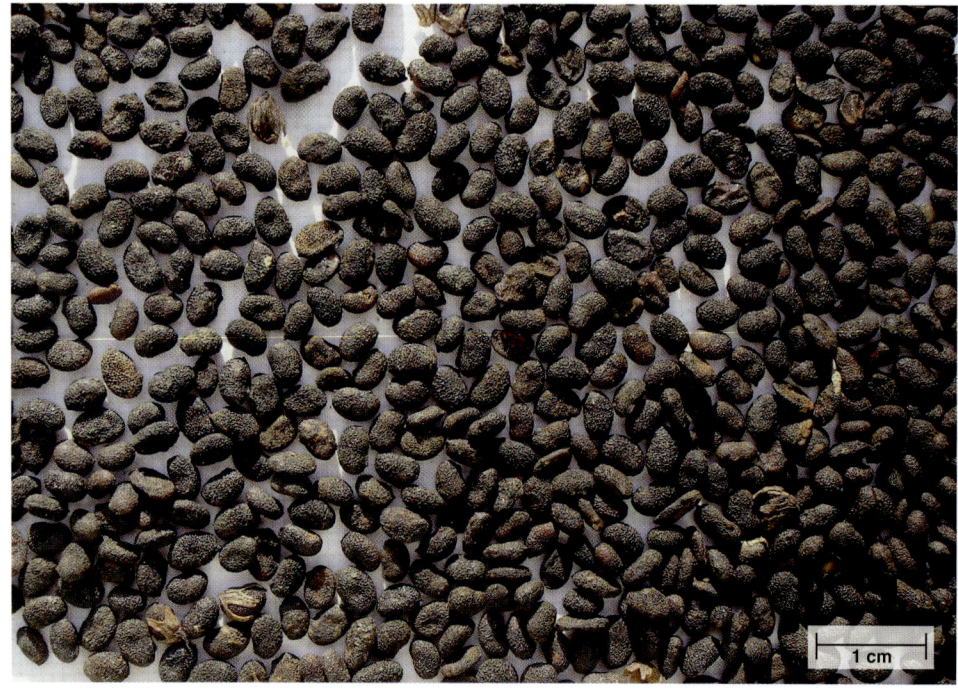

Abb. 2: Asphaltkleefrüchte, Psoraleae fructus (Bǔ Gú Zhǐ), unbehandelt

Synonyme
Pò Gù Zhǐ, 破故纸

Herkunft
Die getrockneten reifen Früchte von *Psoralea corylifolia* L. (Bǔ Gú Zhǐ), Fabaceae.

Ernte und Verarbeitung
Die Früchte werden im Herbst, wenn sie reif sind, geerntet und an der Sonne getrocknet.

Pao Zhi
Chǎo Bǔ Gú Zhǐ: Der Samen wird im Wok geröstet, bis sich seine Oberfläche leicht verfärbt und sein Aroma verströmt. Diese Verarbeitung mildert die bittere und trocknende Eigenschaft der Droge und verstärkt ihre Yang-Wirkung. Ihre Durchfall stoppende Wirkung ist hierdurch ebenfalls stärker, und sie ist für den Magen besser verträglich.

Yán Bǔ Gú Zhǐ/Zhì Bǔ Gú Zhǐ: Der gereinigte Samen wird in Salzwasser eingelegt, bis er die Flüssigkeit aufgenommen hat. Auf 1000 g Droge kommen 20 g Natriumchlorid. Anschließend wird er entweder über mildem Feuer trockengeröstet oder gedämpft und getrocknet. Diese Verarbeitung verstärkt ihre die Nieren tonisierende Wirkung.

Es muss ausdrücklich im Rezept stehen, ob Chǎo Bǔ Gú Zhǐ oder Yán Bǔ Gú Zhǐ/Zhì Bǔ Gú Zhǐ verwendet werden soll.

Eigenschaften
Geschmacksrichtung:	scharf, bitter
Temperaturverhalten:	warm
Wirkungsort/Meridian:	Milz, Nieren

Wirkung und Anwendung
Niere und Milz erwärmend, Yang unterstützend, Durchfall stoppend, Nieren-Qi stärkend, Atmung schonend.

Bei Schmerzen und Kältegefühl in den Knien und im Lendenbereich stützt die Droge Ming-Meng-Feuer und tonisiert die Nieren. Dann wird sie oft mit Eucommiae cortex/Dù Zhòng kombiniert. Bei Impotenz und Samenverlust verabreicht man sie zusammen mit Cuscutae semen/Tù Sī Zǐ und Aquilariae resinatum lignum/Chén Xiāng. Bei häufigem Wasserlassen wird sie zusammen mit Alpiniae oxyphyllae fructus/Yì Zhì und Illicii fructus/Dà Huí Xiāng (Sternanis) verordnet.

Bei morgendlichem Durchfall, der durch eine Milz- und Nieren-Yang-Schwäche entsteht, wird die Droge oft mit Schisandrae chinensis fructus/Wǔ Wèi Zǐ, Myristicae semen/Ròu Dòu Kòu und Linderae radix/Wū Yào kombiniert (siehe Rezeptur Si Shen Wan). Sie kann auch zur Behandlung von Menstruationsschmerzen verwendet werden, wenn im Unteren Erwärmer Leere-Kälte vorhanden ist.

Bei einer Nieren-Schwäche, mit Symptomen wie Kurzatmigkeit und Keuchatmung verabreicht man die Droge mit Ginseng radix et rhizoma/Rén Shēn, Cinnamomi cortex/Ròu Guì/Guì Pí und Aquilariae lignum resinatum/Chén Xiāng.

Zur äußerlichen Behandlung von Vitiligo und Alopecia areata wird die rohe Droge pulverisiert, in Reisschnaps eingelegt und als 20 bis 30 %ige Tinktur auf die betroffenen Stellen aufgetragen.

Psoraleae fructus/Bǔ Gú Zhǐ erweitert die Koronargefäße und kann somit bei Herzerkrankungen mit Kurzatmigkeit, Palpitationen, Herzschmerzen, Schwindel, kalten Gliedmaßen, Kälteempfindlichkeit sowie Rhythmusstörungen verwendet werden.

Dosierung
6 bis 9 g

Inhaltsstoffe
Psoralen, Isopsoralen (Angelicin), Bavachin, Isobavachin, Bavachinin, Bavachalcon, Isobavachalcon, Bakuchiol, ätherische Öle, Harz, Fettsäuren und Saponin. Laut Chin. Ph. soll der Gesamtgehalt an Psoralen und Isopsoralen mindestens 0,70 % betragen.

Pharmakologie
Erweitert Koronararterien, aktiviert Herz, verstärkt Herzkontraktion, erhöht Photosensibilität, reduziert Blutungszeit und Blutungsmenge, wirkt antineoplastisch, antiseptisch und verzögert das Altern.

Unerwünschte Wirkungen und Gegenanzeigen
Kontraindiziert bei Yin-Schwäche, Feuer, Entzündungen und Nässe-Hitze. Bei falscher Anwendung oder Überdosierung können Müdigkeit, Schwindel, Atemnot, Erbrechen und Übelkeit bis zur Bewusstlosigkeit auftreten. In seltenen Fällen können auch Allergien oder Hautausschläge entstehen. Bei innerlicher sowie äußerlicher Anwendung reagiert die Haut besonders empfindlich auf UV-Strahlen. Es können Hautflecken, Rötungen oder Blasen auf der Haut entstehen.

15.3 Blut tonisierende Drogen – Bu Xue Yao, 补血药

Drogenübersicht für Blut tonisierende Drogen

Lat. Name	Dt. Name	Pin-Yin-Name	Chin. Name	Seite
Angelicae sinensis radix	Chinesische Angelikawurzel	Dāng Guī	当归	586
Asini corii colla	Eselhautgelatine	Ē Jiāo	阿胶	590
Longan arillus	Drachenaugenfrüchte	Lóng Yǎn Ròu	龙眼肉	593
Paeoniae radix alba	Weiße Pfingstrosenwurzel	Bái Sháo	白芍	595
Polygoni multiflori radix praeparata cum succo glycines sotae	Vorbehandelte Vielblütige Knöterichwurzel	Zhì Hé Shǒu Wū	制何首乌	598
Rehmanniae radix praeparata	Vorbehandelte Rehmannia-Wurzel	Shú Dì Huáng	熟地黄	601

Gemeinsamkeiten

Die Drogen dieser Gruppe sind meistens süß-warm oder süß-neutral und befeuchtend. Ihre Hauptwirkung ist Blut erzeugend. Manche tonisieren auch Leber und Niere.

Sie sind meistens schmierig sowie sättigend, und sie können die Verdauung stören. Wenn eine Milz-Schwäche vorliegt, kann sich ihre Wirkung nicht entfalten, sodass sie oft mit Milz tonisierenden Drogen kombiniert werden müssen.

15.3.1 Angelicae sinensis radix – Chinesische Angelikawurzel – Dāng Guī, 当归

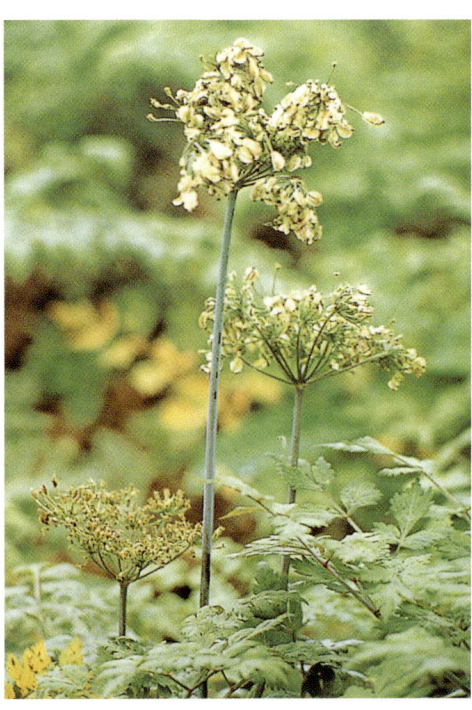

Abb. 1: Chinesische Engelwurz, *Angelica sinensis* (OLIV.) DIELS (Dāng Guī), Fruchtstände und Blätter

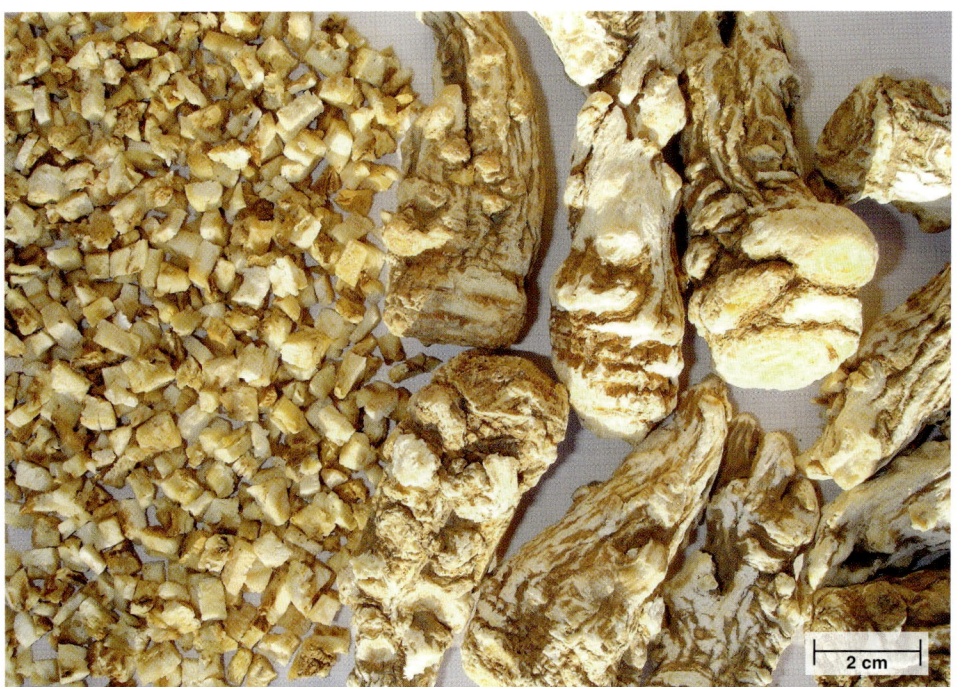

Abb. 2: Chinesische Angelikawurzel, Angelicae sinensis radix (Dāng Guī). Mĭn Dāng Guī aus Gan Su ist die Dao-Di-Droge für Dāng Guī. Die Droge wird durch größere Stücke, ölige Konsistenz, intensives Aroma und süßen Geschmack (deutet auf stärker tonisierende Wirkung hin) und gute Verarbeitung gekennzeichnet. Rechts: Ganzdroge, die Nebenwurzeln sind entfernt und die Außenrinde abgestoßen. Links: geschnittene Droge ausschließlich aus der Hauptwurzel. Die Hauptwurzel wirkt Blut tonisierend, die Nebenwurzeln Blutstase lösend.

Synonyme
Chinesische Engelwurzwurzel

Herkunft
Die getrocknete Wurzel von *Angelica sinensis* (Oliv.) Diels (Dāng Guī), Apiaceae

Ernte und Verarbeitung
Die Wurzel wird Ende Herbst ausgegraben, von Erde, Wurzelstockresten und feinen Nebenwurzeln befreit. Nachdem ein geringer Teil ihres Gewebewassers verdunstet ist, werden die Wurzeln nach Größe sortiert, zu kleinen Knäueln gebündelt, geflochten, über schwachem Feuer getrocknet, geräuchert und in Scheiben geschnitten. Manchmal werden die Wurzeln geschwefelt, um sie vor Insektenfraß und Schimmelbefall zu schützen. Bei hochwertiger Ware sind Haupt- und Nebenwurzel getrennt geschnitten.

Die Hauptwurzel wirkt überwiegend Blut tonisierend und Blut bewegend. Die Nebenwurzel Angelicae sinensis extremitas radix/ Dāng Guī Wěi wirkt überwiegend Blutstase lösend.

Pao Zhi
Jiǔ Dāng Guī: Angelicae sinensis/Dāng Guī wird mit Huang Jiu (Reiswein) gesättigt und dann trockengeröstet. Diese Methode verstärkt ihre Blut tonisierende Wirkung.

Qualität
Je größer die Hauptwurzel, je heller gelb ihre Farbe, je öliger und weicher ihre Konsistenz, je mehr Ölräume und Ölgänge sich im Phloem befinden und je stärker der charakteristische Geschmack und Geruch sind, desto besser ist die Qualität. Angelicae sinensis radix aus der Provinz Gansu weist alle diese Eigenschaften auf und gilt als Dao-Di-Droge. Die entölte, braune, getrocknete Wurzel ist nicht verwendbar.

Eigenschaften
Geschmacksrichtung:	süß, scharf
Temperaturverhalten:	warm
Wirkungsort/Meridian:	Leber, Herz, Milz

Wirkung und Anwendung
Blut tonisierend, Blut belebend, die Regel harmonisierend, den Darm befeuchtend.

Jiǔ Dāng Guī wirkt bei Blut-Mangel-Mustern mit Symptomen wie blasses Gesicht, blasse Lippen, blasse Fingernägel, Müdigkeit, helle verminderte oder übermäßige Blutungen sehr zuverlässig. Diese Symptome können Folgen einer funktionellen Störung sein, wie Anämie und postoperativer Blut-Mangel oder einer Nebenwirkung von Chemotherapie und Bestrahlung. Die Rezeptur Dang Gui Long Hui Wan wird in China in der Behandlung von Leukämie eingesetzt.

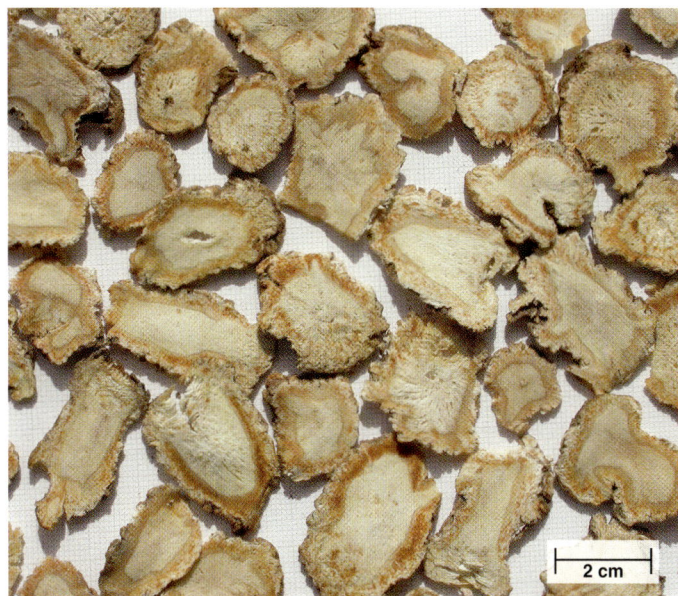

Abb. 3: Chinesische Angelikawurzel, Angelicae sinensis radix (Dāng Guī). Mǐn Dāng Guī, quergeschnitten, ausschließlich aus der Hauptwurzel.

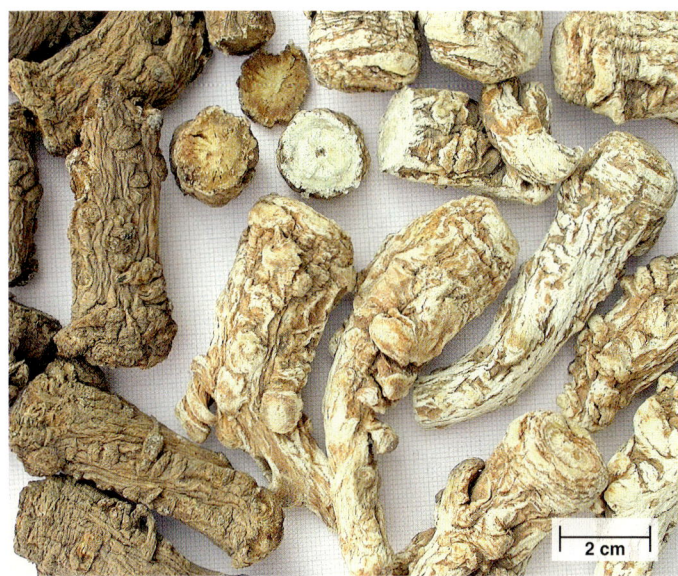

Abb. 4: Chinesische Angelikawurzel, Angelicae sinensis radix (Dāng Guī). Links: Mǐn Dāng Guī, Nebenwurzeln entfernt. Rechts: Mǐn Dāng Guī, Außenrinde abgestoßen

Zum Blut tonisieren wird Angelicae sinensis radix/Dāng Guī oft in Kombination mit Qi tonisierenden Mitteln wie Astragali radix/ Huáng Qí und Codonopsis radix/Dǎng Shēn verabreicht. Angelicae sinensis radix/Dāng Guī kann auch als Einzelmittel eingenommen oder in eine Hühnersuppe gegeben werden (30 g Angelicae sinensis radix/Dāng Guī und 30 g Codonopsis radix/Dǎng Shēn zusammen mit einem Huhn kochen und innerhalb von drei Tagen einnehmen).

In der Schwangerschaft können 10 g Angelicae sinensis radix/Dāng Guī mit 60 g Jujubae fructus/Dà Zǎo zusammen verabreicht werden (Angelicae sinensis radix extremitas/Dāng Guī Wěi nicht verwenden! Siehe auch Rezepturen Bu Yang Huan Wu Tang, Dang Gui Bu Xue Tang und Gui Pi Tang).

Angelicae sinensis radix extremitas/Dāng Guī Wěi wird auch bei Blutstase durch Verletzungen verwendet. Hierfür wird sie zusammen mit Olibanum/Rǔ Xiāng, Myrrha/Mò Yào, Persicae semen/Táo Rén, Carthami flos/Hóng Huā und Rhei radix et rhizoma/Shēng Dà Huáng zur innerlichen und äußerlichen Anwendung gegeben.

Bei Kreislaufproblemen sowie bei Krampfadern wird folgende Zusammensetzung empfohlen: Angelicae sinensis extremitas radix/Dāng Guī Wěi 6 g, Chuanxiong rhizoma/Chuān Xiōng 6 g, Pheretima/Dì Lóng 6 g, Cyathulae radix/Chuān Niú Xī 6 g, Spatholobi caulis/Jī Xuě Téng 9 g, Paeoniae radix rubra/Chì Sháo 9 g, Carthami flos/Hóng Huā 6 g, Myrrha/Mò Yào 2 g und Glycyrrhizae radix et rhizoma/Gān Cǎo 3 g.

Zur Nachbehandlung eines Schlaganfalls, wenn Qi-Stagnation und Blutstase vorhanden sind, ist die Rezeptur Bu Yang Huan Wu Tang empfehlenswert.

Bei Bauchschmerzen, die durch Blut-Mangel und Blutstagnation verursacht werden, wird sie gemäß der Rezeptur Dang Gui Jian Zhong Tang benutzt.

Bei Wind-Nässe- oder Wind-Kälte-Bi-Syndrom und rheumatischen Beschwerden wird sie mit Notopterygii rhizoma et radix/Qiāng Huó, Gentianae macrophyllae radix/Qín Jiāo und Cinnamomi ramulus/Guì Zhī kombiniert (siehe Rezeptur Juan Bi Tang).

Angelicae sinensis radix/Dāng Guī ist in der Gynäkologie der TCM die wichtigste Droge. Sie wird bei Regelschmerzen mit dunklen, klumpigen Blutstücken sowie übermäßigen Blutungen, wenn die Schmerzen durch Wärme gelindert werden, verwendet. Man setzt sie z. B. in folgender Kombination ein: Artemisiae argyi herba/Aì Yè 6 g, Cyperi rhizoma praep./Cù Xiāng Fù 6 g, Linderae radix/Wū Yào 2 g, Chuanxiong rhizoma/Chuan Xiong 6 g, Paeoniae radix alba/Bái Sháo 6 g, Angelicae sinensis radix/Dāng Guī 3 g, Astragali radix/Huáng Qí 6 g und Rehmanniae radix praep./Shú Dì Huáng 3 g.

Sie kann ferner bei Amenorrhö, die durch Leber-Qi-Stagnation verursacht wurde, mit Symptomen wie Brustschmerzen, Stimmungsschwankungen, häufiges Seufzen, verspätete Regel und Völlegefühl in der Brust oder im Oberbauch benutzt werden gemäß der Rezeptur Xiao Yao San plus Cyperi rhizoma praep./Cù Xiāng Fù 6 g, Curcumae radix/Yù Jīn 6 g und Prunellae spica/Xià Kū Cǎo 9 g. Falls die Basaltemperatur nach etwa einer Woche eine steigende Tendenz hat, sollte die Rezeptur weiter eingenommen werden. Anderenfalls sollten zusätzlich Nieren-Yang tonisierende Kräuter (Cuscutae semen/Tù Sī Zǐ, Epimedii herba/Yín Yáng Huò, Psoraleae fructus/Bǔ Gú Zhǐ) gegeben werden.

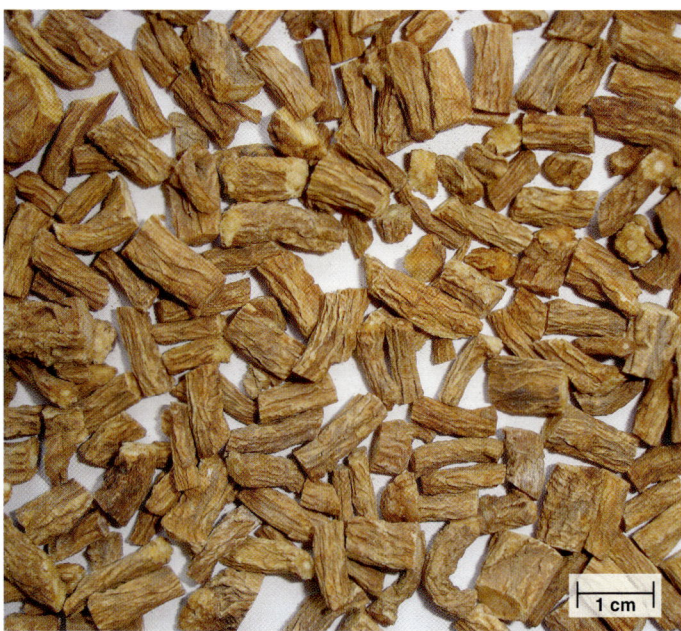

Abb. 5: Chinesische Angelikanebenwurzel, Angelicae sinensis radix extremitas (Dāng Guī Wěi), Schnittdroge. Diese Droge wirkt Blutstase lösend.

Bei einem verzögerten Verlauf von Geschwüren, wie Karbunkeln, Furunkeln und Hautgeschwüren, die nicht zum Eitern kommen, oder nach der Eiterung nicht heilen, wird die Droge oft in Kombination mit Lonicerae japonicae flos/Jīn Yín Huā und Paeoniae radix rubra/Chì Sháo verwendet.

Sie wirkt auch abführend und Darm befeuchtend. Bei Obstipation und Trockenheit des Darmes, die durch einen Blut-Mangel verursacht wurden, wird Angelicae sinensis radix/Dāng Guī oft in Kombination mit Cistanches herba/Ròu Cōng Róng, Polygoni multiflori radix/Hé Shǒu Wū und Cannabis fructus/Huǒ Má Rén verabreicht.

Dosierung

6 bis 12 g

Inhaltsstoffe

Ätherisches Öl (0,3 bis 0,4 %) mit *n*-Butyliden-phthalide, Ligustilid, $\Delta^{2,4}$-Dihydrophthalsäure und Sesquiterpene sowie Butandisäure, Ferulasäure, Nicotinsäure, Uracil, Sucrose, Polysaccharide, u. a. m.

Schnelltest für die Identität: Einige Tropfen Iod-Lösung in den frischen Bruch (frisch geschnittene Scheiben) geben. Die Phloemschicht weist bläuliche Pünktchen auf und fluoresziert unter UV-Licht blau. Laut Chin. Ph. soll der Gehalt an Ferulasäure mindestens 0,050 % betragen.

Pharmakologie

Ätherisches Öl und Ferulasäure hemmen die Kontraktion der Gebärmutter, andererseits aktivieren die wasserlöslichen Inhaltsstoffe die glatte Muskulatur der Gebärmutter aktivieren, es resultiert also eine bidirektionelle regulierende Wirkung. Die Droge wirkt gegen Aggregation der Blutplättchen, erhöht die Bildung der Erythrozyten und Leukozyten, erweitert Blutgefäße, verbessert die periphere Durchblutung, ist sedativ, analgetisch, antiinflammatorisch, gleicht den Sauerstoffmangel aus, hemmt das Wachstum mancher Tumorzellen und wirkt antiseptisch.

Unerwünschte Wirkungen und Gegenanzeigen

Nicht anwenden bei Yin-Schwäche oder Blut-Hitze, Nässe-Völle Zustand und chronischem Durchfall. Angelicae sinensis radix extremitas/Dāng Guī Wěi nicht während einer Schwangerschaft einsetzen und nicht gleichzeitig mit Warfarin verwenden. Vorsicht bei Aspirineinnahme und der Einnahme von anderen Blutverdünnungsmitteln.

15.3.2 Asini corii colla – Eselhautgelatine – Ē Jiāo, 阿胶

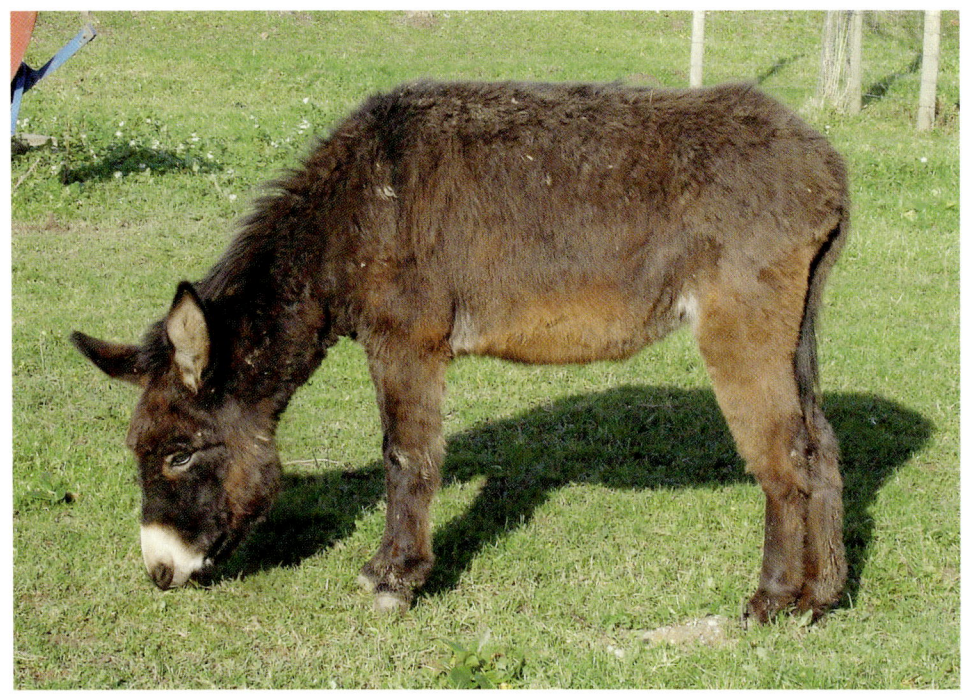

Abb. 1: Echter Esel, *Equus asinus* L. (Lǘ)

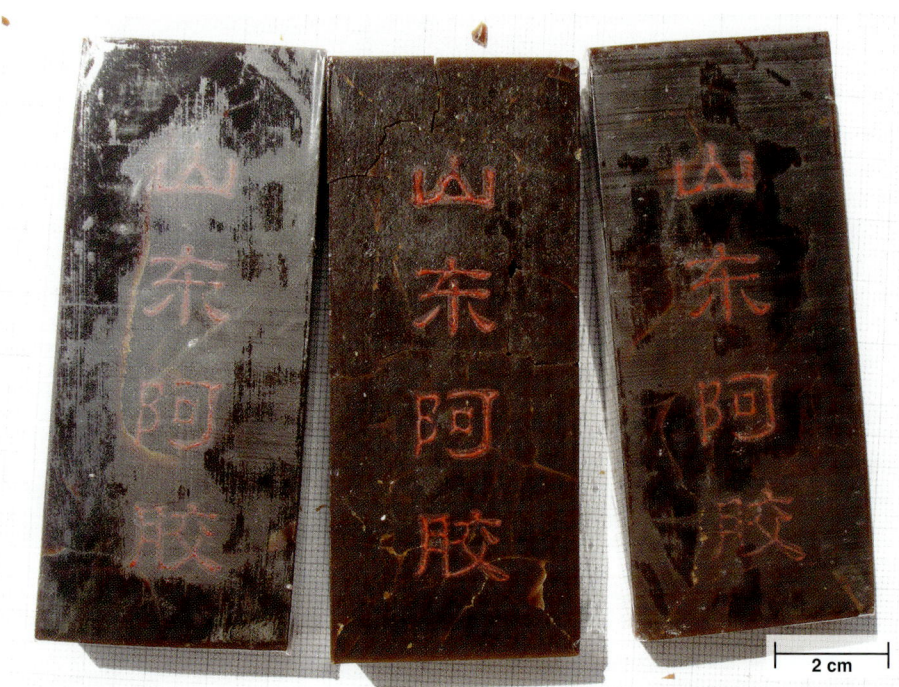

Abb. 2: Eselhautgelatine, Asini corii colla (Ē Jiāo)

Synonyme
Gelatina nigra

Herkunft
Die Droge wird aus der Haut von *Equus asinus* L. (Lǘ; „schwarzhäutiger Esel"), Equidae, gewonnen.

Gewinnung
Die Eselshaut wird rasiert, in ca. 20 cm² große Stücke geschnitten und gewaschen. Danach wird die Haut unter Zugabe der 3-fachen Menge Wasser so lange gekocht, bis sie geschrumpft ist. Sie wird dann mit Wasser besprüht und von Fett befreit. Die gereinigte Haut wird anschließend in einem Dünstkessel unter Druck 24 Stunden lang in Wasser gekocht. Dabei werden verflüssigte basische Substanzen stündlich jeweils nach Ablassen des Druckes entfernt. Die nach dem Kochen verbliebene Flüssigkeit wird gesammelt. Diese Prozedur wird noch 2- bis 4-mal jeweils mit frischem Wasser wiederholt. Die jeweils gewonnenen Flüssigkeiten werden noch warm zentrifugiert, um Verunreinigungen zu entfernen. Die gereinigte Flüssigkeit wird dann über mildem Feuer eingekocht bzw. es wird ein Großteil des enthaltenen Wassers durch Membranverdunsten entfernt. Die verbliebene Flüssigkeit wird in einem Dünstkessel so lange konzentriert, bis sie ein spezifisches Gewicht von 1,25 erreicht hat. Dann werden unter Rühren Sojabohnenöl und Kandiszucker bis zur vollständigen Auflösung und Reiswein hinzugefügt. Die nun dickflüssige Gelatine wird noch warm in ein mit Sesamöl ausgekleidetes Gefäß gefüllt und bei 8 bis 12 °C stehen gelassen. Danach wird die Gelatine in Scheiben geschnitten und mehrere Tagen in einem klimatisierten Trockenraum getrocknet.

Pao Zhi
Ē Jiāo Zhū (mit Gé-Qiào-Pulver verarbeitet): Corii asini colla/Ē Jiāo wird in kleine Würfel geschnitten. Man erhitzt Meretricis seu cyclinae concha/Gé-Qiào-Pulver im Wok über starkem Feuer und gibt die Würfel von Asini corii colla/Ē Jiāo hinzu. Die Würfel werden gerührt, bis sie kugelig geworden und im Inneren nicht mehr flüssig oder weich sind. Dann entfernt man das anhaftende Hǎi-Hé-Qiào-Pulver. Diese Verarbeitungsmethode wird in der Chin. Ph. angegeben. Sie ist besonders geeignet für die Behandlung von Trockenheit der Lunge und Blutspucken.

Ē Jiāo Zhū (mit Typhae pollen behandelt): Typhae pollen/Pǔ Huáng werden im Wok vorerhitzt, Ē-Jiāo-Würfel werden dazugegeben und es wird gerührt, bis die Würfel kugelig und innen nicht mehr flüssig oder weich sind. Die Typhae pollen werden durch Sieben entfernt. Dieses Pao-Zhi-Verfahren wird in der Chin. Ph. nicht genannt. Das Verfahren wird eingesetzt, um Blutstase zu lösen und Blutungen zu stoppen.

Qualität
Bei Asini corii colla/Ē Jiāo gibt es auch Fälschungen und minderwertige Produkte. Die echte Droge hat eine schwarzbraune Farbe, ist beim Schlagen leicht zu brechen und weist einen glänzenden, halb durchsichtigen Bruch auf. Ferner hat sie einen leicht süßlichen Geschmack, wird im Sommer nicht weich und riecht beim Anzünden nicht unangenehm. Wenn sie in Wasser gelöst wird, ergibt sich eine klare, bräunliche Lösung ohne watteartigen Schwamm. Verfälschungen z. B. können, in Form von Beimischungen von Schwein oder Rind, durch Bestimmung des Kollagenmusters festgestellt werden. Der renommierte Hersteller Dong-E-E-Jiāo-Group hat jedes Produkt mit einem Code versehen, der problemlos das Überprüfen der Echtheit (über Hotline oder Internet) erlaubt. Da sehr viel minderwertige Ware im Handel ist, sollte nur von etablierten Lieferanten gekauft werden.

Eigenschaften
Geschmacksrichtung: süß
Temperaturverhalten: neutral
Wirkungsort/Meridian: Lunge, Leber, Niere

Wirkung und Anwendung
Blut tonisierend, Yin nährend, Trockenheit befeuchtend, Blutungen stoppend.

Bei Blut-Mangel mit Symptomen wie blasses Gesicht, Schwindel und Palpitationen ist Asini corii colla/Ē Jiāo eine bewährte Droge. Sie wird oft mit Angelicae sinensis radix/Dāng Guī, Codonopsis radix/Dǎng Shēn und Astragali radix/Huáng Qí kombiniert. Die Droge kann bei Herz-Yin-Schwäche und daraus resultierenden Herzrhythmusstörungen, Unruhe, Schlaflosigkeit und Palpitationen verabreicht werden (siehe Rezeptur Zhi Gan Cao Tang).

Bei Blutungen, die durch eine Yin-Schwäche verursacht werden, ist Asini corii colla/Ē Jiāo geeignet, die Blut-Hitze zu kühlen und das Blutspucken und Nasenbluten zu beseitigen. Zu diesem Zweck wird sie gerne mit Typhae pollen/Pǔ Huáng und Rehmanniae radix/Shēng Dì Huáng eingesetzt. Bei Husten mit starkem blutigem Auswurf, wobei durch den Blutverlust Müdigkeit auftritt, wird sie mit Ginseng radix et rhizoma/Rén Shēn und Bletillae rhizoma/Bái Jí kombiniert. Bei Blut im Stuhl wird sie zusammen mit Angelicae sinensis radix/Dāng Guī und Paeoniae radix rubra/Chì Sháo verordnet (siehe Rezeptur E Jiao Shao Yao Tang). Tritt die Blutung nach dem Stuhlgang auf, kombiniert man Asini corii colla/Ē Jiāo mit Paeoniae radix alba/Bái Sháo und Coptitis rhizoma/Huáng Lián. Bei starker Regelblutung und einer Blutung während der Schwangerschaft hat sie sich zusammen mit Rehmanniae radix/Shēng Dì Huáng und Artemisiae argyi folium/Ài Yè bewährt. Die Gabe von Asini corii colla/Ē Jiāo, Sanguisorbae radix/Dì Yú und Imperatae rhizoma/Bái Máo Gēn beseitigt Blut im Urin.

Bei Yin-Schwäche und trockenem Husten ohne Auswurf kann Asini Corii colla/Ē Jiāo mit Ophiopogonis radix/Mài Mén Dōng und Armeniacae semen amarum/Xìn Rén/Kǔ Xìng Rén zusammen verordnet werden. Durch zu lange anhaltende Hitze-Erkrankungen kann das Yin verletzt und übermäßiges Yang zu Wind werden mit

Symptomen wie Krämpfe und Zittern. In diesem Fall kann Asini Corii colla/Ē Jiāo mit Testudinis carapax/Guī Bǎn, Ostreae concha/Mǔ Lì, Paeoniae radix alba/Bái Sháo und Rehmanniae radix/Shēng Dì Huáng kombiniert werden (siehe Rezeptur Da Ding Feng Zhu).

Asini corii colla/Ē Jiāo ist ein gutes Tonikum/Nahrungsergänzungsmittel für ältere Damen mit allgemeiner Trockenheitstendenz und Blutschwäche. Auch bei zu wenig Blutplättchen, Anämie und zu wenig Leukozyten (Nebenwirkung der Chemo/Strahlungtherapie) sowie bei Blutungen im Verdauungstrakt kann sie erfolgreich eingesetzt werden.

Dosierung
3 bis 9 g; Die Gelatine in lauwarmem, fertigem Dekokt auflösen. Ē Jiāo Zhū kann mit anderen Kräutern zusammen gekocht werden.

Inhaltsstoffe
Überwiegend Collagen (hydrolysiert zu Eiweiß), außerdem Aminosäuren, Calcium, Schwefel. Laut Chin. Ph. soll der Gehalt an Stickstoff 13,0 % nicht unterschreiten.

Pharmakologie
Erhöht den Hämoglobinwert und die Erythrozytenzahl (wirkt besser als Eisenpräparate). Sie wird therapeutisch (und prophylaktisch) bei progressiver Muskeldystrophie verordnet. Erhöht die Aufnahme und die Retention von Calcium. Blutdruck erhöhend und kardiogenen Schock behebend

Unerwünschte Wirkungen und Gegenanzeigen
Da Asini corii colla/Ē Jiāo sehr sättigend in ihrer Eigenschaft ist, kann sie die Milzfunktion und die Verdauung belasten. Daher ist sie bei Milz-Schwäche, Durchfall und vermindertem Appetit nicht geeignet.

15.3.3 Longan arillus – Drachenaugenfrüchte – Lóng Yăn Ròu, 龙眼肉

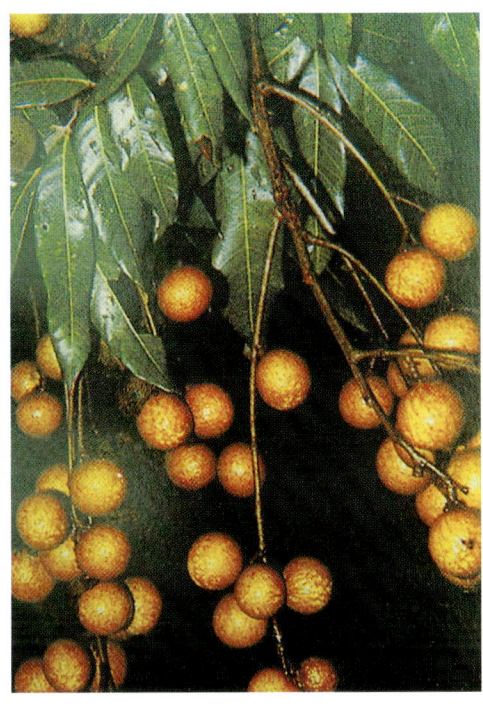

Abb. 1: Drachenauge, *Dimocarpus longan* Lour. (Lóng Yăn), Zweig mit Früchten.
Quelle: The coloured Atlas of the Chinese Materia Medica specified in Chin. Ph.

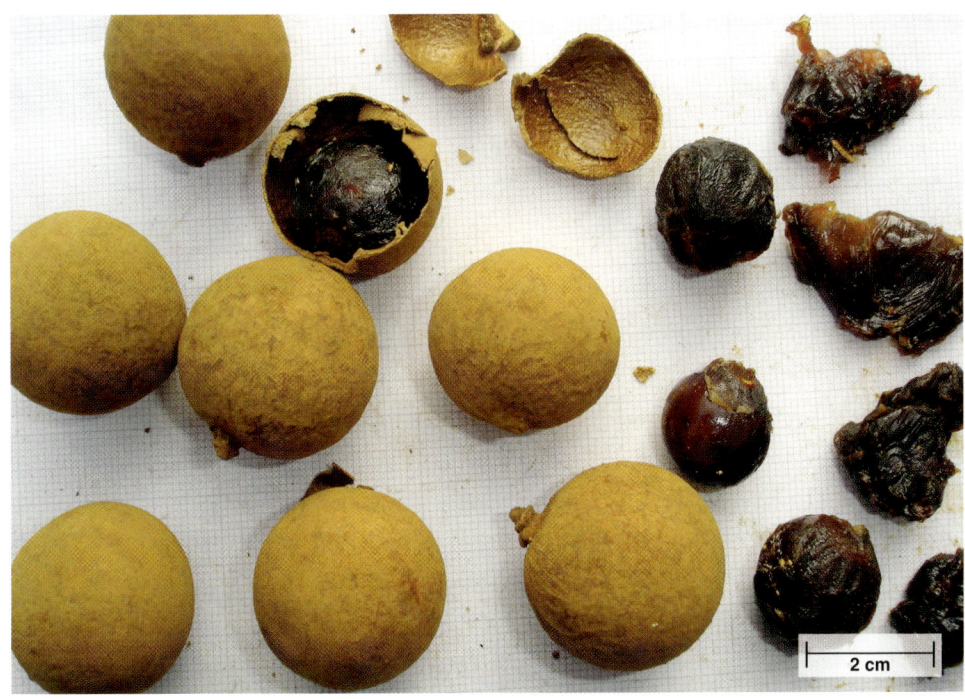

Abb. 2: Drachenaugenfrüchte, Longan arillus (Lóng Yăn Ròu). Die Abgabeform in der Apotheke ist das entkernte Fruchtfleisch, wie rechts abgebildet.

Blut tonisierende Drogen

Synonyme
Euphoriae fructus, Gui Yuan

Herkunft
Das reife Fruchtfleisch (Pseudo-Samenschale) von *Dimocarpus longan* Lour. (Lóng Yǎn), Sapindaceae.

Ernte und Verarbeitung
Die Früchte werden im Frühherbst geerntet. Das Fruchtfleisch wird entnommen und an der Sonne getrocknet, bis es nicht mehr klebt.

Pao Zhi
Kein Pao Zhi üblich. Es gibt auf dem Markt mit Zucker behandelte Longan arillus/Lóng Yǎn Ròu. Das Zuckergewicht beträgt 45 % des Gesamtgewichtes. Diese Form sollte nicht für medizinische Zwecke verwendet werden.

Eigenschaften
Geschmacksrichtung: süß
Temperaturverhalten: warm
Wirkungsort/Meridian: Herz, Milz

Wirkung und Anwendung
Herz und Milz tonisierend, Blut ernährend, sedativ.

Die Droge wird bei Herz- und Milz-Schwäche mit Symptomen wie Palpitationen, Schlaflosigkeit, Vergesslichkeit und Angstzuständen verwendet. Dafür wird sie entweder einzeln eingesetzt oder zusammen mit Astragali radix/Huáng Qí, Angelicae sinensis radix/Dāng Guī, Ginseng radix et rhizoma/Rén Shēn und Ziziphi spinosae semen/Suān Zǎo Rén verabreicht (siehe Rezeptur Gui Pi Tang). Auch bei Blutverlust im Oberkörper wird diese Rezeptur verwendet. Die Kombination Longan arillus/Lóng Yǎn Ròu und Ziziphi spinosae semen/Suān Zǎo Rén kann bei Schlaflosigkeit eingesetzt werden. Bei Vergesslichkeit benutzt man Longan arillus/Lóng Yǎn Ròu zusammen mit Acori tatarinowii rhizoma/Shí Chāng Pǔ und Polygalae radix/Yuǎn Zhì.

Bei schwachen Patienten, langen chronischen Krankheiten oder nach einer Geburt, wenn eine Blut- und Qi-Schwäche entstanden ist, kann Longan arillus/Lóng Yǎn Ròu als Dekokt, in der Suppe oder als Snacks täglich eingenommen werden.

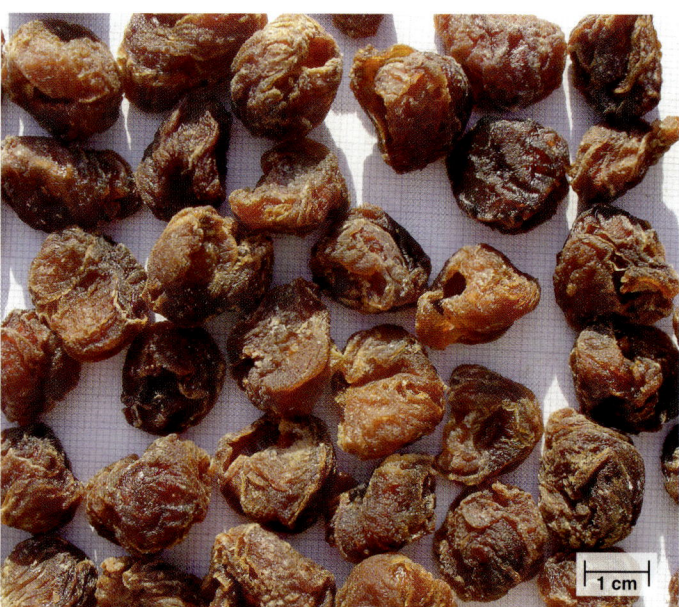

Abb. 3: Drachenaugenfrüchte, Longan arillus (Lóng Yǎn Ròu). Das Fruchtfleisch wurde mit Zucker behandelt um es haltbarer zu machen und sein Gewicht zu erhöhen.

Dosierung
9 bis 15 g (ohne Kerne), als Nahrungsergänzungsmittel 30 bis 60 g

Inhaltsstoffe
Glucose, Weinsäure, Vitamin B_1, B_2, Phosphor, C, Adenin, Cholin, Proteine, Lipide

Pharmakologie
Verzögert das Altern, antineoplastisch, Immunsystem regulierend

Unerwünschte Wirkungen und Gegenanzeigen
Kontraindiziert bei Feuer und Schleim sowie bei Nässe-Stagnation in der Mitte

15.3.4 Paeoniae radix alba – Weiße Pfingstrosenwurzel – Bái Sháo, 白芍

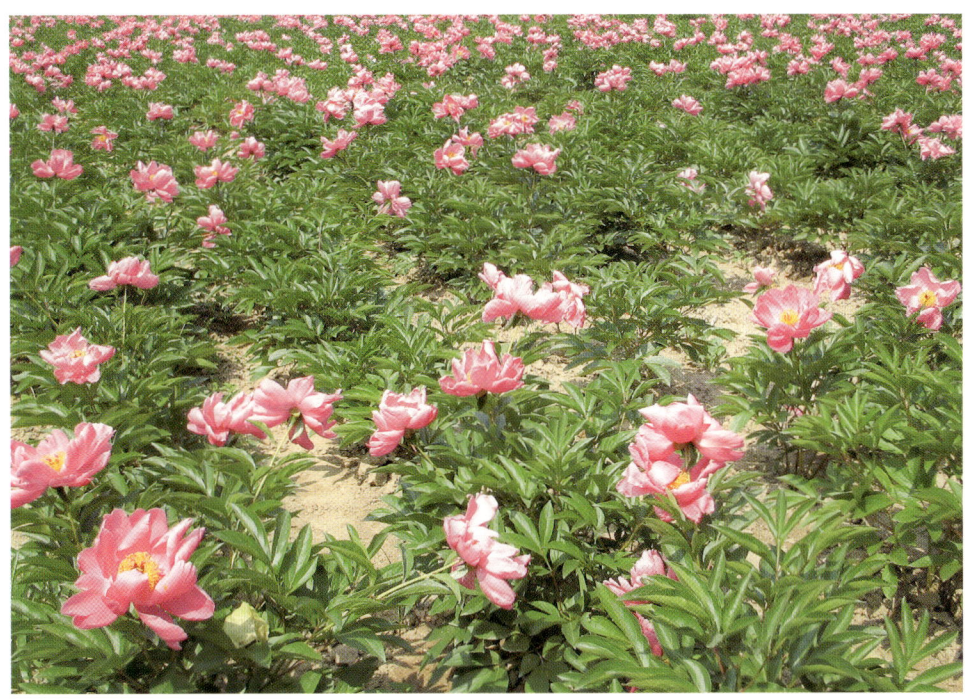

Abb. 1: Pfingstrose, *Paeonia lactiflora* Pall. (Sháo Yào)

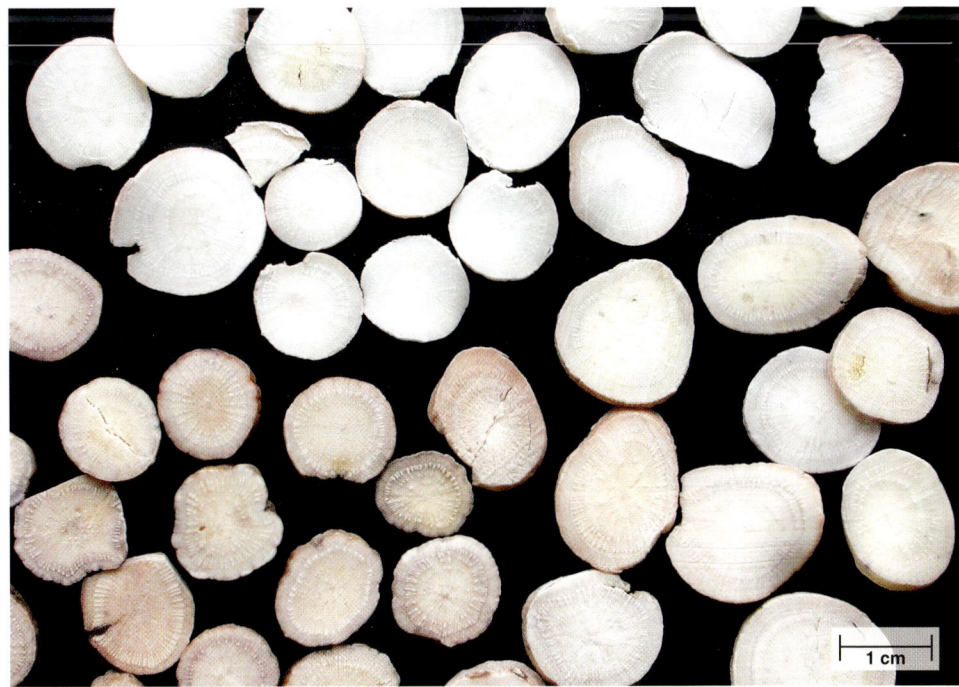

Abb. 2: Weiße Pfingstrosenwurzel, Paeoniae radix alba (Bái Sháo), quergeschnitten. Bild oben: Bó Bái Sháo. Unten: Beide Háng Bái Sháo. Im Schnitt ist Háng Bái Sháo rosa, Bó Bái Sháo ist weißlich.

Herkunft

Die getrocknete Wurzel von *Paeonia lactiflora* PALL. (Sháo Yào), Ranunculaceae. „Sháo Yào" ist sowohl der Name für die Stammpflanze von Bái Sháo als auch von Chì Sháo. Da also Bái Sháo und Chì Sháo die gleichen Stammpflanzen haben, ist entscheidend, ob die Wurzel durchgekocht wurde oder nicht. Wenn sie nicht durchgekocht wurde, handelt es sich um Paeoniae rubra radix/Chì Sháo.

Ernte und Verarbeitung

Die Wurzel wird im Sommer und Herbst ausgegraben, gereinigt und vom Wurzelkopf und feinen Nebenwurzel befreit. Anschließend wird sie gekocht und befreit sie von der äußeren Rinde. Sie kann auch zuerst von der Außenrinde befreit und dann gekocht werden. Zuletzt wird sie an der Sonne getrocknet. Durch moderne Verarbeitung, z. B. unter Vakuum im Dampfkochtopf, kann der Wirkstoff Paoniflorin besser erhalten werden.

Pao Zhi

Chǎo Bái Sháo: Die geschnittene Droge wird über mildem Feuer so lange geröstet, bis ihre Oberfläche gelbliche Flecken aufweist. Hierdurch wird die Droge noch etwas wärmer und kann auch bei Menstruationsstörungen eingesetzt werden. Sie nährt somit das Blut und ist auch gut für die Milzfunktion. Es gibt weitere Verarbeitungsmethoden wie Jiu Zhi (mit Reiswein), Tu Zhi (mit Erde), Cu Zhi (mit Reisessig) und Fu Zhi (mit Weizenkleie). Diese Verfahren werden heute kaum noch benutzt. Die rohe Droge Paeoniae radix alba/Bái Sháo ist die Standard-Abgabeform.

Qualität

Je dicker die Wurzel, je fester und schwerer ihre Konsistenz, je weniger Narben und Flecken sie hat, desto besser ist ihre Qualität. Die Wurzeln aus Hang Zhou gelten als Dao-Di-Droge. Sie müssen normalerweise vier Jahren wachsen, wohingegen Wurzeln in Si Chuan und Bo Zhou nur zwei Jahre Wachstum benötigen. Die Ware aus Hang Zhou hat einen rosafarbenen, die Ware aus Bo Zhou einen weißen Bruch.

Eigenschaften

Geschmacksrichtung: bitter, sauer
Temperaturverhalten: neutral bis leicht kalt
Wirkungsort/Meridian: Leber, Milz

Wirkung und Anwendung

Blut nährend, Regel regulierend, Leber beruhigend, erweichend, Yin aufhaltend, Schweiß mindernd und stoppend.

Die Droge wird bei Blut-Mangel, Yin-Schwäche, durch Hitze verursachte Regelstörung und schmerzhafter oder zu starker Regel verwendet. Hierfür wird sie mit Angelicae sinensis radix/Dāng Guī und Rehmanniae radix praep./Shú Dì Huáng kombiniert. Um eine

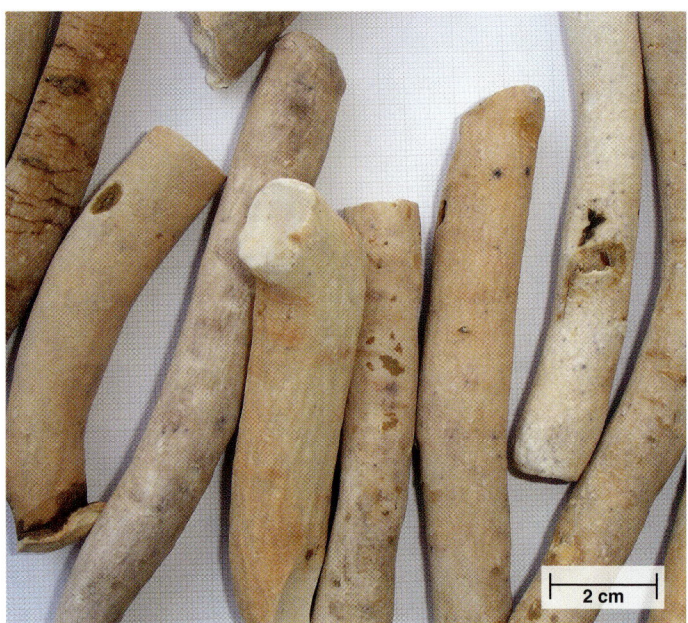

Abb. 3: Weiße Pfingstrosenwurzel, Paeoniae radix alba (Bái Sháo), Ganzdroge von Háng Bái Sháo

Blutung zu stoppen, wird sie mit Asini corii colla/Ē Jiāo und Lycii cortex/Dì Gǔ Pí eingesetzt.

Bei Schweißausbrüchen und Nachtschweißen, die durch eine Yin-Schwäche entstanden sind, wird sie zusammen mit Rehmanniae radix/Shēng Dì Huáng, Ostreae concha/Mǔ Lì und Tritici fructus levis/Fú Xiǎo Mài verabreicht. Bei durch Wei-Qi-Schwäche verursachten Spontanschweißen wird sie mit Cinnamomi ramulus/Guì Zhī kombiniert.

Bái Sháo kühlt Leber-Hitze und ernährt das Leber-Blut. Ihr saurer Geschmack erhält das Leber-Yin, und sie ist daher in Leberrezepturen häufig zu finden. Bei Leber-Yin-Schwäche, Leber-Qi-Stau oder übermäßigen Leber-Yang mit Symptomen wie Kopfschmerzen, Schwindel, Rippenbogenschmerzen, Bauchschmerzen und Krämpfen, verabreicht man sie oft mit Rehmanniae radix/Shēng Dì Huáng, Achyranthis bidentatae radix/Niú Xī und Haliotidis concha/Shí Jué Míng. Bei Schmerzen durch Leber-Qi-Stagnation wird sie mit Angelicae sinensis radix/Dāng Guī, Atractylodis macrocephalae rhizoma/Bái Zhū und Bupleuri radix/Chái Hú verordnet (siehe Rezeptur Xiao Yao San). Chái Hú zerstreut eine Leber-Qi-Stagnation und verhindert den Qi-Verlust, Bái Sháo ernährt das Leber-Blut. Daher wird die Kombination Paeoniae radix alba/Bái Sháo und Bupleuri radix/Chái Hú in Rezepturen gegen Leber-Qi-Stagnation häufig eingesetzt.

Bei Schmerzen sowie Krämpfen im Bauch und Durchfall durch eine Leber-Milz-Disharmonie wird die Droge mit Saposhnikoviae radix/Fáng Fēng und Atractylodis macrocephalae rhizoma/Bái Zhū eingesetzt (siehe Rezeptur Tong Xie Yao Fang). Eine größere Dosis (30 g) Paeoniae radix alba Bái Sháo zusammen mit Glycyrrhizae radix et rhizoma/Gān Cǎo kann Krämpfe im Bauch und in den Gliedern lindern.

Paeoniae radix alba/Bái Sháo ist auch eine wichtige Droge in der Gynäkologie. Bei anhaltender Regel wird sie zusammen mit Cyperi rhizoma praep./Cù Xiāng Fù und Artemisiae argyi folium/Ai Yè verabreicht. Bei anhaltendem vaginalem Ausfluss kombiniert man sie mit Zingiberis rhizoma/Gān Jiāng, bei Brustschmerzen und Knoten in der Brust, die bei der Regel schlimmer werden, mit Prunellae spica/Xià Kū Cāo und Cyperi rhizoma praep./Cù Xiāng Fù.

Dosierung
6 bis 15 g, 15 bis 30 g möglich

Inhaltsstoffe
Paeoniflorin, Hydroxypaeoniflorin, Oxypaeoniflorin, Albiflorin, Benzoylpaeoniflorin, Paeoniflorigenon, Paeonolid, Paeonol, ätherisches Öl, Carotin, Gerbsäure, fettes Öl, Harz, Proteine, Aminosäuren. Laut Chin. Ph. soll der Gehalt an Paeoniflorin mindestens 1,6 % betragen.

Pharmakologie
Spasmolytisch (Paeoniflorin wirkt hemmend auf die glatte Muskulatur von Magen, Darm und Gebärmutter bei Ratten), sedativ, analgetisch, blutdrucksenkend, Blutgefäße erweiternd, antiinflammatorisch, antiseptisch und antimykotisch

Unerwünschte Wirkungen und Gegenanzeigen
Nicht zusammen mit Veratri nigri radix et rhizoma/Lí Lú anwenden

15.3.5 Polygoni multiflori radix praeparata cum succo glycines sotae – Vorbehandelte Vielblütige Knöterichwurzel – Zhì Hé Shǒu Wū, 制何首乌

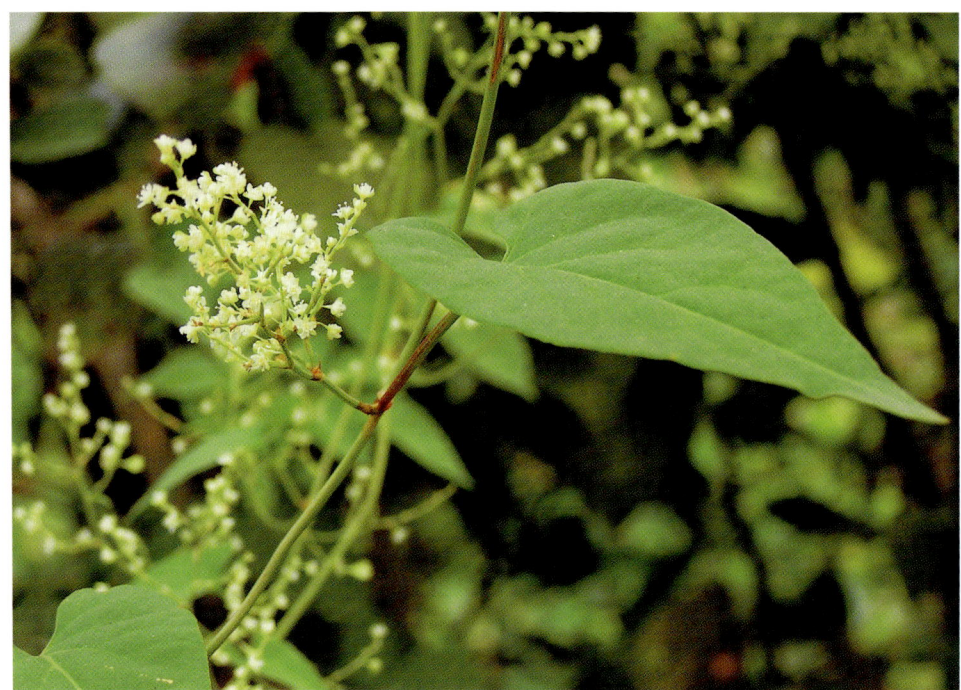

Abb. 1: Vielblütiger Knöterich, *Polygonum multiflorum* Thunb. (Hé Shǒu Wū), Blütenstand und Blatt

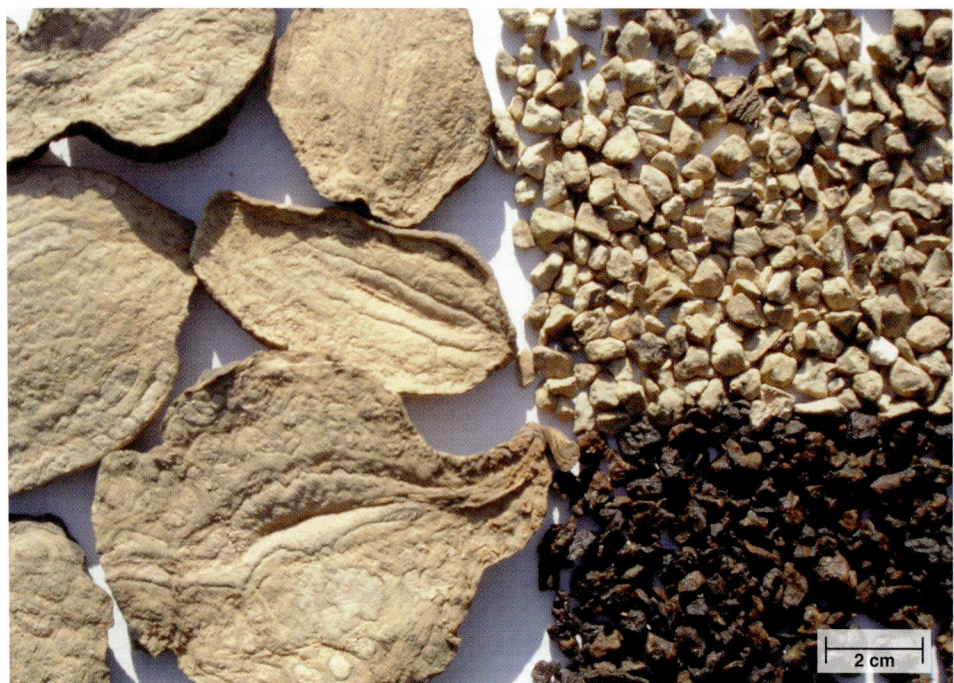

Abb. 2: Vielblütige Knöterich-Wurzel. Links und rechts oben: Polygoni multiflori radix (Hé Shǒu Wū). Rechts unten: Polygoni multiflori radix praeparata cum succo glycines sotae (Zhì Hé Shǒu Wū), mit Schwarzbohnenschalen-Dekokt behandelt.

Herkunft

Die getrocknete Wurzel von *Polygonum multiflorum* Thunb. (Hé Shǒu Wū), Polygonaceae

Ernte und Verarbeitung

Die Wurzel wird vom Herbst bis in den Winter, wenn die Blätter verwelkt sind, ausgegraben, nach Abtrennen ihrer Endabschnitte wird sie gewaschen, geschnitten und getrocknet.

Pao Zhi

Zhì Hé Shǒu Wū/Polygoni multiflori radix praep. cum succo glycines sotae: Glycinis semen/Hēi Dòu/Schwarze Sojabohnen wird in Wasser gekocht und abgesiebt. Die geschnittenen Hé Shǒu Wū wird in diesen Sud eingelegt, bis sie die Flüssigkeit aufgenommen hat. Danach wird sie so lange gedünstet, bis sie innen und außen eine dunkelbraune Farbe angenommen hat. Für 100 kg Droge nimmt man 10 kg Glycinis semen/Hēi Dòu.

Zhì Shǒu Wū/Zhì Hé Shǒu Wū/Polygoni multiflori radix: Wenn keine Schwarzbohnen erhältlich sind, kann die Pao-Zhi-Vorschrift von 1994 des Gesundheitsamtes von Shanghai angewandt werden: Die Droge wird mehrmals mit Wasser besprüht und stehengelassen, bis das Wasser ihr Inneres durchgedrungen hat. Danach dünstet man sie acht Stunden und lässt sie über Nacht stehen. Am nächsten Morgen rührt man sie um und wiederholt den Vorgang, bis sie innen und außen eine bräunliche Farbe angenommen hat. Die beim Dünsten entstehende Flüssigkeit sollte dabei immer wieder verwendet werden.

Zhì Hé Shǒu Wū hat einen höheren Zuckergehalt als die unbehandelte Droge und schmeckt süßlicher. Durch das Pao-Zhi-Verfahren werden die Anthrachinon-Glykoside zerstört, wodurch ihre abführende Wirkung gemindert wird. Dies ist wichtig, da in den meisten tonisierenden Rezepten eine abführende Wirkung unerwünscht ist.

Bei der Erstellung der Rezeptur muss darauf geachtet werden, ob Hé Shǒu Wū oder Zhì Hé Shǒu Wū benötigt wird. Nur so das kann das Therapieziel erreicht werden.

Qualität

Beim Analysezertifikat auf den Gehalt von 2,3,5,4´-Tetrahydroxystilbene-2-O-β-D-Glucosid achten

Eigenschaften

Geschmacksrichtung: bitter, süß, adstringierend
Temperaturverhalten: warm
Wirkungsort/Meridian: Leber, Herz, Nieren

Wirkung und Anwendung

Polygoni multiflori radix/Hé Shǒu Wū: Entgiftend, Geschwüre abschwellend, Darm befeuchtend, abführend, Malaria stoppend.

Polygoni multiflori radix praeparata cum succo glycines sotae/ Zhì Hé Shǒu Wū: Leber und Niere tonisierend, Blut und Essenz ernährend, graues Haar beseitigend, Sehnen und Knochen kräftigend (Shou Wu heißt auf Chinesisch schwarzer Kopf).

Polygoni multiflori radix praeparata cum succo glycines sotae/ Zhì Hé Shǒu Wū wird bei Blut-Mangel mit Symptomen wie Schwindel, Augenflimmern, Palpitationen, Vergesslichkeit, Müdigkeit und blassem Gesicht verwendet. Die Droge wird einzeln eingesetzt oder mit Angelicae sinensis radix/Dāng Guī und Rehmanniae radix praep./Shú Dì Huáng kombiniert.

Bei Schwindel, Tinnitus, Kraftlosigkeit in den Knien und Beinen und früh ergrautem Haar, die durch eine Leber- und Nieren-Yin-Schwäche sowie einer Nieren-Essenz(Jing)-Schwäche verursacht werden, wird Polygoni multiflori radix praeparata cum succo glycines sotae/Zhì Hé Shǒu Wū mit Angelicae sinensis radix/Dāng Guī, Lycii fructus/Gǒu Qǐ Zǐ und Cuscutae semen/Tù Sī Zǐ verabreicht, wie in dem Fertigarzneimittel Qi Bao Mei Ran Dan.

Die Behandlung von früh ergrautem Haar sollte einige Monate andauern. Um das Therapieziel zu erreichen, muss auf das richtige Pao-Zhi-Verfahren der Droge geachtet werden sowie auf die Qualität, also auf ihren Schnitt und die Stückgröße. An diesen Kriterien orientieren sich die Dosierung und die Kochzeit.

Vergleich Eigenschaften und Wirkungen von Hé Shǒu Wū und Zhì Hé Shǒu Wū

Pin Yin	Hé Shǒu Wū	Zhì Hé Shǒu Wū
Lat. Bezeichnung	Polygoni multiflori radix	Polygoni multiflori radix praep. cum succo glycines sotae
Temperaturverhalten	Neutral bis leicht warm	Warm
Geschmacksrichtung	Bitter, süß, adstringierend	Weniger bitter, mehr süß, kaum adstringierend
Dermatologische Probleme Hautjuckreiz, Geschwüre	Ja	Nein
Graues Haar beseitigend	Nein	Ja
Blut ernährend, Leber und Niere tonisierend	Kaum	Ja
Malaria	Ja	Nein
Darm befeuchtend, abführend	Ja	Kaum

Polygoni multiflori radix/Hé Shǒu Wū wird bei lang anhaltenden Symptomen der Malaria verwendet, wenn das Blut und das Qi schon erschöpft sind und nicht mehr ausreichen, um die Noxe auszutreiben. Hierfür wird sie zusammen mit Angelicae sinensis radix/Dāng Guī und Ginseng radix et rhizoma/Rén Shēn eingesetzt (siehe Rezeptur He Ren Yin).

Bei Obstipation und trockenem Darm, die durch Blut-Mangel und Flüssigkeitsverlust entstanden sind, wird Polygoni multiflori radix/Hé Shǒu Wū mit Angelicae sinensis radix/Dāng Guī und Cannabis fructus/Huǒ Má Rén verabreicht.

Bei Geschwüren wirkt die Droge (Rohdroge) entgiftend und wird oft mit Lonicerae japonicae flos/Jīn Yín Huā und Forsythiae fructus/Lián Qiào kombiniert.

Bei Knoten, wie zum Beispiel bei einer Schilddrüsenvergrößerung, wird Polygoni multiflori radix/Hé Shǒu Wū zusammen mit Prunellae spica/Xià Kū Cǎo, Cyperi rhizoma praep./Cù Xiāng Fù, Fritillariae thunbergii bulbus/Zhè Bèi Mǔ/Zhè Bèi und Scrophulariae radix/Xuán Shēn eingesetzt.

Bei Juckreiz, der durch Blut-Mangel entstanden ist und dadurch hervorgerufenene Geschwüren kombiniert man die Droge mit Schizonepetae spica/Jīng Jiè, Sophorae flavescentis radix/Kǔ Shēn und Saposhnikoviae radix/Fáng Fēng oder mit Artemisiae argyi folium/Ai Yè zur äußerlichen Anwendung.

Polygoni multiflori radix/Hé Shǒu Wū wird heute auch bei erhöhten Blutlipiden sowie Hypertonie verwendet, die durch Leber-Nieren-Yin-Mangel entstanden sind.

Dosierung
6 bis 12 g

Inhaltsstoffe
2,3,5,4′-Tetrahydroxystilben-2-O-β-D-glucosid ($\geq$ 1,0 %), Chrysophanol, Emodin, Rhein, Physcion, Lecithin. Laut Ph. Chin. soll der Gehalt an 2,3,5,4′-Tetrahydroxystilben-2-O-β-D-glucosid mindestens 0,70 % betragen.

Pharmakologie
Die Droge senkt im Experiment erhöhte Cholesterinwerte, reduziert arteriosklerotische Plaques, stärkt das Immunsystem, verbessert die Produktion der Erythrozyten, erhöht die koronare Durchblutung und die Darmbewegung, wirkt abführend, verzögert das Altern und schützt die Leber.

15.3.6 Rehmanniae radix praeparata – Vorbehandelte Rehmannia-Wurzel – Shú Dì Huáng, 熟地黄

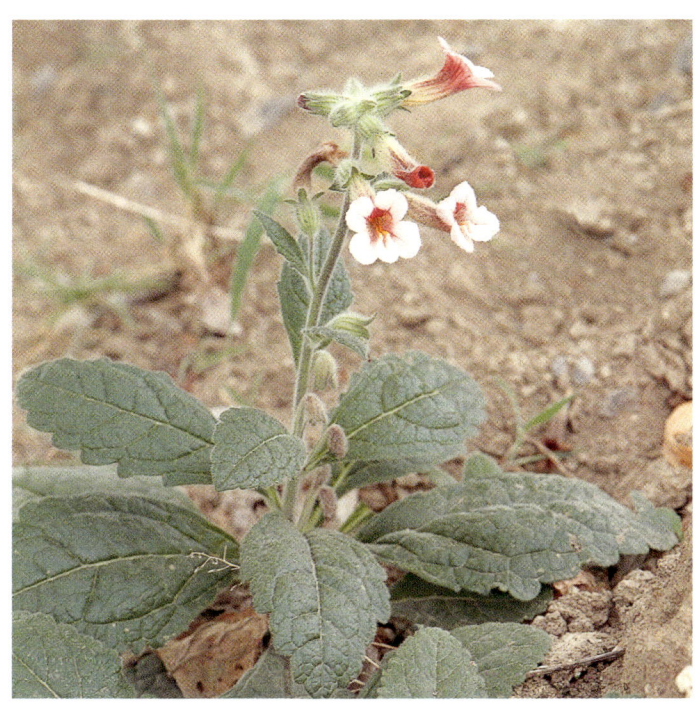

Abb. 1: Rehmannia, *Rehmannia glutinosa* Libosch. (Dì Huáng)

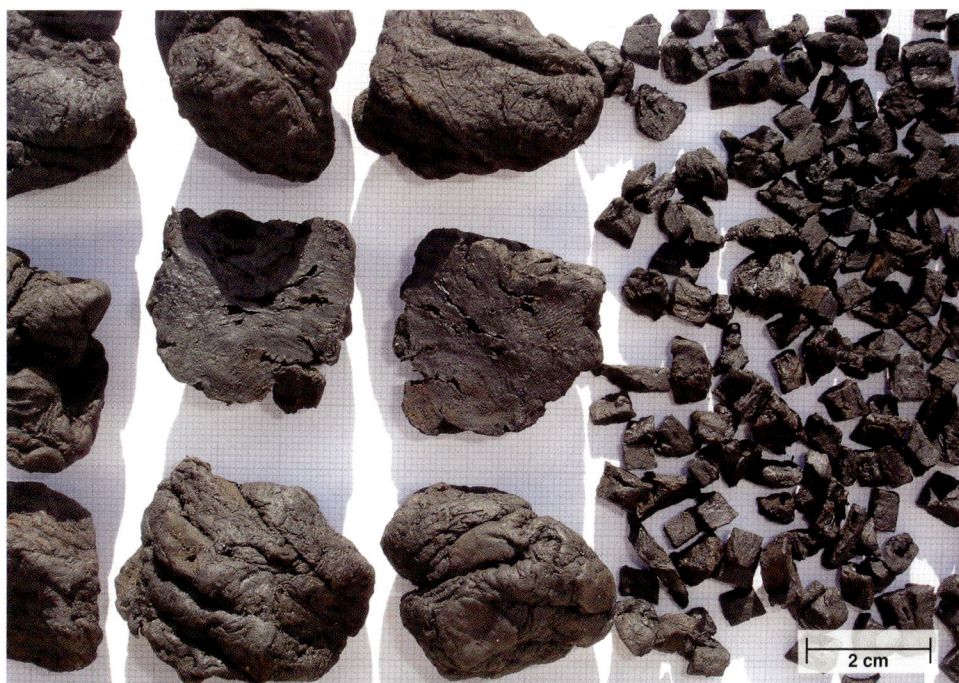

Abb. 2: Vorbehandelte Rehmannia-Wurzel, Rehmanniae radix praeparata (Shú Dì Huáng). Links: Ganzdroge. Rechts: Richtig geschnitten. Bei beiden handelt es sich um die Dao Di Droge Hé Nán Shú Dì, diese ist gekennzeichnet durch größere Stücke, schmierige, weiche Konsistenz, glänzenden Bruch beim Schneiden und süßen Geschmack. Rehmanniae radix/Shēng Dì Huáng ist innen schwarz und hat eine bräunliche Außenrinde; Rehmanniae radix praeparata (Shú Dì Huáng) ist durch längeres wiederholtes Dünsten innen und außen schwarz.

Herkunft
Die Wurzelknolle von *Rehmannia glutinosa* Libosch. (Dì Huáng), Scrophulariaceae

Ernte und Verarbeitung
Die Droge wird im Herbst ausgegraben, von Stängelresten sowie Erdreich befreit und gereinigt. Sie wird entweder im frischen Zustand verwendet und wird dann Rehmanniae radix recens/Xiān Dì Huáng genannt oder sie wird über mildem Feuer erhitzt, bis sie etwa 80 % ihres Gewebewassers verloren hat und das Innere schwarz wird. Diese Form nennt man Rehmanniae radix/Shēng Dì Huáng oder Dì Huáng. Sie ist die am häufigsten eingesetzte Drogenform. In manchen Verarbeitungsgebieten wird die Droge in runde Stücke geschnitten.

Rehmanniae radix/Shēng Dì Huáng ist nicht so kalt im Temperaturverhalten wie Rehmanniae radix recens/Xiān Dì Huáng (siehe Kap. 4.4).

Pao Zhi
Rehmanniae radix praep./Shú Dì Huáng: Rehmanniae radix/Shēng Dì Huáng wird mit Reiswein versetzt und gedünstet, bis das Innere schwarz und der Geschmack süßlich wird. Sie wirkt hierdurch leicht warm.

Qualität
Rehmanniae radix praep./Shú Dì Huáng: Die Drogen aus der Provinz He Nan sind wegen ihrer Größe, dem Gewicht, der festen Konsistenz und dem süßen Geschmack als Dao-Di-Droge geschätzt. Beim Schneiden weist der Bruch wenig Risse und von der Außenrinde nach innen eine glänzende schwarze Farbe auf.

Eigenschaften
Geschmacksrichtung:	süß
Temperaturverhalten:	leicht warm
Wirkungsort/Meridian:	Leber, Nieren

Wirkung und Anwendung
Blut tonisierend, Yin ernährend, Nieren-Jing (Essenz) und Knochenmark füllend.

Eine Blutschwäche kann ein blasses Gesicht, Schwindel, Palpitationen, Regelstörungen und übermäßige Regelblutung verursachen. Hierfür wird Rehmanniae radix praep./Shú Dì Huáng mit Angelicae sinensis radix/Dāng Guī, Paeoniae radix alba/Bái Sháo kombiniert (siehe Rezeptur Si Wu Tang).

Beim durch Nieren-Yin-Schwäche verursachten Hitzewallungen, Nachtsschweiß, Pollution, Stoffwechselstörung mit Durst, Hunger wird die Droge oft mit Corni fructus/Shān Zhū Yú, Dioscoreae rhizoma/Shān Yào verordnet (siehe Rezeptur Liu Wei Di Huang Wan).

Bei Schwäche in Knien und Lenden, Schwindel, Ohrensausen, früh ergrautem Haar, die durch Nieren-Essenz-Mangel verursacht worden sind, kann die Droge mit Polygoni multiflori praep. cum succo glycines sotae radix/Zhì Hé Shǒu Wū, Cuscutae semen/Tù Sī Zǐ usw. zusammen eingesetzt werden.

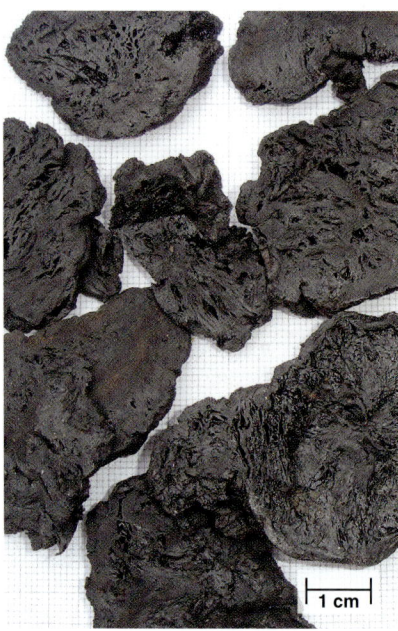

Abb. 3: Vorbehandelte Rehmannia-Wurzel, Rehmanniae radix praeparata (Shú Dì Huáng), rissiger Bruch, minderwertige Qualität

Dosierung
9 bis 15 g

Inhaltsstoffe
Iridoidglucoside, wie z. B. Catalpol; Campesterol, Aucubin und Rehmannin, Polysaccharide, Stachyose, Rehmannioside, Aminosäuren. Iridoidglucoside sind die Hauptwirkstoffe und für die Schwarzverfärbung während der Verarbeitung verantwortlich.

Pharmakologie
Herz stärkend, diuretisch, Blutzucker senkend, erhöht Leukozytenzahl, verstärkt die Immunfunktion

Unerwünschte Wirkungen und Gegenanzeigen
Vorsicht bei vermehrtem Schleim, bei Völle in der Mitte und chronischem Durchfall

15.4 Yin tonisierende Drogen – Bu Yin Yao, 补阴药

Drogenübersicht für Yin tonisierende Drogen

Lat. Name	Dt. Name	Pin-Yin-Name	Chin. Name	Seite
Adenophorae radix	Becherglockenwurzel	Nán Shā Shēn	南沙参	604
Asparagi radix	Chinesische Spargelwurzel	Tiān Dōng	天冬	606
Ecliptae herba	Ecliptenkraut	Mò Hàn Lián	墨汉莲	608
Glehniae radix	Glehnia-Wurzel	Běi Shā Shēn	北沙参	610
Ligustri lucidi fructus	Ligusterfrüchte	Nǚ Zhēn Zǐ	女贞子	612
Lilii bulbus	Lilienzwiebel	Bǎi Hé	百合	614
Lycii fructus	Bocksdornfrüchte	Gǒu Qí Zǐ	枸杞子	616
Ophiopogonis radix	Schlangenbartwurzel	Mài Mén Dōng	麦门冬	618
Polygonati odorati rhizoma	Wohlriechender Weißwurzwurzelstock	Yǔ Zhú	玉竹	620

Gemeinsamkeiten

Die Drogen dieser Gruppe sind meistens süß im Geschmack und kühl oder kalt im Temperaturverhalten. Sie können das Yin tonisieren und Flüssigkeit auffüllen. Ein Yin-Mangel mit Trockenheitssymptomen lässt sich oft nicht nur durch Trinken lindern. Durch das Kochen der Drogen entsteht ein zähflüssiges, schleimiges Dekokt (außer bei Nǚ Zhēn Zǐ und Hàn Lián Cǎo). Hierdurch kann der Flüssigkeitsmangel besser kompensiert werden. Wenn das Yin wieder erstarkt, können Hitze und Fieber nicht entstehen. Zu dieser Gruppe gehört auch noch Rehmanniae radix praep./Shú Oì Huáng (siehe Kap. 15.3) und Dendrobii/Shí Hú.

Drogen, die das Magen-Yin ernähren, können auch das Lungen-Yin ernähren. Das Nieren-Yin ernährende Drogen können auch das Leber-Yin ernähren.

Wenn Leere-Hitze und Fieber noch vorhanden sind, erzielt man durch eine Kombination mit Hitze kühlenden Drogen eine schnelle Wirkung. Wenn Völle-Hitze vorhanden ist, sollte man grundsätzlich als leitende Droge keine Yin tonisierende Droge benutzen.

Yin und Yang sind der Ursprung und ergänzen sich gegenseitig. Wenn man der Nieren-Yin tonisierenden Rezeptur eine Nieren-Yang-Droge hinzufügt, kann die stagnierende Nebenwirkung der Yin-Drogen gemindert werden.

Da diese Drogen meistens schleimige und stauende Eigenschaften haben, sind sie bei Milz-, Magen- und Verdauungsschwäche sowie übermäßigem Schleim und chronischem Durchfall ungeeignet.

15.4.1 Adenophorae radix – Becherglockenwurzel – Nán Shā Shēn, 南沙参

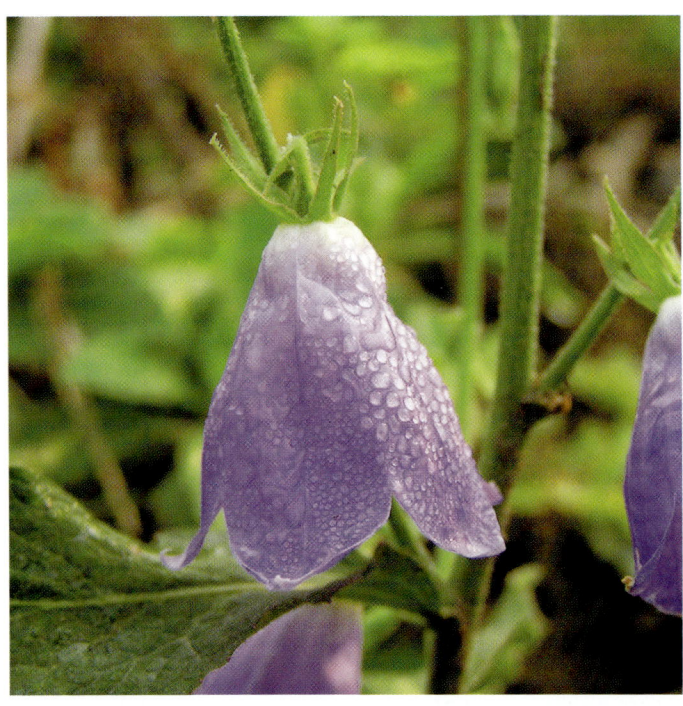

Abb. 1: Vierblättrige Becherglocke, *Adenophora tetraphylla* (Thunb.) Fisch. (Lún Yè Shā Shēn)

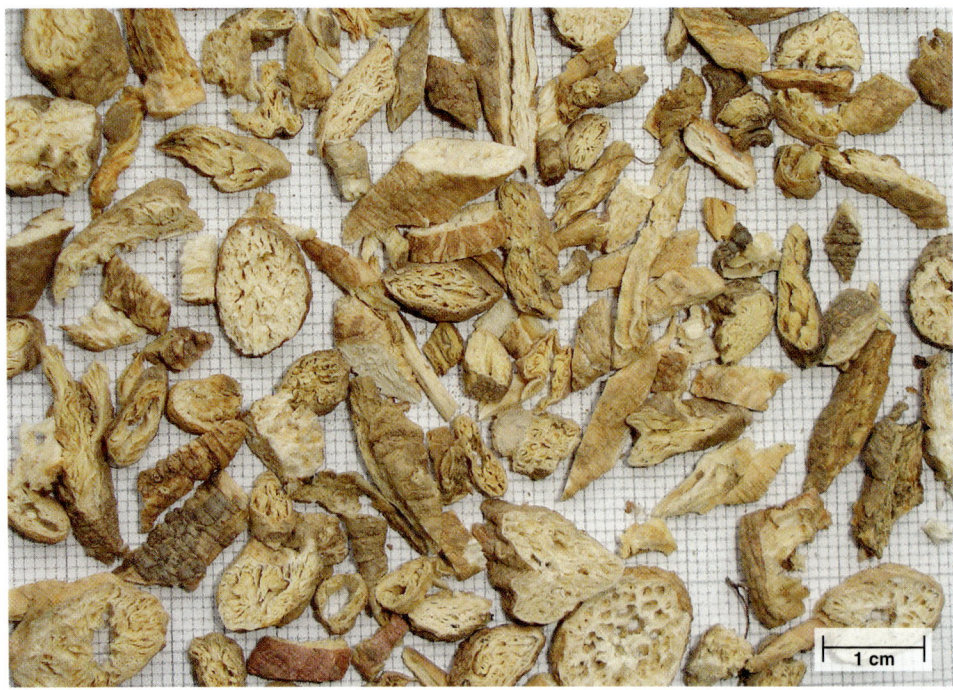

Abb. 2: Becherglockenwurzel, Adenophorae radix (Nán Shā Shēn), Schnittdroge, keine gute Verarbeitung

Synonyme
Schellenblumenwurzel

Herkunft
Die getrocknete Wurzel von *Adenophora tetraphylla* (Thunb.) Fisch. (Lún Yè Shā Shēn) oder *Adenophora stricta* Miq. (Xìng Yè Shā Shēn), Campanulaceae

Ernte und Verarbeitung
Die Wurzel wird im Frühling und Herbst ausgegraben, von Nebenwurzeln befreit und gewaschen. Dann wird die grobe Rinde von der noch frischen Wurzel entfernt und die Wurzel getrocknet.

Pao Zhi
Kein Pao Zhi üblich. Selten wird die Wurzel mit Honig geröstet. Dies verbessert ihre Yin ernährende Wirkung, ihre Schleim lösende Wirkung wird dadurch aber geschwächt.

Eigenschaften
Geschmacksrichtung: süß
Temperaturverhalten: leicht kalt
Wirkungsort/Meridian: Lunge, Magen

Wirkung und Anwendung
Yin ernährend, Lunge-Hitze kühlend, Schleim umwandelnd, Qi begünstigend.

Die Droge wird bei einem durch Lungen-Yin-Schwäche verursachtem trockenem Husten mit wenigem und sich schwer lösendem Auswurf benutzt. Adenophorae radix/Nán Shā Shēn wirkt hier Yin ernährend, Lungenhitze kühlend und schleimlösend. Sie kann mit Ophiopogonis radix/Mài Mén Dōng, Mori folium/Sāng Yè, Anemarrrhenae rhizoma/Zhī Mŭ und Fritillariae cirrhosae bulbus/Chuān Bèi Mŭ oder auch mit Lilii bulbus/Bǎi Hé kombiniert werden.

Lang andauernde Hitze-Erkrankungen können das Yin und Qi verletzen mit Symptomen wie trockener Hals, Durst, rote, trockene Zunge und verminderter Appetit. Hier kann Adenophorae radix/Nán Shā Shēn mit Dendrobii herba/Shí Hú, Ophiopogonis radix/Mài Mén Dōng und Dioscoreae rhizoma/Shān Yào kombiniert werden.

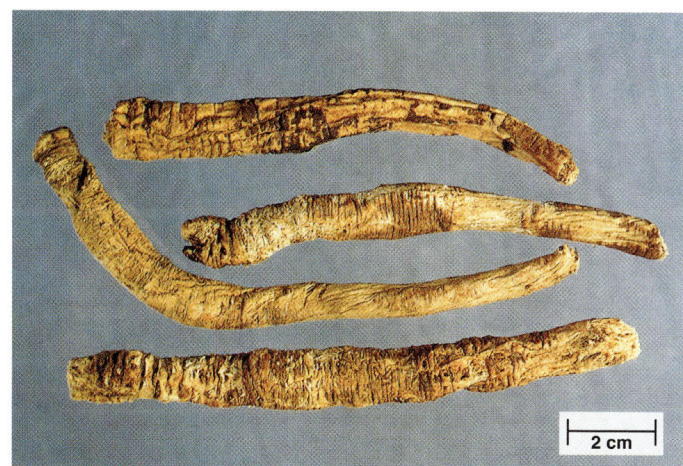

Abb. 3: Becherglockenwurzel, Adenophorae radix (Nán Shā Shēn), Ganzdroge

Die Bezeichnung Shā Shēn kann sowohl Nán Shā Shēn als auch Běi Shā Shēn bedeuten. Beide haben ein ähnliches Wirkungsspektrum und können meistens ausgetauscht werden. In der Praxis wird oft nur Shā Shēn rezeptiert. Die unterschiedliche Wirkungsweise besteht darin, dass Nán Shā Shēn bitter und kälter ist als Běi Shā Shēn und besser die Hitze kühlt. Glehniae radix/Běi Shā Shēn ist besser, um das Yin aufzubauen und das Magen-Yin zu ernähren.

Dosierung
9 bis 15 g

Inhaltsstoffe
Xanthotoxin (Ammoidin), β-Carotin, Taraxeron, β-Sitosterol, Polysaccharide

Pharmakologie
Expektorierend, Herz stärkend, antimykostisch

Unerwünschte Wirkungen und Gegenanzeigen
Die Droge ist bei Husten durch Wind-Kälte-Erkältung sowie bei Milz- oder Lungen-Leere-Kälte kontraindiziert. Nicht zusammen mit Veratri nigri radix et rhizoma/Lí Lú verabreichen

15.4.2 Asparagi radix – Chinesische Spargelwurzel – Tiān Dōng, 天冬

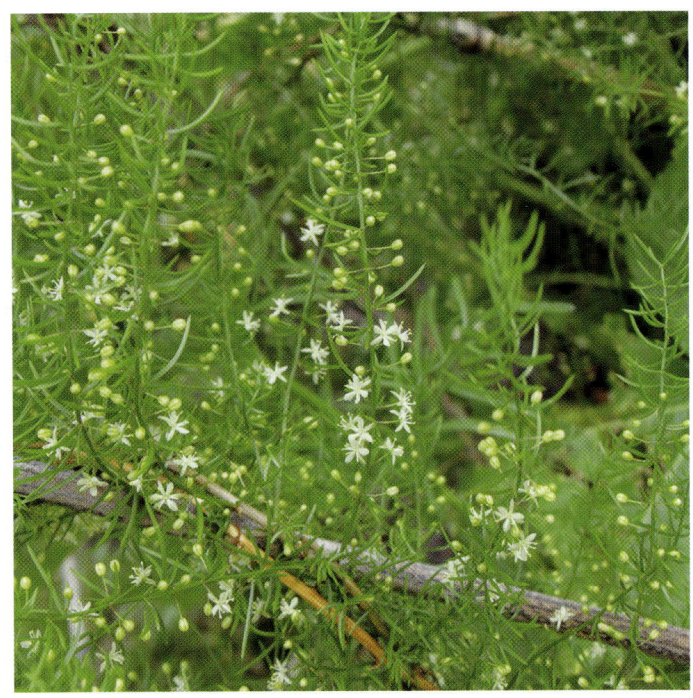

Abb. 1: Chinesischer Spargel, *Asparagus cochinchinensis* (Lour.) Merr. (Tiān Dōng)

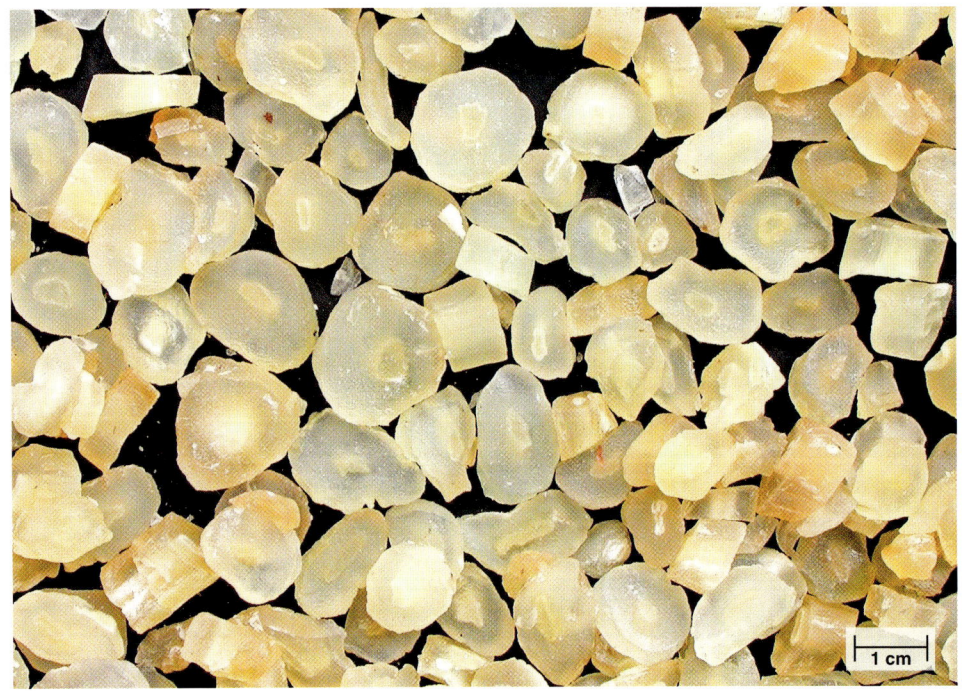

Abb. 2: Chinesische Spargelwurzel, Asparagi radix (Tiān Dōng). Hier gezeigt ist eine hochwertige Dà-Tiān-Dōng-Ware von guter Qualität und Verarbeitung

Synonyme
Tiān Mén Dōng, 天门冬, Chinesische Asparguswurzel

Herkunft
Der getrocknete, geschälte Wurzel von *Asparagus cochinchinensis* (Lour.) Merr. (Tiān Dōng), Liliaceae

Ernte und Verarbeitung
Die Wurzel wird im Herbst und Winter ausgegraben, gewaschen, von Stängelresten und Nebenwurzeln befreit und in Wasser gekocht. Während sie noch warm ist, wird die Außenrinde abgeschält. Die Wurzel wird gewaschen und über mildem Feuer getrocknet oder nach Räuchern mit Schwefel getrocknet.

Pao Zhi
Kein Pao Zhi üblich

Qualität
Es gibt keine spezifische Dao-Di-Droge für Tian Dong. Erfahrene Therapeuten verordnen oft „Da Tian Dong", d. h. große, dicke, fette Tian-Dong-Stücke. Diese sollten hellgelb, halb durchsichtig, etwas weich, mit hornartigem Bruch, jedoch klebrig, süß und kaum bitter sein. Die minderwertige Tian Dong ist klein, mit einem Durchmesser von weniger als 1 cm, geschrumpft, hat rötlich braune Farbe, ist fasrig, undurchsichtig und weniger süß im Geschmack.

Eigenschaften
Geschmacksrichtung: süß, bitter
Temperaturverhalten: kalt
Wirkungsort/Meridian: Lunge, Niere

Wirkung und Anwendung
Yin ernährend, Trockenheit befeuchtend, Feuer kühlend, Körperflüssigkeit (Jin Ye) fördernd.

Die Droge wird bei Lungen-Yin-Schwäche mit trockenem Husten, Bluthusten sowie erhöhter Temperatur angewandt. Dafür kombiniert man sie mit Ophiopogonis radix/Mài Mén Dōng, Adenophorae radix/Nán Shā Shēn und Rehmanniae radix praep./Shú Dì Huáng.

Bei Hitzewallungen, Samenverlust, Diabetes und anderen konsumierenden Erkrankungen sowie Trockenheit und Obstipation, die durch Nieren-Yin-Schwäche und Leere-Feuer verursacht werden, kombiniert man sie mit Rehmanniae radix praep./Shú Dì Huáng,

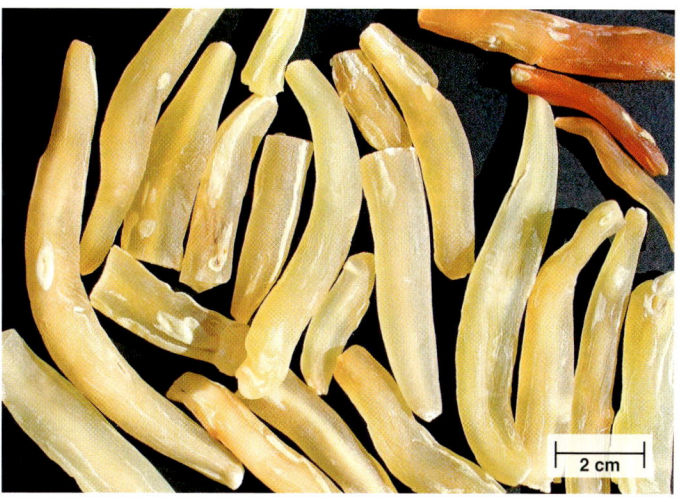

Abb. 3: Chinesische Spargelwurzel, Asparagi radix (Tiān Dōng), Ganzdroge, Dà Tiān Dōng, geschält. Die kleinen und die roten Wurzeln (rechts oben) sollten entfernt werden.

Anemarrrhenae rhizoma/Zhī Mǔ und Phellodendri chinensis cortex/Huáng Bó. Bei Hitze, Durst, Schlaflosigkeit, Unruhe und Flüssigkeitsverlust benutzt man sie zusammen mit Ginseng radix et rhizoma/Rén Shēn und Rehmanniae radix/Shēng Dì Huáng und bei Obstipation sowie trockenem Darm zusammen mit Scrophulariae radix/Xuán Shēn und Rehmanniae radix/Shēng Dì Huáng. Asparagi radix/Tiān Dōng/Tiān Mén Dōng hat den Ruf eines lebensverlängernden Mittels natürlich nur, wenn sie richtig eingesetzt wird.

Dosierung
6 bis 12 g

Inhaltsstoffe
Asparagin, Schleimstoffe, Aminosäuren wie Citrullin und Serin, Oligosaccharide, 5-Methoxy-methylfurfural

Pharmakologie
Hustenstillend, expektorierend, antineoplastisch, hemmt das Wachstum verschiedener Bakterienstämme

Unerwünschte Wirkungen und Gegenanzeige
Vorsicht bei Schleimbefund

15.4.3 Ecliptae herba –Ecliptenkraut – Mò Hàn Lián, 墨汉莲

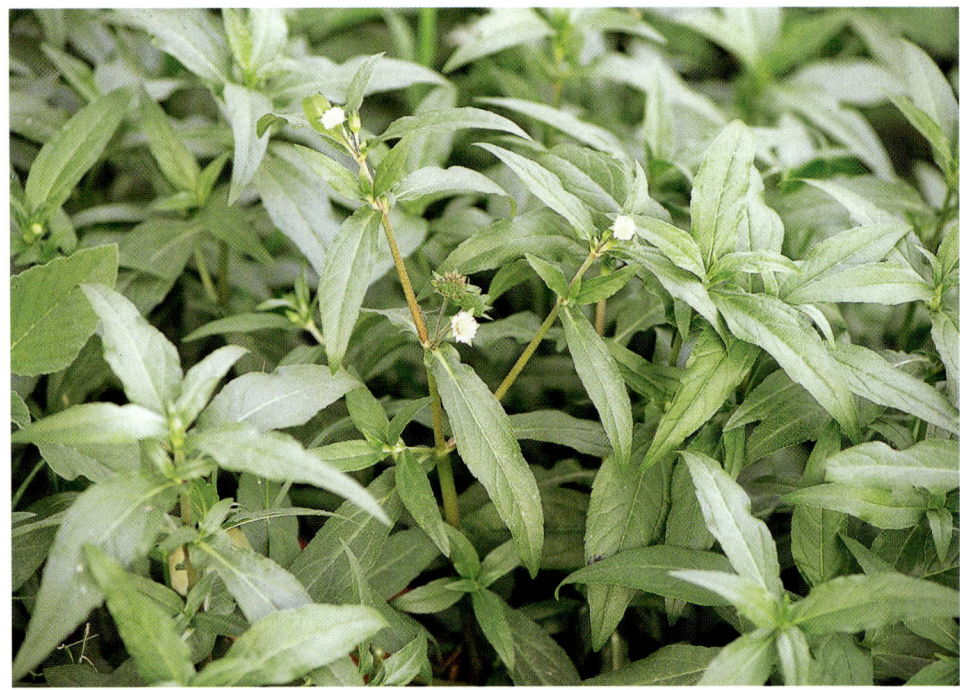

Abb. 1: Ecliptenkraut, *Eclipta prostrata* L. (Lǐ Cháng). Beim Zerreiben der Stängel und Blätter fließt eine schwarze Flüssigkeit aus, daher heißt die Pflanze Mò Hàn Lián. Mò bedeutet schwarze Tusche.

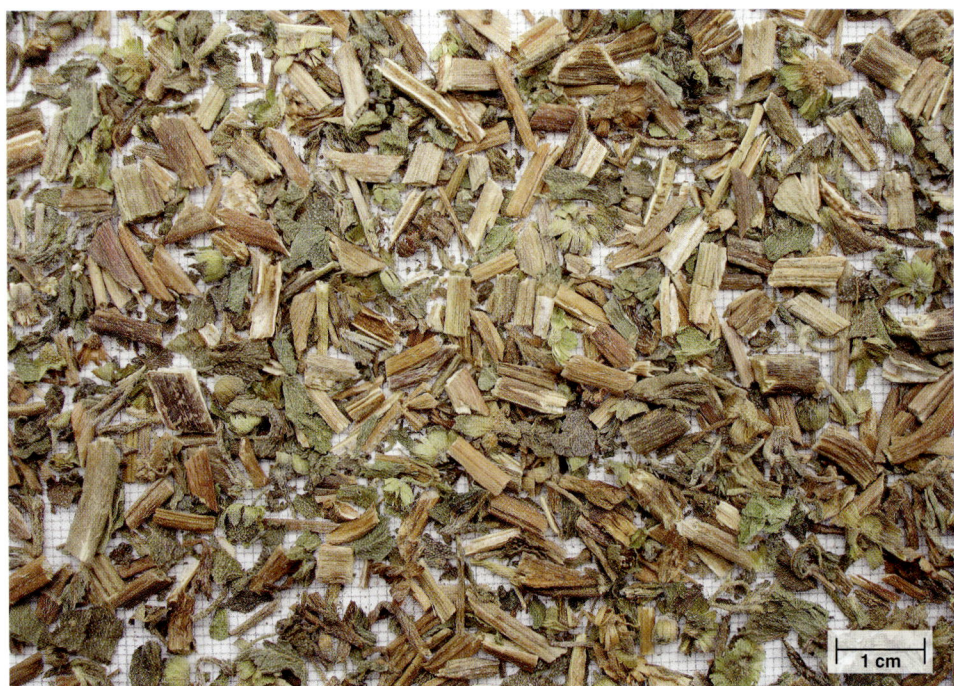

Abb. 2: Ecliptenkraut, Ecliptae herba (Mò Hàn Lián), Schnittdroge. Das Dekokt der Droge ist dunkelgrün.

Synonyme
Hàn Lián Cǎo, 旱莲草

Herkunft
Der getrocknete oberirdische Teil von *Eclipta prostrata* L. (Lǐ Cháng), Asteraceae

Ernte und Verarbeitung
Das Kraut wird zur Blütezeit abgeschnitten, an der Sonne getrocknet und geschnitten.

Pao Zhi
Kein Pao Zhi üblich

Eigenschaften
Geschmacksrichtung: süß, sauer
Temperaturverhalten: kalt
Wirkungsort/Meridian: Leber, Niere

Wirkung und Anwendung
Nieren-Yin und Leber-Yin ernährend, Blut kühlend, Blutungen stillend.

Die Droge kann bei durch Leber-, Nieren-Yin-Schwäche verursachtem Schwindel, Sehstörungen, früh ergrautem Haar, Lendenschmerzen, Kraftlosigkeit in den Beinen, Samenverlust, losen Zähnen sowie Ohrensausen benutzt werden. Die Kombination Ecliptae herba/Mò Hàn Lián und Ligustri lucidi fructus/Nǚ Zhēn Zǐ (Rezeptur Er Zhi Wan) erzeugt auch bei langfristiger Anwendung keinen Schleim, wie viele andere Nieren-Yin tonisierende Rezepturen.

Bei früh ergrautem Haar wird empfohlen, frische Ecliptae herba/ Mò Hàn Lián zu zerstoßen, auszupressen, den Saft mit Honig und Ingwersaft zu mischen und täglich einzunehmen.

Die Droge kann ferner bei durch Yin-Schwäche und Blut-Hitze verursachten Blutungen wie Blutspucken, Nasenbluten, Blut im Urin und Stuhl sowie übermäßigen Regelblutungen benutzt werden. Dafür kann sie einzeln oder zusammen mit Rehmanniae radix/ Shēng Dì Huáng, Asini corii colla/E Jiāo und Typhae pollen/Pú Huáng verabreicht werden. Man kann die Droge auch äußerlich anwenden.

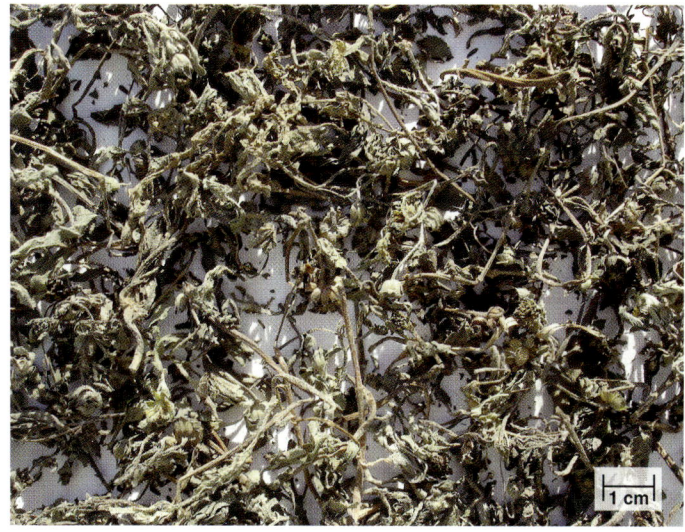

Abb. 3: Ecliptenkraut, Ecliptae herba (Mò Hàn Lián), Ganzdroge

Dosierung
6 bis 12 g

Inhaltsstoffe
Saponinglykoside, Nicotin, Vitamin A, α-Terthienylmethanol, α-Formyl-α-Terthienyl, Tannin, Bitterstoffe, Isoflavonoide

Pharmakologie
Blutungen stoppend, Immunsystem stärkend, antimutagen, Leber schützend

Unerwünschte Wirkungen und Gegenanzeigen
Kontraindiziert bei Milz- und Magen-Leere-Kälte, Verdauungsschwäche sowie Durchfall

15.4.4 Glehniae radix – Glehnia-Wurzel – Běi Shā Shēn, 北沙参

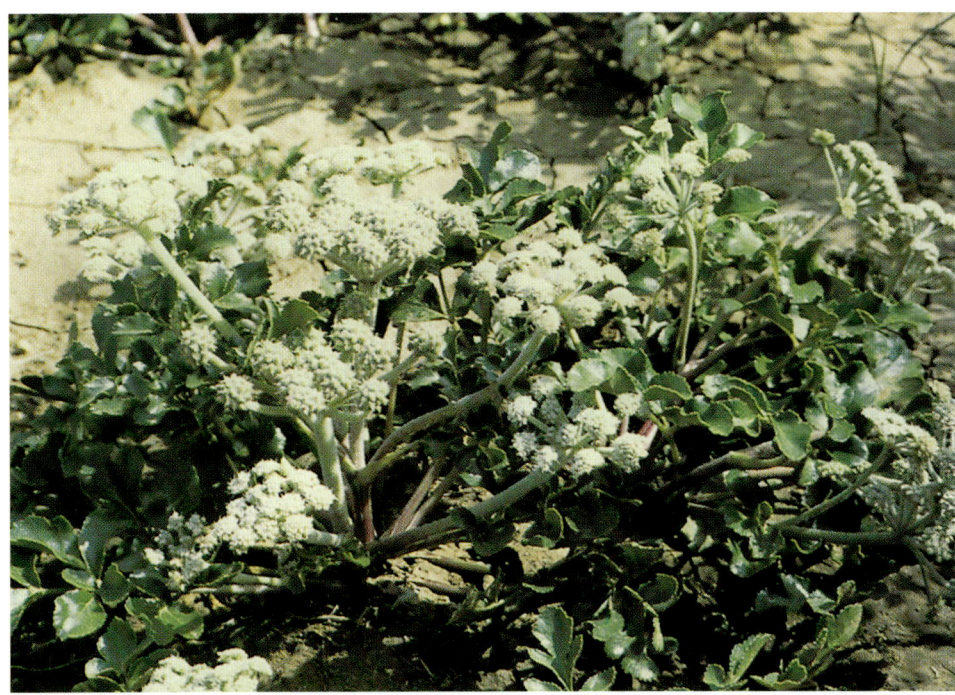

Abb. 1: Glehnia, *Glehnia littoralis* Fr. Schmidt ex Miq. (Běi Shā Shēn). Quelle: The coloured Atlas of the Chinese Materia Medica specified in Chin. Ph.

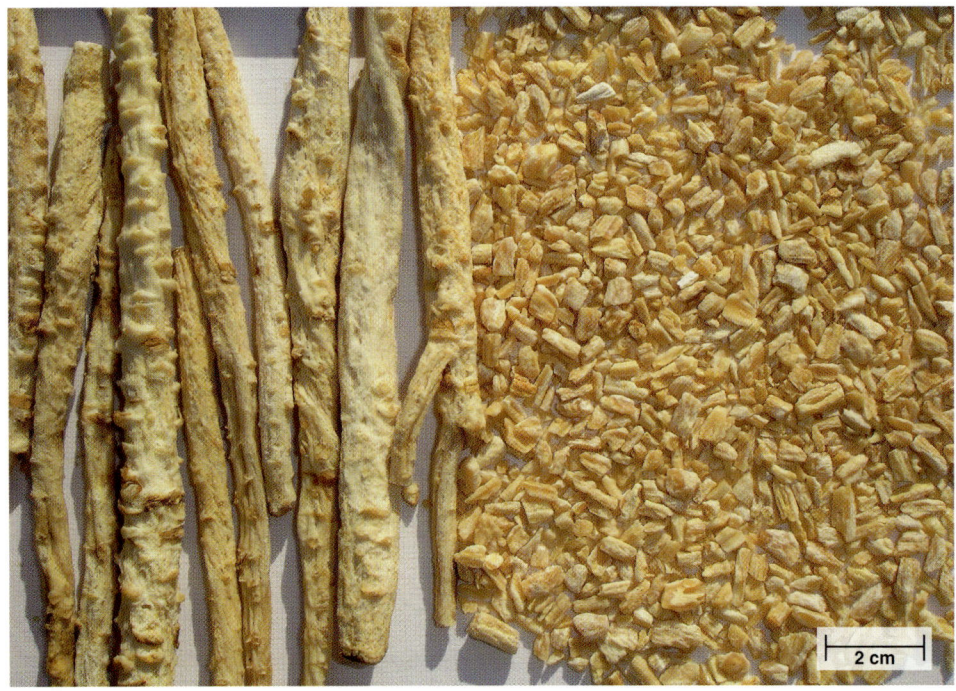

Abb. 2: Glehnia-Wurzel, Glehniae radix (Běi Shā Shēn). Links: Ganzdroge. Rechts: Schnittdroge.

Herkunft
Die getrocknete Wurzel der *Glehnia littoralis* Fr. Schmidt ex Miq. (Běi Shā Shēn, früher als *Phellopterus littoralis* Bentham bezeichnet), Apiaceae

Ernte und Verarbeitung
Die Wurzel wird im Sommer und Herbst ausgegraben, gewaschen und kurz in kochendes Wasser eingelegt. Die Außenrinde wird entfernt und die Wurzel getrocknet. Bei der vereinfachten, ebenfalls praktizierten Verarbeitung wird die Droge ohne Entfernung der Außenrinde gewaschen, geschnitten und getrocknet.

Pao Zhi
Mì Zhì Běi Shā Shēn: Honig wird zum Sieden gebracht. Die geschnittene Glehniae radix/Běi Shā Shēn wird dazugegeben, vermischt und über mildem Feuer geröstet, bis die Droge trocken ist. Durch diese Verarbeitung verstärkt man ihre Yin tonisierende und Lunge befeuchtende Wirkung.

Eigenschaften
Geschmacksrichtung: süß, leicht bitter
Temperaturverhalten: leicht kalt
Wirkungsort/Meridian: Magen, Lunge

Wirkung und Anwendung
Yin ernährend, Lungen-Hitze klärend, Magen- und Körperflüssigkeit ergänzend.

Die Droge wird bei durch Lungen-Yin-Schwäche verursachtem trockenem Husten mit wenig Schleim, trockenem Hals, heiserer Stimme eingesetzt, und dann mit Ophiopogonis radix/Mài Mén Dōng, Polygonati odorati rhizoma/Yù Zhú und Pseudostellariae radix/Tài Zǐ Shēn kombiniert.

Sie wird auch bei Magen-Schwäche oder bei einem durch Hitzeerkrankungen verletzten Magen-Yin mit Flüssigkeitsmangel, Durst, trockenem Hals, roter Zunge, Sodbrennen, Magenschmerzen, Aufstoßen und Übelkeit verwendet. Dann wird sie mit Dendrobii herba/Shí Hú und Ophiopogonis radix/Mài Mén Dōng eingesetzt.

Dosierung
4,5 bis 9 g

Inhaltsstoffe
Imperatorin, Psoralen, Bergapten, Isoimperatorin, Osthenol-7-O-β-Gentiobiosid, Xanthotoxin, Scopoletin, Polysaccharide, Alkaloide, Aminosäuren, Stärke, Spuren von ätherischem Öl

Pharmakologie
Der ethanolische Extrakt senkt die Körpertemperatur, wirkt analgetisch, wässriger Dekokt in niedriger Konzentration stärkt die Kontraktion des Herzens, hemmt in höherer Konzentration die Herztätigkeit bis zum Stillstand (jedoch reversibel).

Unerwünschte Wirkungen und Gegenanzeigen
Nicht mit Veratri nigri radix et rhizoma/Lí Lú kombinieren

15.4.5 Ligustri lucidi fructus – Ligusterfrüchte – Nǚ Zhēn Zǐ, 女贞子

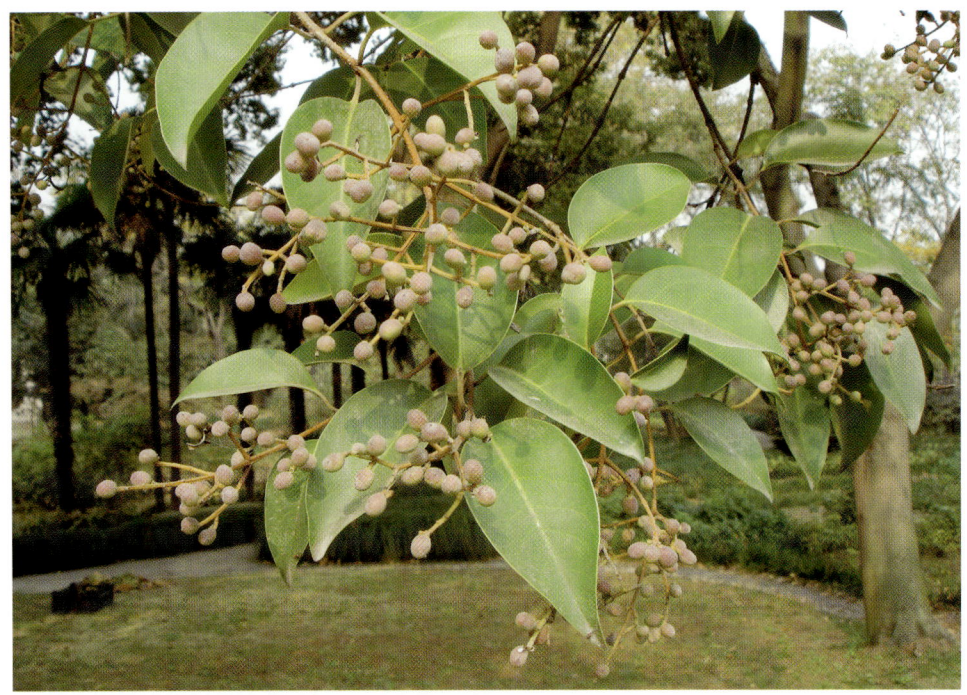

Abb. 1: Liguster, *Ligustrum lucidum* Aɪᴛ. (Nǚ Zhēn), Zweig mit Früchten

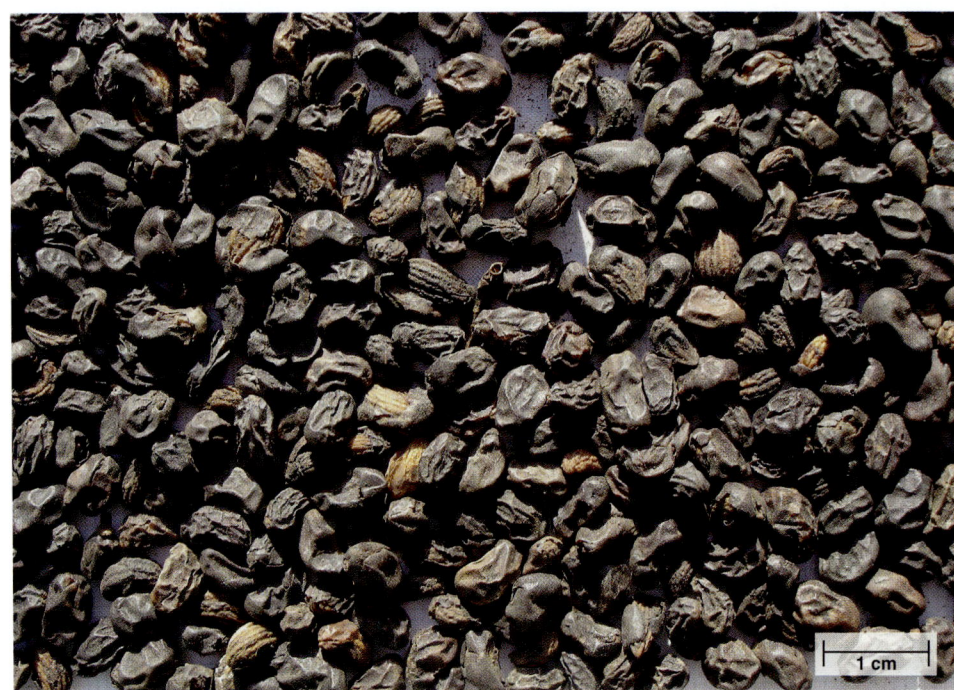

Abb. 2: Ligusterfrüchte, Ligustri lucidi fructus praeparata (Zhì Nǚ Zhēn Zǐ), mit Reiswein gedünstet. Dies ist die Standard-Abgabeform für Ligustri lucidi fructus.

Synonyme
Chinesische Pivotfrüchte, Glanz-Ligusterfrüchte

Herkunft
Die getrockneten reifen Früchte von *Ligustrum lucidum* AIT. (Nǚ Zhēn), Oleaceae

Ernte und Verarbeitung
Die Früchte werden zur Reifezeit im Winter gesammelt, kurz gedünstet und getrocknet.

Pao Zhi
Zhì Nǚ Zhēn Zǐ: Die Droge wird mit Reiswein versetzt und in einem dicht verschlossenem Gefäß über einem Wasserbad so lange erhitzt, bis der ganze Wein von der Droge aufgenommen worden ist. Für 100 kg Droge nimmt man 20 kg Reiswein. Durch diese Verarbeitung lassen sich die Wirkstoffe besser freisetzen, verstärkt sich also die Wirkung der Droge. Dies ist die Standard-Abgabeform und muss nicht im Rezept explizit erwähnt werden.

Es gibt auch mit Essig und Salz behandelte Ware, allerdings selten.

Eigenschaften
Geschmacksrichtung: süß, bitter
Temperaturverhalten: kühl
Wirkungsort/Meridian: Leber, Niere

Wirkung und Anwendung
Nieren- und Leber-Yin tonisierend, Haarfarbe dunkler machend, Sehkraft verbessernd

Die Droge wird bei durch Leber- und Nieren-Yin-Schwäche verursachten Sehstörungen, schlechtem Sehen verwendet und dafür mit Rehmanniae radix praep./Shú Dì Huáng, Cuscutae semen/Tù Sī Zǐ und Lycii fructus/Gǒu Qí Zǐ kombiniert. Bei früh ergrautem Haar verwendet man sie zusammen mit Ecliptae herba/Mò Hàn Lián und Mori fructus/Sāng Shèn, bei Yin-Schwäche-Fieber (leichtes Fieber, nachmittags oder nach Anstrengungen) zusammen mit Lycii cortex/Dì Gǔ Pí und Rehmanniae radix/Shēng Dì Huáng. Auch bei anderen Nieren-Schwäche-Symptomen, z. B. Lendenschmerzen, Kraftlosigkeit in den Beinen sowie Gehör- und Sehstörungen ist sie anwendbar.

Dosierung
6 bis 12 g

Inhaltsstoffe
Oleanolsäure, Acetyloleanolsäure, Ursolsäure, Nuzhenide, Oleuropein, 4-Hydroxy-β-Phenyl-β-D-Glucosid, Betulin, Stearinsäure. Laut Chin. Ph. soll der Gehalt an Oleanolsäure mindestens 0,60 % betragen.

Pharmakologie
Immunsystem stärkend, stärkt die Phagozytosefunktion des Retikuloendotheliums, erhöht die Leukozytenzahl, verhindert die Abnahme der Leukozyten nach der Chemotherapie, stärkt die zelluläre und humorale Immunabwehr, Herz stärkend, diuretisch, Leber schützend, leicht abführend und antiseptisch.

Unerwünschte Wirkungen und Gegenanzeigen
Vorsicht bei Kälte im Magen und Milz sowie Diarrhö

15.4.6 Lilii bulbus – Lilienzwiebel – Bǎi Hé, 百合

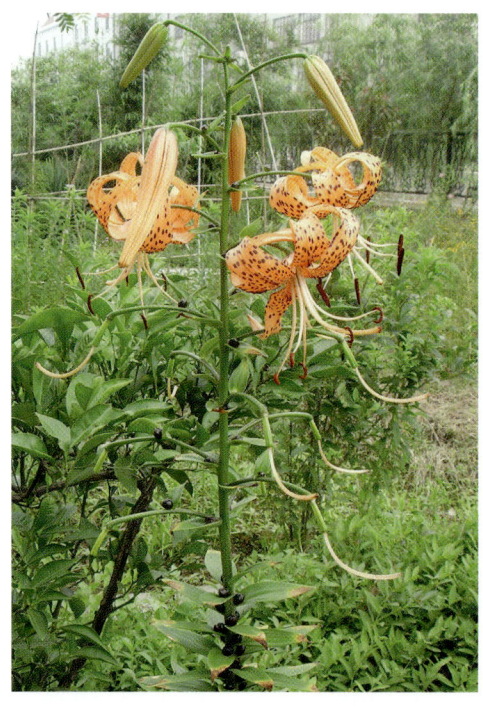

Abb. 1: Tiger-Lilie, *Lilium lancifolium* Thunb.

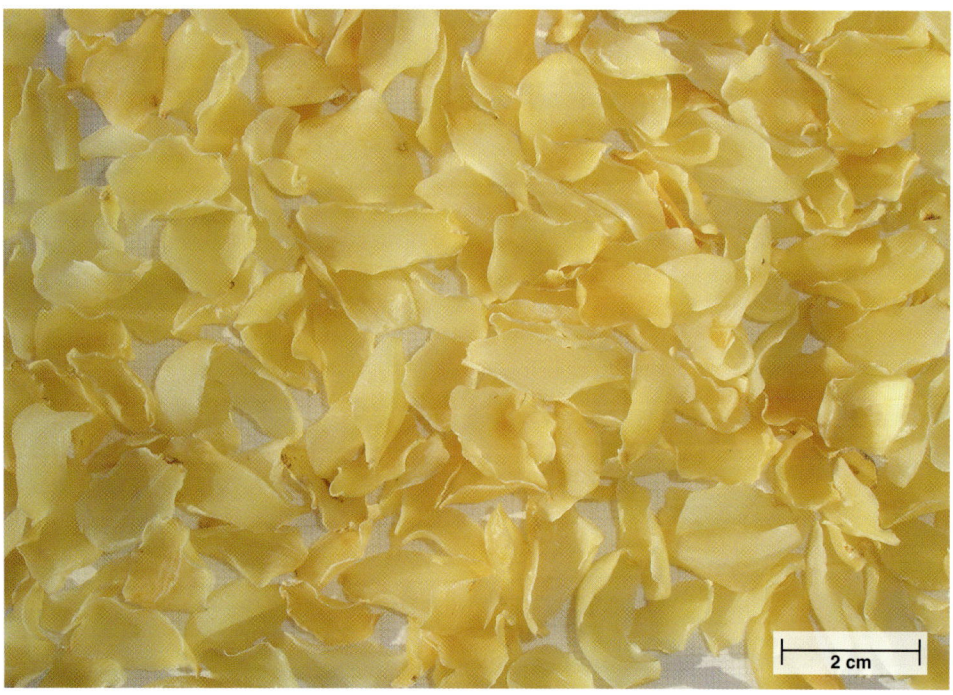

Abb. 2: Lilienzwiebel, Lilii bulbus (Bǎi Hé). Diese Handelsware heißt Lóng Yá Bǎi Hé (wie Drachenzähne aussehende Bǎi Hé), gute Qualität.

Herkunft
Die getrockneten Zwiebelschuppen von *Lilium brownii* F.E. Brown var. *viridulum* Baker (Bǎi Hé), *Lilium lancifolium* Thunb. (Juǎn Dān), *Lilium pumilum* DC. (Xì Yè Bǎi Hé), Liliaceae

Ernte und Verarbeitung
Die Zwiebeln werden im Herbst ausgegraben und gewaschen. Die Schuppen werden gesammelt, kurz in kochendes Wasser eingelegt und getrocknet.

Pao Zhi
Mì Zhì Bǎi Hé: Raffinierter Honig wird im Wok mit gekochtem, kaltem Wasser verdünnt und Lilii bulbus/Bǎi Hé dazugegeben. Für 100 kg Droge nimmt man 5 kg raffinierten Honig. Man lässt alles durchziehen und röstet die Zwiebel über mildem Feuer so lange, bis sie nicht mehr klebrig ist. Durch diese Verarbeitung wird ihre die Lunge befeuchtende Wirkung verstärkt.

Qualität
Braun gewordene Ware ist zu alt und kann nicht mehr verwendet werden.

Eigenschaften
Geschmacksrichtung: süß
Temperaturverhalten: kalt
Wirkungsort/Meridian: Herz, Lunge

Wirkung und Anwendung
Lunge befeuchtend, Husten stillend, Herz kühlend, sedativ.

Die Droge ist bei einem durch Lungen-Yin-Schwäche verursachten trockenen Husten und Hitze in der Lunge anzuwenden. Lilii bulbus/Bǎi Hé kann die Lunge befeuchten und den Husten stillen. Dazu wird sie mit Farfarae flos/Kuǎn Dōng Huā kombiniert. Bei chronischem Husten, der bei Anstrengungen verschlimmert, und blutigem Auswurf verordnet man sie mit Rehmanniae radix/Shēng Dì Huáng, Scrophulariae radix/Xuán Shēn und Fritillariae cirrhosae bulbus/Chuān Bèi Mǔ. Bei trockenem Hals kann Lilii bulbus/Bǎi Hé mit Glehniae radix/Běi Shā Shēn zusammen ausgekocht und verabreicht werden.

Wenn nach einer Hitze-Erkrankung die Hitze noch nicht ganz beseitigt ist, und Unruhe, Schlaflosigkeit sowie viele Träume auftreten, kann Lilii bulbus/Bǎi Hé das Herz kühlen und beruhigen. Bei

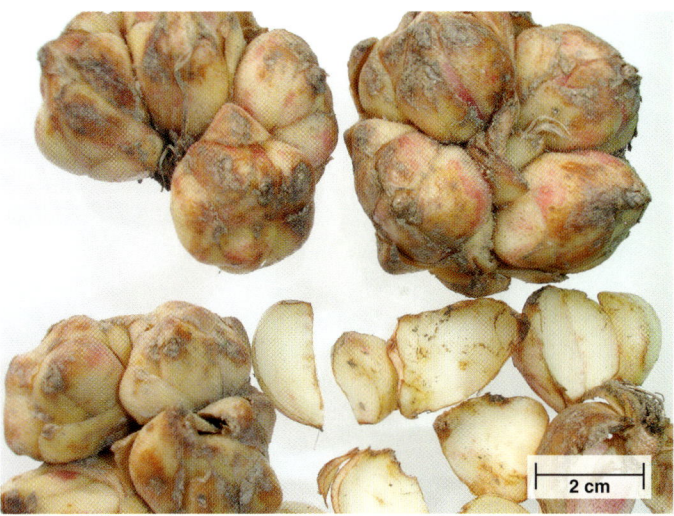

Abb. 3: Lilienzwiebel, Lilii bulbus (Bǎi Hé), Frische Zwiebel aus *Lilium lancifolium* Thunb. (Juǎn Dān), Handelsware Yi Xing Bǎi Hé. Die Zwiebeln werden im Sommer auch als Lungen-Hitze kühlendes Gemüse zubereitet.

der Behandlung wird sie mit Anemarrrhenae rhizoma/Zhī Mǔ und Rehmanniae radix/Shēng Dì Huáng kombiniert (siehe Rezeptur Bai He Zhi Mu Tan). Die Droge kann auch im Klimakterium eingesetzt werden. Sie besitzt auf- und abbauende Eigenschaften.

Lilii bulbus/Bǎi Hé ist auch ein Lebensmittel, das Sommer-Hitze kühlen kann. Man setzt sie in China auch in der Krebsbehandlung ein.

Dosierung
6 bis 12 g

Inhaltsstoffe
Alkaloide wie z. B. Colchicin. Stärke, Proteine, Lipide

Pharmakologie
Antitussiv

Unerwünschte Wirkungen und Gegenanzeigen
Bei Wind-Kälte und Schleim sowie bei Milz-Schwäche, Verdauungsstörungen und Durchfall kontraindiziert.

15.4.7 Lycii fructus – Bocksdornfrüchte – Gǒu Qí Zǐ, 枸杞子

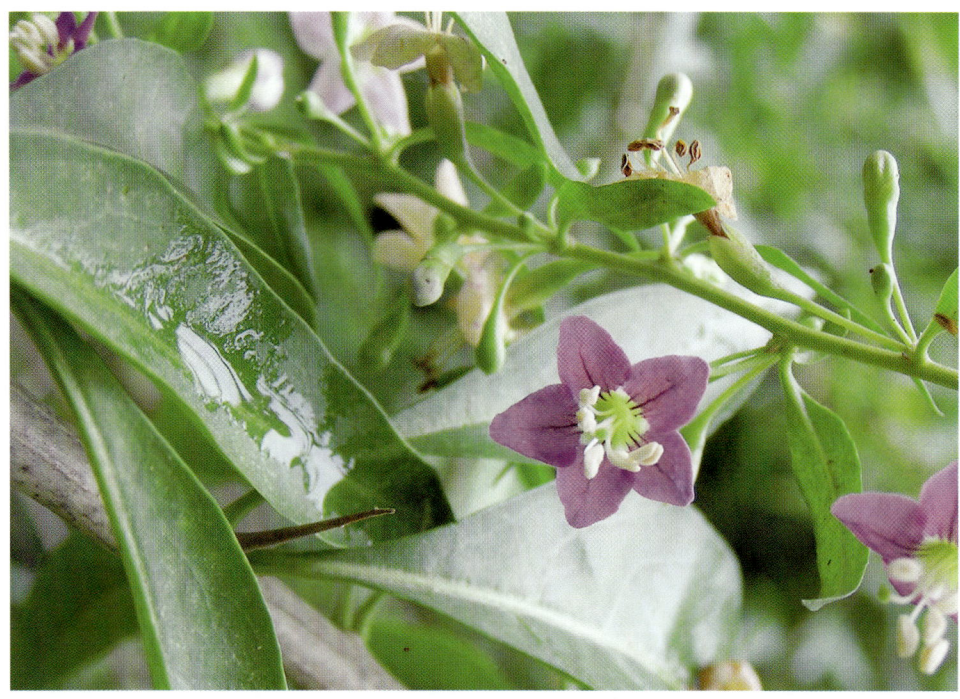

Abb. 1: Gemeiner Bocksdorn, *Lycium barbarum* L. (Gǒu Qí), blühender Zweig

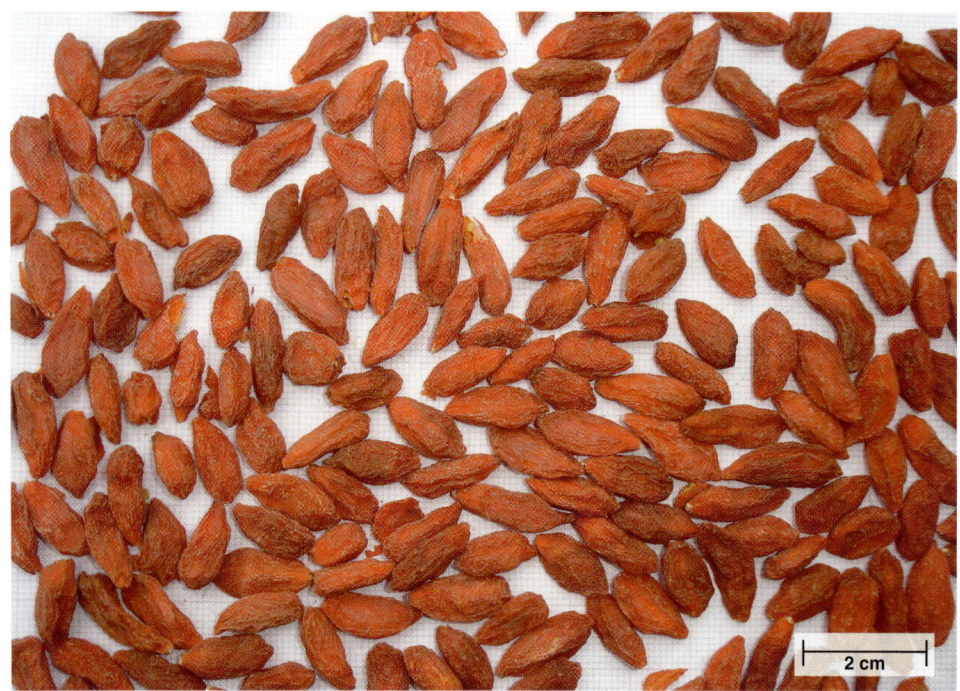

Abb. 2: Bocksdornfrüchte, Lycii fructus (Gǒu Qí Zǐ). Die Drogen aus Gan Su und Ning Xia werden wegen ihrer größeren Stücke und ihres süßen Geschmacks geschätzt.

Herkunft
Die getrockneten, reifen Früchte von *Lycium barbarum* L. (Gǒu Qí), Solanaceae

Ernte und Verarbeitung
Die reifen, roten Früchte werden im Sommer und Herbst gesammelt. Sie werden zunächst im Schatten getrocknet, bis die Fruchtschale runzelig geworden ist, und dann in der prallen Sonne weitergetrocknet, bis ihre Oberfläche hart, die Frucht innen jedoch noch weich ist. Gute Ware kommt aus den Provinzen Ning Xia, Gan Su und aus der inneren Mongolei.

Pao Zhi
Kein Pao Zhi üblich

Eigenschaften
Geschmacksrichtung: süß
Temperaturverhalten: neutral
Wirkungsort/Meridian: Leber, Niere

Wirkung und Anwendung
Niere und Leber tonisierend, Sehkraft verbessernd.

Die Droge wird bei einer durch Nieren-Jing-(Essenz)-Mangel verursachten Potenzschwäche, Schwäche der Lenden und der Beine und Samenverlust verwendet. Dabei sollte sie mit Rehmanniae radix praep./Shú Dì Huáng und Cuscutae semen/Tù Sī Zǐ kombiniert werden. Bei Sehstörungen und roten Augen wird noch Chrysanthemi flos/Jú Huā dazugegeben (siehe Rezeptur Qi Ju Di Huang Wan). Bei konsumierenden Erkrankungen mit Durst und Diabetes wird Lycii fructus/Gǒu Qí Zǐ mit Trichosanthis radix/Tiān Huā Fěng, Rehmanniae radix/Shēng Dì Huáng und Ophiopogonis radix/Mài Mén Dōng verwendet.

Lycii fructus/Gǒu Qí Zǐ schmeckt süßlich und wirkt mild und zuverlässig. Sie wird gerne auch als Lebensmittel benutzt, und ist besonders für ältere und Menschen mittleren Alters geeignet.

Dosierung
6 bis 12 g

Inhaltsstoffe
Betain (ca. 0,30 %), Zeaxanthin, Physalein, Polysaccharide, Carotin, Riboflavin/Vitmin B_2, Vitamin C, Nicotinsäure

Pharmakologie
Erhöht die Leukozytenzahl, stärkt die Phagozytosefunktion des Retikuloendotheliums, stärkt zelluläre und humorale Immunabwehr, verbessert Blutbildung, verzögert das Altern, antimutagen, antineoplastisch, Leber schützend, Blutzucker senkend

Unerwünschte Wirkungen und Gegenanzeigen
Kontraindiziert, wenn noch eine äußere Noxe vorhanden ist, sowie bei Völlegefühl, Hitze, Nässe in der Milz und Durchfall

15.4.8 Ophiopogonis radix – Schlangenbartwurzel – Mài Mén Dōng, 麦门冬

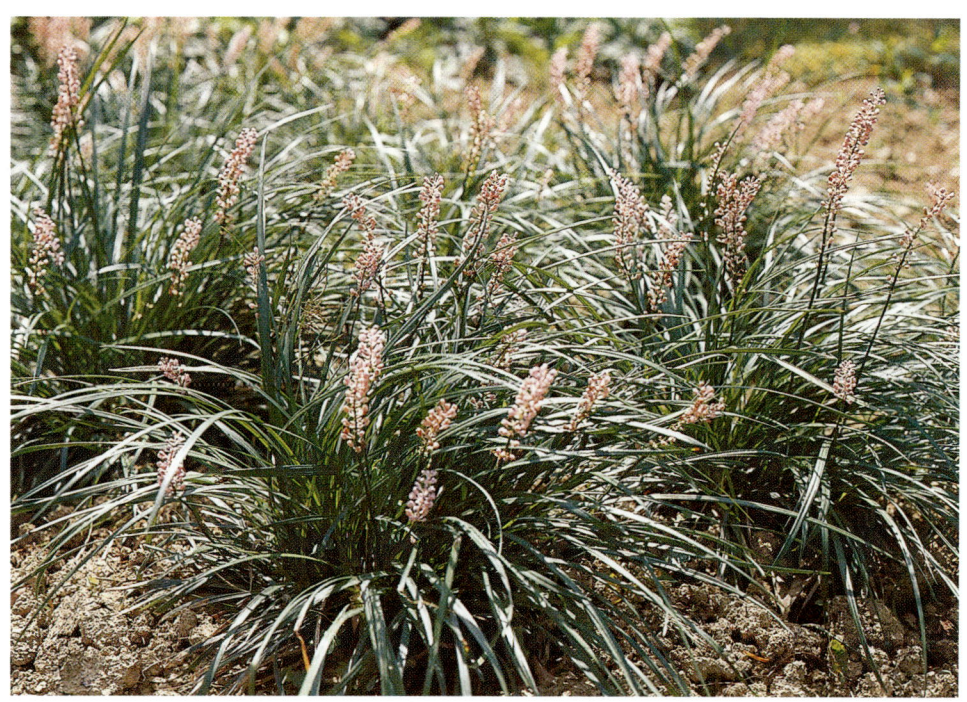

Abb. 1: Schlangenbart, *Ophiopogon japonicus* (Thunb.) Ker-Gawl. (Mài Dōng)

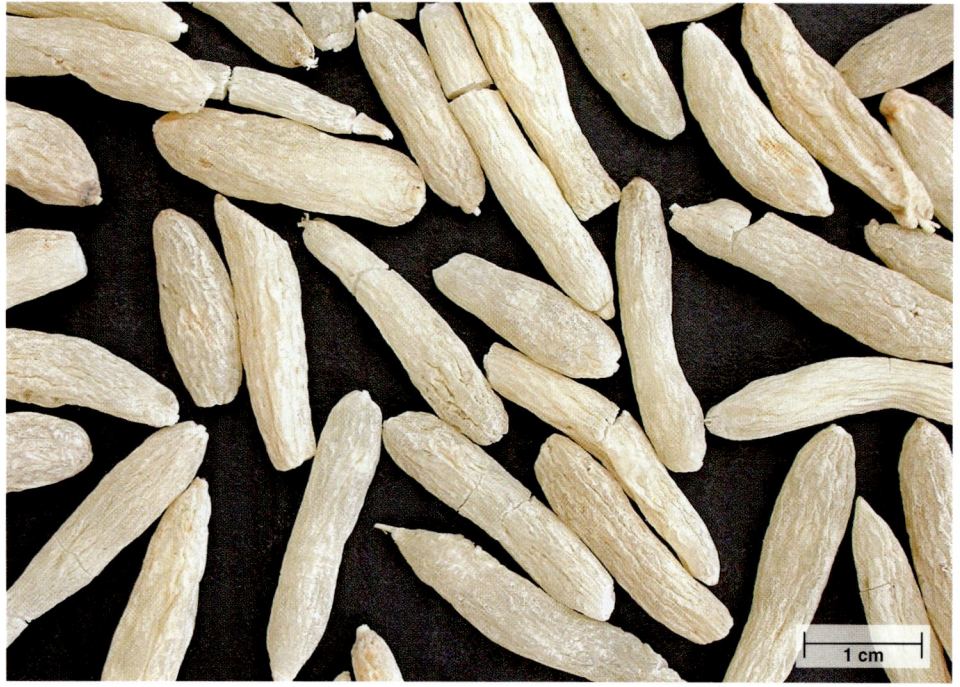

Abb. 2: Schlangenbartwurzel, Ophiopogonis radix (Mài Mén Dōng)

Herkunft
Die getrocknete Wurzelknolle von *Ophiopogon japonicus* (THUNB.) KER-GAWL. (Mài Dōng), Liliaceae

Ernte und Verarbeitung
Die Wurzelknolle wird im Sommer ausgegraben, gewaschen und mehrmals abwechselnd an der Sonne getrocknet und in Häufchen geschichtet ruhen gelassen, bis sie 70 bis 80 % ihrer Feuchtigkeit verloren hat. Nach Entfernen der Nebenwurzeln wird die Droge schließlich durchgetrocknet.

Pao Zhi
Kein Pao Zhi üblich

Qualität
Spindel- bis zylinderförmig, 1,2 bis 4 cm lang, 4 bis 7 mm im Durchmesser, hellgelbe Farbe, Bruch halb durchsichtig, hornartiger, süßlicher Geschmack, klebrig beim Kauen.

Zhé Mài Dōng, Mián Yáng Mài Dōng sind Dao-Di-Drogen, Hú Běi Mài Dōng hat auch noch gute Qualität. Im Übrigen gilt, je größer die Stücke, desto besser die Qualität. Bei sehr guter Verarbeitung ist der zentrale Holzkörper der Wurzel entfernt.

Eigenschaften
Geschmacksrichtung: süß, leicht bitter
Temperaturverhalten: leicht kalt
Wirkungsort/Meridian: Herz, Lunge, Magen

Wirkung und Anwendung
Lungen-, Magen-, Herz- und Nieren-Yin ernährend, Lunge befeuchtend, Herzfeuer klärend, beruhigend.

Die Droge wird bei trockenem Husten, mit wenigem zähem Schleim, der durch Lungen-Yin-Schwäche verursacht wurde, eingesetzt u. z. in Kombination mit Mori folium/Sāng Yè, Armeniacae semen amarum/Kǔ Xìng Rén und Asini corii colla/Ē Jiāo (siehe Rezeptur Qing Zao Jiu Fei Tang). Bei Husten, der sich bei Anstrengung verschlimmert, ist Ophiopogonis radix/Mài Mén Dōng mit Asparagi radix/Tiān Dōng/Tiān Mén Dōng zu verordnen. Diese Kombination heißt als Rezeptur Er Dong Tang.

Magen-Yin-Schwäche oder Magen-Hitze kann Durst, trockenen Hals und trockenen Stuhl verursachen. Dann wird Ophiopogonis radix/Mài Mén Dōng zusammen mit Polygonati odorati rhizoma/Yù Zhú und Glehniae radix/Běi Shā Shēn verwendet. Bei Obstipation wird die Droge mit Scrophulariae radix/Xuán Shēn und Rehmanniae radix/Shēng Dì Huáng kombiniert. Bei durch Magen-Yin-Schwäche verursachtem Sodbrennen, häufigen Geschwüren an der Zunge und im Mund, Mundgeruch und bei schnellem Hungergefühl wird die Rezeptur Yu Nü Jian benutzt. Da die vorgenannten Symptome auch bei Diabetes vorkommen können, ist Ophiopogonis radix/Mài Mén Dōng mit Rehmanniae radix/Shēng Dì Huáng und Asparagi radix/Tiān Dōng/Tiān Mén Dōng auch bei Diabetes einsetzbar.

Herz-Yin-Schwäche und lange Hitze-Erkrankungen können Unruhe und Schlaflosigkeit verursachen. Für diese Fälle wird Ophiopogonis radix/Mài Mén Dōng mit Rehmanniae radix/Shēng Dì Huáng und Ziziphi spinosae semen/Suān Zǎo Rén verwendet (siehe Rezeptur Tian Wang Bu Xin Dan). Wenn Hitze in die „Ying-Ebene" eingedrungen ist, entsteht ein heißes Gefühl, Unruhe, Trockenheit sowie eine dunkelrote Zunge. Dann wird Ophiopogonis radix/Mài Mén Dōng mit Rehmanniae radix/Shēng Dì Huáng und Lophatheri herba/Dàn Zhú Yè kombiniert (siehe Rezeptur Qing Ying Tang). Eine sehr wichtige Rezeptur ist auch Sheng Mai Yin. Sie besteht aus Ophiopogonis radix/Mài Mén Dōng, Ginseng radix et rhizoma/Rén Shēn sowie aus Schisandrae chinensis fructus/Wǔ Wèi Zǐ. Sie wird bei einer durch Herz-Yin-Schwäche verursachten Herzrhythmusstörung und Qi-Schwäche verwendet.

Dosierung
6 bis 12 g

Inhaltsstoffe
Ruscogenin, β-Sitosterol, Stigmasterol, β-Sitosterol-β-D-glucoside, Ophiopogonine, Methylophiopogonanone, Ophiopogonanone, Methylophiopogonone, Ophiopogonone, Isoophiopogonon A, Demethylisoophiopogonon B, 6-Aldehydisoophiopogonone, 2-Humulen

Pharmakologie
Immunsystem stärkend, erhöht die Leukozytenzahl in der Peripherie, stärkt die Phagozytosefunktion des Retikuloendotheliums, stabilisiert den Herzrhythmus, Blutzucker senkend sowie antiseptisch

Unerwünschte Wirkungen und Gegenanzeigen
Vorsichtig anwenden bei Hitze, Nässe in der Milz und Durchfall

15.4.9 Polygonati odorati rhizoma – Wohlriechender Weißwurzwurzelstock – Yǜ Zhù, 玉竹

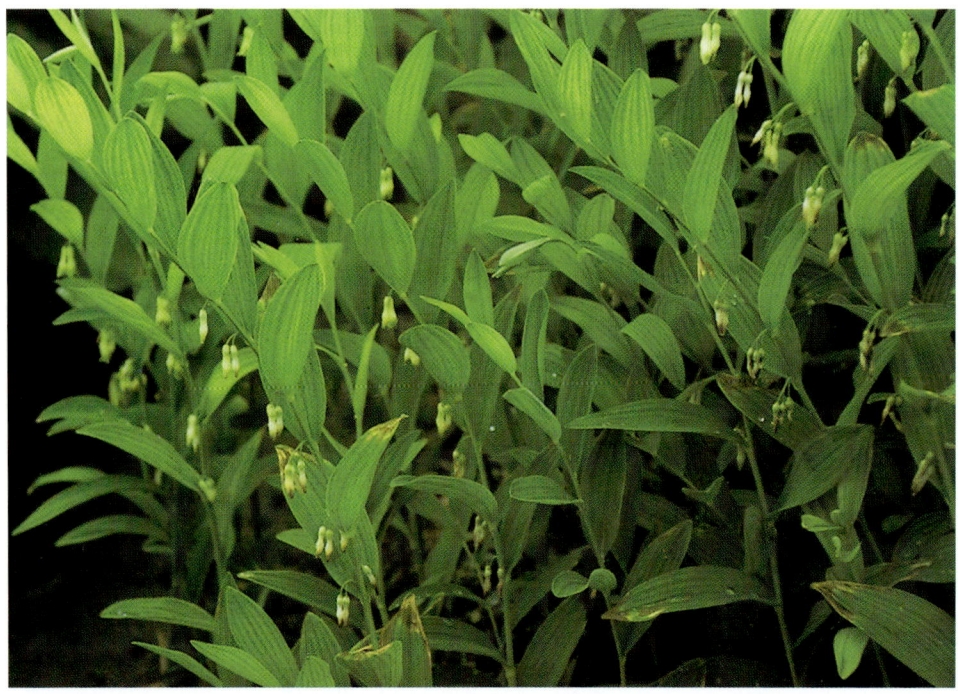

Abb. 1: Wohlriechende Weißwurz, *Polygonatum odoratum* (Mill.) Druce (Yǜ Zhú). Quelle: The coloured Atlas of the Chinese Materia Medica specified in Chin. Ph.

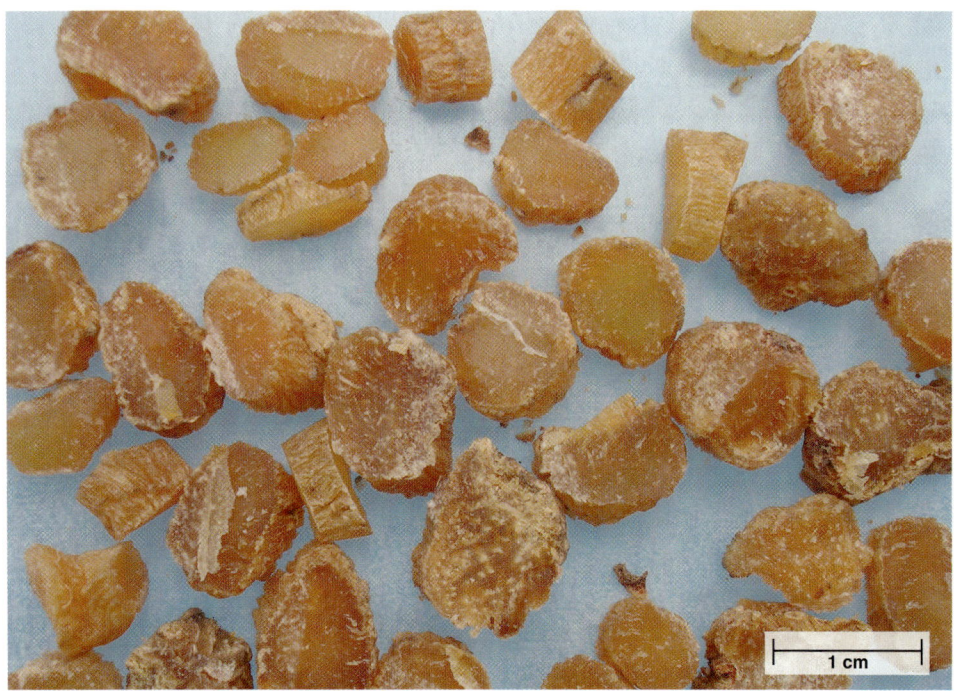

Abb. 1: Wohlriechender Weißwurzwurzelstock, Polygonati odorati rhizoma (Yǜ Zhú), Schnittdroge. Frische Ware soll hell-gelblich sein.

Herkunft
Der getrocknete Wurzelstock und die Wurzel von *Polygonatum odoratum* (Mill.) Druce (Yù Zhú), Liliaceae

Ernte und Verarbeitung
Wurzel und Wurzelstock werden im Herbst ausgegraben, gewaschen, von Nebenwurzeln befreit und so lange an der Sonne getrocknet, bis sie beginnen zu schrumpeln. Dann wird die Droge durchgeknetet und erneut an der Sonne getrocknet, bis sie in der Mitte schrumpelig wird. Alternativ wird die Droge gedünstet und dann geknetet, bis sie halb durchsichtig ist. Anschließend wird sie an der Sonne getrocknet.

Pao Zhi
Kein Pao Zhi üblich. Früher wurde sie mit Honig oder Reiswein behandelt. Dies ist aber heute nicht mehr üblich.

Eigenschaften
Geschmacksrichtung: süß
Temperaturverhalten: leicht kalt
Wirkungsort/Meridian: Lunge, Magen

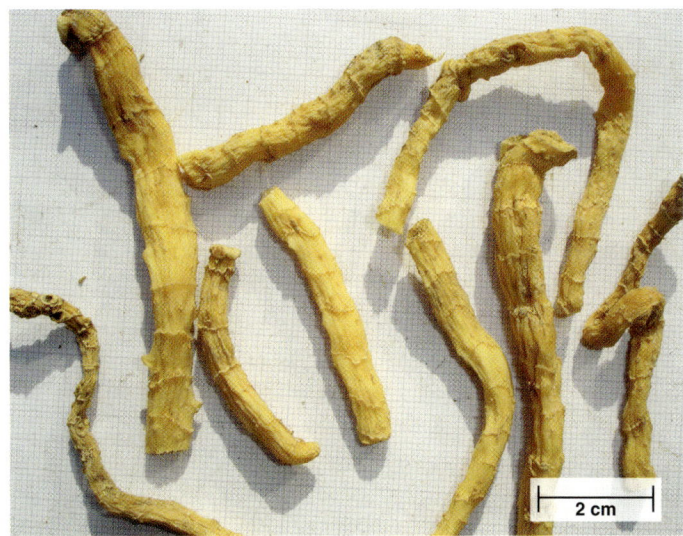

Abb. 3: Wohlriechender Weißwurz-Wurzelstock, Polygonati odorati rhizoma (Yù Zhú), Ganzdroge

Wirkung und Anwendung
Yin erhaltend, Lunge befeuchtend, Körperflüssigkeit aufbauend, Durst stillend.

Bei Husten und wenigem Schleim, die durch Yin-Schwäche und Trockenheit der Lunge infolge von Hitze entstanden sind, wird die Droge mit Bei Glehniae radix/Běi Shā Shēn, Ophiopogonis radix/Mài Mén Dōng und Fritillariae cirrhosae bulbus/Chuān Bèi Mǔ kombiniert verwendet.

Wenn die Körperflüssigkeiten durch Hitze-Erkrankungen verletzt werden, können Durst und Unruhe entstehen. Dann kann Polygonati odorati rhizoma/Yù Zhú zusammen mit Rehmanniae radix/Shēng Dì Huáng und Ophiopogonis radix/Mài Mén Dōng eingesetzt werden (siehe Rezeptur Yi Wei Tang). Wenn Durst durch Diabetes entsteht, verwendet man sie zusammen mit Rehmanniae radix/Shēng Dì Huáng und Trichosanthis radix/Tiān Huā Fěng.

Polygonati odorati rhizoma/Yù Zhú kann in Ausnahmefällen auch bei einer Yin-Schwäche-Erkältung benutzt werden u. z. mit Menthae herba/Bo He, Sojae semen praep./Dàn Dòu Chí und Allii fistulosi bulbus/Cōng Bái (weißer Lauch-Teil, siehe Rezeptur Jia Jian Wei Zhu Tang). Polygonati odorati rhizoma/Yù Zhú schließt die pathogene Noxe nicht ein. Laut dem berühmten Pharmakologen Li Shi Zhen kann sie daher auch bei Nässe-Hitze verwendet werden.

Symptome einer Yin-Schwäche-Erkältung sind Fieber, leichter Schüttelfrost, Kopfschmerzen, Schweißlosigkeit, Unruhe, Schwindel, Durst, trockener Hals, Hitze in Handflächen und Fußsohlen, Husten, wenig Schleim, rote Zunge und ein schneller Puls.

Dosierung
6 bis 12 g

Inhaltsstoffe
Convallarin, Convallarmarin, Quercitrin, Vitamin A, Schleimstoffe, Polygonatumfructane, Acetidin-2-carbonsäure, Glucose. Laut Chin. Ph. soll der Gehalt an Glucose mindestens 6,0 % betragen.

Pharmakologie
Herz stärkend und Blutdruck steigernd. Mit Codonpsis radix/Dǎng Shēn kombiniert, kann die Droge Blutversorgungsmängel in der Herzmuskulatur lindern. Sie hat eine Nebennierenrindehormon-ähnliche Wirkung, kann Blutdruck und Blutzucker senken.

Unerwünschte Wirkungen und Gegenanzeigen
Die Droge ist mit Vorsicht bei Nässe, Schleim und Milz-Schwäche anzuwenden.

16 Adstringierende Drogen – Shou Se Yao – 收涩药

16.1 Adstringierende und Jing aufrauende Drogen – Se Jing Yao – 涩精药

16.2 Darm aufrauende und Durchfall stoppende Drogen – Zhi Xie Yao – 止泻药

16.3 Übermäßigen Schweiß stoppende Drogen – Lian Han Yao – 敛汗药

Die Drogen dieser Gruppe sind adstringierend. Sie wirken befestigend und aufhaltend. Ihr Geschmack ist meistens sauer und zusammenziehend. Sie wirkend Schweiß aufhaltend, Durchfall stoppend, Samenverlust verhindernd, vaginalen Ausfluss und Blutungen stoppend sowie hustenstillend.

Der Flüssigkeitsverlust des Körpers ist letztendlich auf eine Qi-Schwäche zurückzuführen. Der Einsatz von adstringierenden Drogen alleine wäre daher nur eine symptomatische Behandlung. In der Praxis werden sie daher mit tonisierenden Drogen kombiniert.

Corni fructus/Shan Zhu Yú könnte auch in das Kapitel 15.4 (tonisierende Drogen) eingeordnet werden.

Bei einer vorhandenen Noxe (pathologische Faktoren, Schleim, Nässe, Feuer, Fieber, Erkältung, Infektion) sind adstringierende Drogen kontraindiziert.

16.1 Adstringierende und Jing aufrauende Drogen – Se Jing Yao, 涩精药

Drogenübersicht für adstringierende und Jing aufrauende Drogen

Lat. Name	Dt. Name	Pin-Yin-Name	Chin. Name	Seite
Corni fructus	Japanische Kornelkirschenfrüchte	Shān Zhū Yú	山茱萸	626
Schisandrae chinesis fructus	Schisandra-chinensis-Früchte	Wǔ Wèi Zǐ	五味子	628
Sepiae endoconcha	Tintenfischknochen	Hǎi Piáo Xiāo	海螵蛸	630

Bei häufigem Wasserlassen, Samenverlust, vaginalem Ausfluss, die durch äußerliche Noxen, Infektion oder Nässe-Hitze verursacht werden, sind diese Drogen nicht geeignet.

16.1.1 Corni fructus – Japanische Kornelkirschenfrüchte – Shān Zhū Yú, 山茱萸

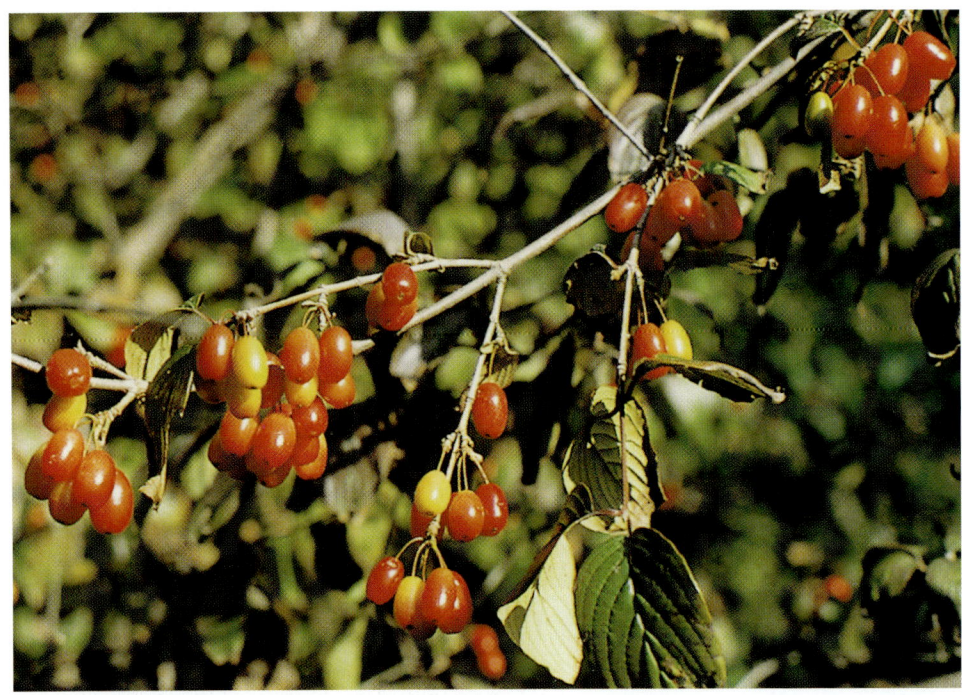

Abb. 1: Japanischer Hartriegel, *Cornus officinalis* Sieb. & Zucc. (Shān Zhū Yú), Zweig mit Früchten. Quelle: The coloured Atlas of the Chinese Materia Medica specified in Chin. Ph.

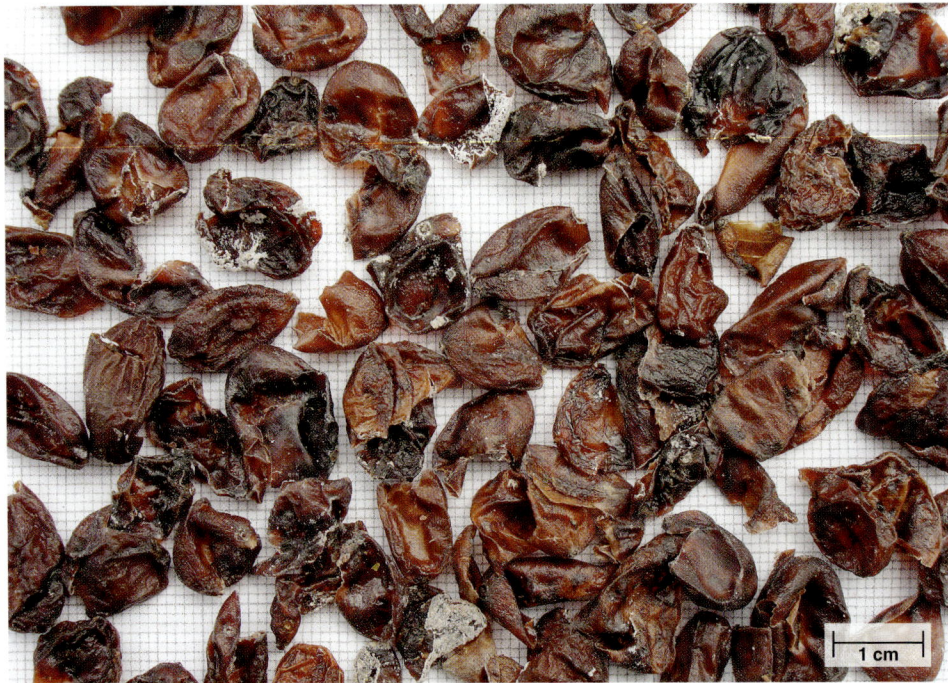

Abb. 2: Japanische Kornelkirschenfrüchte, Corni fructus unbehandelt (Shān Zhū Yú). Der weiße Belag ist kein Schimmel sondern entsteht durch Fruchtsäure.

Synonyme
Zao Pi, Shan Yu Rou

Herkunft
Das getrocknete Fruchtfleisch von *Cornus officinalis* Sieb. et Zucc. (Shān Zhū Yú), Cornaceae

Ernte und Verarbeitung
Die Früchte werden im Spätherbst bis zum Beginn des Winters, wenn sie sich rot verfärbt haben, geerntet. Dann werden sie über mildem Feuer erhitzt oder mit kochendem Wasser überbrüht, entkernt und getrocknet.

Pao Zhi
Zhì Shān Zhū Yú: Die gereinigte Droge wird mit Reiswein versetzt und so lange auf kleiner Flamme gekocht oder gedämpft, bis sie die gesamte Flüssigkeitsmenge aufgesogen hat. Ihre Farbe verändert sich dadurch von Rubinrot zu Schwarzrot. Dies ist Standard-Abgabeform für Corni fructus/Shān Zhū Yú in der Apotheke.

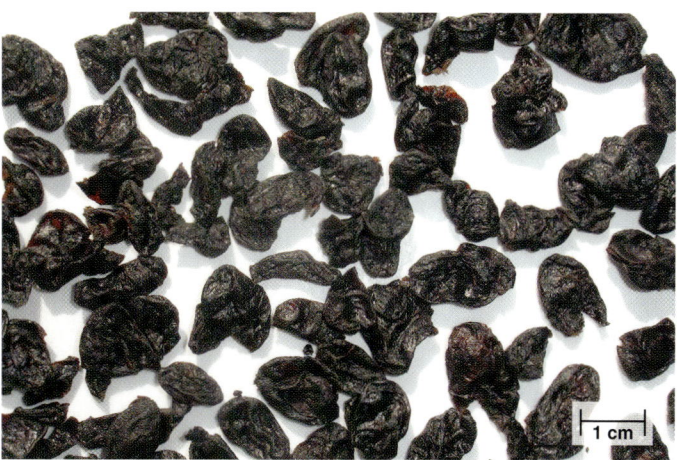

Abb. 3: Japanische Kornelkirschenfrüchte, Corni fructus praeparata (Zhi Shān Zhū Yú), mit Reiswein gedünstet. Diese Zubereitung ist die Standard-Abgabeform in der Apotheke, auch dann, wenn auf dem Rezept nur Corni fructus vermerkt ist.

Qualität
Die Ware aus Zhe Jiang wird wegen ihrer größeren Früchte, dickeren Fleischschicht und ihres intensiveren Geschmacks als Dao-Di-Droge geschätzt. Die Ware aus He Nan ist qualitativ auch gut. Häufig Qualitätsprobleme durch Fremdbestandteile (z. B. unvollständig entfernte Kerne und Alaun) und Beimischungen wie gefärbte Toosendanfrüchte sowie mit Essig besprühte Ware u. a. m.

Eigenschaften
Geschmacksrichtung: sauer, adstringierend
Temperaturverhalten: leicht warm
Wirkungsort/Meridian: Leber, Niere

Wirkung und Anwendung
Leber und Niere tonisierende, adstringierend, Nieren-Jing (Essenz) und Körperflüssigkeit befestigend.

Corni fructus/Shān Zhū Yú kann die Nieren (Yin) tonisieren. Bei durch Nieren-Leber-Yin-Schwäche verursachten Schwindelanfällen, bei verschwommenem Sehen, Ohrensausen, Kraftlosigkeit in Knien und Beinen sowie Impotenz wird die Droge mit Rehmanniae radix praep./Shú Dì Huáng und Dioscoreae rhizoma/Shān Yào kombiniert (siehe Rezeptur Liu Wei Di Huang Wan). Falls das Nieren-Yang auch tonisiert werden soll, ist die Rezeptur Jin Kui Shen Qi Wan angebracht. Bei einer durch Nieren-Yang-Schwäche verursachten Impotenz ist die Droge zusammen mit Psoraleae fructus/Bǔ Gú Zhǐ, Morindae radix/Bā Jì Tiān und Epimedii herba/Yín Yáng Huò zu verordnen.

Bei nächtlichem Samenverlust und nächtlichem Wasserlassen, die durch Nieren-Schwäche verursacht werden, wirkt Corni fructus/Shān Zhū Yú adstringierend. Sie kann hier mit Rubi fructus/Fú Pén Zǐ und Rosae laevigatae fructus/Jīn Yīng Zǐ kombiniert werden.

Bei übermäßigen Blutungen kann sie oft zusammen mit Astragali radix/Huáng Qí, Atractylodis macrocephalae rhizoma/Bái Zhū, Fosillia ossis mastodi/Lóng Gǔ und Schisandrae chinensis fructus/Wǔ Wèi Zǐ eingesetzt werden.

Bei starkem Schwitzen, Schwächegefühl, öligem starkem Schwitzen mit Kollaps ist Corni fructus/Shān Zhū Yú als Erste-Hilfe-Maßnahme zusammen mit Ginseng radix et rhizoma/Rén Shēn, Aconiti radix lateralis praep./Fū Zǐ und Mastodi fossiliae ossis/Lóng Gǔ geeignet.

Dosierung
6 bis 12 g, als Erste-Hilfe-Maßnahme bei akutem Körperflüssigkeitsverlust und Schweißausbrüchen 20 bis 30 g

Inhaltsstoffe
Morronisid, 7-O-Methylmorronisid, Swerosid, Loganin, Cornusiine (A bis C/1 bis 3), 7-O-Galloyl-D-sedoheptulose, Ursolsäure, Cornin (Verbenalin). Laut Chin. Ph. soll der Gehalt an Loganin mindestens 0,60 % betragen.

Pharmakologie
Diuretisch, Blutdrucksenkend, verhindert die Abnahme der Leukozytenzahl infolge von Chemo- oder Strahlungstherapie, verhindert Histaminausschüttung

Unerwünschte Wirkungen und Gegenanzeigen
Kontraindiziert bei Ming-Men-Feuer, Nässe-Hitze sowie vermindertem und konzentriertem Urin

16.1.2 Schisandrae chinensis fructus – Schisandra-chinensis-Früchte – Wǔ Wèi Zǐ, 五味子

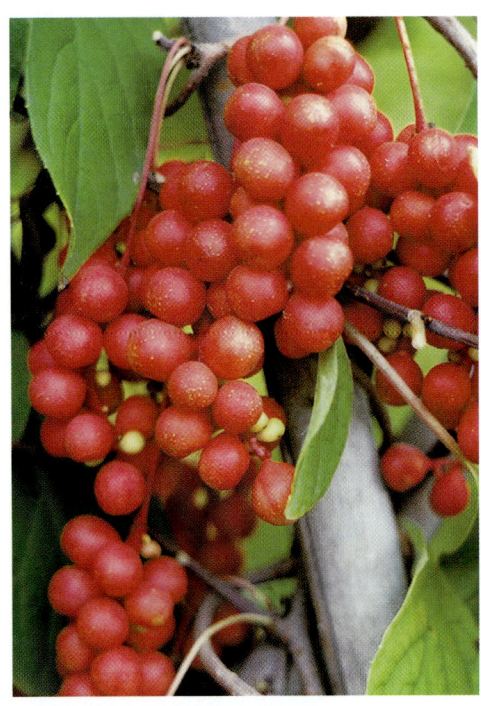

Abb. 1: Schisandra, *Schisandra chinensis* (Turcz.) Baill., Zweig mit Früchten.
Quelle: The coloured Atlas of the Chinese Materia Medica specified in Chin. Ph.

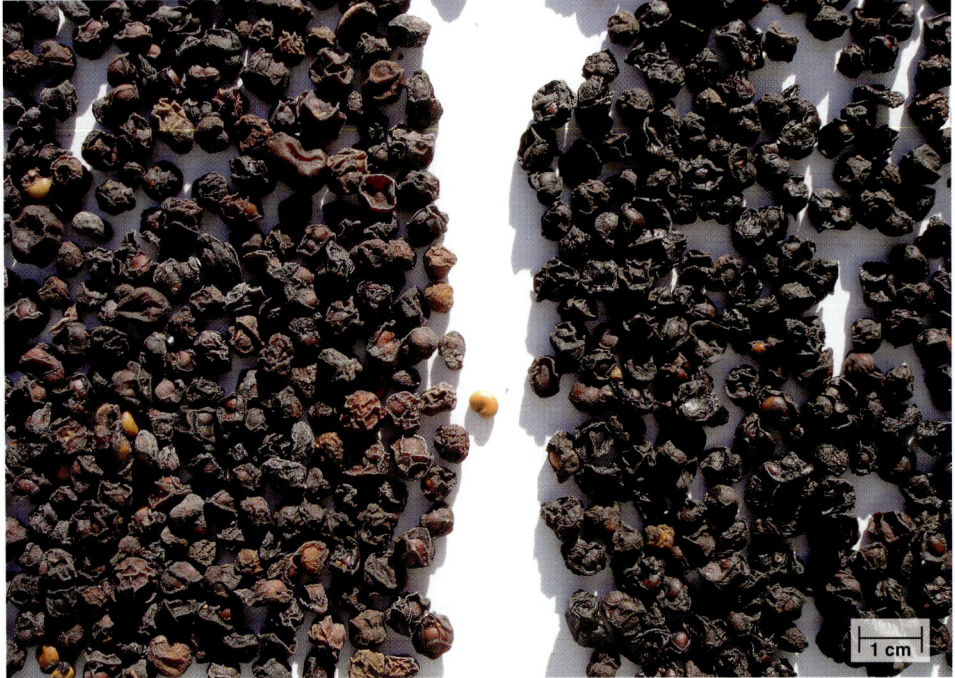

Abb. 2: Schisandra-chinensis-Früchte, Schisandrae chinensis fructus (Wǔ Wèi Zǐ).
Links: Unbehandelt.
Rechts: Mit Essig behandelt, Standard-Abgabeform in der Apotheke

628 Adstringierende Drogen

Herkunft

Die getrocknete, reife Frucht der *Schisandra chinensis* (Turcz.) Baill. (Wǔ Wèi Zǐ/Běi Wǔ Wèi Zǐ) Magnoliaceae.

Bis zum Erscheinen der Chin. Ph. 2005 wurden unter dem Namen Schisandrae fructus/Wǔ Wèi Zǐ zwei Drogen geführt: die getrockneten reifen Früchte der *Schisandra chinensis* (Turcz) Baill. (Wǔ Wèi Zǐ/Běi Wǔ Wèi Zǐ) und *Schisandra sphenanthera* Rehd. et Wils. (Huá Zhōng Wǔ Wèi Zǐ/Nán Wǔ Wèi Zǐ), Magnoliaceae.

Seit 2005 wird nur Běi Wǔ Wèi Zǐ als Wǔ Wèi Zǐ verwendet, ihre lateinische Bezeichnung hat man als „Schisandrae chinensis fructus" neu festgelegt. Die getrockneten Früchte der *Schisandra sphenanthera* Rehd. et Wils. werden als Schisandrae sphenantherae fructus/ Nan Wǔ Wèi Zǐ monographiert.

Ernte und Verarbeitung

Die Früchte werden zur Reifezeit im Herbst geerntet und getrocknet.

Pao Zhi

Zhì Wǔ Wèi Zǐ/Cù Wǔ Wèi Zǐ: Die gereinigte Droge wird mit Reisessig versetzt und so lange gedünstet, bis ihre rubinrote Oberfläche schwarzrot wird. Für 100 kg Droge nimmt man 20 kg Reisessig. Dann wird sie getrocknet. Erst bei der Abgabe wird sie zerstoßen. Diese Verarbeitung verstärkt ihre saure Eigenschaft. Zhì Wǔ Wèi Zǐ ist die Standard-Abgabeform.

Als weitere Pao-Zhi-Methoden gibt es Rösten, Dünsten und Behandlung mit Reiswein oder Honig. Sie werden aber kaum noch angewendet.

Qualität

„Wǔ Wèi Zǐ" bedeutet „5-Geschmäcker-Frucht." Ihr Fruchtfleisch schmeckt stark säuerlich, leicht salzig und hat einen süßen Nachgeschmack. Der Samen schmeckt bitter und scharf. Der saure Geschmack ist entscheidend für die Therapie.

Eigenschaften

Geschmacksrichtung: sauer, süßlich
Temperaturverhalten: warm
Wirkungsort/Meridian: Lunge, Herz, Niere

Wirkung und Anwendung

Lungen-Qi sammelnd, Niere ernährend, Speichel fördernd, Jing (z. B. Sperma) festigend, Schweiß zurückhaltend, Durchfall stoppend, Herz-Yin sammelnd, beruhigend.

Bei chronischem Husten, der durch Lungen-Schwäche oder Lungen- und Nieren-Schwäche verursacht wurde, kann Schisandrae chinensis fructus/Wǔ Wèi Zǐ das Lungen-Qi oben halten und unten das Nieren-Yin ernähren. Die Droge wird oft zusammen mit Asari radix et rhizoma/Xì Xīn und Zingiberis rhizoma/Gān Jiāng kombiniert (siehe Rezeptur Xiao Qing Long Tang). Schisandrae chinensis fructus/Wǔ Wèi Zǐ wirkt hier nicht direkt Hustenstillend, sondern als Gegengewicht, um den das Qi zerstreuenden scharfen Geschmack von Asari radix et rhizoma/Xì Xīn und Zingiberis rhizoma/Gān Jiāng zu unterbinden. Bei einer vorhandener Nieren-Schwäche kann man sie mit Ophiopogonis radix/Mài Mén Dōng und Corni fructus/ Shān Zhū Yú zusammen verordnen (siehe Rezeptur Du Qi Wan).

Bei Flüssigkeitsmangel, Durst oder Diabetes wirkt Schisandra chinensis fructus/Wǔ Wèi Zǐ Körperflüssigkeit und Speichel fördernd. Hierfür kann man die Wirkung der Droge mit Dioscoreae rhizoma/Shān Yào verstärken.

Bei Wei-Qi-Schwäche und dadurch verursachtem spontanem Schwitzen oder bei Nachtschweißen durch Yin-Schwäche (z. B. im Klimakterium) wird die Droge oft zusammen mit Ophiopogonis radix/Mài Mén Dōng und Ostreae concha/Mǔ Lì eingesetzt.

Bei Nieren-Schwäche und dadurch hervorgerufenem Samenverlust sowie bei häufigem Wasserlassen kann Schisandrae chinensis fructus/Wǔ Wèi Zǐ durch ihre adstringierende Wirkung gut eingesetzt werden. Sie wird dann oft mit Mantidis ootheca/Sāng Piāo Xiāo und Fosillia dentis mastodi praep./Duàn Lóng Gǔ kombiniert.

Bei chronischem Durchfall wirkt die Droge am besten zusammen mit Myristicae semen/Ròu Dòu Kòu und Euryales semen/Qiàn Shí.

Bei durch Herz-Yin- und Blut-Schwäche verursachter Unruhe, Schlaflosigkeit, vielen Träumen und Palpitationen kann aus Schisandrae chinensis fructus/Wǔ Wèi Zǐ ein Sirup hergestellt und eingesetzt werden. Die Droge kann auch bei Konzentrations- und Gedächtnisschwäche für Schüler angewendet werden. Bei Herz-Yin-Schwäche mit Herzrhythmusstörungen und Palpitationen nimmt man die sehr gut wirkende Rezeptur Sheng Mai Yin („Pulse erzeugendes Getränk").

Dosierung

1,5 bis 6 g

Inhaltsstoffe

Schisandra chinensis: Lignine wie z. B. Schisandrine (A bis C), Schisandrole (A, B), Neoschisandrin, Schisantherine (A, B), ätherisches Öl, Citral, α-Ylangen, organische Säuren.

Schisandra sphenanthera: Schisantherine (A bis D). Die Chin. Ph. hat Schisandrin als Leitsubstanz festgelegt. Der Mindestgehalt soll 0,40 % betragen.

Pharmakologie

Aktiviert das ZNS, senkt ALT (Alanin-Aminotransferase; früher GPT), Leber schützend, sedativ, Herz stärkend, expektorierend, hustenstillend, blutdrucksenkend und Immunsystem regulierend, wirkt als Oxidationsschutz, antiseptisch, wird als Antiaging-Mittel bezeichnet

Unerwünschte Wirkungen und Gegenanzeigen

Die Droge ist verboten bei einer Noxe in der Oberfläche (Erkältung, Kopfschmerzen, Schwindel), bei innerer Hitze mit Fieber, beim Beginn eines Hustens und von Masern.

Es ist nicht auszuschließen, dass ein falscher Einsatz die Leberwerte erhöhen kann, obwohl die Droge normalerweise Leber schützend wirkt.

16.1.3 Sepiae endoconcha – Tintenfischknochen – Hăi Piáo Xiāo, 海螵蛸

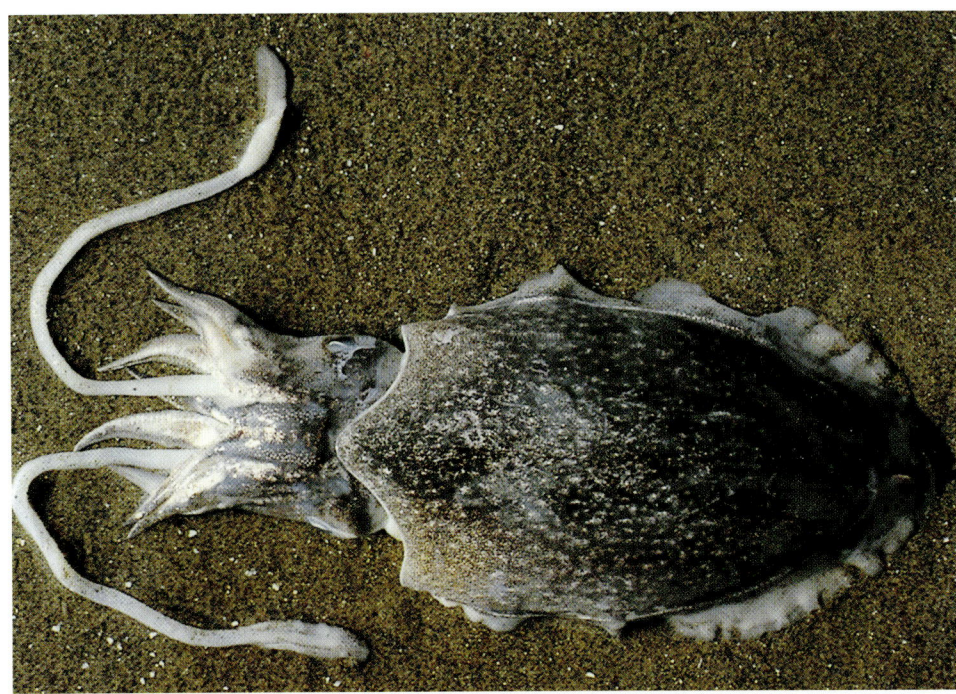

Abb. 1: Tintenfisch, *Sepiella maindroni* ROCHEBRUNE (Wú Zhēn Wū Zéi).
Quelle: The coloured Atlas of the Chinese Materia Medica specified in Chin. Ph.

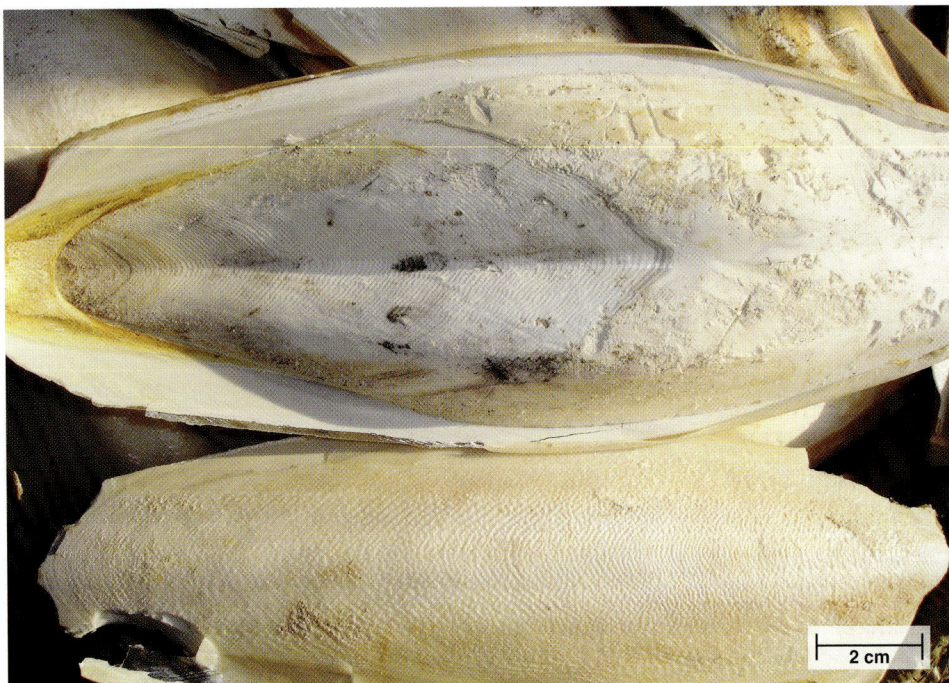

Abb. 2: Tintenfischknochen, Sepiae endoconcha (Hăi Piáo Xiāo), Ganzdroge

Synonyme
Wū Zéi Gǔ, 乌贼骨, Sepiae ossis

Herkunft
Die getrocknete, harte, verkalkte, innere Schale von *Sepiella maindroni* DE ROCHEBRUNE (Wú Zhēn Wū Zéi) oder *Sepia esculenta* HOYLE (Jīn Wū Zéi), Sepiidae

Gewinnung
Die Schale oder Schulpe wird vom Fleisch getrennt, gereinigt und so lange in Wasser eingelegt, bis sie nicht mehr salzig schmeckt. Dann wird sie getrocknet und geschnitten. Ihre obere Seite ist hart, die übrigen Teile sind mehlig und porös. Im Gegensatz zu früher wird meist auch die harte obere Seite verwendet.

Pao Zhi
Es gibt drei Pao-Zhi-Formen: Geröstet, in Weizenkleie geröstet sowie mit Essig versetzt und geröstet. Sie werden aber nur noch in wenigen Gebieten Chinas benutzt. In der Regel reicht die unbehandelte Form.

Eigenschaften
Geschmacksrichtung: salzig, adstringierend
Temperaturverhalten: neutral, Tendenz zur Wärme
Wirkungsort/Meridian: Niere, Milz

Wirkung und Anwendung
Säfte zurückhaltend, Jing befestigend, vaginalen Ausfluss stoppend, Magensäure bindend, Magenschmerzen stillend, Flüssigkeit haltend, Geschwüre zusammenziehend.

Bei unbewusstem Samenverlust kann Sepiae ossis/Hǎi Piáo Xiāo durch ihre warme und adstringierende Eigenschaft diesen stoppen. Bei vorhandener Nieren-Schwäche sollte die Droge mit Corni fructus/Shān Zhū Yú und Cuscutae semen/Tù Sī Zǐ kombiniert werden. Auch bei übermäßigem rotem oder weißem vaginalem Ausfluss kann Sepiae endoconcha/Hǎi Piáo Xiāo mit Angelicae dahuricae radix/Bái Zhǐ zusammen angewendet werden.

Die Droge kann Blutungen stoppen. Bei übermäßigen starken Regelblutungen sollte sie mit Rubiae radix/Qiàn Cǎo und Clematidis radix et rhizoma/Wēi Líng Xiān kombiniert werden (siehe Rezeptur Gu Chong Tang). Bei Blutspucken und Blut im Stuhl ist es oft angebracht, sie mit Bletillae rhizoma/Bái Jí zu verordnen. Bei Blutungen durch eine Verletzung kann Sepiae endoconcha/Hǎi Piáo Xiāo als Pulver äußerlich angewendet werden.

Sepiae endoconcha Hǎi Piáo Xiāo pulverisiert kann Magensäure binden, Sodbrennen beseitigen und Schmerz stillen. Für diese Fälle wird sie oft mit Corydalis rhizoma/Yán Hú Suǒ, Bletillae rhizoma/Bai Ji, Fritillariae thunbergii bulbus/Zhè Bèi Mǔ und Arcae concha/Wǎ Léng Zǐ kombiniert.

Bei Ekzemen kann die Droge zusammen mit Phellodendri chinensis cortex/Huáng Bó, Indigo naturalis/Qīng Dài (jeweils als Pulver) äußerlich eingesetzt werden. Bei nässenden Geschwüren, die lange nicht heilen wollen, kann sie mit verbrannten Alumen/Kū Fán und verbranntem Gypsum fibrosum/Shí Gāo pulverisiert äußerlich verwendet werden.

Dosierung
5 bis 9 g; als Pulver zur direkten Einnahme in Rezepturen bei Magenübersäuerung (Sodbrennen) 1,5 bis 3 g

Inhaltsstoffe
5-Hydroxytryptamin (5-HT, Serotonin) und Polypeptide in frischer Ware, ferner 80 bis 85 % $CaCO_3$, $Ca_3(PO_4)_2$, Melanin, Schleimstoffe, Mucopolysaccharide

Pharmakologie
Magensäure neutralisierend

16.2 Darm aufrauende und Durchfall stoppende Drogen – Zhi Xie Yao, 止泻药

Drogenübersicht für Darm aufrauende und Durchfall stoppende Drogen

Lat. Name	Dt. Name	Pin-Yin-Name	Chin. Name	Seite
Myristicae semen	Muskatnuss	Ròu Dòu Kòu	肉豆蔻	634
Nelumbinis semen	Lotussamen	Lián Zǐ	莲子	636

Gemeinsamkeiten

Die Drogen dieser Gruppe haben adstringierende Eigenschaften die geeignet sind, chronischen Durchfall zu stoppen.

Nelumbinis semen/Lián Zǐ geht auch in den Nieren- und den Herz-Meridian. Die Droge kann daher bei häufigem Wasserlassen, übermäßigem vaginalem Ausfluss und Schlafstörungen verwendet werden.

16.2.1 Myristicae semen – Muskatnuss – Ròu Dòu Kòu, 肉豆蔻

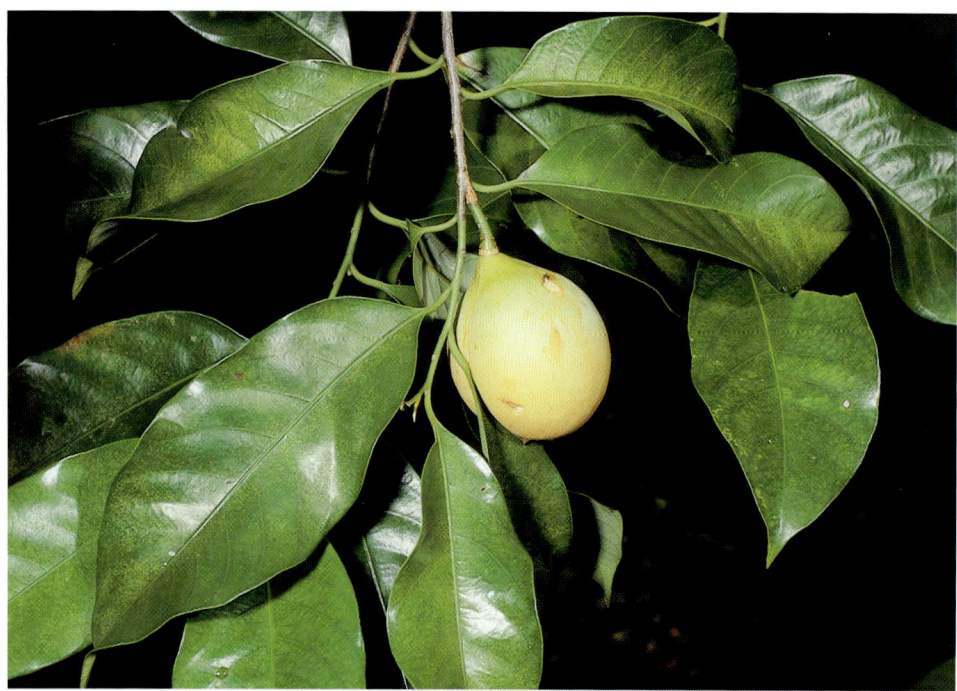

Abb. 1: Muskat, *Myristica fragrans* HOUTTUYN. (Ròu Dòu Kòu), Zweig mit Frucht

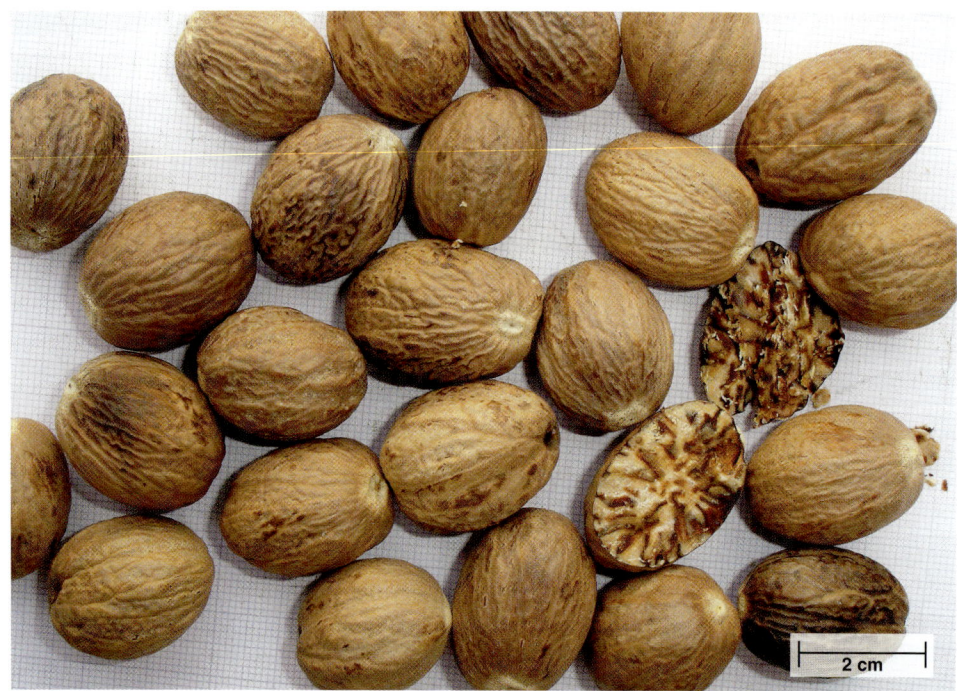

Abb. 2: Muskatnuss, Myristicae semen (Ròu Dòu Kòu), Ganzdroge, unbehandelt. Diese Droge muss nach der Wèi-Methode entölt werden.

Herkunft
Der getrocknete Samen von *Myristica fragans* HOUTTUYN. (Ròu Dòu Kòu), Myristicaceae. Die Droge wird in China erst seit 1978 kultiviert, zuvor wurde sie aus Südostasien importiert.

Ernte und Verarbeitung
Die Früchte werden von April bis Juni und von November bis Dezember geerntet. Sie werden morgens gesammelt, geöffnet und von Samenmantel sowie Samenschale befreit. Der Samen wird einen Tag lang in Kalkmilch eingelegt und dann über mildem Feuer getrocknet.

Pao Zhi
Wèi Ròu Dòu Kòu: Mehl wird mit Wasser zu einem Teig verarbeitet und der Samen darin eingearbeitet. Dann wird Pulver aus Cyclinae concha/Hǎi Hé Qiào im Wok vorgeheizt. Der im Mehlteig eingearbeitete Ròu Dòu Kòu wird dazugegeben und so lange geröstet, bis der Mehlteig gelblich verbrannt ist. Der Samen wird dem Teig entnommen und geschnitten, solange er noch warm ist.

Es gibt noch weitere Pao-Zhi-Methoden mit dem Ziel, die magenreizende Nebenwirkung und den Anteil an giftigen Substanzen (siehe „Inhaltsstoffe") im ätherischen Öl auf ein bestimmtes Maß zu reduzieren.

Bei innerer Anwendung muss grundsätzlich Wèi Ròu Dòu Kòu auf dem Rezept gegeben werden, auch wenn nur „Myristicae semen" oder „Ròu Dòu Kòu" in der Verordnung steht. Studien zufolge regt die unbehandelte Ròu Dòu Kòu die Darmbewegung an und Wèi Ròu Dòu Kòu hemmt die Darmbewegung.

Eigenschaften
Geschmacksrichtung: scharf
Temperaturverhalten: warm
Wirkungsort/Meridian: Milz, Magen, Dickdarm

Wirkung und Anwendung
Dickdarm adstringierend, Durchfall stoppend, Mitte erwärmend, Qi-Bewegung anregend

Die Droge wird bei einem durch Leere-Kälte in der Milz verursachten lang anhaltenden Durchfall verwendet, u. z. kombiniert mit Cinnamomi cortex/Roù Guì/Guì Pí, Codonopsis radix/Dǎng Shēn und Atractylodis macrocephalae rhizoma/Bái Zhū. Wenn Milz- und Nieren-Schwäche vorhanden sind, wird die Droge mit Psoraleae fructus/Bǔ Gú Zhǐ, Schisandrae chinensis fructus/Wǔ Wèi Zǐ und Linderae radix/Wū Yào zusammen verordnet (siehe Rezeptur Si Shen Wan).

Bei Kälte im Magen, Völlegefühl, Schmerzen, vermindertem Appetit und Erbrechen setzt man sie zusammen mit Aucklandiae radix/Mù Xiāng, Zingiberis rhizoma/Gān Jiāng und Pinelliae rhizoma praep./Fǎ Bàn Xià ein.

Dosierung
3 bis 9 g, als Pulver 0,5 bis 1 g

Inhaltsstoffe
Fettsäuren, davon 70 bis 80% Myristinsäure. Der Samen enthält ätherische Öle (5 bis 15%), ca. 80% davon α-Pinen und D-Camphen. eitere Inhaltsstoffe sind γ-Terpinen, 1-Terpinen-4-ol, Safrol (giftig), Methyleugenol, Myristicin (giftig), Elemicin (giftig), Eugenol, Isoeugenol, Oleanolsäure, Trimyristin.

Pharmakologie
Antiinflammatorisch und narkotisch. Myristicin und Elemicin wirken halluzinogen. Die Terpene wirken antimikrobiell.

Unerwünschte Wirkungen und Gegenanzeigen
Halluzinogene Wirkung, Magen reizend, Übelkeit, Kopfschmerzen, Angstzustände, verschwommenes Sehen hervorrufend.

In der TCM wird nur die behandelte Ware verordnet, im Westen dagegen unbehandelte Ware verwendet. Nach Einnahme von 7,5 g des unbehandelten Samens können Schwindel, Verwirrung, Schläfrigkeit sowie eine Veränderung der Leberwerte auftreten.

16.2.2 Nelumbinis semen – Lotussamen – Lián Zǐ, 莲子

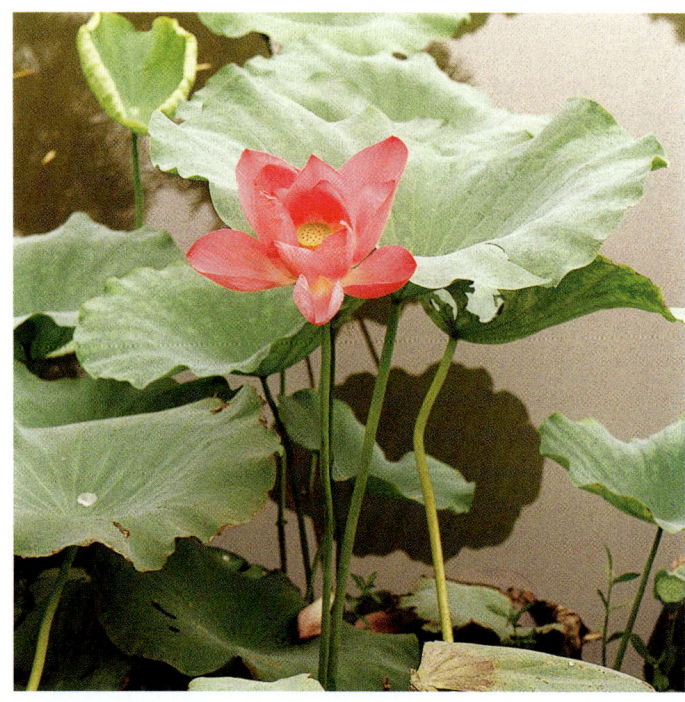

Abb. 1: Lotus, *Nelumbo nucifera* Gaertn. (Lián).

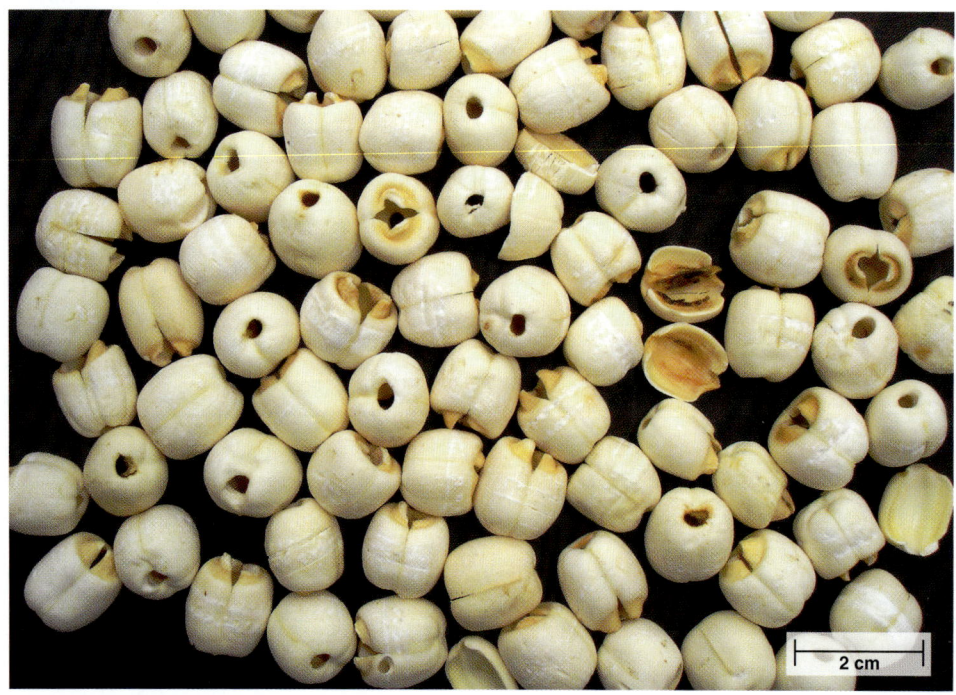

Abb. 2: Lotussamen, Nelumbinis semen (Lián Zǐ), Handelsware Bái Lián (weiße Lotussamen)

Synonyme
Lotossamen

Herkunft
Der getrocknete, reife Samen von *Nelumbo nucifera* GAERTN. (Lián), Nymphaceae

Ernte und Verarbeitung
Der Blütenboden nimmt im Herbst mit der Entwicklung der Blüten an Größe zu. Jeder Boden enthält 20 bis 30 Samen. Wenn der Blütenboden trocken ist, wird der Samen entnommen. Die Samenschale wird zerstoßen und der Samen an der Sonne getrocknet. Bei hochwertiger Ware wurden die jungen grünen Keimlinge (Lián Zǐ Xīn/Lián Xīn) vor dem Trocknen ausgelesen. Lián Zǐ Xīn/Lián Xīn wird ebenfalls als Droge in der TCM verwendet. Nelumbinis semen/Lián Zǐ ist ein Lebensmittel in China, Nelumbinis plumula/Lián Zǐ Xīn/Lián Xīn wird im Sommer als kühlender Tee getrunken.

Pao Zhi
Chǎo Lián Zǐ: Der Samen wird im Wok über mildem Feuer so lange geröstet, bis er leicht gelblich ist und duftet. Dann lässt man ihn abkühlen.

Fū Chǎo Lián Zǐ: Weizenkleie wird im Wok so lange erhitzt, bis sie raucht. Dann wird Lian Zi dazugegeben und über mildem Feuer geröstet, bis die Oberfläche leicht gelblich ist und duftet. Für 100 kg Droge nimmt man 10 kg Weizenkleie.

Durch diese Verarbeitungen wird ihr Temperaturverhalten wärmer und die Droge besser verträglich. Sie wirkt dann auch stärker in die Milz, stärker tonisierend sowie Durchfall stoppend. Standard-Abgabeform ist aber die rohe Droge Nelumbinis semen/Lián Zǐ.

Eigenschaften
Geschmacksrichtung: süß, adstringierend
Temperaturverhalten: neutral (frische Ware) bis leicht warm (getrocknete Ware)
Wirkungsort/Meridian: Herz, Milz, Niere

Wirkung und Anwendung
Niere ernährend, Jing (Essenz) befestigend, Milz tonisierend, Durchfall stoppend, vaginalen Ausfluss stoppend, Herz ernährend.

Bei einem durch Nieren-Schwäche verursachten Samenverlust, bei Potenzstörung, Unfruchtbarkeit und nächtlichem Wasserlassen wird die Droge oft mit Fosillia ossis mastodi/Lóng Gǔ und Euryales semen/Qiàn Shí kombiniert angewendet (s. Rezeptur Jin Suo Gu Jing Wan).

Bei durch Milz-Schwäche verursachtem vermindertem Appetit und bei chronischem Durchfall wird sie häufig zusammen mit Codonopsis radix/Dǎng Shēn und Atractylodis macrocephalae rhizoma/Bái Zhū eingesetzt.

Bei übermäßigem vaginalem Ausfluss infolge einer Milz-Schwäche wird die Droge zusammen mit Poria/Fú Líng und Atractylodis macrocephalae rhizoma/Bái Zhū verordnet. Wenn der Ausfluss durch eine Milz- und Nieren-Schwäche verursacht worden ist, kombiniert man sie mit Codonopsis radix/Dǎng Shēn, Dioscoreae rhizoma/Shān Yào und Euryales semen/Qiàn Shí.

Bei Unruhe, Einschlafstörungen und Palpitationen kann Nelumbinis semen/Lián Zǐ die Verbindung zwischen Herz und Niere herstellen. Dann ist eine Kombination mit Ziziphi spinosae semen/Suān Zǎo Rén, Poriae cum radix pini/Fú Shén und Polygalae radix/Yuǎn Zhì angezeigt. Zum Kühlen des Herzfeuers ist eigentlich der junge Keim von Nelumbinis semen/Lián Zǐ geeigneter. Wenn dieser jedoch schon entfernt worden ist, verwendet am besten direkt Nelumbinis plumula/Lián Zǐ Xīn.

Nelumbinis semen/Lián Zǐ schmeckt gut und wird auch in der TCM-Diätetik oft eingesetzt, z. B.:

– Bei Lendenschmerzen in der Schwangerschaft und wiederholter Fehlgeburt wird folgendes Rezept empfohlen: 50 g Nelumbinis semen/Lián Zǐ (der junge Keim muss entfernt werden) und 100 g Klebereis mit 1000 ml Wasser als Brei zubereiten. Dieser Brei kann auch älteren Menschen mit allgemeinem Schwächezustand, chronischem Durchfall, schlechter Verdauung, Schlaflosigkeit, vielen Träumen, wiederholtem nächtlichem Wasserlassen während der Mahlzeiten als Zusatznahrung verabreicht werden.

– Für Frauen mit Lendenschmerzen, übermäßigem vaginalem Ausfluss und chronischem Durchfall kann man ebenfalls Nelumbinis semen/Lián Zǐ (der junge Keim muss entfernt werden) 50 g, Euryales semen/Qiàn Shí 60 g, frische Lotusblätter 30 g und 100 g Klebereis als Brei zubereiten.

– Für Patienten, die sich nach schwerer Krankheit schwach fühlen, mager sind, spontan schwitzen und Durchfall haben, kann man Nelumbinis semen/Lián Zǐ (10 Stück), weiße Ginsengwurzel (10 g) in 100 ml Wasser 30 Minuten einweichen und ca. 1 Stunde dünsten lassen. Die Flüssigkeit ist von den Patienten einzunehmen.

Obwohl die Pflanze in einem schleimigen und dunklen Umfeld wächst, hat sie den Ruf den Körper sauber und schön zu halten und Verschmutzungen zu beseitigen. Die grünen Keimlinge im Samen (Nelumbinis plumula/Lián Zǐ Xīn) wirken Herzfeuer kühlend und sedativ. Die Blätter (Nelumbinis folium/Hé Yè, siehe Kapitel 4.6) wirken Leere-Hitze kühlend, Sommerhitze kühlend, klaren Yang nach oben hebend, Blut kühlend und Blutungen stillend. Der Samen (Nelumbinis semen/Lián Xū) wirkt Nieren-Essenz befestigend und der Blütenboden (Nelumbinis receptaculum/Lián Fáng) wirkt Blutungen stoppend.

Dosierung
6 bis 15 g

Inhaltsstoffe
Lotusin, Demethylcoclaurin, Liensinin, Isoliensinin, Melitose (Raffinose), Stärke, Alkaloide

Pharmakologie
Blutdrucksenkend, Immunsystem stärkend, Blutzucker senkend

Unerwünschte Wirkungen und Gegenanzeigen
Kontraindiziert bei Tendenz zur Obstipation und Fieber

Weitere Drogen
Die getrockneten, Samenkeimlinge von *Nelumbo nucifera* GAERTN. (Lián), Nymphaceae

Eigenschaften: Geschmacksrichtung bitter, Temperaturverhalten kalt, Wirkungsort/Meridian sind Herz, Niere.

Die Droge wirkt Herz klärend, Hitze kühlend, Blutungen stoppend, Essenz adstringierend.

Sie wird bei der Behandlung von Unruhe, Schlafstörungen, Durst, Blutspucken, roten Augen und Augenschmerzen eingesetzt.

Dosierung: 2 bis 5 g

Inhaltsstoffe: Liensinin, Isoliensinin, Neferin, Nuciferin, Pronuciferin, Lotusin, Methylcorypallin, Demethylcoclaurin, Galuteolin, Hyperin, Rutin. Laut Chin. Ph. soll der Gehalt an Liensinin mindestens 0,20 % betragen.

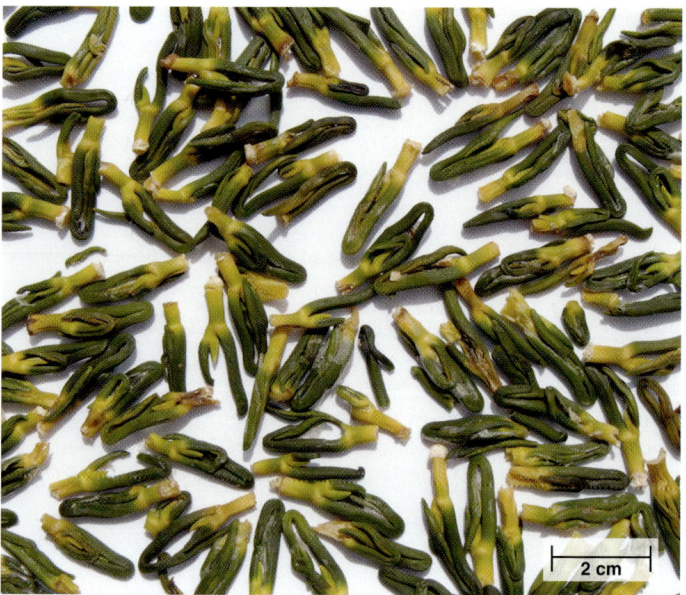

Abb. 3: Lotussamenkeimlinge, Nelumbinis plumula (Lián Zǐ Xīn).

16.3 Übermäßigen Schweiß stoppende Drogen – Lian Han Yao, 敛汗药

Drogenübersicht für übermäßigen Schweiß stoppende Drogen

Lat. Name	Dt. Name	Pin-Yin-Name	Chin. Name	Seite
Tritici fructus levis	Geschrumpfter Weizen	Fú Xiǎo Mài	浮小麦	640

In diese Gruppe gehört auch Ephedrae radix et rhizoma, Ephedrawurzel, Má Huáng Gēng, siehe Kap. 1.1.4. Die Lunge kontrolliert die Körperoberfläche und eine Lungen-Qi-Schwäche führt zur Öffnung der Poren. Anzeichen sind spontaner Schweiß und häufige Erkältungen. Eine innere Hitze kann ebenfalls Schweiß nach außen treiben.

Die Drogen dieser Gruppe wirken in der Lunge und dem Herz-Meridian. Sie können die Oberfläche festigen und Schweiß binden.

Bei durch eine Noxe verursachtem Schweiß (wegen Völle-Zustand) sollte zuerst die Noxe bekämpft werden. In diesem Fall dürfen die Drogen dieser Gruppe nicht verwendet werden.

16.3.1 Tritici fructus levis – Geschrumpfter Weizen – Fú Xiǎo Mài, 浮小麦

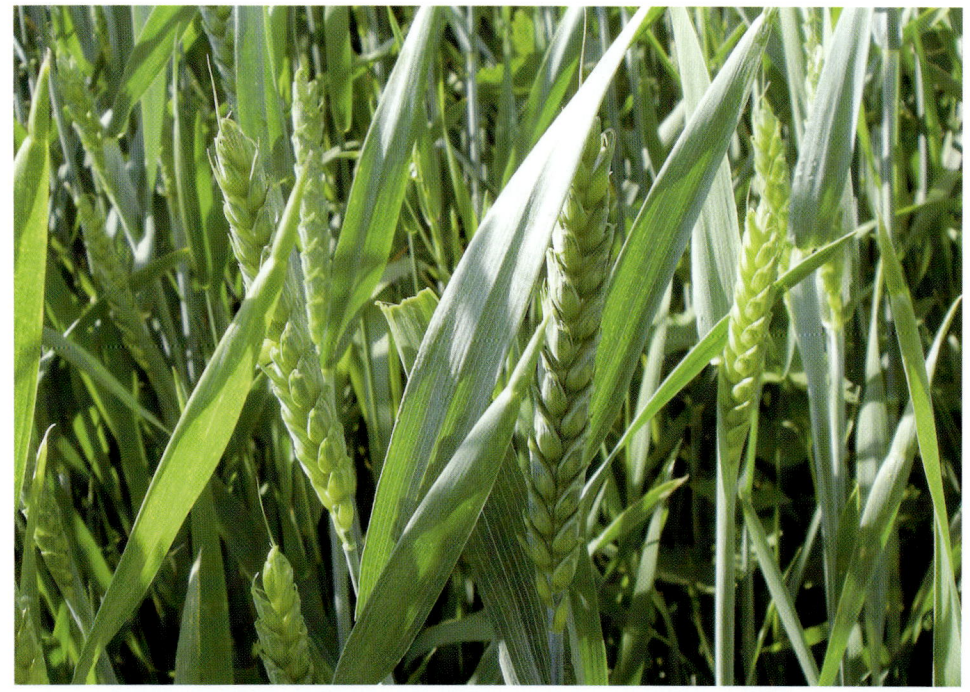

Abb. 1: Winterweizen, *Triticum aestivum* L. (Xiǎo Mài)

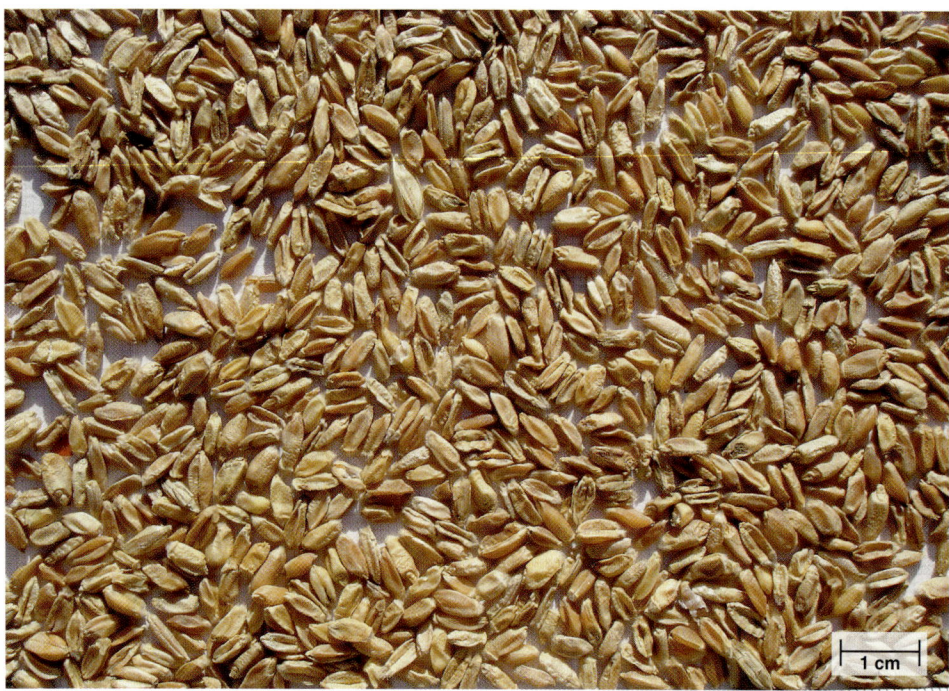

Abb. 2: Geschrumpfter Weizen, Tritici fructus levis (Fú Xiǎo Mài)

Synonyme
Leichte Weizenkörner

Herkunft
Die getrocknete, geschrumpfte, leichte Karyopse (Getreidefrucht) von *Triticum aestivum* L. (Xiǎo Mài), Poaceae.

Ernte und Verarbeitung
Nach der Ernte wird der Weizen in Wasser gegeben. Die leichteren und daher oben schwimmenden, geschrumpften Karyopsen werden gesammelt und an der Sonne getrocknet.

Pao Zhi
In der Regel reicht die unbehandelte Form. Man kann die Droge auch im Wok rösten und damit ihre Verträglichkeit verbessern.

Eigenschaften
Geschmacksrichtung: süß
Temperaturverhalten: kühl
Wirkungsort/Meridian: Herz

Wirkung und Anwendung
Schweiß zurückhaltend, (Yin-)Qi verbessernd, Hitze kühlend.

Die Droge kann sowohl bei spontanem Schwitzen (Yang-Schwäche) als auch bei Schwitzen durch eine Yin-Schwäche verwendet werden. Bei dieser Indikation wird sie mit Ostreae concha/Mǔ Lì, Ephedrae radix/Má Huāng Gēng und Astragali radix/Huáng Qí kombiniert (siehe Rezeptur Mu Li San). Bei Nachtschweiß wegen Yin-Schwäche kann sie zusammen mit Schisandrae chinensis fructus/Wǔ Wèi Zī und Lycii cortex/Dì Gǔ Pí eingesetzt werden.

Bei Gu Zheng Lao Re, die durch Yin-Schwäche verursacht wird, verwendet man die Droge zusammen mit Scrophulariae radix/Xuán Shēn, Ophiopogonis radix/Mài Mén Dōng und Rehmanniae radix/Shēng Dì Huáng, um das Yin zu ernähren.

Dosierung
15 bis 30 g

Inhaltsstoffe
Stärke, Dextrin, Lecitin, Arginin, Proteine, Vitamin B, Malzamylase, Amylase

Unerwünschte Wirkungen und Gegenanzeigen
Nicht verwenden bei Schwitzen, das während eines Erkältungsprozesses vorkommt.

Bei Übersetzungen aus dem Chinesischen werden oft die Drogen Tritici fructus/Huái Xiǎo Mài, Tritici fructus levis/Fú Xiǎo Mài und Hordei germinatus fructus/Mài Yá (Kap. 14) verwechselt. Siehe Tabelle Oryzae semen in Kapitel 14.

17 Antiparasitär wirkende Drogen – Qu Chong Yao – 驱虫药

17 Antiparasitär wirkende Drogen – Qu Chong Yao, 驱虫药

Drogenübersicht für antiparasitär wirkende Drogen

Lat. Name	Dt. Name	Pin-Yin-Name	Chin. Name	Seite
Arecae semen	Betelnusssamen	Bīng Láng	槟榔	646

Gemeinsamkeiten

Diese Droge wirkt im Milz- und Magen-Meridian, und häufig weist sie eine gewisse Giftigkeit auf, die Parasiten betäuben und töten kann. Bei einer Schwangerschaft ist ihre Anwendung kontraindiziert.

Auch manche in anderen Gruppen beschriebene Drogen, wie z. B. Stemonae radix, Sophorae flavescentis radix, Cnidii fructus und Pulsatillae radix, haben eine antiparasitische Wirkung. Ebenso können einige Drogen, die keine direkte antiparasitische Wirkung besitzen, aus verschiedenen Gründen eingesetzt werden. So macht saurer Geschmack (Wū Méi, Wú Wèi Zǐ) Parasiten träge. Ein bitterer Geschmack (Huáng Bó, Huáng Lián) lähmt Parasiten und begünstigt ihre Ausscheidung. Auch Qi bewegende Drogen (wie z. B. Mù Xiāng) werden dann eingesetzt.

Eine Einnahme sollte möglichst auf leeren Magen erfolgen. Wenn die Wirkung der Drogen nur kurze Zeit anhält, ist auch an einen Einsatz als Darmspülung zu denken.

Nach erfolgreicher Behandlung, bei Bedarf auch während der Behandlung, sollte das Milz-Qi aufgebaut werden.

17.1.1 Arecae semen – Betelnusssamen – Bīng Láng, 槟榔

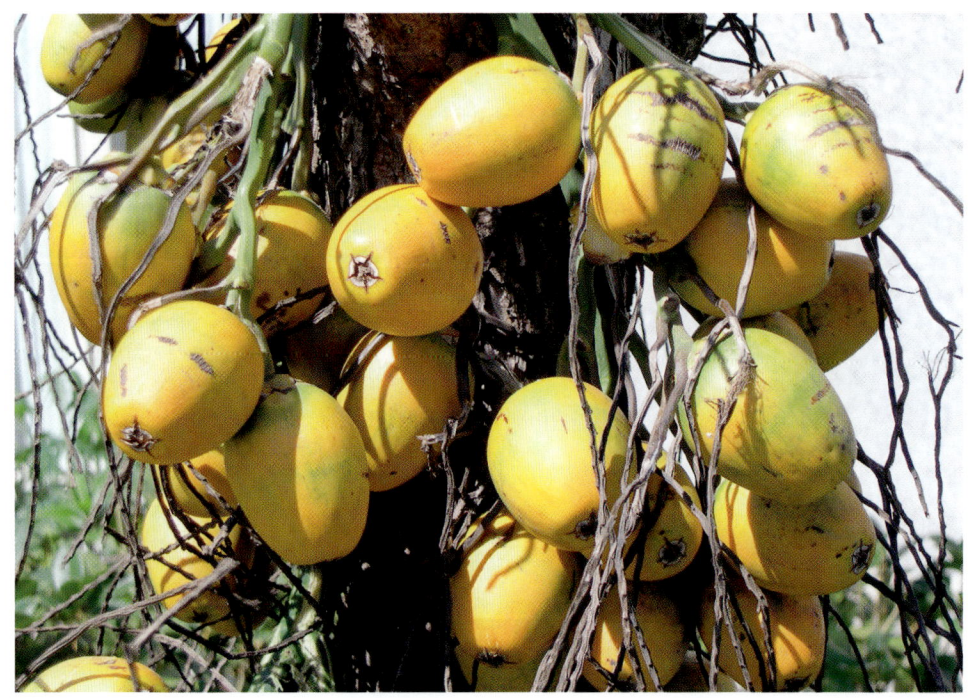

Abb. 1: Betelnuss, *Areca catechu* L. (Bīng Láng), Pflanze mit Früchten

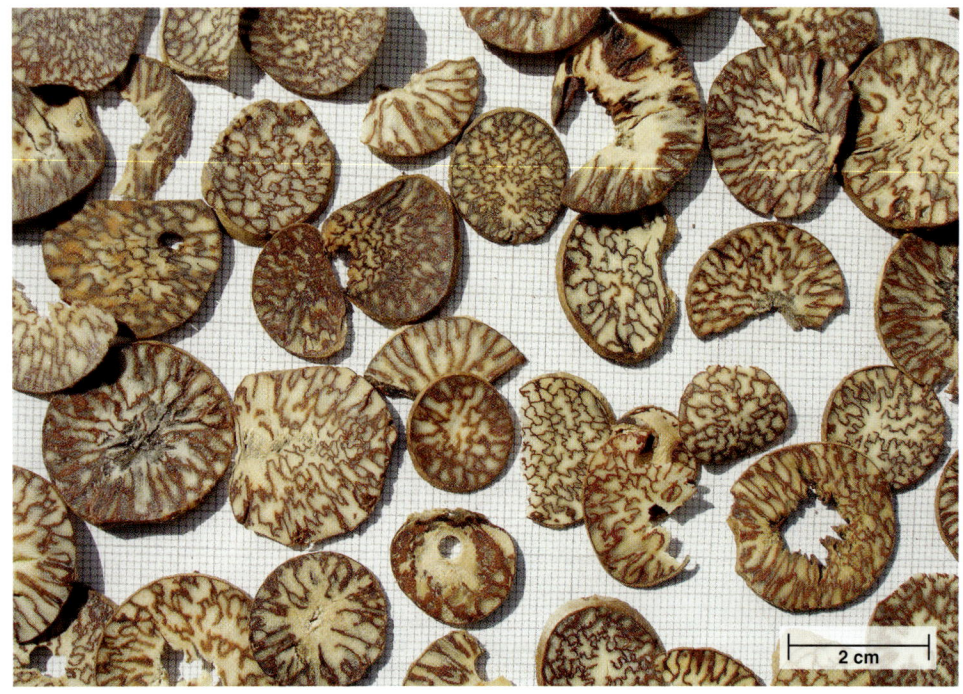

Abb. 2: Betelnusssamen, Arecae semen (Bīng Láng), Schnittdroge

Herkunft
Der getrocknete, reife Samen von *Areca catechu* L. (Bīng Láng), Arecaceae

Ernte und Verarbeitung
Die Früchte werden bei Frühlings- oder Herbstanfang gesammelt, im Wasser gekocht und getrocknet. Die Samen werden nach Entfernung der Schale in Wasser eingelegt und geschnitten.

Pao Zhi
Kein Pao Zhi üblich

Eigenschaften
Geschmacksrichtung: bitter, scharf
Temperaturverhalten: warm
Wirkungsort/Meridian: Magen, Dickdarm

Wirkung und Anwendung
Antiparasitär, Stauungen beseitigend, Wasser ableitend, Qi bewegend.

Die Droge bei Endoparasitenbefall verwendbar, z. B. bei Enterobiasis, Hakenwurm, Ascaridose, Bandwurm und Fasciolopsis. Am besten wirkt sie gegen den Bandwurm, u. z. dann oft kombiniert mit Cucurbitae semen/Nán Guā Zǐ/Kürbissamen. Bei Hakenwurm oder Enterobiasis wird sie mit Quisqualis fructus/Shǐ Jūn Zǐ und Meliae cortex/Kǔ Liàn Pí zusammen eingesetzt, bei Fasciolopsis mit Mume fructus/Wū Méi und Glycyrrhizae radix et rhizoma/Gān Cǎo.

Bei Lebensmittelstau und Ruhr kann Arecae semen/Bīng Láng das Qi bewegen und den Stau beseitigen. Für diese Anwendung kann man sie mit Aucklandiae radix/Mù Xiāng, Citri reticulatae viride pericarpium/Qīng Pí und Rhei radix et rhizoma/Shēng Dà Huáng verordnen (siehe Rezeptur Mu Xaing Bin Lang Wan).

Bei Ödemen kann die Droge in Kombination mit Alismatis rhizoma/Zé Xiè und Clematis armandii caulis/Chuān Mù Tōng die Wassereinlagerung ableiten.

Die Droge ist auch ein wichtiges Mittel zur Behandlung von Malaria. Hierfür wird sie zusammen mit Dichroae radix/Cháng Shān und Tsaoko fructus/Cǎo Guǒ rezeptiert.

Dosierung
3 bis 9 g; als Einzelmittel bei Bandwurm oder Fasciolopsis 30 bis 60 g möglich

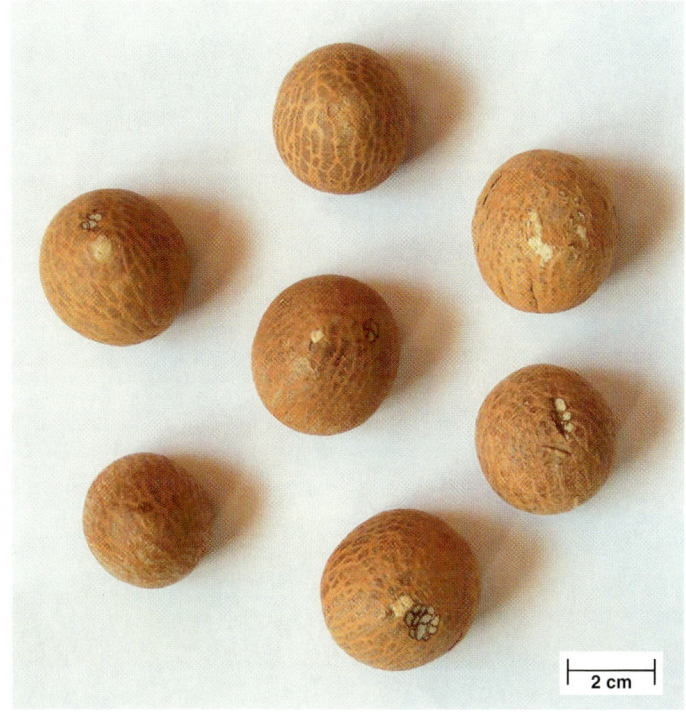

Abb. 3: Betelnusssamen, Arecae semen (Bīng Láng), Ganzdroge

Inhaltsstoffe
Alkaloide: Arecolin, Arecaidin, Guvacin, Guvacolin, Isoguvacin; Gerbstoffe, Farbstoffe, Stärke, Fette, Harz

Pharmakologie
Arecolin wirkt antiparasitisch gegen Schweine- und Rinder-Bandwurm, Enterobiasis, Hakenwurm, Ascaridose und Fasciolopsis. Es hemmt Hautpilz, Influenza-Virus, hat cholinmimetische Wirkung, erhöht die Speichelsekretion und die Schweißbildung, verstärkt die Darmperistaltik. Ferner reduziert es die Herzfrequenz und senkt den Blutdruck. Ein Tropfen der Droge ins Auge kann die Pupille verkleinern.

Unerwünschte Wirkungen und Gegenanzeigen
Kontraindiziert bei Milz-Qi-Schwäche, chronischem Durchfall und Qi-Senkung (z. B. Prolaps der Gebärmutter, des Magens, u. s. w.)

18 Äußerlich anzuwendende Drogen – Wai Yong Yao – 外用药

18 Äußerlich anzuwendende Drogen – Wai Yong Yao, 外用药

Drogenübersicht für äußerlich anzuwendende Drogen

Lat. Name	Dt. Name	Pin-Yin-Name	Chin. Name	Seite
Cnidii fructus	Brenndoldenfrüchte	Shé Chuáng Zǐ	蛇床子	652
Pseudolaricis cortex	Chinesische Goldlärchenwurzelrinde	Tǔ Jīng Pí	土荆皮	654

Gemeinsamkeit

Wie viele Drogen anderer Gruppen können auch die oben genannten Drogen u. a. äußerlich eingesetzt werden. Innere Beschwerden, die sich äußerlich zeigen, können ebenfalls äußerlich behandelt werden. Die hier genannten beiden Drogen werden bei Hautbeschwerden benutzt.

Die Drogen sind meistens schwach giftig. Die Herstellungsregeln und Pao-Zhi-Verfahren sind daher zu beachten.

Als Darreichungsform können u. a. Pulver, Paste, Creme, Salbe, Öle, Zäpfchen, Kräuterfaden (zum Ausleiten von Eiter) benutzt werden.

18.1.1 Cnidii fructus – Brenndoldenfrüchte – Shé Chuáng Zǐ, 蛇床子

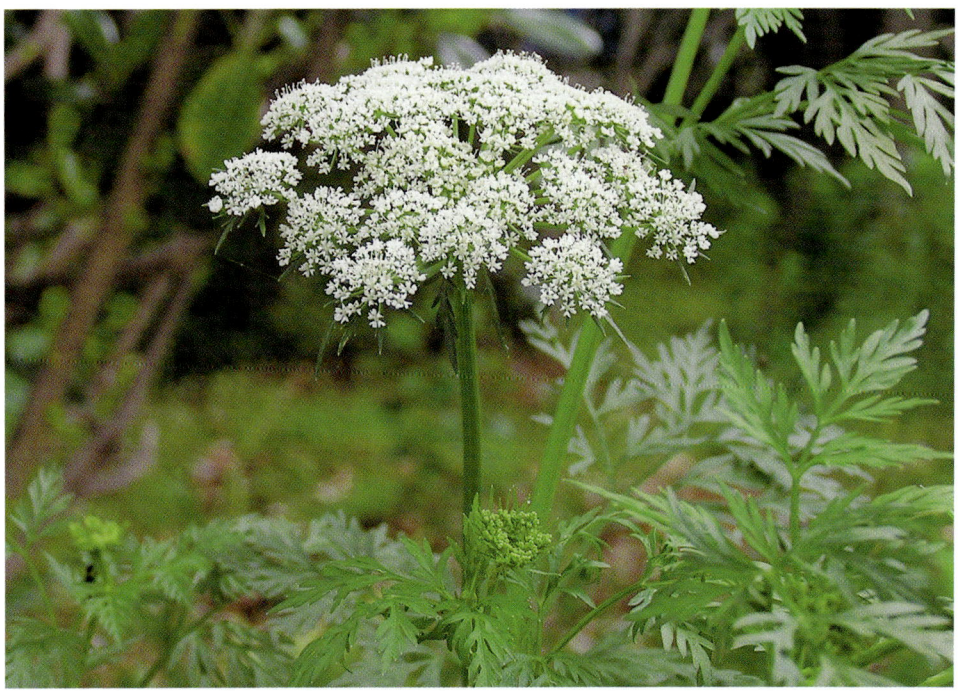

Abb. 1: Brenndolde, *Cnidium monnieri* (L.) Cuss. (Shé Chuáng)

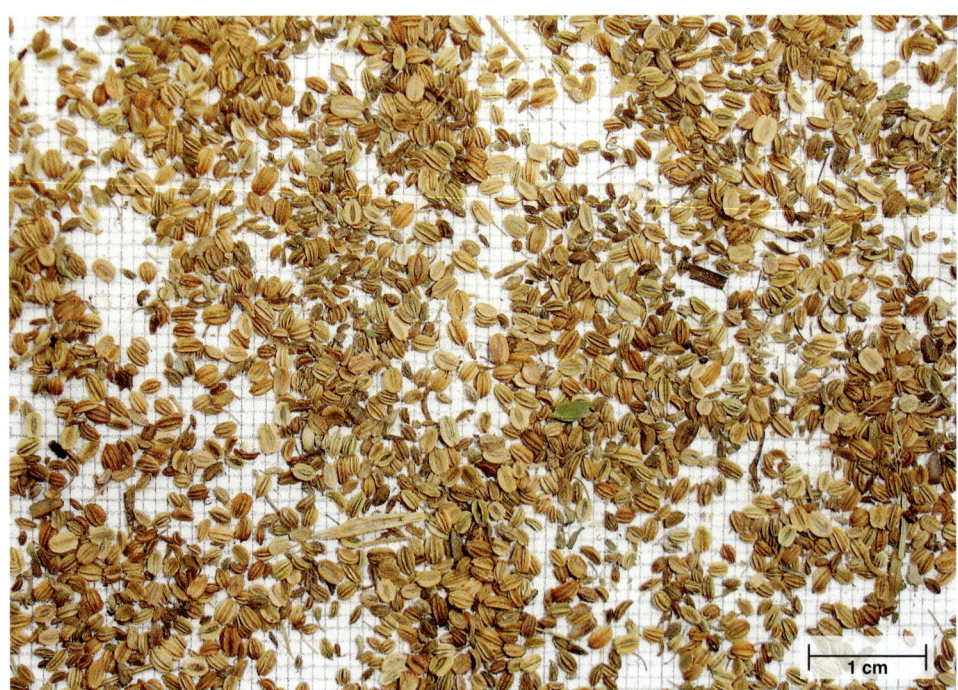

Abb. 2: Brenndoldenfrüchte, Cnidii fructus (Shé Chuáng Zǐ). Mäßige Qualität wegen erhöhter Fremdbestandteile und vieler kleiner Früchte.

Herkunft
Die getrockneten reifen Früchte von *Cnidium monnieri* (L.) Cuss. (Shé Chuáng), Apiaceae

Ernte und Verarbeitung
Die Früchte werden im Sommer und Herbst gesammelt und an der Sonne getrocknet.

Pao Zhi
Kein Pao Zhi üblich

Eigenschaften
Geschmacksrichtung: scharf, bitter
Temperaturverhalten: warm
Wirkungsort/Meridian: Niere

Wirkung und Anwendung
Antiparasitär, Juckreiz stillend, Niere erwärmend, Yang stärkend.

Bei durch Nässe verursachten Ekzemen oder Flechten kann die Droge als Badedekokt oder Creme äußerlich angewendet werden. Bei Juckreiz im Schambereich wird sie mit Sophorae flavescentis radix/Kǔ Shēn und Phellodendri chinensis cortex/Huáng Bó kombiniert und zum Baden benutzt. Neuerdings wird Cnidii fructus/Shé Chuáng Zǐ als Creme oder Zäpfchen bei Trichomonadenkolpitis verwendet.

Bei Impotenz oder Unfruchtbarkeit kann diese Droge das Nieren-Yang stimulieren. Bei einer durch Nieren-Yang-Schwäche verursachten Impotenz, bei übermäßigem vaginalem Ausfluss oder bei Unfruchtbarkeit wird sie oft mit Rehmanniae radix praep./Shú Dì Huáng, Cuscutae semen/Tù Sī Zǐ und Cinnamomi cortex/Roù Guì/Guì Pí kombiniert eingesetzt.

Dosierung
3 bis 9 g bei innerlicher Einnahme, 15 bis 30 g bei äußerlicher Anwendung

Inhaltsstoffe
Osthol, Bergapten, Isopimpinellin, Imperatorin, Thymin, Hypoxanthin, Uracil, D-Phenylalanin. Die Zusammensetzung der Cumarine variiert stark mit den verschiedenen Erntegebieten.

Pharmakologie
Antimykotisch, wirkt gegen Trichomonaden

Unerwünschte Wirkungen und Gegenanzeigen
Die Droge ist kontraindiziert bei Yin-Schwäche und Feuer. Bei Nässe-Hitze im Unteren Erwärmer darf sie nicht innerlich eingenommen werden.

18.1.2 Pseudolaricis cortex – Chinesische Goldlärchenwurzelrinde – Tǔ Jīng Pí, 土荆皮

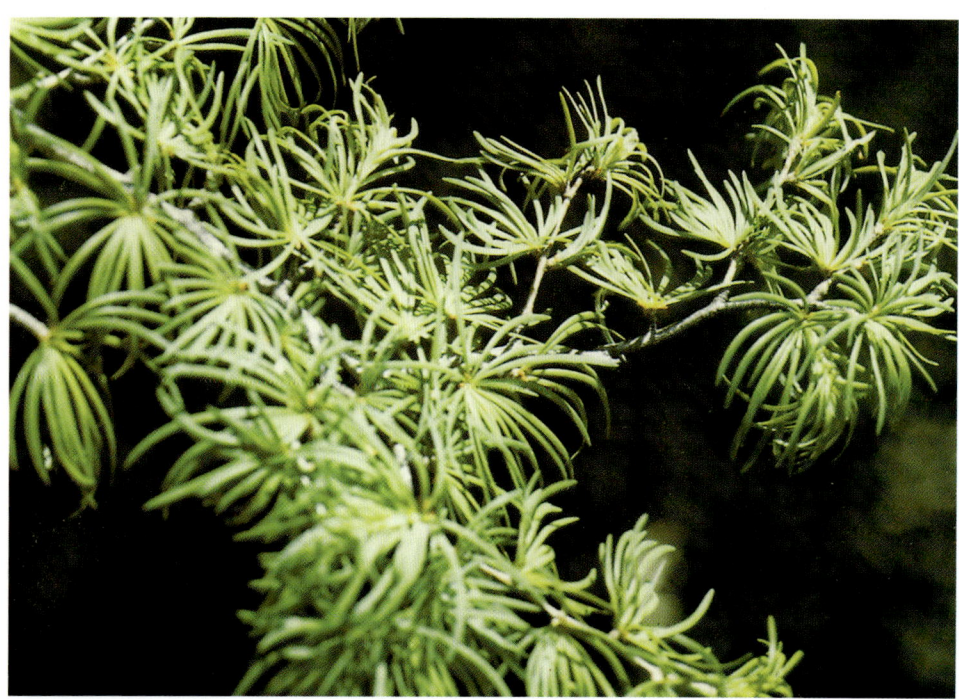

Abb. 1: Chinesische Goldlärche, *Pseudolarix kaempferi* Gord. (Jīn Qián Sōng), Zweig. Quelle: The coloured Atlas of the Chinese Materia Medica specified in Chin. Ph.

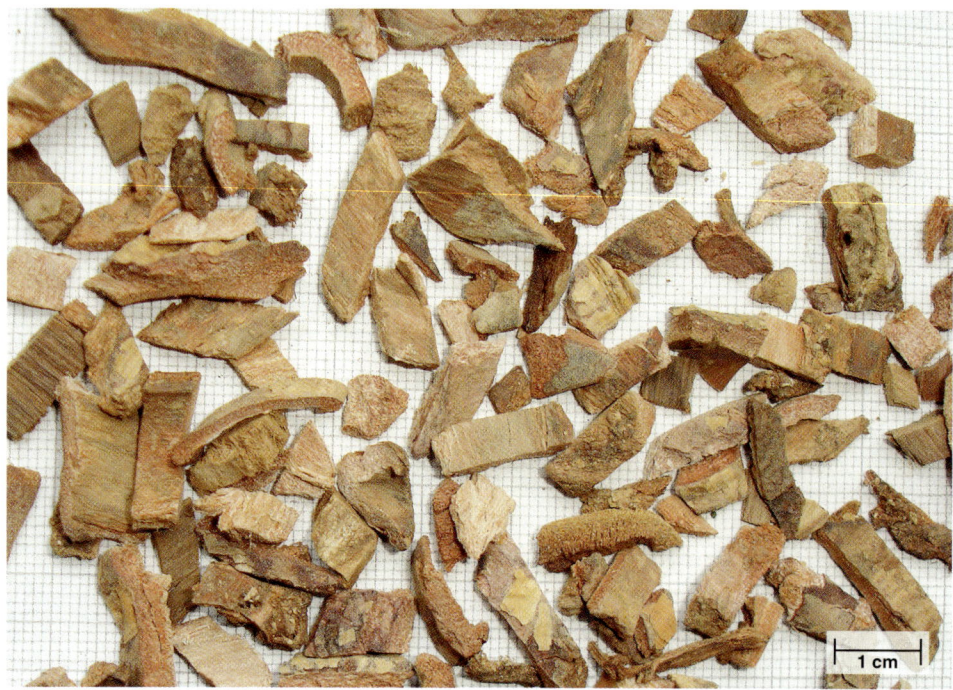

Abb. 2: Chinesische Goldlärchenwurzelrinde, Pseudolaricis cortex (Tǔ Jīng Pí), Schnittdroge

Herkunft
Die getrocknete Wurzelrinde oder die wurzelnahe Stammrinde von *Pseudolarix kaempferi* GORD. (Jīn Qián Sōng), Pinaceae

Ernte und Verarbeitung
Die Wurzel wird im Mai ausgegraben, ihre Rinde wird abgeschält und an der Sonne getrocknet.

Pao Zhi
Kein Pao Zhi üblich

Eigenschaften
Geschmacksrichtung: scharf, giftig
Temperaturverhalten: warm
Wirkungsort/Meridian: Lunge, Milz

Wirkung und Anwendung
Antiparasitär, Juckreiz stillend.

Die Droge ist anzuwenden u. a. bei Tinea am Kopf, an Händen, Füßen in der Regel als 10- bis 50 %ige Tinktur, aber auch als feines Pulver. Neuerdings wird sie auch bei Neurodermitis eingesetzt.

Dosierung
3 bis 9 g; ausreichende Menge bei äußerlicher Anwendung.

Inhaltsstoffe
Bi-Terpensäure, Pseudolarsäuren, phenolartige Substanzen, Gerbstoffe.

Pharmakologie
Hemmt das Wachstum, z. B. Mikroorganismen wie *Microsporum audouinii*, *Trichophyton ferrugineum*, *Trichophyton rubrum*, *Trichophyton schönleinii*, *Trichophyton gypseum*, *Epidermophyton floccosum*, *Candidia albicans* sowie vom Schuppenringwurm.

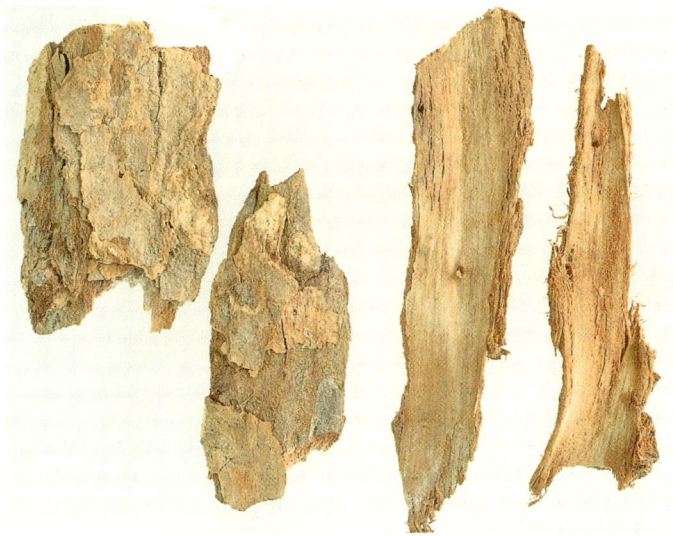

Abb. 3: Chinesische Goldlärchenwurzelrinde, Pseudolaricis cortex (Tǔ Jīng Pí), Ganzdroge

Unerwünschte Wirkungen und Gegenanzeigen
Als Tinktur darf die Droge nur äußerlich angewendet werden, Schleimhaut, Augen und Schambereich ausgenommen. Wenn ein brennendes Gefühl auf der Haut auftritt, ist die Behandlung sofort zu beenden.

Vorsicht ist während der Schwangerschaft und in der Stillzeit angebracht.

Bei Hautpilzbehandlung ist es öfters vorgekommen, dass der Pilzbefall wiederkehre. Die betroffenen Stellen sollten daher zunächst mit heißem Wasser 15 Minuten gebadet werden, und die lose Haut abgerieben werden. Erst nach dem Abtrocknen wird dann die Tinktur aufgetragen. Während der Behandlung nicht rauchen, keine Meeresfrüchte, nichts Scharfes oder Fettiges essen, und keinen Alkohol trinken. Falls innerhalb von sieben Tagen keine Besserung festzustellen ist, ist die Behandlung zu beenden.

Die Droge ist kontraindiziert bei Juckreiz, der durch Diabetes, Leber- und Nierenkrankheiten, Tumoren oder durch Medikamente verursacht wurde.

Verzeichnisse

Verzeichnis der Arzneidrogen

In der folgenden Übersicht werden alle in diesem Werk vorgestellten Arzneidrogen mit ihren jeweiligen Kochzeiten gelistet. Generell gilt dass die Einweich- und Kochzeiten von der Schnittgröße der Droge abhängig sind. Bei Verwendung der hier genannten Kochzeiten sollten die Drogen gut verarbeitet sein, d.h. sie müssen in einer Schnittgröße von 2–5 mm vorliegen; die Drogen sollen außerdem nach den beschriebenen Abgaberegeln (siehe unter Pao Zhi und Dosierung der jeweiligen Drogen) verarbeitet sein. So muss z.B. die Droge Ziziphi spinosae semen vor der Abgabe geröstet und gestoßen werden, Gardenienfrüchte müssen zerstoßen werden, usw. Dies gilt ohne Einschränkung, auch wenn es in der Verschreibung nicht ausdrücklich erwähnt wird.

Kürzer zu kochende Drogen werden ca. 3–5 min gekocht, wie z.B. Menthae herba. Länger zu kochende Drogen werden ca. 30–40 min gekocht, wie z.B. Gypsum fibrosum. Lange zu kochende, meistens giftige Drogen werden ca. 1 h gekocht, wie z.B. Aconiti radix praep. Separat zu kochende Drogen werden erst dem fertig gekochten Dekokt hinzugefügt, wie z.B. Asini corii colla.

Lateinischer Name	Lateinischer Name nach Chin. Ph. 2005	Deutscher Name	Pin Yin	中文	Kochzeit Minuten	Kapitel	Seite
Acanthopanacis cortex	Cortex Acanthopanacis	Stachelpanaxwurzelrinde	Wǔ Jiā Pí	五加皮	15	8.3.1	382
Achyranthis bidentatae radix	Radix Achyranthis Bidentatae	Achyranthes-Wurzel	Niú Xī	牛膝	15	12.1.1	456
Aconiti kusnezoffii radix praeparata	Radix Aconiti Kusnezoffii Praeparata	Vorbehandelte Kusnezoff-Eisenhutwurzel	Zhì Cǎo Wū	制草乌	30-40	8.1.1	344
Aconiti radix lateralis praeparata	Radix Aconiti Lateralis Praeparata	Vorbehandelte Eisenhutseitenwurzel	Fù Zǐ	附子	30-40	9.1.1	392
Aconiti radix	Radix Aconiti	Chinesische Eisenhutwurzel	Shēng Chuān Wū	生川乌	60	8.1.1	343
Aconiti radix praeparata	Radix Aconiti Praeparata	Vorbehandelte Chinesische Eisenhutwurzel	Zhì Chuān Wū	制川乌	30-40	8.1.1	342
Acori tatarinowii rhizoma	Rhizoma Acori Tatarinowii	Grasblättriger Kalmuswurzelstock	Shí Chāng Pú	石菖蒲	5	6.2.1	292
Adenophorae radix	Radix Adenophorae	Becherglockenwurzel	Nán Shā Shēn	南沙参	15	15.4.1	604
Agastachis herba	–	Chinesisches Patschulikraut	Huò Xiāng	藿香	2-3	6.1.6	–
Agkistrodon	Agkistrodon	Chinesische Nasenotter	Qí Shé	蕲蛇	15	8.1.2	345
Agrimoniae herba	Herba Agrimoniae	Odermennigkraut	Xiān Hè Cǎo	仙鹤草	15	13.1.1	500
Albiziae cortex	Cortex Albiziae	Seidenakazienrinde	Hé Huān Pí	合欢皮	15	10.2.1	418
Albiziae kalkorae cortex	–	Kalkora-Seidenakazienrinde	Shān Hé Huān Pí	山合欢皮	15	10.2.1	419
Alismatis rhizoma	Rhizoma Alismatis	Orient-Froschlöffelknolle	Zé Xiè	泽泻	15	7.1.1	302
Allii fistulosi bulbus	–	Chinesische Schnittlauchknolle	Cōng Bái	葱白	2-3	–	–
Allii macrostemonis bulbus	Bulbus Allii macrostemonis	Allium-macrosteron-Zwiebel	Xiè Bái	薤白	15	11.1.1	434
Allii tuberosi semen	–	Knoblauch-/Schnittlauch-Samen	Jiǔ Cài Zǐ	韭菜籽	15	–	–

Lateinischer Name	Lateinischer Name nach Chin. Ph. 2005	Deutscher Name	Pin Yin	中文	Kochzeit Minuten	Kapitel	Seite
Aloe	Aloe	Aloe vera	Lú Huì	芦荟	–	–	–
Aloe vera succus	–	Frischer Aloe-vera-Saft	Lú Huì Zhī	芦荟汁	–	–	–
Alpiniae katsumadai semen	Semen Alpiniae Katsumadei	Alpinia-katsumadai-Samen	Cǎo Dòu Kòu	草豆蔻	2-3	6.1.1	276
Alpiniae officinarum rhizoma	Rhizoma Alpiniae Officinarum	Galgantwurzelstock	Gāo Liáng Jiāng	高良姜	2-3	9.1.2	395
Alpiniae oxyphyllae fructus	Fructus Alpiniae Oxyphyllae	Alpinia-oxyphylla-Früchte	Yì Zhì	益智	2-3	15.2.1	562
Amomi fructus	Fructus Amomi	Zottige Kardamomenfrüchte	Shā Rén	砂仁	2-3	6.1.3	279
Amomi fructus rotundus	Fructus Amomi Rotundus	Siam-Kardamomenfrüchte	Dòu Kòu	豆蔻	2-3	6.1.2	277
Ampelopsis radix	Radix Ampelopsis	Ampelopsis-Wurzel	Bái Liǎn	白蔹	15	–	–
Anemarrhenae rhizoma	Rhizoma Anemarrhenae	Anemarrhena-Wurzelstock	Zhī Mǔ	知母	15	4.1.1	156
Angelicae dahuricae radix	Radix Angelicae Dahuricae	Sibirische Engelwurzwurzel	Bái Zhǐ	白芷	15	1.1.1	4
Angelicae pubescentis radix	Radix Angelicae Pubescentis	Angelica-pubescens-Wurzel	Dú Huó	独活	15	8.1.3	347
Angelicae sinensis radix	Radix Angelicae Sinensis	Chinesische Angelikawurzel	Dāng Guī	当归	15	15.3.1	586
Angelicae sinensis radix extremitas	–	Chinesische Angelika-Nebenwurzel	Dān Guī Wěi	当归尾	15	15.3.1, 12	588
Aquilariae lignum resinatum	Lignum Aquilariae Resinatum	Aquilariaharzholz	Chén Xiāng	沉香	2-3 oder als Pulver	–	–
Arcae concha	Concha Arcae	Archenmuschelschale	Wǎ Léng Zǐ	瓦棱子	30-40	2.5.1	118
Arctii fructus	Fructus Arctii	Große Klettenfrüchte	Niú Bàng Zǐ	牛蒡子	15	1.2.1	32
Arecae pericarpium	Pericarpium Arecae	Betelnussschale	Dà Fù Pí	大腹皮	15	7.1.2	304
Arecae semen	Semen Arecae	Betelnusssamen	Bīng Láng	槟榔	15	17.1.1	646
Arisaematis rhizoma praeparata	–	Vorbehandelte Feuerkolbenwurzelknollen	Zhì Tiān Nán Xīng	制天南星	15	2.1.1	60
Arisaematis rhizoma praeparata cum belle	–	Mit Gallensaft vorbehandelte Feuerkolbenwurzelknollen	Dǎn Nán Xīng	胆南星	15	2.1.1, 2.2	61
Armeniacae semen amarum	Semen Armeniacae Amarum	Bittere Aprikosensamen	Kǔ Xìng Rén	苦杏仁	2-3	2.3.1	88
Arnebiae radix	Radix Arnebiae	Purpurkrautwurzel	Ruǎn Zǐ Cǎo	软紫草	15	–	–
Artemisiae annuae herba	Herba Artemisiae Annuae	Einjähriges Beifußkraut	Qīng Hāo	青蒿	15	4.6.1	238
Artemisiae argyi folium	Folium Artemisiae Argyi	Artemisia-argyi-Blätter	Ài Yè	艾叶	15	13.1.2	502
Artemisiae scopariae herba	Herba Artemisiae Scopariae	Besenbeifußkraut	Yīng Chén	茵陈	15	7.1.3	306
Asari radix et rhizoma	Radix et Rhizoma Asari	Chinesische Haselwurzwurzel	Xì Xīn	细辛	2-3	1.1.2	7
Asini corii colla	Colla Corii Asini	Eselhautgelatine	Ē Jiāo	阿胶	Separat	15.3.2	590

Lateinischer Name	Lateinischer Name nach Chin. Ph. 2005	Deutscher Name	Pin Yin	中文	Kochzeit Minuten	Kapitel	Seite
Asparagi radix	Radix Asparagi	Chinesische Spargelwurzel	Tiān Dōng	天冬	15	15.4.2	606
Asteris radix et rhizoma	Radix et Rhizoma Asteris	Asternwurzel	Zǐ Wǎn	紫菀	15	2.3.2	91
Astragali radix	Radix Astragali	Astragalus-Wurzel	Huáng Qí	黄芪	15	15.1.1	536
Astragali radix praeparata cum melle	Radix Astragali Praeparata cum Melle	Mit Honig vorbehandelte Astragalus-Wurzel	Zhì Huáng Qí	炙黄芪	15	15.1.1	537
Astragali semen	–	Astragalus-Samen	Shā Wǎn Zǐ	沙宛子	15	–	–
Atractylodis macrocephalae rhizoma	Rhizoma Atractylodis Macrocephalae	Großköpfiger Atractylodes-Wurzelstock	Bái Zhū	白术	15	15.1.2	539
Atractylodis rhizoma	Rhizoma Atractylodis	Atractylodes-Wurzelstock	Cāng Zhū	苍术	2-3	6.1.4	281
Aucklandiae radix	Radix Aucklandiae	Himalayaschartenwurzel	Mù Xiāng	木香	2-3	11.1.2	436
Aurantii fructus	Fructus Aurantii	Pomeranzen	Zhǐ Qiào	枳壳	15	11.1.3	440
Aurantii fructus immaturus	Fructus Aurantii immaturus	Unreife Pomeranzen	Zhǐ Shí	枳实	15	11.1.3	439
Bambusae caulis in taeniam	Caulis Bambusae in Tenia	Bambusrohrstreifen	Zhú Rú	竹茹	15	2.2.1	76
Bambusae concretio silicea	Concretio Silicea Bambusae	Bambuskiesel	Tiān Zhū Huáng	天竺黄	15	2.2.2	78
Bambusae liquidum in taeniam	–	Frischer Bambussaft	Zhú Lì	竹沥	15	2.2.1	77
Begoniae herba	–	Begonienkraut	Zǐ Bèi Tiān Kuí	紫背天葵	15	–	–
Belamcandae rhizoma	Rhizoma Belamcandae	Leopardenblumenwurzelstock	Shè Gàn	射干	15	4.4.1	200
Benincasae exocarpium	Exocarpium Benincasae	Wachskürbisschale	Dōng Guā Pí	冬瓜皮	15	–	–
Benincasae semen	–	Rauer Wachskürbissamen	Dōng Guā Zǐ	冬瓜子	15	–	–
Bletillae rhizoma	Rhizoma Bletillae	Bletilla-striata-Wurzelknollen	Bái Jí	白芨	15	13.1.3	504
Bombyx batryticatus	Bombyx Batryticatus	Seidenraupenlarven	Jiāng Cán	僵蚕	15	5.2.1	254
Bombyx excretum	–	Seidenraupenexkret	Cán Shā	蚕砂	15	5.2.2	256
Borax	–	Natriumtetraborat	Péng Shā	硼砂	Als feines Pulver in Pillen	–	–
Borneolum	Borneol	Borneol	Bīng Piàn	冰片	Separat	6.2.2	294
Bovis calculus	Calculus Bovis	Ochsengallensteine	Niú Huáng	牛黄	In Pillen	–	–
Bubali cornu	Cornu Bubali	Wasserbüffelhorn	Shuǐ Niú Jiǎo	水牛角	30-40	4.3.1	186
Buddlejae flos	Flos Buddlejae	Sommerfliederblüten	Mì Méng Huā	密蒙花	15	–	–
Bufonis veneum	Venenum Bufonis	Krötengift	Chán Sū	蟾酥	In Pillen	–	–
Bungarus parvus	Bungarus Parvus	Junge Vielbindenbungar	Jīn Qián Bái Huā Shé	金钱白花蛇	15	8.1.4	349
Bupleuri radix	Radix Bupleuri	Chinesische Hasenohrwurzel	Chái Hú	柴胡	15	1.2.2	34

Lateinischer Name	Lateinischer Name nach Chin. Ph. 2005	Deutscher Name	Pin Yin	中文	Kochzeit Minuten	Kapitel	Seite
Calomelas	Calomelas	Quecksilber(I)-chlorid	Qīng Fěn/Gān Gǒng	轻粉/甘汞	Äußerliche Anwendung	–	–
Cannabis fructus	Fructus Cannabis	Hanffrüchte	Huǒ Má Rén	火麻仁	15	3.2.1	140
Carthami flos	Flos Carthami	Färberdistelblüten	Hóng Huā	红花	15	12.1.2	458
Caryophylli flos	Flos Caryophylli	Gewürznelken	Dīng Xiāng	丁香	15	9.1.3	397
Cassiae semen	Semen Cassiae	Sicklepodsamen	Jué Míng Zǐ	决明子	15	5.3.1	268
Catechu extractum	Catechu	Gerberakazienextrakt	Èr Chá	儿茶	2-3	–	–
Celosiae semen	Semen Celosiae	Brandschopfsamen	Qīng Xiāng Zǐ	青葙子	15	5.3.2	270
Centipedae herba	Herba Centipedae	Centipedenkraut	É Bù Shí Cǎo	鹅不食草	15	–	–
Cervi cornu	Cornu Cervi	Hirschhorn	Lù Jiǎo	鹿角	15	15.2.2	568
Cervi cornu colla	Colla Cornus Cervi	Hirschhorngelatine	Lù Jiǎo Jiāo	鹿角胶	Separat	15.2.2	569
Cervi cornu pantotrichum	Cornu Cervi Pantotrichum	Hirschhornbast	Lù Róng	鹿茸	Separat dünsten in Schnaps oder als Pulver	15.2.2	568
Chaenomelis fructus	Fructus Chaenomelis	Chinesische Quitte	Mù Guā	木瓜	15	8.1.5	350
Chebulae fructus	Fructus Chebulae	Terminlia-Früchte	Hé Zǐ	诃子	15	–	–
Chrysanthemi flos	Flos Chrysanthemi	Chinesische Chrysanthemenblüten	Jú Huā	菊花	15	1.2.3	38
Chrysanthemi indici flos	Flos Chrysanthemi Indici	Wilde Chrysanthemenblüten	Yě Jū Huā	野菊花	15	4.4.2	202
Chuanxiong rhizoma	Rhizoma Chuanxiong	Sichuan-Liebstöckelwurzelstock	Chuān Xiōng	川芎	15	12.1.4	463
Cibotii rhizoma	Rhizoma Cibotii	Cibotium-Wurzelstock	Gǒu Jǐ	狗脊	15	15.2.3	564
Cicadae periostracum	Periostracum Cicadae	Gehäutetes Zikaden-Exoskelett	Chán Tuì	蝉蜕	15	1.2.4	40
Cimicifugae rhizoma	Rhizoma Cimicifugae	Silberkerzenwurzelstock	Shēng Má	升麻	15	1.2.5	42
Cinnabaris	Cinnabaris	Rotes Quecksilber(II)-sulfid	Zhū Shā	朱砂	In Pillen, Pulver, nicht kochen	10.1.1	412
Cinnamomi cortex	Cortex Cinnamomi	Cassia-Zimtrinde	Ròu Guì	肉桂	2-3	9.1.4	399
Cinnamomi ramulus	Ramulus Cinnamomi	Cassia-Zimtzweige	Guì Zhī	桂枝	15	1.1.3	10
Cirsii herba	Herba Cirsii	Chinesisches Kratzdistelkraut	Xiǎo Jì	小蓟	15	–	–
Cirsii japonici herba	Herba Cirsii Japonici	Kratzdistelkraut	Dà Jì	大蓟	15	–	–
Cistanches herba	Herba Cistanches	Wüstenzistanchenkraut	Ròu Cōng Róng	肉苁蓉	15	15.2.4	566
Citri reticulatae pericarpium	Pericarpium Citri Reticulatae	Mandarinenschale	Chén Pí	陈皮	15	2.1.2,11	63

Lateinischer Name	Lateinischer Name nach Chin. Ph. 2005	Deutscher Name	Pin Yin	中文	Kochzeit Minuten	Kapitel	Seite
Citri reticulatae pericarpium viride	Pericarpium Citri Reticulatae Viride	Grüne Mandarinenschale	Qīng Pí	青皮	15	11.1.4	441
Citri exocarpium rubrum	Exocarpium Citri Rubrum	Mandarinenaußenschale	Jú Hóng	橘红	15	2.1.2	64
Citri sarcodactylis fructus	Fructus Citri Sarcodactylis	Buddhashandfrüchte	Fó Shǒu	佛手	15	11.1.5	443
Clematidis radix et rhizoma	Radix et Rhizoma Clematidis	Chinesische Waldrebenwurzel	Wēi Líng Xiān	威灵仙	15	8.1.6	352
Clematidis armandii caulis	Caulis Clematidis Armandii	Clematis-armandii-Stängel	Chuān Mù Tōng	川木通	15	7.1.4	308
Cnidii fructus	Fructus Cnidii	Brenndoldenfrüchte	Shé Chuáng Zǐ	蛇床子	15	18.1.1	652
Codonopsis radix	Radix Codonopsis	Glockenwindenwurzel	Dǎng Shēn	党参	15	15.1.3	542
Coicis semen	Semen Coicis	Hiobstränensamen	Yì Yǐ Rén	薏苡仁	15	7.1.5	311
Coptidis rhizoma	Rhizoma Coptidis	Goldfadenwurzelstock	Huáng Lián	黄连	15	4.2.1	168
Corni fructus	Fructus Corni	Japanische Kornelkirschenfrüchte	Shān Zhū Yú	山茱萸	15	16.1.1	626
Corydalis rhizoma	Rhizoma Corydalis	Yanhusuo-Lerchenspornwurzelstock	Yán Hú Suǒ	延胡索	15	12.1.5	466
Crataegi fructus	Fructus Crataegi	Fiederweißdornbeeren	Shān Zhā	山楂	15	14.1.1	520
Croci stigma	Stigma Croci	Safran	Xī Hóng Huā	西红花	15	12.1.3	461
Crotonis fructus	Fructus Crotonis	Crotonfrüchte	Bā Dòu	巴豆	In Pillen, Pulver	3.3.1	146
Curculiginis rhizoma	Rhizoma Curculiginis	Curculigo-Wurzelstock	Xiān Máo	仙茅	15	15.2.5	570
Curcumae longae rhizoma	Rhizoma Curcumae Longae	Curcumawurzelstock	Jiāng Huáng	姜黄	15	12.1.6	468
Curcumae radix	Radix Curcumae	Curcumawurzelknollen	Yù Jīn	郁金	15	12.1.7	470
Curcumae rhizoma	Rhizoma Curcumae	Zitwerwurzelstock	É Zhú	莪术	15	12.1.8	472
Cuscutae semen	Semen Cuscutae	Chinesische Teufelszwirnsamen	Tù Sī Zǐ	菟丝子	15	15.2.6	572
Cyathulae radix	Radix Cyathulae	Cyathula-Wurzel	Chuān Niú Xī	川牛膝	15	12.1.9	474
Cynanchi stauntonii rhizoma et radix	Rhizoma et Radix Cynanchi Stauntonii	Cynanchum-stauntonii-Wurzel	Bái Qián	白前	15	–	–
Cyperi rhizoma	Rhizoma Cyperi	Nussgraswurzelstock	Xiāng Fù	香附	15	11.1.6	445
Dendrobii herba	–	Dendrobium-Kraut	Shí Hú	石斛	15	–	–
Dianthi herba	Herba Dianthi	Nelkenkraut	Qù Mài	瞿麦	15	7.1.6	313
Dichroae radix	Radix Dichroae	Fiebertrugblumenwurzel	Cháng Shān	常山	15	–	–
Dictamni cortex	Cortex Dictamni	Diptamwurzelrinde	Bái Xiǎn Pí	白鲜皮	15	4.2.2	171
Dioscoreae septemlobae rhizoma	Rhizoma Dioscoreae Septemlobae	Dioscorea-septemloba-Wurzelstock	Mián Bì Xiè	绵萆解	15	7.1.7	316
Dioscoreae hypoglaucae rhizoma	Rhizoma Dioscoreae Hypoglaucae	Dioscorea-hypoglauca-Wurzelstock	Fěn Bì Xiè	粉萆解	15	7.1.7	315

Verzeichnis der Arzneidrogen

Lateinischer Name	Lateinischer Name nach Chin. Ph. 2005	Deutscher Name	Pin Yin	中文	Kochzeit Minuten	Kapitel	Seite
Dioscoreae rhizoma	Rhizoma Dioscoreae	Yamswurzelknollen	Shān Yào	山药	15	15.1.4	545
Dipsaci radix	Radix Dipsaci	Chinesische Kardenwurzel	Xù Duàn	续断	15	15.2.7	574
Draconis sanguis	Sanguis Draconis	Ostindisches Drachenblut	Xuě Jié	血竭	In Pillen	–	–
Drynariae rhizoma	Rhizoma Drynariae	Drynaria-Wurzelstock	Gǔ Suì Bǔ	骨碎补	15	–	–
Ecliptae herba	Herba Ecliptae	Ecliptenkraut	Mò Hàn Lián	墨汉莲	15	15.4.3	608
Elsholtziae herba	–	Kamminzenkraut	Xiāng Rú	香薷	2-3	–	–
Ephedrae herba	Herba Ephedrae	Ephedrakraut	Má Huáng	麻黄	2-3	1.1.4	12
Ephedrae herba praeparata cum melle	–	Mit Honig vorbehandeltes Ephedrakraut	Zhì Má Huáng (Mì Má Huáng)	炙麻黄	15	1.1.14, 2.4	13
Ephedrae radix et rhizoma	Radix et Rhizoma Ephedrae	Ephedrawurzel	Má Huáng Gēng	麻黄根	15	1.1.4, 16.3	14
Epimedii herba	Herba Epimedii	Elfenblumenkraut	Yín Yáng Huò	淫羊藿	15	15.2.8	576
Equiseti hiemalis herba	Herba Equiseti Hiemalis	Winterschachtelhalmkraut	Mù Zéi	木贼	15	1.2.6	44
Eretmochelydis carapax	–	Echte Karettschildkröte	Dài Mào	玳瑁	30-60	–	–
Erinacei corium	–	Igelhaut	Cì Wèi Pí	刺猬皮	15-30	–	–
Eriobotryae folium	Folium Eriobotryae	Wollmispelblätter	Pí Pá Yè	枇杷叶	15	2.3.3	93
Eriocauli flos	Flos Eriocauli	Eriocaulum-Blüten	Gǔ Jīng Cǎo	谷精草	15	–	–
Erythrinae cortex	–	Orientalische Korallenstrauchrinde	Hǎi Tóng Pí	海桐皮	15	8.2.1	366
Eucommiae cortex	Cortex Eucommiae	Chinesische Guttaperchrinde	Dù Zhòng	杜仲	15	15.2.9	578
Eupatorii herba	Herba Eupatorii	Glückswasserdostkraut	Pèi Lán	佩兰	2-3	6.1.5	284
Euphorbiae pekinensis radix	Radix Euphorbiae Pekinensis	Euphorbia-pekinensis-Wurzel	Jīng Dà Jǐ	京大戟	30	–	–
Eupolyphaga sinensis	Eupolyphaga seu Steleophaga	Chinesische Eupolyphaga	Tǔ Biē Chóng/Dì Biē/Zhē Chóng	土鳖虫/蛰虫	15-30	–	–
Euryales semen	Semen Euryales	Stachelseerosensamen	Qiàn Shí	芡实	15	–	–
Evodiae fructus	Fructus Evodiae	Stinkeschenfrüchte	Wú Zhū Yú	吴茱萸	15	9.1.5	402
Farfarae flos	Flos Farfarae	Huflattichblüten	Kuǎn Dōng Huā	款冬花	15	2.3.4	95
Ferri assula	–	Eisenspäne	Shēng Tiě Luò	生铁落	60	–	–
Foeniculi dulcis fructus	Fructus Foeniculi	Süßer Fenchel	Xiǎo Huí Xiāng	小茴香	15	9.1.6	404
Forsythiae fructus	Fructus Forsythiae	Forsythienfrüchte	Lián Qiào	连翘	15	4.4.3	204
Forsythiae semen	–	Forsythiensamen	Lián Qiào Xīn	连翘心	15	–	–
Fossilia dentis mastodi	–	Fossile Zähne	Lóng Chǐ	龙齿	30-40	10.1.2	413
Fossilia ossis mastodi	–	Fossile Knochen	Lóng Gǔ	龙骨	30-40	10.1.3	414
Fraxini cortex	Cortex Fraxini	Chinesische Eschenrinde	Qín Pí	秦皮	15	4.2.3	173
Fritillariae cirrhosae bulbus	Bulbus Fritillariae Cirrhosae	Sichuan-Schachblumenzwiebel	Chuān Bèi Mǔ	川贝母	15	2.3.5	97

Lateinischer Name	Lateinischer Name nach Chin. Ph. 2005	Deutscher Name	Pin Yin	中文	Kochzeit Minuten	Kapitel	Seite
Fritillariae thunbergii bulbus	Bulbus Fritillariae Thunbergii	Zhejiang-Fritillaria-Zwiebel	Zhè Bèi Mǔ	浙贝母	15	2.3.6	100
Galla chinensis	Galla Chinensis	Chinesischer Gallapfel	Wǔ Bèi Zǐ	五倍子	15	–	–
Galli domestici ovi vitellum	–	Hühnereidotter	Jī Zǐ Huáng/ Jī Dàn Huáng	鸡子黄/ 鸡蛋黄	Im Dekokt lösen	–	–
Gardeniae fructus	Fructus Gardeniae	Gardenienfrüchte	Zhī Zǐ	栀子	15	4.1.2	158
Gastrodiae rhizoma	Rhizoma Gastrodiae	Gastrodienwurzelstock	Tiān Má	天麻	15	5.2.3	257
Gecko	Gecko	Gecko	Gě Jiè/Há Jiè	蛤蚧	15	–	–
Genkwae flos	Flos Genkwa	Purpurseidelbastblüten	Yuán Huā	芫花	30-40	3.3.2	148
Gentianae macrophyllae radix	Radix Gentianae Macrophyllae	Großblättrige Enzianwurzel	Qín Jiāo	秦艽	15	8.2.2	368
Gentianae radix et rhizoma	Radix et Rhizoma Gentianae	Chinesische Enzianwurzel	Lóng Dǎn	龙胆	15	4.2.4	175
Gigeriae galli endothelium corneum	Endothelium Corneum Gigeriae Galli	Hühnermagen-Endothelium	Jī Nèi Jīn	鸡内金	15	14.1.2	522
Ginkgo folium	Folium Ginkgo	Ginkgoblätter	Yín Xìng Yè	银杏叶	15	2.4.1	106
Ginkgo semen	Semen Ginkgo	Ginkgosamen	Bái Guǒ/ Yín Xìng Guǒ	白果	15	2.4.2	108
Ginseng radix et rhizoma	Radix et Rhizoma Ginseng	Ginsengwurzel	Rén Shēn	人参	Sep. 30 min. dünsten oder als Pulver in den fertigen Tee	15.1.5	547
Ginseng radix et rhizoma rubra	Radix et Rhizoma Ginseng Rubra	Rote Ginsengwurzel	Hóng Shēn	红参	Sep. 30 min. dünsten oder als Pulver in den fertigen Tee	15.1.5	549
Gleditsiae fructus abnormalis	Fructus Gleditsiae Abnormalis	Seifenbohnenfrüchte	Zhū Yá Zào	猪牙皂	15	2.5.2, 12	120
Gleditsiae spina	Spina Gleditsiae	Seifenbohnendornen	Zào Jiāo Cì	皂角刺	15	2.5.2, 12	122
Glehniae radix	Radix Glehniae	Glehnia-Wurzel	Běi Shā Shēn	北沙参	15	15.4.4	610
Glycinis semen	–	Schwarze Sojabohne	Hēi Dòu	黑豆	15	–	–
Glycyrrhizae radix et rhizoma	Radix et Rhizoma Glycyrrhizae	Ural-Süßholzwurzel	Gān Cǎo	甘草	15	15.1.6	550
Glycyrrhizae radix et rhizoma praeparata cum melle	Radix et Rhizoma Glycyrrhizae Praeparata cum Melle	Mit Honig vorbehandelte Ural-Süßholzwurzel	Zhì Gān Cǎo	炙甘草	15	15.1.6	551

Lateinischer Name	Lateinischer Name nach Chin. Ph. 2005	Deutscher Name	Pin Yin	中文	Kochzeit Minuten	Kapitel	Seite
Granati pericarpium	Pericarpium Granati	Granatapfelschale	Shí Líu Pí	石榴皮	15	–	–
Gypsum fibrosum	Gypsum Fibrosum	Mineralischer Gips	Shí Gāo	石膏	30-40	4.1.3	160
Haematitum	Haematitum	Hämatit	Zhě Shí	赭石	30-40	5.1.1	246
Haliotidis concha	Concha Haliotidis	Seeohrenschale	Shí Jué Míng	石决明	30-40	5.1.2	247
Halloysitum rubrum	Halloysitum Rubrum	Roter Halloysit, Roter Ton	Chì Shí Zhī	赤石脂	30-60	–	–
Hirudo	–	Blutegel	Shuǐ Zhì	水蛭	15	–	–
Holotrichia	Hirudo	Blatthornkäferlarve	Qí Cáo	蛴螬	15	–	–
Homalomenae rhizoma	Rhizoma Homalomenae	Hamolomena-Wurzelstock	Qiān Nián Jiàn	千年健	15	8.1.7	354
Hordei fructus germinatus	Fructus Hordei Germinatus	Gekeimte Gerste	Mài Yá	麦芽	15	14.1.3	524
Houttuyniae herba	Herba Houttuyniae	Houttuynia-Kraut	Yú Xīng Cǎo	鱼腥草	15	4.4.4	206
Illicii fructus	–	Sternanis	Bā Jiǎo Huí Xiāng	八角茴香	15	–	–
Imperatae rhizoma	Rhizoma Imperatae	Alang-Alang-Graswurzelstock	Bái Máo Gēn	白茅根	15	13.1.4	505
Indigo naturalis	Indigo Naturalis	Indigo	Qīng Dài	青黛	In Pillen oder Pulver	4.4.5	208
Inulae flos	Flos Inulae	Alantblüten	Xuān Fù Huā	旋覆花	15	2.1.3	65
Isatidis folium	Folium Isatidis	Färberwaidblätter	Dà Qīng Yè	大青叶	15	4.4.6	209
Isatidis radix	Radix Isatidis	Färberwaidwurzel	Bǎn Lán Gēn	板蓝根	15	4.4.7	211
Juglandis semen	Semen Juglandis	Walnuss	Hé Táo Rén/ Hú Táo Rén	核桃仁/ 胡桃仁	15	–	–
Jujubae fructus	Fructus Jujubae	Jujubenfrüchte	Dà Zǎo	大枣	15	15.1.7	593
Junci medulla	Medulla Junci	Binsenmark	Dēng Xīn Cǎo	灯芯草	15	7.1.8	317
Kansui radix	Radix Kansui	Euphorbia-kansui-Wurzel	Gān Suí	甘遂	30-40	3.3.3	150
Kochiae fructus	Fructus Kochiae	Besenradmeldenfrüchte	Dì Fū Zǐ	地肤子	15	7.1.9	319
Lablab semen album	Semen Lablab Album	Helmbohnensamen	Bái Biǎn Dòu	白扁豆	15	15.1.8	555
Laminariae thallus	Thallus Laminariae	Seetang	Kūn Bù	昆布	15	2.5.3	123
Lasiosphaera	Lasiosphaera seu Calvatio	Lasiospheriaschwamm	Mǎ Bó	马勃	30-60	–	–
Leonuri fructus	Fructus Leonuri	Chinesische Mutterkrautfrüchte	Chōng Wèi Zǐ	茺蔚子	15	12.1.10	476
Leonuri herba	Herba Leonuri	Chinesisches Mutterkraut	Yì Mǔ Cǎo	益母草	15	12.1.11	477
Lepidii semen/ Descurainiae semen	Semen Lepidii/ Semen Descurainiae	Lepidium-Samen/ Descurainium-Samen	Tíng Lì Zǐ	葶苈子	15	2.4.3	111
Ligustici rhizoma et radix	Rhizoma et Radix Ligustici	Chinesischer Liebstöckelwurzelstock	Gāo Běn	藁本	15	1.1.5	15

Lateinischer Name	Lateinischer Name nach Chin. Ph. 2005	Deutscher Name	Pin Yin	中文	Kochzeit Minuten	Kapitel	Seite
Ligustri lucidi fructus	Fructus Ligustri Lucidi	Ligusterfrüchte	Nǚ Zhēn Zǐ	女贞子	15	15.4.5	612
Lilii bulbus	Bulbus Lilii	Lilienzwiebel	Bǎi Hé	百合	15	15.4.6	614
Linderae radix	Radix Linderae	Fieberstrauchwurzel	Wū Yào	乌药	15	11.1.7	447
Liquidambaris fructus	Fructus Liquidambaris	Amberbaumfrüchte	Lù Lù Tōng	路路通	15	8.1.8	356
Litchi semen	Semen Litchi	Litchisamen	Lì Zhī Hé	荔枝核	30	–	–
Lithospermi radix	–	Purpurkraut	Zǐ Cǎo	紫草	15	–	–
Lobeliae chinensis herba	Herba Lobeliae Chinensis	Chinesisches Lobelienkraut	Bàn Biān Lián	半边莲	15	7.1.10	321
Longan arillus	Arillus Longan	Drachenaugenfrüchte	Lóng Yǎn Ròu	龙眼肉	15	15.3.3	593
Lonicerae japonicae caulis	Caulis Lonicerae Japonicae	Geißblattstängel	Rěn Dōng Téng	忍冬藤	15	8.2.3	370
Lonicerae japonicae flos	Flos Lonicerae Japonicae	Geißblattblüten	Jīn Yín Huā	金银花	15	4.4.8	212
Lophatheri herba	Herba Lophatheri	Grazile Bambusblätter	Dàn Zhú Yè	淡竹叶	15	1.2.7	46
Lycii cortex	Cortex Lycii	Bocksdornwurzelrinde	Dì Gǔ Pí	地骨皮	15	4.5.1	230
Lycii fructus	Fructus Lycii	Bocksdornfrüchte	Gǒu Qǐ Zǐ	枸杞子	15	15.4.7	616
Lycopi herba	Herba Lycopi	Wolfstrappkraut	Zé Lán	泽兰	15	12.1.12	479
Lycopodii herba	Herba Lycopodii	Japanisches Bärlappkraut	Shēn Jīn Cǎo	伸筋草	15	8.1.9	358
Lygodii caulis	–	Schlingfarnstängel	Hǎi Jīn Shā Téng	海金沙藤	15	–	324
Lygodii spora	Spora Lygodii	Schlingfarnsporen	Hǎi Jīn Shā	海金沙	15	7.1.11	323
Lysimachiae herba	Herba Lysimachiae	Gilbweiderichkraut	Jīn Qián Cǎo	金钱草	15	7.1.12	325
Magnetitum	Magnetitum	Magneteisenstein	Cí Shí	磁石	30-40	10.1.4	415
Magnoliae flos	Flos Magnoliae	Magnolienblüten	Xīn Yí	辛荑	15	1.1.6	17
Magnoliae officinalis cortex	Cortex Magnoliae Officinalis	Magnolienrinde	Hòu Pò	厚朴	15	11.1.8	449
Malvae fructus	Fructus Malvae	Malvensamen	Dōng Kuí Guǒ	冬葵果	15	–	–
Manitis squama	Squama Manis	Schuppentierschuppen	Chuān Shān Jiǎ	穿山甲	30-60	–	–
Mantidis ootheca	Oötheca Mantidis	Ei der Gottesanbeterin	Sāng Piāo Xiāo	桑螵蛸	15	–	–
Margarita	Margarita	Süßwasserperle	Zhēn Zhū	珍珠	als Pulver o. in Pillen	–	–
Margaritifera concha usta	Concha Margaritifera	Perlmuschelschale	Zhēn Zhū Mǔ	珍珠母	30-40	–	–
Massa fermentata	–	Fermentierte Kräutermasse	Shén Qū	神曲	15	14.1.4	526
Meliae cortex	Cortex Meliae	Zedrachbaumrinde	Kǔ Liàn Pí	苦楝皮	30-60	–	–
Menthae herba	Herba Menthae	Chinesisches Ackerminzenkraut	Bò Hè	薄荷	2-3	1.2.8	48
Meretricis seu cyclinae concha	Concha Meretricis seu Cyclinae	Venusmuschelschale	Gé Qiào	蛤壳	30-40	2.5.4	125
Mori cortex	Cortex Mori	Maulbeerwurzelrinde	Sāng Bái Pí	桑白皮	15	2.4.4	113
Mori folium	Folium Mori	Maulbeerblätter	Sāng Yè	桑叶	15	1.2.9	50
Mori fructus	Fructus Mori	Maulbeerfrüchte	Sāng Shèn	桑椹	15	–	–
Mori ramulus	Ramulus Mori	Maulbeerzweige	Sāng Zhī	桑枝	15	8.2.4	372

Lateinischer Name	Lateinischer Name nach Chin. Ph. 2005	Deutscher Name	Pin Yin	中文	Kochzeit Minuten	Kapitel	Seite
Morindae officinalis radix	Radix Morindae Officinalis	Morinda-Wurzel	Bā Jì Tiān	巴戟天	15	15.2.10	580
Moschus	Moschus	Moschus	Shè Xiāng	麝香	In Pillen o. Pulver	6.2.3	296
Moutan cortex	Cortex Moutan	Strauchpaeonienwurzelrinde	Mǔ Dān Pí	牡丹皮	15	4.3.2	188
Mume fructus	Fructus Mume	Japanaprikosenfrüchte	Wū Méi	乌梅	15	–	–
Myristicae semen	Semen Myristicae	Muskatnuss	Ròu Dòu Kòu	肉豆蔻	15	16.2.1	634
Myrrha	–	Vorbehandelte Myrrhe	Mò Yào	没药	15	12.1.13	481
Natrii sulfas	Natrii Sulfas	Glaubersalz	Máng Xiāo	芒硝	15	3.1.1	132
Nelumbinis folium	Folium Nelumbinis	Lotusblätter	Hé Yè	荷叶	15	4.6.2	240
Nelumbinis nodus rhizoma	Nodus Nelumbinis Rhizomatis	Lotuswurzelstocknodien	Ǒu Jié	藕节	15	–	–
Nelumbinis plumula	Plumula Nelumbinis	Lotussamenkeimling	Lián Zǐ Xīn	莲子芯	15	16.2.2	638
Nelumbinis receptaculum	–	Lotusblütenboden	Lián Fáng	莲房	15	–	–
Nelumbinis semen	Semen Nelumbinis	Lotussamen	Lián Zǐ	莲子	15	16.2.2	636
Nelumbinis stamen	Stamen Nelumbinis	Lotusblütenfäden	Lián Xū	莲须	15	–	–
Notoginseng radix et rhizoma	Radix et Rhizoma Notoginseng	Sanchiwurzel	Sān Qī	三七	15	13.1.5	508
Notopterygii rhizoma et radix	Rhizoma et Radix Notopterygii	Notopterygium-Wurzelstock	Qiāng Huó	羌活	15	1.1.7	19
Oldenlandiae herba	–	Ohrkraut	Bái Huā Shé Shé Cǎo	白花蛇舌草	15	4.4.9	214
Olibanum	–	Vorbehandelter Weihrauch	Rǔ Xiāng	乳香	15	12.1.14	483
Ophiopogonis radix	Radix Ophiopogonis	Schlangenbartwurzel	Mài Mén Dōng	麦门冬	15	15.4.8	618
Oryzae fructus germinatus	Fructus Oryzae Germinatus	Gekeimter Reis	Dáo Yá	稻芽	15	14.1.6	530
Oryzae fructus glutinosae	–	Klebreis	Nuò Mǐ	糯米	30	–	–
Oryzae fructus	–	Rundkornreis	Gěng Mǐ/Jīng Mǐ	粳米	30	–	–
Ostreae concha	Concha Ostreae	Austernschale	Mǔ Lì	牡蛎	30-40	5.1.3	249
Paeoniae radix alba	Radix Paeoniae Alba	Weiße Pfingstrosenwurzel	Bái Sháo	白芍	15	15.3.4	595
Paeoniae radix rubra	Radix Paeoniae Rubra	Rote Pfingstrosenwurzel	Chì Sháo	赤芍	15	4.3.3	190
Panacis quinquefolii radix	Radix Panacis Quinquefolii	Amerikanische Ginsengwurzel	Xī Yáng Shēn	西洋参	Sep. 30 min. dünsten oder als Pulver in den fertigen Tee	15.1.9	557

Lateinischer Name	Lateinischer Name nach Chin. Ph. 2005	Deutscher Name	Pin Yin	中文	Kochzeit Minuten	Kapitel	Seite
Paridis rhizoma	Rhizoma Paridis	Vielblättriger Einbeerenwurzelstock	Qī Yè Yī Zhī Huā	七叶一支花	15	4.4.10	216
Patrinae herba	–	Goldbaldriankraut	Bài Jiàng	败酱	15	–	–
Perillae caulis	Caulis Perillae	Schwarznesselstängel	Zǐ Sū Gěng	紫苏梗	2-3	1.1.8	22
Perillae folium	Folium Perillae	Schwarznesselblätter	Zǐ Sū Yè	紫苏叶	15	1.1.8	21
Perillae fructus	Fructus Perillae	Schwarznesselfrüchte	Zǐ Sū Zǐ	紫苏子	15	2.4.5, 1.18	115
Persicae semen	Semen Persicae	Pfirsichsamen	Táo Rén	桃仁	15	12.1.15	485
Peucedani radix	Radix Peucedani	Haarstrangwurzel	Qián Hú	前胡	15	2.2.3	80
Pharbitidis semen	Semen Pharbitidis	Trichterwindensamen	Qiān Niú Zǐ	牵牛子	15	–	–
Phaseoli semen	Semen Phaseoli	Mungobohnen, Azukibohnen	Chì Xiǎo Dòu	赤小豆	15	–	–
Phellodendri chinensis cortex	Cortex Phellodendri Chinensis	Korkbaumrinde	Huáng Bó	黄柏	15	4.2.5	177
Pheretima	Pheretima	Regenwurm	Dì Lóng	地龙	15	5.2.4	259
Phragmitis rhizoma	Rhizoma Phragmitis	Schilfrohrwurzelstock	Lú Gēn	芦根	15	4.1.4	161
Picrorhizae rhizoma	Rhizoma Picrorhizae	Picrorhiza-Wurzelstock	Hú Huáng Lián	胡黄连	15	4.5.2	232
Pinelliae rhizoma praeparata	Rhizoma Pinelliae Praeparatum	Vorbehandelte Pinellia-Knollen	Fǎ Bàn Xià	法半夏	15	2.1.4	67
Piperis kadsurae caulis	Caulis Piperis Kadsurae	Kadsura-Pfefferstängel	Hǎi Fēng Téng	海风藤	15	8.1.10	360
Plantaginis herba	Herba Plantaginis	Asiatisches Wegerichkraut	Chē Qián Cǎo	车前草	15	7.1.13	328
Plantaginis semen	Semen Plantaginis	Asiatische Wegerichsamen	Chē Qián Zǐ	车前子	15	7.1.13	327
Platycladi cacumen	Cacumen Platycladi	Morgenländische Lebensbaumblätter	Cè Bǎi Yè	侧柏叶	15	13.1.6	510
Platycladi semen	Semen Platycladi	Morgenländische Lebensbaumsamen	Bái Zǐ Rén	柏子仁	15	10.2.2	420
Platycodonis radix	Radix Platycodonis	Ballonblumenwurzel	Jié Gěng	桔梗	15	2.1.5	70
Pogostemonis herba	Herba Pogostemonis	Patschulikraut	Guǎng Huò Xiāng	广藿香	2-3	6.1.6	286
Polygalae radix	Radix Polygalae	Sibirische Kreuzblumenwurzel	Yuǎn Zhì	远志	15	10.2.3	422
Polygonati odorati rhizoma	Rhizoma Polygonati Odorati	Wohlriechender Weißwurzwurzelstock	Yù Zhú	玉竹	15	15.4.9	620
Polygonati rhizoma	Rhizoma Polygonati	Salomonssiegelwurzelstock	Huáng Jīng	黄精	15	–	–
Polygoni avicularis herba	Herba Polygoni Avicularis	Vogelknöterichkraut	Biǎn Xù	扁蓄	15	7.1.14	329
Polygoni cuspidati rhizoma et radix	Rhizoma et Radix Polygoni Cuspidati	Polygonum-cuspidatum-Wurzelstock	Hǔ Zhàng	虎杖	15	–	–
Polygoni hydropiperis herba	–	Wasserpfefferkraut	Là Liǎo	辣蓼	15	–	–
Polygoni multiflori caulis	Caulis Polygoni Multiflori	Vielblütiger Knöterichstängel	Shǒu Wū Téng	首乌藤	15	10.2.4	424
Polygoni multiflori radix	Radix Polygoni Multiflori	Vielblütige Knöterichwurzel	Hé Shǒu Wū	何首乌	15	15.3.5	598

Lateinischer Name	Lateinischer Name nach Chin. Ph. 2005	Deutscher Name	Pin Yin	中文	Kochzeit Minuten	Kapitel	Seite
Polygoni multiflori radix praeparata cum succo glycines sotae	Radix Polygoni Multiflori Praeparata cum Succo Glycines Sotae	Vorbehandelte Vielblütige Knöterichwurzel	Zhì Hé Shǒu Wū	制何首乌	15	15.3.5	598
Polyporus	Polyporus	Polypor	Zhū Líng	猪苓	15	7.1.15	331
Poria	Poria	Kokospilz	Fú Líng	茯苓	15	7.1.16	333
Poriae cum pini radix	–	Kokospilz mit Pinienwurzel	Fú Shén	茯神	15	10.2.5	426
Poriae pericarpium	–	Kokoshautpilz	Fú Líng Pí	茯苓皮	15	7.1.16	334
Prunellae spica	Spica Prunellae	Braunellenähren	Xià Kū Cǎo	夏枯草	15	4.1.5	163
Pruni semen	Semen Pruni	Japanische Kirschensamen	Yù Lǐ Rén	郁李仁	15	3.2.2	142
Pseudolaricis cortex	Cortex Pseudolaricis	Chinesische Goldlärchenwurzelrinde	Tǔ Jīng Pí	土荆皮	Als Tinktur	18.1.2	654
Pseudostellariae radix	Radix Pseudostellariae	Pseudstellaria-Wurzel	Tài Zǐ Shēn	太子参	15	15.1.10	559
Psoraleae fructus	Fructus Psoraleae	Asphaltkleefrüchte	Bǔ Gú Zhī	补骨脂	15	15.2.11	582
Puerariae lobatae radix	Radix Puerariae Lobatae	Kopoubohnenwurzel	Gě Gēn	葛根	15	1.2.10	52
Pulsatillae radix	Radix Pulsatillae	Weißköpfiger Greis	Bái Tóu Wēng	白头翁	15	4.4.11	218
Pumex	–	Bimsstein	Hǎi Fú Shí	海浮石	30-60	–	–
Pyritum	Pyritum	Pyrit, Eisen(II)-disulfid	Zì Rán Tóng	自然铜	30-60	–	–
Pyrrosiae folium	Folium Pyrrosiae	Pyrrosiablätter	Shí Wěi	石苇	15	–	–
Quisqualis fructus	Fructus Quisqualis	Quisqualisfrüchte	Shǐ Jūn Zǐ	使君子	15	–	–
Raphani semen	Semen Raphani	Rettichsamen	Lái Fù Zǐ	莱复子	15	14.1.5	528
Rhapontici radix	Radix Rhapontici	Bergscharte	Lòu Lú	漏芦	30-60	–	–
Realgar	Realgar	Realgar, Rauschrot	Xióng Huáng	雄黄	In Pillen, Pulver, nicht kochen	–	–
Rehmanniae radix	Radix Rehmanniae	Rehmannia-Wurzel	Dì Huáng	地黄	15	4.3.4	192
Rehmanniae radix praeparata	Radix Rehmanniae Praeparata	Vorbehandelte Rehmannia-Wurzel	Shú Dì Huáng	熟地黄	15	15.3.6	601
Rhei radix et rhizoma	Radix et Rhizoma Rhei	Rhabarberwurzel	Shēng Dà Huáng	熟大黄	15	3.1.2	133
Rhei radix et rhizoma praeparata	–	Vorbehandelte Rhabarberwurzel	Shú Dà Huáng	生大黄	2-3	3.1.2, 4.3	133
Rhinoceri cornu	–	Nashornhorn	Xī Jiǎo	犀角	Separat dünsten oder als Pulver	–	–
Rosae laevigatae fructus	Fructus Rosae Laevigatae	Chinesische Hagebutte	Jīn Yīng Zǐ	金樱子	15	–	–
Rubi fructus	Fructus Rubi	Chinesische Wildhimbeerfrüchte	Fù Pén Zǐ	覆盆子	15	–	–
Rubiae radix et rhizoma	Radix et Rhizoma Rubiae	Ostindische Krappwurzel	Qiàn Cǎo	茜草	15	–	–

Lateinischer Name	Lateinischer Name nach Chin. Ph. 2005	Deutscher Name	Pin Yin	中文	Kochzeit Minuten	Kapitel	Seite
Saccharum	–	Weißer Kandiszucker	Bīng Táng	冰糖	Im Dekokt lösen	–	–
Saccharum granorum	–	Maltose, Malzzucker	Yí Táng	饴糖	Im Dekokt lösen	–	–
Saigae tataricae cornu	Cornu Saigae Tataricae	Saiga-Antilopenhorn	Líng Yáng Jiǎo	羚羊角	120 separat kochen oder als Pulver	–	–
Salviae miltiorrhizae radix et rhizoma	Radix et Rhizoma Salviae Miltiorrhizae	Rotwurzsalbeiwurzel	Dān Shēn	丹参	15	12.1.16	487
Sanguisorbae radix	Radix Sanguisorbae	Wiesenknopfwurzel	Dì Yú	地榆	15	13.1.7	512
Santali albi lignum	Lignum Santali Albi	Weißes Sandelholz	Tán Xiāng	檀香	2-3 oder als Pulver	–	–
Saposhnikoviae radix	Radix Saposhnikoviae	Saposhnikovia-Wurzel	Fáng Fēng	防风	15	1.1.9	23
Sargassi thallus	Sargassum	Beerentang	Hǎi Zǎo	海藻	15	2.5.5	126
Sargentodoxae caulis	Caulis Sargentodoxae	Großer Blutlianenstamm	Dà Xuě Téng	大血藤	15	–	–
Schisandrae chinensis fructus	Fructus Schisandrae Chinensis	Schisandra-chinensis-Früchte	Wǔ Wèi Zǐ	五味子	15	16.1.2	628
Schizonepetae spica	Spica Schizonepetae	Schizonepeta-Blütenähren	Jīng Jiè Suì	荆芥穗	2-3	1.1.10	25
Scolopendra	Scolopendra	Tausendfüßler	Wú Gōng	蜈蚣	15	5.2.5	261
Scorpio	Scorpio	Skorpion	Quán Xiē	全蝎	15	5.2.6	262
Scrophulariae radix	Radix Scrophulariae	Braunwurzwurzel	Xuán Shēn	玄参	15	4.3.5	194
Scutellariae barbatae herba	Herba Scutellariae Barbatae	Bärtiges Helmkraut	Bàn Zhī Lián	半枝莲	15	4.4.12	220
Scutellariae radix	Radix Scutellariae	Baikal-Helmkrautwurzel	Huáng Qín	黄芩	15	4.2.6	179
Sennae folium	Folium Sennae	Sennesblätter	Fān Xiè Yè	番泻叶	15	3.1.3	137
Sepiae endoconcha	Endoconcha Sepiae	Tintenfischknochen	Hǎi Piáo Xiāo	海螵蛸	15	16.1.3	630
Serpentis periostracum	Periostracum Serpentis	Schlangenhaut	Shé Tuì	蛇蜕	15	–	–
Sesami semen nigrum	Semen Sesami Nigrum	Schwarzer Sesam	Hēi Zhī Má	黑芝麻	15	–	–
Setariae fructus germinatus	Fructus Setariae Germinatus	Gekeimte Hirse	Gǔ Yá	谷芽	15	14.1.6	529
Siegesbeckiae herba	Herba Siegesbeckiae	Siegesbeckienkraut	Xī Xiān Cǎo	豨莶草	15	8.2.5	374
Sinapis semen	Semen Sinapis	Weiße Senfsamen	Bái Jiè Zǐ	白芥子	15	2.1.6	73
Sinomenii caulis	Caulis Sinomenii	Großer Blutlianenstamm	Qīng Fēng Téng	青风藤	15	–	–
Smilacis glabrae rhizoma	Rhizoma Smilacis Glabrae	Chinaknollen	Tǔ Fú Líng	土茯苓	15	–	–
Sojae semen praeparata	Semen Sojae Praeparatum	Vorbehandelte Sojabohnen	Dàn Dòu Chǐ	淡豆豉	15	–	–
Sophorae flavescentis radix	Radix Sophorae Flavescentis	Schnurbaumwurzel	Kǔ Shēn	苦参	15	4.2.7	182
Sophorae flos	Flos Sophorae	Schnurbaumblüten	Huái Huā	槐花	15	4.3.6, 13	196

Lateinischer Name	Lateinischer Name nach Chin. Ph. 2005	Deutscher Name	Pin Yin	中文	Kochzeit Minuten	Kapitel	Seite
Sophorae fructus	Fructus Sophorae	Schnurbaumfrüchte	Huái Jiǎo	槐角	15	4.3.7, 13	198
Sophorae tonkinensis radix et rhizoma	Radix et Rhizoma Sophorae Tonkinensis	Tongking-Schnurbaumwurzel	Shān Dòu Gēn	山豆根	15	4.4.13	222
Sparganii rhizoma	Rhizoma Sparganii	Sparganium-Wurzelstock	Sān Léng	三棱	15	12.1.17	489
Spatholobi caulis	Caulis Spatholobi	Hühnerblutstängel	Jī Xuè Téng	鸡血藤	15	12.1.18	491
Stellariae radix	Radix Stellariae	Vogelmierenwurzel	Yín Chái Hú	银柴胡	15	4.5.3	234
Stemonae radix	Radix Stemonae	Stemona-Wurzel	Bǎi Bù	百部	15	2.3.7	102
Stephaniae tetrandrae radix	Radix Stephaniae Tetrandrae	Stephania-Wurzel	Fěn Fáng Jǐ	粉防己	15	8.2.6	376
Sterculiae lychnophorae semen	Semen Sterculiae Lychnophorae	Sterkuliensamen	Pàng Dà Hǎi	胖大海	15	–	–
Strychni semen	Semen Strychni	Brechnusssamen	Mǎ Qiàn Zǐ	马钱子	60 oder in Pillen	–	–
Styrax	Styrax	Storaxharz	Sū Hé Xiāng	苏合香	In Pille	–	–
Succinum	–	Bernstein	Hǔ Pò	琥珀	30-60	–	–
Tabanus mandarinus	–	Tabanusfliege	Měng Chóng / Dào Fēi Shī	蠓虫	15	–	–
Talcum	Talcum	Talkum	Huá Shí	滑石	30-40	7.1.17	335
Taraxaci herba	Herba Taraxaci	Mongolisches Löwenzahnkraut	Pǔ Gōng Yīng	蒲公英	15	4.4.14	224
Taxilli herba	Herba Taxilli	Maulbeermistelkraut	Sāng Jì Shēng	桑寄生	15	8.3.2	384
Testudinis carapax et plastrum	Carapax et Plastrum Testudinis	Sumpfschildkröterkpanzer	Guī Jiǎ	龟甲	30-60	–	–
Tetrapanacis medulla	Medulla Tetrapanacis	Tetrapanax-Stängelmark	Tōng Cǎo	通草	15	7.1.18	336
Toosendan fructus	Fructus Toosendan	Paternosterbaumfrüchte	Chuān Liàn Zǐ	川楝子	15	11.1.9	451
Toxicodendri resina	Resina Toxicodendri	Toxicodendronharz	Gān Qī	干漆	30-60	–	–
Trachelospermi caulis	Caulis Trachelospermi	Sternjasmin-Lianenstängel	Luò Shí Téng	络石藤	15	8.2.7	378
Trachycarpi cortex praeparata	–	Verkohlte Hanfpalmenrinde	Zōng Lǚ Pí Tàn	棕榈皮碳	15	–	–
Tribuli fructus	Fructus Tribuli	Burzeldornfrüchte	Jí Lí	蒺藜	15	5.1.4	251
Trichosanthis fructus	Fructus Trichosanthis	Schlangenkürbisfrüchte	Guā Lóu	瓜蒌	15	2.2.4	82
Trichosanthis pericarpium	Pericarpium Trichosanthis	Schlangenkürbisschale	Guā Lóu Pí	瓜蒌皮	15	2.2.5	84
Trichosanthis radix	Radix Trichosanthis	Schlangenkürbiswurzel	Tiān Huā Fěn	天花粉	15	4.1.6	165
Trichosanthis semen	Semen Trichosanthis	Schlangenkürbissamen	Guā Lóu Rén	瓜蒌仁	15	2.2.6	85
Trionycis carapax	Carapax Trionycis	Wasserschildkrötenpanzer	Biē Jiǎ	鳖甲	30-60	–	–
Tripterygii herba	–	Tripterygium-Kraut	Léi Gōng Téng	雷公藤	15	8.1.11	362
Tritici fructus levis	–	Geschrumpfter Weizen	Fú Xiǎo Mài	浮小麦	15	16.3.1	640
Tritici fructus	–	Weizen	Huái Xiǎo Mài / Xiǎo Mài	淮小麦	15	14.1.5	530

Lateinischer Name	Lateinischer Name nach Chin. Ph. 2005	Deutscher Name	Pin Yin	中文	Kochzeit Minuten	Kapitel	Seite
Trogopterori faeces	–	Gleithörnchenexkremente	Wǔ Líng Zhǐ	五灵脂	15	12.1.19	493
Tsaoko fructus	Fructus Tsaoko	Tsaoko-Früchte	Cǎo Guǒ	草果	15	6.1.7	288
Typhae pollen	Pollen Typhae	Rohrkolbenpollen	Pǔ Huáng	蒲黄	15	13.1.8	514
Typhonii rhizoma	Rhizoma Typhonii	Typhoniumwurzelstockpollen	Bái Fù Zǐ	白附子	30-60	–	–
Uncariae ramulus cum uncis	Ramulus Uncariae cum Uncis	Uncariazweige und Dornen	Gōu Téng	钩藤	15	5.2.7	264
Vaccariae semen	Semen Vaccariae	Vaccaria-Samen	Wáng Bù Líu Xíng	王不留行	15	12.1.20	495
Veratri nigri radix et rhizoma	–	Schwarze Germerwurzel	Lí Lú	藜芦	30-60	–	–
Violae herba	Herba Violae	Chinesisches Veilchenkraut	Zǐ Huā Dì Dīng	紫花地丁	15	4.4.14	226
Visci herba	Herba Visci	Eichenmistelkraut	Hú Jì Shēng	槲寄生	15	8.3.3	386
Viticis fructus	Fructus Viticis	Vitex-trifolia-Früchte	Màn Jīng Zǐ	蔓荆子	15	1.2.11	54
Xanthii fructus	Fructus Xanthii	Sibirische Spitzklettenfrüchte	Cāng Ěr Zǐ	苍耳子	15	1.1.11	27
Zanthoxyli pericarpium	Pericarpium Zanthoxyli	Sichuan-Pfeffer	Huā Jiāo	花椒	15	9.1.7	406
Zathoxyli semen	–	Sichuan-Pfeffersamen	Jiāo Mù	椒目	15	–	407
Zaocys	Zaocys	Chinesische Rattenschlange	Wū Shāo Shé	乌梢蛇	15	8.1.12	364
Zingiberis rhizoma	Rhizoma Zingiberis	Ingwerwurzelstock	Gān Jiāng	干姜	15	1.1.12	29
Zingiberis rhizoma carbonisata	–	Verkohlter Ingwer	Pào Jiāng Tàn	炮姜碳	15	1.1.12	30
Zingiberis rhizoma praeparata	Rhizoma Zingiberis Praeparatum	Vorbehandelter Ingwerwurzelstock	Pào Jiāng	炮姜	15	1.1.12, 9	30
Zingiberis rhizoma recens	Rhizoma Zingiberis Recens	Frischer Ingwer	Shēng Jiāng	生姜	2-3	1.1.12	30
Ziziphi spinosae semen	Semen Ziziphi Spinosae	Stacheljujubensamen	Suān Zǎo Rén	酸枣仁	15	10.2.6	428

Verzeichnis der Rezepturen

Die genannten Rezepturen werden, wenn nicht anders angegeben, als Dekokt hergestellt.

Drogenmenge: Die Drogenmenge einer Rezeptur beträgt in China zwischen 30 bis 200 g. In Deutschland nimmt man meist 20 bis 100 g. Die Mengen, die in den nachstehenden Rezepturen für ein Dekokt angegeben sind, reichen für 1 bis 2 Tage.

Wassermenge: Als Wassermenge nimmt man für die Herstellung eines Dekoktes das ca. 10-fache (bei leichten Drogen, z.B. Blüten oder Kraut das 30-fache) der Drogenmenge im ersten Kochgang. Im zweiten Kochgang nimmt man $^2/_3$ der Wassermenge des ersten Kochgangs.

Vorbereitung: Die Drogen werden vor dem Kochvorgang mit der erforderlichen Wassermenge (kaltes Wasser) etwa 30 Minuten lang eingeweicht.

Kochvorgang und Kochzeit: Nach dem Einweichen werden die Drogen im Einweichwasser gekocht. Die Kochzeit ist abhängig von den Eigenschaften der benutzten Drogen, beispielsweise von ihrer Stück- und Schnittgröße. Größere Stücke erfordern eine längere Kochzeit als kleinere. Blätter und Blüten, die ätherische Öle enthalten, und scharfe Drogen werden normalerweise kürzer gekocht, damit sich die Öle nicht verflüchtigen. Alle Drogen werden normalerweise 2-mal gekocht. Manche Drogen haben auch einen dritten oder sogar einen vierten Kochvorgang nötig. Die üblichen Kochzeiten sind im Verzeichnis der Arzneidrogen S. 659–673 angegeben. Die Anzahl der notwendigen Kochvorgänge und deren Dauer ergeben sich aus dem Rezept. Das Dekokt sollte möglichst nicht länger als für zwei Tage im Voraus zubereitet werden.

Die Drogen einer Rezeptur können unterschiedliche Kochzeiten haben. In diesem Falle werden Sie jeweils extra verpackt und die Zeiten auf den Verpackungen vermerkt.

Manche der Rezepturen gibt es auch als Fertigarzneimittel, manche können auch als Pulver oder daraus hergestellte Pillen eingenommen werden. Diese sind dann für einen längeren Zeitraum gedacht.

Einige Bestandteile wie z.B. Saigae tatariae cornu und Rhinoceri cornu sind wegen des Artenschutzes nicht erhältlich. Diese können z.B. durch andere Antilopenhörner, andere Leber beruhigende Drogen oder Hitze kühlende Drogen ersetzt werden. Bubali cornu/Shaǐ Niu Jiao wird oft als Ersatz für Rhinoceri cornu/Xī Jiao verwendet. Einige schwer erhältliche Insekten können weggelassen oder ersetzt werden.

Die Mineralien, insbesondere die schwermetallhaltigen Mineralien wie z.B. Realgar dürfen nicht von unzuverlässigen Händlern (z.B. ohne Gehaltsangabe) bezogen werden.

Ai Fu Nuan Gong Wan

	Dosis
Cyperi rhizoma/Xiāng Fù	150 g
Artemisiae argyi folium praep./Ài Yè Tàn	60 g
Angelicae sinensis radix/Dāng Guī	60 g
Astragali radix/Huáng Qí	40 g
Evodiae fructus/Wú Zhū Yú	40 g
Chuanxiong rhizoma/Chuān Xiōng	40 g
Paeoniae radix alba/Bái Sháo	40 g
Rehmanniae radix praep./Shú Dì Huáng	15 g
Cinnamomi cortex/Ròu Guì /Guì Pí	9 g
Dipsaci radix/Xù Duàn	30 g

Die Rezeptur gibt es als Fertigarzneimittel. Es wird täglich 1 Pille eingenommen.

An Gong Niu Huang Wan

	Dosis
Bovis calculus/Niú Huáng	25 g
Rhinoceri cornu/Xiǎo Zī	25 g
Moschus/Shè Xiāng	7,5 g
Coptidis rhizoma/Huáng Lián	25 g
Scutellariae radix/Huáng Qín	25 g
Gardeniae fructus/Zhī Zǐ	25 g
Borneolum/Bīng Piàn	7,5 g
Curcumae radix/Yù Jīn	25 g
Cinnabaris/Zhū Shā	25 g
Margarita/Zhēn Zhū	12 g
Realgar/Xióng Huáng	25 g

Die Rezeptur gibt es als Fertigarzneimittel. Es wird täglich 1 Pille eingenommen.

Ba Zhen Tang

	Dosis
Ginseng radix et rhizoma/Rén Shēn	6 g
Atractylodis macrocephalae rhizoma/Bái Zhú	9 g
Poria/Fú Líng	9 g
Glycyrrhizae radix et rhizoma praeparata cum melle/Zhì Gān Cǎo	3 g
Rehmanniae radix praep./Shú Dì Huáng	9 g
Paeoniae radix alba/Bái Sháo	6 g
Angelicae sinensis radix/Dāng Guī	9 g
Chuanxiong rhizoma/Chuān Xiōng	6 g
Glycyrrhizae radix et rhizoma/Gān Cǎo	3 g
Jujubae fructus/Dà Zǎo	3 St.
Zingiberis rhizoma recens/Shēng Jiāng	1 g

Ba Zheng San

	Dosis
Clematidis armandii caulis/Chuān Mù Tōng	9 g
Dianthi herba/Qù Mài	12 g
Gardeniae fructus/Zhī Zǐ	6 g
Rhei radix et rhizoma/Shēng Dà Huáng	9 g
Talcum/Huá Shí	20 g
Polygoni avicularis herba/Biǎn Xù	12 g
Plantaginis semen/Chē Qián Zǐ	12 g
Junci medulla/Dēng Xīn Cǎo	6 g
Glycyrrhizae radix et rhizoma/Gān Cǎo	6 g

Die Drogen werden zu Pulver zermahlen und zweimal täglich 9 g zusammen mit 1,5 bis 3 g als Dekokt zubereitete Junci medulla/Deng Xin Cao eingenommen.

Bai He Gu Jin Tang

	Dosis
Lilii bulbus/Bǎi Hé	12 g
Ophiopogonis radix/Mài Mén Dōng	12 g
Rehmanniae radix/Shēng Dì Huáng	12 g
Rehmanniae radix praep./Shú Dì Huáng	12 g
Fritillariae thunbergii bulbus/Zhè Bèi Mǔ	6 g

Scrophulariae radix/Xuán Shēn	9 g
Angelicae sinensis radix/Dāng Guī	9 g
Paeoniae radix alba/Bái Sháo	9 g
Platycodonis radix/Jié Gěng	6 g
Glycyrrhizae radix et rhizoma/Gān Cǎo	6 g

Bai Hu Tang — Dosis
Gypsum fibrosum/Shí Gāo	20 g
Anemarrhenae rhizoma/Zhī Mǔ	9 g
Oryzae fructus/Gěng Mǐ	15 g
Glycyrrhizae radix et rhizoma/Gān Cǎo	3 g

Bai Tou Weng Tang — Dosis
Pulsatillae radix/Bái Tóu Wēng	6 g
Coptidis rhizoma/Huáng Lián	9 g
Phellodendri chinensis cortex/Huáng Bó	9 g
Fraxini cortex/Qín Pí	9 g

Bai Zi Ren Wan — Dosis
Platycladi semen/Bái Zǐ Rén	9 g
Ziziphi spinosae semen/Suān Zǎo Rén	9 g
Schisandrae chinensis fructus/Wǔ Wèi Zǐ	6 g
Ginseng radix et rhizoma/Rén Shēn	6 g
Ostreae concha/Mǔ Lì	12 g

Bai Zi Yang Xin Tang — Dosis
Platycladi semen/Bái Zǐ Rén	9 g
Lycii fructus/Gǒu Qí Zǐ	9 g
Ophiopogonis radix/Mài Mén Dōng	9 g
Angelicae sinensis radix/Dāng Guī	12 g
Acori tatarinowii rhizoma/Shí Chāng Pǔ	9 g
Poriae cum pini radix/Fú Shén	9 g
Scrophulariae radix/Xuán Shēn	12 g
Rehmanniae radix praep./Shú Dì Huáng	15 g
Glycyrrhizae radix et rhizoma/Gān Cǎo	6 g

Die Rezeptur wird oft auch als Fertigarzneimittel benutzt.

Ban Xia Bai Zhu Tian Ma Tang — Dosis
Pinelliae rhizoma praep./Fǎ Bàn Xià	6 g
Gastrodiae rhizoma/Tiān Má	3 g
Atractylodis macrocephalae rhizoma/Bái Zhū	6 g
Poriae cum pini radix/Fú Shén	3 g
Citri reticulatae pericarpium/Chén Pí	3 g
Glycyrrhizae radix et rhizoma/Gān Cǎo	3 g
Zingiberis rhizoma recens/Shēng Jiāng	3 g
Jujubae fructus/Dà Zǎo	3 St

Ban Xia Hou Po Tang — Dosis
Pinelliae rhizoma praep./Fǎ Bàn Xià	9 g
Magnoliae officinalis cortex/Hòu Pò	12 g
Poria/Fú Líng	9 g
Zingiberis rhizoma recens/Shēng Jiāng	12 g
Perillae folium/Zǐ Sū Yè	6 g

Ban Xia Xie Xin Tang — Dosis
Pinelliae rhizoma praep./Fǎ Bàn Xià	12 g
Zingiberis rhizoma recens/Shēng Jiāng	10 g
Scutellariae radix/Huáng Qín	10 g
Coptidis rhizoma/Huáng Lián	6 g
Ginseng radix et rhizoma/Rén Shēn	6 g
Jujubae fructus/Dà Zǎo	6 St
Glycyrrhizae radix et rhizoma praeparata cum melle/Zhì Gān Cǎo	6 g

Bao He Wan — Dosis
Raphani semen/Lái Fù Zǐ	9 g
Forsythiae fructus/Lián Qiào	6 g
Crataegi fructus/Shān Zhā	9 g
Massa fermentata/Shén Qū	6 g
Poria/Fú Líng	6 g
Pinelliae rhizoma praep./Fǎ Bàn Xià	6 g
Citri reticulatae pericarpium/Chén Pí	3 g

Die Rezeptur gibt es auch als Fertigarzneimittel. Sie kann außerdem als Dekokt zubereitet werden.

Bi Xie Fen Qing Yin — Dosis
Dioscoreae hypoglaucae rhizoma/Fěn Bì Xiè	12 g
Alpiniae oxyphyllae fructus/Yì Zhì	9 g
Linderae radix/Wū Yào	9 g
Acori tatarinowii rhizoma/Shí Chāng Pǔ	9 g

Bu Fei Tang — Dosis
Ginseng radix et rhizoma/Rén Shēn	9 g
Astragali radix/Huáng Qí	9 g
Rehmanniae radix praep./Shú Dì Huáng	12 g
Schisandrae chinensis fructus/Wǔ Wèi Zǐ	9 g
Asteris rhizoma et radix/Zǐ Wǎn	9 g
Mori cortex/Sāng Bái Pí	9 g

Bu Yang Huan Wu Tang — Dosis
Astragali radix/Huáng Qí	15 g
Angelicae sinensis radix/Dāng Guī	9 g
Chuanxiong rhizoma/Chuān Xiōng	9 g
Paeoniae radix rubra/Chì Sháo	9 g
Persicae semen/Táo Rén	9 g
Carthami flos/Hóng Huā	9 g
Pheretima/Dì Lóng	6 g

Bu Zhong Yi Qi Tang — Dosis
Astragali radix/Huáng Qí	15 g
Ginseng radix et rhizoma/Rén Shēn	9 g
Atractylodis macrocephalae rhizoma/Bái Zhū	12 g
Glycyrrhizae radix et rhizoma praeparata cum melle/Zhì Gān Cǎo	6 g
Angelicae sinensis radix/Dāng Guī	9 g
Citri reticulatae pericarpium/Chén Pí	6 g
Cimicifugae rhizoma/Shēng Má	6 g
Bupleuri radix/Chái Hú	9 g

Cang Er Zi San — Dosis
Xanthii fructus/Cāng Ěr Zǐ	9 g
Magnoliae flos/Xīn Yí	6 g
Angelicae dahuricae radix/Bái Zhǐ	6 g
Menthae herba/Bò Hè	6 g

Die Rezeptur kann als Dekokt oder Pulver verabreicht werden.

Chai Ge Jie Ji Tang — Dosis
Bupleuri radix/Chái Hú	9 g
Puerariae lobatae radix/Gě Gēn	12 g
Notopterygii rhizoma et radix/Qiāng Huó	9 g
Angelicae dahuricae radix/Bái Zhǐ	9 g
Scutellariae radix/Huáng Qín	9 g
Gypsum fibrosum/Shí Gāo	20 g
Platycodonis radix/Jié Gěng	6 g
Paeoniae radix alba/Bái Sháo	9 g
Glycyrrhizae radix et rhizoma/Gān Cǎo	6 g
Zingiberis rhizoma recens/Shēng Jiāng	6 g
Jujubae fructus/Dà Zǎo	5 St.

Chai Hu Shu Gan San — Dosis
Bupleuri radix/Chái Hú,	12 g
Paeoniae radix alba/Bái Sháo	9 g
Aurantii fructus/Zhǐ Qiào	9 g
Chuanxiong rhizoma/Chuān Xiōng	6 g
Cyperi rhizoma/Xiāng Fù	9 g
Glycyrrhizae radix et rhizoma/Gān Cǎo	6 g

Die Rezeptur kann als Pulver oder als Dekokt verabreicht werden.

Chuan Bi Tang — Dosis
Notopterygii rhizoma et radix/Qiāng Huó	6 g
Curcumae longae rhizoma/Jiāng Huáng	6 g
Angelicae sinensis radix/Dāng Guī	6 g
Paeoniae radix rubra/Chì Sháo	6 g
Saposhnikoviae radix/Fáng Fēng	6 g
Glycyrrhizae radix et rhizoma/Gān Cǎo	3 g
Jujubae fructus/Dà Zǎo	3 St
Astragali radix/Huáng Qí	9 g
Zingiberis rhizoma recens/Shēng Jiāng	3 g

Chuan Xiong Cha Tiao San — Dosis
Chuanxiong rhizoma/Chuān Xiōng	3 g
Menthae herba/Bò Hè	9 g
Angelicae dahuricae radix/Bái Zhǐ	3 g
Notopterygii rhizoma et radix/Qiāng Hu	3 g
Asari radix et rhizoma/Xì Xīn	1 g
Schizonepetae spica/Jīng Jiè	3 g
Saposhnikoviae radix/Fáng Fēng	3 g
Glycyrrhizae radix et rhizoma/Gān Cǎo	3 g

Die Drogen werden zu Pulver zermahlen und in einer Dosis von 6 g zweimal täglich nach einer Mahlzeit mit grünem Tee eingenommen.
Die Drogen können auch als Dekokt eingenommen werden, dürfen aber nicht länger als 10 Minuten gekocht werden.

Ci Zhu Wan — Dosis
Magnetitum/Cí Shí	20 g
Cinnabaris/Zhū Shā	3 g
Massa fermentata/Shén Qū	9 g

Als Fertigarzneimittel, als Pille, selten auch als Dekokt.

Da Cheng Qi Tang

	Dosis
Rhei radix et rhizoma/Shēng Dà Huáng	12 g
Natrii sulfas/Máng Xiāo	9 g
Aurantii fructus immaturus/Zhǐ Shí	12 g
Magnoliae officinalis cortex/Hòu Pò	15 g

Da Ding Feng Zhu

	Dosis
Asini corii colla/Ē Jiāo	6 g
Paeoniae radix alba/Bái Sháo	9 g
Schisandrae chinensis fructus/Wǔ Wèi Zǐ	6 g
Rehmanniae radix/Shēng Dì Huáng	10 g
Ophiopogonis radix/Mài Mén Dōng	10 g
Cannabis fructus/Huǒ Má Rén	6 g
Testudinis carapax/Guī Bǎn	9 g
Trionycis carapax/Biē Jiǎ	9 g
Ostreae concha/Mǔ Lì	9 g
Glycyrrhizae radix et rhizoma praeparata cum melle/Zhì Gān Cǎo	6 g
Hühnereidotter/Jī Zǐ Huáng	2 St

Die Eidotter verrührt man mit dem abgeseihten Dekokt und nimmt es noch warm ein.

Da Huang Mu Dan Pi Tang

	Dosis
Rhei radix et rhizoma/Shēng Dà Huáng	12 g
Natrii sulfas/Máng Xiāo	9 g
Benincasae semen/Dōng Guā Zǐ	20 g
Persicae semen/Táo Rén	9 g
Moutan cortex/Mǔ Dān Pí	9 g

Da Huang Zhe Chong Wan

	Dosis
Rhei radix et rhizoma/Shēng Dà Huáng	18 g
Eupolyphaga sinensis/Tǔ Biē Chóng	3 g
Armeniacae semen amarum/Xìn Rén/Kǔ Xìng Rén	3 g
Toxicodendri resina/Gān Qī	3 g
Rehmanniae radix/Shēng Dì Huáng	18 g
Paeoniae radix alba/Bái Sháo	12 g
Tabanus mandarinus/Měng Chóng	6 g
Holotrichia/Qí Cáo	6 g
Persicae semen/Táo Rén	9 g
Hirudo/Shuǐ Zhì	6 g
Scutellariae radix/Huáng Qín	6 g
Glycyrrhizae radix et rhizoma/Gān Cǎo	6 g

Fertigarzneimittel, mit warmen Wein einnehmen.

Da Jian Zhong Tang

	Dosis
Zanthoxyli pericarpium/Huā Jiāo	6 g
Ginseng radix et rhizoma/Rén Shēn	9 g
Zingiberis rhizoma/Gān Jiāng	6 g
Saccharum granorum/Yí Táng	20 g

Da Xian Xiong Tang

	Dosis
Rhei radix et rhizoma/Shēng Dà Huáng	18 g
Natrii sulfas/Máng Xiāo	9 g
Lepidii/Descurainiae semen/Tíng Lì Zǐ	6 g
Armeniacae semen amarum/Xìn Rén/Kǔ Xìng Rén	6 g
Kansui radix/Gān Suí	3 g

Dang Gui Bu Xue Tang

	Dosis
Astragali radix/Huáng Qí	30 g
Angelicae sinensis radix/Dāng Guī	9 g

Dang Gui Jian Zhong Tang

	Dosis
Angelicae sinensis radix/Dāng Guī	6 g
Saccharum granorum/Yí Táng	20 g
Cinnamomi ramulus/Guì Zhī	6 g
Paeoniae radix alba/Bái Sháo	10 g
Zingiberis rhizoma recens/Shēng Jiāng	6 g
Jujubae fructus/Dà Zǎo	6 St
Glycyrrhizae radix et rhizoma/Gān Cǎo	6 g

Dang Gui Long Hui Wan

	Dosis
Angelicae sinensis radix/Dāng Guī	9 g
Gentianae radix/Lóng Dǎn	9 g
Aloe vera/Lú Huì	9 g
Gardeniae fructus/Zhī Zǐ	6 g
Coptidis rhizoma/Huáng Lián	12 g
Scutellariae radix/Huáng Qín	12 g
Phellodendri chinensis cortex/Huáng Bó	12 g
Rhei radix et rhizoma/Shēng Dà Huáng	6 g
Aucklandiae radix/Mù Xiāng	9 g
Moschus/Shè Xiāng	3 g

Dan Shen Yin

	Dosis
Salviae miltiorrhizae radix et rhizoma/Dān Shēn	15 g
Santali albi lignum/Tán Xiāng	3 g
Amomi fructus/Shā Rén	3 g

Dao Chi San

	Dosis
Rehmanniae radix/Shēng Dì Huáng	15 g
Clematidis armandii caulis/Chuān Mù Tōng	12 g
Lophatheri herba/Dàn Zhú	9 g
Glycyrrhizae radix et rhizoma/Gān Cǎo	6 g

Dao Tan Tang

	Dosis
Arisaematis rhizoma praep. cum belle/Dǎn Nán Xīng	6 g
Aurantii fructus immaturus/Zhǐ Shí	6 g
Pinelliae rhizoma praep./Fǎ Bàn Xià	6 g
Citri reticulatae pericarpium/Chén Pí	3 g
Poria/Fú Líng	6 g
Glycyrrhizae radix et rhizoma/Gān Cǎo	3 g

Di Gu Pi Yin

	Dosis
Lycii cortex/Dì Gǔ Pí	9 g
Anemarrhenae rhizoma/Zhī Mǔ	6 g
Trionycis carapax/Biē Jiǎ	3 g
Scutellariae radix/Huáng Qín	6 g
Bupleuri radix/Chái Hú,	6 g
Ginseng radix et rhizoma/Rén Shēn	3 g
Mume fructus/Wū Méi	1 St
Zingiberis rhizoma recens/Shēng Jiāng	1 g
Glycyrrhizae radix et rhizoma praeparata cum melle/Zhì Gān Cǎo	3 g

Ding Chuan Tang

	Dosis
Ginkgo semen/Bái Guǒ/Yín Xìng Guǒ	7 St
Ephedrae herba/Má Huáng	9 g
Perillae fructus/Zǐ Sū Zǐ	12 g
Farfarae flos/Kuǎn Dōng Huā	12 g
Armeniacae semen amarum/Xìn Rén/Kǔ Xìng Rén	12 g
Mori cortex/Sāng Bái Pí	12 g
Scutellariae radix/Huáng Qín	9 g
Pinelliae rhizoma praep./Fǎ Bàn Xià	12 g
Glycyrrhizae radix et rhizoma/Gān Cǎo	6 g

Du Huo Ji Sheng Tang

	Dosis
Angelicae pubescentis radix/Dú Huó	6 g
Gentianae macrophyllae radix/Qín Jiāo	3 g
Saposhnikoviae radix/Fáng Fēng	3 g
Asari radix et rhizoma/Xì Xīn	1 g
Taxilli herba/Sāng Jì Shēng	6 g
Eucommiae cortex/Dù Zhòng	3 g
Achyranthis bidentata radix/Niú Xī	3 g
Cinnamomi cortex/Ròu Guì/Guì Pí	1 g
Angelicae sinensis radix/Dāng Guī	3 g
Chuanxiong rhizoma/Chuān Xiōng	3 g
Rehmanniae radix/Shēng Dì Huáng	6 g
Paeoniae radix alba/Bái Sháo	3 g
Ginseng radix et rhizoma/Rén Shēn	3 g
Poria/Fú Líng	9 g
Glycyrrhizae radix et rhizoma praeparata cum melle/Zhì Gān Cǎo	3 g

Du Qi Wan

	Dosis
Rehmanniae radix/Shēng Dì Huáng	12 g
Corni fructus/Shān Zhū Yú	9 g
Dioscoreae rhizoma/Shān Yào	9 g
Poria/Fú Líng	9 g
Moutan cortex/Mǔ Dān Pí	9 g
Alismatis rhizoma/Zé Xiè	9 g
Schisandrae chinensis fructus/Wǔ Wèi Zǐ	9 g
Ophiopogonis radix/Mài Mén Dōng	9 g

Er Chen Tang

	Dosis
Pinelliae rhizoma praep./Fǎ Bàn Xià	6 g
Citri reticulatae pericarpium/Chén Pí	3 g
Poria/Fú Líng	6 g
Glycyrrhizae radix et rhizoma/Gān Cǎo	3 g

Er Dong Tang

	Dosis
Ophiopogonis radix/Mài Mén Dōng	12 g
Asparagi radix/Tiān Dōng/Tiān Mén Dōng	12 g
Trichosanthis radix/Tiān Huā Fěn	12 g
Scutellariae radix/Huáng Qín	6 g
Anemarrhenae rhizoma/Zhī Mǔ	12 g
Ginseng radix et rhizoma/Rén Shēn	3 g
Glycyrrhizae radix et rhizoma/Gān Cǎo	3 g

Er Jiang Wan

	Dosis
Zingiberis rhizoma tosta/Pào Jiāng	6 g
Alpiniae officinarum rhizoma/Gāo Liáng Jiāng	6 g

Er Long Zuo Ci Wan | Dosis
Acori tatarinowii rhizoma/Shí Chāng Pǔ	6 g
Rehmanniae radix praep./Shú Dì Huáng	6 g
Dioscoreae rhizoma/Shān Yào	6 g
Poria/Fú Líng	6 g
Corni fructus/Shān Zhū Yú	6 g
Moutan cortex/Mǔ Dān Pí	6 g
Alismatis rhizoma/Zé Xiè	6 g
Magnetitum/Cí Shí	6 g
Schisandrae chinensis fructus/Wǔ Wèi Zǐ	6 g

Er Miao San | Dosis
Phellodendri chinensis cortex/Huáng Bó	6 g
Atractylodis rhizoma/Cāng Zhū	9 g

Er Xian Tang | Dosis
Curculiginis rhizoma/Xiān Máo	6 g
Epimedii herba/Yín Yáng Huò	9 g
Morindae radix/Bā Jì Tiān	6 g
Phellodendri chinensis cortex/Huáng Bó	4 g
Anemarrhenae rhizoma/Zhī Mǔ	4 g
Angelicae sinensis radix/Dāng Guī	6 g

Er Zhi Wan | Dosis
Ecliptae herba/Hàn Lián Cǎo	10 g
Ligustri lucidi fructus/Nǚ Zhēn Zǐ	10 g

Fang Ji Huang Qi Tang | Dosis
Astragali radix/Huáng Qí	10 g
Stephaniae tetrandrae radix/Fěn Fáng Jǐ	9 g
Atractylodis macrocephalae rhizoma/Bái Zhū	6 g
Zingiberis rhizoma recens/Shēng Jiāng	1 g
Jujubae fructus/Dà Zǎo	3 St
Glycyrrhizae radix et rhizoma praeparata cum melle/Zhì Gān Cǎo	3 g

Fen Qing Yin | Dosis
Dioscoreae hypoglaucae rhizoma/Fěn Bì Xiè	9 g
Coicis semen/Yì Yǐ Rén	15 g
Linderae radix/Wū Yào	9 g
Acori tatarinowii rhizoma/Shí Chāng Pǔ	9 g
Poria/Fú Líng	9 g
Citri reticulatae pericarpium/Chén Pí	6 g
Glycyrrhizae radix et rhizoma/Gān Cǎo	6 g

Fu Fang Da Cheng Qi Tang | Dosis
Magnoliae officinalis cortex/Hòu Pò	15 g
Raphani semen/Lái Fù Zǐ	15 g
Aurantii fructus immaturus/Zhǐ Shí	9 g
Persicae semen/Táo Rén	6 g
Paeoniae radix rubra/Chì Sháo	9 g
Rhei radix et rhizoma/Shēng Dà Huáng	9 g
Natrii sulfas/Máng Xiāo	9 g

Fu Yuan Huo Xue Tang | Dosis
Angelicae sinensis radix/Dāng Guī	9 g
Persicae semen/Táo Rén	9 g
Carthami flos/Hóng Huā	9 g
Manitis squama/Chuān Shān Jiǎ	9 g
Rhei radix et rhizoma/Shēng Dà Huáng mit Wein behandelt (Jiu Zhi)	9 g
Trichosanthis radix/Tiān Huā Fěng	10 g
Bupleuri radix/Chái Hú,	9 g
Glycyrrhizae radix et rhizoma/Gān Cǎo	6 g

Fu Zi Tang | Dosis
Aconiti radix lateralis praep./Fù Zǐ	9 g
Ginseng radix et rhizoma/Rén Shēn	6 g
Poria/Fú Líng	12 g
Atractylodis macrocephalae rhizoma/Bái Zhū	12 g
Paeoniae radix alba/Bái Sháo	12 g

Gan Lu Xiao Du Dan | Dosis
Talcum/Huá Shí	20 g
Artemisiae scopariae herba/Yīn Chén	15 g
Scutellariae radix/Huáng Qín	15 g
Forsythiae fructus/Lián Qiào	10 g
Menthae herba/Bò Hè	6 g
Fritillariae thunbergii bulbus/Zhè Bèi Mǔ	10 g
Clematidis armandii caulis/Chuān Mù Tōng	10 g
Belamcandae rhizoma/Shè Gàn	10 g
Pogostemonis herba/Guǎng Huò Xiāng	10 g
Acori tatarinowii rhizoma/Shí Chāng Pǔ	10 g
Amomi fructus rotundus/Doù Koù	10 g

Gan Mai Da Zao Tang | Dosis
Glycyrrhizae radix et rhizoma/Gān Cǎo	9 g
Tritici fructus levis/Fú Xiǎo Mài	30 g
Jujubae fructus/Dà Zǎo	10 St

Ge Gen Tang | Dosis
Puerariae lobatae radix/Gě Gēn	9 g
Ephedrae herba/Má Huáng	9 g
Cinnamomi ramulus/Guì Zhī	9 g
Paeoniae radix alba/Bái Sháo	9 g
Zingiberis rhizoma recens/Shēng Jiāng	3 g
Jujubae fructus/Dà Zǎo	5 St
Glycyrrhizae radix et rhizoma/Gān Cǎo	3 g

Ge Xia Zhu Yu Tang | Dosis
Angelicae sinensis radix/Dāng Guī	6 g
Chuanxiong rhizoma/Chuān Xiōng	6 g
Persicae semen/Táo Rén	6 g
Moutan cortex/Mǔ Dān Pí	6 g
Paeoniae radix rubra/Chì Sháo	6 g
Trogopterori faeces/Wǔ Líng Zhī	6 g
Linderae radix/Wū Yào	6 g
Corydalis rhizoma/Yán Hú Suǒ	3 g
Cyperi rhizoma/Xiāng Fù	3 g
Carthami flos/Hóng Huā	6 g
Aurantii fructus/Zhǐ Qiào	3 g
Glycyrrhizae radix et rhizoma/Gān Cǎo	1 g

Gou Teng Yin | Dosis
Uncariae ramulus cum uncis/Gōu Téng	9 g
Scorpio/Quán Xiē	9 g
Ginseng radix et rhizoma/Rén Shēn	3 g
Gastrodiae rhizoma/Tiān Má	6 g
Saigae tataricae cornu/Líng Yáng Jiǎo	0,5 g
Glycyrrhizae radix et rhizoma praeparata cum melle/Zhì Gān Cǎo	1 g

Gu Chong Tang | Dosis
Atractylodis macrocephalae rhizoma praeparata/Chǎo Bái Zhū	9 g
Astragali radix/Huáng Qí	9 g
Corni fructus/Shān Zhū Yú	9 g
Paeoniae radix alba/Bái Sháo	9 g
Fossilia ossis mastodi praep./Duàn Lóng Gǔ	12 g
Ostreae concha/Duàn Mǔ Lì (kalziniert)	12 g
Sepiae endoconcha/Hǎi Piáo Xiāo	9 g
Trachycarpi cortex praep./Zōng Lǚ Pí Tàn	3 g
Galla chinensis/Wǔ Bèi Zǐ	1 g
Rubiae radix et rhizoma/Qiàn Cǎo Gēn	6 g

Gua Lou Xie Bai Bai Jiu Tang | Dosis
Trichosanthis fructus/Guā Lǒu	12 g
Allii macrostemonis bulbus/Xiè Bái	9 g

Das Dekokt wird mit Wasser gekocht, 30 ml Reisschnaps dazu gegeben und getrunken.

Gua Lou Xie Bai Ban Xia Tang | Dosis
Trichosanthis fructus/Guā Lǒu	9 g
Allii macrostemonis bulbus/Xiè Bái	6 g
Pinelliae rhizoma praep./Fǎ Bàn Xià	9 g

Gui Fu Li Zhong Tang | Dosis
Ginseng radix et rhizoma/Rén Shēn	15 g
Atractylodis macrocephalae rhizoma/Bái Zhū	9 g
Zingiberis rhizoma/Gān Jiāng	9 g
Aconiti radix lateralis praep./Fù Zǐ	6 g
Cinnamomi cortex/Roù Guì /Guì Pí	9 g
Glycyrrhizae radix et rhizoma/Gān Cǎo	6 g

Gui Pi Tang | Dosis
Ginseng radix et rhizoma/Rén Shēn	6 g
Astragali radix/Huáng Qí	9 g
Angelicae sinensis radix/Dāng Guī	6 g
Longan arillus/Lóng Yǎn Ròu	9 g
Atractylodis macrocephalae rhizoma/Bái Zhū	9 g
Poria/Fú Líng	9 g
Aucklandiae radix/Mù Xiāng	3 g
Polygalae radix/Yuǎn Zhì	6 g
Ziziphi spinosae semen/Suān Zǎo Rén	9 g
Glycyrrhizae radix et rhizoma/Gān Cǎo	3 g
Zingiberis rhizoma recens/Shēng Jiāng	1 g
Jujubae fructus/Dà Zǎo	3 St

Gui Zhi Fu Ling Wan | Dosis
Cinnamomi ramulus/Guì Zhī	9 g
Poria/Fú Líng	9 g

	Dosis
Moutan cortex/Mǔ Dān Pí	9 g
Persicae semen/Táo Rén	9 g
Paeoniae radix rubra/Chì Sháo	9 g

Gui Zhi Fu Zi Tang

	Dosis
Cinnamomi ramulus/Guì Zhī	9 g
Paeoniae radix alba/Bái Sháo	9 g
Zingiberis rhizoma recens/Shēng Jiāng	6 g
Jujubae fructus/Dà Zǎo	5 St
Glycyrrhizae radix et rhizoma praeparata cum melle/Zhì Gān Cǎo	6 g
Aconiti radix lateralis praep./Fù Zǐ	6 g

Gui Zhi Tang

	Dosis
Cinnamomi ramulus/Guì Zhī	9 g
Paeoniae radix alba/Bái Sháo	9 g
Zingiberis rhizoma recens/Shēng Jiāng	6 g
Jujubae fructus/Dà Zǎo	5 St
Glycyrrhizae radix et rhizoma praeparata cum melle/Zhì Gān Cǎo	6 g

Hai Zao Yu Hu Tang

	Dosis
Sargassi thallus/Hǎi Zǎo	9 g
Laminariae thallus/Kūn Bù (Hǎi Dài)	9 g
Fritillariae thunbergii bulbus/Zhè Bèi Mǔ/Zhè Bèi	9 g
Pinelliae rhizoma praep./Fǎ Bàn Xià	9 g
Chuanxiong rhizoma/Chuān Xiōng	6 g
Angelicae sinensis radix/Dāng Guī	9 g
Citri reticulatae pericarpium viride/Qīng Pí	6 g
Citri reticulatae pericarpium/Chén Pí	4,5 g
Forsythiae fructus/Lián Qiào	9 g
Glycyrrhizae radix et rhizoma/Gān Cǎo	3 g

He Ren Yin

	Dosis
Polygoni multiflori radix/Hé Shǒu Wū	9 g
Ginseng radix et rhizoma/Rén Shēn	9 g
Angelicae sinensis radix/Dāng Guī	3 g
Citri reticulatae pericarpium/Chén Pí	3 g
Zingiberis rhizoma recens/Shēng Jiāng	3 g

Hou Po San Wu Tang

	Dosis
Magnoliae officinalis cortex/Hòu Pò	15 g
Aurantii fructus immaturus/Zhǐ Shí	9 g
Rhei radix et rhizoma/Shēng Dà Huáng	9 g

Hua Ban Tang

	Dosis
Gypsum fibrosum/Shí Gāo	30 g
Anemarrhenae rhizoma/Zhī Mǔ	12 g
Glycyrrhizae radix et rhizoma/Gān Cǎo	10 g
Scrophulariae radix/Xuán Shēn	10 g
Rhinoceri cornu/Xī Jiǎo	2 g
Oryzae fructus/Gěng Mǐ	9 g

Huang Lian Jie Du Tang

	Dosis
Coptidis rhizoma/Huáng Lián	9 g
Scutellariae radix/Huáng Qín	6 g
Phellodendri chinensis cortex/Huáng Bó	6 g
Gardeniae fructus/Zhī Zǐ	9 g

Huang Qin Tang

	Dosis
Scutellariae radix/Huáng Qín	9 g
Paeoniae radix alba/Bái Sháo	9 g
Jujubae fructus/Dà Zǎo	5 St.
Glycyrrhizae radix et rhizoma/Gān Cǎo	3 g

Huo Xiang Zheng Qi San

	Dosis
Pogostemonis herba/Guǎng Huò Xiāng	9 g
Magnoliae officinalis cortex/Hòu Pò	6 g
Citri reticulatae pericarpium/Chén Pí	6 g
Perillae folium/Zǐ Sū Yè	3 g
Angelicae dahuricae radix/Bái Zhǐ	3 g
Pinelliae rhizoma praep./Fǎ Bàn Xià	6 g
Arecae pericarpium/Dà Fù Pí	3 g
Atractylodis macrocephalae rhizoma/Bái Zhú	6 g
Poria/Fú Líng	3 g
Platycodonis radix/Jié Gěng	6 g
Glycyrrhizae radix et rhizoma praeparata cum melle/Zhì Gān Cǎo	6 g

Ji Chuan Jian

	Dosis
Angelicae sinensis radix/Dāng Guī	9 g
Achyranthis bidentatae radix/Niú Xī	6 g
Alismatis rhizoma/Zé Xiè	4,5 g
Cistanchis herba/Ròu Cōng Róng	6 g
Aurantii fructus/Zhǐ Qiào	3 g
Cimicifugae rhizoma/Shēng Má	3 g

Ji Ming San

	Dosis
Arecae semen/Bīng Láng	9 g
Chaenomelis fructus/Mù Guā	6 g
Evodiae fructus/Wú Zhū Yú	3 g
Citri reticulatae pericarpium/Chén Pí	6 g
Perillae folium/Zǐ Sū Yè	3 g
Platycodonis radix/Jié Gěng	3 g
Zingiberis rhizoma recens/Shēng Jiāng	1 g

Das Dekokt sollte nach dem Aufstehen auf nüchternen Magen getrunken werden.

Ji Sheng Shen Qi Wan

	Dosis
Rehmanniae radix praep./Shú Dì Huáng	6 g
Corni fructus/Shān Zhū Yú	6 g
Dioscoreae rhizoma/Shān Yào	6 g
Alismatis rhizoma/Zé Xiè	6 g
Poria/Fú Líng	6 g
Moutan cortex/Mǔ Dān Pí	6 g
Cinnamomi cortex/Ròu Guì	3 g
Aconiti radix lateralis praep./Fù Zǐ	6 g
Cyathulae radix/Chuān Niú Xī	6 g
Plantaginis semen/Chē Qián Zǐ	6 g

Die Drogen werden zu Pulver gemahlen und mit Honig zu Pillen verarbeitet. Man nimmt die Pillen auf nüchternen Magen ein. Auch als Dekokt möglich.

Jia Jian Wei Zhu Tang

	Dosis
Polygonati odorati rhizoma/Yù Zhú	9 g
Cynanchi stauntonii radix et rhizoma/Bái Qián	6 g
Allii fistulosi bulbus/Cōng Bái	6 g
Sojae semen praep./Dàn Dòu Chǐ	12 g
Platycodonis radix/Jié Gěng	6 g
Jujubae fructus/Dà Zǎo	5 St.
Glycyrrhizae radix et rhizoma/Gān Cǎo	6 g
Menthae herba/Bò Hè	6 g

Jia Wei Xiao Yao San

	Dosis
Bupleuri radix/Chái Hú	9 g
Paeoniae radix alba/Bái Sháo	9 g
Atractylodis macrocephalae rhizoma/Bái Zhú	9 g
Poria/Fú Líng	9 g
Angelicae sinensis radix/Dāng Guī	9 g
Menthae herba/Bò Hè	6 g
Glycyrrhizae radix et rhizoma/Gān Cǎo	6 g
Moutan cortex/Mǔ Dān Pí	9 g
Gardeniae fructus/Zhī Zǐ	6 g
Zingiberis rhizoma recens/Shēng Jiāng	6 g

Grob pulverisieren und als Dekokt kochen.

Jiang Xiong Xiao Zhong San

	Dosis
Angelicae sinensis radix/Dāng Guī (Hauptwurzel)	6 g
Carthami flos/Hóng Huā	4,5 g
Paeoniae radix rubra/Chì Sháo	6 g
Caryophylli flos/Dīng Xiāng	1 g
Saposhnikoviae radix/Fáng Fēng	3 g
Zingiberis rhizoma/Gān Jiāng	3 g
Cinnamomi cortex/Ròu Guì/Guì Pí	3 g
Phellodendri chinensis cortex/Huáng Bó	3 g
Angelicae dahuricae radix/Bái Zhǐ	3 g
Chuanxiong rhizoma/Chuān Xiōng	6 g
Aconiti kusnezoffii radix/Cǎo Wū	6 g
Pinelliae rhizoma praep./Fǎ Bàn Xià	3 g

Jiao Tai Wan

	Dosis
Coptidis rhizoma/Huáng Lián	18 g
Cinnamomi cortex/Ròu Guì/Guì Pí	3 g

Jin Kui Shen Qi Wan

	Dosis
Rehmanniae radix praep./Shú Dì Huáng	12 g
Corni fructus/Shān Zhū Yú	6 g
Dioscoreae rhizoma/Shān Yào	9 g
Moutan cortex/Mǔ Dān Pí	6 g
Alismatis rhizoma/Zé Xiè	6 g
Poria/Fú Líng	6 g
Cinnamomi cortex/Ròu Guì	1 g
Aconiti radix lateralis praep./Fù Zǐ	1 g

Jin Suo Gu Jing Wan

	Dosis
Astragali semen/Shā Wǎn Zǐ	6 g
Euryales semen/Qiàn Shí	6 g

Nelumbinis stamen/Lián Xū		6 g
Fossilia ossis mastodi/Lóng Gǔ		6 g
Ostreae concha/Mǔ Lì		6 g
Nelumbinis semen/Lián Zǐ		9 g

Jing Fang Bai Du San	Dosis
Schizonepetae spica/Jīng Jiè	3 g
Saposhnikoviae radix/Fáng Fēng	3 g
Bupleuri radix/Chái Hú	3 g
Peucedani radix/Qián Hú	3 g
Chuanxiong rhizoma/Chuān Xiōng	3 g
Notopterygii rhizoma et radix/Qiāng Huó	3 g
Angelicae pubescentis radix/Dú Huó	3 g
Poria/Fú Líng	3 g
Platycodonis radix/Jié Gěng	3 g
Aurantii fructus/Zhǐ Qiào	3 g
Glycyrrhizae radix et rhizoma/Gān Cǎo	2 g
Zingiberis rhizoma recens/Shēng Jiāng	3 g
Menthae herba/Bò Hè	3 g

Jiu Wei Qiang Huo Tang	Dosis
Saposhnikoviae radix/Fáng Fēng	6 g
Atractylodis rhizoma/Cāng Zhú	6 g
Asari radix et rhizoma/Xì Xīn	1 g
Chuanxiong rhizoma/Chuān Xiōng	6 g
Notopterygii rhizoma et radix/Qiāng Huó	6 g
Angelicae dahuricae radix/Bái Zhǐ	6 g
Scutellariae radix/Huáng Qín	9 g
Rehmanniae radix/Shēng Dì Huáng	9 g
Glycyrrhizae radix et rhizoma/Gān Cǎo	6 g

Ju He Wan	Dosis
Citri reticulatae semen/Jú Hé	9 g
Toosendan fructus/Chuān Liàn Zǐ	9 g
Aucklandiae radix/Mù Xiāng	3 g
Persicae semen/Táo Rén	9 g
Corydalis rhizoma/Yán Hú Suǒ	6 g
Cinnamomi cortex/Ròu Guì/Guì Pí	3 g
Clematidis armandii caulis/Chuān Mù Tōng	6 g
Magnoliae officinalis cortex/Hòu Pò	6 g
Aurantii fructus immaturus/Zhǐ Shí	3 g
Sargassi thallus/Hǎi Zǎo	6 g
Laminariae thallus/Kūn Bù (Hǎi Dài)	6 g
Laminariae herba/Hǎi Dài	6 g

Ju Yuan Jian	Dosis
Astragali radix/Huáng Qí	9 g
Ginseng radix et rhizoma/Rén Shēn	6 g
Glycyrrhizae radix et rhizoma praeparata cum melle/Zhì Gān Cǎo	3 g
Cimicifugae rhizoma/Shēng Má	3 g
Atractylodis macrocephalae rhizoma/Bái Zhú	3 g

Juan Bi Tang	Dosis
Notopterygii rhizoma et radix/Qiāng Huó	6 g
Gentianae macrophyllae radix/Qín Jiāo	6 g
Mori ramulus/Sāng Zhī	9 g
Piperis kadsurae caulis/Hǎi Fēng Téng	9 g
Angelicae sinensis radix/Dāng Guī	6 g

Chuanxiong rhizoma/Chuān Xiōng	3 g
Olibanum/Rǔ Xiāng	3 g
Aucklandiae radix/Mù Xiāng	3 g
Cinnamomi cortex/Ròu Guì	6 g
Glycyrrhizae radix et rhizoma praeparata cum melle/Zhì Gān Cǎo	3 g

Li Zhong Wan	Dosis
Ginseng radix et rhizoma/Rén Shēn	10 g
Atractylodis macrocephalae rhizoma/Bái Zhú	6 g
Zingiberis rhizoma recens/Shēng Jiāng	6 g
Glycyrrhizae radix et rhizoma praeparata cum melle/Zhì Gān Cǎo	3 g

Liang Fu Wan	Dosis
Alpiniae officinarum rhizoma/Gāo Liáng Jiāng	6 g
Cyperi rhizoma/Xiāng Fù	6 g

Ling Gui Zhu Gan Tang	Dosis
Poria/Fú Líng	6 g
Cinnamomi ramulus/Guì Zhī	3 g
Atractylodis macrocephalae rhizoma/Bái Zhú	6 g
Glycyrrhizae radix et rhizoma praeparata cum melle/Zhì Gān Cǎo	3 g

Ling Jiao Gou Teng Tang	Dosis
Saigae tataricae cornu/Líng Yáng Jiǎo	4,5 g
Uncariae ramulus cum uncis/Gōu Téng	9 g
Mori folium/Sāng Yè	6 g
Chrysanthemi flos/Jú Huā	9 g
Paeoniae radix alba/Bái Sháo	9 g
Rehmanniae radix/Shēng Dì Huáng	15 g
Fritillariae thunbergii bulbus/Zhè Bèi Mǔ	12 g
Bambusae caulis in taeniam/Zhú Rú	10 g
Poriae cum pini radix/Fú Shén	9 g
Glycyrrhizae radix et rhizoma/Gān Cǎo	3 g

Liu Shen Wan	Dosis
Bovis calculus/Niú Huáng	3 g
Margarita/Zhēn Zhū	3 g
Bufonis venenun/Chán Sū	2 g
Realgar/Xióng Huáng	2 g
Borneolum/Bīng Piàn	2 g
Moschus/Shè Xiāng	3 g

Die Drogen werden zu Pulver zermahlen und mit Reiswein vermischt. Danach werden sie zu kleineren Pillen geformt. Für Erwachsene liegt die Dosierung bei 5 bis 10 Pillen täglich.

Liu Wei Di Huang Tang	Dosis
Rehmanniae radix praep./Shú Dì Huáng	12 g
Corni fructus/Shān Zhū Yú	6 g
Dioscoreae rhizoma/Shān Yào	6 g
Alismatis rhizoma/Zé Xiè	6 g
Moutan cortex/Mǔ Dān Pí	6 g
Poria/Fú Líng	6 g

Liu Yi San	Dosis
Talcum/Huá Shí	18 g
Glycyrrhizae radix et rhizoma/Gān Cǎo	3 g

Die Drogen werden zu Pulver zermahlen. Täglich werden je 9 g mit warmem Wasser eingenommen.

Long Dan Xie Gan Tang	Dosis
Gentianae radix/Lóng Dǎn	6 g
Scutellariae radix/Huáng Qín	6 g
Gardeniae fructus/Zhī Zǐ	3 g
Clematidis armandii caulis/Chuān Mù Tōng	6 g
Plantaginis semen/Chē Qián Zǐ	6 g
Alismatis rhizoma/Zé Xiè	6 g
Bupleuri radix/Chái Hú	6 g
Rehmanniae radix/Shēng Dì Huáng	6 g
Angelicae sinensis radix/Dāng Guī	6 g
Glycyrrhizae radix et rhizoma/Gān Cǎo	3 g

Ma Huang Fu Zi Xi Xin Tang	Dosis
Ephedrae herba/Má Huáng	9 g
Aconiti radix lateralis praep./Fù Zǐ	6 g
Asari radix et rhizoma/Xì Xīn	2 g

Ma Huang Tang	Dosis
Ephedrae herba/Má Huáng	6 g
Cinnamomi ramulus/Guì Zhī	6 g
Armeniacae semen amarum/Xìn Rén/Kǔ Xìng Rén	6 g
Glycyrrhizae radix et rhizoma praeparata cum melle/Zhì Gān Cǎo	3 g

Ma Xing Shi Gan Tang	Dosis
Ephedrae herba/Má Huáng	6 g
Gypsum fibrosum/Shí Gāo	15 g
Armeniacae semen amarum/Xìn Rén/Kǔ Xìng Rén	6 g
Glycyrrhizae radix et rhizoma praeparata cum melle/Zhì Gān Cǎo	3 g

Ma Zi Ren Wan	Dosis
Cannabis fructus/Huǒ Má Rén	6 g
Rhei radix et rhizoma/Shēng Dà Huáng	6 g
Armeniacae semen amarum/Xìn Rén/Kǔ Xìng Rén	6 g
Aurantii fructus immaturus/Zhǐ Shí	3 g
Paeoniae radix alba/Bái Sháo	6 g
Magnoliae officinalis cortex/Hòu Pò	6 g

Mu Li San	Dosis
Ostreae concha/Mǔ Lì	10 g
Astragali radix/Huáng Qí	10 g
Ephedrae rhizoma et radix/Má Huáng Gēng	10 g
Tritici fructus levis/Fú Xiǎo Mài	10 g

Mu Xiang Bing Lang Wan	Dosis
Aucklandiae radix/Mù Xiāng	3 g
Arecae semen/Bīng Láng	3 g
Rhei radix et rhizoma/Shēng Dà Huáng	9 g

	Dosis
Pharbitidis semen/Qiān Niú Zǐ	9 g
Citri reticulatae pericarpium viride/Qīng Pí	3 g
Citri reticulatae pericarpium/Chén Pí	3 g
Cyperi rhizoma/Cù Xiāng Fù	3 g
Curcumae rhizoma/É Zhū	3 g
Coptidis rhizoma/Huáng Lián	3 g
Phellodendri chinensis cortex/Huáng Bó	6 g

Ping Wei San	Dosis
Atractylodis rhizoma/Cāng Zhū	9 g
Magnoliae officinalis cortex/Hòu Pò	6 g
Citri reticulatae pericarpium/Chén Pí	6 g
Glycyrrhizae radix et rhizoma praeparata cum melle/Zhì Gān Cǎo	3 g

Pu Ji Xiao Du Yin	Dosis
Scutellariae radix/Huáng Qín	6 g
Coptidis rhizoma/Huáng Lián	6 g
Arctii fructus/Niú Bāng Zǐ	3 g
Forsythiae fructus/Lián Qiào	3 g
Menthae herba/Bò Hè	3 g
Bombyx batryticatus/Jiāng Cán	1 g
Scrophulariae radix/Xuán Shēn	3 g
Lasiosphaerae fructus/Mǎ Bó	3 g
Isatidis radix/Bǎn Lán Gēn	3 g
Platycodonis radix/Jié Gěng	3 g
Glycyrrhizae radix et rhizoma/Gān Cǎo	3 g
Citri reticulatae pericarpium/Chén Pí	3 g
Bupleuri radix/Chái Hú,	3 g
Cimicifugae rhizoma/Shēng Má	1 g

Qi Bao Mei Ran Dan	Dosis
Polygoni multiflori radix cum succo glycines sotae/Zhì Hé Shǒu Wū	6 g
Poria/Fú Líng	6 g
Achyranthis bidentatae radix/Niú Xī	6 g
Angelicae sinensis radix/Dāng Guī	6 g
Lycii fructus/Gǒu Q Zǐ	6 g
Cuscutae semen/Tù Sī Zǐ	6 g
Psoraleae fructus/Bǔ Gú Zhǐ	6 g

Die Drogen werden zu Pulver zermahlen und mit Honig zu 9 Gramm schweren Pillen geformt. Morgens und abends wird je eine Pille mit warmem, gesalzenem Wasser eingenommen.

Qi Li San	Dosis
Draconis sanguis/Xuě Jié	30 g
Carthami flos/Hóng Huā	3 g
Olibanum/Rǔ Xiāng	3 g
Myrrha/Mò Yào	3 g
Moschus/Shè Xiāng	0,5 g
Borneolum/Bīng Piàn	0,5 g
Catechu herba extractum/Ér Chá	6 g
Cinnabaris/Zhū Shā	3 g

Die Drogen werden pulverisiert. Zur inneren Anwendung wird täglich ein Gramm Pulver mit warmem Wasser eingenommen.

Qian Zheng San	Dosis
Typhonii rhizoma/Bái Fù Zǐ	6 g
Bombyx batryticatus/Jiāng Cán	6 g
Scorpio/Quán Xiē	6 g

Qiang Huo Sheng Shi Tang	Dosis
Notopterygii rhizoma et radix/Qiāng Huó	9 g
Angelicae pubescentis radix/Dú Huó	9 g
Ligustici rhizoma et radix/Gāo Běn	6 g
Saposhnikoviae radix/Fáng Fēng	6 g
Chuanxiong rhizoma/Chuān Xiōng	6 g
Viticis fructus/Màn Jīng Zǐ	3 g
Glycyrrhizae radix et rhizoma praeparata cum melle/Zhì Gān Cǎo	3 g

Qin Jiao Bie Jia San/Tang	Dosis
Gentianae macrophyllae radix/Qín Jiāo	6 g
Bupleuri radix/Chái Hú	6 g
Trionycis carapax/Biē Jiǎ	6 g
Lycii cortex/Dì Gǔ Pí	6 g
Angelicae sinensis radix/Dāng Guī	6 g
Anemarrhenae rhizoma/Zhī Mǔ	6 g

Qing Gu San	Dosis
Stellariae radix/Yín Chái Hú	6 g
Anemarrhenae rhizoma/Zhī Mǔ	6 g
Picrorhizae rhizoma/Hú Huáng Lián	6 g
Lycii cortex/Dì Gǔ Pí	6 g
Artemisiae annuae herba/Qīng Hāo	6 g
Gentianae macrophyllae radix/Qín Jiāo	3 g
Trionycis carapax/Biē Jiǎ (Zhì)	6 g
Glycyrrhizae radix et rhizoma/Gān Cǎo	3 g

Qing Hao Bie Jia Tang	Dosis
Trionycis carapax/Biē Jiǎ	9 g
Artemisiae annuae herba/Qīng Hāo	6 g
Rehmanniae radix/Shēng Dì Huáng	6 g
Anemarrhenae rhizoma/Zhī Mǔ	6 g
Moutan cortex/Mǔ Dān Pí	6 g

Qing Qi Hua Tan Wan	Dosis
Pinelliae rhizoma praep./Fǎ Bàn Xià	9 g
Poria/Fú Líng	9 g
Arisaematis rhizoma/Dǎn Nán Xīng	3 g
Trichosanthis semen/Guā Lǒu Rén	9 g
Scutellariae radix/Huáng Qín	9 g
Citri reticulatae pericarpium/Chén Pí	6 g
Armeniacae semen amarum/ Xìn Rén/Kǔ Xìng Rén	9 g
Aurantii fructus immaturus/Zhǐ Shí	6 g

Qing Wei San	Dosis
Coptidis rhizoma/Huáng Lián	3 g
Cimicifugae rhizoma/Shēng Má	9 g
Moutan cortex/Mǔ Dān Pí	9 g
Rehmanniae radix/Shēng Dì Huáng	9 g
Angelicae sinensis radix/Dāng Guī	9 g

Qing Ying Tang	Dosis
Rhinoceri cornu/Xī Jiāo	3 g
Scrophulariae radix/Xuán Shēn	6 g
Rehmanniae radix/Shēng Dì Huáng	9 g
Ophiopogonis radix/Mài Mén Dōng	6 g
Lonicerae japonicae flos/Jīn Yín Huā	6 g
Forsythiae fructus/Lián Qiào	6 g
Coptidis rhizoma/Huáng Lián	3 g
Lophatheri herba/Dàn Zhú Yè	6 g
Salviae miltiorrhizae radix et rhizoma/ Dān Shēn	6 g

Qing Zao Jiu Fei Tang	Dosis
Mori folium/Sāng Yè	6 g
Gypsum fibrosum/Shí Gāo	6 g
Ophiopogonis radix/Mài Mén Dōng	3 g
Asini corii colla/Ē Jiāo	1 g
Sesami semen nigrum/Hēi Zhī Má	3 g
Armeniacae semen amarum/ Xìn Rén/Kǔ Xìng Rén	3 g
Eriobotryae folium/Pí Pá Yè	3 g
Ginseng radix et rhizoma/Rén Shēn	6 g
Glycyrrhizae radix et rhizoma/Gān Cǎo	3 g

Ren Shen Ge Jie San	Dosis
Ginseng radix et rhizoma/Rén Shēn	6 g
Gecko/Gé Jiè	1 Paar
Poria/Fú Líng	6 g
Mori cortex/Sāng Bái Pí	6 g
Armeniacae semen amarum/ Xìn Rén/Kǔ Xìng Rén	6 g
Fritillariae cirrhosae bulbus/Chuān Bèi Mǔ	3 g
Anemarrhenae rhizoma/Zhī Mǔ	6 g
Glycyrrhizae radix et rhizoma praeparata cum melle/Zhì Gān Cǎo	3 g

Die Drogen werden zu Pulver zermahlen und in einem Keramikgefäß aufbewahrt. Morgens und abends sollten jeweils 6 Gramm mit warmem Wasser eingenommen werden.

Run Chang Wan	Dosis
Cannabis fructus/Huǒ Má Rén	9 g
Persicae semen/Táo Rén	6 g
Angelicae sinensis radix/Dāng Guī	9 g
Rehmanniae radix/Shēng Dì Huáng	6 g
Aurantii fructus/Zhǐ Qiào	6 g

Die Drogen werden zermahlen und mit Honig zu Pillen verarbeitet. Täglich sollten 15 Gramm eingenommen werden. Zubereitung auch als Dekokt möglich.

San Ao Tang	Dosis
Ephedrae herba/Má Huáng	6 g
Armeniacae semen amarum/ Xìn Rén/Kǔ Xìng Rén	6 g
Glycyrrhizae radix et rhizoma/Gān Cǎo	3 g

San Miao San

	Dosis
Phellodendri chinensis cortex/Huáng Bó	6 g
Atractylodis rhizoma/Cāng Zhū	6 g
Achyranthis bidentatae radix/Niú Xī	3 g

San Ren Tang

	Dosis
Armeniacae semen amarum/ Xìn Rén/Kǔ Xìng Rén	6 g
Amomi fructus rotundus/Doù Koù	3 g
Magnoliae officinalis cortex/Hòu Pò	6 g
Pinelliae rhizoma praep./Fǎ Bàn Xià	6 g
Coicis semen/Yì Yǐ Rén	12 g
Tetrapanacis medulla/Tōng Cǎo	3 g
Lophatheri herba/Dàn Zhú Yè	6 g
Talcum/Huá Shí	12 g

San Wu Bei Ji Wan

	Dosis
Crotonis fructus/Bā Dòu	30 g
Zingiberis rhizoma/Gān Jiāng	30 g
Rhei radix et rhizoma/Shēng Dà Huáng	30 g

Die Drogen werden zu Pulver zermahlen und in einer Dosis von 1,5 g zusammen mit warmem Wasser eingenommen.

San Zi Yang Qin Tang

	Dosis
Perillae fructus/Zǐ Sū Zǐ	6 g
Raphani semen/Lái Fù Zǐ	6 g
Sinapis semen/Bái Jiè Zǐ	3 g

Sang Ju Yin

	Dosis
Mori folium/Sāng Yè	6 g
Chrysanthemi flos/Jú Huā	3 g
Forsythiae fructus/Lián Qiào	6 g
Platycodonis radix/Jié Gěng	6 g
Armeniacae semen amarum/ Xìn Rén/Kǔ Xìng Rén	6 g
Phragmitis rhizoma/Lú Gēn	6 g
Glycyrrhizae radix et rhizoma/Gān Cǎo	3 g
Menthae herba/Bò Hè	3 g

Shao Fu Zu Yu Tang

	Dosis
Angelicae sinensis radix/Dāng Guī	6 g
Chuanxiong rhizoma/Chuān Xiōng	3 g
Foeniculi dulcis fructus/Xiǎo Huí Xiāng	3 g
Zingiberis rhizoma /Gān Jiāng	3 g
Corydalis rhizoma/Yán Hú Suǒ	3 g
Myrrha/Mò Yào	3 g
Cinnamomi cortex/Ròu Guì /Guì Pí	3 g
Paeoniae radix rubra/Chì Sháo	6 g
Typhae pollen/Pú Huáng	6 g
Trogopterori faeces/Wǔ Líng Zhǐ	6 g

Shao Yao Gan Cao Tang

	Dosis
Paeoniae radix alba/Bái Sháo	15 g
Glycyrrhizae radix et rhizoma praeparata cum melle/Zhì Gān Cǎo	12 g

She Gan Ma Huang Tang

	Dosis
Belamcandae rhizoma/Shè Gàn	6 g
Ephedrae herba/Má Huáng	6 g
Asteris radix et rhizoma/Zǐ Wǎn	6 g
Farfarae flos/Kuǎn Dōng Huā	6 g
Pinelliae rhizoma praep./Fǎ Bàn Xià	6 g
Asari radix et rhizoma/Xì Xīn	3 g
Schisandrae chinensis fructus/Wǔ Wèi Zǐ	3 g
Zingiberis rhizoma recens/Shēng Jiāng	9 g
Jujubae fructus/Dà Zǎo	7 St.

Shen Fu Tang

	Dosis
Ginseng radix et rhizoma/Rén Shēn	12 g
Aconiti radix lateralis praep./Fù Zǐ	9 g

Shen Ling Bai Zhu San

	Dosis
Ginseng radix et rhizoma/Rén Shēn	9 g
Atractylodis macrocephalae rhizoma/ Bái Zhū	3 g
Poria/Fú Líng	9 g
Glycyrrhizae radix et rhizoma praeparata cum melle/Zhì Gān Cǎo	6 g
Dioscoreae rhizoma/Shān Yào	9 g
Lablab semen album/Bái Biǎn Dòu	6 g
Nelumbinis semen/Lián Zǐ	3 g
Coicis semen/Yì Yǐ Rén	6 g
Amomi fructus/Shā Rén	3 g
Platycodonis radix/Jié Gěng	3 g

Shen Su Yin

	Dosis
Ginseng radix et rhizoma/Rén Shēn	6 g
Perillae folium/Zǐ Sū Yè	6 g
Citri reticulatae pericarpium/Chén Pí	3 g
Glycyrrhizae radix et rhizoma/Gān Cǎo	3 g
Puerariae lobatae radix/Gě Gēn	6 g
Peucedani radix/Qián Hú	6 g
Pinelliae rhizoma praep./Fǎ Bàn Xià	6 g
Poria/Fú Líng	6 g
Platycodonis radix/Jié Gěng	3 g
Aucklandiae radix/Mù Xiāng	3 g

Shen Tong Zu Yu Tang

	Dosis
Chuanxiong rhizoma/Chuān Xiōng	3 g
Persicae semen/Táo Rén	6 g
Carthami flos/Hóng Huā	6 g
Gentianae macrophyllae radix/Qín Jiāo	6 g
Glycyrrhizae radix et rhizoma/Gān Cǎo	3 g
Notopterygii rhizoma et radix/Qiāng Huó	3 g
Myrrha/Mò Yào	6 g
Angelicae sinensis radix/Dāng Guī	6 g
Trogopterori faeces/Wǔ Líng Zhǐ	6 g
Cyperi rhizoma/Xiāng Fù	3 g
Cyathulae radix/Chuān Niú Xī	6 g
Pheretima/Dì Lóng	6 g

Sheng Hua Tang

	Dosis
Angelicae sinensis radix/Dāng Guī	15 g
Chuanxiong rhizoma/Chuān Xiōng	6 g
Persicae semen/Táo Rén	6 g
Zingiberis rhizoma tosta/Pào Jiāng	3 g
Glycyrrhizae radix et rhizoma praeparata cum melle/Zhì Gān Cǎo	3 g

Sheng Ma Ge Gen Tang

	Dosis
Cimicifugae rhizoma/Shēng Má	3 g
Puerariae lobatae radix/Gě Gēn	3 g
Glycyrrhizae radix et rhizoma praeparata cum melle/Zhì Gān Cǎo	3 g
Paeoniae radix rubra/Chì Sháo	6 g

Sheng Mai San

	Dosis
Ginseng radix et rhizoma/Rén Shēn	9 g
Ophiopogonis radix/Mài Mén Dōng	12 g
Schisandrae chinensis fructus/Wǔ Wèi Zǐ	6 g

Shi Zao Tang

	Dosis
Kansui radix/Gān Suí	6 g
Cirsii japonici herba/Dà Jí	6 g
Genkwae flos/Yuán Huā	6 g

Si Jun Zi Tang

	Dosis
Ginseng radix et rhizoma/Rén Shēn	6 g
Atractylodis macrocephalae rhizoma/ Bái Zhū	3 g
Poria/Fú Líng	6 g
Glycyrrhizae radix et rhizoma praeparata cum melle/Zhì Gān Cǎo	3 g

Si Ling San

	Dosis
Polyporus/Zhū Líng	6 g
Poria/Fú Líng	6 g
Alismatis rhizoma/Zé Xiè	6 g
Atractylodis macrocephalae rhizoma/ Bái Zhū	3 g

Si Miao San

	Dosis
Atractylodis rhizoma/Cāng Zhū	6 g
Phellodendri chinensis cortex/Huáng Bó	6 g
Coicis semen/Yì Yǐ Rén	12 g
Achyranthis bidentatae radix/Niú Xī	6 g

Si Ni Tang

	Dosis
Aconiti radix lateralis praep./Fù Zǐ	9 g
Zingiberis rhizoma/Gān Jiāng	6 g
Glycyrrhizae radix et rhizoma praeparata cum melle/Zhì Gān Cǎo	3 g

Si Shen Wan

	Dosis
Psoraleae fructus/Bǔ Gǔ Zhī	12 g
Evodiae fructus/Wú Zhū Yú	3 g
Myristicae semen/Ròu Dòu Kòu	6 g
Schisandrae chinensis fructus/Wǔ Wèi Zǐ	6 g

Si Sheng Wan

	Dosis
Platycladi cacumen/Cè Bǎi Yè	9 g
Rehmanniae radix/Shēng Dì Huáng	15 g

Nelumbinis folium/Hé Yè	9 g
Artemisiae argyi folium/Ài Yè	6 g

Su Zi Jiang Qi Tang

	Dosis
Perillae fructus/Zǐ Sū Zǐ	9 g
Pinelliae rhizoma praep./Fǎ Bàn Xià	9 g
Angelicae sinensis radix/Dāng Guī	9 g
Glycyrrhizae radix et rhizoma/Gān Cǎo	6 g
Magnoliae officinalis cortex/Hòu Pò	9 g
Peucedani radix/Qián Hú	9 g
Cinnamomi cortex/Ròu Guì	3 g
Zingiberis rhizoma recens/Shēng Jiāng	3 g
Jujubae fructus/Dà Zǎo	5 St
Perillae folium/Zǐ Sū Yè	6 g

Suan Zao Ren Tang

	Dosis
Ziziphi spinosae semen/Suān Zǎo Rén	12 g
Poria/Fú Líng	6 g
Anemarrhenae rhizoma/Zhī Mǔ	6 g
Chuanxiong rhizoma/Chuān Xiōng	3 g
Glycyrrhizae radix et rhizoma/Gān Cǎo	3 g

Suo Quan Wan

	Dosis
Alpiniae oxyphyllae fructus/Yì Zhì	6 g
Linderae radix/Wū Yào	6 g
Dioscoreae rhizoma/Shān Yào	9 g

Tai Shan Pan Shi San

	Dosis
Ginseng radix et rhizoma/Rén Shēn	6 g
Astragali radix/Huáng Qí	12 g
Dipsaci radix/Xù Duàn	3 g
Scutellariae radix/Huáng Qín	6 g
Chuanxiong rhizoma/Chuān Xiōng	3 g
Rehmanniae radix praep./Shú Dì Huáng	9 g
Paeoniae radix alba/Bái Sháo	6 g
Atractylodis macrocephalae rhizoma/Bái Zhú	9 g
Glycyrrhizae radix et rhizoma praeparata cum melle/Zhì Gān Cǎo	3 g
Amomi fructus/Shā Rén	1 g
Klebreis/Nuò Mǐ	3 g

Tao He Cheng Qi Tang

	Dosis
Persicae semen/Táo Rén	9 g
Cinnamomi ramulus/Guì Zhī	6 g
Natrii sulfas/Máng Xiāo	3 g
Rhei radix et rhizoma/Shēng Dà Huáng	9 g
Glycyrrhizae radix et rhizoma/Gān Cǎo	3 g

Tao Hong Si Wu Tang

	Dosis
Rehmanniae radix praep./Shú Dì Huáng	6 g
Angelicae sinensis radix/Dāng Guī	6 g
Chuanxiong rhizoma/Chuān Xiōng	3 g
Paeoniae radix alba/Bái Sháo	6 g
Persicae semen/Táo Rén	3 g
Carthami flos/Hóng Huā	3 g

Tian Ma Gou Teng Yin

	Dosis
Gastrodiae rhizoma/Tiān Má	9 g
Uncariae ramulus cum uncis/Gōu Téng	9 g
Haliotidis concha/Shí Jué Míng	15 g
Gardeniae fructus/Zhī Zǐ	3 g
Scutellariae radix/Huáng Qín	6 g
Leonuri herba/Yì Mǔ Cǎo	6 g
Cyathulae radix/Chuān Niú Xī	9 g
Eucommiae cortex/Dù Zhòng	6 g
Taxilli herba/Sāng Jì Shēng	6 g
Polygoni multiflori caulis/Shǒu Wū Téng	9 g
Poriae cum pini radix/Fú Shén	6 g

Tian Tai Wu Yao San

	Dosis
Linderae radix/Wū Yào	6 g
Aucklandiae radix/Mù Xiāng	3 g
Foeniculi dulcis fructus/Xiǎo Huí Xiāng	3 g
Citri reticulatae pericarpium viride/Qīng Pí	3 g
Alpiniae officinarum rhizoma/Gāo Liáng Jiāng	3 g
Arecae semen/Bīng Láng	6 g
Toosendan fructus/Chuān Liàn Zǐ	6 g
Crotonis fructus/Bā Dòu	6 g

Tian Wang Bu Xin Dan

	Dosis
Rehmanniae radix/Shēng Dì Huáng	15 g
Ginseng radix et rhizoma/Rén Shēn	9 g
Asparagi radix/Tiān Dōng/Tiān Mén Dōng	6 g
Ophiopogonis radix/Mài Mén Dōng	6 g
Scrophulariae radix/Xuán Shēn	6 g
Salviae miltiorrhizae radix et rhizoma/Dān Shēn	6 g
Poria/Fú Líng	6 g
Polygalae radix/Yuǎn Zhì	6 g
Angelicae sinensis radix/Dāng Guī	6 g
Schisandrae chinensis fructus/Wǔ Wèi Zǐ	6 g
Platycladi semen/Bái Zǐ Rén	6 g
Ziziphi spinosae semen/Suān Zǎo Rén	6 g
Platycodonis radix/Jié Gěng	3 g
Cinnabaris/Zhū Shā	1 g

Tiao Wei Cheng Qi Tang

	Dosis
Rhei radix et rhizoma/Shēng Dà Huáng	9 g
Natrii sulfas/Máng Xiāo	9 g
Glycyrrhizae radix et rhizoma/Gān Cǎo	3 g

Ting Li Da Zao Xie Fei Tang

	Dosis
Lepidii/Descurainiae semen/Tíng Lì Zǐ	6 g
Jujubae fructus/Dà Zǎo	6 St

Tong Qiao Huo Xue Tang

	Dosis
Paeoniae radix rubra/Chì Sháo	6 g
Chuanxiong rhizoma/Chuān Xiōng	3 g
Persicae semen/Táo Rén	6 g
Carthami flos/Hóng Huā	6 g
Allii fistulosi bulbus/Cōng Bái	3 g
Jujubae fructus/Dà Zǎo	3 Stück
Zingiberis rhizoma recens/Shēng Jiāng	3 g
Moschus/Shè Xiāng	0,1 g

Das Dekokt sollte mit halb Wasser und halb Reiswein oder Rotwein gekocht werden. Es sollte eine Stunde vor der Mahlzeit eingenommen werden.

Tong Xie Yao Fang

	Dosis
Atractylodis macrocephalae rhizoma/Bái Zhú	12 g
Paeoniae radix alba/Bái Sháo	9 g
Citri reticulatae pericarpium/Chén Pí	9 g
Saposhnikoviae radix/Fáng Fēng	6 g

Tu Si Zi Wan

	Dosis
Cuscutae semen/Tù Sī Zǐ	6 g
Cervi cornu pantotrichum/Lù Róng	6 g
Cistanches herba/Ròu Cōng Róng	6 g
Dioscoreae rhizoma/Shān Yào	6 g
Aconiti radix lateralis praep./Fù Zǐ	6 g
Linderae radix/Wū Yào	6 g
Schisandrae chinensis fructus/Wǔ Wèi Zǐ	6 g
Mantidis ootheca/Sāng Piāo Xiāo	6 g
Alpiniae oxyphyllae fructus/Yì Zhì	6 g
Ostrae concha/Duàn Mǔ Lì	6 g
Gigeriae galli endothelium corneum/Jī Nèi Jīn	3 g

Wei Jing Tang

	Dosis
Phragmitis rhizoma/Lú Gēn	40 g
Coicis semen/Yì Yǐ Rén	15 g
Benincasae semen/Dōng Guā Zǐ	15 g
Persicae semen/Táo Rén	6 g

Wen Dan Tang

	Dosis
Pinelliae rhizoma praep./Fǎ Bàn Xià	6 g
Citri reticulatae pericarpium/Chén Pí	6 g
Poria/Fú Líng	9 g
Bambusae caulis in taeniam/Zhú Rú	6 g
Aurantii fructus immaturus/Zhǐ Shí	6 g
Glycyrrhizae radix et rhizoma/Gān Cǎo	3 g
Jujubae fructus/Dà Zǎo	2 St

Wen Jing Tang

	Dosis
Evodiae fructus/Wú Zhū Yú	6 g
Cinnamomi ramulus/Guì Zhī	6 g
Paeoniae radix alba/Bái Sháo	9 g
Ophiopogonis radix et rhizoma/Mài Mén Dōng	6 g
Moutan cortex/Mǔ Dān Pí	9 g
Pinelliae rhizoma praep./Fǎ Bàn Xià	9 g
Ginseng radix et rhizoma/Rén Shēn	6 g
Angelicae sinensis radix/Dāng Guī	9 g
Asini corii colla/Ē Jiāo	9 g
Chuanxiong rhizoma/Chuān Xiōng	6 g
Zingiberis rhizoma recens/Shēng Jiāng	6 g
Glycyrrhizae radix et rhizoma/Gān Cǎo	6 g

Wu Hu Zhui Feng San

	Dosis
Cicadae periostracum/Chán Tuì	30 g
Arisaematis rhizoma/Tiān Nán Xīng	3 g

Gastrodiae rhizoma/Tiān Má	6 g
Bombyx batryticatus/Jiāng Cán	6 g
Scorpio/Quán Xiē	7 g
Cinnabaris/Zhū Shā	1 g

Wu Ling San — Dosis

Alismatis rhizoma/Zé Xiè	6 g
Poria/Fú Líng	6 g
Polyporus/Zhū Líng	6 g
Atractylodis macrocephalae rhizoma/Bái Zhú	6 g
Cinnamomi ramulus/Guì Zhī	3 g

Wu Mei Wan — Dosis

Mume fructus praeparatus/Wū Méi	20 g
Zanthoxyli pericarpium/Huā Jiāo	1 g
Asari radix et rhizoma/Xì Xīn	1 g
Coptidis rhizoma/Huáng Lián	9 g
Phellodendri chinensis cortex/Huáng Bó	6 g
Zingiberis rhizoma/Gān Jiāng	12 g
Aconiti radix lateralis praep./Fù Zǐ	6 g
Cinnamomi ramulus/Guì Zhī	3 g
Ginseng radix et rhizoma/Rén Shēn	6 g
Angelicae sinensis radix/Dāng Guī	6 g

Wu Pi Yin — Dosis

Acanthopanacis cortex/Wǔ Jiā Pí	9 g
Lycii cortex/Dì Gǔ Pí	15 g
Zingiberis cortex/Shēng Jiāng Pí (Haut des frischen Ingwer)	6 g
Poriae pericarpium/Fú Líng Pí	15 g
Arecae pericarpium/Dà Fù Pí	9 g

Wu Ren Wan — Dosis

Persicae semen/Táo Rén	15 g
Armeniacae semen amarum/Xìn Rén/Kǔ Xìng Rén	30 g
Platycladi semen/Bái Zǐ Rén	3 g
Pruni semen/Yù Lǐ Rén	3 g
Amomi fructus/Shā Rén	3 g

Wu Tou Tang — Dosis

Aconiti praep. Radix/Zhì Chuān Wu	6 g
Astragali radix/Huáng Qí	9 g
Ephedrae herba/Má Huáng	6 g
Paeoniae radix alba/Bái Sháo	6 g
Glycyrrhizae radix et rhizoma/Gān Cǎo	3 g

Zhi Chuan Wu wird 1 Stunde länger gekocht als die übrigen Kräuter.

Wu Wei Xiao Du Yin — Dosis

Lonicerae japonicae flos/Jīn Yín Huā	12 g
Taraxaci herba/Pǔ Gōng Yīng	9 g
Violae herba/Zǐ Huā Dì Dīng	9 g
Chrysanthemi indici flos/Yě Jú Huā	9 g
Begoniae herba/Zǐ Bèi Tiān Kuí	9 g

Wu Zhu Yu Tang — Dosis

Evodiae fructus/Wú Zhū Yú	3 g
Zingiberis rhizoma recens/Shēng Jiāng	12 g
Ginseng radix et rhizoma/Rén Shēn	6 g
Jujubae fructus/Dà Zǎo	6 Stück

Wu Zi Yan Zong Wan — Dosis

Schisandrae chinensis fructus/Wǔ Wèi Zǐ	6 g
Rubi fructus/Fú Pén Zǐ	6 g
Cuscutae semen/Tù Sī Zǐ	6 g
Plantaginis semen/Chē Qián Zǐ	6 g
Lycii fructus/Gǒu Qí Zǐ	6 g

Xian Fang Huo Ming Yin — Dosis

Lonicerae japonicae flos/Jīn Yín Huā	6 g
Glycyrrhizae radix et rhizoma/Gān Cǎo	3 g
Fritillariae thunbergii bulbus/Zhè Bèi Mǔ/Zhè Bèi	3 g
Trichosanthis radix/Tiān Huā Fěng	3 g
Angelicae sinensis radix/Dāng Guī	9 g
Paeoniae radix rubra/Chì Sháo	6 g
Olibanum/Rǔ Xiāng	3 g
Myrrha/Mò Yào	3 g
Saposhnikoviae radix/Fáng Fēng	3 g
Angelicae dahuricae radix/Bái Zhǐ	3 g
Manitis squama/Chuān Shān Jiǎ	3 g
Gleditsiae spina/Zào Jiǎo Cì	3 g
Citri reticulatae pericarpium/Chén Pí	3 g

Das Dekokt in einer Mischung aus gleichen Teilen Wasser und Wein kochen.

Xiang Lian Wan — Dosis

Coptidis rhizoma/Huáng Lián	3 g
Evodiae fructus/Wú Zhū Yú	3 g
Aucklandiae radix/Mù Xiāng	6 g

Drogen werden pulverisiert und mit Essig zu Pillen geformt. Man nimmt 9 bis 12 g davon jeweils mit den Mahlzeiten ein.

Xiang Ru San — Dosis

Elsholtzia herba/Xiāng Rú	9 g
Magnoliae officinalis cortex/Hòu Pò	9 g
Lablab semen album/Bái Biǎn Dòu	6 g

Xiang Sha Liu Jun Zi Tang — Dosis

Ginseng radix et rhizoma/Rén Shēn	6 g
Atractylodis macrocephalae rhizoma/Bái Zhú	3 g
Poria/Fú Líng	6 g
Glycyrrhizae radix et rhizoma praeparata cum melle/Zhì Gān Cǎo	3 g
Citri reticulatae pericarpium/Chén Pí	3 g
Pinelliae rhizoma praep./Fǎ Bàn Xià	6 g
Amomi fructus/Shā Rén	3 g
Aucklandiae radix/Mù Xiāng	3 g

Xiang Su San — Dosis

Perillae folium/Zǐ Sū Yè	6 g
Cyperi rhizoma/Xiāng Fù	6 g
Citri reticulatae pericarpium/Chén Pí	3 g
Glycyrrhizae radix et rhizoma praeparata cum melle/Zhì Gān Cǎo	3 g

Xiao Ban Xia Tang — Dosis

Pinelliae rhizoma praep./Fǎ Bàn Xià	6 g
Zingiberis rhizoma recens/Shēng Jiāng	3 g

Xiao Chai Hu Tang — Dosis

Bupleuri radix/Chái Hú	9 g
Scutellariae radix/Huáng Qín	6 g
Pinelliae rhizoma praep./Fǎ Bàn Xià	6 g
Zingiberis rhizoma recens/Shēng Jiāng	3 g
Ginseng radix et rhizoma/Rén Shēn	9 g
Glycyrrhizae radix et rhizoma praeparata cum melle/Zhì Gān Cǎo	3 g
Jujubae fructus/Dà Zǎo	3 Stück

Xiao Feng San — Dosis

Schizonepetae spica/Jīng Jiè	3 g
Saposhnikoviae radix/Fáng Fēng	3 g
Arctii fructus/Niú Bāng Zǐ	3 g
Cicadae periostracum/Chán Tuì	3 g
Atractylodis rhizoma/Cāng Zhú	3 g
Sophorae flavescentis radix/Kǔ Shēn	3 g
Clematidis armandii caulis/Chuān Mù Tōng	2 g
Gypsum fibrosum/Shí Gāo	3 g
Anemarrhenac rhizoma/Zhī Mǔ	3 g
Rehmanniae radix/Shēng Dì Huáng	3 g
Angelicae sinensis radix/Dāng Guī	3 g
Sesami semen/Hēi Zhī Má	3 g
Glycyrrhizae radix et rhizoma/Gān Cǎo	2 g

Die Drogen werden als Dekokt zubereitet und nach Vorschrift des Therapeuten eingenommen oder als zu Pulver zermahlen 2-mal täglich jeweils 6 g mit grünem Tee eingenommen.

Xiao Huo Luo Dan — Dosis

Aconiti kusnezoffii radix praep./Zhì Cǎo Wū	60 g
Aconiti radix praep./Zhì Chuān Wū	60 g
Myrrha/Mò Yào	30 g
Olibanum/Rǔ Xiāng	30 g
Pheretima/Dì Lóng	60 g

Diese Rezeptur sollte als Pille eingenommen werden.

Xiao Jian Zhong Tang — Dosis

Saccharum granorum/Yí Táng	20 g
Cinnamomi ramulus/Guì Zhī	6 g
Paeoniae radix alba/Bái Sháo	10 g
Glycyrrhizae radix et rhizoma praeparata cum melle/Zhì Gān	3 g
Zingiberis rhizoma recens/Shēng Jiāng	6 g
Jujubae fructus/Dà Zǎo	3 St

Xiao Luo Wan

	Dosis
Scrophulariae radix/Xuán Shēn	10 g
Ostreae concha/Mǔ Lì	15 g
Fritillariae thunbergii bulbus/Zhè Bèi Mǔ/Zhè Bèi	10 g

Xiao Qing Long Tang

	Dosis
Cinnamomi ramulus/Guì Zhī	6 g
Asari radix et rhizoma/Xì Xīn	1 g
Schisandrae chinensis fructus/Wǔ Wèi Zǐ	6 g
Zingiberis rhizoma recens/Shēng Jiāng	3 g
Ephedrae herba/Má Huáng	6 g
Paeoniae radix alba/Bái Sháo	6 g
Pinelliae rhizoma praep./Fǎ Bàn Xià	6 g
Glycyrrhizae radix et rhizoma praeparata cum melle/Zhì Gān Cǎo	3 g

Xiao Xian Xiong Tang

	Dosis
Trichosanthis fructus/Guā Lǒu	12 g
Coptidis rhizoma/Huáng Lián	3 g
Pinelliae rhizoma praep. cum zingiberis/Jiāng Bàn Xià	6 g

Xiao Yao San

	Dosis
Bupleuri radix/Chái Hú	6 g
Angelicae sinensis radix/Dāng Guī	6 g
Paeoniae radix alba/Bái Sháo	9 g
Atractylodis macrocephalae rhizoma/Bái Zhū	6 g
Poria/Fú Líng	9 g
Menthae herba/Bò Hè	1 g
Zingiberis rhizoma recens/Shēng Jiāng	1 g
Glycyrrhizae radix et rhizoma praeparata cum melle/Zhì Gān Cǎo	3 g

Xie Bai San

	Dosis
Mori cortex/Chǎo Sāng Bái Pí	10 g
Lycii cortex/Dì Gǔ Pí	10 g
Glycyrrhizae radix et rhizoma praeparata cum melle/Zhì Gān Cǎo	3 g
Rundkornreis Reis/Gěng Mǐ	15 g

Xie Xin Tang (San Huang Xie Xin Tang)

	Dosis
Rhei radix et rhizoma/Shēng Dà Huáng	9 g
Coptidis rhizoma/Huáng Lián	3 g
Scutellariae radix/Huáng Qín	6 g

Xin Yi San

	Dosis
Magnoliae flos/Xīn Yí	6 g
Chuanxiong rhizoma/Chuān Xiōng	6 g
Clematidis armandii caulis/Chuān Mù Tōng	6 g
Asari radix et rhizoma/Xì Xīn	3 g
Saposhnikoviae radix/Fáng Fēng	6 g
Notopterygii rhizoma et radix/Qiāng Huó	6 g
Ligustici rhizoma et radix/Gāo Běn	6 g
Cimicifugae rhizoma/Shēng Má	6 g
Angelicae dahuricae radix/Bái Zhǐ	6 g
Glycyrrhizae radix et rhizoma praeparata cum melle/Zhì Gān Cǎo	3 g

Die Drogen werden zu Pulver zermahlen und nach den Mahlzeiten werden jeweils 6 g mit Tee eingenommen. Die Rezeptur kann auch als Dekokt zubereitet werden.

Xing Su San

	Dosis
Perillae folium/Zǐ Sū Yè	6 g
Peucedani radix/Qián Hú	6 g
Armeniacae semen amarum/Xīn Rén/Kǔ Xìng Rén	6 g
Platycodonis radix/Jié Gěng	6 g
Aurantii fructus/Zhǐ Qiào	3 g
Citri reticulatae pericarpium/Chén Pí	6 g
Poria/Fú Líng	9 g
Pinelliae rhizoma praep./Fǎ Bàn Xià	6 g
Zingiberis rhizoma recens/Shēng Jiāng	3 g
Jujubae fructus/Dà Zǎo	3 Stück
Glycyrrhizae radix et rhizoma/Gān Cǎo	3 g

Xuan Bi Tang

	Dosis
Stephaniae tetrandrae radix/Fěn Fáng Jǐ	9 g
Armeniacae semen amarum/Xīn Rén/Kǔ Xìng Rén	9 g
Coicis semen/Yì Yǐ Rén	9 g
Bombyx excretum/Cán Shā	6 g
Pinelliae rhizoma praep./Fǎ Bàn Xià	6 g
Forsythiae fructus/Lián Qiào	6 g
Gardeniae fructus/Zhī Zǐ	6 g
Talcum/Huá Shí	9 g
Phaseoli semen/Chì Xiǎo Dòu	6 g

Xuan Fu Dai Zhe Tang

	Dosis
Inulae flos/Xuān Fù Huā	6 g
Haematitum/Zhě Shí	10 g
Pinelliae rhizoma praep./Fǎ Bàn Xià	6 g
Zingiberis rhizoma recens/Shēng Jiāng	6 g
Ginseng radix et rhizoma/Rén Shēn	3 g
Glycyrrhizae radix et rhizoma praeparata cum melle/Zhì Gān Cǎo	3 g
Jujubae fructus/Dà Zǎo	3 Stück

Xue Fu Zhu Yu Tang

	Dosis
Angelicae sinensis radix/Dāng Guī	6 g
Persicae semen/Táo Rén	12 g
Carthami flos/Hóng Huā	6 g
Chuanxiong rhizoma/Chuān Xiōng	3 g
Paeoniae radix rubra/Chì Sháo	6 g
Achyranthis bidentatae radix/Niú Xī	9 g
Bupleuri radix/Chái Hú,	3 g
Platycodonis radix/Jié Gěng	3 g
Aurantii fructus/Zhǐ Qiào	3 g
Rehmanniae radix/Shēng Dì Huáng	6 g
Glycyrrhizae radix et rhizoma/Gān Cǎo	3 g

Yang He Tang

	Dosis
Rehmanniae radix praep./Shú Dì Huáng	10 g
Cervi cornu colla/Lù Jiāo Jiāo	6 g
Cinnamomi cortex/Ròu Guì	6 g
Zingiberis rhizoma tosta/Pào Jiāng	1 g
Sinapis semen/Bái Jiè Zǐ	3 g
Ephedrae herba/Má Huáng	1 g
Glycyrrhizae radix et rhizoma/Gān Cǎo	3 g

Yi Qi Cong Ming Tang

	Dosis
Astragali radix/Huáng Qí	6 g
Ginseng radix et rhizoma/Rén Shēn	6 g
Glycyrrhizae radix et rhizoma/Gān Cǎo	6 g
Cimicifugae rhizoma/Shēng Má	3 g
Puerariae lobatae radix/Gě Gēn	6 g
Viticis fructus/Màn Jīng Zǐ	6 g
Paeoniae radix alba/Bái Sháo	3 g
Phellodendri chinensis cortex/Huáng Bó	3 g

Yi Gong San

	Dosis
Ginseng radix et rhizoma/Rén Shēn	6 g
Atractylodis macrocephalae rhizoma/Bái Zhū	6 g
Poria/Fú Líng	6 g
Glycyrrhizae radix et rhizoma praeparata cum melle/Zhì Gān Cǎo	3 g
Citri reticulatae pericarpium/Chén Pí	6 g

Yi Wei Tang

	Dosis
Rehmanniae radix/Shēng Dì Huáng	9 g
Ophiopogonis radix/Mài Mén Dōng	6 g
Glehniae radix/Běi Shā Shēn	6 g
Polygonati odorati rhizoma/Yù Zhú	6 g
Kandiszucker/Bīng Táng	1 g

Yin Chen Hao Tang

	Dosis
Artemisiae scopariae herba/Yīn Chén	12 g
Gardeniae fructus/Zhī Zǐ	6 g
Rhei radix et rhizoma/Shēng Dà Huáng	9 g

Yin Qiao Bai Du San (Lian Qiao Bai Du San)

	Dosis
Forsythiae fructus/Lián Qiào	6 g
Menthae herba/Bò Hè	3 g
Notopterygii rhizoma et radix/Qiāng Huó	6 g
Angelicae pubescentis radix/Dú Huó	6 g
Chuanxiong rhizoma/Chuān Xiōng	6 g
Bupleuri radix/Chái Hú,	6 g
Platycodonis radix/Jié Gěng	6 g
Aurantii fructus/Zhǐ Qiào	6 g
Peucedani radix/Qián Hú	6 g
Ginseng radix et rhizoma/Rén Shēn	3 g
Poria/Fú Líng	6 g
Glycyrrhizae radix et rhizoma/Gān Cǎo	3 g
Lonicerae japonicae flos/Jīn Yín Huā	6 g

Yin Qiao San

	Dosis
Lonicerae japonicae flos/Jīn Yín Huā	9 g
Forsythiae fructus/Lián Qiào	9 g
Platycodonis radix/Jié Gěng	6 g
Arctii fructus/Niú Bāng Zǐ	6 g
Menthae herba/Bò Hè	3 g
Sojae semen praep./Dàn Dòu Chǐ	9 g
Schizonepetae spica/Jīng Jiè	3 g
Lophatheri herba/Dàn Zhú Yè	3 g

Phragmitis rhizoma/Lú Gēn (Xian)	6 g
Glycyrrhizae radix et rhizoma/Gān Cǎo	3 g

You Gui Wan — Dosis
Aconiti radix lateralis praep./Fù Zǐ	3 g
Cinnamomi cortex/Ròu Guì	6 g
Cervi cornu colla/Lù Jiǎo Jiāo	6 g
Rehmanniae radix praep./Shú Dì Huáng	12 g
Corni fructus/Shān Zhū Yú	6 g
Dioscoreae rhizoma/Shān Yào	6 g
Lycii fructus/Gǒu Qí Zǐ	6 g
Cuscutae semen/Tù Sī Zǐ	6 g
Eucommiae cortex/Dù Zhòng	6 g
Angelicae sinensis radix/Dāng Guī	6 g

Yu Nü Jian — Dosis
Gypsum fibrosum/Shí Gāo	9 g
Rehmanniae radix praep./Shú Dì Huáng	12 g
Anemarrhenae rhizoma/Zhī Mǔ	3 g
Ophiopogonis radix/Mài Mén Dōng	3 g
Achyranthis bidentatae radix/Niú Xī	3 g

Yu Ping Feng San — Dosis
Astragali radix/Huáng Qí	10 g
Atractylodis macrocephalae rhizoma/Bái Zhú	9 g
Saposhnikoviae radix/Fáng Fēng	6 g

Yu Ye Tang — Dosis
Dioscoreae rhizoma/Shān Yào	15 g
Astragali radix/Huáng Qí	9 g
Anemarrhenae rhizoma/Zhī Mǔ	12 g
Trichosanthis radix/Tiān Huā Fěn	6 g
Gigeriae galli endothelium corneum/Jī Nèi Jīn	3 g
Puerariae lobatae radix/Gě Gēn	2 g
Schisandrae chinensis fructus/Wǔ Wèi Zǐ	6 g

Yu Zhen San — Dosis
Typhonii rhizoma/Bái Fù Zǐ	10 g
Arisaematis rhizoma/Tiān Nān Xīng	10 g
Notopterygii rhizoma et radix/Qiāng Huó	10 g
Angelicae dahuricae radix/Bái Zhǐ	10 g
Saposhnikoviae radix/Fáng Fēng	10 g
Gastrodiae rhizoma/Tiān Má	10 g

Als Pulver 6 g täglich mit Wein einnehmen, oder als Dekokt zubereiten.

Yue Ju Wan — Dosis
Chuanxiong rhizoma/Chuān Xiōng	6 g
Atractylodis rhizoma/Cāng Zhú	6 g
Gardeniae fructus/Zhī Zǐ	6 g
Cyperi rhizoma/Xiāng Fù	6 g
Massa fermentata/Shén Qū	6 g

Zan Yu Dan — Dosis
Aconiti radix lateralis praep./Fù Zǐ	6 g
Cinnamomi cortex/Ròu Guì	6 g
Cistanches herba/Ròu Cōng Róng	6 g
Morindae radix/Bā Jǐ Tiān	6 g
Epimedii herba/Yín Yáng Huò	6 g
Cnidii fructus/Shé Chuáng Zǐ	6 g
Allii tuberosi semen/Jiǔ Zǐ Cài	6 g
Curculiginis rhizoma/Xiān Máo	6 g
Corni fructus/Shān Zhū Yú	6 g
Eucommiae cortex/Dù Zhòng	6 g
Rehmanniae radix praep./Shú Dì Huáng	6 g
Angelicae sinensis radix/Dāng Guī	9 g
Lycii fructus/Gǒu Q Zǐ	9 g
Atractylodis macrocephalae rhizoma/Bái Zhú	12 g

Zeng Ye Tang — Dosis
Scrophulariae radix/Xuán Shēn	10 g
Rehmanniae radix/Shēng Dì Huáng	10 g
Ophiopogonis radix/Mài Mén Dōng	10 g

Zhen Gan Xi Feng Tang — Dosis
Achyranthis bidentatae radix/Niú Xī (Huai)	15 g
Haematitum/Zhě Shí	15 g
Mastodi fossiliar ossis	9 g
Ostreae concha/Mǔ Lì	9 g
Testudinis carapax/Guī Bǎn	9 g
Scrophulariae radix/Xuán Shēn	12 g
Toosendan fructus/Chuān Liàn Zǐ	6 g
Hordei fructus germinatus/Mài Yá	6 g
Glycyrrhizae radix et rhizoma/Gān Cǎo	3 g
Artemisiae scopariae herba/Yīn Chén	6 g
Paeoniae radix alba/Bái Sháo	9 g
Asparagi radix/Tiān Dōng/Tiān Mén Dōng	9 g

Zhen Wu Tang — Dosis
Aconiti radix lateralis praep./Fù Zǐ	6 g
Atractylodis macrocephalae rhizoma/Bái Zhú	6 g
Poria/Fú Líng	6 g
Zingiberis rhizoma recens/Shēng Jiāng	6 g
Paeoniae radix alba/Bái Sháo	6 g

Zhi Bai Di Huang Wan — Dosis
Anemarrhenae rhizoma/Zhī Mǔ	6 g
Phellodendri chinensis cortex/Huáng Bó	3 g
Rehmanniae radix praep./Shú Dì Huáng	15 g
Corni fructus/Shān Zhū Yú	9 g
Dioscoreae rhizoma/Shān Yào	9 g
Poria/Fú Líng	6 g
Moutan cortex/Mǔ Dān Pí	6 g
Alismatis rhizoma/Zé Xiè	6 g

Zhi Bao Dan — Dosis
Rhinoceri cornu/Xī Jiǎo	0,5 g
Bovis calculus/Niú Huáng	1 g
Eretmochelydis carapax/Dài Mào	3 g
Borneolum/Bīng Piàn	0,3 g
Moschus/Shè Xiāng	0,1 g
Benzoinum/Ān Xī Xiāng	0,5 g
Cinnabaris/Zhū Shā	0,2 g
Succinum/Hǔ Pò	3 g
Realgar/Xióng Huáng	0,2 g

Zhi Gan Cao Tang — Dosis
Glycyrrhizae radix et rhizoma praeparata cum melle/Zhì Gān Cǎo	12 g
Ginseng radix et rhizoma/Rén Shēn	6 g
Cinnamomi ramulus/Guì Zhī	9 g
Rehmanniae radix/Shēng Dì Huáng	20 g
Ophiopogonis radix/Mài Mén Dōng	9 g
Asini corii colla/Ē Jiāo	9 g
Cannabis fructus/Huǒ Má Rén	12 g
Zingiberis rhizoma recens/Shēng Jiāng	6 g
Jujubae fructus/Dà Zǎo	5 Stück

Zhi Jing San — Dosis
Scorpio/Quán Xiē	10 g
Scolopendra/Wú Gōng	10 g

Die Drogen zu Pulver zermahlen und täglich 2- bis 3-mal 1 g mit warmem Wasser einnehmen.

Zhi Shi Dao Zhi Wan — Dosis
Aurantii fructus immaturus/Zhǐ Shí	9 g
Rhei radix et rhizoma/Shēng Dà Huáng	15 g
Massa fermentata/Shén Qū	9 g
Poria/Fú Líng	6 g
Scutellariae radix/Huáng Qín	6 g
Coptidis rhizoma/Huáng Lián	6 g
Atractylodis macrocephalae rhizoma/Bái Zhú	6 g
Alismatis rhizoma/Zé Xiè	6 g

Die Drogen werden zu Pulver gemahlen. Täglich werden 2-mal 6 bis 9 g mit warmem Wasser eingenommen.

Zhi Zhu Wan — Dosis
Atractylodis macrocephalae rhizoma/Bái Zhú	9 g
Aurantii fructus immaturus/Zhǐ Shí	6 g

Zhou Che Wan — Dosis
Kansui radix/Gān Suí	15 g
Genkwae flos/Yuán Huā	15 g
Euphorbia pekinensis radix/Jīng Dà Jǐ	15 g
Pharbitidis semen/Qiān Niú Zǐ	60 g
Rhei radix et rhizoma/Shēng Dà Huáng	30 g
Citri reticulatae pericarpium viride/Qīng Pí	7,5 g
Citri reticulatae pericarpium/Chén Pí	7,5 g
Arecae semen/Bīng Láng	7,5 g
Aucklandiae radix/Mù Xiāng	7,5 g
Calomelas/Qīng Fěn	1,5 g

Die Drogen werden zu Pulver gemahlen und 3 bis 6 g frühmorgens auf nüchternen Magen mit warmem Wasser eingenommen.

Zhu Ling Tang — Dosis
Polyporus/Zhū Líng	6 g
Mori cortex/Sāng Bái Pí	6 g
Clematidis armandii caulis/Chuān Mù Tōng	6 g

Pin-Yin-Ausspracheregeln

Da die chinesischen Zeichen immer genau eine Silbe beschreiben, ist auch die Pin-Yin-Umschrift silbenbasiert. Die chinesische Silbe besteht aus einem Anlaut und einem Auslaut. Die Silbe *ba* besteht aus dem Anlaut *b* und dem Auslaut *a*. Die meisten Auslaute können auch ohne Anlaut gesprochen werden. Da sich das chinesische und das deutsche Lautsystem in einigen Punkten erheblich unterscheiden, sind die Aussprachehinweise nur Näherungen. In der zweiten Spalte steht jeweils die Aussprache nach dem Internationalen Phonetischen Alphabet (IPA). Die blauen Pin-Yin-Buchstaben unterscheiden sich in ihrer Aussprache besonders deutlich von den entsprechenden deutschen Buchstaben.

Die vier Töne
Der erste Ton durch ein Makron (ā), der 2. Ton durch einen Akut (á), der 3. Ton durch einen Hatschek (ǎ, Achtung, kein Breve – unten spitz, nicht rund) und der 4. Ton durch einen Gravis (à) dargestellt. Bei Diphthonge und Triphthonge ie Viertöne wird die Betonung in der Reihe nach vergeben: a, o, e, i, u, ü. z. B. Lián Qián Cǎo.

Anlaute

Pin-Yin	IPA	Beschreibung
b	[b̥]	stimmloses „**b**", spricht man wie „**bo**"
p	[pʰ]	wie im Deutschen, behaucht
m	[m]	wie im Deutschen
f	[f]	wie im Deutschen
d	[d̥]	wie im Deutschen (Kindergartenbuchstaben „**d**", kurz und ohne Stimme)
t	[tʰ]	wie im Deutschen, behaucht
n	[n]	wie im Deutschen
l	[l]	wie im Deutschen
g	[g̊]	wie in Kindergartenbuchstaben „**g**", kurz und ohne Stimme
k	[kʰ]	wie im Deutschen, behaucht
h	[χ]	wie im Deutschen „ho**ch**"
j	[d̥ʑ̊]	ähnlich wie „**j**" im Englischen

Pin-Yin	IPA	Beschreibung
q	[tɕʰ]	„**Tschi**", „**Tsch**" spricht man ähnlich wie in „**Tsch**eche"
x	[ɕ]	wie „**shi**" oder „**schi**" im Deutsch, „**she**" in Englisch, die Zunge nicht gerollt, leicht nach hinten ziehen
zh	[d̥ʐ̊]	ähnlich wie in „**Dsch**ungel", aber stimmlos sowie retroflex (mit zurückgebogener Zungenspitze)
ch	[tʂʰ]	wie englisch „**ch**ange"
sh	[ʂ]	ähnlich wie deutsches „**sch**"
r	[ʐ]	ähnlich wie deutsch „**r**" oder französisches „**j**" (bon**j**our), aber retroflex
z	[tsʰ]	wie in „Lan**ds**mann"
c	[tsʰ]	wie „**z**" in „**Z**ange", aber stark behaucht
s	[d̥z̊]	wie „**ß**" in „hei**ß**"

Auslaute – Einfache Vokale

Pin-Yin	IPA	Beschreibung
a	[a]	wie im Deutschen
o	[ɔ]	wie in „**o**der"
e	[ə]	wie „**ear**" (ə:) in „**ear**th" (ə:θ)
i, yi	[i]	wie in „n**ie**"

Pin-Yin	IPA	Beschreibung
u	[u]	wie „**U**te" im Deutschen, nach *j*, *q* und *x* wie „**ü**"
ü	[y]	wie im Deutschen
er	[əɻ]	wie englisch „h**ur**t" in amerikanischer Aussprache

Auslaute auf –n

Pin-Yin	IPA	Beschreibung
an	[an]	wie in „w**ann**"
ian, yan	[iɛn]	ungewöhnlich im Deutschen, aber kann von Deutschen richtig ausgesprochen werden

Pin-Yin	IPA	Beschreibung
en	[ən]	wie im Deutschen, z.B. „mach**en**"
Un	[uən]	wie im Deutschen
in, yin	[in]	wie im Deutschen

Auslaute auf –n (Fortsetzung)

Pin-Yin	IPA	Beschreibung
un, yun	[yn]	nach *j*, *q* und *x*: wie in französisch „l**u**ne"
ang	[ɑŋ]	wie in „**An**gst"
iang, yang	[i̯ɑŋ]	wie in „**Yang**ki" im Englischen

Pin-Yin	IPA	Beschreibung
uang, wang	[u̯ɑŋ]	ungewöhnlich im Deutschen, kann aber als „**wang**" richtig ausgesprochen werden
ong	[ʊŋ]	wie in „**Un**garn"
iong, yong	[i̯ʊŋ]	wie in „**jung**"

Auslaute – Diphthonge und Triphthonge

Pin-Yin	IPA	Beschreibung
ai	[aɪ̯]	wie in „M**ai**"
ao	[ɑʊ̯]	ähnlich wie in „H**au**t"
qu	[ɔʊ̯]	wie „**o**" im Englischen
ei	[ɛɪ̯]	wie „**a**" im englischen „d**ay**"
ia, ya	[ia]	wie im Deutschen, z. B. „Ital**ia**"
iao, yao	[iɑʊ̯]	wie in „m**iau**en", das „**u**" tendiert zu „**o**"
yo	[i̯ɔ]	wie in „**Jo**d"
iu, you	[i̯oʊ̯]	wie im englischen „**you**"
ie, ye	[i̯ɛ]	wie im englischen „**ye**s"
ua, wa	[u̯a]	wie im Deutschen

Pin-Yin	IPA	Beschreibung
uai, wai	[u̯aɪ̯]	wie im englischen „**wi**fe"
uo, wo	[u̯ɔ]	wie im englischen „**wa**ter"
ui, wei	[u̯eɪ̯]	wie im englischen „**way**"
üe, ue, yue	[y̆ɛ]	wie bei *ie*, *ye*, aber mit „**ü**" wie in „**ü**ber" statt mit „**i**" beginnend
eng	[ʌŋ]	offenes „**o**" wie in „d**o**ch", aber ohne Lippenrundung, gefolgt von „**ng**"
weng	[u̯ʌŋ]	wie bei *eng* dem ein unsilbisches „**u**" vorausgeht
ing, ying	[iŋ]	wie in „D**ing**", aber mit geschlossenem „**i**" wie in „n**ie**"

Drogenbezeichnungen des Chinesischen Arzneibuchs 2005

Lateinischer Name	Monographie Chin. Ph. 2005
Acanthopanacis cortex	Cortex Acanthopanacis
Achyranthis bidentatae radix	Radix Achyranthis Bidentatae
Aconiti kusnezoffii radix praeparata	Radix Aconiti Kusnezoffii Praeparata
Aconiti radix	Radix Aconiti
Aconiti radix lateralis praeparata	Radix Aconiti Lateralis Praeparata
Aconiti radix praeparata	Radix Aconiti Praeparata
Acori tatarinowii rhizoma	Rhizoma Acori Tatarinowii
Adenophorae radix	Radix Adenophorae
Agastachis herba	—
Agkistrodon	Agkistrodon
Agrimoniae herba	Herba Agrimoniae
Albiziae cortex	Cortex Albiziae
Albiziae kalkorae cortex	—
Alismatis rhizoma	Rhizoma Alismatis
Allii fistulosi bulbus	—
Allii macrostemonis bulbus	Bulbus Allii macrostemonis
Aloe	Aloe
Aloe vera succus	—
Alpiniae katsumadei semen	Semen Alpiniae Katsumadei
Alpiniae officinarum rhizoma	Rhizoma Alpiniae Officinarum
Alpiniae oxyphyllae fructus	Fructus Alpiniae Oxyphyllae
Amomi fructus	Fructus Amomi
Amomi fructus rotundus	Fructus Amomi Rotundus
Ampelopsis radix	Radix Ampelopsis
Anemarrhenae rhizoma	Rhizoma Anemarrhenae
Angelicae dahuricae radix	Radix Angelicae Dahuricae
Angelicae pubescentis radix	Radix Angelicae Pubescentis
Angelicae sinensis radix	Radix Angelicae Sinensis
Angelicae sinensis radix extremitas	—
Aquilariae lignum resinatum	Lignum Aquilariae Resinatum
Arcae concha	Concha Arcae
Arctii fructus	Fructus Arctii
Arecae pericarpium	Pericarpium Arecae
Arecae semen	Semen Arecae

Lateinischer Name	Monographie Chin. Ph. 2005
Arisaematis rhizoma praeparata	—
Arisaematis rhizoma praeparata cum belle	—
Armeniacae semen amarum	Semen Armeniacae Amarum
Arnebiae radix	Radix Arnebiae
Artemisiae annuae herba	Herba Artemisiae Annuae
Artemisiae argyi folium	Folium Artemisiae Argyi
Artemisiae scopariae herba	Herba Artemisiae Scopariae
Asari radix et rhizoma	Radix et Rhizoma Asari
Asini corii colla	Colla Corii Asini
Asparagi radix	Radix Asparagi
Asteris radix et rhizoma	Radix et Rhizoma Asteris
Astragali radix	Radix Astragali
Astragali radix praeparata cum melle	Radix Astragali Praeparata cum Melle
Astragali semen	—
Atractylodis macrocephalae rhizoma	Rhizoma Atractylodis Macrocephalae
Atractylodis rhizoma	Rhizoma Atractylodis
Aucklandiae radix	Radix Aucklandiae
Aurantii fructus	Fructus Aurantii
Aurantii fructus immaturus	Fructus Aurantii immaturus
Bambusae caulis in taeniam	Caulis Bambusae in Tenia
Bambusae concretio silicea	Concretio Silicea Bambusae
Bambusae liquidum in taeniam	—
Begoniae herba	—
Belamcandae rhizoma	Rhizoma Belamcandae
Benincasae exocarpium	Exocarpium Benincasae
Benincasae semen	—
Bletillae rhizoma	Rhizoma Bletillae
Bombyx batryticatus	Bombyx Batryticatus
Bombyx excretum	—
Borax	—
Borneolum	Borneol
Bovis calculus	Calculus Bovis
Bubali cornu	Cornu Bubali

Lateinischer Name	Monographie Chin. Ph. 2005
Buddlejae flos	Flos Buddlejae
Bufonis venenum	Venenum Bufonis
Bungarus parvus	Bungarus Parvus
Bupleuri radix	Radix Bupleuri
Calomelas	Calomelas
Cannabis fructus	Fructus Cannabis
Carthami flos	Flos Carthami
Caryophylli flos	Flos Caryophylli
Cassiae semen	Semen Cassiae
Catechu extractum	Catechu
Celosiae semen	Semen Celosiae
Centipedae herba	Herba Centipedae
Cervi cornu colla	Colla Cornus Cervi
Cervi cornu	Cornu Cervi
Cervi cornu pantotrichum	Cornu Cervi Pantotrichum
Chaenomelis fructus	Fructus Chaenomelis
Chebulae fructus	Fructus Chebulae
Chrysanthemi flos	Flos Chrysanthemi
Chrysanthemi indici flos	Flos Chrysanthemi Indici
Chuangxiong rhizoma	Rhizoma Chuangxiong
Cibotii rhizoma	Rhizoma Cibotii
Cicadae periostracum	Periostracum Cicadae
Cimicifugae rhizoma	Rhizoma Cimicifugae
Cinnabaris	Cinnabaris
Cinnamomi cortex	Cortex Cinnamomi
Cinnamomi ramulus	Ramulus Cinnamomi
Cirsii herba	Herba Cirsii
Cirsii japonici herba	Herba Cirsii Japonici
Cistanches herba	Herba Cistanches
Citri exocarpium rubrum	Exocarpium Citri Rubrum
Citri reticulatae pericarpium	Pericarpium Citri Reticulatae
Citri reticulatae pericarpium viride	Pericarpium Citri Reticulatae Viride
Citri sarcodactylis fructus	Fructus Citri Sarcodactylis
Clematidis armandii caulis	Caulis Clematidis Armandii
Clematidis radix et rhizoma	Radix et Rhizoma Clematidis
Cnidii fructus	Fructus Cnidii
Codonopsis radix	Radix Codonopsis
Coicis semen	Semen Coicis
Coptidis rhizoma	Rhizoma Coptidis
Corni fructus	Fructus Corni
Corydalis rhizoma	Rhizoma Corydalis
Crataegi fructus	Fructus Crataegi
Croci stigma	Stigma Croci
Crotonis fructus	Fructus Crotonis
Curculiginis rhizoma	Rhizoma Curculiginis
Curcumae longae rhizoma	Rhizoma Curcumae Longae
Curcumae radix	Radix Curcumae
Curcumae rhizoma	Rhizoma Curcumae
Cuscutae semen	Semen Cuscutae
Cyathulae radix	Radix Cyathulae
Cynanchi stauntonii rhizoma et radix	Rhizoma et Radix Cynanchi Stauntonii
Cyperi rhizoma	Rhizoma Cyperi
Dendrobii herba	–
Dianthi herba	Herba Dianthi
Dichroae radix	Radix Dichroae
Dictamni cortex	Cortex Dictamni
Dioscoreae hypoglaucae rhizoma	Rhizoma Dioscoreae Hypoglaucae
Dioscoreae rhizoma	Rhizoma Dioscoreae
Dioscoreae septemlobae rhizoma	Rhizoma Dioscoreae Septemlobae
Dipsaci radix	Radix Dipsaci
Draconis sanguis	Sanguis Draconis
Drynariae rhizoma	Rhizoma Drynariae
Ecliptae herba	Herba Ecliptae
Elsholtziae herba	–
Ephedrae herba	Herba Ephedrae
Ephedrae herba praeparata cum melle	–
Ephedrae radix et rhizoma	Radix et Rhizoma Ephedrae
Epimedii herba	Herba Epimedii
Equiseti hiemalis herba	Herba Equiseti Hiemalis
Eretmochelydis carapax	–
Erinacei corium	–
Eriobotryae folium	Folium Eriobotryae
Eriocauli flos	Flos Eriocauli
Eucommiae cortex	Cortex Eucommiae
Eupatorii herba	Herba Eupatorii
Euphorbiae pekinensis radix	Radix Euphorbiae Pekinensis

Lateinischer Name	Monographie Chin. Ph. 2005
Eupolyphaga sinensis	Eupolyphaga seu Steleophaga
Euryales semen	Semen Euryales
Evodiae fructus	Fructus Evodiae
Farfarae flos	Flos Farfarae
Ferri assula	—
Foeniculi dulcis fructus	Fructus Foeniculi
Forsythiae fructus	Fructus Forsythiae
Forsythiae semen	—
Fossilia dentis mastodi	—
Fossilia ossis mastodi	—
Fraxini cortex	Cortex Fraxini
Fritillariae cirrhosae bulbus	Bulbus Fritillariae Cirrhosae
Fritillariae thunbergii bulbus	Bulbus Fritillariae Thunbergii
Galla chinensis	Galla Chinensis
Galli domestici ovi vitellum	—
Gardeniae fructus	Fructus Gardeniae
Gastrodiae rhizoma	Rhizoma Gastrodiae
Gecko	Gecko
Genkwae flos	Flos Genkwa
Gentianae macrophyllae radix	Radix Gentianae Macrophyllae
Gentianae radix et rhizoma	Radix et Rhizoma Gentianae
Gigeriae galli endothelium corneum	Endothelium Corneum Gigeriae Galli
Ginkgo folium	Folium Ginkgo
Ginkgo semen	Semen Ginkgo
Ginseng radix et rhizoma	Radix et Rhizoma Ginseng
Ginseng radix et rhizoma rubra	Radix et Rhizoma Ginseng Rubra
Gleditsiae fructus abnormalis	Fructus Gleditsiae Abnormalis
Gleditsiae spina	Spina Gleditsiae
Glehniae radix	Radix Glehniae
Glycinis semen	—
Glycyrrhizae radix et rhizoma	Radix et Rhizoma Glycyrrhizae
Glycyrrhizae radix et rhizoma praeparata cum melle	Radix et Rhizoma Glycyrrhizae Praeparata cum Melle
Granati pericarpium	Pericarpium Granati
Gypsum fibrosum	Gypsum Fibrosum
Haematitum	Haematitum
Haliotidis concha	Concha Haliotidis
Halloysitum rubrum	Halloysitum Rubrum
Halotrichia	—
Hirudo	Hirudo
Homalomenae rhizoma	Rhizoma Homalomenae
Hordei fructus germinatus	Fructus Hordei Germinatus
Houttuyniae herba	Herba Houttuyniae
Illici fructus	—
Imperatae rhizoma	Rhizoma Imperatae
Indigo naturalis	Indigo Naturalis
Inulae flos	Flos Inulae
Isatidis folium	Folium Isatidis
Isatidis radix	Radix Isatidis
Juglandis semen	Semen Juglandis
Jujubae fructus	Fructus Jujubae
Junci medulla	Medulla Junci
Kansui radix	Radix Kansui
Kochiae fructus	Fructus Kochiae
Lablab semen album	Semen Lablab Album
Laminariae thallus	Thallus Laminariae
Lasiosphaera	Lasiosphaera seu Calvatio
Leonuri fructus	Fructus Leonuri
Leonuri herba	Herba Leonuri
Lepidii semen/ Descurainiae semen	Semen Lepidii/ Semen Descurainiae
Ligustici rhizoma et radix	Rhizoma et Radix Ligustici
Ligustri lucidi fructus	Fructus Ligustri Lucidi
Lilii bulbus	Bulbus Lilii
Linderae radix	Radix Linderae
Liquidambaris fructus	Fructus Liquidambaris
Litchi semen	Semen Litchi
Lithospermi radix	—
Lobeliae chinensis herba	Herba Lobeliae Chinensis
Longan arillus	Arillus Longan
Lonicerae japonicae caulis	Caulis Lonicerae Japonicae
Lonicerae japonicae flos	Flos Lonicerae Japonicae
Lophatheri herba	Herba Lophatheri
Lycii cortex	Cortex Lycii
Lycii fructus	Fructus Lycii
Lycopi herba	Herba Lycopi
Lycopodii herba	Herba Lycopodii
Lygodii caulis	—
Lygodii spora	Spora Lygodii

Lateinischer Name	Monographie Chin. Ph. 2005
Lysimachiae herba	Herba Lysimachiae
Magnetitum	Magnetitum
Magnoliae flos	Flos Magnoliae
Magnoliae officinalis cortex	Cortex Magnoliae Officinalis
Malvae fructus	Fructus Malvae
Manitis squama	Squama Manis
Mantidis ootheca	Oötheca Mantidis
Margarita	Margarita
Margaritifera concha usta	Concha Margaritifera
Massa fermentata	–
Meliae cortex	Cortex Meliae
Menthae herba	Herba Menthae
Meretricis seu cyclinae concha	Concha Meretricis seu Cyclinae
Mori cortex	Cortex Mori
Mori folium	Folium Mori
Mori fructus	Fructus Mori
Mori ramulus	Ramulus Mori
Morindae officinalis radix	Radix Morindae Officinalis
Moschus	Moschus
Moutan cortex	Cortex Moutan
Mume fructus	Fructus Mume
Myristicae semen	Semen Myristicae
Myrrha	–
Natrii sulfas	Natrii Sulfas
Nelumbinis folium	Folium Nelumbinis
Nelumbinis nodus rhizoma	Nodus Nelumbinis Rhizomatis
Nelumbinis plumula	Plumula Nelumbinis
Nelumbinis receptaculum	–
Nelumbinis semen	Semen Nelumbinis
Nelumbinis stamen	Stamen Nelumbinis
Notoginseng radix et rhizoma	Radix et Rhizoma Notoginseng
Notopterygii rhizoma et radix	Rhizoma et Radix Notopterygii
Oldenlandiae herba	–
Olibanum	–
Ophiopogonis radix	Radix Ophiopogonis
Oryzae fructus	–
Oryzae fructus glutinosae	–
Oryzae germinatus fructus	Fructus Oryzae Germinatus
Ostreae concha	Concha Ostreae
Paeoniae radix alba	Radix Paeoniae Alba
Paeoniae radix rubra	Radix Paeoniae Rubra
Panacis quinquefolii radix	Radix Panacis Quinquefolii
Paridis rhizoma	Rhizoma Paridis
Patrinae herba	–
Perillae caulis	Caulis Perillae
Perillae folium	Folium Perillae
Perillae fructus	Fructus Perillae
Persicae semen	Semen Persicae
Peucedani radix	Radix Peucedani
Pharbitidis semen	Semen Pharbitidis
Phaseoli semen	Semen Phaseoli
Phellodendri chinensis cortex	Cortex Phellodendri Chinensis
Pheretima	Pheretima
Phragmitis rhizoma	Rhizoma Phragmitis
Picrorhizae rhizoma	Rhizoma Picrorhizae
Pinelliae rhizoma praeparata	Rhizoma Pinelliae Praeparatum
Piperis kadsurae caulis	Caulis Piperis Kadsurae
Plantaginis herba	Herba Plantaginis
Plantaginis semen	Semen Plantaginis
Platycladi cacumen	Cacumen Platycladi
Platycladi semen	Semen Platycladi
Platycodonis radix	Radix Platycodonis
Pogostemonis herba	Herba Pogostemonis
Polygalae radix	Radix Polygalae
Polygonati odorati rhizoma	Rhizoma Polygonati Odorati
Polygonati rhizoma	Rhizoma Polygonati
Polygoni avicularis herba	Herba Polygoni Avicularis
Polygoni cuspidati rhizoma et radix	Rhizoma et Radix Polygoni Cuspidati
Polygoni hydropiperis herba	—
Polygoni multiflori caulis	Caulis Polygoni Multiflori
Polygoni multiflori praeparata cum succo glycines sotae	Radix Polygoni Multiflori Praeparata cum Succo Glycines Sotae
Polyporus	Polyporus
Poria	Poria
Poriae cum pini radix	–
Poriae pericarpium	–
Prunellae spica	Spica Prunellae
Pruni semen	Semen Pruni
Pseudolaricis cortex	Cortex Pseudolaricis

Lateinischer Name	Monographie Chin. Ph. 2005
Pseudostellariae radix	Radix Pseudostellariae
Psoraleae fructus	Fructus Psoraleae
Puerariae lobatae radix	Radix Puerariae Lobatae
Pulsatillae radix	Radix Pulsatillae
Pumex	–
Pyritum	Pyritum
Pyrrosiae folium	Folium Pyrrosiae
Quisqualis fructus	Fructus Quisqualis
Raphani semen	Semen Raphani
Realgar	Realgar
Rehmanniae radix	Radix Rehmanniae
Rehmanniae radix praeparata	Radix Rehmanniae Praeparata
Rhapontici radix	Radix Rhapontici
Rhei radix et rhizoma	Radix et Rhizoma Rhei
Rhei radix et rhizoma praeparata	–
Rhinoceri cornu	–
Rosae laevigatae fructus	Fructus Rosae Laevigatae
Rubi fructus	Fructus Rubi
Rubiae radix et rhizoma	Radix et Rhizoma Rubiae
Saccharum	–
Saccharum granorum	–
Saigae tataricae cornu	Cornu Saigae Tataricae
Salviae miltiorrhizae radix et rhizoma	Radix et Rhizoma Salviae Miltiorrhizae
Sanguisorbae radix	Radix Sanguisorbae
Santali albi lignum	Lignum Santali Albi
Saposhnikoviae radix	Radix Saposhnikoviae
Sargassi thallus	Sargassum
Sargentodoxae caulis	Caulis Sargentodoxae
Schisandrae chinensis fructus	Fructus Schisandrae Chinensis
Schizonepetae spica	Spica Schizonepetae
Scolopendra	Scolopendra
Scorpio	Scorpio
Scrophulariae radix	Radix Scrophulariae
Scutellariae barbatae herba	Herba Scutellariae Barbatae
Scutellariae radix	Radix Scutellariae
Sennae folium	Folium Sennae
Sepiae endoconcha	Endoconcha Sepiae
Serpentis periostracum	Periostracum Serpentis
Sesami semen nigrum	Semen Sesami Nigrum
Setariae germinatus fructus	Fructus Setariae Germinatus
Siegesbeckiae herba	Herba Siegesbeckiae
Sinapis semen	Semen Sinapis
Sinomenii caulis	Caulis Sinomenii
Smilacis glabrae rhizoma	Rhizoma Smilacis Glabrae
Sojae semen praeparata	Semen Sojae Praeparatum
Sophorae flavescentis radix	Radix Sophorae Flavescentis
Sophorae flos	Flos Sophorae
Sophorae fructus	Fructus Sophorae
Sophorae tonkinensis radix et rhizoma	Radix et Rhizoma Sophorae Tonkinensis
Sparganii rhizoma	Rhizoma Sparganii
Spatholobi caulis	Caulis Spatholobi
Stellariae radix	Radix Stellariae
Stemonae radix	Radix Stemonae
Stephaniae tetrandrae radix	Radix Stephaniae Tetrandrae
Sterculiae lychnophorae semen	Semen Sterculiae Lychnophorae
Strychni semen	Semen Strychni
Styrax	Styrax
Succinum	–
Tabanus mandarinus	–
Talcum	Talcum
Taraxaci herba	Herba Taraxaci
Taxilli herba	Herba Taxilli
Testudinis carapax et plastrum	Carapax et Plastrum Testudinis
Tetrapanacis medulla	Medulla Tetrapanacis
Toosendan fructus	Fructus Toosendan
Toxicodendri resina	Resina Toxicodendri
Trachelospermi caulis	Caulis Trachelospermi
Trachycarpi cortex praeparata	–
Tribuli fructus	Fructus Tribuli
Trichosanthis fructus	Fructus Trichosanthis
Trichosanthis pericarpium	Pericarpium Trichosanthis
Trichosanthis radix	Radix Trichosanthis
Trichosanthis semen	Semen Trichosanthis
Trionycis carapax	Carapax Trionycis
Tritici fructus	–
Tritici fructus levis	–
Trogopterori faeces	–
Tripterygii herba	–

Lateinischer Name	Monographie Chin. Ph. 2005
Tsaoko fructus	Fructus Tsaoko
Typhae pollen	Pollen Typhae
Typhonii rhizoma	Rhizoma Typhonii
Uncariae ramulus cum uncis	Ramulus Uncariae cum Uncis
Vaccariae semen	Semen Vaccariae
Veratri nigri radix et rhizoma	—
Violae herba	Herba Violae
Visci herba	Herba Visci
Viticis fructus	Fructus Viticis

Lateinischer Name	Monographie Chin. Ph. 2005
Xanthii fructus	Fructus Xanthii
Zanthoxyli pericarpium	Pericarpium Zanthoxyli
Zaocys	Zaocys
Zingiberis rhizoma	Rhizoma Zingiberis
Zingiberis rhizoma carbonisata	—
Zingiberis rhizoma praeparata	Rhizoma Zingiberis Praeparatum
Zingiberis rhizoma recens	Rhizoma Zingiberis Recens
Ziziphi spinosae semen	Semen Ziziphi Spinosae

Bildnachweis

Kapitel 1

Kap. 1.1.1	Abb. 1	Shen, Bao An, An Hui Province
	Abb. 2	Sun, Yutian, Willich
Kap. 1.1.2	Abb. 1	Prof. Shun, Qing Sheng, Shanghai
	Abb. 2	Sun, Yutian, Willich
	Abb. 3	Sun, Yutian, Willich
	Abb. 4	Sun, Yutian, Willich
Kap. 1.1.3	Abb. 1	Shenzhen Tsumura Medicine Co., Shen Zhen
	Abb. 2	Sun, Yutian, Willich
Kap. 1.1.4	Abb. 1	Shen, Bao An, An Hui Province
	Abb. 2	Sun, Yutian, Willich
	Abb. 3	Sun, Yutian, Willich
	Abb. 4	Sun, Yutian, Willich
	Abb. 5	Sun, Yutian, Willich
Kap. 1.1.5	Abb. 1	Prof. Shun, Qing Sheng, Shanghai
	Abb. 2	Sun, Yutian, Willich
Kap. 1.1.6	Abb. 1	Prof. Shun, Qing Sheng, Shanghai
	Abb. 2	Sun, Yutian, Willich
Kap. 1.1.7	Abb. 1	The coloured Atlas of the Chinese Materia Medica specified in Chin. Ph. Seite 190
	Abb. 2	Sun, Yutian, Willich
Kap. 1.1.8	Abb. 1	Sun Tao, Shanghai
	Abb. 2	Sun, Yutian, Willich
	Abb. 3	Sun, Yutian, Willich
Kap. 1.1.9	Abb. 1	Shen, Bao An, An Hui Province
	Abb. 2	Sun, Yutian, Willich
	Abb. 3	Sun, Yutian, Willich
Kap. 1.1.10	Abb. 1	The coloured Atlas of the Chinese Materia Medica specified in Chin. Ph. Seite 252
	Abb. 2	Sun, Yutian, Willich
Kap. 1.1.11	Abb. 1	Prof. Shun, Qing Sheng, Shanghai
	Abb. 2	Sun, Yutian, Willich
Kap. 1.1.12	Abb. 1	Shenzhen Tsumura Medicine Co., Shen Zhen
	Abb. 2	Sun, Yutian, Willich
	Abb. 3	Sun, Yutian, Willich
Kap. 1.2.1	Abb. 1	Shen, Bao An, An Hui Province
	Abb. 2	Sun, Yutian, Willich
Kap. 1.2.2	Abb. 1 links	The coloured Atlas of the Chinese Materia Medica specified in Chin. Ph. Seite 306
	Abb. 1 rechts	The coloured Atlas of the Chinese Materia Medica specified in Chin. Ph. Seite 306
	Abb. 2 links	Sun, Yutian, Willich
	Abb. 2 rechts	Sun, Yutian, Willich
	Abb. 3	Sun, Yutian, Willich
	Abb 4	Sun, Yutian, Willich
Kap. 1.2.3	Abb. 1	Prof. Shun, Qing Sheng, Shanghai
	Abb. 2 links	Sun, Yutian, Willich
	Abb. 2 rechts	Sun, Yutian, Willich
Kap. 1.2.4	Abb. 1	Sun, Yutian, Willich
	Abb. 2	Sun, Yutian, Willich
	Abb. 3	Sun, Yutian, Willich
Kap. 1.2.5	Abb. 1	Prof. Shun, Qing Sheng, Shanghai
	Abb. 2	Sun, Yutian, Willich
Kap. 1.2.6	Abb. 1	The coloured Atlas of the Chinese Materia Medica specified in Chin. Ph. Seite 60
	Abb. 2	Sun, Yutian, Willich
	Abb. 3	The coloured Atlas of the Chinese Materia Medica specified in Chin. Ph. Seite 61
Kap. 1.2.7	Abb. 1	The coloured Atlas of the Chinese Materia Medica specified in Chin. Ph. Seite 359
	Abb. 2	Sun, Yutian, Willich
	Abb. 3	Shen, Bao An, An Hui Province
Kap. 1.2.8	Abb. 1	Sun, Yutian, Willich
	Abb. 2 links	Sun, Yutian, Willich
	Abb. 2 rechts	Sun, Yutian, Willich
	Abb. 3	The coloured Atlas of the Chinese Materia Medica specified in Chin. Ph. Seite 412
Kap. 1.2.9	Abb. 1	Shenzhen Tsumura Medicine Co., Shen Zhen
	Abb. 2	Sun, Yutian, Willich
	Abb. 3	Shen, Bao An, An Hui Province Bao An
Kap. 1.2.10	Abb. 1	Sun, Yutian, Willich
	Abb. 2	Shen, Bao An, An Hui Province Bao An
	Abb. 3	The coloured Atlas of the Chinese Materia Medica specified in Chin. Ph. Seite 368
Kap. 1.2.11	Abb. 1	Prof. Shun, Qing Sheng, Shanghai
	Abb. 2 links	Sun, Yutian, Willich
	Abb. 2 rechts	Sun, Yutian, Willich

Kapitel 2

Kap. 2.1.1	Abb. 1	Sun, Yutian, Willich
	Abb. 2	Sun, Yutian, Willich
	Abb. 3	Prof. Shun, Qing Sheng, Shanghai
Kap. 2.1.2	Abb. 1	Prof. Shun, Qing Sheng, Shanghai
	Abb. 2	Sun, Yutian, Willich
	Abb. 3	Sun, Yutian, Willich
Kap. 2.1.3	Abb. 1	Prof. Shun, Qing Sheng, Shanghai
	Abb. 2	Shen, Bao An, An Hui Province Bao An

Kap. 2.1.4	Abb. 1	Sun, Yutian, Willich		Abb. 3	Sun, Yutian, Willich
	Abb. 2	Sun, Yutian, Willich		Abb. 4	Sun, Yutian, Willich
Kap. 2.1.5	Abb. 1	Shenzhen Tsumura Medicine Co., Shen Zhen	Kap. 2.4.3	Abb. 1	The coloured Atlas of the Chinese Materia Medica specified in Chin. Ph. Seite 369
	Abb. 2	Sun, Yutian, Willich		Abb. 2	Sun, Yutian, Willich
	Abb. 3	Sun, Yutian, Willich	Kap. 2.4.4	Abb. 1	Shenzhen Tsumura Medicine Co., Shen Zhen
Kap. 2.1.6	Abb. 1	The coloured Atlas of the Chinese Materia Medica specified in Chin. Ph. Seite 164		Abb. 2	Sun, Yutian, Willich
	Abb. 2	Sun, Yutian, Willich	Kap. 2.4.5	Abb. 1	Sun Tao, Shanghai
Kap. 2.2.1	Abb. 1	Shen, Bao An, An Hui Province		Abb. 2	Sun, Yutian, Willich
	Abb. 2	Sun, Yutian, Willich	Kap. 2.5.1	Abb. 1	Sun, Yutian, Willich
	Abb. 3	Sun, Yutian, Willich		Abb. 2	Sun, Yutian, Willich
Kap. 2.2.2	Abb. 1	Sun, Yutian, Willich	Kap. 2.5.2	Abb. 1	Prof. Shun, Qing Sheng, Shanghai
	Abb. 2	Sun, Yutian, Willich		Abb. 2	Sun, Yutian, Willich
	Abb. 3	Prof. Shun, Qing Sheng, Shanghai		Abb. 3	Sun, Yutian, Willich/The Second Military Medical University, Shanghai
Kap. 2.2.3	Abb. 1	Prof. Shun, Qing Sheng, Shanghai	Kap. 2.5.3	Abb. 1	The coloured Atlas of the Chinese Materia Medica specified in Chin. Ph. Seite 223
	Abb. 2	Sun, Yutian, Willich			
	Abb. 3	Sun, Yutian, Willich		Abb. 2	Sun, Yutian, Willich
Kap. 2.2.4	Abb. 1	Prof. Shun, Qing Sheng, Shanghai	Kap. 2.5.4	Abb. 1	Sun, Yutian, Willich
	Abb. 2	Sun, Yutian, Willich	Kap. 2.5.5	Abb. 1	The coloured Atlas of the Chinese Materia medica specified in Chin. Ph. Seite 320
	Abb. 3	Sun, Yutian, Willich			
Kap. 2.2.5	Abb. 1	Sun, Yutian, Willich		Abb. 2	Shen, Bao An, An Hui Province Bao An
	Abb. 2	Sun, Yutian, Willich			
Kap. 2.2.6	Abb. 1	Sun, Yutian, Willich			
Kap. 2.3.1	Abb. 1	The coloured Atlas of the Chinese Materia Medica specified in Chin. Ph. Seite 213	**Kapitel 3**		
			Kap. 3.1.1	Abb. 1	Sun, Yutian, Willich
	Abb. 2	Shenzhen Tsumura Medicine Co., Shen Zhen	Kap. 3.1.2	Abb. 1	Prof. Shun, Qing Sheng, Shanghai
				Abb. 2	Sun, Yutian, Willich
Kap. 2.3.2	Abb. 1	The coloured Atlas of the Chinese Materia Medica specified in Chin. Ph. Seite 377		Abb. 3	Sun, Yutian, Willich
				Abb. 4	Sun, Yutian, Willich
	Abb. 2	Sun, Yutian, Willich	Kap. 3.1.3	Abb. 1	Botanik-Bildarchiv Laux, Biberach
Kap. 2.3.3	Abb. 1	Sun, Yutian, Willich		Abb. 2	Sun, Yutian, Willich
	Abb. 2	Sun, Yutian, Willich	Kap. 3.2.1	Abb. 1	Botanik-Bildarchiv Laux, Biberach
	Abb. 3	Sun, Yutian, Willich		Abb. 2	Sun, Yutian, Willich
Kap. 2.3.4	Abb. 1	Botanik-Bildarchiv Laux, Biberach	Kap. 3.2.2	Abb. 1	The coloured Atlas of the Chinese Materia Medica specified in Chin. Ph. Seite 217
	Abb. 2	Sun, Yutian, Willich			
Kap. 2.3.5	Abb. 1	Prof. Shun, Qing Sheng, Shanghai		Abb. 2	Sun, Yutian, Willich
	Abb. 2	Sun, Yutian, Willich	Kap. 3.3.1	Abb. 1	The coloured Atlas of the Chinese Materia Medica specified in Chin. Ph. Seite 80
Kap. 2.3.6	Abb. 1	The coloured Atlas of the Chinese Materia Medica specified in Chin. Ph. Seite 315			
				Abb. 2	Sun, Yutian, Willich/The Second Military Medical University, Shanghai
	Abb. 2	Sun, Yutian, Willich			
	Abb. 3	Prof. Shun, Qing Sheng, Shanghai	Kap. 3.3.2	Abb. 1	Shen, Bao An, An Hui Province
Kap. 2.3.7	Abb. 1	Sun, Yutian, Willich		Abb. 2	Sun, Yutian, Willich/The Second Military Medical University, Shanghai
	Abb. 2	Prof. Shun, Qing Sheng, Shanghai			
	Abb. 3	Prof. Shun, Qing Sheng, Shanghai	Kap. 3.3.3	Abb. 1	The coloured Atlas of the Chinese Materia Medica specified in Chin. Ph. Seite 89
Kap. 2.4.1	Abb. 1	Botanik-Bildarchiv Laux, Biberach			
	Abb. 2	Sun, Yutian, Willich		Abb. 2	Sun, Yutian, Willich/The Second Military Medical University, Shanghai
Kap. 2.4.2	Abb. 1	Sun, Yutian, Willich			
	Abb. 2	Sun, Yutian, Willich			

Kapitel 4

Kap. 4.1.1	Abb. 1	Shenzhen Tsumura Medicine Co., Shen Zhen
Kap. 4.1.1	Abb. 2	Sun, Yutian, Willich
Kap. 4.1.2	Abb. 1	The coloured Atlas of the Chinese Materia Medica specified in Chin. Ph. Seite 245
	Abb. 2	Sun, Yutian, Willich
	Abb. 3	Sun, Yutian, Willich
Kap. 4.1.3	Abb. 1	Sun, Yutian, Willich
Kap. 4.1.4	Abb. 1	The coloured Atlas of the Chinese Materia Medica specified in Chin. Ph. Seite 168
	Abb. 2	Sun, Yutian, Willich
	Abb. 3	Prof. Shun, Qing Sheng, Shanghai
Kap. 4.1.5	Abb. 1	Sun, Yutian, Willich
	Abb. 2	Sun, Yutian, Willich
	Abb. 3	Sun, Yutian, Willich
	Abb. 4	Sun, Yutian, Willich
Kap. 4.1.6	Abb. 1	Prof. Shun, Qing Sheng, Shanghai Sun, Yutian, Willich
	Abb. 2	Sun, Yutian, Willich
Kap. 4.2.1	Abb. 1	The coloured Atlas of the Chinese Materia Medica specified in Chin. Ph. Seite 337
	Abb. 2	Sun, Yutian, Willich
	Abb. 3	Sun, Yutian, Willich
	Abb. 4	Sun, Yutian, Willich
Kap. 4.2.2	Abb. 1	Shen, Bao An, An Hui Province
	Abb. 2	Sun, Yutian, Willich
Kap. 4.2.3	Abb. 1	The coloured Atlas of the Chinese Materia Medica specified in Chin. Ph. Seite 296
	Abb. 2	Sun, Yutian, Willich
	Abb. 3	The coloured Atlas of the Chinese Materia Medica specified in Chin. Ph. Seite 297
Kap. 4.2.4	Abb. 1	Prof. Shun, Qing Sheng, Shanghai
	Abb. 2	Sun, Yutian, Willich
	Abb. 3	Complemedis AG, Schweiz, Schönenwerd
Kap. 4.2.5	Abb. 1 links	The coloured Atlas of the Chinese Materia Medica specified in Chin. Ph. Seite 339
	Abb. 1 rechts	The coloured Atlas of the Chinese Materia Medica specified in Chin. Ph. Seite 338
	Abb. 2	Sun, Yutian, Willich
	Abb. 3	Sun, Yutian, Willich
Kap. 4.2.6	Abb. 1	Sun, Yutian, Willich
	Abb. 2	Sun, Yutian, Willich
	Abb. 3	Sun, Yutian, Willich
Kap. 4.2.7	Abb. 1	The coloured Atlas of the Chinese Materia Medica specified in Chin. Ph. Seite 214
	Abb. 2	Sun, Yutian, Willich
Kap. 4.3.1	Abb. 1	The coloured Atlas of the Chinese Materia Medica specified in Chin. Ph. Seite 82
	Abb. 2	Sun, Yutian, Willich
	Abb. 3	Sun, Yutian, Willich
Kap. 4.3.2	Abb. 1	Sun, Yutian, Willich
	Abb. 2	Sun, Yutian, Willich
	Abb. 3	Sun, Yutian, Willich
Kap. 4.3.3	Abb. 1	Prof. Shun, Qing Sheng, Shanghai
	Abb. 2	Sun, Yutian, Willich
Kap. 4.3.4	Abb. 1	Prof. Shun, Qing Sheng, Shanghai
	Abb. 2	Sun, Yutian, Willich
Kap. 4.3.5	Abb. 1	The coloured Atlas of the Chinese Materia Medica specified in Chin. Ph. Seite 118
	Abb. 2	Sun, Yutian, Willich
Kap. 4.3.6	Abb. 1	Shen, Bao An, An Hui Province
	Abb. 2	Sun, Yutian, Willich
Kap. 4.3.7	Abb. 1	Sun, Yutian, Willich
	Abb. 2	Sun, Yutian, Willich
Kap. 4.4.1	Abb. 1	Sun, Yutian, Willich
	Abb. 2	Sun, Yutian, Willich
	Abb. 3	Shen, Bao An, An Hui Province An Bao
Kap. 4.4.2	Abb. 1	Shenzhen Tsumura Medicine Co., Shen Zhen
	Abb. 2	Sun, Yutian, Willich
Kap. 4.4.3	Abb. 1	Shenzhen Tsumura Medicine Co., Shen Zhen
	Abb. 2	Sun, Yutian, Willich
	Abb. 3	Sun, Yutian, Willich
Kap. 4.4.4	Abb. 1	Sun, Yutian, Willich
	Abb. 2	Complemedis AG, Schweiz, Schönenwerd
	Abb. 3	Sun, Yutian, Willich
Kap. 4.4.5	Abb. 1	Sun, Yutian, Willich
Kap. 4.4.6	Abb. 1	Shen, Bao An, An Hui Province
	Abb. 2	Sun, Yutian, Willich
	Abb. 3	Sun, Yutian, Willich
Kap. 4.4.7	Abb. 1	Sun, Yutian, Willich
Kap. 4.4.8	Abb. 1	Shenzhen Tsumura Medicine Co., Shen Zhen
	Abb. 2	Sun, Yutian, Willich
Kap. 4.4.9	Abb. 1	Sun, Yutian, Willich
	Abb. 2	Sun, Yutian, Willich
	Abb. 3	Sun, Yutian, Willich
Kap. 4.4.10	Abb. 1	Shen, Bao An, An Hui Province
	Abb. 2	Sun, Yutian, Willich
	Abb. 3	Prof. Shun, Qing Sheng, Shanghai
Kap. 4.4.11	Abb. 1	The coloured Atlas of the Chinese Materia Medica specified in Chin. Ph. Seite 106
	Abb. 2	Sun, Yutian, Willich
	Abb. 3	Prof. Shun, Qing Sheng, Shanghai

Kap. 4.4.12	Abb. 1	Sun, Yutian, Willich
	Abb. 2	Shen, Bao An, An Hui Province Bao An
	Abb. 3	The coloured Atlas of the Chinese Materia Medica specified in Chin. Ph. Seite 120
Kap. 4.4.13	Abb. 1	The coloured Atlas of the Chinese Materia Medica specified in Chin. Ph. Seite 25
	Abb. 2	Sun, Yutian, Willich
	Abb. 3	Prof. Shun, Qing Sheng, Shanghai
Kap. 4.4.14	Abb. 1	Sun Tao, Shanghai
	Abb. 2	Sun, Yutian, Willich
Kap. 4.4.15	Abb. 1	The coloured Atlas of the Chinese Materia Medica specified in Chin. Ph. Seite 373
	Abb. 2	Complemedis AG, Schweiz, Schönenwerd
Kap. 4.5.1	Abb. 1	Shen, Bao An, An Hui Province
	Abb. 2	Sun, Yutian, Willich
Kap. 4.5.2	Abb. 1	The coloured Atlas of the Chinese Materia Medica specified in Chin. Ph. Seite 250
	Abb. 2	Sun, Yutian, Willich
	Abb. 3	Sun, Yutian, Willich
Kap. 4.5.3	Abb. 1	The coloured Atlas of the Chinese Materia Medica specified in Chin. Ph. Seite 345
	Abb. 2	Sun, Yutian, Willich
	Abb. 3	Sun, Yutian, Willich
Kap. 4.6.1	Abb. 1	Prof. Shun, Qing Sheng, Shanghai
	Abb. 2	Sun, Yutian, Willich
	Abb. 3	Sun, Yutian, Willich
Kap. 4.6.2	Abb. 1	The coloured Atlas of the Chinese Materia Medica specified in Chin. Ph. Seite 301
	Abb. 2	Sun, Yutian, Willich
	Abb. 3	Sun, Yutian, Willich

Kapitel 5

Kap. 5.1.1	Abb. 1	Sun, Yutian, Willich
Kap. 5.1.2	Abb. 1	Sun, Yutian, Willich
	Abb. 2	Sun, Yutian, Willich
Kap. 5.1.3	Abb. 1	The coloured Atlas of the Chinese Materia Medica specified in Chin. Ph. Seite 178
	Abb. 2	Sun, Yutian, Willich
Kap. 5.1.4	Abb. 1	The coloured Atlas of the Chinese Materia Medica specified in Chin. Ph. Seite 387
	Abb. 2	Sun, Yutian, Willich
Kap. 5.2.1	Abb. 1	The coloured Atlas of the Chinese Materia Medica specified in Chin. Ph. Seite 408
	Abb. 2	Sun, Yutian, Willich
Kap. 5.2.2	Abb. 1	Sun, Yutian, Willich
Kap. 5.2.3	Abb. 1	Shenzhen Tsumura Medicine Co., Shen Zhen
	Abb. 2	Sun, Yutian, Willich
	Abb. 3	Sun, Yutian, Willich
Kap. 5.2.4	Abb. 1	The coloured Atlas of the Chinese Materia Medica specified in Chin. Ph. Seite 122
	Abb. 2	Prof. Shun, Qing Sheng, Shanghai
Kap. 5.2.5	Abb. 1	Sun, Yutian, Willich
Kap. 5.2.6	Abb. 1	The coloured Atlas of the Chinese Materia Medica specified in Chin. Ph. Seite 145
	Abb. 2	Sun, Yutian, Willich
Kap. 5.2.7	Abb. 1	The coloured Atlas of the Chinese Materia Medica specified in Chin. Ph. Seite 276
	Abb. 2	Sun, Yutian, Willich
	Abb. 3	Sun, Yutian, Willich
Kap. 5.3.1	Abb. 1	Shen, Bao An, An Hui Province
	Abb. 2	Sun, Yutian, Willich
Kap. 5.3.2	Abb. 1	Sun, Yutian, Willich
	Abb. 2	Sun, Yutian, Willich

Kapitel 6

Kap. 6.1.1	Abb. 1	The coloured Atlas of the Chinese Materia Medica specified in Chin. Ph. Seite 260
	Abb. 2	The coloured Atlas of the Chinese Materia Medica specified in Chin. Ph. Seite 260
Kap. 6.1.2	Abb. 1	The coloured Atlas of the Chinese Materia Medica specified in Chin. Ph. Seite 161
	Abb. 2	Sun, Yutian, Willich
Kap. 6.1.3	Abb. 1	Sun, Yutian, Willich
	Abb. 2	Sun, Yutian, Willich
Kap. 6.1.4	Abb. 1 links	The coloured Atlas of the Chinese Materia Medica specified in Chin. Ph. Seite 165
	Abb. 1 rechts	The coloured Atlas of the Chinese Materia Medica specified in Chin. Ph. Seite 165
	Abb. 2	Sun, Yutian, Willich
	Abb. 3	Sun, Yutian, Willich
Kap. 6.1.5	Abb. 1	Prof. Shun, Qing Sheng, Shanghai
	Abb. 2	Sun, Yutian, Willich
	Abb. 3	The coloured Atlas of the Chinese Materia Medica specified in Chin. Ph. Seite 229
Kap. 6.1.6	Abb. 1	Botanik-Bildarchiv Laux, Biberach
	Abb. 2	Sun, Yutian, Willich
	Abb. 3	Sun, Yutian, Willich
Kap. 6.1.7	Abb. 1	Sun, Yutian, Willich
	Abb. 2	Sun, Yutian, Willich
Kap. 6.2.1	Abb. 1	The coloured Atlas of the Chinese Materia Medica specified in Chin. Ph. Seite 92
	Abb. 2	Sun, Yutian, Willich
Kap. 6.2.2	Abb. 1	Sun, Yutian, Willich
	Abb. 2	The coloured Atlas of the Chinese Materia Medica specified in Chin. Ph. Seite 149

Kap. 6.2.3	Abb. 1	Sun, Yutian, Willich		Kap. 7.1.14	Abb. 1	The coloured Atlas of the Chinese Materia Medica specified in Chin. Ph. Seite 371
	Abb. 2	The coloured Atlas of the Chinese Materia Medica specified in Chin. Ph. Seite 420			Abb. 2	Sun, Yutian, Willich
				Kap. 7.1.15	Abb. 1	The coloured Atlas of the Chinese Materia Medica specified in Chin. Ph. Seite 346
Kapitel 7					Abb. 2	Sun, Yutian, Willich
Kap. 7.1.1	Abb. 1	The coloured Atlas of the Chinese Materia Medica specified in Chin. Ph. Seite 239			Abb. 3	Shen, Bao An, An Hui Province Bao An
				Kap. 7.1.16	Abb. 1	Prof. Shun, Qing Sheng, Shanghai
	Abb. 2	Sun, Yutian, Willich			Abb. 2	Sun, Yutian, Willich
	Abb. 3	Sun, Yutian, Willich		Kap. 7.1.17	Abb. 1	Sun, Yutian, Willich
Kap. 7.1.2	Abb. 1	Prof. Shun, Qing Sheng, Shanghai		Kap. 7.1.18	Abb. 1	Prof. Shun, Qing Sheng, Shanghai
	Abb. 2	Sun, Yutian, Willich			Abb. 2	Sun, Yutian, Willich
Kap. 7.1.3	Abb. 1	The coloured Atlas of the Chinese Materia Medica specified in Chin. Ph. Seite 261			Abb. 3	Sun, Yutian, Willich
					Abb. 4	Sun, Yutian, Willich
	Abb. 2	Sun, Yutian, Willich				
Kap. 7.1.4	Abb. 1	Shenzhen Tsumura Medicine Co., Shen Zhen		**Kapitel 8**		
				Kap. 8.1.1	Abb. 1	The coloured Atlas of the Chinese Materia Medica specified in Chin. Ph. Seite 258
	Abb. 2	Sun, Yutian, Willich			Abb. 2	Sun, Yutian, Willich
	Abb. 3	Sun, Yutian, Willich			Abb. 3	Sun, Yutian, Willich
	Abb. 4	Sun, Yutian, Willich			Abb. 4	Prof. Shun, Qing Sheng, Shanghai
Kap. 7.1.5	Abb. 1	Prof. Shun, Qing Sheng, Shanghai			Abb. 5	Sun, Yutian, Willich
	Abb. 2	Sun, Yutian, Willich			Abb. 6	Sun, Yutian, Willich
Kap. 7.1.6	Abb. 1 links	Prof. Shun, Qing Sheng, Shanghai		Kap. 8.1.2	Abb. 1	The coloured Atlas of the Chinese Materia Medica specified in Chin. Ph. Seite 406
	Abb. 1 rechts	Prof. Shun, Qing Sheng, Shanghai			Abb. 2	Shen, Bao An, An Hui Province Bao An
	Abb. 2	Shen, Bao An, An Hui Province Bao An		Kap. 8.1.3	Abb. 1	Sun, Yutian, Willich
Kap. 7.1.7	Abb. 1 links	The coloured Atlas of the Chinese Materia Medica specified in Chin. Ph. Seite 321			Abb. 2	Sun, Yutian, Willich
				Kap. 8.1.4	Abb. 1	The coloured Atlas of the Chinese Materia Medica specified in Chin. Ph. Seite 231
	Abb. 1 rechts	The coloured Atlas of the Chinese Materia Medica specified in Chin. Ph. Seite 322			Abb. 2	Prof. Shun, Qing Sheng, Shanghai
				Kap. 8.1.5	Abb. 1	Shen, Bao An, An Hui Province
	Abb. 2	Sun, Yutian, Willich			Abb. 2	Prof. Shun, Qing Sheng, Shanghai
	Abb. 3	Sun, Yutian, Willich			Abb. 3	Prof. Shun, Qing Sheng, Shanghai
Kap. 7.1.8	Abb. 1	The coloured Atlas of the Chinese Materia Medica specified in Chin. Ph. Seite 147		Kap. 8.1.6	Abb. 1	Shen, Bao An, An Hui Province
					Abb. 2	Sun, Yutian, Willich
	Abb. 2	Sun, Yutian, Willich			Abb. 3	Sun, Yutian, Willich
Kap. 7.1.9	Abb. 1	The coloured Atlas of the Chinese Materia Medica specified in Chin. Ph. Seite 124		Kap. 8.1.7	Abb. 1	The coloured Atlas of the Chinese Materia Medica specified in Chin. Ph. Seite 30
					Abb. 2	Prof. Shun, Qing Sheng, Shanghai
	Abb. 2	Sun, Yutian, Willich		Kap. 8.1.8	Abb. 1	The coloured Atlas of the Chinese Materia Medica specified in Chin. Ph. Seite 211
Kap. 7.1.10	Abb. 1	The coloured Atlas of the Chinese Materia Medica specified in Chin. Ph. Seite 119				
					Abb. 2	Sun, Yutian, Willich
	Abb. 2	Sun, Yutian, Willich		Kap. 8.1.9	Abb. 1	The coloured Atlas of the Chinese Materia Medica specified in Chin. Ph. Seite 181
Kap. 7.1.11	Abb. 1	Shen, Bao An, An Hui Province				
	Abb. 2	Sun, Yutian, Willich			Abb. 2	Prof. Shun, Qing Sheng, Shanghai.
	Abb. 3	Sun, Yutian, Willich			Abb. 3	Sun, Yutian, Willich
Kap. 7.1.12	Abb. 1	Sun, Yutian, Willich				
	Abb. 2	Sun, Yutian, Willich				
	Abb. 3	Sun, Yutian, Willich				
	Abb. 4	Sun, Yutian, Willich				
Kap. 7.1.13	Abb. 1	Shen, Bao An, An Hui Province				
	Abb. 2	Sun, Yutian, Willich				

Kap. 8.1.10	Abb. 1	The coloured Atlas of the Chinese Materia Medica specified in Chin. Ph. Seite 317
	Abb. 2	The coloured Atlas of the Chinese Materia Medica specified in Chin. Ph. Seite 317
Kap. 8.1.11	Abb. 1	Prof. Shun, Qing Sheng, Shanghai
	Abb. 2	Prof. Shun, Qing Sheng, Shanghai
Kap. 8.1.12	Abb. 1	Prof. Shun, Qing Sheng, Shanghai
	Abb. 2	The coloured Atlas of the Chinese Materia Medica specified in Chin. Ph. Seite 77
Kap. 8.2.1	Abb. 1	Prof. Shun, Qing Sheng, Shanghai
	Abb. 2	Complemedis AG, Schweiz, Schönenwerd
Kap. 8.2.2	Abb. 1	Prof. Shun, Qing Sheng, Shanghai
	Abb. 2	Sun, Yutian, Willich
	Abb. 3 oben	Sun, Yutian, Willich
	Abb. 3 unten	Sun, Yutian, Willich
Kap. 8.2.3	Abb. 1	Sun, Yutian, Willich
	Abb. 2	Sun, Yutian, Willich
Kap. 8.2.4	Abb. 1	Shenzhen Tsumura Medicine Co., Shen Zhen
	Abb. 2	Sun, Yutian, Willich
Kap. 8.2.5	Abb. 1	The coloured Atlas of the Chinese Materia Medica specified in Chin. Ph. Seite 400
	Abb. 2	Sun, Yutian, Willich
	Abb. 3	Sun, Yutian, Willich
Kap. 8.2.6	Abb. 1	Prof. Shun, Qing Sheng, Shanghai
	Abb. 2	Sun, Yutian, Willich
	Abb. 3	Sun, Yutian, Willich
Kap. 8.2.7	Abb. 1	The coloured Atlas of the Chinese Materia Medica specified in Chin. Ph. Seite 292
	Abb. 2	Prof. Shun, Qing Sheng, Shanghai
	Abb. 3	Sun, Yutian, Willich
Kap. 8.3.1	Abb. 1	Shen, Bao An, An Hui Province
	Abb. 2	Sun, Yutian, Willich
	Abb. 3	Sun, Yutian, Willich
Kap. 8.3.2	Abb. 1	The coloured Atlas of the Chinese Materia Medica specified in Chin. Ph. Seite 329
	Abb. 2	Sun, Yutian, Willich
	Abb. 3	Complemedis AG, Schweiz, Schönenwerd
Kap. 8.3.3	Abb. 1	The coloured Atlas of the Chinese Materia Medica specified in Chin. Ph. Seite 404
	Abb. 2	Sun, Yutian, Willich

Kapitel 9

Kap. 9.1.1	Abb. 1	Prof. Shun, Qing Sheng, Shanghai
	Abb. 2	Sun, Yutian, Willich
	Abb. 3	Sun, Yutian, Willich
Kap. 9.1.2	Abb. 1	The coloured Atlas of the Chinese Materia Medica specified in Chin. Ph. Seite 312
	Abb. 2	Sun, Yutian, Willich
	Abb. 3	The coloured Atlas of the Chinese Materia Medica specified in Chin. Ph. Seite 313
Kap. 9.1.3	Abb. 1	Prof. Shun und Prof.
	Abb. 2	Sun, Yutian, Willich
Kap. 9.1.4	Abb. 1	Prof. Shun, Qing Sheng, Shanghai
	Abb. 2	Sun, Yutian, Willich
	Abb. 3	Sun, Yutian, Willich
Kap. 9.1.5	Abb. 1	Shenzhen Tsumura Medicine Co., Shen Zhen
	Abb. 2	Sun, Yutian, Willich
Kap. 9.1.6	Abb. 1	Botanik-Bildarchiv Laux, Biberach
	Abb. 2	Sun, Yutian, Willich
Kap. 9.1.7	Abb. 1	Shenzhen Tsumura Medicine Co., Shen Zhen
	Abb. 2	Sun, Yutian, Willich

Kapitel 10

Kap. 10.1.1	Abb. 1	The coloured Atlas of the Chinese Materia Medica specified in Chin. Ph. Seite 141
	Abb. 2	The coloured Atlas of the Chinese Materia Medica specified in Chin. Ph. Seite 141
Kap. 10.1.2	Abb. 1	Prof. Shun, Qing Sheng, Shanghai
Kap. 10.1.3	Abb. 1	Sun, Yutian, Willich
Kap. 10.1.4	Abb. 1	Sun, Yutian, Willich
Kap. 10.2.1	Abb. 1	Prof. Shun, Qing Sheng, Shanghai
	Abb. 2	Sun, Yutian, Willich
	Abb. 3	Sun, Yutian, Willich
Kap. 10.2.2	Abb. 1	Shen, Bao An, An Hui Province
	Abb. 2	Sun, Yutian, Willich
Kap. 10.2.3	Abb. 1	The coloured Atlas of the Chinese Materia Medica specified in Chin. Ph. Seite 159
	Abb. 2	Sun, Yutian, Willich
Kap. 10.2.4	Abb. 1	Shen, Bao An, An Hui Province
	Abb. 2	Sun, Yutian, Willich
Kap. 10.2.5	Abb. 1	Prof. Shun, Qing Sheng, Shanghai
	Abb. 2	Sun, Yutian, Willich
Kap. 10.2.6	Abb. 1	Shen, Bao An, An Hui Province
	Abb. 2	Sun, Yutian, Willich

Kapitel 11

Kap. 11.1.1	Abb. 1	Shen, Bao An, An Hui Province
	Abb. 2	Sun, Yutian, Willich
Kap. 11.1.2	Abb. 1	The coloured Atlas of the Chinese Materia Medica specified in Chin. Ph. Seite 60
	Abb. 2	Sun, Yutian, Willich
	Abb. 3	Sun, Yutian, Willich

Kap. 11.1.3	Abb. 1	Sun, Yutian, Willich	
	Abb. 2 links	Sun, Yutian, Willich	
	Abb. 2 rechts	Sun, Yutian, Willich	
Kap. 11.1.4	Abb. 1	Prof. Shun, Qing Sheng, Shanghai	
	Abb. 2	Prof. Shun, Qing Sheng, Shanghai	
Kap. 11.1.5	Abb. 1	The coloured Atlas of the Chinese Materia Medica specified in Chin. Ph. Seite 182	
	Abb. 2	Sun, Yutian, Willich	
Kap. 11.1.6	Abb. 1	Sun, Yutian, Willich	
	Abb. 2	Sun, Yutian, Willich	
Kap. 11.1.7	Abb. 1	The coloured Atlas of the Chinese Materia Medica specified in Chin. Ph. Seite 76	
	Abb. 2	Sun, Yutian, Willich	
	Abb. 3	Shen, Bao An, An Hui Province	
Kap. 11.1.8	Abb. 1	Prof. Shun, Qing Sheng, Shanghai	
	Abb. 2	Sun, Yutian, Willich	
	Abb. 3	Sun, Yutian, Willich	
Kap. 11.1.9	Abb. 1	Prof. Shun, Qing Sheng, Shanghai	
	Abb. 2	Sun, Yutian, Willich	

Kapitel 12

Kap. 12.1.1	Abb. 1	Shen, Bao An, An Hui Province
	Abb. 2	Sun, Yutian, Willich
Kap. 12.1.2	Abb. 1	Prof. Shun, Qing Sheng, Shanghai
	Abb. 2	Sun, Yutian, Willich
	Abb. 3	Sun, Yutian, Willich
Kap. 12.1.3	Abb. 1	The coloured Atlas of the Chinese Materia Medica specified in Chin. Ph. Seite 129
	Abb. 2	Sun, Yutian, Willich
Kap. 12.1.4	Abb. 1	The coloured Atlas of the Chinese Materia Medica specified in Chin. Ph. Seite 37
	Abb. 2	Sun, Yutian, Willich
Kap. 12.1.5	Abb. 1	The coloured Atlas of the Chinese Materia Medica specified in Chin. Ph. Seite 144
	Abb. 2	Sun, Yutian, Willich
Kap. 12.1.6	Abb.1	Prof. Shun, Qing Sheng, Shanghai
	Abb. 2	Sun, Yutian, Willich
Kap. 12.1.7	Abb. 1	Prof. Shun, Qing Sheng, Shanghai
	Abb. 2	Sun, Yutian, Willich
Kap. 12.1.8	Abb. 1	Prof. Shun, Qing Sheng, Shanghai
	Abb. 2	Sun, Yutian, Willich
	Abb. 3	Sun, Yutian, Willich
Kap. 12.1.9	Abb. 1	Prof. Shun, Qing Sheng, Shanghai
	Abb. 2	Sun, Yutian, Willich
	Abb. 3	Shen, Bao An, An Hui Province Bao An
Kap. 12.1.10	Abb. 1	Sun, Yutian, Willich
Kap. 12.1.11	Abb. 1	Sun, Yutian, Willich
	Abb. 2	Sun, Yutian, Willich
	Abb. 3	Sun, Yutian, Willich
Kap. 12.1.12	Abb. 1	Sun, Yutian, Willich
	Abb. 2	Sun, Yutian, Willich
Kap. 12.1.13	Abb. 1	Botanik-Bildarchiv Laux, Biberach
	Abb. 2 links	Sun, Yutian, Willich
	Abb. 2 rechts	Sun, Yutian, Willich
Kap. 12.1.14	Abb. 1	Botanik-Bildarchiv Laux, Biberach
	Abb. 2 links	Sun, Yutian, Willich
	Abb. 2 rechts	Sun, Yutian, Willich
Kap. 12.1.15	Abb. 1	Pixelquelle
	Abb. 2	Sun, Yutian, Willich
Kap. 12.1.16	Abb. 1	Shenzhen Tsumura Medicine Co., Shen Zhen
	Abb. 2	Sun, Yutian, Willich
	Abb. 3	Sun, Yutian, Willich
Kap. 12.1.17	Abb. 1	Prof. Shun, Qing Sheng, Shanghai
	Abb. 2	Sun, Yutian, Willich
	Abb. 3	Sun, Yutian, Willich
Kap. 12.1.18	Abb. 1 links	Shenzhen Tsumura Medicine Co., Shen Zhen
	Abb. 1 rechts	Sun, Yutian, Willich
	Abb. 2	Sun, Yutian, Willich
Kap. 12.1.19	Abb. 1	The coloured Atlas of the Chinese Materia Medica specified in Chin. Ph. Seite 66
	Abb. 2	Complemedis AG, Schweiz, Schönenwerd
Kap. 12.1.20	Abb. 1	The coloured Atlas of the Chinese Materia Medica specified in Chin. Ph. Seite 64
	Abb. 2	Sun, Yutian, Willich
	Abb. 3	Sun, Yutian, Willich

Kapitel 13

Kap. 13.1.1	Abb. 1	The coloured Atlas of the Chinese Materia Medica specified in Chin. Ph. Seite 100
	Abb. 2	Sun, Yutian, Willich
	Abb. 3	Prof. Shun, Qing Sheng, Shanghai
Kap. 13.1.2	Abb. 1	Prof. Shun, Qing Sheng, Shanghai
	Abb. 2	Prof. Shun, Qing Sheng, Shanghai
Kap. 13.1.3	Abb. 1	Sun, Yutian, Willich
	Abb. 2	Sun, Yutian, Willich
	Abb. 3	Sun, Yutian, Willich
Kap. 13.1.4	Abb. 1	The coloured Atlas of the Chinese Materia Medica specified in Chin. Ph. Seite 110
	Abb. 2	Sun, Yutian, Willich
	Abb. 3	Shen, Bao An, An Hui Province Bao An

Kap. 13.1.5	Abb. 1	The coloured Atlas of the Chinese Materia Medica specified in Chin. Ph. Seite 8
	Abb. 2	Sun, Yutian, Willich
	Abb. 3	Sun, Yutian, Willich
Kap. 13.1.6	Abb. 1	Shen, Bao An, An Hui Province
	Abb. 2	Sun, Yutian, Willich
Kap. 13.1.7	Abb. 1	Prof. Shun, Qing Sheng, Shanghai
	Abb. 2	Sun, Yutian, Willich
	Abb. 3	Sun, Yutian, Willich
Kap. 13.1.8	Abb. 1	Prof. Shun, Qing Sheng, Shanghai
	Abb. 2 links	Sun, Yutian, Willich
	Abb. 2 rechts	Sun, Yutian, Willich

Kapitel 14

Kap. 14.1.1	Abb. 1	Sun, Yutian, Willich
	Abb. 2	Sun, Yutian, Willich
Kap. 14.1.2	Abb. 1	Sun, Yutian, Willich
	Abb. 2	Sun, Yutian, Willich
Kap. 14.1.3	Abb. 1	Sun, Yutian, Willich
	Abb. 2	Sun, Yutian, Willich
Kap. 14.1.4	Abb. 1	Sun, Yutian, Willich
Kap. 14.1.5	Abb. 1	Sun, Yutian, Willich
	Abb. 2	Sun, Yutian, Willich
Kap. 14.1.6	Abb. 1	The coloured Atlas of the Chinese Materia Medica specified in Chin. Ph. Seite 408
	Abb. 2	Sun, Yutian, Willich

Kapitel 15

Kap. 15.1.1	Abb. 1 links	The coloured Atlas of the Chinese Materia Medica specified in Chin. Ph. Seite 335
	Abb. 1 rechts	The coloured Atlas of the Chinese Materia Medica specified in Chin. Ph. Seite 336
	Abb. 2	Sun, Yutian, Willich
	Abb. 3	Sun, Yutian, Willich
Kap. 15.1.2	Abb. 1	The coloured Atlas of the Chinese Materia Medica specified in Chin. Ph. Seite 105
	Abb. 2	Sun, Yutian, Willich
	Abb. 3	Sun, Yutian, Willich
Kap. 15.1.3	Abb. 1	Shen, Bao An, An Hui Province
	Abb. 2	Sun, Yutian, Willich
	Abb. 3	Sun, Yutian, Willich
Kap. 15.1.4	Abb. 1	Prof. Shun, Qing Sheng, Shanghai
	Abb. 2	Sun, Yutian, Willich
	Abb. 3	Sun, Yutian, Willich
Kap. 15.1.5	Abb. 1	The coloured Atlas of the Chinese Materia Medica specified in Chin. Ph. Seite 4
	Abb. 2	Sun, Yutian, Willich
	Abb. 3	Sun, Yutian, Willich
	Abb. 4	Sun, Yutian, Willich
	Abb. 5	Sun, Yutian, Willich
Kap. 15.1.6	Abb. 1 links	The coloured Atlas of the Chinese Materia Medica specified in Chin. Ph. Seite 89
	Abb. 1 rechts	Shen, Bao An, An Hui Province
	Abb. 2	Sun, Yutian, Willich
	Abb. 3	Sun, Yutian, Willich
	Abb. 4	Sun, Yutian, Willich
Kap. 15.1.7	Abb. 1	Shen, Bao An, An Hui Province
	Abb. 2	Sun, Yutian, Willich
	Abb. 3	Sun, Yutian, Willich
Kap. 15.1.8	Abb. 1	The coloured Atlas of the Chinese Materia Medica specified in Chin. Ph. Seite 112
	Abb. 2	Sun, Yutian, Willich
Kap. 15.1.9	Abb. 1	Sun, Yutian, Willich
	Abb. 2	Sun, Yutian, Willich
	Abb. 3	Sun, Yutian, Willich
Kap. 15.1.10	Abb. 1	Shen, Bao An, An Hui Province
	Abb. 2	Sun, Yutian, Willich
Kap. 15.2.1	Abb. 1	Prof. Shun, Qing Sheng, Shanghai
	Abb. 2	Sun, Yutian, Willich
Kap. 15.2.2	Abb. 1	Sun, Yutian, Willich
	Abb. 2	Prof. Shun, Qing Sheng, Shanghai
	Abb. 3	Sun, Yutian, Willich
Kap. 15.2.3	Abb. 1	Prof. Shun, Qing Sheng, Shanghai
	Abb. 2	Sun, Yutian, Willich/The Second Military Medical University, Shanghai
	Abb. 3	Sun, Yutian, Willich/The Second Military Medical University, Shanghai
Kap. 15.2.4	Abb. 1	Sun, Yutian, Willich
	Abb. 2	Sun, Yutian, Willich
	Abb. 3	Sun, Yutian, Willich
Kap. 15.2.5	Abb. 1	Sun, Yutian, Willich
	Abb. 2	Sun, Yutian, Willich
	Abb. 3	Complemedis AG, Schweiz, Schönenwerd
Kap. 15.2.6	Abb. 1	Sun, Yutian, Willich
	Abb. 2	Sun, Yutian, Willich
Kap. 15.2.7	Abb. 1	The coloured Atlas of the Chinese Materia Medica specified in Chin. Ph. Seite 363
	Abb. 2	Sun, Yutian, Willich
Kap. 15.2.8	Abb. 1 links	The coloured Atlas of the Chinese Materia Medica specified in Chin. Ph. Seite 358
	Abb. 1 Mitte	The coloured Atlas of the Chinese Materia Medica specified in Chin. Ph. Seite 359
	Abb. 1 rechts	Sun, Yutian, Willich
	Abb. 2	Sun, Yutian, Willich
	Abb. 3	Sun, Yutian, Willich

Kap. 15.2.9	Abb. 1	Prof. Shun, Qing Sheng, Shanghai
	Abb. 2 links	Sun, Yutian, Willich
	Abb. 2 rechts	Sun, Yutian, Willich
	Abb. 3	Sun, Yutian, Willich
Kap. 15.2.10	Abb. 1	The coloured Atlas of the Chinese Materia Medica specified in Chin. Ph. Seite 81
	Abb. 2	Sun, Yutian, Willich
	Abb. 3	Shen, Bao An, An Hui Province An Bao
Kap. 15.2.11	Abb. 1	Shen, Bao An, An Hui Province
	Abb. 2	Sun, Yutian, Willich
Kap. 15.3.1	Abb. 1	Prof. Shun, Qing Sheng, Shanghai
	Abb. 2	Sun, Yutian, Willich
	Abb. 3	Sun, Yutian, Willich
	Abb. 4	Sun, Yutian, Willich
	Abb. 5	Sun, Yutian, Willich
Kap. 15.3.2	Abb. 1	Sun, Yutian, Willich
	Abb. 2	Sun, Yutian, Willich
Kap. 15.3.3	Abb. 1	The coloured Atlas of the Chinese Materia Medica specified in Chin. Ph. Seite 97
	Abb. 2	Sun, Yutian, Willich
	Abb. 3	Sun, Yutian, Willich
Kap. 15.3.4	Abb. 1	Sun, Yutian, Willich
	Abb. 2	Sun, Yutian, Willich
	Abb. 3	Sun, Yutian, Willich
Kap. 15.3.5	Abb. 1	Shen, Bao An, An Hui Province
	Abb. 2	Sun, Yutian, Willich
Kap. 15.3.6	Abb. 1	Prof. Shun, Qing Sheng, Shanghai
	Abb. 2	Sun, Yutian, Willich
	Abb. 3	Sun, Yutian, Willich
Kap. 15.4.1	Abb. 1	Shen, Bao An, An Hui Province
	Abb. 2	Sun, Yutian, Willich
	Abb. 3	Sun, Yutian, Willich
Kap. 15.4.2	Abb. 1	Sun, Yutian, Willich
	Abb. 2	Sun, Yutian, Willich
	Abb. 3	Sun, Yutian, Willich
Kap. 15.4.3	Abb. 1	Prof. Shun, Qing Sheng, Shanghai
	Abb. 2	Sun, Yutian, Willich
	Abb. 3	Sun, Yutian, Willich
Kap. 15.4.4	Abb. 1	The coloured Atlas of the Chinese Materia Medica specified in Chin. Ph. Seite 98
	Abb. 2	Sun, Yutian, Willich
Kap. 15.4.5	Abb. 1	Sun, Yutian, Willich
	Abb. 2	Sun, Yutian, Willich
Kap. 15.4.6	Abb. 1	Sun, Yutian, Willich
	Abb. 2	Sun, Yutian, Willich
	Abb. 3	Sun, Yutian, Willich
Kap. 15.4.7	Abb. 1	Shen, Bao An, An Hui Province
	Abb. 2	Sun, Yutian, Willich
Kap. 15.4.8	Abb. 1	Prof. Shun, Qing Sheng, Shanghai
	Abb. 2	Sun, Yutian, Willich
Kap. 15.4.9	Abb. 1	The coloured Atlas of the Chinese Materia Medica specified in Chin. Ph. Seite 87
	Abb. 2	Sun, Yutian, Willich
	Abb. 3	Sun, Yutian, Willich

Kapitel 16

Kap. 16.1.1	Abb. 1	The coloured Atlas of the Chinese Materia medica specified in Chin. Ph. Seite 26
	Abb. 2	Sun, Yutian, Willich
	Abb. 3	Sun, Yutian, Willich
Kap. 16.1.2	Abb. 1	The coloured Atlas of the Chinese Materia medica specified in Chin. Ph. Seite 67
	Abb. 2	Sun, Yutian, Willich
Kap. 16.1.3	Abb. 1	The coloured Atlas of the Chinese Materia Medica specified in Chin. Ph. Seite 319
	Abb. 2	Sun, Yutian, Willich
Kap. 16.2.1	Abb. 1	Teuscher, Eberhard Gewürzdrogen Seite 258
	Abb. 2	Sun, Yutian, Willich
Kap. 16.2.2	Abb. 1	Sun, Yutian, Willich
	Abb. 2	Sun, Yutian, Willich
	Abb. 3	Sun, Yutian, Willich
Kap. 16.3.1	Abb. 1	Sun, Yutian, Willich
	Abb. 2	Sun, Yutian, Willich

Kapitel 17

Kap. 17.1.1	Abb. 1	Sun, Yutian, Willich
	Abb. 2	Sun, Yutian, Willich
	Abb. 3	Shenzhen Tsumura Medicine Co., Shen Zhen

Kapitel 18

Kap. 18.1.1	Abb. 1	Shen, Bao An, An Hui Province
	Abb. 2	Sun, Yutian, Willich
Kap. 18.1.2	Abb. 1	The coloured Atlas of the Chinese Materia Medica specified in Chin. Ph. Seite 15
	Abb. 2	Prof. Shun, Qing Sheng, Shanghai
	Abb. 3	Sun, Yutian, Willich

Weiterführende Literatur

- Bensky D, Clavey S, Stöger E. Chinese Herbal Medicine, Materia Medica. 3. Aufl., Eastland Press, Washington 2004
- Ehling D. Handbuch Chinesische Kräuterrezepte. Urban & Fischer bei Elsevier, München 2001
- Hempen CH (Hrsg), Fischer T (Hrsg). Leitfaden Chinesische Rezepturen. Urban & Fischer bei Elsevier, München 2006
- Hempen CH (Hrsg), Fischer T (Hrsg). Leitfaden Chinesische Phytotherapie. 2. Aufl., Urban & Fischer bei Elsevier, München 2006
- Yeung H. Handbook of chinese Herbs. Institute of Chinese Medicine, Rosemead, USA 1996
- Chen JK, Chen TT. Chinese medical herbology and pharmacology. Art of Medicine Press, City of Industry, USA 2001
- Körfers A. Traditionelle Chinesische Medizin, Patienten-Handbuch. Fegers Druck und Verlag, Nettetal 2001
- Pharmacopoeia of the People's Republic of China; compiled by The State Pharmacopoeia Comission of The People's Republic of China. English Edition. Chemical Industry Press, Shanghai 2005
- Porkert M. Klinische Chinesische Pharmakologie. Phainon Editions & Media GmbH, Dinkelscherben 1994
- Stöger EA. Arzneibuch der chinesischen Medizin. Deutscher Apotheker Verlag, Stuttgart 2006
- Suwanda S, Li T. Chinesische Arzneimitteltherapie. Hippokrates, Stuttgart 2005
- Bei Jing TCM-Universität. 中药成份化学. Zhong Yao Cheng Fen Hua Xue, Phytochemie. Volksverlag, Shanghai
- Cao Chun Lin et al. 中药药剂学. Zhong Yao Yao Ji Xue, TCM-Arzneimittelformlehre. Verlag für Wissenschaft und Technologie, Shanghai 1994
- Cheng Du TCM-Universität. 中药鉴定学. Zhong Yao Jian Ding Xue, Identitätslehre der TCM-Kräuter. Verlag für Wissenschaft und Technologie; Shanghai 1979
- Duan Fu Jin et al. 方剂学. Fang ji Xue, klassische Rezepturen der TCM. Verlag für Wissenschaft und Technologie, Shanghai 1994
- Feng Yao Nan et al. 中药材商品规格质量鉴别. Zhong Yao Cai Shang Pin Gui Ge Zhi Liang Jian Bie, Spezifikation und Qualitätsbeurteilung der TCM-Rohdrogen. Verlag der Universität, Ji Nan 1995
- Hu Shi Lin et al. 中医道地药材论丛. Selected Papers on the Chinese GEO-Herbalism. Verlag der antiken chinesischen medizinischen Literatur, Shanghai 1997
- Jiang Xi TCM-Universität. 药用植物学. Yao Yong Zhi Wu Xue, Pharmazeutische Botanik. Verlag für Wissenschaft und Technologie, Shanghai 1983
- Kong Zeng Ke, Chen Jing Qi. 中药调剂手册. Zhong Yao Tiao Ji Shou Ce, Handbuch zur Dispensierung in der TCM-Apotheke. Verlag für Wissenschaft und Technologie, Tian Jin 1995
- Lei Zai Quan et al. 中药学, Zhong Yao Xue (TCM-Drogenlehre). Verlag für Wissenschaft und Technologie, Shanghai 1995
- Li Xiang Zhong et al. 中医学基础. Zhong Yi Xue Ji Chu, TCM-Grundtheorie. Verlag Volksgesundheit, Shanghai 1993
- Lou Zhi Ceng et al. 生药学. Sheng Yao Xue, Pharmakognosie. Verlag Volksgesundheit Shanghai
- National Institut for the Control of pharmaceutical and biological Products (NICPBP). 中国中药材真伪鉴定. Zhong Guo Zhong Yao Cai Zhen Wei Jian Bie, Bildatlas zur Identifizierung der richtigen und gefälschten TCM-Drogen. Verlag für Wissenschaft und Technologie, Guang Dong 2002
- Pharmacopoeia of the People's Republic of China. 中国药典. Chinesische Arzneimittelkommission. Verlag Volksgesundheit, Shanghai 2005
- Gesundheitsamt Shanghai. 上海中药炮制规范. Shang Hai Zhong Yao Pao Zhi Gui Fan (Shanghai-Vorschrift zu Pao Zhi der TCM-Drogen). Ke Xue Pu Ji Verlag, Shanghai 1994
- Shen Yin Jun et al. 中药理学. Zhong Yao Yao Li Xue, TCM-Pharmakologie. Verlag für Wissenschaft und Technologie, Shanghai 1995
- Si Chuan TCM-Universität. 中草药学, Zhong Cao Yao Xue, TCM-Kräuterlehre. Verlag Volksgesundheit, Shanghai 1979
- Xie Yong Wan. 实用中药材经验鉴别. Shi Yong Zhong Yao Cai Jing Yan Jian Bie, Praktische Methoden zur Identität der TCM-Drogen. Verlag Volksgesundheit, Shanghai 2001
- Xu Chu Jiang. 中药炮制学. Zhong Yao Pao Zhi Xue; Pao Zhi-Lehre der TCM-Drogen. Verlag für Wissenschaft und Technologie; Shanghai 1984

Pin-Yin-Register

A

Ai Fu Nuan Gong Tang, Rezeptur 503
Ai Fu Nuan Gong Wan, Rezeptur 503, **674**
Ai Jiao Tang, Rezeptur 503
Ai Pian 295
Ài Yè 502 f.
Ài Yè Tàn 503
An Gong Huang Wan, Rezeptur **674**
An Shen Ding Zhi Wan, Rezeptur 293
An Zi Bei Mu 99

B

Bā Dóu 146 f.
Bā Dòu Shuāng 147
Bā Jì Tiān 580 f.
Bā Zhen Tang, Rezeptur 543, 554, **674**
Ba Zheng San, Rezeptur 314, 328, 330, 335, **674**
Bái Biǎn Dòu 555
Bǎi Bù 102 f.
Bái Dòu Kòu 276
Bái Guǒ 109
Bǎi Hé 614 f.
Bai He Gu Tang, Rezeptur **674**
Bai He Zhi Mu Tan, Rezeptur 615
Bai Hu Tang, Rezeptur 157, 160, **675**
Bái Huā Shé Shé Cǎo 214 f.
Bái Jí 504 f.
Bai Ji Li San, Rezeptur 252
Bái Jiāng Cán 255
Bai Jiang Can San, Rezeptur 255
Bái Jiè Zǐ 73 f.
Bái Lián 636
Bái Máo Gēn 506 f.
Bái Sháo 191, 595 f.
Bái Shùn Piàn 393
Bái Tiáo Dǎng 542
Bái Tóu Wēng 218 f.
Bai Tou Weng Tang, Rezeptur 174, 219, **675**
Bái Xiǎn Pí 171
Bái Zhǐ 4, 6, 55, 464
Bái Zhū 539 ff.
Bái Zǐ Rén 420
Bái Zǐ Rén Shuāng 421
Bai Zi Ren Wan, Rezeptur 675
Bai Zi Yang Xin Tang, Rezeptur 675
Bai Zi Yang Xin Wan, Rezeptur 421
Bàn Biān Lián 321
Bǎn Lán Gēn 211
Bàn Xià 67 f.
Ban Xia Bai Zhu Tian Ma Tang, Rezeptur 69, 258, **675**
Ban Xia Hou Po Tang, Rezeptur 22, 69, 450, **675**
Bàn Xià Qū 68
Ban Xia Xie Xing Tang, Rezeptur 675
Bàn Zhī Lián 220 f.
Bao He Wan, Rezeptur 519, 523, 528, **675**
Běi Chái Hú 34 ff.
Běi Shā Shēn 610 f.
Bei Sheng Ma 43
Běi Tíng Lì Zǐ 112
Biǎn Xù 329
Biao Zheng 53
Bīng Láng 646 f.
Bīng Piàn 294
Bi Xie Qing Yin, Rezeptur 675
Bò Hé 31, 48 f.
Bò Hé Yè 48
Bo Ju 39
Bu Fei Tang, Rezeptur 675
Bǔ Gú Zhǐ 582
Bu Yang Huan Wu Tang, Rezeptur 588, **675**
Bu Zhong Ju Yuan Jian, Rezeptur 43
Bu Zhong Yi Qi Tang, Rezeptur 36, 72, 537, **675**

C

Cán Shā 256
Cāng Ěr Zǐ 27
Cang Er Zi San, Rezeptur 5, 18, 28, **675**
Cāng Zhū 281 f., 541
Cǎo Dòu Kòu 276
Cǎo Guǒ 288
Cǎo Hé Chē 217
Cǎo Wū 344
Cè Bǎi Yè 510
Cè Bǎi Yè Tàn 511
Chai Ge Jie Ji Tang, Rezeptur 36, **675**
Chái Hú 31, 34 f.
Chai Hu Shu Gan San, Rezeptur 36, 446, 465, **675**
Chán Kǔ Xìng Rén 89
Chán Táo Rén 486
Chán Tuì 31, 40 f.
Chang Pu Yu Jin Tang, Rezeptur 293
Chǎo Bā Dòu 147
Chǎo Bái Biǎn Dòu 556
Chǎo Bái Jiè Zǐ 74
Chǎo Bái Sháo 596
Chǎo Bái Zhū 540
Chǎo Bǔ Gú Zhǐ 583
Chǎo Cāng Zhū 282
Chǎo Cǎo Guǒ 289
Chǎo Chē Qián Zǐ 328
Chǎo Chì Sháo 191
Chǎo Chōng Wèi Zǐ 476
Chǎo Chuān Liàn Zi 452
Chǎo Dù Zhòng 578
Chǎo Gě Gēn 53
Chǎo Gǔ Yá 530
Chǎo Hòu Pò 450
Chǎo Huā Jiāo 407
Chǎo Huái Mǐ 197
Chǎo Huǒ Má Rén 141
Chǎo Jí Lí 252
Chǎo Jī Nèi Jīn 523
Chǎo Jiāng Cán 255
Chǎo Jué Míng 269
Chǎo Jué Míng Zǐ 269
Chǎo Kǔ Xìng Rén 89
Chǎo Lái Fù Zǐ 528
Chǎo Lián Zǐ 637
Chǎo Mài Yá 525
Chǎo Màn Jīng Zǐ 54 f.
Chǎo Niú Bāng Zǐ 33
Chǎo Pǔ Huáng 515
Chǎo Sāng Zhī 373
Chǎo Shān Yào 546
Chǎo Shān Zhā 523
Chǎo Shén Qǔ 526
Chǎo Tǎo Rén 486
Chǎo Tíng Lì Zǐ 112
Chǎo Wáng Bù Líu Xíng 496
Chǎo Yì Yǐ Rén 312
Chǎo Yù Lǐ Rén 143
Chǎo Zǎo Rén 429
Chǎo Zé Xiè 303
Chǎo Zhī Zǐ 159
Chǎo Zǐ Sū Zǐ 116
Chǎo Ziè Jǐ 74
Chē Qián Zǐ 327
Chén Pí 63 f.
Chì Sháo 190 f., 596
Chóng Lóu 217
Chōng Wèi Zǐ 476
Chu Ju 39
Chuan Bai Zhi 5
Chuān Bèi Mǔ 97 ff.
Chuan Bi Tang, Rezeptur 538, **675**
Chuān Liàn Zǐ 451
Chuān Mù Tōng 309
Chuān Niú Xī 474 f.
Chuān Wū 343
Chuan Xiong Cha Tiao San, Rezeptur 5, 8, 24, **675**
Chuān Xiōng 6, 463 f.
Cì Jí Lí 252
Cí Shí 415

Ci Zhu Wan, Rezeptur 414 f., **675**
Cù Ài Yè 503
Cu Chai Hú 35
Cù Gān Suī 151
Cù Líng Zhī 494
Cù Qīng Pí 442
Cù Sān Léng 490
Cù Wǔ Wèi Zǐ 629
Cù Xiāng Fù 446
Cù Yán Hú Suǒ 467
Cù Yuán Huā 149
Cù Zhì 484
Cù Zhì É Zhū 473
Cù Zhì Mò Yào 482

D

Da Cheng Qi Tang, Rezeptur 131 f., 135, 440, 450, **676**
Da Ding Feng Zhu, Rezeptur 250, 592, **676**
Dà Fù Pí 304
Dà Huáng 133, 135
Da Huang Mu Dan Pi Tang, Rezeptur 486, **676**
Dà Huáng Tàn 135
Da Huang Zhe Chong Wan, Rezeptur **676**
Da Jian Zhong Tang, Rezeptur 407, **676**
Da Li Ren 143
Da Ma Ren 141
Dà Qīng Yè 209 f.
Dà Tiān Dōng 606 f.
Da Xian Xiong Tang, Rezeptur 112, **676**
Dà Zǎo 553
Dài Zhě Shí 246
Dàn Cōng Róng 567
Dàn Fù Piàn Yán 393
Dǎn Nàn Xīng 61
Dān Shēn 464, 487 f.
Dan Shen Yin, Rezeptur 488, **676**
Dàn Zhú Yè 31, 46 f.
Dāng Guī 586 f.
Dang Gui Bu Xue Tang, Rezeptur **676**
Dang Gui Jian Zhong Tang, Rezeptur 588, **676**

Dang Gui Long Hui Wan, Rezeptur 587, **676**
Dāng Guī Wěi 588
Dǎng Shēn 542 f.
Dao Chi San, Rezeptur 47, 310, **676**
Dao Tan Tang, Rezeptur 62, **676**
Dào Yá 531
Dēng Xīn Cǎo 317
Dì Fū Zǐ 319
Di Fu Zi Tang, Rezeptur 320, **676**
Dì Gǔ Pí 230
Di Gu Pi Yin, Rezeptur 231
Dì Huáng 192
Dì Lóng 259
Dì Yú 512
Dì Yú Tàn 513
Ding Chuan Tang, Rezeptur 90, 109, **676**
Dīng Xiāng 397
Ding Xiang San, Rezeptur 398
Dòu Kóu 276 f.
Dú Huó 6, 347
Du Huo Ji Sheng Tang, Rezeptur 9, 348, 387, 465, **676**
Du Qi Wan, Rezeptur 629, **676**
Dù Zhòng 578 f.
Duàn Cí Shí 415
Duàn Gé Qiào 125
Duàn Lóng Gǔ 414
Duàn Mǔ Lì 250
Duàn Shí Gāo 160
Duàn Shí Hué Míng 248
Duàn Wǎ Léng Zǐ 119
Dui Ye Bai Bu 103

E

Ē Jiāo 590
E Jiao Shao Yao Tang, Rezeptur 591
Ē Jiāo Zhū 591
É Zhū 472 f.
Er Chen Tang, Rezeptur 64, 69, **676**
Er Dong Tang, Rezeptur 619, **676**
Er Jiang Wan, Rezeptur 396, **676**

Er Long Zuo Ci Wan, Rezeptur 415, **677**
Er Miao San, Rezeptur 282, **677**
Er Xian Tang, Rezeptur 571, **677**
Er Zhi Wan, Rezeptur 609, **677**

F

Fǎ Bàn Xià 67 ff.
Fān Hóng Huā 462
Fān Xiè Yè 137
Fáng Fēng 23 f.
Fáng Jǐ 377
Fang Ji Huang Ji Tang, Rezeptur 377
Fang Ji Huang Qi Tang, Rezeptur 377, **677**
Fěn Bī Xiè 315
Fěn Gě 52 f.
Fen Qing Yin, Rezeptur 316, **677**
Fěng Fáng Jǐ 376 f.
Fó Shǒu 443
Fū Chǎo Bái Zhū 540
Fū Chǎo Jiāng Cán 255
Fū Chǎo Qīng Pí 442
Fū Chǎo Wū Yào 448
Fū Chǎo Zhǐ Shí 440
Fu Fang Da Cheng Qi Tang, Rezeptur **677**
Fu Yuan Huo Xue Tang, Rezeptur **677**
Fú Líng 333, 427
Fú Líng Pí 334, 427
Fú Shén 426 f.
Fú Xiǎo Mài 640
Fù Zǐ 343, 392 f.
Fu Zi Tang, Rezeptur **677**

G

Gān Cǎo 550 f.
Gan Ji 521
Gān Jiāng 29 f.
Gan Lu Xiao Du Dan, Rezeptur 287, **677**
Gan Mai Da Zao Tang, Rezeptur 554, **677**

Gan Re 233
Gan Su Bei Mu 99
Gān Suī 150 f.
Gān Zhì Xiān Máo 571
Gāo Běn 5, 15, 55
Gāo Liáng Jiāng 395 f.
Gě Gēn 31, 52 f.
Ge Gen Tang, Rezeptur 53, **677**
Gé Qiào 125
Gè Qīng Pí 442
Ge Xia Zhu Yu Tang, Rezeptur 459, **677**
Gong Ju 39
Gǒu Jǐ 564 f.
Gǒu Qí Zǐ 616
Gōu Téng 264 f.
Gou Teng Yin, Rezeptur 264, **677**
Gou Teng Yin Zi, Rezeptur 258
Gu Chong Tang, Rezeptur 414, 631, **677**
Gǔ Yá 529
Gǔ Zhēng 239, 369
Guā Lóu 82 ff.
Gua Lou Bei Mu San, Rezeptur 71
Gua Loú Gēn 166, 223
Guā Lóu Pí 84
Guā Lóu Rén 85
Gua Lou Xie Bai Bai Jiu Tang, Rezeptur 435, **677**
Gua Lou Xie Bai Ban Xia Tang, Rezeptur **677**
Guān Mù Tōng 308 f.
Guang Di Long 260
Guǎng Dòu Gēn 223
Guǎng Huò Xiāng 286 f.
Guǎng Jì Shēng 385
Guǎng Jīn Qián Cǎo 326
Guang Zhi Mu 157
Gui Fu Li Zhong Tang, Rezeptur 401, **677**
Gui Juan 594
Guì Pí 400
Gui Pi Tang, Rezeptur 334, 429, 438, 538, 554, 594, **677**
Guì Zhī 10
Gui Zhi Fu Ling Tang, Rezeptur 486, 540

Gui Zhi Fu Ling Wan, Rezeptur 189, 191, 459, **677**
Gui Zhi Tang, Rezeptur 11, **678**

H

Hai Chan San, Rezeptur 41
Hǎi Dài 124
Hai Èr Shēn 560
Hǎi Fēng Téng 360
Hǎi Jīn Shā 323 f.
Hǎi Piáo Xiāo 630
Hǎi Tóng Pí 366
Hǎi Zǎo 126
Hai Zao Yu Hu Tang, Rezeptur 124, 127, **678**
Hán Lián Cǎo 609
Háng Bái Zhǐ 4 f.
Hang Ju 39
Hé Huān Pí 418 f.
Hé Nán Shú Dì 601
He Ren Yin, Rezeptur 600, **677**
Hé Shǒu Wū 598
Hé Yè 240 f.
Hé Yè Tàn 241
Hēi Shùn Piàn 393
Hēi Zǎo 554
Hóng Huā 458 f.
Hóng Shēn 548 f.
Hòu Pò 449 f.
Hou Po Qi Qu Tang, Rezeptur 450
Hou Po San Wu Tang, Rezeptur 678
Hú Huáng Lián 232 f.
Hú Jì Shēng 386
Hua Ban Tang, Rezeptur 160, 195, **678**
Huā Jiāo 406
Huá Shí 335
Huái Huā Mǐ 196
Huái Huā Tàn 197
Huái Jiǎo 198
Huái Niú Xī 456
Huái Shān Yào 545
Huáng Bó 177 f.
Huáng Lián 168 f.
Huang Lian Jie Du Tang, Rezeptur 159, **678**
Huáng Qí 536, 543
Huang Qi Tang, Rezeptur 180, **678**
Huáng Qín XXIX, 179 f.
Huáng Sī Yù Jīn 470
Hui Bai Zhi 5
Huǒ Má Rén 140 f.
Huo Xiang Zheng Qi San, Rezeptur 22, 287, **678**

J

Ji Chuan Jian, Rezeptur 567, **678**
Jí Lí 55, 251
Ji Ming San, Rezeptur 403, **678**
Jī Nèi Jīn 522
Ji Sheng Shen Qi Wan, Rezeptur 457, **678**
Jī Xuě Téng 491
Jia Jian Wei Zhu Tang, Rezeptur 621, **678**
Jia Wei Xiao Yao San, Rezeptur 678
Jiàn Qǔ 526
Jiāng Bàn Xià 68
Jiāng Cán 254
Jiāng Cǎo Guǒ 289
Jiāng Huáng 468
Jiāng Huáng Lián 169
Jiāng Tàn 30
Jiang Xiong Xiao Zhong San, Rezeptur 465, **678**
Jiāng Zhù Rú 77
Jiāo Shān Zhā 523
Jiāo Shén Qǔ 526
Jiao Tai Wan, Rezeptur 170, 400, **678**
Jié Gěng 70 f.
Jie Xiong 435
Jiè Zǐ 74
Jin Chan Tui 41
Jin Kui Shen Qi Wan, Rezeptur 627, **678**
Jīn Líng Zi 452
Jīn Qián Bái Huā Shé 349
Jīn Qián Cǎo 325 f.
Jin Suo Gu Jing Wan, Rezeptur 637, **678**
Jīn Yín Huā 212
Jīn Yín Huā Tàn 213

Jing Fang Bai Du San, Rezeptur 26, 71, **679**
Jīng Jiè 25
Jīng Jiè Tàn 26
Jiǔ Chuān Niú Xī 475
Jiǔ Dà Yún 567
Jiǔ Dān Shēn 488
Jiǔ Dāng Guī 587
Jiǔ Huáng Lián 169
Jiǔ Huáng Qín 180
Jiǔ Niú Xī 457
Jiǔ Ròu Cōng Róng 567
Jiu Wei Qiang Huo Tang 8 –, Rezeptur 20, 24, **679**
Jiǔ Xī Xiàn Cǎo 375
Jiǔ Xiān Máo 571
Ju He Wan, Rezeptur 127, **679**
Jú Huā 31, 2 38
Ju Juan Jian, Rezeptur 679
Juan Bi Tang, Rezeptur 16, 20, 24, 256, 361, 538, 588, **679**
Jué Míng Zǐ 268

K

Kǔ Shēn 182 f.
Kǔ Xìng Rén 88 f.
Kǔ Xìng Rén Shuāng 89
Kūn Bù 123 f.

L

Léi Gōng Téng 362
Li Zhong Wan, Rezeptur 30
Lian Han Tang, Rezeptur 51
Lián Qiào 204 f.
Lian Qiao San, Rezeptur 33
Lián Zǐ 636 f.
Lián Zǐ Xīn 638
Liang Fu Wan, Rezeptur 396, 446, **679**
Ling Jiao Gou Teng, Rezeptur 679
Liáo Xì Xīn 7 f.
Lin Zheng 320
Líng Cí Shí 415
Ling Gui Zhu Gan Tang, Rezeptur 334, **679**
Ling Jiao Gou Teng Tang, Rezeptur 679

Ling Yang Gou Teng Yin, Rezeptur 39
Liu Shen Wan, Rezeptur 679
Liu Wei Di Huang Tang, Rezeptur 189, **679**
Liu Wei Di Huang Wan, Rezeptur 189, 602, 627
Liu Yi San, Rezeptur 335, **679**
Li Zhong Wan, Rezeptur 679
Lóng Chǐ 413
Lóng Dǎn 175 f.
Long Dan Xie Gan Tang, Rezeptur 176, **679**
Lóng Gǔ 414
Lóng Nǎo 295
Long Nao Zhang 295
Lóng Yǎn Ròu 593 f.
Lú Bèi 98
Lú Gēn 161 f.
Lù Jiǎo Jiāo 569
Lù Lù Tōng 356
Lù Róng 568
Luò Shí Téng 378 f.

M

Má Huáng 12 f.
Ma Huang Fu Zi Xi Xin Tang, Rezeptur 8, **679**
Má Huáng Gēn 14
Ma Huang Tang, Rezeptur 11, 13, 551, **679**
Ma Ren Wan, Rezeptur 90
Ma Xin Xhi Gan Tang, Rezeptur 14
Ma Xing Shi Gan Tang, Rezeptur 90, 551, **679**
Ma Zi Ren Wan, Rezeptur 141, **679**
Mài Mén Dōng 618
Mài Yá 524
Màn Jīng Zǐ 31, 54 f.
Man Sheng Bai Bu 103
Máng Xiāo 132
Máo Zhī Mǔ 156
Mei Pian 295
Mian Yin Chen 307
Mì Gān Cǎo 551
Mì Huái Jiǎo 198
Mì Huáng Qí 537

Mì Kuǎn Dōng Huā 95 f.
Mì Má Huáng 13
Mì Pí Pá Yè 94
Mì Qián Hú 81
Mì Sāng Bái Pí 114
Mì Sāng Yè 51
Mì Shēng Má 43
Mì Xuán Fù Huā 66
Mì Yín Huā 213
Mì Zhì Bǎi Bù 103
Mì Zhì Bǎi Hé 615
Mì Zhì Běi Shā Shēn 611
Mì Zhì Shè Gàn 201
Mì Zǐ Wǎn 92
Mián Bī Xiè 316
Mò Hàn Lián 608 f.
Mò Yáo 481
Mǔ Dān Pí 188 f.
Mǔ Dān Pí Tàn 189
Mù Guā 350 f.
Mǔ Lì 249
Mu Li San, Rezeptur 250, 537, **679**
Mù Tōng 308 f.
Mù Xiāng 436 f.
Mu Xiang Bin Lang Wan, Rezeptur 43, 647, **679**
Mú Zéi 31, 44 f.

N

Nán Chái Hú 35 f.
Nán Shā Shēn 604 f.
Nán Tíng Lì Zǐ 112
Nan Wǔ Wèi Zǐ 629
Nei Xiao Luo Li Wan, Rezeptur 127
Niú Bāng Zǐ 31 ff.
Niú Xī 456

P

Pào Jiāng 30
Pào Jiāng Tàn 30
Pào Jiāng 30
Pèi Lán 284
Pí Pá Yè 93 f.
Ping Wei San, Rezeptur 282, 450, **680**
Pǔ Gōng Yīng 224
Pǔ Huáng 514
Pǔ Huáng Tàn 515
Pu Ji Xiao Du Yin, Rezeptur 33, 43, 195, **680**

Q

Qi Bao Mei Ran Dan, Rezeptur 680
Qi Ju Di Huang Tang, Rezeptur 39
Qi Ju Di Huang Wan, Rezeptur 39, 617
Qi Li San, Rezeptur 297, 484, **680**
Qí Shé 345
Qī Yè Yī Zhī Huā 216 f.
Qián Hú 80 f.
Qian Hu San, Rezeptur 81
Qiān Nián Jiàn 354
Qian Zhen San, Rezeptur 255, 263, **680**
Qiāng Huó 6, 19, 464
Qiang Huo Sheng Shi Tang, Rezeptur 16, 20, 24, 55, 465, **680**
Qín Jiāo 368 f.
Qin Jiao Bie Jia Tang, Rezeptur 369, **680**
Qín Pí 173 f.
Qīng Bàn Xià 68
Qīng Bèi 98
Qīng Chǎo 484
Qīng Dài 208
Qing Dai San, Rezeptur 125, 208
Qing Gu San, Rezeptur 233, 235, 239, **680**
Qīng Hāo 238 f.
Qing Hao Bie Jia Tang, Rezeptur 189, 239, **680**
Qing Pí 441
Qing Qi Hua Tan Wan, Rezeptur 83, **680**
Qīng Qiào 205
Qing Wei San, Rezeptur 43, 160, **680**
Qīng Xiāng Zǐ 270
Qing Ying Tang, Rezeptur 193, 195, 205, 619, **680**
Qing Zao Jiu Fei Tang, Rezeptur 51, 619, **680**
Qú Mài 313
Quán Xiē 262

R

Rěn Dōng Téng 370
Rén Shēn 543, 547 ff.
Ren Shen Ge Jie San, Rezeptur 548, **680**
Ròu Cōng Róng 567
Ròu Dòu Kòu 634 f.
Ròu Guì 399 f.
Rǔ Xiāng 483
Run Chang Wan, Rezeptur 486, **680**

S

San Ao Tang, Rezeptur 680
Sān Léng 489 f.
San Miao San, Rezeptur 178, 312, **681**
San Miao Wan, Rezeptur 457
Sān Qī 508 f.
San Ren Tang, Rezeptur 335, **681**
San Wu Bei Ji Wan, Rezeptur 147, **681**
San Xing Tang, Rezeptur 51
San Zi Yang Qin Tang, Rezeptur 74, 528, **681**
San Zi Yang Yin Tang, Rezeptur 116
Sāng Bái Pí 113 f.
Sāng Jì Shēng 384 f.
Sang Ju Yin, Rezeptur 39, 51, 71, 89, 162, **681**
Sāng Yè 31, 50 f.
Sāng Zhī 372
Shā Rén 279
Shān Dòu Gēn 222
Shān Hé Huān Pí 418 f.
Shān Yào 545 f.
Shān Yín Huā 213
Shān Zhā 522
Shān Zhā Tàn 523
Shao Fu Zu Yu Tang, Rezeptur 459, **681**
Shao Yao Gan Cao Tang, Rezeptur 551, **681**
Shé Chuáng Zǐ 652
She Feng San, Rezeptur 255
Shè Gàn 200 f.
Shè Gàn Má Huáng Tāng, Rezeptur 201, **681**
Shè Xiāng 296
Shen Fu Tang, Rezeptur 394, **681**
Shēn Jīn Cǎo 358 f.
Shen Ling Bai Zhu San, Rezeptur 64, 334, **681**
Shén Qǔ 526
Shen Su Yin, Rezeptur 71, **681**
Shen Tong Zu Yu Tang, Rezeptur 460, 465, **681**
Shen Xiao Gua Lou San, Rezeptur 83
Shēng Bàn Xià 68 f.
Shēng Chuān Wù 343
Shēng Dì Huáng 192 f.
Shēng Gān Gǎo 551
Shēng Gǔ Xá 530
Sheng Hua Tang, Rezeptur 464, 486, **681**
Sheng Jiāng 30
Shēng Má 31, 42 f.
Sheng Ma Ge Gen Tang, Rezeptur 43, **681**
Sheng Mai San, Rezeptur 681
Sheng Mai Yin, Rezeptur 629
Shēng Shí Gāo 160
Shēng Tiān Nán Xīng 61
Sheng Yi Yi Ren 312
Shí Chāng Pú 292
Shí Gāo 160
Shí Jué Míng 247
Shi Xiao San, Rezeptur 494, 515
Shi Zao Tang, Rezeptur 149, 151, **681**
Shǒu Wū Téng 424
Shú Gǒu Jǐ 565
Shu Shi 285, 335
Shuǐ Dì Huáng 601 f.
Shuǐ Fēi Zhū Shā 412
Shuǐ Níu Jiǎo 186 f.
Sì Huā Qīng Pí 442
Si Jun Zi Tang, Rezeptur 540, 548, 551, **681**

Si Ling San, Rezeptur 332, **681**
Si Miao San, Rezeptur 312, **681**
Si Ni Tang, Rezeptur 394, **681**
Si Shen Wan, Rezeptur 635, **681**
Si Sheng Wan, Rezeptur 193, **681**
Si Wu Tang, Rezeptur 602
So Shen Wan, Rezeptur 403
Sōng Bèi 98
Su He Xiang Wan, Rezeptur 297
Su Zi Jiang Qi Tang, Rezeptur 116, **682**
Suān Zǎo Rén 426
Suan Zao Ren Tang, Rezeptur 429, **682**
Suo Quan Wan, Rezeptur 563, **682**
Suo Sha Bei Mu 99

T

Tai Shan Pan Shi San, Rezeptur 280, **682**
Tài Zǐ Shēn 559
Táng Shēn 548
Tao He Cheng Qi Tang, Rezeptur **682**
Tao Hong Si Wu Tang, Rezeptur 459, 486, **682**
Táo Rén 485
Táo Rén Shuāng 486
Tiān Dōng 606 f.
Tiān Huā Fěng 165
Tiān Má 257
Tian Ma Gou Teng Yin, Rezeptur 258, **682**
Tiān Nán Xīng 60
Tian Qi 509
Tian Tai Wu Yao San, Rezeptur 405, 442, 448, **682**
Tian Wang Bu Xin Dan, Rezeptur 429, 619, **682**
Tian Wang Bu Xin Tang, Rezeptur 488
Tiān Zhú Huáng 78 f.
Tiao Wei Cheng Qi Tang, Rezeptur **682**
Ting Li Da Zao Xie Fei Tang, Rezeptur 112, **682**
Tíng Lì Zǐ 111
Tōng Cǎo 336 f.
Tong Qiao Huo Xue Tang, Rezeptur 297, **682**
Tong Xie Yao Fang, Rezeptur 24, 597, **682**
Tǔ Chǎo Bái Zhū 540
Tǔ Jīng Pí 654 f.
Tù Sī Zǐ 572
Tu Si Zi Wan, Rezeptur 573, **682**

W

Wǎ Léng Zǐ 118 f.
Wáng Bù Líu Xíng 495 f.
Wang Chun Hua 18
Wei Jing Tang, Rezeptur 162, 486, **682**
Wēi Líng Xiān 352
Wèi Mù Xiāng 437
Wèi Ròu Dòu Kòu 635
Wen Bing 49, 205, 210, 213, 260, 287
Wen Dan Tang, Rezeptur 77, 293, **682**
Wén Dǎng 542
Wen Jing Tang, Rezeptur 464, **682**
Wú Gōng 261
Wu Hu Zhui Feng San, Rezeptur 263, **682**
Wǔ Jiā Pí 382 f.
Wu Ling San, Rezeptur 11, 332, 334, **683**
Wǔ Líng Zhǐ 493
Wu Mei Wan, Rezeptur 407, **683**
Wu Pi Yin, Rezeptur 334, 383, **683**
Wu Ren Wan, Rezeptur 90, 143, **683**
Wū Shāo Shé 364
Wu Tou Tang, Rezeptur **683**
Wu Wei Xiao Du Yin, Rezeptur 203, 213, 225, 227, **683**
Wǔ Wèi Zǐ 628 f.
Wū Xī 121
Wū Yào 445
Wū Zéi Gǔ 631
Wú Zhū Yú 402
Wu Zhu Yu Tang, Rezeptur 403, **683**
Wu Zi Yan Zong Wan, Rezeptur 683

X

Xī Hong Huā 459
Xī Xiàn Cǎo 374 f.
Xi Xin Tang, Rezeptur 9
Xī Yáng Shēn 557 f.
Xià Kū Cāo 163 f.
Xiān Dì Huáng 193
Xian Fang Huo Ming Yin, Rezeptur 484, **683**
Xiān Hè Cǎo 500 f.
Xiān Máo 570 f.
Xiāng Fù 445
Xiang Lian Wan, Rezeptur 438, **683**
Xiang Ru Yin/San, Rezeptur 556, **683**
Xiang Sha Liu Jun Zi Tang, Rezeptur 280, 437 f., **683**
Xiang Su San, Rezeptur 22, **683**
Xiao Ban Xia Tang, Rezeptur 62, 69, **683**
Xiao Chai Hu Tang, Rezeptur 36, 180, **683**
Xiao Feng San, Rezeptur 24, 26, 41, **683**
Xiǎo Huí Xiāng 404
Xiao Huo Luo Dan, Rezeptur 683
Xiao Huo Luo Wan, Rezeptur 260
Xiao Li Ren 143
Xiao Jian Zhong Tang, Rezeptur 683
Xiao Luo Wan, Rezeptur 193, 195, 250, **684**
Xiao Qing Long Tang, Rezeptur 9, 14, 30, 629, **684**
Xiǎo Tōng Cǎo 337
Xiao Xian Xiong Tang, Rezeptur 684
Xiao Yao San, Rezeptur 49, 446, 596, **684**
Xiǎo Yá Zào 121
Xiǎo Zào 121
Xiè Bái 434
Xie Bai San, Rezeptur 231, **684**
Xie Xin Tang, Rezeptur 337, **684**
Xin An Sheng Ma 43
Xīn Yí 17
Xīn Yí Rén 17
Xin Yi San, Rezeptur 9, 18, **684**
Xìng Rén 89
Xing Su San, Rezeptur 89, **684**
Xù Duàn 574
Xuan Bi Tang, Rezeptur 377, **684**
Xuān Fù 65
Xuan Fu Dai Zhe Tang, Rezeptur 66, 246, **684**
Xuān Fù Huà 66
Xuán Shēn 194
Xue Fu Zhu Tang, Rezeptur 464, **684**

Y

Yá Záo 121
Yán Bā Jì Tiān 581
Yán Bǔ Gú Zhǐ 583
Yán Dù Zhòng 579
Yán Fù Zǐ 393
Yán Hú Suǒ 466
Yán Huáng Bó 178
Yán Jí Lí 252
Yán Níu Xī 457
Yán Tù Sī Zǐ 573
Yán Zhì Xiǎo Huí Xiāng 405
Yang He Tang, Rezeptur 14, 74, **684**
Yao Ju 39
Ye Ge 53
Yě Jú Huā 202
Yi Gong San, Rezeptur 64, **684**
Yì Mǔ Cǎo 477 f.
Yi Qi Cong Ming Tang, Rezeptur 55, **684**
Yi Wei Tang, Rezeptur 621, **684**
Yì Yǐ Rén 311
Yì Zhì 562 f.
Yín Chái Hú 234 f.
Yin Chén 306
Yin Chen Hao 307

Yin Chen Hao Tang, Rezeptur 159, 307, **684**
Yin Chen Si Ni Tang, Rezeptur 307
Yin Qiao Bai Du San, Rezeptur 26, **684**
Yin Qiao San, Rezeptur 71, 205, 213, **684**
Yín Xìng Guǒ 108 f.
Yín Xìng Yè 106
Yíng Yáng Huò 576 f.
You Gui Wan, Rezeptur 394, **685**
Yù Jīn 470
Yù Lǐ Rén 142 f.
Yu Nü Jian, Rezeptur 169, 619, **685**
Yu Ping Feng San, Rezeptur 24, 540, **685**
Yu Rou 627
Yú Xīng Cǎo 206 f.
Yu Ye Tang, Rezeptur 166, **685**
Yu Zhen San, Rezeptur 24, 258, **685**
Yù Zhú 620 f.
Yuán Huā 148
Yuǎn Zhì 422
Yue Ju Wan, Rezeptur 282, **685**

Z

Zan Yu Dan, Rezeptur 575, 579, **685**
Zāng Hóng Huá 462
Zào Jiá 121
Zào Jiǎo 121
Zào Jiǎo Cì 122
Zǎo Pi 627

Zǎo Xīu 217
Zao Xiu Zi Sheng 217
Zé Lán 479
Zé Xiè 302 f.
Zeng Ye Tang, Rezeptur 193
Zeng Ye Yin, Rezeptur 195
Zhang Shu 295
Zhè Bèi 100 f.
Zhè Bèi Mǔ 100 f.
Zhě Shí 246
Zhen Gan Xi Feng Tang, Rezeptur 246
Zhen Wu Tang, Rezeptur 334
Zhēng Dà Yún 567
Zhēng Ròu Cōng Róng 566 f.
Zhi Bai Di Huang Tang/Wan, Rezeptur 189
Zhi Bai Di Huang Wan, Rezeptur 178
Zhì Bǔ Gú Zhǐ 583
Zhì Cǎo Wū 344
Zhì Chuān Wú 342 f.
Zhì Dà Yún 567
Zhì Gān Cǎo 551
Zhi Gan Cao Tang, Rezeptur 551, 591, **685**
Zhì Hé Shǒu Wū 598 f.
Zhì Hòu Pò 450
Zhi Jing San, Rezeptur 261, **685**
Zhi Li Bai Bu 103
Zhì Má Huáng 13
Zhī Mǔ 156 f.
Zhī Mǔ Ròu 156 f.
Zhì Niú Xī 457
Zhì Nǚ Zhēn Zí 612 f.
Zhǐ Qiào 439
Zhì Ròu Cōng Róng 567

Zhi Sāng Yè 51
Zhì Shān Zhū Yú 626 f.
Zhì Shēng Má 43
Zhǐ Shí 439
Zhi Shi Dao Zhi Wan, Rezeptur 440, **685**
Zhi Shi Xie Bai Gui Zhi, Rezeptur 440
Zhi Shou Wu 599
Zhì Tiān Nán Xīng 60 f.
Zhì Wǔ Wèi Zǐ 629
Zhì Wú Zhū Yú 403
Zhì Yíng Yáng Huò 577
Zhì Yuǎn Zhì 423
Zhi Zhu Wan, Rezeptur 440, **685**
Zhī Zǐ 158 f.
Zhì Zǐ Wǎn 92
Zhou Che Wan, Rezeptur **685**
Zhú Lì Bàn Xià 68
Zhū Líng 331 f.
Zhu Ling Tang, Rezeptur 332, **685**
Zhú Rú 76
Zhū Shā 412
Zhū Yá Zào 120
Zǐ Dān Shēn 487
Zǐ Huā Dì Dīng 226
Zǐ Sū Gěng 22
Zi Su San, Rezeptur 71
Zǐ Sū Yè 21 f.
Zǐ Sū Zǐ 22, 115
Zǐ Wǎn 91

Sachregister

A

Abführmittel 138
Abkochung XXXV
Abortus, drohender 573
Abszesse 33
Abtreibung 459
Abwehr-Qi XVII
Acacigenin B 419
Acaciin 203
Acanthopanacis cortex 382 f.
Acanthopanax gracilistylus 382 f.
Acetoxyatractylon 541
Acetyloleanolsäure 613
Acht-Jahre-Rhythmus XV
Achyranthes 456
Achyranthes bidentata 456 f.
Achyranthes-Wurzel 456
Achyranthis bidentatae radix 456
Acitidin-2-carbonsäure 621
Aconin 344, 394
Aconitan 344
Aconiti kusnezoffii radix praeparata 344
Aconiti radix 343
– – praeparata 342 ff.
– – lateralis praeparata 392 f.
Aconitin 344, 394
Aconitum carmichaeli 343, 392 f.
– *kusnezoffii* 342
Acori tatarinowii rhizoma 292
Acorus calamus 293
– *tatarinowii* 292 f.
Adenin 39, 51, 328, 334, 373, 525, 594
Adenophora stricta 605
– *tetraphylla* 604 f.
Adenophorae radix 604 f.
Adipositas 124, 241, 377
Adonitol 37
Aesculetin 174
Aesculin 174
Aflatoxinbestimmung XXXIII

Aflatoxine 420
Agkistrodon 345
Agkistrodon acutus 345 f.
Agrimolid 501
Agrimonia pilosa 500 f.
Agrimoniae herba 500 f.
Agrimonine 501
Agrimonol 501
Agrimophol 501
Akebiae caulis 308
Akebia quinta 309
– *trifoliata* 308 f.
– – var. *australis* 309
Alang-Alang-Gras 506
Alang-Alang-Graswurzelstock 506
Alanin 69
Alant 65
Alantblüten 65
Albiflorin 597
Albizia julibrissin 418 f.
– *kalkora* 419
Albiziae cortex 418 f.
– kalkorae cortex 419
6-Aldehydisophiopogonone 619
Alginsäure 124, 127
Alipinia-oxyphylla-Früchte 562
Alisma orientalis 302 f.
Alismatis rhizoma 302 f.
Alismol 303
Alismoxide 303
Alisol 303
Alisolmonoacetate 303
Alkaloide 18, 20, 28, 103, 183, 195, 252, 320, 322, 353, 363, 375, 496, 528, 577, 611, 615, 647
Alkoholmissbrauch 289
Alkoholvergiftung 556
Allantoin 546
Allergie 248
allergische Purpura 94
Allii macrostemonis bulbus 434

Alliin 435
Allium macrostemon 434 f.
Allium-macrostemon-Zwiebel 434
Allylisothiocyanate 112
1-Allyl-trimethoxybenzol 293
Aloeemodin 136, 138, 269
Aloerhein 138
Aloerheinglykoside 138
Alopecia areata 583
Alpinia katsumadai 276
– officinarum 395 f.
– oxyphylla 562 f.
Alpinia-katsumadai-Samen 276
Alpiniae katsumadai semen 276
– officinarum rhizoma 395 f.
– oxyphyllae fructus 562
Aluminium 246, 335, 415
Amberbaum 356
Amberbaumfrüchte 356
Ameisensäure 261
Amenorrhö 189, 310, 457, 459, 462, 464, 469, 478, 480, 486, 488, 496, 588
Amerikanische Ginsengwurzel 557
Amerikanischer Ginseng 557 f.
β-Aminobuttersäure 69
γ-Aminobuttersäure 373, 538
Aminoethansulfonsäure 263
Aminosäuren 41, 47, 62, 69, 83, 110, 116, 166, 260, 322, 367, 515, 569, 592, 602
Ammoidin 605
Ammoniumoxalat 255
Ammoniumsalz 263
Amöbenruhr 219
Amomi costati fructus 289
– fructus 279 f.
– fructus rotundus 277 f.
Amomum compactum 278
– *krervanh* 277 f.
– *longiligulare* 280
– *tsao-ko* 288 f.

– *villosum* 279 f.
– – var. *xanthioides* 280
Amomum-Sharen-Früchte 280
Amygdalase 90
Amygdalin 90, 94, 143, 486, 523
Amylase 521, 525, 531, 641
α-Amyrin 484
β-Amyrin 387
Anagyrin 223
Analfissuren 43, 505
Analprolaps 537
Anämie 139, 587
Androsteron 297
Anemarrhena 156
Anemarrhena asphleoides 156 f.
Anemarrhenae rhizoma 156
– – praep. 157
Anemarrhena-Wurzelstock 156
Anemonin 219, 353, 507
Anforderungen, überhöhte XVI
Angelica dahurica 5
– – var. *formosana* 4 f.
– *pubescens* f. *biserrata* 347 f.
– *sinensis* 586 f.
Angelica-dahurica-Wurzel 5
Angelica-pubescens-Wurzel 347
Angelicae dahuricae radix 4 ff., 55, 464
– pubescentis radix 6, 347
– sinensis radix 586 f.
– – extremitas 588
Angelicin 583
Angelole 348
Angina pectoris 295, 297, 459, 462, 488
Anisaldehyd 405
Anisol 405
Ansammlung von Flüssigkeiten XVIII
– von unverdauten Speisen 450
Anthocyanin 164
Anthrachinon-Derivate 269

Antithromboplastin 346
Anwendung, falsche XXIII
Anwendungsdauer, falsche XXIII
Äpfelsäure 351, 507
Apigenin 149
Apocynin 233
Apoplexie 295, 297
Appetit, verminderter 287, 519, 526
Aprikose 88
Arabane 318
Arabinose 328, 337
Arabinsäure 484
Arachinsäure 383, 460
Arca granosa 119
– *inflata* 119
– *subcrenata* 119
Arcae concha 118 f.
– – praep. 119
Archenmuschel 118
Archenmuschelschale 118
Arctigenin 33
Arctii fructus 32 f.
– – praep. 33
Arctiin 33, 379
Arctium lappa 32 f.
Areca catechu 304, 646 f.
Arecae pericarpium 304
– semen 646 f.
Arecaidin 647
Arecain 305
Arecolin 305, 647
Arginin 69, 166, 187, 193, 261, 641
Arisaema amurense 61
– *erubescens* 60 f.
– *heterophyllum* 61
Arisaematis rhizoma 60 f.
– – praep. 60 ff.
– – cum belle 61
Aristolochia debilis 437
– *manchuriensis* 309
Aristolochiae manchuriensis caulis 308
Aristolochiasäure 176
Armeniacae semen amarum 88
Arnidol 96
Arteannuin 239
Arteglasin 203

Artemisia annua 238 f.
– *argyi* 502 f.
– *capillaris* 307
– *scoparia* 306 f.
Artemisia-argyi-Blätter 502
Artemisiae annuae herba 238 f.
– argyi folium 502
– scopariae herba 306
Artemisia-Keton 239
Artenschutz 672
Arthritis 55, 363, 365, 379
Arundoin 47, 507
Arzneizubereitungen, TCM XXXIV
β-Asaron 293
γ-Asaron 293
Asaricin 9
Asari herba et radix 8
– radix et rhizoma 7 f.
Asarinin 9
Asarum heterotropoides var. *mandshuricum* 8
– *sieboldii* 7 f.
– – var. *seoulense* 8
Asche, normale 231
–, säureunlösliche 92, 231
Aschewerte 92
Ascorbinsäure 554
Asiatische Wegerichsamen 327
Asiatischer Wegerich 327
Asimilobin 554
Asini corii colla 590 ff.
Askariden 103
Asparagi radix 606 f.
Asparagin 162, 607
Asparaginsäure 124, 187, 373, 442
Asparagus cochinchinensis 606 f.
Asperosaponin VI, 575
Asperulosidtetraacetat 581
Asphaltklee 582
Asphaltkleefrüchte 582
Asphonin 157
Aspidinol 565
Assistent, Droge XXV
Aster tataricus 91 f.
Asteris radix et rhizoma 91
– – praep. 92
Asternwurzel 91

Astersaponin 92
Asthma 13 f., 74, 109, 112, 465
–, chronisches 116
Asthmaanfälle 109
Asthmabehandlung 105, 260
Astragalan 538
Astragali radix 536 ff., 543
– – praep. 537
Astragaloside 538
Astragalus 536
Astragalus membranaceus 537
– – var. *mongholicus* 536 f.
Astragalus-Wurzel 536
Aszites 480
Atemnot 147
Atemwegerkrankung 450
ätherisches Öl 69
– mit Diallylsulfid 435
Atmung XVII
Atractylodes 281
Atractylodes chinensis 281 ff.
– *lancea* 281 ff.
– *macrocephala* 539 f.
Atractylodes-Wurzelstock 281 f.
Atractylodis macrocephalae rhizoma 539 ff.
– rhizoma 281 f., 541
Atractylol 283
Atractylon 283, 541
Atrophie 581
Aucklandia lappa 436 f.
Aucklandiae radix 436 f.
Aucubin 328, 602
aufsteigender Leber-Yang 51
Aufstoßen 66, 519, 523, 528
Augen, rote 135
Augenarzneien 267
Augenausdruck XIX
Augenerkrankungen XV, 248
Augenschmerzen 174
Auranetin 440
Aurantianmarin 440
Aurantii fructus 440
– immaturus 439 f.
Aurantioobtusin 269
Ausfluss, riechender 312
–, vaginaler 174, 320, 332, 414, 631, 637
Ausspracheregeln 684
Austernschale 249

Auswurf 92
–, blutiger 81, 125, 207, 241, 591
–, gelblicher 71
Avicularin 330, 387

B

Baicalein 181
Baicalin 181
Baikal-Helmkraut 179
Baikal-Helmkrautwurzel 179 f.
Bakuchiol 583
Ballonblume 70
Ballonblumenwurzel 70 f.
Bambus 76, 78
Bambusa textiles 78 f.
– *tuldoides* 76 f.
Bambusae caulis in taeniam 76
– – praep. 77
– concretio silicea 78 f.
– liquidum in taeniam 77
Bambuskiesel 78 f.
Bambusrohrstreifen 76
Bambussaft, frischer 77
Bambussekretionsprodukte 79
Baphicacanthus cusia 210 f.
Bardanae fructus 33
Bärenklaublättrige Silberkerze 42
Bärtiges Helmkraut 220 f.
Batatasin 546
Batatatis rhizoma 546
Bauchschmerzen 448, 469, 490, 519, 523, 525, 528, 551
–, nach der Geburt 467, 484, 486
Bavachalcon 583
Bavachin 583
Bavachinin 583
Beauveria bassiana 255
Becherglockenwurzel 604 f.
Beerentang 126
Befall mit Wind 263
Behensäure 560
Beinödeme 305
Belamcanda chinensis 200 f.
Belamcandae rhizoma 200 f.
Benzoesäure 62, 189, 191, 478
Benzoylaconin 394

Benzoylhypaconin 394
Benzoylmesaconin 394
Benzoylpaeoniflorin 191, 597
Benzylisothiocyanate 112
Berbamin 377
Berbarastin 170
Berberin 170, 178, 233
Bergapten 5, 348, 611, 653
Bernsteinsäure 260, 285, 328, 373, 567
Beschwerden, dermatologische 189
–, klimakterische 537
–, rheumatische 488
Besenbeifuß 306
Besenbeifußkraut 306
Besenradmelde 319
Besenradmeldenfrüchte 319
Besenreifkraut 567
Betacyanin 221
Betain 231, 263, 367, 617
Betanidin 221
Betanin 221
Betelnuss 646
Betelnusspalme 304
Betelnusssamen 646 f.
Betelnussschale 304
Betulin 429, 438, 613
Betulinsäure 205, 219, 357, 429, 513
Bewegungseinschränkung 260, 341, 343, 351, 355, 371
Bewusstlosigkeit 121, 170
Bewusstsein XIX
Bewusstseinsstörung 195, 291, 293
Biflavone 107
Binsenmark 317
Biotin 332
Bisabolen 30
Bi-Schmerzen lindernd 387
Bi-Syndrom 8, 121, 282, 312, 341, 457, 462
– durch Hitze 377
– durch Nässe-Hitze 310
– in den unteren Extremitäten 369
– mit Blutstagnation 460
–, Wind-Kälte-Nässe 9
Bittere Aprikosensamen 88

Bitterstoffe 609
Bi-Zheng, kalter 297
Blase XVI
Blasenkrebs 223
Blasensteine 521
Blei 415
Bletilla striata 504 f.
Bletilla-striata-Wurzelknollen 504 f.
Bletillae rhizoma 504 f.
Blinddarmentzündung 215
Blockade der Sinnesöffnungen 121
Blumea balsamifera 295
Blut im Auswurf 114
– im Schleim 92
– im Stuhl 45, 135, 197, 505, 609
– im Urin 166, 513, 515, 609
– kühlend 198
– tonisierend 587
Blut- und Qi-Schwäche 594
Blutbildung XVIII
Blutdruckabfall 537
blutende Hämorrhoiden 197
Blutergüsse 159
Blutgefäße XIX
Blut-Hitze 51, 77, 159 f., 166, 170, 191, 195, 231, 246, 471, 499
–, blutiger Urin 511
–, Blut im Stuhl 511
–, Blutspucken 511
–, Blutung 503, 511
–, Nasenbluten 511
Bluthusten 501, 505
Blutlipide 83, 600
Blut-Mangel 139, 417, 492, 551, 588, 591, 596
–, im Herzen 421
Blut-Mangel-Muster 587
Blutschwäche 602
Blutspucken 51, 77, 135, 159, 166, 197, 457, 505, 591, 609
Blut-Stagnation 189, 473
Blutstase 11, 191, 260, 433, 467, 469, 482, 488, 490, 499
– im Gehirn 515
– im Herzen 462
– nach einer Geburt 462
Blutstrangurie 330

Blutungen 51, 193, 246, 494, 627, 631
– aus der Nase 197
–, äußere 509
– durch Blut-Hitze 26, 501
– im Gehirn 509
– im Magen 505
– im Unteren Erwärmer 513
–, innere 509
–, Schwangerschaft 455
– stillend 198
– stoppend 515
– während der Schwangerschaft 387, 503, 579
Blutwerte, schlechte 554
Blutzirkulation XVII
Bocksdorn 230
Bocksdornfrüchte 616
Bocksdornwurzelrinde 230
Bombyx batryticatus 254
– *excretum* 256
– *mori* 254 ff.
Borneol 278, 280, 295
–, natürliches 294
–, synthetisches 294
Borneolum 39, 203, 294, 469
– *syntheticum* 294
Bornylacetat 20, 280, 511
Borreliose 575
Boswellia carterii 484
– *sacra* 483
Boswellinsäure 484
α-Boswellsäure 484
β-Boswellsäure 484
Brandschopfsamen 270
Brassica junca 74
Braunelle 163
Braunellenähren 163 f.
Braunellenkraut 164
Braunwurz 194
Braunwurzwurzel 194
Brenndolde 652
Brenndoldenfrüchte 652
brennendes Gefühl beim Wasserlassen 170, 328
Bronchitis 13 f., 109, 112, 486
Brust-Bi 435
Brustgeschwüre 83
Brustschmerzen 469
Brustspasmen 260

Bubali cornu 186 f.
Bubalus bubalis 186 f.
Buddhashand 443
Buddhashandfrüchte 443
Buddleosid 203
Bullatantriol 355
Bungarus multicinctus 349
– *parvus* 349
Bupleuri radix 34 ff.
– – *praep.* 35
Bupleurum chinense 34 ff.
– *longeradiatum* 35
– *scorzonerifolium* 35 ff.
Bupleurumol 37
Burzeldorn 251
Burzeldornfrüchte 251
Butandisäure 588
Butelin 579
Butenolide 541
Buthotoxin 263
Buthus martensii 262 f.
Buthus-Skorpion 262
n-Butylidenphthalide 588
Butylphthalide 16, 465
Byakangelicin 5
Byakangelicol 5

C

Calcium 124, 563, 592
Calciumcarbonat 119, 125, 248, 250, 414, 631
Calciumphosphat 250, 414, 631
Calciumsulfat 132, 160, 250
Calycosin 538
Campesterol 172, 193, 312, 492, 573, 602
Camphen 30, 49, 55, 361, 471, 503, 635
Campher 39, 203, 239, 278, 280, 289, 473
Cannabis fructus 140 f.
– – *praep.* 141
Cannabis sativa 140
Capillanol 307
Capillarisin 307
Capillen 307
Carotin 51, 124, 554, 605, 617
Carthamidin 460
Carthami flos 458 f.

Carthamin 460
Carthamon 460
Carthamus tinctorius 458 f.
Caryophyllen 22, 239, 295, 398, 503
Caryophylli flos 397
Cassia acutifolia 138
– *angustifolia* 137 f.
– *obtusifolia* 269
– *tora* 268 f.
Cassiae cortex 400
– semen 268
Cassia-Zimt 10
Cassia-Zimtrinde 399 f.
Cassia-Zimtzweige 10
Casticin 55
Catalpol 193, 602
Catechin 136, 387, 513
Catechol 330
Cedren 438, 503
Cedrol 421
Cellulose 77
Celosia argentea 270 f.
Celosiae semen 270
Cervi cornu pantotrichum 568
– cornu colla 569
– cornu 568
Cervus elaphus 569
– *nippon* 568 f.
Chaenomeles speciosa 350 f.
– *sinensis* 351
Chaenomelis fructus 350 f.
Chán-Methode XXVII, 89
Chao-Tan-Methode XXVII
Chao-Verfahren XXVI
Chemotherapie 492, 540, 558, 587
China-Zimtrinde 400
Chinesische Ackerminze 48
– Ackerminzenblätter 48
– Anemonenwurzel 219
– Angelikanebenwurzel 588
– Angelikawurzel 586 f.
– Chrysantheme 38
– Chrysanthemenblüten 38
– Dattel 554
– Eisenhutwurzel 343
– Engelwurz 586
– Engelwurzwurzel 587
– Enzianwurzel 175 f.

– Esche 173
– Eschenrinde 173 f.
– Gelbbeere 158
– Gleditschie 120
– Goldlärche 654
– Goldlärchenwurzelrinde 654 f.
– Guttapercha 578
– Guttapercharinde 578 f.
– Haselwurzwurzel 7
– Hasenohrwurzel 34 f.
– Karde 574
– Kardenwurzel 574
– Küchenschelle 218
– Lobelie 321
– Mönchspfefferfrüchte 55
– Mutterkrautfrüchte 476
– Nasenotter 345
– Nelke 313
– Pivotfrüchte 613
– Quitte 350
– Quittenfrüchte 350 f.
Chinesische Rattenschlange 364
Chinesische Spargelwurzel 606 f.
– Teufelszwirnsamen 572
– Waldrebe 352
– Waldrebenwurzel 352
Chinesischer Beifuß 502
– Eisenhut 343, 392
– Enzian 175
– Liebstöckelwurzelstock 15
– Mönchspfeffer 54
– Spargel 606
– Teufelszwirn 572
– Wildknoblauch 434 f.
– Zimtbaum 399
Chinesisches Ackerminzenkraut 48 f.
– Hasenohr 34
– Liebstöckel 15
– Lobelienkraut 321
– Mutterkraut 477 f.
– Veilchen 226
– Veilchenkraut 226
Chitin 41, 125, 248
Chlorogensäure 39, 66, 170, 213, 307, 330, 371, 523, 579
Cholesterin 187, 261, 263, 573

Cholesterinablagerungen 435
Cholesterylpalmitat 271
Cholin 39, 51, 69, 141, 157, 172, 225, 328, 525, 546, 594
chronische Erkrankungen 381, 394
Chrysandiol 39
Chrysanthemi flos 38
– indici flos 202
Chrysanthemin 39
Chrysanthemum indicum 202 f.
– *morifolium* 38 f.
Chrysanthenon 39, 203
Chrysin 181
Chrysol 203
Chrysoobtusin 269
Chrysophanol 136, 269, 425, 600
Chuanbeinon 99
Chuanxiongol 465
Chuanxiong rhizoma 6, 463 f.
Chuanxiongzin 465
Cibotii rhizoma 564 f.
Cibotium 564
Cibotium barometz 564 f.
Cibotium-Wurzelstock 564 f.
Cicadae periostracum 40 f.
Cimicifuga dahurica 43
– *foetida* 42 f.
– *heracleifolia* 42 f.
Cimicifugae rhizoma 42 f.
– – praep. 43
Cimicifugin 24, 43
Cimicifugoside 43
Cimigenol 43
Cimigenolxyloside 43
Cineol 18, 30, 278, 289, 396, 469, 503
Cinnabaris 412
Cinnamomi cortex 399 f.
– ramulus 10
Cinnamomum camphora 295
– *cassia* 10 f., 399 f.
Cinnamylsäure 231, 233
Cinncassiole 401
Cinnzeylanin 401
Cinnzeylanol 401
Cistachlorin 567
Cistamin 567
Cistanche deserticola 566 f.

– *tubulosa* 567
Cistanches herba 566 f.
Cistanoside 567
Citral 629
Citri exocarpium rubrum 64
Citri reticulatae pericarpium 63 f.
– – viride 441
– sarcodactylis fructus 443
Citronensäure 351, 507, 523
Citrullin 166
Citrullindihydrat 166
Citrus aurantium 439 f.
– *medica* 443
– – var. *sarcodactylis* 443 f.
– *reticulata* 63 f., 441 f.
– *sinensis* 440
Clavatin 359
Clavatol 359
Clavatoxin 359
Clematidis armandii caulis 308 f.
– radix et rhizoma 352
Clematis armandii 309
– *chinensis* 353
– *hexapetala* 353
– *manshurica* 352 f.
– *montana* 309
Clematis-armandii-Stängel 309
Clematoside 353
Clemontanoside 310
Clerodendron cyrtophyllum 210
Cnidii fructus 652
Cnidilid 16
Cnidium monnierei 652 f.
Codonopsis pilosula 542 f.
– – var. *modesta* 543
– *tangshen* 543
Codonopsis radix 542 f.
Coicis semen 311
Coixenlid 312
Coix lacryma-jobi var. *mayuen* 312
Coixol 162, 507
Colchicin 615
Colitis 180
– ulcerosa 437, 484
Collagen 592

Columbianadin 348
Columbianetin 348
Commiphora myrrha 481 f.
Convallarin 621
Convallarmarin 621
Coptidis rhizoma 168 f., 180
Coptis chinensis 168 f.
– *deltoides* 169
– *teeta* 169
Coptisin 170
Corii asini colla 590
Corneum gigeriae galli endothelium 520
Corni fructus 626 f.
– – praeparata 627
Cornin 627
Cornus cervi colla 569
Cornus officinalis 626
Cornusiine 627
D-Corybubin 467
D-Corydalin 467
Corydalis rhizoma 466
Corydalis yanhusuo 466 f.
Corynanthein 265
Corynein 394
Corynoxeine 265
α-Costol 438
Costunolid 438
Costuslacton 438
α-Costussäure 438
Coumaroylferuloylethan 471
Crataegi fructus 522
Crataegus cuneata 523
– *pinnatifida* 523
– – var. *major* 522 f.
Crataegussäure 523
Crocetin 159, 462
Croci stigma 461
Crocin 159, 462
Crocus sativus 461
Crotin 147
Crotonoside 147
Croton 146
Croton tiglium 146 f.
Crotonfrüchte 146
Crotonis fructus 146 f.
– – praep. 147
– – pulveratum 147
Cryptotanshinon 488
Cryptotympana pustulata 40 f.

Cucui-Methode XXVI
Cumarine 114, 285, 496
Cumarinsäure 215, 330
Cuminalkohol 407
Curculigine 571
Curculiginis rhizoma 570 f.
Curculigosaponine 571
Curculigoside 571
Curculigo-Wurzelstock 570 f.
Curcuma 470
Curcuma kwangsiensis 471 ff.
– *longa* 468 f., 471
– *phaeocaulis* 471, 473
– *wenyujin* 470 f., 473
Curcumadiol 473
Curcumawurzelknollen 470
Curcumawurzelstock 468
Curcumae longae rhizoma 468
– radix 470
– rhizoma 472 f.
Curcumene 30, 471
Curcumenol 473
Curcumin 469, 471
Curcumol 473
Curcurbitacin B 166
Curguligo orchioides 570 f.
Curzeren 473
Curzerrenon 473
Cuscuta chinensis 572 f.
Cuscutae semen 572
Cu-Zheng-Methode XXVIII
Cù-Zhì-Methode XXVIII, 446
Cù-Zhì-Verfahren XXVII
Cu-Zhu-Methode XXVIII
Cyalykosid 110
Cyathula 474
Cyathula officinalis 474 f.
Cyathulae radix 474 f.
Cyathula-Wurzel 474 f.
Cyclanolin 377
Cyclina sinensis 125
Cyclindrin 47
Cyclomulberrin 114
Cyclomulberrochromen 114
Cylindrin 507
p-Cymen 285, 289
Cyperen 446
Cyperi rhizoma 445
Cyperol 446
α-Cyperon 446

β-Cyperon 446
Cyperus rotundus 445 f.
Cystein 521
Cystin 187

D

Dahurinol 43
Daidzein 53
Daidzin 53
„dampfende Knochen" 231, 233
Danba-Lösung 393
Dao-Di-Drogen XXXI
Daphne genkwa 148 f.
Darmabszess 486
Darmgeschwüre 132, 189, 215, 225, 227
Darmkrebs 215
Darm-Nässe-Hitze 219
Darmparasiten 452
Darmtrockenheit 567
Darutosid 375
Daucosterol 211, 219
Decaffeoylacteosid 567
Dehydrocorydalin 467
Dekokt XXXV
Dekokte, Dosierung XXXV
–, Wassermenge XXXV
Dekoktherstellung XXXV
Delavin 99
Delavinon 99
Demethylcoclaurin 637
Demethylisoophiopogonon 619
Dencichin 509
depressive Verstimmung 446
dermatologische Beschwerden 172, 189
Descurainia sophia 112
Descurainiae semen 111
– – praep. 112
Descurainium-Samen 111
Desmodium styracifolium 326
Dextrin 641
Diabetes 157, 166, 178, 193, 195, 231, 235, 492, 538, 558, 619
Diallyldisulfid 435
Dianoside 314

Dianthi herba 313
Dianthronglykoside 136
Dianthus chinensis 313 f.
– *superbus* 313 f.
Diagnosen, ungenaue XXIII
Diarrhö bei Kindern 407
Dichotomitin 201
Dicoumaroylmethan 471
Dictamni cortex 171
Dictamnin 172
Dictamnolacton 172
Dictamnus dasycarpus 171 f.
Dihydrocostunolid 438
Dihydrocostuslacton 438
Dihydromorin 373
Dihydrophthalsäure 588
Dihydrotanshinon 488
3,4-Dihydroxybenzaldehyd 271
3,4-Dihydroxybenzoesäure 271
3,4-Dihydroxybenzoesäuremethylester 314
Dihydroxykauran 375
Dimethoxycumarin 307
Dimethoxymricetinxylopyranosylglucopyranosid 571
Dimethylsulfon 45
Dimethyltetrandrin 377
Dimocarpus longan 593 f.
Dioscin 316, 546
Dioscorea futschauensis 316
– *hypoglauca* 315 f.
– *opposita* 545 f.
– *septemloba* 316
Dioscorea-hypoglauca-Wurzelstock 315
Dioscorea-septemloba-Wurzelstock 316
Dioscoreae hypoglaucae rhizoma 315
– rhizoma 545 f.
– septemlobae rhizoma 316
Diosgenin 217, 316, 546
Diosmin 444
Dipsaci radix 574
Dipsacus asperoides 574 f.
Diptam 171
Diptamwurzelrinde 171
Dipterocarpol 295
Disharmonie, Niere und Herz 417

Diyu-Glykoside 513
Dolichos lablab 555 f.
Dolichos semen 556
Dopamin 546
Dosierung 3, 167
Dosierungsfehler XXIII
Dosis, toxische 90
Drachenauge 593
Drachenaugenfrüchte 593 f.
Drachenknochen 414
Drachenzähne 413
Drehschwindel 303
Dreiblättrige Akebie 308
Drogen, bittere XXI
–, Dosierung XXXVI
– „edle" 98
–, Einweichen XXX, XXXV
–, Einzelwirkungen XXV
–, falsche Handhabung XXXVI
–, gefährliche 394
–, Gehaltsanalyse XXXIII
–, Giftigkeit XXII, XXXVI
–, Identität XXXI
–, Inhaltsstoffe XXXIII
–, Insektenbefall XXXIII
–, Interaktionen XXV
–, Konsistenz XXIV
–, Mykotoxine XXXIII
–, Pao-Zhi-Behandlung XXXIV
–, Pestizidprüfzertifikate XXXII
–, Pestizidrückstände XXXII
–, Qualität XXXIII f.
–, Reinheit XXXI
–, Reinigung XXX
–, Schwermetalle XXXII
–, Verarbeitung XXIX
–, Zerkleinern XXX
–, Zertifikate XXXIII
Drogenmenge 672
Druckgefühl im Brustkorb 335
– in der Brust 444
Dryobalanon 295
Dryobalanops aromatica 295
Duan-Cui-Methode XXVII
Duan-Tan-Methode XXVII
Duàn-Verfahren XXVII, 248
dünnflüssiges Nasensekret 394
Dun-Methode XXVII

Dünndarm XV
Durchblutung 107
Durchfall 169, 178, 276, 328, 519, 556
–, blutiger 169
–, chronischer 629, 633
–, lang anhaltender 537
–, morgendlicher 583
Durchgangsorgane XIX
Durchschlafstörungen 170
Durst 155, 558, 621
Dysenterie 178, 183
–, akute 169
–, blutige 53
Dyspnoe 75, 577
Dysurie 225

E

Ecdyson 51
Ecdysteron 457
Echinacosid 567
Echter Galgant 395
Ecklonia kurome 124
Eclipta prostrata 608 f.
Ecliptae herba 608 f.
Ecliptenkraut 608 f.
„edle" Drogen 98
Eichenmistel 386
Eichenmistelkraut 386
Einjähriger Beifuß 238
Einjähriges Beifußkraut 238 f.
Einnahmehinweise XXXVI
Einschlafstörungen 637
Einweichzeiten 659
Eisen 119, 246, 414 f.
Eisen(II)-oxid 246, 415
Eisen(III)-oxid 246, 415
Eisenoxidmineral 415
Eiter 71, 312
Eiweiß im Blut 303
Ekzeme 301, 320, 335, 367, 375, 631, 653
– im Genitalbereich 407
–, juckende und nässende 503
Elemen 5, 295
Elemicin 9, 635
Elemol 503
Elfenblume 576
Elfenblumenkraut 576 f.

Elsholtziaketon 22
Emodin 136, 269, 314, 425, 600
Emodinglucosid 314
Emodinmonomethylether 425
Empfänglichkeit bei Frauen 478
Emulsin 90, 486
Endoparasitenbefall 647
Energie, angeborene XVI
Enteritis 437
Enterobius vermicularis 103
Entzündung 535
–, Gelenke 172
Enuresis 448
Enzyme 526
Eocarpin 403
Ephedra equisetina 13
– *intermedia* 13 f.
– *sinica* 12 ff.
Ephedrae herba 12 f.
– – praeparata 13
Ephedrae radix et rhizoma 14
Ephedrakraut 13
–, vorbehandeltes 13
Ephedrawurzel 14
Ephedrin 14, 69
Ephredra 12
Ephredrakraut 12
Epialisol 303
Epiandrosteron 297
Epiberberin 170
Epicatechin 523
Epifriedelin 92
Epilepsie 258, 263, 293, 414 f.
Epimedii herba 576 f.
Epimedium brevicornum 577
– *koreanum* 576 f.
– *pubescens* 576 f.
– *sagittatum* 576 f.
– *wuhanense* 577
Epinedosid 577
Equiseti hiemalis herba 44 f.
Equisetum hiemale 44 f.
Equus asinus 590 f.
Erbrechen 22, 66
–, blutiges 241, 471, 501
– durch Magenhitze 162
– von weißem Schleim 396
Ergosterin 334

Ergosterol 51, 332, 526
ergotaminartige Substanzen 525
ergrautes Haar 599
Eriobotrya japonica 93 f.
Eriobotryae folium 93 f.
– – praep. 94
Erkältung 5, 283
Erkrankungen, chronische 381
–, dermatologische 172
–, infektiöse 211
–, rheumatische 538
Ernährung, falsche XVI
Ernte, unsachgemäße 3
Erweichen von Knoten 124
Erysimotoxin 112
Erysipel 49, 227, 260
Erysodin 367
Erysopin 367
Erythralin 367
Erythrina variegata var. *orientalis* 366 f.
Erythrinae cortex 366 f.
Erythrodiol 295
Erythrozytenzahl, verminderte 501
Esel, echter 590
Eselhautgelatine 590
Essenz, Jing XVIII, 563
–, ererbte XIX
Esterasen 346
Eucommia ulmoides 578 f.
Eucommiae cortex 578 f.
– praeparata 578
β-Eudesmol 283, 450
Eugenol 18, 22, 355, 396, 398, 401, 635
Eugenolacetat 398
Euparin 285
Eupatorii herba 284
Eupatorium fortunei 284 f.
Euphorbia kansui 150 f.
Euphorbia-kansui-Wurzel 150
Euphorbol 151
Euphoriae fructus 594
Evobioside 112
Evoden 403
Evodiae fructus 402
Evodiamin 403

Evodia rutaecarpa 402 f.
– – var. *bodinieri* 403
– – var. *officinalis* 403
Evodin 403
Evomonoside 112
Exantheme 49, 183, 193, 195, 210
Extremitäten, kalte 400
Exzesse, klimatische XX

F

Fagarin 172
Fangchinolin 377
Faradiol 96
Färberdistel 458
Färberdistelblüten 458 f.
Färberwaid 209
Färberwaidblätter 209 f.
Färberwaidwurzel 211
Farfarae flos 95
– – praeparata 95 f.
Farnesol 94
Fawcettine 359
Fehlgeburt 637
Feinblättrige Katzenminze 25
Felsenblümchen 111
Fenchol 405
Fenchon 163, 405, 511
fermentierte Kräutermasse 526
Ferulasäure 16, 43, 45, 170, 359, 465, 471, 588
Fette 143, 255
fette Öle 141, 143, 252, 429
Fettsäuren 260, 556
feuchte Hitze-Bi 256
Feuchtigkeit XX, 114, 335
Feuchtigkeitsansammlung XVI
Feuchtigkeitszusammenballung 287
Feuer 155, 159
Feuer-Gift 199
Feuerkolben 60
Feuerkolbenwurzelknollen 60 f.
Fieber, hohes 155, 159, 170
Fieberstrauch 447
Fieberstrauchwurzel 447 f.
Fiederweißdorn 522
Fiederweißdornfrüchte 522

Fischgräte 353
Fischvergiftung 556
Flatter-Binse 317
Flaumige Engelwurz 347
– Engelwurzwurzel 348
Flavone 227, 280, 320, 351, 478, 509, 528
Flavonglykoside 215, 322
Flavonoide 53, 107, 114, 480, 490, 552, 577
Flavoyadorinine 387
Flechten 653
Flüssigkeitsmangel 603
Flüssigkeitsretention 14, 112
Flüssigkeitsverteilung XVII
Foeniculi dulcis fructus 404
– fructus 405
Foeniculum vulgare 404 f.
Folsäure 307
Formyl-α-Terthienyl 609
Fortpflanzung XIX f.
Forsythia suspensa 204 f.
Forsythiae fructus 204 f.
Forsythie 204
Forsythienfrüchte 204 f.
Forsythin 205
Forsythol 205
Fossile Knochen 414
– Zähne 413
Fossilia dentis mastodi 413
– ossis mastodi 414
Fossilien 411
Fötus, Tod 459
–, unruhiger 387, 540
Frauen, Empfänglichkeit 478
–, Unfruchtbarkeit 394, 398
Fraxetin 174
Fraxin 174
Fraxinellon 172
Fraxini cortex 173 f.
Fraxinus chinensis 174
– *rhynchophylla* 173 f.
– *stylosa* 174
– *szaboana* 174
Freude XX
Friedelin 47, 92, 492, 544
frischer Bambussaft 77
Fritillaria cirrhosa 97 ff.
– *delavayi* 98 f.
– *przewalskii* 98 f.

– *thunbergii* 100 f.
– *unibracteata* 98
Fritillariae cirrhosae bulbus 97
– thunbergii bulbus 100 f.
Fritimin 99
Frostbeulen 484
Fruchtsäuren 457
Fructose 507, 523
Fu XIX
Fu-Chao-Methode XXVI
Fuchsfledermausexkremente 494
Führungsmedikamente XIII
Fülle-Hitze 157, 229, 237
–, Qi-Ebene 162
fünf Geschmacksrichtungen XXI
– Wandlungsphasen XV
Fumarsäure 285
Funktionskreislauf Erde XVI
–, Feuer XV
–, Metall XVI
–, Wasser XVI
Furansäure 235
Furunkel 227, 488
Futoenon 361
Futoquinol 361
Futoxide 361

G

Galactopyranosyl-Apigenin 235
Galactopyranosyl-Isoscutellerein 235
Galactose 166
Galacturonsäure 328, 337
Galangin 396
Galangol 396
Galgantwurzelstock 395 f.
Gallenblase XV
Gallenblasenentzündung, akute 136
Gallensteine XV, 521
Galloylsedoheptulose 627
Gallus domesticus 520 f.
Gallussäure 136, 330, 513
Galuteolin 318
Gardenia jasminoides 158 f.

Gardeniae fructus 158 f.
Gardenienfrüchte 158 f.
Gardenin 159
Gardenoside 159
Gardoside 159
Garten-Rettich 527
Gastrin 521
Gastritis 437
Gastrodia elata 257 f.
Gastrodiae rhizoma 257
Gastrodie 257
Gastrodienwurzelstock 257
Gastrodin 258
Gastrodioside 258
Gebärmutterhalskrebs 473
Geburt XX
–, erschwerte 297
Gedächtnisschwäche 629
Gedanken, schädigende XVI
gefährliche Drogen 394
Gehaltsanalyse XXXIII
Gehirngefäßverschluss 465
Gehirnverletzung 465
Geißblatt 212, 370
Geißblattblüten 212
Geißblattstängel 370
Geist XIX
gekeimte Gerste 524
– Hirse 529
Gelatina nigra 591
gelber Schleim 77
gelblicher Auswurf 71
Gelblicher Schnurbaum 182
Gelbsucht 135, 159, 172, 178, 183, 301, 322, 437, 471
– des Yang-Typs 307
– des Yin-Typs 307, 394
Gelbwurz 468
Gelditsiae fructus abnormalis 120
Gelenkdeformierung 263
Gelenke, entzündete 172, 369
–, Gleitmittel für 369
Gelenkschmerzen 24, 74, 282, 359, 361, 375, 475, 488, 538
Gemeiner Bocksdorn 616
Gemütsstimmungen, wechselnde 554
Genipin 579
Geniposide 159, 579

Geniposidsäure 579
Genkwae flos 148
– – praep. 149
Genkwanin 149
Gentiana crassicaulis 369
– *dahurica* 369
– *macrophylla* 368 f.
– *manshurica* 176
– *rigescens* 176
– *scabra* 176
– *straminea* 369
– *triflora* 175 f.
Gentianae macrophyllae radix 368 f.
– radix 175 f.
Gentianidin 369
Gentianin 176, 369
Gentianol 369
Gentianose 176
Gentiopikrin 176, 369
Gentisin 176
Geraniol 289, 407
Gerbsäure 11, 51, 305, 450
Gerbstoffe 94
Gerste, gekeimte 524
Geruchsinn, Verlust 18, 28
Gesandter XIII
Geschmack, salziger XXII
-, saurer XV, XXI
-, scharfer XXI
-, süßer XXI
Geschmacksrichtungen XIII, XXI
geschrumpfter Weizen 640
Geschwüre 33, 159 f., 166, 189, 203, 215, 221, 322, 375
-, eingefallene 14
-, eitrige 121, 371
– heilend 455
– im Gürtelbereich 363
– im Mund 135
– in der Lunge 101
– in der Mundhöhle 169
– in der weiblichen Brust 217
-, Kälte 26
-, toxische Hitze 135
Gesichtsfarbe XIX
Gesichtslähmung 121, 349
Gesichtsödeme durch Wind-Noxe 377

Gestreifte Japanorchidee 504
getrocknete Chinesische Nasenotter 345
– – Rattenschlange 364
– Vielbindenbungar 349
getrockneter Ingwer 29
Gewichtseinheiten, chinesische XXXV
Gewürznelken 397
Gewürznelkenbaum 397
Gicht 353
Gifte, infektiöse 199
Giftigkeit XXII
Gigeriae galli endothelium corneum 520
Gilbweiderich 325
Gilbweiderichkraut 325 f.
Ginkgetin 107
Ginkgo biloba 106 f., 109
Ginkgo folium 106
– semen 108 f.
Ginkgobaum 108
Ginkgoblätter 106
Ginkgol 110
Ginkgolide 107
Ginkgolsäuren 110
Ginkgosamen 108 f.
Ginkgozweig 106
Ginnol 110
Ginseng 547
– radix et rhizoma 547 ff.
– – rubra 543, 549
Ginsengwurzel 547 f.
Ginsenoside 509, 548, 558
Glanz-Ligusterfrüchte 613
Glaubersalz 132
Gleditsia sinensis 120 f.
Gleditsiae fructus abnormalis 120 f.
– spina 122
Gleditsia-Saponine 121
Glehnia 610
Glehnia littoralis 610 f.
Glehniae radix 610
Glehnia-Wurzel 610
Gleithörnchenexkremente 493
Gleitmittel für Gelenke 369
Glieder, kalte 561
-, verkrampfte 367, 373, 383
-, zittrige 253

Gliederschmerzen 20, 74, 359, 361
Glockenwinde 542
Glockenwindenwurzel 542
Glückswasserdost 284
Glückswasserdostkraut 284
Glucobrassicin 210
Glucobrassicinsulfonat 210
2-Glucoginsenosid 548
Glucose 166, 193, 373, 429, 507, 525, 538, 594
Glucoside 69
Glucosylcimifugin 24
Glutaminsäure 124, 166, 442
Glycin 69, 166
Glycyrrhetinsäure 552
Glycyrrhiza glabra 550 f.
– *inflata* 551
– *uralensis* 551
Glycyrrhizae radix et rhizoma 550
– – praep. cum melle 550
Glycyrrhizinsäure 552
Glykoside 217
GMP-Richtlinien XXXI
Goldener Augengraswurzelstock 571
Goldenes Augengras 570
Goldfaden 168
Goldfadenwurzelstock 168 f.
Goshuyuamin 403
Gracilin 316
Grasblättriger Kalmus 292
– Kalmuswurzelstock 292
Grauer Star 328, 415, 476
graues Haar 599
Grazile Bambusblätter 46 f.
Graziler Bambus 46
Groenlandicin 170
Großblättrige Enzianwurzel 368 f.
Großblättriger Enzian 368
Große Klette 32
Große Klettenfrüchte 32
Großköpfige Atractylodes-Wurzel 540
– Speichelkrautwurzel 540
Großköpfiger Atractylodes-Wurzelstock 539

Großköpfiges Speichelkraut 539
grüne Mandarinenschalen 441
Guanosin 346
Guttapercha 579
Guvacin 647
Guvacolin 647
Gypsum fibrosum 160

H

Haarausfall 513
Haar, ergrautes 599
Haarstrang 80
Haarstrangwurzel 80 f.
Haematitum 246
Hahnenschreidurchfall 400 f., 403
Haliotidis concha 247
Haliotis asinina 248
– *discus hannai* 248
– *diversicolor* 248
– *laevigata* 248
– *ovina* 248
– *ruber* 248
Hals-Bi 210
Halserkrankungen 201
Hals-Rachen-Entzündung 213
Halsschmerzen 43, 71, 132, 135, 203, 221, 552
Halsschwellungen 223
Hämatit 246
Hamaudolglucoside 24
Hämorrhagin 346
Hämorrhoiden 45, 233
-, blutende 197, 513
-, schmerzhafte 183
Hanf 140
Hanffrüchte 140
Harn treibend 316
Harnsäure 494
Harnverhaltung 324
Harnzwang 207, 335
Harpagosid 195
Harz 11, 252, 494
Hauptsymptome XXI
Haushuhn 520
Haut, schuppige 141
Hautausschlag 187, 210

Hautbeschwerden 147, 157, 346, 364, 462, 651
Hautflecken 195
–, rote 193
Hautgeschwüre 213
Hautjucken 320, 367, 373
Hederagenin 353
Hedyotidis herba 215
Heiserkeit 293
Helmbohnen 555
Helmbohnensamen 555
Helveticoside 112
n-Hentriacontan 328
Hepatitis 211, 221, 488, 509, 535
Heracleum acuminatum 348
– *moellendorffii* 348
Hernien 127, 343, 405, 442, 523
Hernienschmerzen 403
Herpes-Infektionen 43
Herpes zoster 210, 297
Herrscher XIII
Herz XV
–, kühlend 615
Herz-Blut-Mangel 429
Herzerkrankungen 295, 583
Herz-Feuer 169f., 187, 314, 411f., 414
–, kühlend 205
Herz-Hitze 309
Herzleitungsstörungen 394
Herzödeme 538
Herzpalpitationen 414f.
Herz-Qi-Schwäche 538, 551
Herzrasen 421
Herzrhythmus 394
Herz-Schwäche 417, 594
Herz-Yin-Schwäche 429, 591, 619, 629
Hesperidin 64, 440, 442, 444
Heuschnupfen 394
Higenamin 394
Himalayascharte 436
Himalayaschartenwurzel 436f.
Hindernis im Hals 353
Hinesol 283
Hinokiflavon 511
Hiobstränen 311
Hiobstränensamen 311
Hirschhorn, junges 568

Hirschhorngelatine 569
Histidin 166, 261
Hitze XX, 79, 433
– auf der Blut-Ebene 185
– auf der Ying-Ebene 185
–, äußere 160
– im Blut 180
– im Magen 507
– im Milz-Kreislauf 178
– im Milz-Meridian 285
– in Blut- und Ying-Ebene 189
– in der Blase 507
– in der Lunge 101, 507
– in der Muskelschicht 160
– in der „Ying-Ebene" 619
– in Leber und Gallenblase 180
–, innere 160
– in Ying-Ebene 213
–,–, Schlafstörung 213
–,–, tiefrote Zunge 213
– in Ying- und Blut-Ebene 191
– mit Feuchtigkeit 167
–, nachts 189
–, toxische 191, 203, 215, 225, 371
Hitzeansammlung, Magen und Darm 440
Hitze-Bi 172, 379
–, feuchte 256
Hitze-Bi-Syndrom 260, 282, 371
Hitze-Bi-Zheng 297
Hitze-Erkrankung 229, 250, 605, 615
Hitze-Feuer im Leber-Meridian 176
Hitze-Gift 199
Hitze-Lin-Syndrom 180
Hitze-Mangel 560
Hitze-Noxe
– in der Blut-Ebene 187
– in Ying-Ebene 195
– in Ying- und Blutebene 193, 210
Hitze-Obstipation 138
Hitze-Schleim im Herzen 471
Hitze-Strangurie 324
Hitzewallungen 103, 235
Hochdruck-CO_2-Entwesungsanlage XXXIII

Hodenschmerzen 127
hohes Fieber 155, 170
Homalomena 354
Homalomena occulta 354f.
Homalomenae rhizoma 354
Homalomena-Wurzelstock 354
Homalomenol 355
Homoflavoyadorinin 387
Honokiol 450
Hordei fructus germinatus 524f., 530
Hordenin 525
Hordorin 103
Hordeum vulgare 524f.
Hornhauttrübung 174, 271
28-Horpleanonsäure 357
Houttuynia 206
Houttuynia cordata 206f.
Houttuyniae herba 206f.
Houttuynia-Kraut 206f.
Houttuynin 207
Hua-Tuo-Syndrom 250
Huflattich 95
Huflattichblüten 95
Hühnerblut 491
Hühnerblutstängel 491
Hühnermagen-Endothelium 520
Humulen 295, 619
Husten 30, 75, 87, 157, 160, 577, 591
–, chronischer 444
–,–, durch Trockenheit 99
– mit vermehrtem Schleim 450
–, trockener 619
Hustenmittel 92, 96
Hydraminalkaloide 344
Hydrargyrum sulfuratum rubrum 412
Hydroferulasäure 496
Hydroginkgolsäure 110
Hydroperoxidase 351
Hydroxyatractylon 541
p-Hydroxybenzoesäure 271
p-Hydroxybenzylalkohol 258
p-Hydroxybenzylether 258
Hydroxybutylphthalid 465
7-Hydroxy-Coumarin 405
Hydroxyevodiamin 403
Hydroxy-Genkwanin 149

Hydroxyhexadecansäure 324
Hydroxymatrin 183
Hydroxymethylserin 166
Hydroxypaeoniflorin 191, 597
4-Hydroxy-β-Phenyl-β-d-Glucosid 613
Hydroxysaflor 460
α-Hydroxytetracosansäure 332
Hydroxytryptamin 631
Hypaconin 394
Hypaconitin 344, 394
Hyperin 96, 387, 523
Hyperlipidämie 124
Hyperthyreose 195
Hypertonie 53, 164, 197, 258, 260, 265, 328, 476, 535, 577, 579, 600
Hypoconin 344
Hypolid 363
Hypotuberostemonin 103
Hypoxanthin 211, 260, 569, 653

I

Icariin 577
Icariresinol 577
Identität, Pao-Zhi-Form XXXI
–, Qualität XXXI
–, Stammpflanze XXXI
Illicium verum 405
Imerialin 99
Immergrünes Artemisia-Kraut 307
Imperata cylindrica var. *major* 506f.
Imperatae rhizoma 506
Imperatorin 5, 24, 611, 653
Impotenz 394, 398, 561, 571, 573, 581, 583, 653
Indigo 207
– naturalis 207
Indigotin 207, 210f.
Indirubin 207, 210f.
Indische Senna 137
infektiöse Erkrankungen 211
Ingwer 29
–, getrockneter 29
–, in Sand gerösteter 30
Inkontinenz 561, 573
innere Unruhe 309, 318

innerer Leber-Wind 346
Inokorsteron 457
Inosit 64, 213
Inositol 337, 419, 442
Insektenstiche 49
Inula britannica 66
– *japonica* 65f.
Inulae flos 65f.
– praep. 66
Inulicin 66
Inulin 225, 438, 544
Invertase 525
Iod 124
α-Ionon 438
Iridin 201
Iridoid 567
Iridoidglucoside 602
Iridoidglykoside 193, 195
Irigenin 201
Irisflorentin 201
Isatan 210
Isatidis folium 209f.
– radix 211
Isatis indigotica 207, 209ff.
Ischialgie 363
Isoalantolacton 438
Isoanisol 407
Isoartemisiaketon 239
Isoasaron 361
Isobavachalcon 583
Isobavachin 583
Isoborneol 295
Isochlorogensäure 213, 371
Isocorynoxein 265
Isocryptotanshinon 488
Isodahurinol 43
Isodarutogenol 375
Isodelphinin 344
Isoeugenol 635
Isoferulasäure 43
Isoflavonoide 609
Isofraxedinoside 383
Isoginkgetin 107
Isoguvacin 647
Isohistorpterosin 565
Isoimperatorin 5, 611
Isoliensinin 637
Isoliquiritigenin 552
Isoliquiritin 552
Isolobelanin 322

Isomangiferin 157
Isoneotriptophenolide 363
Isoophiopogonon 619
Isopimpinellin 653
Isopsoralen 583
Isoquercetin 51
Isoquercitrin 66
Isorhamnetin 107, 396, 515
Isorhamnetin-Neohesperidosid 515
Isorhynchophyllin 265
Isotanshinone 488
Isoxanthanol 28

J

Japanische Kirsche 142
– Kirschsamen 142
– Kornelkirschenfrüchte 626f.
Japanischer Bärlapp 358
– Hartriegel 626
Japanisches Bärlappkraut 358f.
Jatrorrhizin 170, 178
Jesaconitin 344
Jiang-Zhi-Verfahren XXVIII
Jing befestigend 631
–, nachgeburtliches XIX
–, vorgeburtliches XIX
Jing- und Blutschwäche 567
Jiu-Dun-Methode XXVII
Jiu-Zheng-Methode XXVII
Jiu-Zhi-Methode XXVII
Juckreiz 41, 203, 375
– bei Röteln 357
– der Haut 363, 367, 373, 425
– im Genitalbereich 320, 407
– im Schambereich 103, 330, 653
Jue-Yin-Kopfschmerzen 403
Jujubae fructus 553f.
Jujubaside 429
Jujube 553
Jujubenfrüchte 553
Jujubosid 554
Junci medulla 317
Juncus effusus 317f.
Junges Hirschhorn 568
Junipersäure 511

K

Kadsura-Pfeffer 360
Kadsura-Pfefferstängel 360
Kälte XX
Kaempferol 45, 107, 138, 252, 355, 396, 452, 460, 511
Kaempferol-3-glucorhamnosid 107
Kaempferolglucosid 252
Kaempferolrutinosid 252
Kaffeesäure 45, 66, 225, 307, 330
Kaiser-Droge XXV
Kalium 124, 127, 414, 563
kalte Extremitäten 400
– Glieder 561
Kälte XX
– im Bauch 403
– im Brustkorb 448
– im Magen 635
– im Magen und Milz 407
– im Unterleib 579
– in der Gebärmutter 567
– in Meridianen 499
– und Schmerzen im Bauch 571
Kälte-Asthma 503
Kälte-Bi 401
Kältegefühl
– im Abdomen 405, 581
– im Bauch 394
– im Blasenbereich 448
– im Lendenwirbelsäulenbereich 448
– im Nierenbereich 448
– im Rücken 30
– in den Knien 583
Kälte-Nässe 287, 289
Kälte-Nässe-Bi 316, 369
Kälte-Nässe-Durchfall 407
Kälte-Nässe-Schleim 69
Kälte-Nässe-Stau im Mittleren Erwärmer 407
kalter Schleim 64, 74
Kältestau im Magen 278
Kansuinin 151
Kansui radix 150f.
– praep. 151

Kansui-Wolfsmilch 150
Karbunkel 83, 488
– der Mamma 101
Katarakt s. Grauer Star
Kaurensäure 383
Keratin 521
Ke-Schnittmethode XXX
Keuchatmung 107, 109, 121, 160, 415, 450
Keuchhusten 103
Kiefersperre 24, 121
Kinder, aufgeblähter Bauch 526
–, Unruhe 41
Kinder-Gan-Ji 501, 521
Kinder-Ginseng 560
Kirenol 375
Kleinkinder
–, Konvulsionen 77
–, Milch spucken 525
–, Verdauungsschwäche 525
Klimakterium 419, 537, 577, 615
klimatische Exzesse XX
Kloßgefühl 22, 69
Knieschmerzen 457, 579
–, rheumatische 492
Knochenbrüche 419
Knochen-Hitze-Syndrom 157, 233
Knochenschmerzen 575
Knochen, Schwäche 569
Knochensporn 353
Knötchen
– im Gewebe 250
– in der Brust 442
– hinter den Ohren 164
Knötchenbildung, Bauchraum 119
Knoten
–, Hals 101
– im Abdomen 191, 464
– in der Brust (Mamma) 132, 164, 217, 496, 597
– in der Schilddrüse 205
– lösend 455
– unter den Rippen 471
Kochia scoparia 319f.
Kochiae fructus 319
Kochiosid 320
Kochzeiten XXXV, 659, 672

Körperflüssigkeiten XVIII
Kokospilz 333, 426
– mit Pinienwurzel 426
Kokospilzhaut 334
Kolbenhirse 529
Komplexzahn-Gleithörnchen 493
Kontravektion, Lungen-Qi 81, 89
Konvulsionen 261, 263, 265, 364, 414
– bei Kindern 258
– bei Kleinkindern 77, 346
Konzentrationsfähigkeit 423
Konzentrationsschwäche 629
Kopfödeme durch Wind-Noxe 377
Kopfschmerzdifferenzierung 55
Kopfschmerzen 8, 28, 195
–, Tai-Yang 16
–, verstopfte Nase 18
–, Wind-Hitze 55
Kopoubohne, wilde 52
Kopoubohnenwurzel 52 f.
Korkbaum 177
Korkbaumrinde 177 f.
Koronarerkrankungen 295, 459, 509, 523
Körperflüssigkeiten 543
Körperödeme durch Wind-Noxe 377
Körperschmerzen 425
Kraftlosigkeit 537
– in Beinen und Knien 565
– in Knien 383
– in Lenden 383
Krampfadern 588
Krampfanfälle 62
Krämpfe 41, 253, 263, 265, 551, 592
– im Bauch 596
Krankheiten, chronische 394
Krankheitsursachen XX
Krebsbehandlung 215, 322, 369, 462, 501
Kreislaufprobleme 588
Kriechender Igelkolben 489
Kropf 125, 164
Kuraridin 183

Kurarinon 183
Kurzatmigkeit 30, 543
Kusnezoff-Eisenhut 342
Kusnezoff-Eisenhutwurzel 344
Kutkinol 233
Kuwanon 114

L

Lablab semen album 555
Lactamin 187
Lacton 419
Lactose 337
Lagerung, falsche XXXIII, 3
Lähmung 260
Laktation, ausbleibende 337
Laktationsstau 309 f., 357
Lakton 523
Laminaria japonica 123 f.
Laminariae thallus 123
Laminarin 124
Laminin 124
Langlebigkeitskräuter XVI
Lärchenschwamm 331
Laryngitis 217
Laurinsäure 478
Laurolitsin 448
Lebensführung, falsche XX
Lebensenergie Qi XIV
Lebensmittelstau s.a. Nahrungsmittelstau 278, 289, 351, 647
Lebensmittelvergiftung 556
Leber XV
Leber-Blut-Mangel 429
Leber-Feuer 49, 164, 169, 174, 187, 197, 225, 227, 246, 248, 264, 267, 269, 471
– mit Kopfschmerzen 49
Leber-Hitze 191, 252, 255, 264, 429, 452
Lebermeridian 258
Leber-Nässe-Hitze 176
Leber-Qi-Stagnation 36, 71, 164, 396, 403, 437, 442, 596
Leber-Qi-Stau 252, 444, 446, 452, 471
Leberschwellung 488
Leber-Wind 253, 255, 258, 265
Leber-Wind-Hitze 39

Leber-Yang 250, 265, 267
–, aufsteigender 51
– beruhigend 245
–, hoher 457
Leber-Yang-Überschuss 39, 245, 248, 252
Leber-Yin-Schwäche 164, 248
Lecithin 141, 263, 600
Lectin 641
Ledebouriella seseloides 24
Leere im Magen und Milz 407
Leere-Feuer 558
Leere-Hitze 157, 178, 229, 369
Leere-Kälte
– im Chong Mai 403
– im Chong Ren 569
– im Mittleren Erwärmer 405
– in der Gebärmutter 503
– in der Milz 635
Leere-Kälte-Blutungen 503
Lendenschmerzen 367, 579
Lenuridin 478
Leonuri fructus 476
– herba 477 f.
Leonurine 478
Leonurus japonicus 476 ff.
Leopardenblume 200
Leopardenblumenwurzelstock 200 f.
Lepidii semen 111
– – praep. 112
Lepidium apetalum 111 f.
Lepidium-Samen 111
Lepra 346
Leucin 69, 261
Leukorrhö 405
Licoricon 552
Licurazid 552
Liensinin 637
Lignan 77, 460
Lignine 629
Liguster 612
Ligusterfrüchte 612
Ligustici rhizoma et radix 6, 15
– sinensis rhizoma 15
Ligusticum chuanxiong 463 f.
– *jeholense* 15 f.
– *sinense* 16
Ligustilide 465, 588

Ligustri lucidi fructus 612 f.
– – praep. 612
Ligustrin 383
Ligustrum lucidum 612 f.
Lilienzwiebel 614 f.
Lilii bulbus 614 f.
Lilium brownii 615
– *lancifolium* 614 f.
– *pumilum* 615
Limettin 444
Limonen 20, 22, 26, 49, 64, 239, 280, 357, 361, 405, 407, 440, 446
Limonin 178, 403
Linalool 22, 30, 213, 280, 289
Linarin 203
Lindenen 448
Lindera aggregata 447 f.
Linderae radix 447 f.
Linderan 448
Linderenol 448
Linderenon 448
Linderol 448
Lindestren 448
Liniceraflavon 371
Linolein 312
Linolensäure 116, 478, 579
Linolsäure 116, 231, 324, 383, 435
Lipase 523
Lipide 112, 116, 594
Lipome 69
Liquidambar formosana 356 f.
Liquidambaris fructus 356
Liquiritigenin 552
Liquiritin 552
Lobelanidin 322
Lobelanin 322
Lobelia chinensis 321 f.
Lobeliae chinensis herba 321
Lobelin 322
Loganin 371, 627
Longan arillus 593 f.
Lonicera japonica 212 f., 370 f.
Lonicerae japonicae caulis 370
– – flos 212
Lonicerin 371, 440
Lophatheri herba 46 f.
Lophatherum gracile 46 f.
Loranthi ramulus 385

Lotus 240, 636
Lotusblätter 240 f.
Lotusin 637
Lotussamen 636
Lotussamenkeimlinge 638
Lumbitin 260
Lumbricus 260
Lumbroferbin 260
Lungenabszess 225, 312, 486
Lungengeschwür 71, 83, 207
Lungen-Hitze 51, 77, 83 f., 99, 114, 157, 166, 207, 231, 312
Lungen-Hitze-Husten 551
Lungen-Hitze-Muster 96
Lungenkrebs 223
Lungen-Meridian 92
Lungen-Qi, sich nicht absenkendes 114
Lungen-Qi-Mangel 546
Lungen-Qi-Stagnation 71
Lungen-Qi-Stau 92
Lungenschleim 328
Lungen-Schwäche 629
Lungentrockenheit 560
Lungentuberkulose 369
Lungen-Yin-Schwäche 605, 607, 611, 615
Lupeol 387
Lupus erythematodes 363, 492
Luteolin 213
Luteolinglucosid 213
Luteololoside 501
Lutkisterol 233
Lycii cortex 230
– fructus 616
Lyciumamide 231
Lycium barbarum 230 f., 616 f.
– *chinense* 231
Lycoclavanin 359
Lycoclavanol 359
Lycodolin 359
Lycopi herba 479
Lycopodii herba 358 f.
Lycopodin 359
Lycopodium japonicum 358 f.
Lycopus lucidus var. *hirtus* 479 f.
Lygodii spora 323 f.
Lygodin 324
Lygodium japonicum 323 f.

Lysimachia christinae 325 f.
Lysimachiae herba 325 f.
Lysin 69, 166, 521
Lysophosphatidylcholin 569

M

Machaerinsäure 419
Maclurin 373
Magen XVI
Magen-Feuer 160, 187
Magenhitze 94
Magen-Hitze 77
Magen-Kälte 69, 396, 398, 401
Magen-Kontravektion 114
Magen-Prolaps 537
Magen-Qi, rebellierendes 69, 246
Magen-Qi-Blockade 64
Magensäure 631
Magenschmerzen 119, 396, 446, 467
Magen-Schwäche 611
Magen-Yin-Schwäche 169, 619
Magnesium 246, 563
Magnesium-Silicat-Mineral 335
Magnesiumsulfat 132
Magneteisenstein 415
Magnetit 415
Magnetitum 415
Magnocurarin 450
Magnoflorin 170, 178
Magnolia biondii 17
– *denudata* 17
– *officinalis* 449 f.
– *sprengeri* 17
– *officinalis* var. *biloba* 450
Magnoliae flos 17
– officinalis cortex 449 f.
Magnolie 449
Magnolienblüten 17
Magnolienrinde 449 f.
Magnolol 450
Malaria 219, 239, 289, 600, 647
Maldigestion 351
Malsabsorption 235
Malzamylase 641
Mammageschwüre 322

Mandarine 63
Mandarinenbaum 441
Mandarinenschale 63 f.
Mangan 415, 563
Mangesiumsalze 119
Mangiferin 157
Mannan 546
Mannitol 62, 127, 193, 285, 507, 567
Margosin 452
Markogenin 157
Masern 26, 41, 43, 49, 53, 162
Massa fermentata 526
Massenansammlung 74, 250, 255, 433
Mastitis 227
Mastodi fossiliae dens 413
– – ossis 414
Matairesinol 33, 205
Matairesinolmonoglucoside 460
Matairesinosid 379
Matrin 183, 223
Maulbeerblätter 50 f.
Maulbeermistel 384
Maulbeermistelkraut 384 f.
Maulbeerrinde 114
Maulbeerwurzelrinde 113
Maulbeerzweige 372
Medikamentenvergiftung 551
Melanin 631
Melde-Arznei XIII f.
Melde-Droge XXV
Meliae fructus 452
Melia toosendan 451
Melitose 637
Menisperin 178
Menispermum dauricum 223
Menstruation, ausbleibende 314
– regulierend 476
–, starke 414
Menstruationsprobleme 191
Menstruationsschmerzen 448
Menstruationsstörungen 446, 478, 488
Mentha haplocalyx 48 f.
Menthae folium 48
– herba 48 f.
Menthol 22, 49
Menthon 26, 49

Meretricis seu cyclinae concha 125
– – praep. 125
Meretrix meretrix 125
Meridianbezug XXI
Meridiane XXIV
Meridiansystem XIX
Mesaconin 344, 394
Mesaconitin 344, 394
Mesoinositol 387
12-Methoxydihydrocostunolid 438
Methoxymethylfurfural 607
Methoxysalicylaldehyd 383
Methylalliin 435
Methylallyltrisulfid 435
Methylchavicol 18, 405
Methylcinnamat 396
Methylcytisin 183, 223
Methyleugenol 9, 16, 293, 635
4-O-Methylhonokiol 450
Methylmorronisid 627
Methylophiopogonanone 619
Methylophiopogonone 619
Methylpentosan 318
5-Methylthymolether 285
N-Methyltyramin 440
Methylvisamminosid 24
Migräne 261
Miktionsstörungen 143, 301, 303, 312, 318, 324, 332, 335, 337, 357, 383, 457, 496
Milchdrüse, Stau 225
Milletol 492
Millettia dielsiana 491
Millettiae caulis 491
Milz XVI
Milzfunktion, Stärkung 525
Milz-Magen-Kälte 30, 540
Milz-Nässe mit Durchfall 334
Milz-Qi tonisierend 548
Milz-Qi-Mangel 429
Milz-Qi-Schwäche 334, 437, 535, 540, 551
Milz-Qi-Stau 305
Milz-Schwäche 417, 530, 554, 594, 637
– mit Nässestau 440
Milzschwellung 488

Milz-Yang-Schwäche 30, 334, 394
2-Minalin 560
Min-Duan-Methode XXVII
mineralische Drogen 411
mineralischer Gips 160
Ming Men, schwaches 571
Ming-Men-Feuer 400
Ming-Men-Feuer-Schwäche 400
Minister-Droge XIII, XXV
Minpeimin 99
Minpeiminin 99
Mi-Zhi-Verfahren XXVIII
Mongolische Tragantwurzel 537
Mongolischer Löwenzahn 224
Mongolisches Löwenzahnkraut 224
Monoterpene 357
Monotropein 581
Morbus Menière 69
Morgendurchfall 400
Morgenländische Lebensbaumblätter 510
– Lebensbaumsamen 420
Morgenländischer Lebensbaum 420, 510
Mori cortex 113 f.
– – praep. 114
– folium 50 f.
– – praep. 51
– ramulus 372 f.
Morin 51, 373
Morinda 580
Morinda officinalis 580 f.
Morindae officinalis radix 580 f.
Morinda-Wurzel 580 f.
Morindin 581
Mori ramulus 372
Morronisid 627
Morus alba 50 f., 113 f., 372 f.
Moschus 296
Moschus berezovski 297
– *moschiferus* 296 f.
– *sifanicus* 297
Moschushirsch 296
Moschushirschdrüse 296
Moutan cortex 188 f.
Moxibustion 503

Mucopolysaccharide 631
Müdigkeit 543, 558
Mulberrin 114
Mulberrochromen 114
Mumps 217
Mundgeruch 64, 398, 619
Mundgeschwüre 43, 47, 132, 210, 309, 457
Muscon 297
Muscopyridin 297
Muska 634
Muskarin 141
Muskatnuss 634
Muskeldystrophie 592
Muskelspasmen 24
Mycenol 355
Mykotoxine 92
Myome 459, 486
Myricetin 511
Myristica fragrans 634 f.
Myristicae semen 634
Myristicin 635
Myristinsäure 312, 353, 635
Myrosin 74
Myrrha 481
Myrrhe 481
–, vorbehandelte 481

N

Nachgeburt 478
Nachmittagsfieber 103
Nachtschweiß 51, 231, 235, 421, 429, 596, 641
Nackenstarre 53
Nackensteife 253
Nackenverspannung 20, 53
Nahrungsmittelstau 437, 490, 519, 521, 530
Nahrungsmittel, unverdaute 530
Naringin 440
Nase, verstopfte 394
Nasenbluten 135, 159, 207, 457, 591, 609
Nasensekret, dünnflüssiges 394
Nässe 287
– ableitend 337
– austreibend 351

– im Milz-Magen 556
– im Mittleren Erwärmer 285
Nässe-Bi-Syndrom 301
Nässe-Geschwüre 335
Nässe-Hitze 312, 328
–, dermatologische Erkrankung 172
– im Kniebereich 176
– im Leber-Meridian 176
Nässe-Hitze-Ausfluss, 110
Nässe-Hitze-Bi 282, 316, 365, 457
Nässe-Hitze-Erkrankung 135
Nässe-Hitze-Gelbsucht 225, 326, 369
Nässe-Hitze-Ruhr 233
Nässe-Hitze-Stau 440
Nässe-Kälte 5, 289
–, Lunge 30
Nässe-Kälte-Bi 16, 571
–, Nackenschmerzen 20
–, Schulter 20
Nässestau 275, 305
– im Magen 278
– im Mittleren Erwärmer 282
– in der Mitte 351
Natrii sulfas 132
Natrium 414, 563
Natrium sulfuricum 132
Natriumchlorid 132
Natriumsulfat 132
natürliches Borneol 294
Nebensymptome XXI
Nekrose 121
Nelkenkraut 313
Nelumbinis folium 240 f.
– plumula 638
– semen 636 f.
Nelumbo nucifera 240 f., 636 f.
Nenogitogenin 157
Neocarthamin 460
Neocnidilide 465
Neoglucobrassicin 210
Neohesperidin 440
Neoisoliquiritin 552
Neoliquiritin 552
Neoschisandrin 629
Neotriptophenolide 363
Nephritis 478, 538
Nerol 355

Nerolidol 94, 280
Nervengifte, gefährliche XXII
Nerventoxin 346
Nerylacetat 285
Nesselsucht 183
Neurodermitis 367, 425
Nicotin 359, 609
Nicotinsäure 588, 617
Niere XVI
Nieren-Jing-(Essenz-)Mangel 617
Nieren-Leber-Yin-Schwäche 627
Nieren-Qi-Mangel 546
Nieren-Qi tonisierend 548
Nierenschwäche 577, 579, 583, 613, 629, 637
Nieren-Yang 627
Nieren-Yang-Mangel 577
Nieren-Yang-Schwäche 334, 400, 563, 569, 653
Nieren-Yin 269
Nieren-Yin-Mangel 170, 429
Nieren-Yin-Schwäche 157, 189, 248, 269, 415, 602, 607, 609
Nobiletin 64, 442
Nonacosane 121
Nonamethylenpyridin 297
Noricariin 577
Normuscon 297
Nornuciferin 241
Nortracheloside 379
Notoginseng radix et rhizoma 508 f.
Notoginsenoside 509
Notopterygii rhizoma et radix 6, 19, 464
Notopterygium 19
Notopterygium forbesii 20
– *incisum* 19 f.
Notopterygium-Wurzelstock 19
Noxe, pathogene 180
Nuciferin 241
Nussgras 445
Nussgraswurzelstock 445
Nuzhenide 613
Nykturie s. Wasserlassen, nächtliches

O

Obacunon 178
Obstipation 131 f., 135, 139, 141, 157, 193, 269, 437, 486, 600, 607
– durch Trockenheit 141, 143
–, Fieber 135
–, Hitze 135
– im Alter 138
– mit Hitze 450
Obtusin 269
Ocimen 403
Ödeme 14, 147, 149, 178, 201, 221, 301, 305, 312, 334, 357, 383, 478
Odermennig 500
Odermennigkraut 500 f.
Ohrkraut 214 f.
Okinalin 219
Öl, ätherisches 69
– mit Diallylsulfid 435
Oldenlandia diffusa 214 f.
Oldenlandiae herba 214 f.
Oleanolsäure 94, 163, 205, 215, 295, 310, 353, 387, 398, 446, 457, 558, 613, 635
Öle, fette 141, 143, 252
Oleuropein 613
Olibanum 483
Ölsäure 121, 324, 435
Onjisaponine 423
α-Onocerin 359
Ophiopogon japonicus 618 f.
Ophiopogonananone 619
Ophiopogonine 619
Ophiopogonis radix 618
Ophiopogonone 619
Opisthotonus 263
Oplodiol 355
Oplopanon 355
Orientalid 375
Orientalische Korallenstrauch- rinde 366
Orientalischer Korallenstrauch 366
Orient-Froschlöffel 302
Orient-Froschlöffelknolle 302 f.
Orientin 375
Ornitin 565

Oroxylin 181
Oryzae fructus germinatus 530
Osteoporoseprophylaxe 575
Osthenolgentiobiosid 611
Osthol 348, 653
Ostreae concha 249
Ostrea gigas 250
– *rivulatis* 250
– *talienwhanensis* 249 f.
Oxalsäure 330
Oxotuberostemonin 103
Oxyingenol 151
Oxymatrin 183, 223
Oxynitrilase 90
Oxypaeoniflorin 597
Oxypeucedanin 5

P

β-Pachyman 334
Pachymaran 334
Pachymsäure 334
Paeoniae radix alba 595 f.
– – rubra 190
Paeonia lactiflora 191, 595 f.
– *suffruticosa* 188 f.
– *veitchii* 190 f.
Paeoniflora 597
Paeoniflorigenom 597
Paeoniflorin 189, 191
Paeonin 191
Paeonol 189, 191, 597
Paeonolid 597
Paeonosid 189
Palmatin 170, 178
Palmatinsäure 460, 581
Palmitinsäure 211, 263, 312, 324, 383, 435
Palmsäure 121, 560
Palpitationen 334, 400, 421, 427, 637
Palustrin 45
Panacis quinquefolii radix 557 f.
Panaxadiol 558
Panaxatriol 558
Panax ginseng 547
– *notoginseng* 508
– *pseudo-ginseng* 509
– *quinquefolium* 557 f.

Panaxydol 548
Panaxynol 24, 548
Pao Zhi, Qualitätskriterien XXXIV
Pao-Zhi-Techniken XXVI
Pao-Zhi-Verfahren XXIV, XXVI
Parasiten 367, 398, 645
Parasitenbefall 407
Paridis rhizoma 216 f.
Paris polyphylla 216
– – var. *chinesis* 217
– – var. *yunnanensis* 217
Parodontose 223
Parotitis 260
Patchoulen 287
Patchoulenon 287, 446
Paternosterbaum 451
Paternosterbaumfrüchte 451
Patschuli 286
Patschulialkohol 287
Patschulikraut 286 f.
Peiminoside 101
Peimiphin 101
Peimitidin 101
Pektin 225
Pemisin 101
Pennogenin 217
Pentamethoxyxanthon 423
Pentosane 77
Pepsin 521
Perillaaldehyd 22
Perillaalkohol 22
Perillae caulis 22
– folium 21 f.
– fructus 22, 115 f.
– – praep. 116
Perilla frutescens 21 f., 115 f.
Perillaketon 22
Permin 101
Perminin 101
Persicae semen 485
Pestizidprüfzertifikate XXXII
Pestizidrückstände XXXII
Peucedani radix 80 f.
– – praep. 81
Peucedanum decursivum 81
– *praeruptorum* 81 f.
Peucedanum-Wurzel 81
Pfingstrose 190, 595

Pfingstrosenwurzel 190
Pfirsich 485
Pfirsichsamen 485
Phellandren 30, 64, 438, 469, 484, 503
Phellodendri chinensis cortex 177 f., 180
– cortex 178
Phellodendrin 178
Phellodendron amurense 177 f.
– *chinense* 177 f.
Phellopterus littoralis 611
phenolartige Substanzen 655
Phenole 480
Phenylalanin 166, 521, 653
Pheretima 259
Pheretima aspergillum 259 f.
– *guillelmi* 260
– *pectinifera* 260
– *vulgaris* 260
Phillygenin 205
Phillyrin 205
Phlobaphen 318
Phorbol 147
Phospholipide 556
Phosphor 124, 594
Phosphorsalze 119
PHP-A 560
PHP-B 560
Phragmites communis 161 f.
Phragmitis rhizoma 161 f.
Physalein 617
Physcion 136, 269, 314, 359, 581, 600
Phytinsäure 546
Phytoagglutinin 556
Picrorhiza 232
Picrorhiza scrophulariiflora 232 f.
Picrorhizae rhizoma 232 f.
Picrorhiza-Wurzelstock 232 f.
Picroside 233
Pinellia 67
Pinellia ternata 67 f.
Pinelliae rhizoma 67 f.
– – praep. 67 f.
Pinellia-Knollen 67
Pinen 9, 18, 20, 49, 55, 64, 239, 355, 396, 484

α-Pinen 9, 18, 20, 203, 278, 289, 355, 361, 471, 503, 635
β-Pinen 9, 20, 278, 289, 307, 355, 357, 361, 446, 471, 473
Pinicolsäure 334
Pinoresinoldiglucosid 579
Pin-Yin-Aussprachregeln 684
Piperis kadsurae caulis 360
Piper kadsura 360 f.
Plantaginis herba 328
– semen 327
Plantago asiatica 327 f.
– *depressa* 328
Plantenolsäure 328
Platycladi cacumen 510
– semen 420
Platycladus orientalis 420 f., 510 f.
Platycodine 72
Platycodon grandiflorum 70 f.
Platycodonis radix 70 f.
Platycodosid 72
Platycogensäure 72
Plazentaretention 297
Pneumothorax 505
Pogostemon cablin 286 f.
Pogostemonis herba 286 f.
Pogostone 287
Polygalae radix 422
Polygala sibirica 423
– *tenuifolia* 422 f.
Polygalasäure 72, 423
Polygalitol 423
Polygonati odorati rhizoma 620 f.
Polygonatum odoratum 620 f.
Polygonatumfructane 621
Polygoni avicularis herba 329
– multiflori caulis 424
– – radix 598
– – – praeparata cum succo glycines sotae 598
Polygonum aviculare 329 f.
– *multiflorum* 424 f., 598 f.
– *tinctorium* 207, 210
Polypentose 337
Polypeptide 41, 631
Polypor 331 f.
Polyporus 331 f.
– *umbellatus* 331 f.

Polysaccharide 41, 157, 166, 193, 332, 457, 505, 560, 577, 581, 588, 602, 605, 611, 617
Pomeranzen 439
–, unreife 439
Porenöffnung XVI
Porenschließung XVI
Poria 333
Poria cocos 333 f., 426 f.
Poriae cum pini radix 426
– pericarpium 334
Potenz des Mannes 478
Pracht-Nelke 313
Praeruptorin 81
Presenegenin 423
Prinzginseng 560
Prolaps des Afters 43
–, Magen und Gebärmutter 535
Prolin 124
Prophylaxe, Osteoporose 575
Prostaglandine 435
Prostatitis 496
Protease 521, 523
Proteine 143, 255, 260, 316, 429, 531, 556, 594, 641
Protoanemonin 219, 353
Protocatechualdehyd 488
Protocrocin 462
Protodioscin 316
Protogracilin 316
Protopin 467
Protostemonin 103
Prüfung, organoleptische XXXII
Prunase 90
Prunella vulgaris 163 f.
Prunellae herba 163 f.
– spica 163 f.
Prunellin 163
Pruni semen 142
– – praep. 143
Prunus armeniaca 88 f.
– – var. *ansu* 89
– *davidiana* 486
– *humilis* 143
– *japonica* 142
– *mandshurica* 89
– *pedunculata* 143
– *persica* 485 f.

– *sibirica* 89
Pseudoephedrin 14
Pseudoginseng 508
Pseudo-Ginsenoside 558
Pseudolaricis cortex 654 f.
Pseudolarix kaempferi 654 f.
Pseudolarsäuren 655
Pseudostellariae radix 559
Pseudostellaria heterophylla 559 f.
Pseudostellaria-Wurzel 559
Psoralea corylifolia 582 f.
Psoraleae fructus 582
Psoralen 583, 611
Psoralin 24
Pterosin 565
Puerariae radix 52 f.
– lobatae radix 52 f.
– – praep. 53
– thomsonii radix 52
Pueraria lobata 52 f.
– *thomsonii* 53
Pulchinenoside 219
Pulegon 26, 49
Pulsatilla chinensis 218 f.
Pulsatillae radix 218 f.
Puls, schneller 187
Purgierkörner 147
Purpura, allergische 94
– anaphylactica 554
Purpurseidelbast 148
Purpurseidelbastblüten 148

Q

Qi absenkend 201
–, geerbtes XVII
–, kosmisches XVII
–, Lebensenergie XIV
–, nachgeburtliches XVII
– sinkendes 36
–, vorgeburtliches XVII
Qi- und Blut-Schwäche 543
Qi- und Nässe-Blockade, in der Mitte 450
Qi-Fluss, Blockierung XVI
Qing-Chao-Methode XXVI
Qi-Obstruktion 83 f.
Qi-Qualität XVII

Qi-Schleim-Stagnation 69
Qi-Schwäche 260, 499
Qi-Stagnation XVII, 260, 433, 459, 467, 473
–, im Dickdarm 438
–, mit Bauchschmerzen 405
Qi-Stase 469, 490
Qi-Stau im Mittleren Erwärmer 278
Qualität, schlechte 3
Qualitätsunterschiede XXXII
Quecksilber(II)-sulfid 412
Quercetin 51, 92, 396, 405, 460, 509, 511, 515, 523
Quercin 387
Quercitrin 66, 207, 330, 387, 621

R

Rachenentzündung 41
Rachenerkrankungen 201
Rachenkatarrh 379
Rachenkrebs 223
Rachenschmerzen 71, 195, 221
Rachenschwellungen 223
Raffinose 556
Raphanin 528
Raphani semen 527 f.
Raphanus sativus 527 f.
Raupen des Echten Seidenspinners 254
Reaktionen, allergische XXII
rebellierendes Magen-Qi 69
Re-Bing-Erkrankung 166
Regelblutung 43
–, schwache 459
–, übermäßige 494
Regelschmerzen 403, 457, 459, 471, 478, 484, 486, 492, 494, 496
Regelstörungen 471, 478, 480, 492, 581
Regenwurm 259
Regulierung der Körperflüssigkeiten 332
Rehmannia 192, 601
Rehmannia glutinosa 192 f., 601 f.

Rehmanniae radix 192 f., 601
– – praeparata 601 f.
– – recens 193
Rehmannia-Wurzel 192
–, vorbehandelte 601
Rehmannin 193, 602
Rehmannioside 602
Reispapierbaum 336 f.
Retention des Mutterkuchens 475
Rettichsamen 527
Rezeptprüfung XXXIV
Rezepturen, klassische XXXVI
Rhabarber 133
Rhabarberwurzel 133, 135
Rhamnose 328, 429
Rhei radix et rhizoma 133, 135
– – praep. 135
Rhein 136, 138, 269, 600
Rheuma 172, 343, 351, 363, 365, 379
– durch Blutstase 297
Rheuma-Behandlung 282
rheumatische Beschwerden 293, 312, 425, 488
– Erkrankungen 538
– Rücken- und Knieschmerzen 492
– Schmerzen 581
rheumatoide Schmerzen 465
Rheum officinale 133
– *tanguticum* 133
Rhoifolin 440
Rhynchophyllin 265
Riboflavin 617
Rippenschmerzen 525
Röcheln im Hals 96
Roemerin 241
Rohrkolben 514
Rohrkolbenblütenstaub 515
Rohrkolbenpollen 514
Rosmarinsäure 488
Rote Ginsengwurzel 549
rote Hautflecken 193
Röteln 26, 41, 49, 255, 320
Rotwurzsalbei 487
Rotwurzsalbeiwurzel 487 f.
Rubiadin 581
Rückenschmerzen 367, 565
–, rheumatische 492

Ruhr-Erkrankung 174, 435, 501
–, akute 135, 371
Ruscogenin 619
Rutaecarpin 403
Rutaevin 403
Rutin 51, 96, 197, 460, 478, 515

S

Saat-Gerse 524
Sabinen 361, 469
Saccharomyces 526
Safflomin 460
Saflorblüten 459
Safran 461
Safranol 462
Safrol 9
Säfte-Stau 69
Saikosaponine 36 f.
Salicylsäure 211
Salsolinol 394
Salvia miltiorrhiza 487 f.
Salviae miltiorrhizae radix et rhizoma 464, 487 f.
Salvianolsäuren 488
Salviansäuren 488
Salze 83
Samenerguss, früher 414
Samenverlust 521, 573, 583, 629
Sanchiwurzel 508 f.
Sanggenon 114
Sanguine 513
Sanguisorba officinalis 512 f.
– – var. *longifolia* 513
Sanguisorbae radix 512
– – praeparata 513
Sanguisorbigenin 513
Sanguisorbine 513
Sapogenine 353
Saponarin 419
Saponin 69, 143, 252, 280, 351, 419, 421, 480
Saponinglykoside 227, 609
Saposhnikovan 24
Saposhnikovia 23
Saposhnikovia divaricata 23 f.
Saposhnikoviae radix 23 f.
Saposhnikovia-Wurzel 23 f.
Sargassum 126

Sargassum fusiforme 127
– *pallidum* 126 f.
SARS 211
Sassurealacton 438
Sauerstoff 246
Säuren, organische 41, 83, 136, 143, 159, 367
Saussureae radix 437
Saussurin 438
Scharlach 211
Scheidenausfluss, Milz- und Nieren-Schwäche-Muster 110
Schellenblumenwurzel 605
Schilddrüsenfunktionsstörung 124, 127
Schilddrüsenknötchen 250
Schilddrüsenvergrößerung 600
Schilf 161
Schilfrohrwurzelstock 161 f.
Schisandra 628
Schisandra chinensis 628 f.
– *sphenanthera* 629
Schisandra-chinensis-Früchte 628
Schisandrae chinensis fructus 628
– sphenantherae fructus 629
Schisandrine 629
Schisandrole 629
Schisantherine 629
Schizonepeta tenuifolia 25 f.
Schizonepeta-Blütenähren 25
Schizonepetae spica 25
Schizophrenie 471
Schlaflosigkeit 400, 421, 423, 425, 488
Schlafstörungen 334, 414 f., 427
Schlaganfall 77, 121, 260, 263, 297, 343, 346, 349, 375, 492, 535, 538, 588
Schlangenbart 618
Schlangenbartwurzel 618
Schlangenbiss 215
Schlangenkürbis 82, 165
Schlangenkürbisfrüchte 82 f.
Schlangenkürbissamen 85
Schlangenkürbisschale 84
Schlangenkürbiswurzel 165

Schleim 62, 75, 79, 227
– Herzöffnungen verstopfender 423
–, dicker 81
–, gelber 77, 83
–, heißer 125, 293, 295
–, hochschlagender 258
– im Hals 147, 201
–, kalter 64, 66, 74
–, Schlaganfall 62
–, vermehrter 528
Schleimablagerungen 433
Schleimansammlung XVI, 145, 377, 484
–, Lunge 116
Schleimauswurf, dünnflüssiger 30
Schleimbefunde 293
Schleim-Feuer 125, 411
Schleimhusten 96
Schleimstau in der Brust 440
Schleimstoffe 419, 505, 607
Schlingfarn 323
Schlingfarnsporen 323 f.
Schmerzen 391, 433, 473, 494
– im Abdomen 405, 581
– im Bauch 403, 435
– im Brustkorb 494, 523
– im Genitalbereich 398
– im Oberbauch 442, 444
– im Rücken 561
– in den Gelenken 341
– in den Knien 348, 355
– in den Lenden 348, 355
– in der Herzgegend 515
– in der Hüfte 348
– nach einer Geburt 494
–, rheumatische 581
–, rheumatoide 465
– unter den Rippenbögen 191, 437, 465, 467
– während der Menstruation 480
schmerzhaftes Wasserlassen 162, 205
Schnurbaum 196
Schnurbaumblütenknospen 196, 499
Schnurbaumfrüchte 198
Schnurbaumwurzel 182

Schuppenflechte 363
Schwäche der Mitte 546
schwaches Ming Men 571
Schwäche von Sehnen und Knochen 569
Schwangerschaft 588
Schwangerschaftserbrechen 280
Schwarz-Jujubenfrüchte 554
Schwarznessel 21, 115
Schwarznesselblätter 21 f.
Schwarznesselfrüchte 22, 115
Schwarznesselstängel 22
Schwefel 592
Schweiß, spontaner 429
Schweißausbrüche 103, 537, 596
Schwellungen 221, 480
Schwermetalle XXXII
Schwermetallwerte, erhöhte XXXII
Schwindel 414 f., 599
Schwitzen 540, 627
–, spontanes 641
Scolopendra 261
Scolopendra subspinipes mutilans 261
Scoparon 307
Scopoletin 114, 348, 611
Scorpio 262
Scrophularia ningpoensis 194 f.
Scrophulariae radix 194
Scrophularin 195
Scrorodose 435
Scutellaria baicalensis 179 f.
– *barbata* 220 f.
Scutellariae barbatae herba 220 f.
– radix XXIX, 179 f.
Scutellarin 221
Sedansäure 465
Seeohrenschale 247
Seetang 123
Segetaline 496
Sehnen entspannend 369
–, Schwäche 569
–, verkrampfte 383, 575
Sehstörungen 250, 271, 415, 613
Seidenakazie 418
Seidenakazienrinde 418 f.
Seidenraupenexkret 256

Seidenraupenlarven 254
Seifenbohnenbaum 120
Seifenbohnendornen 122
Seifenbohnenfrüchte, sterile 120
β-Selenen 446
β-Selinen 438
Semen tiglii 147
Senföl 528
Senkyunolide 465
Sennae folium 137
Sennesblätter 137
Sennoside 136, 138
Sepia esculenta 631
Sepiae endoconcha 630 f.
– ossis 631
Sepiella maindroni 630 f.
Serin 69, 166
Serotonin 631
Serratenediol 359
Sesamin 9
Sesquilignan 33
Sesquiterpene 357, 588
Sesquiterpenlactone 107
Sessilistemonin 103
Setariae fructus germinatus 529 f.
Setaria italica 529 f.
Shanzhiside 159
Shao-Yang-Erkrankung 36
Shen XIX
Shionon 92
Shizostachyum chinense 79
Shogaol 30
Shui-Fei-Methode XXVIII, 412
Shui-Zhi-Verfahren XXVII
Siam-Kardamom 277
Siam-Kardamomenfrüchte 277
Sibirische Engelwurz 4
– Engelwurzwurzel 4
– Kreuzblume 422
– Kreuzblumenwurzel 422
– Spitzklette 27
– Spitzklettenfrüchte 27
Sicht, verschwommene 328
Sichuan-Liebstöckel 463 f.
Sichuan-Liebstöckelwurzelstock 463
Sichuan-Pfeffer 406 f.
Sichuan-Schachblume 97

Sichuan-Schachblumenzwiebel 97 f.
Sicklepod 268
Sicklepodsamen 268
Sieben-Jahre-Rhythmus XV
Siebolds Haselwurz 7
Siegesbeckia 374
Siegesbeckia glabrescens 375
– *orientalis* 375
– *pubescens* 374 f.
Siegesbeckiae herba 374 f.
Siegesbeckienkraut 374 f.
Sigmasterin 47, 573
Sikahirsch 568
Silber-Brandschopf 270
Silberkerzenwurzelstock 42
Silicium 246
Sinalbin 74
Sinapin 74, 528
Sinapin-Sulfocyansäure 528
Sinapis alba 73 f.
Sinapis semen 73 f.
– – praep. 74
sinkendes Qi 36
Sinnesöffnungen, verstopfte 297
Sinocalamus beecheyanus var. *henonis* 77
– – var. *pubescens* 77
Sinusitis 5, 8 f., 18, 28, 207, 486
Sipeimin 99
Sitostan 147
Sitosterin 121, 149, 215, 421, 425
β-Sitosterin 47, 189, 193, 231, 258, 271, 314, 328, 359, 361, 503, 509, 575, 579
Sitosterol 43, 172, 178
β-Sitosterol 69, 147, 178, 211, 492, 515, 560, 567, 573, 581, 605, 619
γ-Sitosterol 178
β-Sitosterolglucoside 619
Skabies 367
Skimmianin 172
Skorpion 262
Skorpiongift 263
Skrofulose 127, 164, 250, 255, 484

Skullcapflavone 181
Sodbrennen 119, 125, 169, 403, 528, 611
Sojasaponin 538
Sommerhitze 237, 239, 241, 335, 556
Sommerschwüle 556
Sonbeinin 99
Sonbeisin 99
Sophoradiol 197
Sophora flavescens 182 f.
– *japonica* 196 ff.
– *tonkinensis* 222 f.
Sophorae flavescentis radix 182
– flos 196
– fructus 198
– radix et rhizoma 222
– tonkinensis radix et rhizoma 222 f.
Sophoranol 197
Sophoranon 197, 223
Sophoricosid 198
Sophoridin 183
Sorbitol 94
Sorgen XX
Sparganii rhizoma 489 f.
Sparganium stoloniferum 489 f.
Sparganium-Wurzelstock 489 f.
Spasmen 245, 364
– der Trachea 24
Spatholobi caulis 491
Spatholobus suberectus 491 f.
Speichelfluss 563
Speicherorgane XIX
Speiseröhrenentzündungen 505
Spermaverlust 563
Spermazahl, niedrige 573
Spinasteron 544
α-Spinasterol 37
Spitzblättrige Galgantfrüchte 563
Spitzblättriger Galgant 562
Sportverletzungen 159, 217, 221, 297, 343, 359, 419, 457, 462, 475
– mit Blutstase 484
Sputum, gelbes 180
Stacheljujube 428
Stacheljujubensamen 428
Stachelpanax 382

Stachelpanaxwurzelrinde 382 f.
Stachydrin 39, 478
Stachyose 556, 602
Stachyuri medulla 337
Stachyurus himalaicus 337
Stachyurus-Stängelmark 337
Stagnation der Mitte 437
– durch Schleim 121
Stärke 316, 490, 531, 641
Stärkung der Milzfunktion 525
Stau der Mitte 280, 440, 531
– in den Milchkanälen 496
– der Milchdrüse 225
Stau-Hitze 452
Stearinsäure 121, 263, 460, 613
Steine in den Harnwegen 45, 324, 326
– in der Blase 303, 326
– in der Gallenblase 326
Stellaria dichotoma 234
– – var. *lanceolata* 235
Stellariae radix 234 f.
Stemona 102
Stemona japonica 102 f.
– *sessiliflora* 103
– *tuberosa* 103
Stemonae radix 102 f.
– – praep. 103
Stemonamin 103
Stemonawurzel 102 f.
Stemonin 103
Stephania 376
Stephania tetrandra 376 f.
Stephaniae tetrandrae radix 376 f.
Stephania-Wurzel 376 f.
Stepharin 554
Sterile Seifenbohnenfrüchte 120
Sterine 357
Sternjasmin-Liane 378
Sternjasmin-Lianenstängel 378 f.
Sterol 141, 143
Stigmasterin 359, 361, 556
Stigmasterol 193, 375, 438, 492, 619
Stimmbandschwellungen 201
Stimme, schwache 543
Stimmungsschwankungen 419, 554

Stimmverlust 41, 71
Stinkesche 402
Stinkeschenfrüchte 402
Strangurie 207, 314, 326, 330, 332, 335, 507
– mit Hitze 314, 457
Strauchpaeonie 188
Strauchpaeonienwurzelrinde 188 f.
Strophanthidin 112
Stuhl, blutiger 241
–, trockener 131
Stuhldrang 435
Stuhlgang, ungeformter 543
Stuhlzwang 437
Sturzverletzungen 221
Substanzen, ergotaminartige 525
–, phenolartige 655
–, thrombinähnliche 346
–, Vitamin-A-ähnliche 494
Sucrose 588
Sugiol 231
Süße Fenchelfrüchte 404
Süßer Fenchel 404
Swerosid 176, 627
Swertiamarin 176
Swertisin 429
Synephrin 403, 440, 442
synthetisches Borneol 294
Syringin 174, 371
Syzygium aromaticum 397 f.
Szechuan-Pfeffer 407
Szechuan-Schachblumen- zwiebel 98

T

Tag-Nacht-Zyklus XIX
Tai-Yin-Kälte 289
Tang-Verfahren XXVI
Talcum 335
Tannin 136, 174, 189, 191, 197, 252, 316, 383, 609
Tannine 96, 351, 419, 480, 501, 565
Tanshinon 488
Taraxaci herba 224
Taraxacin 225

Taraxacum mongolicum 224 f.
– *sinicum* 225
Taraxasterol 66, 225, 285
Taraxasterolacetat 285
Taraxasterolpalmitat 285
Taraxerol 47
Taraxerolacetat 544
Taraxeron 492, 605
Taraxol 225
Tatarenaster 91
Taubheit 355
Taubheitsgefühl 74
– in den Gliedern 343
– in Händen und Füßen 492
Tausendfüßler 261
Taxilli herba 384 f.
Taxillus chinensis 384 f.
TCM, Arzneiformen XXXIV
–, Granulate XXXIV
–, Diagnose XXIII
Teezubereitung, Dosierung XXXV
Tectoridin 201
Tectorigenin 201
Temperaturverhalten XIII, XXI, XXIV
Tenuifoliside 423
Tenuigenin 423
Terpensäure 655
α-Terpenin 64, 357
β-Terpinen 357
γ-Terpinen 635
l-Terpinen-Safrol 635
α-Terpineol 355, 503
Terpenlactone 107
Terpenoide 363
Terthienylmethanol 609
L-Tetrahydrocolumbamin 467
DL-Tetrahydrocoptisin 467
L-Tetrahydrocoptisin 467
Tetrahydropalmatin 467
Tetrahydroxystilbenglucosid 600
Tetrandrin 377
Tetrapanacis medulla 336 f.
Tetrapanax papyriferus 336 f.
Tetrapanax-Stängelmark 336 f.
Therapiestrategie, falsche XXIII
Thorax-Bi 83

Threonin 166
thrombinähnliche Substanzen 346
Thromboangitis obliterans 459
Thrombose 462
–, „künstliche" 505
α-Thujon 511
Thujyalkohol 503
Thymin 45, 653
Thymolhydrochinon 285
Tiger-Lilie 614
Tiglii semen 147
Timosaponine 157
Tinea am Kopf 655
– capitis 149
Tinnitus 293, 415, 599
Tintenfisch 630
Tintenfischknochen 630
Tirucallol 151
Titan 415
Tod des Fötus 459
Tongking-Schnurbaum 222
Tongking-Schnurbaumwurzel 222
Toosendan fructus 451
Toosendanin 452
Toxinbildung 159
toxische Dosis 90
Toxizität XXI ff.
Trachelogenin 33
Trachelosid 379
Trachelospermi caulis 378 f.
Trachelospermum jasminoides 378 f.
Transanethol 405
Traurigkeit XX
Tribuli fructus 55, 251
Tribulosid 252
Tribulus terrestris 251
Trichomonadeninfektion 183, 653
Trichomonadenvaginitis 219
Trichomoniasis 501
Trichosane 166
Trichosanthes kirilowii 82 ff., 165 f.
– *rosthornii* 83 ff., 166
Trichosanthin 166
Trichosanthis fructus 82 ff.
– percarpium 84

– radix 165
– semen 85
Trigonellin 51, 172
Trimethylamin 263
Trimyristin 635
Tripdiolid 363
Tripterolid 363
Tripterygii herba 362 f.
Tripterygium 362
Tripterygium wilfordii 362 f.
Tripterygium-Kraut 362
Triptolid 363
Triptolidenol 363
Triptonid 363
Triptonoterpenol 363
Triptoterpenol 363
Trismus 295, 297
Triterpene 159, 353, 357, 544, 573, 575
Triterpenoidsaponin 62, 83, 320
Triterpensaponine 457
Tritici fructus levis 530, 640
– fructus 530
Triticum aestivum 640 f.
Trockenheit XX, 81
–, Darm 85, 89, 116, 139
–, Lunge 85, 621
Trogopterori faeces 493 f.
Trogopterus xanthipes 493 f.
Tryptophan 210
Tsaoko 288
Tsaoko-Früchte 288
Tsaoko fructus 288
Tuberkulose 233
Tuberostemonin 103
Tumorbehandlung 217, 221
Tumorbildungen 433
Tumore 486
–, Verdauungstrakt 119
Tumorerkrankungen 535
Turmeron 469
Tussilago farfara 95 f.
Typha angustifolia 514 f.
– *orientalis* 515
Typhae pollen 514
Typhaneoside 515
Tyrosin 69, 166, 521

U

Übelkeit 22, 66, 159, 403, 519
– durch Magenhitze 162
– stillend 398
überschießender Leber-Yang 39
Ulkus im Mund 210
– im Zwölffingerdarm und Magen 511
Umbelliferon 114, 348
Uncaria hirsuta 265
– *macrophylla* 264 f.
– *rhynchophylla* 264
– *sessilifructus* 264
– *sinensis* 265
Uncaria ramulus cum unicis 264 f.
Uncariazweige und -dornen 264 f.
Unfruchtbarkeit 503, 561, 573, 581, 653
– der Frau 39
Unruhe 159, 414 f., 421, 427, 488, 621, 637
– bei Kindern 41
– bei Säuglingen 318
–, innere 309, 318
unruhiger Fötus 387, 540
Unterbauchschmerzen 464
Unterleibschmerzen nach der Geburt 480
unverdaute Nahrungsmittel 530
Uracil 211, 569, 588, 653
Ural-Süßholz 550
Ural-Süßholzwurzel 550
Uridin 211, 496
Urin, cremiger 316
–, Farbe XVIII
–, trüber 316, 332
Urinieren, brennendes 170
Ursolsäure 94, 163, 205, 328, 613, 627
Uterusprolaps 537

V

Vaccaria 495
Vaccaria segetalis 495 f.
Vaccariae semen 495 f.
Vaccaria-Samen 495 f.
Vaccarin 496
Vacsegoside 496
vaginaler Ausfluss 5, 320, 332, 414, 631, 637
Valin 166
Vanillin 258, 565
Vanillinsäure 233, 359
Vanillylalkohol 258
Vaskulitis 457, 462
Venusmuschelschale 125
Verarbeitung, schlechte 3
Verbascosid 567
Verbenalin 627
Verbrennungen 505, 513
Verdauung XVII
Verdauungsprobleme 473
Verdauungsstörungen 444
Vergesslichkeit 293, 421, 423, 427
verkrampfte Glieder 367, 373, 383
– Sehnen 383, 575
verminderter Appetit 519
Verpackungsart, falsche XXXIII
verschwommene Sicht 328, 414
verstopfte Mitte XVI
–, Nase 394
– Sinnesöffnungen 297
Verticin 101
Verticinon 101
Vielbindenbungar 349
Vielblättrige Becherglocke 604
– Einbeere 216
Vielblättriger Einbeerenwurzelstock 216 f.
Vielblütige Knöterichwurzel 598
Vielblütiger Knöterich 424, 598
– Knöterichstängel 424
Viola yedoensis 226 f.
Violae herba 226
Visamminol 43
Visci herba 386
Viscin 387
Viscum coloratum 386 f.
Vitamin A 55, 258, 609, 621
Vitamin-A-ähnliche Substanzen 314, 494
Vitamin B 94, 141, 526, 531, 563, 641
Vitamin B_1 51, 116, 124, 143, 162, 486, 525, 594
Vitamin B_2 110, 124, 162, 525, 554, 594, 617
Vitamin C 94, 124, 162, 351, 511, 563, 581, 617
Vitamin E 577
Vitexicarpin 55
Vitex trifolia 54 f.
– – var. *simplicifolia* 55
Vitex-trifolia-Früchte 54
–, geröstet 54
Viticis fructus 54 f.
– – praep. 55
Viticis fructus praeparata 54
Vitiligo 252, 583
Vitricin 55
Vladimiria souliei 437
Vogelknöterich 329
Vogelknöterichkraut 329
Vogelmiere 234
Vogelmierenwurzel 234 f.
Völlegefühl 131, 523, 530
– im Abdomen 437
– im Bauch 528
– im Brustkorb und Bauch 519
– im Oberbauch 446
Völle-Zustand 526
vorbehandelte Chinesische Eisenhutseitenwurzel 392 f.
– – Eisenhutwurzel 342
– Kusnezoff-Eisenhutwurzel 344
– Myrrhe 481
– Rehmannia-Wurzel 601 f.
vorbehandelter Weihrauch 483

W

Wachstum XIX f.
Wandlungsphase XV
– Erde XVI
– Feuer XV
– Holz XV
– Metall XVI
–, Modell XV
– Wasser XVI

Wang-Yang-Syndrom 393
Wasser im Abdomen 322
Wasseransammlung 30, 260
– während der Schwangerschaft 438
Wasserausscheidung 151
Wasserbüffel 186
Wasserbüffelhorn 186 f.
Wassereinlagerung 11, 112, 127, 143, 145, 147, 332, 373, 540
– in der Brust 149
– in der Lunge 114
Wassergehaltskontrolle, falsche XXXIII
Wasserhanfkraut 285
Wasserlassen,
–, häufiges 448, 561
–, nächtliches 565, 627
–, schmerzhaftes 162, 205, 328
–, unkomplettes 225
Wasserleitung 151
Wassermenge 672
Wasserretention 377
Wasserstoffwechsel 114
Wechseljahre 178, 558
Wechseljahresbeschwerden 195, 231, 233, 571
wechselnde Gemüts-
 stimmungen 554
Weihrauch 483
–, vorbehandelter 483
Weinsäure 351, 523, 594
Wei-Qi XVII
– aufbauend 548
Wei-Qi-Schwäche XVII, 537, 629
Weiße Magnolie 17
– Pfingstrosenwurzel 595 f.
– Senfsamen 73
Weißer Maulbeerbaum 50, 113, 372
– Senf 73
Weißköpfiger Greis 218 f.
Wen-Bing-Erkrankung 43, 166, 187, 189, 193, 239, 285, 307, 507
Wen-Bing-Noxe 157, 159 f., 371
Wiesenknopf 512
Wiesenknopfwurzel 512 f.

Wilde Chrysantheme 202
– Chrysanthemenblüten 202
– Dornkirschensamen 429
– Ginsengwurzel 549
– Kapoubohne 52
– Yamswurz 545
Wilfordin 363
Wilforgin 363
Wilformin 363
Wilfortrin 363
Wilforzin 363
Wind XX
– austreibend 348
–, hochschlagender 258
– im Blut 26
– in Meridianen 255
–, Schlaganfall 62
Wind-Hitze 36, 49, 71, 162, 248, 255, 269
– im Leber-Meridian 41
– im Oberen Erwärmer 47
Wind-Hitze-Bi in Armen und Schultern 373
Wind-Hitze-Erkältung 33, 39, 41, 51, 81, 213
Wind-Kälte-Befall 5, 16
Wind-Kälte-Bi 24, 375, 588
Wind-Kälte-Bi-Syndrom 484
Wind-Kälte-Erkältung 18, 24, 26, 81, 89, 96, 109
– durch Yang-Schwäche 8
–, Husten 22
–, Lunge 92
–, Schleimansammlung 22
Wind-Kälte-Erkrankungen 11, 13, 20
Wind-Kälte-Husten 551
Wind-Kälte-Kopfschmerz 28
Wind-Kälte-Nässe 348
Wind-Kälte-Nässe-Bi 14, 353, 469
Wind-Kälte-Nässe-Bi-Erkran-
 kungen 348
Wind-Kälte-Nässe-Bi-Muster 343
Wind-Nässe 24, 353
Wind-Nässe-Befall 16
Wind-Nässe-Bi 55, 256, 258, 261, 263, 316, 355, 357, 363, 565

– mit Knie-Schmerzen 387
– mit Lendenschmerzen 387
Wind-Nässe-Bi-Syndrom 346, 351, 359, 361, 369, 467, 575
Wind-Nässe-Rheuma 349
Winterschachtelhalm 44
Winterschachtelhalmkraut 44 f.
Winterweizen 640
Wirkrichtungen XXI, XXIII
Wirkstoffanalyse XXXIII
Wogonin 181, 235
Wogoside 181
Wohlriechende Weißwurz 620
Wohlriechender Weißwurz-
 wurzelstock 620 f.
Wolforin 363
Wolfstrapp 479
Wolfstrappkraut 479
Wollmispel 93
Wollmispelblätter 93 f.
Worenin 170
Wüstencistanche 567
Wüstenginseng 567
Wüstenzistanche 566
Wüstenzistanchenkraut 566 f.
Wut XV, XX

X

Xanthanol 28
Xanthii fructus 27
Xanthium sibiricum 27 f.
Xanthone 423
Xanthostrumarin 28
Xanthotoxin 605, 611
Xanthumin 28
Xiong Bi 83
Xue XVIII
Xue-Mangel XVIII
Xylan 162, 318
Xylopuerarin 53
Xylose 166, 328, 429, 507

Y

Yamogenin 316
Yamswurzelknollen 545 f.
Yang-Geschwüre 469
Yang-Ming-Kopfschmerzen 43

Yang-Organe XIV
Yang-Überschuss 246, 425
Yang-Verlust 30, 393
Yanhusuo-Lerchensporn 466
Yanhusuo-Lerchenspornwurzel-
 stock 466
Yan-Shui-Zheng-Methode XXVIII
Yan-Shui-Zhi-Methode XXVIII
Yan-Shui-Zhi-Verfahren XXVIII
Yan-Zhi-Methode 561
Yejuhualacton 203
Yin-Mangel 229, 417, 425, 551, 560
Yin-Organe XIV
Yin-Schwäche 157, 229, 231, 235, 239, 596, 641
Yin-Schwäche-Erkältung 621
Yin-Schwäche-Fieber 613
Yin-Typ-Geschwüre 14
Yin-Yan-Dualität XIV
Ylangen 629
Yuan-Qi XVII
Yuenkanin 149

Z

Zahnfleischentzündung 160, 223, 330
Zahnschmerzen 8, 169, 398
Zang XIX
Zanthoxyli fructus 407
– pericarpium 406 f.
– semen 407
Zanthoxylum bungeanum 407
– *schinifolium* 406 f.
Zaocys dhumnades 364
Zeaxanthin 617
Zertifikat, gültiges XXXIII
Zhejiang-Fritillaria 100
Zhejiang-Fritillaria-Zwiebel 100 f.
Zheng-Methode XXVII
Zhi-Shuang-Verfahren XXVIII
Zhi-Tan-Verfahren XXVII
Zhu-Methode XXVII
Zikade 40
Zikaden-Exoskelett 41

Zimtacetat 401
Zimtaldehyd 11, 401
Zimtöl 11
Zimtsäure 401
Zineol 203
Zingeron 469
Zingiberen 30, 563
Zingiberis rhizoma 29 f.
– – carbonisata 30
– – praeparata 30, 391
– – recens 30

Zingiber officinale 29 f.
Zingiberol 30, 563
Zink 563
Zinnober 412
Zittern 592
zittrige Glieder 253
Zitwer 472
Zitwerwurzelstock 472 f.
Ziziphi spinosae semen 428
Ziziphus jujuba 428, 553 f.
– – var. *spinosa* 429

Ziziphus-Saponine 554
Zottige Kardamomenfrüchte 279
Zottiger Kardamom 279
Zucker 51, 575
Zunge, belaglose 187
–, rote 611
–, scharlachrote 195
–, violette 211, 535
Zungenbelag, gelber 535
Zungengeschwüre 47, 457

Zwei-Stunden-Rhythmus XX
Zweizähnige Spreublume 456
– Spreublumenwurzel 457
zwölf Meridiane XXIV
Zwölffingerdarmgeschwüre 488
Zysten 462, 475
Zystitis 47